U0655887

本套丛书被国家新闻出版广电总局评为：

向全国推荐优秀古籍整理图书

□明清名医全书大成

王孟英医学全书

浙江省中医药研究院文献研究室　编校

主　编　盛增秀
副主编　竹剑平　施仁潮
编　者　王　英　江凌圳
　　　　竹剑平　施仁潮
　　　　盛增秀　和　华

中国中医药出版社

·北　京·

图书在版编目（CIP）数据

王孟英医学全书 / 盛增秀主编 .—2 版 .—北京：中国中医药出版社，2015.1（2024.5 重印）
（明清名医全书大成）
ISBN 978-7-5132-2066-8

Ⅰ . ①王…　Ⅱ . ①盛…　Ⅲ . ①中国医药学—古籍—中国—清代
Ⅳ . ① R2-52

中国版本图书馆 CIP 数据核字（2014）第 227215 号

中国中医药出版社出版
北京经济技术开发区科创十三街 31 号院二区 8 号楼
邮政编码　100176
传真　010-64405721
山东临沂新华印刷物流集团有限责任公司印刷
各地新华书店经销

开本 787×1092　1/16　印张 60.25　字数 1387 千字
2015 年 1 月第 2 版　2024 年 5 月第 5 次印刷
书号　ISBN 978-7-5132-2066-8

定价　280.00 元
网址　www.cptcm.com

服务热线　010-64405510
购书热线　010-89535836
维权打假　010-64405753

微信服务号　zgzyycbs
微商城网址　https://kdt.im/LIdUGr
官方微博　http://e.weibo.com/cptcm
天猫旗舰店网址　https://zgzyycbs.tmall.com

如有印装质量问题请与本社出版部联系（010-64405510）

明清名医全书大成丛书编委会

前　言

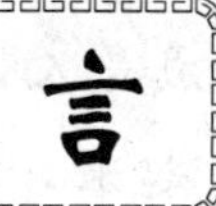

《明清名医全书大成》系列丛书是集明清30位医学名家医学著作而成。中医药学是一个伟大的宝库，其学术源远流长，发展到明清时期，已日臻成熟，在继承前代成就的基础上，并有许多发展，是中医的鼎盛时期。突出表现在：名医辈出，学派林立，在基础学科和临床各科方面取得了很大成就，特别是本草学和临床学尤为突出。同时著书立说很活跃，医学著作大量面世，对继承发扬中医药学起到了巨大的推动作用。

本草学在明代的发展达到了空前的高峰，其著述之多，内容之丰，观点之新，思想之成熟，都是历代难以与之媲美的。尤其是明代李时珍的《本草纲目》被誉为“天下第一药典”。全书52卷、62目，载药1892种，附本草实物考察图谱1110幅，附方万余首。他“奋编摩之志，僭纂述之权”，“书考八百余家”，“剪繁去复，绳谬补遗，析族区类，振纲分目”，在药物分类、鉴定、生药、药性、方剂、炮制、编写体例等许多方面均有很大贡献，其刊行以来，受到国内外医药界的青睐，在中国药学史上起到了继往开来的作用，多种译本流传于世界诸多国家，其成就已远远超出医药学的范围，曾被英国生物学家达尔文誉为“中国的百科全书”。除时珍之卓越贡献之外，还有缪希雍的《神农本草经疏》，是对《神农本草经》的阐发和注释，与其一生药学经验的总结，详明药理及病忌、药忌，为明代本草注疏药理之先。更有清代张璐的《本经逢原》，其药物分类舍弃《神农本草经》三品窠臼，而遵《本草纲目》按自然属性划分，体例以药物性味为先，次以主治、发明，内容广泛，旁征博引，参以个人体会。全书以《神农本草经》为主，引申发明，凡性味效用，诸家治法以及药用真伪优劣的鉴别，都明确而扼要地作了叙述，使“学人左右逢源，不逾炎黄绳墨”而“足以为上工”也。另外，尚有薛己的《本草约言》，汪昂的《本草备要》，徐灵胎之《神农本草经百种录》，陈修园之《神农本草经读》，张志聪之《本草崇原》等，这些书也都各具特点，流传甚广。

明清时期基础理论的研究仍以《内经》以来所形成的自发唯物论和朴素辩

证法理论体系为基础，不断地总结医疗实践经验，有所发明，有所创造，从不同方面丰富和发展了中医学的理论。如明代的张景岳等十分强调命门在人体的重要作用，把命门看成是人体脏腑生理功能的动力，并受朱震亨相火论的影响，把命门、相火联系起来，在临床上对后世医学有相当影响。清代叶天士、吴鞠通、王孟英等对温热病发生、发展规律的探讨，以及对卫气营血辨证和三焦辨证的创立等。关于人体解剖生理的认识：有些医家对脑的功能有新的记述。如李时珍有“脑为元神之府”，汪昂记有“人之记性在脑”，喻嘉言有“脑之上为天门，身中万神集会之所”等记述，对于中医学理论体系的丰富和发展，都作出了很大的贡献。

临床各科在明清时期得到了很大发展，因此时医学十分注意临床观察，临床经验丰富。很多医家都非常重视辨证论治及四诊八纲，如李时珍的《濒湖脉学》，是这一时期重要的脉学著作，该书以歌诀形式叙述介绍了27种脉象，便于学习、理解、诵读和记忆，流传甚广。孙一奎在《赤水玄珠·凡例》中概括地指出：“凡证不拘大小轻重，俱有寒热、虚实、表里、气血八个字。苟能于此八个字认得真切，岂必无古方可循?”张景岳在《景岳全书》中强调以阴阳为总纲，以表里、虚实、寒热为六变。他使中医基础理论和临床实践结合得更加紧密，形成了理、法、方、药的完整理论体系。

内科医著明清时期很多。薛立斋的《内科摘要》一书，首开中医“内科”书名之先河。也正式明确中医内科的概念，使内科病证的诊治有了很大提高。具有代表性的著作有王肯堂的《证治准绳》，张景岳的《景岳全书》等。从学术理论方面，以温补学派的出现和争论为其特点。其主要倡导者有薛立斋、孙一奎、张景岳、李中梓等，主要观点是重视脾肾。薛立斋注重脾肾虚损证，重视肾中水火和脾胃的关系，因而脾肾并举，注重温补。温补派的中坚张景岳的《类经附翼》《景岳全书》，原宗朱震亨说，后转而尊崇张元素和李杲，反对朱说，力倡“阳非有余，阴常不足”。极力主张温补肾阳在养生和临床上的重要性。李中梓则在薛立斋、张景岳的影响下，既重视脾胃，也重滋阴养阳。温补之说，成为明清时期临床医学发展上的一大特点。

温病学派的兴起是明清时期医学的突出成就之一。叶天士的《温热论》，创温病卫气营血由表入里的传变规律，开卫气营血辨证论治法则。吴鞠通的《温病条辨》，乃继承叶氏温病学说，但提出了温病的传变为“三焦由上及下，由浅入深”之说，成为温病三焦辨证的起始。其他如王孟英的《温热经纬》等著作都丰富了温病学说。

骨伤科、外科在明清时期也有了一定的发展。这一时期外科闻名的医家和医学专著空前增多。如薛立斋的《外科枢要》，汪石山的《外科理例》等，记述外科病证，论述外科证治，各有特点。骨伤科有王肯堂的《疡医证治准绳》，是继《普济方》之后对骨伤科方药诊治的进一步系统归纳。

妇产科在明清时期发展很快，成就比较显著。如万密斋的《广嗣纪要》对影响生育的男女生殖器畸形、损伤，以及妊娠等做了记述。薛立斋在《保婴撮要》中强调妇科疾病之养正，记述有烧灼断脐法，以预防脐风；王肯堂的《女科证治准绳》收录和综合前人对妇产科的论述。武之望的《济阴纲目》列述了经、带、胎、产等项，纲目分明，选方实用。

儿科在明清时期内容较前更加充实，专著明显增多。如万密斋的《全幼心鉴》《幼科发挥》《育婴秘诀》《广嗣纪要》《痘疹世医心法》等儿科专著，继承了钱乙之说，强调小儿肝常有余，脾常不足的特点，治疗重视调补脾胃，除药物外，还注意推拿等法。王肯堂的《幼科证治准绳》综合历代儿科知识，采集各家论述，对麻痘、热症等多种小儿疾病论述颇详，流传甚广。

眼、耳鼻咽喉及口腔科在这一时期也有一定的进展。如王肯堂的《证治准绳》论述眼疾171症，详述证治，是对眼病知识的较好汇集。薛立斋的《口齿类要》记述口、齿、舌、唇、喉部的疾患，注重辨证治疗，简明扼要，介绍医方604首，为现存以口齿科为名的最早专书之一。

气功及养生方面，在此期也较为重视，出现了不少有影响、有特色的养生学专著。如万密斋的《养生四要》。张景岳在《类经·摄生》中也阐发了《内经》的有关养生论述，对养神和养形做了精辟论述，富有唯物辩证精神。另如叶天士在《临证指南医案》中记述300例老年病的验案，强调颐养功夫，寒温调摄和戒烟酒等。

清朝末年，西方医学开始传入中国，因此，西医学术对中医学术产生很大影响，在临床上中西医病名相对照，并以此指导临床诊治，中西医汇通学派形成。如其代表人物唐容川，立足中西医汇通，发扬祖国医学，精研中医理论，遵古而不泥古，建立了治疗血证的完整体系。

综上所述，明清时期名医辈出，医学确有辉煌成就，在中医药学发展的长河中占有重要的位置，这就是我们编辑出版《明清名医全书大成》之目的所在。

全书共收录了30位医家，集成30册医学全书，其中明代13位，清代17

位。收录原则为成名于明清时期（1368～1911）的著名医家，其医学著作在两部以上(包括两部)；每位医家医学全书的收书原则：医家的全部医学著作；医家对中医经典著作（《内经》《难经》《神农本草经》《伤寒论》《金匮要略》）的注疏；其弟子或后人整理的医案。整理本着搞清版本源流、校注少而精，做到一文必求其确。整理重点在学术思想研究部分，力求通过学术思想研究达到继承发扬的目的。

本书为新闻出版署“九五”重点图书之一，在论证和编写过程中，得到了马继兴、张灿玾、李今庸、郭霭春、李经纬、余瀛鳌、史常永等审定委员的指导和帮助，在此表示衷心感谢。本书30位主编均为全国文献整理方面有名望的学科带头人，经过几年努力编撰而成。虽几经修改，但因种种原因，如此之宏篇巨著错误之处在所难免，敬请各位同仁指正。

编著者

1999年5月于北京

内容提要

王孟英（公元1808～1868年），浙江钱塘人，清代著名医家，尤精于温热病学。王氏学验俱丰，著作等身。本全书收集了王氏本人及其整理参注他人的著述凡20种，依次为《温热经纬》（5卷）、《随息居重订霍乱论》（不分卷）、《随息居饮食谱》（不分卷）、《王氏医案》（2卷）、《王氏医案续编》（8卷）、《王氏医案三编》（3卷）、《归砚录》（4卷）、《乘桴医影》（不分卷）、《潜斋简效方（附医话）》（不分卷）、《四科简效方》（不分卷）、《鸡鸣录》（不分卷）、《重庆堂随笔》（2卷）、《女科辑要按》（2卷）、《古今医案按选》（4卷）、《医砭》（不分卷）、《言医选评》（不分卷）、《校订愿体医话良方》（不分卷）、《柳洲医话良方》（不分卷）、《洄溪医案按》（不分卷）、《叶案批谬》（不分卷）（原辑入《潜斋简效方》中）。在上述诸书中，即使是属王氏整理参注他人的著作，同样贯串着王氏的学术思想和诊治经验，是王氏学术不可分割的重要组成部分，因此本全书一并予以收集。

鉴于上述诸书成书年代较久，各书版本互异，其间文字费解和错、漏、衍、倒等现象难免有之，为了使古代文献更好地发挥作用，对入编的医籍，均作了校勘和注释，同时还撰写了“王孟英医学学术思想研究”一文，详尽地介绍和研讨了王氏的生平、著述、学术思想、诊治经验以及对后世医学发展的影响等；又附“论文题录”，全面摘录了建国以来公开发表的现代学者对王氏著述及学术思想、诊治经验等研究的论著题目，以利读者查阅。

本全书集古籍整理与现代研究于一体，完整、准确地反映了王孟英的学术思想和诊治经验，是一部颇有学术价值的医籍，可供广大中医、西医学习中医人员参考，也是中医院校学生和自学中医者的良好读物。

校 注 说 明

王士雄（公元1808～1868年），字孟英，浙江钱塘（今杭州市）人，曾迁居浙江盐官（今属海宁市）等地。他是晚清著名的中医学家，尤精于温病学，是继叶桂、薛雪、吴瑭之后的温病学派代表人物。王氏学验俱丰，著述等身，不仅编撰了《温热经纬》《随息居重订霍乱论》《随息居饮食谱》等著述，还结合自己的学术经验，对不少名家之作进行整理和参注，如《女科辑要按》《言医选评》《古今医案按选》等，可谓业绩煌煌，有口皆碑。建国以来，曾对王氏的著述进行了一些整理和研究，重新出版其部分专著，发表了不少有关研讨王氏学术思想和诊治经验的论文，但总的来看，其整理和研究的广度和深度尚嫌不足，尤缺乏一部集王氏著述与现代对其学术思想研究于一体的全书。为此，我们按照中国中医药出版社《明清名医全书大成》编辑出版计划，对王孟英的著述（包括其本人著作及评注参订他人之作）进行全面、系统的校注和研究，编成《王孟英医学全书》。现将校注过程中一些情况，分述如次：

一、入编医籍及其版本

通过发掘与考证，共入编王氏的著述凡20种：

1.《温热经纬》：清光绪三年丁丑（1871）刻本为底本（该本称据“足本”刊刻）；清同治十三年甲戌（1874）湖北崇文书局刻本（简称崇文书局本）为主校本；清光绪十八年壬辰（1892）上海醉六堂藏版（简称醉六堂本）、清光绪二十二年丙申（1896）上海图书集成印书局铅印本（简称图书集成本）、1955年上海中医书局铅印本（简称中医书局本）为参校本。

2.《随息居重订霍乱论》：光绪十三年丁亥（1887）仲秋四明林延春刻本为底本；光绪二十八年壬寅（1902）孟秋月湖北官书局刻本（简称光绪壬寅本）为主校本；1958年上海科技卫生出版社铅印本（简称科技卫生本）为参校本。

3.《随息居饮食谱》：清同治二年癸亥（1863）上洋吉乐斋刻本为底本；清光绪十八年壬辰（1892）上海醉六堂刻本（简称醉六堂本）、清光绪二十二年丙申（1896）上海图书集成印书局铅印本（简称图书集成本）为主校本；1935年千顷堂书局石印本（简称千顷堂本）为参校本。

4.《王氏医案》（原名《回春录》）：《潜斋医学丛书十四种》集古阁石印本（1918）为底本；清咸丰元年辛亥（1851）吟香书屋刻本（简称吟香书屋本）、清光绪十八年壬辰（1892）上海醉六堂刻本（简称醉六堂本）为主校本；清光绪二十二年丙申（1896）上海图书集成印书局铅印本（简称图书集成本）、1912年上海文瑞楼石印本（简称文瑞楼本）为参校本。

5.《王氏医案续编》（原名《仁术志》）：版本同《王氏医案》。

6.《王氏医案三编》：《潜斋医学丛书十四种》集古阁石印本（1918）为底本；清咸丰四年甲寅（1854）刻本（简称咸丰四年本）为校本。

7.《归砚录》:《潜斋医学丛书十四种》集古阁石印本(1918)为底本;清咸丰九年己未(1859)归砚草堂刻本(简称归砚草堂本)为校本。

8.《乘桴医影》:清同治抄本为底本(国内惟此一种版本)。

9.《潜斋简效方》(附医话):《潜斋医学丛书十四种》集古阁石印本(1918)为底本;清咸丰元年辛亥(1851)重庆堂刻三家医话本(简称三家医话本)为校本。

10.《四科简效方》:《潜斋医学丛书十四种》集古阁石印本(1918)为底本;清光绪十一年乙酉(1885)越州徐氏刻本(简称光绪十一年本)为主校本;1919年上海鸿宝斋书局《陈修园医书六十种》石印本(简称鸿宝斋书局本)为参校本。

11.《鸡鸣录》:据《全国中医图书联合目录》所载,国内印行的惟有1936年世界书局《珍本医书集成》铅印本,故以该本为底本,参考其他有关医籍予以校勘。《珍本医书集成》有关本书的提要云:"《鸡鸣录》原有上下二卷,上卷即本书,……下卷为尤氏治例杨氏咽喉十八证及《蓬窗录验方》……因发见下卷遗失,遂亟将上卷付诸剞劂,以免失传。"提示本书并非全璧,值得进一步考证。

12.《重庆堂随笔》:《潜斋医学丛书十四种》集古阁石印本(1918)为底本;光绪三十一年乙巳(1905)浙江绍兴奎照楼石印本(简称石印本)为主校本;上海李钟珏平书手校民国元年(1912)本(简称手校本)为参校本。

13.《女科辑要按》(《女科辑要》原系沈尧封辑,经王孟英加按后予以出版,为避免与沈氏原著书名混同,故此次校注后特以《女科辑要按》名之):《潜斋医学丛书十四种》集古阁石印本(1918)为底本;清光绪七年辛巳(1881)重庆堂刻本(简称重庆堂本)、清光绪七年辛巳(1881)维扬宏文斋刻本(简称维扬宏文斋本)为主校本;1912年上海李钟珏手校《潜斋医学丛书八种》铅印本(简称潜斋医书八种本)为参校本。

14.《古今医案按选》:《潜斋医学丛书十四种》集古阁石印本(1918)为底本;清光绪三十年甲辰(1904)会稽董氏刻本(简称光绪本)为主校本;1936年世界书局《珍本医书集成》铅印本(简称医书集成本)为参校本。

15.《医砭》:《潜斋医学丛书十四种》集古阁石印本(1918)为底本;1912年上海李钟珏手校《潜斋医学丛书八种》铅印本(简称潜斋医书八种本)为校本。

16.《言医选评》:《潜斋医学丛书十四种》集古阁石印本(1918)为底本;1912年上海李钟珏手校《潜斋医学丛书八种》铅印本(简称潜斋医书八种本)为主校本;我院馆藏精抄本《裴子言医》为参校本。

17.《校订愿体医话良方》(《愿体医话》原系史典著,经俞桂庭参补、王孟英校订后予以付梓,为避免与史氏原著书名混同,此次校注后特以《校订愿体医话良方》名之):《潜斋医学丛书十四种》集古阁石印本(1918)为底本;清咸丰元年(1851)重庆堂刻三家医话本(简称三家医话本)为主校本;1912年上海李钟珏手校《潜斋医学丛书八种》铅印本(简称潜斋医书八种本)为参校本。

18.《柳洲医话良方》:《潜斋医学丛书十四种》集古阁石印本(1918)为底本;清咸丰元年辛亥(1851)重庆堂刻三家医话本(简称三家医话本)为校本。

19.《洄溪医案按》(《洄溪医案》系徐灵胎著,经王孟英作序并加按语后付梓,为避免与徐氏原著混同,此次校注后特以《洄溪医案按》名之):咸丰七年丁巳(1857)海昌蒋氏衍芬草堂刻本为底本；清光绪二年丙子（1876）刻本（简称光绪二年本）为主校本；《徐灵胎医书十二种》本为参校本。

20.《叶案批谬》：本书原已辑入《潜斋简效方》（见该书“辨《指南》十六条”篇注），其版本详该书。

值得说明的是，据《全国中医图书联合目录》载，王氏还有以下几种著述，兹将我们查考的情况，分述于下：

1.《舌辨》：本书署王士雄撰，近人吴克潜注，于1926年出版。经查王氏原文，多系摘录历代舌诊有关著述内容（包括附图）而少新意。

2.《圣济方选》：本书署宋·徽宗赵佶敕撰，清·王士雄编，国内惟有抄本。经查考，其内容系选录《圣济总录》的有关方剂，而未见王氏评按。

此外，《霍乱转筋》《绞肠痧证》《吊脚痧证》三书，亦署王士雄撰，后人将其杂入《陈修园医书》中。经查考，实系王氏《霍乱论》的内容。

基于上述，以上五书这次校注均未予收入。又王氏曾对魏之琇《续名医类案》中少数医案加了按语，并撰《续名医类案书后》一篇，附于该书之末，鉴于《续名医类案》篇幅过大，而王氏所加按语仅反映其一定的学术思想，且在本全书所辑其他各书中，亦有散见，故这次校注亦未予收录。

二、校注的具体方法及其他

1.校勘采取“四校”（对校、本校、他校、理校）综合运用的方法，一般以对校、他校为主，辅以本校，理校则慎用之。

2.底本与校本文字不一，若显系底本错讹而校本正确者，则据校本改正或增删底本原文，并出注记；如属校本有误而底本不误者，则不校注；若难以肯定何者为是，但以校本文义较胜而有一定参考价值，或两者文字均有可取需要并存者，则出注记，说明互异之处，但不改动底本原文。

3.对难读难认的字，注明读音，一般采取拼音和直音相结合的方法标明之，即拼音加同音汉字。

4.对费解的字和词、成语、典故等，予以训释，用浅显的文句，解释其含义。一般以一种书为一单元，只注首见者，凡重出的，则不重复出注。

5.繁体字、异体字、俗字直接改为通行简化字，不出注记。

6.原书因竖排版，眉批置于天头（上框上方），现改为横排版，故将眉批移至当段或当句下，并加“眉批”两字，后用冒号表示之。

7.原书引用他人论述，特别是引用古代文献，每有剪裁省略，凡不失原意者，一般不据他书改动原文；若引文与原意有悖者，则予以校勘。

8.全书添加现行的标点符号，以利阅读。值得说明的是，文中涉及书名加书名号；仅引篇名一般则用引号而不用书名号；书名与篇名同时引用时，用书名号，且书名与篇名间用隔点隔开，如《素问·上古天真论》《灵枢·小针解》等。若泛言“经云”、“本草云”时，其“经”与“本草”不加书名号。原书引用古代文献，因其往往不是古籍原文，故引文后只用冒号而不用引号。

9.原书为竖排版，现改为横排，故凡指方位的“右”、“左”，均相应地径改为

“上”、“下”。

10. 原书目录较紊乱，体例不一，特予重新整理。有据正文改动原目录者，有据原目录改动正文者。有些书如《王氏医案》《归砚录》等正文原无目录，则酌情予以补编。

11. 在校注的基础上，撰写了“王孟英医学学术思想研究”，对王氏的生平、著述、学术渊源、主要学术思想和诊治经验，以及对后世医学发展的影响等，作了详尽的考证和研讨。

12.“论文题录”摘录了1950～1997年间公开发表的现代学者对王孟英著述及学术思想、诊治经验等研究的论文（包括专著）题目，以利读者查阅。

限于我们的水平，校注中难免存在不少缺点和错误，敬请同道指正。

浙江省中医药研究院文献研究室

1998年10月

总 目 录

温热经纬

清·王孟英纂

温热经纬序[1]

自来生民之疾，莫重于伤寒，存亡判乎呼吸，得失决于一朝，变化万端，不容或紊。而伤寒中，温热暑湿之病，证因非一，尤易混淆，前贤所以各有专书，互相阐发，而斤斤[2]于此也。顾明于此者昧于彼，聚讼纷纭[3]，各鸣已得，徒使好学之士无所适从，而或过信一家之言，未免偏之为害矣。王君孟英，该博淹贯[4]，引经斥异，众美兼收，谓前人之说既已中肯，何必再申己意，因而弃瑕录瑜[5]，汇成《温热经纬》一编。盖本述而不作之意，而其中间以按语，亦谓旁考他书，参以阅历，则亦犹之述耳，而初非有私心臆断于其间也。仆懵[6]不知医，过从之余，窃闻绪论，喜长沙之学既得诸家表彰于前，复得王氏厘订于后，由是千秋绝业不致淆乱于群言，而四时五气之感亦不致难辨而失之歧误，其有裨生民之命，岂浅鲜哉！属[7]为弁言[8]，爰不揣谫陋[9]而书之。

咸丰二年壬子初[10]夏[11]仁和赵梦龄[12]

---

① 温热经纬序：崇文书局本无此五字。

② 斤斤：详察也。

③ 纭：崇文书局本作“纷”。

④ 该博淹贯：该通“赅”，包括一切；淹，深入。该博淹贯，指学问或见闻广博深通。

⑤ 弃瑕录瑜：瑕，玉上的赤色斑点，比喻事物的缺点毛病；瑜，美玉。指摒弃错误缺点，而录取其精华。

⑥ 懵（méng）：无知貌。

⑦ 属：通“嘱”，请托，托付。

⑧ 弁（biàn 辨）言：弁，古代的一种帽子。因谓书籍冠于卷首相当于前言或序文一类文章为弁言。

⑨ 谫（jiǎn）陋：浅薄。

⑩ 初：崇文书局本无此字。

⑪ 夏：崇文书局本此下有“四月”二字。

⑫ 龄：崇文书局本此下有“序”字。

温热经纬序[①]

余读孟英之[②]《霍乱论》也[③]，在道光纪元之二十有八年。阅三载，孟英游江右，时[④]余握篆[⑤]宜黄，始纳交于孟英，因得读其《回春录》《仁术志》诸治案，为之编纂排比，付诸剞劂[⑥]，以惠世人。孟英知余耽情竹素[⑦]，积嗜成癖，所获奇方秘籍，恒邮寄相示，拓我见闻。而余每有所疑[⑧]，驰书相问难，孟英为之条分缕析，援古证今，如冰斯开，如结斯解，披函庄诵，未尝不抚案称快。数载以来，尺书往复，鱼雁[⑨]为劳。夫疾疢[⑩]人之所时有也，不有药石，患害曷瘳[⑪]？然而医籍流传途径多歧，聚讼纷纭，各鸣一得，使后学旁皇[⑫]眩惑，罔决适从，识者病[⑬]之。余恒欲广搜百氏，兼综群言，吸摄精华，倾吐糟粕，勒为一书，以质好学深思之士，而才识謭陋，不敢自信，欲俟资力稍充，邀孟英共事扬榷[⑭]，成斯盛举。浮沉数载，而所志迄莫能偿。既而军事兴，粤西贼起，攻长沙，屠武昌，陷安庆，遂踞金陵。江西左皖右楚，以大江为门户，大宪议保甲议团练以固疆圉[⑮]。时余自宜黄改任临川，虽地居腹里，而民气素浮，讹言繁兴，张皇既虞生事，优柔又恐养奸，昕[⑯]夕鹿鹿簿书[⑰]间，而此事遂不暇计及。未几，先君子在籍弃养[⑱]，奔丧归里，干戈载途，道路梗涩，乃取道长沙，泛洞庭，涉江汉，当武昌之南，溯流而西，至樊城，弃舟登车，揽许昌之遗迹，登大梁之故墟，慨然发怀古

---

① 温热经纬序：崇文书局本无此五字。
② 之：崇文书局本无此字。
③ 也：崇文书局本无此字。
④ 时：崇文书局本无此字。
⑤ 握篆：掌握官印，旧指任正职长官。
⑥ 剞（jī 基）劂（júe 决）：雕板；亦指书籍的出版。
⑦ 竹素：犹竹帛也，谓竹简与缣素也。引申为书籍之称。
⑧ 疑：崇文书局本此下有“辄”字。
⑨ 鱼雁：鱼与雁。古传鱼雁都能传递书信，后即用以指代书信。
⑩ 疢（chèn 趁）：热病。引申为疾病。
⑪ 瘳（chōu 抽）：病愈。
⑫ 旁皇：通“彷徨”。徘徊；游移不定。
⑬ 病：难也。
⑭ 扬榷：约略；略举大要；扼要论述。
⑮ 圉（yǔ 语）：边疆。
⑯ 昕（xìn 欣）：拂晓。
⑰ 鹿鹿簿书：鹿鹿，忙碌。鹿鹿簿书，言案牍忙碌。
⑱ 在籍弃养：崇文书局本作“捐馆舍”。弃养，父母去世的婉称，与“捐馆舍”义同。

之思。及渡河，则桑梓[①]在望，故里非遥[②]，将涉滹沱[③]，猝与贼遇，遽折而东，旅寓于丰宁之间。盖纡回六千里，驰驱五阅月，而迄未得归也。甲寅秋，烽烟稍靖[④]，始得展祖宗之邱墓，安先君子于窀穸[⑤]。十年游子，重返敝庐，闾里故人，半归零落，追念畴昔[⑥]，喟然兴叹。居数月，复以公事牵率，买舟南下，因得谒孟英于武林，握手言欢，历叙契阔[⑦]。而孟英业益精，学益邃，涵养深醇，粹然见于面目。余以行迫，未得深谈，惘惘而别。已而孟英来答拜，舆夫[⑧]负巨簏[⑨]置舟中，则孟英所赠书也。舟行正苦岑寂[⑩]，得此奇编，如亲良友，遂次第读之，中得一编，题曰《潜斋丛书》，急阅之[⑪]，盖孟英数年所搜辑言医之书也。或表著前徽[⑫]，或独摅心得，或采摭奇方如《肘后》，或区别品汇如《图经》。匡坐[⑬]篷窗间[⑭]，回环雒诵[⑮]，奇情妙绪，层见叠出，满纸灵光，与严陵山色竞秀争奇。噫！技至此乎！夫士君子能成不朽之盛业，而为斯民所托命者，其精神必强固，其志虑必专一，其学问必博洽[⑯]，其蕴蓄必深厚，而天又必假以宽闲之岁月，以成其志。孟英怀才抱奇，隐居不仕，而肆力于医，故所造如此，岂偶然哉？余行抵玉山，遇贼[⑰]不能前，仍返武林，就孟英居焉。晨夕过从，相得甚欢，因并读其《温热经纬》。经纬者，盖以轩岐、仲景为经，叶、薛诸家为纬，体例一仍《霍乱论》之旧，而理益粹，论益详，其言则前人之言也，而其意则非前人所及也。余于此事怀之数年，莫能措手，孟英已奋笔而成此书，洋洋洒洒数十万言，无一支字蔓语[⑱]羼杂其间，是何才之奇而识之精耶！异日由此例而推之各杂证，力辟榛芜[⑲]，独开异境，为斯道集大成，洵千秋快事哉！余于孟英之学，无能望其项背，而孟英谬引为知己，殆所谓形骸之外别有神契者耶？因备述颠末[⑳]于简端，以志交谊之雅云。

咸丰五年岁次乙卯端阳前三日定州杨照藜叙[㉑]

---

① 桑梓：桑木与梓木。本为古代家宅旁常栽的树木，后用作故乡的代称。

② 遥：崇文书局本此下有“载驰载驱”四字。

③ 滹（hū 呼）沱：即滹沱河，在今河北省西部。崇文书局本、中医书局本此下有“乃”字。

④ 靖（jìng 静）：安定。

⑤ 窀（zhùn）穸（xì 夕）：墓穴。

⑥ 畴昔：往昔。

⑦ 契（qiè）阔：犹言隔远久别。

⑧ 舆（yú 于）夫：车夫也。

⑨ 簏（lù 鹿）：以竹编成的高箧。

⑩ 岑寂：寂静；寂寞。

⑪ 急阅之：崇文书局本、中医书局本均无此三字。

⑫ 前徽：徽，美好。前徽，从前美好的东西。

⑬ 匡坐：端坐，正坐。匡，方正，端正。

⑭ 间：崇文书局本无此字。

⑮ 雒（luò 洛）诵：反复诵读。

⑯ 博洽：谓知识广博。

⑰ 贼：崇文书局本作“城”。

⑱ 支字蔓语：杂乱无关的文字。支，通“枝”，树枝；蔓，藤蔓。支蔓，芜杂无用之物。

⑲ 榛芜：草木丛杂，引申为草野或愚昧。

⑳ 颠末：犹始末、本末。

㉑ 叙：崇文书局本作“序”。

自 序[①]

《内经》云：天有四时五行，以生长收藏，以生寒暑燥湿风。夫此五气，原以化生万物，而人或感之为病者，非天气有偶偏，即人气有未和也。《难经》云：伤寒有五：有中风，有伤寒，有湿温，有热病，有温病。此五气感人，古人皆谓之伤寒，故仲圣著论亦以伤寒统之，而条分中风、伤寒、温病、湿、暍五者之证治，与《内经》《难经》渊源一辙，法虽未尽，名已备焉。《阴符经》云：天有五贼，见之者昌。后贤不见，遂至议论愈多，至理愈晦。或以伤寒为温热，或以温热为伤寒；或并疫于风温，或并风温于疫；或不知有伏气为病，或不知有外感之温。甚至并暑暍二字而不识，良可慨已！我曾王父[②]《随笔》中首为剖论，兹雄不揣愚昧，以轩岐、仲景之文为经，叶、薛诸家之辩为纬，纂为《温热经纬》五卷。其中注释择昔贤之善者而从之，间附管窥，必加"雄案"二字以别之，俾读者先将温、暑、湿、热诸病名了然于胸中，然后博览群书，庶不为其所眩惑，而知所取舍矣。非敢妄逞意见，欲盖前贤，用质[③] 通方[④]，毋嗤荒陋。

咸丰二年壬子春二月海宁王士雄书于潜斋

---

① 自序：崇文书局本无此二字。

② 曾王父：即曾祖父。祖父（王父）的父亲。

③ 质：评断。

④ 通方：谓通达道术。

温热一证，庸手妄为治疗，夭札[①]多矣。梦隐怜之而作此书，俾学者得所遵循。生平著述等身，当以此书称首，真宝书也。其友乌程汪曰桢读而善之，因为之赞曰：

活人妙术，司命良箴，不偏不易，宜古宜今。千狐之裘，百衲[②]之琴，轩岐可作，其鉴此心。

同治二年癸亥二月朔书于上海旅次[③]

① 夭札：遭疫疠而夭死。

② 百衲（nà 纳）：用零星材料集成一套完整的东西。

③ 温热一证……于上海旅次：此序原无，据崇文书局本、图书集成本、醉六堂本、中医书局本补，崇文书局本此序位于“杨照藜序”后，中医书局本此序标题为“赞”字。

目　录

温热经纬卷一

海宁王士雄孟英纂
定州杨照藜素园
乌程汪曰桢谢城 评
仁和沈宗淦辛甫参

内经伏气温热篇

《素问·生气通天论》曰：冬伤于寒，春必温病①。

张仲景曰：冬时严寒，万类深藏，君子固密，则不伤于寒。雄按：伤而即病者为伤寒，不即病者为温热。

章虚谷曰：冬寒伏于少阳②，郁而化热，乘春阳上升而外发者为实证。

"金匮真言论"曰：夫精者，身之本也。故藏于精者，春不病温。

王启元曰：精气伏藏则阳不妄升，故春无温病。

尤拙吾曰：冬伤于寒者，春月温病之由，而冬不藏精者，又冬时受寒之源也。

吴鞠通曰：不藏精非专主房劳说，一切人事之能动摇其精者皆是。即冬时天气应寒而阳不潜藏，如春日之发泄，甚至桃李反花之类亦是也。

章虚谷曰：经论温病，有内伏而发外者，有外感随时而成者。其由内伏发外者，又有虚实二证，上条为实证，此条为虚证也。

"热论篇"曰：凡病伤寒而成温者，先夏至日者为病温，后夏至日者为病暑。暑当与汗出勿止。

王启元曰：此以热之微甚为义也。阳热未盛故曰温，阳热大盛故曰暑。

杨上善曰：冬伤于寒，轻者夏至以前发为温病，重者夏至以后发为暑病。

林观子曰：少阴真气既亏，邪必深入，郁久化热，自内而出。《伤寒序例》云：暑病者，热极重于温。是暑病者，其实热病也。

沈尧封曰：伤寒有五，热病乃其一耳，余论俱散失矣。

章虚谷曰：此言凡病伤寒，则不独指冬时之寒也，盖寒邪化热，随时皆有也。

雄按："脉要精微论"曰：彼春之暖，为夏之暑，夫暖即温也，热之渐也。然夏未至则不热，故病发犹曰温。其首先犯肺者，乃外感温邪。若夏至后则渐热，故病发名曰暑。盖六月节曰小暑，六月中曰大暑，与冬至后之小寒、大寒相对待，是病暑即病热也。乃仲圣以夏月外感热病名曰暍者，别于伏气之热病而言也。《说文》

① 温病：崇文书局本、图书集成本、中医书局本均作"病温"。

② 阳：崇文书局本、醉六堂本、中医书局本均作"阴"。

云：暍，伤暑也。《汉书·武帝纪》云：夏大旱，民多暍死。故暑也，热也，暍也，皆夏令一气之名也。后人不察，妄腾口说，甚至讲太极，推先天，非不辩也，其实与病情无涉，而于医理反混淆也。

淦按：此言其常也。然春时亦有热病，夏日亦有温病。温，热之轻者也；热，温之重者也，故古人往往互称。

"刺热篇"曰：肝热病者，小便先黄，腹痛多卧，身热，热争则狂言及惊，胁满痛，手足躁，不得安卧。庚辛甚，甲乙大汗，气逆则庚辛日死。刺足厥阴、少阳。其逆则头痛员员[①]，脉引冲头也。

吴鞠通曰：肝病小便先黄者，肝脉络阴器，又肝主疏泄，肝病则失其疏泄之职，故小便先黄也。腹痛多卧，木病克脾土也；热争，邪热盛而与正气相争也；狂言及惊，手厥阴心包病也。两厥阴同气，热争则手厥阴亦病也；胁满痛，肝脉行身之两旁胁，其要路也；手足躁不得安卧，肝主风，风淫四末，又木病克土，脾主四肢，木病热必吸少阴肾中真阴，阴伤故骚扰不得安卧也。庚辛金日，克木故甚；甲乙肝木旺时，故汗出而愈。气逆谓病重而不顺其可愈之理，故逢其不胜之日而死也。厥阴、少阴并刺者，病在脏兼泻其腑也。逆则头痛以下，肝主升，病极而上升之故。自庚辛日甚以下之理，余脏仿此。

心热病者，先不乐，数日乃热，热争则卒心痛，烦闷善呕，头痛面赤，无汗。壬癸甚，丙丁大汗，气逆则壬癸死。刺手少阴、太阳。

吴鞠通曰：心病先不乐者，心包名膻中，居心下，代君用事，经谓膻中为臣使之官，喜乐出焉，心病故不乐也；卒心痛，凡实痛皆邪正相争，热争故卒然心痛也；烦闷，心主火故烦，膻中气不舒故闷；呕，肝病也，木火同气，热甚而肝病亦见也。且邪居膈上，多善呕也；头痛，火升也；面赤，火色也；无汗，汗为心液，热闭液干，汗不得通也。

章虚谷曰：人身生阳之气，根于肾脏，始发于肝木，木生火，火生土，土生金，金生水，水又生木，如是生生不息，则安和无患也。邪伏血气之中，必随生阳之气而动，动甚则病发。然其发也，随气所注而无定处，故《难经》言：温病之脉，行在诸经，不知何经之动也。如仲景所论，或发于阴经，或发于阳经，正合《难经》之言也。今《内经》按生气之序，首列肝，次以心、脾、肺、肾，以明邪随生气而动，其于不定之中，自有一定之理，足以印证《难经》、仲景之言。而轩岐、越人、仲景之一脉相承，更可见矣。

脾热病者，先头重，颊痛烦心，颜青欲呕，身热，热争则腰痛不可用俯仰，腹满泄而[②]颔痛。甲乙甚，戊己大汗，气逆则甲乙死。刺足太阴、阳明。

吴鞠通曰：脾病头先重者，脾属湿土，性重，经谓湿之中人也，首如裹，故脾病头先重也；颊，少阳部也，土之与木，此负则彼胜，土病而木病亦见也；烦心，脾脉注心也；颜青欲呕，亦木病也；腰痛不可用俯仰，脾病则胃不能独治，阳明主约束而利机关，故痛而至于不可俯仰也；腹满泄，脾经本病；颔痛，亦木病也。

肺热病者，先淅然厥，起毫毛，恶风寒，舌上黄，身热，热争则喘咳，痛走胸膺背，不得太息，头痛不堪，汗出而寒。丙丁甚，庚辛大汗，气逆则丙丁死。刺手太阴、阳明，出血如大豆立已。

吴鞠通曰：肺病先恶风寒者，肺主

---

① 员员：似急也。

② 而：崇文书局本作"两"。

气，又主皮毛，肺病则气膹郁，不得捍卫皮毛也；舌上黄者，肺气不化，则湿热聚而为黄苔也；章虚谷曰：若外邪初感而非内热，其苔必白。喘气，郁极也；咳，火克金也；胸膺背之腑也，皆天气主之，肺主天气，肺气郁极故痛也。走者，不定之词；不得太息，热闭肺脏也；头痛不堪，亦天气膹郁，热不得泄，直上冲脑也；郁热而腠开汗出，其热暂泄则寒也。略参章氏。

肾热病者，先腰痛胻[①]痠，苦渴数饮，身热，热争则项痛而强，胻寒且痠，足下热，不欲言。其逆则项痛员员，澹澹然。戊己甚，壬癸大汗，气逆则戊己死。刺足少阴、太阳。

吴鞠通曰：肾病腰先痛者，腰为肾之腑，又肾脉贯脊，会于督之长强穴。胻，肾脉入跟中，以上腨内，太阳之脉亦下贯腨内，腨即胻也；痠，热铄液也；苦渴数饮，肾主五液而恶燥，病热则液伤而燥，故苦渴而饮水求救也；项，太阳之脉从颠入络脑，还出别项下，肾病至于热争，脏病甚而移之腑，故项痛而强也；胻寒，热极为寒也；足下热，肾脉从小指之下，邪趋足心涌泉穴，病甚而热也；不欲言，有无可奈何之苦也；邪气上逆则项更痛，员员澹澹，一身不能自主，难以形状[②]之病也。略参章氏。

肝热病者，左颊先赤；心热病者，颜先赤；脾热病者，鼻先赤；肺热病者，右颊先赤；肾热病者，颐先赤。病虽未发，见赤色者刺之，名曰治未病。

章虚谷曰：此更详五脏热邪未发，而必[③]先见于色之可辨也。左颊、颜、鼻、右颊、颐，是肝、心、脾、肺、肾脏之气应于面之部位也。病虽未发，其色先见，可见邪本伏于血气[④]之中，随气血流行而不觉，更可印证《难经》所云温病之脉行在诸经，不知何经之动也。故其发也，必随生气而动，而[⑤]先见色于面。良工望而知其邪动之处，乘其始动即刺而泄之，使邪势杀而病自轻，即《难经》所云随其经之所在而取之者，是为上工治未病也。用药之法，亦可类推矣。

治诸热病，以饮之寒水，乃刺之，必寒衣之，居此寒处，身寒而止。

章虚谷曰：以其久伏之邪，热从内发，故治之必先饮寒水，从里逐热，然后刺之，从外而泄，再衣以寒，居处以寒，身寒热除而后止。

雄按：今人不读《内经》，虽温热暑疫诸病，一概治同伤寒，禁其凉饮，厚其衣被，闭其户牖，因而致殆者，我见实多。然饮冷亦须有节，过度则有停饮、肿满、呕利等患。更有愈后手指足缝出水，速投米仁三两，茯苓三两，白术一两，车前[⑥]五两[⑦]，桂心一钱，名驱湿保脱汤，连服十剂，可免脚趾脱落。此即谚所谓脱脚伤寒也，亦不可不知。若饮冷虽多，而汗出亦多，必无后患。

太阳之脉，色荣颧骨，热病也，荣未交，曰今且得汗，待时而已。与厥阴脉争见者，死期不过三日，其热病内连肾。

章虚谷曰：此明外感与伏邪互病之证也，与“热论篇”之两感同中有异。彼则内外同时受邪，内外俱病，故不免于死；此则外感先发，伏邪后发者可生，若同发则死期不过三日也。云太阳之脉者，邪受太阳经脉，即一日巨阳受之，头项痛，腰

① 胻（héng 衡）：脚胫。
② 状：崇文书局本、中医书局本均作“容”。
③ 必：图书集成本无此字。
④ 血气：醉六堂本作“气血”。
⑤ 而：崇文书局本、中医书局本均作“则”。
⑥ 车前：崇文书局本、中医书局本均作“车前子”。
⑦ 两：崇文书局本、中医书局本均作“钱”。

脊强者是也；色荣颧骨者，鲜荣色赤见于颧骨也。盖颧者骨之本，骨者肾所主[①]，肾脏伏热之邪已动，循荣血见色于颧也；荣未交，今且得汗，待时而已者，言太阳经脉外受之邪，与荣血中伏热之邪，尚未相交，今且使其得汗先解外邪，所谓未满三日可汗之是也。其内伏之邪后发，待脏气旺时可已，如肾热病待壬癸日得大汗而已也。又如所云见赤色者刺之，名治未病亦可也。倘与厥阴经脉病证争见，则肾肝皆有邪热内发，其势必与太阳外邪连合而不可解，故比之两感，死期更速，不过三日也。盖两感病起于经，必待胃气尽六日方死，此则其热病内连肾脏，本元即绝，故死速也。

少阳之脉，色荣颊前，热病也，荣未交，曰今且得汗，待时而已。与少阴脉争见者，死期不过三日。

章虚谷曰：上言肝热病者，左颊先赤，肝为厥阴，胆为少阳，相表里者也。外邪受于少阳经脉，而肝脏伏热之色荣于颊前，若外内之邪尚未相交，今且使其得汗以解外，其内发之热可待脏气旺时而已。若与少阴经脉病证争见，则肝连肾热，而内外邪势必交合难解，死期不过三日也。大抵外内之邪发有先后，而不交合尚可解救，故要紧在荣未交一句。下文病名阴阳交，亦即荣已交之义也。经文止举太阳、少阳两证，不及阳明、太阴合病者，余窃度之，以阳明之腑可用攻泻之法，不至必死，非同太阳、少阳、厥阴，其邪连合而无出路，则必死也。

“评热病篇”：帝曰：有病温者，汗出辄复热，而脉躁疾，不为汗衰，狂言，不能食，病名为何？岐伯曰：名阴阳交，交者死也。

叶香岩曰：交者，阴液外泄，阳邪内陷也。

尤拙吾曰：交非交通之谓，乃错乱之谓也。阴阳错乱而不可复理，攻其阴则阳捍之不得入，攻其阳则阴持之不得通，故曰交者死也。郭氏谓即是两感病。然两感是阴阳齐病，而非阴阳交病也。

章虚谷曰：阴阳之气本来相交而相生者，今因邪势弥漫，外感阳分之邪与内发阴分之邪交合为一，而本元正气绝矣，故病名阴阳交，交者死，非阴阳正气之相交也。下文明其所以然之理。

人之所以汗出者，皆生于谷，谷生于精。今邪气交争于骨肉而得汗者，是邪却而精胜也。精胜则当能食而不复热，复热者，邪气也；汗出者，精气也。今汗出而辄复热，是邪胜也；不能食者，精无俾也；病而留者，其寿可立而倾也。且夫“热论”曰：汗出而脉尚躁盛者死。今脉不与汗相应，此不胜其病也，其死明矣。狂言者是失志，失志者死。今见三死不见一生，虽愈，必死也。

章虚谷曰：汗生于谷，谷生于精者，谓由本元精气化水谷以生津液，发而为汗，邪随汗泄，则邪却而精胜也。精气胜则当能食，以化水谷，其邪已泄则不复热矣。乃复热者，邪气未去也。其所出之汗，精气徒泄也。故汗出而辄复热，是精却而邪胜也。所以不能食，精无俾也。俾者倚藉之谓，其病虽留连，其寿可立待[②]而倾也。古论云：汗出而脉躁盛者死，正谓其精却而邪不去也。若邪去而精气存，脉必静矣。今脉与汗不相应，则精气不胜邪气也，其死明矣。且狂言是失志，失志者死，一也；汗出复热，精却邪盛，二也；汗与脉不相应，三也。今见三死证不见一生证，虽似愈必死也。

---

① 主：原作“生”，据崇文书局本、中医书局本改。

② 待：崇文书局本、中医书局本无此字。

雄按：温证误作伤寒治，而妄发其汗[1]，多有此候。

汪按：此条为温证不可妄表之训，梦隐一语可谓要言不烦。盖温病误表，纵不成死候，亦必不易愈矣。麻黄、桂枝人犹胆馁[2]，最误人[3]者，陶[4]节庵之柴葛解肌汤也。

“阳明脉解篇”曰：足阳明之脉病，恶人与火，闻木音则惕然而惊，钟鼓不为动。闻木音而惊，何也？岐伯曰：阳明者，胃脉也，胃者，土也，故闻木音而惊者，土恶木也。帝曰：其恶火何也？岐伯曰：阳明主肉，其脉血气盛，邪客之则热，热甚则恶火。帝曰：其恶人何也？岐伯曰：阳明厥则喘而惋，惋则恶人。

章虚谷曰：土被邪困，更畏木克，故闻木音而惊也。钟鼓之音属金，土故不为动也。热甚故恶火，仲景所云不恶寒反恶热也。邪结而气厥逆则喘而惋，惋者懊侬，故恶人也。

帝曰：或喘而死者，或喘而生者，何也？岐伯曰：厥逆连脏则死，连经则生。

章虚谷曰：邪结在腑则气阻而喘，不能循经达于四肢，而又厥逆，盖四肢禀气于脾胃也。邪内入则连脏，故死；外出则连经，故生。

帝曰：病甚则弃衣而走，登高而歌，或至不食数日，逾垣上屋，所上之处，皆非其素所能也，而反能者，何也？岐伯曰：四肢者，诸阳之本也，阳盛则四肢实，实则能登高也。帝曰：其弃衣而走者，何也？岐伯曰：热盛于身，故弃衣欲走也。帝曰：其妄言骂詈，不避亲疏，而不欲食，不欲食故妄走也。

章虚谷曰：四肢禀气于脾胃，胃为脏腑之海，而阳明行气于三阳，故四肢为诸阳之本也。邪盛于胃，气实于四肢，则能登高也；热盛于身，故弃衣欲走；邪乱神明，怒气冲动，故妄言骂詈；胃中邪实，不欲饮食；四肢多力，则妄走也，是大承气汤之证。其邪连经，脉必滑大，下之可生；其邪连脏，脉必沉细。仲景云：阳病见阴脉者死。则虽有下证，不可用下法矣。

雄按：温证误投热药补剂，亦有此候，经证亦有，可用白虎汤者。沉细之脉，亦有因热邪闭塞使然。形证实者，下之可生，未可概以阴脉见而断其必死。凡热邪壅遏，脉多细软迟涩，按证清解，自形滑数，不比内伤病服凉药而脉加数者为虚也。

汪按：大承气证，仲圣谓脉弦者生，涩者死。洄溪则云弦则尚有可生之机，未必尽生；涩则断无不死者也。余所见滑大者，固下之不必顾忌，亦有弦而兼涩，下之而愈者。若大汗淋漓者，可用白虎也。

“生气通天论”曰：因于暑，汗，烦则喘喝，静则多言。

吴鞠通曰：暑为火邪，与心同气，心受邪迫，汗出而烦。烦从火从页，谓心气不安而面若火铄也。喘喝者，火克金故喘；遏郁胸中清廓之气，故欲喝而伸之。其或邪不外张而内藏于心则静，心主言，暑邪在心，虽静亦欲自言不休也。略参拙意。

“刺志论”曰：气盛身寒，得之伤寒；气虚身热，得之伤暑。

林观子曰：虽云身寒，实指身发热言也，要以意得之。雄按：虽发热而仍恶寒，不似伤暑之恶热，故曰身寒。

吴鞠通曰：此伤寒、暑之辨也。经语

---

① 汗：崇文书局本、中医书局本此下均有“者”字。
② 馁：崇文书局本、中医书局本此下均有“其”字。
③ 误人：崇文书局本、中医书局本均作“可恶”。
④ 陶：崇文书局本、中医书局本均无此字。

分明如此，奈何世人悉以治寒法治温暑哉！

雄按：不但寒伤形、暑伤气截然分明，而寒为阴邪，虽有红炉暖阁、羔酒、狐裘而患火病者，不可谓寒是阳邪，寒必兼火也。暑为阳邪，虽有袭凉饮冷夹杂阴寒之证，亦人事之兼伤，非天气之本然也。亦如水火之不相射。经云：天寒地冻，天暑地热。又云阴阳之升降，寒暑彰其兆。理极明显，奈后贤道在迩而求诸远，遂不觉其立言之失而用药之非也。

淦按：云得之者，推原受病之始，分清证因也。伤寒、伤暑为《内经》两大纲，是从对待说；若春伤于风，夏生飧泄云云，则从四序说。喻氏于《内经》中又补伤燥，可见诸气感人皆能为病，先圣后贤论极昭析，何今人治感不论何证，但以伤寒药治之，而不知有温、暑、燥、湿之病？陋矣！

“热论篇”：帝曰：热病已愈，时有所遗者，何也？岐伯曰：诸病遗者，热甚而强食之，故有所遗也。若此者，皆病已衰，而热有所藏，因其谷气相薄，两热相合，故有所遗也。帝曰：治遗奈何？岐伯曰：视其虚实，调其逆从，可使必已也。帝曰：病热常[①]何禁之？岐伯曰：病热少愈，食肉则复，多食则遗，此其禁也。

叶香岩曰：因食复、劳复、女劳复而发汗，必致亡阳而死。

章虚谷曰：此言病初愈，余热留藏于经络血气中而未净，因食助气，则两热相合而复炽，故食肉病必复发，多食谷则邪遗留，必淹缠难愈，故当戒口，清淡稀粥渐为调养也。

“论疾诊尺篇”曰：尺肤热甚，脉盛躁者，病温也。其脉盛而滑者，病且出也。

吴鞠通曰：经之辨温病，分明如是，何世人悉谓伤寒，而悉以伤寒足三阴经温法治之哉？张会卿作《类经》，割裂经文，蒙混成章，由未细心䌷绎[②]也。尺肤热甚，火铄精也；脉盛躁，精被火煎沸也；脉盛而滑，邪机向外也。此节以下诊温病之法。

“平人气象论”曰：人一呼脉三动，一吸脉三动而躁，尺热曰病温，尺不热脉滑曰病风，脉涩曰痹。

吴鞠通曰：呼吸俱三动是六七至脉矣。而气象又急躁，若尺部肌肤热，则为病温。盖温病必伤金水二脏之津液，尺之脉属肾，尺之穴属肺也，此处肌肉热，故知为病温。其不热而脉兼滑者，则为病风。风之伤人也，阳先受之，尺为阴，故不热也。如脉动躁而兼涩，是气有余而血不足，病则为痹矣。

“玉版论要”曰：病温，虚甚死。

吴鞠通曰：病温之人，精血虚甚，则无阴以胜温热，故死。

“热病篇”曰：热病三日而气口静，人迎躁者，取之诸阳五十九刺，以泻其热而出其汗，实其阴以补其不足者。

吴鞠通曰：人迎躁，邪在上焦，故取之诸阳以泄其阳邪，阳气通则汗随之。实其阴以补其不足者，阳盛则阴衰，泻阳则阴得安其位，故曰实其阴。泻阳之有余，即所以补阴之不足，故曰补其不足也。雄按：用药之道亦如此。

又曰：实其阴以补其不足，此一句实治温热之吃紧大纲。盖热病未有不耗阴者，其耗之未尽则生，尽则阳无留恋，必脱而死也。真能体味斯言，思过半矣。雄按：耗之未尽者，尚有一线之生机可望，若耗尽而阴竭，如旱苗之根已枯矣，沛然

---

① 常：崇文书局本、中医书局本均作“当”。
② 䌷（chōu 抽）绎：引端伸义；阐述。

下雨，亦曷济也[①]？

汪按：叶氏必以保津液为要，细考经文此条，可知其理，奈何恣用升提温燥，重伤其津耶？

身热甚，阴阳皆静者，勿刺也。其可刺者，急取之，不汗出则泄。所谓勿刺者，有死征也。

吴鞠通曰：阳证阴脉，故曰勿刺。

热病七日八日，动喘而弦者，急刺之，汗且自出，浅刺手大指间。

吴鞠通曰：喘为肺气实，弦为风火鼓荡，故浅刺手大指间以泄肺热，肺之热痹开则汗出。大指间，肺之少商穴也。

热病七八日，脉微小，病者溲血，口中干，一日半而死；脉代者，一日死。

吴鞠通曰：邪气深入下焦，逼血从小便出，故溲血；肾精告竭，阴液不得上潮，故口中干，脉至微小，不惟阴精竭，阳气亦从而竭矣，死象自明。倘脉实者，可治。

热病已得汗出，而脉尚躁，喘而[②]复热，勿刺肤，喘甚者死。

吴鞠通曰：热不为汗衰，金受火克，喘而化源欲绝，故死。然间有可治者。

热病不知所痛，耳聋不能自收，口干，阳热甚，阴颇有寒者，热在骨髓，死不可活[③]。

吴鞠通曰：不知所痛，正衰不与邪争也；耳聋，阴伤精欲脱也；不能自收，正气惫也；口干热甚，阳邪独盛也；阴颇有寒，热邪深入阴分，外虽似寒而热在骨髓也，故曰死不治。其有阴精未至涸竭者，间可徼幸得生。略参拙意。

热病已得汗而脉尚[④]躁盛，此阴脉之极也，死；其得汗而脉静者，生。

吴鞠通曰：汗后脉躁，阴虚之极，故曰死。然虽不可刺，能以甘凉药沃之得法，亦有得生者。

热病者，脉尚躁盛，而不得汗者，此阳脉之极也，死。脉盛躁，得汗静者，生。

吴鞠通曰：脉躁无汗，阳盛之极，阳盛而至于极，阴无容留之地，故亦曰死。虽然较前阴阳俱静有差，此证犹可大剂急急救阴，亦有活者。即已得汗而阳脉躁甚[⑤]，邪强正弱，正尚能与邪争，若留得一分津液便有一分生理，贵在留之得法耳。至阴阳俱静，邪气深入下焦阴分，正无捍邪之意，直听邪之所为，不死何待！

热病不可刺者有九，一曰汗不出，大颧发赤，杨按：阴虚劳损，两颧必赤，可与此比类而观。哕者死。

雄按：汗不出，大颧赤，似属阳盛。哕者，呃忒也，肺胃之气不降杨按：此是实证，必颜赤，不仅两颧赤。则呃，呃而上逆也。治以轻清肃化之剂，病似可瘳，何以经文即断为不可刺之死候，殆谓热邪方炽，而肾阳欲匮，阳已无根，病深声哕之证欤？杨按：大颧属肾，发赤是伏藏之阳上脱也，加以哕则证与色合，顷刻而脱，故不治。则其哕必自下焦而升，病由冬不藏精所致，更察其脉，亦必与上焦阳盛之病有别也。

二曰泄而腹满，甚者死。

雄按：腹满者，当泄之，既泄而满甚，是邪尚踞而阴下脱，犹之乎热不为汗衰也，故死。又陈远公云：喘满，直视，谵语，下利一齐同见者，不治。若有一证未见者，或可望生。宜用人参、麦冬、白

---

① 也：崇文书局本、中医书局本均作“耶”。

② 而：崇文书局本、中医书局本均作“且”。

③ 活：崇文书局本、中医书局本均作“治”。

④ 尚：原作“脉”，据崇文书局本、醉六堂本、中医书局本改。

⑤ 甚：原作“其”，据崇文书局本、醉六堂本、中医书局本改。

芍各一两，石膏五钱，竹茹三钱，各挽脱汤，欲脱未脱时亟服之，庶几可挽。

三曰目不明，热不已者死。

吴鞠通曰：目不明，精散而气脱也。经曰：精散视歧。又曰：气脱者，目不明。热犹未已，仍铄其精，而伤其气，不死得乎？

汪按：此目不明，乃《难经》[1] 所谓脱阴者目盲也。阴竭而热犹不已，安得不死？

四曰老人、婴儿热而腹满者死。

雄按：腹满者宜泄之，老人、婴儿不任大泄，既不任泄，热无出路，老弱阴液不充之体，涸可立待，故曰死。五曰汗不[2] 出，呕，下血者死。

雄按：汗不出，热内逼，上干清道以为呕，迫铄于营而下血，阴液两夺，是为死征。

六曰舌烂，热不已者死。

吴鞠通曰：阳邪深入，则一阴一阳之火结于血分，肾水不得上济，故舌本烂，热退犹可生，热仍不止，故曰死也。

汪按：此舌烂，乃由肾中虚阳，故断为死候，与肺胃热炽，大热，口舌糜腐者大异。

七曰咳而衄，汗不出，出不至足者死。

吴鞠通曰：咳而衄，邪闭肺络，上行清道，汗出邪泄可生，不然则化源绝矣。

雄按：汗出不至足者，肺气不能下及，亦是化源欲绝之征也。

八曰髓热者死。

九曰热而痉者死。腰折瘛疭，齿噤龂[3] 也。

吴鞠通曰：髓热者，邪入至深，至于肾部也；热而痉，邪入至深，至于肝部也。　此节历叙热病之死征，以禁人之刺，为刺则必死也。然刺固不可，亦有可药而愈者。盖刺法能泄、能通，开热邪之闭结最速，至于益阴以存津，杨云：二语乃治温要领。实刺法之所短，而汤药之所长也。

汪按：统观死候九条，大抵由于阴竭者为多，吴氏语破的。

---

① 难经：崇文书局本、中医书局本均无此二字。

② 不：崇文书局本、中医书局本均作“未”。

③ 龂（xiè 械）：牙齿相摩切。

温热经纬卷二

海宁王士雄孟英纂
定州杨照藜素园 评
乌程汪曰桢谢城
钱塘顾　俊听泉参

仲景伏气温病篇

《伤寒论》：师曰：伏气之病，以意候之，今月之内，欲有伏气，假令旧有伏气，当须脉之。若脉微弱者，当喉中痛似伤，非喉痹也。病人云：实咽中痛。虽尔，今复欲下利。

张路玉曰：冬月感寒，伏藏于经，至春当发，故曰以意候之。今月之内，言春分候也。若脉微弱者，其人真元素亏，必不发于阳而发于阴，以少阴之脉循喉咙，伏邪始发，热必上升，故必喉中痛似伤。肾司开阖，经[①]之热邪不能外发，势必内攻，其后下利也。

章虚谷曰：此条仲景教人辨冬伏寒邪春发之温病，当以心意测候之也。如今月之内，欲有发伏气之病者，必无其气而有其病，病与时气不合，即知其病因旧有伏气而发。假令旧有伏气者，须审其脉，知其邪从何处而出也。若脉微弱，知其邪虽化热，未离少阴，循经脉而上灼，当喉中痛似伤者，却非外邪入内之喉痹，是内热欲出之喉痛也。何也？若春时外感风邪[②]，脉浮而弦数，先见发热恶寒之外证，今脉微弱，则非外感，而反喉痛，则确知为内发之伏热，是无其气而有其病也。伏热上行，不得外散，势必又从下走，故曰实咽中痛。虽尔，今复欲下利也。然亦有兼外感者，即审其脉证，皆可照此辨之也[③]。观仲景标中风、伤寒、暑热等病之脉，与《难经》同，惟《难经》言温病之脉，行在诸经，不知何经之动也，各随其经所在而取之。是言温病初由伏邪，随气血流行在诸经中，及其邪之发也，不知从何经而动，既发之后，各随其邪所在之经而治之，其发无定处，故无一定之脉象可示也。今仲景又教人审脉以辨邪发之经，如脉微弱即知其邪未离少阴，必当有咽痛、下利等证，正与《难经》互相发明者也。故知下文云[④]邪出三阳，热势大盛，其脉浮大上关上，则是脉随证变，证随脉见。其发也，既无定处，则无定证，既无定证，则无定脉，故《难经》不标脉象也。由是观之，其与外感之邪而有定证定脉者迥不同矣，故仲景与《难经》无异也。

---

① 经：原作"阴邪"，据崇文书局本、中医书局本改。
② 邪：崇文书局本、中医书局本此下均有"则"字。
③ 也：崇文书局本、中医书局本均作"矣"。
④ 云：崇文书局本、中医书局本均作"之"。

少阴病脉微细，但欲寐也。二三日，咽痛者，可与甘草汤［1］。不差者，与桔梗汤［2］。

张路玉曰：阴邪为病，其发必暴，所以伏气发于少阴，必咽痛，仲景遂以缓法治之。甘草味甘，其性最缓，因取以治少阴伏气发温之最急者。盖甘先入脾，脾缓则阴火之势亦缓，且生用力能泻火，故不兼别味，独用以取专功也。设不差，必是伏邪所发势盛，缓不足以济急，更加桔梗升载其邪，使发于阳分之阴邪尽从阳分而散，不致仍复下陷入于阴分也。倘治稍失宜，阴津为热邪所耗，即用祛热救阴之药，恐无及也。

叶香岩曰：春夏温热之病，必自内而及外。汪按：此专指伏气之病。

尤拙吾曰：少阴为阴，寒邪亦为阴，以阴遇阴，故得藏而不发，是以伤寒之邪自太阳递入三阴，温病之邪自少阴传出三阳。

章虚谷曰：风寒外闭少阴而咽痛者，仲景用半夏散辛温开泄之法矣。此少阴伏热内发，循经上灼而咽痛，虽不合用辛温开泄，亦不可用凉药以遏其外出之势，故用甘草甘平[①]和中，导邪外达，如不差，更加桔梗上通其气，杨云：据此则桔梗分两宜轻。盖火郁不得外出故痛，通其气使火外达则痛自止矣。伤寒之邪自表入里，故先太阳而后至少阴；温病之邪自里出表，故先少阴而后出太阳。历来不辨源流，故各条次序亦紊，而伤寒、温病搀混不清也。

淦按：伏气为病，皆自内而之外，不止春温一病，盖四时之气皆有伏久而发者，不可不知也。

少阴病，下利咽痛，胸满心烦者，猪肤汤［3］主之。

张路玉曰：下利咽痛，胸满心烦，少阴之伏邪虽发阴经，实为热证，邪热充斥，上下中间无所不到，寒下之药，不可用矣。又立猪肤汤以润少阴之燥，与用黑驴皮之意颇同。阳微者用附子温经，阴竭者用猪肤润燥，同具散邪之意，比而观之，思过半矣。

少阴病得之二三日以上，心中烦，不得卧，黄连阿胶汤［4］主之。

周禹载曰：伏邪未发，津液先已暗耗，今得之二三日以上，虽阴火不升，未见咽痛等证，而心烦不得卧，已知阴液消耗，故以芩、连祛热，胶、芍滋阴，两得之矣。

少阴病，下利六七日，咳而呕，渴，心烦不得眠者，猪苓汤［5］主之。杨云：此当兼有停饮，故方治如此。

章虚谷曰：此不咽痛，其邪由肺直走肠胃而下利六七日不止，因而热从下陷[②]，不得外透[③]，故逆于肺则咳而呕，乘心则烦渴不得眠，以心肺皆通少阴之脉故也[④]。主以猪苓汤，利小便而滋阴，滋其阴则热随利去，利其小便则泻止，而烦渴亦解矣。

少阴病，得之二三日，口燥咽干者，急下之，宜大承气汤［6］。

张路玉曰：伏气之发于少阴，其势最急，与伤寒之传经热证不同。得病才二三日，即口燥咽干，延至五六日始下，必枯槁难为矣。故宜急下，以救肾水之燔灼也。　按少阴急下三证，一属传经热邪亢极；一属热邪转入胃腑；一属温热发自少阴。皆刻不容缓之证，故当急救欲绝之肾水，与阳明急下三法，同源异派。

---

① 平：原作“草”，据中医书局本改。

② 陷：崇文书局本、中医书局本均作“溜”。

③ 透：崇文书局本、中医书局本均作“达”。

④ 也：原作“曰”，据崇文书局本、醉六堂本、中医书局本改。

章虚谷曰：上五条皆邪不离少阴，其病之轻重变化，证之虚实不同，有如此者。况又传于他经，而其变证殆无穷尽。观仲景随证设方，辨别施治，其义理精微，有难言喻矣。

太阳病，发热而渴，不恶寒者，为温病。

郭白云曰：冬伤于寒，至春发为温病，冬不伤寒，而春自感风温之气而病者，亦谓之温。雄按：自感温病，仲圣未论，详于叶氏。列第三卷。

王安道曰：温病如此，则知热病亦如此，是则不渴而恶寒者，非温热病矣。温热病而有恶风恶寒之证者，重有风寒新中也。

周禹载曰：温病由伏邪自内发出，一达于外，表里俱热，热势既壮，郁邪耗液，故[①]发而即渴。其表本无邪郁，内方喜寒，故不恶寒。延至三五日间，或腹满，或下利者，即此证也，与伤寒之先表后里者大异。然犹[②]系太阳，以未显他经之证，明自少阴发出为表里也。

叶香岩曰：发热而渴者温病，热邪自内达外。若误汗之祸不可言。

沈尧封曰：此条虽不言脉，以后条参之，其尺部必浮也。

章虚谷曰：温病之发而无定处，少阴之表为太阳，热邪从里出表，即有发热头痛之太阳病也；不恶寒，其非外感之邪可知；渴者，热从内发之证也。仲景恐人错认为太阳伤风寒，故特标是伏热内发之温病也。其少阴温病反不标者，因伏气条内已申明咽痛下利，为少阴初发之温病也。

雄按：汪谢城孝廉云：吴氏《温病条辨·上焦篇》首引《伤寒论》云[③]：太阳病，但恶热不恶寒而渴者，名曰温病，桂枝汤主之。今检《伤寒论》，却未见此数语，使此语真出仲景耶，亦当辨其简误。若系吴氏误记，尤不可不为之辩正。余谓非误记也，因喻氏尝云，仲景治温证，凡用表药皆以桂枝汤，以示微发于不发之意。尤在泾《读书记》云：此喻氏之臆说，非仲景之旧章。鞠通自问跳出伤寒圈子，而不觉已入嘉言套中，又不甘为人下，遂肆改原文，捏为圣训，以窃附于宫墙，而不自知其诬圣误世之罪，亦可慨已！

汪按：鞠通发愤[④]著书，力辟升散温燥之弊，功已不细，然可议处尚多。梦隐此书去其瑕而存其瑜，乃鞠通之诤友也。

若发汗已身灼热者，名曰风温。风温为病，脉阴阳俱浮，自汗出，身重，多眠睡，鼻息必鼾，语言难出。若被下者，小便不利，直视失溲；若被火者，微发黄色，剧则如惊痫，时瘛疭；若火熏之，一逆尚引日，再逆促命期。

张隐庵曰：名曰温者，积寒成热而发也，宜辛凉发散，杨云：此语误矣，非治此证之法。条内无“太阳病”三字，是无表邪也，何必辛凉发散。微汗出而解。若误用辛温之药，发汗已身反灼然发热[⑤]者，名曰风温。盖发汗则阴液外泄，风热之邪更甚，而身如烧灼也。脉阴阳俱浮者，风热之邪自里出表，故浮也；风热伤气，故汗出而身重多眠也；杨云：此证最易出汗，故条中有自汗之文，不必以辛温误散而然也。肺气通于鼻而主皮毛，风热在表而睡息必鼾也；夫心主言，肺主声，肺热受伤，故语言难出。此因风热过甚，

① 故：原作“而”，据崇文书局本、中医书局本改。
② 犹：崇文书局本、中医书局本均作“独”。
③ 云：崇文书局本、中医书局本均作“原文”。
④ 愤：崇文书局本、中医书局本均作“狠”。
⑤ 发热：原作“热发”，据崇文书局本、中医书局本改。

而阴气消沮，故为病如是焉。若被妄下，则愈亡阴液于后，而小便不利于前矣。津液伤则州都之官失守，不能约束而失溲矣。足太阳之脉入目系而出项，津液内亡则目系不能转而直视矣。若加以火攻，风火交炽，脾土转病，身必发黄。火攻之甚剧，则神志散越，如惊如痫，时瘛时疭矣。是以一逆尚可苟延时日，如再以火熏之，是再逆促命期矣。杨云：注家皆以此条承上文而来，故所注如此。其实上条乃温病提纲，此条并不与上条连贯也。汪按：杨评极精，然病名风温而脉浮，参以辛凉，未为过也。自汗固不必由于误表，然误表致成此候者亦有之。后文白虎加人参汤，石膏亦辛甘之味。

沈尧封曰：温热二病，古人往往互称，医者只须认定脉证，拟何方治，不必拘于名式。《难经》云：热病之脉，阴阳俱浮。本条云：风温为病，脉阴阳俱浮，两证脉相同也。三阳合病，但欲眠睡，身重难以转侧；本条身重多眠，两证病相似也。热病、合病，俱主以白虎汤［7］，则此条虽无主治，似可从白虎汤拟法。

章虚谷曰：太阳外感之邪，若发汗已，必热退身凉矣。今热邪从少阴而发，既经外发，当清其热，乃误发其汗，反伤津气，助其邪势，故身更灼热，因而勾起其肝风，鼓荡其温邪，故名曰风温。其为病也，虚阳外浮，热邪漫溢，故脉阴阳俱浮；津液外泄，自汗不止；气乏神昏，则身重多眠睡；内风上鼓，而机窍窒塞，故鼻息必鼾，语言难出，其非外受风邪之证可见矣。若被下者，谓未经误汗，非谓汗后又下也。盖邪伏少阴，热灼水枯，咽干口燥，法当急下，此热已发出太阳，而少阴空虚，若下之，伤阴则小便不利，而直视失溲，则气亦脱矣。如被汗下而被火攻者，外火助内热熏蒸而发黄，剧则火邪扰心如惊痫，肝风炽盛而瘛疭，皆败坏之象也。若止火熏之，一逆尚可引日苟延，若既汗又下而再逆之，更促其命期也。

雄按：彼冬温、春温之先犯手太阴者，皆曰风温，乃吸受之温风也。此伏邪内发，误汗致逆者，亦曰风温，乃内动之虚风也。然风温在肺，只宜清解，若误以辛热之药汗之，亦有自汗多眠，鼻鼾难语之变，余治梁宜人一案可质也。案载《续编》。

淦按：鼻鼾是肺肾相关，子母同病；自汗出乃阴不内守，心液外越也，未必尽是少阴一经之证。

服桂枝汤大汗出后，大烦渴不解，脉洪大者，白虎加人参汤［8］主之。

张路玉曰：此本温热病，误认风伤卫服桂枝汤也。若风伤卫，服汤后必微汗而解矣。不知此本温热，误服桂枝汤，遂至脉洪大，大汗烦渴不解。若误用麻黄，必变如上条之危殆。盖桂枝治自外入之风邪，石膏治自内发之热邪，故白虎汤为热邪中暍之的方，专解内蒸之热，非治在经之热也。大汗伤津，故加人参以救液，则烦渴自解矣。

尤拙吾曰：温邪非发散可愈，即有表证，亦岂辛温可发？桂枝汤为伤寒表病而里和者设，温证邪从里发，而表且未病，误用桂枝，适足以助邪而耗液。盖伏寒化热，少阴之精已被劫夺，更用辛热，是绝其本而资之脱也。若曰少阴本寒标热，邪入其界，非温不散，然温病之发，寒已变热，其欲出之势，有不待引之而自出者，其不能出者，必皆阴精已涸者也，不然，宁有不出者耶？

雄按：先曾祖云：风寒为病，可以桂枝汤发汗而愈。若发汗而热反灼者，乃风温病，温即热之谓也。后人不为详玩，谓风温为汗后坏病，抑何固耶？夫病本热也，加以桂枝之辛热，故液为热迫而汗大出，液去则热愈灼，故大烦渴而脉洪大。连上条似论一证，主以白虎加人参，正《内经》风淫热淫，治以甘寒之旨也。又《医林改错》谓：发热有汗之证，从未见桂枝汤治愈一人。是亦温病也。

太阳与少阳合病，自下利者，与黄芩汤［9］；若呕者，黄芩加半夏生姜汤［10］主之。

张路玉曰：黄芩汤乃温病之主方，即桂枝汤以黄芩易桂枝而去生姜也。盖桂枝主在表风寒，黄芩主在里风热，不易之定法也。其生姜辛散，非温热所宜，故去之。 温病始发，即当用黄芩汤去热为主。伤寒传至少阳，热邪渐次入里，方可用黄芩佐柴胡解之，此表里寒热之次第也。

周禹载[①] 曰：明言太少二阳，何不用二经药，非伤寒也。伤寒由表入里，此则自内发外，无表何以知太少二阳？或胁满，或头痛，或口苦引饮，或不恶寒而即热，故不得谓之表也。如伤寒合病，皆表病也，今不但无表，且有下利里证，伤寒协热利，必自传经而入，不若此之即利也。温何以即利？外发未久，内郁已深，其人中气本虚，岂能一时尽泄于外，势必下走作利矣。

雄按：少阳胆木，挟火披猖，呕是上冲，利由下迫，何必中虚始利，饮聚而呕乎？半夏、生姜专开饮结，如其热炽，宜易连、茹。杨云：此注精当，非前注所及。

三阳合病，脉浮大上关上，但欲眠睡，目合则汗。

周禹载曰：温气发出，乃至三阳皆病，其邪溷[②] 实，不言可知，故其脉浮大也。意邪伏少阴时，则尺脉亦已大矣。今因由内发外，由下达上，而浮大见于关以上，故曰上关上也。邪虽上见阳位，少阴之源未靖，则欲眠尚显本证，而目合则汗，即为盗汗，又显少阳本证。何以独见少阳？因母虚子亦虚，而少阴邪火与少阳相火同升燔灼也。所以稍异热病者，但目合则汗，不似热病之大汗不止也。然何以不言太阳、阳明二经证？以浮为太阳经脉，大为阳明经脉也。

雄按：御纂《医宗金鉴·正误篇》云：浮大上之。“上”字，当是“弦”字，始合三阳合病之脉。至治法，缪仲淳拟用百合一两，麦冬五钱，知母、栝蒌根、白芍药各二钱，鳖甲三钱，炙甘草一钱，竹叶五十片。

杨云：此条与发汗已身灼热之风温，正是一串，初起为此病，汗后则为风温证。徐亚枝云：杨侯尝语余曰：《伤寒论》当逐条分读，不必固求连缀次序，其意以洄溪《伤寒类方》，但当因证以论方，不必循经而论证为直截了当。盖逐条分读，则其间脉络贯通处自见，若泥次序求连缀，不免凿矣。及读此评，益服其读书另具只眼[③]。

《金匮》曰：温疟者，其脉如平，身无寒但热，骨节疼烦，时呕，白虎加桂枝汤［89］主之。

尤拙吾曰：此与《内经》论疟文不同，《内经》言其因，此详其脉与证也。瘅疟、温疟俱无寒但热，俱呕，而其因不同。瘅疟者，肺素有热，而加外感，为表寒里热之证，缘阴气内虚，不能与阳相争，故不作寒也；温疟者，邪气内藏少阴，至春夏而始发，为伏气外出之证，寒

① 载：原作“武”，据崇文书局本、图书集成本、醉六堂本、中医书局本改。

② 溷（hùn）：乱；杂。

③ 眼：崇文书局本、中医书局本此下均有“不觉首之至地矣”七字。

蓄久而变热，故亦不作寒也。脉如平者，病非外感，故脉如其平时也；骨节疼烦时呕者，热从少阴出外，舍于肾之所合，而上并于阳明也。白虎甘寒除热，桂枝则因势而达之耳。

雄按：喻氏谓仲景论疟，既云弦数者多热矣，而复申一义，曰弦数者风发。见多热不已，必至于极热，极热[①] 则生风，风生则肝木侮土，而传其热于胃，坐耗津液，此非可徒求之药，须以饮食消息，止其炽热，即梨汁、蔗浆生津止渴之属，正《内经》“风淫于内，治以甘寒”之旨也。

仲景伏气热病篇

《伤寒论》曰：阳明脉浮而紧，咽燥口苦，腹满而喘，发热汗出，不恶寒反恶热，身重。若发汗则躁，心愦愦，反谵语；若加烧针，必怵惕，烦躁不得眠；若下之，则胃中空虚，客气动膈，心下懊侬，舌上胎者，栀子豉汤［11］主之。若渴欲饮水，口干舌燥者，白虎加人参汤［8］主之。若脉浮发热，渴欲饮水，小便不利者，猪苓汤［5］主之。

周禹载曰：浮紧，伤寒脉也，何以为热病？以其发于夏，不恶寒反恶热也。又何以独言阳明？以[②] 夏时湿热上蒸，邪从胃发，且腹满而喘，种种皆阳明证也。然咽燥非少阴证耶？不知阳明为从出之途，少阴其伏藏之地也。夫既阳明热病，曷又为脉反浮紧？正以夏时肌腠本开，人本多汗，风邪袭入，致腠理反闭而无汗，故夏之风脉每似冬之寒脉也。今云汗出而脉亦浮紧者，正因浮甚有力，热邪盛而致也。若不知者，以辛热汗之，耗其精液，必至躁妄昏昧；火劫温针，燥其阴血，必至惊扰无寐，下之必亡其阴，必至胃虚邪陷，心中懊侬，此皆误治，将何以救之乎？观舌上胎滑者，则外邪尚在，以栀子解热，香豉祛邪，是为合法。若渴饮浆水，口干舌燥，知其外邪亦入，总以白虎汤为治，加人参者，以误治而精液大伤也。设使紧脉去而浮在，发热引[③] 水，小便不利，则其浮为虚，而热已入膀胱。入膀胱者，曷不饮以四苓而主以猪苓耶？伤寒之小便不利，结于气分；热病之小便不利，由于血分者也。因邪郁既深，耗液日久，故必以阿胶补虚，滑石祛热，而无取乎白术也。

沈尧封曰：未经误治之时，本是白虎汤主治。

阳明病，汗出多而渴者，不可与猪苓汤，以汗多胃中燥，猪苓汤复利其小便故也。

周禹载曰：渴而小便不利，本当用猪苓汤，然汗多[④] 在所禁也，此与伤寒入腑不令溲数同意。盖汗[⑤] 出阳明，已劫其津，汗出复多，更耗其液，津液曾几，更可下夺耶？当以白虎加人参去其热，则小便之不利者，津回而自利矣。

沈尧封曰：谷食在胃，全赖津液充足，方能滑润达下，若津液一枯，谷食即燥结难下，故阳明非燥不病。而燥者，五气之一，而五气中风与热亦能致燥。《易》曰：燥万物者，莫熯乎火。又曰：风自火出。此三义[⑥] 皆因乎天者。若人之致[⑦] 燥有二，汗与小便是也，苟过多则亦未有不燥者矣。

三阳合病，腹满身重，难以转侧，口

---

① 极热：崇文书局本、中医书局本均作“热极”。

② 以：崇文书局本、中医书局本此下有“其”字。

③ 引：崇文书局本、中医书局本均作“饮”。

④ 多：崇文书局本、中医书局本均作“出”。

⑤ 汗：中医书局本作“邪”。

⑥ 义：崇文书局本、中医书局本均作“气”。

⑦ 致：崇文书局本、中医书局本均无此字。

不仁而面垢，谵语遗溺，发汗则谵语，下之则额上生汗，手足逆冷，若自汗出者，白虎汤［7］主之。雄按：发汗则谵语下似脱一“甚”字。

马元仪曰：此证发汗则偏于阳而津液伤，攻下则偏于阴而真气损，惟有白虎一法，主解热而不碍表里。但三阳病脉当浮大，而亦有微弱不起者，以邪热抑遏，不得外达，待清其壅则脉自起，勿谓阳衰故脉微也。雄按：更不可误以为阳证见阴脉。

章虚谷曰：此条邪热更重，弥漫三阳，而致腹满身重，难以转侧。口不仁者，不知味也，由胃中浊壅熏蒸，故又面垢也。热甚神昏，则谵语遗溺。若未经误治而自汗出者，主以白虎汤。雄按：仲淳云：宜加百合。此倒装文法，谓非误发其汗之汗，故名自汗出。雄按：尤在泾注云：若自汗出句，顶腹满身重四句来。若误发其汗而致谵语，雄按：白虎加人参汤［8］或可救也。或下之额上生汗者，是绝汗也。手足逆冷，阳气将亡，即所谓再逆促命期，非白虎所可治也。

仲景外感热病篇

太阳中热者，暍是也。其人汗出恶寒，身热而渴也。

王安道曰：暑热者，夏之令也，大行于天地之间，人受伤而为病，名曰中暑，亦曰中热，一也。叶香岩曰：热地如炉，伤人最速。

赵以德曰：汗出恶寒，身热而不渴者，中风也；渴者，中暍也。

周禹载曰：冬月有寒，则能伤人，名中寒；夏月有热，亦能伤人，名中热。此是外来之热，故曰中，非即伏寒发出，夏必病热之热也。然而同用白虎者，总以所伤在气，则所主在金，所病在热，生金者土，金生者水，金病则我母、我子俱病，故与伏气之在少阴，发出之由阳明者无异。要皆并主一汤，全不因冬月之伏与夏月之中为二义也，又全不以伏气之渴与今病之渴为稍异也。呜呼！圣人于此，有意立方，无心表异，以千古之前，自有此理，万世之下，自有此悟也。雄按：古人但以寒为肃杀之气，而于暑热甚略，是阙文也。

徐洄溪曰：凡汗出多之病，无不恶寒者，以其恶寒汗出而误认为寒，妄用热剂，则立危矣。

何报之曰：汗大泄不止亡阳，且令肾水竭绝，津液内枯，是谓亡阴，急当滋水之上源。三伏之义，为金受囚也，金遇丙丁，失其清肃，而壬水绝于巳，癸水绝于午，西北之寒清绝矣。前人有谓夏月宜补者，乃补天元之真气，非补热火也，令人夏食寒是也。

沈尧封曰：此是热病证据。《素问》在天为热，在地为火，热者火之气也，故热乃五气之一，而热病即伤寒有五之一。《伤寒论》以《难经》“热”字恐与下文“温”字相混，故特指出曰暍是也。感烈日之气而病，即《素问》寒、暑、燥、湿、风之暑病。或曰暍是阳邪，暑是阴邪，土润溽暑，热兼湿言也，似与暍有异，曰寒往则暑来，与寒对待，非专言热而何？古人称暑、暍、热一也，若湿热并至之病，《难经》名曰湿温，不名暑，迨至隋唐后皆指湿热为暑，于是真暑之名失，而暍之名更不知为何病矣。雄按：《北齐书·后主纪》：六月游南苑，从官暍死者六十人。《千金须知》云：热死曰暍。是唐时尚知暑、暍之为热也。

雄按：《内经》云：在天为热，在地为火，其性为暑。又云：岁火太过，炎暑流行。盖暑为日气，其字从日，曰炎暑，曰酷暑，皆指烈日之气而言也。夏至后有小暑、大暑，冬至后有小寒、大寒，是暑即热也，寒即冷也。暑为阳气，寒为阴气，乃天地间显然易知之事，并无深微难测之理，而从来歧说偏多，岂不可笑！更有调停其说者，强分动得、静得为阴阳。夫动静惟人，岂能使天上之暑气随人而判别乎？况《内经》有阴居避暑之文，武王有樾荫暍人[①]之事，仲景以白虎汤为热病主方，同条共贯，理益彰彰，何后贤之不察，而好为聚讼以紊道，深文以晦道耶？若谓暑必兼湿，则亢旱之年，湿难必得，况兼湿者，何独暑哉？盖湿无定位，分旺四季，风湿寒湿，无不可兼，惟夏季之土为独盛，故热湿多于寒湿。然暑字从日，日为天气，湿字从土，土为地气，霄壤不同，虽可合而为病，究不可谓暑中原有湿也。

伤寒脉浮滑，此表有热里有寒，白虎汤［7］主之。

王三阳曰：经文“寒”字当作“邪”字解，亦热也。

方中行曰：世本作表有热，里有寒，必系传写之误。夫白虎本为治热病、暑病之药，其性大寒，安得里有寒者可服之理？详本文脉浮滑，不但无紧，且复多滑，乃阳气甚而郁蒸，此里有热也。里热甚，必格寒于外，多厥逆身凉而为亢害之证，此表有寒也。厥阴篇中脉滑而厥者，里有热也，白虎汤主之。则知此表里二字为错误可知，当为上下更易。

魏念庭曰：此里尚为经络之里，非脏腑之里也。

沈尧封曰：里有寒之“寒”字，乃“暍”字之误。如果里有寒，何以反用石膏、知母乎？表有热，即身热也。上节止言病名，不言脉证，此节详言脉证，出方主治，两节本是相承。叔和校订时，此节幸有“寒”字之误，不被摘出，若见“暍”字，早已摘置别论中矣。程郊倩云：暍病脉不浮。不思《伤寒论》之暍，即《难经》之热病也。《难经》云：热病之脉，阴阳俱浮，浮之而滑，沉之散涩。此是紧要处，岂可模糊读过？本条脉浮滑与《难经》热病脉合，则白虎的是热病主方，而“寒”字的是“暍”字之误。

雄按：杨素园大令云：此条“寒”字，诸家所辩，未能妥帖。徐君亚枝谓当作“痰”字解，于义较协。余谓徐君此解可称千古只眼。夫本论无“痰”字，如湿家胸中有寒之“寒”字，亦作“痰”字解，盖痰本作“淡”，会意二火搏水成痰也。彼湿家火微湿盛，虽渴而不能饮，是为湿痰；此暍病火盛铄液，脉既滑矣，主以白虎汤，则渴欲饮水可知，是为热痰。凡痰因火动，脉至滑实而口渴欲饮者，即可以白虎治之，况暍家乎[②]？汪按：《灵》《素》两经亦但曰水、曰寒，无一痰字[③]。

伤寒脉滑而厥者，里有热也，白虎汤［7］主之。

张路玉曰：滑，阳脉也，故其厥为阳厥。里热郁炽，所以其外反恶寒。厥逆往往有唇面爪甲俱青者，故宜白虎以清里而除热也。

伤寒无大热，口燥渴，心烦背微恶寒者，白虎加人参汤［8］主之。

张兼善曰：白虎专治大烦大渴、大燥

---

① 樾（yuè）荫暍人：樾，两木交聚而成的树荫。暍人，中暑的人。樾荫暍人，即将中暑之人置于树荫下。后因以“樾荫”犹言蒙受荫庇也。

② 况暍家乎：崇文书局本、中医书局本此下均有“佩服佩服”四字。

③ 汪按……无一痰字：崇文书局本、中医书局本均无此注。

大热之证，惟恐表证未罢而早用之。若背微恶寒及时时恶风二条，因其中烦渴燥热已甚，非白虎不能遏也。

沈尧封曰：背为阳，背微恶寒者，阳虚证也。但阳有不同，真水真火是肾中之阴阳也，气血是营卫之阴阳也。此条口燥渴心烦，则暍热内炽，仍是白虎证。惟暍热伤其卫气，致背微恶寒，故加人参补其卫也。至若少阴病口中和，其背恶寒者[①]，则卫阳与肾阳并伤，故人参与附子并用，以两补之也。

雄按：吴鹤皋云：背微恶寒者，但觉微寒而不甚也。既有燥渴，则白虎加参用可无疑。若背恶寒而不燥渴者，不可用也。余谓以下条参之，必有汗，故可用也。

伤寒脉浮，发热无汗，其表不解者，不可与白虎汤，渴欲饮水，无表证者，白虎加人参汤［8］主之。

沈尧封曰：此承上文言烦渴背恶寒，固当用白虎加人参汤。但亦有中暍而外复伤风寒，亦能令恶寒，发热，脉浮，更当于有汗无汗上辨表证解不解，以定此方之可用不可用耳。

伤寒病若吐下后，七八日不解，热结在里，表里俱热，时时恶风，大渴，舌上干燥，而烦欲饮水数升者，白虎加人参汤［8］主之。

张路玉曰：详此条表证，比前较重，何以亦用白虎加参耶？本文热结在里，表里俱热二句，已自酌量。惟热结在里，所以表热不除；邪火内伏，所以恶风大渴，舌燥而烦，欲饮水不止，安得不以生津解热为急耶？

雄按：御纂《医宗金鉴·正误篇》[②]：时时恶风，作时汗恶风，当遵之。又沈亮宸云：舌干且燥，谓视之无液也。然则温热之审舌苔以察津液，仲师已逗其倪矣。

太阳中暍者，身热疼重，而脉微弱，此以夏月伤冷水，水行皮中所致也，一物瓜蒂汤［12］主之。

皇甫士安曰：脉盛身寒，得之伤寒；脉虚身热，得之伤暑。盖寒伤形而不伤气，所以脉盛；热伤气而不伤形，所以脉虚。雄按：所云身寒者，虽发热而仍恶寒，不似暑热病之喜凉恶热也。

朱奉议曰：夏月发热恶寒，头痛，身体肢节痛重，其脉洪盛者，热病也；夏月自汗恶寒，身热而渴，其脉微弱者，中暑也。雄按：此注之热病，乃夏至后所发之伏邪也，《内经》亦谓之暑病。中暑者，夏月外感之热病，亦曰中暍。病有内外之殊，脉有洪微之别，是微弱本暍脉，惟身重为湿候，后条虽亦身重，而口开齿燥，暑热内炽已极，似宜急与甘寒救液也。

方中行曰：夏日则饮水，人之常事，而曰伤何哉？良由暑迫，饮之过多，或得之冷水澡洗，暑反入内也。

张路玉曰：此条言因热伤冷之病，乃中暍之变证。喻氏谓无形之热伤其肺金，则用白虎加人参汤以救之；有形之湿伤于肺金，则用瓜蒂汤救之，各有所主也。

太阳中暍者，发热恶寒，身重而疼痛，其脉弦细芤迟，小便已洒洒然毛耸，手足逆冷，小有劳身即热，口开前板齿燥。若发汗则恶寒甚，加温针则发热甚，数下之则淋甚。

成聊摄曰：病有在表者，有在里者，有表里俱病者，此则表里俱病者也。发热恶寒，身重疼痛者，表中暍也；脉弦细芤迟者，中暑脉虚也；小便已洒洒然毛

---

① 者：崇文书局本、中医书局本均无此字。

②《医宗金鉴·正误篇》：崇文书局本、中医书局本均作“金鉴伤寒正误篇”。

耸，手足逆冷者，太阳经气不足也；小有劳身即热者，谓劳动其阳，而暍即发也；口开前板齿燥者，里有热也。雄按：即此一端，可见其为热炽津枯之候，虽身重恶寒，岂可再投清暑益气汤、五苓散、藿香正气丸等辛温燥烈以重劫其阴液乎？东垣、虚谷之言贻误后人不浅。《内经》云：因于暑，汗，烦则喘喝。口开谓喘喝也。以喘喝不止，故前板齿燥。若发汗以去表邪，则阳气外虚[①]，故恶寒甚；若以温针助阳，则火热内攻，故发热甚；若下之以除里热，则内虚而膀胱燥，故淋甚。雄按：观此治法之三禁，则仲景虽未立方，而甘凉撤热存津之当用，已可不言而喻矣。赵氏、方氏主用白虎加人参汤，殆从三阳合病比例而出，似亦近理。

沈尧封曰：此言精气素亏而中暍者。

伤寒脉结代，心动悸者，炙甘草汤［13］主之。一名复脉汤。脉按之来而缓，时一止复来者，名曰结。又脉来动而中止，更来小数，中有还者反动，名曰结阴也。脉来动而中止，不能自还，因而复动者，名曰代阴也，得此脉者必难治。

方中行曰：脉结代而心动悸者，虚多实少，譬如寇欲退散，主弱不能遣发，而反自徬徨也。复脉乃核实义之名，然则是汤也，必欲使虚者加进，而驯[②]至于实，则实者自退散，而还复于元之义也。

喻嘉言曰：脉者气血之先，仲景于津液内亡之脉，名之曰结阴、代阴，又名无阳，原有至理，何可不知，聊为四言俚句以明其义：胃藏津液，水谷之海，内充脏腑，外灌形骸。津多脉盛，津少脉衰，津结病至，津竭祸来。脉见微弱，宜先建中，汗则津越，下则津空。津耗脉细，不可妄攻，小便渐减，大便自通。阳明内实，急下救焚，少缓须臾，津液无存。阳明似实，稍用调承，驱热存津，此法若神。肾中真阳，阴精所裁，胃中真阳，津液所胎。阴枯津盛，洌泉可溉，阴精衰薄，瓶罄[③]罍[④]哀。何谓结阴，无阳脉阖，何谓代阴，无阳脉夺。经揭无阳，津液欲竭，较彼亡阳，天地悬阔。

沈尧封曰：此论精气素亏而感微邪之治。前节有脉证而无方，治此未必即是前节主方，然观方中药，又宁必不可以治前证？

脉浮而芤，浮为阳，芤为阴，浮芤相搏，胃气生热，其阳则绝。

方中行曰：浮为上行，故曰阳；芤为血内损，故曰阴。胃中生热者，阴不足以和阳，津液干而成枯燥也。雄按：沈氏云：浮为邪，芤为阴血虚。以余论之，凡见浮芤相搏之脉，多是暑热伤津。

沈尧封曰：卫气为阳，人之所知也，津液为阳，人之所未知也。经云：上焦出气，宣五谷味，熏肤充身泽毛，若雾露之溉，是谓气。卫气即津液也。故在外之津液少则曰无阳，不能作汗；在内亡津液则曰阳绝于里。要之言阳也，即言卫气也，即言津液也。

仲景湿温篇

太阳病，关节疼痛而烦，脉沉而细者，此名湿痹。其候小便不利，大便反快，但当利其小便。

沈尧封曰：《伤寒论》原序云：撰用《素》《难》，当即以《素》《难》释之。

---

① 阳气外虚：崇文书局本、中医书局本均作"外虚阳气"。

② 驯：渐进之意。

③ 罄（qìng庆）：器中空。引申为尽、完。

④ 罍（léi雷）：古代器名。圆形或方形，小口、广肩、深腹、圈足、有盖，肩部有两环耳，腹下又有一鼻。用以盛酒和水。

《难经》伤寒有五，即《素问》寒、暑、燥、湿、风之五气为病也。故仲景于太阳论中五证并列，挨次剖析，此论湿痹，即《难经》之湿温证也。《素问》在天为湿，在地为土，湿乃土之气也，故湿为五气之一。湿温乃伤寒有五之一，编伤寒者以湿㬦为非伤寒，置之别论，然则中风亦非伤寒，何以独存卷首耶？《难经》云：湿温之脉，阳濡而弱，阴小而急，与此稍异。

又曰：伤寒既以头痛、胃实等项分六经，即以汗字判风寒，渴字认燥热，小便不利认湿气，纵横辨别，邪无遁形矣。读者当于此等著实处留心。

湿家之为病，一身尽疼，发热，身色如熏黄。

倪冲之《伤寒汇言》：此湿家为病之总纲也。《金锦[①]》。盖体气素以湿为事者，是为湿家。《条辨》。其痛与痹痛不同，湿在关节而疼，故曰痹，今一身尽疼而表有热，故聊摄称曰在经。熏黄与橘子黄同是湿热，彼以热胜者黄而明，此以湿胜者黄而晦，宜茵陈五苓散主之。海藏以熏黄为阴黄，盖既湿胜，则次传寒中，小便自利者有之。雄按：此由但清其热，不治其湿，故次传寒中。术附汤主之。《折衷》。

沈尧封曰：丹溪云：如造曲然，湿热郁久则发黄也。

雄按：湿热发黄，名曰黄疸，皆是暴病，故仲景以十八日为期。其余所因甚多，有谷疸、酒疸、女劳疸、黄汗及冷汗便溏气虚之阴黄；身面浮肿，睛白，能餐劳倦之弱黄；神志不足，猝受恐吓，胆气外泄之惊黄；肝木横肆，脾胃伤残，土败而色外越之痿黄。皆与暴病不同，不可概目为湿热病矣。

湿家，其人但头汗出，背强欲得被覆向火。若下之早则哕，胸满，小便不利，舌上如胎者，以丹田有热，胸中有寒，渴欲得水而不能饮，则口燥烦也。

尤在泾曰：寒湿居表，阳气不得外通而但上越，为头汗出，为背强欲得被覆向火，是宜用温药以通阳，不可与攻法以逐湿，乃反下之，则阳更被抑而哕乃作矣。或上焦之阳不布而胸中满，或下焦之阳不化而小便不利，随其所伤之处而为病也。舌上如胎者，本非胃热，而舌上津液燥聚，如胎之状，实非胎也。盖下后阳气反陷于下，而寒湿仍聚于上，于是丹田有热，而渴欲得水，胸中[②]有寒，而复不能饮，则口舌燥烦，而津液乃聚耳。

雄按：胸中有寒之“寒”字，当作“痰”字解。胸中有痰，故舌上如胎，其津液为痰所阻，故口燥烦；而痰饮乃水之凝结，故虽渴而不能饮也。杨云：此注极明确，凡《伤寒论》言胸中有寒者，俱作痰解。

湿家下之，额上汗出，微喘，小便利者死，若下利不止者亦死。

尤在泾曰：湿病在表者宜汗，在[③]里者宜利小便，苟非湿热蕴积成实，未可遽用下法。杨云：湿证不可妄下。额汗出微喘，阳已离而上行，小便利，下利不止，阴复决而下走，阴阳离决故死。一作小便不利者死，谓阳上浮而阴不下济也，亦通。

雄按：张石顽云：自此而推之，虽额汗出微喘，若大小便不利者，是阴气未脱，而阳之根犹在也；下虽大小便利，若额上无汗不喘，是阳气不越，而阴之根犹

---

① 锦：崇文书局本、醉六堂本、中医书局本均作“锌”。

② 中：崇文书局本、中医书局本均作“上”。

③ 在：原作“出”，据崇文书局本、中医书局本改。

在也，则非离决，可以随其虚实而救之。至于下利不止，虽无头汗喘逆阳气上脱之候，亦死。亦有下利不止，小便反闭，而额上汗出者，谓之关。经云：关格不通，头无汗者可活，有汗者死。

问曰：风湿相搏，一身尽疼痛，法当汗出而解。值天阴雨不止，，医云此可发汗，汗之病不愈者，何也？答曰：发其汗，汗大出者，但风气去，湿气在，是故不愈也。若治风湿者，发其汗，但微微似欲汗出者，风湿俱去也。汪按：古人即表汗，亦须有节度如此，奈何近人必令其汗，又欲令其多耶？此与《伤寒论》桂枝汤下语，亦可互参。

倪冲之《伤寒汇言》：湿家不惟不可误下，亦不可误汗，惟风湿相搏一证，郊倩。风从前来，湿伤卑下，两至搏击，一身尽为疼痛。子繇。此是微挟表邪，法当汗出而病方解。郊倩。然时值淫雨[①]，隐庵。不免湿气盛行。纯[②]一。医云此可发汗，若发大汗而病不愈，不惟风湿之邪不解，而且伤真气矣。郊倩。况风之乘罅[③]也速，湿之侵人也渐。子繇。然风在外而湿在内，且大汗出而渍衣被，汗转为湿，风气虽去，而湿气仍隐伏而存留[④]，是故不愈也。纯一。使之微微似欲汗出，则正气宣发，充身泽毛，若雾露之灌溉，与病相应，斯正气行而邪气却，营卫和而风湿并解矣。忠可。

章虚谷曰：治风湿者，必通其阳气，调其营卫，和其经络，使阴阳表里之气同流，则其内湿随三焦气化，由小便而去，表湿随营卫流行，化微汗而解，阴湿之邪既解，风邪未有不去者。若大发其汗，阳气奔腾，风为阳邪，随气而泄，湿邪阴滞，故反遗留而病不愈也。此治风湿与治风寒不同者。虽寒湿同为阴邪，而寒清湿浊，清者易散，浊者粘滞，故汗法大有区别也。

湿家病，身疼痛发热，面黄而喘，头晕，鼻塞而烦，其脉大，自能饮食，腹中和无病，病在头中寒湿，故鼻塞，内药鼻中则愈。

章虚谷曰：此所谓雾露清邪中于上也。三阳经脉上头而行于身表，头中寒湿，则表气不宣，故身疼发热；肺开窍于鼻，而行气于皮毛，邪从鼻入，湿遏其阳而上蒸，则面黄；气闭则喘；气壅则头痛鼻塞而烦。皆肺气窒塞不得下降，故脉反大，其与湿中于下，而在阴之脉沉细者，迥不同也。肺通喉，胃通咽，邪在肺不在胃，故自能饮食，腹中和无病。止头中寒湿，故鼻塞。当用辛香苦泄之药纳鼻中，如近世之痧药，雄按：鼻烟亦可用，古人惟用瓜蒂散［14］。使肺气通达，其湿邪化水从鼻中出，则愈。汪按：瓜蒂末嗅则水从鼻出，若汤饮则吐[⑤]。

伤寒瘀热在里，身必发黄，麻黄连轺赤小豆汤［15］主之。

章虚谷曰：表邪未解，湿热内瘀，身必发黄，故以麻黄解表，连轺、赤豆等味利肺气以清湿热，其邪在经络，故从表解也。

雄按：余治夏月湿热发黄而表有风寒者，本方以香薷易麻黄辄效。杨云：夏月用香薷，与冬月用麻黄，其理正同。

伤寒身黄发热者，栀子檗皮汤［16］主之。

尤在泾曰：此热瘀而未实之证。热瘀故身黄，热未实故发热而腹不满。栀子彻热于上，檗皮清热于下，而中未及实，故

① 雨：原作“风”，据醉六堂本改。
② 纯：原作“统”，据中医书局本及下文“纯一”改。
③ 罅（xià 下）：瓦器的裂缝，引申为凡物的缝隙。
④ 留：崇文书局本、中医书局本均作“之”。
⑤ 汪按……则吐：崇文书局本、中医书局本均无此注。

须甘草以和之耳。

沈尧封曰：栀檗汤清热利小便，治湿热之主方也。程扶生以麻连[①]小豆汤为[②]湿热主方，不思麻连[③]小豆汤发汗之方，惟外兼风寒者宜之；栀檗汤利小便之方也。杨云：分析极清。若以麻连小豆汤为主方，不惟栀檗汤无著落，即论内“但当利小便”句，亦无著落。

伤寒七八日，身黄如橘子色，小便不利，腹微满者，茵陈蒿汤［17］主之。

尤在泾曰：此则热结在里之证也。身黄如橘子色者，色黄而明，为热黄也；若阴黄则色黄而晦矣。热结在里，为小便不利，腹满，故宜茵陈蒿汤下热通瘀为主也。

阳明病，发热汗出，此为热越，不能发黄也。但头汗出，身无汗，剂颈而还，小便不利，渴饮水浆者，此为瘀热在里，身必发黄，茵陈蒿汤［17］主之。

尤在泾曰：热越，热随汗而外越也。热越则邪不蓄而散，安能发黄哉？若但头汗出而身无汗，剂颈而还，则热不得外达；小便不利，则热不得下泄。而又渴饮水浆[④]，则其热之蓄于内者方炽，而湿之引于外者无已，湿与热合，瘀郁不解，则必蒸发为黄矣。茵陈蒿汤苦寒通泄，使病从小便出也。

阳明病，面合赤色，不可攻之，攻之必发热色黄，小便不利也。

沈尧封曰：此是寒邪外束之湿温证也。麻连小豆汤是其主方。除却恶寒即是栀檗证；更加腹微满即是茵陈蒿证。

章虚谷曰：上明发黄之证，此又明致黄之由也。面赤者，热郁在经，当以汗解，若攻之，伤其腑气，则在经之热反从内走，与水谷之气郁蒸发黄，三焦闭塞而小便不利也。

阳明病，无汗，小便不利，心中懊憹者，身必发黄。

章虚谷曰：虽未误下，而无汗，小便不利，其邪热闭结，心中懊憹，与胃中水液郁蒸而身必发黄也。

阳明病被火，额上微汗出，小便不利者，必发黄。

喻嘉言曰：湿停热郁而误火之，则热邪愈炽，津液上奔，额虽微汗，而周身之汗与小便愈不可得矣，发黄之变，安能免乎？

仲景疫病篇 山阴陈坤载安注

寸口脉阴阳俱紧者，法当清邪中于上焦，浊邪中于下焦。清邪中上，名曰洁也；浊邪中下，名曰浑也。阴中于邪，必内栗也。表气[⑤]微虚，里气不守，故使邪中于阴也。阳中于邪，必发热头痛，项强颈挛，腰痛胫酸，所谓阳中雾露之气，故曰清邪中上，浊邪中下。阴气为栗，足膝逆冷，便溺妄出。表气微虚，里气微急，三焦相混，内外不通。上焦怫郁，藏气相熏，口烂食龂[⑥]也。中焦不治，胃气上冲，脾气不转，胃中为浊，营卫不通，血凝不流。若卫气前通者，小便亦黄，与热相搏，因热作使，游于经络，出入藏府，热气所过，则为痈脓；若阴气前通者，阳气厥微，阴无所使，客气入内，

---

① 连：原作“黄”，据崇文书局本、中医书局本及下文“麻连小豆汤”改。

② 为：崇文书局本、中医书局本均作“治”。

③ 连：原作“黄”，据崇文书局本、中医书局本及下文“麻连小豆汤”改。

④ 则热不得外达……渴饮水浆：崇文书局本、中医书局本均无此段文句。

⑤ 气：原作“风”，据崇文书局本、醉六堂本、中医书局本改。

⑥ 龂（yín 银）：同“龈”。齿根肉。

嚏而出之，声嗢[①] 咽塞，寒厥相逐，为热所拥，血凝自下，状如豚肝，阴阳俱厥，脾气孤弱，五液注下，下焦不阖，清便下重，令便数难，脐筑湫[②] 痛，命将难全。

此一节言受疫之源。疫者即寒、暑、燥、湿、风夹杂而成，清浊不分，三焦相混，其曰中上、中下者，是就邪之清浊而言；曰阴中、阳中者，亦即邪之中上、中下而言，扼要全在中焦得治为主。中焦者，脾胃是也。脾胃之气有权，若卫气前通者，邪可从经而汗解；若营气前通者，邪可从腑而下解。倘脾胃之气不足，邪必内陷伤脏，五液注下，便难脐痛，命将难全矣。为痈脓，下豚肝，指其重者而言，未必定当如是也。所以疫证最怕邪伏募原，内壅不溃为难治。

伤寒脉阴阳俱紧，恶寒发热则脉欲厥，厥者脉初来大，渐渐小，更来渐渐大，是其候也。杨云：疫病乃秽邪弥漫，其脉恒模糊不清，此所云渐渐大、渐渐小，正其候也。如此者，恶寒甚者，翕翕汗出，喉中痛；热多者，目赤脉多，睛不慧。杨云：凡疫证目睛必不了了。医复发之，咽中则伤；若复下之，则两目闭。寒多者，便清谷；热多者，便脓血。若熏之，则身发黄；若熨之，则咽燥。若小便利者可救之，小便难者为危殆。

此节言疫邪初起之证与脉也。阴阳俱紧，恶寒发热与伤寒同，而渐小渐大之厥脉，是疫之所异也。因邪气深伏，正气不得宣通，所以先必恶寒，而甚则又形热[③]汗出，喉痛目赤也。若因恶寒而发汗，则助热上蒸而咽伤；若因内热而下之，则阳气内陷而目闭。阴邪多则便清谷，阳邪多则便脓血。熏之则湿热郁蒸而身黄，熨之则热燥[④] 津液而咽燥。总因邪伏募原，故汗下熏熨皆误也。其可救与不救，当于小便利不利验之[⑤] 也。杨云：温病小便利，则阴气未竭；疫证小便利，则腑气尚通，邪有出路，故俱可治。

伤寒发热头痛，微汗出，发汗则不识人，熏之则喘，不得小便，心腹满，下之则短气，小便难，头痛背强，加温针则衄。

此节言清邪之中上者，故阳分之证居多。清邪中上，直入募原也。其发热头痛微汗，为邪热熏蒸，非在表也，故发汗则热盛而神昏，杨云：汗为心液，过汗则心虚，而邪蔽清阳。熏之则热壅而作喘。杨云：熏之则以热益热，而伤水之上源。不得小便，心腹满者，气不通也，亦非在里；短气，小便难，头痛背强者，下伤津液也；衄者，温针伤络也。杨云：邪热入营故衄。治当先达募原，不致此变。

伤寒发热，口中勃勃气出，头痛目黄，衄不可制，贪水者必呕，杨云：水积而不运，故呕。恶水者厥。杨云：热盛而无制，故厥。若下之，咽中生疮。杨云：热遗于上，故生疮。假令手足温者，必下重便脓血。杨云：四末属脾，温则热邪充斥脾胃，故下脓血。头痛目黄者，若下则两目闭。杨云：温邪非荡涤所能驱，而反虚其正，故目闭。贪水者，脉必厥，其声嘤，咽喉塞。杨云：亦水积汛溢之象。若发汗则战栗，阴阳俱虚。杨云：邪在里，不在表，汗之则徒虚其表。恶心者，若下之则里冷，不嗜食，大便完谷出；杨云：恶水则湿盛热微，下之则伤其中气。若发汗则口中伤，舌上白胎。杨云：津液外

---

① 嗢（wà）：咽。

② 湫（qiū 秋）：凉貌。

③ 热：此下原有“状”字，据崇文书局本、中医书局本删。

④ 燥：崇文书局本、中医书局本均作“烁”。

⑤ 之：崇文书局本、中医书局本均无此字。

竭，则秽邪上蒸。烦躁，脉数实，杨云：热盛于内。不大便六七日，后必便血，若发汗则小便自利也。杨云：太阳膀胱主津液，汗之则正虚，而不能约束。

此节言浊邪之中下者，故阴分之证居多。浊邪中下者，非下受也，仍从募原分布，谓阴邪归阴也。邪并于阴，则阴实阳虚，故有勃勃气出，头痛目黄，衄不可制，贪水咽疮，下重便脓血诸证，此阴实也；其目闭脉厥，声嘤咽塞，战栗不嗜食，大便完谷，小便自利者，此阳虚也。实为真实，虚为假虚，故非偏阴偏阳可治。

病人无表里证，发热七八日，虽脉浮数者，可下之。假令已下，脉数不解，合热则消谷善饥，至六七日不大便者，有瘀血也，宜抵当汤［18］。若脉数不解而下利不止，必协热而便脓血也。

此疫邪之分传者。病无表里证，邪在募原，此指初起而言。脉数者，热盛于内也；浮者，热蒸于外也。发热七八日而不从汗解，其内热已深，故曰可下。此指现在而言，假令已下，是指下后言也。若下后脉数不解，热传于阳，则消谷善饥，为卫气前通也；热传于阴，必伤血成瘀，为营气前通也。宜抵当汤，即下如豚肝之类。若脉数不解，而下利便脓血者，已成脾气孤绝，五液注下，为不治之证也，勿作寻常协热利看。

病在阳，应以汗解之，反以冷水潠之，若灌之，其热被却不得去，弥更益烦，肉上粟起，意欲饮水，反不渴者，服文蛤散［19］。杨云：此条温热俱有之，不独疫病。若不瘥者，与五苓散［21］。寒实结胸无热证者，与三物小陷胸汤［22］，白散［23］亦可服。

此疫邪之传表者。“却”字疑是“劫”字之误。徐亚枝云：却，不得前也。热被冷抑，不得外出，转而内攻，故弥更益烦，“却”字似非误。杨云：是。文蛤散当属文蛤汤［20］。病在阳者，谓疫邪已传阳分也。传于阳，当从汗解。潠，喷也；灌，溉也。疫邪热极，原可饮冷水得大汗而解者，乃以之潠灌皮毛，内热被冷水外劫，故内烦益甚，肉上粟起也。欲饮而不渴者，内热为外水所制也。文蛤性寒气燥，合之麻杏石甘，去外水而清内热。五苓散亦具利水彻热之功。“小陷胸汤”及“亦可服”七字疑衍。

伤寒哕而腹满，视其前后，知何部不利，利之则愈。

此疫邪之传里者。哕在伤寒多寒，在疫证为热，况见有腹满，前后不利可据，其为邪气壅蔽，无疑前后二便也。利二便，即疏里法也。

得病六七日，脉迟浮弱，恶风寒，手足温，医二三下之，不能食，而胁下满痛，面目及身黄，颈项强，小便难者，与柴胡汤，后必下重。本渴而饮水呕者，柴胡汤不中与也，食谷者哕。

此疫邪之越于三阳者。得病六七日，恶风寒而脉浮弱，非表虚也；手足温而脉迟，非里寒也。合之为疫邪内伏不溃之证。医者重于疏里，乃二三下之，不能食，小便难，不无伤中。而胁下满痛，少阳也；面目及身黄，阳明也；颈项强，太阳也。邪已越于三阳，斯时但于清解热毒剂中，按经据证，略加引经达表之药足矣。若拘于胁痛为少阳，与柴胡汤，参、甘、姜、枣锢蔽疫邪，必下重作利也。若先渴后呕，为水饮内停，非少阳喜呕，柴胡汤必不可与。食谷者哕，亦属邪蔽使然，非内寒也。末句之义，似有脱简。

太阳病未解，脉阴阳俱停，先必振栗汗出而解。但阳脉微者，先汗出而解；但阴脉微者，下之而解。若欲下之，宜调胃承气汤［24］。

此疫邪之越于太阳者。太阳病不解，系疫邪浮越，非太阳经病也。停，匀也。脉阴阳俱停，是尺寸浮沉迟速大小同等也。其正气有权，足以化邪，故从汗解。振栗者，战汗也。脉微，谓邪气衰也。阳邪先退，先从汗解；阴邪先退，先从下解。汗法不一，而下法宜调胃承气，以疫邪虽热，不必尽实也。

太阳病下之而不愈，因复发汗，以此表里俱虚，其人因致冒，冒家汗出自愈。所以然者，汗出表和故也。得里未和，然后下之。

此言疫邪传表，先下后汗之误。疫邪达表，当从汗解，乃拘于疏里而先下之，徒虚其里，故不愈；因复发汗，是又虚其表，故汗出而作冒也。必俟表气已和，再和里气。疫证汗后，往往有宜下者，有下后必汗出而始解者，总由邪气分传，而无一定之治法也。

太阳病下之，其脉促，不结胸者，此为欲解也；脉浮者，必结胸也；脉紧者，必咽痛；脉弦者，必两胁拘急；脉细数者，头痛未止；脉沉紧者，必欲呕；脉沉滑者，协热利；脉浮滑者，必下血。

此言疫邪误下之变。治疫虽宜疏里，但既越于太阳，自当从表，一误下之，其变有不可胜言者。促为阳盛，下之必致结胸，不结者，阳邪外散也，为欲解；浮为在表，下之则内陷为结胸；紧为邪实，下之则邪上浮为咽痛；弦者挟风，下之则引风入肝，故两胁拘急；细数者，热郁于内也，下之则邪火上冲，故头痛未止；沉紧多饮，下之必动其饮，故欲呕；沉滑者，热为湿滞也，下之则湿热下流，故协热利；浮滑者，热盛于表也，下之则热邪内攻，故下血。

阳毒之为病，面赤斑斑如锦纹，咽喉痛，唾脓血，五日可治，七日不可治，升麻鳖甲汤［25］主之。

阳毒者，疫邪犯于阳分也。阳邪上壅，故面赤；热极伤血，故遍体斑斑如锦纹也。咽喉痛，唾脓血，皆邪热铄津，有立时腐败之势。五日经气未周，毒犹未遍，故可治；七日则邪气遍而正气消矣，故曰不可治。方用升麻鳖甲者，所以解阳分之毒，即所以救阴分之血也。

阴毒之为病，面目青，身痛如被杖，咽喉痛，五日可治，七日不可治，升麻鳖甲汤去雄黄、蜀椒主之。

阴毒者，疫邪入于阴分也。阴中于邪，故面目青；邪闭经络，故身痛如被杖。咽喉痛者，阴分热毒上壅也。故其日数与阳经同，而治法原文去雄黄、蜀椒者，阴分已受热邪，不堪再用热药也。

雄按：王安道云：阴者非阴寒之病，乃感天地恶毒异气，入于阴经，故曰阴毒耳。后人谓阴寒极盛称为阴毒，引仲景所叙面目青，身痛如被杖，咽喉痛数语，却用附子散、正阳散等药。窃谓阴寒极盛之证，固可名为阴毒，然终非仲景所以立名之本意。后人所叙阴毒，与仲景所叙阴毒自是两般，岂可混论？盖后人所叙阴毒，是内伤生冷，或暴寒所中，或过服寒凉药，或内外俱伤于寒而成，非天地恶毒异气所中也。又赵养葵云：此阴阳二毒，是感天地疫疠非常之气，沿家传染，所谓时疫也。

又按：雄黄、蜀椒二物，用治阳毒，解者谓毒邪在阳分，以阳从阳，欲其速散也。余谓雄黄尚属解毒之品，用之治毒，理或有之，至蜀椒，岂面赤发斑，咽痛唾血所[1]可试乎？必有错简，未可曲为之说也。杨云：通人之论，《伤寒论》中此

---

① 所：崇文书局本、中医书局本均作“之”。

类甚多，俱不必强作解事也。

又按：倪冲之《伤寒汇言》附载袁云龙云：仲景之书，前叙六经诸条，其中文义、前后起止多有阙失，历代医哲并未深勘。至于阳毒、阴毒二条，更可诧异，俱用升麻鳖甲汤，阴毒但无雄黄、蜀椒，此坊刻之讹本也。宋庞安常于[①]阴毒、阳毒概用全方，阴毒不去椒、黄，于理稍近。余于万历乙亥，得南阳旧本，其阴毒条于去雄黄下作倍蜀椒加半主之，于理为是。盖阳毒、阴毒二证，良由平素将息失宜，耗疲精髓，逆乱气血，所以猝受山林水泽瘴厉恶气所中，感而成疾。余当壮年，北游燕邸，以及辽阳之外，南游闽广黔甸，以及交阯之区，大抵南方多阳毒，北方多阴毒，时医按法施治，曾无一验。中州等处，有人患此，亦罕能救。细按二证，俱有"咽喉痛"三字，以余窃论疡科书，有锁喉风、缠喉风、铁蛾缠三证，其状相似，有面色赤如斑者，有面色青而凄惨者，有吐脓血者，有身痛如被杖者，有气喘急促者，有发谵语烦乱者，虽有兼证如此，总以咽喉闭痛为苦。猝发之间，三五日可治，至七日不减，即无生理，岂非阳毒、阴毒二证之类乎？再察其脉，缓大者生，细数紧促者死。余见此二证，不论阳毒、阴毒，概用喉科方，以蓬砂二钱，火硝六分，米醋一盏，姜汁小半盏，用鹅翎探入喉中，吐痰碗许，活者百数。据袁公之论，则阳毒为阳邪，阴毒为阴邪矣。阴邪固宜倍蜀椒之半，而以蜀椒施之阳邪，终嫌未妥，改从喉科法引吐却稳当。以余度之，阳毒即后世之烂喉痧耳，叔和谓之温毒是已。治法忌用温散，宜用清化。陈继宣《疫痧草》专论此证。

论曰：百合病者，百脉一宗，悉致其病也。意欲食复不能食，常默然，欲卧不能卧，欲行不能行，饮食或有美时，或有不用，得药则剧吐利，如有神灵者，身形如和，其脉微数。每溺时头痛者，六十日乃愈；若溺时头不痛，淅淅然者，四十日愈；若溺快然，但头眩者，二十日愈。其证或未病而预见，或病四五日而出，或二十日或一月微见者，各随证治之。杨云：《金匮》中论此证最为明显完善。

百合病者，皆缘时疫新愈，其三焦、腠理、荣卫之交，余热未清，正气困乏，不能流畅，如人在云雾之中，倏[②]清倏浑，如日月被蚀之后，或明或暗，故有种种不可名言之状。而其口苦，小便赤，脉微数，乃余热的证也。病不在经络脏腑，杨云：此句欠酌。治不能补泻温凉，惟以清气为主，气归于肺，而肺朝百脉，一宗者，统宗于一，即悉致其病之谓也。溺时头痛者，小便由于气化，水去则火上冲也，其病为重，六十日愈，月再周而阴必复也；溺时淅淅然者，膀胱腑气一空，表气亦因之而失护也；但头眩者，阳气不能上达也，热渐衰，病渐轻，故愈日渐速也。曰其证，指溺时头痛诸证而言；曰未病预见，谓未成百合病先见头痛等证也。百合清热养阴，专润肺气，治以百合，即以百合名病也。

雄按：此病仲景以百合主治，即以百合名其病，其实余热逗留肺经之证。凡温暑湿热诸病后皆有之，不必疫也。肺主魄，魄不安则如有神灵；肺失肃清，则小便赤。百合功专清肺，故以为君也。杨云：前注已平正通达，读此更亲切不易，觉前注尚隔一层。余尝谓孟英学识，前无古人，试取其所注与古人所注较论之，当知余言之非阿所好也。忆辛丑暮春，于役兰溪，在严州舟次，见一女子患此证，其

---

① 于：原无，据崇文书局本、中医书局本补。

② 倏（shū）：原义为犬疾行，引申为忽然。

父母以为祟也。余询其起于时证之后，察其脉数，第百合无觅处，遂以苇茎、麦冬、丝瓜子、冬瓜皮、知母为方，汪按：百合本治肺之品，从此悟入，可谓在人意中，出人意外矣。服之一剂知，二剂已。

百合病见于阴者，以阳法救之；见于阳者，以阴法救之。见阳攻阴，复发其汗，此为逆；见阴攻阳，乃复下之，此亦为逆。

此推究致百合病之源。见于阴者，即阴中于邪也，阴既受邪，不即与阳气通调，则阴邪愈闭，法当攻阳以救其阴也；见于阳者，即阳中于邪也，阳既受邪，不即与阴气通调①，则阳邪不化，法当攻阴以救其阳也。若不攻阴救阳，复发其汗，是为见阳攻阳，不知攻阳救阴；复下之，是为见阴攻阴，二者均之为逆，皆因治不如法，阴阳未能透解，所以致有百合之病。若于百合病中并无汗下之证，毋用汗下之法也。下之，汗吐下皆此意。此处“阴阳”二字，但就营卫讲，不说到气血脏腑上。

百合病，发汗后者，百合知母汤［26］主之。

得之汗后者，其阳分之津液必伤，余热留连而不去，和阳必以阴，百合同知母、泉水以清其余热，而阳邪自化也。按：初病邪重，故上节言救言攻，此病后余邪，当用和法。

百合病，吐之后者，百合鸡子黄汤［27］主之。

其得之吐后者，吐从上逆，较发汗更伤元气，阴火得以上乘，清窍为之蒙蔽矣。故以鸡子黄之纯阴养血者，佐百合以调和心肺，是亦用阴和阳矣。

百合病，下之后者，百合滑石代赭汤［28］主之。

其得之于下后者，下多伤阴，阴虚则阳往乘之，所以有下焦之热象。百合汤内加滑石、代赭，取其镇逆利窍以通阳也，是谓用阳和阴法。

百合病，不经吐下发汗，病形如初者，百合地黄汤［29］主之。

不经吐下发汗，正虽未伤，而邪热之袭于阴阳者，未必透解，所以致有百合病之变也。病形如初，指百合病首节而言。地黄取汁，下血分之瘀热，故云大便当如漆，非取其补也；百合以清气分之余热，为阴阳和解法。

百合病，一月不解，变成渴者，百合洗方主之。

百合病至一月不解，缠绵日久，变成渴者，津液消耗，求水以自滋也。渴而不致下消，病犹在肺，肺主皮毛，故以百合汤洗之，使毛脉合行精气于腑也。食煮饼，假麦气以助津液；勿以盐、豉，恐夺津增渴也。

百合病，渴不差者，栝蒌牡蛎散［31］主之。杨云：此条证比上条较重。

雄按：尤在泾曰：病变成渴，与百合洗方而不瘥者，热盛而津液伤也。栝蒌根苦寒，生津止渴；牡蛎咸寒，引热下行，不使上铄也。此注已极该括，陈注较逊，故从尤本。

百合病，变发热者，百合滑石散［30］主之。

变发热者，余邪郁久，淫于肌表，热归阳分也。百合清金退热，加滑石以利窍通阳，曰当微利，指小便利② 言，谓热从小便去也。

狐惑之为病，状如伤寒，默默欲眠，目不得闭，卧起不得安。蚀于喉为惑，蚀于阴为狐，不欲饮食，恶闻食臭也。其面

① 调：崇文书局本、中医书局本均作“达”。

② 利：崇文书局本、中医书局本均无此字。

目乍赤乍黑乍白，蚀于上部则声嗄，甘草泻心汤［32］主之；蚀于下部，则咽干，苦参汤洗之；蚀于肛者，雄黄熏之。

百合病，是余热留连于气机者；狐惑病，是余毒停积于幽阴者。狐惑，水虫也，原疫邪不外湿热久留不散，积而生虫，顾[①]听泉云：疫邪久留，人不活矣。久留上宜加“余邪”二字。喉与二阴为津液湿润之处，故虫生于此也。声嗄，因知其蚀于喉；咽干，而知其蚀于阴者，因其热郁于下，津液不能上升也。余热内郁，故状似伤寒；内热，故默默欲眠；内烦，故目不得闭，卧起不安；面目乍赤乍黑乍白，以热邪隐见不常，非虫动也。苦参、雄黄皆燥湿杀虫之品，甘草泻心，不特使中气运而湿热自化，抑亦苦辛杂用，足胜杀虫之任也。略参尤氏。

病者脉数，无热微烦，默默但欲卧，汗出，初得之三四日，目赤如鸠眼，七八日，目四眦黑，若能食，脓已成，赤豆当归散［33］主之。

此疫邪热毒蕴伏于内也，故有脉数，身不热，微烦欲卧之证。初得之汗出，表气尚通也；至三四日目赤如鸠眼，热伤血分也；七八日目四眦黑，血已腐败也。能食者，病不在胸腹，脓成于下也。赤小豆清热去湿，兼以解毒；当归和血化脓，使毒从下解也。

先辈喻嘉言将“平[②]脉篇”中“清邪中上焦，浊邪中下焦”一节为仲景论疫根据，可谓独具只眼者矣。其治法以逐秽为第一义。上焦如雾，升而逐之，兼以解毒；中焦如沤，疏而逐之，兼以解毒；下焦如渎，决而逐之，兼以解毒。此论识超千古。雄按：林北海亦云：喻氏论疫，高出千古，直发前人所未发。盖仲景于吐利、霍乱等不过感一时冷热之气者，犹且论及，而谓疫病之为流行大毒者，反不之及耶！然则《伤寒论》中之必有疫证，是非臆说，坤学识浅陋，不敢妄自搜罗，扰乱经旨，但将《伤寒》《金匮》中证治，与风寒等法不合，寓有毒意者，均归之疫[③]。雄按：守真论温，凤逵论暑，又可论疫，立言虽似创辟，皆在仲景范围内也。

杨按：此篇搜辑甚佳，俱古人所未及，然原论不可解处甚多，其用方与病不相登对处亦有之，读者师其意，而于其不可解者，勿强事穿凿，则善矣。汪按：此评大妙，如此方不为昔人所愚，所谓尽信书不如无书也。

---

① 顾：崇文书局本、中医书局本均无此字。

② 平：图书集成本、醉六堂本均作“辨”。

③ 疫：崇文书局本、中医书局本此下均有“焉”字。

温热经纬卷三

海宁王士雄孟英纂
定州杨照藜素园
乌程汪曰桢谢城 评
钱塘许兰身芷卿参

叶香岩外感温热篇

章虚谷曰：仲景论六经外感，止有风寒暑湿之邪，论温病由伏气所发，而不及外感，或因书有残阙，皆未可知。后人因而穿凿附会，以大青龙、越脾等汤证治为温病，而不知其实治风寒化热之证也。其所云太阳病发热而渴为温病，是少阴伏邪出于太阳，以其热从内发，故渴而不恶寒。若外感温病，初起却有微恶寒者，以风邪在表也，亦不渴，以内无热也，似伤寒而实非伤寒，如辨别不清，多致误治，因不悟仲景理法故也。盖风为百病之长，而无定体，如天时寒冷，则风从寒化而成伤寒，温暖则风从热化而为温病，以其同为外感，故证状相似，而邪之寒热不同，治法迥异，岂可混哉！二千年来，纷纷议论，不能剖析明白，我朝叶天士，始辨其源流，明其变化，不独为后学指南，而实补仲景之残阙，厥功大矣。爰释其义，以便览焉。

温邪上受，首先犯肺，逆传心包。肺主气，属卫；心主血，属营。辨营卫气血虽与伤寒同，若论治法，则与伤寒大异也。

华岫云曰：邪从口鼻而入，故曰上受。但春温冬时伏寒藏于少阴，遇春时温气而发，非必上受之邪也，则此所论温邪，乃是风温、湿温之由于外感者也。

吴鞠通曰：温病由口鼻而入，自上而下，鼻通于肺，肺者皮毛之合也。经云：皮应天，为万物之大表。天属金，人之肺亦属金，温者火之气，风者火之母，火未有不克金者，故病始于此。

诸邪伤人，风为领袖，故称百病之长，即随寒热温凉之气变化为病，故经言其善行而数变也。身半以上，天气主之，为阳；身半以下，地气主之，为阴。风从寒化属阴，故先受于足经；风从热化属阳，故先受于手经。所以言温邪上受，首先犯肺者，由卫分而入肺经也。以卫气通肺，营气通心，而邪自卫入营，故逆传心包也。《内经》言心为一身之大主而不受邪，受邪则神去而死。凡言邪之在心者，皆心之包络受之，盖包络为心之衣也。心属火，肺属金，火本克金，而肺邪反传于心，故曰逆传也。风寒先受于足经，当用辛温发汗；风温先受于手经，宜用辛凉解表。上下部异，寒温不同，故治法大异，此伤寒与温病，其初感与传变，皆不同也。不标姓氏者，皆章氏原释。

雄按：《难经》从所胜来者为微邪，章氏引为逆传心包解，误矣。盖温邪始从上受，病在卫分，得从外解，则不传矣。第四章云不从外解，必致里结，是由上焦气分以及中下二焦者，为顺传。惟包络上居膻中，邪不外解，又不下行，易于袭入，是以内陷营分者，为逆传也。然则温病之顺传，天士虽未点出，杨云：肺与心相通，故肺热最易入心，天士有见于此，故未言顺传而先言逆传也。而细绎其议论，则以邪从气分下行为顺，邪入营分内陷为逆也。杨云：二语最精确。汪按：既从气分下行为顺，是必非升提所宜矣。俗医辄云防其内陷，妄用升提，不知此内陷乃邪入营分，非真气下陷可比。苟无其顺，何以为逆？章氏不能深究，而以生克为解，既乖本旨，又悖经文，岂越人之书竟未读耶？

盖伤寒之邪，留恋在表，然后化热入里，温邪则热变雄按：唐本作化热。最速。未传心包，邪尚在肺，肺主气，其合皮毛，唐本作肺合皮毛而主气。故云在表，在表唐本无此二字。初用辛凉何以首节章释改辛平，今订正之。轻剂，挟风则加入唐本无则入二字。薄荷、牛蒡之属，挟湿加芦根、滑石之流，或透风于热外，或渗湿于热下，不与热相搏，势必孤矣。

伤寒邪在太阳，必恶寒甚，其身热者，阳郁不伸之故，而邪未化热也。传至阳明，其邪化热，则不恶寒，始可用凉解之法。若有一分恶寒，仍当温散，盖以寒邪阴凝，故须麻桂猛剂。若温邪为阳，则① 宜轻散，倘重剂大汗而伤津液，反化燥火，则难治矣。始初解表用辛凉，须避寒凝之品，恐遏其邪，反不易解也。或遇阴雨连绵，湿气感于皮毛，须解其表湿，使热外透易解，否则湿闭其热而内侵，病必重矣。其挟内湿者，清热必兼渗化之法，不使湿热相搏，则易解也。略参拙意。

不尔，风挟温热而燥生，清窍必干，谓水主之气不能上荣，两阳相劫也。湿与温合，蒸郁而蒙蔽于上，清窍为之壅塞，浊邪害清也。其病有类伤寒，其唐本无此字。验之之法：伤寒多有变证，温热虽久，在一经不移，以此为辨。唐本作总在一经为辨，章本作少传变为辨，较妥。

胃中水谷，由阳气化生津液，故阳虚而寒者，无津液上升；停饮于胃，遏其阳气，亦无津液上升，而皆燥渴，仲景已备论之。此言风热两阳邪劫其津液而或燥渴，其因各不同，则治法迥异也。至风雨雾露之邪，受于上焦，与温邪蒸郁，上蒙清窍，如仲景所云头中寒湿，头痛鼻塞，纳药鼻中一条，虽与温邪蒙蔽相同，又有寒热不同也。伤寒先受于足经，足经脉长而多传变；温邪先受于手经，手经脉短，故少传变。是温病伤寒之不同，皆有可辨也。

雄按：上第一章，统言风温、湿温与伤寒证治之不同，而章氏分三节以释之也。

前言辛凉散风，甘淡驱湿，若病仍不解，是渐欲入营也。营分受热，则血液受章本作被。劫，心神不安，夜甚无寐，成② 斑点隐隐，即撤去气药。如从风热陷入者，用犀角、竹叶之属；如从湿热陷入者，唐本者下有用字。犀角、花露之品，参入凉血清热方中；若加烦躁，大便不通，金汁亦可加入，老年或平素有寒者，以人中黄代之，急急唐本作速。透斑为要。

热入于营，舌色必绛。风热无湿者，

① 则：崇文书局本、中医书局本均作“只”。
② 成：崇文书局本、中医书局本均作“或”。

舌无苔，或有苔亦薄也；热兼湿者，必有浊苔而多痰也。然湿在表分者亦无苔，雄按：亦有薄苔。其脉浮部必细涩也。此论先生口授及门，以吴人气质薄弱，故用药多轻淡，是因地制宜之法，与仲景之理法同而方药不同，或不明其理法，而但仿用轻淡之药，是效颦也。或又以吴又可为宗者，又谓叶法轻淡如儿戏不可用，是皆坐井论天者也。雄按：又可亦是吴人。

雄按：仲景论伤寒，又可论疫证，麻桂、达原不嫌峻猛，此论温病，仅宜轻解，况本条所列，乃上焦之治，药重则过病所。吴茭山云：凡气中有热者，当行清凉薄剂。吴鞠通亦云：治上焦如羽，非轻不举也。观后章论中下焦之治，何尝不用白虎、承气等法乎？章氏未深探讨，曲为盖护，毋乃视河海为不足，而欲以涓益之耶？华岫云尝云：或疑此法仅可治南方柔弱之躯，不能治北方刚劲之质，余谓不然。其用药有极轻清、极平淡者，取效更捷，苟能悟其理，则药味分量，或可权衡轻重。至于治法，则不可移易。盖先生立法之所在，即理之所在，不遵其法，则治不循理矣。南北之人，强弱虽殊，感病之由则一也。其补泻温凉，岂可废绳墨而出范围之外乎？况姑苏商旅云集，所治岂皆吴地之人哉！不必因其轻淡而疑之也。又叶氏《景岳发挥》云：西北人亦有弱者，东南人亦有强者，不可执一而论。故医者必先议病而后议药，上焦温证，治必轻清，此一定不易之理法。天士独得之心传，不必章氏曲为遮饰也。

汪按：急急透斑，不过凉血清热解毒[①]，俗医必以胡荽、浮萍、樱桃核[②]、西河柳为透法，大谬。

若斑出热不解者，胃津亡也，主以甘寒，重则如玉女煎，唐本无如字。轻则如梨皮、蔗浆之类。或其人肾水素亏，虽未及下焦，唐本虽上有病字。先自彷徨矣，唐本作每多先事[③] 彷徨。必验之于舌，唐本必上有此字。如甘寒之中，加入咸寒，务在先安未受邪之地，恐其陷入易易唐本无此二字。耳。

尤拙吾曰：芦根、梨汁、蔗浆之属，味甘凉而性濡润，能使肌热除而风自息，即《内经》风淫于内，治以甘寒之旨也。斑出则邪已透发，理当退热，其热仍不解[④]，故知其胃津亡，水不济火，当以甘寒生津。若肾水亏者，热尤难退，故必加咸寒，如元参、知母、阿胶、龟板之类，所谓壮水之主，以制阳光也。如仲景之治少阴伤寒，邪本在经，必用附子温脏，即是先安未受邪之地，恐其陷入也。热邪用咸寒滋水，寒邪用咸热助火，药不同而理法一也。验舌之法详后。

雄按：此虽先生口授及门之论，然言简义该[⑤]，不可轻移一字。本条主以甘寒，重则如玉女煎者，言如玉女煎之石膏、地黄同用，以清未尽之热，而救已亡之液。以上文曾言邪已入营，故变白虎加人参法，而为白虎加地黄法。杨云：慧心明眼，绝世聪明。不曰白虎加地黄，而曰如玉女煎者，以简捷为言耳。唐本删一“如”字，径作重则玉女煎，是印定为玉女煎之原方矣。鞠通、虚谷因而袭误。岂知胃液虽亡，身热未退，熟地、牛膝安可投乎？余治此证，立案必先正名，曰白虎加地黄汤，斯为清气血两燔之正法。至必验之于舌，乃治温热之要旨，故先发之于此，而后文乃详言之。唐氏于“必”上加一“此”字，则验舌之法，似仅指此条言

① 解毒：崇文书局本、中医书局本均无此二字。
② 樱桃核：崇文书局本、中医书局本均无此药。
③ 事：崇文书局本、中医书局本均作“自”。
④ 解：崇文书局本、中医书局本此下有“者”字。
⑤ 该：通“赅”。包括一切；尽备。

者。可见一言半语之间，未可轻为增损也。汪按：此条辨析甚当，心细如髪，斯能胆大于身也。

若其邪始终在气分流连者，可冀其战汗透邪，法宜益胃，令邪与汗并，热达腠开，邪从汗出。解后胃气空虚，当肤冷一昼夜，待气还自温暖如常矣。盖战汗而解，邪退正虚，阳从汗泄，故渐肤冷，未必即成脱证。此时宜令病者唐本无此三字。安舒静卧，以养阳气来复，旁人切勿惊惶，频频呼唤，扰其元神，唐本作气。使其烦躁，唐本无此句。但诊其脉，若虚软和缓，虽倦卧不语，汗出肤冷，却非脱证；若脉急疾，躁扰不卧，肤冷汗出，便为气脱之证矣。杨云：辨证精悉。更有邪盛正虚，不能一战而解，停一二日再战汗而愈者，不可不知。

魏柳洲曰：脉象忽然双伏，或单伏，而四肢厥冷，或爪甲青紫，欲战汗也，宜熟记之。

邪在气分，可冀战汗。法宜益胃者，以汗由胃中水谷之气所化，水谷气旺，与邪相并而化汗，邪与汗俱出矣。故仲景用桂枝汤治风伤卫，服汤后，令啜稀粥，以助出汗。若胃虚而发战，邪不能出，反从内入也。故要在辨邪之浅深，若邪已入内而助胃，是助邪反害矣。故如风寒温热之邪，初在表者，可用助胃以托邪；若暑疫等邪，初受即在膜原，而当胃口，无助胃之法可施，虽虚人亦必先用开达，若误补，其害匪轻也。战解后，肤冷复温，亦不可骤进补药，恐余邪未净复炽也。至气脱之证，尤当细辨。若脉急疾，躁扰不卧，而身热无汗者，此邪正相争，吉凶判在此际。如其正能胜邪，却[①] 即汗出身凉，脉静安卧矣。倘汗出肤冷，而脉反急疾，躁扰不安，即为气脱之候；或汗已出，而身仍热，其脉急疾而烦躁者，此正不胜邪，即《内经》所云阴阳交，交者死也。

雄按：上第二章以心肺同居膈上，温邪不从外解，易于逆传，故首节言内陷之治，次明救液之法，末言不传营者，可以战汗而解也。第邪既始终流连气分，岂可但以初在表者为释？盖章氏疑益胃为补益胃气，故未能尽合题旨。夫温热之邪，迥异风寒，其感人也，自口鼻入，先犯于肺，不从外解则里结，而顺传于胃，胃为阳土，宜降宜通，所谓腑以通为补也，故下章即有分消走泄，以开战汗之门户云云。可见益胃者，在疏瀹其枢机，灌溉[②]汤水，俾邪气松达，与汗偕行，则一战可以成功也。杨云：此与章注均有至理，不可偏废，学者兼观并识，而于临证时择宜而用之，则善矣。即暑疫之邪在膜原者，治必使其邪热溃散，直待将战之时，始令多饮米汤或白汤，以助其作汗之资，审如章氏之言，则疫证无战汗之解矣。且战汗在六七朝，或旬余者居多，岂竟未之见耶？若待补益而始战解者，间亦有之，以其正气素弱耳，然亦必非初在表之候也。

再论气病有不传血分而邪留三焦，亦如唐本作犹之。伤寒中少阳病也。彼则和解表里之半，此则分消上下之势，随证变法，如近时杏、朴、苓[③] 等类，或如温胆汤［97］之走泄。因其仍在气分，犹可望其唐本作犹有。战汗之门户，转疟之机括。唐本有也字。

沈尧封曰：邪气中人，所入之道不一，风寒由皮毛而入，故自外渐及于里；温热由口鼻而入，伏于脾胃之膜原，与胃

---

① 正能胜邪却：崇文书局本、中医书局本均作“正胜邪却”。

② 溉：崇文书局本此下有“乎”字，中医书局本此下有“其”字。

③ 苓：崇文书局本、中医书局本均作“苓”，义长。

至近，故邪气向外，则由太阳、少阳转出，邪气向里，则径入阳明。

经言三焦膀胱者，腠理毫毛其应。而皮毛为肺之合，故肺经之邪，不入营而传心包，即传于三焦，其与伤寒之由太阳传阳明者不同。伤寒传阳明，寒邪化热，即用白虎等法，以阳明阳气最盛故也。凡表里之气，莫不由三焦升降出入，而水道由三焦而行，故邪初入三焦，或胸胁满闷，或小便不利，此当展其气机，虽温邪不可用寒凉[①]遏之，如杏、朴、温胆之类，辛平甘苦以利升降而转气机，开战汗之门户，为化疟之丹头，此中妙理，非先生不能道出，以启后学之性灵也。不明此理，一闻温病之名，即乱投寒凉，反使表邪内闭，其热更甚，于是愈治而病愈重，至死而不悟其所以然，良可慨也！

雄按：章氏此释，于理颇通，然于病情尚有未协也。其所云分消上下之势者，以杏仁开上，厚朴宣中，茯苓导下，似指湿温，或其人素有痰饮者而言，故温胆汤亦可用也。杨云：此释精确，胜章注远甚。试以《指南》温、湿各案参之自见。若风温流连气分，下文已云到气才可清气。所谓清气者，但宜展气化以轻清，如栀、芩、蒌、苇等味是也。虽不可遽用寒滞之药，而厚朴、茯苓亦为禁剂。彼一闻温病，即乱投寒凉，固属可慨，汪按：今人畏凉药，并轻清凉解，每多疑虑，至温补升燥，则恣用无忌，实此等医人阶之厉[②]也[③]。而不辨其有无湿滞，概用枳、朴，亦岂无遗憾乎？至转疟之机括一言，原指气机通达，病乃化疟，则为邪杀也，从此迎而导之，病自渐愈。奈近日市医，既不知温热为何病，柴、葛、羌、防，随手浪用，且告病家曰：须服几剂柴胡，提而为疟，庶无变端。病家闻之，无不乐从，虽至危殆，犹曰提疟不成，病是犯真，故病家死而无怨，医者误而不悔，彼此梦梦，亦可慨也夫！汪按：此辨尤精当明析，切中时弊[④]。

又按：五种伤寒，惟感寒即病者为正伤寒，乃寒邪由表而受，治以温散[⑤]，尤必佐以甘草、姜、枣之类，俾助中气以托邪外出，亦杜外邪而不使内入。倘邪在半表半里之界者，治宜和解，可使转而为疟，其所感之风寒较轻，而入于少阳之经者，不为伤寒，则为正疟，脉象必弦，皆以小柴胡汤为主方。设冬伤于寒而不即病，则为春温夏热之证，其较轻者，则为温疟、瘅疟，轩岐、仲景皆有明训，何尝概以小柴胡汤治之耶？若感受风温、湿温、暑热之邪者，重则为时感，轻则为时疟，而温热、暑湿诸感证之邪气流连者，治之得法，亦可使之转疟而出。统而论之，则伤寒有五，疟亦有五，盖有一气之感证，即有一气之疟疾，不过重轻之别耳。今世温热多而伤寒少，故疟亦时疟多而正疟少。温热暑湿既不可以正伤寒法治之，时疟岂可以正疟法治之哉？其间二日而作者，正疟有之，时疟亦有之，名曰三阴疟，以邪入三阴之经也，不可误解为必属阴寒之病。医者不知五气皆能为疟，颟顸[⑥]施治，罕切病情，故世人患疟，多有变证，或至缠绵岁月，以致俗人有疟无正治，疑为鬼祟等说。然以徐洄溪、魏玉横之学识，尚不知此，况其他乎？惟叶氏精于温热、暑湿诸感，故其治疟也，一以

① 寒凉：崇文书局本、中医书局本均作“凉药”。

② 阶之厉：即“厉阶”。祸端，祸患的由来。

③ 汪按……阶之厉也：崇文书局本、中医书局本均无此注。

④ 汪按……切中时弊：崇文书局本、中医书局本无此注。

⑤ 散：原作“上”，据崇文书局本、醉六堂本、中医书局本改。

⑥ 颟（mān 蛮）顸（hàn 鼾）：糊涂，不明事理。

贯之，余师其意，治疟鲜难愈之证。曩陈仰山封翁询余曰：君何治疟之神哉，殆别有秘授也？余谓何秘之有？第不惑于昔人之谬论，而辨其为风温，为湿温，为暑热，为伏邪，仍以时感法清其源耳！近杨素园大令重刻余案评云：案中所载多温疟、暑疟，故治多凉解，但温疟、暑疟虽宜凉解，尤当辨其邪之在气在营也。缪仲淳善治暑疟，而用当归、牛膝、鳖甲、首乌等血分药，于阳明证中亦属非法。若湿温为疟，与暑邪挟湿之疟，其湿邪尚未全从热化者，极要留意，况时疟之外，更有瘀血、顽痰、阳维为病等证，皆有寒热如疟之象，最宜谛审。案中诸治略备，阅者还须于凉解诸法中，缕析其同异焉。

大凡看法，卫之后方言气，营之后方言血。在卫汗之可也，到气才可唐本作宜。清气，入营唐本作乍入营分。犹可透热转气，唐本作仍转气分而解。如犀角、元参、羚羊角等物，唐本有是也二字。入血唐本作至入于血。就唐本作则。恐耗血动血，直须凉血散血，如[1] 生地、丹皮、阿胶、赤芍等物。唐本有是也二字。否则，唐本作若。前后唐本无此二字。不循缓急之法，虑其动手便错，唐本有耳字。反致慌张矣。唐本无此句。

仲景辨六经证治，于一经中，皆有表里浅深之分。温邪虽与伤寒不同，其始皆由营卫，故先生于营卫中，又分气血之浅深，精细极矣。凡温病初感，发热而微恶寒者，邪在卫分；不恶寒而恶热，小便色黄，已入气分矣；若脉数舌绛，邪入营分；若舌深绛，烦扰不寐，或夜有谵语，已入血分矣。邪在卫分，汗之宜辛凉轻解，雄按：首章本文云：初用辛凉轻剂。华岫云注此条云：辛凉开肺，便是汗剂。章氏注此云：宜辛平表散，不可用凉，何谬妄乃尔？今特[2] 正之。清气热不可寒滞，反使邪不外达而内闭，则病重矣。故虽入营，犹可开达，转出气分而解，倘不如此细辨施治，动手便错矣。故先生为传仲景之道脉，迥非诸家之立言所能及也。雄按：诚如君言，何以屡屡擅改初用辛凉之文乎？

雄按：外感温病，如此看法，风寒诸感无不皆然，此古人未达之旨，近惟王清任知之。若伏气温病，自里出表，乃先从血分而后达于气分，芷卿云：论伏气之治，精识直过前人，然金针虽度[3]，其如粗工之聋瞶何？故起病之初，往往舌润而无苔垢，但察其脉，软而或弦，或微数，口未渴而心烦恶热，即宜投以清解营阴之药，迨邪从气分而化，苔始渐布[4]，然后再清其气分可也。伏邪重者，初起即舌绛咽干，甚有肢冷脉伏之假象，亟宜大清阴分伏邪，继必厚腻黄浊之苔渐生，此伏邪与新邪先后不同处。更有邪伏深沉，不能一齐外出者，虽治之得法，而苔退舌淡之后，逾一二日舌复干绛，苔复黄燥，正如抽蕉剥茧，层出不穷，不比外感温邪，由卫及气，自营而血也。杨云：阅历有得之言，故语语精实，学者所当领悉也。秋月伏暑证，轻浅者邪伏膜原，深沉者亦多如此，苟阅历不多，未必知其曲折乃尔也。附识以告留心医学者。余医案中，凡先治血分后治气分者，皆伏气病也，虽未点明，读者当自得之。

且吾吴湿邪害人最广，唐本作多。如面色白者，须要顾其阳气，湿胜则阳微也，法应清凉，唐本法上有如字。然唐本作用。到十分之六七，即不可过于寒唐本

---

① 如：原作“加”，据崇文书局本、中医书局本改。

② 特：崇文书局本、中医书局本均无此字。

③ 金针虽度：语出“金针度人”。即把某种技艺的秘法、决窍传授给别人。

④ 布：原作“平”，据崇文书局本、中医书局本改。

无此二字。凉，恐成功反弃，何以故耶？唐本无此二句，有盖恐二字。湿热一去，阳亦衰微也。面色苍者，须要顾其津液，清凉到十分之六七，往往热减身寒者，不可就唐本作便。云虚寒，而投补剂，恐炉烟虽息，灰中有火也。须细察精详，方少少与之，慎不可直率唐本作漫然。而往唐本作进。也。又有酒客里湿素盛，外邪入里，里湿为合。唐本作与之相搏。在阳旺之躯，胃湿恒多；在阴盛之体，脾湿亦不少，然其化热则一。热病救阴犹易，通阳最难，救阴不在唐本有补字。血，而在津与汗，唐本作养津与测汗。通阳不在温，而在利小便。然唐本无此字。较之杂证，则唐本无此字。有不同也。

六气之邪，有阴阳不同，其伤人也，又随人身之阴阳强弱变化而为病。面白阳虚之人，其体丰者，本多痰湿[①]，若受寒湿之邪，非姜、附、参、苓不能去，若湿热亦必粘滞难解，须通阳气以化湿，若过凉则湿闭而阳更困矣；面苍阴虚之人，其形瘦者，内火易动，湿从热化，反伤津液，与阳虚治法，正相反也。胃湿、脾湿，虽化热则一，而治法有阴阳不同，如仲景云：身黄如橘子色而鲜明者，此阳黄胃湿，用茵陈蒿汤［17］；其云色如熏黄而沉晦者，此阴黄脾湿，用栀子檗皮汤［16］，或后世之二妙散［34］亦可。救阴在养津，通阳在利小便，发古未发之至理也。测汗者，测之以审津液之存亡，气机之通塞也。雄按：热胜于湿，则黄如橘子色而鲜明；湿胜于热，则色沉晦而如熏黄。皆属阳证，而非阴黄也。

雄按：所谓六气，风、寒、暑、湿、燥、火也。分其阴阳，则《素问》云：寒暑六[②] 人，暑统风火，阳也；寒统燥湿，阴也。言其变化，则阳中惟风无定体，有寒风，有热风，阴中则燥湿二气，有寒有热。至暑乃天之热气，流金烁石，纯阳无阴。或云阳邪为热，阴邪为暑者，甚属不经[③]。经云：热气大来，火之胜也。阳之动，始于温，盛于暑，盖在天为热，在地为火，其性为暑，是暑即热也，并非二气。或云暑为兼湿者，亦误也。暑与湿原是二气，虽易兼感，实非暑中必定有湿也。譬如暑与风亦多兼感，岂可谓暑中必有风耶？若谓热与湿合，始名为暑，然则寒与风合，又将何称？更有妄立阴暑、阳暑之名者，亦属可笑。如果暑必兼湿，则不可冠以阳字。若知暑为热气，则不可冠以阴字。其实彼所谓阴者[④]，即夏月之伤于寒湿者耳。设云暑有阴阳，则寒亦有阴阳矣。不知寒者水之气也，热者火之气也，水火定位，寒热有一定之阴阳。寒邪传变，虽能化热，而感于人也，从无阳寒之说。人身虽有阴火，而六气中不闻有寒火之名。暑字从日，日为天上之火；寒字从仌，仌为地下之水。暑邪易入心经，寒邪先犯膀胱，霄壤不同，各从其类，故寒暑二气，不比风、燥、湿有可阴可阳之不同也。况夏秋酷热，始名为暑，冬春之热，仅名为[⑤] 温，而风、寒、燥、湿皆能化火。今曰六气之邪，有阴阳之不同，又随人身之阴阳变化，毋乃太无分别乎？至面白体丰之人，即病湿热，应用清凉，本文业已明言，但病去六七，不可过用寒凉耳，非谓病未去之初不可用凉也。今云与面苍形瘦之人，治法正相反，则未去六七之前，亦当如治寒湿之用姜、附、参、术矣。阳奉阴违，殊乖诠释之体，若脾湿阴黄，又岂栀檗汤苦寒纯阴之药可治哉？

---

① 湿：崇文书局本、中医书局本均作“证”。

② 六：中医书局本作“袭”。

③ 经：中医书局本作“合”。

④ 者：崇文书局本、中医书局本均作“暑”。

⑤ 为：崇文书局本、中医书局本均作“曰”。

本文云救阴不在血，而在津与汗，言救阴须用充液之药，以血非易生之物，而汗需津液以化也。唐本于血、津上加"补"、"养"字，已属蛇足，于汗上加"测"字，则更与救字不贯，章氏仍之陋矣。上第三章。

又按：寒、暑、燥、湿、风，乃五行之气，合于五脏者也。惟暑独盛于夏令，火则四时皆有。析而言之，故曰六气。然三时之暖燠，虽不可以暑称之，亦何莫非丽日之煦照乎？须知暑即日之气也，日为众阳之宗，阳燧承之，火立至焉。以五行论，言暑则火在其中矣，非五气外另有一气也。若风、寒、燥、湿悉能化火，此由郁遏使然，又不可与天之五气统同而论矣。

又按：茅雨人云：本文谓湿胜则阳微，其实乃阳微故致湿胜也。此辨极是，学者宜知之。

再论三焦不得唐本无此字。从外解，必致成唐本无此字。里结，里结于何？在阳明胃与肠也。亦须用下法，不可以气血之分，就唐本作谓其。不可下也。但唐本作惟。伤寒邪热在里，劫烁津液，下之宜猛；此多湿邪内搏，下之宜轻。伤寒大便溏，为邪已尽，不可再下；湿温病大便溏，为邪未尽，必大便硬，慎唐本作乃为无湿始。不可再攻也，以粪燥为无湿矣。唐本无此句。

胃为脏腑之海，各脏腑之邪，皆能归胃，况三焦包罗脏腑，其邪之入胃尤易也。伤寒化热，肠胃干结，故下宜峻猛。湿热凝滞，大便本不干结，以阴邪瘀闭不通，若用承气猛下，其行速而气徒伤，湿仍胶结不去，故当轻法频下，如下文所云小陷胸、泻心等，皆为轻下之法也。

雄按：伤寒化热，固是阳邪，湿热凝滞者，大便虽不干结，黑如胶漆者有之，岂可目为阴邪？谓之浊邪可也。惟其误为阴邪，故复援温脾汤下寒实之例，而自诩下阳虚之湿热，为深得仲景心法，真未经临证之言也，似是而非，删去不录。

再人之体，脘在腹上，其地位处于中，唐本作其位居中。按之痛，或自痛，或痞胀，当用苦泄，以其入腹近也。必验之于舌，或黄或浊，可与小陷胸汤［22］，或泻心汤［35～38］，随证治之。或唐本作若。白不燥，或黄白相兼，或灰白不渴，慎不可乱投苦泄。其中有外邪未解，里[①] 先结者，或邪郁未伸，或素属中冷者，虽有脘中痞闷，宜从开泄，宣通气滞，以达归于肺，如近俗唐本作世。之杏、蔻、橘、桔等，是轻苦微辛，唐本无是字。具流动之品可耳。

此言苔白为寒，不燥则有痰湿，其黄白相兼，灰白而不浊者，皆阳气不化，阴邪壅滞，故不可乱投苦寒滑泄，以伤阳也。其外邪未解而里先结，故苔黄白相兼而脘痞，皆宜轻苦微辛以宣通其气滞也。

雄按：凡视温证，必察胸脘，如拒按者，必先开泄，若苔白不渴，多挟痰湿，轻者橘、蔻、菖[②]、薤，重者枳实、连、夏，皆可用之。虽舌绛神昏，但胸下拒按，即不可率投凉润，必参以辛开之品，始有效也。上第四章，唐本并以第十一章连为一章，今订正之。连上章皆申明邪在气分之治法，而分别营卫气血之浅深，身形肥瘦之阴阳，苔色黄白之寒热，可谓既详且尽矣。而下又申言察苔以辨证，真千古开群矇也。

再唐本无此字。前云舌黄或渴[③]，唐本此下有当用陷胸、泻心六字。须要有地

---

① 里：原作"表"，据崇文书局本、中医书局本改。

② 菖：崇文书局本、中医书局本均作"姜"。

③ 渴：崇文书局本、中医书局本均作"浊"。

之黄，若光滑者，乃无形湿热，中有虚象，唐本作已有中虚之象。大忌前法。其脐以上为大腹，或满或胀或痛，此必邪已入里矣，唐本无矣字。表证必无，或十只存一，唐本作或存十之一二。亦要唐本作须。验之于舌。或黄甚，或如沉香色，或如灰黄色，或老黄色，或中有断纹，皆当下之，如小承气汤［39］，用槟榔、青皮、枳实、元明粉、生首乌等。唐本此下有皆可二字。若未见此等舌，不宜用此等法。唐本作药。恐其中有湿聚太阴为满，或寒湿错杂为痛，或气壅为胀，又当以别法治之。唐本有矣字。

舌苔如地上初生之草，必有根，无根者为浮垢，刮之即去，乃无形湿热而胃无结实之邪，故云有中虚之象。若妄用攻泻伤内，则表邪反陷，为难治矣。即使有此等舌苔，亦不宜用攻泻之药。又如湿为阴邪，脾为湿土，故脾阳虚则湿聚腹满，按之不坚，虽见各色舌苔而必滑，色黄为热，白为寒，总当扶脾燥湿为主，热者佐凉药，寒者非大温，其湿不能去也。若气壅为胀，皆有虚实寒热之不同，更当辨别，以利气、和气为主治也。

雄按：上第五章，唐本移作第六章，今订正之。章氏所释白为寒，非大温，其湿不去，是也。然苔虽白而不燥，还须问其口中和否，如口中自觉粘腻，则湿渐化热，仅可用厚朴、槟榔等苦辛微温之品。口中苦渴者，邪已化热，不但大温不可用，必改用淡渗、苦降、微凉之剂矣。或渴喜热饮者，邪虽化热而痰饮内盛也，宜温胆汤加黄连。杨云：原论已极郑重周详，此更辨别疑似，细极毫芒，可见心粗胆大者，必非真学问人也。

再黄苔不甚厚而滑者，热未伤津，犹可清热透表。若虽薄而干者，邪虽去而津受伤也，苦重之药当禁，宜甘寒轻剂可也。唐本可也作养之。

热初入营，即舌绛苔黄，其不甚厚者，邪结未深，故可清热，以辛开之药，从表透发。舌滑而津未伤，得以化汗而解；若津伤舌干，虽苔薄邪轻，亦必秘结难出，故当先养其津，津回舌润，再清余邪也。

雄按：上第六章，唐本移作第七章，今订正之。此二章论黄苔各证治法之不同。

再论其热传营，舌色必绛。绛，深红色也。初传绛色，中兼黄白色，此气分之邪未尽也，泄卫透营，两和可也。纯绛鲜色者，包络受病唐本作邪。也，宜犀角、鲜生地、连翘、郁金、石菖蒲等。唐本此下有清泄之三字。延之数日，或平素心虚有痰，外热一陷，里络就唐本作即。闭，非菖蒲、郁金等[①] 所能开，须用牛黄丸［40］、至宝丹［41］之类以开其闭，恐其昏厥为痉也。

何报之曰：温热病一发，便壮热烦渴，舌正赤而有白苔者，虽滑即当清里，切忌表药。

绛者，指舌本也；黄白者，指舌苔也。舌本通心脾之气血，心主营，营热故舌绛也。脾胃为中土，邪入胃则生苔，如地上生草也。然无病之人，常有微薄苔如草根者，即胃中之生气也。杨云：论舌苔之源甚佳。若光滑如镜，则胃无生发之气，如不毛之地，其土枯矣。胃有生气而邪入之，其苔即长厚，如草根之得秽浊而长发也，故可以验病之虚实寒热，邪之浅深轻重也。脾胃统一身之阴阳，营卫主一身之气血，故脾又为营之源，胃又为卫之本也。苔兼白，白属气，故其邪未离气分，可用泄卫透营，仍从表解，勿使入内

① 等：崇文书局本、中医书局本均无此字。

也。纯绛鲜泽者，言无苔色，则胃无浊结，而邪已离卫入营，其热在心包也。若平素有痰，必有舌苔。雄按：绛而泽者，虽为营热之征，实因有痰，故不甚干燥也。问若胸闷者，尤为痰据，不必定有苔也。菖蒲、郁金，亦为此设。若竟无痰，必不甚泽。其心虚血少者，舌色多不鲜赤，或淡晦无神，邪陷多危而难治，于此可卜吉凶也。若邪火盛而色赤，宜牛黄丸；痰湿盛而有垢浊之苔者，宜至宝丹。略参拙意。

雄按：上第七章，唐本移为第八章，今订正之。连下二章，辨论种种舌绛证治，是统风温、湿温而言也。

再色绛而舌中心干者，乃心胃火燔，劫烁津液，即黄连、石膏，亦可加入。若烦渴烦热，舌心干，四边色红，中心或黄或白者，此非血分也，乃上焦气热烁津，急用凉膈散［42］散其无形之热，再看其后转变可也，慎勿用血药以滋腻难散。至舌绛望之若干，手扪之原有津液，此津亏湿热熏蒸，将成浊痰，蒙闭心包也。

热已入营，则舌色绛，胃火烁液，则舌心干，加黄连、石膏于犀角、生地等药中，以清营热而救胃津，即白虎加生地之例也。雄按：此节章氏无注，今补释之。

其舌四边红而不绛，中兼黄白而渴，故知其热不在血分，而在上焦气分，当用凉膈散清之，勿用血药引入血分，反难解散也。盖胃以通降为用，若营热蒸其胃中，浊气成痰，不能下降，反上熏而蒙蔽心包，望之若干，扪之仍湿者，是其先兆也。

雄按：上第八章，唐本与第九章，颠倒窜乱，今订正之。

再有热传营血，其人素有瘀伤宿血在胸膈中，挟热而搏，唐本无此四字。其舌色必紫而暗，扪之湿，当加入散血之品，如琥珀、丹参、桃仁、丹皮等。不尔，瘀血与热为伍，阻遏正气，遂变如狂、发狂之证。若紫而肿大者，乃酒毒冲心；若紫而干晦者，肾肝色泛也，难治。

何报之曰：酒毒内蕴，舌必深紫而赤，或干涸。若淡紫而带青滑，则为寒证矣，须辨。

舌紫而暗，暗即晦也，扪之潮湿不干，故为瘀血。其晦而干者，精血已枯，邪热乘之，故为难治。肾色黑，肝色青，青黑相合而见于舌，变化紫晦，故曰肾肝色泛也。雄按：此舌虽无邪热，亦难治。酒毒冲心，急加黄连清之。

雄按：此节唐本作第十章[①]。

舌色绛而上有粘腻似苔非苔者，中挟秽浊之气，急加芳香逐之；舌绛欲伸出口而抵齿难骤伸者，痰阻舌根，有内风也；舌绛而光亮，胃阴亡也，急用甘凉濡润之品；若舌绛而干燥者，火邪劫营，凉血清火为要；舌绛而有碎点白黄者，当生疳也；大红点者，热毒乘心也，用黄连、金汁；其有虽绛而不鲜，干枯而痿者，肾阴涸也，急以阿胶、鸡子黄、地黄、天冬等救之，缓则恐涸极而无救也。

尤拙吾曰：阳明津涸，舌干口燥者，不足虑也，若并亡其阳则殆矣。少阴阳虚，汗出而厥者，不足虑也，若并亡其阴则危矣。是以阳明燥渴能饮冷者生，不能饮者死。少阴厥逆，舌不干者生，干者死。

挟秽者，必加芳香以开降胃中浊气而清营热矣。痰阻舌根，由内风之逆，则开降中又当加辛凉咸润以息内风也。脾肾之脉，皆连舌本，亦有脾肾气败而舌短不能伸者，其形貌面色，亦必枯瘁，多为死

---

① 章：崇文书局本、中医书局本此下均有“而无挟热而搏”六字。

证，不独风痰所阻之故也。其舌不鲜干枯而痿，肾阴将涸，亦为危证。而黄连、金汁，并可治疳也。

雄按：光绛而胃阴亡者，炙甘草汤［13］去姜、桂加石斛，以蔗浆易饴糖；干绛而火邪劫营者，晋三犀角地黄汤［43］加元参、花粉、紫草、银花、丹参、莲子心、竹叶之类；若尤氏所云不能饮冷者，乃胃中气液两亡，宜复脉汤原方。汪按：以蔗浆易饴糖，巧妙绝伦。盖温证虽宜甘药，又不可滞中也。

其有舌独中心绛干者，此胃热心营受灼也，当于清胃方中加入清心之品，否则延及于尖，为津干火盛也。舌尖绛独干，此心火上炎，用导赤散［44］泻其腑。

其干独在舌心、舌尖，又有热邪在心、兼胃之别。尖独干是心热，其热在气分者必渴，以气热劫津也；热在血分，其津虽耗，其气不热，故口干而不渴也。多饮能消水者为渴，不能多饮，但欲略润者为干。又如血分无热而口干者，是阳气虚，不能生化津液，与此大不同也。

雄按：上第九章，唐氏窜入第八章，今厘正之。舌心是胃之分野，舌尖乃心之外候，心胃两清，即白虎加生地、黄连、犀角、竹叶、莲子心也。津干火盛者，再加西洋参、花粉、梨汁、蔗浆可耳。心火上炎者，导赤汤入童溲尤良。

再舌苔白厚而干燥者，此胃燥气伤也，滋润药中加甘草，令甘守津还之意。舌白而薄者，外感风寒也，当疏散之。若白干薄唐本作白薄而干。者，肺津伤也，加麦门冬、花露、芦根汁等轻清之品，为上者上之也。若白苔绛底唐本作苔白而底绛。者，湿遏热伏也，当先泄湿透热，防其就唐本作即。干也，勿忧之，唐本作此可勿忧。再从里唐本下有而字。透于外，则变润矣。初病舌就唐本作即。干，神不昏者，急加养正透邪之药；若神已昏，此内匮矣，唐本矣字在下句之末。不可救药。

苔白而厚，本是浊邪，干燥伤津，则浊结不能化，故当先养津而后降浊也。肺位至高，肺津伤必用轻清之品，方能达肺，若气味厚重而下走，则反无涉矣，故曰上者上之也。雄按：此释甚明白，何以第二章释为因地制宜，而讥他人效颦也？湿遏热伏，必先用辛开苦降以泄其湿，湿开热透，故防舌干，再用苦辛甘凉从里而透于外，则胃气化而津液输布，舌即变润，自能作汗，而热邪亦可随汗而解。若初病舌即干，其津气素竭也，急当养正，略佐透邪。若神已昏，则本元败而正不胜邪，不可救矣。雄按：有初起舌干而脉滑脘闷者，乃痰阻于中而液不上潮，未可率投补益也。

又不拘何色，舌上生芒刺者，皆是上焦热极也。当用青布拭冷薄荷水揩之，即去者轻，旋即生者险矣。

生芒刺者，苔必焦黄，或黑无苔者，舌必深绛。其苔白或淡黄者，胃无大热，必无芒刺，或舌尖或两边有小赤瘰，是营热郁结，当开泄气分以通营清热也。上焦热极者，宜凉膈散［42］主之。

雄按：秦皇士云：凡渴不消水，脉滑不数，亦有舌苔生刺者，多是表邪挟食，用保和加竹沥、莱菔汁，或栀豉加枳实并效。若以寒凉抑郁，则谵语发狂愈甚，甚则口噤不语矣。有斑疹内伏，连用升提而不出，用消导而斑出神清者。若荤腥油腻，与邪热斑毒纽结不解，唇舌焦裂，口臭牙疳，烦热昏沉，与以寻常消导，病必不解，徒用清里，其热愈甚，设用下夺，其死更速，惟用升麻葛根汤以宣发之，重者非升麻清胃汤，不能清理肠胃血分中之膏粱积热，或再加山楂、槟榔，多有生者。愚谓病从口入，感证夹食为患者不少，秦氏著《伤寒大白》，于六法外特补消导一门，未为无见。所用莱菔汁，不但能消痰食，即燥火闭郁，非此不清，用得其当，大可起死回生，郭云台极言其功。余每与海蛇同用，其功益懋[①]。

舌苔不燥，自觉闷极者，属脾湿盛也。或有伤痕血迹者，必问曾经搔挖否，不可以有血而便为枯证，仍从湿治可也。再有神情清爽，舌胀大不能出口者，此脾湿胃热郁极化风，而毒延口也，用大黄磨入当用剂内，则舌胀自消矣。

何报之曰：凡中宫有痰饮水血者，舌多不燥，不可误认为寒也。

三焦升降之气，由脾鼓运，中焦和则上下气顺，脾气弱则湿自内生，湿盛而脾不健运，浊壅不行，自觉闷极，虽有热邪，其内湿盛，而舌苔不燥，当先开泄其湿，而后清热，不可投寒凉以闭其湿也。神情清爽而舌胀大，故知其邪在脾胃，若神不清，即属心脾两脏之病矣。邪在脾胃者，唇亦必肿也。

雄按：上第十章，唐氏析首节为第五章，次节为第十二章，末节为第十三章，今并订正。

再唐本作又有。舌上白苔粘腻，吐出浊厚涎沫，口必甜味也，唐本作其口必甜。为脾瘅病，唐本作此为脾瘅。乃湿热气聚，与谷气相搏，土有余也。盈满则上泛，当用省头草，唐本作佩兰叶。芳香[②]辛散以逐之则退。唐本无此二字。若舌上苔如碱者，胃中宿滞挟浊秽郁伏，当急急开泄，否则闭结中焦，不能从膜原达出矣。

脾瘅而浊泛口甜者，更当视其舌本。如红赤者为热，当辛通苦降以泄浊；如色淡不红，由脾虚不能摄涎而上泛，当健脾以降浊也。苔如碱者，浊结甚，故当急急开泄，恐内闭也。

雄按：浊气上泛者，涎沫厚浊，小溲黄赤；脾虚不摄者，涎沫稀粘，小溲清白，见证迥异。虚证宜温中以摄液，如理中［45］或四君［46］加益智之类可也。何亦以降浊为言乎？疏矣。上第十一章，唐氏并入第四章，今订正之。此二章辨别种种白苔证治之殊，似兼疫证之舌苔而详论之，试绎之，则白苔不必尽属于寒也。

若唐本无此字。舌无苔，而有如烟煤隐隐者，不渴肢寒，知挟阴病。唐本移二句在若润者上。如口渴烦热，唐本下有而燥者三字。平时胃燥舌唐本无舌字。也，不可攻之。若燥者，唐本作宜。甘寒益胃；若唐本此下有不渴肢寒而五字。润者，甘温扶中。此何唐本此下有以字。故？外露而里无也。

凡黑苔，大有虚实寒热之不同，即黄白之苔，因食酸味，其色即黑，尤当问之。雄按：此名染苔，食橄榄能黑，食枇杷白苔能黄之类，皆不可不知也。其润而不燥，或无苔如烟煤者，正是肾水来乘心火，其阳虚极矣。若黑而燥裂者，火极变水，色如焚木成炭而黑也。虚实不辨，死生反掌耳。雄按：虚寒证虽见黑苔，其舌色必润，而不紫赤，识此最为秘决。

雄按：更有阴虚而黑者，苔不甚燥，口不甚渴，其舌甚赤，或舌心虽黑无甚苔垢，舌本枯而不甚赤，证虽烦渴便秘，腹无满痛，神不甚昏，俱宜壮水滋阴，不可以为阳虚也。若黑苔望之虽燥而生刺，但渴不多饮，或不渴，其边或有白苔，其舌本淡而润者，亦属假热，治宜温补。其舌心并无黑苔，而舌根有黑苔而燥者，宜下之，乃热在下焦也。若舌本无苔，惟尖黑

---

① 懋（mào茂）：与“茂”通。盛大也。

② 香：原作“草”，据崇文书局本、中医书局本改。

燥，为心火自焚，不可救药。上第十二章，唐本移为第十四章，今订正之。

若唐本无此字。舌黑而滑者，水来克火，为阴证，当温之。若见短缩，此肾气竭也，为难治，欲救之，唐本作惟。加人参、五味子，勉希唐本作或救。万一。舌黑而干者，津枯火炽，急急泻南补北。若唐本此下有黑字。燥而中心厚痞唐本无此字。者，土燥水竭，急以咸苦下之。

何报之曰：暑热证夹血，多有中心黑润者，勿误作阴证治之。

黑苔而虚寒者，非桂、附不可治，佐以调补气血，随宜而施。若黑燥无苔，胃无浊邪，雄按：非无苔也，但不厚耳。故当泻南方之火，补北方之水，仲景黄连阿胶汤［4］主之。黑燥而中心厚者，胃浊邪热干结也，宜用硝、黄咸苦下之矣。

雄按：上第十三章，唐本移为第十五章，今订正之。此二章言黑苔[①] 证治之[②] 有区别也。

又按：茅雨人云：凡起病发热胸闷，遍舌黑色而润，外无险恶情状，此胸膈素有伏痰也，不必张皇，止用薤白、栝蒌、桂枝、半夏一剂，黑苔即退，或不用桂枝，即枳壳、桔梗亦效。

舌淡红无色者，或干而色不荣者，当是胃津伤而气无化液也，当用炙甘草汤［13］，不可用寒凉药。

何报之曰：红嫩如新生，望之似润而燥渴殆甚者，为妄行汗下，以致津液竭也。

淡红无色，心脾气血素虚也，更加干而色不荣，胃中津气亦亡也，故不可用苦寒药，炙甘草汤养气血以通经脉，其邪自可渐去矣。

雄按：上第十四章，唐氏移为第十一章，今订正之。此章言虚多邪少之人舌色如是，当培气液为先也。

若舌白如粉而滑，四边色紫绛者，温疫病初入膜原，未归胃腑，急急透解，莫待传陷而入，为险恶之病。且见此舌者，病必见凶，须要小心。凡斑疹初见，须用纸拈照，见胸背两胁，点大而在皮肤上者为斑；或云头隐隐，或琐碎小粒者为疹。又宜见而不宜见多。按：方书谓斑色红者属胃热，紫者热极，黑者胃烂，然亦必看外证所合，方可断之。

温疫白苔如积粉之厚，其秽浊重也。舌本紫绛，则邪热为浊所闭，故当急急透解，此五疫中之湿疫，又可主以达原饮，亦须随证加减，不可执也。舌本紫绛，热闭营中，故多成斑疹。斑从肌肉而出，属胃；疹从血络而出，属经。其或斑疹齐见，经胃皆热，然邪由膜原入胃者多，或兼风热之入于经络，则有疹矣。不见则邪闭，故宜见；多见则邪重，故不宜多。但斑疹亦有虚实，虚实不明，举手杀人，故先生辨之如后。

雄按：温热病舌绛而白苔满布者，宜清肃肺胃。更有伏痰内盛，神气昏瞀者，宜开痰为治。黑斑蓝斑，亦有可治者。余治胡季权、姚禄皆二案，载《续编》。徐月岩室案，附曾大父[③]《随笔》[④] 中。

然而春夏之间，湿病俱发疹为甚，且其色要辨。唐本无此句。如淡红色，四肢清，口不甚渴，脉不洪数，非虚斑即阴斑。或胸微见数点，面赤足冷，或下利清谷，此阴盛格阳于上而见，当温之。

此专论斑疹，不独温疫所有，且有虚实之迥别也。然火不郁不成斑疹，若虚火力弱而色淡，四肢清者微冷也，口不甚

① 苔：崇文书局本、中医书局本此下均有“之”字。
② 之：崇文书局本、中医书局本均作“必”。
③ 曾大父：即曾祖父。
④ 随笔：即《重庆堂随笔》，由王士雄之曾祖父王秉衡原著。

渴，脉不洪数，其非实火可征矣，故曰虚斑；若面赤足冷，下利清谷，此阴寒盛格拒其阳于外，内真寒外假热，郁而成斑，故直名为阴斑也，须附、桂引火归元，误投凉药即死，实火误补亦死，最当详辨也。

若斑色紫唐本下有而字。小点者，心包热也；点大而紫，胃中热也。黑斑而光亮者，热胜毒盛，唐本作热极毒炽。虽属不治。若其人气血充者，或依法治之，尚可救，若黑而晦者，必死。若黑而隐隐，四旁赤色，火郁内伏，大用清凉透发，间有转红成可救者。若夹斑带疹，皆是邪之不一，各随其部而泄。然斑属血者恒多，疹属气者不少。斑疹皆是邪气外露之象，发出唐本下有之时二字。宜神情清爽，为外解里和之意；如斑疹出而昏者，正不胜邪，内陷为患，或胃津内涸之故。

此论实火之斑疹也。点小即是从血络而出之疹，故热在心包；点大从肌肉而出为斑，故热在胃。黑而光亮者，元气犹充，故或可救；黑暗则元气败，必死矣。四旁赤色，其气血尚活，故可透发也。斑疹夹杂，经胃之热，各随其部而外泄，热邪入胃[①]，本属气分，见斑则邪属于血者多矣，疹从血络而出，本属血分，然邪由气而闭其血，方成疹也，必当两清气血以为治也。既出而反神昏，则正不胜邪而死矣。

雄按：上第十五章详论温疫中斑疹证治之不同，唐氏移为第十六章，今订正之。

再有一种白痦，小粒如水晶色者，杨云：平人夏月亦间有之。此湿热伤肺，邪虽出而气液枯也，必得甘药补之。或未至久延，伤及气液，乃湿郁卫分，汗出不彻之故，当理气分之邪。或白如枯骨者多凶，为气液竭也。

雄按：湿热之邪郁于气分，失于轻清开泄，幸不传及他经，而从卫分发白痦者，治当清其气分之余邪。邪若久郁，虽化白痦，而气液随之以泄，故宜甘濡以补之。苟色白如枯骨者，虽补以甘药，亦恐不及也。上第十六章，唐氏移为第十七章，今订正之。

杨按：湿热素盛者多见此证，然在温病中为轻证，不见有他患。其白如枯骨者，未经阅历，不敢臆断。

汪按：白痦前人未尝细论，此条之功不小。白如枯骨者，余曾见之，非惟不能救，并不及救，故俗医一见白痦，辄以危言恐吓病家，其实白如水晶色者，绝无紧要，吾见甚多，然不知甘濡之法，反投苦燥升提，则不枯者亦枯矣。

再温热之病，看舌之后，亦须验齿。齿为肾之余，龈为胃之络，热邪不燥胃津，必耗肾液，且二经之血，皆走其地，病深动血，结瓣于上。阳血者，色必紫，紫如干漆；阴血者，色必黄，黄如酱瓣。阳血若见，安胃为主；阴血若见，救肾为要。然豆瓣色者多险，若证还不逆者，尚可治，否则难治矣。何以故耶？盖阴下竭，阳上厥也。

肾主骨，齿为骨之余，故齿浮龈不肿者，为肾火水亏也。胃脉络于上龈，大肠脉络于下龈，皆属阳明，故牙龈肿痛，为阳明之火。若湿入胃，则必连及大肠，血循经络而行，邪热动血而上结于龈，紫者[②]为阳明之血，可清可泻；黄者为少阴之血，少阴血伤为下竭，其阳邪上亢而气厥逆，故为难治也。

雄按：上第十七章，唐氏移作第十八章，今订正之。

---

① 胃：原作“肾”，据崇文书局本、中医书局本改。
② 者：崇文书局本、中医书局本均无此字。

齿若光燥如石者，胃热甚也。若无汗恶寒，卫偏胜也，辛凉泄卫透汗为要。若如枯骨色者，肾液枯也，为难治。若上半截润，水不上承，心火上炎也，急急清心救水，俟枯处转润为妥。

胃热甚而反恶寒者，阳内郁而表气不通，故无汗而为卫气偏胜，当泄卫以透发其汗，则内热即从表散矣。凡恶寒而汗出者，为表阳虚，腠理不固，虽有内热，亦非实火矣。齿燥有光者，胃津虽干，肾气未竭也；如枯骨者，肾亦败矣，故难治也。上半截润，胃津养之；下半截燥，由肾水[①] 不能上滋其根，而心火燔灼，故急当清心救水，仲景黄连阿胶汤［4］主之。

若咬牙啮[②] 齿者，湿热化风痉病。但咬牙者，胃热气走其络也。若咬牙而脉证皆衰者，胃虚无谷以内荣，亦咬牙也。何以故耶？虚则喜实也。舌本不缩而硬，而牙关咬定难开者[③]，此非风痰阻络，即欲作痉证，用酸物擦之即开，木来泄土故也。

牙齿相啮者，以内风鼓动也；但咬不啮者，热气盛而络满，牙关紧急也。若脉证皆虚，胃无谷养，内风乘虚袭之，入络而亦咬牙，虚而反见实象，是谓虚则喜实，当详辨也。又如风痰阻络为邪实，其热盛化风欲作痉者，或由伤阴而挟虚者，皆当辨也。

雄按：上第十八章，唐氏移作第十九章，今订正之。

若齿垢如灰糕样者，胃气无权，津亡湿浊用事，多死。而初病齿缝流清血痛者，胃火冲激也；不痛者，龙火内燔也。齿焦无垢者，死。齿焦有垢者，肾热胃劫也。当微下之，或玉女煎［47］清胃救肾可也。

齿垢由肾热蒸胃中浊气所结，其色如灰糕，则枯败而津气俱亡，肾胃两竭，惟有湿浊用事，故死也。齿缝流清血，因胃火者出于龈，胃火冲激故痛，不痛者出于牙根，肾火上炎故也。齿焦者肾水枯，无垢则胃液竭，故死。有垢者火盛而气液未竭，故审其邪热甚者，以调胃承气微下其胃热。肾水亏者，玉女煎清胃滋肾可也。

雄按：上第十九章，唐氏移作第二十章，今订正之。以上三章，言温热诸证，可验齿而辨其治也。真发从来所[④] 未发，是于舌苔之外，更添一秘诀，并可垂为后世法，读者苟能隅反，则岂仅能辨识温病而已哉？

再妇人病温，与男子同，但多胎前产后，以及经水适来适断。大凡胎前病，古人皆以四物［48］加减用之，谓护胎为要，恐来害妊。如热极用井底泥，蓝布浸冷，覆盖腹上等，皆是保护之意，但亦要看其邪之可解处。用血腻之药不灵，又当省察，不可认板法。然须步步保护胎元，恐损正邪陷也。

保护胎元者，勿使邪热入内伤胎也。如邪犹在表分，当从开达外解，倘执用四物之说，则反引邪入内，轻病变重矣。杨云：此释极为明通。故必审其邪之浅深而治，为至要也。若邪热逼胎，急清内热为主，如外用泥布等盖覆，恐攻热内走，反与胎碍，更当详审，勿轻用也。总之清热解邪，勿使伤动其胎，即为保护，若助气和气以达邪，犹可酌用，其补血腻药，恐反遏其邪也。雄按：此说固是，然究是议药不议病矣。如温热已烁营阴，则地黄未尝不可用。且《内经》曰：妇人重身，毒

① 水：崇文书局本、中医书局本均无此字。

② 啮（niè 聂）：咬。

③ 者：崇文书局本、中医书局本均作"也"。

④ 所：崇文书局本、中医书局本均作"之"。

之何如？岐伯曰：有故无[1]殒，亦无殒也。大积大聚，其可犯也，衰其大半而止，不可过也。故如伤寒阳明实热证，亦当用承气下之，邪去则胎安也。盖病邪浅则在经，深则在腑，而胎系于脏，攻其经腑，则邪当其药，与脏无碍，雄按：此释极通，而竟忘却温热传营入血之证。本文但云不可认板法，非谓血药无可用之证也。若妄用补法以闭邪，则反害其胎矣。倘邪已入脏，虽不用药，其胎必殒而命难保。雄按：亦须论其邪入何脏。所以经言有故无殒者，谓其邪未入脏，攻其邪亦无殒胎之害也。杨云：有故无殒者，有病则病当之也，不必增入邪未入脏之说以滋荧惑。故[2]要在辨证明析，用法得当，非区区四物所能保胎者也。故先生曰：须看其邪之可解处，不可认板法，至哉言乎！

至于产后之法，按方书谓慎用苦寒，恐伤其已亡之阴也。然亦要辨其邪能从上中解者，稍从证用之，亦无妨也，不过勿犯下焦，且属虚体，当如虚怯人病邪而治。总之无犯实实虚虚之禁。况产后当气血沸腾之候，最多空窦，邪势必乘虚内陷，虚处受邪为难治也。雄按：余医案中所载产后温热诸证治，皆宜参阅，兹不赘。

徐洄溪曰：产后血脱，孤阳独旺，虽石膏、犀角对证，亦不禁用。而世之庸医，误信产后宜温之说，不论病证，皆以辛热之药戕其阴而益其火，无不立毙，我见甚多，惟叶案中绝无此弊，足征学有渊源。

魏柳洲曰：近时专科及庸手，遇产后一以燥热温补为事，杀人如麻。雄按：不挟温热之邪者且然，况兼温热者乎？

吴鞠通曰：产后温证，固云治上不犯中，然药反不可过轻，须用多备少服法，中病即已，所谓无粮之师，利于速战。若畏产后虚怯，用药过轻，延至三四日后，反不能胜药矣。

如经水适来适断，邪将陷唐本下有于字。血室，少阳伤寒，言之详悉，不必多赘。但数动与正伤寒不同，仲景立小柴胡汤［40］，提出所陷热邪，参、枣唐本下有以字。扶胃气，以冲脉隶属阳明也，此与唐本作惟。虚者为合治。若热邪陷入，与血相结者，当从陶氏小柴胡汤去参、枣，加生地、桃仁、楂肉、丹皮或犀角等。若本经血结自甚，必少腹满痛，轻者刺期门，重者小柴胡汤去甘药，加延胡、归尾、桃仁，挟寒加肉桂心，气滞者加香附、陈皮、枳壳等。沈月光用柴胡、秦艽、荆芥、香附、苏梗、厚朴、枳壳、当归、芎䓖、益母草、木通、黄芩，名和血逐邪汤，姜衣少许为引，治伤寒热入血室，气滞血瘀而胸满腹胀痛甚者，甚效。然热陷血室之证，多有谵语如狂之象，防是阳明胃实，唐本作与阳明胃实相似，下有此种病机四字。当辨之。唐本作最须辨别。血结者身体必重，非若阳明之轻旋便捷者。唐本无旋捷二字。何以故耶？阴主重浊，络脉被阻，唐本下有身之二字。侧旁气痹，连唐本下有及字。胸背皆拘束不遂，唐本作皆为阻窒。故去邪通络，正合其病。往往延久上逆心包，胸中唐本下有痹字。痛，即陶氏所谓血结胸也。王海藏出一桂枝红花汤［50］加海蛤、桃仁，原是[3]表里上下一齐尽解之理，看唐本无此字。此方大有巧手，唐本作妙焉。故录出以备学者之用。唐本无此句。

数动未详，或数字是变字之误，更俟

① 无：原作“有”，据《内经》原文及崇文书局本、醉六堂本、中医书局本改。

② 故：崇文书局本、中医书局本均无此字。

③ 是：崇文书局本、中医书局本均作“为”。

明者正之。冲脉为血室，肝所主，其脉起于气街，气街，阳明胃经之穴，故又隶属阳明也。邪入血室，仲景分浅深而立两法，其邪深者云如结胸状，谵语者，刺期门，随其实而泻之，是从肝而泄其邪，亦即陶氏之所谓血结胸也；其邪浅者，云往来寒热如疟状，而无谵语，用小柴胡汤，是从胆治也。盖往来寒热，是少阳之证，故以小柴胡汤提少阳之邪，则血室之热，亦可随之而外出，以肝胆为表里，故深则从肝，浅则从胆，以导泄血室之邪也。今先生更详证状，并采陶氏、王氏之方法，与仲景各条合观，诚为精细周至矣。其言小柴胡汤，惟虚者为合法，何也？盖伤寒之邪，由经而入血室，其胃无邪，故可用参、枣，若温热之邪，先已犯胃，后入血室，故当去参、枣，惟胃无邪，及中虚之人，方可用之耳。雄按：世人治疟，不论其是否为温热所化，而一概执用小柴胡汤以实其胃，遂致危殆者最多。须知伤寒之用小柴胡汤者，正防少阳经邪乘虚入胃，故用参、枣先助胃以御之，其与温热之邪，来路不同，故治法有异也。汪按：此谓温热之邪与伤寒来路不同，故治法有异是也。至云伤寒胃中无邪，又云防少阳之邪乘虚入胃，则似未安。夫伤寒传经，由太阳而阳明而少阳，故有太阳阳明、有正阳阳明、有少阳阳明。岂有少阳受邪而阳明不受邪者？亦岂有防少阳之邪倒传阳明之理乎[①]？

雄按：温邪热入血室有三证，如经水适来，因热邪陷入而搏结不行者，此宜破其血结；若经水适断，而邪乃乘血舍之空虚以袭之者，宜养营以清热；其邪热传营，逼血妄行，致经未当期而至者，宜清热以安营。上第二十章，唐氏作第二十一章。其小引云：《温证论治》二十则，乃先生游于洞庭山，门人顾景文随之舟中，以当时所语，信笔录记，一时未加修饰，是以词多诘屈，语亦稍乱，读者不免晦口。大烈不揣冒昧，窃以语句少为条达，前后少为移掇，惟使晦者明之，至先生立论之要旨，未敢稍更一字也。章氏诠释，亦从唐本。雄谓原论次序，亦既井井有条，而词句之间，并不难读，何必移前掇后，紊其章法。而第三[②]章如玉女煎去其“如”字之类，殊失庐山真面目矣。兹悉依华本订正之。

叶香岩三时伏气外感篇

春温一证，由冬令收藏未固，昔人以冬寒内伏，藏于少阴，入春发于少阳，以春木内应肝胆也。寒邪深伏，已经化热，昔贤以黄芩汤为主方，苦寒直清里热，热伏于阴，苦味坚阴，乃正治也。知温邪忌散，不与暴感门同法。若因外邪先受，引动在里伏热，必先辛凉以解新邪，自注：葱豉汤［52］。继进苦寒以清里热，况热乃无形之气，时医多用消滞，攻治有形，胃汁先涸，阴液劫尽者多矣。雄按：新邪引动伏邪者，初起微有恶寒之表证。

徐洄溪曰：皆正论也。

章虚谷曰：或云人身受邪，无不即病，未有久伏过时而发者。其说甚似有理，浅陋者莫不遵信为然，不知其悖经义，又从而和之。夫人身内脏腑，外营卫，于中十二经，十五络，三百六十五孙络，六百五十七穴，细微幽奥，曲析难明，今以一郡一邑之地，匪类伏匿，犹且不能觉察，况人身经穴之渊邃隐微，而邪气如烟之渐熏，水之渐积，故如《内经》

---

① 汪按……之理乎：崇文书局本、中医书局本均无此注。

② 三：崇文书局本、中医书局本作“二”。

论诸痛诸积，皆由初感外邪，伏而不觉，以致渐侵入内所成者也，安可必谓其随感即病，而无伏邪者乎？又如人之痘毒，其未发时，全然不觉，何以又能伏耶？由是言之，则《素问》所言冬伤寒春病温，非谰语矣。

雄按：藏于精者，春不病温。小儿之多温病何耶？良以冬暖而失闭藏耳。夫冬岂年年皆暖欤？因父母以姑息为心，惟恐其冻，往往衣被过厚，甚则戕之以裘帛，富家儿多夭者，半由此也。虽天令潜藏，而真气已暗为发泄矣，温病之多，不亦宜乎？此理不但幼科不知，即先贤亦从未道及也。汪按：惟洄溪尝略论及之耳①。

风温者，春月受风，其气已温。雄按：此言其常也。冬月天暖，所感亦是风温，春月过冷，亦有风寒也。经谓春病在头，治在上焦。肺位最高，邪必先伤，此手太阴气分先病，失治则入手厥阴心包络，血分亦伤。盖足经顺传，如太阳传阳明，人皆知之；肺病失治，逆传心包络，人多不知者。俗医见身热咳喘，不知肺病在上之旨，妄投荆、防、柴、葛，加入枳、朴、杏、苏、菔子、楂、麦、橘皮之属，辄云解肌消食；有见痰喘，便用大黄礞石滚痰丸，大便数行，上热愈结。幼稚谷少胃薄，表里苦辛化燥，胃汁已伤，复用大黄，大苦沉降丸药，致脾胃阳和伤极，陡变惊痫，莫救者多矣。

自注：风温肺病，治在上焦。夫春温忌汗，初病投剂，宜用辛凉，若杂入消导发散，徐云：须对证，亦可用。不但与肺病无涉，劫尽胃汁，肺乏津液上供，头目清窍徒为热气熏蒸，鼻干如煤，目瞑或上窜无泪，或热深肢厥，狂躁溺涩，胸高气促，皆是肺气不宣化之征。斯时若以肺药少加一味清降，使药力不致直趋肠中，雄按：所谓非轻不举也，重药则直过病所矣。而上痹可开，诸窍自爽，无如市医佥云结胸，皆用连、蒌、柴、枳，苦寒直降，致闭塞愈甚，告毙者多。

又此证初因发热喘嗽，首用辛凉清肃上焦，徐云：正论。如薄荷、连翘、牛蒡、象贝、桑叶、沙参、栀皮、姜皮、花粉。若色苍热胜烦渴，用石膏、竹叶辛寒清散，痧疹亦当宗此。若日数渐多，邪不得解，芩、连、凉膈亦可用。至热邪逆传膻中，神昏目瞑，鼻窍无涕洟，诸窍欲闭，其势危急，必用至宝丹［41］或牛黄清心丸［40］。徐云：急救非此不可。病减后余热，只甘寒清养胃阴足矣。

春月暴暖忽冷，先受温邪，继为冷束，咳嗽痰喘最多，辛解凉②温，只用一剂，大忌绝谷。若甚者，宜昼夜竖抱勿倒三四日。徐云：秘诀。夫轻为咳，重为喘，喘急则鼻掀胸挺。

自注：春温皆冬季伏邪，详于大方诸书，幼科亦有伏邪，雄按：人有大小，感受则一也。治从大方，雄按：感受既一，治法亦无殊，奈大方明于治温者罕矣，况幼科乎？然暴感为多，如头痛、恶寒、发热、喘促、鼻塞、声重、脉浮、无汗，原可表散，春令温舒，辛温宜少用，阳经表药，最忌混乱。至若身热咳喘有痰之证，只宜肺药清③解，泻白散［54］加前胡、牛蒡、薄荷之属，消食药只宜一二味。雄按：此为有食者言也。若二便俱通者，消食少用，须辨表里上中下何者为急施治。

又春季温暖，风温极多，温变热最速，若发散风寒消食，劫伤津液，变证尤速。雄按：沈尧封云：温亦火之气也，盖

① 汪按……论及之耳：崇文书局本、中医书局本均无此注。

② 凉：崇文书局本、中医书局本均作“忌”。

③ 清：崇文书局本、中医书局本均作“辛”。

火之微者曰温，火之甚者曰热，三时皆有，惟暑为天上之火，独盛于夏令耳。

初起咳嗽喘促，通行用：薄荷汗多不用 连翘 象贝 牛蒡 花粉 桔梗 沙参 木通 枳壳 橘红

表解热不清，用：黄芩 连翘 桑皮 花粉 地骨皮 川贝 知母 山栀

备用方：黄芩汤［9］ 葱豉汤［51］ 凉膈散［42］ 清心凉膈散［52］ 苇茎汤［53］ 泻白散［54］ 葶苈大枣汤［55］ 白虎汤［7］ 至宝丹［41］ 牛黄清心丸［40］ 竹叶石膏汤［56］ 喻氏清燥救肺汤［57］

里热不清，朝上凉，晚暮热，即当清解血分，久则滋清养阴。若热陷神昏，痰升喘促，急用牛黄丸［40］、至宝丹［41］之属。

风温乃肺先受邪，遂逆传心包，治在上焦，不与清胃攻下同法。幼科不知，初投发散消食不应，改用柴、芩、瓜蒌、枳实、黄连，再下夺不应，多致危殆，皆因不明手经之病耳。雄按：婆心苦口，再四丁宁，舌敝耳聋，可为太息。

若寒痰阻闭，亦有喘急胸高，不可用[①] 前法，用三白［22］吐之，或妙香丸［58］。

夏为热病，然夏至已前，时令未为大热，经以先夏至病温，后夏至病暑。温邪前已申明，暑热一证，雄按："阴阳大论"云：春气温和，夏气暑热。是暑即热也，原为一证，故夏月中暑，仲景标曰中热也。昔人以动静分为暑热二证，盖未知暑为何气耳。医者易眩，夏暑发自阳明，古人以白虎汤［7］为主方。后贤刘河间创议迥出诸家，谓温热时邪，当分三焦投药，以苦辛寒为主，若拘六经分证，仍是伤寒治法，致误多矣。徐云：能分六经者，亦鲜矣。盖伤寒外受之寒，必先从汗解，辛温散邪是已；口鼻吸入之寒，即为中寒阴病，徐云：亦不尽然。治当温里，分三阴见证施治。若夫暑病，专方甚少，皆因前人略于暑，详于寒耳。考古如《金匮》暑暍痉之因，而洁古以动静分中暑、中热，各具至理，雄按：虽有至理，而强分暑热，名已不正矣。兹不概述。论幼科病暑热，夹杂别病有诸，而时下不外发散消导，加入香薷一味，或六一散［59］一服。考《本草》香薷辛温发汗，能泄宿水，夏热气闭无汗，渴饮停水，香薷必佐杏仁，以杏仁苦降泄气，大顺散［60］取义若此。徐云：大顺散非治暑之方，乃治暑月伤冷之方也，何得连类及之，夹杂矣。雄按：上言香薷治渴饮停水，佐杏仁以降泄，故曰大顺散之义，亦若此也。长夏湿令，暑必兼湿。雄按：此言长夏湿旺之令，暑以蒸之，所谓土润溽暑，故暑湿易于兼病，犹之冬月风寒，每相兼感。暑伤气分，湿亦伤气，汗则耗气伤阳，胃汁大受劫烁，变病由此甚多，发泄司令，里真自[②] 虚。张凤逵云：暑病首用辛凉，继用甘寒，再用酸泄、酸敛，不必用下。可称要言不烦矣。然幼科因暑热蔓延，变生他病。雄按：大方何独不然，学者宜知偶反。兹摘其概。

暑邪必挟湿，雄按：暑令湿盛，必多兼感，故曰挟，犹之寒邪挟食，湿证兼风，俱是二病相兼，非谓暑中必有湿也。故论暑者须知为天上烈日之炎威，不可误以湿热二气，并作一气，始为暑也。而治暑者须知其挟湿为多焉。状如外感风寒，忌用柴、葛、羌、防，如肌表热无汗，辛凉轻剂无误。香薷辛温气升，热服[③] 易

① 用：崇文书局本、中医书局本均作“与”。
② 自：崇文书局本、中医书局本均作“是”。
③ 服：崇文书局本、中医书局本均作“伏”。

吐，佐苦降如杏仁、黄连、黄芩，则不吐。宣通上焦，如杏仁、连翘、薄荷、竹叶。

暑热深入，伏热烦渴，白虎汤［7］、六一散［59］。雄按：无湿者白虎汤，挟湿者六一散，须别。暑病头胀如蒙，皆热盛上炽，白虎竹叶；酒湿食滞者，加辛温通里。

夏令受热，昏迷若惊，此为暑厥，雄按：受热而迷，名曰暑厥，譬如受冷而仆，名寒厥也。人皆知寒之即为冷矣，何以不知暑之为热乎？即热气闭塞孔窍所致。其邪入络，与中络同法。牛黄丸［40］、至宝丹［41］芳香利窍可效。徐云：妙法。雄按：紫雪［61］亦可酌用。神苏已后，用清凉血分，如连翘心、竹叶心、元参、细生地、鲜生地、二冬之属。雄按：暑是火邪，心为火脏，邪易入之，故治中暑者，必以清心之药为君。此证初起大忌风药，雄按：火邪得风药而更炽矣。初病暑热伤气，雄按：所谓壮火食气也。竹叶石膏汤［56］或清肺轻剂。雄按：火邪克金，必先侵肺矣。大凡热深厥深，四肢逆冷，魏柳洲曰：火极似水，乃物极必反之候。凡患此为燥热温补所杀者多矣，哀哉！盖内真寒而外假热，诸家尝论之矣，内真热而外假寒[①]，论及者罕也。雄按：道光甲辰六月初一日至初四日，连日酷热异常，如此死者，道路相接。余以神犀丹［96］、紫雪［61］二方救之，极效。但看面垢齿燥，二便不通，或泻不爽，为是大忌误认伤寒也。雄按：尤忌误以暑为阴邪，或指暑中有湿而妄投温燥渗利之药也。

上暑厥雄按：王节斋云：夏至后病[②]为暑，相火令行，感之自口齿入，伤心包络经，甚则火热制金，不能平木而为暑风。张兼善云：清邪中上，浊邪中下，其风寒湿皆地之气，所以俱中足经，惟暑乃天之气，系清邪，所以中手少阴心经。

幼儿断乳纳食，值夏月脾胃主气，易于肚膨泄泻，足心热，形体日瘦，或烦渴喜[③]食，渐成五疳积聚，当审体之强弱，病之新久，有余者疏胃清热，食入粪色白或不化，健脾佐消导清热。若湿热内郁，虫积腹痛，徐云：此证最多。导滞驱虫微下之，缓调用肥儿丸之属。

上热疳。

夏季秋热，小儿泄泻，或初愈未愈，满口皆生疳蚀，尝有阻塞咽喉致危者，此皆在里湿盛生热，热气蒸灼，津液不生，湿热偏伤气分，治在上焦，或佐淡渗，徐云：须用外治。世俗常刮西瓜翠衣治疳，徐云：合度。取其轻扬渗利也。

上口疳。

夏季湿热郁蒸，脾胃气弱，水谷之气不运，湿著内蕴为热，渐至浮肿腹胀，小水不利，治之非法，水湿久渍，逆行犯肺，必生咳嗽喘促，甚则坐不得卧，俯不得仰，危期速矣。大凡喘必生胀，胀必生喘，方书以先喘后胀治在肺，先胀后喘治在脾，亦定论也。《金匮》有风水、皮水、石水、正水、黄汗，以分表里之治；河间有三焦分消；子和有磨积逐水。皆有奥义，学者不可不潜心体认，难以概述。阅近代世俗论水湿喘胀之证，以《内经》开鬼门取汗为表治，分利小便洁净府为里治。经旨“病能篇”谓：诸湿肿满，皆属于脾。以健脾燥湿为稳治。治之不效，技穷束手矣。不知凡病皆本乎阴阳，通表利小便，乃宣经气，利腑气，是阳病治法；

---

① 诸家尝论之矣，内真热而外假寒：崇文书局本、中医书局本均无此句。

② 病：崇文书局本、中医书局本此下均有“热”字。

③ 喜：崇文书局本、中医书局本均作“善”。

暖水脏，温脾胃，补土以驱水，是阴病治法。治肺痹以轻开上，治脾必佐温通。若阴阳表里乖违，脏真日漓，阴阳不运，亦必作胀，治以通阳乃可奏绩，如局方禹余粮丸［62］。甚至三焦交阻，必用分消，肠胃窒塞，必用下夺，然不得与伤寒实热同例，擅投硝、黄、枳、朴，扰动阴血。若太阴脾脏饮湿阻气，温之补之不应，欲用下法，少少甘遂为丸可也。徐云：亦太峻。其治实证，选用方法备采。雄按：叶氏《景岳发挥》有因喘而肿，当以清肺为要之论，宜参。若水湿侵脾，发肿致喘，治当补土驱水，设水气上凌心包，变呃更危，陈远公云：用苡仁、茯神各一两，白术、苍术各三钱，半夏、陈皮各一钱，丁香五分，吴萸三分，名止呃汤，二剂可安。

喘胀备用方：徐云：太猛厉者不可轻用。葶苈大枣汤［55］　泻白散［54］　大顺散［60］　牡蛎泽泻散［63］　五苓散［21］　越婢汤［64］　甘遂半夏汤［65］　控涎丹［66、67］　五子五皮汤［68］　子和桂苓汤［69］　禹功丸［70］　茯苓防己汤［71］　中满分消汤［72、73］　小青龙汤［74］　木防己汤［75］。

吐泻一证，幼儿脾胃受伤，陡变惊搐最多，徐云：此证多是痰湿。若是不正秽气触入，或口食生冷，套用正气散［76、77］、六和汤［78］、五积散［79］之类。正气受伤，肢冷呃忒，呕吐自利，即用钱氏益黄散［80、81］，有痰用星附六君子汤［82］、理中汤［45］等。倘热气深伏，烦渴引饮，呕逆者连香饮（缺）、黄连竹茹橘皮半夏汤［83］。热闭神昏，用至宝丹［41］，寒闭用来复丹［84］。

稚年夏月食瓜果，水寒之湿，著于脾胃，令人泄泻，其寒湿积聚，未能遽化热气，必用辛温香窜之气，古方中消瓜果之积，以丁香、肉桂，或用麝香，今七香饼［85］治泻，亦祖此意。其平胃散［86］、胃苓汤［87］亦可用。雄按：此非温热为病，何必采入，缘夏月此等证候甚多，因畏热贪凉而反生寒湿之病，乃夏月之伤寒也，虽在暑令，实非暑证，昔人以阴暑名之谬矣。譬如避火而溺于水，拯者但可云出之于水，不可云出之于阴火也。

疟之为病，因暑而发者居多，雄按：可谓一言扼要。奈世俗惟知小柴胡汤为治，误人多矣。方书虽有痰、食、寒、热、瘴疠之互异，幼稚之疟，多因脾胃受病，雄按：因暑而发者，虽大人之疟，无不病于脾胃，以暑多兼湿，脾为土脏，而胃者以容纳为用，暑邪吸入，必伏于此也。然气怯神昏，初病惊痫厥逆为多，在夏秋之时，断不可认为惊痫。大方疟证，须分十二经，与咳证相等，若幼科庸俗，但以小柴胡去参，或香薷、葛根之属，雄按：举世无不尔，于幼科乎何尤？不知柴胡劫肝阴，葛根竭胃汁，致变屡矣。雄按：柴、葛之弊，二语见林北海重刊张司农《治暑全书》，叶氏引用，原非杜撰，洄溪妄评，殊欠考也。幼稚纯阳，暑为热气，雄按：在天为暑，在地为热，故暑即热之气也。昔人谓有阴暑者，已极可笑。其分中热、中暑为二病者，是析一气而两也。又谓暑合湿热而成者，是并二气而一也，奚可哉？证必热多烦渴，邪自肺受者，桂枝白虎汤［89］二进必愈。其冷食不运，有足太阴脾病①见证，初用正气［76、77］，或用辛温，如草果、生姜、半夏之属。雄按：切记。此是治暑月因寒湿而病之法。方书谓草果治太阴独胜之寒，知母治阳明独胜之热。疟久色夺，唇白汗多馁弱，必用四兽饮［90］。雄按：邪去而正衰，故可用此药。阴虚内热，必

① 病：崇文书局本、中医书局本均作“经”。

用鳖甲、首乌、知母，便渐溏者忌用。久疟营伤寒胜，加桂、姜，拟初、中、末疟门用药于下。雄按：叶氏《景岳发挥》内所论疟痢诸候①，宜参。

初病暑风湿热疟药：

脘痞闷：枳壳　桔梗　杏仁　厚朴二味喘最宜　瓜蒌皮　山栀　香豉

头痛宜辛凉轻剂：连翘　薄荷　赤芍　羚羊角　蔓荆子　滑石淡渗清上

重则用石膏，口渴用花粉，烦渴用竹叶石膏汤［56］。

热甚则用黄芩、黄连、山栀。

夏季身痛属湿，羌、防辛温宜忌，宜用木防已、蚕砂。雄按：豆卷可用。暑热邪伤，初在气分，日多不解，渐入血分，反渴不多饮，唇舌绛赤，芩、连、膏、知不应，必用血药，量佐清气热一味足矣。

轻则用青蒿、丹皮汗多忌、犀角、竹叶心、元参、鲜生地、细生地、木通亦能发汗、淡竹叶，汪按：此乃淡竹叶草，故与竹叶心别。② 若热久痞结，泻心汤选用。

夏月热久入血，最多蓄血一证，徐云：历练之言。谵语昏狂，看法以小便清长，大便必黑为是，桃核承气汤［88］为要药。

疟多用乌梅，以酸泄木安土之意，雄按：邪未衰者忌之。用常山、草果，乃劫其太阴之寒，以常山极走，使二邪不相并之谓；徐云：兼治痰。雄按：内无寒痰者，不可浪用。用人参、生姜，曰露姜饮［91］，一以固元，一以散邪，取通神明去秽恶之义③。雄按：必邪衰而正气已虚者可用此。总之，久疟气馁，凡壮胆气皆可止疟，未必真有疟鬼。雄按：有物凭之者，间或有之，不必凡患疟疾，皆有祟也。又疟疾既久，深入血分，或结疟母，鳖甲煎丸［92］。设用煎方，活血通络可矣。徐忠可云：幼儿未进谷食者，患疟久不止，用冰糖浓汤，余试果验。徐云：亦一单方。汪按：冰糖用秋露水煎尤良④。雄按：食谷者，疟久不止，须究其所以不止而治之。

痢疾一证，古称滞下，盖里有滞浊而后下也。但滞在气，滞在血，冷伤热伤，而滞非一。今人以滞为食，但以消食，并令禁忌饮食而已。雄按：更有拘泥吃不死之痢疾一言，不论痢属何邪，邪之轻重，强令纳食以致剧者，近尤多也。盖所谓吃不死之痢疾者，言痢之能吃者，乃不死之证，非恶谷而强食也。

夫疟痢皆起夏秋⑤，都因湿热郁蒸，以致脾胃水谷不运，湿热灼气血为粘腻，先痛后痢，痢后不爽，若偶食瓜果，水寒即病，未必即变为热，先宜辛温疏利之剂。雄按：虽未必即化为热，然有暑湿内郁，本将作痢，偶食生冷，其病适发者，仍须察脉证而施治法，未可遽以为寒证也，余见多矣，故谨赘之。若脓血几十行，疞痛后重，初用宣通驱热，如芩、连、大黄，必加甘草以缓之，非如伤寒粪坚，须用芒硝咸以软坚，直走破泄至阴，此不过苦能胜湿，寒以逐热，足可却病。古云：行血则便脓愈，导气则后重除。行血凉血，如丹皮、桃仁、延胡、黑楂、归尾、红花之属；导气，如木香、槟榔、青皮、枳、朴、橘皮之属。世俗通套，不过如此。盖疟伤于经，犹可延挨，痢关乎脏，误治必危。诊之大法，先明体质强弱，肌色苍嫩，更询起居，致病因由。初

① 候：崇文书局本、中医书局本均作“条”。
② 汪按……竹叶心别：崇文书局本、中医书局本均无此注。
③ 义：崇文书局本、中医书局本均作“气”。
④ 汪按……水煎尤良：崇文书局本、中医书局本均无此注。
⑤ 秋：崇文书局本、中医书局本均作“初”。

病体坚质实，前法可遵，久病气馁神衰，虽有腹痛后重，亦宜详审，不可概以攻积清夺施治。

噤口不纳水谷下痢，都因热升浊攻，必用大苦，如芩、连、石莲清热，人参辅胃益气，热气一开，即能进食，药宜频频进二三日。徐云：人参必同清热之药用，便为合度。

小儿热病最多者，以体属纯阳，六气著人，气血皆化为热也。雄按：大人虽非纯阳，而阴虚体多，客邪化热，亦甚易也。饮食不化，蕴蒸于里，亦从热化矣。然有解表已复热，攻里热已复热，利小便愈后复热，养阴滋清，热亦不除者，张季明谓元气无所归著，阳浮则倏热矣，六神汤［93］主之。

秋深初凉，稚年发热咳嗽，雄按：大人亦多病此。证似春月风温证，但温乃渐热之称，凉则渐冷之意，春月为病，犹是冬令固密之余，秋令感伤，恰值夏月发泄之后，其体质之虚实不同。徐云：通人之言也。但温自上受，燥自上伤，理亦相等，均是肺气受病，世人误认暴感风寒，混投三阳发散，津劫燥甚，喘急告危。若果暴凉外束，身热痰嗽，只宜葱豉[①]汤［51］，或苏梗、前胡、杏仁、枳、桔之属，仅一二剂亦可。更有粗工亦知热病，与泻白散［54］加芩、连之属，不知愈苦助燥，必增他变，当以辛凉甘润之方，气燥自平而愈，慎勿用苦燥劫烁胃汁。雄按：夏令发泄，所以伏暑之证多于伏寒也。

秋燥一证，气分先受，治肺为急，若延绵数十日之久，病必入血分，又非轻浮肺药可治，须审体质证端。古谓治病当活泼泼地，如盘走珠耳。

沈尧封曰：在天为燥，在地为金，燥亦五气之一也。雄按：以五气而论，则燥为凉邪，阴凝则燥，乃其本气。但秋燥二字皆从火者，以秋承夏后，火之余焰未息也。若火既就之，阴竭则燥，是其标气。治分温润、凉润二法。然金曰从革，故本气病少，标气病多，此圣人制字之所以从火，而《内经》云：燥者润之也。海峰云：燥气胜复，片言而析，是何等笔力。然燥万物者，莫熯乎火。故火未有不燥，而燥未有不从火来。温热二证，论火即所以论燥也。若非论燥，仲景条内两渴字从何处得来，且热病条云口燥渴，明将燥字点出。喻氏云：古人以燥热为暑，故用白虎汤主治，此悟彻之言也。明乎此，则温热二证，火气兼燥，夫复何疑？雄按：今人以暑为阴邪，又谓暑中有湿，皆呓语也。

徐洄溪曰：此卷议论，和平精切，字字金玉，可法可传。得古人之真诠而融化之，不仅名家，可称大家矣。敬服敬服！

黄退庵曰：先生乃吴中之名医也，始习幼科，后学力日进，扩充其道于内科一门，可称集大成焉。论温暑[②]虽宗河间，而用方工细，可谓青出于蓝。但欲读其书者，须先将仲景以下诸家之说用过工夫，然后探究叶氏方意所从来，庶不为无根之萍也。

雄按：叶氏《医案》乃后人所辑，惟此卷《幼科要略》为先生手定，华氏刻于《医案》后以传世，徐氏以为字字金玉。奈大方家视为幼科治法，不过附庸于此集，皆不甚留意，而习幼科者，谓此书为大方之指南，更不过而问焉，即阐发叶氏，如东扶、鞠通、虚谷者，亦皆忽略而未之及也。余谓虽为小儿说法，大人岂有他殊？故于《温热论》后附载春温、夏暑、秋燥诸条，举一反三，不仅为活幼之慈航矣。

---

① 豉：原作“鼓”，据文义改。
② 暑：崇文书局本、中医书局本均作“证”。

温热经纬卷四

海宁王士雄孟英纂
定州杨照藜素园　评
乌程汪曰桢谢城　评
仁和赵庆澜笛楼参

陈平伯外感温病篇

雄按：此与下篇相传为陈、薛所著，究难考实，姑从俗以标其姓字，俟博雅正之。

盖闻外感不外六淫，而民病当分四气，治伤寒家，徒守发表攻里之成方，不计辛热苦寒之贻害，遂使温热之旨蒙昧不明，医门缺典，莫此甚焉。祖恭不敏，博览群书，广搜载籍，而恍然于温热病之不可不讲也。《内经》云：冬不藏精，春必病温。盖谓冬令严寒，阳气内敛，人能顺天时而固密，则肾气内充，命门为三焦之别使，亦得固腠理而护皮毛，虽当春令升泄之时，而我身之真气则内外弥纶[①]，不随升令之泄而告匮，纵有客邪，安能内侵？是《内经》所以明致病之原也。然但云冬不藏精而不及他时者，以冬为水旺之时，属北方寒水之化，于时为冬，于人为肾，井水温而坚冰至，阴外阳内，有习坎[②]之义，故立言归重于冬，非谓冬宜藏而他时可不藏精也。雄按：喻氏云：春夏之病皆起于冬，至[③]秋冬二时之病皆起于夏。夏月藏精，则热邪不能侵，与冬月之藏精而寒邪不能入者无异也。故丹溪谓夏月必独宿淡味，保养金水二脏，尤为摄生之仪式焉。即春必病温之语，亦是就近指点，总见里虚者表不固，一切时邪皆易感受，学者可因此而悟及四时六气之为病矣。雄按：此论冬不藏精，春易病温之理甚通，惟不知有伏气为病之温，是其蔽也。陈氏此篇[④]与鞠通《条辨》，皆叶氏之功臣。然《幼科要略》明言有伏气之温热，二家竟未细绎，毋乃疏乎？二家且然，下此者更无论矣。《难经》云：伤寒有五，有伤寒，雄按：麻黄汤证是也。有中风，雄按：桂枝汤证是也。有风温，雄按：冬温、春温之外受者。有热病，雄按：即暑病也，又谓之暍。有湿温。雄按：即暑兼湿为病也，亦曰湿热。夫统此风寒湿热之邪而皆名之曰伤寒者，亦早鉴于寒脏受伤，外邪得入，故探其本而皆谓之伤寒也。雄按：仲景本论治法原有区别，界画甚严，后人不察，罔知所措，多致误人。兹余辑此专论，以期了然于学者之心目也。独是西北风高土燥，风寒之为

---

① 弥纶：包括；统摄。
② 习坎：坎，卦名。习坎，重险也。
③ 至：崇文书局本、中医书局本均作“而”。
④ 篇：崇文书局本、中医书局本均作“例”。

病居多；雄按：亦不尽然。东南地卑[1]水湿，湿热之伤人独甚。从来风寒伤形，伤形者定从表入；湿热伤气，伤气者不尽从表入。故治伤寒之法，不可用以治温热也。夫温者暖也，热也，非寒之可比也。风邪外束，则曰风温；湿邪内侵，则曰湿温，纵有微寒之兼袭，不同栗冽之严威，是以发表宜辛凉不宜辛热，清里宜泄热不宜逐热。雄按：亦有宜逐者，总须辨证耳。盖风不兼寒，即为风火，湿虽化热，终属阴邪。雄按：湿固阴邪，其兼感热者，则又不可谓之阴矣。自昔仲景著书，不详温热，遂使后人各呈家伎，漫无成章，而凡大江以南，病温多而病寒少，雄按：北省温病亦多于伤寒。投以发表不远热、攻里不远寒诸法，以致死亡接踵也。悲夫！雄按：篇中非伏气之说，皆为节去，弃瑕录瑜，后皆仿此。

风温为病，春月与冬季居多，或恶风，或不恶风，必身热咳嗽烦渴，此风温证之提纲也。

自注：春月风邪用事，冬初气暖多风，雄按：冬暖不藏，不必定在冬初也。故风温之病，多见于此。但风邪属阳，阳邪从阳，必伤卫气，人身之中，肺主卫，又胃为卫之本，是以风温外薄，肺胃内应，风温内袭，肺胃受病，其温邪之内外有异形，而肺胃之专司无二致，故恶风为或有之证，而热渴咳嗽为必有之证也。三复仲景书，言温病者再，一则曰太阳病，发热而渴，不恶寒者为温病。此不过以不恶寒而渴之证，辨伤寒与温病之异，而非专为风温叙证也。雄按：此言伏气发为春温，非冬春所感之风温，故曰太阳病，以太阳为少阴之表也。再则曰发汗已，身灼热者名曰风温。夫灼热因于发汗，其误用辛热发汗可知。仲景复申之曰：风温为病，脉阴阳俱浮，自汗出，身重，多眠睡，鼻息必鼾，语言难出。凡此皆误汗劫液后变见之证，非温病固有之证也。续云：若被下者，直视失溲；若被火者，发黄色，剧则如惊痫状，时瘈疭；若火熏之，一逆尚引日，再逆促命期。亦止详用下用火之变证，而未言风温之本来见证也。雄按：此言温病误汗，热极生风，故曰风温乃内风也，非冬春外感之风温。陈氏不知有伏气春温之病，强为引证，原可删也。然病之内外虽殊，证之属温则一，姑存之以为后学比例。然从此细参，则知风温为燥热之邪，燥令从金化，燥热归阳明，故肺胃为温邪必犯之地，且可悟风温为燥热之病。燥则伤阴，热则伤津，泄热和阴，又为风温病一定之治法也，反此即为逆矣。用是不辞僭越[2]，而于仲景之无文处求文，无治处索治，叙证施治，列为条例，知我罪我，其在斯乎？雄按：外感温病，仲圣虽未言，而叶氏已详论矣。

风温证，身热畏风，头痛咳嗽，口渴，脉浮数，舌苔白者，邪在表也。当用薄荷、前胡、杏仁、桔梗、桑叶、川贝之属凉解表邪。杨云：前胡、桔梗，一降一升，以泄肺邪，诚善。然桔梗宜少用。

自注：风属阳邪，不挟寒者为风温。阳邪必伤阳络，是以头痛畏风；邪郁肌表，肺胃内应，故咳嗽口渴苔白；邪留于表，故脉浮数。表未解者，当先解表，但不同于伤寒之用麻、桂耳。

雄按：何西池云：辨痰之法，古人以黄稠者为热，稀白者为寒，此特言其大概而不可泥也。以外感言之，伤风咳嗽，痰随嗽出，频数[3]而多，色皆稀白，误作寒治，多致困顿。盖火盛壅逼，频咳频

[1] 卑：崇文书局本、中医书局本均作“界”。
[2] 僭（jiàn 荐）越：谓僭冒名位，超越自己的本分。
[3] 数：崇文书局本、中医书局本均作“嗽”。

出，停留不久，故未至于黄稠耳。迨火衰气平，咳嗽渐息，痰之出者，半日一口，反黄而稠，缘火不上壅，痰得久留，受其煎炼使然耳。故黄稠之痰，火气尚缓而微；稀白之痰，火气反急而盛也。此皆当用辛凉解散，而不宜于温热者。推之内伤亦然。孰谓稀白之痰，必属于寒哉？总须临证细审，更参以脉，自可见也。

风温证，身热咳嗽，自汗口渴，烦闷脉数，舌苔微黄者，热在肺胃也。当用川贝、牛蒡、桑皮、连翘、橘皮、竹叶之属，凉泄里热。

此温邪之内袭者，肺热则咳嗽汗泄，胃热则口渴烦闷，苔白转黄，风从火化，故以清泄肺胃为主。

雄按：苔黄不甚燥者，杨云：故条中言微黄，亦具见斟酌。治当如是。若黄而已干，则桑皮、橘皮，皆嫌其燥，须易栝蒌、黄芩，庶不转伤其液也。

风温证，身灼热，口大渴，咳嗽烦闷，谵语如梦语，脉弦数干呕者，此热灼肺胃，风火内旋，当用羚羊角[①]、川贝、连翘、麦冬、石斛、青蒿、知母、花粉之属，以泄热和阴。

此温邪袭入肺胃之络，灼烁阴津，引动木火，故有烦渴呕逆等证。急宜泄去络中之热，庶无风火相煽，走窜包络之虞。

雄按：嗽且闷，麦冬未可即授，嫌其滋也。汪按：徐洄溪谓麦冬能满肺气，非实嗽所宜是也[②]。以为大渴耶，已有知母、花粉，足胜其任矣。木火上冲而干呕，则青蒿虽清少阳而嫌乎升矣。宜去此二味，加以栀子、竹茹、枇杷叶则妙矣。杨云：议药细极微芒，读者不可草草读过。

风温证，身热咳嗽，口渴下利，苔黄谵语，胸痞脉数，此温邪由肺胃下注大肠。当用黄芩、桔梗、煨葛、豆卷、甘草、橘皮之属，以升泄温邪。

大肠与胃相连属，与肺相表里，温邪内逼，下注大肠则下利。治之者，宜清泄温邪，不必专于治利。按《伤寒论》下利谵语者，有燥矢也，宜大承气汤[6]。是实热内结，逼液下趋，必有舌燥苔黄刺，及腹满痛证兼见，故可下以逐热。若温邪下利，是风热内迫，虽有谵语一证，仍是无形之热，蕴蓄于中，而非实满之邪，盘结于内，故用葛根之升提，不任硝黄之下逐也。汪按：升提亦所不任[③]。

雄按：伤寒为阴邪，未曾传腑化热，最虑邪气下陷，治必升提温散，而有早下之戒；温热为阳邪，火必克金，故先犯肺，火性炎上，难得下行。若肺气肃降有权，移其邪由腑出，正是病之去路，升提胡可妄投？杨云：小儿患疹必下利，与此正同，故温病多有发疹者，误升则邪入肺络，必喘吼而死。既云宜清泄其邪，不必专于治利矣，况有咳嗽胸痞之兼证，岂葛根、豆卷、桔梗之所宜乎？当易以黄连、桑叶、银花。须知利不因寒，润药亦多可用，仲圣以猪肤、白蜜治温病下利，《寓意草》论肺热下利最详，学者宜究心焉。且伤寒与温热邪虽不同，皆属无形之气。伤寒之有燥矢，并非是气结[④]，乃寒邪化热，津液耗伤，糟粕炼成燥矢耳。温热病之大便不闭为易治者，以脏热移腑，邪有下行之路，所谓腑气通，则脏气安也。设大便闭者，热烁胃津日久，亦何尝无燥矢宜下之证哉？惟伤寒之大便，不宜早解，

① 角：崇文书局本、中医书局本均无此字。

② 汪按……所宜是也：崇文书局本、中医书局本均无此注。

③ 汪按……所不任：崇文书局本、中医书局本均无此注。

④ 结：崇文书局本、中医书局本此下均有“成”字。

故必邪入于腑，始可下其燥矢。温热由腑[①]及胃，虽不比疫证之下不嫌早，而喜其便通，宜用清凉，故结成燥矢者较少耳。忆嘉庆己卯春，先君子病温，而大便自利，彼时吾杭诸名医，咸宗陶节庵书以治伤寒，不知所谓温证也。见其下利，悉用柴、葛升提，提而不应，或云是漏底证，渐投温补，病日以剧，将治木[②]矣。父执翁七丈，忘其字矣，似是立贤二字。荐浦上林先生来视，浦年甚少，诊毕即曰：是温证也，殆误作伤寒治而多服温燥之药乎？幸而自利不止，热势尚有宣泄，否则早成灰烬，奚待今日耶？即用大剂犀角、石膏、银花、花粉、鲜生地、麦冬等药，嘱煎三大碗，置于榻前，频频灌之，药未煎成之际，先笮[③]蔗浆恣饮之，诸戚长见方，相顾莫决，赖金履思力持煎其药，至一周时服竣，病有起色，遂以渐愈。时雄年甫十二，聆其言而心识之，逾二年，先君捐馆[④]，雄糊口远游，闻浦先生以善用清凉，为众口所铄，乃从事于景岳，而以温补称，枉道徇人，惜哉！然雄之究心于温热，实浦先生有以启之也。浦今尚在，因其远徙于乡，竟未遑往质疑义为恨。附记于此，聊志感仰之意云尔。

风温证，热久不愈，咳嗽唇肿，口渴，胸闷不知饥，身发白疹如寒粟状，自汗脉数者，此风邪挟太阴脾湿，发为风疹，杨云：白疹乃肺胃湿热也，与脾无涉，亦与风无涉。用牛蒡、荆芥、防风、连翘、橘皮、甘草之属凉解之。

风温本留肺胃，若太阴旧有伏湿者，风热之邪，与湿热相合，流连不解，日数虽多，仍留气分，由肌肉而外达皮毛，发为白疹。盖风邪与阳明营热相并则发斑，与太阴湿邪相合则发疹也。又有病久中虚，气分大亏而发白疹者，必脉微弱而气倦怯，多成死候，不可不知。汪按：前说即白如水晶色之白痦，后说即白如枯骨之白痦也。[⑤]

雄按：白疹即白痦也。虽挟湿邪，久不愈而从热化，且汗渴脉数，似非荆、防之可再表，杨云：此湿亦不必用橘皮之燥。宜易滑石、苇茎[⑥]、通草，杨云：精当。斯合凉解之法矣。若有虚象，当与甘药以滋气液。

风温证，身热咳嗽，口渴胸痞，头目胀大，面发泡疮者，风毒上壅阳络，当用荆芥、薄荷、连翘、元参、牛蒡、马勃、青黛、银花之属，以清热散邪。

此即世俗所谓大头病也。古人用三黄汤［94］主治，然风热壅遏，致气不宣[⑦]，头肿如斗，终不若仿普济消毒饮之宣络涤热为佳。汪按：方附见［95］[⑧]。

风温证，身大热，口大渴，目赤唇肿，气粗烦躁，舌绛齿板，痰咳，甚至神昏谵语，下利黄水者，风温热毒，深入阳明营分，最为危候，用犀角、连翘、葛根、元参、赤芍、丹皮、麦冬、紫草、川贝、人中黄解毒提斑，间有生者。杨云：葛根、麦冬俱与证不甚登对。

此风温热毒，内壅肺胃，侵入营分，上下内外，充斥肆逆，若其毒不甚重，或气体壮实者，犹可挽回，否则必坏。

风温毒邪，始得之，便身热口渴，目赤咽痛，卧起不安，手足厥冷，泄泻脉伏者，热毒内壅，络气阻遏，当用升麻、杨

---

① 腑：崇文书局本、中医书局本均作“肺”。
② 治木：将死之意。
③ 笮（zē 责）：压榨。
④ 捐馆：捐弃馆舍。旧时对死亡的讳辞。
⑤ 汪按……白痦也：崇文书局本、中医书局本均无此注。
⑥ 茎：崇文书局本、中医书局本均作“根”。
⑦ 宣：崇文书局本、中医书局本均作“通”。
⑧ 汪按……［95］：崇文书局本、中医书局本均无此注。

云：凡涉咽痛者，一用升麻，则邪入肺络，必喘吼而声如曳锯，陈氏想未之见耳。黄芩、犀角、银花、甘草、豆卷之属，升散热毒。

此风温毒之壅于阳明气分者。杨云：仍是[①]肺病。即仲景所云阳毒病是也。五日可治，七日不可治。乘其邪犯气分，未入营阴，故可升散而愈。

风温证，身热自汗，面赤神迷，身重难转侧，多眠睡，鼻鼾，语难出，脉数者，温邪内逼阳明，精液劫夺，神机不运，用石膏、知母、麦冬、半夏、竹叶、甘草之属，泄热救津。

鼻鼾面赤，胃热极盛，人之阴气依胃为养，热邪内灼，胃液干枯，阴气复有何资而能渗诸阳，灌诸络？是以筋骨懈怠，机关失运，急用甘凉之品，以清热濡津，或有济也。

雄按：宜加西洋参、百合、竹沥。

风温证，身热痰咳，口渴神迷，手足瘛疭，状若惊痫，脉弦数者，此热劫津液，金囚木旺，当用羚羊、川贝、青蒿、连翘、知母、麦冬、钩藤之属，以息风清热。

肺属金而畏火，赖胃津之濡养，以肃降令，而溉百脉者也。热邪内盛，胃津被劫，肺失所资，木为火之母，子能令母实，火旺金囚，木无所畏，反侮所不胜，是以筋脉失养，风火内旋，瘛疭惊痫，在所不免，即俗云发痉是也，故以息风清热为主治。

雄按：可加元参、栀子、丝瓜络。

风温证，热渴烦闷，昏愦不知人，不语如尸厥，脉数者，此热邪内蕴，走窜心包络，当用犀角、连翘、焦远志、鲜石菖蒲、麦冬、川贝、牛黄、至宝之属，泄热通络。

热邪极盛，与三焦相火相煽，最易内窜心包，逼乱神明，闭塞络脉，以致昏迷不语，其状如尸，俗谓发厥是也。闭者宜开，故以香开辛散为务。

热邪极盛，三焦相火相煽，最易内窜心包，逼乱神明，闭塞络脉，虽是喻氏之言，而法以香开辛散。然热极似水，一派烟雾尘天，蒙住心胸，不知不识，如人行烟尘中，口鼻皆燥，非两解不能散其势，再入温热之处，则人当燥闷死矣。且温热多燥，辛香之品尽是燥，燥与热斗，立见其败。且心神为热邪蒸围，非闭塞也。有形无形，治法大异，遇此每在败时，故前人不能探其情，今补薛生白先生一法于后：汪按：此乃驳香开辛散之法，而别立一法，与本书异趣，盖此条当是他人附赘之评语，非本书也[②]。极明雄黄一两，研极细，入铜勺内又研，提净，牙硝六钱，微火熔化，拨匀如水时，杨云：雄黄多而牙硝少，何能匀拨如水，两字、钱字必有一误。急滤清者于碗，粗渣不用，凝定。此丹灶家秘制也。凡遇前证，先用陈雨水十碗，内取出一碗，煎木通一钱，通草三钱，倾入九碗冷水内，又取犀角磨入三钱，或旋磨旋与亦可，每碗约二三分，再将制雄挑二三厘入碗，冷与服，时时进之，能于三日内进之尽，必有清痰吐出数碗而愈，杨云：据此用法，当是黄一分[③]、硝六分也。十救七八。盖此证死期最缓，而医人无他法，每每付之天命，牛黄清心而已，可胜长叹。雄按：炼雄黄法，昉[④]于《游宦纪闻》，见《知不足斋丛书》。

---

① 是：崇文书局本、中医书局本均作“系”。

② 汪按……非本书也：崇文书局本、中医书局本均无此注。

③ 分：崇文书局本、中医书局本此下均有“而”字。

④ 昉（fǎng 访）：曙光初现。引申为开始。

薛生白湿热病篇

雄按：江本、吴本俱作湿温。

雄按：此篇始见于舒松摩重刻《医师秘笈》，后云是薛作，章氏从而释之，而江白仙本以附陈作后，吴子音《温热赘言》连前篇并为一人之书，并不标明何人所著，但曰寄瓢子述，且前篇之末，有今补薛生白先生一法于后云云，则此篇亦非薛著矣。其江本所补一法，又无薛生白三字。且此篇张友樵所治酒客之案，但称曰余诊，言人人殊，无从核实，姑存疑以质博雅。

湿热证，雄按：既受湿，又感暑也，即是湿温。亦有湿邪久伏而化热者。喻氏以为三气者，谓夏令地气已热，而又加以天上之暑也。始恶寒，后但热不寒，汗出胸痞，舌白，吴本下有或黄二字。口渴不引饮。雄按：甘露消毒丹[95]最妙。吴本虽是其师治，似较江本为可信也。故引证但据吴本，而江本从略。

自注：此条乃湿热证之提纲也。湿热病，属阳明、太阴经者居多。章虚谷云：胃为戊土属阳，脾为己土属阴。湿土之气，同类相召，故湿热之邪，始虽外受，终归脾胃也。中气实则病在阳明，中气虚则病在太阴。外邪伤人，必随人身之气而变，如风寒在太阳则恶寒，传阳明即变为热而不恶寒。今以暑湿所合之邪，故人身阳气旺，即随火化而归阳明；阳气虚，即随湿化而归太阴也。病在二经之表者，多兼少阳三焦；雄按：此二句从吴本补入。病在二经之里者，每兼厥阴风木。以肝脾胃所居相近也。以少阳厥阴，同司相火，少阳之气由肝胆而升，流行三焦，即名相火。阳明、太阴，湿热内郁，郁甚则少火皆成壮火，而表里上下，充斥肆逆，经曰：少火生气，壮火食气。少火者，阳和之生气，即元气也；壮火为亢阳之暴气，故反食其元气。食犹蚀也，外邪郁甚，使阳和之气悉变为亢暴之气，而充斥一身也。故是证最易耳聋，干呕，发痉，发厥。暑湿之邪蒙蔽清阳则耳聋，内扰肝脾胃则干呕而痉厥也。而提纲中不言及者，因以上诸证，皆湿热病兼见之变局，而非湿热病必见之正局也。必见之证，标于提纲，使人辨识，不至与他病混乱。其兼见之变证，或有或无，皆不可定，若标之反使人迷惑也。始恶寒者，阳为湿遏而恶寒，终非若寒伤于表之恶寒，湿为阴邪，始遏其阳而恶寒，即[①]与暑合，则兼有阳邪，终非如寒邪之纯阴而恶寒甚也。后但热不寒，则郁而成热，反恶热矣。雄按：后则湿郁成热，故反恶热，所谓六气皆从火化也，况与暑合，则化热尤易也。热盛阳明则汗出，章云：热在湿中，蒸湿为汗。湿蔽清阳则胸痞，湿邪内盛[②]则舌白，湿热交蒸则舌黄。雄按：观此句则提纲中舌白下应有或黄二字。热则液不升而口渴，湿则饮内留而不引饮。章云：以上皆明提纲所标[③]为必有之证也。然所云表者，乃太阴阳明之表，而非太阳之表。湿热邪归脾胃，非同风寒之在太阳也。雄按：据此则前病在太阴下必有脱简，应从吴本补入。太阴之表，四肢也，阳明也；阳明之表，肌肉也，胸中也。四肢禀气于脾胃，而肌肉脾胃所主，若以脾胃分之，则胃为脾之表，胸为胃之表也。故胸痞为湿热必有之证，四肢倦怠，肌肉烦疼，亦必并见。此湿热在脾胃之表证也。其所以不干太阳者，以太阳为寒水之

① 即：崇文书局本、中医书局本均作“既”。
② 盛：崇文书局本、中医书局本均作“甚”。
③ 标：崇文书局本、中医书局本均作“指”。

腑，主一身之表，雄按：肺为天，天包地外而处于上；膀胱为水，水环地极而处于下，故皆为一身之表。而风为阳邪，首及肺经；寒为阴邪，先犯膀胱。惟湿为中土之气，胃为中土之腑，故胃受之。杨云：此注奇情至理，所谓语必惊人总近情也。风寒必自表入，故属太阳。雄按：陈亮师云：风邪上受，肺合皮毛，故桂枝证有鼻鸣干呕也。湿热之邪，从表伤者，十之一二，章云：是湿随风寒而伤表，郁其阳气而变热，如仲景条内之麻黄赤小豆汤[15]证是也。由口鼻入者，十之八九。暑热熏蒸之气，必由口鼻而入。阳明为水谷之海，太阴为湿土之脏，故多阳明、太阴受病。湿轻暑重，则归阳明；暑少湿多，则归太阴。膜原者，外通肌肉，内近胃腑，即三焦之门户，实一身之半表半里也。雄按：此与叶氏《温热篇》第三章之论合。邪由上受，直趋中道，故病多归膜原。章云：外经络，内脏腑，膜原居其中，为内外交界之地。凡口鼻肌肉所受之邪，皆归于此也。其为三焦之门户，而近胃口，故膜原之邪，必由三焦而入脾胃也。杨云：细绎此言，则膜原乃人脂内之膜也。然邪之由鼻入者，必先至肺；由口入者，必先至胃，何以云必归膜原，此不可解者也。若云在内之邪，必由膜原达外，在外之邪，必由膜原入内，则似矣。要之湿热之病，不独与伤寒不同，且与温病大异。温病乃少阴、太阳同病，此仲景所论伏气之春温，若叶氏所论外感之风温，则又不同者矣[①]。雄按：此注知有少阴、太阳之温病，则与前篇风温条例力非伏气之论者，断非一人之笔，即按文义，亦彼逊于此，吴氏何以并为一家，江本必欲相合，强为删改，岂非自呈伪妄耶？汪按：前篇自序，自称其名曰祖恭，未言又有此篇，此篇又无自序，其非出一人手明甚，梦隐辨之是也[②]。湿热乃阳明太阳同病也。始受于膜原，终归于脾胃。而提纲中言不及脉者，以湿热之证，脉无定体，或洪或缓，或伏或细，各随证见，不拘一格，故难以一定之脉，拘定后人眼目也。阳明热盛见阳脉，太阴湿盛见阴脉，故各随证见也。

湿热之证，阳明必兼太阴者，徒知脏腑相连，湿土同气，而不知当与温病之必兼少阴比例。少阴不藏，木火内燔，风邪外袭，表里相应，故为温病；此即经言冬不藏精，春发温病。先由内伤，而后外感，膏粱中人多有之。其冬伤于寒，曰[③]少阴伏邪，至春发出于太阳之温病，藜藿中人多有之，皆必兼少阴者也。若外感风温，邪由[④]上受者，又当别论矣。太阴内伤，湿饮停聚，客邪再至，内外相引，故病湿热。脾主为胃行津液者也。脾伤而不健运，则湿饮停聚，故曰脾虚生内湿也。雄按：此言内湿素盛者，暑邪入之，易于留著，而成湿温病也。此皆先有内伤，再感客邪，非由腑及脏之谓。若湿热之证，不挟内伤，中气实者，其病必微。雄按：内湿不盛者，暑邪无所依傍，虽患湿温，治之易愈。或有先因于湿，再因饥劳而病者，亦属内伤挟湿，标本同病。然劳倦伤脾为不足，湿饮停聚为有余。雄按：脾伤湿聚，曷云有余？盖太饱则脾困，过逸则脾滞，脾气因[⑤]滞而少健运，则饮停湿聚矣，较之饥伤而脾馁，劳伤而脾乏者，则彼尤不足，而此尚有余也。后人改饥饱劳逸为饥饱劳役，不但辨证不

① 矣：崇文书局本、中医书局本均无此字。
② 汪按……是也：崇文书局本、中医书局本均无此注。
③ 曰：崇文书局本、醉六堂本、中医书局本均作“由”。
④ 由：崇文书局本、中医书局本均作“当”。
⑤ 因：崇文书局本、中医书局本均作“困”。

明，于字义亦不协矣。所以内伤外感，孰多孰少，孰实孰虚，又在临证时权衡矣。

二、湿热证，恶寒无汗，身重头痛，雄按：吴本下有胸痞腰疼四字。湿在表分，宜藿香、香薷、羌活、苍术皮、薄荷、牛蒡子等味。头不痛者，去羌活。雄按：吴本无藿香、香薷、薄荷、牛蒡子，有葛根、神曲、广皮、枳壳。

自注：下仿此。身重恶寒，湿遏卫阳之表证，头痛必挟风邪，故加羌活，不独胜湿，且以祛风。杨云：湿宜淡渗，不宜专用燥药，头痛属热，不必牵涉及风。此条乃阴湿伤表之候。章云：恶寒而不发热，故为阴湿。雄按：阴湿故可用薷、术、羌活以发其表。设暑胜者，三味皆为禁药。章氏既知阴湿，因见其用香薷一味，遂以此条为暑证之实据，总由误以湿热为暑也。故其论暑连篇累牍，皆是影响之谈。夫七政运行，有形可据，尚难臆断，况太极无形，空谈无谓，道迩求远，反误后人。兹概从删，免滋眩惑。

三、湿热证，雄按：吴本下有汗出二字。恶寒发热，身重，关节疼雄按：吴本下有胸痞腰三字。痛，湿在肌肉，不为雄按：吴本作可。汗解，宜滑石、大豆黄卷、茯苓皮、苍术皮、藿香叶、鲜荷叶、白通草、桔梗等味。不恶寒者，去苍术皮。雄按：吴本此句作汗少恶寒者加葛根。条内无荷叶、藿香、通草、桔梗，有神曲、广皮。

此条外候与上条同，惟汗出独异，更加关节疼痛，乃湿邪初犯阳明之表，而即清胃脘之热者，不欲湿邪之郁热上蒸，而欲湿邪之淡渗下走耳。此乃阳湿伤表之候。以其恶寒少而发热多，故为阳湿也。雄按：吴本下有然药用渗利，其小便之不利可知矣二句。汪按：此二句，乃他人所附评语[①]。

四、湿热证，三四日即口噤，四肢牵引拘急，甚则角弓反张，此湿热侵入经络脉隧中，宜鲜地龙、秦艽、威灵仙、滑石、苍耳子、丝瓜藤、海风藤、酒炒黄连等味。雄按：吴本无此条。

此条乃湿邪挟风者。风为木之气，风动则木张，乘入阳明之络则口噤，走窜太阴之经则拘挛，故药不独胜湿，重用息风，一则风药能胜湿，一则风药能疏肝也。选用地龙、诸藤者，欲其宣通脉络耳。十二经络，皆有筋相连系，邪由经络伤及于筋，则瘈疭拘挛，角弓反张。筋由肝所主，故筋病必当舒肝。雄按：地龙殊可不必，加以羚羊、竹茹、桑枝等亦可。篯伯云：地龙、灵仙、苍耳、海风藤似嫌过于走窜，不如羚羊、竹茹、桑枝等较妥，或加钩藤可乎？

或问仲景治痉，原有桂枝加栝蒌根及葛根汤两方，岂宜于古而不宜于今耶？今之痉者，与厥相连，仲景不言及厥，岂《金匮》有遗文耶？余曰：非也。药因病用，病源既异，治法自殊。汪按：不但此也，洄溪已云《金匮》治痉诸方见效绝少矣[②]。伤寒之痉自外来，谓由外风。证属太阳，口噤即属阳明，义详本论。治以散外邪为主；湿热之痉自内出，谓由内风。波及太阳，治以息内风为主。盖三焦与肝胆同司相火，少阳生气，生于肝胆，流行三焦，名相火也。中焦湿热不解，则热盛于里，而少火悉成壮火。火动则风生，而筋挛脉急；风煽则火炽，而识乱神迷。雄按：设再投桂、葛以助其风，则燎原莫救矣。身中之气，随风火上炎，而有升无

① 汪按……所附评语：崇文书局本、中医书局本均无此注。

② 汪按……绝少矣：崇文书局本、中医书局本均无此注。

降，雄按：治温热诸病者，不可不知此理。常度尽失，由是而形若尸厥，正《内经》所谓血之与气，并走于上，则为大厥者是也。外窜经脉则成痉，内侵膻中则为厥。痉厥并见，正气犹存一线，则气复返而生；胃津不克支持，则厥不回而死矣。雄按：喻氏云：人生天真之气，即胃中之津液是也。故治温热诸病，首宜瞻顾及此。董废翁云：胃中津液不竭，其人必不即死。皆见到之言也。奈世人既不知温热为何病，更不知胃液为何物，温散燥烈之药漫无顾忌，诚不知其何心也？所以痉之与厥，往往相连，伤寒之痉自外来者，安有是哉？雄按：此痉即瘈疭也。吴鞠通辨之甚详确[①]。

暑月痉证，与霍乱同出一源。风自火生[②]，火随风转，乘入阳明则呕，贼及太阴则泻，是名霍乱；窜入筋中则挛急，流入脉络则反张，是名痉。但痉证多厥，霍乱少厥。盖痉证风火闭郁，郁则邪势愈甚，不免逼乱神明，故多厥；霍乱风火外泄，泄则邪势外解，雄按：宜作越。不至循经而走，故少厥。此痉与霍乱之分别也。然痉证邪滞三焦，三焦乃火化，风得火而愈煽，则逼入膻中而暴厥；霍乱邪走脾胃，脾胃乃湿化，邪由湿而停留，则淫及诸经而拘挛。火郁则厥，火窜则挛，又痉与厥之遗祸也。痉之挛结[③]，乃湿热生风；霍乱之转筋，乃风来胜湿。雄按：木克土也。痉则由经及脏而厥，霍乱则由脏及经而挛。总由湿热与风，淆乱清浊，升降失常之故。夫湿多热少，则风入土中而霍乱；雄按：霍乱湿多热少，道其常也。余自髫年，即见此证流行，死亡接踵，然闻诸父老云，向来此证甚稀，而近则常有，因于道光戊戌辑一专论问世，嗣后此证屡行，然必在夏热亢旱酷暑之年，则其证乃剧，自夏末秋初而起，直至立冬后始息。夫彤彤徂[④]暑，湿自何来？只缘今人蕴湿者多，暑邪易于深伏，迨一朝猝发，遂至阖户沿村，风行似疫，医皆未知原委，理中、四逆，随手乱投，殊可叹也！余每治愈此证，必问其人曰：病未猝发之先，岂竟毫无所苦耶[⑤]？或曰病前数日，手足心先觉热。或曰未病前睹物皆红如火。噫！岂非暑热内伏欲发，而先露其机耶？咸丰纪元，此证盛行，经余治者，无一不活，而世人不察，辄以姜、附杀之，不已傎[⑥]乎？杨云：道光元年，直省此证大作，一觉转筋即死，京师至棺木买[⑦]尽，以席裹身而葬，卒未有识为何证者。俗传食西瓜者即死，故西瓜贱甚，余时年十一，辄与同学者日日饱啖之，卒无恙。今读此论，则医学之陋，不独今日为然也。热多湿少，则风乘三焦而痉厥，厥不返者死，胃液干枯，火邪盘踞也。转筋入腹者死，胃液内涸，风邪独劲也。然则胃中之津液，所关顾不巨哉？雄按：此理喻氏发之，叶氏畅之，实诸病之生死关键也。在温热等病，尤为扼要。然明明言之，而鞠通、虚谷之论霍乱也，犹未知之，况他人乎？厥证用辛开，泄胸中无形之邪也；干霍乱用探吐，泄胃中有形之滞也。然泄邪而胃液不上升者，热邪愈炽，探吐而胃液不四布者，风邪更张，终成死候，不可不知。雄按：此条自注明以湿热二气分疏，章氏妄逞已见，谓湿热即暑也，强合二气为一气，且并《难经》湿温、热病为一证矣，盖由未读越人之书

---

① 确：崇文书局本、中医书局本均无此字。

② 生：崇文书局本、中医书局本均作“出”。

③ 结：崇文书局本、中医书局本均作“急”。

④ 徂（cú）：开始。

⑤ 耶：崇文书局本、中医书局本均作“哉”。

⑥ 傎（diān 颠）：颠倒错乱。

⑦ 买：中医书局本作“卖”。

耳！兹于原释中悉为订正，而附记于此，以质宗工。

五、湿热证，壮热口渴，舌黄或焦红，发痉神昏，谵语或笑，邪灼心包，营血已耗[①]，宜犀角、羚羊角、连翘、生地、元参、钩藤、银花露、鲜菖蒲、至宝丹［41］等味。雄按：吴本无银花露。汪按：宜从吴本。盖花露清灵芳润，用治热病殊佳。然中有蕴湿者，终觉非宜也[②]。

上条言痉，此条言厥。温暑之邪，本伤阳气，雄按：此谓邪之初感，必先干阳分而伤气也。及至热极逼入营阴，雄按：虽挟湿邪，日久已从热化，在气不能清解，必至逼营。则津液耗而阴亦病，心包受灼，神识昏乱，用药以清热救阴，泄邪平肝为务。雄按：昏谵乃将厥之兆也。

六、湿热证，发痉神昏笑妄，脉洪数有力，开泄不效者，湿热蕴结胸膈，宜仿凉膈散［42］。若大便数日不通者，热邪闭结肠胃，宜仿承气微下之例。章云：曰宜仿曰微下，教人细审详慎，不可孟浪攻泻。盖暑湿粘腻[③]，须化气缓攻，不同伤寒化热而燥结，须咸苦峻下以行之也。雄按：吴本无此条[④]。

此条乃阳明实热，或上结，胸膈。或下结，肠胃。清热泄邪，止能散络中流走之热，而不能除肠[⑤]中蕴结之邪，故阳明之邪，仍假阳明为出路也。阳明实热，舌苔必老黄色，或兼燥。若犹带白色而滑者，乃湿重为夹阴之邪，或胀满不得不下，须佐二术健脾燥湿，否则脾伤气陷，下利不止，即变危证。盖湿重属太阴证，必当扶脾也。雄按：苔色白滑不渴，腹虽胀满，是太阴寒湿，岂可议下？但宜厚朴、枳、术等温中化湿为治。若阳明之邪，假阳明为出路一言，真治温热病之金针也。盖阳明以下行为顺，邪既犯之，虽不可孟浪攻泻，断不宜截其出路，故温热自利者，皆不可妄行提涩也。杨云：注语极郑重，孟英辨驳尤精，二说皆宜参究。汪按：凡率投补涩者，皆不知邪必须有出路之义者也[⑥]。

七、湿热证，壮热烦渴，舌焦红或缩，斑疹，胸痞自利，神昏痉厥，热邪充斥表里三焦，宜大剂犀角、羚羊角、生地、元参、银花露、紫草、方诸水、金汁、鲜菖蒲等味。雄按：吴本无银花露、方诸水、金汁，有丹皮、连翘。

此条乃痉厥中之最重者。上为胸闷，下挟热利，斑疹痉厥，阴阳告困，独清阳明之热，救阳明之液为急务者，恐胃液不存，其人自焚而死也。雄按：此治温热诸病之真诠也，医者宜切记之。方诸水[⑦]俗以蚌水代之，腥浊已甚，宜用竹沥为妙。此证紫雪［61］、神犀丹［96］皆可用也。

八、湿热证，寒热如疟，雄按：吴本下有舌苔滑白，口不知味八字。湿热阻遏膜原，宜柴胡、厚朴、槟榔、草果、藿香、苍术、半夏、干菖蒲、六一散［59］等味。雄按：吴本无柴胡、槟榔、藿香、菖蒲，有神曲。

疟由暑热内伏，秋凉外束而成。若夏月腠理大开，毛窍疏通，安得成疟？而寒热有定期，如疟证发作者，以膜原为阳明之半表半里，热湿阻遏，则营卫气争，证虽如疟，不得与疟同治，故仿又可达原饮之例。盖一由外凉束，一由内湿阻也。膜

---

① 耗：崇文书局本、中医书局本均作“干”。
② 汪按……非宜也：崇文书局本、中医书局本均无此注。
③ 腻：崇文书局本、中医书局本均作“滞”。
④ 条：崇文书局本、中医书局本均作“解”。
⑤ 肠：中医书局本作“膈”。
⑥ 汪按……者也：崇文书局本、中医书局本均无此注。
⑦ 水：崇文书局本、中医书局本此下均有“难取”二字。

原在半表半里，如少阳之在阴阳交界处，而营卫之气，内出于脾胃，脾胃邪阻，则营卫不和，而发寒热似疟之证[①]矣。

九、湿热证，数日后，脘中微闷，知饥不食，湿邪蒙绕三雄按：宜作上。焦，宜藿香叶、薄荷叶、鲜荷叶、枇杷叶、佩兰叶、雄按：《离骚》纫秋兰以为佩。故称秋兰为佩兰。若药肆中所售之佩兰，乃奶酣草之类，不可入药也。汪按：兰即省头草，《离骚》之兰，即本草之兰，皆非今之兰花。前人辨之已极明确，不必致疑矣。盖古人所谓香草，皆取叶香，非指花香，而今之兰花叶实不香，明非古之兰也。医者疑古药品之兰蕙，正如儒者疑古食品蚳[②]䗪[③]，皆不通古今之变者也[④]。芦尖、雄按：即芦根也，用尖取其宣畅。冬瓜仁等味。雄按：吴本无此条。

此湿热已解，余邪蒙蔽清阳，胃气不舒，宜用极轻清之品以宣上焦阳气，若投味重之剂，是[⑤]与病情不相涉矣。雄按：章氏谓轻剂专为吴人体弱而设，是未察病情之言也。或问湿热盛时，疫气流行，当服何药，预为消弭？余谓叶讷人《医案存真》载其高祖天士先生案云：天气郁勃泛潮，常以枇杷叶拭去毛，净锅炒香，泡汤饮之，取芳香不燥，不为秽浊所侵，可免夏秋时令之病。余则建兰叶、竹叶、冬瓜、芦根，皆主清肃肺气，故为温热暑湿之要药，肺胃清降，邪自不容矣。若别药恐滋流弊，方名虽美，不可试也。而薄滋味，远酒色，尤为要[⑥]务。

此条须与第三十一条参看，彼初起之实邪，故宜涌泄，投此轻剂不相合矣。又须与后条参看，治法有上中之分，临证审之。解后余邪为虚，初发者为实。上焦近心，故有懊侬谵语，中焦离心远，故无。如其舌黄邪盛，亦有发谵语者。

十、湿热证，初起发热汗出，胸痞口渴，舌白，湿伏中焦，宜藿梗、蔻仁、杏仁、枳壳、桔梗、郁金、苍术、厚朴、草果、半夏、干菖蒲、佩兰叶、六一散[59]。杨云：俱可用。但须择一二味对证者用之，不必并用。等味。雄按：吴本胸痞下曰不知饥，口渴下曰不喜饮，舌白作舌苔滑白，无杏仁、苍术、厚朴、草果、半夏。

浊邪上干则胸闷，胃液不升则口渴，病在中焦气分，故多开中焦气分之药。雄按：亦太多，颇不似薛氏手笔。此条多有挟食者，其舌根见黄色，宜加瓜蒌、楂肉、莱菔子。汪按：此疑亦后人所附评语[⑦]。

十一、湿热证，数日后，雄按：吴本下有胸痞二字。自利溺赤，雄按：吴本作涩。口渴，雄按：吴本上有身热二字。湿流下焦，宜滑石、猪苓、茯苓、泽泻、萆薢、通草等味。雄按：吴本无泽泻、通草，有神曲、广皮。

下焦属阴，太阴所司，阴道虚故自利，化源滞则溺赤，脾不转津则口渴，总由太阴湿胜故也。湿滞下焦，故独以分利为治，然兼证口渴胸痞，须佐入桔梗、杏仁、大豆黄卷开泄中上，源清则流自洁，不可不知。雄按：据此，则本条胸痞二字当从吴本增入为是。至源清流洁云云，则又非自注之文法，殊可疑也。汪按：此篇多有后人评语，传写羼[⑧]入自注之处，

---

① 似疟之证：崇文书局本、中医书局本均作“之疟”。
② 蚳（chí）：蚁卵。
③ 䗪（bì）：狭而长的蚌。
④ 汪按……变者也：崇文书局本、中医书局本均无此注。
⑤ 是：崇文书局本、中医书局本均作“则”。
⑥ 要：崇文书局本、中医书局本均作“先”。
⑦ 汪按……评语：崇文书局本、中医书局本均无此注。
⑧ 羼（chàn）：搀杂。

此数语亦后人所附评语也[①]。以上三条，俱湿重于热之候。

湿热之邪，不自表而入，故无表里可分。谓由膜原中道而入也，虽无表里之分，亦有浅深当别。而未尝无三焦可辨，犹之河间治消渴，亦分三焦者是也。夫热为天之气，雄按：此明热即暑之谓也，章氏何以曲为改释？湿为地之气，热得湿而愈炽，湿得热而愈横。雄按：热得湿则郁遏而不宣，故愈炽；湿得热则蒸腾而上熏，故愈横。两邪相合，为病最多。丹溪有云：湿热为病，十居八九。故病之繁且苛者，莫如夏月为最，以无形之热，蒸动有形之湿。素有湿热之人，易患湿温。误发其汗，则湿热混合为一而成死证，名曰重暍也。湿热两分，其病轻而缓；湿热两合，其病重而速。章云：故当开泄以分其热[②]，若误作虚而用补法，则闭塞气道而死矣。湿多热少，则蒙上流下，当三焦分治；调三焦之气，分利其湿也。湿热俱多，则下闭上壅[③]，而三焦俱困矣。当开泄、清热两法兼用。犹之伤寒门二阳合病、三阳合病也。盖太阴湿化，三焦火化，有湿无热，止能蒙蔽清阳，或阻于上，或阻于中，或阻于下。若湿热一合，则身中少火悉化为壮火，而三焦相火，有不[④]起而为虐者哉？雄按：湿热一合，业已阴从阳化，如此披猖，况热多湿少乎？故不言热多湿少者，非阙文也，盖急宜清热，有不待言矣。所以上下充斥，内外煎熬，最为酷烈，雄按：曰酷曰烈，皆暑之威名。兼之木火同气，表里分司，再引肝风，痉厥立至，雄按：津虚之体，夏月每有肝风陡动[⑤]煎厥一证，言其不耐暑气煎熬，可谓形容逼肖。胃中津液几何，其能供此交征乎？雄按：不辨暑证之挟湿与否，而辄投温燥以劫津液[⑥]者，宜鉴斯言。至其所以必属阳明者，以阳明为水谷之海，鼻食气，口食味，悉归阳明，邪从口鼻而入，则阳明为[⑦]必由之路。雄按：肺胃大肠一气相通，温热究三焦，以此一脏二腑为最要，肺开窍于鼻，吸入之邪，先犯于肺，肺经不解，则传于胃，谓之顺传，不但脏病传腑为顺，而自上及中，顺流而下，其顺也有不待言者。故温热以大便不闭者易治，为邪有出路也。若不下传于胃，而内陷于心包络，不但以脏传脏，其邪由气分入营，更进一层矣，故曰逆传也。因叶氏未曾明说顺传之经，世多误解逆传之理，余已僭注于本条之后，读此可证管窥之非妄。汪按：鼻为肺窍，所受之气，必先入肺，此云悉归阳明，不免语病。梦隐以肺经不解，乃传入胃释之，意始圆惬[⑧]。其始也，邪入阳明，早已先伤[⑨]其胃液，其继[⑩]邪盛三焦，更欲资取[⑪]于胃液，司命者可不为阳明顾虑哉？雄按：此不独为湿热病说法也，风寒化热之后，亦须顾此，况温热乎？

或问木火同气，热盛生风，以致痉厥，理固然矣。然有湿热之证，表里极热，不痉不厥者何也？余曰：风木为火热引动者，原因木气素旺，木旺由于水亏，故得引火生风，反焚其木以致痉厥。若水

---

① 汪按……评语也：崇文书局本、中医书局本均无此注。
② 热：崇文书局本、中医书局本均作“势”。
③ 下闭上壅：崇文书局本、中医书局本均作“上闭下壅”。
④ 不：崇文书局本、中医书局本此下均有“皆”字。
⑤ 动：崇文书局本、中医书局本此下均有“之”字。
⑥ 液：崇文书局本、中医书局本均无此字。
⑦ 为：崇文书局本、中医书局本均无此字。
⑧ 汪按……意始圆惬：崇文书局本、中医书局本均无此注。
⑨ 先伤：崇文书局本、中医书局本均作“伤残”。
⑩ 继：崇文书局本、中医书局本此下均有“也”字。
⑪ 资取：崇文书局本、中医书局本均作“取资”。

旺足以制火而生木，即无痉厥者也。肝阴先亏，内外相引，两阳相煽，因而动雄按：吴本作劲。张。若肝肾素优，并无里热者，火热安能招引肝风也？雄按：喻氏云：遇暄热而不觉其热者，乃为平人。盖阴不虚者不畏暑，而暑不易侵，虽侵之亦不致剧，犹之乎水田不惧旱也。阴虚者见日即畏，虽处深宫之内，而无形之暑气偏易侵之，更有不待暑侵而自成为[①]厥者矣。杨云：虚损之原，一语揭出。试观产妇及小儿，一经壮热，便成瘈疭者，以失血之后与纯阳之体，阴气未充，故肝风易动也。雄按：原本未及产妇，今从吴本，与小儿并论，尤为周密。然妇科不知血脱易痉，往往称为产后惊风，喻氏辟之韪[②]矣。幼科一见发热，即以柴葛解肌为家常便饭，初不究其因何而发热也。表热不清，柴葛不撤，虽肝风已动，瘈疭已形，犹以风药助虐，不亦慎乎？此叶氏所以有劫肝阴竭胃汁之切戒也。杨云：痉厥之证，举世不知其因，今经此详明剖析，昭如白日矣。

或问曰：亦有阴气素亏之人，病患湿热甚至斑疹外见，入暮谵语，昏迷而不痉不厥者，何也？答曰：病邪自盛[③]于阳明之营分，故由上脘而熏胸中，则入暮谵妄，邪不在三焦气分，则金不受囚，木有所畏，未敢起而用事。至于斑属阳明，疹属太阴，亦二经营分热极，不与三焦相干，即不与风木相引也。此而痉厥，必胃中津液尽涸，耗及心营，则肝风亦起，而其人已早无生理矣。雄按：此从吴本采补。观此则粗工之治温热，妄用柴、葛，竭力以耗胃汁而鼓其肝风者，真杀人不以刃也。惟稍佐于凉润方中，或不致为大害。

十二、湿热证，舌遍体白，口渴，湿滞阳明，宜用辛开，如厚朴、草果、半夏、干菖蒲等味。舌白者，言其苔。若苔滑而口不渴者，即属太阴证，宜温之。雄按：苔白不渴，须询其便溺，不热者，始为宜温之的证也。又按：此与第十条证相似，吴本无此条。杨云：湿盛热微之证，初起原可暂用此等药开之，一见湿开化热，便即转手清热，若执此为常用之法，则误矣。注内补出审便溺一层，尤为周到。

此湿邪极盛之候。口渴乃液不上升，非有热也。辛泄太过，即可变而为热，以其属阳明湿邪，开泄则阳气升而热透。而此时湿邪尚未蕴热，故重用辛开，使上焦得通，津液得下也。阳气升则津液化，而得上输下布也。

十三、湿热证，舌根白，舌尖红，湿渐化热，余湿犹滞，宜辛泄佐清热，如蔻仁、半夏、干菖蒲、大豆黄卷、连翘、绿豆衣、六一散［59］等味。雄按：吴本无此条。

此湿热参半之证。而燥湿之中，即佐清热者，亦所以存阳明之液也。上二条凭验舌以投剂，为临证时要诀。盖舌为心之外候，浊邪上熏心肺，舌苔因而转移。叶氏《温热论》辨舌最精详，宜合观之。雄按：更宜参之《准绳》。

十四、湿热证，初起即胸闷不知人，瞀乱大叫痛，湿热阻闭中上二焦，宜草果、槟榔、鲜菖蒲、芫荽、六一散［59］各重用。或加皂角、地浆水煎。雄按：吴本无此条。淦按：此条颇似痧证，宜用灵验痧丸为妙。六一散有甘草，须慎用。

此条乃湿热俱盛之候。而去湿药多、清热药少者，以病邪初起即闭，不得不以

① 为：崇文书局本、中医书局本均作“煎”。
② 韪：（wěi 伟）：是；对。
③ 盛：崇文书局本、中医书局本均作“甚”。

辛通开闭为急务，不欲以寒凉凝滞气机也。雄按：芫荽不如用薤白，或可配栝蒌、栀、豉者，则配之。

十五、湿热证，四五日，口大渴，胸闷欲绝，干呕不止，脉细数，舌光如镜，胃液受劫，胆火上冲，宜西瓜汁、金汁、鲜生地汁、甘蔗汁，磨服郁金、木香、香附、乌药等味。雄按：吴本作西瓜白汁，谓不取瓤中汁，而以瓜肉捣汁也，并无金汁、蔗汁。

此营阴素亏，木火素旺者，木乘阳明，耗其津液，幸无饮邪，故一清阳明之热，一散少阳之邪，不用煎者，取其气全耳。舌光无苔，津枯而非浊壅，反胸闷欲绝者，肝胆气上逆也，故以诸汁滋胃液，辛香散逆气。雄按：凡治阴虚气滞者，可以仿此用药。杨云：比例精当，能如此旁通，方为善读书人。雄又按：有治饮痛一案，宜参。俞惺庵云：嘉善一人，胸胀脘闷，诸治不效，一瓢用续随子煎汤，磨沉香、木香、檀香、降香、丁香，服一月，泻尽水饮而痊。汪按：续随子去油务尽，否则误人。去油法：木床用椹榨后，更宜纸隔重压，换纸多次，方能去净[①]。

十六、湿热证，雄按：吴本下有身热口苦四字。呕吐清水，或痰多，湿热内留，木火上逆，宜温胆汤［97］加栝蒌、雄按：吴本作黄连。碧玉散［59］等味。

此素有痰饮，而阳明、少阳同病，故一以涤饮，一以降逆，与上条呕同而治异，正当合参。碧玉散即六一加青黛，以清肝胆之热。上条液枯以动肝胆之火，故干呕；此条痰饮郁其肝胆之火，故呕水。

十七、湿热证，呕恶不止，昼夜不差，欲死者，肺胃不和，胃热移肺，肺不受邪也，宜用川连三四分，苏叶二三分，两味煎汤，呷下即止。

肺胃不和，最易致呕。盖胃热移肺，肺不受邪，还归于胃，必用川连以清湿热，苏叶以通肺胃。投之立愈者，以肺胃之气非苏叶不能通也。分数轻者，以轻剂恰治上焦之病耳。雄按：此方药止二味，分不及钱，不但治上焦宜小剂，而轻药竟可以愈重病，所谓轻可去实也。合后条观之，盖气贵流通，而邪气挠之，则周行窒滞，失其清虚灵动之机，反觉实矣。惟剂以轻清，则正气宣布，邪气潜消，而窒滞者自通。设投重药，不但已过病所，病不能去，而无病之地反先遭其克伐。章氏谓：轻剂为吴人质薄而设，殆未明治病之理也。川连不但治湿热，乃苦以降胃火之上冲，苏叶味甘[②]辛而气芳香，通降顺气，独擅其长，然性温散，故虽与黄连并驾，尚减用分许而节制之，可谓方成知约矣。世人不知诸逆冲上皆属于火之理，治呕辄以姜、萸、丁、桂从事者，皆粗工也。余用以治胎前恶阻，甚妙。

十八、湿热证，咳嗽昼夜不安，甚至喘不得眠者，暑邪入于肺络，宜葶苈、枇杷叶、六一散［59］等味。雄按：吴本咳嗽下有喘逆面赤气粗六字，而无甚至句。

人但知暑伤肺气则肺虚，而不知暑滞肺络则肺实。葶苈引滑石直泻肺邪，则病自除。吴子音曰：业师张友樵治一酒客，夏月痰咳，气喘夜不得卧，服凉药及开气药不效，有议用人参、麦冬等药者。师诊其脉，右寸数实，此肺实非肺虚也，投以人参则立毙矣。遂与此方煎服，立愈。明年复感客邪，壅遏肺气，喘咳复作，医有以葶苈进者，服之不效，反烦闷汗泄，师脉其右寸浮数，口渴恶热，冷汗自出，喘急烦闷，曰热邪内壅，肺气郁极，是以逼汗外出，非气虚自汗也。服葶苈而反烦闷

---

① 净：崇文书局本、中医书局本均作“尽”。

② 甘：崇文书局本、中医书局本此下均有“微”字。

者，肺热极盛，与苦寒[①]相格拒也。夫肺苦气上逆，本宜苦以泄之，而肺欲散，又当兼[②]食辛以散之，与麻杏甘膏汤［98］二剂，肺气得通，而喘止汗敛，诸证悉平矣。杨云：余曾治一酒客，大喘，用“金鉴”苏葶丸而愈，亦与此同，此盖湿热上壅之证也。至案内所云服此益甚，则外感束其肺热，用此降之，则外感反内陷而病益甚，麻杏甘石正祛外感而清内热之方，故速愈。张君用药则是，而立论高而不切，非垂教后学之法也。

十九、湿热证，十余日，大势已退，惟口渴汗出，骨节雄按：吴本有隐字。痛，雄按：吴本下有不舒，小便赤涩不利八字。余邪留滞经络，宜元米即糯米。汤泡於术，隔一宿，去术煎饮。

病后湿邪未尽，阴液先伤，故口渴身痛。此时救液则助湿，治湿则劫阴，宗仲景麻沸汤之法，取气不取味，走阳不走阴，佐以元米汤，养阴逐湿，两擅其长。杨云：煎法精妙，注亦明析。汪按：此身痛一证，乃湿滞之的验，则口渴未必非湿淫于内而引饮也。然津液亦必须顾虑，以术治湿，不用煎而用泡，既巧妙亦周缴[③]。雄按：用沙参、麦冬、石斛、枇杷叶等味，冬瓜汤煎服亦可。汪按：用冬瓜灵妙，宜加丝瓜络[④]。

二十、湿热证，数日后，汗出热不除，或痉，忽头痛不止者，营液大亏，厥阳风火上升，宜羚羊角、蔓荆子、钩藤、元参、生地、女贞子等味。雄按：吴本无女贞，有白芍。杨云：白芍不如女贞。

湿热伤营，肝风上逆，血不荣筋而痉，上升颠顶则头痛，热气已退，木气独张，故痉而不厥。投剂以息风为标，养阴为本。雄按：蔓荆不若以菊花、桑叶易之。杨云：蔓荆最无谓，所易甚佳。汪按：枸杞子亦可用，不嫌其腻[⑤]。

二十一、湿热证，胸痞发热，肌肉微疼，始终无汗者，腠理暑邪内闭，雄按：吴本无此四字，作气机拂郁、湿热不能达外。杨云：吴本胜于原本。宜六一散［59］一两、薄荷叶三四分，雄按：吴本作三四十片。泡汤调下，即汗解。

湿病发汗，昔贤有禁，此不微汗之，病必不除。盖既有不可汗之大戒，复有得汗始解之治法，临证者，当知所变通矣。吴云：此湿热蕴遏，气郁不宣，故宜辛凉解散，汗出灌浴之辈，最多此患。若加头痛恶寒，便宜用香薷温散矣。章云：湿病固非一概禁汗者，故仲景有麻黄加术汤等法，但寒湿在表，法当汗解，湿热在里，必当清利。今以暑湿闭于腠理，故以滑石利毛窍，若闭于经者，又当通其经络可知矣。汪按：吴本薄荷较多，则非微汗矣[⑥]。

二十二、湿热证，按法治之，数日后，或[⑦]吐下一时并至者，中气亏损，升降悖逆，宜生谷芽、莲心、雄按：当是莲子。扁豆、米仁、半夏、甘草、茯苓等味，甚者用理中法［45］。雄按：吴本无此条。若可用理中法者，必是过服寒凉所致。

升降悖逆，法当和中，犹之霍乱之用六和汤也。若太阴惫甚，中气不支，非理中不可。忽然吐下，更当细审脉证，有无

---

① 苦寒：崇文书局本、中医书局本均作“寒苦”。
② 兼：崇文书局本、中医书局本均作“急”。
③ 汪按……亦周缴：崇文书局本、中医书局本均无此注。
④ 汪按……丝瓜络：崇文书局本、中医书局本均无此注。
⑤ 汪按……不嫌其腻：崇文书局本、中医书局本均无此注。
⑥ 汪按……微汗矣：崇文书局本、中医书局本均无此注。
⑦ 或：崇文书局本、中医书局本均作“忽”。

重感别邪，或伤饮食。雄按：亦有因忿怒而致者，须和肝胃。

二十三、湿热证，十余日后，左关弦数，腹时痛，时圊血，肛门热痛，血液内燥，热邪传入厥阴之证，宜仿白头翁法[99]。

热入厥阴而下利，即不圊血亦当宗仲景治热利法。若竟逼入营阴，安得不用白头翁汤凉血而散邪乎？设热入阳明而下利，即不圊血，又宜师仲景下利谵语，用小承气汤［39］之法矣。雄按：章氏谓小承气汤乃治厥阴热利，若热入阳明而下利，当用黄芩汤［9］，此不知《伤寒论》有简误之文也。本文云：下利谵语者有燥矢也，宜小承气汤。既有燥矢，则为太阴转入阳明之证，与厥阴无涉矣。湿热入阳明而下利，原宜宗黄芩汤为法，其有燥矢而谵语者，未尝无其候也，则小承气亦可援例引用焉。

二十四、湿热证，十余日后，尺脉数，下利或咽痛，口渴心烦，下泉不足，热邪直犯少阴之证[①]，宜仿猪肤汤［3］凉润法。

同一下利，有厥少之分，则药有寒凉之异。谓厥阴宜寒，少阴宜凉也。然少阴有便脓之候，不可不细审也。

二十五、湿热证，身冷脉细，汗泄胸痞，口渴舌白，湿中少阴之阳，宜人参、白术、附子、茯苓、益智等味。雄按：吴本无此条。杨云：此等证固有之，然本论湿热却夹入寒湿，又不提明药误，岂不自乱其例？

此条湿邪伤阳，理合扶阳逐湿。口渴为少阴证，乌得妄用寒凉耶？津液出于舌下少阴经之廉泉穴，故凡少阴受邪，津液不升则渴也。然胸痞舌白，当加厚朴、半夏，或干姜，恐参、术太壅气也。渴者，湿遏阳气，不化津液以上升，非热也。雄按：此湿热病之类证，乃寒湿也，故伤人之阳气。或湿热证治不如法，但与清热失于化湿，亦有此变。但口渴而兼身冷，脉细，汗泄，舌白诸证者，固属阴证宜温，还须察其二便，如溲赤且短，便热极臭者，仍是湿热蕴伏之阳证，虽露虚寒之假象，不可轻投温补也。章氏所云湿遏阳气，不化津液之渴，又为太阴证，而非少阴证矣。

二十六、暑月病，初起但恶寒，面黄口不渴，神倦，四肢懒，脉沉弱，腹痛下利，湿困太阴之阳，宜仿缩脾饮［100］，甚则大顺散［60］、来复丹［84］等法。雄按：吴本无此条。

暑月为阳气外泄、阴气内耗之时，故热邪伤阴，阳明消烁，宜清宜凉[②] 雄按：此治暑之正法眼藏。太阴告困，湿浊弥漫，宜温宜散。雄按：凡寒湿为病，虽在暑月，忌用凉药，宜舍时从证也。昔贤虽知分别论治，惜不能界画清厘，而创阴暑等名，贻误后学不少。徐洄溪云：天有阴暑，人间有阴热矣[③]。一语破的。汪按：如夏日有阴暑，冬日当有阳寒乎？倘冬日感病，而医者云此为阳寒，治宜凉药，未有不嗤其妄者。而阴暑之名，乃相沿数百年，积非胜是，不可解也[④]。古法最详，医者鉴诸。仲景谓自利不渴者属太阴，以其脏有寒故也。今湿重恶寒不发热，即为太阴证之寒湿也。如或肢冷脉细，必须姜附理中法［45］。

二十七、湿热证，按法治之，诸证皆退，惟目瞑则惊悸梦惕，余邪内留，胆气

① 证：崇文书局本、中医书局本均作“阴”。
② 凉：崇文书局本、中医书局本均作“滋”。
③ 矣：崇文书局本、中医书局本此下均有“可谓”二字。
④ 汪按……不可解也：崇文书局本、中医书局本均无此注。

未舒，宜酒浸郁李仁、姜汁炒枣仁、猪胆皮等味。雄按：吴本无此条。

滑可去著，郁李仁性最滑脱，古人治惊后肝系滞而不下，始终目不瞑者，用之以下[①]肝系而去滞。此证借用，良由湿热之邪留于胆中，胆为清虚[②]之府，藏而不泻，是以病去而内留之邪不去，寐则阳气行于阴，胆热内扰，肝魂不安，用郁李仁以泄邪，而以酒行之，酒气独归胆也。枣仁之酸，入肝安神，而以姜汁制，安神而又兼散邪也。肝性喜凉散，枣仁、姜汁太温，似宜酌加凉品。雄按：此释甚是，如黄连、山栀、竹茹、桑叶皆可佐也。

二十八、湿热证，曾开泄下夺，恶候皆平，独神思不清，倦语不思食，溺数唇齿干，胃气不输，肺气不布，元神大亏，宜人参、麦冬、石斛、木瓜、生甘草、生谷芽、鲜莲子等味。雄按：吴本无此条。汪按：百合似亦可用[③]。

开泄下夺，恶候皆平，正亦大伤，故见证多气虚之象，理合清补元气。若用腻滞阴药，去生便远。雄按：此肺胃气液两虚之证，故宜清补，不但阴腻不可用，且与脾虚之宜于守补温运者亦异。杨云：分别极清。

二十九、湿热证，四五日，忽大汗出，手足冷，脉细如丝或绝，口渴茎痛，而起坐自如，神清语亮，乃汗出过多，卫外之阳暂亡，湿热之邪仍结，一时表里不通，脉故伏，非真阳外脱也，宜五苓散[21]去术，加滑石、酒炒川连、生地、芪皮等味。雄按：吴本无川连、生地。

此条脉证，全似亡阳之候，独于举动神气得其真情。噫！此医之所以贵识见也。以口渴茎痛，知其邪结；以神清语亮，知非脱证。雄按：此条原注全似评赞。章氏以为自注，究可疑也。至卫阳暂亡，必由误表所致，湿热仍结，阴液已伤，故以四苓加滑石，导湿下行，川连、生地清火救阴，芪皮固其卫气，用法颇极周密。杨云：发明方意精当。汪按：此注当亦后人所附评语。且此证世所罕见，况亡阳脱证，起坐自如，神清语亮者亦不少，据以辨证，似不甚明确。惟口渴茎痛为亡阳所无耳[④]。

三十、湿热证，发痉神昏，独足冷，阴缩，下体外受客寒，仍宜从湿热治，只用辛温之品，煎汤熏洗。杨云：仍从湿热治是矣。辛温熏洗，不愈益其湿乎？不惟治下而遗上也。汪按：熏洗似无大碍，但未必有益[⑤]。

阴缩为厥阴之外候，合之足冷，全似虚寒，乃谛观本证，无一属[⑥]虚，始知寒客下体，一时营气不达，不但证非虚寒，并非上热下寒之可拟也。仍从湿热治之，又何疑耶？发痉神昏，邪犯肝心，若邪重内闭，厥阴将绝，必囊缩足冷而舌亦卷，是邪深垂死之证。本非虚寒，今云由外受客寒，临证更当详细察问为要。雄按：此条本文颇有语病，恐非生白手笔。

三十一、湿热证，初起壮热口渴，脘闷懊侬[⑦]，眼欲闭，时谵语，浊邪蒙闭上焦，宜涌泄，用枳壳、桔梗、淡豆豉、生山栀。无汗者加葛根。

此与第九条宜参看，彼属余邪，法当轻散，余邪不净者，自无壮热谵语等证，

---

① 下：崇文书局本、中医书局本均作“治”。

② 虚：崇文书局本、中医书局本均作“净”。

③ 汪按……亦可用：崇文书局本、中医书局本均无此注。

④ 汪按……所无耳：崇文书局本、中医书局本均无此注。

⑤ 汪按……必有益：崇文书局本、中医书局本均无此注。

⑥ 属：崇文书局本、中医书局本均作“大”。

⑦ 侬：崇文书局本、中医书局本均作“恼”。

必与初起邪势重者形状[①]不同。此则浊邪蒙闭上焦，故懊侬[②]脘闷；眼欲闭者，肺气不舒也；时谵语者，邪郁心包也。若投轻剂，病必不除。经曰：高者越之。用栀豉汤［11］涌泄之剂引胃脘之阳而开心胸之表，邪从吐散，若舌苔薄而清[③]者，邪未胶结，可[④]吐散；如舌苔厚而有根，浊邪瘀结，须重用辛开苦降；如吐之邪结不得出，反使气逆而变他证矣。雄按：此释甚是。病在上焦，浊邪未结，故可越之。若已结在[⑤]中焦，岂可引吐？不但湿热证吐法宜慎也，即痰饮证之宜于取吐者，亦有辨别要诀。赵恕轩《串雅》云：宜吐之证，必须看痰色，吐在壁上，须其痰干之后，有光亮如蜗牛之涎者，无论痰在何经，皆可吐也。若痰干之后无光亮之色者，切忌用吐。彼验痰渍，此验舌苔，用吐者识之[⑥]。又按：何报之云：子和治病，不论何证，皆以汗、吐、下三法取效，此有至理存焉。盖万病非热则[⑦]寒，寒者气不运而滞，热者气亦壅而不运，气不运则热郁痰生，血停食积，种种阻塞于中矣。人身气血贵通而不贵塞，非三法何由通乎？又去邪即所以补正，邪去则正自复，但以平淡之饮食调之，不数日而精神勃发矣。故妇人不孕者，此法行后即孕，阴阳和畅也。男子阳道骤兴，非其明验乎？后人不明其理而不敢用，但以温补为稳，杀人如麻，可叹也！汪按：何说乃据倒仓法言之[⑧]。

三十二、湿热证，经水适来，壮热口渴，评语神昏，胸腹痛，或舌无苔，脉滑数，邪陷营分，宜大剂犀角、紫草、茜根、贯众、连翘、鲜菖蒲、银花露等味。雄按：世人但知小柴胡汤一法，而不分伤寒温暑之病，何也？淦按：茜根不若以丹皮、赤芍易之。

热入血室，不独妇女，男子亦有之。不第凉血，并须解毒，然必重剂乃可奏功。仲景谓阳明病下血谵语者，此为热入血室，即指男子而言，故无经水适来之语[⑨]。

三十三、热证，上下失血，或汗血，毒邪深入营分，走窜欲泄，宜大剂犀角、生地、赤芍、丹皮、连翘、紫草、茜根、银花等味。雄按：以上四条，吴本无之。丹皮虽凉血而气香走泄，能发汗，惟血热而瘀者宜之，又善动呕，胃弱者勿用。

热逼而上下失血、汗血，势极危，而犹不即坏者，以毒从血出，生机在是，大进凉血解毒之剂，以救阴而泄邪，邪解而血自止矣。血止后，须进参、芪善后乃得。汪按：善后宜兼养血[⑩]。汗血即张氏所谓肌衄也。《内经》谓：热淫于内，治以咸寒。方中当增入咸寒之味。此说未知何人所注，亦甚有理也。汪按：可加牡蛎，并有止汗之功，不嫌其涩。此注乃后人所附评语，未羼入原注者，他条俱与原注并合，不可分析矣。雄按：此条本文，但云热证是感受暑热，而不挟湿邪者也。暑热之气，极易伤营，故有是证。章氏乃云[⑪]：此篇所谓湿热，即是暑也。然则此条不曰湿热而曰热者，又是何病耶？夫寒暑二气，《易经》即以往来对待言之矣。后之妄逞臆说者，真是冷热未知。辛甫

---

① 状：崇文书局本、中医书局本均作"势"。
② 侬：崇文书局本、中医书局本均作"恼"。
③ 清：崇文书局本、中医书局本均作"滑"。
④ 可：崇文书局本、中医书局本此下均有"以"字。
⑤ 在：崇文书局本、中医书局本均作"于"。
⑥ 之：崇文书局本、中医书局本此下均注有"辛甫云引据《博洽》"七字。
⑦ 则：崇文书局本、中医书局本均作"即"。
⑧ 汪按……言之：崇文书局本、中医书局本均无此注。
⑨ 热入血室……之语：崇文书局本、中医书局本均无此段文字。
⑩ 汪按……养血：崇文书局本、中医书局本均无此注。
⑪ 云：崇文书局本、中医书局本均作"曰"。

云：辩得是。

三十四、湿热证，七八日，口不渴，声不出，与饮食亦不却，雄按：吴本有二便自通句。默默不语，神识昏迷，进辛香凉泄、芳香逐秽俱不效，此邪入雄按：吴本下有手字。厥阴，主客浑受，宜仿吴又可三甲散［101］，醉地鳖虫、醋炒鳖甲、土炒穿山甲、生僵蚕、雄按：吴本无此味。柴胡、桃仁泥等味。

暑湿先伤阳分，然病久不解，必及于阴，阴阳两困，气钝血滞，而暑湿不得外泄，雄按：据章氏以此为薛氏自注，然叠以暑湿二气并言，以解湿热病证。若谓暑中原有湿，则暑下之湿又为何物乎？一笑。余恐后学迷惑，故不觉其饶舌也。遂深入厥阴，络脉凝瘀，使一阳少阳生气也。不能萌动，生气有降无升，心主阻遏，灵气不通，所以神不清而昏迷默默也。破滞通瘀，斯络脉通而邪得解矣。

海昌许益斋云：此条即伤寒门百合病之类。赵以德、张路玉、陶厚堂以为心病，徐忠可以为肺病，本论又出厥阴治法，良以百脉一宗，悉致其病，元气[①]不布，邪气淹留，乃祖仲景法，用异类灵动之物。鳖甲入厥阴，用柴胡引之，俾阴中之邪尽达于表；䗪虫入血，用桃仁引之，俾血分之邪尽泄于下；山甲入络，用僵蚕引之，俾络中之邪亦从风化而散。缘病久气钝血滞，非拘拘于恒法所能愈也。汪按：此有神昏一证，可知其非百合病矣。故与百合病异，治百合病，究宜治肺为是[②]。

三十五、湿热证，口渴苔黄起刺，脉弦缓，囊缩舌硬，谵语昏不知人，两手搐搦，津枯邪滞，宜鲜生地、芦根、生首乌、鲜稻根等味。若脉有力，大便不通[③]，大黄亦可加入。雄按：吴本无此条。汪按：首乌味涩，似未妥[④]。

胃津劫夺，热邪内据，非润下以泄邪则不能达，故仿承气之例，以甘凉易苦寒，正恐胃气受伤，胃津不复也。

三十六、湿热证，发痉撮空，神昏笑妄，舌苔干黄起刺，或转黑色，大便不通者，热邪闭结胃腑，宜用承气汤［6］下之。雄按：以下十一条从吴本补入。

撮空一证，昔贤谓非大实即大虚，虚则神明涣散，将有脱绝之虞；实则神明被逼，故多撩乱之象。今舌苔黄刺干涩，大便闭而不通，其为热邪内结，阳明腑热显然矣。徒事清热泄邪，止能散络中流走之热，不能除胃中蕴结之邪，故假承气以通地道。然舌不干黄起刺者，不可投也。雄按：第二十八条有曾开泄下夺之文，则湿热病原有可下之证，惟湿未化燥，腑实未结者，不可下耳，下之则利不止。如已燥结，亟宜下夺，否则垢浊熏蒸，神明蔽塞，腐肠烁液，莫可挽回，较彼伤寒之下不嫌迟，去死更速也。杨云：通透之论。

承气用硝、黄，所以逐阳明之燥火实热，原非湿热内滞者所宜用。然胃[⑤]中津液为热所耗，甚至撮空撩乱，舌苔干黄起刺，此时胃热极盛，胃津告竭，湿火转成燥火，故用承气以攻下。承气者，所以承接未亡之阴气于一线也。湿温病至此亦危矣哉！汪按：治温热与伤寒异，而温热坏证多与伤寒同[⑥]。

雄按：董废翁云：外感之邪，既不得从元腑透达，则必向里而走空隙，而十二

---

① 气：崇文书局本、中医书局本均作“神”。

② 汪按……治肺为是：崇文书局本、中医书局本均无此注。

③ 通：崇文书局本、中医书局本此下均有“者”字。

④ 汪按……似未妥：崇文书局本、中医书局本均无此注。

⑤ 胃：崇文书局本、中医书局本均作“胸”。

⑥ 汪按……与伤寒同：崇文书局本、中医书局本无此注。

脏腑之中，惟胃为水谷之海，其上有口，其下有口，最虚而善受，故诸邪皆能入之。邪入则胃实矣，胃实则津液干矣，津液干则死矣。杨乘六云：此言道尽感证致死根由，彼肆用风燥之剂劫液，夭人生命者，正坐不知此义耳！余谓凡治感证，须先审其胃汁之盛衰，如邪渐化热，即当濡润胃腑，俾得流通，则热有出路，液自不伤，斯为善治。若恃承气汤为焦头烂额之客，讵非曲突徙薪[①] 之不早耶？杨云：陈修园自谓读《伤寒论》数十年，然后悟出存津液三字，而其用药，仍偏辛燥，不知其所悟者何在？得孟英反复申明，迷者庶可大悟乎！汪按：此条语语破的，杨评亦妙。存津液固为治温暑诸证之要务，然非专恃承气汤急下存津一法也[②]。

三十七、湿热证，壮热口渴，自汗身重，胸痞，脉洪大而长者，此太阴之湿与阳明之热相合，宜白虎加苍术汤［102］。

热渴自汗，阳明之热也；胸痞身重，太阴之湿兼见矣。脉洪大而长，知湿热滞于阳明之经。故用苍术白虎汤以清热散湿，然乃热多湿少之候。雄按：徐氏云：暑不挟湿，苍术禁用。

白虎汤［7］仲景用以清阳明无形之燥热也。胃汁枯涸者，加人参以生津，名曰白虎加人参汤［8］。雄按：余于血虚加生地，精虚加枸杞，有痰者加半夏，用之无不神效。身中素有痹气者，加桂枝以通络，名曰桂枝白虎汤［89］，而其实意在清胃热也。是以后人治暑热伤气身热而渴者，亦用白虎加人参汤；热渴汗泄，肢节烦疼者，亦用白虎加桂枝汤；胸痞身重兼见，则于白虎汤中加入苍术以理太阴之湿；寒热往来兼集，则于白虎汤中加入柴胡以散半表半里之邪。雄按：余治暑邪炽盛，热渴汗泄而痞满气滞者，以白虎加厚朴极效。凡此皆热盛阳明，他证兼见，故用白虎清热，而复各随证以加减。杨云：此论极圆活，可悟古方加减之法。苟非热渴汗泄，脉洪大者，白虎便不可投，辨证察脉，最宜详审也。雄按：热渴汗泄而脉虚者，宜甘药以养肺胃之津。汪按：若大汗脉虚，身凉不热，口润不渴，则为亡阳脱证，非参、附回阳不能挽救。洄溪《医论》谓：阳未亡则以凉药止汗，阳已亡则以热药止汗。此中转变，介在几微，辨之精且详矣，学者宜究心焉[③]。

三十八、湿热证，湿热伤气，四肢困倦，精神减少，身热气高，心烦溺黄，口渴自汗，脉虚者，东垣用清暑益气汤［103］主治。

同一热渴自汗，而脉虚神倦，便是中气受伤，而非阳明郁热。清暑益气汤乃东垣所制，方中药味颇多，学者当于临证时斟酌去取可也。

雄按：此脉此证，自宜清暑益气以为治，但东垣之方，虽有清暑之名，而无清暑之实。观江南仲治孙子华之案、程杏轩治汪木工之案可知，故临证时须斟酌去取也。汪按：清暑益气汤，洄溪讥其用药杂乱固当，此云无清暑之实尤确。余每治此等证，辄用西洋参、石斛、麦冬、黄连、竹叶、荷秆、知母、甘草、粳米、西瓜翠[④] 衣等，以清暑热而益元气，无不应手取效也。汪按：此方较东垣之方为妥，

---

① 曲突徙（xǐ）薪：突，烟囱。薪，柴。语出《汉书·霍光传》："臣闻客有过主人者，见其灶直突，傍有积薪。客谓主人，更为曲突，远徙其薪，不者且有火患"。后用以比喻防患于未然。

② 汪按……一法也：崇文书局本、中医书局本均无此注。

③ 汪按……究心焉：崇文书局本、中医书局本均无此注。

④ 翠：崇文书局本、中医书局本均无此字。

然黄连尚宜酌用[①]

三十九、暑月热伤元气，气短倦怠，口渴多汗，肺虚而咳者，宜人参、麦冬、五味子等味。汪按：徐洄溪谓麦冬、五味咳证大忌，惟不咳者可用是也[②]。

此即《千金》生脉散也。与第十八条同一肺病，而气粗与气短有分，则肺实与肺虚各异，实则泻而虚则补，一定之理也。然方名生脉，则热伤气之脉虚欲绝可知矣。汪按：脉虚为的验，若弦数者，岂可轻试乎[③]？

雄按：徐洄溪云：此伤暑之后，存其津液之方也。观方下治证，无一字治暑邪者。庸医以之治暑病，误之甚矣。其命名之意，即于复脉汤内取用参、麦二味，因止汗故加五味子，近人不论何病，每用此方收住邪气，杀人无算。用此方者，须详审其邪之有无，不可徇俗而视为治暑之剂也。

四十、暑月乘凉饮冷，阳气为阴寒所遏[④]，皮肤蒸热，凛凛畏寒，头痛头重，自汗烦渴，或腹痛吐泻者，宜香薷、厚朴、扁豆等味。汪按：香薷惟暑月受凉无汗者宜之，有汗者宜慎用[⑤]。

此由避暑而感受寒湿之邪，虽病于暑月，而实非暑病。昔人不曰暑月伤寒湿，而曰阴暑，以致后人淆惑，贻误匪轻，今特正之。其用香薷之辛温，以散阴邪而发越阳气；厚朴之苦温，除湿邪而通行滞气；扁豆甘淡，行水和中。倘无恶寒头痛之表[⑥]证，即无取香薷之辛香走窜矣；无腹痛吐利之里证，亦无取厚朴、扁豆之疏滞和中矣。故热渴甚者，加黄连以清暑，名四味香薷饮，减去扁豆名黄连香薷饮；湿盛[⑦]于里，腹膨泄泻者，去黄连加茯苓、甘草，名五物香薷饮；若中虚气怯，汗出多者，加人参、芪、白术、橘皮、木瓜，名十味香薷饮。然香薷之用，总为寒湿外袭而设，杨云：古人亦云：夏月之用香薷，犹冬月之用麻黄。不可用以治不挟寒湿之暑热也。略参拙意。汪按：十味香薷饮用药亦太杂[⑧]。

四十一、湿热内滞太阴，郁久而为滞下，其证胸痞腹痛，下坠窘迫，脓血稠粘，里结后重，脉软数者，宜厚朴、黄芩、神曲、广皮、木香、槟榔、柴胡、煨葛根、银花炭、荆芥炭等味。汪按：柴、葛终嫌不妥。凡病身热脉数，是其常也。惟痢疾身热脉数，其证必重[⑨]。

古之所谓滞下，即今所谓痢疾也。由湿热之邪内伏太阴，阻遏气机，以致太阴失健运，少阳失疏达，热郁湿蒸，传导失其常度，蒸为败浊，脓血下注肛门，故后重气壅不化，仍数至圊而不能便。伤气则下白，伤血则下赤，气血并伤赤白兼下，湿热盛极痢成五色。汪按：昔人有谓红痢属热，白痢属寒者，谬说也。痢疾大抵皆由暑热，其由于寒者，千不得一，惟红属血，白属气，则为定论[⑩]。故用厚朴除湿而行滞气，槟榔下逆而破结气，黄芩清庚金之热，木香、神曲疏中气之滞，葛根升下陷之胃气，柴胡升土中之木气。汪按：蛮升无益而有害[⑪]。热侵血分而便血，以

---

① 汪按……宜酌用：崇文书局本、中医书局本均无此注。

② 汪按……可用是也：崇文书局本、中医书局本均无此注。

③ 汪按……可轻试乎：崇文书局本、中医书局本均无此注。

④ 遏：崇文书局本、中医书局本均作“逼”。

⑤ 汪按……慎用：崇文书局本、中医书局本均无此注。

⑥ 表：崇文书局本、中医书局本均作“外”。

⑦ 盛：崇文书局本、中医书局本均作“甚”。

⑧ 汪按……太杂：崇文书局本、中医书局本均无此注。

⑨ 汪按……其证必重：崇文书局本、中医书局本均无此注。

⑩ 汪按……定论：崇文书局本、中医书局本均无此注。

⑪ 汪按……有害：崇文书局本、中医书局本均无此注。

银花、荆芥入营清热。汪按：地榆炭、丹皮炭亦可用①。若热盛于里，当用黄连以清热，大实而痛，宜增大黄以逐邪。昔张洁古制芍药汤以治血痢，方用归、芍、芩、连、大黄、木香、槟榔、甘草、桂心等味，而以芍药名汤者，盖谓下血必调藏血之脏，故用之为君，不特欲其土中泻木，抑亦赖以敛肝和阴也。然芍药味酸性敛，终非湿热内蕴者所宜服。汪按：芍药、甘草，乃治痢疾腹痛之圣剂，与湿热毫无所碍，不必疑虑②。倘遇痢久中虚，而宜用芍药、甘草之化土者，恐难任芩、连、大黄之苦寒，木香、槟榔之破气。若③其下痢初作，湿热正盛者，白芍酸敛滞邪，断不可投。汪按：初起用之亦无碍，并不滞邪，已屡试矣④。此虽昔人已试之成方，不敢引为后学之楷式也。

雄按：呕恶者忌木香，汪按：后重非木香不能除，则用木香佐以止呕之品可也⑤。无表证者忌柴、葛。汪按：即有表证亦宜慎用⑥。盖胃以下行为顺，滞下者，垢浊欲下而气滞也，杂以升药，浊气反上冲而为呕恶矣。汪按：升清降浊则可，今反升浊，岂不大谬⑦？至洁古芍药汤之桂心，极宜审用。苟热邪内盛者，虽有芩、连、大黄之监制，亦恐其有跋扈之患也。若芍药之酸，不过苦中兼有酸味，考《本经》原主除血痹，破坚积，寒热，疝瘕，为敛肝气破血中气结之药，仲圣于腹中满痛之证多用之，故太阴病脉弱，其人续自便利，设当行大黄、芍药者宜减之，以胃气弱易动故也。盖大黄开阳结，芍药开阴结，自便利者宜减，则欲下而窒滞不行之痢正宜用矣。杨云：是极。芍药汤治湿热下利，屡有奇效，其功全在芍药，但桂心亦须除去为妥⑧。汪按：白芍开结，佐以甘草和中，必不有碍胃气，乃治痢必用之品，不但治血痢也。况白芍之酸，嗽证尚且不忌，则治痢用之有何顾忌乎⑨？

四十二、痢久伤阳，脉虚滑脱者，真人养脏汤［106］加甘草、当归、白芍。

脾阳虚者，当补而兼温，然方中用木香，必其腹痛未止，故兼疏滞气；用归、芍，必其阴分亏残，故兼和营阴。汪按：果系虚寒滑脱固宜温涩，今既云阴分亏残，岂可妄投温燥，以速其死乎⑩？但痢虽脾疾，久必传肾，以肾为胃关，司下焦而开窍于二阴也。汪按：所伤者肾阴，非肾阳也，蛮助肾阳何益⑪！况火为土母，欲温土中之阳，必补命门之火。若虚寒甚而滑脱者，当加附子以补阳，不得杂入阴药矣。汪按：虚寒滑脱，诚宜参、附、粟壳，然忘却此篇本专论湿热病矣⑫。

雄按：观此条似非一瓢手笔，而注则断非本人自注。汪按：当亦后人所附评

---

① 汪按……亦可用：崇文书局本、中医书局本均无此注。

② 汪按……不必疑虑：崇文书局本、中医书局本均无此注。

③ 若：崇文书局本、中医书局本均无此字。

④ 汪按……已屡试矣：崇文书局本、中医书局本均无此注。

⑤ 汪按……可也：崇文书局本、中医书局本均无此注。

⑥ 汪按……宜慎用：崇文书局本、中医书局本均无此注。

⑦ 汪按……岂不大谬：崇文书局本、中医书局本均无此注。

⑧ 杨云……为妥：此段注文崇文书局本、中医书局本均位于上文“至洁古芍药汤之桂心，极宜审用”句下。

⑨ 汪按……有何顾忌乎：崇文书局本、中医书局本均无此注。

⑩ 汪按……以速其死乎：崇文书局本、中医书局本均无此注。

⑪ 汪按……何益：崇文书局本、中医书局本均无此注。

⑫ 汪按……湿热病矣：崇文书局本、中医书局本均无此注。

语[①]。叶香岩云：夏月炎热，其气俱浮于外，故为蕃秀之月，过食寒冷，郁其暑热，不得外达，汪按：亦有不食寒冷而患痢者[②]。食物厚味，为内伏之火，煅炼成积，伤于血分则为红，伤于气分则为白，气滞不行，火气逼迫于肛门，则为后重，滞于大肠，则为腹痛，故仲景用下药通之，河间、丹溪用调血和气而愈。此时令不得发越，至秋收敛于内而为痢也。汪按：亦有夏月即痢者。[③] 此理甚明，何得误认为寒而用温热之药？余历证四十余年，治痢惟以疏理推荡清火，而愈者不计其数。观其服热药而死者甚多，汪按：余生平治痢，必宗叶氏之论，惟曾误服温涩者，每多不救，其余无不愈者[④]。同志之士，慎勿为景岳之书所误以杀人也。汪按：可谓苦口婆心，无如世之宗景岳者，必不肯信从也[⑤]。聂久吾云：痢疾投补太早，锢塞邪热在内，久而正气已虚，邪气犹盛，欲补而治[⑥] 之则助邪，欲清而攻[⑦] 之则愈滑，多致不救。汪按：幸而不死，亦必成休息痢，终身不瘥[⑧]。徐洄溪云：夏秋之间，总由湿热积滞，与伤寒[⑨] 三阴之利不同，汪按：学者切记[⑩]。后人竟用温补，杀人无算，触目伤怀。尤拙吾云：痢与泄泻，其病不同，其治亦异。泄泻多由寒湿，寒则宜温，湿则宜燥也；痢多成于湿热，热则宜清，湿则宜利也。虽泄泻有热证，毕竟寒多于热；痢病亦有寒证，毕竟热多于寒。是以泄泻经久，必伤于阳，而肿胀喘满之变生；痢病经久，必损于阴，而虚烦痿废之疾起。痢病兜涩太早，湿热流注，多成痛痹；泄泻疏利过当，中虚不复，多作脾劳。此余所亲历，非臆说也。或问：热则清而寒则温是矣，均是湿也。或从利，或从燥，何欤？曰：寒湿者，寒从湿生，故宜苦温燥其中；湿热者，湿从热化，故宜甘淡滑石之类。汪按：茯苓、通草亦是[⑪]。利其下。盖燥性多热，利药多寒，便利则热亦自去，中温则寒与俱消。寒湿必本中虚，不可更行清利；湿热郁多成毒，不宜益以温燥也。合诸论而观之，可见痢久伤阳之证，乃绝无而仅有者。然则真人养脏[⑫] 汤，须慎重而审用矣。犹谓其杂用阴药，岂未闻下多亡阴之语乎？须知阳脱者，亦由阴先亡而阳无依，如盏中之油，干则火灭也。汪按：辨得明畅，庶免误人[⑬]。

四十三、痢久伤阴，虚坐努责者，宜用熟地炭、炒当归、炒白芍、炙甘草、广皮之属。

里结欲便，坐久而仍不得便者，谓之虚坐努责。凡里结属火居多，火性传送至速，郁于大肠，窘迫欲便，而便仍不舒，故痢疾门中，每用黄芩清火，甚者用大黄逐热。若痢久血虚，血不足则生热，亦急迫欲便，但久坐而不得便耳，此热由血虚所生，故治以补血为主。里结与后重不同，里结者，急迫欲便；后重者，肛门重

---

① 汪按……评语：崇文书局本、中医书局本均无此注。
② 汪按……患痢者：崇文书局本、中医书局本均无此注。
③ 汪按……即痢者：崇文书局本、中医书局本均无此注。
④ 汪按……无不愈者：崇文书局本、中医书局本均无此注。
⑤ 汪按……不肯信从也：崇文书局本、中医书局本均无此注。
⑥ 治：崇文书局本、醉六堂本、中医书局本均作"涩"。
⑦ 攻：崇文书局本、中医书局本均作"疏"。
⑧ 汪按……终身不瘥：崇文书局本、中医书局本均无此注。
⑨ 寒：崇文书局本、中医书局本此下均有"传入"二字。
⑩ 汪按……切记：崇文书局本、中医书局本均无此注。
⑪ 汪按……亦是：崇文书局本、中医书局本均无此注。
⑫ 脏：崇文书局本、中医书局本此下均有"之"字。
⑬ 汪按……误人：崇文书局本、中医书局本均无此注。

坠。里结有虚实之分，实为火邪有余，虚为营阴不足。后重有虚实之异，实为邪实下壅，虚由气虚下陷。是以治里结者，有清热养阴之异；治后重者，有行气升补之殊。虚实之辨，不可不明。汪按：辨析精细允当，言言金玉[①]。

雄按：审属痢久而气虚下陷者，始可参用升补。若初痢不挟风邪，久痢不因气陷者，升、柴不可轻用，故喻氏逆流挽舟之说，尧封斥为伪法也。

四十四、暑湿内袭，腹痛吐利，胸痞脉缓者，湿浊内阻太阴，宜缩脾饮[100]。

此暑湿浊邪伤太阴之气，以致土用不宣，太阴告困，故以芳香涤秽，辛燥化湿为制[②]也。

雄按：虽曰暑湿内袭，其实乃暑微湿盛之证，故用药如此。汪按：此有脉缓可征，故宜用温药[③]。

四十五、暑月饮冷过多，寒湿内留，水谷不分，上吐下泻，肢冷脉伏者，宜大顺散[60]。

暑月过于贪凉，寒湿外袭者，有香薷饮；寒湿内侵者，有大顺散。夫吐泻肢冷脉伏，是脾胃之阳为寒湿所蒙，不得升越，故宜温热之剂，调脾胃利气散寒。然广皮、茯苓，似不可少，此即仲景治阴邪内侵之霍乱，而用理中汤之旨乎？略参拙意。

雄按：此条明言暑月饮冷过多，寒湿内留，水谷不分之吐利，宜大顺散治之，是治暑月之寒湿病，非治暑也，读者不可草率致误。若肢冷脉伏，而有苔黄烦渴，溲赤便秽之兼证，即为暑热致病，误投此剂，祸不旋踵。汪按：洄溪论大顺散，语见第五卷本方下[④]。

四十六、肠痛下利，胸痞烦躁口渴，脉数大，按之豁然空者，宜冷香饮子[107]。

此不特湿邪伤脾，抑且寒邪伤肾。烦躁热渴，极似阳邪为病，惟数大之脉，按之豁然而空，知其躁渴等证，为虚阳外越，而非热邪内扰，故以此方冷服，俾下咽之后，冷气既消，热性乃发，庶药气与病气无扞格之虞也。

雄按：此证亦当详审，如果虚阳外越，则其渴也必不嗜饮，其舌色必淡白，或红润，而无干黄黑燥之苔，其便溺必溏白而非秽赤，苟不细察，贻误必多。《医师秘笈》仅载前三十五条，江白仙本与《温热赘言》于三十五条止采二十条，而多后之十一条，且编次互异，无从订正。偶于友人顾听泉学博处，见钞本《湿热条辨》云：曩[⑤]得于吴人陈秋垞赞府[⑥]者，虽别无发明，而四十六条全列，殆原稿次序固如是耶？今从之，俾学者得窥全豹焉。

又按：喻氏云：湿温一证，即藏疫疠在内，一人受之则为湿温，一方受之则为疫疠。杨云：以下论治疫之法，纲领已具，学者于此究心焉，庶免多歧之惑[⑦]。余谓此即仲圣所云清浊互中之邪也。石顽亦云：时疫之邪，皆从湿土郁蒸而发，土为受盛之区，平时污秽之物无所不容，适当邪气蒸腾，不异瘴雾之毒，或发于山川原陆，或发于河井沟渠，人触之者，皆从口鼻流入膜原，而至阳明之经，脉必右盛

① 汪按……言言金玉：崇文书局本、中医书局本均无此注。

② 制：崇文书局本、中医书局本均作“剂”。

③ 汪按……用温药：崇文书局本、中医书局本均无此注。

④ 汪按……本方下：崇文书局本、中医书局本均无此注。

⑤ 曩（nǎng）：以往；从前。

⑥ 赞府：唐代对县丞的尊称。

⑦ 惑：崇文书局本、中医书局本均作“患”。

于左。盖湿土之邪以类相从而犯于胃，所以右手脉盛也。阳明居太阳之里，少阳之外，为三阳经之中道，故初感一二日间，邪犯膜原，但觉背微恶寒，头额晕胀，胸膈痞满，手指痠麻，此为时疫之报使，与伤寒一感便发热头痛不同。至三日以后，邪乘表虚而外发，则有昏热头汗，或咽肿发斑之患；邪乘里虚而内陷，或挟饮食，则有呕逆痞满，嘈杂失血，自利吐蛔之患；若其人平素津枯，兼有停滞，则有谵语发狂言，舌胎黄黑，大便不通之患；平素阴亏，则有头面赤热，足膝逆冷，雄按：此二端亦有不属阴虚，而胃中浊气上熏，肺为热壅，无以清肃下行而使然者。至夜发热之患。若喘哕冷汗，烦扰瘈疭等证，皆因误治所致也。盖伤寒之邪，自表传里；温热之邪，自里达表；雄按：此谓伏气发为温热也，若外感风温、暑热，皆上焦先受。疫疠之邪，自阳明中道，随表里虚实而发，不循经络传次也。以邪既伏中道，不能一发便尽。雄按：夏之湿温，秋之伏暑，病机皆如此，治法[①]有区别。故有得汗热除，二三日复热如前者；有得下里和，二三日复见表热者；有表和复见里证者。总由邪气内伏，故屡夺屡发，不可归咎于调理失宜，复伤风寒饮食也。汪按此真阅历之言[②]。外解无如香豉、葱白、连翘、薄荷之属，内清无如滑石、芩、连、山栀、人中黄之属，下夺无如硝、黄之属。如见发热自利，则宜葛根、芩、连；雄按：葛根宜慎用，余易以滑石、银花，较妥。汪按：宜用绿豆[③]。胸膈痞满，则宜枳、桔、香附；雄按：桔梗太升，须少用；香附太燥，宜酌用。余则以厚朴主湿满，石菖蒲主痰痞，贝母主郁结，皆妙。汪按：用制香附无碍[④]。呕吐呃逆，则宜藿香、芩、连；雄按：热炽者，以竹茹、枇杷叶易藿香。衄血下血，则宜犀角、丹皮；发斑咽痛，则宜犀角、牛蒡；亚枝云：发斑咽烂者，宜用锡类散[110]吹之。烦渴多汗，则宜知母、石膏；愈后食复、劳复，则宜枳实、栀、豉，汪按：宜加竹茹[⑤]。随证加萎蕤、茯苓、丹皮、芍药之类，汪按：萎蕤宜慎用[⑥]。皆为合剂。而香豉、人中黄，又为时疫之专药，以其总解温热时行外内热毒也。顾雁庭云：喻氏治疫，以解毒为主，即又可之专用大黄，叶氏之银花、金汁同用，皆此意也。雄按：松峰之青蒿、绿豆，亦犹是耳。当知其证，虽有内外之殊，一皆火毒为患，绝无辛温发散之例，每见穷乡僻壤无医药之处，热极恣饮凉水，多有浃然汗出而解者。汪按：昔人亦有多饮杀人之戒，须知。又见乡人有捣鲜车前草汁饮之者，甚妙[⑦]。此非宜寒凉不宜辛热之明验乎？顾雁庭云：脉证不必大凉，而服大凉之药，似有害而终无害者，疫也；脉证可进温补，而投温补之剂，始似安而渐不安者，疫也。雄按：疫证皆属热毒，不过有微甚之分耳。间有服温补而得生者，必本非疫证，偶病于疫疠盛行之际，遂亦误指为疫也。或热邪不重，过服寒凉，亦宜温补回春，然非疫疠正治之法，学者辨之。汪按：温补得生者，乃暑月乘凉饮冷，中于寒湿之病，与中于热毒之病，大相径庭，故云本非疫证，读者不以辞害意可也[⑧]。故一切风燥辛热，皆不

---

① 法：崇文书局本、中医书局本此下均有“却”字。
② 汪按……之言：崇文书局本、中医书局本均无此注。
③ 汪按……绿豆：崇文书局本、中医书局本均无此注。
④ 汪按……无碍：崇文书局本、中医书局本均无此注。
⑤ 汪按：宜加竹茹：崇文书局本、中医书局本均无此六字。
⑥ 汪按……慎用：崇文书局本、中医书局本均无此注。
⑦ 汪按……甚妙：崇文书局本、中医书局本均无此注。
⑧ 汪按……可也：崇文书局本、中医书局本均无此注。

可犯。每见[①]粗工用羌、独、柴、前、苍、芷、芎、防之类[②]，引火上逆，亢热弥甚者，以风燥之药性皆上升横散如炉冶得鼓铸之力也；用朴、半、槟榔、青皮、木香等耗气之药，胸膈愈加痞满者，汪按：庸手见此，必指为虚[③]。揠苗助长之道也。雄按：又可达原饮，必湿盛热微者可用，未可执为定法。有下证已具，而迟疑不敢攻下，屡用芩、连不应者，此与扬汤止沸不殊也。至于发狂谵语，舌苔焦黑，而大便自利，证实脉虚不可攻者，雄按：清热救阴，间亦可愈。及烦热痞闷，冷汗喘乏，四肢逆冷，六脉虚微，不受补者，皆难图治也。时疫变证多端，未能一一曲尽，聊陈大略如[④]此。雄按：小儿痘证，多挟疫疠之气而发，伍氏谓痘毒藏于脾经，正与此论合，故费氏专讲痘疫，以救非常痘证之偏，厥功伟矣。后人不察，訾其偏任寒凉，盖未知痘之同于疫也，审其为疫，必宗其法，又可曾亦论及，近惟王清任知之。余谓麻疹亦有因疫疠之气而发者，故治法亦与温热相埒[⑤]也。习幼科者，于温热、暑疫诸证，因其可不细心讨究耶？汪按：治痘专任寒凉，究非正轨，痘证本与斑疹不同也。此谓费氏之法，特以救非常之痘，则知寻常之痘，未可概施。若奉费氏为治痘定法，而置温托诸法于不用，是又大误矣。即如温热病，固大忌温补，而病情万变，至其坏证，却与伤寒坏证无异，有必须温补挽救者，亦不可执一也。然岂可奉温补为治温热病之定法乎[⑥]？

又按：李东垣云：脾胃受劳役之疾，饮食又复失节，耽病日久，及事息心安，饱食太甚，病乃大作。向者壬辰改元，京师戒严，迨三月下旬，受敌者凡半月，解围之后，都人之不受病者，万无一二，既病而死者，继踵不绝，都门十有二所，每日各门所送，多者二千，少者不下一千，似此者，几三月，此百万人，岂俱感风寒外伤者耶？大抵人在围城中，饮食失节，劳役所伤，不待言而知。由其朝饥暮饱，起居不时，寒温失所，动经两三月，胃气亏乏久矣，一旦饱食太过，感而伤人，而又调治失宜，或发表或攻下，致变结胸发黄，又以陷胸、茵陈等汤下之，无不死者。盖初非伤寒，以误治而变似真伤寒之证，皆药之罪也。因以生平已试之效，著《内外伤辨惑论》一篇云。俞惺斋曰：此即大兵之后，继以大疫之谓也，观此论而始晓。然于劳役饥饱之病源，诚哉其为内伤矣。必如是之疫，不宜凉泻，而宜温养矣。若白虎、承气、达原饮，正犯东垣所诃责也。考其时为金天兴元年，因蒙古兵退而改元耳。寻以疫后，医师僧道园户侩棺者擅厚利，命有司[⑦]倍征以助国用，民生其时，岂不苦极！若太平之世，民皆逸乐饱暖，纵有劳役及饮食失节者，不过经营辛苦之辈，设不兼外感，亦不遽病，故如是之疫绝无，而恰合东垣内伤论之病亦甚少。惟饱暖思淫欲，凡逸乐者，真阴每耗，则外感病中之阴虚证反不少耳。

又按：罗谦甫云：总帅相公年近七旬，南征过扬州，俘虏万余口，内选美色室女近笄者四，置于左右。余曰：新虏之人，其惊忧之气蓄于内，加以饮食失节，多致疾病，近之则邪气传染，为害最大，况年高气弱，尤宜慎也！总帅不听，至腊

① 每见：崇文书局本、中医书局本均无此二字。
② 类：崇文书局本、中医书局本均作“属”。
③ 汪按……为虚：崇文书局本、中医书局本均无此注。
④ 如：崇文书局本、中医书局本均作“于”。
⑤ 埒（lie劣）：等于；相等。
⑥ 汪按……定法乎：崇文书局本、中医书局本均无此注。
⑦ 有司：古代设官分职，各有专司，因称官吏为“有司”。

月班师大雪，新虏人冻馁，皆病头疼咳嗽，自利腹痛，多致死亡。正月至汴，相公因赴贺宴，痛饮数次，遂病，脉沉细而弦，三四动一止，见证与新虏人无异，三日而卒。《内经》云：乘年之虚，遇月之空，失时之和[①]，因而感邪，其气至骨，可不畏哉！俞惺斋曰：按喻氏论疫，引仲景"平[②]脉篇"中寸口脉阴阳俱紧者一节，阐发奥理，谓清邪中上，从鼻而入于阳；浊邪中下，从口而入于阴。在阳则发热头疼，项强颈挛；在阴则足膝逆冷，便溺妄出。大凡伤寒之邪，由外廓而入，故递传六经；疫邪由口鼻而入，故直达三焦。三焦相混，内外不通，致有口烂食龂，声哑咽塞，痈脓下血，脐筑湫痛等变。治法未病前预饮芳香正气药，使邪不能入。若邪既入[③]，则以逐秽为第一义，此与吴又可之论暗合，较之李、罗二家所述劳役、忧惊、冻馁致病者迥别。然各有至理，医者须详察病因，谛参脉证而施治也。汪按：据此则知疫病之因不一，断不能执一方以概治矣[④]。惟云因病致死，病气尸气，混合不正之气，种种恶秽，交结互蒸，人在其中，无隙可避，斯无人不病，是诚诸疫所同然。曩崇祯十六年，自八月至十月，京城大疫，猝然而死，医祷不及，后有外省人员到京，能识此证，看膝弯后有筋肿起，紫色无救，红色速刺出血可无患，以此救活多人，病亦渐息，是亦医者所当知也。盖血出则疫毒外泄，故得生也。按：又有羊毛瘟者，病人心前背后有黑点如蛇蚤斑者是也，以小针于黑处挑之，即有毛出，须挑拔净尽乃愈。又《辍耕录》载元伯颜平宋后，搜取大黄数十车，满载而去，班师过淮，俘掠之民及降卒，与北来大兵咸病疫，以大黄疗之，全活甚众。《宋元通鉴》载作耶律楚材灭夏之事，则大黄洵治疫之妙品也。又可《温疫论》赞大黄为起死神丹，原非杜撰，然则李、罗二家之说，又未可为兵后病疫之定法矣。汪按：李、罗二说，虽非定法，然亦不可不知，近年所见颇有合于李、罗之说者，但谓之非正疫治法则可，医家大抵各明一义，全在善读书者融会贯通也。盖今世谓治疫必宜温热之剂，固属谬论，然谓疫病断无宜用温热者，则又胶滞之见矣。要在随证施治，用得其当耳[⑤]。

雄按：《续医说》云：王宇泰谓圣散子方，因东坡先生作序，由是天下神之。宋末辛未年，永嘉瘟疫，服此方被害者，不可胜纪。余阅《石林避暑录话[⑥]》云：宣和间，此药盛 行于京师，太学生信之尤笃，杀人无算，医顿废之。昔坡翁谪居黄州时，其地濒江多卑湿，而黄之居人所感者，或因中湿而病，或因雨水浸淫而得，所以服之多效，以是通行于世，遗祸无穷也。宏治癸丑年，吴中疫疠大作，吴邑令孙磐，令医人修合圣散子，遍施街衢，并以其方刊行，病者服之，十无一生，率皆狂躁昏瞀而死。噫！孙公之意，本以活人，殊不知圣散子方中有附子、良姜、吴萸、豆蔻、麻黄、藿香等药，皆性味温燥，反助热邪，不死何待？苟不辨证而一概施治，杀人利于刀剑。有能广此说以告人，亦仁者之一端也。余谓疫疠多属热邪，如老君神明散、务成萤火丸、仓公辟温丹、子建杀鬼丸，皆为禁例，设好仁

---

① 和：崇文书局本、中医书局本均作"宜"。

② 平：醉六堂本作"辨"。

③ 人：崇文书局本、中医书局本均作"久"。

④ 汪按……以概治矣：崇文书局本、中医书局本均无此注。

⑤ 盖今世谓……用得其当耳：崇文书局本、中医书局本均无此注。

⑥ 话：崇文书局本、中医书局本均无此字。

不好学，轻以传人，其祸可胜道哉！汪按：曰辨证，曰好学，皆宜著眼，此等温燥之方，本以治寒湿，乃用以治燥热，宜其杀人也。即此论而反观之，则知遇寒湿之证，而以治燥热之方投之，亦必杀人矣。故传方者，非轻淡平稳之方，切勿妄传，否则有利亦必有害也①。夫以东坡之淹博，尚有误信圣散子之事②，况下此者乎？今之搢绅先生，涉猎医书，未经临证，率尔著书立说，多见其不知量也。汪按：洄溪有涉猎医书误人论，语皆切中③。

余师愚疫病篇

雄按：《鸡峰普济方》论外感诸疾有云：四时之中，有寒、暑、燥、湿、风五气相搏，善变诸疾，今就五气中分其清浊，则暑、燥为天气，系清邪；风、寒、湿为地气，系浊邪。然则仲圣所云清邪中上者，不仅雾露之气已，而书传兵火之余，难免遗亡之憾，否则疫乃大证，圣人立论，何其略耶？后贤论疫，各有精义，亦皆本于仲圣清浊互中之旨。若但中暑燥之清邪，是淫热为病，治法又与嘉言、又可异，汪按：须知此篇乃专治燥热之疫，学者切记，自不致误用矣④。后人从未道及，惟秦皇士云：燥热疫邪，肺胃先受，故时行热病，见唇焦消渴者，宜用白虎汤[7]，惜语焉未详。夫暑即热也，燥即火也，金石不堪其流烁，况人非金石之质乎！徐后山《柳厓外编》尝云：乾隆甲子五六月间，京都大暑，冰至五百文一斤，热死者无算，九门出榇⑤，日至千余。又纪文达公云：乾隆癸丑，京师大疫，以景岳法治者多死，以又可法治者亦不验。桐乡冯鸿胪星实姬人，呼吸将绝，桐城医士投大剂石膏药，应手而痊，踵其法者，活人无算。道光癸未，吾乡郭云台纂《证治针经》，特采纪说，以补治疫之一法，然纪氏不详姓氏，读之令人怅怅。越五载，毗陵庄制亭官于长芦，重镌《疫疹一得》，书出始知纪氏所目击者，乃余君师愚也。原书初刻于乾隆甲寅，而世鲜流行，苟非庄氏，几失传矣。汪按：余氏以亲所试验者笔之于书，发前人所未发，非妄作也。无如世皆崇信温补，余氏之书，非所乐闻，间有信余氏之论者，又不问是否燥热为病，随手妄施，以致误人，论者益复集矢于余氏矣。此余氏之书所以不行于时也。然岂余氏之过哉！昔王白田先生作石膏辨，力辟石膏以为受害者甚多，岂知误用之而杀人者，善用之即可救人乎⑥？余读之虽纯疵互见，而独识淫热之疫，别开生面，洵补昔贤之未逮，堪为仲景之功臣。不揣疏庸，节取而删润之，纂作圣经之纬。

论疫与伤寒似同而异

疫证初起，有似伤寒太阳、阳明证者。然太阳、阳明头痛不至如破，而疫则头痛如劈，沉不能举；伤寒无汗，而疫则下身无汗，上身有汗，惟头汗更盛。头为诸阳之首，火性炎上，毒火盘踞于内，五液受其煎熬，热气上腾，如笼上熏蒸之露，故头汗独多，此又痛虽同而汗独异也。有似少阳而呕者，有似太阴自利者。

---

① 汪按……必有害也：崇文书局本、中医书局本均无此注。

② 事：崇文书局本、中医书局本均作“举”。

③ 汪按……语皆切中：崇文书局本、中医书局本均无此注。

④ 汪按：……误用矣：崇文书局本、中医书局本均无此注。

⑤ 榇（chèn 衬）：棺材。

⑥ 汪按……救人乎：崇文书局本、中医书局本均无此注。

少阳之呕，胁必痛，疫证之呕胁不痛，因内有伏毒，邪火干胃，毒气上冲，频频而作。太阴自利，腹必满，疫证自利，腹不满，大肠为传送之官，热注大肠，有下恶垢者，有旁流清水者，有日及数十度者。此又证异而病同也。

论斑疹

余每论热疫不是伤寒，伤寒不发斑疹，或曰热疫不是伤寒，固已。至云伤寒不发斑疹，古人何以谓伤寒热未入胃，下之太早，热乘虚入胃，故发斑；热已入胃，不即下之，热不得泄，亦发斑，斯何谓欤？曰：古人以温热皆统于伤寒，故《内经》云：热病者，伤寒之类也。《难经》分别[①]五种之伤寒，《伤寒论》辨别五种之治法。既云热入胃，纵非温热，亦是寒邪化热，故可用白虎、三黄、化斑、解毒等汤，以凉解也。今人不悟此理，而因以自误误人。至论大者为斑，小者为疹；赤者胃热极，五死一生；紫黑者胃烂，九死一生。余断生死则又不在斑之大小、紫黑，总以其形之松浮紧束为凭耳。如斑一出松活，浮于皮面，红如朱点纸，黑如墨涂肤，此毒之松活外见者，虽紫黑成片可生；一出虽小如粟，紧束有根，如履透针，如矢贯的，此毒之有根锢者，纵不紫黑亦死。苟能细心审量神明于松浮紧束之间，决生死于临证之顷，始信余言之不谬也。

论治疫

仲景之书，原有十六卷，今世只传十卷，岂疫疹一门，亦在遗亡之数欤？以致后世立说纷纷，至河间清热解毒之论出，有高人之见，异人之识，其旨既微，其意甚远，后人未广其说，而反以为偏。《冯氏锦囊》亦云：斑疹不可发表。此所谓大中至正之论，惜未畅明其旨，后人何所适从。又可辨疫甚析，如头痛发热恶寒，不可认为伤寒表证，强发其汗，徒伤表气；热不退又不可下，徒伤胃气。斯语已得其奥妙，奈何以疫气从口鼻而入，不传于胃而传于膜原，此论似有语病。至用达原饮、三消、诸承气，犹有附会表里之意。惟熊恁昭《热疫志验》，首用败毒散[108]去其爪牙，继用桔梗汤[52]，同为舟楫之剂，治胸膈手六经邪热，以手足少阳俱下膈络胸中，三焦之气为火，同相火游行一身之表，膈与六经乃至高之分，此药浮载，亦至高之剂，施于无形之中，随高下而退胸膈及六经之热，确系妙方。汪按：败毒散似未尽妥，究宜慎用[②]。余今采用其法，减去硝、黄，以热疫乃无形之毒，难以当其猛烈，重用石膏，直入肺胃，先捣其窝巢之害，而十二经之患，自易平矣，无不屡试屡验，明者察之。

论治疹

疹出于胃。古人言热未入胃而下之，热乘虚入胃，故发斑；热已入胃，不即下之，热不得泄，亦发斑。此指寒邪化热，误下失下而言。若疫疹未经表下，有热不一日而即发者，故余谓热疫有斑疹，伤寒无斑疹也。热疫之斑疹发之愈迟，其毒愈重，一病即发，以其胃本不虚，偶染疫邪，不能入胃，犹之墙垣高大，门户紧密，虽有小人，无从而入，此又可所谓达于膜原者也。有迟至四五日而仍不透者，非胃虚受毒已深，即发表攻里过当。胃为十二经之海，上下十二经都朝宗于胃，胃能敷布十二经，荣养百骸，毫发之间，靡所不贯。毒既入胃，势必敷布于十二经，

---

① 别：崇文书局本、中医书局本均作“列”。

② 汪按……慎用：崇文书局本、中医书局本均无此注。

戕害百骸，使不有以杀其炎炎之势，则百骸受其煎熬，不危何待？疫既曰毒，其为火也明矣。火之为病，其害甚大，土遇之而焦，金遇之而熔，木遇之而焚，水不能胜则涸，故《易》曰：燥万物者，莫熯乎火。古人所谓元气之贼也。以是知火者疹之根，疹者火之苗也，如欲其苗之外透，非滋润其根，何能畅茂？一经表散，燔灼火焰，如火得风，其焰不愈炽乎？焰愈炽，苗愈遏矣。疹之因表而死者，比比然也。其有表而不死者，乃麻疹、风疹之类。有谓疹可治而斑难治者，殆指疫疹为斑耳。夫疫疹亦何难治哉，但人不知用此法也。

论疫疹之脉不能表下

疫疹之脉，未有不数者。有浮大而数者，有沉细而数者，有不浮不沉而数者，有按之若隐若见者，此《灵枢》所谓阳毒伏匿之象也。诊其脉，即知其病之吉凶：浮大而数者，其毒发扬①，一经凉散，病自霍然；沉细而数者，其毒已深，大剂清解犹可扑灭；至于若隐若见或全伏② 者，其毒重矣，其证险矣。此脉得于初起者间有，得于七八日者颇多，何也？医者初认为寒，重用发表，先伤其阳，表而不散，继之以下，又伤其阴。殊不知伤寒五六日不解，法在当下，犹必审其脉之有力者宜之；疫热乃无形之毒，病形虽似大热，而脉象细数无力，所谓壮火食气也。若以无形之火热，而当硝、黄之猛烈，热毒焉有不乘虚而深入耶？怯弱之人，不为阳脱，即为阴脱，气血稍能驾驭者，亦必脉转沉伏，变证蜂起，或四肢逆冷，或神昏谵语，或郁冒直视，或遗溺旁流，甚至舌卷囊缩，循衣摸床，种种恶候，颇类伤寒，医者不悟，引邪入内，阳极似阴，而曰变成阴证，妄投参、桂，死如服毒，遍身青紫，口鼻流血。如未服热药者，即用大剂清瘟败毒饮［109］重加石膏，或可挽回。余因历救多人，故表而出之。

论疹形治法

松浮洒于皮面，或红或赤，或紫或黑，此毒之外见者，虽有恶证，不足虑也。若紧束有根，如从皮里钻出，其色青紫，宛如浮萍之背，多见于胸背，此胃热将烂之候，即宜大清胃热，兼凉其血，以清瘟败毒饮［109］加紫草、红花、桃仁、归尾，务使松活色淡，方可挽回，稍存疑虑，即不能救。

论疹色治法

血之体本红，血得其畅则红而活，荣而润，敷布洋溢，是疹之佳境也。 淡红有美有疵：色淡而润，此色之上者也；若淡而不荣，或娇而艳，干而滞，血之最热者。 深红者较淡红为稍重，亦血热之象，凉其血即转淡红。 色艳如胭脂，此血热之极，较深红为③ 更恶，必大用凉血，始转深红，再凉其血，而淡红矣。 紫赤类鸡冠花而更艳，较艳红为④ 火更盛不急凉之，必至变黑，须服清瘟败毒饮［109］加紫草、桃仁。 细碎宛如粟米，红者谓之红砂，白者谓之白砂，疹后多有此证，乃余毒尽透，最美之境，愈后蜕皮。若初病未认是疫，后十日半月而出者，烦躁作渴，大热不退，毒发于颔者，死不可救。

论 发 疮

疫毒发斑，毒之散者也；疫毒发疮，

---

① 扬：崇文书局本、中医书局本均作“越”。

② 伏：原作“代”，据崇文书局本、中医书局本改。

③ 为：崇文书局本、中医书局本均作“而”。

④ 为：崇文书局本、中医书局本均作“而”。

毒之聚者也。初起之时，恶寒发热，红肿硬痛，此毒之发扬者；但寒不热，平扁不起，此毒之内伏者。或发于要地，发于无名，发于头面，发于四肢，种种形状，总是疮证，何以知其是疫毒所聚？寻常疮脉洪大而数，疫毒之脉沉细而数；寻常疮证头或不痛，疫毒则头痛如劈，沉不能举，是其验也。稽[①]其证，有目红面赤而青惨者，有忽汗忽呕者，有昏愦如迷者，有身热肢冷者，有腹痛不已者，有大吐干呕者，有大泄如注者，有谵语不止者，有妄闻妄见者，有大渴思水者，有烦躁如狂者，有喊叫时作若惊若惕者，病态多端，大率类是。误认寻常疮证，温托妄施，断不能救。

雄按：暑湿热疫诸病，皆能外发痈疮，然病人不自知其证发之由，外科亦但见其外露之疮，因而误事者最多，人亦仅知其死于外证也。噫！

论妊娠病疫

母之于胎，一气相连，盖胎赖母血以养，母病热疫，毒火蕴于血中，是母之血即毒血矣，苟不亟清其血中之毒，则胎能独无恙乎？须知胎热则动，胎凉则安，母病热疫，胎自热矣。竭力清解以凉血，使母病去而胎可无虞。若不知此而舍病以保胎，必至母子两不保也。至于产后以及病中适逢经至，当以类推。若云产后经期禁用凉剂，则误人性命，即在此言。

论闷证

疫疹初起，六脉细数沉伏，面色青惨，昏愦如迷，四肢逆冷，头汗如雨，其痛如劈，腹内搅肠，欲吐不吐，欲泄不泄，男则仰卧，女则覆卧，摇头鼓颔，百般不足，此为闷疫，毙不终朝。如欲挽回于万一，非大剂清瘟败毒饮［109］不可，医即敢用，病家决不敢服，与其束手待毙，不如含药而亡，虽然，难矣哉！

雄按：所谓闷者，热毒深伏于内，而不发露于外也。渐伏渐深，入脏而死，不俟终日也固已。治法宜刺曲池、委中，以泄营分之毒，再灌以紫雪［61］清透伏邪，使其外越，杨云：治法精良。或可挽回，清瘟败毒饮何可试耶？汪按：本方有遏抑而无宣透，故决不可用[②]。

疫疹治验

乾隆戊子年，吾邑疫疹流行，初起之时，先恶寒而后发热，头痛如劈，腰如被杖，腹如搅肠，呕泄兼作，大小同病，万人一辙。有作三阳治者，有作两感治者，有作霍乱治者，迨至两日，恶候蜂起，种种危证，难以枚举，如此死者，不可胜计，良由医者固执古方之所致也。要之执伤寒之方以治疫，焉有不死者乎？是人之死，不死于病而死于药，不死于药而死于执古方之医也。疫证乃外来之淫热，非石膏不能取效，且医者意也，石膏者寒水也，以寒胜热，以水胜火，投之百发百中。五月间，余亦染疫，凡邀治者不能赴诊，叩其证状，录方授之，互相传送，活人无算。癸丑京师多疫，即汪副宪、冯鸿胪，亦以余方传送，服他药不效者，并皆霍然，故笔之于书，名曰清瘟败毒饮［109］，随证加减，详列于后。

雄按：吴门顾松园靖远，因父患热病，为庸医投参、附所杀，于是发愤习医，寒暑靡间者，阅三十年，尝著《医镜》十六卷，徐侍郎秉义为之序，称其简而明，约而该，切于时用而必效，惜无刊

---

① 稽：考也。

② 汪按……不可用：崇文书局本、中医书局本均无此注。

本，余求其书而不得。近见桐乡陆定圃进士《冷庐医话》，载其治汪缵功阳明热证，主白虎汤［7］，每剂石膏用三两，两服热顿减，而遍身冷汗，肢冷发呃，郡中著名老医，谓非参、附弗克回阳，诸医和之，群哗白虎，再投必毙。顾引仲景热深厥亦深之文，及嘉言阳证忽变阴厥，万中无一之说，谆谆力辨，诸医固执不从，投参、附回阳敛汗之剂，汗益多而体益冷，反诋白虎之害，微阳脱在旦暮，势甚危，举家惊惶，复求顾诊，仍主白虎，用石膏三两，大剂二服，汗止身温，再以前汤加减，数服而痊。因著《辨治论》，以为温热病中宜用白虎汤，并不伤人，以解世俗之惑。陆进士云：此说与师愚之论合，且《医镜》中佳方不少，其治虚劳方用生地、熟地、天冬、麦冬、龟板、龙眼肉、玉竹、茯苓、山药、人乳，《吴医汇讲》乃属之，汪缵功方中增入牛膝一味，岂顾著《医镜》一书，为汪氏所窃取耶？附及之以质博雅。汪按：虚劳而咳者，肺中必有邪，麦冬、玉竹不宜用①。

疫证条辨

一、头痛目痛，颇似伤寒。然太阳阳明头痛，不至于倾侧难举，而此则头痛如劈，两目昏瞀，势若难支。总因火毒达于二经，毒参阳位，用釜底抽薪法，彻火下降，其痛立止，其疹自透。宜清瘟败毒饮［109］增石膏、元参，加菊花。误用辛凉表散，燔灼火焰，必转闷证。

二、骨节烦疼，腰如被杖，骨与腰皆肾经所属，其痛若此，是淫热之气，已流于肾经。宜本方增石膏、元参，加黄柏。误用温散，死不终朝矣。

三、热宜和不宜躁，若热至遍体炎炎，较之昏沉肢冷者，而此则发扬，以其气血尚堪胜毒，一经清解而疹自透，妄肆发表，必至内伏。宜本方增石膏、生地、丹皮、芩、连。

四、有似乎静而忽躁，有似乎躁而忽静，谓之静躁不常，较之颠狂，彼乃发扬，而此嫌郁遏，总为毒火内扰，以致坐卧不安。宜本方增石膏、犀角、黄② 连。

五、寤从阳主上，寐从阴主下，胃为六腑之海，热毒壅遏，阻膈上下，故火扰不寐。宜本方增石膏、犀、连，加琥珀。

雄按：火扰不寐，何必琥珀，若欲导下，宜用木通。

六、初病周身如冰，色如蒙垢，满口如霜，头痛如劈，饮热恶冷，六脉沉细，此阳极似阴，毒之隐伏者也。重清内热，使毒热外透，身忽大热，脉转洪数，烦躁谵妄，大渴思冰，证虽枭恶，尚可为力。宜本方增石膏、丹皮、犀、连，加黄柏。若遇庸手，妄投桂、附，药不终剂，死如服毒。

七、四肢属脾，至于逆冷，杂证见之，是脾经虚寒，元阳将脱之象。惟疫则不然，通身大热，而四肢独冷，此烈毒郁遏脾经，邪火莫透，重清脾热，手足自温。宜本方增石膏。

雄按：四肢逆冷，在杂证不仅脾经虚寒，在疫证亦非毒壅脾经，增石膏原是清胃，胃气行则肢自和也。亦有热伏厥阴而逆冷者，温疫证中最多，不可不知也。

八、筋属肝，赖血以养，热毒流于肝经，斑疹不能寻窍而出，筋脉受其冲激，则抽惕若惊。宜本方增石膏、丹皮，加胆草。

九、杂证有精液枯涸，水不上升，咽

---

① 汪按……不宜用：崇文书局本、中医书局本均无此注。

② 黄：崇文书局本、中医书局本均作“芩”。

干思饮，不及半杯；而此则思冰饮水，百杯不足。缘火毒熬煎于内，非冰水不足以救其燥，非石膏不足以制其焰。庸工犹戒生冷，病家奉为至言，即温水亦不敢与，以致唇焦舌黑。宜本方增石膏，加花粉。

十、四时百病，胃气为本。至于不食，似难为也，而非所论于疫证，此乃邪火犯胃，热毒上冲，频频干呕者有之，旋食旋吐者有之，胃气一清，不必强之食，自无不食矣。宜本方增石膏，加枳壳。

雄按：热壅于胃，杳不知饥，强进粥糜，反助邪气，虽粒米不进，而病势未衰者，不可疑为胃败也。若干呕吐食，则本方之甘、桔、丹皮皆不可用，宜加竹茹、枇杷叶、半夏之类。

十一、胸膈乃上焦心肺之地，而邪不易犯，惟火上炎，易及于心，以火济火，移热于肺，金被火灼，其躁愈甚，胸膈郁遏，而气必长吁矣。宜本方增连、桔，加枳壳、蒌仁。

雄按：邪火上炎，固能郁遏肺气而为膈满，第平素有停痰伏饮者，或起病之先兼有食滞者，本方地、芍未可浪投，临证须辨别施治，惟芦菔汁既清燥火之闭郁，亦开痰食之停留，用得其宜，取效甚捷。

十二、昏闷无声者，心之气出于肺而为声，窍因气闭，气因毒滞，心迷而神不清，窍闭而声不出。宜本方增石膏、犀角、芩、连，加羚羊角、桑皮。

雄按：桑皮虽走肺而无通气宣窍之能，宜用马兜铃、射干、通草之类。清神化毒，当参紫雪［61］之类。

十三、胃气弱者，偏寒偏热，水停食积，皆与真气相搏而痛，此言寻常受病之源也。至于疫证腹痛，或左或右，或痛引小肠，乃毒火冲突，发泄无门，若按寻常腹痛分经络而治之，必死。如初起只用败毒散［108］或凉膈散［42］加黄连，其痛立止。

雄按：疫证腹痛固与杂证迥殊，然夹食夹瘀夹疝，因病疫而宿疾兼发者，亦正多也，临证处方，岂可不为顾及。

十四、筋肉瞤动，在伤寒则为亡阳，而此则不然。盖汗者心之液，血之所化也。血生于心，藏于肝，统于脾。血被煎熬，筋失其养，故筋肉为之瞤动。宜本方增石膏、生地、元参，加黄柏。

雄按：亡阳瞤动，宜补土制水；淫热瞤动，宜泻火息风。本方尚少镇静息风之品，宜去丹、桔，加菊花、胆草。

十五、病人自言胃出冷气，非真冷也。乃上升之气自肝而出，中挟相火，自下而上，其热尤甚，此火极似水，热极之征，阳亢逼阴，故有冷气。宜本方增石膏、犀、地、丹、连，加胆草。

雄按：冷气上升，虽在别证中见之，亦多属火，不知者妄投温热，贻害[①]可胜道哉。本方桔、芍亦属非宜，更有挟痰者，须加海蛇、竹沥、芦菔汁之类。汪按：此证挟痰者最多[②]。

十六、口中臭气令人难近，使非毒火熏蒸于内，何以口秽喷人乃尔耶？宜本方增石膏、犀、连。

雄按：宜加兰草、竹茹、枇杷叶、金银花、蔷薇露、莹白金汁之类，以导秽浊下行。

十七、舌苔满口如霜，在伤寒为寒证的据，故当温散；而疫证见此，舌必厚大，为火极水化。宜本方增石膏、犀、地、翘、连，加黄柏。误用温散，旋即变黑。汪按：凡温热、暑疫见此舌者，病必

---

① 害：崇文书局本、中医书局本均作“误”。

② 汪按……最多：崇文书局本、中医书局本均无此注。

见重，最宜详慎[①]。

雄按：凡热证疫证见此苔者，固不可误指为寒，良由兼痰挟湿，遏伏热毒使然，清解方中，宜佐开泄之品为治。

十八、咽喉者，水谷之道路，呼吸之出入，毒火熏蒸至于肿痛，亟当清解以开闭塞。宜本方增石膏、元、桔，加牛蒡、射干、山豆根。

雄按：加莹白金汁最妙。药汁碍咽者，亟以锡类散［110］吹之。

十九、唇者脾之华，唇焮肿，火炎土燥也。宜本方增石膏、翘、连，加天花粉。

二十、头为诸阳之首，头面肿大，此毒火上攻。宜本方增石膏、元参，加银花、马勃、僵蚕、板蓝根、紫花地丁、归尾。脉实者，量加酒洗生大黄。

二十一、面上燎疱，宛如火烫，大小不一，有红有白，有紫黑相间，痛不可忍，破流清水，亦有流血水者，治同上条。

二十二、腮者肝肾所属，有左肿者，有右肿者，有右及左、左及右者，名曰痄腮，不亟清解，必成大头，治同上条。

二十三、颈属足太阳膀胱经，热毒入于太阳则颈肿。宜本方增石膏、元参、翘、桔，加银花、夏枯草、牛蒡、紫花地丁、山豆根。

二十四、耳后肾经所属，此处硬肿，其病甚恶。宜本方增石膏、元、地、丹、翘，加银花、花粉、板蓝根、紫花地丁。耳中出血者，不治。

雄按：坎为耳，故耳为肾水之外候。然肺经之结穴在耳中，名曰龙葱，专主乎听。金受火烁则耳聋。凡温热暑疫等证耳聋者，职[②]是故也，不可泥于伤寒少阳之文，而妄用柴胡以煽其焰。古云耳聋治肺，旨哉言乎？

二十五、舌乃心之苗，心属火。毒火冲突，二火相并，心苗乃动，而嗒舌弄舌。宜本方增石膏、犀、连、元参，加黄柏。

雄按：宜加木通、莲子心、朱砂、童溺之类。

二十六、红丝绕目，清其浮僭之火而红自退，误以眼科治之，为害不浅。宜本方加菊花、红花、蝉蜕、归尾、谷精。

雄按：加味亦是眼科之药，不若但加羚羊角、龙胆草二味为精当也。

二十七、头为一身之元首，最轻清而邪不易干。通身焦燥，独头汗涌出，此烈毒鼎沸于内，热气上腾，故汗出如淋，宜本方增石膏、元参。

雄按：本方宜去芍、桔、丹皮，加童溺、花粉。

二十八、齿者骨之余。杂证龂齿为血虚，疫证见之为肝热。宜本方增石膏、生地、丹、栀，加胆草。

雄按：齿龈属阳明，不可全责之肝也。

二十九、疫证鼻衄如泉，乃阳明郁热上冲于脑，脑通于鼻，故衄如涌泉。宜本方增石膏、元、地、芩、连，加羚羊角、生桑皮、棕榈炭。

雄按：本方宜去桔梗，加白茅根。

三十、舌上白点如珍珠，乃水化之象，较之紫赤黄黑，古人谓之芒刺者更重。宜本方增石膏、犀、连、元、翘，加花粉、银花。

雄按：宜加蔷薇根、莹白金汁之类。

三十一、疫证初起，苔如腻粉，此火极水化，设误认为寒，妄投温燥，其病反

---

① 汪按……宜详慎：崇文书局本、中医书局本均无此注。

② 职：惟也。语助词。

剧，其苔愈厚，精液愈耗，水不上升，二火煎熬，变白为黑，其坚如铁，其厚如甲，敲之戛戛有声，言语不清，非舌卷也。治之得法，其甲整脱。宜本方增石膏、元参、犀、连、知、翘，加花粉、黄柏。

雄按：此证专宜甘寒以充津液，不当参用苦燥。余如梨汁、蔗浆、竹沥、西瓜汁、藕汁，皆可频灌，如得蕉花上露更良。杨云：蕉花上露为清热无上妙品，但不可必得，即蕉根取汁，亦极妙也。若邪火已衰，津不能回者，宜用鲜猪肉数斤，切大块，急火煮清汤，吹净浮油，恣意凉饮，乃急救津液之无上妙品。故友范庆簪尝谓余云：酷热炎天，正银匠熔铸各州县奏销银两之时，而银炉甚高，火光扑面，非壮盛之人不能为也。口渴不敢啜茗，惟以淡煮猪肉取汤凉饮，故裸身近火，而津液不致枯竭。余因推广其义，颇多妙用，拙案中可证也。

三十二、舌上发丁，或红或紫，大如马乳，小如樱桃，三五不等，流脓出血，重清心火。宜本方增石膏、犀角、翘、连，加银花。舌上成坑，愈后自平。此二条乃三十六舌未有者。

雄按：亦宜加蔷薇根、金汁之类，外以锡类散［110］或珍珠、牛黄研细糁之，则坑易平。

三十三、舌衄乃血热上溢心苗。宜本方增石膏、黄连、犀、地、栀、丹，加败棕灰。

雄按：外宜蒲黄炒黑糁之。

三十四、齿衄乃阳明、少阴二[①]经之热相并。宜本方增石膏、元参、芩、连、犀、地、丹、栀，加黄柏。

三十五、心主神，心静则神爽。心为烈火所燔，则神不清而谵语。宜本方增石膏、犀、连、丹、栀，加黄柏、胆草。

雄按：须参叶氏《温热论》逆传治法，且此证挟痰者多，最宜谛审。

三十六、呃逆有因胃热上冲者，有因肝胆之火上逆者，有因肺气不能下降者。宜本方增石膏，加竹茹、枇杷叶、柿蒂、羚羊角、银杏仁。如不止，用沉香、槟榔、乌药、枳壳各磨数分，名四磨饮，仍以本方调服。

雄按：此三候固皆实证，尚有痰阻于中者，便秘于下者，另有治法。银杏仁温涩气分，但可以治虚呃，不宜加入此方。

三十七、邪入于胃则吐，毒犹因吐而得发越，至于干呕则重矣。总由内有伏毒，清解不容少缓。宜本方增石膏、甘、连，加滑石、伏龙肝。

雄按：甘草宜去。伏龙肝温燥之品，但可以治虚寒呕吐，不宜加入此方。本方桔梗、丹、芍亦当去之，可加旋覆花、竹茹、半夏、枇杷叶，如用反佐，则生姜汁为妥。汪按：此方中生姜不可少[②]。

三十八、疫毒移于大肠，里急后重，赤白相兼，或下恶垢，或下紫血，虽似痢实非痢也。其人必恶寒发热，小水短赤，但当清热利水。宜本方增石膏、黄连，加滑石、猪苓、泽泻、木通，其痢自止，误用通利止涩之剂，不救。

雄按：热移大肠，恶垢既下，病有出路，化毒为宜。既知不可通利，何以仍加苓、泽等利水，毋乃疏乎？惟滑石用得对证，他如金银花、槐蕊、黄柏、青蒿、白头翁、苦参、芦菔之类，皆可采用。

三十九、毒火注于大肠，有下恶垢者，有利清水者，有倾肠直注者，有完谷不化者，此邪热不杀谷，非脾虚也，较之

---

① 二：原作“三”，据中医书局本改。

② 汪按……不可少：崇文书局本、中医书局本均无此注。

似痢者稍轻。考其证，身必大热，气必粗壮，小溲必短，唇必焦紫，大渴喜冷，腹痛不已，四肢时而厥逆。宜因其势而清利之，治同上条。

雄按：唇焦大渴，津液耗伤，清化为宜，毋过渗利，惟冬瓜煮汤代茶煎药，恣用甚佳。汪按：此及上条皆宜用绿豆①。

四十、疫证大便不通，因毒火煎熬，大肠枯燥，不能润下，不可徒攻其闭结而速其死也。宜本方加生大黄，或外用蜜煎导法。汪按：此证宜用麻仁②。

四十一、邪犯五脏，则三阴脉络不和，血乖行度，渗入大肠而便血。宜本方增生地，加槐花、柏叶、棕灰。

雄按：棕灰温涩，即欲止之，宜易地榆炭。

四十二、膀胱热极，小溲短赤而涩，热毒甚者，溲色如油。宜本方加滑石、泽泻、猪苓、木通、通草、萹蓄。

雄按：苓、泽等药，皆渗利之品，溺阻膀胱者，藉以通导。此证既云热毒内炽，则水已耗夺，小溲自然浑赤短涩，但宜治其所以然，则源清而流洁，岂可强投分利，而为砻糠打油之事乎？或量证少佐一二味，慎毋忽视而泛施也。

四十三、溺血，小便出血而不痛；血淋，则小腹、阴茎必兼胀痛。在疫证总由血因热迫。宜本方增生地，加滑石、桃仁、茅根、琥珀、牛膝、棕灰。

雄按：设兼痛胀，忌用棕灰。汪按：亦宜用地榆炭③。

四十四、发狂骂詈，不避亲疏，甚则登高而歌，弃衣而走，逾垣上屋，力倍常时，或语生平未有之事，未见之人，如有邪附者，此阳明邪热，上扰神明，病人亦不自知，僧道巫尼，徒乱人意。宜本方增石膏、犀、连、丹、栀，加黄柏。

雄按：宜加朱砂、青黛，挟痰加石菖蒲、竹沥之类。

四十五、疫证之痰，皆属于热，痰中带血，热极之征。宜本方增石膏、芩、地，加蒌仁、羚羊角、生桑皮、棕灰。

雄按：桑皮、棕灰可商。宜加滑石、桃仁、苇茎、瓜瓣之类。

四十六、疫证遗溺，非虚不能约，乃热不自持，其人必昏沉谵语，遗不自知。宜本方增石膏、犀、连，加滑石。

四十七、诸病喘满，皆属于热，况疫证乎？宜本方增石膏、黄芩，加桑皮、羚羊角。

雄按：杏仁、厚朴、半夏、旋覆花、枇杷叶、蒌仁、芦菔、海蛇、芦根之类，皆可随证采用。本方地、芍宜去之。汪按：下条亦宜去地、芍④。

四十八、淫热重蒸，湿浊壅遏，则周身发黄。宜本方增石膏、栀子，加茵陈、滑石、猪苓、泽泻、木通。汪按：湿盛而用石膏，似宜佐以苍术、厚朴之类⑤。

雄按：此证亦有宜下者。汪按：青壳鸭蛋敲小孔，纳朴硝于孔中，纸封炖熟，日日服之，义取一补一消，治黄疸甚效。余尝亲试之，初时便溏不爽，服朴硝而便反干畅矣⑥。

四十九、疫证循衣摸床撮空，此肝经淫热也。肝属木，木动风摇，风自火出。《左传》云：风淫末疾。四末，四肢也。

① 汪按……宜用绿豆：崇文书局本、中医书局本均无此注。
② 汪按……麻仁：崇文书局本、中医书局本均无此注。
③ 汪按……地榆炭：崇文书局本、中医书局本均无此注。
④ 汪按……去地芍：崇文书局本、中医书局本均无此注。
⑤ 汪按……厚朴之类：崇文书局本、中医书局本均无此注。
⑥ 汪按……反干畅矣：崇文书局本、中医书局本均无此注。

肢动即风淫之疾也。宜本方增石膏、犀、连、栀、丹，加胆草。

雄按：桑枝、菊花、丝瓜络、羚羊角、白薇之类，皆可采用。实者宜兼通腑，虚者宜兼养阴。

五十、狐惑宜本方增石膏、犀角，加苦参、乌梅、槐子。以上五十证，热疫恶候变态无恒，失治于前，多致莫救，慎之慎之！

五十一、疫证热毒盘踞于内，外则遍体炎炎。夫热极之病，是必投以寒凉，火被水克，其焰必伏，火伏于内，必生外寒，阴阳相搏则战，一战而经气输泄，大汗出而病邪解矣。

五十二、疫证瘥后，四肢浮肿，勿遽温补。

雄按：宜清余热，兼佐充津。

五十三、瘥后饮食渐增，而大便久不行，亦无所苦，此营液未充，若误投通利，死不终朝矣。汪按：宜食黑脂麻[①]。

五十四、热疫为病，气血被其煎熬，瘥后饮食渐进，气血滋生，润皮肤而灌筋骸，或痛或痒，宛如虫行，最是佳境，不过数日，气血通畅而自愈矣。

五十五、疫证失治于前，热流下部，滞于经络，以致腰膝疼痛，甚者起不能立，卧不能动，误作痿治，必成废人。宜本方小剂加木瓜、牛膝、续断、萆薢、黄柏、威灵仙。

五十六、瘥[②]后不欲饮食，食亦不化，此脾胃虚弱，宜健脾养胃。

雄按：不欲食，病在胃，宜养以甘凉；食不化，病在脾，当补以温运，医者须分别论治。汪按：叶香岩论脾胃辨析最明畅，余以为胜于东垣之专事升脾，学者所当师法也[③]。

五十七、瘥后惊悸属血虚，宜养血镇惊。

雄按：亦有因痰热未清者，不可不知也。汪按：因痰者颇多[④]。

五十八、瘥后怔忡，乃水衰火旺，心肾不交，宜补水养心。

雄按：朱砂安神丸［111］最妙。汪按：亦有兼挟痰者[⑤]。

五十九、瘥后有声不能言，此水亏不能上接于阳也，宜补水。

雄按：有痰热滞于肺络者，宜清肃；有疫热耗伤肺阴者，宜清养，不仅水亏为然也。

六十、瘥后声颤无力，语不接续，名曰郑声，乃气虚也。宜补中益气汤。汪按：第五卷方论不录此方，附论在清暑益气汤［103］下[⑥]。

雄按：此证虽属气虚，实由元气无根，补中益气升阳之剂，切勿误投，宜集灵膏［112］。

六十一、瘥后喜唾，胃虚而有余热也。乌梅十个，北枣五枚，俱去核，共杵如[⑦]泥，加炼蜜丸弹子大，每用一丸噙化。

雄按：此方甚佳。

六十二、言者，心之声也。病中谵妄，乃热扰于心，瘥后多言，余热未净，譬如灭火，其火已息，犹存余焰也。

雄按：宜导赤散［44］加麦冬、莲子心、朱砂染灯心。

---

① 汪按宜食黑脂麻：崇文书局本、中医书本局本均无此注。

② 瘥：崇文书局本、中医书本局本均作“疫”。

③ 汪按……师法也：崇文书局本、中医书局本均无此注。

④ 汪按因痰者颇多：崇文书局本、中医书局本均无此注。

⑤ 汪按……挟痰者：崇文书局本、中医书局本均无此注。

⑥ 汪按……下：崇文书局本、中医书局本均无此注。

⑦ 如：崇文书局本、中医书局本均作“为”。

六十三、瘥后遗精，宜交心肾。

雄按：精因火动者多，宜清余热，黄连、黄柏最是要药。

六十四、瘥后触事易惊，梦寐不安，乃有余热挟痰也，痰与气搏，故恐惧。

雄按：宜用竹茹、黄连、石菖蒲、半夏、胆星、栀子、知母、茯苓、旋覆花、橘红等药。

六十五、瘥后终日昏睡不醒，或错语呻吟，此因邪热未净，伏于心包络所致。

雄按：宜用丹参、白薇、栀子、麦冬、甘草、木通、盐水炒黄连、竹叶、朱砂染灯心、细茶等药。挟痰者，花粉、天竺黄、石菖蒲、省头草之类，或万氏牛黄清心丸［40］皆可采用。

六十六、瘥后自汗盗汗，虚象也，宜分阴阳而补益。

雄按：固属虚候，多由余热未清，心阳内炽，慎勿骤补，清养为宜，如西洋参、生地、麦冬、黄连、甘草、小麦、百合、竹叶、茯苓、莲子心之类，择而为剂可也。

六十七、瘥后心神不安，乃心血亏损，宜养心。

雄按：固是心营不足，亦因余热未清，治如上条可也。

六十八、瘥后虚烦不寐者，血虚神不守舍也。

雄按：非神不守舍也，亦余火扰动耳。治如上法，或加阿胶，或加生鸡子黄，或加珍珠，审证而用得其宜，贵乎医者之神悟矣。

六十九、瘥后余热未净，肠胃虚弱，饮食不节，谷气与热气两阳相搏，身复发热，名曰食复。

雄按：治法与伤寒食复同。更有瘥后起居不慎，作劳太早，虚阳浮扰而发热者，名曰劳复，治宜调[①] 气血。

七十、瘥后早犯女色而病者，名女劳复；女犯者，为[②] 男劳复。其证头重目眩，腰痛肢痠，面热如烘，心胸烦闷，宜麦冬汤［113］主之。若舌出寸余，累日不收，名曰阳强，以冰片研细糁之即缩，长至数寸者，多不救。

雄按：此方甚妙，宜加竹茹、枸杞子[③]。

七十一、男子新瘥，余热未净，而女人与之交接得病者，名阳易；女人新瘥，余热未清，而男子与之交接得病者，名阴易。其证男子则阴肿入腹，绞痛[④] 难忍；女人则乳抽里急，腰胯痛引腹，内热攻胸膈，头重难抬，仰卧不安，动摇不得，最危之证。

雄按：阴阳二易，余谓之热入精室证，第阴易较重于阳易，以女人疫热之气本从阴户出也。古人用裈裆之义最精，取其能引热邪仍由原路去。故阴易须剪所交接女人身穿未浣之[⑤] 裈裆，《千金》用月经赤帛，亦从此脱胎。阳易须剪所交接男子身穿未浣之裈裆，并取近阴处之数寸，烧灰服下，奏效甚捷。后人之用鼠矢，亦取其以浊导浊之义，然究不如烧裈散之贴切矣。余如竹茹、花粉、韭白、滑石、白薇、楝实、槐米、绿豆、甘草梢、土茯苓等药，并走精室，皆可随证采用。以上三条，温热病后[⑥] 亦同，不仅疫证尔也。

---

① 调：崇文书局本、中医书局本此下均有“养”字。

② 为：崇文书局本、中医书局本均作“名”。

③ 宜加竹茹、枸杞子：崇文书局本、中医书局本无此七字。

④ 痛：崇文书局本、中医书局本均作“肠”。

⑤ 之：崇文书局本、中医书局本均无此字。

⑥ 后：崇文书局本、中医书局本均作“证”。

温热经纬卷五

海宁王士雄孟英纂
定州杨照藜素园　评
乌程汪曰桢谢城　评
钱塘任　源殿华参

方　论

[1] **甘草汤**　甘草二两　水三升，煮取一升半，去滓，温服七合，日二服。

王晋三曰：一药治病，是曰奇方。

徐洄溪曰：大甘为土之正味，能制肾水越上之火。

王朴庄曰：自《灵》、《素》至汉、晋、宋、齐诸古方，凡云一两者，以今之七分六厘准之；凡云一升者，以今之六勺七抄准之。汪按：唐人之方则一两当古之三两①。雄按：鞠通凡引古方，辄改定其分两，而轻重甚② 未当也，学者审之。

雄按：《伤寒类要》治伤寒心悸，脉结代；《圣济总录》治舌肿塞口；《外科精要》治一切痈疽诸发，及丹石烟火药发；《兵部手集》治悬痈；《直指方》治痘疮烦渴，及虫毒药毒；《金匮玉函》治小儿撮口及小儿羸瘦；《得效方》治小儿遗溺。皆以一味甘草为方，妙用良③ 多，总不外乎养阴缓急，清热化毒也。汪按：亦兼取和中利水④。

[2] **桔梗汤**　桔梗一两　甘草二两　水三升，煮取一升，去滓，分温再服。

邹润安曰：肾家邪热，循经而上，肺不任受，遂相争竞，二三日邪热未盛，故可以甘草泻火而愈。若不愈，是肺窍不利，气不宣泄也，以桔梗开之，肺窍既通，气遂宣泄，热自透达矣。

雄按：虽以桔梗名汤，而倍用甘草以为驾驭，后人改称甘桔汤是矣。但须审证而投，不可泥为通治咽痛之方也。黄锦芳《医案求真》尝论及之，医者不可不知。

[3] **猪肤汤**　猪肤一斤。雄按：以猪皮去其肉肥，刮如纸薄，杭人能造，名曰肉鲊，可以充馔。

水一斗，煮取五升，去滓，加白蜜一升，白粉五合，即是米粉。熬香，和令相得，温分六服。

王晋三曰：肾应彘而肺主肤，肾液下泄，不能上蒸于肺，致络燥而为咽痛者，又非甘草所能治矣。当以猪肤润肺肾之燥，解虚烦之热；白粉、白蜜缓中，俾猪肤比类而致津液从肾上入肺中，循喉咙复从肺出，络心注胸中，而上中下燥邪解矣。

---

① 汪按……三两：崇文书局本、中医书局本均无此注。
② 甚：崇文书局本、中医书局本均作“殊”。
③ 良：崇文书局本、中医书局本均作“虽”。
④ 汪按……利水：崇文书局本、中医书局本均无此注。

[4] **黄连阿胶汤** 黄连四两 黄芩一两 芍药二两 阿胶三两 鸡子黄二枚 水五升，先煮三物，取二升，去滓，内胶烊尽，小冷，内鸡子黄搅令相得，温服七合，日三服。

邹润安曰：尤氏云：阳经之寒，变为热则归于气；阴经之寒，变为热则归于血。阳经或有归于血者，惟阴经之热则必不归于气，故三阴有热结证，不用调胃承气、小承气，而独用大承气。诸下利证不已，必便脓血，是其验也。心中烦不得卧，热证也。至二三日以上，乃心中烦不得卧，则非始即属热矣。始即属热，心中烦不得卧者为阴虚，阴虚则不得泻火，今至二三日以上始见，则为阳盛，阳盛则宜泻火，然致此阳盛，亦必其阴本虚，故阿胶、芍药、鸡子黄，无非救阴之品，泻火则惟恃芩、连，而芩止一两，连乃四两，此黄连之任，独冠一方，而为补剂中泻药矣。

[5] **猪苓汤** 猪苓去皮 茯苓 泽泻 滑石 阿胶各一两 水四升，先煮四味，取二升，去滓，内阿胶烊消，温服七合，日二。

周禹载曰：热盛膀胱，非水能解，何者？水有止渴之功，而无祛热之力也。故用猪苓之淡渗，与泽泻之咸寒，与五苓不异。而此易术以胶者，彼属气，此属血也；易桂以滑石者，彼有表，而此为消热也。然则所蓄之水去，则热消矣，润液之味投，则渴除矣。

邹润安曰：松之概挺拔劲正，枫之概柔弱易摇；松之理粗疏，枫之理坚细；松之叶至冬益苍翠而不凋，枫之叶至冬遂鲜赤而即落，是其一柔一刚，显然殊致。茯苓属阳，治停蓄之水不从阳化者；猪苓属阴，治鼓荡之水不从阴化者。是故仲景以猪苓名方者，其所治之证，曰少阴病下利，咳而呕渴，心烦不得眠者，猪苓汤主之。若五苓散则其治有渴者，有不渴者，至茯苓入他方，所治之病，则不渴者居多。盖渴者水气被阳逼迫，欲得阴和而不能也，与之猪苓，使起阴气以和阳化水，譬之枫叶已丹，遂能即落也。

[6] **大承气汤** 厚朴去皮，炙，八[①]两 枳实炙，五枚[②] 大黄四两，酒洗 芒硝三合 水一斗，先煎二物，取五升，去滓，内大黄，煮取二升，去滓，内硝，更上微火一二沸，温再服。得下，余勿服。

邹润安曰：柯氏云：厚朴倍大黄为大承气，大黄倍厚朴为小承气，是承气者在枳、朴，应不在大黄矣。但调胃承气汤不用枳、朴，亦名承气，何也？且三承气汤中，有用枳、朴者，有不用枳、朴者；有用芒硝者，有不用芒硝者；有用甘草者，有不用甘草者。惟大黄则无不用，是承气之名固当属之大黄。况厚朴三物汤即小承气汤，厚朴分数且倍于大黄，而命名反不加承气字，犹不可见承气不在枳、朴乎？自金元人以顺释承，而大黄之功不显。考《本经》首推大黄通血，再以《六微旨大论》亢则害，承乃制之义参之，则承气者，非血而何？夫气者血之帅，故血随气行，亦随气滞。气滞血不随之滞者，是气之不足，非气之有余。惟气滞并波及于血，于是气以血为窟宅，血以气为御侮，遂连衡宿食，蒸逼津液，悉化为火。此时惟大黄能直捣其巢，倾其窟穴，气之结于血者散，则枳、朴遂能效其通气之职，此大黄所以为承气也。雄按：此余夙论如此，邹氏先得我心。汪按：大黄本血分之药，故知此说确不可易[③]。

---

① 八：崇文书局本、中医书局本均作“一”。

② 枚：崇文书局本、中医书局本均作“两”。

③ 汪按……不可易：崇文书局本、中医书局本均无此注。

[7] **白虎汤**　石膏一斤　知母六两　甘草炙，二两　粳米六合　水一斗，煮米熟汤成，去滓，温服一升，日三服。

方中行曰：白虎者，西方之金神，司秋之阴兽，虎啸谷风冷，凉风酷暑消[①]，神于解热，莫如白虎；石膏、知母，辛甘而寒，辛者金之味，寒者金之性，辛甘体寒，得白虎之体焉；甘草、粳米，甘平而温，甘取其缓，温取其和，缓而且和，得伏虎之用焉。饮四物之成汤，来白虎之嗥啸，阳气者以天地之疾风名也，风行而虎啸者，同气相求也，虎啸而风生者，同声相应也，风生而热解者，物理必至也。抑尝以此合大小青龙、真武而论之。四物者，四方之通神也，而以命名，盖谓化裁四时，神妙万世，名义两符，实自然而然者也。方而若此，可谓至矣。然不明言其神，而神卒莫之掩者，君子慎德，此其道之所以大也。汪按：饮四物之成汤以下数行，语多支离牵强，必宜削去。夫白虎汤清热，乃甘雨非凉风也。既备四方之神，朱鸟[②]一方，何以独缺？且热剂而名真武，名与实爽矣。医者不能研究医理，乃附会经义以自文[③]其浅陋，甚且衍先天，论太极以欺人，实则无关于辨证处方也。自明以来，庸医陋习大率如此，学者戒之[④]。

[8] **白虎加人参汤**　原方加人参三两，煮服同前法。

邹润安曰：伤寒脉浮，发热无汗，其表不解者，不可与白虎汤。汪按：洄溪云：无汗二字，最为白虎所忌[⑤]。渴欲饮水，无表证者，白虎加人参汤主之。可见白虎加人参汤之治，重在渴也。其时时恶风，则非常常恶风矣；背微恶寒，则非遍身恶寒矣。常常恶风，遍身恶寒者，谓之表证；时时恶风，背微恶寒者，表邪已经化热，特尚未尽耳，谓之无表证可也。然热邪充斥，津液消亡，用栝蒌根生津止渴可也，何以必用人参？《灵枢·决气篇》腠理发泄，汗出溱溱，是谓津。津为水，阴属也，能外达上通则阳矣，夫是之谓阴中之阳；人参亦阴中之阳，惟其入阴，故能补阴，惟其为阴中之阳，故能入阴，使人阴中之气化为津，不化为火，是非栝蒌根可为力矣。

雄按：朱奉议云：再三汗下，热不退者，以此汤加苍术一钱，如神。

[9] **黄芩汤**　黄芩三两　甘草炙　芍药各二两　大枣十二枚　水一斗，煮取三升，去滓，温服一升，日再，夜一服。

邹润安曰：或问黄芩汤治何等证，其证腹痛与否？若腹痛何以用黄芩？若腹不痛何以用芍药？汪按：腹痛因乎热者甚多，谓腹痛必因寒者，前人拘滞之见也[⑥]。曰其证身热不恶风，亦不恶热，或下利，或呕，腹则不痛。盖芍药、甘草、大枣，桂枝汤里药也，以不恶风，故不用姜、桂；黄芩、甘草、大枣，小柴胡里药也，以不往来寒热，故不用柴胡；以其常热，故不用人参；若不呕则并不用半夏、生姜；至芍药则并不因腹痛而用，以桂枝汤证原无腹痛也；亦不心下痞硬，故不去大枣也。又“厥阴篇”云：伤寒脉迟，与黄芩汤除其热，腹中则冷不能食，可知黄芩汤证之脉必数，黄芩所治之热，必自里达外，不治但在表分之热矣。然仲景用黄

---

① 消：崇文书局本、中医书局本均作“清”。

② 朱鸟：中国古代神话中的南方之神，后为道教所信奉。同青龙、白虎、玄武合称四方四神。

③ 文：掩饰。

④ 汪按……学者戒之：崇文书局本、中医书局本均无此注。

⑤ 汪按……所忌：崇文书局本、中医书局本均无此注。

⑥ 汪按……之见也：崇文书局本、中医书局本均无此注。

芩有三耦[1]焉：气分热结者，与柴胡为耦；血分热结者，与芍药为耦；湿热阻中者，与黄连为耦。以柴胡能开气分之结，不能泄气分之热；芍药能开血分之结，不能清迫血之热；黄连能治湿生之热，不能治热生之湿。譬之解斗，但去其斗者，未平其致斗之怒，斗终未已也。故黄芩协柴胡能清气分之热，协芍药能泄迫血之热，协黄连能解热生之湿也。汪按：前人方解，不过望文生义，必如邹氏诸条，始觉有味可咀矣[2]。

[10] **黄芩加半夏生姜汤** 原方加半夏半升，生姜三两，煮服法同前。

邹润安曰：呕而脉数口渴者，为火气犯胃，不宜加此。

雄按：章虚谷云：生姜性热，仅能治寒，不可泛施于诸感也。汪按：伤寒一百十三方，用姜者五十七，则此味原非禁剂。然温暑证最宜慎用，用之不当，或致杀人。洄溪谓虽与芩、连同用，亦尚有害是也。又古时未有炮制之法，凡方用半夏，无不兼用姜者，义取制半夏之毒，其所以治病者，功在半夏，不在姜也。今所用半夏，必先已姜制，可不必兼用姜矣。后人不察，但见古方用姜者不少，遂不论何证，随手妄施，其中必有误人而不自觉者，戒之[3]！

[11] **栀子豉汤** 栀子十四枚 香豉四合，绵裹 水四升，先煮栀子得二升半，内豉煮取升半，去滓，分为二服，温进一服，得吐止后服。

徐洄溪曰：此剂分两最小，凡治上焦之药皆然。按：此汤加减七方，既不注定何经，亦不专治何误，总由汗吐下之后，正气已虚，尚有痰涎滞气，凝结上焦，非汗下之所能除。雄按：温暑湿热之证，每有痰涎滞气凝结上焦，不必在汗吐下后也，既非汗下可除，尤忌妄投补剂。经所云在上者因而越之，则不动经气，而正不重伤，此为最便，乃不易之法也。古方栀子皆生用，故入口即吐，后人作汤，以栀子炒黑，不复作吐，全失用栀子之意。然服之于虚烦证亦有验，想其清肺除烦之性故在也。汪按：欲取吐者，必宜生用[4]。

[12] **一物瓜蒂汤** 瓜蒂二[5]个，锉 水一升，煮取五合，去滓，顿服。

尤在泾曰：暑之中人也，阴虚而多火者，暑即寓于火之中，为汗出而烦渴，宜白虎加人参以清热生阴；阳虚而多湿者，暑即伏于湿之内，为身热而疼重，故暑病恒以湿为病，而治湿即所以治暑。瓜蒂苦寒，能吐能下，去身面四肢水气，水去而暑无所依，将不治而自解矣，此治中暑兼湿者之法也。

[13] **炙甘草汤**一名复脉汤 甘草四两，炙 生地黄一斤 麦冬 麻仁各半斤 桂枝 生姜各三两 人参 阿胶各二两 大枣三十枚，方中行曰：地黄上不当有生字 清酒七升，水八升，先煮八味，取三升，去滓，内胶烊消尽，温服一升，日三[6]。

沈亮宸曰：此汤为千古养阴之祖方也。

邹润安曰：地黄分数，独甲于炙甘草汤者，盖地黄之用[7]在其脂液，能荣养筋骸，经脉干者、枯者，皆能使之润泽也。功能复脉，故又名复脉汤。脉者原于

① 耦（ǒu）：通“偶”。成对，配偶。
② 汪按……可咀矣：崇文书局本、中医书局本均无此注。
③ 汪按……戒之：崇文书局本、中医书局本均无此注。
④ 汪按……宜生用：崇文书局本、中医书局本均无此注。
⑤ 二：崇文书局本、中医书局本此下均有“七”字。
⑥ 三：崇文书局本、醉六堂本、中医书局本此下均有“服”字。
⑦ 用：原作“所”，据崇文书局本、醉六堂本、中医书局本改。

肾而主于心，心血枯槁，则脉道泣涩，此《伤寒论》所以脉结代与心动悸并称，《金匮要略》又以脉结悸与汗出而闷并述。至肺痿之心中温温液液，涎唾多，则阴皆将尽之孤注，阳仅膏覆之残焰，惟此汤可增其壳内络外之脂液也。

[14] **瓜蒂散**　瓜蒂熬黄　赤小豆各一分。汪按：赤小豆乃小粒赤豆，俗名米赤者是也，勿误用相思子[①]。　各别捣筛为散已，合治之，取一钱匕，以香豉一合，用热汤七合，煮作稀糜，去滓，取汁，和散温顿服之，不吐者少少加，得快吐为止。诸亡血虚家，不可与之。

卢子繇曰：瓜象实在须蔓间也，蒂瓜之缀蔓处也，性遍蔓延，末繁于本，故少延辄腐。《尔雅》云：其绍瓞[②]。疏云：继本曰绍，形小曰瓞。故近本之瓜常小，近末之瓜转大也。凡实之吮抽津液，惟瓜称最，而吮抽津液之枢惟蒂，是以瓜蒂具彻下炎上之用，乃蒂味苦而瓜本甘，以见中枢之所以别于上下内外，诚涌泄之宣剂、通剂也。

[15] **麻黄连轺赤小豆汤**　麻黄　连轺　甘草炙　生姜各二两　赤小豆　生梓白皮各一升　杏仁四十个　大枣十二枚　潦水一斗，先煮麻黄再沸，去上沫，内诸药，煮取三升，分温三服，半日服尽。

邹润安曰：《本经》胪列连翘之功，以寒热起，以热结终。此条瘀热在里句，适与连翘功用不异。郭景纯《尔雅》注：一名连苕，苕、轺声同字异耳。而今本《伤寒论》注曰：连轺即连翘根，遂以《本经》有名未用翘根当之。陶隐居云：方药不用，人无识者，故《唐本草》去之，岂仲景书有此，六朝人皆不及见，至王海藏忽见之耶？噫！亦必无之事矣。

[16] **栀子檗皮汤**　栀子十五枚　黄檗二两　甘草一两　水四升，煮取升半，去滓，分温再服。

邹润安曰：栀子大黄汤、茵陈蒿汤、大黄硝石汤、栀子檗皮汤证，其标皆见于阳明。阳明者，有在经在腑之分，发热汗出懊憹，皆经证也；腹满小便不利，皆腑证也。栀子大黄汤证，经多而腑少；茵陈蒿汤证，有腑而无经；栀子檗皮汤证，有经而无腑；大黄硝石汤证，经少而腑多。

雄按：《金鉴》云：此方之甘草当是茵陈蒿，必传写之讹也。

[17] **茵陈蒿汤**　茵陈蒿六两　栀子十四枚　大黄二两　水一斗，先煮茵陈减六升，内二味，煮取三升，去滓，分温三服，小便当利，溺如皂角汁状，色正赤，一宿腹减，病从小便去也。徐洄溪曰：先煮茵陈，则大黄从小便出，此秘法也。

邹润安曰：新感之邪，为素有之热结成黄疸，此证已所谓因陈矣。故《伤寒》《金匮》二书，几若无疸不因陈者。然栀子檗皮汤证有外热而无里热，麻黄连轺赤小豆汤证有里热而无外热，小建中汤证小便自利，小柴胡汤证腹痛而呕，小半夏汤证小便色不变而哕，桂枝加黄芪汤证脉浮，栀子大黄汤证心中懊憹，硝石矾石散证额上黑。日晡发热，则内外有热，但头汗出，齐颈而还，腹满，小便不利，口渴，为茵陈蒿汤证矣。第腹满[③]之治在大黄，内热之治在栀子，惟外复有热，但头汗出，小便不利，始为茵陈的治。其所以能治此者，以其新叶因陈干而生，清芬可以解郁热，苦寒可以泄停湿也。盖陈干本能降热利水，复加以叶之如丝如缕，挺然于暑湿蒸逼之时，先草木而生，后草木

---

① 汪按……相思子：崇文书局本、中医书局本均无此注。

② 瓞（dié 迭）：小瓜。

③ 满：崇文书局本、中医书局本均作“痛”。

而凋，不必能发散，而清芳扬溢，气畅不敛，则新感者遂不得不解，自是汗出不止于头矣，故曰发热汗出，此为热越不能发黄也。

［18］**抵当汤**　水蛭熬　虻虫去翅、足，熬　桃仁去皮尖，各三十个　大黄三两，酒浸　上为末，以水五升，煮取三升，去滓，温服一升，不下再服。

徐洄溪曰：凡人身瘀血方阻，尚有生气者易治；阻之久则无生气而难治。盖血既离经，与正气全不相属，投以轻药，则拒而不纳，药过峻，又能伤未败之血，故治之极难，水蛭最喜食人之血，而性又迟缓善入，迟则生血不伤，善入则坚积易破，借其力以攻积久之滞，自有利而无害也。雄按：王肯堂云：人溺、蜂蜜，皆制蛭毒。

章虚谷曰：经言阳络伤则血外溢，阴络伤则血内溢，外溢则吐衄，内溢则便血。盖阴阳手足十二经交接，皆由络贯通，接连细络，分布周身，而血随气行，必由经络流注，表里循环，是故络伤则血不能循行，随阴阳之部而溢出，其伤处即瘀阻，阻久而蓄积，无阳气以化之，乃成死血矣。故仲景用飞走虫药，引桃仁专攻络结之血；大黄本入血分，再用酒浸，使其气浮，随虫药循行表里，以导死血归肠腑而出，岂非为至妙至当之法哉！由是类推，失血诸证，要必以化瘀调经络为主矣。余每见有初治即用呆补之法，使瘀结络闭不能开通，终至于死，良可慨也。雄按：王清任论虚劳，亦主瘀阻①，盖本大黄䗪虫丸之义而言也。

［19］**文蛤散**　文蛤五两　为散，以沸汤和一钱匕，服汤用五合。

［20］**文蛤汤**　文蛤　石膏各五两　麻黄　甘草　生姜各三两　杏仁五十粒　大枣十二枚　水六升，煮取二升，温服一升，汗出即愈。

邹润安曰：文蛤即海蛤之有文理者，吴人谓之花蛤。雄按：王晋三云：若黯色无文者，服之令人狂走赴水。《夏小正》：季秋之月，雀入于海为蛤。安氏云：雀羽虫也，羽虫属火，火炎上，故鸟上飞，曷为入海而为蛤？盖九月火伏于戌，十月纯阴，金水之令，故羽虫感之而化也。蛤属水，水性下，故下潜，秋冬水胜火，雀为蛤，象火之伏于水也。又离为火、为雉、为蚌，雀雉之类，蛤蚌之类，外刚内柔，皆离之变化也。因而思《伤寒论》反以冷水潠灌之证，非火厄于水而何？《金匮要略》吐后渴欲得水之条，非火之溺于水而何？惟其火在水中而病，故以火入水中而生者治之。然厄于水者恶水，恶水则火与水未相浃也。故直以是使水中之火仍畅茂得生而可已。溺于水者喜水，喜水则火与水渐相浃矣，故必合麻杏甘膏加姜、枣以清发之，乃能已也。

［21］**五苓散**　泽泻一两六铢　猪苓　茯苓　白术各十八铢。方中行曰：术上不当有白字。雄按：二十四铢为一两，每铢重四分二厘弱，六铢为锱，即二钱五分，十八铢即七钱五分也　桂枝半两　为末，以白饮和服方寸匕，日三，多服暖水，汗出愈。

沈果之曰：中风发热，六七日解而烦，有表里证，渴欲饮水，水入即吐者，名曰水逆，五苓散主之。盖表证为太阳不足，故用桂以宣阳气，通津液于周身，即《内经》水精四布，五经并行之旨，非用之以通水道下出也。里证为三焦之气化不宣，故用泻、术、二苓以通三焦之闭塞，非开膀胱之溺窍也。夫下焦之气化不宣，则腹膨而小便不利，水蓄膀胱，是为胞痹。此乃水蓄于膀胱之外，不能化入膀

① 阻：崇文书局本、中医书局本均作“血”。

胱，故用五苓以化之。至小便不利，汗出而渴者，亦主以是方，而不渴者，茯苓甘草汤主之。盖渴为阳气不足，水不上升也，不升则不[1]降，故用桂以升之，二苓、泽泻以降之，而用术以为中枢。乃注者莫不以渴为热入膀胱，津液被劫所致。如果热入而复用桂、术以温液耗津，又加苓、泽以渗之，是热之又热，耗之又耗，速之毙矣。且不渴者反不用五苓而用茯苓甘草汤，可知不渴则无须桂、术之蒸腾津液，而桂、术之非治太阳而治三焦，更不待言矣。

[22] **小陷胸汤**　栝蒌实大者一枚　黄连一两　半夏半升　水六升，先煮栝蒌取三升，去滓，内诸药，煮取二升，去滓，分温三服。

邹润安曰：观仲景之用栝蒌实，在此汤曰小结胸，正在心下，按之则痛；在栝蒌薤白白酒汤曰喘息咳唾，胸背痛短气。而其脉一则曰浮滑，一则曰寸口沉迟，关上小紧数，是皆阴中有阳，且踞于阳位者也。夫胸背痛较按之方痛则甚，痹则较结为轻，咳唾喘息，是其势为上冲，而居于心下，按之才痛，似反静而不动，此其机总缘气与饮相阻，寒与热相纠。热甚于寒者，其束缚反急而为结，寒甚于热者，其蔽塞自盛而为痹。是故结胸之病伏，胸痹之病散，伏者宜开，散者宜行，故一则佐以连、夏之逐饮泄热，一则佐以薤、酒之滑利通阳。栝蒌实之里无形攒聚有形，使之滑润而下则同，能使之下，似是治实之方，仅能使之下，不能使其必通，又非纯乎治实之道矣。何以知不能使之必通？盖有停饮痛甚，至不得卧，即当加半夏，若兼胸满胁下逆抢心，则仍加枳、朴、桂枝，倘竟能通，又何必如是哉？是知栝蒌实之治，大旨在火与痰结于阳位，不纯乎虚，亦不纯乎实者，皆能裹之而下，此其擅长矣。

[23] **白散**　桔梗　贝母各三分　巴豆一分，去皮心膜[2]，熬黑研如脂。雄按：古人以六铢为一分（分字去声），即二钱五分也　为末，内巴豆，更于臼中杵之，以白饮和服，强人半钱，羸者减之，病在膈上必吐，在膈下必利。不利进热粥一杯，利过不止，进冷粥一杯。汪按：半钱者，以铜[3]钱取药末，仅没钱文之半，即半钱匕，而省匕字，非若今人以五分为半钱也。

邹润安曰：寒实结胸，无热证者，治以白散。散中用桔梗为疏通气分之主。夫开导胸中之气，仲景于大承气汤、栀子厚朴等汤，莫不用枳、朴，此偏不用何哉？盖病有上下，治有操纵，结在上者，宿痰停饮也，故凡结胸无论热实寒实，宁用甘遂、葶苈、巴豆，不用枳、朴，如大陷胸汤丸、白散是也；结在中下，始热与实浃，气随热化，则于荡涤邪秽中，疏利其与邪为伍之气，大小承气诸汤是也。况桔梗之用，使气上越，而不使气下泄，今病在至高，固宜操上而纵下，不使中下无过之地横被侵陵，故曰病在膈上必吐，在膈下必利也。热邪与停饮结，治以栝蒌，而佐之者反用半夏、黄连；寒邪与停饮结，治以巴豆，而佐之者反用桔梗、贝母，于寒因热用、热因寒用之中，反佐以取之，可谓精义入神以致用者矣。

[24] **调胃承气汤**　大黄四两，去皮，清酒浸　甘草二两，炙　芒硝半升　水七[4]升，先煮大黄、甘草，取一升，去滓，内芒硝，更上火微煮令沸，少少温服之。

---

① 不：崇文书局本、中医书局本此下均有“得”字。

② 膜：崇文书局本、中医书局本均无此字。

③ 铜：崇文书局本、中医书局本均作“大”。

④ 七：崇文书局本、醉六堂本、中医书局本均作“三”。

徐洄溪曰：芒硝善解结热之邪，大承气用之，以解已结之热邪，此方用之，以解将结之热邪，其能调胃，则全赖甘草也。

[25] **升麻鳖甲汤** 升麻 当归 甘草各二两 蜀椒炒去汗，一两 鳖甲手指大一片，炙 雄黄半两，研 水四升，煮取一升，顿服之，老小再服取汗。《金匮要略》阳毒用此方，阴毒去雄黄、蜀椒；《肘后》、《千金方》阳毒用升麻汤，无鳖甲，有桂，阴毒用甘草汤，即本方无雄黄；《活人书》阳毒升麻汤用犀角、射干、黄芩、人参，无当归、蜀椒、鳖甲、雄黄。

徐洄溪曰：蜀椒辛热之品，阳毒用而阴毒反去之，疑误。《活人书》加犀角等四味，颇切当。

[26] **百合知母汤** 百合七枚 知母三两 先以水洗百合，渍一宿，当白沫出，去其水，别以泉水二升，煎取一升，去滓。别以泉水二升，煎知母取一升，后合煎取一升五合，分温再服。

王朴庄曰：百合入药，以野生极小者为胜。

[27] **百合鸡子黄汤** 百合七枚 鸡子黄一枚 先煎百合如前法了，内鸡子黄搅匀，煎五分温服。

[28] **百合滑石代赭汤** 百合七枚，擘 滑石三两，碎，绵裹 代赭石如弹丸大一枚，碎，绵裹 先煎百合如前法，别以泉水二升，煎滑石、代赭，取一升，去滓后合和，重煎取一升五合，分温再服。

[29] **百合地黄汤** 百合七枚，擘 生地黄汁一升 先煎百合如前法了，内地黄汁，煎取一升五合，分温再服，中病勿更服，大便当如漆。

[30] **百合滑石散** 百合一两，炙 滑石三两 为散，饮方寸匕，日三服，当微利者止服，热则除。

邹润安曰：玩[①] 百合知母汤，可以见汗则伤气，邪搏于气分，为消渴热中也；玩百合鸡子黄汤，可以见吐则伤上，邪扰于心，为烦懊不寐也；玩百合代赭汤，可以见下则伤血，邪搏于血分，为血脉中热也；玩百合地黄汤，可以见不经吐下发汗，则系百脉一宗，悉致其病，无气血上下之偏矣。所谓百脉一宗者何？“平人气象论”曰：胃之大络，名曰虚里，出于左乳下，其动应衣，为脉宗气，是最近于心，乃著邪焉。是以见证行卧不安，如有神灵，皆心中辗转不适之状；口苦小便数，身形如和，其脉微数，皆心中热郁气悗之征。以此例之，《本经》百合主邪气腹满心痛，盖有若合符节者，而治法始终不外百合，则以心本不任受邪，心[②] 而竟为邪扰，则不责将之谋虑不审，即责相之治节不行。今邪阻于上而不下行，为肺之不主肃降，无能遁矣，故欲征其愈期，极宜验其小便。凡溺时必肺气下导，小便乃出，今气拄于头，即欲下行，上先有故，则肺形之轩举不随，气之支结不降，亦又何疑？乃头中之不适，复分三等，其最甚者，至气上拄而为痛；其次则不痛而为淅淅然；又其次则因小便通而快然。即此验其轩举支结之浅深微甚，既了如指掌矣。况合之以百合地黄汤下云大便当如漆，百合滑石散下云微利者止服，热则除，则百合之利大小便，又与《本经》吻合矣。

[31] **栝蒌牡蛎散** 栝蒌根 牡蛎熬，等分 为细末，饮服方寸匕，日三服。

邹润安曰：百合病至一月不解，而变成渴，以百合汤洗之，而仍不差，则病为

① 玩：研习。

② 心：原作“气”，据崇文书局本、醉六堂本、中医书局本改。

伤中上之阴无疑，虽然仅曰渴，不曰欲饮水，且不烦不热，究竟病无驻足之所，仅渴之一端，为得所依藉耳。于此见昔之百脉一宗，悉致其病者，今则上焦已化，而在下者，尚未化也。上焦已化，百脉之病已蠲其半，百合遂无所用之。而下焦之未化者，不得不选用牡蛎，使之召阳归阴。而其主脑，尤在治上焦之已化者，故方中配以从阳化阴之栝蒌根。两物等分，标名则升栝蒌于牡蛎之上，为一方之统摄也。

［32］**甘草泻心汤**　甘草四两，炙　黄芩　人参　干姜各三两　半夏半升　黄连一两　大枣十二枚。《伤寒论》无人参　水一斗，煮取六升，去滓，再煎取三升，温服一升，日三。

王晋三曰：甘草泻心，非泻结热，因胃虚不能调剂上下，水寒上逆，火热不得下降，结为痞。故君以甘草、大枣和胃之阴；干姜、半夏启胃之阳，坐镇下焦客气，使不上逆；仍用芩、连，将已逆为痞之气，轻轻泻却，而痞乃成泰矣。

［33］**赤豆当归散**　赤小豆三升，浸令芽出，曝干　当归十分　杵为散，浆水服方寸匕，日三。汪按：赤小豆乃赤豆之小种，今药肆以半红半黑之相思子为赤小豆，医者亦多误用。然相思子不能出芽，即此方可证其讹①。

［34］**二妙散**　茅山苍术生用　川黄柏炒黑　为末，捣生姜，煎沸汤调服。

王晋三曰：此偶方之小制也。苍术生用入阳明经，能发二阳之汗；黄柏炒黑入太阴经，能除至阴之湿。一生一熟，相为表里，治阴分之湿热，有如鼓应桴之妙。

［35］**生姜泻心汤**　生姜四两　甘草炙　人参　黄芩各三两　半夏半升　黄连　干姜各一两　大枣十二枚　水一斗，煮取六升，去渣，煎取三升，温服一升，日三。

徐洄溪曰：汗后而邪未尽，必有留饮在心下，其证甚杂，而方中诸药一一对证，内中又有一药治两证者，亦有两药合治一证者，错综变化，攻补兼施，寒热互用，皆本《内经》立方诸法，其药性又皆与《神农本草》所载无处不合，学者能于此等方讲求其理而推广之，则操纵在我矣。

［36］**半夏泻心汤**　半夏半升　黄芩　干姜　甘草炙　人参各二两　黄连一两　大枣十二枚　水一斗，煮取六升，去渣，再煎取三升，温服一升，日三。

方中行曰：半夏、干姜，辛以散虚满之痞；黄芩、黄连，苦以泄心膈之热；人参、甘草，甘以益下后之虚；大枣甘温，润以滋脾胃之液。曰泻心者，言满在心膈而不在胃也。

［37］**大黄黄连泻心汤**　大黄二两　黄连一两　麻沸汤二升渍之，须臾绞去滓，分温再服。

尤在泾曰：成氏云此导虚热之方也。按所谓虚热者，对燥矢而言也。盖邪热入里，与糟粕相结，则为实热；不与糟粕相结，则为虚热，非阴虚阳虚之谓。本方以大黄、黄连为剂，而不用枳、朴等药者，盖以泄虚热，非以荡实热也。雄按：不但不用枳、朴等药也，二味仅以麻沸汤渍，须臾即绞，其味甚薄，乃可泄虚热。若久渍味厚，虽无枳、朴，亦能下走肠胃也。汪按②：尤氏解释极精妙，梦隐更以煎法释之，亦妙。

［38］**附子泻心汤**　大黄二两，酒浸　黄连炒　黄芩炒，各一两　附子一枚，去皮，别煮取汁　以麻沸汤二升，渍三味，须臾绞去渣，内附子汁，分温再服。

---

① 汪按……可证其讹：崇文书局本、中医书局本均无此注。

② 按：崇文书局本、中医书局本均作“云”。

徐洄溪曰：前方乃法之最奇者，不取煎而取泡，欲其轻扬清淡以涤上焦之邪。此法更精，附子用煎，三味用泡，扶阳欲其热而性重，开痞欲其生而性轻也。雄按：观此可知用药之道。

邹润安曰：心之为体，于卦象离，今被邪逼，则外阳内伐，内阴沸腾，故半夏、甘草、生姜三泻心汤，治阴邪之未化者也。大黄黄连、附子二泻心汤，治阴邪之已化者也。阴邪已化，不逼心阳，则在内之沸乱略定，惟在外之邪气尚阻，则取二黄之泄热，荡去其邪，邪去正自安矣。恶寒汗出者，在上之阴邪才化，在下之阴气复逆，故轻取二黄之气，以荡热除秽，重任附子之威，以追逐逆阴，使之异趋同归，相成而不相背也。其未化者，阳馁朒[①]于阳位，而恣肆于阴分，邪盘踞于清道，而溃泄于下焦，非干姜、半夏、生姜之振散阴霾，不足以廓清心之外郭；非人参、黄连之养阴泄热，不足以安扰心之内讧也。

又曰：余治疟发时先呕者，用半夏泻心；吐泻交作者，用生姜泻心；胸痞下利者，用甘草泻心，皆应如桴鼓。

[39] **小承气汤**　大黄四两　厚朴二两　枳实三枚　水四升，煮取一升二合，去滓，分温二服。初服汤当更衣，不尔者尽饮之，若更衣勿服。

雄按：于大承气汤既去芒硝而减枳、朴；复以大黄同煎，而缓其荡涤之性，古人谓之和胃之剂，故曰小承汤。

[40] **牛黄清心丸**　陕西牛黄二分五厘　镜面朱砂一钱五分　生黄连五钱　黄芩　山栀各三钱　郁金二钱　为末，蒸饼为糊，丸如黍米大，每服七八丸。

王晋三曰：此丸古有数方，其义各别。若治温邪内陷包络神昏者，惟万氏此方为妙。盖温热入于心包络，邪在里矣，草木之香仅能达表，不能透里，必藉牛黄幽香物性，乃能内透包络，与神明相合，然尤在佐使之品配合咸宜。万氏用芩、连、山栀以泻心火，郁金以通心气，辰砂以镇心神，合之牛黄相使之妙。是丸调入犀角、羚羊角、金汁、甘草、人中黄、连翘、薄荷等汤剂中，颇建奇功。

雄按：周公谨云：局方牛黄清心丸，止是前八味至蒲黄而止，自山药以后凡二十一味，乃补虚中山芋丸，当时不知何以误并为一，因循不曾改正，贻误后人匪细，凡此之类，读书者不可不知也。一方用牛黄、雄黄、黄连、黄芩、栀子、犀角、郁金、朱砂各一两，真珠五钱，冰片、麝香各二钱五分，研，炼蜜丸，每重一钱，金箔为衣，蜡匮，功效较万方为胜。汪按：万方太轻，此方较有力[②]。

[41] **至宝丹**　生乌犀角　生玳瑁　琥珀　镜面朱砂研飞　雄黄研飞，各一两　西牛黄五钱　龙脑研　麝香研，各一钱　安息香一两五钱，为末，酒研飞净，一两，熬膏，用水安息尤妙　金箔　银箔各五十片，研细为衣　先将犀、玳为细末，入余药研匀，将安息香膏重汤煮，凝成后入诸药中，和搜成剂，丸如梧子大，蜡护，临服剖，用人参汤化下三丸至五丸。《本事方》有人参、南星、天竺黄。

王晋三曰：此治心脏神昏，从表透里之方也。黄、犀、玳、珀，以有灵之物，内通心窍；朱、雄、二箔，以重坠之品，安镇心神；佐以脑、麝、安息，搜剔幽隐诸窍。东垣云：冰、雄、牛、麝，入骨髓，透肌肤。抱朴子言：金箔、雄黄合饵为地仙，若与丹砂同用为圣金，饵之可以

---

① 朒（nù）：不足。

② 汪按……较有力：崇文书局本、中医书局本均无此注。

飞升。故热入心包络，舌绛神昏者，以此丹入寒凉汤药中用之，能祛阴起阳，立展神明，有非他药所[①]可及。徐氏云：安神定魄必备之方，真神丹也。若病因头痛而即神昏不语者，此肝虚魂升于顶，当用牡蛎救逆以降之，又非至宝丹所宜轻试。

[42] **凉膈散**一名连翘饮子　连翘四两　大黄酒浸　芒硝　甘草各二两　黄芩酒炒　薄荷　栀子各一两　为粗末，每服三五钱，加竹叶七片，水一碗半，煎一碗，去滓，入生白蜜一匙，微煎温服，与四物各半服，能和营泄热，名双和散。《本事方》加赤芍、干葛，治诸热累效。《玉机》云：轻者宜桔梗汤。汪按：此方与第二方桔梗汤名同实异[②]。即本方去硝、黄，加桔梗舟楫之品，浮而上之，去膈中无形之热，且不犯中下二焦也。雄按：此方加减法详《宣明论》。

徐洄溪曰：此泻中上二焦之火，即调胃承气加疏风清火之品也。

余师愚曰：热淫于内，治以咸寒，佐以苦甘，故以连翘、黄芩、竹叶、薄荷升散于上，大黄、芒硝推荡其中，使上升下行而膈自清矣。余谓疫疹乃无形之热，投以硝、黄之猛烈，必致内溃，因去硝、黄，加生石膏、桔梗，使热降清升而疹自透，亦上升下行之义也。雄按：法本《宣明》，剪裁甚善。

[43] **犀角地黄汤**　暹罗犀角磨汁　连翘各三钱　生地五钱[③]　生甘草五分　水二盅，武火煎三物至八分，去滓，入犀汁和服。

王晋三曰：温热入络，舌绛烦热，八九日不解，医反治经，寒之散之攻之，热势益炽，得此汤立效者，非解阳明热邪，解心经之络热也。按本草犀角、地黄能走心经，专解营热，连翘入心散客热，甘草入心和络血，以治温热证热邪入络，功胜《局方》。

[44] **导赤散**　生地　木通　甘草梢各等分。雄按：生地、木通不应等分　水煎服，或加淡竹叶。汪按：古方淡竹叶即竹叶也，淡竹乃竹名耳。今药肆所售淡竹叶草，是小青之别种，性能凉胃，不能清心，医人每多误用[④]。雄按：本方去甘草加黄芩蜜丸，名火府丹，亦治心热溺涩淋渴等证。本方加升麻、黄连、丹皮，名升麻清胃汤，轻清凉血，乃秦皇士透化斑疹之良剂。

[45] **理中丸**　人参　甘草炙　术　干姜各三两　捣筛为末，蜜和为丸，如鸡子黄大，以沸汤数合和一丸，研碎温服之，日三四服，夜二服。腹中未热，益至三四丸。雄按：未热二字须著眼。腹中不冷者，其可服乎？然不及汤，汤法以四味依两数切，用水八升，煮取三升，去渣，温服一升，日三。

徐洄溪曰：此仲景治寒多霍乱之方也。盖亦伤寒之类，后人以暑月之吐利当之，而亦用此方，更造为大顺散者，皆无稽之论也。

[46] **四君子汤**　人参　白术炒　茯苓各二钱　甘草炙，一钱　生姜三片　大枣二枚　水煎，温服。

徐洄溪曰：此补脾之主方。

[47] **玉女煎**　生石膏三五钱　熟地三五钱，或一两　麦冬二钱　知母　牛膝各一钱五分　水一钟半，煎七分，服。

雄按：陈修园力辟此方之谬，然用治阴虚胃火炽盛之齿痛，颇有捷效。若治温

---

① 所：崇文书局本、中医书局本均作“之”。

② 汪按……名同实异：崇文书局本、中医书局本均无此注。

③ 生地五钱：崇文书局本、中医书局本均无此四字。

④ 汪按……每多误用：崇文书局本、中医书局本均无此注。

热病，地黄宜生，牛膝宜删，叶氏引用，决不泥守成方，近读《景岳发挥》果与陈氏之论印合。

［48］**四物汤** 生地 当归各三两 芎䓖一两五钱 芍药二两 㕮咀，每服四钱，水二盏，煎八分，去滓，温服。

张路玉曰：四物为阴血受病之专药[1]，非调补真阴之药也。

汪按：调补真阴，宜集灵膏［112］，不宜四物，而人多误会[2]。

［49］**小柴胡汤** 柴胡半斤 黄芩 人参 甘草炙 生姜各三两 半夏半升 大枣十二枚 水一斗二升，煮取六升，去滓，再煎取三升，温服一升，日三。

尤拙吾曰：热入血室三条，其旨不同。第一条是血舍[3] 空而热乃入者，空则热不得聚而游其部，故胁满痛；第二条是热邪与血俱结于血室者，血结亦能作寒热，柴胡亦能去血结，不独和解之谓矣；第三条是热邪入而结，经尚行者，经行则热亦行而不得留，故必自愈。无犯胃气及上二焦，病在血而不在气，在下而不在上也。若诛伐无过，变证随出，乌能自愈耶？

沈再平曰：今人治疟，必用此汤，若非此汤，即不足以为治者，故致辗转淹滞，变生不测，竟能殒命，则知疟本非死证，惟概以柴胡，治疟者杀之也。夫柴胡为少阳表药，若其疟果发于少阳，而以柴胡治之，无不立愈，若系他经用之，则必使他经之邪，辗转而入少阳，迁延以毙。乃既死，犹曰柴胡为治疟主药，吾开手即用之，不知其何以死，病家亦以柴胡治疟而竟不效，真其命之当死也。彼此昏迷，不得一悟，良可浩叹！雄按：《内经》论疟，既分六经，又分脏腑，并不泥定少阳一经，医家绎之。

雄按：本方柴、半各八两，准今得六钱零八厘；参、草、芩、姜各三两，准今得二钱二分八厘；枣十二枚。以水一斗二升，准今得八合零四抄。煮至减半，去滓，再煎至减半。夫煎而又煎，只取四分之一，其汤之浓郁甘柔可知，喻氏谓和药，取其各药气味之相和。余谓和者，取其气缓味厚，斯为补正托邪之剂。故惟风寒正疟，邪在少阳者，可以按法而投，则参、甘、姜、枣补胃充营，半夏利其枢，柴、芩解其热，病无不愈矣。犹之今人于疟发之先，饱啖羊肉酒饭，亦能取效。汪按：疟疾寒来之时，强食过饱，往往一寒不能复热而死，吾见甚多，不可不戒[4]。盖风寒自表而受，胃腑空虚，自能安谷，治必先助中气，托邪外出，即御外邪杜其内入，诚一举两全之策也。若温热暑湿诸疟，邪从口鼻而受，肺胃之气先已窒滞，病发即不饥恶谷，脘闷苔黄，苟不分别，但执此汤，奉为圣法，则参、甘、姜、枣温补助邪，骤则液涸神昏，缓则邪留结痞，且有耗伤阴血而成疟劳者。即不用全方，而专以柴胡为治疟主药，亦惟营阴充裕，或温热暑湿之邪本不甚重，及兼感风寒之表邪者，始可见功。汪按：治正疟必宜此汤，温暑亦有正疟，不独风寒，方用黄芩，是清热非祛寒也。且柴胡主少阳半表半里，黄芩里药，亦非以治表邪，但当辨其是否正疟耳。若似疟非疟，妄用柴胡，必提成长热不退，或两耳大痛，甚至神昏，更或引动肝风，痉厥立至，生平见

① 药：崇文书局本、中医书局本均作“剂”。
② 汪按……人多误会：崇文书局本、中医书局本均无此句。
③ 舍：原作“全”，据崇文书局本、中医书局本改。
④ 汪按……不可不戒：崇文书局本、中医书局本均无此注。

之屡矣[①]。故倪涵初所定三方，亦愈病者稀而加病者多也。汪按：疟疾强止，变成臌胀者多不救，而人但知其臌胀而死，未尝归咎于治疟之不善，故医者终身误人而不自知，虽告之不信也[②]。世人凡患疟，不究病因，辄以姜枣汤灌之，其弊类此，羊肉亦然。凡属时疟，虽愈后亦忌食，食则必复，此时疟之所以异于正疟也，可不察哉？

[50] **桂枝红花汤**　伤寒桂枝汤加红花。原方桂枝、芍药、生姜各三两，甘草炙，二两。大枣十二枚。[③]。

[51] **葱豉汤**　葱白一握　香豉三合

水煎，入童子小便一合，日三服。雄按：芦根、桑叶、滑石、蔗浆之类，皆可随证佐用。

张路玉曰：本方药味虽轻，功效最著，凡虚人风热、伏气发温，及产后感冒，靡不随手获效。

尤拙吾曰：温邪之发，阴必先伤，设有当行解散者，必兼滋阴之品于其中，昔人于葱豉汤内加童便，于栀豉汤中加地黄、麦冬，亦此意也。雄按：二方加减，古法最详。

华岫云曰：在内之温邪欲发，在外之新邪又加，葱豉汤最为捷径，表分可以肃清。

邹润安曰：栀子与葱白，一系泄热，一系通阳，泄热者纵，通阳者横。纵则能通上下之道，此所以宜于汗吐下后，表邪已解之时；横则能达外内之情，此所以宜于病初起，卒杂辨识之际。而豆豉擅开发上焦郁抑，宣导阴浊逗留，故在先在后，咸藉以奏功也。

雄按：叶氏“春温篇”于新邪引动伏邪，亦主是方。盖此汤为温热初病开手必用之剂，鞠通不察，舍近而图远，遂为喻氏臆说所惑，以桂枝汤为初感之治，仍不能跳出伤寒圈子矣。意欲绍述[④]仲圣乎，则祖上之门楣，不可诿为自己之阀阅也，拘守其迹，岂是心传？尤氏云桂枝汤为伤寒表病而里和者设，温病伏寒变热，少阴之精已被劫夺，虽有新旧合邪，不可更用辛温助热而绝其本也，吴氏殆未之闻耶？

[52] **清心凉膈散**一名桔梗汤　即凉膈散 [42][⑤] 去硝、黄，加桔梗。余氏又加生石膏，为治疫疹初起之良剂。

[53] **苇茎汤**　苇茎二斤　薏苡仁　瓜瓣各半斤　桃仁五十枚　水一斗，先煮苇茎得五升，去滓，内诸药，煮取二升，服一升，再服。

雄按：邹氏《续疏》云：苇茎形如肺管，甘凉清肺，且有节之物，生于水中，能不为津液阂隔者，于津液之阂隔而生患害者，尤能使之通行；薏苡色白味淡，气凉性降，秉秋金之全体，养肺气以肃清，凡湿热之邪客于肺者，非此不为功也；瓜瓣即冬瓜子，冬瓜子依于瓤内，瓤易溃烂，子不能浥[⑥]，则其能于腐败之中，自全生气，即善于气血凝败之中，全人生气，故善治腹内结聚诸痈，而涤脓血浊痰也；桃仁入血分而通气，合而成剂，不仅为肺痈之妙药，竟可瘳肺痹之危疴。

[54] **泻白散**　桑白皮　地骨皮各一两　甘草五钱　为粗末，每服一二钱，入粳米百粒，水煎。

徐洄溪曰：此方能治肺中之饮。

雄按：此泻去肺热而保定肺气之方

---

① 汪按……见之屡矣：崇文书局本、中医书局本均无此注。

② 汪按……不信也：崇文书局本、中医书局本均无此注。

③ 原方……十二枚：崇文书局本、中医书局本均无此注。

④ 绍述：承前人之遗规事业，继续传述也。

⑤ [42]：崇文书局本、中医书局本均无此注。

⑥ 浥（yì 邑）：湿润。

也。若肺不伤于热而伤于风寒者，诚有如鞠通所谓必将邪气恋定，而渐成劳怯矣，故用药必先议病也。

[55] **葶苈大枣泻肺汤** 葶苈熬令黄色，捣丸如鸡子大 大枣十二枚 水三升，煮枣取二升，去枣内葶苈，煮取一升，顿服。

雄按：《外台》用葶苈、杏仁各一升，大枣六十枚，合杵如膏，加蜜作丸，桐子大，桑白皮汤下六七十丸，以大便通利为度。《本事方》无杏仁，有陈皮、桔梗、枣肉，丸梧子大，每服五七丸，饮下，名枣膏丸。《元戎》于本方加麻黄、五味子，汪按：此二味并用，似嫌夹杂[1]。并治痰实饮闭而为喘胀者。余治虚弱人患实痰哮喘者，用葶苈炒黄，煎汤去渣，以汤煮大枣食之，亦变峻剂为缓剂之一法也。

[56] **竹叶石膏汤** 竹叶二握 生石膏一斤 半夏半斤，洗 人参三两 甘草二两，炙 麦门冬一斤[2] 粳米半升。雄按：陈修园曰：《伤寒论》用人参者有数方，皆因汗吐下之后亡其津液，故取甘凉以救其阴也 水一斗，先煮六味，取六升，去滓，内粳米，煮米熟汤成，去米，温服一升，日三。《集验》此方加生姜，治呕最良。雄按：余用此方治暑疟极妙。

徐洄溪曰：此治伤寒解后，虚羸少气之善后方也。盖大病之后，必有留热，治宜清养，后人俱概用峻补，以留其邪，则元气不能骤复，愈补愈虚矣。雄按：此理惟喻氏知之，叶氏精之。

[57] **清燥救肺汤** 经霜桑叶三钱，去筋 杏仁七分，去皮、尖，炒黄 麦门冬一钱二分 生石膏二钱五分 人参七分 阿胶八分 胡麻仁一钱 枇杷叶去毛、筋，一片 甘草一钱 水一碗，煎六分，食远服。痰多加贝母、栝蒌；血枯加生地；热甚加犀角、羚羊角，或加牛黄。

柯韵伯曰：古方用香燥之品以治气郁，不获奏效者，以火就燥也。惟缪仲淳知之，故用甘凉滋润之品，以清金保肺立法，喻氏宗其旨，集诸润剂而制此汤，用意深[3]矣。汪按：此治秋燥证之神方，胜于东垣清燥汤多矣[4]。

[58] **妙香丸**一名大圣丸 巴豆三百十五粒，去皮、心、膜，炒熟，研如面 牛黄研 腻粉研 龙脑研 麝香研，各三两 辰砂飞，九两 金箔九十片，研 研匀，炼黄蜡六两，入白蜜三分，同炼令匀为丸，每两作三十丸，白汤下二丸，日二。《宣明》有水银、硼砂。 此丸治惊痫百病，亦治伤寒潮热积热，结胸发黄，狂走躁热，大小便不通。徐氏云：三分一丸，难于下咽，宜作一分一丸，每服三丸为妥。

[59] **六一散**一名天水散 腻[5]白滑石六两，水飞 甘草一两，炙 为细末，每服三钱，温水或新汲水调下，日三。暑湿内侵，风寒外袭者，豆豉五十粒，葱白五寸，水一盏，煮汁调下即解，甚者三服必愈。催生下乳，温水擂胡麻浆调下，并可下死胎，解斑蝥毒。加辰砂少许，名益元散；加黄丹少许，名红玉散；加青黛少许，名碧玉散；加薄荷叶末少许，名鸡苏散。

李濒湖曰：热散则三焦宁而表里和，湿去则阑门通而阴阳利。完素以之治七十余证，谶为凡间仙药，不可缺之。雄按：小溲清长者勿服。

[60] **大顺散** 甘草三十斤，锉，寸长 干姜 杏仁去皮、尖 肉桂去粗皮，各四斤 先将甘草同白砂炒及八分黄熟，王晋三

① 汪按……似嫌夹杂：崇文书局本、中医书局本均无此注。
② 斤：崇文书局本作“升”。
③ 深：崇文书局本、中医书局本此下均有“取药当无遗蕴”六字。
④ 汪按……多矣：崇文书局本、中医书局本均无此注。
⑤ 腻：崇文书局本、中医书局本此前均有“桂林”二字。

曰：白砂即河砂，或云是白砂糖，非。次入干姜同炒令姜裂，次入杏仁又同炒候不作声为度，筛去砂后，入肉桂一处捣为散，每服二钱，水煎温服。如烦躁，井华水调下，不拘时，沸汤调亦可。

王安道曰：此方甘草最多，干姜、杏仁、肉桂次之。除肉桂外，三物皆炒者，原其初意，本为冒暑伏热，引饮过多，脾胃受湿，呕吐水谷不分，脏腑不调所立，盖温中药也。内有杏仁，不过取其能下气耳。若以之治静而得之之证，吾恐不能解而反增内烦也。世俗不明，类曰夏月阴气在内，此等方为必用之药，吁！误矣。夫阴气非寒气也，盖夏月阳气发散于外，而阴气则在内耳，岂可视阴气为寒气而用温热之药乎？阴果为寒，何以夏则饮水耶？汪按：若夏月必宜温药，则冬月必宜凉药乎？且大热烦躁，而更以姜、桂之燥热助之，不得已而用井华水，欲使相济，不知井华水之力不能制也，尤为进退无据矣①。

徐洄溪曰：此治暑月内伤饮冷证，非治暑也。又甘草多于诸药八倍，亦非法。此等病百不得一，偶用之耳。而制药四十二斤，又止服二钱，其意何居？其方本不足取，而世之庸医，意以此治燥火之暑病，杀人无算，可胜悼哉！

[61] **紫雪**　黄金一百两。徐云：以飞金一万页代之尤妙　寒水石　磁石　石膏　滑石各三斤　以上并捣碎，用水一斛，煮至四斗，去滓，入下药：羚羊角屑　犀角屑　青木香　沉香各五斤　丁香一两。徐云：宜用二两　元参　升麻各一斤　甘草八两，炙　以上入前药汁中，再煮取一斗五升，去滓，入下药：朴硝十斤　硝石四斤。徐云：二硝太多②，宜用十分之一　二味入前药汁中，微火上煎，柳木篦搅不住，候有七升，投在木盆中半日，欲凝，入下药：朱砂三两　麝香当门子一两二钱五分　二味入前药中，搅调令匀，瓷器收藏，药成霜雪而色紫，新汲水调下。雄按：《鸡峰方》无磁石、滑石、硝石，其二角只用各十两，丁、沉、木香各五两，升麻六两，朴硝二斤，麝香却用三两，余六味同。又薛公望云：方中黄金不用亦可。汪按：宜用飞金箔，不可去③。

徐洄溪曰：邪火毒火穿经入脏，无药可治，此能消解，其效如神。

[62] **禹余粮丸**即针砂丸，又名蛇含石丸

蛇含石即蛇黄大者，三两，以新铁铫盛，入炭火中烧石与铫子一般红，用钳取蛇黄倾入醋中，候冷，研极细末，听用　禹余粮三两　真针砂五两，以水淘净，炒干，入余粮一处，用米醋二升，就铫内煮醋干为度，后④用铫并药入炭火中，烧红钳出，倾药净砖上，候冷研细　以三物为主，其次量人虚实入下项药：羌活　川芎　木香　茯苓　牛膝　桂心　白豆蔻　大茴　蓬术　附子　干姜　青皮　三棱　白蒺藜　当归酒浸一宿，各五钱　为末，入前药拌匀，以汤浸蒸饼，捩去水，和药，再杵为丸，梧子大，食前温酒、白汤任下三十丸至五十丸，最忌盐，一毫不可入口，否则发疾愈甚。但试服药，即于小便内旋去，不动脏腑，而能去病，日三服，兼以温和调补气血药助之，真神方也。雄按：此乃治水肿寒积之方，今人辄用以治胀。然胀有寒、热二证，设热胀误服，贻害非轻。丹溪云：温热之药太多，宜有加减，不可徒执其方。魏玉横云：阴虚内热而为䐜胀，误服燥热石药必死。

徐洄溪曰：此方兼治有形之积块。

---

① 汪按……无据矣：崇文书局本、中医书局本均无此注。

② 太多：崇文书局本、中医书局本均无此二字。

③ 汪按……不可去：崇文书局本、中医书局本均无此注。

④ 后：崇文书局本、中医书局本均作“复”。

[63] **牡蛎泽泻散**　牡蛎　泽泻　蜀漆洗去腥　栝蒌根　葶苈子　商陆根熬　海藻洗去咸，各等分　异捣，下筛为散，更入臼中杵之，白饮和服方寸匕，小便利，止后服。雄按：古云商陆水煎能杀人。

华岫云曰：叶氏虽善用古方，然但取其法而并不胶柱，观其加减之妙，如复脉、建中、泻心等类可知。至用牡蛎泽泻散，只取此二味，故案中有但书用某方而不开明药味者，决非尽用原方，必有加减之处，观者以意会之可也。雄按：此论通极，诸方皆当作如是观。

邹润安曰：牡蛎泽泻散证，水蓄于下，上焦之气不能为之化，故类萃商陆、葶苈以从上下降；泽泻、海藻以启水中清气上行；栝蒌、牡蛎则一以上济其清，一以下召其浊，而使之化耳。

又曰：牡蛎泽泻散治腰以下水气不行，必先使商陆、葶苈从肺及肾，开其来源之壅，而后牡蛎、海藻之软坚，蜀漆、泽泻之开泄，方能得力。用栝蒌根者，恐行水之气过驶，有伤上焦之阴，仍使之从脾吸阴，还归于上，与常山之蛇击其首则尾应，击其尾则首应者不殊也。

[64] **越婢汤**　麻黄六两　石膏八两　生姜三两　甘草二两　大枣十二枚　水六升，煮麻黄去沫，内诸药，煮取三升，分三服。恶风，加附子一枚。

喻嘉言曰：越婢汤者，示微发表于不发之方也。大率取其通调营卫，麻黄、石膏二物，一甘热，一甘寒，合而用之。脾偏于阴，则和以甘热；胃偏于阳，则和以甘寒。乃至风热之阳、水寒之阴，凡不和于中土者，悉得用之。何者？中土不和，则水谷不化，其精悍之气以实营卫，营卫虚则或寒或热之气皆得壅塞其隧道，而不通于表里，所以在表之风水用之，而在里之水兼渴而小便自利者咸必用之，无非欲其不害中土耳。不害中土，自足消患于方萌矣。

[65] **甘遂半夏汤**　甘遂大者，三枚　半夏十二枚　芍药五枚　甘草如指大一枚。一本无甘草。汪按：王氏虽强为之释究，当从一本去甘草为是[①]　水二升，煮取半升，去滓，以蜜半升和药汁，煎取八分，顿服之。

王晋三曰：甘遂反甘草，反[②]者，此欲下而彼欲上也，乃以芍药约之，白蜜润之，则虽反而甘遂仍得下渗。《灵枢》有言约方如约囊。甘遂、半夏逐留饮弥漫于肠胃之间，虽利而续坚满，苟非以甘草、白蜜与甘遂大相反者，激而行之，焉能去其留著之根。相反为方，全赖芍药之酸可胜甘，约以监反，庶不混乱中焦而为害。然学识未优者，不可轻试于人也。

[66] **控涎丹**一名妙应丸　甘遂去心　大戟去皮　白芥子各等分　为末，蒸饼糊丸，每服五七丸至十丸，临卧姜汤服。雄按：余治虚人饮证，每以六君子汤去甘草送服，甚妥[③]。达可谓之子龙丸，云治流注窜毒甚效。

王晋三曰：控，引也；涎，读作羡，湎涎也，水流貌。引三焦之水，湎涎流出于水道也。芥子色白，入肺而达上焦；甘遂色黄，入脾而行中焦；大戟色黑，入肾而走下焦。故白芥子走皮里膜外之水饮，甘遂决经隧之水饮，大戟逐脏腑之水饮。三者引经各异，湎涎于水道则同，故复之为方，而名控涎也。汪按：涎即次之俗字，亦作漩，本指口唾，引申为痰涎。王说未当[④]。

---

① 甘草……甘草为是：崇文书局本、中医书局本均无此注。
② 反：崇文书局本、中医书局本均无此字。
③ 妥：崇文书局本、中医书局本此下均有“毛”字。
④ 汪按……未当：崇文书局本、中医书局本均无此注。

[67] **又控涎丹治诸痫**[1]　生川乌　半夏洗　僵蚕炒，各半两，生姜汁浸一宿　铁粉三钱，研　全蝎　甘遂面裹煨，各二钱半　为细末，生姜自然汁为丸，如绿豆大，朱砂为衣，每服十五丸，生姜汤下。二方俱忌食甘草。

[68] **五子五皮汤**　即五皮饮五加皮、地骨皮、茯苓皮、大腹皮、生姜皮。一方五加易陈皮，一方五加易桑白皮[2]。加杏仁、苏子、葶苈子、白芥子、莱菔子。一方无杏仁、芥子，有香附、车前子。

[69] **桂苓丸**　桂一两　茯苓二两　为末，蜜丸，沸汤下二钱。作汤名桂苓饮。

[70] **禹功丸**即禹功散　黑牵牛头入磨一次，不复再磨，四两　大茴香炒，一两　为细末，以生姜自然汁调服一二钱。或加木香一两。

[71] **防己茯苓汤**　防己　黄芪　桂枝各三两　茯苓六两　甘草二两　水六升，煮取二升，分温三服。

王晋三曰：余治太阳腰髀痛，审证借用此方，如鼓之应桴。

[72] **中满分消汤**　半夏一钱　厚朴　黄连　黄柏俱姜制　川乌　干姜俱炮　开口吴萸炒　草豆蔻炒，研　木香　人参各五分　茯苓　泽泻各一钱半　生姜五片　水煎，稍热服，大忌房劳、生冷、炙煿、酒、面、糟、醋、盐、酱等物。身热脉浮，喘满有表证，加麻黄五分；血虚至夜烦热，加归身、黄芪各五分；阳气下陷，便溺赤涩，加升麻、柴胡各三分，脾气虚弱，饮食不磨，去黄柏，加益智仁、毕澄茄、青皮各二分。

[73] **中满分消丸**　厚朴　半夏　黄连俱姜汁炒　黄芩　枳实　白术同枳实拌湿炒焦　干生姜　茯苓　猪苓　泽泻　人参各五钱　甘草炙，一钱　汤浸，蒸饼为丸，梧子大，每服百丸，沸汤下。脾胃气滞，食积胀满，加陈皮、砂仁各五钱；经脉湿滞，腹皮腿臂痛不可拊者，加片子姜黄一钱；肺热气化不行，溺闭喘渴者，加知母三钱。

张路玉曰：东垣分消汤丸，一主温中散滞，一主清热利水，原其立方之旨，总不出《内经》平治权衡、去菀陈莝、开鬼门、洁净府等法。其汤方主中满寒胀，乃下焦阴气逆满，抑遏中焦阳气，有似乎阴之象，故药中虽用乌头之辛热宣布五阳，为辟除阴邪之向导，即用连、柏之苦寒以降泄之，苟非风水肤胀脉浮证起于表者，孰敢轻用开鬼门之法，以鼓动其阴霾四塞乎？丸方主中满热胀，用黄芩之轻扬以降肺热，则用猪苓、泽泻以利导之，故专以洁净府为务，无事开鬼门、宣布五阳等法也。

[74] **小青龙汤**　麻黄去节　芍药　细辛　干姜　甘草炙　桂枝各三两　五味子　半夏各半升　水一斗，先煮麻黄减二升，去上沫，内诸药，煮取三升，去滓，温服一升。

徐洄溪曰：此方专治水气，盖汗为水类，肺为水源，邪汗未尽，必停于肺胃之间，病属有形，非一味发散所能除，此方无微不到，真神剂也。

[75] **木防己汤**　木防己三两　桂枝二两　人参四两　石膏如鸡子大，二枚　水六升，煮取二升，分温再服。虚者即愈，实者复发，去石膏，加茯苓、芒硝。

尤拙吾曰：防己、桂枝，一苦一辛，并能行水气而散结气，而痞坚之处，必有伏阳，吐下之余，定无完气，书不尽言，而意可会也。故又以石膏治热，人参益

① 痫：崇文书局本、中医书局本均作“痫”。

② 五加皮……桑白皮：崇文书局本、中医书局本均无此注。

虚，于法可谓密矣。其虚者，外虽痞坚，而中无结聚，即水去气行而愈；其实者，中实有物，气暂行而复聚，故三日复发也。去石膏加芒硝者，魏伯乡云：以其既散复聚，则有坚定之物留作包囊，故以坚投坚，而不破者，即以软投坚而即破也。加茯苓者，亦引饮下行之用耳。

邹润安曰：防己之茎如木，故名木防己，后世以其出汉中，因又名汉防己，非二物也。如仲圣但以防己名汤，则曰木防己汤，连他物以名汤，则除去木字以便称谓耳。后人以茎为木，以根为汉，及治风治水之分，均属臆断。

[76] **藿香正气散** 厚朴 陈皮 桔梗 白术 半夏各二两 大腹皮换槟榔亦可，或用苍术 白芷 茯苓 苏叶 藿香各三两 甘草炙，一两 为粗末，每服三钱，姜三片，枣一枚，煎热服。汪按：《兰台轨范》无白术[①]。

[77] **不换金正气散** 苍术泔浸，去皮，麻油拌，炒黄，四两 厚朴去皮，姜汁炒 陈皮去白 甘草炙，各三两 藿香 半夏各二两 为粗末，每服三钱，水煎[②]温服。或加香豉。

雄按：二方皆治风寒外感，食滞内停，或兼湿邪，或吸秽气，或伤生冷，或不服水土等证，的是良方。若温暑热证不兼寒湿者，在所切禁。今人谓其统治四时感证，不审病情，一概乱用，殊可笑也。

[78] **六和汤** 香薷二两 人参 茯苓 甘草炙 扁豆 厚朴姜制 木瓜 杏仁去皮、尖 半夏各一钱 藿香 砂仁炒，研。各六分 生姜三片 大枣一枚 水煎，热服。一方无香薷，有白术。汪按：宜用香薷，为暑月受凉闭汗，故表之也[③]。

雄按：此亦治暑月外感风寒，内伤生冷之剂，香薷饮之方不一，主治略同，皆非治暑之药也，用者辨之。

[79] **五积散** 苍术 厚朴 陈皮 甘草 麻黄 桂枝 炮姜 半夏 茯苓 枳壳 桔梗 芍药 当归 川芎 白芷 生姜 葱白 为粗末，每服三钱，水煎服。汪按：麻黄亦为闭汗而设[④]。

雄按：此治外受寒湿，内挟冷食之剂。

[80] **益黄散** 陈皮 青皮下食，入太阴之仓[⑤] 丁香去脾胃中寒。各二钱 诃子肉五钱，能开胃消食止痢 甘草炙，三钱 为末，每服一二钱，水煎。钱仲阳用治脾土虚寒，呕吐泄泻。汪按：徐洄溪谓诃子肉水煎涩难入口，此方似宜末服，不必水煎[⑥]。

[81] **又益黄散** 人参 陈皮去白。各一钱 黄芪二钱 生甘草 炙甘草各五分 芍药七分 黄连少许 为末，每服二钱，水一杯，煎五分服。李东垣用治慢脾风。

[82] **星附六君汤** 即六君子汤四君子加陈皮、半夏是也[⑦]。加制南星、白附子。

附[⑧]：**连香饮**缺 俟考。

雄按：本论主治热气深伏，烦渴呕逆，必以黄连之苦降泄热为君，或谓即香连丸，则木香与火升作呕者，非所宜也。若寒呕，则石莲丁香饮甚妙。

[83] **黄连竹茹橘皮半夏汤** 药即汤见。

雄按：此方于橘皮竹茹汤去生姜之温，甘草之甘，加黄连之苦寒，以降诸逆

---

① 汪按……白术：崇文书局本、中医书局本均无此注。
② 煎：崇文书局本、中医书局本此下均有“汤”字。
③ 汪按……故表之也：崇文书局本、中医书局本均无此注。
④ 汪按……而设：崇文书局本、中医书局本均无此注。
⑤ 仓：崇文书局本、中医书局本均作“脏”。
⑥ 汪按……水煎：崇文书局本、中医书局本均无此注。
⑦ 四君子……是也：崇文书局本、中医书局本均无此注。
⑧ 附：崇文书局本、中医书局本均无此字。

冲上之火；半夏之辛开，以通格拒抟结之气，用治呕哕，其效如神。

[84] **来复丹**　太阴元精石　舶上硫黄　硝石各一两。用硫黄为末，微火炒结成砂子大　橘红　青皮去白　五灵脂澄去砂，炒令烟尽。各二钱　为末，醋糊丸，豌豆大，每服三十丸，白汤下。

[85] **七香饼**　香附　丁香皮各一两二钱　甘松八钱　益智仁六钱　砂仁　蓬术　广皮各二钱　为末，神曲糊调匀，捏成饼子，每重一二钱，干之，用时杵碎，水煎服。

[86] **平胃散**　茅山苍术去粗皮，米泔浸，五两　紫厚朴去皮，姜汁炒　陈皮去白。各三两二钱　甘草炙，二两　为末，每服二钱，水一盏，姜一片，同煎七分，温服。

柯韵伯曰：《内经》以土运太过曰敦阜，其病腹满；不及曰卑监，其病留满痞塞。三承气汤调胃土之敦阜，此方平胃土之卑监也。培其卑者而使之平，非削平之谓，犹温胆汤用凉剂而使之温，非用温之谓也。

雄按：柯氏此论，虽已超越前贤，而义犹未畅也。三承气汤调胃土之敦阜，韪[①] 矣；若卑监者，乃是[②] 脾德有惭，土不胜湿，健运失职，阳气不升，非胃病也。夫脾字从卑，原为阴土，其性恶湿，燥补相宜，既知脾湿去而不滞，脾得补而健运，则是方也，乃调脾土之卑监而名曰平胃者，以脾气健而升，则胃自平而降耳，本非削平之谓也。

[87] **胃苓汤**　即平胃合五苓也。

[88] **桃核承气汤**　桃仁五十个，去皮尖　大黄四两　甘草　桂枝　芒硝各二两　水七升，煮取二升半，去滓，内芒硝，更上火微沸，下火，先令温服五合，日三服，当微利。徐云：微利则仅通大便，不必定下血也。

徐洄溪曰：热甚则[③] 血凝而上于心包，故神昏而如狂，血得热而行，苟能自下，则邪从血出，亦能自愈。但小腹急结，是蓄血见证，宜此主之。

邹润安曰：瘀血一证，《伤寒论》、《金匮要略》论之最详。大凡已见热标，而无热证，脉无热象者，瘀也；有所阻应有所不通，有所阻而气化仍通者，瘀也；并无所阻而自谓若有所阻者，瘀也；有燥象而不渴，不应渴而反渴者，瘀也。盖气以化而行，血以行而化，气已行而结者犹结，则非气病，况血应濡而不濡，实非枯而似枯，是非有瘀，何由得此哉？雄按：余治李氏妇崩后溺涩，暨顾氏妇产后小便不通，皆以瘀行而愈，可见病机多幻，虽圣人亦有所不能尽也。故许知可治毗陵贵妇，用桃仁煎而愈，古之人有行之者矣。王清任论病，专究瘀血，即叶氏所云病久入络，义皆本于仲景也。

[89] **白虎加桂枝汤**　石膏一斤　知母六两　甘草炙，二两　粳米二合　桂枝三两　锉，每服五钱，水一盏半，煎至八分，去滓，温服，汗出愈。

邹润安曰：或问桂枝与白虎，寒热天渊，安可兼用？且论中谆谆以表不解禁用白虎，既可兼用，则何不加此，而必待表解乎？曰：表不解不可与白虎条，上文言脉浮发热无汗乃麻黄证，非特不得用白虎，且不得用桂枝矣。白虎证者，脉大也，汗出也，烦渴欲饮水也，三者不兼即非是。今云其脉如平，身无寒但热，时呕，皆非白虎证，亦未必可用桂枝。特既与白虎，则三者必具，再加骨节烦疼之表，则无寒不得用柴胡，有汗不得用麻

---

① 韪（weǐ 伟）：是，对。

② 是：崇文书局本、中医书局本均无此字。

③ 则：崇文书局本、中医书局本此下均有“与”字。

黄，热多又不得用附子，不用桂枝和营通络而谁用者？且古人于病有分部，非如后世多以阴阳五行生克为言。雄按：因此遂成议药不议病之世界，积重难返，奈何？伤寒有伤寒用药之例，温疟有温疟用药之例。盖伤寒自表入里，故有一毫未化之寒，即不可与全入者并论；温疟自内出外，里既全热，但有骨节烦疼一种表证，即不得全认为热而单用白虎，故必兼桂枝使之尽化，而顷刻致和矣。

[90] **四兽饮** 即六君子汤加草果为散，每服四五钱，生姜三片，盐少许，乌梅一个，水煎服。

[91] **露姜饮** 人参 生姜等分 阴阳水煎，去滓，露一宿，再煎数沸，温服。

叶香岩曰：疟疾之发，由于受暑者多，若骤用温补截之，为害不浅。松江赵嘉柱疟发数次，用此法变血痢而死。雄按：此方必邪衰正馁而缠绵不已者，始可用以截之。白露降而炎暑消，故取秋露以涤余邪，若秋前露自地升，不能取也。

[92] **鳖甲煎丸** 鳖甲十一分，炙 乌扇即射干，烧 鼠妇熬 干姜 黄芩[①] 大黄 桂枝 石韦去毛 厚朴 紫葳 阿胶各三分 柴胡 蜣螂熬。各六分 芍药 牡丹皮 䗪虫熬[②]，各五分 葶苈熬 半夏 人参各一分 瞿麦 桃仁各二分 蜂窠四分，炙 赤硝十二分 为末，取煅灶下灰一斗，清酒一斛五斗，浸灰俟酒尽一半，著鳖甲于中，煮令泛烂如胶膝，绞取汁，内诸药煎，为丸如梧子大，空心服七丸，日三服。雄按：凡用介类之药入丸剂，皆当仿此圣法，庶无流弊。

王晋三曰：鳖甲煎丸，都用异类灵动之物，若水陆飞潜、升者降者、走者伏者，咸备焉。但恐诸虫扰乱神明，取鳖甲为君守之，其泄厥阴破癥之功，有非草木所能比者。阿胶达表息风，鳖甲入里守神，蜣螂动而性升，蜂房毒可引下，䗪虫破血，鼠妇走气，葶苈泄气闭，大黄泄血闭，赤硝软坚，桃仁破结，乌扇降厥阳[③]相火，紫葳破厥阴血结，干姜和阳退寒，黄芩和阴退热，和表里则有柴胡、桂枝，调营卫则有人参、白芍，厚朴达原劫去其邪，丹皮入阴提出其热，石韦开上焦之水，瞿麦涤下焦之水，半夏和胃而通阴阳，灶灰性温走气，清酒性暖走血。统而论之，不越厥阴、阳明二经之药，故久疟邪去营卫而著脏腑者，即非疟母，亦可借以截之。《金匮》惟此方与薯蓣丸药品最多，皆治正虚邪著久而不去之病，非汇集气血之药，攻补兼施，未易奏功也。雄按：有形癥瘕，按之不移者，即非疟母，可借以缓消。

[93] **六神汤** 即四君子汤加山药、扁豆。雄按：二陈汤去甘草，加旋覆花、石菖蒲、胆南星，亦名六神汤，治颠狂昏厥，诸痰证极效。

[94] **三黄汤** 黄连酒煮 黄芩酒炒 大黄酒浸，各等分。《金匮》倍大黄，名泻心汤。麻沸汤二升渍之，须臾绞去滓[④]，分温再服，为末，炼白蜜丸，梧子大，名三黄丸；去大黄，加黄柏等分煎，名金花汤；更加栀子，名栀子金花汤即黄连解毒汤；为末，蜜丸名金花丸。金花汤为末[⑤]蜜丸，名三补丸；三黄丸加黄柏等分，滴水丸，名大金花丸。

张石顽曰：金花汤止芩、连、柏三味，作丸名三补金花丸，较汤多栀子，作汤名解毒，更加大黄则名大金花汤。汤丸虽异，功用不殊，但取急攻则用汤，缓祛

① 黄芩：崇文书局本、中医书局本均无此药。
② 熬：原作"热"，据崇文书局本、中医书局本改。
③ 阳：中医书局本作"阴"。
④ 滓：崇文书局本、中医书局本均作"汁"。
⑤ 为末：崇文书局本、中医书局本均无此二字。

则用丸，微有区别耳。

[95] **甘露消毒丹**一名普济解毒[①]丹　飞滑石十五两　绵茵陈十一两　淡黄芩十两　石菖蒲六两　川贝母　木通各五两　藿香　射干　连翘　薄荷　白豆蔻各四两　各药晒燥，生研细末，见火则药性变热。每服三钱，开水调服，日二次。或以神曲糊丸，如弹子大，开水化服，亦可。

雄按：此治湿温时疫之主方也。“六元正纪”：五运分步，每年春分后十三日交二运征，火旺天乃渐温；芒种后十日交三运宫，土旺地乃渐湿。温湿蒸腾，更加烈日之暑，烁石流金，人在气交之中，口鼻吸受其气，留而不去，乃成湿温疫疠之病，而为发热倦怠，胸闷腹胀，肢痠咽肿，斑疹身黄，颐肿口渴，溺赤便闭，吐泻疟痢，淋浊疮疡等证。但看病人舌苔淡白或厚腻，或干黄者，是暑湿热疫之邪尚在气分，悉以此丹治之立效，并主水土不服诸病。汪按：普济消毒饮用芩、连、陈皮、元参、连翘、甘、桔、升、柴、马勃、鼠粘、薄荷、板蓝根、僵蚕，或加人参、大黄，今附载[②]。

[96] **神犀丹**　乌犀角尖磨汁　石菖蒲　黄芩各六两　真怀生地冷水洗净，浸透，捣绞汁　银花各一斤。如有鲜者，捣汁用尤良　粪清　连翘各十两　板蓝根九两，无则以飞净青黛代之　香豉八两　元参七两　花粉　紫草各四两　各生晒研细，忌用火炒。以犀角、地黄汁、粪清和捣为丸，切勿加蜜，如难丸可将香豉煮烂。每重三钱，凉开水化服，日二次，小儿减半。如无粪清，可加人中黄四两，研入。

雄按：温热暑疫诸病，邪不即解，耗液伤营，逆传内陷，痉厥昏狂，谵语发斑等证，但看病人舌色干光，或紫绛或圆硬，或黑苔，皆以此丹救之。若初病即觉神情昏躁而舌赤口干者，是温暑直入营分，酷暑之时，阴虚之体，及新产妇人，患此最多，急须用此，多可挽回，切勿拘泥日数，误投别剂，以偾事也。兼治痘瘖毒重，夹带紫斑危证，暨痘疹后余毒内炽，口糜咽腐，目赤神烦诸证。方中犀角为君，镑而煎之，味极难出，磨则需时，缓不及待，抑且价昂，非贫人所能猝办，有力者预为合就施送，则患者易得，救活必多，贫者重生，阴功亦大，或存心之药铺，照本制售，亦方便之一端也。

[97] **温胆汤**　竹茹　枳实　半夏各一两　橘红一两五钱　茯苓七钱　甘草炙，四钱　每服四五钱，生姜一片，红枣一枚，水一钟五分，煎七分服。

罗东逸曰：胆为中正之官，清静之府，喜宁谧，恶烦扰，喜柔和，不喜壅郁。盖东方木德，少阳温和之气也，是以虚烦惊悸者，中正之官以熇热而不宁也；热呕吐苦者，清静之府以郁久而不谧也；痰气上逆者，土家湿热反乘，而木不得遂其条达也。如是者，首当清热，及解利三焦。方中以竹茹清胃脘之阳，而臣以甘草、橘、半，通胃以调其气，佐以枳实，除三焦之痰壅，使以茯苓平渗，致中焦之清气，且以驱邪，且以养正。三焦平而少阳平，三阳正而少阳正，胆家有不清宁而和者乎？和即温也，温之者，实凉之也。晋三亦云：胆气退热为温，非谓胆寒而温之也。雄按：此方去姜、枣，加黄连，治湿热挟痰而化疟者甚妙，古人所未知也。

[98] **麻黄杏仁甘草石膏汤**　药即汤见。

张石顽曰：此大青龙汤去桂枝，越婢汤加杏仁也。雄按：彼二方有姜、枣。专

① 毒：崇文书局本、中医书局本均作“疫”。
② 汪按……今附载：崇文书局本、中医书局本均无此注。

祛上焦湿热痰气，与苓桂术甘汤互发，彼藉苓、术专祛心下之支饮，此藉石膏专祛膈上之湿热也。汪按：此语可商。石膏除热，非祛湿之品也[①]。

尤在泾曰：汗出而喘，无大热者，其邪不在经腠而在肺中，故非桂枝所能发。麻、杏辛甘入肺，散邪气；肺被邪郁而生热，石膏辛寒入肺，除热气；甘草甘温安中气，且以助其散邪清热之用，乃肺脏邪气发喘之的剂也。

又曰：大青龙主散表寒而兼清里热，故麻黄多于石膏；此清肺热而兼散肺邪，故石膏多于麻黄。

[99] **白头翁汤**　白头翁二两　秦皮　黄连　黄柏各三两　水七升，煮取二升，去滓，温服一升。

柯韵伯曰：三阴俱有下利证，自利不渴者属太阴，是脏有寒也；自利渴者属少阴，以下焦虚寒，津液不升，故引水自救也；惟厥阴下利属于热，以厥阴主肝而司相火，肝旺则气上撞心，火郁则热利下重，湿热秽气奔迫广肠，魄门重滞而难出，《内经》云暴注下迫者是矣。脉沉为在里，弦为肝脉，是木郁之征也。渴欲饮水，厥阴病则消渴也。白头翁临风偏静，长于驱风，用为君者，以厥阴风木，风动则木摇而火旺，欲平走窍之火，必宁摇动之风；秦皮木小而高，得清阳上升之象为臣，是木郁达之，所以遂其发陈之性也；黄连泻君火，可除上焦之渴，是苦以发之；苦柏泻相火，可止下焦之利，是苦以坚之也。治厥阴热利有二：初利用此方以升阳散火，是谓下者举之，寒因热用法；久利则用乌梅丸之酸以收火，佐以苦寒，杂以温补，是谓逆之从之，随所利而行之，调其气使之平也。雄按：徐氏亦云乌梅丸治久痢之圣方也。

[100] **缩脾饮**　缩砂仁　乌梅肉　草果仁煨　甘草炙，各四两　干葛　白扁豆各二两　每服四钱，水一碗，煎八分，水澄冷服以解烦，或欲温欲热，任意服。

雄按：脾为阴土，喜燥而恶湿，贪凉饮冷，则脾阳为湿所滞，而缓纵解佚，不能宣运如常矣。故以砂仁、草果快脾而去其所恶之湿，臣以甘草、扁豆甘淡以培其正气，即佐葛根、乌梅，一以振其敷布之权，一以缩其缓纵之势，况梅能生液，湿去津生，最为可法。

[101] **三甲散**　鳖甲　龟甲并用酥炙黄，为末，各一钱。如无酥，各以醋炙代之　穿山甲土炒黄，为末　蝉蜕洗净，炙干　白僵蚕切，生用　牡蛎煅为末　当归各五分　白芍酒炒，七分　甘草三分　䗪虫三个，干者擘碎，鲜者杵烂，和酒少许，取汁入汤药同服，其滓入诸药同煎　水二钟，煎八分，滤去滓，温服。

雄按：此方从《金匮》鳖甲煎丸脱胎。

[102] **白虎加苍术汤**　即白虎汤去麦冬，加苍术一味。

叶香岩曰：知母气味苦寒，入足阳明；甘草气味甘平，入足太阴；石膏气味辛寒，入手太阴、足阳阴；苍术气味苦辛温，入足太阴；粳米气味甘平，入手足太阴。此治暑湿相搏而为湿温病者，以苦寒辛寒之药清其暑，以辛温雄烈之药燥其湿，而以甘平之药缓其中，则贼邪正邪皆却，正[②]自安矣。

[103] **清暑益气汤**　人参　黄芪　白术　广皮　神曲　泽泻各五分　苍术　升麻各一钱　麦冬　炙草　葛根　当归　黄柏各二分　青皮二分半　五味子九粒　水二盏，煎一盏，去滓，温服。雄按：《治法汇》止用参、芪、术、草、归身、橘皮、

---

① 汪按……之品也：崇文书局本、中医书局本均无此注。

② 正：崇文书局本、中医书局本均作“病”。

五味、麦冬、黄柏九味，加姜、枣。汪按：东垣此方，洄溪已讥其用药杂乱，此去苍术、升麻、葛根是矣，然犹不免近杂。用此方者，加减尚宜斟酌[①]。

王晋三曰：此治膏粱之体，因避暑而袭凉饮冷，内伤脾胃，抑遏真阳之剂，故方中以清解与补益兼施。

尤拙吾曰：元气本虚，而又伤于暑湿，以致四肢倦怠，精神短少，懒于动作，胸气短促，不思饮食，脉浮缓而迟者，雄按：其脉如是，乃气虚湿盛兼吸微暑也。可用此方。若体实脉盛，或虽虚而不甚，及津涸烦渴多火者，则不可混投也。雄按：《湿热病篇》第[②] 三十八条后余有清暑益气法，可用也。汪按：梦隐所定清暑益气方，用西洋参、石斛、麦冬、黄连、竹叶、荷杆、知母、甘草、粳米、西瓜翠衣十味，较东垣之方为妥，然临证尚宜加减斟酌。又按：伤暑倦怠，投参、麦、五味立效，然必审其无外感者，若有暑邪，投之其危立至，不可不慎也[③]。

雄按：东垣专事升阳，徐洄溪、章杏云皆深非之。此方亦从补中益气加味，魏柳洲云：补中益气汤为东垣治内伤外感第一方，后人读其书者，鲜不奉为金科玉律，然不知近代病人类多真阴不足，上盛下虚者十居八九，即遇内伤外感之证，投之辄增剧，非此方之谬，要知时代禀赋各殊耳。陆丽京尝言阴虚人误服补中益气，往往暴脱，司命者审诸。今人吸烟者多，阴液既已耗伤，痰气极易升逆。按丹溪云：素无痰者，服升、柴不致满闷。孙文垣云：经谓升降浮沉必顺之。又曰：天时不可伐。虽宜升提之病，而冬之闭藏，实为春令发生之本，天人一理。若不顾天时，而强用升提之法，是伐天和而泄元气，根本既亏，来春何以发生？此等至理，皆不可不知也。余谓东垣立方，命名本错，设当时立此培中举陷之法，名曰补中升气汤，则后人顾名思义，咸知其为升剂矣。原以升药举陷，乃既曰补中，复云益气，后人遂以为参、术得升、柴，如黄芪得防风，而功愈大，既能补脾胃之不足，又可益元气之健行，凡属虚人，皆堪服饵，而忘其为治中虚兼外感之方。再经立斋之表章，每与肾气丸相辅而行，幸张会卿一灵未泯，虽好温补，独谓此方未可浪用，奈[④] 以卢不远之贤，亦祖新甫，甚矣积重之难返也。惟叶天士谓立斋用药，每执死法，未免有不中肯綮者。汪按：洄溪亦以立斋为庸医之首。

[104] **生脉散**　方见《湿热病篇》第三十九条。

[105] **香薷饮　四味香薷饮　黄连香薷饮　五物香薷饮　十味香薷饮**　并见《湿热病篇》第四十条。

[106] **真人养脏汤**　人参　白术炒焦。各钱半　肉桂　诃子肉　木香　肉豆蔻　罂粟壳各五分　水煎，温服。一方有白芍、甘草，甚者加附子五分。

雄按：此治久泻而脾肾虚寒，脏气不摄之方也。汪按：此方诃子肉、罂粟壳并用，较益黄散更涩，亦宜末服，不宜煎服。又按：此方必纯属虚寒者方可用，若用以治暑热之痢，则必噤口告危，杀人如草矣[⑤]。

[107] **冷香饮子**　附子炮　陈皮　草果各一钱　炙甘草一钱五分　生姜五片　水一钟，煎滚即滤，井水顿冷服。

---

① 汪按……宜斟酌：崇文书局本、中医书局本均无此注。
② 第：崇文书局本、中医书局本均无此字。
③ 汪按……不慎也：崇文书局本、中医书局本均无此注。
④ 奈：中医书局本此下有“何”字。
⑤ 汪按……如草矣：崇文书局本、中医书局本均无此注。

雄按：此方与大顺散皆治阴寒冷湿之气客于太、少二阴而为霍乱吐下之方也。多由畏热而浴冷卧风，过啖冰瓜所致，乃暑月之中寒证，非病暑也。若痢疾门中可用此方之证，甚属罕见，苟谛审未确，切须慎之，万一误投，噬脐[①]奚及！洄溪云：如有暑邪者，姜断不可用，虽佐芩、连，不可救也。况姜、附同用，而无监制之品者乎？俞东扶云：昔罗谦甫治商参政与完颜小将军二案，俱用热药，俱不名曰暑病。又吴球治远行人一案，虽在暑月，直曰中寒，盖恐后世误以热药治暑，特举病因以称之[②]，可谓名正言顺矣。盖寒暑者，天地一定之阴阳，不容混淆，隆冬既有热病，盛夏岂无寒病？故辨证为医家第一要务，辨证既明，自然不惑于悠悠之谬论，而无倒行逆施，遗人夭殃之虑矣。

[108] **败毒散** 羌活 独活 柴胡 前胡 川芎 枳壳 桔梗 茯苓 甘草 薄荷 为细末，每服二钱，水一盏，煎七分，温服，或沸汤点服亦得。雄按：此即《活人》本方去人参、姜，加薄荷。

余师愚曰：此足三阳药也。羌活入太阳而理游风；独活入太阴而理伏邪，兼能除痛；柴胡散热升清，协川芎和血平肝，以治头痛目昏；前胡、枳壳降气行痰，协桔梗、茯苓以泄肺热而除湿消肿；甘草和里；更以薄荷为君，取其清凉气味皆薄，疏导经络，表散能除高巅邪热。方名败毒，良有以也[③]。疫证初起，服此先去其爪牙，雄按：爪牙者，表邪之谓也，无表邪者，不可用也。使邪不盘踞经络，有斑即透，较升、葛、荆、防发表多多矣。如口干舌燥，加黄芩；喉痛加山豆根，倍甘、桔。雄按：虽加苦寒之品，终嫌升散，必恶寒无汗者始可用也。古方引用生姜，生姜性太热，与疫证不宜，以葱白易之可也。

雄按：喻氏论疫，推服此方为第一，极言其功效之神，后人从而和之。然羌、独、柴、芎类属温升，考《活人书》治伤寒瘟疫，风湿风眩，拘踡风痰，头痛目眩，四肢痛，憎寒壮热，项强睛疼，则所治者，原是风寒湿障杂感之伤寒瘟疫，并非兼治暑燥之病者。余氏因熊氏先剪爪牙之说，遂谓温[④]热之疫，初起亦当先服此方，虽每服二钱，尚是小剂，但必外挟风寒湿之表邪者，始为合拍，否则热得风而愈炽，能无亢逆之忧乎？惟桔梗汤[52]最为中窾[⑤]，用者审之。

[109] **清瘟败毒饮** 生石膏大剂六两至八两，中剂二两至四两，小剂八钱至一两二钱 小生地大剂六钱至一两，中剂三钱至五钱，小剂二钱至四钱 乌犀角大剂六钱至八钱，中剂三钱至五[⑥]钱，小剂二钱至四钱 真川连大剂四钱至六钱，中剂二钱至四钱，小剂一钱至一钱半 栀子 桔梗 黄芩 知母 赤芍 元参 连翘 甘草 丹皮 鲜竹叶 先煮石膏数十沸，后下诸药，犀角磨汁和服。

此十二经泄火之药也。凡一切火热，表里俱盛[⑦]，狂躁烦心，口干咽痛，大热干呕，错语不眠，吐血衄血，热甚发斑，不论始终，以此为主方。盖斑疹虽出于胃，亦诸经之火有以助之，重用石膏，直入胃经，使其敷布于十二经，退其淫热；佐以黄连、犀角、黄芩，泄心肺火于上焦；丹皮、栀子、赤芍，泄肝经之火；连翘、元参，解散浮游之火；生地、知母，抑阳扶阴，泄其亢甚之火而救欲绝之水；

① 噬脐：比喻后悔不及。
② 之：中医书局本作“寒”。
③ 良有以也：良，的确，确实；以，因由，缘故。的确是有原因的。
④ 温：崇文书局本、中医书局本均作“淫”。
⑤ 窾（kūan 款）：空也，隙也。
⑥ 五：崇文书局本、中医书局本均作“四”。
⑦ 盛：崇文书局本、中医书局本均作“感”。

桔梗、竹叶，载药上行；使以甘草和胃，此大寒解毒之剂。重用石膏，则甚者先平，而诸经之火自无不安矣。若疫证初起，恶寒发热，头痛如劈，烦躁谵妄，身热肢冷，舌刺唇焦，上呕下泄，六脉沉细而数，即用大剂；沉而数者，即用中剂；浮大而数者，用小剂。如斑一出，即加大青叶，并少佐升麻四五分，引毒外透，此内化外解，浊降清升之法，治一得一，治十得十，以视升提发表而加剧者，何不俯取刍荛[①] 之一得乎？雄按：观此说则初起不必用剪爪牙之法也。又秦皇士治斑，用升麻、黄连、生地、丹皮、甘草、木通，名升麻清胃汤，轻清凉血，亦是透化斑疹之妙法，误食荤腥者，加山楂、砂仁。乾隆甲申，余客中州[②]，先君偶染时疫，为群医所误，抱恨终天，曷其有极！思于此证，必有以活人者，公之于世，亦以稍释余怀。因读本草，言石膏性寒，大清胃热，味淡气薄，能解肌热，体沉性降，能泄实热，恍然大悟，非石膏不足以治热疫，遇有其证，辄投之，无不得心应手，三十年来，颇堪自信，活人所不治者，笔难罄述。然一人之治人有限，因人以及人无穷，因著为《疫疹一得》，公之于世，使天下有病斯疫者，起死回生，咸登寿域，余心庶[③] 稍安焉。桐城余霖漫识。

吴种芝曰：甲寅夏，久无雨，暑气盛行，人多疾病，病则必死，医家齐束手不治。师愚辄予以石膏、黄连等剂，无不立效，其得之则生，不得则死者，不可更仆数。而余门下奎氏兄弟，一存一夭，尤属明征。然存活日多而谤者日益众，谓师愚非石膏不立剂，是诬人，甚至以谤师愚之故，并谓石膏为断不可用，岂不更诬药哉？诬人既已不可，诬药而愚者信焉，妄者传焉，虽遇热证凶危，仍以柴、葛当之，不效则投以丹、芩，又不效则投以人参、桂、附，雄按：粗工伎俩，大率如此。至于一误再误，死而后已，医者犹诩诩得意曰：非我也，命也。是以谤师愚之故，而累及无辜，置人之生死于弗顾也，岂不大可叹哉！

庄制亭曰：此方分两太重，临证时不妨量裁一二味，或减轻分两，如石膏由三五钱以至二三两，皆可取效。汪按：石膏体重，若止用三五钱，似嫌太少[④]。

雄按：余君治祁某案后云：此方医家不敢用，病家不敢服，甚至药肆不敢卖，有此三不敢，疫证之死于误者，不知凡几。纪文达公于癸丑年曾目击师愚之法，活人无算，而谓其石膏有一剂用至八两，一人服至四斤，因而疑为司天运[⑤] 气所值，未可执为通例。余氏书中，亦罗列运气之说，然则甲子、甲申、戊子、丙午、癸丑、甲寅等年岁运并不同，何以案中治法皆同乎？此司天在泉之不可泥，但察其时之旱潦，见证之宜否为可凭也。道光中[⑥] 归安江笔花治一时疫发斑，用石膏至十四斤而斑始透，盖深得师愚之法者。而王予中太史《白田集》有“石膏辨”云：目击受石膏之害者甚多，深以缪仲淳、袁体庵为不可法。贤者尚尔，无怪乎庸耳俗目之谤师愚也。夫停食不消，因而致死者多矣，岂可归罪于五谷？以为神农后稷作俑，而令天下人辟谷耶？况物性之中和，莫如谷矣，而霍乱痧胀，一口米汤下咽即难救治。盖一病有一病之宜忌，用

① 刍荛：割草打柴的人。多用以指草野鄙陋的人。
② 州：崇文书局本、中医书局本均作“川”。
③ 庶：崇文书局本、中医书局本均作“亦”。
④ 汪按……似嫌太少：崇文书局本、中医书局本均无此注。
⑤ 天运：崇文书局本、中医书局本均无此二字。
⑥ 中：崇文书局本、中医书局本皆作“间”。

得其宜，硝、黄可称补剂，苟犯其忌，参、术不异砒、硇，故不可舍病之虚实寒热而不论，徒执药性之纯驳以分良毒也。补偏救毙，随时而中，贵于医者之识病耳。先议病后议药，中病即是良药。汪按：凡药能治病者，误用即能杀人，参、术与硝、黄无异也，贵于中病而已。乃世人无病者偏好服药，及有病又不议病而议药，医者欲其道之行，藉以谋生，相率阿世取容，偶有特立之士，力排众论，别出心裁如师愚者，且群目为怪物矣。欲求医学之昌明，何可得乎？此数语乃医者之良箴，处方之轨范，吾愿世之医人，取而三复之[①]。然读书以明理，明理以致用，苟食而不化，则粗庸偏谬，贻害无穷，非独石膏为然矣。搢绅[②]先生博览之余，往往涉猎岐黄家言，或笔之于书，或参赞亲友之病，世人因信其知儒，遂并信其知医，孰知纸上谈兵，误人不浅，吕晚村是其尤者也。安得如徐洄溪者，一一而砭之哉！汪按：洄溪有涉猎医书误人论，言皆切中，可以垂戒，而《医贯砭》一书，尤极有功于医学，无如世之庸耳俗目推尊晚村者，终不肯信也，可叹[③]！

[110] **锡类散**　象牙屑焙　珍珠各三分　飞青黛六分　梅花冰片三厘　壁钱俗名喜儿窠，二十个，用泥壁上者，木板上者勿用　西牛黄　人指甲男病用女，女病用男，分别合配。各五厘　研极细粉，密装瓷瓶内，勿使泄气。专治烂喉时证，及乳蛾牙疳，口舌腐烂，凡属外淫为患，诸药不效者，吹入患处，濒死可活。

雄按：此方尤鹤年附载于《金匮翼》，云张瑞符传此救人而得子，故余名之[④]曰锡类散，功效甚著，不能殚述。

[111] **朱砂安神丸**　透明朱砂另研　黄连各五分[⑤]　生地三钱　当归　甘草各二钱　为细末，酒泡蒸饼丸，如麻子大，即以朱砂为衣，每服三十丸，卧时津液咽下。

叶仲坚曰：经云：神气舍心，精神毕具。又云：心者生之本，神之舍也。且心为君主之官，主不明则精气乱，神太劳则魂魄散，所以寤寐不安，淫邪发梦，轻则惊悸怔忡，重则痴妄颠狂。朱砂具光明之体，赤色通心，重能镇怯，寒能胜热，甘以生津，抑阴火之浮游，以养上焦之元气，为安神之第一品；心苦热，配黄连之苦寒泻心热也；更佐甘草之甘以泻之；心主血，用当归之甘温归心血也；更佐地黄之寒以补之。心血足则肝得所藏而魂自安，心热解则肺得其职而形自正也。

[112] **集灵膏**　人参　枸杞子各一斤　天冬　麦冬　生地　熟地各二十八两　怀牛膝酒蒸，四两　甜水砂锅熬膏，将成加炼白蜜六两，滚数沸收之，白汤或酒调服。

雄按：先大父云：此方始见于《广笔记》，云出内府。又载于《治法汇》，而无牛膝，方后注血虚加当归四两，脾弱加白术四两或半斤，且云治一切气血两虚，身弱咳嗽者，罔不获效。凡少年但觉气弱倦怠，津液少，虚火上炎急宜服之。后惟魏玉横善用此方，《续名医类案》内极著其功效，实即人参固本加味也。或又加仙灵脾。余谓峻滋肝肾之阴，无出此方之右者。若兼带下遗精者，宜去牛膝，加黄柏；大便易滑者，亦去牛膝，重加生薏仁。《理虚元鉴》治劳嗽，用本方去人参、牛膝，加元参、甘桔。

[113] **麦冬汤**　麦冬一两　炙甘草二

---

① 汪按……而三复之：崇文书局本、中医书局本均无此注。
② 搢（jìn 晋）绅：古称官宦为搢绅。
③ 汪按……可叹：崇文书局本、中医书局本均无此注。
④ 之：崇文书局本、中医书局本均无此字。
⑤ 分：崇文书局本、中医书局本均作“钱”。

两　鲜竹叶十五瓣　北枣肉两枚　为细末，每服五钱，粳米汤盏半，煎至一盏，温服。不能服者，绵渍点口中，如加人参更妙。

雄按：此海藏方也。即《金匮》麦门冬汤去半夏加竹叶，治房劳复之气欲绝者，服之大效。然《外台》于此证主一味竹皮汤，以竹皮坚韧，能固气液之脱而清虚火，方中似不可缺。又枸杞子纯甘多液，能补精神气血之耗伤，凡气喘吸促根蒂欲漓者，可加入两许，殊胜人参、熟地也。即不因房劳而气液两亏，不能受重剂峻补者，余亦用此法接续其一线之生机，每多获效。推而广之。可以养心营，可以润肺燥，汪按：嗽证肺虽虚而尚有邪者，麦冬究宜慎用①。可以缓肝急，可以补脾阴，其用多矣。宜② 易其名曰小复脉汤。

① 汪按……宜慎用：崇文书局本、中医书局本均无此注。

② 宜：崇文书局本、中医书局本均作“当”。

海昌有隐君子焉，曰王先生，抱道在躬，以医济世。始寓于杭时，予甫髫年，即闻其活人无算，顾以童子无知，未敢轻谒。既而先生回籍，复遨游杭、禾诸处，所至人咸景仰，名震吴越间。予益以道阻且长，未克待教为憾。今年与秀水庄君眉仙共事申江乐数晨，夕见其案头有先生大著《温热经纬》，展读未竟，会先生来访庄君，遂得亲承道范，十余年来渴慕之忱于以稍慰。且知先生亦以避难僦[1] 居于沪，自此可常得追随，洵不仅一时之欣幸也。

同治二年夏五月仁和后学唐文溶谨跋[2]

① 僦（jiù就）：租凭。

② 海昌有隐君子……唐文溶谨跋：原无此段文字，据崇文书局本补。

随息居重订霍乱论

清·王孟英　著

汪　序[1]

经云：人之伤于寒也，则为病热。盖六气之邪，都从火化，外感之病，虽有因寒因热之分，而热者较多，霍乱不过外感之一证。其中亦有寒有热，初非专属于寒也，特以其来太骤，拟议不及，辨证稍疏，生死立判，视伤寒温暑，尤难措手，昧者乃专执附桂一方，统治一切霍乱，不亦傎[2]乎？梦隐向有《霍乱论》之刻，久已风行，近又重加编订，益为详备。盖深疾偏执一方以治百病之弊，故不辞痛切，言之如此，读者顾疑其偏用寒凉，未免以词害意矣。昔洄溪作《慎疾刍言》，而自论之曰：有疑我为专用寒凉攻伐者，不知此乃为误用温补者戒，非谓温补概不可用也。谅[3]哉斯言！请以移赠梦隐此书可乎？

同治癸亥正月乌程汪曰桢

① 汪序：此二字原缺，据科技卫生本补。

② 傎（diān 颠）：颠倒错乱。

③ 谅：信实。

陈　　跋[1]

霍乱，急证也。而古无专书，间或及之，亦语焉未详，故临证者，苦无成法可遵。海昌王梦隐先生，曩[2]游玉环，尝著专论以寿世，定州杨素园大尹，重刻于西江，谓其理明辞达，指陈病机，若黑白之不可混淆。顾海内多故，板之存否，杳不可知？壬戌夏，此间霍乱盛行，求先生书不易得，适先生避乱来游，恻然伤之，慨将原稿重为校订，语加畅，法加详，类证咸备，寓意特深，读此书者，苟能隅反，不但为霍乱之专书也。因请于先生，亟付剞劂[3]，以质恫瘝[4]在抱之君子。

同治二年夏五月镇海陈亨谨跋于上海崇本堂

① 陈跋：此文光绪壬寅本、科技卫生本均未收录。陈跋二字据内文补。

② 曩（náng）：以往，从前。

③ 剞（jī 基）劂（júe 决）：雕板。

④ 恫（tōng 通）瘝（guān 关）：病痛。

缗[1] 刻《重订霍乱论》缘起[2]

王士雄,字孟英,后改字梦隐。其重订《霍乱论》之意,自记已明,不必复赘。周光远称为今日医家首要之书,不可不熟读。汪谢城为之括其大意,制序弁首,今按汪序所谓专执附桂一方,统治一切霍乱者,其弊遍地皆然,不知起自何时?细思其故,虽由用方者之不明,抑亦刻书者之不慎。曩见友人印送《霍乱吐泻方论》一书,即理中、五苓及附子理中三方,又附以观音救苦甘露饮,药味杂拉,香燥居多。其说云:总以理中为主方。不知理中、五苓,乃仲景治伤寒转霍乱之方,与暑热等霍乱,则不相宜,一或误用,其祸立见。夏秋间亦有寒湿霍乱,宜用理中等方者,非谓概不可用也,总以辨证为要。爰取其书,逐条批驳,且促将板销毁。近日江右书局又镌其书,若惟恐传之不广且远者。嗟乎!为人子者不可以不知医,涉猎方书,兼怀利济,亦士夫所应尔。但恐好仁不好学,漫无别白[3],轻行刊送,宜乎流毒无穷,每适疫疠之年,死之接踵也。如此书所载,上海霍乱盛行,医者茫然,竟有令人先服姜汁一盏者,有以大剂温补主治者,皆刊印遍贴通衢,病家信之,死者日以千计。今岁气颇乖沴[4],炎夏霍乱盛行,武汉尤甚,医者不得其法,告毙者多。遍搜坊间,霍乱书苦无善本,惟王梦隐此书,分别寒热,审因用法,相证处方,绝不偏执,尚为可法。因请徐稚荪观察[5] 发官书局重刊,果人置一编,细心读之,化其专执附桂之见,活泼泼地,不拘一方,总以审因相证为本,庶生灵鲜有夭札,共返太和之天。医虽小道,倘亦讲求民瘼[6] 者所不鄙乎?

光绪壬寅孟秋月古艾卫生子书于鄂垣寄庐

刊方施药,切宜慎择,如圣散子方,药皆温燥,当东坡谪居黄州时,其地卑湿,或兼感寒邪,故服之多效。自坡翁为之作序,世遂奉为神方。宋末辛未年,永嘉瘟疫,服此方被害者,不可胜纪。宣和间,此药盛行于京师,大学生信之尤笃,杀人无算,医顿废之。宏治癸丑,吴中疫疠大作,吴邑令孙磐令医人修合圣散子,遍施街衢,并以其方刊行,病者服之,十无一生,率皆狂躁昏瞀而死。又圣散子以外,为热疫所忌者,如老君神明散、务成萤火丸、仓公辟瘟丹、子建杀鬼丸,皆为禁剂,不可轻传以祸人,说详《温热经纬》卷四。由是思之,梦隐此书卷二,特立慎疬丸一

---

① 缗(fān):犹反复也。
② 本序原缺,据光绪壬寅本补。
③ 别白:辨别明白。
④ 乖沴(lì丽):因气候反常而造成灾害。乖,违常,不和谐。
⑤ 观察:清代对道员的尊称。
⑥ 瘼(mò莫):病也。

条，谓择方须良，择药须精，刊列证治，须分寒热，实心实力行之，斯有功而无弊者，真仁人君子之言也。

卫生子又识

自　　序[①]

随息居士，当升平盛世，生长杭垣，不幸幼失怙[②]，自知无应世才，而以潜名其斋。或谓甘自废弃，而以痴目之，因自号半痴山人，尝刊《潜斋医学丛书十种》问世。年未五十，忽挈[③]两弟，携一砚以归籍，然贫无锥地，赁屋而居。或问故，曰：余继先人志耳。乃颜其草堂曰"归砚"，辑《归砚录》以见志，藉砚游吴越间，哺其家口。洎[④]庚申之变[⑤]，或招游甬越，辞不往。辛酉秋，势日蹙[⑥]，不克守先人邱垄[⑦]，始别其两弟，携妻孥[⑧]栖于濮院。人视之如野鹤闲云，而自伤孤露四十年。值此乱离靡定，题所居曰"随息"，且更字梦隐，草《随息居饮食谱》，以寓感慨。迨季冬杭垣再陷，悠悠长夜，益觉难堪。今春，急将三四两女草草遣嫁。夏间避地申江，妻孥踵至，僦[⑨]屋黄歇浦西，仍曰"随息居"。略识颠末，俾展卷而知随处以息者，即半痴山人，身不能潜，砚无所归之华胥小隐也。

《重订霍乱论》者，以道光间，尝草《霍乱论》于天台道上，为海丰张柳吟先生阅定，同郡王君仲安梓以行世，盖二十余年矣。板存杭会，谅化劫灰。咸丰初元，定州杨素园先生，又与《王氏医案》十卷合刻于江西，不知其板尚存否？今避乱来上海，适霍乱大行，司命者罔知所措，死者实多。元和金君簠斋，仁心为质，恻然伤之，遍搜坊间《霍乱论》，欲以弭乱，而不能多得。闻余踪迹，即来订交，始知其读余书有年，神交已久，属[⑩]余重订，以为登高之呼。余自揣无拨乱才，方悔少年妄作之非，愧无以应也。逾两月，簠斋亦以此证遽[⑪]逝，尤怆余怀。哲嗣念慈，检得《转筋证治》遗书一册示余曰：此先人丁巳年刊于姑苏者，今板已毁，书亦无余。余读之，简明切当，多采刍荛[⑫]，洵可传之作。因叹簠斋韬晦[⑬]之深，竟不余告也。吴县华君丽云，知余砚田芜秽，持家藏下岩青花石一片见赠曰：子将无意慰金君耶？有意慰金君，则重订之举，曷可以已乎？余不能辞，遂受其片石，纂此以慰簠斋于地下，非敢自忘不武，谓可以戡定斯乱也。书成，题曰《重订霍乱论》，首病情，次治法，次医

---

① 自序：原无此二字，据科技卫生本补。且本序原排在目录之后，据壬寅本、科技卫生本移至此。

② 失怙：怙，依靠；凭恃。失怙，指丧父失去依靠。

③ 挈（qiè）：提，引申为带领。

④ 洎（jì 记）：及，到。

⑤ 庚申之变：指太平天国农民起义军攻克杭城。

⑥ 蹙（cù 促）：迫促。

⑦ 邱垄：坟墓。

⑧ 孥（nú 奴）：儿女。

⑨ 僦（jiù 就）：租赁。

⑩ 属：通"嘱"。

⑪ 遽（jù 据）：急，骤然。

⑫ 刍荛：割草打柴的人，此指民间。

⑬ 韬晦：韬，韬光；晦，晦迹。韬晦，即收敛锋芒，隐藏才能行迹。

案，次药方，凡四篇。

同治建元壬戌闰月丙午华胥小隐自记

目　　录

随息居重订霍乱论第一病情篇

海昌王士雄梦隐纂
甬上 吕庆熊淞舟 林植梅瘫仙 同校

总　义

《素问·六元正纪大论》曰：太阴所至，为中满，霍乱吐下。

太阴湿土之气，内应于脾，中满霍乱吐下，多中焦湿邪为病，故太阴所至，不必泥定司天在泉而论也。五运分步，春分后交二运火旺，天乃渐热；芒种后交三运土旺，地乃渐湿，湿热之气上腾，烈日之暑下烁，人在气交之中，受其蒸淫，邪由口鼻皮毛而入，留而不去，则成温热暑疫诸病，霍乱特其一证也。若其人中阳素馁，土不胜湿，或饮冷贪凉太过，则湿遂从寒化，而成霍乱者亦有之。然热化者，天运之自然；寒化者，体气之或尔，知常知变，庶可治无不当也。

《灵枢·经脉篇》曰：足太阴厥气上逆，则霍乱。

足太阴脾，土脏也，其应在湿，其性喜燥，镇中枢而主升清降浊之司，惟湿盛而滞其升降之机，则浊反厥逆于上，清反抑陷于下，而为霍乱。虽有热化寒化之分，治宜宣其浊，则逆自平，而乱乃定，清自升也。

《伤寒论》曰：病有霍乱者何？答曰：呕吐而利，名曰霍乱。

此设为问答，以明霍乱之病。谓邪在上者多吐，邪在下者多利，邪在中焦，上逆而为呕吐，复下注而利者，则为霍乱。霍乱者，挥霍闷乱，成于顷刻，变动不安之谓也。若上不能纳，下不能禁之久病，但名吐利，不得谓之霍乱也。

又曰：病发热头痛，身疼恶寒，吐利者，此属何病？答曰：此名霍乱。自吐下，又利止，复更发热也。

徐洄溪曰：此霍乱是伤寒变证。郭白云曰：此论霍乱，似伤寒之证，盖伤寒而霍乱者，阴阳二气乱于胸中也。初无病而霍乱者，往往饮食失节，而致胸中逆乱也。经云：清气在阴，浊气在阳，营气顺脉，卫气逆行，清浊相干，乱于胸中，是为大悗；乱于肠胃，则为霍乱；惟乱于胸，所以吐；乱于肠，所以利。经言五乱，霍乱其一也。张路玉曰：伤寒吐利，由邪气所伤；霍乱吐利，由饮食所伤。其有兼伤寒之邪，内外不和，加之头痛发热而吐利者，是伤寒霍乱也。

雄按：霍乱有因饮食所伤者，有因湿邪内蕴者，有因气郁不舒者。但既有发热头痛，身疼恶寒之表证，则治法必当兼理其表，此仲圣主五苓散之义也。然表证之可兼者，不独寒也，如吸受温热风暑之邪者，皆能兼见表证。举隅三反，活法在人。其温暑直侵脾胃，与内邪相协为虐，迨里气和而吐利止，则邪复还之表而为发热者，驾轻汤主之。寒霍乱后，表不解者，有仲圣之桂枝法在。

《医彻》曰：霍乱之候，其来暴疾，腹中疞[①]痛，扰乱不安，有吐泻交作，有吐而不泻，泻而不吐，有不得吐而又不得泻，则邪有上下浅深之分，而总以得吐为愈。邪有入必有出，盐汤探吐，上妙法门，然后调其胃气可也。盖霍乱每伤于胃，虽风寒暑湿，四气相乘，而中必先虚，故邪入焉。至饮食失和，秽邪触感者尤多，胃气一伤，清浊相干，邪不去则正不安，所以攻邪尤要于扶正也。即至肢冷脉伏，转筋声哑，亦必驱邪[②]至尽。盖邪去则正安，非比他证，养正而邪自除也。所以当其发时，不可用米饮，先哲谆谆戒之，岂无谓哉？观于干霍乱，上不得吐，下不得泻，亦因邪不能出，所以为剧，治者益可思其故矣。

此治霍乱之大法也。总以得吐为邪有出路者，承上不得吐泻之干霍乱言也。邪不去则正不安，尤为治诸病之名言。但霍乱虽无养正则邪自除之理，而虚多邪少之证，亦间有之，治宜攘外安中并用，又未尝无其法也。

《病源》曰：霍乱脉大可治，微细不可治。霍乱吐下脉微迟，气息劣，口不欲言者，不可治。

《治法汇》曰：吐泻脉代，乃是顺候，气口脉弦滑，乃膈间有宿食，虽吐，犹当以盐汤鹅翎探之。吐尽，用和中药。凡吐泻脉见结促代，或隐伏，或洪大，皆不可断以为死。果脉来微细欲绝，少气不语，舌卷囊缩者，方为不治。

《医通》曰：脉伏或微涩者霍乱，脉长为阳明本病。霍乱脉洪大吉，虚微迟细兼喘者凶。霍乱之后，阳气已脱，或遗溺不知，或气怯不语，或膏汗如珠，或躁欲入水，或四肢不收，舌卷囊缩，皆为死候。

金篮斋《转筋证治》云：此证重者，立时脉伏，乃邪闭而气道不宣，勿轻信庸工，为脉绝不救也。按：营虚气夺，脉微欲绝者，复脉汤主之。气散阳飞，脉微欲绝者，四逆汤主之。若客邪深入，气机痹塞，脉道不能流通，而按之不见者为伏脉，此为实证，与绝脉判若天渊。苟遇伏脉，而不亟从宣通开泄之治，则脉亦伏而渐绝矣。但此乃邪闭之绝，彼为元脱之绝。脱者误开，阳亡而死；闭者误补，邪锢而死。又按：天士云：经曰暴病暴死，皆属于火。火郁于内，不能外达，故似寒证。关窍闭塞，经络不通，脉道不行，多见沉滞无火之脉。愚谓各证皆然，举一可例其余，然非阅历深者，不能知此。

热　证

《素问·六元正纪大论》曰：土郁之发，为呕吐霍乱。

诸郁之发，必从热化。土郁者，中焦湿盛，而升降之机乃窒，其发也，每因吸受暑秽，或饮食停滞，遂至清浊相干，乱成顷刻，而为上吐下泻。治法如燃照汤宣土郁而分阴阳，连朴饮祛暑秽而行食滞。若骤伤饮食，而脘胀脉滑，或脉来涩数模糊，胸口按之则痛者，虽吐犹当以盐汤探吐，吐尽其食，然后以驾轻、致和等汤调之。

又云：不远热则热至，热至则身热吐下霍乱。

此明指霍乱有因热而成者，奈《病源》《三因》等书，咸谓霍乱本于风冷，遂致后人印定眼目，凡患热霍乱者，率为药误。且“不远热”三字，亦非但以药食为言，如劳役于长途田野之间，则暑邪自外而入，所谓热地如炉，伤人最速，宜白虎汤、六一散之类

① 疞（xiǔ 朽）：同“疝”，疝，音“绞”，谓腹中急痛。

② 邪：光绪壬寅本同，科技卫生本作“逆”。

甘寒以清之。或安享乎醇酒膏粱之奉，则湿热自内而生，所谓厚味腊毒，不节则嗟，宜栀豉汤、连朴饮之类苦辛以泄之。其有暑入伤元，白虎汤可以加参，气虚招感，用参、术必佐清邪。昔贤成法，自可比例而施。奈昧者妄谓劳伤之病宜补，膏粱之体必虚，知其一不知其二，信手温补，动辄残生，可哀也已！

"至真要大论"曰：诸热瞀瘛，诸逆冲上，诸躁狂越，皆属于火。

瞀，昏闷也；瘛，抽掣也。热伤神则瞀，火迫血则瘛。火性炎上，故逆而冲上。躁，烦躁不安也；狂，狂乱也；越，失常度也。热盛于外，则肢体躁扰；热盛于内，则神志烦乱。盖火主动，凡病之动者，皆属于火。霍乱而见此等证侯者，皆为热邪内盛之的据也。

又曰：诸转反戾，水液浑浊，诸呕吐酸，暴注下迫，皆属于热。

诸转反戾，转筋拘挛也。热气燥烁于筋，则挛瘛为痛。火主燔灼，躁动故也。水液，小便也。小便浑浊者，天气热水混浊也。呕吐者，火气炎上之象也。胃为阳土，性主下行，胃中热盛，则迫逆而上冲也。土爰稼穑，而味变酸者，肝热内燔，故从而化也。暴注，卒暴注泄也。肠胃热盛而传化失常，火性疾速，故如是也。下迫，后重里急迫痛也。火性急速，而能燥物故也。此段经文，形容霍乱转筋证象如绘，业医者必人人读之，何以临证茫然，徒惑于吊脚痧、脚麻痧等俗名，而贸贸然妄投燥热之药，以促人天年，抑何不思之甚耶？

《千金要方》曰：中热霍乱暴利，心烦脉数，欲得冷水者，以新汲井水顿服一升。

郭白云曰：治霍乱之法，惟《千金要方》最为详备。

《治暑全书》曰：暑气入腹，恶心腹痛，上吐下泻，泻如水注。

春分以后，秋分以前，少阳相火、少阴君火、太阴湿土三气合行其政，故天之热气下，地之湿气上，人在气交之中，受其蒸淫之气，由口鼻入而扰其中，遂致升降失司，清浊不分，所泻者皆五脏之津液，急宜止之。然止非通因塞用之谓也。湿甚者，胃苓汤分利阴阳，暑亦自去；热甚者，桂苓甘露饮清其暑火，湿亦潜消。若火盛之体，内本无湿，而但吸暑邪者，白虎汤之类宜之。且脏性有阴阳之别，阴虚者火旺，虽病发之时，适犯生冷，而橘、朴等只宜暂用；阳虚者湿胜，虽寒润之品，非其所宜，如胃苓汤已为合法，纵使体极虚羸，亦不过补气清邪并用。若因其素禀之亏，而忘其现病之暑，进以丁、附、姜、桂之剂，真杀人不转睫矣。凡伤暑霍乱，有身热烦渴，气粗喘闷，而兼厥逆躁扰者，慎勿认为阴证，但察其小便必黄赤，舌苔必粘腻，或白厚，宜燃照汤澄冷服一剂，即现热象。彼时若投姜、附药，转见混身青紫而死矣。甚或手足厥冷，少气，唇面爪甲皆青，腹痛自汗，六脉皆伏，而察其吐出酸秽，泻下臭恶，小便黄赤热短，或吐下皆系清水，而泻出如火，小便点滴，或全无者，皆是热伏厥阴也。热极似阴，急作地浆，煎竹叶石膏汤服之。又有吐泻后，身冷如冰，脉沉欲绝，汤药不下，或发哕，亦是热伏于内，医不能察，投药稍温，愈服愈吐。验其口渴，以凉水与之即止，后以驾轻汤之类投之，脉渐出者生。然暑之为病，伤之骤则发之暴，伤之渐则发之缓，故九月时候，犹多伏暑霍乱之证，医者不可不知。

《金匮》曰：转筋之为病，其人臂脚直，脉上下行，微弦。转筋入腹者，鸡矢白散主之。

刘守真曰：转，反戾也，热烁于筋，则挛瘛而痛，或以为寒客于筋者误也。盖寒主收引，然止为厥逆禁固，屈伸不利，安得为转也？所谓转者，动也，阳动阴静，热证明矣。夫转筋者，多由热甚，霍乱吐利所致，以脾胃土衰，则肝木自盛，而热烁于筋，故转筋也。夫发渴则为热，凡霍乱转筋而不渴者，未之有也。

尤拙吾曰：肝主筋，上应风木，肝病生风，则为转筋，其人臂脚直，脉上下行，微弦，经云诸暴强直皆属于风也。转筋入腹者，脾土虚而肝木乘之也。鸡为木畜，其矢微寒，而能祛风湿以利脾气，故取以治是病焉。

张石顽曰：呕吐泄泻者，湿土之变也；转筋者，风木之变也。湿土为风木所克，则为霍乱转筋，平胃散加木瓜主之。有一毫口渴，即是伏热，凡术、附、姜、桂种种燥热之药，误服即死，虽五苓散之桂，亦宜慎用。

雄按：张氏此言，可谓先获我心矣。盖仲圣虽立热多欲饮水者，五苓散主之之法。然上文有头痛恶寒之表证，仍是伤寒之霍乱，故用两解之法，其虽兼表证而非风寒之邪，或本无表证而热甚口渴者，岂可拘泥成法，不知变通，而徒藉圣人为口实哉？透彻古人用法之意，是真读书人语。定州杨照藜读①。

薛一瓢曰：风自火生，火随风转，乘入阳明则呕，贼及太阴则泻，是名霍乱。窜入筋中则挛急，流入脉络则反张，是名痉。故余曰：痉与霍乱，同出一源。但痉证多厥，霍乱少厥。盖痉证风火闭郁，郁则邪势愈横，不免逼乱神明，故多厥。霍乱风火外泄，泄则邪势外宣，不至循经而走，故少厥。此痉与霍乱之分别也。然痉证邪滞三焦，三焦乃火化，风得火而愈扇，则逼入膻中而暴厥；霍乱邪走脾胃，脾胃乃湿化，邪由湿而停留，则淫及诸经而拘挛。火郁则厥，火窜则挛，又痉与厥之遗祸也。痉之挛急，乃湿热生风；霍乱之转筋，乃风来胜湿。木克土也。痉则由经及脏而厥，霍乱则由脏及经而挛。总由湿热与风，淆乱清浊，升降失常之故。夫湿多热少，则风入土中，而霍乱热多湿少，则风乘三焦而痉厥，厥而不返者死。胃液干枯，火邪盘踞也，转筋入腹者死。胃液内涸，风邪独劲也。然则胃中津液所关，顾不钜哉？厥证用辛开，泄胸中无形之邪也。干霍乱用探吐，泄胃中有形之滞也。然泄邪而胃液不上升者，热邪益炽；探吐而胃液不四布者，风邪更张，终成死候，不可不知。

雄按：霍乱湿多热少，道其常也。至于转筋，已风自火出，而有胜湿夺津之势矣。余自髫② 年，即见此证流行，死亡接踵，嗣后留心察勘。凡霍乱盛行，多在夏热亢旱酷暑之年，则其证必剧，自夏末秋初而起，直至立冬后始息。夫彤彤徂③ 暑，湿自何来？只缘今人蕴湿者多，暑邪易于深伏，迨一朝卒发，渐至阖户沿村，风行似疫。医者不知原委，理中、四逆，随手乱投，殊可叹也。余每治愈此证，必询其人曰：岂未病之先，毫无所苦耶？或曰：病前数日，手足心如烙。或曰：未病之前，睹物皆红如火。噫！岂非暑热内伏，欲发而先露其机哉？智者苟能早为曲突徙薪④ 之计，何至燎原莫救乎？以胃液之存亡，决病情之生死，尤为精识。昧者肆行燥烈，助虐烁津，徒读父书⑤，可为痛哭。道光元年，直省此证大作，一觉转筋即死，京师至棺木卖尽，以席裹身而葬，卒未有识为何证者。俗传食西

① 读：光绪壬寅本同，科技卫生本作“识”。

② 髫（tiáo条）：古时小孩下垂的头发。髫年即童年。

③ 徂（cú）：开始。徂暑，暑天开始到来。

④ 曲突徙薪：突，烟囱；薪，柴。语出《汉书·霍光传》：“臣闻客有过主人者，见其灶直突，傍有积薪。客谓主人，更为曲突，远徙其薪，不者且有火患。主人嘿然不应。俄而家果失火，邻里共救之，幸而得息。”后用以防患于未然。

⑤ 徒读父书：指赵将赵括，纸上谈兵，以为天下不能当。后代廉颇与秦交战时，被秦将白起大败。此言理论脱离实际的危害。

瓜者即死，故西瓜贱甚。余时年十一，辄与同学者日日饱啖之，卒无恙。今读此论，则医学之陋，不独今日为然也。素园杨照藜识。

杨氏之论极是，余于是年亦日食西瓜，而阖家无染病者，即其验也。然是年霍乱，间有误食西瓜而死者，为友人董铸范所亲见，盖宜服香薷之证，误信乩坛① 之语以致寒凉遏抑而毙也，是亦不可不知，故处方论治非辨证不可。本论第二篇治法西瓜汁证治，有汗频二字最的。乌程汪曰桢谢城。

王清任曰，道光元年，病吐泻转筋者数省，都中尤甚，伤人过多，贫不能埋葬者，国家发帑② 施棺，月余间，费数十万金。彼时医工或云阴寒，或云火毒，余谓不分男妇老少，众人同病，即疫也。卓识名言。或曰既是疫，何以芩、连、姜、附亦有或效者？余曰：芩、连效在邪胜之时，姜、附效在正虚之体，亦有服药终不效，必针刺而得愈者，试看所流之血，尽是紫黑，岂不是疫火之毒，深入于营分哉？以疫邪自口鼻由气管达于血管，将气血凝结，壅塞津门。《医林改错》云：幽门之左寸许，另有一门，名曰津门，津门上有一管，名曰津管，是由胃出精汁水液之道路。水不得出，故上吐下泻，初得病时，宜即用针刺尺泽穴，出紫黑血，则毒气外泄矣。盖人身气管，周身贯通，血管周身亦贯通，尺泽左右四五根血管，刺之皆出血，皆可愈。尺泽上下刺之，亦可愈。一面针刺，一面以解毒活血之药治之。

雄按：王氏亲见脏腑而善针法，所论皆凿凿可信，非悬揣虚拟可比。虽用药非其所长，而以"解毒活血"四字为纲，亦具有卓见。

《补亡论》曰：《灵枢》五乱之证，惟乱于肠胃一证名霍乱，故作吐利，其余四证，皆不作吐利，只谓之乱气。昔柳州之疾，盖乱气干心之证，非霍乱也。谓为干霍乱者虽谬，然尚不失为五乱之一，今则无复知乱气之名矣。

《治法汇》曰：干霍乱俗名搅肠痧，其状欲吐不吐，欲泻不泻，撩乱挥霍是也。急宜探吐，得吐方可，不吐则死。法曰既有其入，必有其出。今有其入而不得其出者，否塞也，多死。得吐后方可理气和中，随证调治。

《医通》曰：干霍乱是土郁不能发泄，火热内炽，阴阳不交之故。或问方书皆言宿食与寒气相搏，何以独指为火耶？曰昏乱躁闷，非诸躁狂越之属火者乎？每致急死，非暴病暴死之属火者乎？但攻之太过，则脾愈虚；温之太过，则火愈炽；寒之太过，则反扞格，须反佐以治，然后火可散耳。古法有盐煎童便，非但用之降火，且兼取其行血也。

此证病因非一，骤伤饮食者宜探吐，宿食为患者宜消导，气郁感邪者宜宣豁，暑火直侵者宜清解，诸法并列于后，用者审之。

虑其格拒，反佐以治，真精语也。桂苓甘露饮治热证而用桂，通脉四逆汤治寒证而用猪胆汁，皆即此义。梦隐治陈妪一案，石膏、芩、连，加细辛少许，燃照汤之用蔻仁，亦此义也。若寒证而用芩、连，热证而用姜、附，则正与病反，非反佐之义矣。谢城。

又曰：脾胃喜香燥而恶臭湿，若素多湿滞而犯臭气，则正气郁遏，腹痛乃作。或上连头额俱痛，或下连腰腿俱痛。有痛死不知人，少间复苏者；有腹痛不时上攻，水浆不入，数日不已者。甚至欲吐不吐，欲泻不泻，或四肢厥逆，面青脉伏，或遍体壮热，面紫脉坚，俱与生黄豆嚼之，觉香甜者，是臭

---

① 乩(jī 基)坛：乩，旧时迷信者求神降示的一种方法。乩，迷信活动场所。

② 帑(tǎng 倘)：国库。

毒也。急以烧盐探吐，或以童便制香附四五钱为末，停汤顿服最效。举世有用水搭肩背及臂者，有以苎麻水湿刮之者，有以瓷碗油润刮之者，有以瓷锋针刺委中出血者，总欲使腠理开通之意耳。其脉多伏，或细小紧涩，或坚劲搏指，中带促结，皆是阴逆阳伏之象，不可误认阴寒而投热药，虽砂仁之辛温香窜，亦不可轻用。若见面青唇黑，脉劲搏指，厥逆喘促，多不可救也。

又曰：触犯臭秽，而腹痛呕逆，刮其脊背，随发红斑者，俗谓之痧。甚则欲吐不吐，欲泻不泻，干呕疞痛者，曰绞肠痧。更有感恶毒异气而聚发黑痧，俗名番痧。卒然昏倒，腹痛面色黑胀，不呼不叫，如不急治，两三时即毙。有微发寒热，腹痛麻瞀，呕恶神昏者，或濈濈[①]汗出，或隐隐发斑，此毒邪焮发于表也。亦有发即泻利厥逆，腹胀无脉者，此毒邪内伏，不能外发也，所患最暴，多有不及见斑而死者。经谓大气入于脏腑，虽不病而卒死是也。初觉，先将纸撚点焠头额，即以荞麦焙燥，去壳取末三钱，凉开水调服，重者少顷再服即安。盖荞麦能炼肠胃滓秽，降气宽胸，而治浊滞，为痧毒之专药。其毒甚面黑者，急于两膝后委中穴，砭出黑血，以泄毒邪。凡骤发之病，勿虑其虚，非此急夺，束手待毙。原夫此病与臭毒相类，与霍乱相似，乃疫疠之最剧者。初起昏愦不省，脉多沉匿不显，或浑浑不清，勿以腹痛足冷而与温药。如荞麦一时莫得，或服之不应，即宜理气为先，如香苏散加薄荷、荆芥，辛凉透表；次则辟邪为要，栀子豉汤加牛蒡、生甘草解毒和中。表热势甚，清热为急，黄芩汤加连翘、木通分利阴阳。若见烦扰腹胀，脉来数疾，急投凉膈散，以竹叶易生姜，则毒从下夺。热剧神昏，虽合三黄，多不可救。烦渴引饮遗溺，速清阳明，白虎汤加葱豉，使毒从表化。斑点深赤，毒在血分者，浓煎益母草，少投生蜜，放温恣服，取效最捷，以其专下恶血也。或加生莱菔汁半杯，总取散血之功。以上诸法，在未经误药，庶可挽回一二。曾见一商，初到吴会，畅饮酣歌，席间霎时不安，索生姜汤一啜而逝。又有朔客，到枫觅混澡浴，忽然眩晕呕逆，到舟即毙。凡感受暑热秽疫诸邪者，大忌热汤澡身也。更有误认伤寒，而与发散，周身焮紫如云而死者。亦有误认麻疹，而与柽柳樱桃核汤，咽痛失音而死者。亦有误认寒证而与热剂，口鼻流血而死者。变生反掌，不似时行，犹可迁延数日也。

上海特海陬[②]一邑耳。二十年来，屡遭兵燹，乃沧海渐变桑田，外国之经营日广，苏省又以为会垣，而江浙之幸免于难者，率迁于此，各省商舶麕[③]集，帆樯林立，踵接肩摩，居然一大都会矣。然人烟繁萃，地气愈热，室庐稠密，秽气愈盛，附郭之河，藏垢纳污，水皆恶浊不堪。今夏余避地来游，适霍乱、臭毒、番痧诸证盛行，而“臭毒”二字，切中此地病因，奈医者茫然，竟有令人先服姜汁一盏者，有以大剂温补主治者，皆刊印遍贴通衢，病家信之，死者日以千计，道殣[④]相望。钱塘吴菊潭茂才告余曰，目击一人七窍流血而死，闻之恻然，岂亦劫运使然欤？

《玉衡》曰：先吐泻而心腹疞痛者，从秽气而发者多；先心腹疞痛而吐泻者，从暑气而发者多。然吐泻之霍乱，乃暑秽伤人气分，宜用油盐刮其皮肤，则痧不内攻。若心胸胀闷，腹中疞痛，或如板硬，或如绳缚，或如筋吊，或如锥刺刀刲，虽痛极而不吐泻者，名干霍乱，乃邪已入营，宜以针刺出血，

---

① 濈濈：汗出貌。

② 陬（zōu 邹）：隅，角落。

③ 麕（qún）：通“群”。

④ 殣（jǐn 谨）：埋葬，这里泛指坟冢。

则毒有所泄，然后再审其因而药之。若痧胀已极，难于刮刺者，又必先以药救醒，乃可以回生。明此三法，庶可十全。

王晋三曰：痧者寒热之湿气，皆可以为患。或四时寒湿，凝滞于脉络；或夏月湿热，郁遏于经隧；或鼻闻臭气，而阻逆经气；或内因停积，而壅塞府气，则胃脘气逆，皆能胀满作痛，甚至昏愦欲死。西北人以杨柳枝蘸热水鞭其腹，谓之打寒痧；东南人以油碗或油线刮其胸背手足内胻，谓之刮痧，以碗锋及扁针刺舌下、指尖，及曲池、委中出血，谓之鎙[①]痧。更服玉枢丹等以治其内，是皆内外达窍，以泄其气，则气血得以循度而行，其胀即已，实即霍乱耳，非另有痧邪也。

雄按：方书从无痧证之名，惟干霍乱，有俗呼绞肠痧者。是世俗之有痧，不知起于何时也。至《医说》始载叶氏用蚕退纸治痧之法，以蚕性豁痰，祛风利窍，其纸已经盐腌，而顺下最速也。乃江民莹误为解㑊证，虽为杭堇浦所讥，然亦可见从前痧证不多，故古人皆略而不详也。迨国初时，其病渐盛，自北而南，所以又有满州病与番痧之名。郭氏因龚云林青筋之说，而著《痧胀玉衡》一书，推原极变，其说甚辨，而痧之证治乃备。石顽复分臭毒、番痧为二者，谓恶毒疠气，尤其于秽邪也。晋三又辨痧即外邪骤入，阻塞其正气流行之道之谓，而痧之病义益明。至情志多郁之人，稍犯凉热，即能成痧，且不时举发，亦由气血失其宣畅也。右陶虽有截痧方，而用药殊乖。江氏以香附、芩、栀、抚芎为剂，较为合法。其诸痧名状，《玉衡》书具在，不多赘。

长洲龙青霏《脉学联珠》云：痧胀之证，多属奇经，盖奇经为十二经之支流也。五脏之清气不升，六腑之浊气不降，譬犹五湖四渎，漫溢泛滥，尽入江河，而清浊已混，更水甚土崩，泥沙浑扰，流荡不清，井腧壅塞，故其病有痧胀之名。痧胀者，犹沙涨也。总由十二经清浊不分，流溢入奇经，而奇经脉现，则为痧证也。邪气滞于经络，与脏腑无涉，不当徒以药味攻脏腑，宜先用提刮之法及刺法，使经络既通，然后用药，始堪应手也。

雄按：此说似创而实确，然经络既通，虽不药可愈，特虑邪已渐及腑脏，则刮刺不足了事，譬如险要为贼所据，不可徒讲防堵也。

《疫疹一得》曰：凡初起六脉细数沉伏，面色青惨，昏愦如迷，四肢逆冷，头汗如雨，其痛如劈，腹内搅痛，欲吐不吐，欲泻不泻，此为闷疫，毙不终朝。

闷者，热毒深伏于内而不能发越于外也。渐伏渐深，入脏而死，不俟终日也。至于[②]治法，宜刺曲池、委中，以泄营分之毒，再灌以紫雪，清透伏邪，使其外达，或可挽回也。治法精良。素园。

寒　证

《素问·气交变大论》曰：岁土不及，民病飧泄霍乱。

岁土不及，则脾胃素虚之人，因天运而更见其虚，中阳既虚，寒湿自盛，以致朝食暮泻而为飧泄，甚加呕吐而为霍乱。观其与飧泄并称，则知利者，必是清谷而非臭秽，吐者亦必澄澈而非酸浊，小便之利，口之不渴，又从而可必矣。如此才是寒湿霍乱，可以理中、五苓之类治之。故读书须以意逆其理，自然触处洞然，无往而不贯矣。且寒霍乱多见于安逸之人，以其深居静处，阳气不伸，坐卧风凉，起居任意，冰瓜水果，恣食为常，虽在盛夏之时，所患多非暑病，

① 鎙(shù 朔)：长矛，与“槊”同。

② 至于：原作“固已”，据光绪壬寅本、科技卫生本改。

王安道论之详矣。轻则藿香正气散，或平胃加木香、藿香、生姜、半夏之类；湿盛而四肢重著，骨节烦疼者，胃苓汤加木香、藿香、大腹皮之类；七情郁结，寒食停滞者，厚朴汤、治中汤；头疼恶寒无汗者，香薷饮先解其表，随以大顺散调其里；如果脉弱阳虚，腹痛喜得温按，泻出不臭者，来复丹；若吐泻不止，元气耗散，或水粒不入，或口渴喜冷而不多饮，或恶寒战栗，手足逆冷，或烦热发躁，揭去衣被，但察其泻出不臭者，乃内虚阴盛格阳，宜理中汤，甚则四逆汤加食盐少许。更有暴泻如水，冷汗四逆，脉弱不能言者，急进浆水散救之，并宜冷服。然此辈实由避暑而反为寒伤致病，若拘泥时令，误投清暑之剂而更助其阴，则顷刻亡阳莫挽矣。前人有治此证而愈者，尚未确知其为寒病也，遂谓夏月暑病，通宜热药，妄立阴暑名目，贻误后人。此因偶中而错认面目也。余于《温热经纬》辨之详矣。

"至真要大论"曰：诸病水液，澄澈清冷，皆属于寒。

或曰：医者精脉理，谙药性，胸罗经史，口熟方书，斯可以济世矣。余曰不可，必也能辨证乎。苟不辨证，而但凭脉以用方药，虽引古证今，有典有则，恐不免为二竖[①]所笑也。惟圣人早料及此，以辨证之法，大书特书，垂示后世，可谓既详且尽，岂但为霍乱分寒热哉？

《伤寒论》曰：霍乱头痛发热，身疼痛，热多欲饮水者，五苓散主之；寒多不用水者，理中丸主之。

此霍乱之因伤寒而致者，故兼有头痛发热身疼诸表证也。虽欲饮水，而表证未罢，故以五苓散为两解之法，二方皆为风寒而设。热多，谓表热未衰；寒多，谓里寒较盛。于一病中，察其内外之轻重，而辨邪气之聚散，以施治法。圣人辨证，详尽如是，而后人颟顸[②]，或至误会。凡夏秋热霍乱之口渴者辄用五苓，多致偾事。须知桂、术为渴家所忌，惟风寒之邪，郁阻气机，至水液不行而渴者，始可用以行气化水也。分析甚明，发前人所未发。盖热多并非表里大热，欲饮水亦与大渴引饮不同也。谢城识[③]。

又曰：吐利止而身痛不休者，当消息和解其外，宜桂枝汤小和之。

吐利止，里已和也；身痛不休者，表未解也，故须桂枝和解其外，所谓表病里和，汗之则愈也。但此为寒霍乱后之兼有风寒表邪者而言，若温热暑疫霍乱后之表未解者，不得率尔引用也。余拟驾轻汤一方，最为合法，然其意亦不敢出圣人之范围也。详其一曰消息，再曰小和之者，盖以吐利之余，里气已伤，故必消息其可汗而汗之，亦不可大汗而小和之也。况热霍乱后，津液尤虚者，其可妄施汗法乎？故余但以轻清为制也。

又曰：吐利发汗，脉平小烦者，以新虚不胜谷气故也。

吐利可发汗者，伤寒霍乱也。脉平为邪已解。而小烦者，以吐下后胃气新虚，不能消谷，故霍乱病，晬时内不可便与饮食，必待胃渐下行为顺，而仓廪始开也。暑热霍乱，尤夺胃津，溉以甘凉，自能思谷。

先曾祖秉衡公曰：伤寒外感之总名，《伤寒论》统论外感之书也。先大父永嘉公曰：《难经》云，伤寒有五，则五种外感，古人皆谓之伤寒矣。《伤寒论》有治风、治温、治暍、治湿诸法，则非专论一伤寒矣。杨素园大尹曰：注伤寒者，无虑数十家，皆以为专论伤寒之书，故恒觉支离附会，不适于

---

① 二竖：语出《左传·成公十年》，谓晋景公梦疾变为二竖子。竖，小孩，后因以"二竖"为病魔。

② 颟(mān)顸(hān)：糊涂。

③ 识：光绪壬寅本、科技卫生本均无此字。

用。雄尝谓伤寒有五，疟亦有五，不过重轻之别耳。伤寒惟感寒即病者，为正伤寒，乃寒邪由表而受，治宜温散。其邪在半表半里，或所感邪气较轻，不为伤寒而为正疟者，脉象必弦，并宜和解，设冬伤于寒而不即病，则为春温、夏热之病，其较轻者，则为温疟、瘅疟。若感受风温、湿温、暑热之气者，重则为时感，轻则为时疟。今世温热多而伤寒少，故疟亦时疟多而正疟少。惟叶天士先生，精于温热、暑湿诸感，故其治疟也，一以贯之。余师其意，凡治时疟，必辨其为风温，为湿温，为暑热，为伏邪者，仍以时感法清其源。故四十年来，治疟无难愈之证，推而广之，似不止疟疾尔也。如风寒暑湿，皆可以为霍乱，则冬寒内伏，至春夏不为温热病，亦可以为霍乱也，特不多见，故从来无人道及。今年春夏之交，余在濮院，即有是证，未交芒种，薄游海上，则沿门阖户，已成大疫。盖去冬积雪久冻，伤于寒者较深，而流离失所，斗米千余，精神之不藏者既多，中气之不馁者亦罕。且今春过冷，入夏甚凉，殆肃杀之气未消，发生之机不畅，故伏邪不能因升发之令，外泄以为温，久伏深藏，如奸匪潜匿，毫无觉察。或其人起居饮食之失调，或外感稍侵而引动，遂得乘机卒发，直犯中枢而为霍乱，故多无腹痛之兼证，而愈后辄有余波，与向来夏秋所行因于暑湿为患者，证候则一，病情迥殊也，治法亦稍有不同。然伏邪化热，自里达外，与伏暑内发，理无二致，故其人必口渴，而刺血则紫黑。不知者以为暑令未行，有何热证，放胆姜、附，涂炭生民，岂亦劫运使然耶？可哀也已！镇海周君采山，极为折服，遂以此说刊印，传播远近。元和金君篁斋、同邑周君二郊、秀水吕君慎庵、乌程汪谢城孝廉、桐乡陆定圃进士，皆见而韪[①]之，爰赘于伤寒霍乱后，以谂[②]来者。

又曰：吐利汗出，发热恶寒，四肢拘急，手足厥逆者，四逆汤主之。

此阳虚之体，寒邪得以直入而为霍乱也。发热恶寒者，身虽热而恶寒，身热为格阳之假象，恶寒为虚冷之真谛也。四肢拘急，手足厥逆者，阳气衰少，不柔于筋，不温于四末也。首重汗出者，为阳有外亡之象，故径用四逆汤，祛其既入之寒，而挽其将去之阳。若止见厥逆恶寒，四肢拘急，脉来沉细、沉紧，面如尘土，泻出不臭，虽属阴寒，而无汗出之候者，但宜冷香饮子治之。寒主收引，故四肢拘急，乃筋强不能屈伸之谓，与热证之转筋迥殊，临证极宜分别，苟或颠倒误施，祸不旋踵。

又曰：既吐且利，小便复利，而大汗也，下利清谷，内寒外热，脉微欲绝者，四逆汤主之。

此亦虚冷霍乱之候。四肢拘急，手足厥逆，虚冷之著于外也；不利清谷，脉微欲绝，虚冷之著于内也。虚冷甚于内，则反逼其阳于外矣，故其外候，每多假热之象，或烦躁去衣而欲坐地，或面赤喜冷而不欲咽，或脉大虚弦而不任按，是皆元气耗散，虚阳失守，甚加喘哕，最为危险。惟四逆汤可以驱内胜之阴，而复外散之阳。但既吐且利之下，紧接曰小便复利，重申曰下利清谷，何其丁宁而郑重耶！故读者最宜著眼，洄溪所谓一证不具，即当细审也。倘热霍乱因暑邪深入而滞其经隧，显脉细肢寒之假象者，必有溺赤便臭、口渴苔黄之真谛，临诊慎毋忽焉。

又曰：吐下已断，汗出而厥，四肢拘急，脉微欲绝者，通脉四逆加猪胆汁汤主之。

尤拙吾曰：吐下已止，阳气当复，阴邪当解，乃汗出而厥，四肢拘急，而又脉微欲绝，则阴无退散之期，阳有散亡之象，于法

---

① 韪（wěi 伟）：是。

② 谂（shěn 审）：规谏。

为较危矣。故于四逆加干姜一倍，以救欲绝之阳，而又虑温热之过，反为阴气格拒而不入，故加猪胆汁之苦寒，以为向导之用，即《内经》"盛者从之"之意也。

又曰：少阴病吐利，手足厥冷，烦躁欲死者，吴茱萸汤主之。

又曰[1]：少阴病吐利，烦躁四逆者，死。

寒中少阴，吐利交作，阴邪盛极，而阳气不胜也。然先厥冷而后烦躁者，犹有阳欲复而来争之兆，故以吴茱萸温里散寒，人参、大枣益虚安中为治也。若先烦躁而后四逆者，阳不胜而将绝也，故死。此二条本少阴中寒，非霍乱也。然有类乎霍乱，既明霍乱之治，复列其类证，以广其例，俾临证不致眩惑也。

又曰：少阴病自利清水，色纯青，心下必痛，口干燥者，急下之，宜大承气汤。

寒邪化热，传入少阴，逼迫津水，注为自利，质清而无滓秽相杂，色青而无黄赤相间，可见阳邪暴虐之极，反与阴邪无异。但阳邪传自上焦，其人心下必痛，口必干燥。设系阴邪，则心下满而不痛，口中和而不渴，必无此枯槁之象，故宜急下以救其阴也。夫既列少阴中寒二条于前，以明霍乱类证之治，更附少阴急下一条于此者，以病系伤寒，迨既化热，虽见脉微细、但欲寐之少阴证，而口干燥，心下痛，自利清水，尚宜急下。其病非伤寒，脉不微细，神[2]情瞀乱而口渴，心下拒按之霍乱证，顾可以燥热药治之哉？《内经》以水液澄澈清冷为寒，此证虽自利清水，必热而不冷，或小便赤短，审问之，自有分别。而仲圣于下利证，专以口渴与否，判清温之治，尤为简当，临证者当奉为南针也。

此证最宜细辨，余尝见一霍乱轻证，医投凉膈散，次日下血而殒。谢城

《千金要方》曰：霍乱四逆，吐少呕多者，附子粳米汤主之。

又[3]治中汤，治霍乱吐下，胀满食不消化，心腹痛。

《病源》曰：霍乱者，由人温凉不调，阴阳清浊二气有相干乱之时，其乱于肠胃之间者，因饮食而变，发则心腹疠痛。其有先心痛者先吐，先腹痛者先利，心腹并痛者，则吐利俱发。挟风而实者，身发热，头痛体疼而复吐利，虚者但吐利，心腹刺痛而已。亦有饮酒食肉，腥脍生冷过度，因居处不节，或露卧湿地，当风取凉，而风冷之气归于三焦，传于脾胃，脾胃得冷则不磨，不磨则水谷不消化，亦令清浊二气相干，脾胃虚弱，便作吐利，水谷不消，则心腹胀满，皆成霍乱。

热霍乱流行似疫，世之所同也；寒霍乱偶有所伤，人之所独也。巢氏所论虽详，乃寻常寒霍乱耳。执此以治时行霍乱，犹腐儒将兵，其不覆败者鲜矣。

又曰：霍乱而转筋者，由冷气入于筋故也。冷入于足之三阴三阳，则脚转筋；入于手之三阴三阳，则手转筋。随冷所入之筋，筋即转，转者皆由邪冷之气，击动其筋而移转也。

转筋有因热因寒之异，须合兼证、脉候而辨析之。

无病之人，亦有时患转筋者，不过足受微凉，不足为病。乃时医专以转筋为邪入三阴，讵知三阳亦能转筋，巢氏之论甚明乎？谢城。

又曰：干霍乱者，是冷气搏于肠胃，致饮食不消，但腹满烦乱，疠痛短气，其肠胃先挟实，故不吐利，名为干霍乱也。

干霍乱属寒湿者固有之，挟食者亦或有之，亦有因寒湿而夹秽臭恶毒之气者，故

① 又曰：光绪壬寅本、科技卫生本无此二字。
② 神：光绪壬寅本、科技卫生本作"精"。
③ 又：光绪壬寅本、科技卫生本无此字。

治法审非暑火为患，不可误用清凉，但宜芳香辛散以宣通之，其姜、附、椒、巴等剂，勿轻信而妄试也。

医道通治道，治国者必察民情，听讼者必察狱情。用药如用兵，为将者必察敌情，为医者必察病情。民情得而政教行，狱情得而曲直分；敌情得则胜权独操，可以寡克众，可以逸待劳；病情得则生机在握，可以御疹疠，可以挽造化。呜呼！不辨虚实寒热而治霍乱者，犹之弃其土地、人民而讲战守也。故列病情第一。

随息居重订霍乱论第二治法篇

海昌王士雄梦隐纂

甬上 吕庆熊淞舟 林植梅瘫仙 同校

伐 毛

霍乱及痧胀、疫疠诸恶证，初起即解散其髮细看，如有赤色者，急拔去之，再脱其衣，细看胸背，如有长毛数茎，必尽拔之。

热毒深入营分，髮为血之余，毒焰上炎，故见赤色，甚至硬如骏鬣[①]，余尝目击之。侄至承烈绍武。

取 嚏

霍乱诸痧，皆由正气为邪气所阻，故浊气不能呼出，清气不能吸入，而气乱于中，遂成闭塞之证。浊气最热，泰西人谓之炭气，炭气不出，人即昏闷而死。然呼出肺主之，肺开窍于鼻，用皂角末或通关散，或痧药吹入鼻中，取嚏以通气道，则邪气外泄，浊气可出，病自松也。

刮 法

取嚏不论有无，随继以刮。有嚏者，肺气虽开，恐营卫气机尚痹，当刮以宣之；无嚏者，肺既不开，尤必刮松卫气，使已入营分之邪，得以外泄，而病可松也。故肩颈、脊背、胸前、胁肋、两肘[②]臂、两膝湾等处，皆宜用绵纱线、或苎麻绳、或青钱、或瓷碗口，蘸菜油自上向下刮之，以红紫色绽方止；项下及大小腹软肉处，以食盐研细，用手擦之，或以指蘸清水撮之。景岳云：凡毒深病急者，非刮背不可，以五脏之系，咸附于背也。或以盐擦背亦可。

焠 法

营卫之气，为邪气所阻而不流通，则手足厥冷而腹痛，身有红点而隐跃[③]，此名斑痧，亦曰番痧。俗以其厥冷，谓之阴痧者，谬也。宜以灯心微蘸油，点火焠之，以灯火近肉即提起，焠煏有声，病即松。

刺 法

《玉衡》曰：东南卑湿，利用砭，以针刺放毒血，即用砭之道也。凡霍乱痧胀，邪已入营，必刺出毒血，俾邪得外泄，然后据证用药，可以望生。

---

① 鬣(liè 猎)：马颈上的长毛，引申为刚毛。
② 肘：光绪壬寅本同，科技卫生本作“肋”。
③ 跃：光绪壬寅本同，科技卫生本作“约”。

第一宜刺少商穴，刺时扶病人坐直，男左女右，用力将其手臂从上捋下，捋其恶血聚于指头，以油头绳扎住寸口，用尖锐银针，在大指甲向里如韭叶许刺之，挤出毒血即松，重者两手并刺。若神昏不醒，刮刺不松者，为邪入心包络，须撑开病人之口，看舌底有黑筋三股，男左女右，用竹箸[①]嵌瓷锋，刺出恶血一点，两臂湾名曲池穴，两膝湾名委中穴，以手蘸温水拍之，露出青筋红筋，若肌肤白嫩[②]者，则露紫筋，皆痧筋也，并用银针刺出紫黑毒血。其腿上大筋不可刺，刺亦无毒血，反令人心烦。腿两边硬筋上筋不可刺，刺之恐令人筋吊。按谈往云，崇祯[③]十六年，有疙瘩瘟、羊毛瘟等疫，呼病即亡，不留片刻，八九两月，死者数百万。十月间，有闽人晓解病由，看膝湾后有筋突起，紫者无救，红则速刺出血可活，至霜雪渐繁，势始渐杀。余谓此疫虽奇，杀人既速且多，然无非暑热毒气深入于络耳。故轻者刺之可活，而霜雪繁，病自衰也。考嘉兴王肱《枕蚓庵琐语》及桐乡陈松涛《灾荒记事》，皆云崇祯[④]十四年大旱，十五、十六经年亢旱，通国奇荒，疫疠大作。合三书而观之，其为暑燥热毒之邪，深入营分无疑矣。故委中之筋已突起，不待拍之而始露，详载之，以为留心民命者告[⑤]。

《玉衡》又云：一应刺法，不过针锋微微入肉，不必深入，又以诸穴非亲见不明白，故不具载。而故人管荣棠谓余曰：曩遇桐乡八十老人张德祥者，善治痧，数十年来，生死决其针下，百不失一。凡针入而肌肉凝闭者，必不得生，然其所刺部位，不仅郭氏所言之十处，惜世罕知也。据云。

痧证头晕者刺素髎。穴在鼻柱上端[⑥]，针入一分[⑦]。极多二分。

头痛者刺风府。穴在项后入髮际一寸，大筋内宛宛中，针入五分[⑧]。

偏痛者刺风池。穴在耳后颞颥后，脑空下，髮际陷中，针入五分[⑨]。可斜透风府一寸三分。

腹痛而吐者刺上脘。穴在脐上五寸，针入二寸五分[⑩]。

腹痛而泻者刺下脘。穴在脐上二寸，针入二寸五分[⑪]。

腹痛而欲吐不吐、欲泻不泻者刺中脘。穴在脐上四寸，针入三寸[⑫]即愈。

以上三穴，须用手极力提起其皮而刺。切记。以上六穴，并不出血。

手瘛者刺商阳。穴在手次指内侧，去爪甲如韭叶，出血立已。

足吊者刺厉兑。穴在足次指之端去爪甲如韭叶，出血立已；刺承筋，穴在胫后足跟上七寸，出血立已；刺承山，穴在腿肚下分肉间，出血立已，但此穴非精明者不易取，宜慎刺。

牙关紧闭者刺人迎。穴在结喉两旁一寸五分，大脉动[⑬]应手处，刺之立开。

按：张叟刺法，必有所授，荣棠得其传，故针痧极神。且荣棠之为人也，好善而率直[⑭]，非牟利妄语者流，故余甚信之，尝刊入丛书，今备录此篇，以便穷乡僻壤，皆可

---

① 箸（zhù）：筷子。

② 嫩：光绪壬寅本、科技卫生本均作“皙”。

③ 祯：原作“正”，据光绪壬寅本、科技卫生本改。

④ 祯：原作“正”，据光绪壬寅本，科技卫生本改。

⑤ 光绪壬寅本此下有：“转筋证治，凡刺法不过针锋微微入内，不可深入喉、舌、心、脑、腹、腰脊等处，勿误听愚人妄刺，否则立时殒命”等语。

⑥ 端：科技卫生本此下有“准头”二字。

⑦ 一分：科技卫生本作“一寸”，并无此下的“极多二分”四字。

⑧ 五分：科技卫生本作“一寸”。

⑨ 五分：科技卫生本作“一寸”，并无此下“可斜透风府一寸三分”九字。

⑩ 二寸五分：科技卫生本作“一寸”。

⑪ 二寸五分：科技卫生本作“一寸”

⑫ 三寸：科技卫生本作“一寸”。

⑬ 脉动：科技卫生本作“动脉”。

⑭ 直：原作“真”，据科技卫生本改。

按证而施治也。又《转筋证治》云:凡心口、腰脊、肾腧穴等处,切勿误听愚人妄施针刺。亲见一人因心口一针,立即陨命,不可不知[①]。

搨 洗[②]

生大蒜杵烂,贴两足心。

吴茱萸一两研末,盐卤和,涂两足心亦可。车毂[③] 中脂亦可涂。 男子以手挽其阴,女人以手扯其两乳[④]。

辣蓼草八两,杵烂 木瓜四两 老酒二斤

加水煎,乘热揩熨患处及手足遍身。辣蓼草乃水红花之别一种,叶狭小而光,两面皆绿,梗微赤有节,其味甚辛,合六神曲及造酒曲皆用之。鸡生虱,但以此草置鸡栖内即愈。

盐卤顿热淋洗,并以手蘸,摩擦其患处。如无盐卤,作极咸盐汤可代也。按盐散风火,化湿热,平人常用盐卤濯足,永无足疾。

若路途患此倒地者,但以病人两脚浸溺桶中亦妙。

绵絮浸酒中煎滚,取出乘热裹患处。或以烧酒摩擦其患处,以软散为度。烧酒内入斑蝥末,力更胜也。

脚不冷者,但以盐研细擦之。

水煮青布搨脚膝,冷即易之。

柏叶杵烂裹之,并煎汤淋洗。

熨 灸

主霍乱转筋,干霍乱之属寒者

炒盐一包,熨其心腹,令气透。又以一包熨其背,待手足暖,再服神香散一钱,寒重者再服。方见四篇。或以吴茱萸、食盐各数两炒热,包熨脐下亦妙。或以芥子研末,和涂脐上。

胡椒七粒,以布包之,嚼碎,纳脐中,用膏药封之,再以热手按之,盖被卧少顷,腹中热有汗,则寒邪散矣。甚者用回阳膏贴脐间,方见四篇。或以盐填脐中,上盖蒜片,艾灸二七壮。危甚者,再灸脐两旁各开二寸之天枢二穴,脐上四寸中脘一穴,脐下寸半气海一穴。

《外台》法:以手挽所患脚大拇指,当脚心急筋上灸七壮。

喻氏法:凡卒中阴寒,厥逆吐泻,色清气冷,凛冽无汗者,用葱一大握,以带束紧,切去两头,留白寸许,以一面熨热安脐上,用熨斗盛炭火熨葱上面,俾热气从脐入腹,甚者连熨二三饼,又甚者再用艾炷灸关元、气海各二三十壮。若腠理素疏,阴盛逼阳而多汗者,用附子、干姜回阳之不暇,尚可熨灼以助其散越乎?尝读仲圣《伤寒论》,知病属阴虚血少者,概不可灸,必阳虚气弱者,始要用灸,今喻氏复辨阳虚者,固宜用灸,若阳虚至外越者,岂容再灸?是亦发人所未发,可补长沙之未及矣。世之不别阴阳而妄施灼灸以伤人者,岂特霍乱为然乎?吁!可叹已。又按:凡腹虽痛极,而喜得温按,唇口刮白者,乃内虚阴寒之病,宜用火灸,切忌针刺。若四肢虽冷而苦渴苔腻,腹痛虽甚而睛赤唇红,或烦躁喜凉者,乃热郁气闭之证,急宜刺血,切忌火攻。设

---

① 自"《玉衡》又云……"至此:光绪壬寅本不载,该本称:"原本以下尚有管荣棠言桐乡老人张德祥针法一节,语近奇诞。案《素问·刺法论》王冰所注二十四卷,已不能复补,而《针经》十二经明堂偃侧人图等,错舛讹谬,遗传久失。王焘《外台秘要》已力言误针之害。凡针法针穴,俱不录存,洵为卓识。近世江湖间方技者流,虽间或著效,然皆诡秘荒悖,非王者之师也。且梦隐亦非亲见试验,究属耳闻,录之篇中,贻害匪浅,因从焘例删之。果庵"。

② 搨洗:光绪壬寅本此下有"治热证"三字。

③ 车毂(gū谷):车轮中心的圆木,中有圆孔,用以插轴。

④ 亦可,车毂中脂亦可涂,……扯其两乳:此段文字,光绪壬寅本、科技卫生本均缺。

不辨明而误用之，祸皆反掌。

侦　探

生黄豆细嚼，不腥者痧也。既可试病，亦解痧毒。生芋亦可。大赤雄鸡一只，放病人腹上，以鸡口朝其面，鸡即伏而不动。痛止鸡自跳下。亦治尸厥中恶。神清而嚼姜不辣者，其寒证也。

策　应

新汲井水、百沸天泉，各半和服，名阴阳水。濒湖曰：上焦主纳，中焦腐化，下焦主出，三焦通利，阴阳调和，升降周流，则脏腑畅达，一失其道，二气淆乱，浊阴不降，清阳不升，故发为霍乱吐利之病。饮此即定者，分其阴阳，使得其平也。按：汲井泉以上升，天雨水而下降，故汲者宜新，而降者宜熟也。以之煎疟疾药，盖取分解寒热之邪，而和其阴阳也。

东壁土，煮汁饮。《圣济》。

锅底墨煤、灶突上墨煤各五分，百沸汤急搅数千下，以碗覆之，通口服一二口。《经验》。

屋下倒挂尘，沸汤泡，澄清服。《易简》。

生扁豆研末，入醋少许，新汲水和服。《普济》。

丝瓜叶一斤　白霜梅肉一钱，并核中仁用　共研烂，新汲水调服。《广笔记》。

梨树枝　煮汁服。《圣惠》。

海桐皮　煮汁饮。《圣济》。

路旁破草鞋去两头，洗三四次　水煎服。《事海文山》。

生藕　捣汁饮。《圣惠》。

陈仓米　煮清汤，稍稍饮之，治霍乱大渴。《永类钤方》。

冬瓜　水煮清汤，俟凉饮之。半痴。按：陈仓米虽云清热止渴，惟霍乱已止者服之为宜。若邪势方张，吐下未平之际，尚嫌其守。冬瓜甘淡微凉，极清暑湿，无论病前、病后，用以代饮，妙不可言，即温湿、暑疫、泻痢诸病，皆可用也。

芦根　麦冬　水煎服。《千金》。按：单用芦根煎饮，亦止烦渴，或与竹叶同煎更佳。

梨肉　煮汤服。渴甚，捣汁饮。梦隐。

莱菔　煮汤服，或生嚼咽汁，吐去渣。梦隐。

生绿豆　急火煎汤，凉服。梦隐。

枇杷叶刷去毛　浓煎徐饮。此方不但解霍乱之渴也，若深冬采之，刷毛洗净切碎，净锅炒干，瓷瓶密收，常以代茗，可杜暑湿时疫，及噎呃诸病。梦隐。

以下治霍乱转筋：

雄鸡矢白　腊月收之，为末，水和温服。《金匮》。

地浆　掘黄土①地作坎，深三尺，以新汲井水沃入搅之，少顷取清者。饮三五杯。《千金》。按：罗谦甫云：霍乱乃暑热内伤，七神迷乱所致。阴气静则神藏，躁则消亡，非至阴之气不愈。坤为地属阴，土曰静顺，地浆作于阴地坎中，为阴中之阴，能泻阳中之阳也。愚谓得罗氏此言，治霍乱已思过半矣。蒋式玉称其勤求古训，洵不诬也。

新汲井水，徐徐冷饮之，外以一盆盛水浸两足，忌食热物。《救急良方》。按：果系暑热炽盛，用腊雪水尤胜。

扁豆叶一握，捣绞汁一碗饮。《广笔记》。

桑叶一握，煎汁服。《圣惠》。

木瓜一两，水煎服，余汤浸青布裹其

---

① 黄土：光绪壬寅本同，科技卫生本作“干净”。

腓。本方加桑叶七片尤良。《圣惠》。

龙脑薄荷,煎汤饮。《圣惠》。按:有汗者,此方勿服。

青钱四十九枚　木瓜一两　乌梅炒,五个　水二盏煎,分温服。《圣济》。按:此方专治风木行脾之证,时行重感,非所宜也。

盐梅,煎汤细细饮。《如宜方》。按:方义与上同。

垂死者,用败蒲席一握,切,浆水一盏煎服。《圣惠》。

百方不效困笃者,用室女月经衣和血烧灰,酒服方寸匕。《千金》。按:邪已入深,故百方不效,以此药专走血室,能引浊邪下行也[①]。

原蚕砂一两,用阴阳水煎,澄清温服。梦隐。按:蚕砂乃桑叶所化,夫桑叶主息风化湿,故《圣惠方》以之治霍乱转筋也,既经蚕食,蚕亦主胜风去湿,且蚕僵而不腐,得清气于造物者独纯,故其矢不臭不变色,殆桑从蚕化,虽走浊道而清气独全。《金匮》以鸡矢治霍乱转筋者,鸡为木畜[②]属巽,虽不溺而矢独干,亦取其胜风湿,以领浊气下趋也,蚕沙既引浊下趋,又能化浊使之归清,性较鸡矢更优,故余用以为霍乱转筋之主药,颇奏肤功。嗣见治痧飞龙夺命丹,用人中白一味,领诸药迅扫浊邪,下趋阴窍,较他方之藉硝以达下者,更觉贴切,故奏效尤捷,制方之义,可谓精矣。至来复丹之用五灵脂,亦从鸡矢白脱胎也。

霍乱转筋,大渴苔黄,汗频无溺者,西瓜绞汁饮。梦隐。

凡阳气遏抑在内,虽热证亦无汗,西瓜汁当慎用。此特标“汗频”二字,最确当。谢城。

渴而气机不舒者,金银花、蒲公英、丝瓜叶、丝瓜并可捣汁服,或用干者,煎汤亦得。梦隐。

渴而肤有赤色者,益母草,或紫花地丁捣汁饮,或以干者煎汤服亦可。梦隐。按:紫花地丁亦名如意草,主清血热,生嚼之味甘,不作草气,故可同诸草木叶咀食充饥,悉无草气,洵救荒之仙草也,附及之以为世告。

荞麦焙燥,去壳取末,三钱　凉开水调服。《简便方》。以下治干霍乱。

栀子二七枚,烧研　酒调下。《肘后》。

盐一撮,放刀上,用火炙透　热童便和服,或以新汲水和服,少顷即得吐下而气通矣。柳州。

益母草一两,煎汤,少投生蜜,放温服。《医通》。

马兰根,细嚼咽汁。《寿域》。

刘寄奴,煎汤温服。《圣济》。

桃叶,煎汤温服。《外台》。

石菖蒲一两,杵汁,和水服。《圣惠》。

烟管中油俗呼烟油,取豆大一丸,放病人口内,搁水灌之,下咽即活。《有堂》。

芜菁子,煮汁饮。《集简》。

黑大豆,生研,水服方寸匕。《普济》。按:今人以黄豆试痧本此。

垂危者,用生芋一片,放入病人口内,咽汁即苏,苏后再吃几片,取其宽肠去垢浊,破血清痧毒也。世传饮油吞矾二方,取其引吐澄浊也。然油滋腻,矾兜涩,皆有流弊,吾不取也。

普洱茶,浓煎温服。梦隐。

淡海蛇四两　凫茈即荸荠,一名地栗,二两,切　水煮至海蛇烊,取汁温服。梦隐。

莱菔,捣汁饮。梦隐。

雄鼠矢,阴阳水下二七枚。梦隐。按:《经验方》有马矢绞汁,治干霍乱一方,虽取义燥湿降浊,然臭味恶劣,径以秽汁灌入,

① 百方不效……能引浊邪下行也:光绪壬寅本同,科技卫生本不录。

② 为木畜:光绪壬寅本、科技卫生本均无此三字。

亦觉难堪，易以鼠矢，较近人情，其功似亦稍胜也。眉批：按马矢烧灰存性名独胜散，治绞肠痧证，服下即瘥，彼所谓臭味恶劣，乃未经烧灰故耳。

莱菔叶冬月挂树上，或摊屋上，直至春前，干燥极透时，收入净坛密贮，每一两洗净，水煎温服。梦隐。按：此味并治时行喉证、诸般外感、疟痢泄泻、痞膨黄疸、水肿脚气诸病如神，物易功多，价廉无损，家家可备以济世也。

稻杆，浓煎温服。梦隐。

六一散方见四篇　新汲水调下三钱。河间。

紫雪方见四篇。下同。以下皆治邪深入络，以及干脏之干霍乱、霍乱转筋。

碧雪。

绛雪。一名红灵丹。[1]

行军散。

玉枢丹。

紫金丹。

飞龙夺命丹。与外科飞龙夺命丹名同药异，外科之方用蜈蚣为君，蜈蚣一名天龙，能飞而制蛇，因以名方。治痧之方用诸[2]多宝贵香灵之品，藉人中白驾轻就熟为使，力能迅扫秽恶之邪下趋浊道，有马到功成之捷效，以骏马有飞龙之号，故以名方。

按：以上诸方，皆有起死回生之力，惟有力者卒不易得，无力者贵不易购，苟能量力合送，或集资广济，洵造福无涯矣。

陈艾叶　煎汤服。《外台》。以下治寒湿干霍乱。

紫苏　捣汁服，干者煎饮。《肘后》。按：此方治因食鱼蟹诸水族而腹痛吐利者皆效。

橘红　藿香各五钱　煎服。《百一选方》。

薤白　煮汤服。《独行方》。

姜炙厚朴研，温汤服三钱，挟暑者新汲水下。《圣惠》。

丁香十四枚，研末，沸汤和服。《千金》。按：此治食蟹及水果太多而痛泻者并效。

真神曲三钱，水煎温服。梦隐。

吴茱萸二七枚，砂仁一钱，研，泡汤吞下。梦隐。

伽南香，凉开水磨取三分，沸汤点服。梦隐。

三圣丹方见四篇，下同。以下皆治阴寒霍乱。

速效丹。

蟾酥丸。

姚氏蟾酥丸。

霹雳散。

回阳膏。以上数方，亦须预备应用，如合送济人，须将病情叙明，庶免贻误。

霍乱转筋，吐下已多，脉无气短，大汗欲脱者，置好醋二三斤于病人面前，将铁器烧红，频淬醋内，使闻其气，即可转危为安。足冷者，并捣生附子二两，贴于涌泉穴，再按证用药，以挽回元气。不论寒热二证，凡元气欲脱者，皆当亟用。余屡试多验，并治产后昏晕，及诸病之神魂不安者皆效。

纪　律

一忌米汤。得谷者昌，百病之生死，判于胃气之存亡，犹之兵家饷道，最为要事。惟时邪霍乱痧胀，独不然者，以暑湿秽恶之邪，由口鼻吸入肺胃，而阻其气道之流行，乃否塞不通之病，故浊不能降而腹痛呕吐，清不能升而泄泻无嚏，或欲吐不吐，欲泻不泻，而窃踞中枢，苟不亟为展化宣通，邪必

---

① 丹：光绪壬寅本、科技卫生本均作"散"

② 诸：光绪壬寅本同，科技卫生本作"许"。

由经入络，由腑入脏而滋蔓难图矣。凡周时内，一口米汤下咽，即胀逆不可救者，正以谷气入胃，长气于阳，况煮成汤液，尤能闭滞隧络，何异资寇兵而赍[①]盗粮哉！惟吐泻已多，邪衰正夺者，犹之寇去民穷，正宜抚恤，须以清米汤温饮之，以为接续，不可禁之太过，反致胃气难复，知所先后，则近道矣。

物性中和，莫如谷矣，为生人之至宝，乃霍乱痧胀邪势[②]方张之际，不可一试，米汤如是，况补药乎？其霍乱间有得温补而愈者，是中虚之霍乱，非时行之霍乱也。须知中不必皆虚，虚不必同时而病，病不必皆成霍乱，既同时而病霍乱，岂非外邪为患，而流行渐广，遂成疫疠，何司命者尚不识其病情耶？凡一病有一病之宜忌，先议病，后议药，中病即是良药。故投之而当，硝黄即是补药，投而不当，参、术皆为毒药，譬如酒色财气，庸人以之杀生，而英雄或以之展抱负；礼乐文章，圣人以之经世，而竖儒[③]反以之误苍生。药之于医也亦然，补偏救弊，随时而中，病无定情，药无定性，顾可舍病而徒以药之纯驳为良毒哉？

或云扶阳抑阴，治世之道，古圣以之立教，景岳以之喻医，今人身不治，病乱于中，竟辟温补扶阳，惟事清解助阴，毋乃偏任寒凉，将起后人之议乎？余曰：扶阳抑阴，《大易》原以喻君子小人，故章虚谷谓但可以论治世，不可以论治病，惜章氏尚一间未达也。夫人身元气，犹阳也，外来邪气，犹阴也，扶正抑邪，岂必专藉热药哉？如热伤胃液，仲圣谓之无阳矣，然欲扶其阳，必充其液，欲抑其阴，须撤其热，虽急下曰存阴，而急下者，下邪也，下邪即是抑阴；存阴者，存正也，存正即是扶阳。苟知此义，则易理、医理，原一贯也。设但泥温补为扶阳之药，而不知阴阳乃邪正之喻，虽满腹经纶，无非是苍生之罗网，治人治世，无二致也。

或又曰：丹溪谓人身阴不足，景岳谓人身阳不足，君以为孰是？余谓人身一小天地，试以天地之理论之，阴阳本两平而无偏也。故寒与暑为对待，昼与夜为对待。然雨露之滋，霜雪之降，皆所以佐阴之不足，而制阳之有余，明乎此，则朱、张之是非判矣。或又曰：子言扶正即是扶阳，则补阴补阳，皆扶阳也；抑阴即是抑邪，则逐寒逐热，皆抑阴也。顾专事逐邪，不崇补正，得毋未合扶阳抑阴之旨乎？余因述先慈之训以答曰：无论外感，不可妄投温补。即内伤证，必求其所伤何病，而先治其伤，则病去而元自复。古人不曰内虚，而曰内伤，顾名思义，则纯虚之证殊少也。徐洄溪亦云：大凡人非老死即病死，其无病而虚死者，千不得一。况病去则虚者亦生，病留则实者亦死，故去病正以扶阳也。余尝谓人气以成形耳，法天行健，原无一息之停，惟五气外侵，或七情内扰，气机愆度，疾病乃生，故虽在极虚之人，既病即为虚中有实，如酷暑严寒，人所共受，而有病、有不病者，不尽关乎老少强弱也。以身中之气有愆、有不愆也，愆则邪留著而为病，不愆则气默运以潜消，调其愆而使之不愆，治外感内伤诸病，无余蕴矣，霍乱云乎哉？

不惜倾筐倒箧而出之，嘉惠后学之心至矣。读此而犹不悟，请勿从事于此道也。随园云：人之气血，有壅滞之处，则其壮者为痈疽，而其弱者为劳瘵。余尝佩服以为名言，今读此论，与二语正相合。定州杨照藜素园。

或又曰：经言邪之所凑，其气必虚，亦不然乎？曰：人身气血，原有强弱，强者未必皆寿，弱者不必皆夭，正以气血虽强，设

---

① 赍：(jī)：以物送人。

② 势：光绪壬寅本同，科技卫生本作“热”。

③ 竖儒：骂人的话，称无识见的儒生。

为邪凑，而流行愆度，似乎虚矣，不去其邪，则病愈实而正愈虚，驯[①]致于死，虽强而夭折矣。气血虽弱，不为邪凑，则流行不愆，不觉其虚，即为邪凑，但去其邪，则病不留，而正自安，虽弱亦得尽其天年矣。试看勇如贲、育[②]之人，身躯不觉其重大者，以正气健行不息也。卒受痧邪，亦遂肢冷、脉伏告毙者，以气为邪闭，而血肉即死也。所谓邪之所凑，其气必虚者，当作如是解。凡治此证者，将急开其闭以宣通乎？抑从而下石，更投补塞乎？不但痧证尔也，凡病未去而补之，则病处愈实，未病处必愈虚，以未病处之气血，皆挹[③]而注于病处也。盖所谓补药者，非能无中生有，以增益人身气血也，不过具裒多益寡[④]，挹彼注此之能耳。平人服之，尚滋流弊，况病人乎？故经言不能治其虚，焉问其余。夫既虚矣，尚曰治而不曰补，可不深维其义乎？不但治人尔也，治家者若以积财为务，有入而无出，甚则坎土穴墙以藏埋之，是故一人小积，则受其贫者百家，一人大积，则受其贫者万家，虽然吝者之积财，以为久聚而不散矣，祸灾之来，兵寇之攻，取百年之财，一日而尽之，安见其果不出也？治国者若以积财为务，必至四海困穷，天禄永终，是天下之财源，如人身之气血，俾得流通灌注，病自何来？故因论霍乱而并及之。

吾叔于道光间，辑《裕后须知》书，以励末俗，因采魏昭伯"奢吝说"一条，颇招訾议。讵十余年来，其言辄应，可慨也已。至于治虚，尤独擅一时。忆丁巳春烈年二十七，在上海患吐血，诸医用清火补阴等药，久治不瘥，势濒于殆，返杭求诊，投大剂参、芪，数服而痊，迄今无恙，且茁实胜于曩时，虽流离播越，尚能胜任也。今读此论，谨书以识感佩之忱。绍武。

今夏先生来申，适谟患身热，便泻，口干，幸能纳食，仍强起任事。先生察脉弦大，曰：此忧劳过甚，元气大亏之证也。投大剂参、术、苓、草、防、芍、橘、斛、木瓜，旬日而痊。即旋里省亲，逾月抵沪，患寒热，先生视为暑湿类疟，授清化药，四帖霍然。但觉疲惫，仍以参、芪、甘、柏等峻补而瘳。治虚独擅一时，岂不信哉？归安陈廷谟半樵。

二忌姜糖。徐氏云：如有暑邪，姜断不可用，虽与芩、连并行，亦不可也，况独姜汤乎？惟初起挟寒者，或可量证略用些须。糖助湿热而腻滞满中，误用之反为秽浊之邪竖帜矣，不但增其呕吐已也，推而至于枣子、龙眼、甘草一切甜腻守滞之药，类可知矣。

三忌热汤、酒醴、澡浴。此三者，皆驱寒之事也。寒伤形，则客邪在表，饮以热汤、酒醴，或暖房澡浴，皆可使寒邪从汗而解也。故表散寒邪之药，每佐甘草、姜、枣之类，俾助中气以托邪外出，亦杜外邪而不使内入。若暑湿、热疫、秽恶诸邪，皆由口鼻吸入，直伤气分，而渐入营分，亟宜清凉疏瀹，俾气展浊行，邪得下走，始有生机。不但辛温甘腻一概忌投，即热汤、酒醴、澡浴，皆能助热[⑤]，不可不严申厉禁也。

四慎痧丸。痧药方最多，而所主之证不一，有宜于暑热病者，有宜于寒湿病者，岂可随便轻尝耶？更有不经之方，群集猛厉之品，杂合为剂，妄诧无病不治，而好仁不好学者，广制遍送，间有服之亦效者，大抵皆强壮之人，风餐露宿为病也。概施于人，多致轻者重，而重者死矣。故服药难，施药不易，必也择方须良，择药须精，刊列

---

① 驯：渐进之意。
② 贲、育：指战国时勇士孟贲和夏育。
③ 挹(yì 邑)：汲取。
④ 裒(póu 抔)多益寡：裒，减少；益，增补。谓移多余以补不足。
⑤ 热：光绪壬寅本、科技卫生本此下有"焰之披猖"四字。

证治，须分寒热，实心实力行之，斯有功而无弊焉。如酷暑烈日之中，路途卒倒者，虽不可以霍乱痧胀名之，而其病较霍乱痧胀为尤剧，设以泛泛痧药治之，每致不救，或口鼻出血而死。此为暑邪直入心包络，必以紫雪灌之始效。然此药贵重难得，有力者能备以济世，必有善报也。凡阴虚内热之人，或新产血去阴伤之后，酷热之时，虽不出户庭，亦有患此者，余见屡矣，详三篇梦影中。

五慎延医。医之用药，犹将之用兵。食禄之将，尚鲜其良；谋食之医，宜乎其陋。然十室之邑，必有忠信如某者矣。《语》云：为人子者，不可不知医。要在平时留意，知其有活人之术，而非道听途说者流，则有病时，方可以性命托之。知其有用兵之才，而非惜死爱钱之辈，则有寇时，方可以土地人民托之。噫！难矣！

六慎服药。选医难如选将，选得矣，或徒有虚名而无实学，或饱学而非通才，或通才而无卓识，或见到而无胆略，或有胆而少周详，皆不足以平大乱，愈大证也。故服药如出师，圣人以战疾并慎也。然则如何而可服其药耶？但观其临证时，审问精详，心思周到，辨证剀切[①]，方案明通，言词忼[②]爽近情，举止落落大方者，虽向未谋面之人，亦一见而知为良医矣，其药可服也。

七宜凉爽。霍乱痧胀，流行成疫，皆热气、病气酝酿使然。故房中人勿太多，门窗勿闭，得气有所泄也。盖覆勿厚，总以病人不觉冷为度。昧者不知，强加衣被，而致烦躁昏瞀者甚多也。如楼居者，必移榻清凉之所；势剧者，宜铺席于阴凉干燥泥地上卧之，热气得土而自消也。凡见路途卒倒之人，纵无药赠，但能移之阴处，即是一服清凉散也。吐泻秽浊，随时扫除净尽，毋使熏触病人与旁人。医来时尤宜加意，否则臭难向迩，如何息心静气以辨证耶？

八宜镇静。凡患急证，病人无不自危，旁人稍露张惶，病者逆[③]谓必死，以致轻者重，而重者遂吓杀矣。盖人虽寿至百龄，未有不贪生畏死者，此人之情也。故近情之医，虽临危证，非病人耳聋者，必不当面言凶，亲友切勿交头接耳，以增病人之惧，妇女更勿颦眉掩泪，以致弄假成真。

九宜泛爱。凡患急证，生死判乎呼吸，苟不速为救治，病必转入转深，救治而少周详，或致得而复失，骨肉则痛痒相关，毋庸勉告[④]，最苦者贫老无依，经商旅贾，舟行寄庑[⑤]，举目无亲，惟望邻友多情，居停[⑥]尚义，解囊出力，起此危疴，阴德无涯，定获善报。

十保胎孕。凡怀妊于夏月而陡患腹痛者，虽在临盆之际，先须握其手而指尖不冷，抚其额而身不发热者，方是将娩之疼，否则即是痧患，而痧药类多妨孕，概勿轻试。余每以晚蚕砂及雪羹治之，无不立效。挟寒者紫苏、砂仁、香附、橘红之类可用。设患霍乱重证，先取井底泥，傅心下及丹田，再用卷而未舒之嫩荷叶，焙干五钱，蚌粉减半共研，新汲水入蜜调服三钱，并涂腹上，名罩胎散。若系寒霍乱，用伏龙肝研末，水和涂脐方寸，干即再涂。服药尤须加慎，一切伤胎之品，均不可用，回阳膏亦不可贴。

附妊娠药禁

《便产须知》云：蚖青斑蝥水蛭与虻虫，乌头附子及天雄；野葛水银暨巴豆，牛膝薏苡并蜈蚣；三棱莪术赭石芫花麝香，大戟蛇

① 剀（kǎi凯）切：切中事理。

② 忼：同“慷”。

③ 逆：预先猜度。

④ 告：光绪壬寅本、科技卫生本均作“强”。

⑤ 庑（wú无）：堂周的廊屋。

⑥ 居停：寄居之家。

蜕黄雌雄；砒石火芒牙硝大黄牡丹桂，槐花子同牵牛皂角同；半夏制透者不忌南星胆制陈久者不忌兼通草，瞿麦干姜桃仁木通；硇砂干漆蟹爪甲，地胆茅根与䗪虫。

《本草纲目》云：乌喙侧子羊踯躅，藜芦茜草厚朴及薇衔；梡根蔄茹葵花子，赤箭茧草刺蝟皮；鬼箭红花苏方木，麦蘖常山蒺藜蝉；锡粉硇砂红娘子，硫黄石蚕共蜘蛛；蝼蛄衣鱼兼蜥蜴，桑蠹飞生及樗鸡；牛黄犬兔驴马肉，鳅鳝虾蟆鳖与龟。

《潜斋丛书》云：甘遂没药破故纸，延胡商陆五灵脂；姜黄葶苈穿山甲，归尾灵仙樟脑续随；王不留行龟鳖甲，麻黄川椒神曲伏龙肝；珍珠犀角车前子，赤芍丹参益母射干；泽泻泽兰紫草郁金，土瓜根滑石自犀角至此，虽非伤胎之药，然系行血通窍之品，皆能滑胎，非坚实之体不可轻用及紫葳即凌霄花。

猛厉之药，皆能伤胎，人犹知之，如薏苡、茅根、通草、厚朴、益母之类，性味平和，又为霍乱方中常用之品，最易忽略，不可不加意也。

十一产后。丹溪一代宗工，乃谓产后宜大补气血为主，虽有别证，从末治之。景岳已辨其非矣，而俗传有产后宜温之说，不知创自何人，最为悖谬。夫产后阴血尽脱，孤阳独立，脏腑如焚，经脉如沸，故仲圣专以养血消瘀为主，而石膏、竹茹亦不禁用。若夏令热产，虑感暑痧，无病者万勿轻尝药饵，不但生化汤不可沾唇，虽砂糖酒亦须禁绝，设有腹痛，未审是否发痧，惟六一散最为双关妙药。若明系痧证或患霍乱者，按常法治之，如果热炽毒深，不妨仍用凉化。如无虚象，勿以产后而妄投补药；如无寒证，勿以产后而妄施热剂。魏柳洲云：近时专科及庸手，遇产后一以燥热温补为事，杀人如麻，故治产后之痧邪霍乱者，尤当兢兢也。

十二善后。凡霍乱吐泻皆止，腿筋已舒，始为平定。若暴感客邪而发者，即可向愈。口渴，以陈米汤饮之；知饥，以熟芦菔、熟凫茈，或煮绿豆，或笋汤煮北方挂面啖之。必小溲清，舌苔净，始可吃粥饭、鲫鱼、台鲞之类。油腻、酒醴、甜食、新鲜、补滞诸物，必解过坚矢，始可徐徐而进，切勿欲速，以致转病。若因伏邪而发者，未必速愈，证势虽平，尚多枝节，否则肢未全和，或热不遽退，胸犹痞闷，苔色不化，溺涩不行，此皆余热逗留，或治未尽善，亟宜清涤余邪，宣通气道，勿以其不饥不食，而认为吐泻伤元，妄投补滞；勿以其神倦肢凉，而疑作寒凉过度，妄进辛温。良由深伏之邪，久匿而不能尽去也。仍宜以轻凉清肃之品，频频煎服，俾其疏瀹，自然水到渠成。待得知饥，然后以饮食如前法消息之自愈。其果因过服寒凉而便溏不已者，必溺清不渴，可以资生丸调治之。方见四篇。

此段皆名言也。因善后不得法，误事者甚多，须熟复。初思食时，余尝用盐调藕粉，似亦颇妥，陈米汤亦不若绿豆汤为稳。谢城。

干霍乱痛止为平，苔净口和，便坚溺澈为痊，饮食消息之法同上。

寒霍乱轻者，得平即愈，但节饮食，慎口腹可也。重者多兼正虚，一俟阳回，热药不可再投，但宜平补元气，如液伤口燥者，即须凉润充津，盖病或始于阳虚，而大下最能夺液，不知转计，必坠前功，饮食调理，亦凭苔色、便溺而消息之可也。阳回之后，热剂不可再投，知之者甚鲜，因过剂而误事者亦时有之，此段语亦甚精当。谢诚。

守　险

霍乱时行，须守险以杜侵扰，霍乱得愈，尤宜守险以防再来。昧者不知，徒事符

箓[①],以为拥兵自卫之谋,良可慨已。纵恣如常,效彼开门揖盗之愚,尤可笑也。苟欲御乱,略陈守险之法如下:

一、人烟稠密之区,疫疠时行,以地气既热,秽气亦盛也。必湖池广而水清,井泉多而甘洌,可藉以消弭几分,否则必成燎原之势。故为民上及有心有力之人,平日即宜留意,或疏浚河道,毋使积污,或广凿井泉,毋使饮浊,直可登民寿域,不仅默消疫疠也。此越险守疆之事,为御乱首策,非吾侪仰屋而谈者,可以指挥而行也。

一、当此流离播越之时,卜居最宜审慎。住房不论大小,必要开爽通气,扫除洁净,设不得已而居市廛[②]湫隘[③]之区,亦可以人工斡旋几分,稍留余地,以为活路,毋使略无退步,甘于霉时受湿,暑令受热,平日受秽,此人人可守之险也。无如贪夫徇财,愚夫忘害,淫嬉[④]泄沓,漫无警省,迨挥霍撩乱,突如其来,手足无措矣。

一、昔范文正公每就寝,则思一日之食,与所行之事,能相准否,虽朝齑[⑤]暮盐,贫不能自给,而每慨然忧天下之忧,以其志行磊落,足以纪纲人道,而岂腆然[⑥]为饮食之人哉?呜呼!此六十四字,为故人宜春袁莲芾布衣跋余《饮食谱》之绝笔也。跋未竟,未便刊于谱,故列以为霍乱守险之一策。因近人腹负者多,厚味腊毒,脏腑先已不清,故秽浊之邪,易得而乘之,同气相求,势所必然之事。若能效法先贤,不徒为饮食之人,以其余资,量力而行,疏河凿井,施药救人,敛埋暴露,扫除秽恶诸事,不但保身而杜病,吾闻积德可回天,不仅可御霍乱也。

一、祖父家训,不许供设神像,遵圣人敬而远之也。余性尤不佞佛[⑦],生长钱塘,天竺未尝一到,虽食贫居贱,而最恶持斋之说。先慈闻而责之曰:儿自命通脱,何亦效迂[⑧]儒口吻乎?夫淡泊自甘者,有几人哉?虽以圣贤言行教之,其如从而勿改何?盖愚人必动之以祸福,惕之以报应,而始畏慕勉行也。故具不得已之苦心者,假神道以设教,创持斋之日期,诱而掖之,斡旋不少。试看疫疠流行之际,僧尼独鲜死焉,此其明效也。余敬听而识之,屡试不爽,益叹母训之非诬。故夏月款客,惟用海味、干肉、鱼虾之类,间或为宾,托言茹素,亦藉以节主人之费,虽伎席优觞,曩时亦赴[⑨],但择轻清平淡[⑩]者而食之。追忆生平未患痧证,敢以此法公诸同世。

一、造酒曲者,必取诸草汁,以和米糵[⑪]而成。凡草初出之两叶尖者属阳,性烈而味辛,可以造曲;初出之两叶圆者属阴,性凉而味酸或苦,皆不中用也。故酒性纯阳,大冷不冰,造酒之屋,木尚渐腐,生物酒浸,皆能渐熟,不但能腐人肠也。然严寒之令,略饮可御风寒;卒犯飞尸,温服可祛阴气。若纵饮无节,未有不致病者,又惟夏月为尤甚。宋·刘元城先生云:余初到南方,有一高僧教余,南方地热,而酒性亦热,况岭南烟瘴之地,更加以酒,必大发疾。故余过岭,即阖家断饮,虽遍历水土恶劣,他人必死之地,余阖家十口皆无恙,今北归十年矣,无一患瘴者,此其效也。苏文忠公云:器之酒量无敌,今不复饮矣。观此则妄人所谓酒可以辟瘴疫者,岂非梦呓。夫瘴

---

① 符箓:"符"与"箓"之合称。道教认为符、箓可用于除灾治病及役使鬼神

② 市廛(chán 蝉):犹市曹,商肆集中之处。

③ 湫(jiǎo 剿)隘:低下狭小。

④ 淫嬉:光绪壬寅本、科技卫生本均作"嬉玩"。

⑤ 齑(jī 跻):切碎的腌菜或酱菜。

⑥ 腆(tiǎo)然:惭愧之状。

⑦ 佞(nìng)佛:迷信佛教。

⑧ 迂:拘泥固执。

⑨ 虽伎席优觞,曩时亦赴:此二句光绪壬寅本、科技卫生本均无。

⑩ 平淡:原无,据光绪壬寅本、科技卫生本补。

⑪ 糵(niè 聂):曲,酿酒用的发酵剂。

疫皆是热浊秽毒之气所酿，同气相求，感受甚易。且酒之湿热，久蓄于内，一旦因邪气入之而并为一家，其势必剧，其治较难，其愈不易，纵性耽曲糵，甘醉死而不辞者，夏令必须戒饮，或不屈死于挥霍撩乱之中也。

一、颐生之道，《易经》始发之，曰：节饮食。孔子曰：食无求饱。应休琏云：量腹节所受。陆放翁云：多寿只缘餐饭少。《随园诗话》云：不饱真为却病方。盖饥饱劳逸，皆能致疾，而饱暖尤为酿病之媒，故神农氏播谷之余，即收药味，有熊氏[①] 垂裳[②] 之际，聿[③] 著方书。而世俗罕知，因强食致病者，不胜缕述。缘人身之气，贵乎周流无滞，则浊降清升，虽感客邪，亦潜消默化，而不能留著为病。惟过饱则胃气壅塞，脾运艰迟，偶吸外邪，遂无出路，因而为痧胀成霍乱者最多。故夏令不但膏粱宜屏，虽饭食且然，况无故喜服参药，妄食腻滞之物，如龙眼、莲子以图补益，而窒塞其气机哉！设犯痧秽之邪，多致不救。今夏有诸暨余小坡进士，窜难来申，与余亲家褚子耘茂才比屋而居，亦知医，为人视病归，啖莲子一盏毕，即觉不舒，寻即吐泻转筋，欲请余诊而不及，以邪气得补，无从宣泄，逼其深入，故告危如此之速，犹之贼来而自弃其险，闭城以待毙也。嘻，可悲已！

过饱不可，过饥亦不可。不饱非饥之谓，宜知之。谢城。

一、鳗、鳝性热助阳，鳖性寒滋阴，然或有毒者，夏令更有蛇变者，尤勿轻尝。即无毒者，其质味浓厚，腻滞难消，如吸外邪而误食之，皆难救治。市脯尤觉秽浊，或宜杜绝。

因食鳗、鳝而霍乱者，余见甚多。谢城。

一、瓜果冰凉等物，虽能涤热，过食骤食，既恐遏伏热邪，不能泄越，又虑过度而反为所伤，并宜撙节[④] 为妙。若口不渴，汗不出，溺不赤者，诸冷食皆在所忌也。

一、冬夏衣被过暖，皆能致病，而夏月为尤甚，既因暖而致病矣，或又因病而反畏寒，以热郁于内，而气不宣达也，再加盖覆，则轻者重，而重者即死矣。竟有死已许久，而旁人未知者，年来闻见甚多，此如开门揖寇城已陷，或有尚在梦中而不觉者，可叹也已！亦勿过于贪凉，迎风沐浴，夜深露坐，雨至开窗，皆自弃其险，而招霍乱之来也，不可不戒。

一、食井中，每交夏令，宜入白矾、雄精之整块者，解水毒而辟蛇虺[⑤] 也。水缸内，宜浸石菖蒲根、降香。

一、天时潮蒸，室中宜焚大黄、茵陈之类，亦可以解秽气，或以艾搓为绳，点之亦佳。

一、用川椒研末，时涂鼻孔，则秽气不吸入矣。如觉稍吸秽恶，即服玉枢丹数分，且宜稍忍饥，俾其即时解散，切勿遽食，尤忌补物，恐其助桀为虐，譬奸细来而得内应也。

一、无论老少强弱之人，虚实寒热之体，常以枇杷叶汤代茗，可杜一切外感时邪，此叶天士先生法也，见《医案存真》。然必慎起居，节饮食，勿谓有叶先生法在，诸可废弛也。

一、无论贫富，夏月宜供馔者，冬腌干菜、芦菔、芹笋、凫茈、丝瓜、冬瓜、瓠瓟、豇豆、紫菜、海带、海蛇、大头菜、白菜、荠菜及绿豆、黄豆所造诸物，人人可食，且无流弊。肉食者鄙，焉知此味？呜呼！苟能常咬菜根，则百事可做，岂但性灵不为汩没，足以御挥霍撩乱之灾乎？

---

① 有熊氏：黄帝之号。

② 垂裳：犹言垂拱。古时用以颂帝王的统治。

③ 聿(yù 域)：笔。

④ 撙(zǔn)节：抑制。

⑤ 虺(huǐ 毁)：毒蛇；毒虫。

挥霍撩乱，突如其来，集饷征师，动需时日，莫若乘其初发，何难一击而平，爰备载伐毛、取嚏、刮、焠、刺、搨急救诸事宜于前，复详侦探、策应、纪律、守险诸机要于后。虽妇竖[①]一览，咸知剿御之方，既可各保身家，而厉气莫能张其焰，或可不蹈“兵马过、篱笆破”之谚也，故列治法第二。

① 竖：小孩。

随息居重订霍乱论第三医案篇

海昌王士雄梦隐纂

甬上 吕庆熊淞舟 林植梅瘫仙 同校

南　针

张戴人曰：泰和间，余见广济院僧病霍乱，一方士用附子、干姜同煎，放冷服之，服讫呕血而死。如此而死，必是暑证。洄溪云：暑证忌姜，虽与芩、连同用，亦有大害，况与附子同行，祸更烈矣。顷合流镇李彦直，中夜忽作吐泻，自取理中丸服之。洄溪云：此是寒霍乱之方，百不得一，误用者害不旋踵。医至，谓有食积，以巴豆药三五丸下之，亦不动，至明而死。纵有食积，何必下以巴豆？遂平李仲安，携一仆一佃客至偃城，夜宿邵辅之家，是夜仆逃，仲安觉其逸也，骑马与佃客往临颖追之。时七月天大热，炎风如箭，埃尘漫天。至辰时而还，曾不及三时，往返百二十里，既不获其人，复宿于邵氏斋。忽夜间闻呻吟之声，但言救我，不知其谁也。执火寻，乃仲安之佃客也，上吐下泻，目上视而不下，胸胁痛不可动摇，口欠而脱臼，四肢厥冷，此正风湿暍三者俱合之证也。夜行风大，兼感凉气，乘马疾驰，更挟劳瘁。其婿曾闻余言，乃取六一散，以新汲水，锉生姜调之，顿服半升，其人复吐，乃再调半升，令徐服之，良久方息。吐证服药，往往不受，必徐徐服，始合法也。至明又饮数服，遂能起。生姜不煎，但锉入新汲水中而调六一散，取其微辛佐甘凉之剂，以解风暑而清湿热，略无助火之弊，可为用药之法。调养三日平复。先清外感，而后调其劳瘁之伤，可为治病之法。

罗谦甫治一蒙古①，因食酒肉潼乳而患霍乱，从朝至午，精神昏愦，脉皆浮数，暑邪未去。按之无力，所伤之物已出矣。正气已虚。即以新汲水调桂苓白术散，徐徐服之，妙。随作地浆水，澄取清者一杯，再调服之，尤妙。吐泻遂止。次日微烦渴，与钱氏白术散，时服而愈。脉证如是，而所伤之物已出，则知中气伤残，暑邪未解，故用补正清邪之治。凡虚人受暑而病此者，即以是案为法可也。其理中、四逆等方，皆治阴寒致病，非治暑也。此等界限不清，亦何足以言医耶？

又治提举公，年近八十。六月间患霍乱吐利，昏冒终日，不省人事，暑邪内扰。脉洪大有力，一息七八至，火势冲激。头热如火，邪热上僭，不是戴阳。足冷如冰，肺气不降，非下虚也。半身不遂，胃气大乱，不能束骨利机关。牙关紧急，热入阳明之络，不是中风。遂以甘露散泻热补气，安神明，加茯苓以分阴阳，冰水调灌，渐渐省事，而诸证悉去。后慎言语，虚证最要。节饮

---

① 古：科技卫生本作“人”。

食，诸病宜尔，无病人亦宜尔。三日，以参、术调中药理正气，十日后方平复。

汪石山治一人，年三十余，形瘦弱，忽病上吐下泻，水浆不入口七日，自分死矣。未服燥热药，犹可不死。诊脉八至而数，曰：当夏而得是脉，暑邪深入也。提举以八十之年而脉八至，此人七日不进水浆，脉亦八至，若非明眼，必以为虚矣。吐泻不纳水谷，邪气自盛也。遂以人参白虎汤进半杯，良久复进一杯，徐进可法。觉稍安，三服后，减去石膏、知母，而人参渐次加至四五钱，操纵有法。黄柏、橘皮、麦冬等，随所兼病而佐使，制剂有法。一月后平复。暑盛元伤之治，此案可法。

一仆夫，燕京人，纵酒饮食无节，病霍乱吐泻转筋，烦渴几殆，时六七月，淋雨昼夜，饮檐溜水数升而安。贫而无人服侍，得饮此而愈，余亦曾见一人如是，后生六子，起家致富，孙曾绕膝，寿至九秩而终。若富贵人患此，则每为温补药所误也。《千金方》云：轻者水瘥。良然良然，古人岂欺我哉！此偶合古方，余目击其事，后路途中，及六合县，见一人服新汲井水良愈。凡暑热病渴喜冷饮者，但以新汲水或冬雪水徐徐饮之，皆能向愈，不但霍乱为然也。今人虽明知其患热，而尤禁冷饮，何耶？

一人病霍乱，欲吐不吐，欲泻不泻，心腹㽲痛，脉之沉伏如无，痛脉每如是。此干霍乱也。急令盐汤探吐宿食痰涎碗许，遂泻。上窍得开，下窍自通，但得吐泻，即可治矣。与六和汤愈。

孙文垣治程氏子，先醉酒后御色[①]，其平素纵恣贪凉可知矣。次早四肢冷，胃脘痛极，脉仅四至，或以郁火治，投以寒凉，痛更甚，三日前所食西瓜，吐出未化，伤冷已甚。乃翁以为阴证伤寒，今人凡闻病犯房事者，虽不伤冷食，亦谓之阴证伤寒，辄以丁、附、姜、桂杀之，可惨也已。欲用附子理中汤，不决。此翁颇虚心，故乃郎有命。延孙视之，面色青惨，叫痛而声不扬，坐卧烦乱，是霍乱兼蛔厥证也。先当止痛安蛔，后理霍乱，可免死也，迟则误事矣。急用醋炒五灵脂三钱，苍术一钱五分，乌梅三个，川椒、炮姜、桂心各五分，水煎饮下，痛减大半。恣啖生冷，复伤于酒，更误于寒凉之药，故以温胃安蛔得效。下午以大腹皮、藿香、半夏、橘皮、山查、茯苓、五灵脂，两帖全安。仍以和中化滞，理其脾胃而愈，御色[②]一端，略不置议，洵可法也。

江篁南治从叔于七月间得霍乱证，吐泻转筋，足冷，多汗，囊缩，一医以伤寒治之，增剧。庸工常技。江诊之，左右寸皆伏不应，上下否塞，故脉伏而微。尺部极微，口渴欲饮冰水。足冷囊缩，似属厥阴，口渴，亦似少阴引水自救，何以辨之？曰：直中阴湿，无转筋多汗证，若少阴头有汗则死矣。乃以五苓散与之。此治伤寒霍乱有表证之方，江氏不察，泥于热多欲饮水句而误也。此时如用桂苓甘露饮则得矣。觉稍定，向午犹渴，囊缩乃暑热入于厥阴，故口渴欲饮冷，非伤寒也，而与伤寒药，渴何能已。以五苓加麦冬、五味、滑石投之，始知为暑热矣，仅加麦冬、滑石，不足蔽辜，而五味酸温，尤不宜用。更以黄连香薷饮冷进一服。前方拘泥俗说，妄用五味，不知服后何如？忽进此剂，殊属可笑。次早脉稍出，按之无根，且人脱形，连投温燥，又以香薷升散，宜乎如是。呃忒，手足逆冷，饮食入口即吐，桂、术、五味、香薷等药见效矣。大便稍不禁，为灸丹田八九壮，囊缩稍舒，手足稍温，伏热得火灸，已有流行之势。继以理中汤二三服，茫无头绪，若江氏者，可谓蔽于古而不知今者也。气液两伤，岂可再

① 御色：科技卫生本作“入房”。

② 御色：光绪壬寅本、科技卫生本均作“入房”。

服此汤？渴犹甚，咽疼，热不解，时或昏沉，理中汤又见效矣，可见囊缩不是虚寒也。乃以竹叶石膏汤，焦头烂额之客。投之而愈。此案江氏初治，原知为热，止因泥古，遂致一误再误，迨吵吐形脱之时，又不知清补兼施，而艾灸理中，几至溃败，幸而不用附子，故末著尚能挽救，然亦危矣。读者鉴诸。

江少微治一妇人，六月中旬，病霍乱吐泻转筋，一医投藿香正气散，此治袭凉饮冷兼寒湿而成霍乱之方。加烦躁面赤，揭衣卧地。藿香正气散温散之剂也，尚不可误施于暑热霍乱，故误投附、桂者，每见下咽即昏沉厥冷，浑身青紫而死。医者犹谓阴盛已极，此等大热之药，尚不克救，再遇此证，仍以此法投之，至老不悟，而死者之冤亦无从诉，此余之所以述霍乱转筋诸治法为世告也。江诊之，脉虚无力，身热引饮，此得之伤暑，宜辛甘大寒之剂，泻其火热，以五苓散加滑石、石膏。吐泻定，再与桂苓甘露饮而痊。暑热为病，脉多虚微涩弱，弦细芤迟，以热伤气也，甚至隐伏不应指，或两尺绝无，皆邪滞经络，上下格拒使然，不可误以为虚寒也。亦有脉因火煽而反洪大滑数异常者，此霍乱所以无一定之诊，临病极宜善审也。

陈三农治一妇，暑月方饭后，即饮水而睡，睡中心腹痛极，肢冷上过肘膝，欲吐利而不得吐利，疞痛垂死，六脉俱伏，令以藿香正气散煎汤探吐，一吐减半，再吐而安。此停食饮冷，睡卧当风而成干霍乱也，以对证之剂引吐，又合机宜，不必拘守盐汤一法也。

缪冲淳治高存之家仆妇患霍乱，以砂仁一两，炒研，盐一撮，沸汤调，冷服一剂愈。此治夏月贪凉，脾胃不和之轻证也，冬月感寒患此亦可用，但宜温服，余尝自验。伤冷物者，加吴茱萸。

张石顽云：一少年新婚，陡然腹痛麻瞀。《医通》谓之番痧，即干霍乱之因热者。或令饮火酒半杯，此必疑其阴证也，而不知少年新婚，最多火证，何耶？以不论贫富，冬夏衣被皆新，而合欢成礼，劳则火生也。腹痛转剧，旋增颅胀，身发红点，热毒得酒愈炽，若不急从清解，必七窍流血而死。与芦根汁解酒毒而清热。得吐痛解，复有鼻衄，口燥，胸腹略见红斑，血分热极。啜童子小便稍安，清营妙品。又浓煎葱豉汤，宣解恶气秽毒之圣药。仍入童便，续与之，得大吐汗出而痊。

叶天士治一人霍乱后，中气大虚，肝风内动，心中空洞，身痛肢浮，用异功散加木瓜、姜、枣。按：此以培中制木之剂，而为霍乱善后之治，最可法也。若见身痛肢浮，而误用表散之品，则内风愈动，脾土重伤，因而致殆者多矣。夫霍乱固是中焦土病，而土病多由木侮，故虽治寒霍乱，必首察厥阴之动静。倘其人肝阴素亏，内风暗动者，姜、附等极宜慎用，即当用者，亦须妥为驾驭，毋使过剂。设或无节，虽不似热霍乱之立时殒命，亦必增剧而生枝节，试观仲圣治厥阴下利之用白头翁汤，其义自明。盖厥阴虽当两阴交尽，而具合晦朔之理，阴之初尽，即阳之初生，其本阴，其标热，其体木，其用火，是以独称刚脏，而爵以将军，顾名思义，可以悟其治矣。世有治肝气惟祟刚燥者，骤则变痉厥，缓则成关格，人但知病之日深，而不知药之所酿，并及之，以为医家、病家两鉴焉。

怀抱奇治一男子，恣饮梅水，吐泻无度，手足厥逆，面色惨晦，声音不出，而脉沉伏，小水点滴不通，服药入口即吐，医告技穷。余思梅味酸主收，故小便癃闭，而果得麝则败，麝又香窜走窍，乃取麝半入脐中，半入鼻孔，病者即以手拂其鼻曰：此何物也？少顷，小水大下二三行，忽如醉而醒，梦而觉，越日索粥渐安。此无外因者，故但以败果通窍，即能奏效，其巧思正不可及也。

童栻庐治陈氏妇，盛夏病霍乱吐泻，腹中疞痛，四肢厥冷，冷汗溱溱，转筋戴眼，烦躁大渴，喜冷饮，饮已即吐，六脉皆伏，虽曰霍乱，实脏厥也。经云：大气入脏，腹痛下注，可以致死，不可以致生。速宜救阳为急，迟则肾阳绝矣。以四逆汤姜、附各三钱，炙甘草、吴茱萸各一钱，木瓜四钱，煎成冷服，日夜连进三剂，四肢始和，危象皆退，口渴，反喜沸汤，寒象始露，即于方中佐以生津存液之品，两服而安。按：此案论证用药，皆有卓识，其真谛全在喜冷饮，而饮已即吐，及服热药后仅喜沸汤也。设能受冷饮者，即为内真热而外假寒，然热证亦有胸下格拒不通，虽喜冷饮，饮已仍吐，必细细呷之，始能受也。亦有痰湿内盛，虽渴而喜热饮者，皆不可误认为寒也。故必辨舌苔之色泽，验小水之有无，始无循情，案中未及，尚欠周详。且大气入脏，非人人共患之疫，而疫气流行之际，亦间有此一证，故医者必议病而用药，毋执方以杀人，是乃仁术。

倪姓患霍乱吐泻，审知始不作渴，四肢不逆，脉不沉细，易治之证。一医用大顺散两帖，渐至于此，因见四逆，复加附子，脉证更剧，我见实多。童曰：此病一误再误，命将殆矣。若果属寒，投热病已，今反四逆，脉转沉细欲伏，乃酿成热深厥深，与热邪传入厥阴者何异？辨证中肯。即以竹叶石膏汤，人参易西洋参，是。加黄连、滑石，两剂而安。同时有陆姓患此，医用回阳之剂，日夜兼进，岂真欲其速死哉？纸上谈兵，读书无眼者，往往如是，不仅粗工尔也，我见亦多。厥逆烦躁日增，病人欲得冷水，禁绝不与。可恨可叹。甚至病者自起，拾地上痰涎以解渴，可惨可怜。迁延旬日而死。能延旬日，则欲得冷水时若能转计，犹可活也。噫！即使真属阴寒，阳回躁渴如是，热药之性，郁而无主，以凉药和之，病亦立起，不学无术，曷胜浩叹！

凉药和之妙理，未经人道。谢城。

张氏女，夏月患霍乱，医用姜、附、藿、朴、茱、连等药，呕吐虽止，腹痛不已，而痢五色。至第八日，童诊脉细数，沉部有力，两目罩翳，舌绛唇红，胸膈烦懑，口渴引饮，是暑秽之毒，扰乱中宫而病霍乱。苦热虽能开郁止呕，毕竟反助邪势，致变五色毒痢。此暑毒尚不甚重，而兼湿邪，故仅变五色毒痢。若无湿而暑毒重者，早不救矣。与子和桂苓甘露饮，加黄连、银花、黑豆，两服翳退，而诸恙递减，胃亦稍苏。因畏药不肯再服，余谓余邪未净，留而不去，戕害脏腑，必转他病，乃与三豆汤加甘草频饮而愈。

汤芷卿曰：常州伍某，素壮健，方啖饭，忽呼痛倒地，云胸膈如刀割，群医莫治，阅三日，恹恹[①]待毙矣。一老人过问病情，令磨陈墨汁与啜，痛立止，病如失。因问是何证也？曰：记少时邻人患病类此，一老医以此法治愈，云误食天丝毒也。想墨汁无害，故令试之，不料其果合耳。此证虽罕，设有之，人必以为干霍乱耳，故采之以广闻见。

固始有人于元旦食汤圆讫，方出门贺岁，忽腹如火烧，痛不可忍，晕绝仆地，移时稍苏，而号痛声彻四邻，诸医皆云脉细如丝不治。痛极脉多细伏。越日，门外来一丐僧，家人辞以有病，僧云：何不问我？家人苦无策，姑令入。僧一望即曰：是误食蛇精也。神乎伎矣，世有饱读医书而不识一证，自命为儒医者，人因信其学问而并信其医，彼此贸贸，虽日杀人而不悔悟，宜乎畸人逸

① 恹（yān 淹）恹：精神不振貌。

士之晦迹以遁也，可慨也夫。于破囊中取药一丸，以水研灌，移时病者起，呕如雀卵者数枚，僧曰：未也。复呕秽狼藉，出一物如鸡子大，僧曰：是矣。剖视乃血裹中蟠一小蛇，见人遽动，作势上下，病已若失。举家惊服，我亦拜服。叩其所以，云：多年陈谷，蛇交其上，余沥粘著，误入腹中，乃成此物，少停即洞胸腹出矣。僧径裹蛇而去。按：挥霍撩乱，已不易平，必辨阴阳，始能奏绩，此证虽非霍乱，而病来迅疾，俨似食滞之干霍乱，且证势之撩乱，较霍乱为尤乱也。苟无破敌之才，徒有虚名之学，焉能平此大乱哉！用药如用兵，丐僧有之矣，采此以为拨乱反正者告，勿以资格用人也。凡腹中卒然大痛，在饮食后，而无别证可凭者，多系误食毒物，重用紫金丹，或五枢丹研灌，似亦有效。

杨素园治其仲郎，壬子夏患干霍乱，身热不渴，口燥无苔，六脉俱伏，痛在胃脘，连及胸胁，势甚汹涌。先与地浆一碗，势少定，少顷复作，因径投大承气汤一帖，其痛即下行至脐间。又一帖，痛又下行，伏于少腹右角，按之则痛，不按则与平人无异，起病至此，已历周时，思食甚急，乃以绿豆煮粥与之，食后一切如常，惟少腹右角，按之仍有小块，隐隐作痛，遂重用当归、枸杞、蒌仁，佐以桃仁、红花，少加牛膝以导之，服一时许，腹中汩汩有声，下紫黑血一块，若五寸许，而少许之痛块若失。此病治法，原出一时臆见，然意以获痊，特录出，质之半痴，不知以为何如？按霍乱证因于暑热者多，故感受稍重，极易入营，古人刺以泄血，及内服益母汤、藕汁、童溺，皆所以治营分之邪也。杨公子舌燥无苔而不渴，痛又及胁，必平日偶有络伤未觉，乃邪遂乘瑕而人也。承气之硝黄，并是血药，气行则瘀降，故痛得渐下。迨块在而按之始痛，且知饥能食，益见气分之病已蠲[①]，而血分之邪尚匿，毋庸承气之直攻，改从濡化而曲导，操纵有法，余服其手眼之超。

景岳谓：饮食下行之道，必由少腹下右角而后出于广肠。自夸阅历而知，古人并未言及。盖渠尝治一人食面角，杂投巴豆、大黄而不效也。魏柳洲曰：就此观之，景岳平生临证，遗憾多矣。夫面角由胃入肠，既至少腹之角，岂能作痛如是，而又如拳如卵，必其人素有疝病，偶因食面而发，或兼当日之房劳，遂乃决张如是，故推荡之药不应，得木香、火酒一派辛热香窜而痛始止也。至谓食由少腹下右角而后出广肠，更堪捧腹。经谓大小肠皆盘屈十六曲，则左旋右折可知，岂知筒如袋而直下乎？嘻！按杨公子少腹右角之痛，设非乃翁卓识，医必误认食滞，特附录魏语以广其义，并为崇尚景岳者告。

山阴田雪帆明经晋元，著《时行霍乱指迷》，辨正世俗所称吊脚痧一证，以为此真寒直中厥阴肝经，即霍乱转筋是也。初起光腹痛，或不痛，泻利清水，顷刻数十次，少者十余次，未几即手足抽掣，呕逆口渴，厥逆声嘶，脉微欲绝，舌短，目眶陷，睛上视，手足青紫色，或遍身青筋硬凸如索，汗出脉绝，急者旦发夕死，缓者二三日或五六日而死。世医或认为暑湿，亡投凉泻；或认为痧气，妄投痧药，鲜有不毙。宜用当归四逆加吴茱萸生姜汤，水煎冷服，轻者二三剂即愈，重者多服几剂，立可回生，真神方也。如呕者，加制半夏三钱，淡干姜一钱；口渴恣饮，舌黄，加姜汁炒川连五分，为反佐，经所谓热因寒用也。腹中绞痛，名转筋入腹，加酒炒木瓜三钱；手足冷过肘膝，色见青紫，加制附子三钱。此证种种，皆肝经见证耳，缘坎中真阳，为邪寒所逼，因之外越，所谓内真寒而外假热也。但以脉辨之，自无

---

① 蠲（juān 捐）：除去。

游移矣。

寒犯厥阴而为霍乱转筋者,容或有之,岂可以概论时行之证耶?果系寒犯厥阴,而吐利汗出,则当用吴茱萸汤加减,或乌梅丸法,不当用当归四逆加吴茱萸生姜汤。以当归四逆,本桂枝汤加当归、通草、细辛,通血脉以疏肌表,非汗出脉绝之证所可轻尝。至脉不可凭,必以口渴,舌黄,喜冷饮为辨真热假寒之确据,竟敢颠倒其说,曲为妄解,何欺人之太甚哉?书生纸上谈兵,好发想当然之议论,惑世诬民,大率类是,不可不辨也,故附录于此。

梦　影

道光元年冬,金履思丈,念祖父之劳勚[①],命余佐理鹾[②]务于婺州之孝顺街。公余之暇,辄披览医书,焚膏继晷[③],乐此不疲。三年夏间,主政周光远先生,年二十七,体极腴皙,登厕后忽体冷自汗,唇白音低,佥以为痧,欲进开窍等药。时余年十七,窃握其臂以诊之,脉已微软欲绝,因力排众议曰:此阳气之欲脱,非痧邪之内闭,再投香散,殆速其危也。人皆以童子何知而笑之,幸先生闻而首肯者再。仓卒不及购药,余适有琴仙妹所贻三年女佩姜一块,约重四五钱,急煎灌之,即安。后用培补,率以参、芪、术、草为主,盖阳气偏虚之体也。先生甚德之,视余若弟,且逢人说项[④],遂以浪得虚名。癸卯为余刊治案,余愧无以报也。先生年五十,无疾而逝,犹是阳虚暴脱耳。无子,一女适蔡氏,其夫人年逾六旬,杭垣再陷后,未知下落,无从探访,追录是案,抱憾滋深。

又癸卯冬至前一日,管椒轩大中丞,忽于溺后汗淋气短,色夺言微。余适在灵隐送葬,三遣弁[⑤]丁速余至署,已痧药进之屡矣,莫可挽回。凡阳气极虚之人,便溺后忽然欲脱,是急宜参、附回阳之证,误认为痧,多致决裂。治霍乱者,须明辨之。

孝顺一仓夫,丙戌春忽患急证,扒床拉席,口不能言,问其所苦,惟指心抓舌而已,人皆以为干霍乱。余谓干霍乱何至遽不能言,且欲抓舌,似中毒耳。或云同膳数人,何彼中毒,然刮之焠之皆不验,余以夤夜[⑥]无从购药,令取绿豆二升,急火煎清汤,澄冷灌之,果愈。越日询之,始言久患痺痛,因饵草头药一服,下咽后即心闷不可耐,舌麻不能言,而旁人不知也。

一伎自幼喜食蚕蛹,及笄[⑦]游上江者数年,久不食此,二十二岁[⑧]旋杭,得与家人畅啖,正欢笑间,腹痛陡作,随地乱滚,或以为绞肠痧,亟拉余勘之,脉色皆和,非痧非食也。若以为中毒,则共食老少皆无恙,谛思之,虽以椒、蒜炙熟,与人同啖,恐其中有一二枚或异者,亦未可知。蚕,动物也,与马同气,其性热,更益以椒、蒜之辛。姑仿中马肉毒例治之,命吸人乳,果饮下即安。

己丑五月,天气骤热,先慈陡患霍乱,肢冷自汗,脉微苔白,腹大痛,欲重按,是中虚有素,因热而受寒侵也。进大剂理中汤加桂枝、白芍,覆杯而愈。此所谓舍时从证也。

丁酉八九月间,杭州盛行霍乱转筋之证,有沈氏妇者,夜深患此,继即音哑厥逆,

---

① 勚(yì 义):劳苦。
② 鹾(cuó):盐。
③ 焚膏继晷:膏,油脂,指灯烛;晷,日光。即夜以继日。
④ 逢人说项:称扬人善。
⑤ 弁(biàn 辨):旧时称武官为弁,后专指管杂务的武职。
⑥ 夤(yín 寅)夜:深夜。
⑦ 及笄(jī 鸡):此二字光绪壬寅本、科技卫生本缺。《礼记·内则》:"(女子)十有五年而笄。"笄,结髮上簪。旧时因称女子年达十五为"及笄",亦指女子已到了出嫁的年龄。
⑧ 二十二岁:光绪壬寅本、科技卫生本作"比"。

比晓，其夫皇皇求治。余诊其脉，弦细以涩，两尺如无，口极渴而沾饮即吐不已，足腓坚硬如石，转时痛楚欲绝，乃暑湿内伏，阻塞气机，宣降无权，乱而上逆也。为仿《金匮》鸡矢白散例，而处蚕矢汤一方，令以阴阳水煎成，候凉徐服，此药入口，竟不吐，外以烧酒，令人用力摩擦其转戾坚硬之处，擦及时许，郁热散而筋结始软，再以盐卤浸之，遂不转戾，吐泻渐止，晡时复与前药半剂，夜得安寐，次日但觉困极耳，与致和汤数服而痊。后治相类者多人，悉以是法出入获效，惟误服附子者，最难救疗。

此证火酒摩之时许，郁热散而筋渐舒，则转筋虽因火炽，必兼外寒郁遏而始反戾也。大抵霍乱寒热相搏者多，虽知其为寒为热，亦须反佐以治，盖即此理。谢诚。

郑凤梧年六十余，秋间患霍乱，凛寒厥逆，烦闷躁扰，口不甚渴，或以为寒。余察脉细欲伏，苔白而厚，乃暑湿内蕴未化也，须具燃犀之照[①]，庶不为病所蒙。因制燃照汤与之，一饮而厥逆凛寒皆退，脉起而吐泻渐止，随以清涤法而愈。

一贵妇年少体瘦，初秋患霍乱转筋，舌绛目赤，大渴饮冷，脉左弦强而右滑大，此肝胃之火素盛而热复侵营也。以白虎汤去米、草，加生地、蒲公英、益母草、黄柏、木瓜、丝瓜络、薏苡，一剂知，二剂已。丹溪云：转筋由于血热。此证是矣。

一丁姓者患霍乱，苔色白薄而不渴，但觉口中粘腻，彼自知医，欲从寒湿治。余曰：中焦原有寒湿，所以不渴，然而粘腻，岂非暑入而酿其湿为热乎？以胃苓汤去甘、术，加苡仁、川连、半夏、枇杷叶，二剂而瘳。

钱某患霍乱，自汗，肢冷，脉无，平日贪凉饮冷，人皆谓寒证，欲用大剂热药。余曰：苔虽白，然厚而边绛，且渴甚，头大痛，不可因寒凉致病，而竟不察其有暑热之伏也。遂以五苓去术，加黄连、厚朴、黄芩、竹茹、木瓜、扁豆，服后脉稍出，汗渐收，吐利亦缓，即去肉桂，加桂枝、滑石、甘草。头痛吐利皆止，苔色转黄，随用清暑和中而愈。

一少年体肥畏热，因酷暑，午餐酒肉后，以席铺砖地而卧，觉即饱啖西瓜，至晚觉头重恶寒，夜分吐泻大作，四肢拘急，汗冷息微，时时发躁。黎明速余勘之，脉沉弱。予浆水散加吴茱萸、厚朴，投匕即瘥。改授厚朴生姜半夏甘草人参汤，数服而愈。

陆叟年七十余，仲秋患霍乱，自服单方二三日，呕吐虽已，利犹不止，且频频作哕，声不甚扬，面赤目闭，小便不通。医云：高年戴阳证原不治，且延已数日，纵投大剂回阳，亦恐不及。余视之，脉虽虚软，并无脱象，况舌赤而干，利下臭恶，气分伏暑，业扰及营，虑其络闭神昏，胡可再投热剂？闻所煎之药，桂气扑鼻，试之必死，迫令将药倾泼，遂以紫雪三分，用竹茹、枇杷叶、通草、丹参、连翘、石菖蒲、桔梗、黄芩、芦根煎汤，候凉调而徐服。次日复诊，目开哕止，小溲稍行，于前方裁紫雪，加石斛、苡仁。服二剂利减，能啜米饮矣。随用致和汤十余服而瘳。

戊戌夏，倪怀周室新产数日，患呕吐泄泻，时时自汗，人皆危之。余曰：此非真霍乱也。然较真霍乱尤险，以其犯产后三禁，而脉微欲绝，亟宜峻补，迟恐无济也。予东洋参、龙、牡、芪、术、木瓜、扁豆、茯神、石英、酒炒白芍、橘皮为剂，四服而痊。

新产后用参、芪大补，而又当盛夏之时，非有真知灼见者不能也。诚以天下之病，千变万化，原无一定之治，奈耳食之徒，惟知执死方以治活病，岂非造孽无穷，亦何苦人人皆欲为医，而自取罪戾耶？钱塘周锳光远。

---

① 燃犀之照：《元和郡县图志》卷二十八："温峤至牛渚，燃犀照诸灵怪。"后借用洞察奸邪之意。

此证正惟产后，放胆参、芪，犹人所能及，须看其余药，一一合拍，盖得效不仅在参、芪也。至此方可云峻补，然惯服补剂者，必嫌其轻，加鹿角、五味等，必贻害矣。古来多少佳方，为妄人加减，贻害者何限？谢城。

王某久患吐血，体极孱弱，沈琴痴拉余治之，甫得渐愈，乃庚子夏酷热之时，陡患霍乱转筋，大汗如雨，一息如丝，人皆谓无生理矣余不忍轻弃，勉用西洋参、枇杷叶、龙、牡、蚕沙、木瓜、扁豆、苡仁、滑石、桑叶、石斛、豆卷，地浆煎服之，良愈。调理旬日，仍服滋补以治宿恙。

倡女谪金，年二十七，患时疫颇危，余为治痊矣。忽又求诊，云患急痧，及察其脉甚细，而按之紧数，神极萎顿，吁吁而喘，泛泛欲呕，眉锁春山，泪含秋水，腮红腹痛，舌润，口和，肢楚欲捶，指尖不冷，似房劳太过，寒袭奇经之男劳复也。然大病方瘳，或不因是，知其性情通脱，因微询曰，夜来勿过劳乎？渠谓以君善治隐曲，敢尔乞怜。既得其情，但求援手，余闻而矜之，遂以胡桃肉、破故纸、龙、牡、鹿角霜、菟丝、覆盆、枸杞、茯苓、小茴、当归、韭子为方，一剂知，二剂已。若贸贸然竟作干霍乱治，当何如耶？干霍乱而误投此法，又当何如耶？

临证如神，叙证如绘，佛心仙手，其言蔼然，而一片灵光，传之纸上，效颦不易，洵是天才。仁和胡耀曾荣甫。

戚媪者年六十余矣，自幼佣食于杭州黄莲泉家，忠勤敏干，老而弥甚，主仆之谊，胜于亲戚也。壬寅秋，患霍乱转筋，余视之，暑也，投蚕矢汤，两服而瘥。三日后，忽倦卧不能反侧，气少不能语言，不食不饮，莲泉惶惧，就近邀一老医诊之，以为霍乱皆属于寒，且昏沉欲脱，定附子理中汤一方。莲泉知药猛烈，不敢遽投，商之王君安伯。安伯云：且勿服也。若谓寒证，则前日之药下咽即毙，吐泻安能渐止乎？连泉大悟，仍著人飞刺，招余往勘。余曰：此高年之体，元气随吐泻而虚，治宜用补，第余暑未清，热药在所禁耳。若在孟浪之家，必以前之凉药为未当，今日温补为极是，纵下咽不及救，亦惟归罪于前手寒凉之误也。设初起即误死于温补，而举世亦但知霍乱转筋是危险之病，从无一人知此证有阴阳之异，治法有寒热之殊，而一正其得失者。况一老年仆媪，非贤主人，亦焉肯如是之悉心访治乎？此病之所以不易治而医之所以不可为也。今莲泉见姜、附而生疑，安伯察病机之已转，主人恺恻[①]而心虚，客亦多才而有识，二美相济，遂使病者跳出鬼门关，医者卸脱无妄罪，幸矣，幸矣！乃以高丽参、麦冬、知母、萎蕤、木瓜、扁豆、石斛、白芍、苡仁、甘草、茯苓等，服六剂，始能言动，渐进饮食，调理月余而健。篁斋谓余云：此余热未清，正气大虚者之治法。更有不因虚而余焰复燃者，须用炼雄丹治之。

是证以半痴之学问，莲泉之厚德，安伯之见识，三美相济，始能起九死于一生。世之执死方治活病，视仆婢如草芥，不分皂白，信口雌黄者，读此能无愧死耶？光远。

周光远先生归杭定省，七月十八夜，患霍乱转筋甚剧，仓卒间误服青麟丸钱许，势益甚，侵晓召余诊，脉微弱如无，耳聋目陷，汗出肢冷，音哑肉脱，危象毕呈，药恐迟滞，请其太夫人先浓煎参汤，亟为接续，随以参、术、苓、芍、附、桂、干姜、扁豆、木瓜、苡仁、莲实为方。终剂，即各证皆减。盖气分偏虚之体，不禁吐泻之泄夺，误饵苦寒，微阳欲绝，故以真武、理中合法以复脾肾之阳，诘朝[②]再视，脉起肢和，即裁附、桂、干姜，加黄芪、石斛，服旬日全愈。凡吐泻甚

---

① 恺(kǎi)恻(cè)：怜惜也。

② 诘(jié 结)朝：早晨。

而津液伤，筋失其养，则为之转，故治转筋者，最要顾其津液，若阳既回，而再投刚烈，则津液不能复，而内风动矣。此寒霍乱之用附、桂，亦贵有权衡，而不可漫无节制，致堕前功也。

余此番之病，危同朝露，若非半痴，恐不能救。尝闻张柳吟先生云：使病者听半痴论病之无微不入，用药之无处不到，源源本本，信笔成章，已觉疾瘳过半。古云：檄愈头风[①]，良有以也。光远。

案中议论极精微，凡用药皆宜具此权衡，方无过当之弊，否则药虽中病，而服之不止，反受其害，不但热药耳。定州杨照藜素园。

霍乱之霍，即霍疾之义，谓乱之最速者也。尝见体素丰腴之人，一病半日，仅存皮骨，其伤人之速可知。盖霍乱脾土先伤，脾主肌肉也。谢城。

陈艺圃亦知医，其室人于仲秋患霍乱转筋，自诊以为寒也。投热剂，热益甚。招朱椒亭视之，亦同乎主人之见也。病尤剧，乃延余勘，曰：此寒为外束之新邪，热是内伏之真病，口苦而渴，姜、附不可投矣。与河间法，人皆不信，再与他医商之，仍用热剂，卒至口鼻出血而死。

霍乱一证，近来时有，而医皆不甚识得清楚，死于误治者极多，半痴特著专论，辨析简当，实今日医家首要之书，以其切于时用，不可不亟为熟读而研究也。光远。

甲辰五月下旬，天即酷热异常，道路卒死者甚多，有腹痛者，有不痛者，人率以香燥痧丸投之，辄无效。盖香燥反以益热，而此证并非阴寒湿毒之邪，即古所谓中暍也。不出户庭之人，亦有病此者，必其人阴分素亏，内热较甚，或居处饮食之失宜也。往往延医不及，医多不识其病，虽死身不遽冷。亦有口鼻流血者，是暑从吸入，直犯心脏也。时余居钱塘之髦儿桥，尝禀先慈，令家人慎起居，薄滋味，乃六月初二日午膳后，季杰弟妇，腹忽微痛，平日贪凉，自谓受寒也。私嘱女仆沽[②]烧酒饮之，即狂瞀不安。先慈知之，命仆从四路速余回，日甫昳[③]也，病者已口鼻出血死矣。其时新产妇人死者尤多，以阴血大去，暑热易侵，而昧者不知因时制宜，尚扃[④]其窗户，幂以帘帏，环侍多人，饮以糖酒故也。粗工亦不察天时人禀之不齐，动辄生化汤，虽热象已显，犹误信产后宜温之俗说，而不知因证制方之活法，以致覆杯而毙者比比。或问当此热地如炉，恶露不行而腹痛者，生化汤既不可服，宜用何方？余谓六一散最佳，既行瘀血，又能清热也。设暑热重感，虽石膏、犀角，对证皆为良药，古人何尝禁用？余案中治愈诸条，皆可参阅，然难与浅人言也。

盔头巷姚氏妇，妊已临月，腹中陡痛，家人谓其欲娩，急煎参汤以助其力，服后痛益甚，忙唤稳婆至，妇已浑身赤斑，喘逆昏狂，始知受暑，顷刻云亡。宝祐坊曹氏妇，亦怀妊临月，腹痛，家人以为将产而煎参汤，迨汤成痛已止，察其情景，知不即娩，然炎威甚烈，汤久存欲坏，其姑云，妇既未娩，岂可服参以滞胎气，我体素弱，常服补剂，参汤定亦相宜。遂饮之，甫下咽，即觉气闷躁扰，霎时危殆，逾刻而终。后丙午、壬子、丙辰，皆酷热伤人，不胜缕述。古人以燥热为暑，故曰流金烁石，况人非金石之质乎，惜世人多不察耳。不但酷暑时胎前产后之腹痛，当细审其有无别故也。

潘红茶方伯之孙翼廷，馆于外氏，酷热异常，因啜冷石花一碗，遂腹痛痞闷，四肢渐冷，上过肘膝，脉伏自汗，神困懒言。方

---

① 檄愈头风：谓陈琳之檄文，愈曹操之头疾也。

② 沽：买也。

③ 昳（dié 迭）：日落。

④ 扃（jiōng）：关锁。

某诊谓阳虚阴暑，脱陷在即，用大剂姜、附、丁、桂以回阳，病者闻之，益形馁惫。其叔岳许杏书茂才，骇难主药，适族人许芷卿茂才过彼，遂与商之。芷卿云：此药岂容轻试，而病象甚危，必延半痴决之。时已乙夜，余往视，面色垢滞，苔腻唇红，是既受暑热，骤为冷饮冰伏，大气不能转旋，故肢冷脉伏，二便不行，所谓闭证也，何脱之云。亟取六一散一两，以淡盐汤搅之，澄去滓，调下紫雪一钱。翼日再诊，脉见痛躅，溺行肢热，口干舌绛，暑象毕呈，化而为疟，与多剂白虎法而痊，丙午举于乡。杏书多才尚义，与余称莫逆，庚申春，闻其骂贼而死，呜呼荣矣！

认证既确，治法用辛香以通冰伏之气，用意又极精妙，真可为万世法程。素园。

室人徐氏素无病，胃亦强，且善作劳。丙午八月朔[①]夜，犹灯下针黹[②]，伴余勘书。夜分忽泻二次，晨起为余梳髮未毕，又泻一次，因诊之，脉七至而细促不耐按，略无病苦，此脉病人不病，殆[③]不始于今日，不可救药也。未便明言，即令安歇，密禀先慈，函致乃兄友珊，请医商治。既而泻颇缓，且食山东挂面一小碗，先慈谓余太矜持矣。余方踌躇，面即吐出，灌以参药亦不受，泻较紧，午刻医来，亦云无法，尚能以乳哺女，而既吸之后，乳即瘪而不起矣。形亦渐削，汗亦渐多，脉亦渐脱，音亦渐嘶，戌刻遽逝。斯人也性极贤淑，且隔屏一听，即知客之贤否，一旦抱此绝证，知者无不悼惜，乃中气卒然溃散，绝无仅有之候也。

戊申秋仲，张春桥令弟陡患腹痛，适饱啖羊肉面条之后，初作痧治，继作食治，痛愈甚而大渴，然啜饮辄吐，二便不行，又作寒结治，其痛益加，呻吟欲绝，已交四月。余诊脉弦数，苔干微黄，按腹不坚，非痧非食，特肝火郁而不宣耳。以海蛇一片，凫茈八两，煎至蛇烊频灌，果不吐，将余汁煎栀、连、茹、楝、知、芩、延胡、旋覆、柿蒂、枇杷叶为剂，吞当归龙荟丸。投已，即溲行痛减，次日更衣，不劳余药而瘳。

朱留耕忽于饱食后，大吐而厥，冷汗息微，厥甫回而腹痛异常，乃翁湘槎以为急痧霍乱之候也，速余往勘，脉至弦缓，口极苦渴，二便不行，乃痰滞而热伏厥阴，肝气无从疏泄也。予雪羹、萸、连、栀、楝、旋、茹、橘核、元胡、苁蓉为剂，加芦菔汁和服。一剂痛减，再服便行而愈。

痧证霍乱挟食者，必先去食，伤寒亦然，秦氏论之详矣。然竟有病始饱食之余，初非因食为患者，半痴尝云：既无枵腹[④]待病之理，岂可专以攻消为治，故临证必审问慎思而明辨之，庶免颟顸贻误之弊。上二案，病皆起于食后，朱证已得大吐，不从食治，人或能之，张证不吐不泻，腹痛日甚，虽明眼临之，不免眩惑，乃半痴独以非痧非食断，竟投匕果瘥，已非人所能及矣。余门人沈南台，癸丑冬患病，亦啖羊肉面条而起，势濒于危，得半痴治愈，至四十余日始更衣，则尤奇也。用药如用兵，岂徒读父书者之可为哉！仁和赵梦龄菊斋。

陈妪年已七旬，辛亥秋，患霍乱转筋甚危，亟延余诊，已目陷形消，肢冷音飒，脉伏无溺，口渴汗多，腹痛苔黄，自欲投井。因先取西瓜汁命与恣饮，方用石膏、知母、麦冬、黄柏、芩、连、竹茹、木瓜、威灵仙，略佐细辛分许，煎成徐服，覆杯而瘥。

医者能知少加细辛之何故，则可以言医矣。素园。

此方得效，可见辨证之的，若无汗而渴者，又当别论。谢城。

---

① 朔：即夏历每月的初一日。

② 黹（zhǐ 纸）：做针线。

③ 殆：原作"始"，据光绪壬寅本、科技卫生本改。

④ 枵（xiāo 嚣）腹：空腹，饥饿。

姊丈李华甫继室，陡患霍乱，而兼溺血如注，头疼如劈，自汗息微，势极危殆，速余诊视。脉甚弦驶，此肝火内炽，暑热外侵。以犀角、木通、滑石、栀子、竹茹、薏苡、银花、茅根、菊叶为大剂，和入藕汁，送当归龙荟丸，而吐泻即已，溺血亦减，惟小溲时，头犹大痛，必使人紧抱其头，重揿其巅，始可略耐，当是风阳僭极，肺胃不清也。以苇茎汤去桃仁，加白百合、白薇、元参、小蓟、蒲公英、竹叶、西瓜翠[1]衣、莲子心为方，和入童便，仍令吞龙荟丸，服旬日全愈。

陈楚珍仲媳，陡患霍乱，云昨晚曾食冷鱼，夜分病作，想因寒致病也。然脐间贴以回阳膏而不效，故敢求诊。余按脉滑数，右甚，口渴苔黄，令揣胸下，果坚硬而痛，曰：吐泻虽多，食尚恋膈，非寒证也。回阳膏亟宜揭去，以菖、枳、苏、连、芩、桔、茹、半[2]、海蛇、芦菔为剂，一服而瘳。

妇兄吴蒉园，癸丑仲夏，陡患发热呕吐，茎缩腹痛，亟招余诊。脉弦软而数，苔色黄腻，宜清厥阴蕴热，非痧也。予楝、茹、连、斛、栀、柏、银花、通草、丝瓜络为方，一剂知，数剂愈。

沈峻扬令妹，年逾五旬，体极瘦弱，始则数夜不能眠，忽一日目张不能阖，泪则常流，口开不能闭，舌不能伸，语难出声，饮不下咽，足冷便秘，筋瘛而疼，身硬不柔，胸膈板闷，或谓暑痧重感，虑即虚脱。余视之，苔黄不渴，脉来弦细软涩，重按如无，然神气不昏，身不发热，非暑痧也；二便艰涩，咽膈阻闷，非脱证也。殆由情志郁结，怒木直升，痰亦随之，堵塞华盖，故治节不行，脉道不利也。但宜宣肺，气行自愈。以紫菀、白前、兜铃、射干、菖蒲、枇杷叶、丝瓜络、白豆蔻为方，一剂知，四剂愈。

证者，证也，如断案之有证据也。然证有真有伪，有似是而非，以致恒为所眩，如此案辨暑脱，则得其证矣。素园。

证极危而方甚轻，其效乃如神，全由辨证之的。谢城。

蒋敬堂令堂年七十四，陡患呕泻，身热腹痛，神思不清，或以为霍乱，或虑其虚脱，迎余诊之。脉微弱而数，曰：暑脉自虚，不可以高年而畏脱，辛散痧药，则不免耗伤其津液。爰定芩、连、滑、斛、茹、柏、银花、竹叶、橘皮、枇杷叶之方，冬瓜汤煎，一剂而热退神清，再剂霍然。敬堂慷慨多情，知医施药，余契友也。庚申春闻其争先拒贼，竟以被戕，惜哉！

徐德生家一婢，年十七矣，陡患腹痛，稍一言动，则痛不可支，以为急痧中恶，遍治不应，飞请余往。尚以丹雄鸡强伏其心下，然神色如常，并不吐泻，脉来牢涩，苔色腻黄，乃多食酸甘而汛阻也，询之果然。以桃仁、红花、生蒲黄、灵脂、香附、延胡、芍药、海蛇、芦菔为方，送龙荟丸，遂愈。

陈喆堂令郎子堂，甲寅春，连日劳瘁奔驰之后，忽然大便自遗，并非溏泻，继言腹痛，俄即倦卧不醒，及唤醒，仍言腹痛，随又沉沉睡去，或以为痧，或以为虚，邀余决之。身不发热，二便不行，舌无苔而渴，脉弦涩不调，非痧非虚，乃事多谋虑而肝郁，饥饱劳瘁而脾困，因而食滞于中也。予槟、枳、橘、半、楂、曲、菔、楝、元胡、海蛇，服二剂，痛移脐下，稍觉知饥，是食滞下行矣。去楂、曲，加栀、芍，服一剂，更衣而愈。

此证不难于认食滞，而难于认肝郁，且当劳倦后见嗜卧证，不以为痧，必以为虚，而兼用参、术以顾脾胃，如此则肝愈不舒，而变证作矣。半痴用药至轻，而奏效至捷，良由手眼双绝。素园。

余尝问半痴曰：既肝郁于土[3]，而食不

---

① 翠：此字原缺，据光绪壬寅本、科技卫生本补。

② 半：光绪壬寅本、科技卫生本均作“牛”，疑误。

③ 土：科技卫生本作“上”。

下行矣，何以干矢自遗而不觉乎？半痴谓胃与大肠，原一气相贯，惟其食滞于胃而不化，似与大肠气不相贯，故广肠宿粪出而不觉。经云：中气不足，溲便为之变。是亦变也。所谓不足者，非言中气虚也，以中气为病所阻，则不足于降浊升清之职，故溲便为之改常也。余闻而折服其善读古书，宜乎临证之神明变化，令人莫测也。因思霍乱之吐泻无度，干霍乱之便秘不行，皆变也，皆中气为病所阻，而不足于降浊升清之职也。设泥不足为虚，则诸霍乱皆当补中气为治矣[①]。于是益叹半痴阐发经旨为不诬。菊斋。

此说与前释邪之所凑、其气必虚之说，可以互证。谢城。

姜秋农疟泻初痊，遽劳奔走，陡患霍乱转筋，面臂色紫，目陷音嘶，胸闷苔黄，汗多口腻，神疲溲秘，脉细而弦。余以沙参、蚕矢、苡仁、竹茹、半夏、丝瓜络、木瓜、车前子、扁豆叶，阴阳水煎，送左金丸一钱，外以吴萸一两研末，调涂涌泉穴。服后吐泻渐止，噫气不舒，呃忒胁疼，汗减口燥，脘下拒按，脉软而弦，以素多肝郁也。去沙参、蚕矢、木瓜、车前、左金，加紫菀、郁金、楝实、通草、枇杷叶，二帖。溲行呃止，苔退足温，腰胀腿疼，手紫渐淡，去郁、菀、通、楝，加沙参、石斛、兰叶、藕、鲜稻露[②]，亦二帖。脉和胀减，啜粥口咸，体素阴亏也。去半夏、扁豆叶，加归身、花粉、橘皮，又二帖。正[③]解行而安谷，腰痠少寐，为易西洋参，加麦冬、羊藿以调之，数帖后，又加枸杞、杜仲而愈。

此本虚标实之证，须看其先后用药之法。琴仙。

此证颇急，浅术必至张皇失措，半痴游刃有余[④]，治标不犯其本，用药与病机宛转相赴，于此服其识之老。素园。

仲韶弟主于叶氏，乙卯新秋，陡患洞泻如注，即浑身汗出如洗，恹恹一息，夤夜速余往勘。脉来沉细，身不发热，俨似虚寒之证，惟苔色黄腻，小溲全无，乃湿热病也。予桂苓甘露饮加厚朴，投匕而瘳。

丙辰仲夏，游武林，仁和胡次瑶孝廉北上未归，令正孙孺人[⑤]陡患肢麻昏晕，以为急痧，速余视之，面微红，音低神疲，睛微赤，苔色微黄，足微冷，身微汗，胸微闷，脉微弦，乃本元素弱，谋虑萦思，心火上炎，内风随以上僭，岂可误作痧闭，妄投香散之药哉？以人参、龙、牡、菖、连、石英、麦冬、小麦、竹叶、莲子心为方，两啜而瘥，寻[⑥]予平补善其后。次瑶醇谨博学，与余交最深，久欲卜居结邻而未果，庚申之变，率妻妾登舟，将来海昌，城闭不能出，与贼遇，并一幼女殉节于河，可哀也已[⑦]。

季杰之妾，秋夜陡患霍乱，腹痛异常，诊其脉细数而弦，肢冷畏寒，盖覆甚厚，询其口不渴，而泻亦不热，然小溲全无，吐者极苦，舌色甚赤，新凉外束，伏暑内发也。绛雪、玉枢丹灌之皆不受。泻至四五次，始觉渐热，而口大渴，仍不受饮，语言微蹇，余令捣生藕汁徐灌之，渐能受，随以芩、连、苡、楝、栀、斛、桑、茹、蒲公英煎服，痛即减，吐泻亦止，改用轻清法而愈。

丁巳秋，三姪寿和甫六岁，陡患凛寒身热，筋瘛面红，谵妄汗频，四肢厥冷，苔色黄腻，口渴唇红，时邪夹食也。以枳实栀豉汤加菖蒲，及冬干芦菔叶，煎成，调入玉枢

---

① 矣：此字原缺，据光绪壬寅本、科技卫生本补。

② 藕鲜稻露：科技卫生本作“鲜藕稻露”。

③ 正：科技卫生本作“大”。

④ 游刃有余：语出《庄子·养生主》。原意是指厨师剖牛，刀法运用自如，技术熟练。后因以形容技艺高超、利落。

⑤ 北上未归，令正孙孺人：光绪壬寅本、科技卫生本均作“妇”。

⑥ 寻：旋即；不久。

⑦ 寻予……可哀也已：光绪壬寅本无此五十三字。

丹五分灌之，次日谵瘛皆减，而腹痛吐泻，邪欲转霍乱以外泄也。余尝谓不但伤寒可转霍乱，而温热暑湿，皆可转霍乱也。治当迎刃而导之，于前方加苏叶一分，黄连二分，同炒，煎服，连吐三五次，泻六七次，痛即减，第三日神始爽慧，然去疾莫如尽，再服原方一剂，遂愈。凡小儿之病，因于食滞者多，胃不和则卧不安，阳明实则谵瘛，若吐泻乃病之出路，而世人动辄以惊风药治之，每致偾事[①]，昧者更惑于巫瞽[②]，而祭非其鬼，尤可嗤[③]也。余居渟溪七载，家人虽屡患大证，未尝一用巫瞽，亦未伤人，乡人目以为异。庚申秋，季杰之病甚危，寿萱姪求签于观音，大凶，其妾欲事祈祷，余力止之，卒以治愈，附识之，以戒我后人。

辛酉秋，余息濮院，盛行霍乱转筋之证。一男子胸次拒按，余以芦菔子、枳实、槟榔等导之。一妇袒胸[④]，不容盖覆，犹云五内如焚，目隐音嘶，苔黄大渴，而啜饮即吐，肢厥脉伏，市医令服姜汤一杯，幸不受，适余至，亟取冷雪水，命将小匙徐灌之，遂不吐，更以石膏、黄连、知母泻其逆冲之火而愈[⑤]。钱某证[⑥]兼吐蚘十余条，而口干脉细，是暑伏厥阴，以犯中也。以连、梅、茹、楝[⑦]、苡、斛、苏、芩清之而愈[⑧]。陈某[⑨]所下皆血，苔黄大渴，而舌色紫黯，乃暑毒深伏，起病时又饮烧酒也。用犀角、益母、地丁、茅根、菖蒲、绿豆、银花、芩、连、黄柏、藕汁，大剂灌之，皆投匕而瘥。一妇积虚患此[⑩]，汗出如浴，形脱声嘶，脉微欲绝，为亡阳之候。予附子理中汤加白芍、茯苓、木瓜、苡仁、蚕砂，而汗收脉起，随去姜、附，加黄芪，证渐平，去蚕砂，加橘、半，调补而安。刘氏妇患病，已两月不纳谷矣，忽吐泻转筋，舌光声哑，气液两亡也。亟以人参、炙草、石脂、余粮、龙、牡、斛、芍、木瓜、乌梅、冬虫夏草为方。服两剂，音开脉续，诸证皆平。伊亲沈则甫，按法调补而瘳。吴氏子患此，脉微弱，舌色淡红，口微渴，此本虚邪不盛也。宜清解药中加参以扶正气，则甫亦如法施治而愈。时余体惫，畏热惮燥，谨记大略如此[⑪]。

今年三月间，吕君慎庵言一童子在邻家嬉戏，陡然吐泻转筋，归家即毙，余以为偶然有此一证耳，既而闻患此证者渐多。四月初，有余杭纸客，在舟次病此，抵濮院，乞余诊，已舌卷囊缩，形脱神离，不可救药矣。口开苔黑，询中途并未服药。窃谓此病之盛行，多在夏秋暑湿之时，何以今春即尔？谛思其故，暑湿既可伏至深秋而发为霍乱，则冬伤于寒者，至春不为温病，亦可变为霍乱也。虽为温病之变证，而温即热也，故与伏暑为病，不甚悬殊。或曰：此揣度当然耳。仲圣但有五苓、理中治伤寒转霍乱法，未有治温病转霍乱之法，何耶？余谓古书传兵火之余，难免遗亡之憾，一隅三反，在读者之善悟焉。且细绎仲圣书，亦未尝不微露其意也。曰：太阳与少阳合病，自下利者，与黄芩汤。若呕者，黄芩加半夏生姜汤主之。张石顽注云：温病始发，即当用黄芩汤去热为主。若伤寒必传至少阳，热邪渐入里，方可用黄芩佐柴胡解之。盖黄芩汤乃温病之主方，即桂枝汤以黄芩易桂枝而去生姜，以桂枝主在表风寒，黄芩主在里风热，乃不易之定法。其生姜辛散，非温

① 偾（fèn奋）事：犹言败事。
② 瞽（gǔ古）：瞎眼。
③ 嗤（chī痴）：讥笑。
④ 一妇袒胸：光绪壬寅本、科技卫生本均作"又某赤膊"。
⑤ 而愈：此二字原缺，据光绪壬寅本、科技卫生本补。
⑥ 证：光绪壬寅本、科技卫生本作"患霍乱。"
⑦ 楝：此字原缺，据光绪壬寅本、科技卫生本补。
⑧ 而愈：此二字原缺，据光绪壬本、科技卫生本补。
⑨ 陈某：光绪壬寅本、科技卫生本此下有"患霍乱而"四字。
⑩ 此：光绪壬寅本、科技卫生本均作"时症"。
⑪ 时余体惫，畏热惮燥，谨记大略如此：光绪壬寅本、科技卫生本均无此十四字。

热所宜,故去之。此表里寒热之不可不知者也。周禹载注云:明言太少二阳,何不用二经药,非伤寒也。伤寒由表入里,此则自内发外。无表何以知太少二阳?或胁满,或头痛,或口苦引饮,或不恶寒而即热,故不得谓之表也。如伤寒合病,皆表病也。今不但无表,且有下利里证,伤寒协热利,必自传经而入,不若此之即利也。温何以即利,其人中气本虚,内伏已深,不能尽泄于外,势必下走利矣。雄按:此论温邪外发未久,即可下走为利,本文更有若呕者句,岂非温病可转霍乱,早逗端倪于此乎?曩纂《温热经纬》,于此条下附注云:少阴胆木,挟火披猖,呕是上冲,利由下迫,何必中虚始利,饮聚而呕?半夏、生姜,专开饮结;如其热炽,宜易连、茹。杨素园先生评云:此注精当,非前人所及,今治温病转为霍乱者,似当奉此以为法也。慎庵闻之,极为折服,再质宗匠,还望有以教我。

愚意此证栀子似亦可用,轻者亦可不必黄连,未知是否?惟大枣太守,必宜去之。谢城。

五月初三日,余抵上洋,霍乱转筋,已流行成疫,主镇海周君采山家,不谒[①]一客,藉以藏拙,且杜酬应之劳也。初八日,绍武近族稼书家,有南浔二客,同患此证。一韩姓,须臾而死。一纪运翔,年十七,势亦垂危。采山强拉余往视曰:岂可见死而不救哉?然已手面皆黑,目陷睛窜,厥逆音嘶,脉伏无溺,舌紫苔腻,大渴汗淋,神情瞀乱,危象毕呈。时未交芒种,暑湿之令未行,仍是冬寒内伏,春令过冷,入夏犹凉,气机郁遏不宣,故欲变温病者,皆转为此证,与伏暑为患者,殊涂同归,但不腹痛耳。以寒邪化热,究与暑湿较异也。亟令刺曲池、委中,出血如墨,方以黄芩为君,臣以栀、豉、连、茹、苡、半,佐以蚕矢、芦根、丝瓜络,少加吴萸为使,阴阳水煎,候温徐徐服之,遂不吐。次日脉稍起,又两剂,黑色稍淡,肘膝稍和,反加睛赤烦躁,是伏邪将从外泄也。去吴萸、蚕矢,加连翘、益母草、滑石,而斑发遍身,苔始渐化,肢温得寐,小溲亦行,随与清搜化毒之药多剂而痊。采山因嘱余详述病因治法,刊印传布,名其方曰黄芩定乱汤。嗣治多人,悉以此法增损获效。如利泰一洞庭史客,素吸洋烟而患此证,与此方数帖后,反便秘目赤,渴汗昏狂,亦是久伏之邪,渐欲外越也。予竹叶石膏汤加减而瘳。其湿盛者,加茵陈、滑石;气实者,加枳、桔;饮阻食滞者,加厚朴、芦菔;肝郁气结者,加紫苏、楝实;口渴用茅根汤,或藕汁频灌。活法在人,不能缕述。绍武在屠甸市,得余此方,劝人合药施送,几及千料云。

此方加减有法,较前尤妥善也。谢城。

夏至后仍无大热,而霍乱转筋不息,虽与芒种以前者同为伏邪所发,然证因略有不同,其病似较深一层,何也?按先曾祖《重庆堂随笔》云:温病、热病、湿温病,治不得法,皆易致死,流行不已,即成疫疠,犹之治盗不得其法,则贼党日众,变为流寇也。因热气、病气、尸气,互相轇轕[②],即成毒疠之气而为疫,岂真天地之间,另有一种异气哉!故疫之流行,必在人烟繁萃之区,盖人气最热。纪文达公杂诗云:万家烟火暖云蒸,销尽天山太古冰。自注:乌鲁木齐自设郡县以来,婴儿出痘,与内地同,盖彼处气候极寒,今则渐同内地,人气盛也。纪氏此言,可谓独窥其微矣。上古无痘,至汉始有,今时罕有不出痘者,以生齿[③]日繁,地气日热,所以古人最重伤寒,今世偏多温热也。雄按:此段名言,括尽近世病情,治时

① 谒(yè):请见,进见。
② 轇轕:交错纠缠的意思。
③ 生齿:指人口。

证已无余蕴矣。而于此曰上海病因，尤为切贴。地气既日热，秽气亦日盛，加以疫气、尸气与内伏之邪，欲化热病而不得者，卒然相触，遂致浊不能降，清不能升，挥霍闷乱，而为吐泻转筋之危证。是伏邪欲发，客邪外入，两邪交讧，肠胃乃乱，故气道立时闭塞，血脉因而瘀滞，四肢厥冷，手面皆黑。阳明多气多血之经，见证若是之骤者，非气血忽然枯槁也。夫人气以成形耳，气不流行，血肉即死，故初起亟宜开闭，俾气通血活，邪得外泄，则正自复。昧者不知邪闭血凝、热深厥深之理，见其肢冷脉伏，即以为寒，又疑为脱，既不敢刺，更投热药，使邪无宣泄，愈闭愈冷，尚谓服此热药，一身尽冷，可见黍谷春回之不易，再遇此证，仍用此法，死者之冤，无可呼吁，虽有七窍流血而死者，亦不悔悟。亦有邪闭，则正气无以自容而外脱者，阳从上脱，则汗多而气夺，阴从下脱，则泻多而液亡，所谓内闭外脱也。欲其不外脱，必开其内闭，如紫雪、绛雪、行军散，皆开闭透伏之良方也。而飞龙夺命丹，即合行军、绛雪二方而加峻者，且有人中白引浊下行，尤具斩关夺命之能。上虞陈君香谷闻之，慨为制送，嘱余详述方治刊布，因而救全不少，厥功伟哉！

自纪运翔之证治愈后，凡患此者，纷纷踵门求诊，情不能已，徼幸成功者颇多。然夏至以后，病由内外合邪，其势更剧，故必先以夺命丹开其闭伏，愈后变证不一，然随机而应，甚费经营，非比往年之霍乱，虽系危证，但得转机，即可霍然也。其故良由流离困苦，失志劳神，先有内伤，遂多曲折，故愈后调理，极宜详慎。而上海多懋迁[①]窜难之人，病得转机，往往大意，所谓病加于小愈，因而致堕前功者不少。如余杭褚子耘茂才，余亲家也，其使女患此，已身硬矣。适余往访知之，遂以香谷所赠夺命丹二分，嘱其灌人，顷刻活动，随予解毒活血汤，数服得生。嗣余往返崇明，闻其仍淹缠不健而亡。一壬大生烟铺伙友，余治愈后，已溺行能食，余热外泄，满面赤瘰，忽然神气瞀乱而死。一澧记钱铺石某，余为治愈，二便已如常矣。越数日，云饮食不得下，戴眼呃忒而逝。一绿荫书坊陶姓，业已向愈，忽然神情恍惚，药不及救，此丽云为余述者。又四明陈解香之弟，患此垂危，延余治愈，遂不服药月余，复来请勘，已咽痛碍进水谷，颐肿舌糜，牙关甚紧，痰嗽胁疼，溺赤管痛，便溏色酱，此余毒蕴隆，失于清解，遂致燎原若此。是限于贫困，养痈成患，而脉已弦紧数疾，莫可措手，久之果毙，并录为案以为贾旅告。或云：此地药肆甚忙，每致误付，病者误服骤变，彼此不知，医家、病家皆须留意。嗣阅《冷庐医话》云：吾邑陈庄李氏子患霍乱，医定方有制半夏二钱，药肆中误以制附子与之，服后腹大痛，发狂，口中流血而卒。李归咎于医，医谓用药不误，必有他故。索视药渣，则附子在焉，遂控于官，罚药肆以金和息之。观此则或人之言尤信，然此案若病家良懦，隐忍而不言，医者惶窘，走避而不辨，或药渣弃无可证，则此狱虽皋陶[②]莫断矣。服药可不慎哉！

朱鸣岐患下利转筋，医见肢冷，即投温补，而服药即吐，既而呃忒不已，温补加峻，病日以危，延至九朝，已万无生理，备后事矣。子耘主其家，嘱请余援。脉至左弦滑，右弱不应指，苔黄厚而腻浊，小水不行，脐上拒按，因谓曰：病原不重，误药致剧，命不应死，幸而得吐，否则早为泉下人也。予枳、桔、芩、连、茹、夏、苏、翘、芦根、枇杷叶、滑石，开痰行食，舒结通阳。两剂呃果止，而遍身赤斑。又两剂燥矢下，而苔化溺行，

① 懋(mào 茂)迁：同“贸迁”，贩运买卖。

② 皋陶：皋，原作“咎”，据光绪壬寅本改。皋陶，传说中东夷族首领，曾被舜任为掌管刑法的官。

右脉渐振，随与清肃调养法而瘳。

勘朱证时，适子耘令弟子方茂才在座，曰：如此重证，君胡以为病原不重也？余谓：世间重证，大半因误治而成。此证若初治得法，一二剂可愈也。奈举世以泻证、吐证、霍乱证、霍乱转筋证皆为寒证，往往不察病情，辄投热药，今见肢冷而右脉软弱，彼方以为虚寒的据，况服药即吐，呃忒随来，以霍乱转筋而见呃忒，何暇更问其余，皇皇然以为虚脱之象，故温补日以加峻，纵使一蹶不起，病家无怨，医者不悔也。每见此地市医临证，虽极轻之病，必立重案，预为避罪邀功之地，授受相承，伎俩如是，良可慨已！此外，如胸腹疼痛，疟疾哮喘，经阻产后等证，世俗亦多指为寒病，虽以热药杀之，而彼此不知者，而呃忒则尤多枉死焉。余尝治一角妓，患呃累日，破身太早，固是虚证，然血去阴伤，岂可反以温燥助热，遂致下焦不摄。素性畏药，余用一味鸡子黄，连进数服而安。

吴竹溪时感将瘥，患呃三日，声闻于邻，人皆危之，予通府行气法，便行痰吐而痊。

南浔朱君浦香，年五十六，自幼患童劳，继以吐血，三十外即绝欲，得延至此，而平素便如羊矢，其血分之亏如是。今秋陡患呃忒，连服滋镇温纳之药，势濒于危，陆定圃进士嘱延余诊。脉至弦滑搏数，苔黄厚而腻，口苦溺赤，遂力排众议，主大剂凉润，如雪羹、蒌仁、竹沥、枇杷叶、芦根、元参、紫菀、射干、兜铃、菖蒲等多剂，连下赤矢始瘳。如此衰年虚体，尚因痰热致呃，故虚寒之呃，殊不多见，而医者不知辨证察脉，率以丁香、姜、桂为不祧[①] 之药，何哉？

谢氏妇怀孕五月，便泻四日，医投姜、附、桂、朴药一帖，遂四肢麻冷，气塞神昏，溺闭汗淋，大渴呕吐，急延余援，脉未全伏，先饮以酱油汤，吐渐止，随予参、连、芩、柏、茹、斛、银花、扁豆叶、蒲桃干、芦根、绿豆，以冬瓜汤煎，徐徐温服，外用炭醋熏之，各恙皆差，次日脉弦滑，泻未止，以白头翁汤加参、草、银花、扁豆、蒲公英、蒲桃干、砂仁，两剂而痊。

婺源詹耀堂子，年二十，患霍乱，服姜、桂数剂，泻不止，素吸鸦片，疑为虚漏，补之泻益甚，始延余视。大渴而脉弦数，幸而起病不因暑热，然阴分素亏，虽饮冷贪凉，热药岂堪过剂，设无便泻以分其药力，则津液早枯矣。予白头翁汤合封髓丹，加银花、绿豆、石斛，一剂知，二剂已。

余赴申时适石门吴君仁山在濮院，承其关切曰：昆陵张仲远观察，秀水杨啸溪孝廉，皆已自楚至申，句当[②] 公事，君可往访也。余感其意，唯唯而谢。缘久闻张氏家学渊源，虽闺阁皆通翰墨，然向见其宛邻书屋医书数种，似偏尚温补者，曾与故人太仓王子能参军言之，子能亦善医，叹曰：人之才识学力，各有能至不能至，不可强也。王半山不入相，即是伊川[③] 一流，秋壑钤山，能甘淡泊[④]，不失为风雅之人。阳明先生勳业灿然，后人惜其多了讲学一事。若张氏者，何必谈医，世人信其学问，而并信其医，因而贻误者实多。余弟季旭，仲远之妹婿也，即为其所误。噫！言犹在耳，子能已下世十余年矣。乃啸溪为仲远来索余书，余推故不与。嗣闻仲远之子患霍乱，径投六君子汤一剂而亡，是泥于扶正却邪之说，犹之寇来不战，但知守城，卒以自毙耳。秋间仲远亦亡，后蒋寅昉大理信来，深以余求书不与为是。昔某侍郎督学吾浙，亦以

---

① 祧（tiāo）：远祖庙，谓其将迁也。不祧，意指不变、不移也。

② 句当：犹言处理也。

③ 伊川：宋代理学家程颐之号。

④ 淡泊：光绪壬寅本、科技卫生本均作“恬退”。

上工自命，尝浼[①]邵位西枢部求书，余亦不与。所谓道不人谈免俗讥。备录为案，愿世人毋轻言医事，必量而后入也。

钱塘姚欧亭协转，复宰崇明，闻余在沪，新秋嘱令弟嶽庵比部持函聘余往游。以初夏偶患大泻，后苦脾约，两旬始一更衣，既而匝月一行，甚至月余一行，极其艰滞，而先硬后溏，汗出神惫，年逾六秩，步履蹇滞，虽广服人乳及润导诸药，率不效，间或纳食如梗，呕吐酸辣，六脉迟软，苔色白润，不渴，小便清长，腹无胀痛，此真中气不足，溲便为之变也，岂肠燥便秘可以润药濡之哉？既不宜润，更不可下，以中虚开阖无权，恐一开而不复阖，将何如耶？亦不可升提，盖吐酸食梗，已形下秘上冲之势，又素吸洋烟，设一阖而竟不开，又将何如耶？爰以参、术、橘、半、旋、芍、鸡金、木瓜、枇杷叶为方，服六剂，更衣两次，解四弹丸，又三剂，解十五六丸，又三剂，下九丸而始畅，并不坚燥，亦无溏矢，毫不怯力，是药证已符，为留调理法而别。设或吐酸食梗，则暂用参、连、橘、半、旋、茹、苏叶、枇杷叶、紫石英以清肃镇息之。八月初，秋阳正烈，欧亭因公来申，久住舟中，从者皆病，况久虚初愈之体乎！初七日，忽然身热呕泻，哲嗣小欧别驾，急速余勘。白苔满布，神惫不支，腹痛汗频，音低溺涩。先予参、连、夏、朴、茹、滑、苡、苏、蚕沙、扁豆叶二剂，热退神清，而左脉仍弦，关上高，呕酸无寐，手足振惕，客邪虽解，土受木乘也。去滑、朴、蚕沙、扁豆叶，加茯神、蛤壳、紫菜、绿豆、白蔻仁，三剂苔化能眠，知饥泻减，去蔻、蛤，加菖蒲、白术，五剂而痊。霍乱之开阖失常，中枢为邪所乱也。此证之开阖无权，中虚不能主持也，一实一虚，正可互勘。至愈后之呕泻振惕，又为风暑乘虚扰中之霍乱证，故详列拙治，统质通方。

汪谢城孝廉，招勘婺源石雨田司马令慈，年近五旬，陡患霍乱转筋，苔黄大渴，神情烦躁，证属伏暑，脉颇不恶，而浑身冷汗，摇扇不停，已为阳越之象，不敢与方，寻即告殒。此凭证不凭脉也。次日，篁斋荐视朱君巽泉之尊人，年已六旬，患霍乱转筋，证不甚剧，问答音清，而脉微欲绝，亦决其不治，已而果然。此凭脉不凭证也。汪、金皆善医，皆以余言为不谬。逾半月，篁斋于丙夜患此证，刺出黑血，侵晓速余往视，形脉两脱，大汗如淋，目陷音嘶，溺无苔腻，平素嗜饮少谷，好善忘劳，暑湿蕴中，正气溃散，勉投参药，竟不能救，惜哉！因挽以一联云：飘泊正无聊，感廿载神交，萍聚申江，将检残编求品鉴。考终[②]原是福，径一朝仙去，风悽秋夜，那堪衰鬓丧知音。

次女定宜，年二十，体实耐劳，适[③]同邑戴氏。初旬，接女夫信云：女于八月二十三日忽患痛泻，肢冷脉伏，崔某进附子理中汤加减，泻不止而苔黑唇燥，颇露热象。改投犀、斛、生脉散等药，形渐脱。又用附桂八味汤，遂于二十九日舌焦如炭而逝。弥留时语婿曰：吾父在此，病不至是也。噫！据此病情，是伏暑也。戴氏为积德世医家，余曩刻丛书十种，渠处皆有，竟使误药而亡，良可惨已！邮挽一联云：垂老别儿行，只因膳养无人。吾岂好游，说不尽忧勤惕厉底苦衷。指望异日归来，或藉汝曹娱暮景，濒危思父疗，虽曰死生有命，尔如铸错，试遍了燥热寒凉诸谬药，回忆昔年鞠育，徒倾我泪洒秋风。呜呼！良朋爱女，同病同日而亡，斯重订之役，尤不可已矣。并附挽言，一以志交情，一以志药误也。

霜降前，水北族侄棋偕，邀勘所亲蒋君循庵之媳，患霍乱转筋，交三日矣。厥逆目

---

① 浼（měi）：请托。

② 考终：善终也。

③ 适：嫁也。

窜，膈闷无溺，苔黄苦渴，脉极弦细，屡进桂、附、姜、术，气逆欲死。予昌阳泻心汤加减，煎成徐服，外以吴萸研末，卤调，贴涌泉穴。服二剂，吐止足温，去苏、朴，加楝、斛、蒲公英，多剂始痊。盖伏暑挟素盛之肝阳为病，误服温补，以致遽难廓清也。

禾中方氏女，二十六岁[①]，播迁三载，秋仲抵申。患吐泻，所亲[②]钱伯声孝廉邀余视之，一药而瘥。既而患肿，因在旅寄，竟不调治。交霜降，肿忽消，不数日又患霍乱，即神气瞀乱，屋中盘走，口呼姊姊，乃姊强纳之卧，两目旋转不停，泪涔涔[③]而滴[④]，牙关即紧，欲延余诊，竟不及也。伯声询故，余曰：此流离困苦，忧郁深沉，木土相乘，吐泻而肿，节交霜降，气肃肿消，郁无所宣，直凌脾胃，吐泻陡作，木火勃升，狂走目张，阳从上越。此情志内伤霍乱也，故告危如是之速。

南浔沈春泉，年五十七，立冬前五日，食蟹面后，陡患霍乱转筋，所吐泻者皆水。初进桂、附药，筋转益甚，周身微汗，神倦懒言。指渐冷，脉渐伏，时欲太息。更方用牡蛎一两，龟版八钱，阿胶四钱。服后势较剧，延余视之，苔黄大渴，小便全无，泻出极热，心下拒按，伏暑挟食之证，不知何所见而予燥补涩腻之药，乃病家谓其品学书画甚优，故深信而不疑，竟以不起，可怜又可笑也。嗣闻其次郎，于立冬后亦患此证，医知伏暑，用黄连等药，吐泻已止，因脉未遽起，不知为伏热不清，改投附、桂等三帖而亡，尤可哀已！

上虞罗吉人，立冬前患霍乱转筋。子耘知其阴分素亏，病由伏暑也。服药已得转机，数日后渐有呃忒，延余视之。脉弦数，左甚，苔焦而渴，龈衄脘闷，便溏色酱，小溲短赤，皆伏暑未清，气机阻塞之象。既失清肃，乃当脐尚贴回阳膏，屡嘱揭去而不从，后闻不起。此非败证，余深惜之。

南浔张二梅，年逾六旬，秋间患霍乱转筋，医见高年而厥逆多汗，拟进温补。张不敢服，但用平淡单方，及外治法而瘥。然从此大便不坚，时时自汗，遍身疮疥，畏热异常，延至立冬后，邀余诊之。脉甚滑数，口渴苔黄，便溺皆热，犹著夹衣，是赋质偏阳，湿热内盛，幸而畏进温补，得以引年。与大剂清化法渐愈。又今年患疥者，举目皆是，所谓遍地疮痍，洵非虚语。外治之方甚多，而平善者罕效。更有治不得法，疮骤愈而变证，遽陨其生者，毒陷内讧也。子耘传一方颇佳，以麻黄一两，川椒五钱，蛇床子五钱，斑蝥七枚，雄猪油或柏油熬透去渣，另用明矾、黄柏各一两，蓖麻子、大枫子各四十粒，共研末，调入油内，绢包擦患处，能拔蕴毒伏邪，未出旬日可愈，无后患，此与火酒摩转筋之义正同，勿以药猛而訾[⑤]之，故附录于此。

无征不信，有法可师，爰采群书，南针是仰。然病情之幻伏，犹敌情之谲觚[⑥]，似是而非，云非恰是，千态万状，莫可端倪，谬以身经，附为梦影，盖时移事易，境似炊粱，而比烛拟檠，痴同扪籥[⑦]，或竹头木屑[⑧]，亦大匠所需，敢质通方，毋嗤琐陋，故列医案第三。

---

① 二十六岁：光绪壬寅本、科技卫生本无此四字。

② 所亲：光绪壬寅本、科技卫生本作"其戚"。

③ 涔涔（cén 岑）：形容泪落不止貌。

④ 而滴：光绪壬寅本、科技卫生本作"下"。

⑤ 訾（zǐ 紫）：毁谤非议。

⑥ 谲（jué 决）觚（gū 孤）：奇诡不正。

⑦ 比烛拟檠，痴同扪籥（yuè 跃）：意出"扣檠扪烛"。苏轼《日喻》："生而眇者不识日，问之有目者。或告之曰：日之状如铜盘。扣盘而得其声，他日闻钟以为日也。或告之曰：日之光如烛。扪烛而得其形，他日揣籥以为日也。"后因以喻认识片面，不正确。

⑧ 竹头木屑：语出《晋书·陶侃传》：谓陶侃将平时造船之木屑、竹头收集起来，待天下雪时用木屑铺地，战时用竹头作钉装船。后喻废物可以利用。

随息居重订霍乱论第四药方篇

海昌王士雄梦隐纂

甬上 吕庆熊淞舟 林植梅瘫仙 同校

药　性

原蚕砂　诸霍乱之主药也。

黄芩　温病转霍乱之主药。凡吐下而热邪痞结上焦，胸次不舒者，并可与黄连、半夏同用。

石膏　暑热霍乱之主药。凡吐利而苔黄大渴者，并宜用之。外挟风寒者，佐以紫苏、桂枝、香薷、生姜之类；内挟痰滞者，佐以厚朴、半夏、菖蒲、橘红之类；下兼寒湿者，佐以防己、细辛、海桐皮、威灵仙之类。

滑石　湿热霍乱之主药。热甚者佐石膏，湿甚者佐茵陈。

薏苡仁　霍乱转筋溺秘者之主药也。

木瓜　霍乱转筋溺不秘者之主药也。

香薷　夏令浴水，迎风而霍乱之主药也。

扁豆　中虚而暑湿霍乱之主药也。

西洋人参　虚人霍乱之主药也。

枳　桔　芦菔子　停食霍乱之主药也。

栀　豉　石菖蒲　秽浊霍乱之主药也。

楝实　黄柏　桑叶　丝瓜　霍乱而肝火盛者之主药也。

茅根　地丁　益母　蒲公英　霍乱而血分热炽之主药也。

竹茹　石斛　芦根　栀子　枇杷叶　霍乱呕哕之主药也。

厚朴　芦菔　大腹皮　霍乱胀满之主药也。

茵陈　连翘　绿豆皮　丝瓜络　霍乱身黄之主药也。

通草　车前　海金砂　霍乱无溺之主药也。

绿豆　银花　竹叶　黄连　霍乱误服热药之主药也。

旋覆　紫菀　麦蘖　芦菔子　霍乱误补之主药也。

人参　龙骨　牡蛎　甘草　石脂　余粮　霍乱大虚欲脱之主药也。

桂枝　伤寒转霍乱之主药也。

紫苏　藿香　生姜　厚朴　白豆蔻　霍乱因外寒之主药也。

吴茱萸　乌药　砂仁　高良姜　霍乱因内寒之主药也。

人参　白术　炙甘草　莲子　中虚而寒湿霍乱之主药也。

丁香　木香　川椒　神曲　瓜果、鱼蟹、生冷伤中霍乱之主药也。

干姜 **附子** **肉桂** **硫黄** 阳虚中寒而霍乱，及寒霍乱误服寒药之主药也。

方 剂[①]

卧龙丹 治诸痧中恶，霍乱五绝，诸般卒倒急暴之证。

西牛黄 飞金箔各四分 梅花冰片 荆芥 羊踯躅各二钱 麝香当门子五分 朱砂六分 猪牙皂角一钱五分 灯心炭二钱五分

九味共研细，瓷瓶密收，毋使泄气，以少许搐鼻取嚏。垂危重证，亦可以凉开水调灌分许。并治痈疽发背，蛇、蝎、蜈蚣咬伤，用酒涂患处。

按：羊踯躅俗名闹羊花，辛温大毒，不入汤剂，入酒饮能杀人[②]，近目即昏翳。今肆中卧龙丹，以此为君药，又去牛黄而加蟾酥，减轻灯心炭，而冰、麝不过略用些须耳，故药力太逊，甚不可恃，好善者必自配制也[③]。

又

西黄六分 梅片 当门子 北细辛各一钱 牙皂 羊踯躅各二钱 灯心炭一两

七味制如上法，主治亦同。

立效丹 治同上。

砂仁[④]三两 明雄黄 蓬砂各一两八钱 梅冰 当门子各九钱 火硝六钱 荜拨 牛黄各三钱

八味共研细，瓷瓶紧收，勿令泄气，每用分许，芦管吹入鼻内。若卒倒气闭重证，则七窍及脐中均可放置，立苏。凡暑月入城市，抹少许于鼻孔，可杜秽恶诸气。

开关散 治番痧臭毒，痛如绞，气闭神昏欲绝之证。

灯心炭一两 羊踯躅三钱 北细辛 杜蟾酥 牙皂各二钱 牛黄 梅片 当门子各一钱

八味共研细，瓷瓶紧装，毋令泄气，每少许吹鼻，得嚏即生。

速效丹 治诸痧手足麻木，牙关紧急，目闭不语，胸背有红点，或咽肿心痛，及风餐露宿，寒暑杂感，危急之证。

北细辛 牙皂各三钱五分 朱砂二钱五分 广木香 陈皮 桔梗 贯众 薄荷叶 防风 制半夏 甘草各二钱 枯矾一钱五分 白芷一钱

十三味，共研细末，瓷瓶紧装，每用三分，吹入鼻孔。寒湿内盛而病重者，开水调服一钱，加入苏合香二钱尤妙。按痧药方，药品珍贵者多，惟此价廉，用以搐鼻，颇亦有效。故人徐君亚枝尝合大料，交余在渟溪施送累年，乡人无不感颂。

甘露消毒丹天士 治暑湿霍乱，时感痧邪，及触冒秽恶不正之气，身热倦怠，胀闷肢痠，颐肿咽疼，身黄口渴，疟痢淋浊，泄泻疮疡，水土不服诸病，但看病人舌苔淡白，或厚腻，或干黄者，疫邪尚在气分，悉以此丹主之。凡医临证，亦当准此化裁，自可十全为上。

飞滑石十五两 绵茵陈十一两 淡黄芩十两 石菖蒲六两 川贝母 木通各五两 藿香 连翘 射干 薄荷叶 白豆蔻各四两

十一味，不可加减，生晒研细末，瓷瓶密收，每服三钱，开水温服，日二。或以神曲糊丸如弹子大，调化服亦可。此丹治湿温时疫，著效亦神，累年同人合送，价廉功敏，无出此方之右者。一名普济解疫丹。

太乙玉枢丹一名解毒万病丹 治诸痧霍

---

① 方剂：本节原书首列所收录方剂之目次，文字似嫌重复，且不合体例，今据科技卫生本删。

② 入酒饮能杀人：光绪壬寅本、科技卫生本作"止可用以取嚏"。

③ 也：光绪壬寅本、科技卫生本此下注有"按冰片近日有一种洋冰，以樟脑升提者，性热，万不可用"二十二字。

④ 砂仁：光绪壬寅本、科技卫生本均作"朱砂"。

乱，疫疠瘴气[①]，喉风五绝，尸疰鬼胎，惊忤癫狂，百般恶证，及诸中毒，诸痈疽，水土不服，黄疸鼓胀，蛇犬虫伤，内服外敷，功难殚述，洵神方也。

山慈菇去皮，洗净，焙　川文蛤即五倍子，槌破，洗，刮内桴　千金子即续随子，去油，取净霜，各二两　红芽大戟洗，焙，一两　当门子三钱

五味，先将慈、蛤、戟三味研极细末，再入霜、香研匀，糯米汤调和，干湿得宜，于辰日净室中，木臼内杵千余下，每料分四十锭，故亦名紫金锭。再入飞净朱砂、飞净明雄黄各五钱尤良。或以加味者杵成薄片，切而用之，名紫金片。每服一钱，凉开水调下。孕妇忌之，又不可与甘草药同进也。

太乙紫金丹　治霍乱痧胀，岚瘴中恶，水土不服，喉风中毒，蛇犬虫伤，五绝暴厥，癫狂痈疽，鬼胎魇魅，及暑湿温疫之邪，弥漫熏蒸，神明昏乱，危急诸证。

山慈菇　川文蛤各二两　红芽大戟　白檀香　安息香　苏合油各一两五钱　千金霜一两　明雄黄飞净　琥珀各五钱　梅冰　当门子各三钱

十一味，各研极细，再合研匀，浓糯米饮，杵丸绿豆大，外以飞金为衣，每钱许，凉开水下。

按：一瓢云：此方比苏合丸而无热，较至宝丹而不凉，兼玉枢丹之解毒，备二方之开闭，洵为济生之仙品，立八百功之上药也。又按：昔人所云太乙丹能治多病者，即上二方也。今俗传太乙丹，不知创自何人，药品庞杂，群集燥热，惟风餐露宿藜藿人寒湿为病者，服之颇宜，若一概施之，误人匪浅。

行军散　治霍乱痧胀，山岚瘴疠，及暑热秽恶诸邪，直干包络，头目昏晕，不省人事危急等证，并治口疮喉痛，点目去风热障翳，搐鼻辟时疫之气。

西牛黄　当门子　真珠　梅冰　蓬砂各一钱　明雄黄飞净，八钱　火硝三分　飞金二十页

八味，各研极细如粉，再合研匀，瓷瓶密收，以蜡封之，每三五分，凉开水调下。

千金丹一名人马平安散　治同上。

明雄黄　蓬砂　硝石各一两　朱砂五钱　梅冰　当门子各二钱　飞金一百页

七味，各为细末，合研匀，瓷瓶紧装，每二三分，凉开水下，或嗅少许于鼻内，或加牛黄。洄溪云：此秘方也。

紫雪　治痧胀秽毒，心腹疠痛，霍乱火炽，躁瞀烦狂，及暑火温热，瘴疫毒疠诸邪，直犯膻中猝死，温疟发斑，狂易叫走，五尸五疰，鬼魅惊痫，急黄蛊毒，麻痘火闭，口舌生疮，一切毒火邪火，穿经入脏，蕴伏深沉，无医可治之证。

黄金百两。石顽云：须赁金铺中炼过叶子煮之，方有性味，而止用十两。薛公望云：不用亦可。洄溪云：如用飞金万页研入尤妙　寒水石石顽云：如无真者，以元精石代之　慈石醋煅　石膏　白滑石各三斤。石顽：止用各五两

四石共捣碎，用水一斛石顽：一斗，连金煮至四斗石顽：五升，去滓，入下药：

犀角屑　羚羊角屑　青木香切　沉香研，各五斤。石顽：止用五钱。按："斤"字恐是"两"字之讹　丁香一两。石顽：止用一钱。洄溪曰：可用二两　元参切　升麻各一斤。石顽：用一两六钱　甘草八两。石顽：用生者八钱。洄溪：用炙　八味，入前药汁中，煮取一斗五升石顽：一升五合，去滓，入下药：

朴硝十斤。石顽：用芒硝一两　焰硝四斤。石顽：用三两。洄溪云：余制此二硝，止用十之一。

二味，入前药汁中，微火上煎，柳木篦搅不住手，候有七升石顽：七合半。木盆中半日[②]，欲凝入下药：

朱砂研细，水飞净，三两。石顽：五钱　当门

① 疫疠瘴气：科技卫生本作"诸疫疠气"。
② 木盆中半日：光绪壬寅本、科技卫生本均作"投在木盆中半日"。

子研，一两二钱五分。石顽：一钱二分

二味入前药中搅匀，勿见火，寒之二日，候凝结成霜紫色，铅罐密收，每服三四分至一钱，量用，新水调灌。

按：《鸡峰方》无慈石、滑石、硝石，二角只用各十两，丁、沉、木香各五两，升麻六两，朴硝二斤，麝香却用三两，余六味分两同。《医通》云：此方即《千金》元霜加甘草、丁香、朱砂三味，遂易紫雪之名，余以其香味易散，故减小其制，窃谓宜从张氏配合为是。

碧雪 治热极火闭，痧胀昏狂，及霍乱误服热药，烦躁瞀乱，及时疫愦乱，便秘发斑，一切积热，咽喉肿痛，口糜龈烂，舌疮喉闭，水浆不下等证。

寒水石 石膏 硝石 朴硝 芒硝 牙硝 青黛 甘草

八味等分，先将甘草煎汤去滓，纳诸药再煎，以柳木篦不住手搅，令消熔得所，却入青黛和匀，倾入砂盆内，候凝结成霜，研细密收，每钱许，凉开水下。上焦病以少许含化咽津，不能咽物者，芦筒吹入喉中，齿舌病抹患处。

绛雪一名八宝红灵丹 治霍乱痧胀，肢厥脉伏，转筋昏晕，瘴疠时疫，暑毒下痢等证，并治喉痹牙舌诸病，汤火金刃诸伤，均搽患处。

朱砂 牙硝各一两 明雄黄飞 蓬砂各六钱 礞石煅，四钱 梅片 当门子各三钱 飞真金五十页

八味，择吉日净室中各研极细，再研匀，瓷瓶紧收，熔蜡封口，毋使泄气，每一分，凉开水送下，小儿减半。以药佩带身上，可辟疫气，牛马羊瘟，以此点其眼即愈。

飞龙夺命丹 治痧胀疠痛，霍乱转筋，厥冷脉伏，神昏危急之证，及受温暑瘴疫，秽恶阴晦诸邪，而眩晕痞胀，瞀乱昏狂，或卒倒身强，遗溺不语，身热瘛疭，宛如中风，或时证逆传，神迷狂谵，小儿惊痫，角弓反张，牙关紧闭诸证。

朱砂飞，二两 明雄黄飞 灯心炭各一两 人中白漂煅，八钱 明矾 青黛飞，各五钱 梅冰 麻黄去节，各四钱 真珠 牙皂 当门子 蓬砂各三钱 西牛黄二钱 杜蟾酥 火硝各一钱五分 飞真金三百页

十六味，各研极细，合研匀，瓷瓶紧收，毋令泄气，以少许吹鼻取嚏，重者再用开水调服一分，小儿减半。

按：此丹芳香辟秽，化毒祛邪，宣气通营，全体大用，真有斩关夺隘之功，而具起死回生之力也。

炼雄丹 治暑秽痧邪，直犯包络，神明闭塞，昏愦如尸，及霍乱初定，余热未清，骤尔神昏，如醉如寐，身不厥冷，脉至模糊者，皆燥热无形之气，蒙蔽膻中，如人在烟尘瘴雾中行，治失其宜，渐渐燥闷而死，此非牛黄清心、犀角地黄等方可疗，此丹主之。

极明雄黄一分，研极细 提净牙硝六分

研细，同入铜勺内，微火熔化拨匀，俟如水时，急滤清者于碗内，粗渣不用，俟其凝定收藏，此丹灶家秘制也。

按：此法见《游宦纪闻》，陈平伯载此方，黄多而硝少，素园纠其误，谓黄多硝少，何能熔化，今依杨定雄一硝六为率。

木通一钱 通草三钱

陈雨水按冬雪水似更良一碗，煎出味，去滓，再以陈雨水九碗，与药汁和匀，每次用药水一碗，磨入犀角三分，挑入炼雄三厘调匀，徐徐冷灌，能于三日内服尽十碗药水，必有清痰吐出数碗而愈，篁斋尝亲验矣。

三圣丹 治寒湿为病，诸痧腹痛，霍乱吐泻。

木香一两，不见火 明雄黄二两 明矾三两

共研细末，以鲜荷叶、橘叶、藿香叶各二两捣汁，丸绿豆大，每服九分，重者再服。

蟾酥丸　治暑月贪凉饮冷，食物不慎，兼吸秽恶，成痧胀腹痛，或霍乱吐泻。

杜蟾酥火[①]酒化　朱砂飞，各五钱　明雄黄飞　茅山苍术土炒焦，各一两　丁香　牙皂各三钱　当门子一钱

七味，各研极细，蟾酥打丸，凤仙子大，辰砂为衣，放舌底化下，重者二三丸。洄溪云：此秘方也。

又　治同上。

杜蟾酥烧酒化开　明雄黄水飞，各三钱　丁香　木香　沉香各二钱　茅山苍术土炒焦，四钱　朱砂飞，一钱五分　当门子一钱　西牛黄三分

九味，各研极细，择上吉日，净室中合研匀，同蟾酥，加糯米粽尖五个，捣千余下，丸如椒子大，晒干，盛于瓷碗内，再用朱砂一钱五分，烧酒调涂碗内，盖好，用力摇一二千下，则光亮矣。密收瓷瓶内，每三粒，轻者一粒，重者五粒，泉水下。

姚氏蟾酥丸　治同上。

杜蟾酥火酒浸烊，如无杜酥，可以东酥加倍　明雄黄研　朱砂飞，各二两　木香晒　丁香晒　茅术炒　滑石飞，各四钱　当门子一两

八味，各研极细，和入蟾酥杵匀，丸黍米大，每药丸就四两，以火酒喷湿，盖在碗内，加入飞净朱砂六钱，竭力摇播，以光亮为度。

眉批：木方去木香、滑石、当门子名截痧丸，治痧甚效，方亦较稳。

又一名通灵万应丹　治同上，而力较峻。

杜蟾酥九钱，烧酒化　锦纹大黄晒干，六两　朱砂飞　明雄黄飞　明天麻焙干　麻黄去节，焙，各三两六钱　甘草去皮微炒，二两四钱　丁香六钱　当门子三钱　茅术米泔水浸，切焙，三两

十味，各为细末，以糯米粥浆和，杵丸芦菔子大，朱砂为衣，每七丸纳舌下，少顷阴阳水下，若研细吹鼻，亦可取嚏。

霹雳散　治阳虚中寒，腹痛吐泻，转筋肢冷，汗淋苔白，不渴，脉微欲绝者。

附子浓甘草汤煎去毒　吴茱萸泡去第一次汁，盐水微炒，各三两　丝瓜络烧酒洗，五两　陈伏龙肝二两，烧酒一小杯收干　木瓜络石藤七钱，煎汁炒干，一两五钱　丁香蒸晒，一两

六味，共为极细末，分作十九服，外以醋半酒杯，盐一钱五分，藕肉一两五钱，煎滚，瓦上炙存性研，每服加三厘，每病止须用半服，参汤下。

按：确系寒证，此散固佳，若未辨阴阳，而用热药，以为外治，尚无大害，内服之药，极宜审慎，勿轻试也。

回阳膏　治同上。

生香附或用吴茱萸亦可，一两八钱　母丁香一两二钱　上桂心八钱　倭硫黄五钱　当门子四钱

五味，共研极细，瓷瓶密收，每二三分安脐中，以膏药封之，一时即愈，孕妇忌贴。

按：霍乱转筋，既有寒暑之分，亦有寒暑杂感而成者，更有暑伏于内，而寒束于外者，故服药最宜审慎。况利多亡阴，津液大夺，虽可投热药者，亦恐刚烈劫阴，终于不救。此方药虽猛峻，而仅取其气由脐入腹，自能温通脏腑，以逐寒邪，不致伤阴，诚为善策。惟口渴苔黄，下利极热者，显为阳证，虽见肢冷脉伏，亦勿妄贴此膏，更张其焰也。

以上诸方，虽分别热证、寒证之治，而和平猛厉，用得其宜，并皆佳妙。然非仓卒可办者，故列诸前茅，冀仁人君子，量力制备，刊明药味证治，广为传播，俾医家、病家，一览了然，不但将死者可以得生，而不死者亦不致误药以丧其生，利济之功，不其伟哉。方下兼及别证治例者，既不敢没良方之大用，且以推广施药之仁怀也。

黄芩汤《伤寒论》　治温病变霍乱之主

---

① 火：光绪壬寅本、科技卫生本均作“烧”。

方，用者因证加减。

黄芩三两　炙草　芍药各二两　大枣十二枚

水一斗，煮取三升，去渣，温服一升，日再，夜一服。

黄芩加半夏生姜汤《伤寒论》

原方加半夏半升，生姜三两。

按：冬伤于寒，至春发为温病，有或利或呕之兼证，皆少阳犯阳明也，故仲圣以黄芩清解温邪，协芍药泄迫血之热，而以甘、枣、夏、姜奠安中土，法至当矣。其温病转为霍乱，果由中虚饮聚而伏邪乘之者，仍宜以此法治之。如火热披猖，上冲下迫，或脉数口渴，或热深厥深，则无藉乎奠中涤饮，当从事于泻火清中，举一反三，在人善悟也。

栀子豉汤《伤寒论》　治温热暑疫，转为霍乱之主剂。

栀子十四枚　香豉四合，绵裹

水四升，先煮栀子，得二升半，内豉，煮取半升，去滓，分二服。

按：此伤寒吐剂也。然古方栀子生用，故能涌吐，今皆炒黑用之，虽不作吐，洄溪谓其涤热除烦之性故在也。而余之治热霍乱，独推以为主剂。盖栀子苦寒，善泄郁热，故《肘后方》以之治干霍乱矣。豉经蒸腐，性极和中，凡霍乱多由湿郁化热，挟秽浊恶气，而扰攘于中宫。惟此二物，最为对证良药，奈昔人皆不知察也。有二物之奇，匪可言罄，如偶以银花、竹叶清暑风，配以白蔻、菖蒲宣秽恶，湿甚者臣以滑、朴，热胜者佐以芩、连，同木瓜、扁豆则和中，合甘草、鼠粘而化毒，其有误投热药而致烦乱燥闷者，亦可藉以为解救，厥功懋[1]矣。而古今之治霍乱者，从不引用，岂非一大阙典耶？

白虎汤《伤寒论》　治暑热炽盛而为霍乱者。

石膏一斤　知母六两　甘草炙，二两　粳米六合

水一斗，煮米熟汤成，去滓，温服一升，日三服。

按：治霍乱，粳米须用陈仓者，或用生苡仁亦妙。

白虎人参汤《伤寒论》　治证如前，而元气已虚者。

原方加人参三两。

按：白虎汤神于解热，妙用无穷，加人参则补气以生津，加桂枝则和营而化疟，加苍术则清湿以治痿，变而为竹叶石膏汤，则为热病后之补剂。余因推广其义，凡暑热霍乱之兼表邪者，加香薷、苏叶之类；转筋之热极似寒，非反佐莫能深入者，少加细辛、威灵仙之类；痰湿阻滞者，加厚朴、半夏之类；血虚内热者，加生地、地丁之类；中虚气弱者，加白术、苡仁之类；病衰而气短精乏者，加大枣、枸杞之类，无不奏效如神也。

竹叶石膏汤《伤寒论》　治中虚暑热霍乱，及霍乱已定，而余热未清，虚羸少气者。

竹叶二握　生石膏一斤　半夏半升，洗　人参三两　麦门冬一升　硬米半升　甘草炙，二两

水一斗，先煮六味，取六升，去滓，内粳米，煮米熟汤成，去米，温服一升，日三。

按：《集验》云，此方加生姜，治呕最良。余谓治霍乱，宜用地浆煎更妙。

桂苓甘露饮河间　治暑热挟湿之霍乱。

桂去皮　白术　猪苓各五钱　茯苓去皮　泽泻各一两　寒水石　石膏　甘草炙，各二两。一方甘草一两五钱　滑石四两

九味为末，每三钱，温水或新汲水，或生姜汤，量证调下。小儿每服一钱。

按：此方一名桂苓白术散，一方不用猪苓，或云去猪苓加人参，名桂苓白术散。

---

[1] 懋（mìo茂）：通茂，即盛大。

六一散即益元散，一名天水散　河间

桂府腻白滑石六两　甘草炙，一两

二味为末，每三钱，温水或新汲水调下，日三。挟表邪者，以葱白五寸，豆豉五十粒，煎汤调下。本方加黄丹，名红玉散；加青黛，名碧玉散；加薄荷，名鸡苏散；加朱砂，名辰砂益元散。

葱豉汤《肘后》　治霍乱发斑。

葱白一握　香豉三合

水煎，入童子小便一合，日三服。

按：石顽云：本方药味虽轻，功效最著，凡虚人风热，伏气发温，及产后感冒，靡不随手获效。余谓胎前外感，何尝不是妙剂，芦根、竹叶、苏叶、黄芩，可以随证佐入。

四苓散《温疫论》　治湿盛霍乱，胸闷溺涩而渴者。

茯苓　猪苓　泽泻　橘皮

水煎服。

按：吴氏五苓去桂，而治胃中湿热，最为有见，且以橘皮易术，则无实中之弊，而有利气之功，当变而变，斯为善用古法。欲平霍乱者，宜知所趋向矣[①]。

平胃散《局方》　治湿盛于中，霍乱吐泻。

茅术去粗皮，米泔浸，五[②]两　紫厚朴去皮，姜汁炒，　陈皮去白，各三两二钱　甘草炙，二钱

四味为末，每服二钱，水一盏，姜一片，煎七分服。转筋者加木瓜。本方加藿香、半夏，名金不换正气散。

藿香正气散　治湿蕴于中，寒袭其外，而为霍乱吐泻者。

厚朴　陈皮　桔梗　白术　半夏各二两　大腹皮一本作苍术，或用槟榔亦可　白芷　茯苓　苏叶　藿香各一[③]两　甘草炙，一两

十一味为粗末，每三钱，姜三片，枣一枚煎服。《兰台轨范》此方无白术，似更妥。谢城。

按：上二方皆治风寒外感，食滞内停，或兼湿邪，或吸秽气，或伤生冷，或不服水土等证，的是良方。若温暑热证，不兼寒湿者，在所切禁。今人谓其统治四时感证，不审病情，一概滥用，殊可笑也[④]。用治霍乱，姜、枣宜裁。

半夏厚朴汤一名四七汤，《金匮》　治情志不舒，痰湿阻气而成霍乱者。

半夏一升　厚朴三两　茯苓四两　干苏叶二两　生姜五两

水七升，煮取四升，分温四服。

按：此方既主七情不适之郁痰证，亦治寒湿不化，风邪外侵，食滞不消，误投滋补，因而病剧者，无不所向辄捷。

六和汤　治夏月虚人外感风寒，内伤生冷之霍乱吐泻，而身发热者。

香薷二钱　人参　茯苓　甘草炙　扁豆　厚朴制　木瓜　杏仁去皮尖　半夏各一钱　藿香　砂仁炒研，各六分　生姜三片　大枣一枚

水煎服。

香薷饮《局方》　治暑月乘凉饮冷，阳气为阴邪所遏，头痛发热，恶寒烦躁，口渴腹满之霍乱。

香薷一斤　厚朴姜汁炒　白扁豆各半斤

三味为粗末，每五钱至一两，水煎，冷服。

黄连香薷饮《活人》　治同上。

原方加姜汁炒黄连四两。

左金丸　治霍乱转筋，肝火内炽，或吐青绿苦水者。

川连六两　吴茱萸取陈而开口者，一两

二味同煮干为细末，米饮糊丸，绿豆

---

① 欲平霍乱者，宜知所趋向矣：光绪壬寅本、科技卫生本此下注有"吴又可《温疫论》解理透辟，用药灵活，为病家不可不阅之书。素园"二十五字。

② 五：光绪壬寅本、科技卫生本均作"四"。

③ 一：光绪壬寅本、科技卫生本均作"三"。

④ 殊可笑也：光绪壬寅本、科技卫生本均作"误人不少"。

大,每三钱,陈木瓜五钱煎汤下。吐酸味者,竹茹、生苡仁各三钱,煎汤下。

按:张雨农司马见余采此方,极为首肯,云尝在都城,见杜石樵少宰,亦用此药治愈多人也。

黄芩定乱汤梦隐 治温病转为霍乱,腹不痛而肢冷脉伏,或肢不冷而口渴苔黄,小水不行,神情烦躁。

黄芩酒炒 焦栀子 香豉炒,各一钱五分 原蚕砂三钱 制半夏 橘红盐水炒,各一钱 蒲公英四钱 鲜竹茹二钱 川连姜汁炒,六分 陈吴萸泡淡,一分

阴阳水二盏,煎一盏,候温徐服。转筋者,加生苡仁八钱,丝瓜络三钱;溺行者,用木瓜三钱;湿盛者,加连翘、茵陈各三钱。

燃照汤《霍乱论》 治暑秽挟湿,霍乱吐下,脘痞烦渴,苔色白腻,外显恶寒肢冷者。

飞滑石四钱 香豉炒,三钱 焦栀二钱 黄芩酒炒 省头草各一钱五分 制厚朴 制半夏各一钱

水煎,去滓,研入白蔻仁八分,温服。苔腻而厚浊者,去白蔻,加草果仁一钱,煎服。

连朴饮《霍乱论》 治湿热蕴伏而成霍乱,兼能行食涤痰。

制厚朴二钱 川连姜汁炒 石菖蒲 制半夏各一钱 香豉炒 焦栀各三钱 芦根二两

水煎温服。

蚕矢汤 《霍乱论》 治霍乱转筋,肢冷腹痛,口渴烦躁,目陷脉伏,时行急证。

晚蚕砂五钱 生苡仁 大豆黄卷各四钱 陈木瓜三钱 川连姜汁炒,二钱 制半夏 黄芩酒炒 通草各一钱 焦栀一钱五分 陈吴萸泡淡,三分

地浆或阴阳水煎,稍凉徐服。

解毒活血汤梦隐 治湿暑痧邪,深入营分,转筋吐下,肢厥汗多,脉伏溺无,口渴腹痛,面黑目陷,势极可危之证。

连翘 丝瓜络 淡紫菜各三钱 石菖蒲一钱 川连吴萸水炒,二钱 原蚕砂 地丁 益母草各五钱 生苡仁八钱 银花四钱

地浆或阴阳水,煮生绿豆四两,取清汤煎药,和入生藕汁,或白茅根汁,或童便一杯,稍凉徐徐服。

驾轻汤《霍乱论》 治霍乱后,余邪未清,身热口渴,及余热内蕴,身冷脉沉,汤药不下而发呃者。

鲜竹叶 生扁豆各四钱 香豉炒 石斛各三钱 枇杷叶刷,二钱 橘红盐水炒 陈木瓜各一钱 焦栀一钱五分

水煎温服。

昌阳泻心汤梦隐 治霍乱后,胸前痞塞,汤水碍下,或渴或呃。

石菖蒲 黄芩酒炒 制半夏各一钱 川连姜汁炒,五六分 苏叶三四分 制厚朴八分 鲜竹茹 枇杷叶刷,各二[①]钱 芦根一两

天雨水急火煎,徐徐温服,小溲秘涩者,加紫菀。此方甚巧。谢城。

按:此泻心汤证也,何必另立方治?以暑热秽浊之邪,与伤寒不同,故五泻心皆有圆枘方凿[②]之格,漫为引用,岂徒无益已哉!兹以菖蒲为君,辛香不燥,一名昌阳者,谓能扫涤浊邪,而昌发清阳之气也。合诸药以为剂,共[③]奏蠲痰泄热、展气通津之绩,已历试不爽矣。

麦门冬汤《金匮》 治霍乱后,余热未清,神倦不饥,无苔而渴,或火升气逆,干咳无痰。

麦冬一两 制半夏一钱五分 人参一钱 甘草炙,六分 粳米半合 大枣四枚,擘

水煎,温分四服。

按:海藏以竹叶易半夏,治温热后房劳

---

① 二:光绪壬寅本、科技卫生本均作"三"。

② 圆枘(ruì)方凿:即枘凿,比喻两不相合或两不相容。

③ 共:光绪壬寅本、科技卫生本均作"其"。

复之气欲绝者大效。余谓即不因房劳复，而气液两亏，不能受重剂峻补，皆可以此汤接续其一线之生机，余屡用辄效。

致和汤《霍乱论》 治霍乱后，津液不复，喉干舌燥，溺短便溏。

北沙参 生扁豆 石斛 陈仓米各四钱 枇杷叶刷 鲜竹叶 麦冬各三钱 陈木瓜六分 生甘草一钱

水煎服。

五苓散《伤寒论》 治伤寒转霍乱，身热头疼，渴欲饮水。

术石顽云：宜用生白术 茯苓 猪苓各十八铢。按：二十四铢为一两，每铢重四分二厘弱，六铢为锱，即二钱五分，十八铢即七钱五分 泽泻一两六铢 桂五钱

五味为末，以白饮和服方寸匕，日三，多饮暖水，汗出愈。

按：仲圣于霍乱分列热多、寒多之治，皆为伤寒转为霍乱而设，故二“多”字最宜玩味。所云热多者，谓表热多于里寒也；寒多者，里寒多于表热也，岂可以“热多”二字，遂谓此方可治热霍乱哉？沈果之云：其用桂者，宣阳气，通津液于周身，非用之以通水道下出也；用泻、术、二苓，以通三焦之闭塞，非开膀胱之溺窍也。如果热入而渴，复用桂、术以温液耗津，又加苓、泽以渗之，是热之又热，耗之又耗，速之毙矣。余谓：观此则多饮暖水，汗出愈之义益明，故霍乱无阳气郁遏身热之表证，无三焦闭塞气化不宣之里证，而欲饮水者切勿误解热多为热证，而妄援圣训，浪投此药也。石顽、又可皆语焉未详，河间则加三石以驾驭之，兹复详述方义，庶用者知所取舍焉。而今人治湿热病，不察其有无外挟风寒，内伤生冷之兼证，辄以胃苓汤为通用之方，因而偾事者亦多，且古方用散，不过三钱，权量又小，今世改为汤剂，动辄一二两，权量又大，宜乎中病者恒少，而误人者恒多也，岂独霍乱然哉？可慨也夫！

又按：此方与苓桂术甘汤，同为温中涤饮之剂，而力较峻。凡霍乱之寒湿内盛，水饮阻闭三焦者，虽外无风寒之表邪，未尝不可用也，故亦治水蓄之疝，湿聚之肿。气滞者加厚朴，气虚者加人参，名春泽汤。用药如用兵，苟能量敌而选将，斯战无不克矣。

理中丸《伤寒论》 治寒霍乱，口不渴者。

人参 甘草 白术 干姜各三两

四味捣筛为末，蜜和丸，鸡黄大，以沸汤数合，和一丸碎研，温服之，日三夜二，腹中未热，益至三四丸。然不及汤，汤法以味依两数切，用水八升，煮取三升，去滓，温服一升，日三。

加减法：若脐上筑者，肾气动也，去术，加桂四两。

尤氏云：脐上筑者，脐上筑筑然跳动，肾气上而之脾也。脾方受气，术之甘能壅脾气，故去之；桂之辛能下肾气，故加之。

按：此阳虚之肾气动，欲作奔豚也，故去术加桂，以杜其上凌之萌。若阴虚而脐上筑筑者，大忌刚燥之剂，非峻滋肝肾之阴不可，盖一为水动，一为火动也。

吐多者，去术，加生姜三两。

尤氏云：吐多者，气方上壅，甘能壅气，故去术，辛能散气，故加生姜。

按：邹润安云：既吐且利，有属太阴者，有属少阴者。在少阴则无用术之理，在太阴亦在可用不可用之列，以术能治脾胃虚，不能治脾胃实，故吐多者去之，下多者还用之，盖术能举脾之陷，不能定胃之逆也。又洄溪云：寒霍乱可用理中者，百不得一。余谓是寒霍乱矣，可用理中矣，尚有如此细密加减之法，何今人既不议病，又不议药，轻于一试，何异以不教之民，而使之战耶？吁！可哀已。

下多者，还用术，悸者加茯苓二两。

尤氏云：下多者，脾气不守，故须术以固之；悸者，肾水上逆，故加茯苓以导之。

按：今人治霍乱，既不辨其证之虚实寒热，亦不察其吐多下多，温补率投，漫无忌惮者，吾不知其何心也？

渴欲得水者加术，足前成四两半。

尤氏云：渴欲得水者，津液不足，白术之甘，足以生之。

按：此渴因脾虚不能为胃行其津液，故加术以补脾而致其津液也，所谓白术能生津液者，其义如此，岂热烁津液而渴者所堪一试哉？

腹中痛者加人参，足前成四两半。

尤氏云：腹中痛者，里虚不足，人参之甘，足以补之。

按：里虚腹痛，必喜温按。

寒者加干姜，足前成四两半。

尤氏云：寒者腹中气寒也，干姜之辛，足以温之。

按：五苓主热多，谓表有热也；理中主寒多，谓里有寒也。故方下既有腹中未热，益至三四丸之法，此复云寒者加干姜，是腹中尚未热，故独于此味又加重也。盖腹中寒，为寒之真谛，故仲圣不嫌烦复，而琐琐教人，以此为辨证之法。顾昧者一见吐下肢寒，略不察其腹中光景何如，擅以姜、附、丁、桂欲其转热，遂至从此而一身皆冷。呜呼！岂未闻热深厥深之圣训乎？

腹满者去术，加附子一枚，服汤后如食顷，饮热粥一升许，微自温，勿发揭衣被。

尤氏云：腹满者，气滞不行也。气得甘则壅，得辛则行，故去术加附子。

按：饮热粥一升许，固是助药力，亦是辨证法。设时行热霍乱，不但热粥在所大忌，即使不忌，亦万不能强饮升许。果能饮热粥升许者，岂非虚寒为病乎？故可以理中治之。若蔽于古而不知今，是房琯[①]之以车战也。

按：原方加附子，名附子理中汤；加青皮、陈皮，名治中汤；加枳实、茯苓，名枳实理中汤；加黄连，名连理汤；合五苓，名理苓汤。

厚朴生姜半夏甘草人参汤《伤寒论》　治虚人寒湿霍乱。

厚朴去皮，炙　生姜切，各半斤　半夏洗，半升　甘草炙，二两　人参一两

水一斗，煮取三升，去滓，温服一升，日三。

四逆汤《伤寒论》　治阴寒霍乱，汗出而四肢拘急，小便复利，脉微欲绝，而无头痛口渴者。

生附子一枚　干姜两半　甘草炙，二两

水三升，煮取一升二合，去滓，分温再服，强人可用大附子一枚，干姜三两。

按：附子、干姜，非攻荡之品，何以强人乃可加倍用，盖无论补泻寒热诸药，皆赖身中元气载之以行，故气强者，堪任重剂，若气弱者，投剂稍重，则气行愈馁，焉能驾驭药力以为补泻寒热之用耶？凡事皆然，用药特其一端耳。顾知之者鲜，所以覆败多而成功少也。

通脉四逆加猪胆汁汤《伤寒论》　治阴寒霍乱愈后，四肢拘急，脉微欲绝者。

前方加入猪胆汁半合和服，如无猪胆，以羊胆代之。

附子粳米汤《金匮》　治中寒霍乱，肢冷腹痛，吐少呕多者。

附子姜汁炮，切　半夏姜汁炒　甘草炙，各三钱　大枣十枚，擘　粳米半升

水五升，煮米熟汤成，去滓，温服一升。

吴茱萸汤《伤寒论》　治少阴吐利，厥逆烦躁，及厥阴寒犯阳明，食谷欲呕。

---

① 房琯：唐·河南人，玄宗拜为吏部尚书，肃宗时参决机要，其人好空谈，不切实际。后自请将兵讨贼，大败而还。《旧唐书》、《唐书》均有载。

吴茱萸一斤，洗　人参三两　生姜六两，切　大枣十二枚，擘

水七升，煮取二升，去滓，分三服。

浆水散洁古　治阴寒霍乱，暴泻如水，汗多身冷，气少腹痛，脉沉或脱者。

甘草　干姜　附子　桂各五钱　良姜　半夏俱醋炒，各二钱

浆水煎，去滓，冷服。

按：石顽云：浆水乃秫米和曲酿成，如醋而淡，今人点牛乳作饼用之，或用澄绿豆粉之浆水尤佳。余谓地浆亦可用。

冷香饮子　治阴寒霍乱，腹痛，脉沉细，或弦紧，无汗恶寒，面如尘土，四肢厥逆，阳气大虚之证。

甘草　附子　草果仁　橘红各一钱　生姜五片

水煎，冷服。

大顺散《局方》　治袭凉饮冷，阴寒抑遏阳气而成霍乱，水谷不分，脉沉而紧者。

甘草四两八钱　干姜　杏仁去皮尖　桂心各六钱四分

先将甘草同白砂炒至八分黄熟，王晋三云：白砂即河砂。次入干姜同炒，令姜裂，次入杏仁同炒，候不作声为度，筛去砂，与桂心同捣为散。每二钱，水煎服，或沸汤调服，如烦躁，井华水调下。

按：洄溪云：此治暑月内伤饮冷证，非治暑也。又甘草多于诸药八倍，亦非法，此等病百不得一，而世人竟以之治燥火之暑病，杀人无算，可胜悼哉！余谓以上三方，皆治夏令因畏热而浴冷卧风，冰瓜过啖，反为阴湿所伤致病，实夏月之伤寒也，故用药如是。如《名医类案》所载罗谦甫治商参政与完颜小将军二案，俱用热药，俱不名曰暑病。又吴球治暑月远行人案，直曰中寒，盖深恐后世误以热药治暑，故特举病因以称之，可谓名正言顺矣。乃昧者犹误谓此等方为治暑之药，诚有一盲引众盲，相将入火坑之叹。夫盛夏之有寒病，犹隆冬之有热病，虽不多见，而临证者，不可不谛辨而施治也。

神香散景岳　治霍乱因于寒湿凝滞气道者。

丁香　白豆蔻各七粒

二味研末，清汤下。小腹痛者加砂仁七粒。

按：晋三云：此方治寒湿痧胀有神功，与益元散治湿热痧胀，可谓针锋相对。

来复丹《局方》　治上盛下虚，里寒外热，伏暑夹阴霍乱危证。

太阴元精石　舶上硫黄　硝石各一两，用硫黄为末，微火炒，结成砂子大　橘红　青皮去白[①]　五灵脂澄去砂，炒令烟尽，各二钱

六味为末，醋糊丸，豌豆大，每服三十丸，白汤下。

桂枝汤《伤寒论》　治寒霍乱后，身痛不休。

桂枝去皮　芍药　生姜切，各三两　甘草炙，二两　大枣十二枚，擘

水七升，微火煮取三升，去滓，适寒温服一升，须臾，啜稀热粥一升余，以助药力。

异功散　治霍乱后中虚主剂。

人参一钱至三钱　白术炒黄，一钱至二钱[②]　茯苓一钱至钱半　甘草炙，六分至一钱　橘红一钱

水煎服，肝风动而身痛肢浮者，加木瓜、姜、枣。

梅花丸　治体虚多郁，血热气愆，木土相乘，呕泻腹痛，易感痧秽霍乱者。久服可杜外患，兼除宿恙。亦主肝胃久痛，消癥、调经带，催生种子。孕妇忌之。

绿萼白梅蕊三两　飞滑石七两，以粉丹皮八两煎汁制透，去丹皮晒干　四制香附三两　甘松

---

① 白：光绪壬寅本同，科技卫生本作“皮”。

② 二钱：光绪壬寅本、科技卫生本均作“二钱半”。

蓬莪术各五钱　山药　茯苓各三钱五分　人参潞参、洋参、高丽参皆可因人酌用　嫩黄芪　益智仁　砂仁勿见火，各三钱　远志肉甘草水制，二钱五分　木香不见火，一钱五分　桔梗一钱　甘草七分

十五味，各研细末，合研匀，炼白蜜捣丸，每丸重一钱，白蜡匮[①]之，每一丸去匮，开水调服。

按：此方调和气血，舒郁培元，男女皆堪久任[②]，以杜诸疴，不仅可已肝胃之疼，而御肠胃之乱也。孕妇体坚，或胎气多滞者，正宜用以宣展充畅，惟虚而不固者忌之。

资生丸　调和脾胃，运化饮食，滋养营卫，消除百疾，可杜霍乱等患。

人参酌用同上　白术各三两　橘红　楂肉神曲各二两　茯苓一两五钱　甘草炙，五钱　川连姜汁炒　白蔻仁各三钱五分

九味研细末，炼蜜捣丸弹子大，每食后细嚼一丸，开水下。严寒时或用淡姜汤下。

按：石顽云：此古方也，与后人加味者，虽繁简不同，而功效不异。

缪氏资生丸　治同上

人参人乳浸，饭上蒸，烘干　白术米泔水浸，山黄土拌蒸九次，晒九次，去土切片，焙干，各三两　楂肉蒸　橘红略蒸，各二两　白茯苓细末水澄，蒸，晒干，入人乳再蒸，晒干　怀山药切片，炒　白扁豆炒　湘莲肉炒　芡实粉炒黄　薏苡仁炒，各一两五钱　麦芽炒研，磨取净面，一两　藿香叶不见火　甘草去皮炙　桔梗米泔浸，去芦，蒸，各五钱　泽泻切片，炒　白蔻仁勿见火[③]，各三钱五分　川连如法炒七次，三钱

十七味，如法修制，细末，炼白蜜捣丸，每丸重二钱，饭后白汤，或橘皮汤、砂仁汤嚼化下。

按：《治法汇》《医通》《兰台轨范》载此方，皆有神曲二两，其余分两亦稍有参差。《名医方论》有神曲，无泽泻。《广笔记》云妊娠三月，阳明脉养胎，阳明脉衰，胎无所养，故易堕也，宜服此丸。洄溪云：此方治怀孕气阻，用兼消补之法，以止呕吐而固胎气，意颇可取。余谓保胎止吐，皆健运脾胃之功，故曰资生。夫脾胃位镇中枢，而司出纳，为人生后天之本，一失健运，百病丛生。凡衰老稚弱，及饥饱不时，劳逸过度，思虑久伤之辈，脾胃尤易受病，若能常服此丸，俾升降不愆，周流无滞，挥霍撩乱，于是弭焉。

俱收并蓄，待用无遗。为将为医，理无二致。对证发药，谚语堪师。十剂七方，阵图有法。故必药性明而兵法谙，始可制方临敌也。先药性，后方剂，特其大略耳。神明变化，存乎其人。方先外治而后内服，昭慎重也。始卧龙，而中结以致和，末殿以资生，其有如卧龙之才者，出而拨乱反正，以致中和，则天地位，万物育，化日舒长，更何疫疠之有哉！谨拭目待之，以慰余重订此书之意焉，故列药方第四。

---

① 匮：光绪壬寅本、科技卫生本均作“衣”。
② 任：光绪壬寅本、科技卫生本作“服”。
③ 火：原作“水”，据光绪壬寅本、科技卫生本改。

随息居饮食谱

清·王孟英　著

前　　序

呜呼！国以民为本，而民失其教，或以乱天下；人以食为养，而饮食失宜，或以害身命。卫国、卫生，理无二致，故圣人疾与战并慎，而养与教并重也。《中庸》曰：人莫不饮食也，鲜能知味也。夫饮食为日用之常，味即日用之理。勘进一层，善颐生者，必能善教民也，教民极平易，修其孝、悌[①]、忠、信而已。颐生无元[②]妙，节其饮食而已。食而不知其味，已为素餐，若饱食无教，则近于禽兽。余尝曰：子、臣、弟、友，圣人之道学也，孝、悌、忠、信，王者之干城也。圣贤书具在，小子何敢赘焉！惟饮食乃人之大欲所存，易为腹负，故大禹菲[③]饮食，而武候[④]甘淡泊也。今夏石米八千，斤齑[⑤]四十。茫茫浩劫，呼吁无门。吕君慎庵，知我将为饿殍也，招游梅泾，寓广川之不窥园，无事可为，无路可走，悠悠长夜，枵腹[⑥]无聊。丐得枯道人秃笔一枝，画饼思梅，纂成此稿，题曰《饮食谱》。质诸知味者，或不贱其养小失大而有以教我也。

咸丰十一年辛酉秋七月睡乡散人书于随息居

① 悌(tì)：儒家宣传的一种伦理道德，指顺从兄长。目的在于维护宗法关系。

② 元：同“玄”。清代避康熙(玄烨)讳。

③ 菲：微，薄。

④ 武候：即诸葛亮。因其谥号“武候”而名。

⑤ 齑(jī 跻)：切碎的腌菜或酱菜。

⑥ 枵(xiāo 嚣)腹：空腹，饥饿。引申为空虚。

后　序

呜呼！《饮食谱》何为而作耶？盖世味深尝，不禁有饮水思源之感也。窃谓食毛践土[①]二百余年，岁无奇荒，国无苛政，竟至禽兽食人食而涂有饿殍，岂非亘古未闻之奇事哉！士雄年十四失怙[②]，赖先慈[③]撑住门户，而家有七口，厨无宿舂。蒙父执[④]金履思丈，念旧怜孤，字余曰孟英，命往金华鹾[⑤]业，佐司会计。舅氏俞公桂庭，谊笃亲亲，力肩家事，赠余斋名曰"潜"，属潜心学问，勿以内顾为忧。乃未十载，金丈、舅氏相继谢世。余愧无以仰副二公盛意而潜修英发也。徒以性情疏迈，遇合多奇，同郡周君光远，知我最深。挈舍弟季杰另辟一业，俾资事蓄。而余律身极俭，不善居积，或以痴目之，遂自号半痴。迨周君作古，母逝子殇，世景日非，益无意人间事矣。乙卯冬，携眷回籍，息影穷乡，赁屋而居，堂名"归砚"，欲遂首丘[⑥]之志而终老焉。讵[⑦]上年春，省垣失事，季杰幸缒[⑧]城归，秋仲渟溪遭难，虽不伤人，而坐食无山，痴将安用？今旅濮院，麸核充饥。我生不辰[⑨]，兔爰[⑩]兴叹，华胥[⑪]学步，神挈希夷[⑫]，因易字曰"梦隐"，并粗述四十年孤露衷情，以志前路悠悠，皆先人所留之余地，而后路茫茫，惟有不忘沟壑[⑬]耳！知味者鲜，且藏稿以俟之。

辛酉八月中旬随息子又题

---

① 食毛践土：毛，地面所生的植物。践，踩。《左传·昭公七年》："封略之内，何非君土；食土之毛，谁非君臣？"谓所食之物和所居之地均为国君所有。后封建士大夫常用此语来表示感戴君恩。

② 失怙：怙，依靠。称丧父为"失怙"。

③ 先慈：对已过世的母亲的尊称。

④ 执：执友的省称，旧谓志同道合的朋友。

⑤ 鹾(cuó)：盐。

⑥ 首丘：首，头向着；丘，狐穴所在之土丘。传说狐死时，头犹向着巢穴。旧时因称人死后归葬故乡为"归正首丘"。也用为怀念故乡之意。

⑦ 讵：至。

⑧ 缒(zhuì 坠)：系在绳子上放下去。

⑨ 辰：诞辰，特指好时日。

⑩ 兔爰：《诗经·王风》篇名，为当时奴隶主贵族哀叹"今不如昔"之诗。

⑪ 华胥：传说中的国名。《列子》"[黄帝]昼寝而梦游于华胥氏之国。"后因用为梦境的代称。

⑫ 希夷：谓空虚寂静，不能感知。

⑬ 沟壑(hè)：溪谷。引申指野死之处。

饮食谱题辞

名教于今赖主持，先生洵不愧人师。匡时[①]念切成忧愤，遁世情高托梦痴。先生一号半痴，近又更字梦隐。生幸同庚怜我弱，学惭无术负公知。还忻儿辈叨恩庇，长荷[②]春风化雨施。

辛酉仲冬同邑教弟周在恩二郊

精心搜辑健挥毫，水始螽[③]终特见操。例似虫鱼[④]笺《尔雅》，体参草木注《离骚》。养生独抉神符秘，作议翻嫌食宪劳。手笔如君真杰出，何当相赏醉芳醪。

同治元年仲夏钱塘后学吴淦菊潭

《饮食谱》寄托至深，寓意最广。钦佩，钦佩！

壬戌季夏宜春后学袁凤桐莲芾

读书能明理，方许为良医。良医亦多术，开卷每厥疑。王君著作才，手卷不停披。古汲得井绠，学羞傍藩篱。方非秘橘泉，水非饮上池。观书眼如镜，大用包无遗。一伎尚如此，何况民牧司。政柄失举措，兵燹灾黔黎。东西两浙境，百万生灵糜。速将医国法，起天下疮痍。硝黄肆攻伐，涤荡其垢疵。参苓兼补益，渐渐生气滋。邪去正可助，明辨无参差。慎勿耽美疢[⑤]，鸩毒长乱机；慎勿畏恶石，苦口是良规。不然饮食人，人得而贱之。君乃明理者，累牍亦何为？意别有所在，未许以管窥。能事绌游夏[⑥]，莫为赞一词。

壬戌长夏钱塘后学张荫榘矩卿

薄俗纷纷口腹贪，先生仁术砭愚憨。养修精义农经补，饮食源流上古参。笺注书征山海富，酸咸味各性情谙。我惭未解兰台[⑦]秘，快睹新编作指南。

壬戌秋初余杭姻愚弟褚维培子颖

甘苦深尝世味余，闭门且著一编书。青灯风雨西窗下，笺疏功深午夜初。

寒温物性辨分明，例似嵇康论养生。不识先生开卷意，豳风[⑧]无逸两含情。

砚已无田可自锄，浪游橐笔隐华胥。尝来隽永惟书味，食字成仙脉望如。先生慨砚无归而远游，因自号华胥小隐。曩尝自书楹联云：近人情之谓真学问，知书味即是活神仙。

---

① 匡时：谓挽救艰危的时势。

② 荷：承受。

③ 螽(zhōng)：即“螽斯”，昆虫名，体绿色或褐色，样子象蚱蜢，以翅摩擦发音。

④ 虫鱼：陆游《晨起》诗：“旧学虫鱼笺《尔雅》，晚知稼穑讲《豳风》。”后称繁琐的考订为“虫鱼之学。”

⑤ 疢(chèn 趁)：疾病。

⑥ 游夏：子游、子夏的并称。两人都是孔子的学生。

⑦ 兰台：汉代宫内藏书之处。

⑧ 豳(bīn)风：《诗经·国风》之一，包括《七月》、《伐柯》等七篇。豳，亦作邠，古都邑名，在今陕西旬邑西南。

安得溪山买一区，荷衣芰[①] 带与君俱。君于乙卯冬忽携一砚归乡，余兄仲和屡欲移家往结邻，而辄为事阻，卒罹于难，岂非数耶？且耕且凿忘年月，静俟河清守我愚。

壬戌仲秋仁和愚弟朱志成莱云

此书大旨，每物求其实验，不为前人臆说所惑，较胜《食物本草》多矣。梦隐以校订见委，余方避地无聊，藏书已烬，多病善忘，虽妄附数语，未必能为此书之益也。

壬戌闰月乌程愚弟汪曰桢谢城

《饮食谱》采撷浩博，妙能以简约出之。少陵云：读书破万卷，下笔如有神。正此之谓。所列单方，亦皆精妙。发刊后定当风行海宇，传之无穷。敬附小诗二首，以识悦服之忱云。

烽火连天急，萧然独隐居，不胜忧世念，更著活人书。道可渊泉证，言真菽粟如，劝惩关政教，仁术岂虚誉。君医案有《仁术志》八卷，周光远、张柳吟诸君所辑。

万卷充肠后，名山业始成，立言皆有物，析理必求精。世鲜能知味，人当重养生，一编传刻遍，利济及环瀛。

壬戌季秋桐乡愚弟陆以湉定圃

一篇新著出青箱，济世仁心术更良。秦客独传伊挚[②] 法，齐侯请试越人方。食单安用门生议，馔品先宜膳宰尝。省识延年兼却疾，底须仙府乞琼浆。

壬戌嘉平乌程愚弟蒋堂海珊

参天地为人，人莫不饮食，饮食有其经，明者为之述。息养凭天功，长育资地力，饮水当思源，民以之为质。谷蔬蓏[③]介鳞，详辨须博识，燥湿热温凉，先民程以式。四气有乘除，五行互生克，宜臊宜膻殊，用盐用酱悉。知味者鲜何，用是心怵怵，一篇养生论，洋洋快心得。

著论者嵇康，犹未得其详，投笔蹶然起，我友琅琊王。分门更别类，一一提其纲，穷原以竟委，绍远更搜旁。始知天地间，万物无尽藏，渡河窜三豕，逾岭识五羊。循名而责实，弃短以从长，东南正蹂躏，避寇在穷乡。劬[④] 书剧嗜炙，厥义大为彰，门生食单议，无奈徒彷徨。

韩柳唐通儒，著作一代擅，韩有圬者篇，柳有梓人传。圬者梓人俦，夫岂抑之彦，韩柳不惮烦，微言寓讽劝。先生此书成，可作韩柳论，始以水开端，终以蝗螽[⑤]殿。鱼子一失水，蝗螽极其变，害稼信有然，得水乃所愿。犹之横暴民，抚育迹亦敛，迁善日不知，洗心更革面。许我读终篇，窥管一斑见。

上海，乃海隅一邑也。兹为苏省会垣，而江浙之窜难者，率止于此，地狭人稠，难乎驻足。夏间梦隐来游，假榻镇海周君采山寓中。会陈君春泉之女，患证垂危，因采山转乞援手，乃一剂得生，春泉不胜感佩。而梦隐瀛眷适至，遂以黄歇浦西矮屋三楹，为先生随息居。朋辈过从，辄有题赠，虚室生白，人皆羡之。且《饮食谱》一书，闻历伯符方伯已刻于鄂垣，今陈君又刊于沪，而《重订霍乱论》诸稿同志者，亦将梓以寿世。爰再赋二律，藉摅钦悦之怀焉。

---

① 芰(jì 技)：植物名。《说文》：芰，蓤也。

② 伊挚：即伊尹，商初大臣，传说著有《汤液醪醴论》。

③ 蓏(luǒ 裸)：瓜类植物的果实。

④ 劬(qú 渠)：劳。

⑤ 蝗(fú 阜)螽：水稻害虫，成虫黄绿色。

一枝聊借类鷦鹩，白板门间远市嚣。深巷寂寥泥滑滑，隔城柝触路迢迢。卷帘挹爽过朝雨，倚枕无眠听夜潮。劫历红羊[①]随处息，先生物外独逍遥。

朝朝仰屋著书劳，洛下应腾纸价高。为有安排徐稚[②]榻，更兼持赠吕虔刀[③]。嗟嗟世事猱升木[④]，郁郁人情马啮槽。纵复此心名利淡，元龙意气总能豪。

壬戌嘉平嘉兴愚弟张保冲小尹

片语移时实起予，春申浦上识君初。缘深到处能驱疾，心静无为日著书。寿物寿人知独任，医民医国有谁如。沿江一折尘嚣绝，即是先生随息居。

超然物外隐华胥，撰述洋洋辨鲁鱼。撰述各种，多纠正前人之谬。　寓意良深托耕凿，发挥岂仅志含茹。言中有物文章老，先生家向悬一联云：精神到处文章老，学问深时意气平。闻系禀承先训，书以自励者，家风品学即此可征矣。　眼底无尘习俗除。料得镌成还示我，一编快读笑谈余。

壬戌嘉平仁和世晚徐嗣元起庵

海上重寻我友王，新编著述富琳瑯。泉源善导皆滋养，顽梗能安即秀良。谱以水始，以蝗终，谓鱼子得水，可不为蝗，犹莠民向化可不为盗，寓意深厚，独具苦心。日用寻常真学问，致知格物大文章。却求韬隐无容隐，一枕酣恬托梦乡。君字近改梦隐。

静掩双扉远俗尘，名言析理务推陈。箧中剩有携归砚，已刻之书十余种，劫后仅《归砚录》四卷幸存。　指下全无不活人。客腊余久患喘渴，肿胀腹泻，无眠，服君方三剂，诸恙遂减，十剂而霍然。殆今之仲景也。泼瓮香醪刚报熟，登盘早韭快尝新。时将往泰州兼承饮饯。　那堪骊唱匆匆别，怅望天涯益怆神。

癸亥春王仁和世晚许之棠培之

人以饮食生，亦以饮食死，饮食有何常，死生亦偶耳。昂藏七尺躯，天地可小视，俯仰适其适，何悲复何喜。藜藿[⑤]与鼎钟，吾心祗[⑥]如是，首阳傥无称，孤竹自脱屣[⑦]。后车数十乘，永怀子舆[⑧]氏，一醉方独醒，谁识其中旨？狂病不可药，问君奈何尔？王君丈人行，狂言幸无訾。耳名逾十年，迹[⑨]还知我否？君今隐于医，我但钻故纸。不知蠹食灵，聊为爵饮洗，涤吾肠胃间，有如水清泚[⑩]。

今天下之病亟矣，元气耗竭，而外邪益炽，吾谓纵有医国手，亦将听之天命而已。然中外诸公，方且徐徐焉起而图之。夫饮食之道贵以需，剥极而复，尚可须臾缓邪。顾及是而谋所以复元气者，则亦仍求之饮食之道可矣！今有病者于此，原其受病之始，必曰饮食不节，究其养病之端，亦必曰饮食必调。知向者之受病，即可知今日治病之所在。夫治病于今日者，培其本，节其流，两言尽之矣。不见夫病起者之调养得宜，未几而瘠者肥，弱者强，或且有倍胜于

① 红羊：即洪（秀全）、杨（秀清）之谐音。

② 徐稚：东汉豫章南昌人，字孺子。家境贫苦。桓帝时，因不满宦官专权，虽经多次征聘，终不为官，时称“南州高士”。

③ 吕虔刀：刀名。三国魏吕虔所佩之刀。吕虔字子恪，官至徐州刺史。

④ 猱升木：即“教猱升木”，指教唆坏人做坏事。

⑤ 藜藿：多用以指粗劣的饭菜。

⑥ 祗（zhī 支）：恭敬。

⑦ 脱屣（xǐ 徙）：脱草履，喻易举，有轻视之意。

⑧ 子舆：春秋战国时期著名思想家孟轲（孟子）之字。

⑨ 迹：图书集成本作“亦”。

⑩ 泚（cǐ 此）：鲜明貌。

前者，饮食之义大矣哉！顷读《饮食谱》大略，已觉津津有余味。窃意此书出，非仅脍炙人口，将使知味者因是而洗涤肠胃，含茹性情，则先生嘘枯起废之功，盖不啻遍饮食之矣。复制芜词以申赞颂：

天一生水，人心之精，仁发于知，凿通乎耕。饮且食焉，游神太清，道味世味，辨逾淄渑[①]。淡而弥永，元酒太羹，观象山雷，颐贞则吉。蒙养以需，有孚斯实，不浚其源，其流乃窒。天君泰然，百体受职，身之肥也，肥家肥国。

癸亥孟春秀水教侄张王熙欣木

从来仙佛最多情，名利悠悠两不萦。一片深心惟济世，教人随意学长生。

医国医人理本同，能因物性即为功。东南民力疮痍遍，也在调元赞化中。

余杭姻家愚弟褚维奎星艖

梦隐先生，通儒也。轸念[②]民艰，慨然有救世之志，谈穷檐疾苦，慑[③]焉失气，或扼腕而吁，乃遁迹于医。性耽著书，下笔数千言，近须髩半霜雪，犹竭毣毣[④]之思，撰述不倦，作《饮食谱》。自水谷至鳞介覼缕[⑤]如列眉，笺注简当，尤切日用。虽然悬壶末伎也，生人之意靡穷，生人之量有限，出门一望，疮痍溢目，蓬蒿满田。痌瘝[⑥]在抱者，盍起而饮食教诲吾民哉。

余杭姻家愚弟褚维垕子方

膏粱非所愿，丹药亦有毒，造物养吾生，阳饮阴食足。世人味鲜知，万钱恣口腹，损形兼损神，酣豢[⑦]病已伏。参苓虽美材，元气剥难复，先生怀苦心，方书补未录。治病在病先，物性谙极熟，珍奇既旁搜，尤不遗菽粟。味得味外味，淡然自节欲，固可咬菜根，何妨尝鼎肉。

癸亥仲春余杭世侄郎璟子鲁

人生何苦纵嗜欲，乃以口腹戕其身。国家晏安滋耽毒，降灾勿谓天不仁。上医医人先医国，能挽造化回艰迍[⑧]。蒸蒸元气务培养，饮和食德何其醇。不然归去壶中住，杏林一枝著手春。君平隐卜梅福市，同作千秋高蹈人。先生痌瘝夙在抱，恻然疾苦念吾民。针膏起废托奢愿，手无斧柯徒风尘。去年大疫东南遍，貔貅[⑨]十万声吟呻。元年夏，浙、皖、金陵诸营无不病。奈何百战胜精锐，竟使沉疴化碧磷。今时安得起陀扁，刀圭一服神乎神。好为朝廷留猛士，廓清海宇平黄巾[⑩]。又如流亡满乡梓，垢恶所聚疵疠因。老弱踣[⑪]困壮者病，面黧容槁衣则鹑[⑫]。问谁大展回春手，参苓妙剂调君臣。疮痍到处尽苏息，仁民之意推亲亲。呜呼此愿不能遂，一遍[⑬]《灵》《素》遥传薪。饮食之味知者鲜，寓意则远理则真。可补《本草》条目阙，可悟《尔雅》经注新。立言本旨不在此，救时药石劳谆谆。譬诸草檄愈风疾，警心惕目无其伦。

---

① 淄渑：二水名，淄水与渑水，在山东省。《列子·仲尼》："口将爽者，先辨淄渑。"

② 轸（zhěn 诊）念：辗转思念，有关怀之意。

③ 慑（shé 摄）：恐惧，害怕。

④ 毣（mào 冒）毣：蒙昧不明貌。

⑤ 覼（luó）缕：委曲详尽而有条理，多指语言。

⑥ 痌（tōng）瘝（guān）：痌，同"恫"。恫瘝，痛病。

⑦ 豢（huàn 患）：喂养。

⑧ 迍（zhūn 谆）：与"屯"同。难行不进。

⑨ 貔（pí）貅（xiū）：古籍中的猛兽名，后比喻勇猛的军士。

⑩ 黄巾：东汉末年的农民大起义。

⑪ 踣（bó 箔）：仆倒。

⑫ 鹑（chún 淳）：鸟名，鹌鹑的简称。鹑鸟尾秃，象古时敝衣短结，故用以形容破旧的衣服。

⑬ 遍：图书集成本作"编"。

先生之学在经世，先生之书可问津。愿刊万本搴万纸，献之彤墀[1]征蒲轮[2]。行见阴阳调燮沴[3]气泯，肥家肥国泽九垠。

秀水愚弟金福曾苕人

雨后精苗数药栏，虫鱼草木见闻殚。非关博物夸龙鲊，岂为谈经喻马肝。春野烟浮千品活，秋窗叶落一灯残。别从医案开生面，莫笑豪华议食单。

秀水愚侄赵铭桐孙

颠沛危亡际，先生道不穷，著书多岁月，医俗煦春风。慧眼人情识，灵心物理通，先生论事论学总以近人情为第一义，故能尽人之性，以尽物之性如此也。不才忻附骥，小伎愧雕虫。

同邑受业周开第少谦

菽粟疏食生民宝，上古教人有至道。后世贪饕[4]口腹恣，徒自肥肠复满脑。饮食以生亦以死，先生用是惄[5]焉捣。饮水思源理当然，厥义于人易了了。搜罗殆遍无一遗，蔬蓏鳞介牲禽鸟。王纲失坠政凌夷，以致中原频扰扰。饮之食之失其经，颐养殊乖明哲保。爰知其理将毋同，一编穷年闭门草。饮和食德盛世氓，日用为质游皞皞[6]。及今蹂躏年复年，生民涂炭思逞狡。太和元气谁为回，调摄得宜细参考。食之以时王政垂，生养往往关亿兆。先生著书格物功，家风志不在温饱。若论斗石才恢恢，不弃葑菲躬藐藐。小子何知大度涵，用敢作歌识倾倒。安得人人如此仁(心存同胞)，同与痌瘝常在抱。

余杭姻愚侄褚成亮叔寅

少陵每饭不忘君，饮水思源至理廑[7]。千里膏腴豢豺虎，上三句叔梦中与烇联句得之，醒而命烇足成一律。万般波浪痛榆枌。家乡蹂躏，惨不可言。旨参造化阴阳燮，味倩调和鼎鼎芬。谱以调和列蔬食前，其意深矣。春草偏成竹林句，联吟从此更殷勤。

等身著作鬼神惊，叔未刻诸稿不止盈尺。探得源头物理精。济世不随尘世混，存心只见道心莹。生涯淡极诗书润，德泽深从忠孝成。靖康之难，我安化始祖忠肃王暨子锡京公同殉节，敕建专祠，吾叔尝重立忠孝流芳赐额时举此二字，以训后人。归砚咀含曾盥读，承赐读《归砚录》，亦寓木本水源之意。垂青小阮感衷情。难后时蒙存注。

海盐族侄元烇肖士

复获追随杖履前，申江重聚假天缘。疮痍遍地心愁绝，锋镝余生意惘然。不倦折肱商旧学，《重订霍乱论》将次付梓重校，《证治针经》亦已脱稿。又经著手出新编。切于日用斯为贵，逐物推求迈昔贤。汪谢城先生，谓此书远胜《食物本草》，洵定评也。

湖山美地劫灰扬，犹喜名山著述藏。公昔居杭会，尝刊医书十余种，版未携归，谅遭兵燹，幸诸稿皆存，近闻杨素园先生将

---

① 彤墀(chí 迟)：即丹墀，天子之台阶。

② 蒲轮：安车蒲轮，古每于征聘贤士时用之，以示敬贤之意。

③ 沴(lì 丽)：因气不和而生的灾害，引申为相害，相克。

④ 饕(tāo 滔)：贪食。

⑤ 惄(nì 匿)：忧思伤痛之意。

⑥ 皞(hào)皞：心情舒畅貌。

⑦ 廑(qǐn)：同“廑”。勤劳。

为重刻于江西，且欲以《温热经纬》诸种并付剞劂[①]。樗栎材庸惭述德，《归砚录》采先祖论医一则。 渊源学富缵重庆。公之曾大父著《重庆堂随笔》，公尝刊入丛书。

繁征博引偏能尽，远绍旁搜罔不藏。悟得先生言外意，漫天何至有飞蝗。

同邑姻愚侄戴其浚鹤山

① 剞（jī基）劂（jué决）：雕板，亦指书籍。

目 录

水饮类 附淡巴菰、鸦[①]片

天雨水《战国策》名上池水，陶隐居名半天河，俗名天泉水。 甘凉养阳分之阴，瀹茗清上焦之热，体轻味淡，煮粥不稠，宿久澄彻者良。

露水立秋后五日白露降，夜来不可露身出户，故曰：白露身勿露。 甘凉润燥，涤暑除烦。若秋前之露，皆自地升。苏诗：露珠夜上秋禾根是已。云秋禾者，以禾成于秋也。稻头上露，养胃生津。菖蒲上露，清心明目。韭叶上露，凉血止噎。荷花上露，清暑怡神。菊花上露，养血息风。余可类推。

冬雪水 甘寒清热，解毒杀虫。温疫热狂、暑暍霍乱，徐徐频灌，勿药可瘳。淹浸食物，久藏不坏。

溪、河、湖、池水 各处清浊不同，非清而色白味淡者不可饮。凡近地无好水，宜饮天泉。或以其水澄清，煮熟而藏之，即为好水。海水咸浊，蒸取其露，即清淡可饮。

井泉水 甘寒清下焦之热，煮饭补阴中之阳。新汲者良，咸浊勿用。中煤炭毒，灌之即苏。

食井中每年五月五日午时，入整块雄黄，整块明矾各斤许，以辟蛇虫阴湿之毒，或整块朱砂数两尤妙。

食水缸中，宜浸降香一二段，菖蒲根养于水面亦良。水不甚清者，稍以矾澄之，并解水毒。

雨雪之水，皆名天泉。其质最轻，其味最淡，杭人呼曰淡水，瀹茗最良，宜煎清肃涤热诸药。惟杭人饮之，故人文秀美，甲于天下。杭城皆瓦屋，以竹木或砖或铜锡为承溜，周曰承溜，汉曰铜池，宋曰承落，皆檐沟水笕之称也。杭人呼为阁漏。 引其水而注诸缸。然必日使人梯而上视，如有鸟恶猫秽之瓦，即以洁瓦易之。再以净帚频为扫除，毋使木叶尘砂之积，则水始洁。若近厨之屋，必有煤炲之污，勿取其水也；狂风暴雨，必夹尘砂，亦勿取焉[②]。久晴乍雨，亦勿遽取，恐瓦有积垢，濯之未净也。既注之缸，必待其澄，而后挹其清者，藏诸别缸，藏久弥良。凡藏水之缸，宜身长而口小者，上以缶盆幂[③]之，而置于有风无日之所。日晒久则水易耗，而色不白也。置缸之地，甃[④]以砖石，或埋入土中一二尺亦可。先慈嗜茗而取水甚严，蓄水甚精，谨详识之，虽他处亦可仿行，以免水土恶劣之病，不但备烹茶煮药之用已。

溪涧之水，发源于山，清甘者良。水如恶劣，其山必崄巇[⑤]或为砒礜[⑥]毒药之所产，或为虫蛇猛兽之所居。而人之饮食，首重惟水。乍入其乡者饮之，疾病生焉；生于其地者习之，很戾钟焉。欲筹斡旋补救之策，以期革犷狎之俗，而康济斯民者，惟有广凿井泉，是为亟务。爰采泰西掘井法于下，庶无井之地，悉可仿而行焉。

高地作井，未审泉源所在，其求之法有四：

---

① 鸦：各本均作“亚”，今据习惯用语改，下皆同。
② 焉：图书集成本作“也”。
③ 幂(mì 密)：覆盖。
④ 甃(zhòu 绉)：以砖修井。
⑤ 崄(xiǎn)巇(xī)：艰险崎岖。
⑥ 礜(yú 余)：含砒之毒石。

第一气试：当夜水气恒上腾，日出即止。今欲知此地水脉安在，宜掘一地窖，于天明辨色时，人入窖以目切地，望地面有气如烟腾腾上出者，水气也。气所出处，水脉在其中。

第二盘试：望气之法，旷野则可，城邑之中，室居之侧，气不可见。宜掘地深三尺，广长任意，用铜锡盘一具，清油微微遍擦之，窖底用木高一二寸以搘，盘偃置之，盘上干草盖之，草上土盖之。越一日开视，盘底有水欲滴者，其下则泉也。

第三缶试：近陶家之处，取瓶缶坯子一具，如前铜盘法用之。水气沁入瓶缶者，其下泉也。无陶之处，以土甓[①]代之，或用羊绒代之。羊绒者，不受湿，得水气必足见也。

第四火试：掘地如前，篝火其底，烟气上升蜿蜒曲折者，是水气所滞，其下则泉也。烟气直上者否。

凿井法有五：

第一择地：山麓为上，蒙泉所出，阴阳适宜；园林室屋所在，向阳之地次之；旷野又次之；山腰者居阳则太热，居阴则太寒为下。此论泉水之高下等第耳，然山腰、山顶亦有甘泉，不可泥也。凿井者，察泉水之有无，斟酌避就之。

第二量浅深：井与江河地脉通贯，其水浅深，尺度必[②]等。今问凿井应深几何？宜度天时旱潦河水所至，酌量加深几何而为之度，去江河远者不论。不论者，不论深浅，而以及泉为度也。泉愈深则水愈美，虽水土恶劣之乡，深泉必清冽无毒也。

第三避震气：地中之脉，条理相通，有气伏行焉，强而密理。中人者九窍俱塞，迷闷而死，俗谓之犯土者是。凡山乡高亢之地多有之，泽国鲜焉。此地震之所由也，故曰震气。凡凿井遇此，觉有气飒飒侵人，急起避之，俟泄尽，更下凿之。欲候知气尽者，缒[③]灯火下视之，火不灭，是气尽也。

第四察泉脉：凡掘井及泉，视水所从来而辨其土色，若赤埴土，其水味恶。赤埴，粘土也，中为甓为瓦者是。若散沙土，水味稍淡。若黑坟土，其水良。黑坟者，其土色黑稍粘也。若沙中带细石子者，虽赤土、黄土皆[④]佳。其水最良。

第五澄水：凡作井底，用木为下，砖次之，石次之，铅为上。既作底，更加细石子厚一二尺，能令水清而味美。

试水美恶，辨水高下，其法有五。凡江河、井泉、雨雪之水，试法皆同。

第一煮试：取清水置净器煮熟，倾入白瓷器中，候澄清，下有沙土者，此水质浊也，水之良者无滓。又水之良者，以煮物则易熟。

第二日试：清水置白瓷器中，向日下，令日光正射水，视日光中若有尘埃絪缊如游气者，此水质不净也。水之良者，其澄彻[⑤]底。

第三味试：水，元气也。元气无味，无味者真水，凡味皆从外合之。故试水以淡为主，味佳者次之，味恶为下。天泉最淡，故烹茶独胜，而煮粥不稠。

第四称试：有各种水，欲辨优劣，以一器更酌而衡之，轻者为上。

第五纸帛试：用纸或绢帛之类，色莹白者，以水蘸而干之，无痕迹者为上。于文白水为泉，故水以色白为上。

人可以一日无谷，不可以一日无水。水之于人，顾不重欤！苟知掘井试水之法，则在在可饮甘泉而免疾病，且藉以备旱灾，御兵火，一举而数善存焉。余性喜凿井而力有未逮，惟冀同志者勉为之。但井栏之口宜小而多，既免坠溺，仍便引汲也。设无

---

① 甓：(pi)：砖。
② 必：图书集成本作“不”。
③ 缒(zhui 坠)：系在绳子上放下去。
④ 皆：图书集成本作“者”。
⑤ 彻：图书集成本作“澈”。

水之地而万难凿井者，更列水库法于后：

水库法： 泰西书云：若天府金城，居高乘险，江湖[1]溪涧，境绝路殊，凿井百寻[2]，盈车载绠，时逢亢旱，涓滴如珠，或绝徼[3]孤悬，恒须远汲，长围久困，人马乏竭，如此之类，世多有之。临渴为谋，岂有及哉？计惟恒储雨雪之水，可以御穷。而人情纽近，未或先虑，及其已至，坐槁而已。亦有依山掘地，造作池塘，以为旱备。而弥月不雨，已成龟坼，徒伤挹注之易穷，不悟渗漏之实多也。西方诸国，因山为城者，其人积水如积谷。谷防红腐，水防漏渫[4]。其为计虑，亦略同之。以故作为水库，率令家有三年之蓄，虽遭大旱，遇强敌，莫我难焉！且上方之水比于地中，陈久之水方于新汲，其蠲烦去疾，益人利物，往往胜之。彼山城之人，遇江河井泉之水，犹鄙不屑尝矣。天泉宿水，远胜山泉，此惟杭人知之。

名曰水库者，固之其下，使无受渫也；幂之其上，使无受损也。原注：幂防耗损，亦防不洁，故古人井亦有幂也。 四行之性，土为至干，土性干，故胜湿，受水太过，是卑滥而为湿土。 甚于火矣。水居地中，风过损焉，日过损焉。夏之日大旱，金石流，土山焦，而水独存乎？妄人谓湿热相合为暑，真是梦呓。 故固之，故幂之。水库之事有九：一曰具，具者所以庀[5]其物也。细砂、石灰、乌樟、桐油等物。 二曰剂，剂所以为之和也。三曰凿，凿所以为之容也。在家、在野，皆可择地而为之，不论方圆，宜下侈上弇[6]为妙。中底以三分之一为坎，渟[7]其垢时，以吸筒吸去之，则年久弥清也。四曰筑，筑所以为之地也。底墙皆须筑实，毋使渗漏。 五曰涂，涂所以为之固也。筑坚候至八分干，再以乌樟或细灰涂之。 六曰盖，盖所以为之幂也。七曰注，注所以为之积也。以承溜引注也。 八曰挹，挹所以受其用也。九曰修，修所以为之弥缝其阙也。凡造圹、造窖、造盐地，皆须筑实，毋使渗漏，其事同也。而各处造法，微有不同。若造水库之法，亦可各随其便者。故附载其略于此，智者自能因地制宜。

水仓法： 水库或卒难集办，更有水仓一法，较易从事。其法创自乾隆间杨州余君观德。凡水土恶劣之乡，人烟稠密之地，距河稍远之处，皆可仿行，以备兵火、旱灾、疾病诸患。但置旷地一区，缭以土垣，前设门楹，傍曰水仓，中为大院，置大缸数百，或百十只，脚埋入土尺许，满储以水，复置水桶百十只，水龙数具，外镢[8]以锁。设有灾患，开取甚易。若大家、巨刹，凡有空院者，尤易仿行。为己为人，公私两益，故附载之。

煎药用水歌： 何西池《医碥》云：急流迅速堪通便，宣吐洄澜水即逆流水。最宜。百沸气腾能取汗，甘澜劳水流水杓扬万遍，名甘澜水，亦名劳水。意同之。黄齑水吐痰和食，霍乱阴阳水百沸天泉与新汲井水各半也。可医。治疟亦妙。新汲无根皆取井，除烦去热补阴施。地浆解毒兼清暑，亦和中补土。腊雪寒冰疗疫奇。更有轻灵气化水，如蒸露法蒸水，以管接取用之，一名气汗水，亦名水露。虽海水，但蒸取其露，即清淡可饮，以咸浊不能上升也。 奇功千古少人知。善调升降充津液，滋水清金更益脾。肺热而肾涸，清金则津液下泽，此气化为水，天气下为雨也。肾涸而肺热，滋阴则津液上腾，此水化为气，地气上为云

---

① 湖：图书集成本作“河”。

② 寻：古长度单位，八尺为寻。

③ 徼(jiào 叫)：边界。

④ 渫(xiè 屑)：漏。

⑤ 庀(pǐ 痞)：备具。

⑥ 下侈(chǐ)上弇(yǎn)：侈是钟口大，弇是钟口小。下侈上弇，意即形状下大上小。

⑦ 渟(tíng)：水积聚而不流通。

⑧ 镢(jué 决)：箱子上加锁的绞钮。

也。蒸水使水化为气，气复化水，有循环相生之妙。而升降之机，脾为之主，故兼主中枢不运也。

乳汁　甘平补血，充液填精，化气生肌，安神益智，长筋骨，利机关，壮胃养脾，聪耳明目。本身气血所化，初生藉[①]以长成。强壮小儿，周岁即宜断乳，必以谷食，始可培植后天造物之功，不容穿凿。故大人饮乳，仅能得其滋阴养血，助液濡枯，补胃充肌而已。设脾弱气虚，膏粱湿盛者饮之，反有滑泻酿痰、减餐痞闷之虞。且乳无定性，乳母须择肌肤丰白，情性柔和，别无暗疾，不食荤浊厚味者，其乳汁必醲[②]白甘香，否则清稀腥浊，徒增儿病也。

牛、马、蛇肉毒，饮人乳解之。

牛乳　甘平。功同人乳而无饮食之毒、七情之火。善治血枯便燥，反胃噎膈，老年火盛者宜之。水牛乳良。小儿失乳者，牛、羊乳皆可代也。

马乳　甘凉。功同牛乳而性凉不腻，故补血润燥之外，善清胆、胃之热，疗咽喉口齿诸病，利头目，止消渴，专治青腿牙疳。白马者尤胜。

羊乳　甘平。功同牛乳。专治蜘蛛咬毒。白羜[③]羊者胜。

酪酥醍醐　牛、马、羊乳所造。酪上一层凝者为酥，酥上如油者为醍醐。并甘凉润燥，充液滋阴，止渴耐饥，养营清热。中虚、湿盛者均忌之。

茶　微苦微甘而凉。清心神，醒睡除烦；凉肝胆，涤热消痰；肃肺胃，明目解渴。不渴者勿饮。以春采色青，炒焙得法，收藏不泄气者良。色红者已经蒸庵失其清涤之性，不能解渴，易成停饮也。普洱产者，味重力峻，善吐风痰，消肉食。凡暑秽、痧气、腹痛、干霍乱、痢疾等证，初起饮之辄愈。

诸露　凡谷、菜、果、蓏、草、木、花、叶诸品，具有水性之物，皆取其新鲜及时者，以[④]法入甑，蒸溜得水，名之为露。用得其宜，远胜诸药。何者？诸药既干且[⑤]久，或失本性，譬用陈米作酒，酒力无多。若不堪久藏之物，尤宜蒸露密储。如以诸药煎作汤饮，味故不全，间有因煎失其本性者。惟质重味厚，滋补下焦，如地黄、枸杞之类，必须煎汁也。若作丸散，并其渣滓啖[⑥]之，殊劳脾运。惟峻厉猛烈之药，宜丸以缓之；冰、麝忌火诸香，必丸而进之；五苓、六一等剂，须散以行之。凡人饮食，盖有三化，一曰火化，烹煮熟烂；二曰口化，细嚼缓咽；三曰胃化，蒸变传运。二化得力，不劳于胃。故食生冷，大嚼急咽，则胃受伤也。胃化既毕，乃传于脾，传脾之物，悉成乳糜，次乃分散达于周身。其上妙者化气归筋，其次妙者化血归脉，用能滋益精髓，长养肌体，调和营卫。所云妙者，饮食之精华也，故能宣越流通，无处不到。所存糟粕，乃下于大肠。今世滋补丸剂，皆干药合成，精华已耗，又须受变于胃，传送于脾，所沁入宣布，能有几何？不过徒劳脾胃，悉成糟粕下坠而已。朝吞暮饵，抑何愚耶！

汪谢城曰：诸露生津解热，诚为妙品。但肆中贪多而蒸之过久，以致味薄，或羼[⑦]他物以取香，如枇杷叶露，亦羼香物，正与嗽证相反，故必以[⑧]自蒸为佳。又中有饮湿者，诸露皆非所宜。

酒　大寒凝海而不冰，其性热也。甘苦辛酸皆不是，其味异也。合欢成礼，祭祀宴宾，皆所必需。壮胆辟寒，和血养气，老

---

① 藉：原作"籍"，今据醉六堂本、图书集成本及千顷堂本改。

② 醲：通"浓"；厚。

③ 羜(zhù 柱)：出生五个月的小羊。

④ 以：图书集成本作"依"。

⑤ 且：图书集成本、千顷堂本作"既"。

⑥ 啖：原作"淡"，据图书集成本、千顷堂本改。

⑦ 羼(chàn)：搀杂。

⑧ 以：图书集成本、千顷堂本均无此字。

人所宜。行药势，剂诸肴，杀鸟兽、鳞介诸腥。陈久者良。多饮必病，故子弟幼时，总不令饮酒，到大来不戒而自不饮矣。凡民日食不过一升，而寻常之量，辄饮斗酒，是一人之饮，足供数人之食。至于盛肴馔，多朋从，其费又不可胜计也。酒之为物，勤俭多妨，故禁酒可以使民富。贞洁之人，以酒乱性；力学之人，以酒废业；盗贼之徒，以酒结伙；刚暴之徒，以酒行凶。凡世间败德损行之事，无不由于酒者。此《书》之所以作"酒诰"，汉时所以三人群饮罚金四两也。酒之为物，志气两昏，故禁酒可以兴民教，富之，教之，诚富国坊[①] 民之善术。今蕞尔[②] 小邑，岁费造酒之米，必以万石计，不但米价日昂，径至酿成大劫。此其一端也，可不鉴哉！

解酒毒大醉不醒。 枳椇子煎浓汁灌；人乳和热黄酒服。外以生熟汤浸其身，则汤化为酒而人醒矣。

酒酿 甘温。补气养血，助运化，充痘浆。多饮亦助湿热。冬制者耐久藏。

烧酒一名汗酒。 性烈火热，遇火即燃。消冷积，御风寒，辟阴湿之邪，解鱼腥之气。阴虚火体，切勿沾唇。孕妇饮之能消胎气。汾州造者最胜。凡大雨淋身，及多行湿路，或久浸水中，皆宜饮此，寒湿自解。如陡患泄泻，而小溲清者，亦寒湿病也，饮之即愈。

风寒入脑，久患头痛，及饮停寒积，脘腹久疼，或寒湿久痹，四肢痠痛，诸药不效者，以滴花烧酒，频摩患处自愈。若三伏时，将酒晒热，拓[③] 患处，效更捷。素患冻瘃[④] 者，亦于三伏时，晒酒涂患处，至冬不作矣。

霍乱转筋而肢冷者，以烧酒摩拓患处效。

解烧酒毒，芦菔汁、青蔗浆随灌。绿豆研水灌，或以枳椇子煎浓汤灌。大醉不醒，急以热豆腐遍体贴之，冷即易，以醒为度。外用井水浸其髮，并用故帛浸湿贴于胸膈，仍细细灌之，至苏为度。凡烧酒醉后吸烟，则酒焰内燃而死。又有醉后内火如焚，而反恶寒者，厚覆衣被，亦能致死。即口渴饮冷，止宜细细饮之，以引毒火外达。若连饮过多，热毒反为骤冷所遏，无由外达，亦多闭伏不救也。

愈风酒方

陈海蛇漂净拭干，晾极燥。十二两 黑大豆 嫩桑枝 松针杵烂。各四两。

陈酒七斤，封浸，煮三炷香。

喇嘛酒方 治半身不遂，风痹麻木。

胡桃肉 龙眼肉各四两 杞子 首乌 熟地各一两 白术 当归 川芎 牛膝 杜仲 白芍 豨莶草 茯苓 丹皮各五钱 砂仁 乌药各二钱五分

上十六味，绢袋盛之，入瓷瓶内，浸醇酒五斤，隔水煮浓，候冷，加滴花烧酒十五斤，密封七日。

健步酒方

生羊肠一具，洗净晾燥 龙眼肉 沙苑蒺藜隔纸微炒 生苡仁淘净晒燥 仙灵脾以铜刀去边毛 真仙茅各四两

上六味，用滴花烧酒二十斤，浸三七日。下部虚寒者宜之，华亭董氏方也，见《三冈识略》。

熙春酒方

生猪板油一斤 甘杞子 龙眼肉 女贞子冬至日采，九蒸九晒 直生地洗净晒干 仙灵脾去边毛 生绿豆洗净晒干。各四两

上七味，滴花烧酒二十斤，封浸一月。茹素者去猪油，加耿柿饼一斤可也。此酒健步驻颜，培养心肾，衰年饮之甚妙。但以

① 坊：通"防"，防范。

② 蕞(zuì 最)尔：小貌。

③ 拓：千顷堂本作"贴"。

④ 瘃(zhú 竹)：病名，即冻疮。

猪脂白蜜浸之，名玉液酒。温润补肺，泽肌肤，美毛髮，治老年久嗽极效。随息自验。

固[①] 春酒方 治风寒湿袭入经络，四肢痹痛不舒，俗呼风气病，不论新久，历治辄效。

鲜嫩桑枝 大豆黄卷或用黑大豆亦可 生苡仁 枢木子即十大功劳红子也，黑者名极木子，亦可用。无则用叶，或用南天烛子亦可。各四两 金银花 五加皮 木瓜 蚕砂各二两 川黄柏 松子仁各一两

上十味，绢袋盛而缝之。以好烧酒十斤，生白蜜四两，共装坛内，将口封固扎紧。水锅内蒸三炷香取起，放泥地上七日，即可饮矣。每日量饮一二杯。病浅者一二斤即愈。

定风酒方

天冬 麦冬 生地 熟地 川芎 五加皮 牛膝 秦艽各五钱 川桂枝三钱

上九味，绢袋盛之。以滴花烧酒二十斤，净白蜜、赤沙糖、陈米醋各一斤，搅匀，浸入瓷坛，豆腐皮封口，压以巨砖，安水锅内，蒸三炷香。坛须宽大，则蒸时酒弗溢出也。 取起，埋土中七日，此内府方也。功能补血息风而健筋骨，且制法甚奇，凡患虚风病者，饮之辄愈，而药味平和，衰年频服，极有裨益，并无流弊。

按：酒性皆热，而烧酒更烈，韧如羊肠，润如猪脂，并能消化，故不但耗谷麦，亦最损人，尤宜禁之。然治病养老之功亦不可没。世传药酒，率以刚燥之品助其猛烈，方名虽美，而遗患莫知。惟此七方，用药深有精义，洵属可传。但饮贵微醺[②]，不可过恣，始为合法。虚寒衰老之人，寒宵长夜，苦难酣眠达晓，宜制小银瓶，略如鼻烟壶式，口用旋盖，以暖酒灌入，佩于衷衣[③] 兜肚之间，酒可彻夜不凉。丁夜醒时，饮而再睡，不烦人力，恬适自如，补益之功甚大。若能此外勿饮，更可引年。凡饮酒，并宜隔汤炖温也。

淡巴菰 辛温。辟雾露秽瘴之气，舒忧思郁懑[④] 之怀，杀诸虫，御寒湿。前明军营中始吸食之，渐至遍行天下，不料其为鸦片烟之先兆也。然圣祖最恶之，而昧者犹以熙朝[⑤] 瑞草誉之，谬矣。

卧房卑湿，以干烟叶厚铺席下良，并可以辟臭虫、蜈蚣、蛇、蝎诸虫也。

绞肠痧，烟筒中垢如豆大一丸，放病人舌下，掬水灌之，垂死可活。

蛇咬及诸毒虫螫，以烟筒中垢涂之。

鸦片 鸦片入药，亦始前明，李濒湖《本草纲目》收之。国朝乾隆间，始有吸其烟者。初则富贵人吸之，不过自速其败亡；继则贫贱皆吸之，因而失业破家者众，而盗贼满天下。以口腹之欲，致毒流宇内，涂炭生民，洵妖物也，智者远之。亦有因衰病而误坠其中者，以吸之入口，直行清道，顷刻而遍一身，壅者能宣，郁者能舒，陷者能举，脱者能收，凡他药不能治之病，间有一吸而暂效者，人不知其为劫剂，遂诧以为神丹，而因病吸此，尤易成瘾，迨瘾[⑥] 既成，脏气已与相习，嗣后旧疾复作，必较前更剧，而烟亦不能奏效矣。欲罢不能，噬脐[⑦] 莫及，乃致速死，余见实多，敢告世人，毋蹈覆辙。徐松龛曰：天竺自六朝后皆称印度。今五印度为英吉利所辖，进口货物，近以鸦片为主。宇宙浮孽之气，乃独钟于佛国，何其怪也。

戒法： 断瘾之方，验者甚少，且用烟

---

① 固：原作“同”，校本均作“固”，以校本义胜，故改。

② 醺：酒醉貌。

③ 衷衣：贴肉的内衣。

④ 懑(mèn 闷)：愤，烦闷。

⑤ 熙朝：旧指盛明之世。臣子用以称颂当时朝代。

⑥ 瘾：诸本均作“引”。今据文义改。下皆同。

⑦ 噬脐：比喻后悔不及。语出《左传·庄公六年》：“若不早图，后君噬齐。”齐，通“脐”。

或烟灰者居多，似乎烟可少吸，一不服药，瘾即如故。惟此方日服，仍可吸烟，旬余瘾自渐减，又不伤身。盖物性相制，此药专治鸦片之毒，故能断瘾，绝无他患也。方用鲜松毛数斤，略杵，井水熬稀膏，每晨开水化服一二钱，或每土一斤，用松树皮半斤，煎汤熬烟，如常吸食，瘾亦渐断。或以一味甘草熬为膏，调入烟内，初且少入，渐以加多，如常吸之，断瘾极效。

解毒：肥皂或金鱼杵烂，或猪屎水和，绞汁灌之，吐出即愈。甘草煎浓汁，俟凉频灌。生南瓜捣，绞汁频灌。青蔗浆恣饮。凡服烟而死，虽身冷气绝，若体未僵硬，宜安放阴处泥地，一经日照，即不可救。撬开牙关，以竹箸[①] 横其口中，频频灌以金汁、南瓜汁、甘草膏之类，再以冷水在胸前摩擦，仍将头髮解散，浸在冷水盆内，或可渐活。

① 箸(zhù)：筷子。

谷食类

籼米　甘平。宜煮饭食。补中养气、益血生津、填髓充肌，生人至宝。量腹节受，过饱伤人。凡患病不饥，妇人初产，感证新愈，并勿食之。磨粉蒸糕，松而不韧，病人弱体可作点心。饭露生津，补虚疗膈。

籼种甚多，有早、中、晚三收，赤、白二色，以晚收色白者良。凡不种秔之处，皆呼籼为秔，湖州蒸谷，或炒谷而藏之，作饭尤香。早收者性温，不耐久藏。

汪谢城曰：凡八谷一类之中，必皆有大小、早晚、粘不粘各种。如稻为一谷，其粘者为糯，不粘者为秔，而籼又秔之别种。呼籼为秔，犹呼穬为大麦，未为大误。吾乡蒸谷、炒谷米，用米少而得饭多，不但取其香也。郑元庆《湖录》论之甚详。

秔米亦作粳　甘平。宜煮粥食，功与籼同。籼亦可粥而糯较稠，秔亦可饭而籼耐饥。粥饭为世间第一补人之物，强食亦能致病伐[1] 生。《易》云：节饮食。《论语》云：食无求饱。尊生者，能绎其义，不必别求他法也。惟患停饮者不宜啜粥，痧胀霍乱，虽米汤不可入口，以其性补，能闭塞隧络也。故贫人患虚证，以浓米饮代参汤，每收奇绩。若人众之家，大锅煮粥时，俟粥锅滚起沫团，酽滑如膏者，名曰米油，亦曰粥油。撇取淡服，或加炼过食盐少许服亦可，大能补液填精，有裨羸老。至病人、产妇，粥养最宜，以其较籼为柔，而较糯不粘也。亦可磨粉作糕。而嘉兴人不善藏谷，收米入囤，蒸罨变红，名曰冬舂米，精华尽去，糟粕徒存，暴殄天物[2]，莫此为甚。炒米虽香，性燥助火，非中寒便泻者忌之。又有一种香秔米，自然有香，亦名香珠米，煮粥时，稍加入之，香美异常，尤能醒胃。凡煮粥宜用井泉水，则味更佳也。

糯米一名元米，亦名占米　甘温。补肺气，充胃津，助痘浆，暖水脏。酿酒熬饧[3]，造作饼饵。若煮粥饭，不可频餐，以性粘滞难化也。小儿、病人尤当忌之。冻米冬月所制。性不粘滞，止泻补脾。炒米　香燥助火，多食伤津。

脾虚泄泻，糯米炒黄磨粉，加白沙糖调服。

虚寒多溺，糯米饭杵为糍，卧时煮热，细嚼食之。

诸米泔第二次者清而可用。　清热止烦渴。

诸禾秆　甘温。煎汁饮，治寒湿发黄，停食腹胀，消牛肉积。作荐御寒，暖于棉絮。挼穰籍靴鞋，暖足去湿。烧灰淋汁，冷服解砒毒。

饴稀者为饴，干者为饧，诸米皆可熬，以糯米熬者为胜。　甘温补中，益气养血，能助湿热，动火生痰。凡中满吐逆、疸疟、疳[4] 膨、便闭、牙痛、水肿、目赤等证，皆忌之。

鱼脐疔、瘭疽、瘑疮，并用饴糖涂。

---

① 伐：图书集成本作："戕"。

② 暴殄（tiǎn 舔）天物：残害灭绝天生之物，指任意糟蹋物品。

③ 饧（xíng）：古"糖"字，亦作"餹"。现在特指用麦芽或谷芽等熬成的糖。

④ 疳：原无，据图书集成本、千顷堂本补。

稻芒、鱼骨鲠喉,及误吞竹、木、钱、钗,中天雄、附子、草乌毒,并宜频食饴糖。

解银黝毒,日用饴糖四两作小丸,不时以麻油吞下,须服过百日外,方无虑。

火烧成疮,饧糖烧灰傅。

粟米色有青黄,粒有粗细,种类不一,亦名粱,俗呼小米　功用与籼、秫二米略同,而性较凉,病人食之为宜。糯者亦名秫。

汪谢城曰:粱之粘者,固可称秫,而实非治不寐之秫。

黍米北人呼为黄米,以其色黄也,然亦有赤者。　功与籼似,厥性较温,南方所无也。

稷米一名高粱,俗呼芦穄[1]　甘凉清胃、补气养脾。糯者名秫,治阳盛阴虚,夜不得寐,及食鹅鸭成癥。凡黍、稷、粟之糯者,皆可酿酒造饧。而南方稷米,但有不粘者耳。

汪谢城曰:前人本草,分别多误,惟程氏《九谷考》所辨为是。《本草纲目》以粘不粘分黍稷,是分一谷为二谷也。

小麦面　甘温。补虚乏,实皮肤,厚肠胃,强筋力。北产重罗者良。造为挂面,可以致远,病人食之甚宜。南方地卑,麦性粘滞,能助湿热,时感及疟痢、疳疸、肿胀、脚气、痞满、痧胀、肝胃痛诸病并忌之。新麦尤甚。惟单酵水造为蒸饼,较不助病,且可入[2]药。

跌打挫朒,白面同栀子捣匀,水调涂。

远行脚研成疱,白面水调涂。

大衄血出,飞罗面入盐少许,冷水调服三钱。

大便久泻,飞罗面炒熟,每晨加白砂糖,或炒盐调服。

麸麦皮也　凡患身体疼痛及疮疡溃烂沾渍,或小儿暑月出痘,溃烂不能著席者,并用夹褥装麸藉卧,性凉而软,洵妙法也。

面筋麸入水中,洗揉而成。　性凉解热,止渴消烦,劳热人宜煮食之,但不易化,须细嚼之。误吞钱者,以面筋放瓦上炙存性,研末,开水调服。在喉者即吐出,入腹者从大便下。

麦粉麸洗面筋澄出之浆,滤干成粉,俗呼小粉　甘凉。可为粢饵、素食、浆衣之用。陈久者炒焦,以醋熬成膏,治一切痈疡、汤火伤。

大麦一名麰麦,一名穬麦。　种类不一,方土不同,今人罕食。药肆以造麦糵,金华人以之饲猪,故其肉最佳,而造为兰熏,甲于天下也。

汪谢城曰:麦为小麦,牟为大麦,穬麦一名稞麦,则大麦之别种。南方无牟,即呼穬为大麦,实则同类而异种也。大麦须有消肿之功。穬麦须亦可用。

荍麦亦作荞,俗名乌麦。　甘温。罗面煮食,开胃宽肠,益气力,御风寒,炼滓秽,磨积滞。与芦菔同食良。以性有微毒,而发痼疾,芦菔能制之也。而易长易收,尤为救荒极品,各处皆宜广种为是。另有一种味苦者,虽不堪食。亦可济荒。

小儿丹毒、热疮,荍麦面,醋调涂。白浊白带,脾积久泻,休息痢,并宜食此面。

痢疾,炒熟荍麦二钱,砂糖汤调下。

绞肠痧痛,荍麦炒焦,开水调服。

汤火伤,荍面炒黄,水和傅。

玉蜀黍一名玉高粱,俗名苞芦,又名纡粟,又名六谷　嫩时采得去苞须,煮食味甚甜美。老则粒坚如石,舂磨为粮,亦为救荒要物。但粗粝性燥,食宜半饱,庶易消化。至东廧[3]稃子,各种杂粮,及黄精、玉竹之类,并可充饥作食,造酒济荒,兹不备载。

苡米　甘平。健脾益胃,补肺缓肝,清热息风,杀虫胜湿。故治筋急拘挛,风湿痿痹,水肿消渴,肺痿吐脓,咳嗽血溢,肺、胃、肠痈,疝气五淋,干湿脚气,便泻霍乱,黄

① 穄(jì祭):也叫縻子,即黍之不粘者。

② 入:千顷堂本作“化”。

③ 廧(qiáng):同“墙”。

疸，蛔虫诸病，并煮汤饮，亦可蒸食，煮粥煮饭，无不宜之。脾约便艰，不宜多食。性专达下，孕妇忌之。

黑大豆 甘平。补脾肾，行水调营，祛风邪，善解诸毒。性滞壅气，小儿不宜多食。服厚朴者忌之。服蓖麻子者，犯之必死。小者名穞豆，品较下，仅堪喂马，故名马料豆。俗谓功胜黑大豆，殊失考也。

辟谷救荒，黑豆淘净，蒸极透，晒干，如是三次，九次更妙。磨细末，柿饼煮烂去蒂、核。与豆末等分捣丸，鸡子大，每细嚼一丸，津液咽下，勿用汤水，可终日不饥。远行携带甚便，且可任吃诸物，略无所忌。又能滋补脾肾，而治噎食、便泻等病。

辟疫稀痘，解诸药毒。黑大豆二合，甘草一钱，煎汁频饮。

黑大豆皮，入药止盗汗。

大豆黄卷即黑大豆为糵也 治湿痹、筋挛、膝痛，消水病胀满，非表散药也。

黄大豆 甘平。补中解毒。宜煮食，炒食则壅气。浸罨发芽，摘根为蔬，味最鲜美。肺痈痧气，生嚼不腥，疑似之间，试之甚验。

痘后痈毒，嚼生黄豆涂之，即溃。浸胖，捣涂诸痈疮亦妙。

青大豆 甘平。补肝养胃。嫩时剥而为肴，味极鲜美。盐水煮而烘之，可以久藏致远。

诸豆有早、中、晚三收，以晚收粒大者良。并可作腐、造酱、榨油。惟青豆性较软，更为食品所宜，荚阔粒扁者尤佳。

兵荒救饥，豆青黄随用。七斗，芝麻黑白不拘。三斗，并淘净即蒸，蒸过即晒，晒干去壳，再蒸再晒，凡三次，捣极熟，丸胡桃大，每细嚼一丸，津液咽下，可三日不饥。诸无所忌。所费不多，一料可济万人。

白豆 豆具五色，功用略同。惟白者夏熟早收，故粒小而性温，能发病也。

赤豆 甘平。补心脾，行水消肿，化毒排脓。多食耗液。蛇咬者百日内忌之。以紧小而赤黯色者入药，其稍大而鲜红淡红色者，止为食用，故本草以赤小豆名之。后人以广产木本、半红半黑之相思子，亦有红豆之名，遂致误用。亦犹黑大豆，有紧小为雄一言，而昧者讹为马料豆也。

水肿脚气，赤小豆一斗，煮极烂，取汁五升，温渍足膝，兼食小豆，勿杂食。

水鼓腹大，动摇有声，皮肤黑者，赤小豆三升，白茅根一握，水煮食豆，以消为度。

乳汁不通，赤小豆煮汁饮，或煮粥食。

诸般痈毒，赤小豆生研，入苎根杵匀，鸡子清调傅。

丹毒如火，赤小豆末，鸡子清稀调涂之。

绿豆 甘凉。煮食清胆养胃，解暑止渴，润皮肤，消浮肿，利小便，已泻痢，析酲弭[1]疫。浸罨发芽，摘根为蔬，味极清美。生研绞汁服，解一切草木金石诸药、牛马肉毒。或急火煎清汤冷饮亦可。

绿豆皮 入药，清风热，去目翳，化斑疹，消肿胀。

绿豆粉 宜作糕饵素馔，食之清积热，解酒食诸毒。新汲水调服，治霍乱转筋，解砒石、野菌、烧酒及诸药毒。

暑月痱疮，绿豆粉、滑石和匀扑。

打扑损伤，绿豆粉炒紫色，新汲水调傅，以杉木皮缚定。杖疮疼痛，绿豆粉炒研，鸡子清和涂。

一切痈肿初起，绿豆粉炒黄黑色，牙皂一两同研，米醋调傅，皮破者油调之。

外肾生疮，绿豆粉、蚓粪等分研涂之。

蚕豆以其熟于蚕时，故名蚕豆，一名佛豆 甘平。嫩时剥为蔬馔，味甚鲜美。老则煮食，可以代粮，炒食可以为肴。性主健脾快胃，

---

① 弭（mǐ 米）：停止，消除。

浸以发芽，更不壅滞，亦可煮糜[①]作糕饵。肆中磨细，搀入小粉，亦可烫皮搓索以混绿豆粉。

豌豆粒圆如珠，《尔雅》名戎菽，《管子》作荏菽，《本草》名胡豆，《唐史》作毕豆，《辽志》作回回豆，俗呼淮豆，亦曰寒豆　甘平。煮食，和中生津，止渴下气，通乳消胀。研末涂痈肿，擦面去皯䵟，亦可作酱用。

豇豆　甘平。嫩时采荚为蔬，可荤可素。老则收子充食，宜馅宜糕。颇肖肾形，或有微补。

扁豆　甘平。嫩荚亦可为蔬，子以白者为胜。去皮煮食，补肺开胃，下气止呕，清暑生津，安胎去湿。治带浊时痢，解鱼酒药毒。炒熟则温，健脾止泻。患疟者忌之。

赤白带下，白扁豆为末，米饮下，每服二钱。

毒药伤胎，腹痛口噤，手强头低，自汗，似乎中风，九死一生，人多不识，若作风治，必死无疑。生白扁豆末，米饮服方寸匕，或浓煎汁亦可。亦解轻粉毒，宜冷饮。

霍乱转筋，生白扁豆末，冷水和，少入醋服，或以藤叶捣汁服。

砒石、诸鸟兽肉毒，生白扁豆末，冷水和服。

扁豆花　治痢疾崩带，解诸药毒。

刀豆　嫩荚可酱以为蔬，蜜以为果。子老入药，甘平下气，温中止哕。

薯蓣一名山药　甘平。煮食补脾肾，调二便，强筋骨，丰肌体，辟雾露，清虚热。既可充粮，亦堪入馔，不劳灌溉，广种为宜。子名零余子，功用相同。肿胀、气滞诸病均忌。

噤口痢，山药半生半炒，研末，米饮下二钱。

诸肿毒，山药捣烂涂，即散。

甘藷一名番薯，一名地瓜，亦名山薯　甘温。煮食补脾胃，益气力，御风寒，益颜色。种类不一，以皮赤、无筋、味纯甘者良。亦可生啖。凡渡海注船者，不论生熟，食少许即安。硗[②]瘠之地，种亦蕃滋，不劳培壅，大可救饥。切而蒸晒，久藏不坏。切碎同米煮粥食，味美益人。惟性大补，凡时疫、疟痢、肿胀、便秘等证，皆忌之。

---

① 糜：千顷堂本作"仁"。

② 硗（qiāo 敲）：土地坚硬而瘠薄。

调 和 类

胡麻一名脂麻，俗名油麻 甘平。补五内，填髓脑，长肌肉，充胃津，明目息风，催生化毒。大便滑泻者勿食。有黑、白二种，白者多脂。相传谓汉时自大宛来，故名胡麻。生熟皆可食，为肴为饵，榨油并良，而不堪作饭。本草列为八谷之麻，误矣。古人救饥用火麻，即《本经》之大麻，殆即八谷之麻也。

小儿初生，嚼生脂麻，绵包与咂[1]，最下胎毒，频咂可稀痘。

妇人乳少，脂麻炒研，入盐少许食之。此方可作小菜，杭人呼为脂麻盐，余最喜之，且可治口臭。孕妇乳母，尤宜常食，甚益小儿也。

腰脚疼痛，新脂麻炒香杵末，日服合许，温酒蜜汤任下，以愈为度。

溺血，脂麻杵末，东流水浸一宿，平旦绞汁，煎沸服。

头面诸疮，妇人乳疮，阴疮，生脂麻嚼烂傅。

谷贼，稻芒阻喉也。脂麻炒研，白汤下。

汤火伤，诸虫咬伤，脂麻生研涂。

麻酱 脂麻炒如法，磨为稀糊，入盐少许，以冷清茶搅之则渐稠，名对茶麻酱。香能醒胃，润可泽枯。羸老、孕妇、乳媪、婴儿，脏躁、疮家及茹素者，藉以滋濡化毒，不仅为肴中美味也。

脂麻油 甘凉润燥，补液息风，解毒杀虫，消诸疮肿。烹调肴馔，荤素咸宜。诸油惟此可以生食，故为日用所珍，且与诸病无忌，惟大便滑泻者禁之。凡方书所载香油，即麻油也。久藏泄气，则香味全失，故须随制随用。渣亦香甘，可为食料。笋得之而味美质软，故麻渣不可以壅[2]竹。

漏胎、难产，因血液干涩也。麻油、白蜜各一两，同煎数十沸温服。

小儿丹毒、汤火灼伤，生麻油涂浸，并饮之。

小儿发热，不拘风寒、饮食、时行痘疹，并宜用之。以葱涎入麻油内，手指蘸油，摩擦小儿五心、头面、项背诸处，辄愈。

蛊毒及砒石、河豚毒，多饮生麻油即吐出。

肿毒初起，麻油煎葱黑色，趁热通手旋涂，自消。虽大毒初起，若内服一二斤，毒气自不内攻也。猘[3]犬、毒蛇咬者，亦宜先饮生麻油一二盏良。

打扑伤肿，麻油熬熟，和醇酒服，以火烧地令热，俾卧之，立愈无痕。

茶油 甘凉润燥，清热息风，解毒杀虫，上利头目。烹调肴馔，日用所宜。蒸熟用之，泽髪生光。诸油惟此最为轻清，故诸病不忌。燃灯最亮而不损目。泽髮不腫[4]，其渣浣衣去垢，岂他油之浊腻可匹哉！

豆油 甘辛温。润燥，解毒，杀虫。熬

---

① 咂(zā)：啖也。

② 壅：图书集成本作“罨”。

③ 猘(zhì 制)：亦作“狾”、“瘈”。狗发疯。

④ 腫：粘也。

熟可入烹炮，虽谷食之精华，而肥腻已甚。盛京来者，清彻独优。燃灯甚亮。

菜油 甘辛温。润燥杀虫，散火丹，消肿毒。熬熟可入烹炮。凡时感、痧胀、目疾、喉证、咳血、疮疡、痧痘、疟疾、产后，并忌之。以有微毒，而能发风动疾也。世俗以其气香而尚之，罔知其弊，以致疾病缠绵而不察。惟外用涂汤火伤，刮痧，调疮药，皆妙。肆中或以花生、苏子等油羼之。

盐 咸凉补肾，引火下行，润燥祛风，清热渗湿，明目，杀虫，专治脚气。和羹腌物，民食所需。宿久卤尽色白，而味带甘者良。擦牙固齿，洗目去翳，点蒂[①]钟坠，傅蛇虫螫，吐干霍乱，熨诸胀痛。

霍乱转筋，盐卤摩拓患处，或以裹脚布浸卤束之。并治诸般脚气。无卤用极咸盐汤亦可。凡无病人濯足，汤中常加盐卤，永无脚疾。

豉俗呼豆豉 咸平和胃，解鱼腥毒，不仅为素肴佳味也。金华造者胜。淡豉入药和中，治温热诸病。

酱 纯以白面造者，咸甘而平，调馔最胜。豆酱以金华兰溪造者佳，咸平。篘油则豆酱为宜，日晒三伏，晴则夜露。深秋第一篘者胜，名秋油，即母油，调和食味，荤素皆宜，痘痂新脱时食之则瘢黑。嘉兴造者咸寒，以少日晒之功也，油亦质薄味淡，不耐久藏。

猘犬咬及汤火伤，未成疮者，以酱涂之。

中砒毒，豆酱调水服。

胎气上冲，及虚逆呕吐，好酱油开水调服；亦解鸦片毒。

醋 酸温。开胃养肝、强筋暖骨、醒酒消食、下气辟邪，解鱼蟹鳞介诸毒。陈久而味厚气香者良。性主收敛，风寒咳嗽，外感疟痢，初病皆忌。《续文献》曰：狮子日食醋、酪各一瓶，故俗谓狮吼为“吃醋”云。

产后血运，热病神昏，惊恐魂飞，客忤中恶，并用铁器烧红，更迭淬醋中，就病人之鼻以熏之。

汤火伤，醋淋洗。

诸肿毒，醋调大黄末涂。

糟 甘辛温，醒脾消食，调脏腑，除冷气，杀鱼腥毒。以杭绍白糯米所造，不榨酒而极香者胜。拌盐糟藏诸食物，味皆美嫩。惟发风动疾，痧痘、产后、咽喉、目疾、血证、疮、疟均忌之。以糟入油料制为糟油，调馔香美，然亦发疾，非病人所宜。

扑损打伤及蛇虫蜂螫，酒糟罨。

蜜 蜜者，密也。味甘质润而性主固密护内，故能补中益气，养液安神，润肺和营，杀虫解毒。生者凉，熟者平。以色白起沙，而作梨花香者为胜。炼法以器盛置重汤中煮一日，候滴水不散为熟蜜。或以蜜一斤，入水四两，放砂石器内，桑柴火慢熬，掠去浮沫，至滴水成珠亦可。但经火炼，其性温也。若果饵肴馔，渍制得宜，味皆甘美，洵神品哉！忌同葱食。痰湿内盛、胀满呕吐者亦忌。以之丸药，须察其宜，颟顸[②]滥用，焉能济事哉？

汤火、热油伤，蜜涂。

产后口渴，炼蜜调白汤服。

川椒一名蜀椒，一名巴椒，一名汉椒。 辛热。温中下气、暖肾祛寒、开胃杀虫、除湿止泻、涤秽舒郁、消食辟邪。制鱼腥、阴冷诸物毒，辟蝇、蚋、蜈蚣、蚊、蚁等虫。多食动火堕胎，阴虚内热者忌之。闭口者杀人，中其毒者，冷水解之。

漆疮作痒，川椒煎汤洗。凡入漆所，嚼川椒涂鼻中，不患漆疮，并辟疫秽邪气。

妇人秃鬓，川椒四两酒浸，密室内日日涂之。

---

① 蒂：原作“帝”，据图书集成本改。

② 颟（mān）顸（hān）：糊涂，不明事理。

花椒本名秦椒，一名檓[1] 辛温。调中下气，除湿杀虫，止痛行瘀，解鱼腥毒。

胡椒 辛温。温中除湿，化冷积，止冷痛，去寒痰，已寒泻，杀一切鱼肉、鳖、蕈、阴冷食毒。色白者胜。多食动火烁液，耗气伤阴，破血堕胎，发疮损目，故孕妇及阴虚内热、血证、痔患，或有咽喉、口齿、目疾者皆忌之。绿豆能制其毒。

发散寒邪，胡椒、丁香各七粒，碾碎，以葱白杵膏，和涂两手心，合掌握定，夹于大腿内侧，温覆取汗。

蜈蚣咬，嚼胡椒封。

辣茄一名榝，一名藙，亦名越椒，俗名辣子，亦曰辣椒、辣虎、辣枚子。各处土名不一，其实即古人重九所佩之食茱萸也 辛苦热。温中燥湿，御风寒，杀腥消食，开血闭，快大肠。种类不一，先青后赤。人多嗜之，往往致疾。阴虚内热，尤宜禁食。

丁香 辛温暖胃，去湿散寒，辟恶杀虫，消痞解秽，已冷利，止冷痛，疗虚哕，补虚阳，制酒肉、鱼蟹、瓜果诸毒。古人噙之奏事，治口臭也。阴虚内热人忌之。

辟秽，丁香一两为末，川椒六十粒，和之，绢囊盛佩。

过食蟹、蚌、瓜果致病，丁香末五分，姜汤下。

乳头裂破，丁香末傅，并治痈疽恶肉，外以膏药护之。

阴冷，母丁香为末，纱裹如指[2] 大纳入。

反胃，母丁香一两为末，盐梅肉捣丸芡子大，每噙一丸。

胃寒吐泻，母丁香、橘红等分研，蜜丸豆大，米汤下一丸。

桂皮 辛温暖胃，下气和营，燥湿去风，杀虫止痛，制鸟兽、鳞介、瓜果诸毒。血虚内热、温暑时邪诸病均忌。

桂花 辛温辟臭，醒胃化痰。蒸露、浸酒、盐渍、糖收、造点、作馅，味皆香美悦口。亦可蒸茶油泽髮。

松花 花上黄粉，及时拂取，和白沙糖作糕饵，食之甚美。亦可酿酒。主养血息风。多食亦能助热。单服治泻痢，随证以汤调。

椿芽 香椿嫩叶也。甘辛温。祛风解毒。入馔甚香，亦可瀹熟[3] 腌焙为脯，耐久藏。多食壅气动风，有宿疾者勿食。

玫瑰花 甘辛温。调中活血，舒郁结，辟秽和肝。蒸露熏茶，糖收作馅，浸油泽髮，烘粉悦颜，酿酒亦佳。可消乳癖。

茉莉花 辛甘温。和中下气，辟秽浊，治下痢腹痛。熏茶、蒸露、入药皆宜。珍珠兰更胜。

甜菊花 甘凉。清利头目，养血息风，消疔肿。点茶、蒸露、酿酒皆佳。苦者勿用。余如野蔷薇、金银花，功用略同，可类推也。

久患头风，或目疾时作，甘菊花去蒂装枕用。

疔肿垂死，甘菊花一握，捣汁饮；冬月取根用。

女人阴肿，甘菊苗杵烂煎汤，先熏后洗。

薄荷叶 辛甘苦温。散风热，清利头目、咽喉、口齿诸病，和中下气，消食化痰，开音声、舒郁懑，辟秽恶邪气，疗霍乱疠[4] 疮。酿酒、蒸糕、熬糖、造露均妙。惟虚弱多汗者忌之，

鼻衄，薄荷叶塞。

血痢，薄荷叶煎服。

蛇、蜂、猫伤，薄荷叶绞汁涂。

---

① 檓(huī)：木名，大椒。

② 指：原作“拾”，据图书集成本、千顷堂本改。

③ 熟：图书集成本及千顷堂本作“热”。

④ 疠：原作“痧”，因避清高宗（爱新觉罗弘历）讳，今改之。

汪谢城曰：薄荷多服，耗散真气，致生百病。余尝亲受其累，不可不知。如浸火酒，拌水烟，人多嗜之，实阴受其害而不觉耳！

紫苏叶 辛甘温。下气安胎，活血定痛，和中开胃，止嗽消痰，化食，散风寒。治霍乱脚气，制一切鱼、肉、虾、蟹毒。气弱多汗①、脾虚易泻者忌食。

干霍乱，紫苏煎服；并治蛇咬及中蟹毒。

乳痈肿痛，紫苏汤频饮，渣滓封患处。

金疮、跌打出血，紫苏杵烂傅；并治猘犬咬。

茴香 辛甘温。调中开胃，止痛散寒。治霍乱、蛇伤、癞疝、脚气，杀虫辟秽。肴馔所宜，制鱼肉腥臊、冷滞诸毒。

小便频数而色清不渴者，茴香淘净，盐炒研末，炙糯米糕蘸食。

莳萝一名小茴 辛甘温。开胃健脾，散寒止痛，杀虫消食，调气止呕。定腰齿之疼，解鱼肉之毒。

① 汗：千顷堂本作“寒”。

蔬食类

葱 辛甘平。利肺通阳，散痈肿，祛风达表，安胎止痛，通乳和营。主霍乱转筋、奔豚、脚气，调二便，杀诸虫，理跌扑金疮，制鱼肉诸毒。四季不凋、味辛带甘而不臭者良。气虚易汗者不可单食，又忌同蜜食。

胎动下血，葱白煎浓汁饮，未死即安，已死即下，未效再饮。

中恶卒死，急取葱心黄，刺入鼻中，男左女右，入七八寸，血出即愈。并以葱刺入耳中五寸，亦治自缢垂死。

小儿无故卒死，以葱白纳入下部及两鼻孔内，气通或嚏即生。

小儿盘肠内钓腹痛，以葱汤洗儿腹，仍捣葱贴脐上，良久，溺出痛止。

小便闭胀，葱白三斤，锉炒，帕包二个，更互熨小腹。

阴囊肿痛，煨葱入盐杵烂涂。

赤白痢，葱白一握，细切，和米煮粥，日日食之。

一切肿毒，葱白杵烂，和蜜涂；并治跌打杖伤，金疮挫肭，流注走痛，筋骨痹疼，脑破血流，痈毒初起，均宜厚傅，可取立效。

乳痈初起，葱白煮[1]汁饮；并解金银毒。

韭 辛甘温。暖胃补肾，下气调营。主胸腹腰膝诸疼，治噎膈、经、产诸证，理打扑伤损，疗蛇、狗、虫伤。秋初韭花，亦堪供馔。韭以肥嫩为胜，春初早韭尤佳。多食昏神。目证、疟疾、疮家、痧痘后均忌。

产后血运，切韭安瓶中，沃以热醋，令气入鼻中。

产后怒哭伤肝，呕青绿水，韭汁入姜汁少许和服。

卒然中恶，韭汁注鼻中。

漏[2]脯、郁[3]肉、诸食物毒，韭汁灌之。

薤 辛温散结，定痛宽胸，止带安胎，活血治痢。多食发热。忌与韭同。

奔豚气痛，捣薤汁服。

赤白痢、产后痢、小儿疳痢，薤白和米煮粥食。

汤火伤，薤白和蜜杵涂。

蒜今名小蒜，俗曰夏蒜，相传此为中国之蒜。辛温下气，止痛杀虫，发风损目，病后忌之。

葫今名大蒜，汉时自西域来。 生辛热，熟甘温。除寒湿，辟阴邪，下气暖中，消谷化肉，破恶血，攻冷积。治暴泻腹痛，通关格便秘，辟秽解毒，消痞杀虫。外灸痈疽，行水止衄，制腥臊、鳞介诸毒。入药以独子者良。昏目损神，不宜多食。阴虚内热，胎产、痧痘、时病、疮疟、血证、目疾、口齿、喉舌诸患，咸忌之。子、苗皆可盐藏，叶亦可茹，性味相似。

干、湿霍乱转筋，噤口痢，鼻渊，鼻衄不止，并捣蒜贴涌泉穴。

水肿、溺闭，大蒜、田螺、车前子等分杵，摊脐中。

喉痹肿痛、诸物鲠喉，并以大蒜塞鼻

---

① 煮：图书集成本、千顷堂本作"煎"。

② 漏：通"蝼"。一种臭气，如蝼蛄气也。

③ 郁：腐臭。

中。

阴疽阴毒，以蒜片安疮顶，艾炷灸之。

蛇、蝎、蜈蚣咬，杵蒜封之。

心腹冷痛、虚寒泻痢，陈年醋浸大蒜，食数颗。

芸薹 辛滑甘温，烹食可口。散血消肿，破结通肠。子可榨油，故一名油菜。形似菘而本削、茎狭叶锐，俗呼青菜，以色较深也。发风动气，凡患腰脚口齿诸病，及产后、痧痘、疮家、锢疾、目证、时感，皆忌之。

游风丹毒，妇人乳吹，并以油菜捣敷。兼可煎洗诸疮。

芫荽本名胡荽 辛温。散寒，辟邪解秽，杀虫止痛，下气通肠，杀鱼腥，发痘疹。多食损目，凡病忌之。子，性味略同。

上七品，二氏以为荤菜，谓其损性灵也。

痘证不达，胡荽二两切碎，以酒二大盏煎沸沃之，盖定，勿令泄气，候冷去滓，微微含喷，从项背至足令遍，勿喷头面。按《直指方》云：痘症不快，用此喷之，以辟恶气。床帐上下左右，皆宜挂之，以御天癸淫佚、寒湿诸气，一应秽恶，所不可无。然惟儿体虚寒，天时阴冷，喷之故妙。若儿壮实，及春夏晴暖，阳气发越之时，用之助虐，以火益火，胃中热炽，毒血聚蓄，则必变黑陷也。不可不慎！今人治痘疹，不辨证之寒热、时之冷暖，辄用芫荽子入药者，误人多矣。

芥 辛甘而温。御风湿，根味尤美；补元阳，利肺豁痰，和中通窍，腌食更胜。开胃性平。以冬收细叶无毛、青翠而嫩者良。一名雪里蕻，晴日刈之，晾至干瘪，洗净，每百斤以燥盐五斤，压实腌之。数日后，松缸一伏时，俾卤得浸渍；如卤少，泡盐汤候冷加入，仍压实。一月后开缸，分装坛瓮，逐坛均以卤灌满浸为法，设卤不敷，仍以冷盐汤加之，紧封坛口，久食不坏，生熟皆宜，可为常馔。若将腌透之菜于晴燥时，一日晒极干，密装干洁坛内，陈久愈佳，香能开胃，最益病人。用时切食，荤素皆宜。以之烧肉，虽盛暑不坏。或切碎腌装小坛，毋庸卤浸，但须筑实密封，尤堪藏久。腌芥卤煮食物，味甚鲜美。若坛盛埋土中，久则清澈如水，为肺痈、喉证神药。春芥发风动气，亦可腌食，病人忌之。

白芥子研末，水调如糊，以纸密封半时，可作食料。辛热爽胃，杀鱼腥、生冷之毒。多食动火，内热者忌之。入药治痰在胁下及皮里膜外者。

菘一名白菜，以其茎色白也。亦有带青色者，然本丰茎阔，迥非油菜 甘平养胃，解渴生津。荤素咸宜，蔬中美品。种类不一，冬末[①]最佳。腌食晒干，并如上法，诸病不忌。喻氏尝曰：白饭青蔬，养生妙法，肉食者鄙，何可与言？鲜者滑肠，不可冷食。

黄矮菜一作黄芽菜。 甘平养胃，荤素皆宜，雪后更佳，但宜鲜食。北产更美，味胜珍羞，亦可为菹，诸病不忌。

芜菁即蔓菁，一名九英菘，一名诸葛菜。一种根如芦菔者，名大头菜，向产北地，今嘉兴亦种之 腌食咸甘，下气开胃，析酲消食，荤素皆宜，肥嫩者胜，诸病无忌。其子入药，明目养肝。

芦菔俗名萝卜 生者辛甘凉。有去皮即不辛者，有皮味亦不辛，生啖胜于梨者，特少耳。润肺化痰，祛风涤热。治肺痿吐衄，咳嗽失音，涂打扑、汤火伤，救烟熏欲死，噤口毒痢，二便不通，痰中类风，咽喉诸病。解酒毒、煤毒、并捣汁饮。面毒、一名来服，言来麰之所服也。俗作莱菔。茄子毒。消豆腐积，杀鱼腥气。熟者甘温，下气和中，补脾运食。生津液，御风寒，肥健人，已带浊，泽胎养血，百病皆宜。四季有之，可充粮食。故《膳夫经》云：贫窭[②]之家，与盐饭偕行，

① 末：千顷堂本作“味”。

② 窭（jù 据）：贫寒。

号为三白,不仅为蔬中圣品已。种类甚多,以坚实无筋、皮光肉脆者胜。荤肴素馔,无不宜之。亦可腌晒作腊,酱制为脯。

守山粮:用坚实芦菔,不拘白赤。洗净蒸熟,俟半干捣烂,再以糯米舂白,浸透蒸饭,捣如糊,二物等分合杵匀,泥竹壁上,待其自干,愈久愈坚,不蛀不烂。如遇兵荒,凿下掌大一块,可煮成稀粥一大锅,食之耐饥。或做成土坯式砌墙亦可。有心有力者,不可不知之。

反胃噎食、沙石诸淋、噤口痢疾、肠风下血,蜜炙芦菔,细嚼,任意食之。

肺痿咳血,芦菔和羊肉或鲫鱼,频煮食。

消渴,芦菔煮猪肉频食,或捣汁和米煮粥食亦可。

浑身浮肿及湿热腹胀,出了子芦菔,名地骷髅。煎浓饮。

叶　辛苦。瀹过可鲜茹,可腌食,可晒干久藏。或生菜挂干,俟芦菔罢时洗净,浸去苦味,切碎,和米煮饭,俭乡虽有年亦尔,不仅为救荒之食也。若于立冬日,采而露之,任其雨淋日晒,雪压风吹,至立春前一日,入瓮封藏。如不燥透,收悬屋内,俟极干入瓮。凡一切喉证、时行瘟疫、斑疹疟痢、水土不服、饮食停滞、痞满痞疸、胀泻、脚气、痧毒诸病,洗净浓煎,服之并效。

子　入药,治痰嗽、齁喘、气鼓、头风、溺闭及误服补剂。

胡芦菔皮肉皆红,亦名红芦菔,然有皮肉皆黄者　辛甘温。下气宽肠。气微燥,虽可充食,别无功用。

羊角菜　苦辛甘温。下气。病人忌食,能动风也。煎汤可洗痔疮,捣罨风湿痹痛。

菠薐亦名菠菜　甘辛温。开胸膈,通肠胃,润燥活血。大便涩滞及患痔人,宜食之。根味尤美,秋种者良。惊蛰后不宜食,病人忌之。

莙菜亦名甜菜　甘苦凉。清火祛风,杀虫解毒,涤垢浊,稀痘疮,止带调经,通淋治痢。妇人、小儿尤宜食之。老者良。先用清水煮去苦味,其汤浣衣,最去油垢。然后再煮食之。或云:即古之葵菜也。

苋　甘凉。补气清热,明目滑胎,利大小肠。种类不一,以肥而柔嫩者良。痧胀、滑泻者忌之,尤忌与鳖同食。

蛇、蜂、蜈蚣螫,捣苋汁服,渣敷患处。

徐灵胎云:尝见一人头风痛甚,两目皆盲,遍求良医不效,有乡人教用十字路口及人家屋脚边野苋菜,煎汤注壶内,塞住壶嘴,以双目就壶熏之,日渐见光,竟得复明。愚按:本草苋通九窍,其实主青盲明目。而苋字从见,益叹古圣取义之精。

同蒿一名蓬蒿,亦呼蒿菜　甘辛凉。清心养胃,利腑化痰。荤素咸定。大叶者胜。

芹　甘凉清胃,涤热祛风,利口齿、咽喉、头目,治崩带、淋浊、诸黄。白嫩者良。煮勿太熟。旱芹味逊,性味略同。

荠　甘平明目,养胃和肝,治痢辟虫。病人可食。

姜　辛热散风寒,温中去痰湿,止呕定痛,消胀杀虫。治阴冷诸疴,杀鸟兽、鳞介、秽恶之毒。可酱渍,可糖腌。多食、久食,耗液伤营。病非风寒外感、寒湿内蓄,而内热阴虚、目疾、喉患、血证、疮疡,呕泻有火,暑热时疟,热哮火喘,胎产、痧胀及时病后、痧痘后,均忌之。

闪拗手足,跌打损伤,生姜、葱白杵烂,和面炒热罨。

初伏日,以生姜穿线,令女子贴身佩之,年久愈佳,治虚阳欲脱之证甚妙,名女佩姜。

莴苣　微辛微苦,微寒微毒。通经脉,利二便,析酲消食,杀虫蛇毒。可腌为脯。病人忌之。茎叶性同,姜汁能制其毒。

苦菜本名荼，一名苦苣，亦名苦荬，北人甚珍之 苦寒清热，明目补心，凉血除黄，杀虫解暑，疗淋痔，愈疔痈。入馔先瀹去苦味，盛暑以之煨肉犹凝，故脾胃虚寒者忌之。不可共蜜食。或云：蚕妇亦不宜食。

血淋、溺血，苦荬一把，酒水各半，煎服。

诸疔，捣苦荬汁涂，能拔根。或预采青苗，阴干研末，水调傅亦妙。

蒲公英一名黄花地丁 甘平清肺，利膈化痰，散结消痈，养阴凉血，舒筋固齿，通乳益精。嫩可为蔬，老则入药，洵为上品。今人但以治乳患，抑何陋耶？别有紫花地丁，一名如意草。甘凉。清热补虚，消痈凉血，耐饥益气，为救荒仙草。以生嚼无草气，故可同诸草木叶咀食充饥也。

萱萼干而为菹，名黄花菜，一名金针菜 甘平利膈，清热养心，解忧释忿，醒酒除黄。荤素宜之，与病无忌。

马兰 甘辛凉。清血热，析酲解毒，疗痔杀虫。嫩者可茹、可菹、可馅，蔬中佳品，诸病可餐。

蒲蒻即香蒲根，《诗》云：其蔌[1]维何？维笋及蒲是矣 甘凉清热，养血消痈，明目，利咽喉，坚牙，通二便。其花中蕊屑，名蒲黄，细若金粉。当欲开时便取之，可密收作果食。入药凉血消瘀，炒黑又专止血，为喉舌诸血证妙品。按草木嫩时可茹者，在在有之。惟各处好尚不同，名谓不一，因限于篇幅，繁不胜蒐。姑谱一二如上，以例其余。

莼一作蓴 甘凉柔滑。吴越名蔬。下气止呕，逐水治疸。柔嫩者胜。时病忌之。

一切痈疽，莼菜捣傅，未成即消，已成毒即散。

海带 咸甘凉。软坚散结，行水化湿。故内而痰饮、带浊、痞胀、疝瘕、水肿、奔豚、黄疸、脚气，外而瘿瘤、瘰疬、痈肿、瘘疮，并能治之。解煤火毒，析酲消食。荤素佥宜。短细者良。海藻、昆布，粗不中食，入药功同。

紫菜 甘凉。和血养心，清烦涤热。治不寐，利咽喉，除脚气、瘿瘤，主时行泻痢，析酲开胃。淡干者良。

石华 甘咸寒滑。专清上焦客热，久食愈痔，而能发下部虚寒。盛夏煎之，化成胶冻。寒凝已甚，中虚无火者忌食。粗者名麒麟菜，性味略同。

海粉 甘凉清胆热，去湿化顽痰，消瘿瘤，愈瘰疬。

发菜本名龙须菜 与海粉相同，而功逊之。

苔菜 咸凉。清胆，消瘰疬、瘿瘤，泄胀化痰，治水土不服。

木耳 甘平。补气耐饥，活血，治跌扑伤，凡崩淋、血痢、痔患、肠风，常食可瘳。色白者胜。煮宜极烂，荤素皆佳。

香蕈 甘平开胃，治溲浊不禁。包边圆嫩者佳。俗名香菰。痧痘后、产后、病后忌之，性能动风故也。

蘑菰 甘凉。味极鲜美，荤素皆宜。开胃化痰，嫩而无砂者胜。多食发风动气，诸病人皆忌之。

鲜蕈一名土菌 甘寒开胃，蔬中异味。以寒露时松花落地所生者，无毒，最佳。荤素皆宜。病人均忌。或洗净沥干，以麻油或茶油沸过，入秋油浸收，久藏不坏。设莫辨良毒，切勿轻尝。中其毒者，以地浆、金汁解之。

茭白一名菰笋，一名茭笋 甘寒。清湿热，利二便，解酒毒，已瘫痪，止烦渴、热淋，除鼻皱、目黄。以杭州田种肥大纯白者良。精滑、便泻者勿食。

茄一名落苏 甘凉活血，止痛消痈，杀虫已疟，故一名草鳖甲。消肿宽肠。治传尸劳、

---

[1] 蔌（sù 速）：蔬菜的总称。

瘕疝诸病。便滑者忌之。种类不一,以细长深紫,嫩而子少者胜。荤素皆宜,亦可腌晒为脯。秋后者微毒,病人勿食。

妇人血黄,老茄竹刀切片,阴干为末,温酒下二钱。

肠风下血,经霜茄子连蒂,烧存性研,每日空心酒服二钱匕。

癀疝、胎疝,双蒂茄悬房门上,出入视之,茄蔫[①] 所患亦蔫,茄干亦干矣。又法:双茄悬门上,每日抱儿视之二三次,钉针于上,十余日消矣。

磕伤青肿,老黄茄极大者,切如指厚,新瓦焙研,温酒服二钱匕,卧一宿,了无痕迹。

热毒疮肿,生茄一枚,割去二分,去瓤二分,似罐子形,合患处即消。如已出脓,再用取瘳。

喉痹,糟茄或酱茄,细嚼咽汁。

乳裂,老茄裂开者,阴干,烧存性,研,水调涂。

瓠瓜亦作壶卢,俗作葫芦,一名瓠瓜,俗呼蒲芦 甘凉清热,行水通肠。治五淋,消肿胀。其嫩叶亦可茹。故《诗》云:"幡幡瓠叶,采之烹之"也。种类不一,味甘者嫩时皆可食。苦者名瓠瓜,入药用。老则皆可为器。

冬瓜一名白瓜 甘平清热,养胃生津,涤秽除[②] 烦,消痈行水。治胀满、泻痢、霍乱,解鱼酒等毒。诸病不忌,荤素咸宜。惟冷食则滑肠耳!以搭棚所种,瓜不著地,皮色纯青、多毛、味纯甘而不酸者良。

诸般渴痢,煮冬瓜食之,并饮其汁。亦治水肿,消暑湿。若孕妇常食,泽胎化毒,令儿无病。与芦菔同功。

发背,冬瓜截去头,合疮上,瓜烂,截去再合,以愈为度。已溃者合之,亦能渐敛。

练瓜瓤也。 甘平。绞汁服,止消渴,治淋,解热毒,洗面澡身去黚黯[③],令人白皙。

子古方所用瓜子,皆冬瓜子也。 甘平润肺,化痰浊,治肠痈。

皮 甘平祛风热,治皮肤浮肿,跌扑诸伤。

叶 清暑。治疟痢、泄泻,止渴,疗蜂螫、恶疮。

藤 秋后齐根截断,插瓶中,取汁服,治肺热、痰火、内痈诸证良。

丝瓜一名天罗 甘凉。清热解毒,安胎,行乳调营,补阳通络,杀虫理疝,消肿化痰。嫩者为肴,宜荤宜素。老者入药,能补能通,化湿除黄,息风止血。

痘疮不快,初出或未出,多者令少,少者令稀,老丝瓜近蒂三寸,连皮烧存性研,砂糖汤调下。

喉痹,丝瓜捣汁灌之。

痈疽不敛,丝瓜捣汁频抹。

酒痢,或便血腹痛,或肛门患痔,干丝瓜煅存性,研,酒服二钱。兼治乳汁不通,经阻气痛,腰痛,疝痛,酒积,黄疸等病。

化痰止嗽,丝瓜煅存性研末,枣肉丸弹子大,每一丸酒下。

风热牙痛,丝瓜一条,以盐擦过,煅存性,研,频擦。兼治腮肿,水调敷。

小儿浮肿,丝瓜、灯心、葱白等分,煎浓汁服,并洗。

叶 嫩时可茹。绞汁服,治痧秽腹痛。性能消暑解毒,挼贴疗肿甚妙。

虫癣,侵晨采带露丝瓜叶七片,逐片擦七下,忌鸡鱼发物。

睾丸偏坠,丝瓜叶煅存性三钱,鸡子壳烧灰二钱,同研,温酒下。

汤火伤,捣丝瓜叶敷。

苦瓜一名锦荔枝 青则苦寒涤热,明目

---

① 蔫(niān):花草枯萎。

② 除:千顷堂本作"治"。

③ 黚黯:面现黑色。《玉篇》:"黚,黑色。"《集韵》:"黯,面黑气。"

清心,可酱可腌。鲜时烧肉,先瀹去苦味,虽盛夏而肉汁能凝,中寒者勿食。熟则色赤,味甘性平,养血滋肝,润脾补肾。

菜瓜一名越瓜,一名梢瓜 生食甘寒,醒酒涤热。糖腌充果,醯酱为菹,皆可久藏。病目者忌。

黄瓜一名胡瓜,《随园食单》误作王瓜 生食甘寒,清热利水。可菹可馔,兼蓏蔬之用。而发风动热,天行病后,疳、疟、泻、痢、脚气、疮疥、产后、痧痘皆忌之。

喉肿、眼痛,老黄瓜一条,上开一小孔去瓤,入芒硝令满,悬阴处,待硝透出,刮下吹点。

杖疮、汤火伤,五月五日,掐黄瓜入瓶内,封挂檐下,取水扫之。

南瓜 早收者嫩,可充馔,甘温耐饥,同羊肉食则壅气;晚收者甘凉,补中益气,蒸食味同番诸,既可代粮救荒,亦可和粉作饼饵。蜜渍充果食。凡时病、疳、疟、疸[①]、痢、胀满、脚气、痞闷、产后、痧痞皆忌之。

解鸦片毒,生南瓜捣汁频灌。

戒鸦片瘾,宜用南瓜蒸熟多食,永无后患。

火药伤人,生南瓜捣敷,并治汤火伤。

枪子入肉,南瓜瓤傅之即出。晚收南瓜,浸盐卤中备用,亦良。

胎气不固,南瓜蒂煅存性研,糯米汤下。

虚劳内热,秋后将南瓜藤齐根剪断,插瓶内取汁服。

芋 煮熟甘滑利胎,补虚涤垢,可荤可素,亦可充粮。消渴宜餐,胀满勿食。生嚼治绞肠痧;捣涂痈疡初起;丸服散瘰疬,并奏奇功。煮汁洗腻衣,色白如玉;捣叶罨毒箭及蛇、虫伤。

笋竹萌也 甘凉舒郁,降浊升清,开膈消痰。味冠素食。种类不一,以深泥未出土而肉厚色白,味重软糯,纯甘者良。可入荤肴,亦可盐煮,烘干为腊,久藏致远。出处甚繁,以天目早园为胜。小儿勿食,恐其咀嚼不细,最难克化也。毛竹笋,味尤重,必现掘而肥大极嫩,堕地即碎者佳。荤素皆宜,但能发病,诸病后、产后均忌之。闽人造为漉笋,以货远方,极嫩者胜。煮[②]去劣味,始可入馔。产处州者较优,惟山中盛夏之鞭笋,严寒之冬笋,味虽鲜美,与病无妨。

豆腐一名菽乳 甘凉清热,润燥生津,解毒补中,宽肠降浊。处处能造,贫富攸宜,洵素食中广大教主也,亦可入荤馔。冬月冻透者味尤美。以青黄大豆,清泉细磨,生榨取浆,入锅点成后嫩而活者胜。其浆煮熟未点者为腐浆。清肺补胃,润燥化痰。

浆面凝结之衣,揭起晾干为腐皮,充饥入馔,最宜老人。

点成不压则尤嫩,为腐花,亦曰腐脑。

榨干所造者有千层,亦名百叶,有腐干,皆为常肴,可荤可素。而腐干坚者,甚难消化,小儿及老弱、病后皆不宜食。芦菔能消其积。由腐干而再造为腐乳,陈久愈佳,最宜病人。其用皂矾者,名青腐乳,亦曰臭腐乳,疳膨、黄病、便泻者宜之。生榨腐渣,炒食,名雪花菜。熟榨者,仅堪饲猪。

豆腐泔水,浣衣去垢。一味熬成膏,治臁疮甚效。

休息久痢,醋煎豆腐食。

杖后青肿,切豆腐片贴之,频易,或以烧酒煮贴,色红即易,不红乃已。

解盐卤毒,熟豆腐浆灌之。

---

① 疸:图书集成本、千顷堂本作“疽”。
② 煮:图书集成本作“煎”。

果食类

梅　酸温。生时宜蘸盐食，温胆生津，孕妇多嗜之。以小满前肥脆而不带苦者佳。食梅齿𪘁[①]，嚼胡桃肉解之。多食损齿，生痰助热，凡痰嗽、疳膨、痞积、胀满、外感未清、女子天癸未行及妇女汛期前后、产后、痧痘后，并忌之。青者盐腌，曝干为白梅，亦可蜜渍糖收法制，以充方物。半黄者烟熏为乌梅，入药及染色用之。极熟者榨汁，晒收为梅酱，古人用以调馔。故《书》曰：若作和羹，尔惟盐梅也。

喉痹乳蛾，青梅二十枚，盐十二两，腌五日，取梅汁，入明矾三两，桔梗、白芷、防风各二两，牙皂三十条，俱研细末，拌汁和梅，入瓶收之，每用一枚噙咽。凡中风痰厥，牙关不开，以此擦之，亦妙。

梅核膈气，半黄梅子，每个用盐一两，腌一日夜，晒干，又浸又晒，至水尽乃止。用青钱三个，夹二梅，麻线缚定，通装瓷罐内，封埋土中百日取出。每用一枚，含之咽汁，入喉立愈。

刺在肉中，白梅肉嚼傅，亦治刀箭伤出血。

乳痈肿毒，白梅煅存性研，入轻粉少许，麻油和围，初起、已溃皆可用。诸疮努肉，乌梅肉烧存性研傅。

久崩、久痢、便血日久，乌梅烧存性研，米饮下二钱。

蛔虫上行，蛔结腹痛，乌梅煎汤饮。

指头肿痛，乌梅肉和鱼鲊[②]捣封。

梅花　半开时收藏，或蜜渍，或点茶，或蒸露，或熬粥均妙。以绿萼白梅为佳。入药舒肝解郁，清火稀痘。

梅叶　解水毒，洗葛衣，则去霉点而不脆。

杏　甘酸温。须俟熟透食之，润肺生津。以大而甜者胜。多食生痰热、动宿疾，产妇、小儿、病人尤忌之。亦可糖腌蜜渍，收藏致远，以充方物。其核中仁，味苦入药，不堪食。

阴疮烂痛，杏仁烧黑，研膏傅。

阴户虫痒，杏仁烧存性，研烂，绵裹纳入。

肛䘌痒痛，杏仁杵膏频傅。

小儿脐烂成风，杏仁去皮研傅。

箭镝在咽，或刀刃在咽膈诸隐处，杵杏仁傅。

杏叶　煎汤，洗眼癖良。

叭哒杏　甘凉润肺，补液濡枯。仁味甘平，补肺润燥，止咳[③]下气，养胃化痰。阔扁尖弯如鹦哥嘴者良。去衣，或生或炒，亦可作酥酪。双仁者有毒，勿用。寒湿痰饮，脾虚肠滑者忌食。

桃　甘酸温。熟透啖之，补心活血，解渴[④]充饥。以晚熟大而甘鲜者胜。多食生热，发痈疮、疟痢、虫疳诸患。可作脯，制酱造醋。凡食桃不消，即以桃枭烧灰，白汤下二钱，吐出即愈。别有一种水蜜桃，熟时

---

① 𪘁(chǔ 楚)：牙齿接触酸味的感觉。

② 鲊：图书集成本、千顷堂本作“鲜”。

③ 咳：图书集成本作“嗽”。

④ 解渴：千顷堂本无此二字。

吸食,味如甘露,生津涤热,洵是仙桃。北产者良,深州最胜;太仓、上海亦产,较逊。

桃枭桃实在树,经冬不落,正月采收,中实者佳。煎汤服,止盗汗,已痁[①]疟。

桃仁 治产后阴肿,炒研傅。 妇人阴疮。杵烂绵裹塞。

李一名嘉庆子 甘酸凉。熟透食之,清肝涤热,活血生津。惟槜李为胜,而不能多得。不论何种,以甘鲜无酸苦之味者佳。多食生痰助湿,发疟痢,脾弱者尤忌之。亦可盐曝、糖收、蜜渍为脯。

柰 南产实小名林檎,一名来禽,一名花红。其青时体松不涩者,一名柰果。甘酸温。下气生津,和中止泻。瀹汤代茗,味极清芬,均以大者胜。多食涩脉滞气,发热生痰。北产实大名频婆,俗呼苹果。甘凉轻软,别有色香,润肺悦心,生津开胃,耐饥醒酒,辟谷救荒,洵果中仙品也。

栗 甘平补肾,益气厚肠,止泻耐饥,最利腰脚,解羊肉毒。辟谷济荒,生熟皆佳,点肴并用。嫩时嚼之,作桂花香,老者风干,则甜而嫩。同橄榄食,风味尤美。以钱塘产者良。凡食均须细嚼,连液吞咽则有益。若顿食至饱,反壅气伤脾。其外感未去、痞满、疳积、疟痢、瘰疬、产后、小儿、病人、不饥便秘者并忌之。以生极难化,熟最滞气也。

枣 鲜者甘凉,利肠胃,助湿热,多食患胀泻、热渴,最不益人,小儿尤忌。干者甘温,补脾养胃,滋营充液,润肺安神,食之耐饥,亦可浸酒。取瓤作馅,荤素皆宜。杀乌头、附子、天雄、川椒毒。卧时口含一枚,可解闷香。以北产大而坚实肉厚者,补力最胜,名胶枣,亦曰黑大枣。色赤者名红枣,气香味较清醇,开胃养心,醒脾补血,亦以大而坚实者胜。可取瓤和粉作糕饵。焚之辟邪秽。歉岁均可充粮。义乌所产为南枣,功力远逊,仅供食品。徽人所制蜜枣,尤为腻滞。多食皆能生虫助热、损齿生痰。凡小儿、产后及温热、暑湿诸病前后、黄疸、肿胀、疳积、痰滞,并忌之。

梨 甘凉润肺,清胃凉心,涤热息风,化痰已嗽,养阴濡燥,散结通肠,消痈疽,止烦渴,解丹石、烟煤、炙煿、膏粱、曲糵诸毒。治中风不语、痰热惊狂、温暑等疴,并绞汁服,名天生甘露饮。以皮薄心小,肉细无渣,略无酸味者良,北产尤佳。切片贴汤火伤,止痛不烂。中虚寒泻、乳妇、金疮忌之。新产及病后,须蒸熟食之。与芦菔相间收藏则不烂。可捣汁熬膏,亦可酱食。

木瓜 酸平调气,和胃养肝,消胀舒筋,息风去湿。蜜渍,酒浸。多食患淋,以酸涩太过也。专治转筋,能健腰脚,故老人宜佩也。

脚气筋挛,以木瓜切片囊盛,日践踏之。

霍乱转筋,木瓜一两煎服,仍煎汤浸青布,裹其足。

辟臭虫,木瓜片铺席下。

反花痔,木瓜末,鳝鱼身上涎,调涂。

霉疮结毒,木瓜一味研末,水法丸,日以土茯苓汤下三钱。

柹俗作[②]柿。 鲜柹甘寒,养肺胃之阴,宜于火燥津枯之体。以大而无核,熟透不涩者良。或采青柹以石灰水浸过,则涩味尽去,削皮啖之,甘脆如梨,名曰绿柹。凡中气虚寒,痰湿内盛,外感风寒,胸腹痞闷,产后病后,泻痢、疟疝、痧痘后皆忌之。不可与蟹同食。

干柹 甘平。健脾补胃,润肺涩肠,止血充饥,杀疳疗痔,治反胃,已肠风。老稚咸宜,果中圣品,以北产无核者胜。惟太柔腴,不堪藏久。柹饼、柹花功用相似,体坚

---

① 痁(shān 山):疟疾。

② 作:图书集成本作“名”。

耐久,并可充粮。

反胃便泻,并以柿饼饭上蒸熟,日日同饭嚼食,能不饮水更妙。凡小儿初食饭时,亦如此嚼喂甚良。

产后嗽逆,气乱心烦,柿饼碎切煮汁饮。

痰嗽带血,大柿饼饭上蒸熟,每用一枚,批开,掺真青黛一钱,卧时食之,薄荷汤下。

痘疮入目,柿饼日日食之。

解桐油、银黝毒,多食柿饼。

热痢血淋,柿饼细切,同秫米煮粥食。

柿霜　乃柿之精液,甘凉清肺。治吐血、咯血、劳嗽、上消、咽喉、口舌诸病,甚良。

柿蒂　下气。治咳逆、噎哕、气冲不纳之证。

柿漆　另有一种小柿,虽熟而色不赤,名曰椑柿,亦曰漆柿。须于小暑前柿未生核时,采而捣烂,其汁如漆,可以染罾[①]葛,造扇,盖性能却水也。亦可生啖,性尤冷利。

石榴　甘酸温涩,解渴析酲。多食损肺伤齿,助火生痰,最不益人,但供观美而已。皮可染皂。

中虫毒,石榴皮煎浓饮。

腿肚生疮,初起如粟,搔之渐开,黄水浸淫,痒痛溃烂,遂致绕胫而成锢疾,酸榴皮煎浓汁,冷定频扫。

花　治吐血,研末吹鼻,止衄血,亦傅金疮出血,以千叶大红者良。按诸花忌浇热水,惟此花可以烈日中灌溉,并宜以荤浊,热汤浇之则益茂,但勿著咸味耳！正月二十日分枝,则当年即花,物性之难测如此。余幼时见业师王烺中先生,善养此花,而人罕知其法,故附识以传于世。

橘　甘平润肺,析酲解渴。闽产者名福橘,黄岩所产,皮薄色黄者,名蜜橘,俱无酸味而少核,皆为佳品。然多食生痰聚饮,风寒咳嗽及有痰饮者勿食。味酸者,恋膈滞肺,尤不益人。并可糖腌作脯,名曰橘饼。以其连皮造成,故甘辛而温,和中开膈,温肺散寒,治嗽化痰,醒酒消食。

橘皮　解鱼蟹毒,化痰下气。治咳逆呕哕、噫噎胀闷、霍乱疳疟、泻痢便秘、脚气诸病皆效。去白者名橘红,陈久愈良,福橘皮为胜。或瀹茗时入一片,亦妙。惟化州无橘,俗尚化州橘红,其色不红,皆柚皮也。

产后溺闭不通,橘红二钱为末,空心温酒下。

乳吹,橘皮一两,甘草一钱,水煎服。

鱼骨鲠,橘皮常含咽汁。

嵌甲痛不能行,橘皮煎浓汤,浸良久,甲肉自离,轻手剪去,以虎骨末敷之。

橘核　治疝气乳痈。

橘叶　消痈肿,治乳癖。

金橘　《广州志》名夏橘。《上林赋》曰卢橘　甘温醒脾,下气辟秽,化痰止渴,消食解酲。其美在皮,以黄岩所产、形大而圆、皮肉皆甘而少核者胜。一名金蛋。亦可糖腌压饼。

橙皮　甘辛利膈,辟恶化痰,消食析酲,止呕醒胃,杀鱼蟹毒。可以为菹,可以拌齑,可以为酱,糖制宜馅,蜜制成膏。嗅之则香,咀之则美,洵佳果也。肉不堪食,惟广东产者,可与福橘争胜。

香橙饼

橙皮二斤,切片　白砂糖四两　乌梅肉二两,同研烂　入甘草末一两　檀香末五钱

捣成小饼,收干藏之。每噙口中,生津舒郁,辟臭解酲,化浊痰,御岚瘴,调和肝胃,定痛止呕。汤瀹代茶,亦可供客。

柑　甘寒清热,止渴析酲。以永嘉所产者名瓯柑,核少无滓最胜,京师呼为春

① 罾(zēng 增):鱼网。

橘。多食滑肠停饮，伤肺寒中。凡气虚脾弱，风寒为病，产妇、小儿及诸病后忌之。种类甚多，大小不一。海红柑，树小而结实甚大，皮厚肉红，可久藏，俗呼文旦。生枝柑，形不圆，色青肤粗，味微酸，留之枝间，大可耐久，俟味变甘，乃带叶折，故名，俗呼蜜罗。

柑皮　辛甘凉。下气调中，解酒，杀鱼腥气。可以入茗，或去白焙研末，点汤入盐饮。亦有用汤瀹过，以之煨肉者。

柚一名朱栾，一名香栾。俗作香橼者非　酸寒辟臭，消食解酲。多食之弊，更甚于柑。种类甚繁，大小不一。俗呼大者为香脬，小者为香圆。

柚皮　辛苦而甘。消食化痰，散愤懑之气。陈久者良。

佛手柑　《图经》名枸橼，亦名香橼，今人误以柚之小者为香橼，盖失考也　辛温下气，醒胃豁痰，辟恶解酲，消食止痛。多食耗气，虚人忌之。金华产者胜，味不可口，而清香袭人。置之案头，可供玩赏。置芋片于蒂，而以湿纸围护，经久不瘪[①]。捣蒜罨其蒂，则香更充溢，浸汁浣葛纻最妙。亦可蜜渍收藏。入药以陈久者良，蒸露尤妙。其花功用略同。

枇杷　甘平润肺，涤热生津。以大而纯甘、独核者良。多食助湿生痰，脾虚滑泻者忌之。蜜饯、糟收，可以藏久。

叶　毛多质韧，味苦气平，隆冬不凋，盛夏不萎，禀激浊扬清之性，抱忘炎耐冷之姿。静而能宣，凡风温、温热、暑燥诸邪在肺者，皆可藉以保柔金而肃治节；香而不燥，凡湿温、疫疠、秽毒之邪在胃者，皆可用以澄浊气而廓中州。本草但言其下气止渴，专治呕嗽、哕噫，何其疏耶？宜以夏前采叶，刷毛洗净，切碎，净锅炒燥，入瓶密收，用以代茶常饮，可免时气沾染，真妙法也。亦可蒸露。

山楂亦作查，一名山里果。北产者大，亦名棠球，俗名红果。　酸甘温。醒脾气，消肉食，破瘀血，散结消胀，解酒化痰，除疳积，已泻痢。大者去皮核，和糖蜜捣为糕，名楂糕，色味鲜美，可充方物。入药以义乌产者胜。多食耗气、损齿易饥，空腹及羸弱人，或虚病后忌之。

痘疹干黑危困，山楂为末，紫草煎，酒调服一钱，轻者白汤下，即时红活。

食肉不消，山楂四两，水煮食，并饮其汁。

肠风下血，山楂为末，艾汤调服。

恶露不行，腹痛，山楂煎汤，调砂糖服。

杨梅　甘酸温。宜蘸盐少许食，析酲止渴，活血消痰，涤肠胃，除烦懑恶气。盐藏蜜渍，酒浸糖收，为脯为干，消食止痢。大而纯甜者胜。多食动血，酸者尤甚，诸病挟热者忌之。

树皮　煎汤洗恶疮疥癣，漱牙痛。澄冷服，解砒毒。研末烧酒调敷，治远近挛筋。烧灰油调，敷汤火伤。

樱桃　甘热温中，不宜多食，诸病皆忌，小儿远之，酸者尤甚。青蔗浆能解其热。

银杏一名白果　生，苦平涩。消毒杀虫，涤垢化痰，擦面去皶疱、皯黵、皴皱及疥癣，疳䘌，阴虱；熟，甘苦温。暖肺益气，定喘嗽，止带浊，缩小便。多食壅气动风，小儿发惊动疳。中其毒者，昏晕如醉，白果壳或白鲞头，煎汤解之。食或太多，甚至不救，慎生者不可不知也！

小便频数，肠风下血，赤白带下，并以白果煨熟，去火气，细嚼，米饮下。

手足皴裂，下疳阴虱，头面癣疮，并用生白果杵烂，涂擦。

针刺入肉，瓷锋嵌脚，水疔暗疔，并将

---

① 瘪：千顷堂本作“变”。

白果肉浸菜油中，年久愈佳，捣敷患处。

胡桃一名核桃 甘温润肺，益肾利肠，化虚痰，止虚痛，健腰脚，散风寒，助痘浆，已劳喘，通血脉，补产虚，泽肌肤，暖水脏，制铜毒，疗诸痛[①]，杀羊膻，解齿𪘨。以壳薄肉厚、味甜者良。宜馅宜肴，果中能品[②]。惟助火生痰，非虚寒者，勿多食也。

风寒感冒，头痛身热，胡桃肉、葱白、细茶、生姜共杵烂，水煎热服，汗出而痊。内热者去姜加白砂糖。

小便频数，胡桃肉，卧时嚼之，温酒下。

石淋痛楚，胡桃肉一斤，同细米煮浆粥，日日食之。

小肠气痛，便毒初起，并以胡桃煅研，温酒下。

背痈、附骨疽未成脓者，胡桃十个，煨熟去壳，槐花一两同研，热酒调下。

疔疮、恶疮，胡桃破开，取肉嚼烂，仍安壳内，合疮上，频换。

压扑损伤，胡桃肉杵烂，温酒顿服。

榛 甘平补气，开胃耐饥，长力厚肠，虚人宜食。仁粗大而不油者佳。亦可磨点成腐，与杏仁腐皆为素馔所珍。

梧桐子 甘平润肺，清热治疝，诸病无忌。鲜更清香。

桑椹 甘平。滋肝肾，充血液，止消渴，利关节，解酒毒，祛风湿，聪耳明目，安魂镇魄。可生啖，宜微盐拌食。 可饮汁，或熬以成膏，或曝干为末。设逢歉岁，可充粮食。久久服之，须髮不白。以小满前熟透、色黑而味纯甘者良。

熟桑椹，以布滤取汁，瓷器熬成膏收之，每日白汤或醇酒调服一匙。老年服之，长精神，健步履，息虚风，靖虚火，兼治水肿胀满、瘰疬结核。

槠子 有甜、苦二种。苦者煮炒令熟，味亦带甘。并可食，亦可磨粉充粮，耐饥止泻。气实肠燥者勿食。患酒膈者，苦槠煮熟，细嚼频食自愈。

橡实栎树子也。其壳可染皂，故一名皂斗 苦温。须浸透，去其涩味，蒸煮极熟食之。补脾胃，益气力，止泻耐饥。性似栗槠。可御凶年。杜工部客秦州，尝采以自给，其嫩叶亦可煎饮代茶。

痈坚如石，不作脓，橡斗子用醋于青石上磨汁涂，干则易，自平。

荔枝 甘温而香。通神益智，填精充液，辟臭止疼，滋心营，养肝血。果中美品，鲜者尤佳，以核小肉厚而纯甜者胜。多食发热、动血、损齿，凡上焦有火者忌之。

食之而醉者，即以其壳煎汤，或蜜汤解之。

痘疮不发，荔枝肉浸酒饮，并食之，忌生冷。

诸疔，荔枝肉、白梅肉各三个，捣饼贴之，根即出。

龙眼一名桂圆，俗呼圆眼 甘温。补心气，定志安神，益脾阴，滋营充液。果中神品，老弱宜之。以核小、肉厚、味纯甘者良。然不易化，宜煎汁饮。外感未清，内有郁火，饮停气滞，胀满不饥诸候均忌。

玉灵膏一名代参膏 自剥好龙眼肉，盛竹筒式瓷碗内，每肉一两，入白洋糖一钱，素体多火者再入西洋参片如糖之数。碗口幂以丝绵一层，日日于饭锅上蒸之，蒸到百次。凡衰羸老弱，别无痰火、便滑之病者，每以开水瀹服一匙，大补气血，力胜参、芪。产妇临盆服之尤妙。

核 研末，名骊珠散，傅刀刃、跌打诸伤，立能止血定痛，愈后无瘢。

壳 研细，治汤火伤。焚之辟蛇。

橄榄一名青果 酸[③]甘平。开胃生津，化

① 痛：图书集成本及千顷堂本均作“痈”。

② 果中能品：千顷堂本无此四字。

③ 酸：千顷堂本无此字。

痰涤浊，除烦止渴，凉胆息惊，清利咽喉，解鱼、酒、野蕈毒。盐藏药制，功用良多。点茶亦佳。以香嫩多汁者胜。

河豚、鱼鳖诸毒，诸鱼骨鲠，橄榄捣汁，或煎浓汤饮。无橄榄，以核研末，或磨汁服。

下疳，橄榄烧存性研，油调敷，兼治耳足冻疮。

稀痘，橄榄核常磨浓如糊，频与小儿服之。

榄仁　甘平润肺，解毒杀虫，稀痘，制鱼腥，涂唇吻燥痛。小儿及病后，宜以为果饵。

榧　甘温润肺，止嗽化痰，开胃杀虫，滑肠消谷。可生啖，可入素羹。猪脂炒，皮自脱。以细而壳薄者佳。多食助火，热嗽非宜。

肠胃诸虫患，每晨食榧肉七枚，以愈为度。

海松子　甘平润燥，补气充饥，养液息风，耐饥温胃，通肠辟浊，下气香身，最益老人，果中仙品，宜肴宜馅，服食所珍。

槟榔　苦甘温涩。下气消痰，辟瘴杀虫，析酲化食，除胀泄满，宣滞破坚，定痛和中，通肠逐水。制肥甘之毒，膏粱家宜之。尖长质较软，色紫而香，俗呼枣儿槟榔者良。且能坚齿，解口气。惟虚弱人及淡泊家忌食。

枳椇一名鸡距子　甘平润燥，止渴除烦，利大小肠，专解酒毒。多食发蛔虫。

无花果　甘寒清热，疗痔润肠，上利咽喉。中寒忌食。

蒲桃　甘平补气，滋肾液，益肝阴，养胃耐饥，御风寒，强筋骨，通淋逐水，止渴安胎。种类甚多，北产大而多液、味纯甜者良，无核者更胜。可干可酿。枸杞同功。

胎上冲心，蒲桃煎汤饮，无则用藤叶亦可。

呕哕、霍乱、溺闭、小肠气痛，并以蒲桃藤叶煎浓汁饮。外可淋洗腰脚腿痛。

附种蒲桃法：正月末，取蒲桃嫩枝，长四五尺者，卷为小圈，令紧实。先治地土松而沃之以肥种之，止留二节在外。候春气透发，众萌竞吐，而土中之节不能条达，则尽萃于出土之二节，不二年成大棚。其实如枣，且多液也。

落花生一名长生果　煮食甘平，润肺，解毒，化痰；炒食甘温，养胃调气，耐饥。入馔颇佳，榨油甚劣。以肥白香甘者良。有火者但宜煮食。

西瓜　甘寒。清肺胃，解暑热，除烦止渴，醒酒凉营，疗喉痹口疮，治火毒时证。虽霍乱泻痢，但因暑火为病者，并可绞汁灌之。以极甜而作梨花香者胜。一名天生白虎汤。多食积寒助湿，每患秋病。中寒多湿，大便滑泄、病后、产后均忌之。食瓜腹胀者、以冬腌干菜瀹汤饮，即消。瓜瓤喂猪，肉味美色佳而不腻。瓜肉，曝干腌之，亦可酱渍，以作小菜，食之已目赤、口疮。肉外青皮，以瓷锋刮下，名西瓜翠衣，入药凉惊涤暑。

瓜子　生食化痰涤垢，下气清营。一味浓煎，治吐血，久嗽皆妙。剥配橙饤①，作馅甚美。带壳炒香佐酒，为雅俗共赏之尤。大者胜。

甜瓜　甘寒涤热，利便除烦，解渴疗饥，亦治暑痢。种类匪②一，以清香甘脆者胜。多食每患疟痢。凡虚寒多湿，便滑腹胀，脚气及产后、病后皆忌之。其子亦可食。

黄疸、鼻瘜，湿家头痛，并用瓜蒂为末，吹鼻内，口含冷水，俟鼻出黄水愈。

---

① 饤(ding)：旧指堆迭于器皿中的菜蔬果品，一般只陈列而不食用。

② 匪：通“非”

藕 甘平。生食生津,行瘀止渴,除烦开胃,消食析醒。治霍乱口干,疗产后闷乱。罨金疮,止血定痛,杀射罔、鱼蟹诸毒。熟食补虚,养心生血,开胃舒郁,止泻充饥。捣罨冻疮。亦可入馔,果中灵品,久食休粮。以肥白纯甘者良。生食宜鲜嫩,煮食宜壮老,用砂锅,桑柴缓火煨极烂,入炼白蜜收干食之,最补心脾。若阴虚肝旺,内热血少及诸失血证,但日熬浓藕汤饮之,久久自愈,不服他药可也。老藕捣浸澄粉,为产后、病后、衰老、虚劳妙品。但须自制,市物恐搀杂不真也。市中熟藕多杂秽物,故易糜烂,最不宜食,诸病皆忌。藕节入药,功专止血。

藕实即莲子 鲜者甘平,清心养胃。治噤口痢,生熟皆宜。干者甘温,可生可熟,安神补气,镇逆止呕,固下焦,已崩带、遗精,厚肠胃,愈二便不禁。可磨以和粉作糕,或同米煮为粥饭,健脾益肾,颇著奇勋。以红花所结、肉厚而嫩者良。但性涩滞气,生食须细嚼,熟食须开水泡,剥衣挑心煨极烂。凡外感前后、疟疸疳痔、气郁痞胀、溺赤便秘、食不运化及新产后皆忌之。

汪谢城曰:陈莲子虽久煮不糜,取莲根新出嫩芽同煮,则烂矣。

薏莲子心也 苦凉。敛液止汗,清热养神,止血固精,所谓能靖君相火邪也。

劳心吐血,莲心七枚,糯米二十一粒为末,酒下。

心动精遗,莲心一钱研末,入辰砂一分,淡盐汤下。

莲须 苦涩。治遗精失血。

莲花 贴天泡疮。以一瓣书人字于上,吞之,可催生。研末酒服方寸匕,治跌打呕血。白者蒸露,清心、涤暑、凉营。千叶小瓣者,鲜服壮阳。

莲房莲蓬壳也 破血,亦能止血。酒煮服,治胎衣不下。水煎饮,解野蕈毒。

杆 通气舒筋,升津止渴。霜后采者,清热止盗汗,行水愈崩淋。

叶 功用与房略同。其色青,其象震,故能升发胆中清气以达脾气,凡脾虚气陷而为便泻不运者,可佐入培中之剂,如荷米煎之类是也。古方荷叶烧饭,即是此义。盖烧饭即煮饭,后人拘泥字面,不解方言,入火烧焦,全失清芳气味矣。凡上焦邪盛,治宜清降者,切不可用。东垣清震汤之谬,章杏云已力辨其非。试察其能治痘疮倒陷,则章氏之言益信。《痘疹论》云:痘疮倒陷,若由风寒外袭,窍闭血凝,渐变黑色,身痛肢厥者,温肌散邪,则气行而痘自起也。用霜后荷叶贴水紫背者,炙干,白直僵蚕炒去丝,等分为末,每服五分,温酒或芫荽汤调下。盖荷叶能升发阳气,散瘀血,留好血;僵蚕能解结滞之气故也。此药平和易得,而活人甚多,胜于人牙、龙脑多矣。名南金散。

阳水浮肿,败荷叶烧存性研,每二钱,米饮下,日三。

诸般痈肿,荷叶蒂不拘多少,煎汤淋洗,拭干,以飞过寒水石,同腊猪脂涂之,能拔毒止痛。

孕妇伤寒,大热烦渴,恐伤胎气,嫩卷荷叶焙干五钱,蚌粉减半,共研,每三钱,新汲水入蜜调服,并涂腹上。名罩胎散。

胎动已见黄水,干荷蒂一枚,炙研,糯米淘汁一钟调下。

赤白痢,荷叶煅研,每二钱,糖汤下。

脱肛,贴水荷叶焙研,酒服三钱,并以荷叶盛末坐之。

赤游火丹,新生荷叶杵烂,入盐涂。

阴肿痛痒,荷叶、浮萍、蛇床,煎汤日洗。

漆疮,干荷叶煎汤洗。

刀斧伤,荷叶煅研傅。

遍身风疠,荷叶三十张,石灰一斗,淋

汁合煮渍之,半日乃出,数日一作。

芡实一名鸡头　甘平补气,益肾固精,耐饥渴,治二便不禁,强腰膝,止崩淋带浊。必蒸煮极熟,枚齿细咀,使津液流通,始为得法。鲜者盐水带壳煮而剥食亦良;干者可为粉作糕,煮粥代粮,亦入药剂,惟能滞气,多食难消。禁忌与莲子同。其茎嫩时可茹,能清虚热。根可煮食,祲[①]岁济饥。叶一张,须囫囵者。　煎汤服,治胞衣不下。

菱芰[②]　鲜者甘凉,析酲清热,多食损阳助湿,胃寒脾弱人忌之。老者风干,肉反转嫩。熟者甘平,充饥代谷,亦可澄粉,补气厚肠。多食滞气,胸腹痞胀者忌之。芡花向日,菱花向月,故芡暖而菱寒。镜号菱花,谓女人容貌如月也。

凫茈即荸荠,一名乌芋,一名地栗　甘寒清热,消食析酲,疗膈杀疳,化铜辟蛊,除黄泄胀,治痢调崩。以大而皮赤味甜无渣者良,风干更美。多食每患胀痛,中气虚寒者忌之。煮熟性平,可入肴馔,可御凶年。澄粉点目,去翳如神,味亦甚佳,殊胜他粉。

辟蛊,荸荠晒为末,每白汤下二钱。蛊家知有此物,即不敢下。

血崩,荸荠一岁一枚,煅存性研,酒调下。

便血,捣荸荠汁一钟,好酒半钟和,空心温服。

赤白痢,午日午时,取完好荸荠,洗净拭干,勿令损破,安瓶内,入好烧酒浸之,黄泥密封收藏。每用二枚,细嚼,空心原酒下。

慈菇俗作茨菰,一名白地栗,一名河凫茈　甘苦寒。用灰汤煮熟去皮食,则不麻涩。入肴加生姜以制其寒。功专破血通淋,滑胎利窍。多食发疮动血[③],损齿生风。凡孕妇及瘫痪、脚气、失血诸病,尤忌之。

百合　甘平润肺,补胃清心,定魄息惊,泽肤通乳,祛风涤热,化湿散痈,治急黄,止虚嗽,杀蛊毒,疗悲哀,辟诸邪,利二便。下平脚气,上理咽喉。以肥大纯白味甘而作檀香气者良。或蒸或煮,而淡食之,专治虚火劳嗽。亦可煮粥、煨肉、澄粉食,并补虚羸,不仅充饥也。入药则以山中野生、弥小而味甘者胜。风寒痰嗽、中寒便滑者勿食。

山丹俗呼红花百合。种类不一,亦有黄花者　甘苦凉[④]。清营涤暑,润燥通肠。剥去外一层,水浸去苦味,或蒸或煮,加白洋糖食之耐饥。亦可煮粥、澄粉,补力虽逊,似亦益人。忌同上。

按:藕粉、百合粉之外,尚有嘉定澄造之天花粉,阴虚内热及便燥者,服之甚宜。余者只可充平人之食,不可调养病人。最不堪者,徽州之葛根粉,非风寒未解者,皆不可食。

甘蔗　甘凉清热,和胃润肠,解酒节[⑤]蛔,化痰充液。治瘴疟暑痢,止热嗽虚呕,利咽喉,强筋骨,息风养血,大补脾阴。榨浆名天生复脉汤。以皮青、围大、节稀、形如竹竿者胜。故一名竹蔗,亦作竿蔗,与榧仁同嚼,则渣软。皮紫者性温,功逊。

蔗饴蔗汁煎成如饴,色黑,今人呼曰砂糖　甘温。和中活血,止痛舒筋。越人产后辄服之。然多食助热生痰,伤营滞胃。凡内热或血不阻者忌之。

赤沙糖出处不一,品色甚多,有青糖、红糖、球糖、绵糖等名　甘温。暖胃缓肝,散寒活血,舒筋止痛,制鸦片烟。吴人产后用以行瘀。多食损齿生虫,其弊如上。

以上两种味不带酸苦者佳。

---

① 祲(jīn):旧谓阴阳气相侵的灾祸之气。

② 芰(jì 枝):菱。

③ 血:千顷堂本作"目"。

④ 凉:千顷堂本无此字。

⑤ 节:图书集成本作"杀"。

白砂糖即白洋糖，亦曰白糖，古名石蜜，此乃竹蔗煎成。坚白如冰者为冰糖，轻白如霜者为糖霜。凡霜一瓮，其中品色亦自不同，故有冰花、上白、次白等名也 甘平。润肺和中，缓肝生液，化痰止嗽，解渴析酲，杀鱼蟹腥，制猪肉毒，辟韭蒜臭，降浊怡神。辛苦潜移，酸寒顿改，调元赞化，燮理功优。冰糖、糖霜均以最白者为良。多食久食，亦有损齿生虫之弊。痞满呕吐，湿热不清，诸糖并忌。

解盐卤毒，糖霜多食。

小儿未能谷食、久疟不瘳，浓煎冰糖汤服。

中虚脘痛，痘不落痂，食鱼蟹而不舒，啖蒜韭而口臭，并以糖霜点浓汤饮。

噤口痢，冰糖五钱，乌梅一个，煎浓频呷。

汪谢城曰：诸糖，时邪、痧疹、霍乱皆大忌。余见误服致危者，不一其人。即夏月产后用以行瘀，亦宜慎也。

吾叔苦志力学，自垂髫以来，忧勤惕厉垂四十余年。虽经世变，身超物外，得以随处而息焉、游焉，乃饮水思源，谱是书寓意。故以水始，次谷食，而以胡麻冠于调和，抑盐于油后者，盖土产百物，天之所以养人，不欲官与其事也；次蔬果而以蔗糖殿[1]者，将及肉食，豫伏制猪肉毒之糖霜于前也。伏读至此，不但经纶足以济世，烈且以知叔之晚境如饴，更有甘蔗旁生之兆焉。

宗侄承烈拜识于沪寓

---

① 殿：行军走在最后。

毛 羽 类

豮猪肉去势曰豮　甘咸平。补肾液，充胃汁，滋肝阴，润肌肤，利二便，止消渴，起尫羸。以壮嫩花猪，糯而易熟，香而不腥臊者良。烹法甚多，惟整块洗净，略抹糖霜，干蒸极烂者，味全力厚，最为补益，古人所谓蒸豚也。吴俗尚蹄肘，乃古之豚肩遗意，但须缓火煨化。嘉苏妇人，不事中馈，而尚市脯，劣厨欲速用硝，不但失饪，亦且暴殄。多食助湿热，酿痰饮，招外感，昏神智，令人鄙俗。故先王立政，但以为养老之物。圣人云：勿使胜食气，而回回独谓此肉为荤也。末俗贪饕，不甘淡泊，厚味腊毒，漫不知省，蔑礼糜财，丧其廉俭。具不得已之苦心者，假神道以设教，创持斋之日期，虽属不经，良有深意。若幼时勿纵其口腹，不但无病，且易成人。至一切外感及哮嗽、疟痢、痧痘、霍乱、胀满、脚气、时毒①、喉痹、痞满、疔痈诸病，切忌之。其头肉尤忌。产后食肉亦勿太早。痧痘、时病后，须过弥月始可食也。新鲜之肉曰腥，《论语》君赐腥是也。方书所云：忌食新鲜之鲜，忌食鱼腥之腥，皆指此言也。医家、病家往往颟顸不省，故详及之。其未经去势之豭② 猪肉、娄猪肉，皆不堪食。黄膘猪肉、瘟猪肉，并有毒，虽平人亦忌之。中其毒者，芭蕉根捣汁服。

小儿火丹及打伤青肿、破伤风，并用新宰猪肉，乘热片贴，频易。

液干难产，津枯血夺，火灼燥渴、干嗽、便秘，并以猪肉煮汤，吹去油饮。

猪皮　杭人以干肉皮煮熟，刮去油，刨为薄片，暴燥以充方物，名曰肉酢③，久藏不坏，用时以凉开水浸软，麻油、盐料拌食甚佳。按皮即肤也，猪肤甘凉，清虚热，治下痢，心烦，咽痛，今医罕用此药矣。若无心烦，咽痛兼证者，是寒滑下利，不宜用此。凡勘病择药，先须辨此，庶不贻误。

千里脯　冬令极冷之时，取煺净好猪肋肉，每块约二斤余，勿浸水气，晾干后，去其里面浮油及脊骨肚囊，用糖霜擦透其皮，并抹四围肥处，若用盐亦可，然藏久易酵④也。悬风多无日之所，至夏煮食，或加盐酱煨，味极香美，且无助湿发风之弊，为病后、产后、虚人食养之珍。

兰熏一名火腿。　甘咸温。补脾开胃，滋肾生津，益气血，充精髓，治虚劳怔忡，止虚痢泄泻，健腰脚，愈漏疮。以金华之东阳冬月造者为胜，浦江、义乌稍逊，他邑不能及也。逾二年，即为陈腿，味甚香美，甲于珍馐，养老补虚，洵为极品。取脚骨上第一刀，俗名腰封。刮垢洗净，整块置盘中，饭锅上干蒸闷透，如是七次，极烂而味全力厚，切食最补。然必上上者，始堪⑤ 如此蒸食，否则非咸则硬矣。或老年齿落，或病后脾虚少运，则熬汤撇去油，但饮其汁可也。外感未清、湿热内恋、积滞未净、胀闷未消者均忌。时病愈后，食此太早，反不生力，

---

① 毒：原作“眼”，据图书集成本改。

② 豭(jiā 家)：公猪。

③ 酢：图书集成本及千顷堂本作“鲊”。

④ 酵：诸本均作“瘏”，据文义改。

⑤ 堪：原作“勘”，据图书集成本及千顷堂本改。

或致浮肿者，皆余邪未净故耳！

附腌腿法：十一月内，取壮嫩花猪后腿，花猪之蹄甲必白，煺净取下，勿去蹄甲，勿灌气，勿浸水。　用力自爪向上紧捋，有血一股向腿面流出，即拭去。此血不挤出，则至夏必臭。晾一二日待干，将腿面浮油细细剔净，不可伤膜。若膜破，或去蹄甲，则气泄而不能香。每腿[1]十斤，用燥盐五两，盐不燥透，则卤味入腿而带苦。竭力擦透其皮，然后落缸，脚上悬牌，记明月日。缸半预做木板为屉，屉凿数孔，将擦透之腿平放板屉之上，余盐均洒腿面，腿多则重重叠之不妨。盐烊为卤，则从屉孔流至缸底，腌腿以此为要诀，盖沾卤则肉霉而必苦也。既腌旬日，将腿翻起，再用盐如初腌之数，逐腿洒匀，再旬日，再翻起，仍用盐如初腌之数，逐腿洒匀，再旬日，自初腌至此匝一月也，将腿起缸，浸溪中半日，刷洗极净，随悬日中晒之，故起缸必须晴日，若雨雪不妨迟待。如水气晒干后，阴雨则悬当风处，晴霁再晒之，必须水气干尽，皮色皆红，可不晒矣。修圆腿面。入夏起花，以绿色为上，白次之，黄黑为下，并以菜油遍抹之。若生虫有蛀孔，以竹签挑出，菜油灌之。入伏装入竹箱盛之。苟知此法，但得佳猪，处处可造。常州造腿未得此法。且后腿之外，余肉皆可按法腌藏，虽补力较逊，而味亦香美，以为夏月及忌新鲜者之用。

噤口痢，腌肉脯煨烂食。

中诸肉毒及诸食停滞，恶痢不瘳，并用陈火腿骨煅存性研，开水下。按：纪文达公云：油腻得灰即解散。故油腻凝滞之病，即以其物烧灰调胀，自愈，犹之以灰浣垢耳！余谓尚未尽然，如过食白果、荔枝而醉者，即以其壳煎汤饮之立解。吾杭市脯，独香粘味美者，其煮猪肉或羊肉锅中之汤，永不轻弃，但日撇浮油，加盐添水煮之，名曰老汁，故物易化也。即纯用秋油、醇酒，煨鸡、鸭、鹿、豕等肉之卤锅，亦功在老汁，故味美易糜。观此则食物不消，当以本物消之之义，别有至理存焉。

猪脂俗呼板油　甘凉润肺，泽槁濡枯，滋液生津，息风化毒，杀虫清热，消肿散痈，通腑除黄，滑胎长髮。以白厚而不腥臊者良。

腊月炼之，瓷器收藏，每油一斤，入糖霜一钱于内，经久不坏。暑月生猪脂，以糖霜腌之，亦可久藏，此物性之相制也。外感诸病、大便滑泻者均忌。

胞衣不下，小便不通，并以猪脂一两，水一盏，煎数沸服。

小儿蛔病羸瘦，频服猪油。

中诸肝毒，猪油一盏，顿服。

痘疮，便秘四五日，肥猪脂一块，水煮熟，切如豆大与食，自然脏腑滋润，痂亦易落，无损于儿。

乳痈，发背诸肿毒，猪脂切片，冷水浸贴，热即易，以散尽为度。

误吞铁钉，猪脂多食令饱，自然裹出。

猪脑　性能柔物，可以熟皮。涂诸痈肿及手足皲裂，皆效。多食损人，患筋软、阳萎。

猪脏俗作胰　甘平润燥，涤垢化痰，运食清胎，泽颜止嗽。凡妇人子宫脂满不受孕，及交合不节而子宫不净者，皆宜蒸煮为肴，久食自可受孕。妊妇食之，蠲胎[2]垢，其儿出痘必稀。小儿食之，消积滞，可免疳黄诸病。且血肉之品，无克伐之虑，虽频食亦无害也。所谓泽颜止嗽者，非用以作面脂而治肺也，食此则痰垢潜消，无秽浊熏蒸之弊，容颜自泽，而咳嗽自平矣。

猪肺　甘平补肺，止虚嗽，治肺痿、咳血、上消诸证。用须灌洗极净，煮熟，尽去筋膜，再煮糜化食，或和米作粥，或同苡仁

---

① 腿：千顷堂本作"蹄"。

② 胎：千顷堂本无此字。

末为羹，皆可。

猪之脏腑，不过为各病引经之用，平人不必食之。不但肠胃垢秽可憎，而肺多涎沫，心有死血，治净匪易，烹煮亦难。君子不食豢腴，有以夫！

猪心 甘咸平。补心，治恍惚、惊悸、颠痫、忧恚诸证。皆取其引入[①]心经，以形补形，而药得祛病以外出也。煮极难熟。余病皆忌。

猪肝 甘苦温。补肝明目，治诸血病用为响导。余病均忌。平人勿食。

打伤青肿，炙猪肝贴之。

一切痈肿[②]初起，新宰牡猪肝，切如疮大一块贴之。以布缠定，周时即愈。肝色变黑，狗亦不食。

阴痒，炙猪肝纳入，当有虫出。

猪胆 苦寒。补胆清热，治热利，通热秘，杀疳虫，去目翳，傅恶疮，治厥颠疾，浴婴儿，沐髮生光。

小儿初生，猪胆汁入汤浴之，不生疮疥。

喉痹，腊月朔，取猪胆不拘大小五六枚，用黄连、青黛、薄荷、僵蚕、白矾、朴硝各五钱，装入胆内，青纸包了，掘一地窟，深方各一尺，以竹横悬此胆于内，用板盖定，候至立春日取出。待风吹去青纸胆皮，研末密收，每吹少许。

赤白痢，腊月猪胆百枚，俱盛黑豆入内，著麝香少许阴干，每用五七粒为末，生姜汤下。

疔疮恶毒，腊月猪胆风干，和生葱捣傅。

汤火伤，猪胆汁调黄柏末涂。

猪腰子猪内肾也 甘咸平。煮极难熟，俗尚嫩食，实生啖也。腰痛等证，用以引经，殊无补性。或煮三日，俾极熟如泥，以为老人点食，颇可耐饥。诸病皆忌，小儿尤不可食。

痈疽、发背初起，猪腰子一对，同飞面杵如泥傅。

猪石子外肾也 甘咸温。通肾。治五癃、奔豚、茎痛、阴阳易、少腹急痛、颠痫、惊恐、鬼蛀、蛊毒诸证。无是病者勿食。

猪脾一名联贴，俗名草鞋底甘平消痞，甚不益人。

猪胃俗呼猪㹠 甘温补胃，益气充饥，退虚热，杀劳虫，止带浊遗精，散癥瘕积聚。肉厚者良。须治洁煨糜，颇有补益。外感未清、胸腹痞胀者均忌。

胎气不足，或屡患半产及娩后虚羸，猪肚煨糜，频食，同火腿煨尤补。

中虚久泻，猪肚一枚，入蒜煮糜，杵烂，丸梧桐子大，每米饮下三十丸。

虚弱遗精，猪肚一枚，入带心连衣红莲子煮糜，杵丸桐子大，每淡盐汤下三十丸。

猪肠 甘寒润肠，止小便数，去下焦风热[③]，疗痢、痔、便血、脱肛。治净煨糜食。外感不清、脾虚泻滑者均忌。

肠风脏毒，血痢不已，脱肛出血，并以猪大肠入槐花末令满，缚定，以醋煮烂，捣丸梧子大，每二十丸，米饮下。

猪脬 甘咸凉。炙食，治梦中遗溺。

猪脊髓 甘平。补髓养阴，治骨蒸劳热，带浊遗精。宜为衰老之馔。

猪血 咸平。行血杀虫，余病皆忌。

猪蹄爪 甘咸平。填肾精而健腰脚，滋胃液以滑皮肤，长肌肉可愈漏疡，助血脉能充乳汁。较肉尤补，煮化易凝。宜忌与肉同，老母猪者胜。

妇人无乳及乳痈、发背初起，并以母猪蹄一双，通草同煮食，并饮其汁。

硇砂损阴，猪蹄一只，浮萍三两，煮汁

---

① 入：千顷堂本无此字。

② 肿：千顷堂本作“疽”。

③ 热：千顷堂本作“湿”。

渍之,冷即出,以粉傅之。

猪乳 甘咸凉。初生小儿饮之,无惊痫、痘疹之患;大人饮之,可断酒。

狗肉广南名曰地羊。 本草云:味酸温。中其毒者,杏仁解之。孕妇食之,令子无声。时病后食之必死。道家谓之地厌。

羊肉 甘温暖中,补气滋营,御风寒,生肌健力,利胎产,愈疝止疼。肥大而嫩、易熟不膻[1]者良,秋冬尤美。与海参、芦菔、笋、栗同煨,皆益人。加胡桃煮则不膻。多食动气生热。不可同南瓜食,令人壅气发病。时感前后、疟痢、疳疸、胀满、颠狂、哮嗽、霍乱诸病,及痧痘疮疥初愈,均忌。新产后,仅宜饮汁,勿遽[2]食肉。

产后虚羸,腹痛觉冷,自汗带下,或乳少,或恶露久不已,均用羊肉切治如常,煮糜食之。兼治虚冷劳伤,虚寒久疟。

羊脂 甘温润燥,治劳痢,泽肌肤,补胃耐饥,御风寒,疗痿痹,杀虫治癣,利产舒筋。多食滞湿酿痰。外感不清、痰火内盛者均忌。

妇人阴脱、赤丹如疥,并煎羊脂涂。

发背初起,羊脂切片,冷水浸贴,热即易之。

误吞针铁,多食羊脂则自下。

羊脑 甘温。治风寒入脑,头疼久不愈者良。多食发风生热。余病皆忌。

羊骨髓 甘温,润五脏,充液,补诸虚,调养营阴,滑利经脉,却风化毒,填髓耐饥,衰老相宜,外感咸忌。

羊血 咸平。生饮止诸血,解诸毒,治崩衄及死胎不下,产后血闷欲绝,胎衣不落,并误吞一切金石、草木、蜈蚣、水蛭者,均宜热服即瘳。熟食但能止血,患肠风痔血者宜之。

羊脊骨 甘温补肾,利督强腰。胫骨磨铜,头骨消铁。

羸老胃弱,羊脊骨一具,捶碎,熬取浓汁,煮粥常食。

肾虚腰痛,羊脊骨一具捶碎,熬取浓汁,和盐料食。

膏淋、虚浊、虚利,羊脊骨煅研末,米饮汤[3]下二钱。

误食[4]金、银、铜钱,羊胫骨煅研三钱,米饮下。

误吞铁物,羊头骨煅研,调稀粥食。

羊肺 甘平。补肺气,治肺痿,止咳嗽,行水通小便,亦治小便频数。病后产后、虚羸老弱,皆可以羊之脏腑煮烂食之。外感未清者均忌。

羊心 甘平补心,舒郁结,释忧恚。治劳心膈痛如神。余先慈苦节抚孤,遂患此证,诸药不应,食此即愈。后屡发,用之辄效,久食竟痊。

羊肝 甘凉。补肝明目,清虚热,息内风,杀虫愈痫,消疳蠲忿。诸般目疾,并可食之。

羊胆 苦寒。清胆热,补胆汁。专疗诸般目疾,兼治蛊毒疮疡。

目疾,羊胆汁点,或煮熟吞之。

代指,以指刺热汤中七度,刺冷水中三度,随以羊胆汁涂之。

羊腰子羊内肾也 甘平。补腰肾。治肾虚耳聋,疗癥瘕,止遗溺,健脚膝,理劳伤。

羊石子羊外肾也 甘温。功同内肾而更优,治下部虚寒、遗精、淋带、癥瘕、疝气、房劳内伤、阳萎阴寒、诸般隐疾。并宜煨烂,或熬粥食,亦可入药用。下部火盛者忌之。

羊脬 甘温。补脬损,摄下焦之气。凡虚人或产后患遗溺者宜之。

羊胃俗名羊肚 甘温补胃,益气生肌,解

---

① 膻(shān 山):羊臊气。
② 遽(jù 据):急,骤然。
③ 汤:原无,据千顷堂本补。
④ 食:千顷堂本作“吞”。

渴耐饥，行水止汗。

羊肠 甘温补气，健步固精，行水厚肠，便溺有节，故董香光秘传药酒方以之为君也。捶熟为线，坚韧绝伦，补力之优，于此可见。

牛肉 章杏云云：牛为稼穑之资，天子无故不忍宰。祭祀非天神不敢歆[①]，岂可妄杀乎？及观《庄子》牺牛、耕牛之喻，知古人宰杀者惟牺牛，而耕牛必不杀也。袁存斋云：天生万物，大概以有用于人为贵，律文宰牛、马有禁，宰羊、豕无禁。所以然者，羊、豕无用于人，而牛、马有用于人也。按此二说，皆通儒之论。余家世不食牛，奉祖训而守礼法，非有惑于福利之说也，故不谱其性味。中其毒者，杏仁、芦根汁、稻杆煎浓汁，人乳并可解之。

汪谢城曰：牛肉亦有可食者，其祭祀之胙[②]乎，每见不食牛者，以此胙赐与儓[③]，不免亵越。余有一法，以此牛供祭之后，用合霞天胶、黄明胶诸药，不亵神余，又治民病，最为两得。

马肉 辛苦冷，有毒。食杏仁或饮芦根汁解之。其肝，食之杀人。

驴肉 酸平有毒，动风。反荆芥，犯之杀人。

骡肉 辛苦温，有毒。孕妇食之难产。

野猪肉 甘平。补五脏，润肌肤。治颠痫、肠风、痔血。禁忌与猪肉同。蹄爪补力更胜。一切痈疽不敛，多年漏疮，煨食即愈。其脂腊月炼过收藏，和酒服，令妇人多乳。服十日后，可给三四儿，素无乳者亦下。亦可涂肿毒、疥癣。

豪猪肉一名箭猪 甘寒，有毒。多膏滑肠，能发风虚，不可多食。

虎肉 酸咸温。作土气，味不佳，宜腌食。补脾胃，益气力，止多唾善呕，辟精魅鬼疟，入山则虎见畏之。其脂治反胃，涂白秃、冻疮、痔疮、狗咬疮。

豹肉 酸温。安五脏，补绝伤，御风寒，辟鬼魅，壮筋骨，强健人。

熊肉 甘温。补虚损，杀劳虫。治风痹，筋骨不仁。有锢疾者忌食。其蹯，俗呼熊掌。 益气力，御风寒。极难胹[④]，须用石灰沸汤剥尽[⑤]，以酒、醋、水三件同封固，微火煮一昼夜，大如皮球，白肉红丝，色味艳美。其背上脂，惟冬月有之，名熊白。功与肉同，味更美。其胆入药，治疗疽，去翳息惊，为珍品。

象肉 甘平。不益人，多食则体重。煮汁饮，通小便；煅灰服，治溺多；和油傅，愈秃疮。其皮生肌，为疮家收功药。又治金疮不合，涂下疳，并煅灰用。其牙，治风痫惊悸、内热骨蒸、诸物鲠喉。通小便，疗诸疮、久痔，辟一切邪魅精物，并以生屑[⑥]调服，外傅针刺诸物入肉。

羚羊肉 甘平。治筋骨急强、中风，愈恶疮，免蛇虫伤。

山羊肉野羊也 甘热。治冷劳、赤白带下，利产妇，辟岚瘴，理筋骨急强。时病人忌之。其血破瘀生新，疗跌打诸伤，筋骨疼痛、吐衄、瘀停诸病。

鹿肉 甘温。补虚弱，益气力，强筋骨，调血脉，治产后风虚，辟邪。麞肉同功，但宜冬月炙食。诸外感病忌之。其茸、角、鞭、血皆主温补下元，惟虚寒之体宜之。若阴虚火动者服之，贻误匪浅。全鹿丸尤不可信，叶天士尝辟之，不可不知也。

中风口眼㖞斜，生鹿肉同生椒捣贴，正即去之。

---

① 歆(xìn 辛)：同“飨”，古谓神灵先享的祭品，即神食气也。

② 胙(zuò)：祭祀用的肉。

③ 儓(tái 台)：古时奴隶制中低下的等级之一。

④ 胹(ér 而)：煮烂。

⑤ 尽：千顷堂本作“净”。

⑥ 屑：千顷堂本无此字。

麂肉　甘平补气，暖胃耐饥，化湿祛风，能瘳五痔。痞满气滞者勿食。

獐肉一名麕　甘温祛风，补五脏，长力，悦容颜。按《食疗》云：八月至十一月食之，味美胜羊；十二月至七月食之，动气。多食发锢疾，患消渴。

狸肉　甘平。补中益气，治诸疰，去游风，疗温鬼毒气，皮中如针刺，愈肠风下血及痔瘘如神。狸类甚多，惟南方有白面而尾似牛者，名牛尾狸，亦曰玉面狸。专上树木食百果，俗呼果子狸。冬月极肥美，亦可糟食。《内则》：食狸去正脊。若捕而畜之，鼠皆帖服不敢出。别种皆不堪食。

貒肉一名猪獾　甘温。补羸瘦，长肌，下气，平咳逆。劳热、水胀、久痢，煮食即瘳。野兽中佳品也。

獾肉一名狗獾。　功与貒相似，兼能杀蛔虫。黄瘦疳膨，食之自愈。

狼肉　咸温。补五脏，御风寒，暖胃厚肠，壮阳填髓。其脂润燥，治诸恶疮。《内则》：食狼去肠。腹有冷积者最宜，阴虚内热人忌食。狼肥豺瘦。谚云：体瘦如豺。故豺肉不堪食也。《食疗》云：食豺令人瘦。

兔肉　甘冷凉血，祛湿疗疮，解热毒，利大肠。多食损元阳，令人痿黄。冬至后至秋分食之，伤人神气。孕妇及阳虚者尤忌。兔死而眼合者，误食杀人。

水獭肉　甘咸凉。清血热，理骨蒸，下水通经，祛毒风，利大小便。多食消男子阳气。其肝性热，辟蛊杀虫，补产虚，已劳嗽。治传尸鬼疰、鱼骨鲠喉、疟久不瘳、心腹积聚、肠痔下血、寒疝攻疼。其爪搔喉，亦治骨鲠。

猬肉俗名刺鼠　甘平。下气杀虫，治反胃、痔漏。按：食此必去骨净尽，误食令人瘦劣。其皮煅研服，治遗精甚效。

鸡　甘温补虚，暖胃，强筋骨，续绝伤，活血调经，拓痈疽，止崩带，节小便频数，主娩后虚羸。

以骟[①]过、细皮肥大而嫩者胜。肥大雌鸡亦良，若老雌鸡熬汁最佳。乌骨鸡滋补功优。多食生热动风，凡时感前后，痘疹后、疮疡后、疟痢疳疸、肝气目疾、喉证、脚气、诸风病，皆忌之。未骟者，愈老愈毒，诸病均不可食。惟辟邪宜用丹雄鸡也。

中恶昏愦，丹雄鸡一只，安放病者心间，以鸡头向病人之面，鸡伏而不动，待其飞下，病者亦苏。

鸡冠血　老雄鸡者力胜。治无故卒死，或寝卧奄忽而绝，皆是中恶。刺取鸡冠血涂面上，干则再上，并滴入口鼻中。卒缢垂死，心中犹温者，勿断绳，刺鸡冠血滴口中。卒然杵死不能言，刺鸡冠血，和真珠末丸小豆大，纳三丸入口中，小儿卒惊，似有痛处，不知疾[②]状，亦刺血滴口中。鬼击卒死，刺鸡冠血沥口中令咽，仍破此鸡拓心下，冷乃弃之道旁。女人交接违礼血出，刺鸡冠血频涂。对口、发背诸毒，刺鸡冠血滴疽上，血尽再换，不过五六鸡，痛止毒散。淫浸疮，不早治杀人，宜刺鸡冠血涂，日四五次。蜈蚣、蜘蛛咬、马咬成疮、燥癣作痒，并刺鸡冠血涂。中蜈蚣毒，舌胀出口者是也，刺鸡冠血浸舌，并咽之。诸虫入耳，鸡冠血滴耳中。

鸡膍胵一名鸡内金　治喉痹，鸡内金勿洗，阴干煅末，竹管吹之。一切口疮，鸡内金煅灰傅。鹅口白，鸡内金为末，乳服五分。走马牙疳，鸡内金不落水者五枚，枯矾五钱，共研搽。小儿疣目，鸡内金擦之自落。小儿疟疾，鸡内金煅存性，乳服，男用雌，女用雄。噤口痢，鸡内金焙研，乳汁服。反胃，鸡内金一具，煅存性研，酒下，男用雌，女用雄。发背初起，鸡内金不落水者阴

---

① 骟（shàn 扇）：动物睾丸被割除。

② 疾：千顷堂本作"病"。

干，用时温水润开贴之，随干随润，以愈为度。发背已溃，鸡内金同棉絮焙末擦[①]。疮口不合，鸡内金日贴之。阴头疳蚀，鸡内金不落水拭净，新瓦焙脆，出火毒，研细，先以米泔洗净擦[②]之，亦治口疳。谷道生疮，鸡内金烧存性，研末[③]傅。

鸡肠　治遗浊、淋带、消渴、遗溺、小便不禁或频数无火者，并可炙食。

鸡卵一名鸡子，亦曰鸡蛋　甘平。补血安胎，镇心清热，开音止渴，濡燥除烦，解毒息风，润下止逆。新下者良。并宜打散，以白汤或米饮，或豆腐浆搅熟服。若囫囵煮食，性极难熟，虽可果腹，甚不易消。惟带壳略煮之后，将壳击碎，再入瓷罐内，多加粗茶叶同煨三日，茶汁既入，蛋亦熟透，剥壳食之，色黑而味香美，不甚闭滞也。多食动风阻气，诸外感及疟、疸、疳、痞、肿满、肝郁、痰饮、脚气、痘疹皆不可食。小儿、产妇，气壮者幸食无恙，弱者多因此生疾，不可不知！

解野葛毒，虽已死者，抉开口，灌生鸡子三枚，须臾吐出。

胎动下血，鸡子二枚打散，粥汤搅熟服。

产后血晕，身痉直口，目向上，不知人，鸡子清一枚，调荆芥末二钱灌之。

妊娠下血不止，血尽则子死，名曰胎漏，鸡子黄十四枚，以好酒二升，煮如饧服，未止再服。

凤凰胎，即鸡卵抱已成雏而未出者，用为伤科长骨之药甚妙。其壳名凤凰衣，煅存性，研服，治劳复及小便不通暨饮停脘痛，外治痘疮入目、白秃、聤耳、下疳、囊痈，均为妙品。

鹅　甘温，暖胃升津，性与葛根相似。能解铅毒，故造银粉者，月必一食也。鲜美，补虚益气，味较鸡、鹜[④]为浓。动风发疮，凡有微恙者，其可尝试乎？肥嫩者佳，烤食尤美。其肫、其掌，性较和平，煨食补虚，宜于病后。其卵补中，滞气更甚于鸡。其血解一切金石毒，热饮即瘥。其毛于铜锅内炒焦，研末，豆腐皮包，酒吞服三钱，能内消诸般肿毒。

鸭本名鹜，一名舒凫　甘凉。滋五脏之阴，清虚劳之热，补血行水，养胃生津，止嗽息惊，消螺蛳积。雄而肥大极老者良。同火腿、海参煨食，补力尤胜。多食滞气滑肠，凡阳虚脾弱、外感未清、痞胀脚气、便泻肠风，皆忌之。其血热饮，救中恶、溺死及服金、银、丹石、砒霜、野葛、鸦片、诸蛊毒，入咽即活。并涂蚯蚓咬疮。其卵夜下，纯阴性寒，难熟，滞气甚于鸡子，诸病皆不可食。惟腌透者，煮食可口，且能愈泻痢。更有造为皮蛋、糟蛋[⑤]者，味虽香美，皆非病人所宜。

雉一名野鸡　甘温。补中益气，止泄痢，除蚁瘘。冬月无毒。多食损人，发痔，诸病人忌之。勿与荍麦、胡桃、木耳、菌蕈同食。春、夏、秋皆毒，以其善食虫蚁而与蛇交也。又诸鸟自死者，皆有毒，勿食。

鹧鸪　甘温。利五脏，开胃，益心神，解野葛、菌蕈、生金、蛊毒。南方之鸟也，飞必南翔，集必南首，故一名怀南。性属火，多食发脑痛、喉痈。盖天产作阳，本乎天者亲上，飞禽之性无不升发，于鹧鸪何尤[⑥]？

竹鸡　甘平。解野鸡、山菌毒，杀腹内诸虫。

鹑　甘平。和胃，消结热，利水化湿，止疳痢，除膨胀，愈久泻。

---

① 擦：千顷堂本作“搽”。
② 擦：千顷堂本作“搽”。
③ 末：原无，据千顷堂本补。
④ 鹜(wù 误)：家鸭。
⑤ 糟蛋：千顷堂本无此二字。
⑥ 尤：千顷堂本作“有”。

鹅一作鹌[1] 甘平。清热，疗阴䘌诸疮。

鹬与翡翠同名异物 甘温。暖胃补虚。

鸽 甘平清热，解毒愈疮，止渴息风。孕妇忌食。卵能稀痘，食品珍之。

雀 甘温壮阳，暖腰膝，缩小便，已崩带。但宜冬月食之。阴虚内热及孕妇忌食。其卵利经脉，调冲任，治女子血枯、崩带、疝瘕诸病。

燕窝 甘平。养胃液，滋肺阴，润燥泽枯，生津益血，止虚嗽虚痢，理虚膈虚痰。病后诸虚，尤为妙品；力薄性缓，久任斯优。病邪方炽勿投。其根较能下达。

鹪鹩一名巧妇，俗呼黄脰雀甘温暖胃。

斑鸠 甘平。养老和中，令人不噎。

鸤[2] **鸠**即布谷 甘温。定志安神，令人少睡。

桑扈一名腊嘴雀。 甘温补胃。

莺《诗》云黄鸟。《左传》曰青鸟。《尔雅》名商庚。《说文》谓黄鹂。《月令》作仓庚 甘温。舒郁和肝，令人不妒。

䴕啄木鸟也 甘平。开膈，利噎，平惊，追劳虫，已痔漏。牙疳、齿䘌，煅末塞之。

鸨 甘平。补虚，已风痹病。

凫野鸭也 甘凉。补脾肾，祛风湿，行水消肿，杀虫，清热，开胃运食。疗诸疮、痫。病后虚人，食之有益。肥而其喙如鸭者良，冬月为胜。

䴙䴘一名刁鸭，一名油鸭 甘平。补中开胃。

雁 甘平。解毒祛风。多食动气，君子勿食，以其知阴阳之升降，少长之行[3]序也。道家为之天厌。

鹄一名天鹅 甘平。腌炙食之，利脏腑。

鹭即鹭鸶 咸凉。炙熟食，解鱼虾毒。其卵似鸭卵，稍锐而色较青，土人混入鸭卵中售之。气腥而冷，更不宜人。

鸮亦作枭，俗呼猫头鸟 甘温。补虚劳，杀虫，辟鬼魅，开胃消食，利噎平惊。治痁疟颠痫，愈恶疮鼠瘘。炙食味美，古人所珍，《庄子》"见弹而求鸮炙"是也。病后及衰弱、劳瘵人最宜。惟孕妇忌之。

---

① 鹌：千顷堂本作"鸭"。

② 鸤（shī 尸）：原作"鸣"，据千顷堂本改。

③ 行：千顷堂本作"有"。

鳞介类附蚕蛹、蟲螽

鲤鱼 甘温下气，功专行水，通乳，利小便，涤饮，止咳嗽。治妊娠子肿，敷痈肿骨疽。可鲜可脯，多食热中，热则生风，变生诸病。盖诸鱼在水，无一息之停，发风动疾，不独鲤也。以鲤脊上有两筋，故能神变而飞越江湖，为诸鱼之长，品虽拔萃，性不益人。杭俗以其为圣子之讳，相戒勿食，最通。其两筋及黑血皆有毒。天行病后及有宿癥者均忌，醉者尤甚。曩[①]余游婺，见烹此者，必先抽去其筋，而他处不知也。甚以醉鲤为病人珍味，岂不误人？

鲈鱼一名鲢鱼 甘温暖胃，补气泽肤。其腹最腴，烹鲜极美，肥大者胜，腌食亦佳。多食热中、动风发疥。痘疹、疟痢、目疾、疮家皆忌之。

鳙鱼亦作溶鱼，一名鳙鱼，俗呼包头鱼，以其头大也 甘温。盖鱼之庸[②]常以供馐食者，故命名如此。其头最美，以大而色较白者良。

鲩鱼音混，俗作鲻[③]，非。 甘温。暖胃和中。俗名草鱼，因其食草也。婺州云间以其色青也，误以青鱼呼之。禾人名曰池鱼，尤属可笑。夫池中所蓄之鱼，岂独鲩而已哉！

青鱼 甘平。补气养胃，除烦懑，化湿祛风，治脚气、脚弱。可鲙、可脯、可醉。古人所谓五候鲭即此。其头尾烹鲜极美，肠脏亦肥鲜可口，而松江人呼为乌青，金华人呼为乌鲻，杭人以其善啖螺也，因呼为螺蛳青。其胆腊月收取阴干，治喉痹、目障、恶疮、鱼骨鲠，皆妙。

上五种，皆购秧而蓄之，故无子。惟鲤鱼则溪河亦有，故间有有子者。

脍 以诸鱼之鲜活者刽切而成。青鱼最胜，一名鱼生。沃以麻油、椒料，味甚鲜美，开胃析酲。按《食治》云：凡杀物命，既亏仁爱，且肉未停冷，动性犹存，烹任不熟，食犹害人。况鱼脍肉生，损人尤甚，为癥瘕，为锢疾，为奇病，不可不知。昔有食鱼生而成病者，用药下出，已变鱼形，脍缕尚存；有食鳖成积者，用药下出，已成动物而能行，可不戒哉！

鲊 以盐糁酝酿而成，俗所谓糟鱼、醉鲞是也。惟青鱼为最美，补胃醒脾，温营化食。但既经糟醉，皆能发疥动风，诸病人均忌。

鳟鱼一名赤眼鱼 甘温。补胃暖中。多食动风生热。

鲻鱼 甘平。补五脏，开胃，肥健人。与百药无忌。湖池所产，无土气者良。腹中有肉结，俗呼算盘子，与肠脏皆肥美可口，子亦鲜嫩，异于他鱼。江河产者逊之，但宜为腊。

白鱼一名鲌鱼 甘温。开胃下气，行水助脾，发痘排脓，可腌可鲊。多食发疥、动气、生痰。

鳡鱼即鳏鱼，一名黄颊鱼 甘温暖胃，与鳟略同。

石首鱼一名黄鱼，亦名江鱼 甘温开胃，补

---

① 曩(nǎng)：以往，以前。

② 庸：用。

③ 鲻：千顷堂本作“鲩”。

气填精。以大而色黄如金者佳。多食发疮助热,病人忌之。腌而腊之为白鲞,性即和平,与病无忌。且能消瓜成水,愈腹胀、泻痢。以之煨肉,味甚美。太平所产,中伏时一日晒成,尾弯色亮,味淡而香者最良,名松门台鲞,密收,勿受风湿,可以久藏。煮食开胃,醒脾,补虚活血,为病人、产后食养之珍。按古以干鱼为鲍鱼,《礼记》谓之薧[①],诸鱼皆可为之。《内经》治血枯有之,后人聚讼纷纷,迄无定指。愚谓台鲞,虽生嚼不腥,性兼通补,入药宜用此为是。其鳔甚薄,不为珍品,但可熬胶耳!

鮸鱼　形似石首鱼而大,其头较锐,其鳞较细。鲜食味逊,但宜为腊。《正字通》以为即石首鱼者,误也。鮸,本音免,今人读如米。其鳔较石首鱼者大且厚,干之以为海错,产南洋者佳。古人名为鳀鮧,煨烂食之,补气填精,止遗带,大益虚损。外感未清、痰饮内盛者勿食,以其腻滞也。又治诸血证,疗破伤风如神。

勒鱼　甘平开胃,暖脏补虚。大而产南洋者良。鲜食宜雄,其白甚美;雌者宜鲞,隔岁尤佳。多食发风,醉者更甚。

鲳鱼亦作鲐。甘平补胃,益血充精。骨软肉腴,别饶风味。小而雄者胜。可脯可鲊。多食发疥动风。

鲥鱼　甘温开胃,润脏补虚。其美在鳞,临食始去,厥味甚旨[②],可蒸可糟。诸病忌之,能发锢疾。鳞可为钿[③],亦可拔疔。

鲞鱼亦作鲚。　甘温补气。肥大者佳,味美而腴,亦可作鲊。多食发疮助火。以温州所产有子者佳。干以为腊,用充方物,味甚鲜美,古人所谓子鱼是也。大者尤胜,食品珍之,与病无忌。

鲈鱼　甘温,微毒。开胃安胎,补肾舒肝。可脯可鲊。多食发疮、患癖。其肝尤毒,剥人面皮。中其毒者,芦根汁解之。

鲫鱼其美在脊也,俗作鲫鱼,一名鲋鱼　甘平开胃,调气生津,运食和营,息风清热,杀虫解毒,散肿愈疮,止痢止疼,消痔消痔。大而雄者胜。宜蒸煮食之。外感邪盛时勿食,嫌其补也,余无所忌。煎食则动火。

痔血,鲫鱼常作羹食。

酒积下血,酒煮鲫鱼常食。

浸淫疮,生鲫鱼切片,盐捣贴,频易。

鲂鱼一名鳊鱼　甘平。补胃养脾,去风运食。功用与鲫相似。产活水中、肥大者胜。

鳜鱼一名鳜鱼　甘平。益脾胃,养血,补虚劳,杀劳虫,消恶血,运饮食,肥健人。过大者能食蛇,故有毒而发病。

鲂鱼一名渡父鱼,俗呼土鲋,亦曰菜花鱼。　甘温暖胃,运食补虚。春日甚肥。与病无忌。

鲦鱼一名白条,小者名鮤条　甘温暖胃,助火发疮,诸病人勿食。

银鱼一名鲙残鱼　甘平。养胃阴,和经脉。小者胜。可作干。

蠡鱼一名黑鳢,亦名乌鳢,亦曰黑鱼,即七星鱼　甘寒行水,化湿祛风,稀痘愈疮,下大腹水肿、脚气,通肠疗痔,主妊娠有水肤浮。病后可食之。道家以为水厌。

稀痘,除夕黄昏,用大黑鱼一尾,煮汤浴小儿,七窍俱到,不可嫌腥,以清水洗去也,甚验。

水气垂死,肠痔下血,黑鱼一斤重者煮汁,和冬瓜、葱白作羹食。

偏正头风,陈黑鱼头,煎汤熏数次断根。

鲟鱼　甘温补胃,活血通淋。多食发疥患瘫。味佳而性偏劣,作鲊亦无补益,鼻脯味美疗虚,子主杀虫,味亦肥美。

---

① 薧(kǎo 考):干鱼。

② 旨:味美。

③ 钿(tián):妇女所佩花朵形首饰。

鳇鱼亦作黄，本名鳣，一名蜡鱼，亦名玉版鱼 甘温补虚，令人肥健。多食难化，发疥生痰。作鲊极珍，亦勿多食。反荆芥。其肚及子，盐藏颇佳，其脊骨、颐、鼻、唇、鬐[①]，皆肥美脆[②]软，以充珍错。其鳔最良，固精止带。

鮰鱼亦作鮰回，一名白鱯 甘温行水调中。多食能动锢疾。

鲛鱼即沙鱼 甘平。补五脏。作鲊甚益人，其皮亦良，解诸鱼毒，杀虫辟蛊，愈传尸劳。煨肉味佳，滋阴补血。鬣[③]翅以清补胜，煨糜甚利虚劳。

乌鲗亦[④]作乌贼，一名墨鱼 咸平。疗口咸，滋肝肾，补血脉，理奇经，愈崩淋，利胎产，调经带，疗疝瘕，最益妇人。可鲜可脯。南洋所产淡干者佳。骨名海螵蛸，入药功相似。

卒然吐血，小儿痰齁，并以海螵蛸末二钱，米饮下。

跌打出血，海螵蛸末傅。

比目鱼本名鲽，一名箬鱼 甘平。补虚，多食动气。

鲇鱼 甘温。微毒。利小便，疗水肿。痔血肛痛，不宜多食。余病悉忌。反荆芥。口眼㖞斜者，活切其尾尖，朝吻贴之。

黄颡鱼俗呼黄刺鱼 甘温。微毒。行水祛风，发痘疮。反荆芥。

河豚鱼一名西施乳 甘温。补虚去湿，疗痔杀虫。反荆芥、菊花、桔梗、甘草、附子、乌头。中其毒者，橄榄、青蔗、芦根、金汁，或槐花微炒，同干胭脂等分，捣粉，水调灌之。其肝、子与血尤毒。或云去此三物，洗之极净，食之无害。然卫生者，何必涉险以试耶！

带鱼 甘温暖胃，补虚泽肤。产南洋而肥大者良。发疥动风，病人忌食。作鲞较胜，冬腌者佳。

鲼鱼一名荷鱼，俗呼锅盖鱼 甘咸平。尾有毒。主玉茎涩痛、白浊膏淋。性不益人。亦可作鲞。

海蛇一名樗蒲鱼，即水母也 咸平。清热消痰，行痰化积，杀虫止痛，开胃润肠。治哮喘、疳黄、癥瘕、泻痢、崩中、带浊、丹毒、颠痫、痞胀、脚气等病。诸无所忌。陈久愈佳。

虾 甘温，微毒。通督壮阳，吐风痰，下乳汁，补胃气，拓痘疮，消癥瘕，傅丹毒。多食发风动疾，生食尤甚。病人忌之。

海虾 性味相同，大小不一，产东洋者尤佳。盐渍暴干，乃不发病，名式甚夥，厥味皆鲜。开胃化痰，病人可食。其子可腌、可暴，味亦鲜美。

海参 咸温滋肾，补血健阳，润燥调经，养胎利产。凡产虚、病后、衰老、尪孱，宜同火腿或猪羊肉煨食之。种类颇多，以肥大肉厚而糯者，膏多力胜。脾弱不运、痰多便滑、客邪未尽[⑤]者，均不可食。

蟾蜍 甘苦凉。清热杀虫，消疳化毒，平惊散癖，行湿除黄，止痢疗温，愈诸恶疮及猘犬咬。凡小儿疮家、疫疠，并宜食之，其肝尤良。其眉间白汁有大毒，名蟾酥，为外科要药。

发背肿毒初起，取活蟾蜍一只，系放疮上半日，蟾必昏愦，置水中救其命。再易一只如前法，蟾必踉跄，再易一只。必俟蟾如故，则毒散矣。

田鸡一名水鸡 甘寒清热，行水杀虫，解毒愈疮，消疳已痔。多食助湿生热。且肖人形而杀之甚惨。孕妇最忌。其骨食之患淋。

鳗鲡 甘温。补虚损，杀劳虫，疗疠疡

---

① 鬐(qí其)：马鬣，亦指鱼脊。

② 美脆：千顷堂本无此二字。

③ 鬣(liè猎)：指鱼龙之属颌旁的鬐。

④ 亦：千顷堂本作“一”。

⑤ 尽：千顷堂本作“净”。

瘘疮，袪风湿。湖池[①]产者胜，肥大为佳。蒸食颇益人，亦可和面。苗亦甚美，名曰鳗线。然其形似蛇，故功用相近。多食助热发病。孕妇及时病忌之。且其性善钻，能入死人、死畜腹中，唼[②]其膏血。不但水行昂首，白点黑斑，四目无腮，尾扁过大者，始为毒物也。尊生者慎之！产海中者，形大性同，名狗头鳗，多腌为腊。疮痔家宜食之，余病并忌。

鳝俗作鳝，亦呼鳝鱼　甘热。补虚助力，善去风寒湿痹，通血脉，利筋骨。治产后虚羸，愈臁疮痔瘘。肥大腹黄者胜，宜与猪脂同煨。多食动风，发疥，患霍乱损人。时病前后，疟疸胀满诸病，均大忌。黑者有毒，更有蛇变者，项下有白点，夜以火照之，则通身浮水上，或过大者皆有毒，不可不慎也。其血涂口眼㖞斜、赤游风，滴鼻止衄；滴目治疹后生翳。

鳟俗名泥鳅　甘平。暖胃壮阳，杀虫收痔。耕牛羸瘦，以一条送入鼻中，立愈。

蚺蛇　甘温。治诸疮疠，辟蛊杀虫，化毒袪风，除疳御瘴，疗猘犬咬。味美胜鸡。烧酒浸之，历久不坏。胆为伤科圣药，腹内之油缩阳。雄蛇之如意钩，又为房术妙品。

白花蛇　甘咸温。袪风湿，治半身不遂，口面㖞斜，风疠疬疡，骨节疼痛，痘疮倒陷，搐搦惊痫，麻痹不仁，霉疮疥癣。头尾甚毒，去尽用之。产蕲州者良，虽干枯而目光不陷，故一名蕲蛇。凡饮蛇酒，切忌见风。

乌蛇　甘平。治诸风顽痹，皮肤不仁，热毒癞疮，眉髭脱落。功并白蛇，性善无毒。《朝野佥》载：商州有人患大风，家人恶之。为起茅屋，有乌蛇堕酒罂。时病人不知，饮酒渐瘥，罂底见有蛇骨，始知其由。

一法，以大乌蛇三条，蒸熟，取肉焙末[③]，蒸饼，丸米粒大，以喂乌鸡，待尽，杀鸡烹熟，取肉焙研末，酒服一钱，或蒸饼丸服，不过三五鸡愈。

一法，用大乌蛇一条，打死，盛之待烂，以水二碗，浸七日，去皮骨，入糙米一升，浸一日，晒干，用白鸡一只，饿一日，以米饲之，待毛羽脱尽，杀而煮食，以酒下之，吃尽，用热汤一盆，浸洗大半日即愈。

或谓君以限于篇幅，虽谷肉果菜，未及遍搜。顾因鳗、鳝而类及于蛇，岂以其形相若耶？然毒物恶可以供馔也？余曰：子但知蛇之毒，不可以供食，而不知腊之以为饵，可已大风、挛踠、瘘疠，去死肌，杀三虫。更有乌蛇之性善无毒，误饮其酒者，大风遂愈。此非常之士，能立非常之功也。彼鳗、鳝者，世以为寻常食品，竟有食之即死者，此庸碌之人，往往偾事也。类而谱之，可为任才者循名不责实之鉴，岂徒为饮食之人费笔墨哉！

龟　四灵之一，变化神通，本非食品，亦与蛇匹。有杀之而得祸者，有食之而即死者，书家所载甚多，兹不具赘。不但为孕妇所忌也。其壳入药，但可煎熬末而服之，能还本质。

鳖一名团鱼，亦曰甲鱼　甘平。滋肝肾之阴，清虚劳之热。主脱肛崩带，瘰疬癥瘕。以湖池所产，背[④]黑而光泽，重约斤许者良。宜蒸煮食之，或但饮其汁则益人。多食滞脾，且鳖之阳聚于上甲，久嗜令人患发背。孕妇及中虚、寒湿内盛、时邪未尽者，切忌之。又忌与苋同食。回回不食鳝、鳖，谓之无鳞鱼。凡鳖之三足者，赤腹者，赤足者，独目者，头足不缩者，其目四陷者，腹下有王字、卜字纹者，过大者，在山上者，有蛇纹者，并有毒杀人。或云薄荷煮鳖亦

---

① 池：千顷堂本作“地”。

② 唼（shà，又读 zā）：鱼类吞食。

③ 末：千顷堂本作“干”。

④ 背：原作“皆”，据千顷堂本改。

害人。其壳入药,亦不可作丸散服。

人咬指烂,久而欲脱,及阴头生疮,诸药不愈者,鳖甲煅存性研,鸡子清调傅。

鼋 甘平,有毒。难死通灵。异味损人,勿轻染指。

蟹 甘咸寒。补骨髓,利肢节,续绝伤,滋肝阴,充胃液,养筋活血。治疸愈痃,疗跌打骨折筋断诸伤,解鳝鱼、莨菪、漆毒。壳主辟邪破血,爪可催产堕胎。种类甚繁,名号不一,以吴[1]江、乌程、秀水、嘉兴、海昌等处河中所产、霜后大而脂满者胜。和以姜、醋,风味绝伦。多食发风,积冷。孕妇及中气虚寒、时感未清、痰嗽、便泻者均忌。别种更寒,尤不益人。中其毒者,紫苏、冬瓜、芦根、蒜汁,皆可解之。反荆芥,又忌同柹食。误犯则腹痛吐利,急以丁香、木香解之。海产者黄坚满而无膏不鲜。并可盐渍、酒浸、糟酱久藏。得皂荚则不沙。

鲎 辛咸平。杀虫疗痔。多食发嗽及癣疮。腌以为鲊,俗呼鲎酱。

蛎黄 甘平。补五脏,调中,解丹毒,析酲止渴,活血充肌。味极鲜腴,海错[2]珍品。周亮工比为太真乳。壳名牡蛎,入药。

蚌 甘咸寒。清热滋阴,养肝凉血,息风解酒,明目定狂。崩带、痔疮,并堪煨食。大者为胜。多食寒中。外感未清,脾虚便滑者,皆忌之。

蚬 甘咸寒。清湿热,治目黄、溺涩、脚气,洗疔毒、痘、痈诸疮。壳黄而薄者佳。多食发嗽、积冷。

蛤蜊 甘咸寒。清热解酒,止消渴,化癖除癥。多食助湿生热。

蛏 甘平清胃,治痢除烦,补产后虚,解丹石毒。可鲜可腊。时病忌之。

蚶 甘温补血,润脏生津,健胃暖腰,息风解毒。治泄痢脓血、痿痹不仁。产奉化者佳。可炙可鲊。多食壅气。湿热盛者忌之。壳名瓦楞子,入药涤饮消癖、破血止疼。傅牙疳,皆有效。

鳆鱼 甘咸温。补肝肾,益精明目,开胃养营,已带浊崩淋,愈骨蒸劳极。体坚难化,脾弱者饮汁为宜。壳入药,名石决明,主镇肝磨障。

淡菜 甘温补肾,益血填精。治遗带崩淋、房劳产怯、吐血久痢、膝软腰疼、痃癖癥瘕、脏寒腹痛、阳萎阴冷、消渴瘿瘤。干即可以咀食,味美不腥。产四明者,肉厚味重而鲜,大者弥胜。

江瑶柱 甘温补肾,与淡菜同。鲜脆胜之,为海味冠。干者咀食,味美不腥,娇嫩异常,味重易化。周栎园比之梅妃骨。其壳如淡菜,上锐下平,大者长尺许,肉白而韧,不中食,美惟在柱也。濒湖以为海月者,谬已。

璅珪 甘平开胃,滋液补虚,化浊升清,聪耳明目。按璅珪状似珠蚌,壳青黑色,长寸许,大者二三寸,生白沙中,不污泥淖,乃物之最洁者也。有两肉柱,能长短。又有数白蟹子在腹中,状如榆荚,合体共生,常从其口出,为之取食。然璅珪清洁不食,但寄其腹于蟹,蟹为璅珪而食,食在蟹而饱在璅珪,故一名共命螺,又名月蛄。每冬大雪,则肥莹如玉,日映如云母,为海错之至珍。至海镜,即海月也,一名石镜,亦名蛎镜,又呼膏药盘,土人磨其壳以为明瓦者。一壳相合甚圆,肉亦莹洁。有红蟹子居其腹为取食,名曰蚌奴,与在璅珪腹者白蟹子,各不同[3]也。

西施舌 甘平开胃,滋液养心,清热息风,凉肝明目。海错美品,得此嘉名,实即车蛤也。

---

① 吴:原作"乌",据千顷堂本改。

② 海错:海味。

③ 不同:千顷堂本作"不相同"。

海螺 甘冷明目,治心腹热痛。靥名甲香,主管领诸香。

田螺 甘寒清热,通水利肠。疗目赤、黄疸、脚气、痔疮。多食寒中。脾虚者忌。性能澄浊,宜蓄水缸。

小便不通,腹胀如鼓,大田螺,盐半匕,生捣敷脐下一寸三分。亦治水气浮肿,同大蒜、车前捣贴。

噤口痢,大田螺二枚杵烂,入麝香三分,作饼烘热贴脐间半日,即思食矣。

脚气上冲,大田螺杵烂,傅两腿上。

疔毒、痔疮,田螺入冰片,化水点之。

螺蛳 甘寒清热,功逊田螺。过清明不可食。

海蛳 咸凉。舒郁,散结热,消瘰疬。

吐铁 咸寒补胃[①],明目析酲。以大而肉嫩无泥,拖脂如凝膏,大如本身者佳。产南洋,腌者味胜,更以葱酒醉食,味益佳。

蚕蛹 甘温补气,止渴杀虫。治疳积、童劳,助痘浆、乳汁。缫丝后滤干,晒焙极燥,可以久藏。气香最引蜈蚣,故须密收。炙食味佳。患脚气者忌之。猘犬咬者,终身勿犯,误食必难免也。

蝗蝻 蝗从阜,言其生息之繁;蝻从冬,言其子能历冬不死,必得大雪,则入土也。种类不一,形状稍殊,《春秋》书之。以其害稼,实即蝗之属也。若旱年水涸,鱼虾诸子,悉化蝗蝻之类而食禾,人始称为蝗矣。故平时之

蝗蝻,旱岁之蝗,北人皆炙而食之。辛甘温。暖胃助阳,健脾运食。喂猪最易肥腯[②]

按:捕蝗虽有法,必得大雨而始息者。蝗得水而复可为鱼虾也。呜呼!犹之民失教以为盗贼,诛之必不胜诛;得有善教者,何难复化为民耶?谱饮食,以水始,以蝗终。读是书者,毋使民之失教,如鱼虾之失水,则蝗飞何至蔽天?庶不徒为饮食之人矣。

吾师尝自书楹帖云:近人情之谓[③] 真学问,知书味即是活神仙。开第谓:读书破万卷者多,识此十六字者鲜。必识此十六字,方许读是书。

受业门人同邑周开第嗣香拜识

① 胃:千顷堂本作"肾"。
② 腯(tú 涂):肥壮。
③ 谓:千顷堂本作"为"。

跋

昔汪信民先生曰:人尝咬得菜根,则百事可做。噫!岂为咬菜根者言耶!

国朝汤文正公抚吴时,日给惟荠韭。其公子偶市一鸡,公知之,立召公子跪庭下,责之曰:恶有士不嚼菜根而能作百事者哉?即遣去。奈何世之肉食者流,竭人脂膏,供其口腹,豢其妻孥[①],以为分所应尔。及当天下事,则碌碌无所措。暴殄天物,莫此为甚。饮不思源,则为忘本,此梦隐《饮食谱》之所由作也。梦隐名重三江,传食诸候数十年。会世有乱征,归处穷乡,布素自甘,粹然儒士。门以内,不佞[②]佛,亦不杀生。盖俭以养廉,淡以寡欲,安贫之道于是,却疾之方于是。而其立身养生之有素者,慨然欲与世共而谱是书。书先水谷。水,食之精也;谷,食之本也。调和为制宜之具也,蔬果亦日用之常也,故曰饮曰食,而考之实,辨之详。毛羽鳞介不言食,以非人人可常食也,至谷食以番藷终,救荒之功也。至蔬食以菽乳终,薄海之常馔也。义例谨严,意寓惩戒,美不胜书。书所管见者,苏文忠公云:屠杀牛羊,刳[③]脔[④]鱼鳖,以为馔羞,食者甚甘,死者甚苦。故无故不杀,闻声不食,古圣贤于斯三致意焉。则是书之微意,实通古今而酌其宜,岂若愚人佞佛持戒杀之说而终不可行者耶?且梦隐尝处膏脂而不润,今食糠籺[⑤]而充,然盖无人而不自得也。是编之纂,直胥[⑥]天下后世而饮食之、教诲之,顾可以养生却病一端视之哉!余敢述其微,以告夫世之肉食者。

咸丰辛酉仲冬秀水董耀枯匏

① 孥(nú 奴):儿女。
② 佞(nìng)佛:媚佛,迷信佛。
③ 刳(kū 枯):剖开而挖空。
④ 脔(kuán):切肉成块。
⑤ 籺(hé 核):屑米细者。
⑥ 胥(xū):通“须”,等待。

跋[①]

春秋战争七十国，而颜渊、原宪之徒以陋巷终者，其时天下尚能容隐君子也。夫隐君子者，或高尚其事而隐，或功成身退而隐，或时不可为而隐，或不堪从政而隐，类皆有地以容其隐者也。否则，托迹于农、工、樵、贾、缁黄[②]、末伎之流，以自食其力[③]而隐。其途虽殊，其归则同。更或力不能为农、工、樵、贾、缁黄、末伎者，如留侯、邺侯之隐于白云乡；刘、阮、陶、李之隐于醉乡；司马长卿以温柔乡隐；希夷先生以睡乡隐，尤为隐中之尤著者也。吾友海昌王君，抱有用之才，无功名之志，操活人之术，而隐于布衣。此海丰张雨农司马以为奇人，而吾乡庄芝阶中翰称曰隐君子也。余谓惟奇人斯能隐，王君身虽隐而名望日隆，遨游公卿数十年，知劫运酿成，莫从挽救，飘然归籍，贫无立锥，尝著《归砚录》以见志。乃不数年，而遍地荆榛[④]，砚田芜秽，痴无所用，身亦难潜。君号半痴，而颜其室曰潜斋。今夏挈眷来此，米珠薪桂，并日而食，因纂《饮食谱》以摅[⑤]怀，易字曰梦隐。噫！顾仁术犹不能容于扰攘之世，而欲追步希夷，隐于睡乡，以待承平[⑥]之日哉！是谱以水始，以蝗终，寓意深矣。梦隐身尝世味，如辨淄渑，岂治乱之理，果可征之人事欤！初，省垣以重兵自卫，縻[⑦]饷年余，秋杪被围，至六十余日，升米三千，斤蔬七百，草根掘尽，饿毙者以数万计；卒以兵溃城陷，死于锋镝及自殉者亦以万计；其被掳与流转而死者，又不可以数计。千古名城，遂无噍类[⑧]，蝗飞蔽天之祸，竟至是耶！呜呼，惨矣！韩子云：食焉而怠，其事必有天殃，殃之及也，生民涂炭，可不痛哉！是书言近而旨远，吾愿后之览者，无负其苦心焉。爰抒闻见，跋诸卷尾。

咸丰辛酉嘉平秀水吕大纲慎庵

---

① 跋：该跋，原无，据醉六堂本、千顷堂本补。

② 缁（zī 资）黄：僧道的代称。和尚穿缁服，道士戴黄冠，故称“缁黄”。

③ 力：千顷堂本作“功”。

④ 荆榛：野生杂木林。

⑤ 摅（shū 书）：发抒，舒展。

⑥ 承平：原为相承平安之意。指社会次序比较持久的安定的局面。

⑦ 縻（mí 迷）：损耗。

⑧ 噍类：原谓能饮食的动物，特指活着的人。

王氏医案

（原名回春录）

清·王孟英　著

目　　录

杨 序

才不足以包乎所业之外，则其业不精；心不足以周乎所业之中，则其业亦不精。羿[①]之射、僚之丸[②]、张旭[③] 之草书、兰子[④]之舞剑，其人皆负不可一世之才，而俯首降心于一艺之微，研穷玩索，不能自已。迨其业之既成，而天下莫能尚。况乎医之为道，参天人之奥，操性命之权，其理至深，其责至重，而世顾[⑤] 以无才无识之人，挟不专不精之术，贸贸施治，绝人长年，宜乎古人有学医人费之慨也。余自束髮受书，笃嗜轩岐之学，以家贫无力致书，所蓄者《灵》、《素》而外，立斋、景岳诸种而已。观其援引之繁富，议论之辨博，窃以为道在，于是而按法施治，辄为所困。嗣得西昌喻氏之书，伏而诵之，始有以识。夫病情之蕃变，方剂之准绳，与夫寒暑阴阳之变化，其才大而学博，识高而法密，有非薛、张诸公所能仿佛者。然而《尚论》一编，犹袭三纲之谬；春温一论，混入伤寒之中。白璧微瑕，不能不为此老惜也。岁在乙巳，服官江右，广搜百氏之书，如叶天士之高超，尤在泾之切实，王晋三之精奥，张路玉之明达，以及吴又可、徐洄溪、柯韵伯、陈修园诸君子，罔弗各具精心，独抒伟论，灵兰之秘，阐发靡遗。然而宗古训者，矩矱[⑥] 弗失，而不免于穿凿附会；崇妙悟者，化裁生心，而或涉于支离背谬。夫医主于愈病而已，偏执一途，而故持高论，纵名理湛深，与病情无与也。偶于坊间得武林王君孟英所著《霍乱论》一帙，其理明，其词[⑦] 达，指陈病机，判然若黑白之不可混淆，以为饲鹤山人之流亚，私心窃向往之。己酉冬，余室人患痰饮胁痛，屡药弗痊，渐即沉困。适孟英来抚之金溪视吴候酝香之疾，亟走伻[⑧] 相邀，惴惴然恐不得一当，乃孟英惠然肯来，投药五剂而大效。并出初刊医案《回春录》见示，因纵谈古今之同异，百家之得失，滔滔滚滚，折衷悉当，始知霍乱一论，不过孟英一端之绪余，而又窃幸余向之私心倾慕者，为不诬也。询其近案，积有数卷，乃张柳吟、赵菊斋诸君子所辑定，而题其篇曰《仁术志》。余取而读之，喜其崇论闳[⑨] 议，足为世法，因易其名曰《王氏医

---

① 羿(yì 艺)：传说中的古人名，即后羿，又称夷羿。夏代东夷族首领，善于射箭。神话传说尧时十日并出，植物枯死，猛兽长蛇为害，羿射去九日，射杀长蛇，为民除害。

② 僚之丸：僚，宜僚，古勇士。丸，古玩具之一种，其形圆者。《庄子·徐无鬼》：市南宜僚弄丸，而两家之难解。《释文》：宜僚，楚之勇士，善弄丸。

③ 张旭：唐书法家，字伯高，吴(治今江苏苏州市)人，官金吾长史。工书，精通楷法，草书最为知名，逸势奇状，连绵回绕，具有新风格。

④ 兰子：谓以技妄游者，又谓流浪汉。《列子·说符》："宋有兰子者，以技干宋元，宋元召而使见其技，……弄七剑，迭而跃之，五剑常在空中。"

⑤ 顾：反而；却。

⑥ 矩(jǔ)矱(huò)：规矩、法度。

⑦ 词：原作"指"，据吟香书屋本、文瑞楼本及醉六堂本改。

⑧ 伻(bēng)：使也。

⑨ 闳(hóng 宏)：宏大。

案》,与《回春录》合为一编,而附《霍乱论》于后,并谬加评点,付诸攻木之工,以广其传。盖医者生人之术也,医而无术,则不足以生人,医而误用其术,则不惟不足以生人,而其弊反致于杀人。夫医虽至庸,未有忍于杀人者也。而才不足以应纷纭之变,学不足以穷古今之宜,识不足以定真伪之幻,则其术不精,斯曰杀人而不自知,故为医而无才、无学、无识不可也,为医而恃才、恃学、恃识亦不可也,必也平心以察之,虚心以应之,庶乎其可也。夫古人因病而生法,因法而成方,理势自然,本非神妙,唯用之而当,斯神妙矣。今才如孟英,学如孟英,识力精超如孟英,而每临一证,息心静气,曲证旁参,务有以究乎病情之真而后已,宜乎出奇制胜,变化无方,著之医案,卓卓可传如是也。余读孟英之书,于数年以前,以为迢迢二千里,山遥水阻,必无相见之期,乃吴君病而孟英来,孟英来而余室适病,宛转牵引,卒使数年来望风相思之友,把袂[①] 盘桓[②],倾吐肝鬲,极苔岑遇合之奇,夙世因缘,谅非浅鲜。孟英勉乎哉!异日者撷众籍之精华,订群言之谬伪,删繁提要,勒为一书,以保全天下万世之民命,厥功甚巨,而为力亦甚艰。天末故人所企望于良友者,讵止斯医案一编而已耶!

道光三十年岁次庚戌知宜黄县事杨照藜书于吟香书屋[③]

---

① 把袂:拉住衣袖,犹言握手,谓会晤。

② 盘桓:徘徊;逗留。

③ 此句原缺,据吟香书屋本、文瑞楼本、醉六堂本、图书集成本补。

周　序

予友王君孟英，少年失怙[①]，其尊人弥留之际，执孟英手而嘱曰：人生天地之间，必期有用于世，汝识斯言，吾无憾矣。孟英泣拜，而铭诸心版。然自顾家贫性介，不能为利达之人，将何以为世用耶？闻先哲有不为良相，则为良医之语，因自颜其室曰“潜斋”。而锐志于轩岐之学，潜心研究，遂抉其微。年未冠游长山，即纳交于予。每见其治病之奇，若有天授，而视疾之暇，恒手一编不辍也。继瞻其斋头一联云：读书明理，好学虚心。可见苦志力学蕴之胸中者，渊深莫测，乃能穷理尽性出之指下者，神妙难言，二十年来，活人无算，岂非以用世之才，运其济世之术，而可垂诸后世者哉！今就予耳目所及之妙法，仿丁长孺刻仲淳案之例，录而付梓，名曰《回春录》。见闻有限，遗美极多。世之君子必有如庄敛之、华岫云其人者，更为之远搜博采，以广其传，而予糠秕在前，有荣施矣。

道光二十三年癸卯冬十二月　愚弟周　鏼拜题

① 失怙：谓父死也。

例　言

一所录皆二十年来见闻所及，详载字姓，历历可征，间有逸其姓氏者，偶忘之耳。

一浅易之证，寻常治法所能瘳者，概不泛录。

一难辨之证，误药即成危候，而初病乃能洞烛，遽尔霍然，虽若无奇，不可不录，后学苟能留意，庶免以药酿病之辜。

一病有虚实寒热，治分补泻温凉，更有补泻互投之法，寒热并用之宜者，以标本异情，证因错杂也。此录诸案具备，法无偏倚，不愧一代之良工矣。

一六气皆从火化。凡外感之邪，虽伤寒必以顾阴为主，况温热暑燥之病，更多于伤寒，而热之灼阴，尤为势所必然耶！观案中治感多以凉润清解为法，是参天人一致之理以谈医，非泥古耳食之徒所能窥测也。

一孟英可传之案，何仅止此，惜予未能穷搜广讨也。凡荷其再造之人，不妨陆续补刊，以推广仁术，而嘉惠来兹，匪惟忠厚当然，即是心存济世，故不以上下分帙，而以卷一、卷二为次，盖欲卷数之递增无已耳。

一案中辨证固多发人之未发，他如论阿片之燥烈伤津，猪肉之柔润充液之类，尤为有功于世，是不仅某药治愈某病之案，读者须加咀嚼，勿囫囵咽下也。

一孟英虽用药极平淡，而治病多奇中，故其辨证处方，同道莫不折服，兹所录案已见一斑。附采玉芝丸数方，药易功优，更征立法之善。至烂喉痧方，虽从《金匮翼》录出，而孟英命其名曰锡类散，且闻授其方于庄芝阶、金愿谷两中翰，修合济人，救全不少。凡属外淫喉患，无不应手而瘳，不特烂喉痧藉以为神丹也，敢不附载以广其传乎？

王氏医案卷一 原名《回春录》

杭州王士雄孟英著
同郡周　镕光远辑录

甲申夏，予于登厕时，忽然体冷汗出，气怯神疲。孟英视之曰：阳气欲脱也。卒不及得药，适有三年女佩姜一块，约重四五钱，急煎而灌之即安。后用培补药，率以参、芪、术、草为主，盖气分偏虚也。眉批：干姜辛温，故用之以回阳气，若并此不得，则令壮盛人以气呵之，亦可救仓卒之变。

范庆簪，年逾五十，素患痰嗽。乙酉秋，在婺骤然吐血，势颇可危。孟英诊曰：气虚而血无统摄也，虽向来咳嗽阴亏，阴药切不可服。然非格阳吐血，附、桂更为禁剂。乃以潞参、芪、术、苓、草、山药、扁豆、橘皮、木瓜、酒炒芍药为方，五帖而安。继去甘草、木瓜，加熟地黄、黑驴皮胶、紫石英、麦冬、五味子、龙骨、牡蛎熬膏，服之全愈，亦不复发。后范旋里数年，以他疾终。

丙戌春，仓夫[①] 郑德顺患急证，时已二鼓，丐[②] 孟英视之。见其扒床拉席，口不能言，惟以两手指心抓舌而已。孟英曰：中毒也。取绿豆二升，急火煎清汤，澄冷灌之，果即霍然。诘朝询其故，始言久患臂痛，因饵草头药，下咽后即心闷不可耐，舌麻不能言，而旁人不知也。录此足以证孟英临证之烛照如神，亦可见草药之不可轻试也。

婺人罗元奎，丁亥夏卒发寒热，旋即呕吐不能立，自言胯间痛不可当。孟英视其痛处，焮赤肿硬，形如肥皂荚，横梗于毛际之左。乃曰：此证颇恶，然乘初起，可一击去之也。用金银花六两，生甘草一两，皂角刺五钱，水煎和酒服之。眉批：予每以此法治阳证疮毒，莫不应手取效，真妙方也。一剂减其势，再剂病若失。逾年患伤寒，孟英切脉，虚细已极。曰：此不可徒攻其病者，以阴分太亏耳。与景岳法，以熟地、当归、酒炒白芍、炙甘草、橘皮、柴胡等药，一剂而瘳[③]。此法予亦屡用获效，气虚者并可加参，但表药止柴胡一味，犹嫌力微。

予素患噫气，凡体稍不适，其病即至，既响且多，势不可遏。戊子冬发之最甚，苦不可言。孟英曰：此阳气式微，而浊阴上逆也。先服理中汤一剂，随以旋覆代赭汤投之，遂愈。嗣后，每发如法服之，辄效。后来发亦渐[④] 轻，今已不甚发矣。予闻孟英常云，此仲圣妙方，药极平淡，奈世人畏不敢用，殊可陋也。眉批：法本喻氏。

有患阴虚火炎者，面赤常如饮酒之态。非戴阳证。孟英主一味元参汤，其效若神，而屡试皆验。眉批：元参能滋水以制火，独用则力厚，取效倍捷。

黟人叶殿和，庚寅秋患感。旬日后汗

---

① 仓夫：司米仓事务之人。

② 丐：《索隐》“丐者，乞也”。即乞援之义。

③ 瘳（chōu 抽）：病愈。

④ 渐：文瑞楼本、醉六堂本均作“极”。

出昏瞀，热甚阴竭之象。医皆束手，乃甥余薇垣浼孟英勘之。曰：此真阴素亏，过服升散，与仲圣误发少阴汗同例。此例精当[①]。下竭则上厥，岂得引亡阳为比，而以附、桂速其毙耶？以元参、地黄、知母、甘草、白芍、黄连、茯苓、小麦、龟板、鳖甲、牡蛎、驴皮胶为大剂，投之得愈。

海阳赵子升，辛卯夏病疟，急延孟英诊[②]之。曰：暑热为患耳，不可胶守于小柴胡也。与白虎汤专清暑邪[③]。一啜而瘥。甲午秋，范丽门患温疟，孟英用白虎加桂枝清热兼驱风。以痊之。丙申夏，盛少云病湿热疟，孟英以白虎加苍术汤清热兼燥湿。而安。己亥夏，予舅母患疟，服柴胡药二三帖后，汗出昏厥，妄语遗溺。或谓其体质素虚，虑有脱变，劝服独参汤，幸表弟寿者不敢遽进，乃邀孟英商焉。切其脉洪大滑数，曰：阳明暑疟也，与伤寒三阳合病同符。处[④]竹叶石膏汤清热兼益气，两剂而瘳。庚子夏，滇人黄肖农自福清赴都，道出武林，患暑疟。孟英投白虎汤加西洋参清热益气与前方意同。数帖始愈。辛丑秋，顾味吾室人患瘅疟，孟英亦主是方而效。庄芝阶中翰张安人，年逾花甲，疟热甚炽，孟英审视再四，亦与竹叶石膏汤而安。闻者无不惊异，予谓：如此数证，体分南北，质有壮衰，苟非识证之明，焉能药与病相当而用皆适宜哉！

壬辰八月，范蔚然患感旬余，诸医束手。乃弟丽门恳孟英治之。见其气促音微，呃忒自汗，饮水下咽，随即倾吐无余。曰：伏暑在肺，必由温散以致剧也。盖肺气受病，治节不行，一身之气，皆失其顺降之机，即水精四布，亦赖清肃之权以主之，气既逆而上奔，水亦泛而上溢矣。眉批：妙论。不独治暑为然，凡上而不下之证，皆可类推。但清其肺则诸恙自安。乃阅前服诸方，始则柴、葛、羌、防以升提之，火藉风威，吐逆不已，犹谓其胃中有寒也。改用桂枝、干姜以温燥之，火上添油，肺津欲绝，自然气促音微，疑其虚阳将脱也。径与参、归、蛤蚧、柿蒂、丁香以补而纳之，愈补愈逆，邪愈不出，欲其愈也难矣。亟屏前药，以泻白散合清燥救肺汤，数服而平。

一何叟年近八旬，冬月伤风，有面赤气逆、烦躁不安之象。孟英曰：此喻氏所谓伤风亦有戴阳证也，不可藐视。以东洋人参、细辛、炙甘草、熟附片、白术、白芍、茯苓、干姜、五味、胡桃肉、细茶、葱白，一剂而瘳。孟英曰：此真阳素扰，痰饮内动，卫阳不固，风邪外入，有根蒂欲拔之虞。误投表散，一汗亡阳，故以真武、四逆诸法，回阳镇饮[⑤]，攘外安内，以为剂也，以此二语印证前方，可知用法之周到。不可轻试于人，致干操刃之辜，慎之慎之！

癸巳秋，余在婺患疟，大为医人所误。初则表散，继则滋补，延及月余，肌肉尽削，寒热不休，且善呕恶食，溺赤畏冷，乃买棹旋杭，托孟英诊视。曰：足太阴湿疟也。以金不换正气散，三啜而安。然元气为误药所伤，多方调补，甫得康健。次年秋，复患疟于婺，友人咸举医疗，予概却之。忆病情与前无异，即于箧中检得孟英原方，按序三帖，病亦霍然，闻者无不称叹。后归里为孟英述而谢之，孟英曰：疟情如是，恐其按年而作。乃授崇土胜湿丸方，明年夏令预服以堵御之。迄秋果无恙，后竟不发矣。

钟耀辉年逾花甲，在都患肿。起自肾囊，气逆便溏，诸治不效，急买车返杭，托所亲谢金堂邀孟英治之。切其脉微而弱，虚象显然。询其溺清且长。曰：都中所服，其

---

① 此例精当：文瑞楼本无此四字。
② 诊：文瑞楼本、醉六堂本均作“视”。
③ 邪：文瑞楼本作“热”。
④ 处：文瑞楼本作“与”。
⑤ 饮：文瑞楼本作“阴”。

五苓、八正耶？抑肾气、五皮也？钟云：诚如君言，遍尝之矣，而病反日剧者何哉？孟英曰：此土虚不制水也。通利无功，滋阴亦谬。法宜补土胜湿，此即张景岳所云理中加茯苓、附子之证也。与大剂参、术，果即向安。越八载，以他疾终。

金元章媳，于甲午新寡后患脓窠疥，大抵湿热之病耳。疡医连某疑为遗毒，径作广疮疗，渐至上吐下痢，不进饮食。另从内科治，亦无寸效。延至未春，更兼腹痛自汗，汛愆肌削，诸医皆见而却走矣。王仲安荐孟英视之，曰：此胃气为苦寒所败，肝阳为辛热所煽，前此每服阳刚，即如昏冒，稍投滋腻，泄泻必增，遂谓不治之证，未免轻弃。乃以四君子加左金、椒、梅、莲子、木瓜、余粮、石脂等出入为方，百日而愈。第信犹未转也，诸亲友环议，再不通经，病必有变。孟英力辨此非经阻可通之证，惟有培养生化之源，使其气旺血生，则流行自裕。若不揣其本而齐其末，则砻糠不能榨油，徒伤正气，尽隳[①]前功，岂不可惜。众议始息，恪守其方，服至仲冬，天癸至而肌肉充，康复如常矣。

朱某患呕吐，诸药不效，甚至大小便秘，粪从口出，臭不可当，自问不起矣。孟英用代赭旋覆汤加蜣螂虫，服之而愈。上者下之之法，而意甚巧。

孟英邃[②]于医学，从不侈谈脉理，足以见其欲然不自足也。而脉理之最不易切者，莫如妊娠。予闻孟英于乙未春诊黄履吉室人之脉，曰：妊也。是月天癸犹来，人皆不以为然。次月仍转，但不多耳。复邀孟英诊之，曰：果妊也。汛不断者，荫胎之血有余耳。逾月汛复行，觉更少矣，人犹以为妄也。四月后经始停，娠亦显，娩如期，人始服其见老。丙申夏，满洲某选粤东盐场，携眷之任，过浙主于李云台家，请孟英视其如君之恙。孟英诊曰：非病也，熊罴入梦矣。某颇不信，谓经甫停何以遽断为孕？而又必其为男乎？反生言过其实之疑。既而某延云台入幕，偕赴粤任。次年云台于家书中述及居停[③]果得子，深叹孟英指妙。予荆人久无孕，辛丑秋汛事偶愆，孟英一诊即以妊断，且以男许。次夏果举一子，惜不育耳。邵鱼竹给谏仲媳怀妊，孟英于寅春初诊即许抱孙。秋杪[④]果应。表弟胡寿者室，偶有小忿，经事涩少，腰腹微胀，自以为怒气所滞也，延孟英调之。切其脉，曰：怀麟矣。初犹疑之，既而始信。卯春果弄璋[⑤]。吴云阶室年四十余，寅秋汛断，其腹日胀，医谓病也，治之罔效。迓孟英诊之：孕也。彼犹不自信，及腹中渐动，始服其言。至期产一女。癸秋，孟英治石诵羲室，脘痛甫愈，适汛逾期，即曰：娠矣。既而果日形著，其指下之神妙如此。眉批：娠孕之脉最为难凭，有初娠即现于脉者，有三四月始现于脉者，有始终不现于脉者。此与凭脉断证有时可凭，有时不足凭，同一至理。予尝以此质之孟英，孟英亦以为然。可见真学问人，必不恃虚言以眩世也。

朱恒山久患胸痞多痰，诸药罔瘳。孟英诊曰：清阳之气不司旋运也。与参、芪、苓、术之剂，豁然顿愈，因极钦服。后数年果以汗脱。闻其垂危之际，口不能言，犹以左手横三指，右手伸一指[⑥]加于上，作王字状以示家人。有会其意者，急追孟英至，而他医之中风药早灌入矣，遂以长逝。癸卯冬至前一日，管大中丞亦是气从溺脱，当以参、附挽回者，及孟英至而痰药、痧药、风药，灌之遍矣。脉仅若蛛丝过指，孟英坚不

---

① 隳（huī 灰）：毁坏。
② 邃（suì 遂）：深远。引申为精深。
③ 居停：寄居的处所。或称寄居这家为“居停”。
④ 杪（miǎo 秒）：年月季节的末尾。
⑤ 弄璋：古时生男曰弄璋。
⑥ 指：原作“纸”，今据吟香书屋本、醉六堂本改。

与方，须臾而卒。

无棣张柳吟封翁，于乙未夏偕令嗣恒斋刺史赴滇南任，道出武林。其家人郑九者，封翁宠人之弟也，途次抱恙。抵杭日招越医陈六顺诊治，服药后汗出昏狂，精流欲脱。封翁大骇，躬诣孟英以希挽救。孟英切其脉，既数且乱，沉取极细。乃语封翁曰：此证颇危，生机仅存一线，亦斯人之阴分素亏，不可竟谓附、桂之罪也。封翁闻言大悦，曰：长者也。不斥前手之非以自伐，不以见证之险而要誉。相见恨晚，遂订忘年之交。彼此尽吐生平，始知封翁最喜谈医，岐黄之言，无所不览，惟不肯为人勘病，亦慎重之意耳。于是孟英以元参、知、柏、桑枝、龙、牡、生地、白芍、甘草、百合、石斛、栀子、盐水炒淡豆豉为大剂灌之，下咽即安。次日去栀、豉、甘草，加龟板、鳖甲、盐水炒橘红，十余帖而康。

吴馥斋令姊[①]，禀质素弱，幼时凤山诊之，许其不秀。癸巳失其怙恃，情怀悒悒，汛事渐愆，寝食皆废，肌瘦吞酸，势极可畏。孟英以高丽参、盐水炒黄连、甘草、小麦、红枣、百合、茯苓、牡蛎、白芍、旋覆花、新绛等治之，各恙渐已。甘以缓之，苦以降之，酸以敛之，皆古圣之良法也。继参、归、地滋阴，康强竟胜于昔。

一男子患喉痹，专科治之甫愈，而通身肿势日甚，医者惊走。孟英诊之曰：病药也。投附子理中汤，数剂而痊。予谓：喉痹治以寒凉，法原不谬，而药过于病，翻成温补之证，是病于药也，非病于病也。尝闻孟英云：病于病而死者十之三，病于药而死者十之七。以予观之，诚非激论也，吁可叹已！

朱氏妇，产后恶露不行，而宿哮顿发，专是科者不能下手。孟英以丹参、桃仁、贝母、茯苓、滑石、花粉、桂枝、通草、蛤壳、苡仁、紫菀、山楂、丝瓜子、茺蔚子、旋覆、琥珀出入为方，三日而愈。

局医黄秀元之舆人[②]韩名谅者，有儿妇重身患热病，局中诸医皆虑胎陨，率以补血为方，旬日后势已垂危，浼[③]人求孟英诊之。曰：胎早腐矣，宜急下之，或可冀幸，若欲保胎，则吾不知也。其家力恳疏方，遂以调胃承气合犀角地黄汤，加西洋参、麦冬、知母、石斛、牛膝投之，胎落果已臭烂，而神气即清，热亦渐缓。次与西洋参、元参、生地、知母、麦冬、丹参、丹皮、茯苓、山楂、石斛、豆卷[④]、茺蔚、琥珀等药调之，粥食日加，旬日而愈。

一少年骤患遗精，数日后形肉大脱。连服滋阴涩精之药，如水投石。孟英与桂枝汤加参、芪、龙、牡，服下即效，匝月而瘳。此阳浮于上，阴孤于下，故非滋阴涩精所能治。仲景桂枝龙骨牡蛎汤，能调和阴阳，收摄精气，又复参、芪以建其中，故取效甚速。

家叔南山，于秋间患感，日治日剧，渐至神昏谵妄，肢振动惕。施、秦两医皆谓元虚欲脱，议投峻补。家慈闻而疑之，曰：盍[⑤]与孟英商之。孟英诊曰：无恐也，通络蠲痰，可以即愈。用石菖蒲、羚羊角、丝瓜络、冬瓜子、苡仁、桑枝、旋覆、橘络、葱须、贝母、钩藤、胆星为剂，化服万氏牛黄清心丸一颗，覆杯即安，调理半月而愈。

美政关毛内使，年逾花甲，而患喘嗽。医与肾气汤、全鹿丸等药，反致小溲涩痛，病日以剧。孟英诊之，与纯阴壮水之治。毛曰：我辈向吸阿片烟，岂敢服此凉药？孟英曰：此齐东之野语也，误尽天下苍生。幸汝一问，吾当为世人道破机关，不致误堕火

① 姊：文瑞楼本、醉六堂本均作“妹”。
② 舆人：轿夫。
③ 浼（měi）：央求。
④ 卷：文瑞楼本、醉六堂本均作“豉”。
⑤ 盍（hē）：何不。

坑者，再为积薪贮油之举也。夫阿片，本罂粟花之脂液，性味温涩，而又产于南夷之热地，煎晒以成土，熬煎而为膏。吸其烟时还须火炼，燥热毒烈，不亚于砒，久吸之令人枯槁，岂非燥烈伤阴之明验哉？毛极拜服，果得霍然。或问曰：阿片之性，殆与酒相近乎？孟英曰：曲糵[①]之性虽热，然人饮之则质仍化水，故阴虚者饮之则伤阴，阳虚者饮之则伤阳，景岳论之详矣。若阿片虽具水土之质，而性从火变，且人吸[②]之则质化为烟，纯乎火之气焰，直行清道，烁人津液。故吸烟之后，口必作渴，久吸则津枯液竭，精血源穷，而宗筋失润。人因见其阳痿也，不察其所以痿之故，遂指阿片为性冷之物，抑何愚耶[③]？凡吸阿片烟而醉者，以陈酱少许，瀹汤服即醒。若熬烟时少著以盐，即涣散不凝膏，吸时舌上预舐以盐，则不成瘾，虽瘾深者，但令舐盐而吸，则瘾自断，岂非润下之精能制炎上之毒乎？

金元章年逾七旬，久患疝厥，每病于冬，以为寒也，服热药而暂愈，终不能霍然。孟英诊曰：脾胃虽寒，肝阳内盛，徒服刚烈，焉能中肯？以参、术、枸杞、苁蓉、茴香、当归、菟丝、鹿角霜、桂、茯苓、楝实、黄连、吴萸、橘核等药，为方服之，今数年无恙矣。

丙申春蜀人石符生，将赴邓云厓司马之招，经杭抱病，侨于张柳吟之旧馆，亦为寓侧陈六顺治困。居停主人知之，即告以柳吟仆病之事，石闻之悚然，亟遣人延孟英诊焉。脉沉而涩滞，模糊不分至数，肢凉畏冷，涎沫上涌，二便涩少，神气不爽。曰：此途次感风湿之邪，失于解散，已从热化，加以温补，致气机愈形窒塞，邪热漫无出路，必致烁液成痰，逆行而上。但与舒展气机，则痰行热降，诸恙自瘳矣。以黄连、黄芩、枳实、橘皮、栀子、淡豉、桔梗、杏仁、贝母、郁金、通草、紫菀、竹茹、芦菔汁等药，三服而起，调理匝旬遂愈。

夏间王某患感，越医谢树金治之，病虽退而能食矣，但不能起坐，类乎瘫痪，延已月余，人皆谓其成废。所亲钟某，浼孟英视之，曰：此多服表散，汗出过分，气血两伤，肢骸失其营养。脉微而细，舌亮无苔。与大剂参、芪、归、术、熟地、杜仲、菟丝、牛膝、枸杞、山药、木瓜、萸肉、萎蕤、续断、桑枝，气血双补，而补血之药重于补气，以汗为血液，阴分偏伤也。数十帖而起。

一劳力人阴分素亏，骤感风湿，两膝刺痛痠软，不能稍立。此证延久即成鹤膝风。孟英以六味地黄汤加独活、豆卷，精当。一剂知，二剂已。

张养之令正[④]，饮食如常，而肌肤消瘦，叙证详明。信事如期，而紫淡不恒，两腓发热，而别处仍和，面色青黄，而隐隐有黑气，俨似虚寒，多药不效，始逆孟英诊之。脉似虚细，而沉分略形弦滑。曰：此阳明有余，少阴不足，土燥水涸。仲圣有急下存阴之法。然彼外感也，有余之邪可以直泻；此内伤也，无形之热宜以甘寒，义虽同而药则异也。赠以西洋参、生地、生白芍、生石膏、知、柏、苓、栀、麦冬、花粉、楝实、丹皮、木通、天冬诸品，服至数斤，黑气退而肌渐充，腓热去而经亦调矣。眉批：孟英善用甘寒，投之此证尤宜。

姚氏妇产后昏谵汗厥，肌肤浮肿，医投补虚破血、祛祟安神之药，皆不能治，举家惶怖，转延孟英诊焉。询知恶露仍行，曰：此证医家必以为奇病，其实易愈也。昔金尚陶先生曾治一人，与此相似，载于沈尧

---

① 糵（niè 聂）：曲，酿酒的发酵剂。

② 吸：文瑞楼本作"吃"。

③ 抑何愚耶：文瑞楼本作"抑又何耶"。

④ 令正：旧时以嫡妻为正室，因用为称对方的嫡妻的敬词。

封[1]《女科辑要》中，方用石菖蒲、胆星、旋覆、茯苓、橘红、半夏曲，名蠲饮六神汤，凡产后恶露行而昏谵者，多属痰饮，不可误投攻补。此汤最著神效，如方服之良愈。

牙行王炳华妻患舌疮，痛碍饮食，内治外敷皆不效。孟英视其舌色红润，脉形空数，曰：此血虚火浮也，以产后发热例施之。用熟地、当归、酒炒白芍、炙甘草、茯苓、炮姜投之，其病如失。

一老人霍乱后目闭呃忒，医谓脱陷在即，与桂、附回阳之药，业已煎矣。适孟英至，询知溺赤口干，诊得脉形软数，而药香扑鼻，即曰：此药中有肉桂，叟勿服也，服之必死。迫令将药倾泼，而与肃肺清胃之剂，果得渐安。

丁酉中秋夜，牙行张鉴録，年逾花甲，卒仆于地，急延孟英脉之，弦滑而大，曰：痰、气、食相并而逆于上也。先以乌梅擦开牙关，横一竹箸于口，灌以淡盐姜汤。随人鹅翎探之，吐[2]出痰食，太息一声而苏。次与调气和中而愈。后数年以他疾终。此案虽无奇，而辨证之明，不可不录。

姚树庭以古稀之年而患久泻，群医杂治不效，佥以为不起矣。延至季秋，邀孟英决行期之早晚，非敢望愈也。孟英曰：弦象独见于右关，按之极弱，乃土虚木贼也，调治得法，犹可引年，何以遽尔束手乎？乃出从前诸方阅之，皆主温补升阳。曰：理原不背，义则未尽耳。如姜、附、肉蔻、骨脂之类，气热味辣，虽能温脏，反助肝阳，肝愈强则脾愈受戕。且辛走气，而性能通泄，与脱者收之之义大相剌谬。而鹿茸、升麻可治气陷之泻，而非斡旋枢机之品。至熟地味厚滋阴，更非土受木克、脾失健行之所宜。纵加砂仁酒炒，终不能革其腻滑之性，方方用之，无怪乎愈服愈泻，徒藉景岳"穷必及肾"为口实也。眉批：语语精义，由此类推，可以知用药之权衡矣。与异功散加山药、扁豆、莲子、乌梅、木瓜、芍药、蒺藜、石脂、余粮，扶脾抑肝，加以收摄下焦，须看其与病证针锋相对处。服之果效。恪守百日，竟得康强。越三载，以他疾终。

戊戌春，张雨农司马，必欲孟英再赴[3]环山。孟英因其受病之深，且公事掣肘，心境不能泰然，诚非药石之可以为力也，固辞不往。司马泣然哀恳：但冀偕行旋署，则任君去留可耳。并嘱赵兰舟再四代陈曲悃[4]。孟英感其情，同舟渡江，次剡溪，司马谈及体气羸惫情形，孟英忽曰：公其久不作嚏乎？司马曰：诚然有年矣，此曷故也？孟英曰：是阳气之不宣布也。古惟仲景论及之，然未立治法。今拟鄙方奉赠，博公一嚏如何？司马称善。遂以高丽人参、干姜、五味、石菖蒲、酒炒薤白、半夏、橘皮、紫菀、桔梗、甘草为剂。舟行抵嵊，登陆取药，煎而服之，驾舆以行，未及二十里，司马命从人诣孟英车前报曰：已得嚏矣。其用药之妙如此。

夏间牙行倪怀周室，新产数日，泄泻自汗，呕吐不纳。专科谓犯三禁，不敢肩任。孟英诊脉虚微欲绝，证极可虞，宜急补之，迟不及矣。用东洋参、芪、术、龙、牡、酒炒白芍、桑枝、木瓜、扁豆、茯神、橘皮、紫石英、黑大豆投之。四剂渐以向安。予谓：新产后用参、芪大补，而又当盛夏之时，非有真知灼见者不能也。诚以天下之病，千变万化，原无一定之治。奈耳食之徒，惟知执死方以治活病，岂非造孽无穷，亦何苦人人皆欲为医，而自取罪戾耶？

张养之令侄女，患汛愆而饮食渐减，于某与通经药，服之尤恶谷，请孟英诊之。脉

---

① 封：原作"夫"，诸本均同，今据事实改（《女科辑要》为沈尧封所编）。

② 吐：文瑞楼本作"探"。

③ 赴：文瑞楼本作"越"。

④ 悃（kǔn）：诚恳之心。

缓滑，曰：此痰气凝滞，经隧不宣，病由安坐不劳。法以豁痰流气，勿投血药，经自流通。于某闻而笑曰：其人从不吐痰，血有病而妄治其气，胀病可立待也。及服孟英药，果渐吐痰而病遂愈，养之大为折服。予谓：世人头痛治头，脚疼疗脚，偶中而愈，贪为己功，误药而亡，冤将奚白？此《寓意草》之所以首列议病之训也。孟英深得力于喻氏，故其议病迥出凡流。要知识见之超，总由读书而得，虽然人存政举，未易言也。

毛允之戊冬患感，初治以温散，继即以滋阴，病日以剧，延至亥春。或疑为百日之劳，或谓是伤寒坏证，而凤山僧主升、柴、芪、术以补之，丁卯桥用轻粉、巴霜以下之，杂药遍投，形神日瘁。乃尊学周延孟英视之。脉来涩数上溢，呃忒口腻，虽觉嗜饮，而水难下膈，频吐涎沫，便秘溺赤，潮热往来，少腹如烙，按之亦不坚满。曰：此病原属冬温，治以表散，则津液伤而热乃炽。继以滋填，热邪愈锢，再施温补，气机更窒。升、柴、芪、术欲升其清，而反助其逆；巴霜、轻粉欲降其浊，而尽劫其阴。病及三月，发热不是表邪；便秘旬余，结涩非关积滞。且脉涩为津液之已伤，数是热邪之留着，溢乃气机为热邪所壅而不得下行，岂非温邪未去，得补而胶固难除，徒使其内烁真阴，上薰清道，以致一身之气，尽失肃清之令。法当搜剔余邪，使热去津存，即是培元之道；伸其治节，俾浊气下趋，乃为宣达之机。何必执参、茸为补虚，指硝、黄为通降哉？以北沙参、紫菀、麦冬、知母、花粉、兰草、石斛、丹皮、黄芩、桑叶、栀子、黄连、木通、银花、橘皮、竹茹、芦根、橄榄、枇杷叶、地栗、海蛇等，出入为方。服之各恙递减，糜粥渐加，半月后始得大解，而腹热全消，谷食亦安，乃与滋阴善后而愈。眉批：清热生津，治法固善。然亦此人本元坚固，故屡误之后，犹能挽回，否则亦难为力矣。

张养之所亲李某，戊冬醉饮夜归，为查段巡员所吓，神志即以渐昏，治之罔效，至于不避亲疏，裸衣笑骂，力大无制，粪秽不知。己夏延孟英视之，用石菖薄、远志、龙齿、龟板、犀角、羚羊角、元参、丹参、知、柏、栀子、龙胆草、枳实、黄连、竹黄、竹沥、石膏、赭石、黑铅、铁落，出入为方。十余帖吐泻胶痰甚多，继与磁朱丸，渐以向愈。眉批：祛痰清热，滋阴镇惊，力量甚大，此必本虚标实者，故其方如此。

一祝叟年近古稀，己亥春赴席，忽仆地痰涌，肢强眼斜，舌蹇不语。外科王瑞芝荐孟英视之。投六君子加蝎梢、羚羊角、胆星、石菖蒲、竹沥、姜汁而瘳。扶脾抑肝驱痰，面面圆到。

茅家埠翁嘉润患腰疽，愈而复发者五年，费用不赀[①]，诸疡医治之不效。盛少云嘱其求治于孟英。切其脉弦细以数，曰：子之幸也。此内损证，肾俞发亦然。外科恶乎知？与大剂甘润滋填之药，匝月而痊，至今不发。

胡琴泉舅氏家一潘妪，年逾古稀，患霍乱转筋濒危。孟英用自制蚕矢汤而瘳。

一少妇分娩，胞水早破，胎涩不能下，俗谓之沥浆生，催生药遍试不应。孟英令买鲜猪肉一二斤，洗净切大块，急火煎汤，吹去浮油，恣饮之，即产，母子皆生。且云：猪为水畜，其肉最腴，大补肾阴而生津液，予尝用治肾水枯涸之消渴，阴虚阳越之喘嗽，并著奇效。仲圣治少阴咽痛用猪肤，亦取其补阴虚而戢浮阳也。后贤不察，反指为有毒之物，汪讱庵非之是矣。惟外感初愈，及虚寒滑泻，湿盛生痰之证，概不可食，以其滋腻更甚于阿胶、熟地、龙眼也。然猪以浙产者为良，北猪不堪用。吾杭燥肉鲊，即猪皮为之，可以致远，入药尤为简

① 赀(zī资)：计量。

当，不必泥于皮与肤之字面，而穿凿以夸考据也。

秋初家慈猝仆于地，急延孟英诊之。脉浮弦以滑，用羚羊角、胆星、牡蛎、石菖蒲、丹参、茯苓、钩藤、桑叶、贝母、橘红、蒺藜等，以顺气蠲痰、息风降火而痊。癸卯春前数日，忽作欠伸而厥，孟英切脉微弱而弦。曰：病虽与前相似，而证则异矣。以高丽参、白术、何首乌、山茱萸、枸杞、桑椹、石斛、牛膝、蒺藜、橘红、牡蛎等，镇补摄纳以瘳。予谓：此等证，安危在呼吸之间，观前后卒仆数案，可见其辨证之神，虽古人不多让，况世俗之所谓医乎？家慈两次类中，予皆远出，微[1] 孟英吾将焉活？感铭五内，聊识数言，惟愿读是书者，体其济世之心，临证得能如是，将胥天下之沉疴而尽起矣。

张养之弱冠失怙后，即遘[2] 无妄之疾，缠绵七载，罄其赀财，经百十三医之手，而病莫能愈。因广购岐黄家言，静心参考，居然自疗而痊，然鼻已坏矣。抱此不白之冤，自惭形秽，乃闭户学书，专工作楷，其志良可悼也。孟英因与之交，见其体怯面青，易招外感，夏月亦著复衣，频吐白沫，询知阳痿多年，常服温辛之药，孟英屡谏之。而己亥九月间，患恶寒头痛，自饵温散不效，逆孟英诊之。脉极沉重，按至骨则弦滑隐然。卧曲房密帐之中，炉火重裘，尚觉不足以御寒，且涎沫仍吐，毫不作渴，胸腹无胀闷之苦，咳嗽无暂辍之时，惟大解坚燥，小溲不多，口气极重耳。乃谓曰：此积热深锢，气机郁而不达，非大苦寒以泻之不可也。养之初犹疑焉，及见方案，辨论滔滔，乃大呼曰：弟之死生，系乎一家之命，唯君怜而救之。孟英慰之曰：我不惑外显之假象，而直断为实热之内蕴者，非揣度之见，而确有脉证可凭，但请放心静养，不必稍存疑畏。及二三帖后，病不略减，诸友戚皆诋药偏于峻，究宜慎重服之。有于某者，扬言于其族党曰：养之之命，必送于孟英之手矣。众楚交咻，举家惶惑，次日另延陈启东暨俞某并诊。孟英闻之，急诣病榻前谓曰：兄非我之知己也，则任兄服谁之药，我不敢与闻也；兄苟裕如也，则任兄广征明哲，我不敢阻挠也。今兄贫士也，与我至交也，拮据资囊，延来妙手，果能洞识病情，投剂必效，则我亦当竭力怂恿也。第恐虽识是病，而用药断不能如我之力专而剂大也。苟未能确识是证，而以无毁无誉之方，应酬塞责，则因循养患，谁任其咎也？或竟不识是病，而开口言虚，动手即补，甘言悦耳，兄必信之，我不能坐观成败，如秦人视越人之肥瘠也。今俞某之方如是，陈医殊可却之，速著人赶去辞绝，留此一款，以作药资，不无小补。况连服苦寒，病无增减，是药已对证，不比平淡之剂，误投数帖，尚不见害也。实由热伏深锢，药未及病。今日再重用硝、黄、犀角，冀顽邪蕴毒，得以通泄下行，则周身之气机，自然流布矣。养之伏枕恭听，大为感悟。如法服之，越二日大便下如胶漆，秽恶之气达于户外，而畏寒即以递减，糜粥日以加增。旬日后粪色始正。百日后康健胜常。嗣后虽严冬亦不甚畏冷，偶有小恙，辄服清润之方，阳道复兴，近添一女。养之尝颂于人曰：孟英之手眼，或可得而学也；孟英之心地，不可得而及也。我之病，奇病也，孟英虽具明眼，而无此种热情，势必筑室道旁，乱尝药饵，不能有今日矣。况不但有今日，而十余年深藏久伏之疴，一旦扫除，自觉精神胜昔，可为后日之根基，再生之德，不亦大哉。

孙午泉进士患哮，痰多气逆，不能著枕。服温散滋纳药皆不效。孟英与北沙参、桂枝、茯苓、贝母、花粉、杏仁、冬瓜仁、

---

① 微：无也。

② 遘（gòu 够）：遭遇。

丝瓜络、枇杷叶、旋覆、海石、蛤壳等药，覆杯即卧，数日而痊。眉批：此是热痰伏于肺络，故用药如此。

石符生，随乃翁自蜀来浙，同时患疟。医者以小柴胡汤加姜、桂，投之不效，改用四兽、休疟等法，反致恶寒日甚，谷食不进，惟饮烧酒姜汤，围火榻前，重裘厚覆，胸腹痞闷，喜以热熨，犹觉冷气上冲，频吐粘稠痰沫。延至腊初，疲惫不堪，始忆及丙申之恙，访孟英过诊。脉沉而滑数，苔色黄腻不渴，便溏溺赤。曰：是途次所受之暑湿，失于清解，复以温补之品，从而附益之，酿成痰饮，盘踞三焦，气机为之阻塞，所以喜得热熨热饮，气冲反觉如冰。若不推测其所以然之故，而但知闻问在切脉之先，一听气冷喜热，无不以为真赃现获，孰知病机善幻，理必合参，以脉形兼证并究，审病要法。则其为真热假寒，自昭昭若揭矣。与大剂苦寒之药，而以芦菔汤煎，渐服渐不畏寒，痰渐少，谷渐增。继用甘凉善后，乔梓[①]皆得安全。

① 乔梓：亦作“桥梓”。按儒家以为父权不可侵犯，似乔；儿子应卑躬屈节，似梓。后因称父子为“乔梓”。

王氏医案卷二　原名《回春录》

杭州王士雄孟英著
同郡周　鏷光远辑录

庚子春，戴氏妇产后恶露不多，用山楂、益母草酒煎。连服数日，遂发热自汗，口渴不饥，眩晕欲脱，彻夜不眠。孟英视之曰：此禀属阴亏，血已随胎而去，虽恶露甚少，但无胀痛之苦者，不可妄投药饵。酒煎益母、山楂，不特伤阴，且能散气，而汗泄口干，津液有立竭之势，即仲圣所谓无阳也。盖人身天真之气谓之阳，阳根于津，阴化于液，津液既夺，则阳气无根而眩晕，阴血不生而无寐。若补气养阴，则舍本求末，气血不能生津液也。惟有澄源洁流，使津液充而气血自复，庶可无忧。以西洋参、生黄芪、龙骨、牡蛎、萎蕤、百合、甘草、麦冬、生薏苡、生扁豆、石斛、木瓜、桑叶、蔗浆投之。一剂即安，数日而愈。后以滋填阴分，服之乃健。

王某久患吐血，体极孱弱。沈琴痴嘱其丐孟英治之。服药甫有小愈，而酷暑之时，陡患霍乱转筋，大汗如雨，一息如丝。孟英视曰：阴血久夺，暑热鸱张，吾《霍乱论》中之缺典也，姑变法救之。用北沙参、枇杷叶、龙、牡、木瓜、扁豆、苡仁、滑石、桑叶、蚕沙、石斛、豆卷，投之良愈。调理每日仍服滋补以治宿恙。越二载，闻服温补药，致血暴涌而亡。

赤山埠李氏女，素禀怯弱。春间汛事不行，胁腹聚气如瘕，减餐肌削，屡服温通之药。至孟秋，加以微寒壮热，医仍作经闭治，势濒于危。乃母托伊表兄林豫堂措办后事，豫堂特请孟英一诊以决之。孟英切其脉时，壮热烙指，汗出如雨，其汗珠落于脉枕上，微有粉红色，乃曰：虚损是其本也。今暑热炽盛，先当治其客邪，急则治标之法。庶可希冀。疏白虎汤加西洋参、元参、竹叶、荷杆、桑叶。及何医至，一筹莫展，闻孟英主白虎汤，乃谓其母曰：危险至此，尚可服石膏乎？且《本草》于石膏条下致戒云，血虚胃弱者禁用，岂彼未之知也。豫堂毅然曰：我主药，与其束手待毙，盍从孟英死里求生之路耶？遂服二帖，热果退，汗渐收。改用甘凉清余热，日以向安。继与调气养营阴，宿瘕亦消。培补至仲冬，汛至而痊，次年适[①]孙夔伯之弟。

张氏妇患气机不舒，似喘非喘，似逆非逆，似太息非太息，似虚促非虚促，似短非短，似闷非闷，面赤眩晕，不饥不卧。补虚清火，行气消痰，服之不应。孟英诊之曰：小恙耳，旬日可安，但须惩忿是嘱。与黄连、黄芩、栀子、楝实、鳖甲、羚羊角、旋覆、赭石、海蛇、地栗为大剂，送当归龙荟丸。未及十日汛至，其色如墨，其病已若失。后与养血和肝，调理而康。

牙行王炳华室，夏患臂痛，孙某曰风也。服参、芪、归、芍数帖，臂稍愈而脘痛，

---

① 适：旧指女子出嫁。

孙曰寒也。加以附、桂，痛不止而渐觉痰多，孙曰肝肾不足也。重用熟地、枸杞，令其多服取效，不料愈服愈剧，渐至昏厥。孙尚以为药力之未到，病体之久虚，前方复为加重，甚而时时发厥，始请孟英诊之。脉沉而有弦滑且数之象，乃谓炳华曰：此由过投温补，引动肝风，煽其津液为痰，痰复乘风而上，此晕厥之由来也。余波则奔流经络，四肢因而抽搐。阳气尽逆于上，宜乎鼻塞面浮；浊气不能下达，是以便滞不饥。炳华曰：神见也。温补药服几三月矣，不知尚可救乎？孟英曰：勿疑吾药，犹有望焉。遂与大剂甘寒息风化饮，佐以凉苦泄热清肝，厥果渐止，各恙递蠲，两月后康复如常。予偶于旧书中检得无名氏钞本一册，所录多岐黄之言，内一条云：附、桂回阳，在一二帖之间，万一误投，害亦立至，功过不掩，其性之毒烈也，概可见矣。奈世人不知药为治病而设，徒以贪生畏死之念，横于胸中，遂不暇顾及体之有病无病，病之在表在里，但闻温补之药，无不欣然乐从者，模棱之辈，趋竞存心，知其死于温补而无怨悔也。乃衣钵相传，不必察其体病脉证之千头万绪，仅以温补之品二十余味，相迭为用，即成一媚世之方。且托足《金匮》之门，摹拟肾气之变，盖知熟地之阴柔，可缚附、桂之刚猛，误投不至即败，偶中又可邀功，包藏祸心，文奸饰诈，何异新莽[①]比周公，子云[②]学孔圣哉？人以其貌古人而口圣贤也，多深信而不疑。迨积薪既厚，突火顿燃，虽来烂额焦头之客，其不至于焚身者幸矣。较彼孟浪之徒，误投纯阳药，致人顷刻流血而死者，其罪当加十等。诛心之论，救世之言，知我罪我，不遑[③]计焉。孟英见之，拜读千过[④]，且曰：剿汉学以欺世，由来久矣。徐灵胎之论，无此透彻，可与退之《原道》文并峙，当考其姓字，于仲景先师庙内建护圣祠以祀之。予谓：孟英如此称许，则其可传也奚疑，故附刊此案之后，以证王氏妇温补药服及三月，即所谓阴柔束缚刚猛之故，致人受其愚而不觉者，后之人可以鉴矣。

庄半霞，芝阶中翰之三郎也，闱[⑤]后患感，日作寒热七八次，神气昏迷，微斑隐隐。医者无策，始迎孟英视之。曰：此平昔饮酒，积热深蕴，挟感而发，理从清解，必误投温补，以致热势披猖若是。询之果三场皆服参，且携枣子浸烧酒入闱。初病尚不至此，因连服羌、防、姜、桂，渐以滋甚。孟英曰：是矣。先以白虎汤三剂，斑化而寒热渐已，继用大苦寒之药，泻其结热，所下黑矢，皆作枣子气。旬日后与甘润滋濡之法，两月始得全愈。

金愿谷舍人次郎魁官，九月间患五色痢，日下数十行，七八日来，口噤不纳，腹痛呻吟，危在旦夕矣。有主人参以补之者，有主生军以荡之者，举家皇皇，不知所措。孟英视之曰：暑挟食耳，误服热药矣，攻补皆不可施也，轻清取之，可即愈焉。以北沙参、黄连、鲜莲子、栀子、黄芩、枇杷叶、石斛、扁豆、银花、桔梗、山楂、神曲、滑石为方。其家以为病深药淡，恐不济事。西席[⑥]庄晓村云：纵使药不胜病，而议论极是，定不致加病也。竭力赞其居停投之，覆杯即安，旬日而起。予闻孟英尝曰：莲子最补胃气而镇虚逆，若反胃由于胃虚而气冲不纳者，但日以干莲子细嚼而咽之，胜于他药多矣。凡胃气薄弱者，常服玉芝丸，能令

① 新莽：指王莽。初始元年（公元8年）王莽代汉称帝，国号新，曾采纳刘歆建议，立《古文尚书》、《逸礼》、《左氏春秋》等于学官，以排斥今文经学。

② 子云：即杨雄，字子云，西汉文学家、哲学家。主张一切言论都应以五经为准则。曾仿《论语》作《法言》、仿《易经》作《太玄》。

③ 遑（huáng 皇）：空暇。

④ 过：文瑞楼本作“遍”。

⑤ 闱（wéi）：科举时代的试院。

⑥ 西席：旧时对家塾教师或幕友的敬称。

人肥健，至痢证噤口，皆是热邪伤其胃中清和之气，要言不烦。故以黄连苦泄其邪，即仗莲子甘镇其胃。今肆中石莲皆伪，味苦反能伤胃，切不可用。惟鲜莲子煎之清香不浑，镇胃之功独胜。如无鲜莲则干莲亦可用。或产莲之地，湖池中淘得入水不腐之老莲，即古所谓真石莲也。昔人治噤口痢多用此，然可不必拘泥，庶免作伪之人，以赝[①]乱真，反致用而无效，徒使病不即愈也。眉批：噤口痢，虚热在胃也。补虚则碍热，清热则妨虚。兹又加以食积，尤为棘手，须看其用药圆到处。

附：玉芝丸　孟英

猪肚一具，治净，以莲子去心，入肚内，水煎糜烂，收干，捣为丸服。

陈足甫禀质素弱，上年曾经吐血。今夏患感之后，咳嗽夜热，饮食渐减，医作损治，滋阴潜阳，久服不效。秋杪，孟英诊之曰：阴分诚虚，第感后余热逗留于肺，阻气机之肃降，搏津液以为痰，此关不清，虽与滋填培补之药，亦焉能飞渡而行其事耶？先清肺气以保[②]胃津，俾治节行而灌溉输，然后以甘润浓厚之法，补实真阴，始克有济。乃尊养山闻之，击节叹服，如法施之，果渐康复。眉批：哺热、夜热，原有肺热、血瘀二候，断非滋补[③]所能愈。况温病之后，咳嗽夜热，显为遗邪在肺，滋阴药愈没干涉矣。

胡蔚堂舅氏，年近古稀，患囊肿，小溲赤短，寒热如疟。孟英曰：非外感也，乃久蕴之湿热下流，气机尚未宣泄。与五苓合滋肾，加楝实、栀子、木通。两剂后囊间出腥粘黄水甚多，小溲渐行，寒热亦去。继与知柏八味去山药、萸肉，加栀子、楝实、芍药、苡仁等，久服而愈。壬寅夏感受暑湿，误投温散，以致谵语神昏，势濒于危，而肛前囊后之间，溃出腥脓，疮口深大，疡科以为悬痈也，敷治罔效。时孟英患痁[④]未痊，予固邀其扶病一诊。孟英曰：悬痈乃损怯证，成之以渐。卓识。今病来迅速，腥秽异常，是身中久蕴厚味湿热之毒，挟外受之暑邪，无所宣泄，下注而为此证。切勿敷药以遏其外走之势，但舌强而紫赤，脉细而滑数，客邪炽盛，伏热蕴隆，阴分甚亏，深虞津涸。先与清营之剂，三投而神气渐清。次以凉润阳明，便畅而热蠲脓净。改用甘柔滋养，月余溃处肌平。善后参入参、芪，竟得康强如昔。眉批：用药次第可法。

汪吉哉久疟[⑤]不愈，医谓元气已虚，杂投温补，渐至肌瘦内燔，口干咳嗽，寝汗溺赤，饮食不甘。孟英视之曰：余邪逗留血分也。与秦艽鳖甲散而瘳。其堂兄养余，亦患疟数月，多医疗之罔效。肌瘦自汗，腰膝痠软，不能稍坐，极其畏冷。孟英曰：此大虚证，胡反不补，犹以消导，是何居心？与参、芪、术、草、熟地、白芍、五味、杜仲、山药、龙骨、牡蛎、桂枝、大枣、木瓜，服数十帖而起。

孟英治其令叔高年痰嗽，喘逆碍卧，肢冷颧红，饮食不进，与真武汤而安。照戴阳证例治法。

湖墅张春桥，素禀不坚，头眩脑鸣，频服温补药，甚觉畏冷，人皆谓其体偏于寒也。辛丑春，始请孟英诊之。脉甚数，曰：阴亏也，温补非宜。改服滋水培元之剂，颇为有效。夏间或劝以灸火，云可以除百病。盖未知灼艾之可以除百病者，谓可除寒湿凝滞、阳气不能宣通之证，非谓内伤外感一切之病，皆可灸而除之也。故仲景有微数之脉，慎不可灸之训，正以艾火大能伤阴也。灸后数日，即寒少热多，宛如疟疾。医

① 赝（yàn 雁）：假的、伪造的。
② 保：文瑞楼本作“补”。
③ 补：文瑞楼本、醉六堂本均作“阴”。
④ 痁（shān）：疟疾。
⑤ 疟：文瑞楼本、醉六堂本均作“患”。

者以为脾寒病，投以温散，日以滋甚。春桥知药治未符，坚不肯服，乃父与之询其故，漫曰：要儿服药，须延王先生诊视。与之遂邀孟英治之。切其脉滑数倍加，曰：阴虚之体，内热自生，灸之以艾，火气内攻，时当溽暑，天热外烁，三者相交，阴何以堪？再投温散，如火益热，当从瘅疟治。专以甘寒息热，孟英长技。则阴津不至[①]枯涸，而寒热不攻自去，所谓治病必求其本也。竟不用一分表散药而治愈。眉批：眼前道理，而人多不悟，一经拈出，便成名论。此与以针治虚损者，同一悖谬。

栖流所司药陈芝田，于仲夏患感，诸医投以温散，延至旬日，神昏谵妄，肢搐耳聋，舌黑唇焦，囊缩溺滴，胸口隐隐微斑，一望而知其危矣。转邀孟英诊之，脉细数而促，曰：阴亏热炽，液将涸矣。遂用西洋参、元参、生地、二冬、知、柏、楝实、石斛、白芍、甘草梢、银花、木通、犀角、石菖蒲，大剂投之。孟英能善用大剂，故能起不治之证，亦古人所未有也。次日复诊，其家人云：七八日来小溲不过涓滴，昨药服六七个时辰后，解得小溲半杯。孟英曰：此即转机也。然阴气枯竭，甘凉濡润，不厌其多。于前方再加龟板、鳖甲、百合、花粉，大锅煎之，频灌勿歇。如是者八日，神气始清，诸恙悉退，纯用滋阴之药，调治匝月而瘳。眉批：一派甘寒之药，既可涤热，又以生津，真治温良法也。惟湿温证宜稍加斟酌耳。予谓：孟英学识过人，热肠独具。凡遇危险之候，从不轻弃，最肯出心任怨以图之。如此案，八日后神气始清，若经别手，纵使治法不错，而一二帖后不甚起色，必规避坚辞，致病家惑乱，谋及道旁，虽不死于病，亦必死于药矣。此在医者之识老心坚，又须病家之善于择而任之专也，谈何易耶？且闻孟英尝云：温热液涸神昏，有投犀角、地黄等药至十余剂，始得神清液复者，因温热案最夥，不暇详录，姑识此以告司人之命者。

江小香病势危笃，浼人迎孟英诊之。脉虚弦而小数，头痛偏于左后，子夜热躁，肢冷欲呕，口干不欲饮，不饥不欲食，舌蹇言涩，溺黄而频。曰：体属素虚，此由患感时过投温散，阴津阳气皆伤，后来进补而势反日剧者，滋腻妨其中运，刚烈动其内风，知此二语，方可论[②]药。以致医者佥云表之不应，补亦无功，竟成无药可治之证。虽然，不过难治耳，未可遽弃也。与秋石水拌制高丽参、茯蓉、首乌、生白芍、牡蛎、楝实、盐水炒橘红、桑椹、石斛、蒺藜、茯苓煎，吞饭丸肉桂心五分。一剂躁平呕止，各恙皆减。连投数服，粥食渐安，乃去首乌、桂、楝，加砂仁末拌炒熟地、菊花、枸杞，半月而瘳。眉批：从阴引阳，从阳引阴，绝妙机轴。

溽暑之令，痦疹盛行，幼科仅知套药，升、柴[③]、防、葛乱施，殆亦疫疠之病，造化默行其杀运欤？陈仰山家患此者十余人，其长郎书芾孝廉之女，势最剧，以痦甫出，而汛至也。医者却走，始延孟英视之。脉滑而数，舌绛大渴，面赤失音，不食便泻，曰：此由发散太过，火盛风炽，气血两燔。气分之邪，由泻而略泄其焰；营分之热，由汛而稍解其焚，岂可畏其脱陷，妄投止涩耶？与西洋参、石膏、知母、麦冬、犀角、生地、连翘、甘草、石斛、丹皮、桑叶、竹叶，大剂投之，三日而愈。养阴善后，遂以渐安。其余或轻或重，孟英一以清解而痊。

石诵羲夏杪患感，多医广药，病势日增，延逾一月，始请孟英诊焉。脉至右寸关滑数上溢，左手弦数，耳聋口苦，热甚于夜，胸次迷闷，频吐粘沫，啜饮咽喉阻塞，便溏溺赤，间有谵语。曰：此暑热始终在肺，并

---

① 至：文瑞楼本、醉六堂本均作“致”。

② 论：文瑞楼本作“用”。

③ 柴：文瑞楼本作“药”。

不传经,一剂白虎汤可愈者,何以久延至此也?乃尊北涯,出前所服方见示,孟英一一阅之,惟初诊顾听泉用清解肺卫法为不谬耳,其余温散升提、滋阴凉血,各有来历,皆费心思,原是好方,惜未中病。而北涯因其溏泄,见孟英君石膏以为治,不敢与服。次日复诊,自陈昨药未投,惟求另施妥法。孟英曰:我法最妥,而君以为未妥者,为石膏之性寒耳。第药以对病为妥,此病舍此法,别无再妥之方。若必以模棱迎合为妥,恐贤郎之病不妥矣。北涯闻而感悟,颇有姑且服之之意。而病者偶索方一看,见首列石膏,即曰:我胸中但觉一团冷气,汤水皆须热呷,此药安可投乎?坚不肯服。然素仰孟英手眼,越日仍延过诊,且告之故。孟英曰:吾于是证,正欲发明。夫邪在肺经,清肃之令不行,津液凝滞,结成涎沫,盘踞胸中,升降之机亦窒,大气仅能旁趋而转旋,是一团涎沫之中,为气机所不能流行之地,其觉冷也,不亦宜乎?眉批:论亦根柢喻氏,而更加明透。且予初诊时,即断为不传经之候,所以尚有今日,而能自觉胸中之冷。若传入心包,则舌黑神昏,才合吴古年之犀角地黄矣。然虽不传经,延之逾月,热愈久而液愈涸,药愈乱而病愈深,切勿以白虎为不妥,急急投之为妙。于是有敢服之心矣。而又有人云:曾目击所亲某,石膏甫下咽,而命亦随之。况月余之病,耳聋泄泻,正气已亏,究宜慎用。北涯闻之惶惑,仍不敢投,乃约翌日广征名士,会商可否。比孟英往诊,而群贤毕至,且见北涯求神拜佛,意乱心慌,殊可怜悯。欲与众商榷,恐转生掣肘,以误其病。遂不遑谦让,援笔立案云:病既久延,药无小效,主人之方寸乱矣。予三疏白虎而不用,今仍赴招诊视者,欲求其病之愈也。夫有是病则有是药,诸君不必各抒高见,希原自用之愚。古云:鼻塞治心,耳聋治肺,肺移热于大肠,则为肠澼,是皆白虎之专司,何必拘少阳而疑虚寒哉?放胆服之,勿再因循,致贻伊戚也。坐中顾听泉见案,即谓北涯曰:孟英肠热胆坚,极堪倚赖,如犹不信,我辈别无善法也。顾友梅、许芷卿、赵笛楼亦皆谓是。疏方以白虎加西洋参、贝母、花粉、黄芩、紫菀、杏仁、冬瓜仁、枇杷叶、竹叶、竹茹、竹黄。而一剂甫投,咽喉即利,三服后,各恙皆去,糜粥渐安,乃改甘润生津,调理而愈。予谓此案不仅治法可传,其阐发病情处,识见直超古人之上。

刘廉方,常州名士也,在西湖受暑,移榻于崔仲迁别驾处,医治垂危。庄芝阶舍人拉孟英往诊之。裸卧昏狂,舌黑大渴,溺赤便秘,脉数而芤。与犀角地黄汤加减服之,神识已清,略能进粥。次日复诊,颇知问答,大有生机,仍处甘凉法以赠之,并嘱伊格外谨慎。而越日庄半霞诣孟英偕往诊视,见其目张睛瞪,齿露唇焦,气喘汗出,扬手掷足,而不可救药矣。众楚交咻,谓是寒凉药凝闭而然。孟英曰:病之宜凉宜热,汝辈不知也。脉乃皮里之事,汝等不见也,吾亦不屑为之争辨。惟目瞪唇焦,人所共睹,则其死于何药,自有定论。遂拂衣出,半霞再三请罪,孟英曰:俗人之见,何足介怀?是非日后自明,于我心无慊焉。第斯人斯病,皆可惜也。既而始知有人主热药以偾事,岂非命耶?仅二载而仲迁病,孟英闻之曰:殆矣。盖知其阴虚而受暑湿,恐主药者未必能悔悟于前车也。后果闻其广服温补之剂,以致真阴竭绝而死。覆辙相寻,迷而不醒,可哀也已!

瓯镇孙总戎令郎楚楼,自镇江来浙,主于石北涯家。途次即患寒热如疟,胁痛痰嗽。北涯见其面黧形瘦,颇以为忧,即延医与诊。医谓秋疟,与疏散方,北涯犹疑其药不胜病,复邀孟英视之。曰:阴亏也,勿从疟治。以苇茎汤加北沙参、熟地、桑叶、丹皮、海石、旋覆、贝母、枇杷叶为剂。北涯见用熟地，大为骇然。孟英曰：君虑彼药之不胜病，吾恐此病之不胜药，赠此肃肺润燥、滋肾清肝之法，病必自安，楚楼闻之，叹曰：妙手也，所论深合病情。前在姑苏，服疏散药甚不相安，居停无[①]疑，我服王公之药矣。果数日而痊，逾旬即东渡赴瓯去。

姚雪蕉[②]孝廉之太夫人，年逾花甲，患感两月，医皆束手，始延孟英诊之。身已不能转侧，水饮难于下咽，声音不出，便溺不通。曰：此热邪逗留不去，津液剥削殆尽，计其受病之时，正当酷暑，岂即温补是投，但知其虚而不知其病耶？阅前服诸方，惟初手顾听泉从吸受暑邪，轻清开上立治，为合法耳，余方非不是起死回生之药，其如与病无涉何，而阮某小柴胡方，服之最多。盖医者执此和解之法，谓不犯汗、吐、下三者之险，岂不稳当？病家见其参、胡并用，谓补正祛邪具一举两全之美，最为上策。孰知和解足少阳传经伤寒之剂，不可以概和各经各气之各病，徒使参、胡提升热邪以上逆，致一身之治节，无以清肃下行；而姜、枣温腻湿浊于中焦，致运化之枢机，失其灌溉之布，气机愈窒，津液愈干，和解之汤愈进，而气愈不和，病愈不解，今则虽有良治，而咽喉仅容点滴，气结津枯，至于此极，英雄无用武之地矣。雪蕉昆季，力恳挽救。乃疏甘凉清[③]润之方，嘱其不限时刻，不计多寡，频以水匙挑入，使其渐渗下喉。而一日之间，仅灌一小杯许，其病势之危，于此可想。直灌至旬余，气机始渐流行，药可服小半剂矣。人见转机之难，不无议论旁生，赖孟英静镇不摇，乃得日以向愈，粥食渐[④]加，惟大解久不行，或以为忧。孟英曰：无恐也，水到渠成，谷食安而津液充，则自解矣。若欲速妄攻，则久不纳谷之胃，尚有何物以供其荡涤哉！至九月下旬，始有欲解之势，孟英连与补气益血之药，尚不能下，于前方加蜣螂一对，热服即解。凡不更衣者，计及五十日矣，闻者莫不惊异。继以平补善后而痊。

仲冬大雪连朝，积厚丈许，严寒久冻，西湖可行车马。斯时也，盛少云患痰嗽夜热，自汗不寐，左胁痛如针刺，肌削不饥，自问不起矣。请孟英托以后事，及诊其脉，许以可生。盖病来虽恶，未经误药也。与固本加龟板、鳖甲、苁蓉、知、柏、青黛、石斛、花粉、白芍、楝实、海石、旋覆、贝母、蛤壳、牛膝，出入为大剂，投之即效。连服四五十帖而痊。予谓斯证患于斯时，若经别手，未有不投温补者，而少云能与孟英游，其亦具眼之人乎？此真所谓患难交，不可不留心于平日也。然亦不能人人而遇之，殆佛氏所谓有缘存乎其间欤？

壬寅春，邵小墀室患汛愆，释医诊以为妊，广服保胎药，渐至腹胀跗肿，气逆碍卧，饮食不进。入夏延孟英视之，曰：血虚气滞，误补成胀也。先以黄连、厚朴、山楂、鸡内金、橘皮、大腹皮、枳实、茯苓、栀子、楝实、杏仁、紫菀、旋覆等药，先疏其滞以治胀，亦一定之法。少佐参、术服之，气机旋[⑤]运，胀去食安。渐入滋阴养血之治，数月经行而愈。

一人患晨泄有年，累治不效，而春间尤甚。孟英按其脉曰：汝虽苦泻，而泻后腹中反觉舒畅乎？曰：诚然。苟不泄泻，又胀闷减食矣。而服四神、附、桂之药，其泻必加，此曷故也？曰：此非温升补涩之证，乃肝强脾弱，木土相凌。处一方令其常服，数帖即安，后竟无此恙矣。方用白术、苡仁、黄连、楝实、桂枝、茯苓、木瓜、芍药、蒺藜、橘皮而

---

① 无：文瑞楼本及醉六堂本均作“毋”。

② 蕉：文瑞楼本及醉六堂本均作“樵”。

③ 清：吟香书屋本作“濡”。

④ 渐：吟香书屋本作“递”。

⑤ 旋：吟香书屋本、文瑞楼本、醉六堂本均作“渐”。

已。眉批：扶脾抑肝，制方灵动。

邵鱼竹给谏，起居食饮如常，惟仅能侧卧，略难仰卧[①]，仰而寤无恙也。眉批：凡心肾不交之人，多不能仰卧，以仰则肾气不能上承，而心气愈浮也。稍一合眼，则惊窜而醒，虽再侧眠，亦彻夜不得寐矣。多年莫能治，孟英以三才合枕中丹，加黄连、肉桂，服之良效。心肾交治，而以黄连、肉桂媾合之，用意甚巧。其长郎子旃，久患痰多，胸膈满闷，连年发痫，药之罔效。孟英脉之曰：气分偏虚，痰饮阻其清阳之旋运，宜法天之健以为方，则大气自强，而流行不息，胸次乃廓然如太空矣。与六君去甘草，加黄芪、桂枝、薤白、蒌仁、石菖蒲、蒺藜、旋覆，服之满闷渐舒，痫亦不发矣。

予荆人娩后恶露不行，或劝服生化汤，适孟英枉顾[②]，诊曰：阴虚内热，天令炎蒸，虽赤沙糖不可服也。以生地、丹参、丹皮、豆卷、茺蔚子、茯苓、桃仁、山楂、栀子、泽兰、琥珀，投之即效，且无别恙而易健。眉批：不寒不燥，真阴虚血滞者之良剂。可见体质不齐，药难概用。况其致病之因不一，病机传变无穷。语云：量体裁衣。而治病者可不辨证而施治耶？孟英尝[③]曰：凡产后世俗多尚生化汤，是以一定之死方，疗万人之活病。体寒者固为妙法，若血热之人，或兼感温热之气者，而一概投之，骤则变证蜂起，缓则蓐损渐成。眉批：通人之论，无论寒药热药用不得当，皆足误人，不可不知。人但知产后之常有，而不知半由生化汤之厉阶[④]，此风最胜于越，方本传于越之钱氏。自景岳采入八阵，遂致流播四海，人之阴受其害者，数百年矣，从无一人能议其非，今特为此长夜之灯，冀后人不致永远冥行，或可稍补于世。但景岳最偏于温补，而独于产后一门，力辩丹溪大补气血为主之非，可谓此老之一隙微明，惜犹泥于产后宜温之谬说，盖由未入仲圣之宫墙也。

戚媪者，年六十余矣，自幼佣食于黄莲泉家，忠勤敏干，老而弥甚，主仆之谊，胜于亲戚也。秋间患霍乱转筋，孟英视之：暑也。投自制蚕矢汤，两服而安。三日后忽然倦卧，不能反侧，气少不能语言，不饮不食。莲泉惶惧，不暇远致孟英，即邀济仁堂朱某诊之。以为霍乱皆属于寒，且昏沉欲脱，疏附子理中汤与焉。莲泉知药猛烈，不敢遽投，商之王安伯。安伯云：以予度之，且勿服也。若谓寒证，则前日之药下咽即毙，吐泻安能渐止乎？莲泉闻之大悟，著人飞赶孟英，至而切其脉，曰：此高年之体，元气随泻而泄，固当补者。第余暑未清，热药在所禁耳。若在孟浪之家，必以前之凉药为未当，今日温补为极是，纵下咽不及救，亦惟归罪于前手寒凉之误也。设初起即误死于温补，而世人亦但知霍乱转筋，是危险之证，从无一人能知此证有阴阳之异，治法有寒热之殊，而一正其得失者，此病之所以不易治，而医之所以不可为也。今君见姜、附而生疑，安伯察病机之已转，好问者心虚，识机者智赡[⑤]，二美相济，遂使病者跳出鬼门关，医者卸脱无妄罪，幸矣幸矣！乃以高丽参、麦冬、知母、萎蕤、木瓜、扁豆、石斛、白芍、苡仁、茯苓、蒺藜为方，服六剂始能言动，渐进饮食，调理月余而健。

七月十八日夜，予患霍乱转筋甚剧，仓卒间误服青麟丸钱许，比晓急邀孟英诊之。脉微弱如无，耳聋目陷，汗出肢冷，音哑肌削，危象毕呈。眉批：可见浙人禀赋之薄，若幽、冀之人，即误服青麟丸数钱，亦不至如斯之甚也。药恐迟滞，因嘱家慈先浓煎高丽参汤，亟为接续。随以参、术、白芍、茯

---

① 卧：文瑞楼本及醉六堂楼本均作"睡"。

② 枉顾：枉屈下顾，对人之敬辞也。

③ 尝：文瑞楼本及醉六堂本均作"常"。

④ 厉阶：犹言祸端也。

⑤ 赡(shàn 善)：充裕，足够。

苓、附、桂、干姜、木瓜、苡仁、扁豆、莲实为方，一剂而各证皆减。次日复诊，孟英曰：气分偏虚，那堪吐泻之泄夺？误饵苦寒，微阳欲绝。昨与真武、理中合法，脾肾之阳复辟矣。刚猛之品，可以撤去。盖吐泻甚而津液伤，筋失其养则为之转，薛生白比之痉病，例可推也。凡治转筋，最要顾其津液。若阳既回而再投刚烈，则津液不能复，而内风动矣。此治寒霍乱之用附、桂，亦贵有权衡，而不可漫无节制，致堕前功也。此一段议论极精微，凡用寒用热，俱宜具此权衡，方无过当之弊。否则药虽中病，而服之不止，反受其害矣。喻氏论中寒证亦具此意。即于前方裁去姜、附、肉桂，加黄芪、石斛，服至旬日而愈。予谓此番之病，危同朝露，若非孟英，恐不能救。常闻张柳吟云：但使病者听孟英论病之无微不入，用药之无处不到，源源本本，信笔成章，已觉疾瘳过半。古云：檄愈头风[①]。良有以也。

陈艺圃亦知医，其室人于仲秋患霍乱转筋，自诊以为寒也，投热剂势益甚。延朱茂才视之，亦同乎主人之见也。病尤剧，始请孟英决之。曰：寒为外束之新邪，热是内伏之真病。口苦而渴，姜、附不可投矣。与河间法，人皆不之信也。再与他医商之，仍投热药，乃至口鼻出血而死，极其悔叹，始服孟英之卓见。予谓霍乱一证，近来时有，而医皆不甚识得[②] 清楚，死于误治者极多。孟英特著专论，虽急就成章，而辨晰简当，略无支漏，实今日医家首要之书。以其切于时用，不可不亟为熟读而研究也。

顾云垞，体丰年迈，患疟于秋，脉芤而稍有歇止。孟英曰：芤者，暑也；歇止者，痰湿阻气机之流行也，卓识。大忌温补以助邪气。眉批：此必别有外证可凭，故直断为暑 与痰湿，未有专视脉之芤与歇止而如是定断者，读者勿被瞒过。及与清解蠲痰之法，病不少减，而大便带血，邪将去矣。孟英曰：暑湿无形之气，而平素多痰，邪反得以盘踞，颇似有形之病。清解不克胜其任，气血皆受其滋扰。必攻去其痰，使邪无依附而病自去，切勿以高年而畏峻药。伊侄桂生少府，亦精于医者也，闻之极口称是，遂以桃仁承气汤加西洋参、滑石、芩、连、橘红、贝母、石斛为方，送礞石滚痰丸。眉批：此方可谓峻极，良由识高，非徒胆大。乃郎石甫孝廉云：此药在他人必畏而不敢服，我昔年曾患暑湿证，深悉温补之不可轻试，况高明所见相同，更何疑乎？径服二剂，下粘痰污血甚多，疟即不作，仍以清润法善后而康。

邵子受令壸[③] 患吐血，肌肤枯涩，口渴，脉虚大。孟英曰：气分之阴亏也。温补既非，滋填亦谬。以参、芪、二冬、知母、百合、萎蕤、石斛、桑叶、枇杷叶投之而愈。眉批：用补亦要用得其宜，方能奏效，非一味蛮补即能愈疾也。案中诸法[④] 可以为法。

九月间张春桥患疟，寒少热多，间二日而作，甫两发形即清瘦。孟英诊曰：脉弦而细，尺中甚数，疾作于子夜，口干嗜饮，乃足少阴热疟也。两发遽尔形消，胡可玩视？吾以妙药奉赠，可期即已。但请即服，不可商于人而致生疑议也。方用元参、生地、知母、丹皮、地骨皮、天冬、龟板、茯苓、石斛、桑叶。春桥以向所心折，遂服之。一剂疟即止，再以滋阴善后而愈。予谓此证一帖而瘳，似乎轻易，但非真才实学，焉有此种妙治？设遇别手，非温补即提表，其祸可胜道哉！然天下之病，无论轻重，总贵初治得法，何致轻者重而重者危耶？奈世俗之情，必使轻者重而后转安，始知医药之功，殊可

---

① 檄愈头风：谓陈琳之檄文，愈曹操之头疾也。

② 得：文瑞楼本无此字。

③ 令壸（kǔn 捆）：称人妻之敬词。犹言令室，令闺。

④ 法：吟香书屋本、文瑞楼本、醉六堂本均作“治”。

叹也。按：此证，世人但知其为三阴疟，笼统治以温补之法，从未闻有分经用药者。今提出少阴二字，创立清凉之剂，用药精当，取效敏捷，法似新奇，理自完足，所谓活人治活病，全以活泼运之也，可以启人慧悟，垂作典型。

金宽甫，初冬患感，局医黄某，闻其向来不拘何病，总须温药而痊，胸怀成见，进以姜、桂之方，渐至足冷面赤，谵语烦燥，疑为戴阳而束手矣。举家徬徨，延孟英诊焉。曰：此伏邪晚发，误与升提，热浮于上，清解可安。宽甫犹以向不服凉药，为疑方中芩、连之类，坚不肯用，乃兄愿谷中翰，极力开导，督人煎而饮之，果得霍然。

周晓沧乃郎品方患冬温，所亲顾听泉知其体属阴亏，病非风寒也，不犯一分温升之品，而证不能减，势颇可危，乃虚怀转邀孟英诊之。曰：所治良是也。但于方中加贝母、杏仁、紫菀、冬瓜子等味，与之遂效。可见药贵对病，虽平淡之品，亦有奇功。孟英尝云：重病有轻取之法。于此可见。

癸卯春，邵秋子令堂年近六旬，患寒热如疟者久矣。诸医杂治罔效，孟英视之曰：此湿邪久蕴，已从热化，误投提补，动其肝阳，痰饮因而上逆，与通降之法，寒热即减。而包某谓疟久阴虚，理宜滋养。病家闻之近是，遂进首乌、鳖甲等药，渐至脉伏胸痞，呃忒自汗，渴饮不食，颧赤便泄。包某束手，疏生脉散以塞责，举家徬徨，再求孟英诊之。曰：此滋腻阻塞气机，喜用熟地者鉴之。清阳不司旋运，痰饮闭滞隧络，非脱象也，补药不可进。以栝蒌薤白合小陷胸，加菖蒲、竹茹、旋覆、贝母、杏仁、紫菀、枇杷叶投之。清热涤饮，旋转气机，以救滋腻之失。呃止脉出，大有转机，而郑某谓病固属痰，须温热以宣通，勿寒凉而凝遏，病家又惑焉。姜、桂频投，既而唇肿咽疼，不能进饮，舌干短硬，难出语言，复请[1]孟英救疗。与犀角地黄汤加元参、知母、银花、竹黄、花粉、胆星、石菖蒲、竹沥之类，甘寒生津，以救燥烈之失。六七剂吐出极臭胶痰甚多，粥饮渐进，此第三次生机也。奈狂澜莫障，邪说横行，辄以凉药不宜擅服，久病必定元虚，甘言悦耳，遂至升散温补，各逞所能，符咒乩[2]方，罔不遍试。延至仲夏，腭腐龈糜，唇高数寸，竟成燎原莫救，仍恳孟英设法，乃坚辞不能措手，付局医黄某敷治，肿烂日甚而终。

上年秋燥冬暖，略无霜雪，河井并涸。吾杭自九月间起，天花流行，十不救五，小儿之殇于是者，日以百计。孟英曰：此痘疫也。眉批：痘原感疫而发，《医林改错》中言之甚详。治法当与常痘有异，惜幼科未之察耳。且天令发泄，不主闭藏，入春恐多喉患，特刊加味三豆饮方。俾未曾佈痘者，预服免患，将出者恣饮冀轻，又劝人频服青龙白虎汤以杜春来喉恙。不料其言果应，三春不雨，喉痧甚多，医者犹不悟其致病之因，仅知发散，正如火上添油。孟英胸有成竹，一以仲圣白虎汤为救焚主剂，若已及于营分者，用晋三犀角地黄汤，相机加减。又刊青龙白虎汤暨锡类散方，广为印送，赖此以活者，不可胜数。

附：加味三豆饮

生绿豆　生黄豆　生黑大豆或用生白扁豆亦可　生甘草　金银花　水煎服。

孟英原刻自注云：古方三豆饮，为痘证[3]始终可服之妙药。未出时常服，痘可使稀；将出时急服，重可冀轻；已出时恣服，逆可转顺；尽出时频服，毒可易清。俗传种痘是密室烘花，更有初生小儿于十八日内

---

① 请：文瑞楼本作"诣"。

② 乩（jī 基）：旧时迷信者求神降示的一种方法。由二人扶一丁字形的木架在沙盘上，谓神降时执木架划字，能为人决疑治病，预示吉凶。

③ 证：原作"诊"，据吟香书屋本、文瑞楼本、醉六堂本改。

服药,令其出痘之法,是揠苗助长。此等矫揉造作,阴受其害者,古今来不知几恒河沙数矣。至于种种稀痘之方,皆无义意。或以毒药损人元气,或以秽物致生别恙,慎勿为其所惑。惟此方药极简易,性最平和,味不恶劣,易辨易服,不必论其体质,久服无弊,诚尽善尽美之王道药也。杭人惑于患痘不食豆之说,甚属可鄙,今特辨明,冀人醒悟。凡小儿能啜饮后,即以此药日日代茶,诚保赤之首章焉。原方用赤豆,性燥伤阴,予以黑大豆易之,更有补阴之绩,虽燥令燥体,皆无碍矣。再益银花、甘草,而化毒之功尤胜。或疑银花性凉,似难久用,不知三豆皆谷也,性能实脾,得银花以济之,更觉冲和。况小儿体禀纯阳,极宜此甘凉补阴之味,岂特稀痘,尤能明目消疳,不生疮疖、泄泻等病,其功未能殚[①]述也。

附:青龙白虎汤

橄榄　生芦菔　水煎服。

孟英自注云:此予自制方也。橄榄色青,清足厥阴内寄之火风,而靖其上腾之焰;芦菔色白,化手太阴外来之燥热,而肃其下行之气。合而为剂,消经络留滞之痰,解膏粱鱼面之毒,用以代茶,则龙驯虎伏,藏府清和,岂但喉病之可免耶?且二味处处皆有,人人可服,物异功优,久任无弊,实能弭未形之患,勿以平淡而忽诸。

附:锡类散

象牙屑焙　真珠各三[②]分　飞净青黛六分　梅花冰片三厘　壁钱二十个,俗名喜儿窠,木板上者勿用　西牛黄　人指甲各五厘,男病用女,女病用男,合送济人,须分别配之。

共研极细粉,吹患处,流出恶涎即愈。孟英自注云:此专治烂喉痧疹之神方也。尤鹤年附载于《金匮翼》云:张符瑞[③]传此方以救人而得子,故予名之曰锡类散。

段春木之室烂喉,内外科治之束手,姚雪蕉孝廉荐孟英视之。骨瘦如柴,肌热如烙,韧痰阻于咽喉,不能咯吐,须以纸帛搅而曳之,患处红肿白腐,龈舌皆糜,米饮不沾,汛事非期而至,按其脉左细数,右弦滑。曰:此阴亏之体,伏火之病,失于清降,扰及于营。先以犀角地黄汤清营分,而调妄行之血;续与白虎汤加西洋参等,肃气道而泻燎原之火。外用锡类散,扫痰腐而消恶毒。继投甘润药,蠲余热而充津液,日以向安,月余而起。

吴雨峰明府家,嘱儿科为其仲郎所出之两孙种痘,下苗二三日,发热咽疼。医以为痘之将形也,投以升透之药,赤斑似锦,喉烂如焚,半月之间,合家传染,诸医莫敢入其室。痘疹一门,以护咽为第一要义。一见喉痛,即急清降,大忌升提,何专科而不知此耶?孟英往诊时,见其三郎耕有、四郎小峰尚未病,亟曰:已病者固当图治,未病者尤宜防患。传以青龙白虎汤代茶恣饮,竟得无恙。其令阃[④]洪宜人及仲媳,皆为之治愈。此外如其长媳、其令爱、其三孙、其仆、其探病之女戚,殒于是病者,七人焉。时雨峰筑岩两乔梓,咸宦于外,仲郎亦幕游江右,不料因种痘而酿此家祸,益信孟英劝人勿种痘之说为可训矣。眉批:种痘之法,以人巧而夺天工,原属妙法,但须慎于择时。若疫气流行之时,感其气者,尚有肿颐烂喉之酷,况又加以痘毒耶?此乃医之不明,未可尽归咎于种痘也。

潘洪畴托儿医为其仲郎春波所出之孙种痘,下苗三日即咽痛,医与升散药,发热斑烂,七朝而夭。咽痛而复升之,即非种出之痘,亦必不免。春波及其弟祥衍皆染其病。春波之证,顾听泉治而愈矣,祥衍之

---

① 殚(dān 单):竭尽。

② 三:文瑞楼本及醉六堂本均作“二”。

③ 符瑞:吟香书屋本、文瑞楼本、醉六堂本均作“瑞符”。

④ 令阃(kǔn 捆):尊称人妻。犹言令闺。

恙，咽喉烂至于舌，胸膈痞塞不通，牙关紧涩，小溲淋痛，口流紫黑血块，人皆谓其脏腑烂焉。孟英视之曰：恶血毒涎，正欲其出。吹以锡类散，用碗承其口，流出涎血甚多，咽喉、牙环、胸膈皆得渐舒。投以犀角地黄汤，加元参、银花、童溺、藕汁、竹黄、花粉、贝母、石菖蒲之类，渐以向安，继与生津填补而痊。

夏间顾听泉邀孟英视其所亲屠绿堂之恙，孟英曰：阴生可虑。果于夏至前五日而卒。屠之五令郎，患痰嗽者数年，近因悲哀病作，徐某见其嗽甚则吐也，投以参、术之剂，病益甚。闰七月十七夜，绿堂忽示梦云：汝病须延孟英诊视，服温养药可愈。觉而异之，即迓[①] 过诊。孟英曰：此阴虚劳嗽，嗽久而冲气不纳则呕吐，非胃寒也。经言：劳者温之。亦温养之谓，非可以温补施之者。病者见案，更为惊叹，始以父梦告焉，孟英亦为之肃然。方用西洋参、熟地、苁蓉、二冬、茯苓、坎版、牡蛎、紫石英、萎蕤、枇杷叶、橘皮，服之果安。滋阴降气，加以镇摄，乃虚嗽良法，非兼外感者所可用。予谓凡事皆可以感天地格神鬼，况医为性命之学耶？即此一案，可以知孟英之手眼通天，非幸获虚名者所能仰望也。

胡秋纫于酷热时偶有不适，医以柴、葛、香薷散之，反恶寒胸痞，更医用枳、朴、槟榔以泻之，势日剧，延孟英视之。自汗不收，肢背极冷，奄奄一息，脉微无神。曰：禀赋素亏，阳气欲脱，此必误认表证使然。与救逆汤加参、芪，服之渐安。继以补气生津，调理匝月而痊。

陈芰裳患淋久不愈，延至溽暑，邀孟英诊之。曰：易事耳。与补中益气汤而愈，其子荷官，病痞积腹胀，发热干呛，善食黄瘦，便溏溺赤，儿科药广服无功，已将绝望矣。孟英闻而怜之，曰：吾于幼科虽未讨论，姑赠 一方，或有生机也。以黄连、白芍、牡蛎、鳖甲、鸡肫皮、五谷虫、霞天曲、木瓜、山楂、楝实、橘皮、桔梗、旋覆、栀子、丹皮等药投之。作疳疾治。一剂知，旬余愈。

段尧卿之太夫人，患霍乱转筋，年逾七十矣。孟英投自制连朴饮，三啜而瘳。霍乱案甚夥，不遑广采，姑录数则，以示一斑。

石诵羲室，久患痰嗽，诸医药之勿瘳。孟英切其脉曰：非伤风也。与北沙参、熟地、百合、麦冬、贝母、紫菀、萎蕤、枇杷叶、盐水炒橘皮、燕窝，一剂知，数剂已。初秋又患脘痛，上及肩尖，向以为肝气，辄[②] 服破削之品。孟英曰：亦非也。以砂仁、炒熟地、炙橘红、楝实、延胡、枸杞、当归、茯苓、桑椹、蒺藜为方。服之良效，继即受孕矣。眉批：合观二案，其人必阴虚肺燥之质，故用药如此。

石芷卿患感，张某连投柴、葛药，热果渐退，而复热之后，势更孔[③] 甚，乃延孟英诊焉。先以栀、豉、芩、连等药，清解其升浮之热，俟邪归于府，脉来弦滑而实，径用承气汤下之。时其尊人北涯赴瓯，无人敢主其可服否也，另招他医决之，以为太峻，且腹不坚满，妄攻虑变，举家闻之摇惑，暮夜复恳再诊。孟英辨论洋洋，坚主前议，服后果下黑矢。次日大热大汗，大渴引饮，孟英曰：此府垢行而经热始显。与竹叶石膏汤，二剂而安。继以育阴充液，调理而康。

朱某患痢于越，表散荡涤滋腻等药，备尝之矣。势濒于危，始返杭乞孟英诊之。神气昏沉，耳聋脘闷，口干身热，环脐硬痛异常，昼夜下五色者数十行，小溲涩痛，四肢抽搐，时时晕厥。曰：此暑湿之邪，失于清解，表散、荡涤，正气伤残，而邪乃传入厥阴，再以滋腻之品补而锢之，遂成牢不可拔

① 迓（yà 亚）：迎接。

② 辄：文瑞楼本及醉六堂本作“转”。

③ 孔：甚。

之势，正虚邪实，危险极矣。与白头翁汤加楝实、苁蓉、芩、连、栀、芍、银花、石斛、桑叶、橘叶、羚羊角、牡蛎、海蛇、鳖甲、鸡内金等药，大剂频灌，一帖而抽厥减半，四帖而抽厥始息。旬日后便色始正，溲渐清长，粥食渐进。半月后脐间之硬，始得尽消。改用养阴，调理逾月而康。

邻人汪氏妇之父王叟，仲秋患痰嗽不食，气喘不卧，囊缩便秘，心摇摇不能把握，势极可危，伊女浼家慈招孟英救之。曰：根蒂欲脱耳，非病也。以八味地黄汤去丹、泽合生脉，加紫石英、青铅、龙、牡、胡桃肉、楝实、苁蓉投之，大解行而诸恙减，乃去苁蓉、麦冬，服旬日以瘳。初冬邵可亭患痰嗽，面浮微喘，医谓年逾花甲，总属下部虚寒，进以温补纳气之药，喘嗽日甚，口涎自流，茎囊渐肿，两腿肿硬至踵，不能稍立，开口则喘逆欲死，不敢发言，头仰则咳呛咽疼，不容略卧，痰色黄浓带血，小溲微黄而长。许芷卿荐 孟英视之，脉形弦滑有力，曰：此高年孤阳炽于内，时令燥火薄其外，外病或可图治，真阴未必能复。且平昔便如羊矢，津液素干，再投温补，如火益热矣。乃以白虎汤合泻白散，加西洋参、贝母、花粉、黄芩，大剂投之，并用北梨捣汁，频饮润喉，以缓其上僭之火。数帖后势渐减，改投苇茎汤合清燥救肺汤，加海蛇、蛤壳、青黛、荸荠、竹沥为方，旬日外梨已用及百斤而喘始息。继加坎版、鳖甲、犀角，而以猪肉汤代水煎药，大滋其阴而潜其阳。此却不必，以病者难服也，何不另用之。火始下行，小溲赤如苏木汁，而诸证悉平，下部之肿，随病递消，一月已来，共用梨二百余斤矣。适大雪祁寒，更衣时略感冷风，腹中微痛，自啜姜糖汤两碗，而喘嗽复作，口干咽痛，大渴舌破，仍不能眠。复用前方，以绿豆煎清汤代水煮药，始渐向安。孟英谓其乃郎步梅曰：《内经》云：阴精所奉其人寿。今尊翁阴液久亏，阳气独治，病虽去矣，阴精非药石所能继续，况年逾六秩[①]，长不胜消，治病已竭人谋，引年且希天眷，予以脉察之，终属可虞，毋谓治法不周，赠言不早，致有他日之疑成败之论也。

一卖酒人姓陆，极窘而又遭颠沛，久而患一异疾，形消善痒，虱从皮肤而出，搔之蠕蠕，医治莫效。孟英诊曰：悲哀劳苦，阳气受伤，曲蘖浸淫，乃从虫化。与补气药加杉木、桑枝而愈。亦湿热生虫之治法。

陈芰裳之太夫人，陡患呕吐，彻夜不止，次早延孟英诊之。自述因寒而致，孟英知芰裳进场，家无主药之人，若明言属热，必致畏药不服矣。漫应曰：固寒也，而疏方则芩、连、栀、楝，以大苦寒为剂，投之良愈。

张郑封室，娩后即发热，服生化汤二帖，热益炽，而发赤疹。顾听泉诊之，即与清解，三剂不应，欲进犀角地黄汤，而恐病家之狃于产后以生疑也，乃拉孟英质之。诊其脉弦滑而数，面赤热燥，胸闷善悲，肢肿而疼，两肘白泡如扁豆大者数十颗，舌上亦有一颗痛碍食[②] 饮，大便不解，已旬日矣。曰：此不但胎前伏暑，且有蕴毒，而误服生化汤以助其虐，幸初手即用清解，尚不致于昏陷，犀角地黄极是治法，犹恐不能胜任。乃与听泉商加西洋参、滑石、知母、银花、花粉、人中白、蒌仁、竹黄、贝母、桑叶、栀子为剂。其所亲曰：高明断为热证，何以病者虽渴而喜热饮耶？孟英曰：此方中所以多用痰药也。凡胸中有热痰阻碍气机者每如是，不可以其向不吐痰，而疑吾言之妄也。若因此而指为寒证，则祸不旋踵矣。进四帖，始得大解，频吐稠痰，而各恙皆减，饮食渐加。孟英曰：病势虽稳，余热尚炽，苟不亟为清涤，而遽投补益，犹有蓐损之

---

① 秩：十年为一秩。

② 食：吟香书屋本作“水”。

虞。其母家果疑药过寒凉，必欲招专科调治，幸将前方示彼，尚不妄施温补，然隔靴搔痒，纪律全无。旬日后余火复燃，郑封坚恳孟英设法，仍用甘寒疗之。周身肤蜕如蛇皮，爪甲更新，其病之再生也可知。继与滋补真阴而起。

叶昼三患咳逆上气，头偏左痛，口渴不饥，便泻如水，王瘦石荐孟英视之。曰：此肝阴胃汁交虚，时令燥邪外薄。与育阴息风、清燥滋液之法，日以渐安。服及两月，大解反形干结而痊。

郑某吐血盈碗，孟英脉之，右关洪滑，自汗口渴，稍一动摇，血即上溢，人皆虑其脱，意欲补之。孟英曰：如脱惟我是问。与白虎汤加西洋参、大黄炭，一剂霍然。

季秋顾听泉邀孟英视康康侯副转之恙，切其脉滑数，而右歇左促[①]，且肝部间有雀啄，气口又兼解索，望其面宛如薰黄，头汗自出，呼吸粗促，似不接续，坐卧无须臾之宁，便溺涩滞，浑赤极臭，心下坚硬拒按，形若覆碗，观其舌色，边紫苔黄，殊不甚干燥。问其所苦，曰：口渴甜腻，不欲饮食，苟一合眼，即气升欲喘，烦躁不能自持，胸中懊侬，莫可言状。孟英曰：此由湿热误补，漫无出路，充斥三焦，气机为其阻塞而不流行，蔓延日久，津液为之凝滞而成痰饮，不啻人禽杂处，苗莠同畴，邪正混为一家。医见肢冷自汗，不知病由壅闭而然，欲以培正，而邪气方张，得补反为树帜，岂非资寇兵而赍盗粮[②]哉？非其类者锄而去之，乃为吃紧之治。听泉曰：良是也。夏间起病，闻自心悸少寐，杨某以为虚而补之，时尚出差办事，暑湿外侵，受而不觉，迨闱差未竣，其病斯发，而诸医之药，总不外乎温补一途，以致愈补愈剧。今拟温胆法待君可否？孟英曰：脉证多怪，皆属于痰，今胸痞如斯，略无痰吐，盖由痰能阻气，气不能运痰耳。宜于温胆中加薤白、蒌仁，通其胸中之阳；又合小陷胸为治饮痞之圣法；参以栀、豉泄其久郁之热，以除懊侬；佐以兰草，涤其陈腐之气而醒脾胃。听泉深然之。连投二剂，各恙皆减，脉亦略和，而病者以为既系实证，何妨一泻而去之。连服大黄丸二次，承气汤半帖。孟英急止之曰：畏虚进补固非，欲速妄攻亦谬。盖湿蒸为热，灼液成痰，病非一朝一夕而成，治以上下分消为是，不比热邪传府，可一泻[③]而愈也。越日下部果渐肿，孟英曰：攻痞太速之戒，古人不我欺也。与听泉商以前法加黄芩合泻心意，再配雪羹投之，痰果渐吐，痞亦日消，而自腹至足，以及茎囊，肿势日加。孟英谓：势已如此，难以遽消，但从三焦设法，则自上而下，病必无虞。与听泉商用河间桂苓甘露饮意。而姚平泉孝廉，力主崇土胜湿之法，深以寒凉为不可用，众议仍投前日之药。孟英曰：前药原可服也，嫌力不足耳。次日痰中带血甚多，孟英曰：湿热薰蒸不已，自气及营矣。与听泉暨王子能参军，商以知、柏、生地、犀角、鳖甲、白芍、苡仁、贝母、石斛、茅根、麦冬、滑石、栀子、藕汁、童溺，投之而止。逾数日又吐，且肢冷自汗，心馁畏脱。姚平泉谓气不摄血，当主归脾汤以统之。举家皇皇，连请诊脉者三次。孟英曰：脉来屡变，陈芝江所以不能指实其病，而杨、阮诸人，皆疑为大虚之候也。然望闻问切，不可独凭于指下，今溲如赭石汤，浑赤有脚，其为湿热之病，昭昭若揭。初伤于气分，则津液受灼以为痰，渐及于营分，则阴血不安而妄溢，邪气内盛，岂非病实，而真实类虚，吾不受病之欺也。坚守前议，静镇不摇，服二剂果止。孟英曰：血之

---

① 右歇左促：文瑞楼本及醉六堂本均作“左歇右促”。

② 赍(jī)盗粮：赍，以物送人。以粮食给盗贼。比喻助人为恶或行动有利于敌人。

③ 泻：吟香书屋本作“荡”。

复吐也，由于气分之邪以扰及也，欲清气道之邪，必先去其邪所依附之痰。盖津液既为邪热灼烁以成痰，而痰反即为邪热之山险也，不妨峻攻其实，而缓行其势。眉批：前云不可妄攻，此又投峻下之剂，何也？盖前徒攻其热，故不中病而致生他证，此则直攻其痰，始能与病相当也。初进滚痰丸三钱，得下泄气一次。副转云：四十日来未有之通畅也。连投数日，始解胶痰黑矢多遍，而小溲亦渐清长，苔色亦退，寝食遂安，惟下部之肿犹尔也。马香崖、陆虚舟皆主实脾行水之法，孟英曰：谛参脉证，病不在脾，况善饥便燥，口渴溺多，吾方虑转消证，亟投甘润之不遑，恶可渗利伤阴，补土劫液耶？且脾虚下陷之肿，与湿盛而肿之肿，其膝之上下内外形势，必然相贯。今膝之上下内外凹凸迥判，毫不毗连，盖由湿热所酿之痰饮，既误补而痞塞中焦，复妄攻以流窜隧络，所谓不能一荡而蠲，势必旁趋四射，吾当以法取之。会又咳痰带血，而精神食饮如常。孟英曰：无恐也，此乃前次嚼三七太多，兜涩留瘀，最不宜用，吐而去之极妙，但须金水同治，冀咳止而血络不震动为要耳。与甘露饮加藕汁、童溺服之。四剂而止，咳嗽亦宁。于是专治其下部之肿以固本，加知、柏、贝母、花粉、旋覆、橘络、丝瓜络、羚羊角、楝实、葱须、豆卷、薏苡、竹沥，出入为剂。二三贴间，其高突隆肿之处，即觉甚痒，搔之水出如汗，而作葱气。六七日后，两腿反觉干瘦燥痛，茎囊亦随之而消矣。孟英曰：用此润药消肿，尚且干痛咽燥，设从他议而投燥脾利水之法，更当何如哉？盖寒湿则伤阳，热湿则伤阴，血液皆阴也。善后之法，还宜滋养血液，稍佐竹沥以搜络中未净之痰，使愈后不为他日之患，更属法中之法。服之饮食中节，便溺有权，幸无消渴之虞，而竟愈焉。

广孔愚司马，久患溏泄，而舌黑气短，自春徂[①] 冬，治而不效。孟英视之，曰：劳心太过，阳烁其阴，人见其溏泄，辄与[②] 温中，不知肺受火刑，气失清肃，而短促于上，则水源不生，自然溺少便泻矣。投以肃肺清心、凉肝滋肾之法，果得渐瘳。

周菊生令正，患少腹痠坠，小溲频数而疼，医投通利不效，继以升提温补，诸法备试，至于不食不寐，大解不行，口渴不敢饮水，闻声即生惊悸。孟英脉之曰：厥阴为病也，不可徒治其太阳。先与咸苦以泄其热，续用甘润以滋其阴，毫不犯通渗之药而愈。

---

① 徂(cú)：往，到。

② 与：文瑞楼本作“投”。

王氏医案续编

（原名仁术志）

清·王孟英　著

目　　录

序　一

甲辰春，予馆于苏抚孙赏谷亲家署中，偶见《回春录》二卷，乃吾畏友王君之医案也。亟为卒读，因叹孟英抱用世之才，工寿世之术，周君辑而存之，其功大矣，其传必矣。或疑案中多引而未发之言，似非嘉惠来兹之道，余谓不然。夫医者意也，昔人云：吾意所解，口不能宣，讵[①]有所吝而不言耶？录其已言，垂为后世法，辑案者之意也；求所未言，默契作者意，读案者之法也。试以此质之孟英，必以余为善读焉。后之览者，将更有好学深思，心知其意，而为之注释。其书神明，其法以宏，其寿世之道，奚止善读如余而已哉！惟余老矣，没世无称圣人所疾，羡周君之先我，著鞭敢不勉为追步，以期附骥而彰。爰采今年耳目所及之如干案，志诸剞劂[②]。且回春之名，似与《万病回春》相袭，乃题其篇曰：《仁术志》。袁子所谓尧、舜之政，周、孔之教，神农之药，皆术也，皆所以行其仁也。推广仁术，是所望于续刻之君子。

① 讵(jù)：岂。
② 剞劂：雕板，亦指书籍。

序 二

古王者虑民之疾痛夭札也，而设医官予之禄，使士人为之綦善也。降自后世，民不聊生，于是去而为医以糊余口，问之医盖茫如，此非生民之灾乎？孟英志古之士也。尊甫𨖷沧先生喜施予，捐馆[①]之日，家赤贫，赖母夫人以俭勤支拄，孟英孤露，辄思自异，精于医，非所志也。故尝披览坟索[②]，慨慕古人，落落自喜，其胸次有如此。而余则窥其处己之私，有较然不欺者。如与弟同财，事母无私蓄，交友不负平生之言，数端者于古人为难，其他隐德细行，可无论也。今年春，儿妇产后病剧，诸医罔效，孟英自江右归，而五阅月之锢患以释。夫自来操术之奇，或富有著述，或独行堪师，见诸志乘者，代不过数人。若孟英兼而有之，其必传无疑。顾[③]予独慨乎今之世去古日远，而士之有志于古者，不能不挟术以与今游，则几何而不以今之医混之也？然则孟英亦慎持此志乎哉！孟英向有《回春录》医案行世，张君柳吟复辑近案，名曰《仁术志》，余参与其事，今将续梓，谨以余所知其人者，录其大概焉以序。

庚戌七月仁和赵梦龄

---

① 捐馆：谓死后捐弃所居也。今谓人死曰捐馆。

② 坟索：古之典籍，即三坟八索。三坟，三皇之书；八索，素王之法。

③ 顾：岂也。

序　三

医之道难言矣，非有绝人之智，则不克澈其精深；非有济世之仁，则不肯殚[①] 其心力。仁且智矣，而无著述以传，则泽及一时，而勿能垂百世，此轩岐所以有著述也。古者医必三世，治尚十全。医者皆深通是道，故《内经》之书，简奥不繁，至汉张机始备方，至宋许叔微始有医案。由后世以医为市业者多，而知者愈少，不得不详述医案，俾循途不误，亦仁人之用心也。叔微之后，张杲有《医说》，明孙泰来辑其父一奎之治验，陈桷记其师汪机之治验，并为医案，江瓘复有《名医类案》，国朝魏之琇续之，此皆宅心仁智，非炫世弋名者，故其书至今重焉。余家杭州五十载，阅医多矣，求其能通《内经》者盖鲜，能自述其治验者，则未尝有也。后交王君孟英，而得见其书，心窃异之。今闻杨君素园将为续梓，余不知孟英之学，于仲景何如也？若以继叔微诸君之书，诚无愧矣！故为之序。孟英内行之笃，治术之精，已见杨、赵序中，不复赘云。

庚戌七月既望秀水庄仲方

---

① 殚（dān 单）：竭尽。

例 言

一孟英医案，周氏采自甲申迄于癸卯，凡二十年治验，仅得二卷。其遗漏必多，然不遑[①] 补辑，兹起甲辰，仍仿编年之例，以便逐年采续。

一详载姓字，信而可征，此前例当遵，非浪费笔墨。第见闻有限，难免遗珠，还望四方同志，广为搜罗也。

一《回春录》所载杂证之案为多，感证之案间及而已，良以感证方治，每多相似，周氏不谙斯道，谅难鉴别，而孟英于内伤外感，无所不长，至于治温，尤推巨擘。兹编于温证治案，不忍多删，读者须于大同小异之中，澄心研究，自可悟其微妙也。

一孟英之案，不徒以某方治愈某病而已，或议病，或辨证，或论方药，或谈四诊，至理名言，随处阐发；或繁或简，或浅或深，别有会心，俱宜细玩。

一案中有直用古方者，是胸有成竹，信手拈来，头头是道也。有不用古方之药，而用其意者，盖用药如用兵，不能执死方以治活病也。有竟不用古方者，乃良药期于利济，不必期于古方也。苟非读书多而融会贯通于其心，奚能辨证清而神明化裁出其手？天机活泼，生面别开，不愧名数一家，道行千里矣。

一同人辑此，原为开医家之智慧，扩病者之生机，非有利心，翻刻不究，但须校对真确，庶不贻误后人。

---

① 遑（huáng 皇）：闲暇。

王氏医案续编卷一　原名《仁术志》

浙西王士雄孟英医案

山左张　鸿柳吟手辑

高若舟偶患腹胀，医投温运，渐至有形如痞，时欲冲逆吐酸，益信为虚寒之疾。温补之药备尝，饮食日减，其痞日增，肌肉渐消，卧榻半载。甲辰春，迓[①]孟英诊。脉沉弦而软滑，大解不畅，小溲浑短，苔色黄腻。乃肝郁气结，郁则生热，补则凝痰。与栀、楝、萸、连、元胡、乌药、旋、枳、鸡金、鳖甲、茹、橘、苓、夏等药。服之证虽递减，时发寒热，四肢痠痛，或疑为疟。此少阳之气，郁而欲伸之象。孟英曰：此气机宣达，郁热外泄，病之出路，岂可截乎？参以秦艽、柴胡、豆卷、羚羊、蚕砂、桑枝之类，迎而导之。清热涤饮，条达肝气，允属合法。人皆疑久病元虚，药过凉散，而若舟坚信不疑，孟英识定不惑。寒热渐息，攻冲亦止。按其腹尚坚硬，时以龙荟滚痰丸缓导之，峻药缓投法。饮食递加，渐次向愈。若舟善作隶，因集诗品书一联，以赠孟英云：古镜照神，是有真宰；明漪绝底，如见道心。盖颂其隔垣之视也。

赵听樵室，高若舟之妹也。去冬偶患脘痛，黄某治之，渐增头疼眩晕，气逆呕吐，痰多不寐，便溏不食，经事不行，脘痛而过投香燥，亦能致此证，况误投温补乎？始谓其虚。三月后又疑为娠，诸药遍试，病日以进。若舟延孟英脉之，左弦而数，右滑以驶。曰：病药耳，旬余可瘳。赵疑大病小视，不服其方。越半月，病者颈软头难举。医谓天柱已倒，势无望矣。若舟闻之，复恳援于孟英。疏方仍是前诊之法。赵问：此病诸医束手，大剂补药，尚无寸效，而君两次用药，皆极清淡，虽分两颇重，亦焉能有济乎？孟英曰：子何愚耶？药惟对证，乃克愈病，病未去[②]而补之，是助桀也。病日加而补益峻，是速死也。原彼初意，非欲以药杀人，总缘医理未明，世故先熟，不须辨证，补可媚人，病家虽死不怨，医者至老无闻，一唱百和，孰能挽此颓风！令壶体质虽丰，而阴虚有素，是以木少水涵，肝阳偏盛，上侮于胃，则为脘痛，斯时投以酸苦泄肝，甘凉养胃，叶氏独得之秘。数日而愈矣。乃温补妄施，油添火上，肺津胃液灼烁无余，怒木直升，枢机窒塞，水饮入胃，凝结为痰，虽见证多端，皆气失下降，岂可指眠食废以为劳，月汛爽而为妊耶？予以大剂轻淡之品，肃清气道，俾一身治节之令，肝胆逆升之火，胃府逗留之浊，枢机郁遏之热，水饮凝滞之痰，咸得下趋，自可向愈。不必矫枉过正，而妄以硝、黄伤正气。所谓药贵对证，而重病有轻取之法，非敢藐视人命，故将疲药塞责也。赵极感悟。投匕即效，逾旬果安。又一月经至，嗣与滋养，康复如常。越二载又病，复惑于黄某，而孟英之功

① 迓（yà）：迎接。

② 去：文瑞楼本、醉六堂本均作“愈”。

尽堕，惜哉！

马某，年三十余，素用力。患发热恶寒，肢振自汗，少腹气上冲胸，头疼口渴。孟英诊曰：卫虚风袭，而络脉久伤，肝风内动。与建中去饧，建中之力在饴糖，今去饴糖，仍是桂枝法，加龙、牡、石英、苁蓉、楝实、桑枝，数帖而痊。眉批：发热恶寒，头疼自汗，皆桂枝证。此人必津液素亏，因汗出而益耗其津，故肝失所养而上冲，肺[①] 胃失所养而口渴也。

李燕标参戎，于癸夏将欲赴都，馆于石北涯家。项后患疽，外科佥云不治。孟英荐老医朱嵩年疗之渐安。孟英偶诊其脉，谓北涯曰：李证有可愈之机，脉难久享其年。北涯惊问所以，孟英曰：左尺坚搏，真阴已伤，非善象也。既而告痊北上，今春果卒于京。

李叟，年越古稀，意欲纳妾，虽露其情，而子孙以其耄且瞽也，不敢从。因此渐病狂惑，群医咸谓神志不足，广投热补之药，愈服愈剧，始延孟英诊之。脉劲搏指，面赤不言，口涎自流，力大无制。曰：此禀赋过强，阳气偏盛，姑勿论其脉证，即起病一端，概可见矣。如果命门火衰，早已痿靡不振，焉能兴此念头。医见其老，辄疑其虚，须知根本不坚实者，不能享长年，既享大寿，其得于天者必厚，况人年五十，阴气先衰。徐灵胎所谓千年之木，往往自焚，阴尽火炎，万物皆然。去冬吾治邵可亭，孤阳喘逆，壮水清火之外，天生甘露饮，灌至二百余斤，即梨汁也，病已渐平，仅误于两盏姜汤，前功尽堕。可见阴难充长，火易燎原。今附、桂、仙茅、鹿茸、参、戟、河车等药，服之已久，更将何物以生其涸竭之水而和其亢极之阳乎？寻[②] 果不起。

程燮庭乃郎芷香，今春病温，而精关不固，旬日后陡然茎缩寒颤。自问不支，人皆谓为虚疟，欲投参、附。孟英曰：非疟也。平日体丰多湿，厚味酿痰，是以苔腻不渴，善噫易吐，而吸受风温，即以痰湿为山险，乘其阴亏阳扰，流入厥阴甚易，岂容再投温补以劫液，锢邪而速其痉厥耶？伊家以六代单传，父母深忧之，坚求良治。孟英曰：予虽洞识其证，而病情轇轕[③]，纵有妙剂，难许速功，治法稍乖，亦防延损，虽主人笃信，我有坚持，恐病不即瘳，必招物议，中途歧惑，其过谁归？倘信吾言，当邀顾听泉会诊，既可匡予之不逮，即以杜人之妄议。程深然之。于是王、顾熟筹妥治。午后进肃清肺胃方，以解客邪，蠲痰湿而斡枢机；早晨投凉肾舒肝法，以靖浮越，搜隧络而守关键。病果递减。奈善生嗔怒，易招外感，不甘淡泊，反复多次。每复必茎缩寒颤，甚至齿缝见紫血瓣，指甲有微红色，溺短而浑黑极臭。孟英曰：幸上焦已清，中枢已运，亟宜填肾阴，清肝热。以西洋参、二冬、二地、苁蓉、花粉、知、柏、连、楝、斛、芍、石英、牡蛎、龟板、鳖甲、阿胶、鸡子黄之类，相迭为方，大剂连服二十余帖，各恙渐退。继以此药熬膏晨服，午用缪氏资生丸方，各品不炒，皆生晒研末，竹沥为丸，枇杷叶汤送下。服之入秋，始得康健。孟英曰：古人丸药皆用蜜，最属无谓，宜各因其证而变通之，此其一法也。眉批：此四损证之最重者，治稍不善，变证纷如[④]，便不可保，此案深可为法。

翁嘉顺室，娩后发热，竹林寺僧治之不应，温、龚二医，皆主生化汤加减，病益剧。请孟英诊之，脉软滑微数。曰：素体阴亏，热自内生，新产血去，是以发热。惟谵妄昏瞀，最是吓医之证，渴喜热饮，宛似虚寒之

① 肺：文瑞楼本作“脾”。
② 寻：旋即，不久。
③ 轇(jiāo交)轕：交错纠缠。
④ 纷如：文瑞楼本作“百出”。

据。宜其猜风寒而表散，疑瘀血以攻通，帖帖炮姜，人人桃、桂，阴愈受劫，病乃日加。眉批：凡痰饮内盛之人，服寒热药，皆如石投水，人皆以为禀赋之异，不知皆痰饮为患也。幸而痰饮内盛，津液未致涸竭，与蠲饮六神汤去橘、半，加西洋参、生地、花粉、竹茹、知母、生白芍为剂。数日而瘳。逾旬复发热，或疑凉药之弊，或谓产蓐成劳，众楚咻之，病渐进矣！其小姑适吴氏者，向役于冥曹，俗谓之活无常，偶来探病，忽仆地而僵，口中喃喃。或问汝嫂病何如？答云：须服王先生药。人皆异之。次日仍乞诊于孟英。曰：脉浮数而弦，是风温也，与前病异。便泻无溺，肺热所迫，大渴无苔，胃汁受烁。亟与天生建中汤频灌，即蔗汁也。药主大剂甘凉，果得津回舌润，渐以痊可。病染于姑，孟英诊曰：高年阴气太亏，邪气偏盛。“玉版论要”云：病温虚甚死。言人之真阴甚虚，曷足以御邪热而息燎原，可虞在两候之期乎？至十四天果殒。而嘉顺亦染焉，初发热即舌赤而渴，脉数且涩，孟英曰：非善证也。盖阴虚有素，值忧劳哀痛之余，五志内燔，温邪外迫，不必由卫及气，自气而营。急与清营，继投凉血，病不稍减。且家无主药之人，旁议哗然。幸其旧工人陈七，颇有胆识，力恳手援。孟英曰：我肠最热，奈病来颇恶，治虽合法，势必转重。若初起不先觑破，早已殆矣。吾若畏难推诿，恐他手虽识其证，亦无如此大剂，车薪杯水，何益于事！吾且肩劳任怨，殚心尽力以图之。病果日重，昏瞀耳聋，自利红水，目赤妄言。孟英惟以晋三犀角地黄汤，加银花、石膏、知、斛、栀、贝、花粉、兰草、菖蒲、元参、竹沥、竹茹、竹叶、凫茈、海蛇等出入互用。至十余剂，舌上忽布秽浊垢苔，口气喷出，臭难向迩[①]，手冷如冰，头面自汗，咸谓绝望矣。孟英曰：生机也。彼阴虚，热邪深入，予一以清营凉血之法，服已逾旬，始得营阴渐振，推邪外出，乃现此苔。惟本元素弱，不能战解，故显肢冷，而汗仅出于头面，非阳虚欲脱也。复与甘寒频灌。越三日，汗收热退，苔化肢温。自始迄终，犀角共服三两许，未犯一毫相悖之药。且赖陈七恪诚，始克起九死于一生。继以滋阴善后而康。眉批：三江地气卑湿，天时温暖，伤寒之证绝少，最多湿温、风温之证。又人体质柔脆，不任荡涤之药，故惟以甘寒清解之剂，渐次搜剔，斯邪去而正不伤。若在北方，刚坚之体，此等药虽服百剂，亦若罔知，非加硝、黄荡涤，邪终不去。故叶氏之法，擅誉江浙；而吴氏之方，驰名幽冀。易地则皆然，亦智者之因地制宜也。

翁嘉顺之妹，亦染病，势极危。因役于冥曹，自以为不起。孟英曰：年壮阴充，药治不谬，焉能死乎？昔人云：见理明者，阴阳五行不能拘。吾当以理胜数。遂按法治之，病乃日减，且慎寒暄，节饮食，守禁忌，调治二旬，果然康健。又其姑亦病温，初不服药，七日外始迓孟英诊之。曰：此病邪虽不盛，第频吐涎沫，不能出口，须以手撩，不饮不食，不便不眠，或多言不倦，或久问不答，是七情郁结，气久不舒，津液凝痰，邪得依附，治之中肯，尚难即愈，不药而待，病从何去？遂于清解方中寓蠲痰流气、通胃舒肝之品。交十四日而热退，又数日痰沫渐少，又旬日大解始行，粥食日加而愈。此治一法直贯到底，不但不犯一分温燥升补之药，而滋腻入血之品，亦皆避之，尚须三十剂奏绩。若病家不笃信，医者不坚持，旁人多议论，则焉克有济耶！然非乃媳前车之鉴，亦未必遽尔任贤不贰也。

沈东屏年逾八秩，患腹胀便秘。孟英诊曰：耄年脉实，天畀[②]独厚，证属阳结，

① 迩（ěr尔）：近也。

② 畀（bì）：给予，付与。天畀，即天赋。

法宜清火。与西洋参、石膏、白芍、知母、花粉、桑皮、杏仁、橘皮、枳壳、甘草，送更衣丸。四剂而愈。设投别药，势必迁延而败。人亦谓天年之得尽，断不料其药治之误也。后四年始殁[①]。夏间，汪湘筠明府，因食肉病胀，医谓老年气弱火衰，辄投温补，直至腹如抱瓮，始延孟英视之，弥留已极，不可救药矣！

顾石甫宰娄县患恙，医治日剧，解任归，求诊于孟英。脉见左寸如钩。曰：病不能夏矣！许子双适至，闻而疑之，谓此证气逆血溢，腹胀囊肿，宛似上年康康侯之疾，若以外象观之，似较轻焉，胡彼可愈，而此勿治耶？孟英曰：彼为邪气之壅塞，脉虽怪而搏指不挠，证实脉亦实也；此为真气之散漫，脉来瞥瞥如羹上肥，而左寸如钩，是心之真藏见矣。壅塞可以流通，散漫不能收拾，客邪草木能攻，神病刀圭莫济，证虽相似，病判天渊，纵有神丹，终无裨也。季春果殁。

孙氏女，年将及笄，久患齿衄，多医莫疗。孟英诊曰：六脉缓滑，天癸将至耳。与丹参、生地、桃仁、牛膝、茯苓、白薇、滑石、茺蔚子。亦治倒经之法。一剂知，数日愈。寻即起汛，略无他患。

遂安余皆山贰尹，起复赴都，道出武林而患疟。范某云：春寒所致，用辛温散之。来某谓酒湿之疴，治以五苓，且杂参、归、姜、枣之类。病乃日甚。旬日后，脘闷腹胀，便秘气逆，躁渴自汗，昏瞀不瞑。亟迎孟英视之。曰：蕴湿固然，而温风外袭，已从热化，何必夏秋始有热疟耶？清解之法，十剂可安。服之果效，旬日径瘥。

朱念民患泄泻，自谓春寒偶薄而饮烧酒，次日转为滞下，左腹起一痞块，痢时绞痛异常。孟英曰：阴虚木燥，侮胃为泄，误饮火酒，怒木愈张，非寒也。亟屏辛温之物，用白头翁汤加芩、楝、栀、连、海蛇、银花、草决明、枳椇子、绿豆皮。十余剂而愈。

锁某，弱冠吐血。杨医连进归脾汤，吐益甚。孟英视之，面有红光，脉形豁大，因问曰：足冷乎？探之果然。遂与六味地黄汤送饭丸肉桂心一钱，覆杯而愈。眉批：此虚火上炎之证，归脾中参、芪性皆上升，故吐益甚。易以引火归原之法，斯愈矣。

沈裕昆室，偶发脘痛，范某与逍遥法，痛颇止，而发热咽痛，邀顾听泉视之，知感温邪，与清散法。疼已而热不退。七日后，目闭鼻塞，耳聋肢搐，不言语，不饮食，顾疑证险，愿质之孟英。而沈之两郎，乃[②]从王瘦石学，因请决于师，瘦石亦谓孟英识超，我当为汝致之。时已薄暮，乃飞刺[③]追邀。比孟英往诊，见其外候如是，而左手诊毕即缩去，随以右手出之，遽曰：非神昏也。继挖牙关，察其苔色白滑，询知大解未行。曰：病是风温，然不逆传膻中，而顺传胃府，证可无恐。听泉学问胜我，知证有疑窦，而虚心下问，岂非胸襟过人处。但温邪传胃，世所常有，而此证如是骇人者，因素有痰饮，盘踞胃中，外邪入之，得以凭藉，苔色之不形黄燥者，亦此故耳，不可误认为寒。夫温为热邪，脉象既形弦滑以数，但令痰饮一降，苔必转黄，此殆云遮雾隐之时，须具温太真燃犀[④]之照，庶不为病所欺。且昔人于温证仅言逆传，不言顺传，后世遂执定伤寒在足经，温热在手经，不知经络贯串，岂容界限！喻氏谓伤寒亦传手经，但足经先受之耳。吾谓温热亦传足经，但手经先受之耳。一隅三反，既有其逆，岂无其

---

① 殁(mò末)：吟香书屋本、醉六堂本均作“没”。

② 乃：吟香书屋本、文瑞楼本、醉六堂本均作“皆”。

③ 刺：用篙撑船。

④ 燃犀：《元和郡县图志》卷二十八：“温峤(太真)至牛渚，燃犀照诸灵怪。”按此为古之传说，后借用为洞察奸邪之意。

顺？盖自肺之心包，病机渐进而内陷，故曰逆；自肺之胃府，病机欲出而下行，故曰顺。今邪虽顺传，欲出未能。所谓胃病，则九窍不和，与逆传神昏之犀角地黄汤证大相迳庭。郭云台云：胃实不和，投滚痰而非峻，可谓治斯疾之真诠。遂疏小陷胸合蠲饮六神汤，加枳、朴，以芦菔煮水煎药，和入竹沥一杯，送下礞石滚痰丸四钱。沈嫌药峻，似有难色。孟英曰：既患骇人之病，必服骇人之药，药不瞑眩，厥疾勿瘳，盍再质之瘦石、听泉乎？沈颔之。王、顾阅方，佥以为是。且云：如畏剂重，陆续徐投可也。翌日，孟英与听泉会诊，诊脉证不甚减，询知昨药分数次而服。孟英曰：是势分力缓之故也，今可释疑急进，病必转机。听泉深然之，病家亦胆壮矣。如法服下，黎明果解胶韧痰秽数升，各恙即减，略吐语言，稍啜稀粥，苔转黄燥。药改轻清，渐以向安。嗣与育阴柔肝而愈。

朱氏妇，素畏药，虽极淡之品，服之即吐。近患晡寒夜热，寝汗咽干，咳嗽胁疼。月余后，渐至减餐经少，肌削神疲。始迓孟英诊之。左手弦而数，右部涩且弱，曰：既多悒郁，又善思虑，所谓病发心脾是也。而平昔畏药，岂可强药再戕其胃，诚大窘事。再四思维，以甘草、小麦、红枣、藕四味，妙想可以益人神志[①]。令其煮汤频饮勿辍。病者尝药大喜，径日夜服之。逾旬复诊，脉证大减。其家请更方。孟英曰：毋庸。此本仲圣治藏燥之妙剂，吾以红枣易大枣，取其色赤补心，气香悦胃，加藕以舒郁怡情，合之甘、麦，并能益气养血，润燥缓急，虽若平淡无奇，而非恶劣损胃之比，不妨久任，胡可以果子药而忽之哉！恪守两月，病果霍然。

江某，年三十余，忽两目发赤，牙龈肿痛，渐至狂妄，奔走骂人，不避亲长，其父皇皇，求孟英诊焉。脉大而数，重按虚散。与东洋参、熟地黄、辰砂、磁石、龙齿、菖蒲、枣仁、琥珀、肉桂、金箔、龙眼肉为剂，投匕即安，翼日能课徒矣。眉批：昔余友彭香林患此证，医虽知其虚，而治不如法，竟以不起。今读此案，弥增惋叹！

金禄卿室，沈裕昆之女也。患温，顾听泉连进轻清凉解，而病不减。气逆无寐[②]，咳吐粘痰，舌绛咽干，耳聋谵语。旬日外始延[③]孟英诊焉。曰：体瘦，脉细数，尺中更乱，竟是阴气先伤，阳气独发，所谓伤寒偏死下虚人。譬之火患将临，既无池井，缸贮又空，纵竭心力，曷能有济？再四研诘，乃知发热前一日，陡然带下如崩，是真液早经漏泄矣。否则，药治未讹，胡反燎原益炽？痉厥之变，不须旋踵。禄卿坚恳勉图。孟英以西洋参、生地、二冬、二至、元参、犀角、黄连、鸡子黄、知母为方，另用石斛、龟板、鳖甲各四两，左牡蛎一斤煮汤代水煎药。顾听泉又加阿胶。且云：我侪用此育阴镇阳，充液息风大剂，焉能津枯风动，痉厥陡生乎？服两剂果不能减。后惑旁言而祷签药，附、桂、干姜，罔知顾忌，径至四肢拘挛而逝。是误药速其毙，而增其惨也。继而，裕昆患湿温，亦犯重暍而亡。

一妪，患右腰痛胀欲捶，多药不效。孟英视其形虽羸瘦，而脉滑痰多，苔黄舌绛。曰：体虚病实，温补非宜。苟不攻去其疾，徒以疲药因循，则病益实，体益虚，糜帑[④]劳[⑤]师，养成寇患，岂治病之道哉？先以雪羹加竹茹、楝实、绿萼梅、杏仁、花粉、橘红、茯苓、旋覆花，送控涎丸，服后果下胶痰。三进而病若失，嗣与调补获痊。

杨氏妇，孀居，患泻，久治不瘥。孟英

---

① 志：醉六堂本作“智”。
② 寐：文瑞楼本、醉六堂本均作“味”。
③ 延：吟香书屋本、文瑞楼本、醉六堂本均作“逆”。
④ 帑（tǎng 倘）：国库所藏金帛。
⑤ 劳（láo）：慰劳。

曰：风木行胃也。彼不之信，另招张某，大进温补，乃致腹胀不食，夜热不眠，吐酸经秘，头疼如劈。复迄孟英视之。先投苦泄佐辛通以治其药，嗣以酸苦息风安胃，匝月乃瘳。续与调补，汛至而康。

魏翎谷浼孟英视其郁甥之病。热逾半月，自胸次胀及少腹，痛而不可抚摩，便秘溺赤，舌黑口干，自汗烦躁，六脉弦强无胃。曰：此恙酷似伤寒大结胸证，结胸烦躁，无药可治。越二日便行而殁。孟英曰：伤寒之邪在表，误下则邪陷而成结胸，未经误下，不为结胸。湿热之邪在里，逆传于心包，而误汗则内闭以外脱；顺传于胃府，而误汗则盘踞而结胸。前人但云：误汗劫夺胃汁而未及于结胸者，因结胸证不多见耳。然亦不可不知也，故谨识之。郁病初起，某医用葛根一剂，继则胡某之柴、葛、羌、防十余剂，酿成是证。眉批：温病忌误汗，不忌误下，以汗则津涸而热益炽，下则热势可藉以少减也。

施氏妇，产后四肢串痛，药治罔效，医谓其成瘫痪矣。延已逾月，丐孟英视之。膏药遍贴，呻吟不息。脉数而洪，舌绛大渴。曰：此非风湿为病，膏药亟为揭去。近日服药，谅皆温补祛风之剂，营血耗伤，内风欲动，势将弄假成真。且吾向见其体丰血旺，何以娩后遽患斯疾？必生化汤、砂糖、酒之类所酿耳。其父倪某目虽瞽，闻而笑云：君诚天医也。小女服过生化汤二帖，赤沙糖八斤，从此渐病，不识尚可起废图全否？孟英曰：幸其体足于阴，恢复尚易，若阴虚血少之人，而蹈此辙，虽不即死，难免不成蓐损。因投大剂凉润壮水之药。一剂知，旬日安，匝月起。

王士乾室，素多郁怒，气聚于腹，上攻脘痛，旋发旋安。花甲外病益甚，医治益剧。李西园荐孟英视之。曰：此非人间之药所能疗矣。辞不与方。其夫、子及婿环乞手援。孟英曰：既尔，吾当尽力以冀延可也。然腹中聚气为瘕，攻痛呕吐，原属于肝。第病已三十载，从前服药，谅不外乎温补一途。如近服逍遥散最劫肝阴，理中汤极伤胃液，用古方不可不知此意。名虽疗疾，实则助桀。人但知呕吐为寒，而未识风阳内煽，水自沸腾。专于炉内添薪，津液渐形涸竭。奈医者犹云水已不吐，病似渐轻，是不察其水已吐尽，仅能哕逆空呕，所以不能纳谷。便秘不行，脉弦无胃，舌痿难伸，蕴隆虫虫，何所措手！可谓女人亦有孤阳之病矣。勉以西洋参、肉苁蓉、麦冬、葳蕤、生白芍、石斛、竹茹、柏子霜、紫石英为方，猪肉煮汤煎药，和入青蔗浆、人乳。服后呕哕皆止，人以为转机。孟英曰：譬草木干枯已久，骤加灌溉，枝叶似转青葱，奈根荄槁矣，生气不存，亦何益耶！继而，糜粥渐进，颇思肉味，其家更喜以为有望。孟英曰：且看解后何如？越数日，大便颇畅，殊若相安，亟迓复诊。孟英曰：枉费苦心矣。脉不柔和，舌不润泽，审病者宜识此二语。虽谷进便行，而生津化液之源已绝，药石焉能于无中生有哉！夏至后果殒。

五月下旬，天即酷热异常，道路受暑而卒死者甚多，即古所谓中暍也。而不出户庭之人，亦有是病，延医不及，医亦不识此证。虽死身不遽冷，且有口鼻流血者。孟英曰：是暑从吸入，直犯心藏也。惟新产妇人，阴血大去，热邪易袭，故死者尤多。奈愚者不知因时制宜，尚扃[①]其窗户，幕以帘帏，环侍多人，皆能致病。又粗工不察天时人秉之不齐，动辄生化汤，以致覆杯而毙者比比，即砂糖、酒亦能杀人，不可不慎。孟英曰：六一散既清暑热，又行瘀血，当此酷暑之令，诚为产后第一妙方，特为拈出，幸救将来。孟英曰：吾闻姚氏妇，妊已临

① 扃(jiong)：门窗箱柜上的插关。

月，腹中作痛，家人谓其将娩，急煎参汤令服。服后痛益甚，忙唤稳婆至，已浑身赤斑，喘逆昏狂，虽知受暑，竟不及救。又曹氏妇，亦怀妊临月腹痛，家人疑其欲产而煎参汤。迨汤成痛已止，察其情景，知不即娩。然炎威甚烈，参汤久存欲坏，其姑云：妇既未娩，岂可服参滞胎？我体素虚，常服补剂，参汤定亦相宜。遂服之，甫下咽即觉气闷躁扰，霎时危殆，多方拯治，逾刻而终。予按：富贵人之死于温补者，固为常事。当酷暑之令，漫不少惩，诚下愚之不可移矣。附录于此，以冀司命之士，鉴而戒之。

酷暑[①]之际，疟疾甚行，有储丽波患此。陆某泥今岁寒水司天，湿土在泉，中运又从湿化，是以多疟，率投平胃、理中之法，渐至危殆。伊表兄徐和圃荐孟英视之。热炽神昏，胸高气逆，苔若姜黄，溺如赭赤，脉伏口渴，不食不便。曰：舍现病之暑热，拘司气而论治，谓之执死书以困治人，幸其体丰阴足，尚可救药，然非白虎汤十剂不能愈也。和圃然之。遂以生石膏、知母、银花、枳、贝、黄连、木通、花粉、茹、芩、杏、斛、海蛇、竹叶等，相迭为方。服旬日，疟果断。

外甥庄迪卿，患疟，大渴而喜热饮，脘闷脉伏，苔腻欲呕。孟英曰：蕴湿内盛，暑热外侵，法当清解，然脉证如是，乃痰阻气道使然，清之无益，温之助桀，宜以礞石滚痰丸先为开导。服后痰出甚多，脉即见弦滑而数，呕止胸舒，苔形黄燥。与石膏、知母、连、朴、杏、橘、半、茯、滑、斛、菖蒲、花粉等而安。眉批：论证论治，俱极明透。

庄晓村，芝阶姊夫之侄孙也。馆于金愿谷舍人家，病疟。孟英曰：吸受暑热，清涤即瘳。阅数日，疟作甚剧，目赤狂言，汗如雨下。居停大惊，闻服凉剂，疑为药误。亟速孟英至，正在披狂莫制之时。按其脉洪滑无伦，视其舌深黄厚燥，心疑其另服他药之故，而扑鼻吹来一阵姜枣气。因诘曰：得无服姜枣汤乎？曰：恣饮三日矣。孟英即令取西瓜一枚，解暑妙品。劈开，任病者食之，方从白虎，而生石膏用一两六钱，病即霍然。逾六年以他疾亡。继有陈仰山如君患疟，孟英连与清暑法，病不少减。孟英疑亦姜枣汤所致，询知果然，亟令屏绝，遂愈。余如汪子宽、魏云裳、胡秋纫等暑疟治案，皆以白虎化裁，案多不备载，录此以备[②]读者之隅反焉。

陈某，自黔来浙，一小儿发热肢搐，幼科与惊风药，遂神昏气促，汗出无溺。适孟英至而视之。曰：暑也。令取蕉叶铺于泥地，与儿卧之。投以辰砂六一散，加石膏、知母、西洋参、竹叶、荷花露。一剂而瘳。继有胡氏女病略同，儿科云不治，因恳于孟英，亦以此法活之。

潘红茶方伯之孙翼廷，馆于许双南家。酷热之时，啜冷石花[③]一碗，遂致心下痞闷，四肢渐冷，而上过肘膝，脉伏自汗。方某诊谓：阳虚阴暑，脱陷在即。疏大剂姜、附、丁、桂以回阳。双南在苏，其三郎杏书骇难主药，邀族人许芷卿诊而决之。芷卿云：此药断不可投。第证极危急，须逆孟英商之。时夜已半，孟英往视。曰：既受暑热，复为冷饮冰伏胸中，大气不能转旋，是以肢冷脉伏，二便不行。速取六一散一两，以淡盐汤搅之，澄去滓，调下紫雪丹一钱。藉辛香以通冰伏之气，用意精妙。翼日[④]再诊，脉见胸舒，溺行肢热，口干舌绛，暑象毕呈，化而为疟。与多剂白虎汤而愈，丙午举于乡。眉批：认证既确，治法又极精妙，真可谓万世法程。

金晓耕发热二旬，医与表散，竟无汗

① 暑：文瑞楼本、醉六堂本均作“热”。
② 备：文瑞楼本、醉六堂本均作“待”。
③ 花：文瑞楼本作“膏”。
④ 翼日：同“翌日”，即明日。

泄，嗣与温补，即大解泄泻，小水不行，口干肌削，势濒于危。胡秋纫荐孟英诊之。右寸独见沉数，曰：暑热锢于肺经耳。与白虎、苇茎、天水，加芩、桔、杏、贝为方。服后头面痦疹遍发，密无针缝，明如水晶光，人皆危之。孟英曰：此肺邪得泄也。果肤润热退，泻止知饥。又服甘凉濡润二十余剂，痦疹始愈，亦仅见之证也。眉批：此温证之轻者，用药合法，故其愈甚速。

何永昌者，孟英之舆人也。其妻病疟，间二日而作，乃母曰：疟不可服官料药。径服签方，旬日后势甚危，永昌乞孟英救之。脉沉细而数，尺为甚，口渴目不欲张，两腰收痛，宛如锥刺，寒少热多，心慌不能把握。曰：异哉病也！此暑入足少阴之证。卓识。喻氏所谓汗、下、温三法皆不可行者。若病在别家，虑其未必我信，病在汝而求诊于我，事非偶然也。汝母云：官料药不可治疟，此语出于何书？而药别官私，何人所创？既官料之勿服，则私料更不可妄试矣！殊属可嗤！然是证若延医诊，非表散即温补，不可谓非汝母之一得也。疏方：元参八钱，龟板、石斛各一两，地骨皮六钱，知母五钱，桑叶[①]、金银花各四钱，花粉三钱，丹皮二钱。令用大砂锅煎而频服，不必限剂。服三日疟断而各恙皆减，粥食渐进，不劳余药而起。眉批：暑邪入肾，必伤肾液，故重用滋阴之品以救之。

慎氏妇，产后腹胀泄泻，面浮足肿。医与渗湿温补，月余不效，疑为蓐损。孟英视之，舌色如常，小溲通畅，宛似气虚之证。惟脉至梗涩，毫无微弱之形。因与丹参、滑石、泽兰、茯苓、茺蔚、蛤壳、桃仁、海蛇、五灵脂、豆卷。亦行瘀利水之法。数服即瘥。

孙某患感，医投温散，竟无汗泄。延至十一日，始请孟英视之。业已神昏囊缩，面赤舌绛，目不识人，口不出声，胸膈微斑，便泻而小溲不行者已三日。医皆束手，或议大投温补，以冀转机。温病已至神昏，尚议温补，真盲论也。孟英急止之，曰：阴分素亏，而温散劫津，邪热愈炽，则营卫不行，岂可妄云漏底，欲以温燥竭其欲绝之阴乎？曩[②]浦上林先生治予先君之病云：泄泻为热邪之出路，求之不可得者，胡可止也？以西洋参、生地、麦冬、丹皮、连翘、生芍、石菖蒲、盐水炒黄连、甘草梢、百合、茯苓、贝母、银花、紫菀为方。一剂即周身微汗而斑退，三剂始得小溲一杯而识人，四剂乃得大汗，而身热退、面赤去、茎亦舒，复解小溲二[③]杯。次日于方中减连翘、菖蒲、丹皮、黄连，加知母、葳蕤、竹叶投之，舌始润，神始清，知渴索水。孟英令将蔗、梨等榨汁频灌不歇，其汗如雨下者三昼夜始休。于是，粥渐进，泻渐止，溲渐长，前方又去贝母、银花、紫菀，加石斛、龙眼肉，服之全愈。

汪子与病革[④]，始延孟英视之。曰：阴虚之质，暑热胶锢，殆误投补药矣。乃叔少洪云：侄素孱弱，医投熟地等药十余剂耳。孟英曰：暑热证必看邪到血分，始可议用生地，何初病即进熟地？岂仅知禀赋之虚，未睹外来之疾耶？昔贤治暑，但申表散温补之戒，讵料今人于律外，更犯滋腻之辜，而一误至此，略无悔悟，不啻如油入面、如漆投胶，将何法以挽回哉！越日果卒。夫小米舍人，仅此一脉，完姻未久，遽尔珠沉，殊为惨然。冬间吴忻山亦惟一子，素禀虚怯，滋补颇投，医者不察其患温发热，佥谓阴虚，竟投滞腻培元之剂，乃至舌黑卷短，唇焦溺赤。孟英一诊即云不救。顾听泉竭力图维，终不能愈。按虚人受感，每蹈此辙，特录以为戒。

---

① 叶：文瑞楼本、醉六堂本均作“皮”。

② 曩（náng）：以往，从前。

③ 二：文瑞楼本作“三”。

④ 革：通“亟”。危急。

汪左泉病滞下，昼夜数十行。而即日须补岁考遗才，浼孟英商速愈之策。切脉弦滑，苔黄满布。曰：易事耳。重用芩、连，佐以楂、朴，送服青麟丸四钱，投匕而痊。略无他恙。

陈昼三病滞下，某进通因通用法，痛泄无度，呕恶不纳，汗出息微，脉弱眩晕。孟英曰：近多伏暑之痢，此独非其证也，元将脱矣。急投大剂温补，脉候渐安。一月后甫得健复。

金朗然之母，偶发脘疼呕吐，医与温补药，初若相安，渐至畏寒不寐，四肢不仁，更医云是风痹，仍投温补，因而不饥不食，二便不行，肌肉尽削，带下如溺，始延孟英诊之。曰：暑伏肺胃耳。其多投温补而不遽变者，以熟地等阴柔腻滞为之挟制也。然津气灼烁而殆尽，脂液奔迫以妄行，治节无权，阳明涸竭，焉能卫皮毛而畅四肢，利机关以和九窍哉！与白虎汤加西洋参、竹茹、橘皮、丝瓜络、石斛、花粉、竹沥、海蛇。连进二十剂，始解黑矢而各恙渐安。嗣与和肝胃、调八脉以善后遂愈。眉批：汪子与证，误服熟地而不救，此证误服温补兼熟地而竟愈，盖体有虚实，治有迟早，邪有重轻，未可以一端拘耳。

李某向患脘痛，孟英频与建中法获瘳。今秋病偶发，他医诊之，闻其温补相投，迳依样而画葫芦。服后耳闭腿疼，不饥便滞。仍就孟英视之，曰：暑邪内伏，误投补药使然，治宜清涤为先。彼不之信，反疑为风气，付外科灼灸，遂致筋不能伸而成锢疾。孟英曰：此证较金病轻逾十倍，惜其惑于浅见，致成终身之患，良可叹也！独怪谋利之徒，假河间太乙针之名，而妄施毒手，举国若狂，竟有不惜重价，求其一针，随以命殉之者，吾目击不少矣。夫《内经》治病，原有熨之一法，然但可以疗寒湿凝滞之证，河间原方，惟二活、黄连加麝香、乳香耳，主治风痹。今乃托诸鬼神，矜夸秘授，云可治尽内伤外感四时十二经一切之病，天下有是理乎？况其所用之药，群集辛热香窜之品，点之以火，显必伤阴，一熨而吐血者有之，其不可轻试于阴虚之体与挟热之证也，概可见矣。吾友盛少云之尊人卧云先生，误于此而致周身溃烂，卧床数载以亡。仲圣焦骨伤筋之训，言犹在耳。操医术者，胡忍执炮烙之严刑，欺世俗而罔利哉！

乔有南之侄甫五龄，发热数日，儿医与柴葛解肌汤一剂，肢搐而厥，目张不语。其母孀居，仅此一脉，遍求治疗，毫无寸效。所亲徐和甫托王瘦石访一擅幼科之长者，瘦石谓宜求善于外感者。盖人有大小，病无二致，切勿舍大方而信专科，此喻嘉言活幼金针也。盍[①]延孟英视之？徐从之。孟英曰：病是暑邪，治以风药，热得风而焰烈，津受烁以风腾，乃风药引起肝风，再投俗尚惊风之剂，稚子根本不牢，而狂风不息，折拔堪虞。与王氏犀角地黄汤加羚羊角、生石膏、元参、桑叶、菊花、银花、牡蛎、知母、麦冬、竹叶诸药。数服而痊。眉批：清暑热，熄肝风，方极平允。

赵铁珊乃郎子善，康康侯之婿也。因事抑郁，凛寒发热。汤某作血虚治，进以归、芎、丹参之类，多剂不效，乃移榻康寓，延孟英诊之。脉涩而兼沉弦以数，然舌无苔，口不渴，便溺如常，纳谷稍减，惟左胁下及少腹，自觉梗塞不舒，按之亦无形迹，时欲抚摩，似乎稍适。曰：阴虚挟郁，暑邪内伏。夫郁则气机不宣，伏邪无从走泄，遽投血药，引之深入，血为邪踞，更不流行，胁腹不舒，乃其真谛。第病虽在血，而治宜清气为先，气得宣布，热象必露，瘀滞得行，厥疾始瘳。子善因目击去年妇翁之恙，颇极钦服。连投清气，热果渐壮，谵妄不眠，口干

① 盍(hé)：何不。

痰嗽。孟英曰：脉已转为弦滑，瘀血伏邪，皆有欲出之机，继此当用凉血清瘀为治，但恐旁观诧异，事反掣肘，嘱邀顾听泉质之。顾亦云然。遂同定犀角地黄汤加味。而所亲陈眉生、许小琴暨乃兄子勉，皆疑药凉剂重，纵是热证，岂无冰伏之虞？顾为之再四开导，总不领解。适病者鼻衄大流，孟英笑曰：真赃获矣，诸公之疑，可否冰释？渠舅氏陈谷人鹾尹云：证有疑似，原难主药，鼻血如是，病情已露，毋庸再议。径煎药而饮之。次日，衄复至，苔色转黑。孟英曰：三日不大便，瘀热未能下行也。于前方加滑石、桃仁、木通、海蛇、竹沥、石斛、银花、知母、花粉之类。又二剂大解始行，黑如胶漆，三日间共下七十余次而止。乃去木通、桃仁辈，加西洋参、麦冬以生液。病者疲惫已极，沉寐三昼夜，人皆危之。孟英曰：听之，使其阴气之来复，最是好机。醒后尚有微热谵语，药仍前法。又旬日，始解一次黑燥大便，而各恙悉退。惟口尚渴，与大剂甘凉以濡之。又旬日，大解甫得复行，色始不黑，乃用滋阴填补而康。眉批：此证不遇孟英必成虚损，讵无知其为伏暑者，虽死亦不知前药之误也。

一圃人，诣孟英泣请救命，诘其所以，云：家住清泰门内马婆巷，因本年二月十五日卯刻，雷从地奋，火药局适当其冲，墙垣庙宇，一震泯然，虽不伤人，而附近民房，撼摇如簸。其时，妻在睡中惊醒，即觉气不舒畅，半载以来，渐至食减形消，神疲汛少，惟卧则其病如失，药治罔效，或疑邪祟所凭，祈禳厌镇，亦属无灵，敢乞手援，幸无却焉。孟英许之，往见妇卧于榻，神色言动，固若无恙。诊毕，病人云：君欲睹我之疾也。坐而起，果即面赤如火，气息如奔，似不能接续者，苟登圊溲便，必贲逆欲死。前所服药，破气行血，和肝补肺，运脾纳肾，清火安神，诸法具备，辄如水投石。孟英仿喻氏治厥巅疾之法用药，一剂知，旬余愈。眉批：仍是治肝之法。

高若舟之庶母，年逾花甲，体丰善泻。张某向用参、术取效。今秋患白痢，张谓寒湿滞中，仍与理中加减，病遂日增，因疑老年火衰，蒸变无权，前药中复加附子，白痢果减，而腹胀且疼，不食不溺，哕逆发热，势已危殆，始迓孟英视之。脉沉而滑数梗梗。曰：暑热未清，得无补药早投乎？与芩、连、杏、朴、曲、芍、滑、楝、银花、海蛇、鸡内金之类。一剂溺行痛减，而痢下仍白。其女为屠西园之室，乃云：向服补药，白痢已止，今服凉[1]药，白痢复作，盖病本久寒，凉药不可再用矣。孟英曰：言颇近理，使他医闻之，必改温补，但病机隐伏，测识匪易，前此之止，非邪净而止之止，乃邪得补而不行之止，邪气止而不行，是以痛胀欲死。夫强止其痢，遽截其疟，犹之乎新产后妄涩其恶露也。世人但知恶露之宜通，而不知间有不可妄通者；但知疟痢之当止，而不知邪未去而强止之，其害较不止为尤甚也！今邪未清涤，而以温补药壅塞其流行之道，以致邪不能出，逆而上冲，哕不能食，是痢证之所畏。吾以通降凉润之剂，搜邪扫浊，惟恐其去之不速，胡反以白痢复作为忧，岂欲留此垢滞于腹中，冀其化脂膏而填空隙，故若是之宝惜而不愿其去耶？眉批：通达之论，医所宜知。幸若舟深信，竟从孟英议。寻愈。

十八涧徐有堂室病痢，医作寒湿治，广服温补之药。痢出觉冷，遂谓沉寒，改投燥热[2]。半月后，发热无溺，口渴不饥，腹疼且胀，巅痛不眠。翁嘉顺嘱其求诊于孟英。察脉弦细，沉取甚数，舌绛无津，肌肉尽削，是暑热胶锢，阴气受烁。与北沙参、肉苁蓉、芩、斛、楝、芍、银花、桑叶、丹皮、阿胶，

---

① 凉：文瑞楼本作“补”。

② 燥热：吟香书屋本作“温燥”。

合白头翁汤为剂。次日,各患皆减,痢出反热。有堂不解问故?孟英曰:热证误投热药,热结而[1]大便不行者有之;或热势奔迫,而泄泻如火者有之;若误服热药,而痢出反冷者,殊不多见也,无怪医者指为久伏之沉寒。吾以脉证参之,显为暑热。然暑热之邪,本无形质,其为滞下也,必挟身中有形之垢浊。故治之之道,最忌补涩壅滞之品。设误用之,则邪得补而愈炽,浊被壅而愈塞,耗其真液之灌溉,阻其正气之流行。液耗则出艰,气阻则觉冷。大凡有形之邪,皆能阻气机之周流,如痰盛于中,胸头觉冷,积滞于府,脐下欲熨之类,皆非真冷,人不易识,吾曾治愈多人矣。徐极叹服,仍议育阴涤热,病果渐瘳。

萧某素患痰多,常服六君子汤,偶延孟英诊之。脉细数而兼弦滑。曰:六君亟当屏绝,病由阴亏火盛,津液受灼而成痰,须服壮水之剂,庶可杜患将来。萧因向吸鸦片烟,自疑虚寒,滋阴不敢频服。继患咽痛,专科治而不效,仍乞诊于孟英。因谓曰:早从吾策,奚至是耶!此阴虚于下,阳浮于上,喉科药不可试也。大剂育阴潜阳,其痛日瘥,而喉腭皆形白腐。孟英曰:吸烟既久,毒气薰蒸之故耳。令吹锡类散,始得渐退。愈后复患滞下。孟英曰:今秋痢虽盛行,而此独异于人,切勿以痢药治之。盖火迫津液,结为痰饮,酿以烟毒,薰成喉患。吾以燃犀之照,而投激浊扬清之治,病虽愈矣,内蕴之痰浊尚多,奈向来为温补药所禁,锢于肠胃曲折之间,而不得出,今广投壮水之剂,不啻决江河而涤陈莝,岂可与时行暑热之痢同年而语耶!治不易法,食不减餐,日数十行,精神反加。逾月之后,大解始正。计服甘凉约二百剂,肌肉复充,痰患若失。

孙位申患感,证见耳聋。医者泥于少阳小柴胡之例,聋益甚。孟英视之,曰:伏暑也,与伤寒治法何涉?改投清肺之药,聋减病安,将进善后法矣。忽一日,耳复聋,孟英诊之,莫测其故。因诘其食物,云:昨日曾吃藕粉一碗。孟英曰:是矣。肆间藕粉罕真,每以他粉搀混,此必葛粉耳!不啻误服小柴胡一剂,复投肃清肺胃药寻愈。录此以见其审证周详,所谓无微不入也。

顾宗武偶患微寒发热,医进温散法,热虽退,而不饥不大便。复用平胃散数帖,腹渐胀而偏于右,尚疑其中气之虚寒也,遂与温运燥补诸药,胀乃日增,杳不进谷。或谓恐属痈疡,因招外科连某诊之,作胁疽治,病如故。黄某作肠痈论,以大黄泻之,亦不应。严某谓胁疽部位不对,肠痈证据不符,作内疝治,仿子和活人之法,及当归龙荟丸相间而投,亦无效,眉批:杂药乱投,一何[2]可笑。乃延孟英视之。脉极弦细而促,舌绛大渴,小溲赤少,饮而不食者月余矣,证实脉虚,坚辞不治。其家问曰:此证究是何病?乞为指示。孟英曰:据述病人素慎起居,而薄滋味,显非停滞与痈疽之患,良由暑湿内蕴,势[3]欲外泄,是以初起有微寒发热之候。误与风寒药,热虽暂退于表,邪仍伏处乎中,不饥不便,肺胃失其下行,再加辛燥温补,气机更形窒滞,伏邪永无出路。津液潜消,䐜胀日甚,以气血流行之藏府,为暑湿割据之窠巢,补之不可,攻之不能,病[4]虽不在膏肓,卢扁望而惊走。逾旬径殁。

黄莲泉家戚妪病痢,朱某以其年老,而为舍病顾虚之治,渐至少腹结块,攻痛异常,大渴无溺,杳不知饥,昼夜百余行,五色并见,呼号欲绝,始延孟英诊之。脉至沉滑

---

① 而:文瑞楼本、醉六堂本均作“为”。

② 一何:文瑞楼本作“殊为”。

③ 势:文瑞楼本、醉六堂本均作“热”。

④ 病:原作“痛”,据吟香书屋本、文瑞楼本、醉六堂本改。

而数，因谓曰：纵使暑热深受，见证奚至是耶？此必温补所酿耳！夫痢疾古称滞下，明指欲下而涩滞不通也，顾名思义，岂可以守补之品，更滞其气？燥烈之药，再助其虐乎？少腹聚气如瘕，痢证初起，因于停滞者有之，今见于七八日之后，时欲冲逆，按之不硬，则显非停滞之可拟，实为药剂之误投，以致邪浊蟠踞，滋蔓难图。及检所服诸方，果是参、术、姜、萸、附、桂、粟壳、故纸、川椒、乌梅等一派与病刺谬之药。孟英曰：彼岂仇于汝哉？畏老而补之，见痢而止之，亦未尝不煞费苦心，而欲汝病之即愈，惜徒有欲愈之心，未明致愈之道，但知年老元虚，不闻邪盛则实，彼亦年近古稀，悬壶多载，竟毕世沉迷于立斋、景岳诸书，良可叹也！岂造化果假权于若辈乎？不然何彼书、彼术之风行哉！戚云：壬寅之病，赖君再生，今乃一误至此，恐仙丹不能救矣。孟英曰：幸未呕哕，尚可希冀一二。遂与苁蓉、楝、芍、芩、连、橘、斛、楂、曲、元胡、绿梅、鳖甲、鸡金、鼠矢、海蛇，出入互用，数帖渐安。继加驻车丸吞服，逾月始健。眉批：痢疾初起即补，变成噤口者有之，延为休息者有之，邪因[①]补而固结不解，虽有明手，无如之何，良可叹恨。

周某患疟，间二日而作，寒少热多。医谓老年三疟，放手温补，渐至杳不进谷。所亲李石泉孝廉嘱迎孟英诊之，脉细硬如弦，毫无胃气，右尺洪数，舌色光绛，大渴溺滴。曰：此足少阴暑疟也，广服温补，津液尽劫，欲以草木生之，事不及矣。世但知治疟不善有三患：邪留肝络则为疟母；戕及脾元则为疟鼓；耗乎肾阴则为疟劳。而此证以药助邪，邪将劫命，求转三患，亦不能得。所谓热得补而更炽，阴受烁以速亡，阴愈亡则邪愈炽，何殊炮烙之刑，病者何辜？可惨！可惨！逾日果殁。特录以为戒，医者鉴之。

一老广文，俸满来省验看。患眩晕，医谓上虚，进以参、芪等药，因而不食不便，烦躁气逆。孟英诊曰：下虚之证，误补其上，气分实而不降，先当治药，然后疗病。与栀、豉、芩、桔、枳、橘、菀、贝。一剂粥进便行，嗣用滋阴息风法而愈。

上虞陈茂才，患头痛，三日一发，发则恶寒，多药不效，饮食渐减。或拟大剂姜、附，或议须投金石。葛仲信嘱其质于孟英。察脉甚弦，重按则滑。曰：热暑伏厥阴也。温补皆为戈戟，与左金加楝、芍、栀、桑、羚、丹、菊、橘为剂，煎吞当归龙荟丸。三服而减，旬日即痊。

关颖庵，患寒热，医者泥于今岁之司天在泉，率投温燥，以致壮热不休。阮某用小柴胡和解之治，遂自汗神昏，苔黑舌强，肢掣不语，唇茧齿焦。张某谓斑疹不透，拟进角刺、荆、蒡；越医指为格阳假热，欲以附子引火归原；眉批：因前医之误，而始思转计，已非良医所为，况明睹温燥表散之害，而仍蹈覆辙，焉足云医。许芷卿知为伏暑，而病家疑便溏不可服凉药，复逆孟英诊之。曰：阴虚之体，热邪失清，最易劫液，幸得溏泄，邪气尚有出路，正宜乘此一线生机，迎而导之，切勿迟疑。遂与芷卿商投晋三犀角地黄汤，加知、麦、花粉、西洋参、元参、贝、斛之类。大剂服八九日，甫得转机。续与甘凉充液，六七剂，忽大汗如雨者一夜，人皆疑其虚脱。孟英曰：此阴气复而邪气解也，切勿惊惶。嗣后果渐安谷，投以滋补而愈。继有陈菊人明府乃郎，病较轻于此，因畏犀角不敢服，竟致不救，岂不惜哉。

余某年三十余，发热数日。医投凉解之法，遂呕吐自汗，肢冷神疲。亟延孟英诊之。脉微弱。曰：内伤也，岂可视同伏暑，而一概治之，径不详辨其证耶！与黄芪建

---

① 因：文瑞楼本作“盛”。

中去饴，加龙骨、生姜、茯苓、橘皮，投剂即安。续加参、术，逾旬而愈。

钱氏妇，怀妊四月，而患寒热如疟。医与发散安胎，乃至舌黑神昏，大渴便泄，臭痰频吐，腰腹痛坠，人皆不能措手。孟英诊曰：伏暑失于清解，舌虽黑而脉形滑数，痰虽臭而气息调和，是胎尚未坏，犹可治也。重用气血两清之药，五剂而安，糜粥渐进，腰腹皆舒，胎亦跃跃。

方氏女，久患泄泻脘痛，间兼齿痛，汛事不调，极其畏热，治不能愈。上年初夏，所亲崔映溪为延孟英诊之。体丰脉不甚显，而隐隐然弦且滑焉。曰：此肝强痰盛耳。然病根深锢，不可再行妄补。渠母曰：溏泄十余年，本元虚极，广服培补，尚无寸效，再攻其病，岂不可虞？孟英曰：非然也。今之医者，每以漫无著落之虚字，括尽天下一切之病，动手辄补，举国如狂，目击心伤，可胜浩叹！且所谓虚者，不外乎阴与阳也。今肌肉不瘦，冬不知寒，是阴虚乎？抑阳虚乎？只因久泻，遂不察其脉证，而佥疑为虚寒之病矣。须知痰之为病，最顽且幻，益以风阳，性尤善变，治必先去其病，而后补其虚不为晚也。眉批：凡病皆宜如此，不独痰饮为然。否则，养痈为患，不但徒费参药耳。母不之信，遍访医疗，千方一律，无非补药。至今秋颈下起一痰核，黄某敷之始平。更以大剂温补，连投百日，忽吐泻胶痰斗余而亡。予按：此痰饮滋蔓，木土相仇，久则我不敌彼，而溃败决裂，设早从孟英之言，断不遽死于今日也。

康康侯司马之夫人，泄泻频年，纳食甚少，稍投燥烈。咽喉即疼。治经多手，不能获效。孟英诊曰：脾虚饮滞，肝盛风生之候也。用参、术、橘、半、桂、苓、楝、芍、木瓜、蒺藜。健脾涤饮平肝，丝丝入扣。投之渐愈。今冬又患眩晕头汗，面热肢冷，心头似绞，呻吟欲绝。孟英以石英、苁蓉、牡蛎、绿萼梅、苓、蒺、楝、芍、旋覆为方，仍是柔肝涤饮之法。竟剂即康。

盛墨庄冬患间疟，因腹胀畏寒，自服神曲、姜汤，势益甚，延孟英视之，曰：暑湿内伏也。以黄连、枳、朴、栀、芩、杏、贝、知、斛、旋、橘、兰草等为剂，清暑渗湿而无燥烈之弊，洵妙方也。芦菔煮汤煎[①]药，三啜而瘳。

鲍继仲患哮，每发于冬，医作虚寒治更剧。孟英诊之：脉滑苔厚，溺赤痰浓。与知母、花粉、冬瓜子、杏、贝、茯苓、滑石、栀子、石斛而安。孙渭川令侄亦患此，气逆欲死。孟英视之：口渴头汗，二便不行。径与生石膏、橘、贝、桂、苓、知母、花粉、杏、菀、海蛇等药而愈。一耳姓回妇病哮，自以为寒，频饮烧酒，不但病加，更兼呕吐泄泻，两脚筋掣，既不能卧，又不能坐。孟英诊曰：口苦[②]而渴乎？泻出如火乎？小溲不行乎？痰粘且韧乎？病者云：诚如君言，想受寒太重使然。孟英曰：汝何愚耶！见证如是，犹谓受寒，设遇他医，必然承教，况当此小寒之候，而哮喘与霍乱，世俗无不硬指为寒者，误投姜、附，汝命休矣！与北沙参、生薏苡、冬瓜子、丝瓜络、竹茹、石斛、枇杷叶、贝母、知母、栀子、芦根、橄榄、海蛇、芦菔汁为方，一剂知，二剂已。眉批：哮证乃热痰伏于肺络也。至冬则热为寒束，故应时而发。古人治法，于未寒时，先以滚痰丸下之，使冬时无热可束则愈。但其法太峻，人多不敢用。今孟英以轻清通透之品，搜络中之伏痰，斯有利而无弊，真可补古人所未及。

吴芸阁因壮年时患霉疮，过服寒凉之药，疮虽愈，阳气伤残，虚寒病起，改投温补，如金液丹、大造丸之类，始得获安。奈

---

① 煎：原作“煮”，据吟香书屋本、文瑞楼本、醉六堂本改。

② 苦：文瑞楼本、醉六堂本均作“干”。

医者昧于药为补偏救弊而设，漫无节制，率以为常，驯[1]致血溢于上，便泄于下，食少痰多，喘逆碍卧，两足不能屈伸。童某犹云寒湿为患，进以苓姜术桂汤多剂，势益剧，且溲渐少，而色绿如胆汁，医皆不能明其故。延孟英诊之，脉弦硬无情。曰：从前寒药戕阳，今则热药竭阴矣。胃中津液，皆灼烁以为痰，五藏咸失所养，而见证如上，水源欲绝，小溲自然渐少，木火内焚，乃露东方之色，与章虚谷所治暑结厥阴，用来复丹攻其邪从溺出，而见深碧之色者，彼实此虚，判分天壤，恐和缓再来，亦难为力矣！寻果殁。

戴氏妇，年五十六岁，仲冬患感，初服杨某归、柴、丹参药一剂，继服朱某干姜、苍术、厚朴药五剂，遂崩血一阵。谓其热入血室，不可治矣。眉批：即热入血室，亦岂不可治之证？可见此人并不知热入血室为何病，第妄指其名耳！始延孟英诊之。脉形空软促数，苔黑舌绛，足冷而强，息微善笑，询其汛断逾十载。曰：冬温失于清解，营血暴脱于下，岂可与热入血室同年而语耶！必由误服热药所致，因检所服各方而叹曰：小柴胡汤与冬温何涉？即以伤寒论，亦不能初感即投，况以丹参代人参，尤为悖谬。夫人参补气，丹参行血，主治天渊，不论风寒暑湿[2]各气初感，皆禁用血药，为其早用反致引邪深入也。既引而入，再误于辛热燥烈之数投，焉得不将其仅存无几之血，逼迫而使之尽脱于下乎？女人以血为主，天癸既绝，无病者尚不宜有所漏泄，况温邪方炽，而阴从下脱，可不畏哉！病家再四求治。孟英与西洋参、茯蓉、生地、犀角、石斛、生芍、银花、知母、麦冬、甘草、蔗浆、童溺。两剂足温舌润，得解酱粪，脉数渐减而软益甚，乃去犀角，加高丽参。数帖脉渐和，热退进粥，随以调补，幸得向[3]安。

王开荣素患痰嗽，兼有红证。今冬[4]病头疼发热，渴饮不饥，便溏溺少，谵语神昏，自述胸中冷气上冲。医见其面赤痰喘，欲投附、桂、黑锡丹等药。所亲翁嘉顺嘱勿轻服，为延孟英诊之。脉滑且数。曰：温邪挟宿饮上逆，法当清解。与北沙参、冬瓜子、知母、滑石、花粉、石菖蒲、贝母、杏仁、芦根、葱白、淡豉、竹沥。二剂后面赤退，乃去葱、豉。加麦冬、桑叶、枇杷叶。数帖热去泻减，谵语止，头痛息，喘定神清。乃裁菖、滑，加梨汁、地栗、海蛇。服数日，痰渐少，谷渐安，渴止溺行，始进养阴法，遂以霍然。眉批：此人肺[5]气素不清肃，又兼阴虚挟饮，故感受温邪，弥见轇轕，非此始终如法施治，殊难奏效也。

石子章患腹胀，朱某与大剂温补之药，殊若相安。孟英见而非之。彼云：服之略不助胀，正须多服图痊，君何疑焉？孟英曰：形瘦脉数，舌色干红，此为阴虚热胀，昔年范次侯室暨杨改之如君之恙，皆类此，医咸攻补遍施，病无小效。吾以极苦泄热、微辛通络之法投之，应手而瘳。今子病初起时胀不碍食，证非气分可知，而温补不助胀，遂服之不疑。不知阴愈耗，络愈痹，胀虽不加，而肌愈削，脉愈数，干呛气急，与女子之风消息贲何以异耶？寻果不起。予按：喻氏始言男子亦有血蛊证，可见男女虽别，而异中有同，同中有异，临证者不可胶柱以鼓瑟也。

沈某患脘痛呕吐，二便秘涩，诸治不效，请孟英视之。脉弦软，苔黄腻。曰：此饮证也，岂沉湎于酒乎？沈云：素不饮酒，性嗜茶耳。然恐茶寒致病，向以武彝红叶，熬浓而饮，谅无害焉？孟英曰：茶虽凉而味

① 驯：由渐而至。
② 湿：文瑞楼本作“热”。
③ 向：文瑞楼本、醉六堂本均作“而”。
④ 今冬：文瑞楼本、醉六堂本均作“竟夜”。
⑤ 肺：原作“胃”，据吟香书屋本、醉六堂本改。

清气降，性不停留，惟蒸遏为红，味变甘浊，全失肃清之气，遂为酿疾之媒，较彼曲蘗，殆一间耳。医者不察，仅知呕吐为寒，姜、萸、沉、附，不特与病相反，抑且更煽风阳，饮藉风腾，但升不降，是以上不能纳，下不得通，宛似关格，然非阴枯阳结之候。以连、楝、栀、芩、旋覆、竹茹、枇杷叶、橘、半、苓、泽、蛤壳、荷茎、生姜衣为方，送服震灵丹。数剂而平，匝月而起。眉批：此上有停饮，下元虚寒，故用药如此。

石芷卿，骤患腹胀，旬日后脐间出脓。湿热积于小肠。外科视为肠痈，与温补内托之药，眉批：肠痈无温补内托之法。遂咳嗽不眠，腹中绞痛异常，痰色红绿，大便不行，乃延孟英商之。脉弦细以数，舌绛而大渴，曰：察脉候是真阴大虚之证。乃真阴为热药所耗，非本如是也。芪、术、归、桂，皆为禁剂。以甘露饮加西洋参、花粉、贝母、杏仁、冬瓜子投之。痰咳即安。眉批：清其上源而下流自清，亦喻氏法也。外科谓此恙最忌泄泻，润药不宜多服，此何恙也？而以为最忌泄泻，真呓语也。孟英曰：阴虚液燥，津不易生，虽求其泻，不可得也，恶可拘泥一偏，而不知通变哉？仍以前法去杏、贝、花粉，加知母、百合、合欢为方。并嘱其另邀老医朱嵩年敷治其外。如法施之，果渐向安。久之当脐痂落，如小儿蜕脐带状，脐内新肉莹然而愈。

袁某患噫，声闻于邻。俞某与理中汤，暨旋覆代赭汤皆不效。孟英诊之，尺中虚大，乃诘之曰：尔觉气自少腹上冲乎？病者云：诚然。孟英曰：此病在下焦。用胡桃肉、故纸、韭子、菟丝、小茴、鹿角霜、枸杞、当归、茯苓、覆盆、龙齿、牡蛎。服一剂，其冲气即至喉而止，不作声为噫矣。再剂寂然。多服竟愈。

沈春旸之母，偶患咽喉微痛，服轻清药一剂，即觉稍安，且起居劳作如常。第五日犹操针凿至四鼓，第六日忽云坐立不支，甫就榻，即昏沉如寐。亟延王瘦石视之，用犀角地黄汤，化万氏牛黄丸灌之；继邀徐小坡，亦主是汤，云恐无济。乃邀孟英决之。切其脉左数右滑，皆极虚软。曰：王、徐所见极是，但虽感冬温，邪尚轻微，因积劳久虚之体，肝阳内动，烁液成痰，逆升而厥，俨似温邪内陷之候。方中犀角靖内风，牛黄化痰热，不妨借用，病可无虞，今日不必再投药饵矣。翼日复诊，神气虽清，苔色将黑。孟英与肃肺蠲痰，息风充液之剂，热退而苔色松浮。孟英曰：舌将蜕矣。仍与前药，越宿视之，苔果尽退，宛如脱液之舌，且呕恶时作，大解未行。孟英于甘润生津药内，仍佐竹茹、竹沥、柿蒂、海蛇。数剂呕止便行，而舌上忽布白腐之苔，此湿热熏蒸于肺也。以及齿龈唇颊，满口遍生，揩拭不去，人皆异之。孟英坚守肃清肺胃，仍佐茹、沥，加橄榄、银花、建兰叶。数剂白腐渐以脱下，舌色始露，惟啜粥则胸次梗梗不舒，夜不成寐。孟英曰：胃汁不充，热痰未净也。仍守前议。病家疑之，复商于瘦石，瘦石云：勿论其他，即如满口腐苔，酷似小儿鹅白，大方证甚属罕见，苟胸无学识者见之，必按剑而诧，今医者有不惑之智，而病家乃中道生疑，岂求愈之道耶？沈大愧服，一遵孟英设法，既而吐痰渐少，纳谷颇适，两胁又添辣痛。孟英诊脉左关弦数，曰：必犯忿怒矣。诘之果然。加栀、楝、旱莲、女贞、生白芍、绿萼梅等。数服各恙皆安，肤蜕成片，而右腿肿痛不能屈伸，或疑风气，思用艾灸，孟英急止之曰：此阴亏耳，误灸必成废疾，吾以妙药奉赠，但不许速效也。疏方以西洋参、熟地黄、苁蓉、桑椹、石斛、木瓜、归、芍、二冬、杞、菊、楝实、牛膝，加无核白蒲桃干为剂，久服果得向愈。越三载以他疾终。

孙执中于春前四日，忽患鼻衄如注，诸

法莫塞。夤夜[①] 请孟英视之。脉弦而数。曰:冬暖气泄,天令不主闭藏,今晚雷声大振,人身应之,肝阳乃动,血亦随而上溢,不可以其体肥头汗,畏虚脱而进温补也。投以元参、生地、犀角、牡蛎、知母、生白芍、牛膝、茯苓、侧柏叶、童溺诸药。一剂知,二剂已。既而胁痛流乳,人皆异之。孟英与甘露饮加女贞、旱莲、龟板、鳖甲、牡蛎而瘳。

① 夤(yín 寅)夜:深夜。

王氏医案续编卷二 原名《仁术志》

古杭王士雄孟英医案

秀水盛　钧少云
钱塘周　镲光远　续辑

庄芝阶舍人之外孙汪震官，春前陡患赤痢。孟英诊之，脉滑数而沉，面赤苔黄，手足冷过肘膝，当脐硬痛，小溲涩少，伏热为病也。与大剂芩、连、栀、楝、滑石、丹皮、砂仁、延胡、楂、曲、银花、草决明等药。此大实证也，何不加大黄荡涤之。两服手足渐温，清热之效。而脚背红肿起疱如蒲桃大一二十枚。湿热下注也。若于前方加大黄荡涤，当不至此。四服后腹痛减，苔退而渴，于原方去楂、曲、砂仁，加白头翁、赤芍、海蛇。旬日后，痢色转白，而腿筋抽痛。乃去丹皮、滑石、赤芍，加鸡金、橘红、生苡、石斛。热久伤阴也，古人急下存阴之法，原以防此，救法好。两服痛止溲长，粪色亦正，脚疱溃黄水而平，谷食遂安。改用养胃阴清余热之法而愈。合法。闻孟英治此证，每剂银花辄两许，尚须半月而瘳，设病在他家，焉能如此恪信。苟遇别手，断无如此重剂，况在冬春之交，诚古所未有之痢案，后人恐难企及。眉批：此案步步合法，特少一番荡涤之功，故觉少延时日耳。然凉剂已畏其寒，若加荡涤之品，必不敢服，此治病之所以难也。

吴馥斋室，新产后呕吐不止，汤水不能下咽，头痛痰多，苔色白滑。孟英用苏梗、橘、半、吴萸、茯苓、旋覆、姜皮、柿蒂、紫石英、竹茹。一剂知，二剂已。此痰饮挟肝气上逆也，故方以降气涤饮为治。

郑妪患咳嗽，自觉痰从腰下而起，吐出甚冷。医作肾虚水泛治，渐至咽喉阻塞，饮食碍进，即勉强咽之，而胸次梗不能下，便溏溲频，无一人不从虚论。孟英诊曰：脉虽不甚有力，右部微有弦滑，苔色黄腻，岂属虚证？以苇茎汤含雪羹，加贝母、知母、花粉、竹茹、麦冬、枇杷叶、柿蒂等药，进十余剂而痊。眉批：此证明明虚寒，何以作虚寒治不效？盖虚寒乃此人之本体，而痰咳乃新受之外邪，不治其邪，而专补其虚，则邪无出路，以致积补生热，此舌苔之所以黄腻也。孟英以清热化痰为治，尚是一半治病，一半治药误也。

满洲少妇，怀娠漏血，医投补药漏如故。间或不漏则吐血，延逾二载，腹中渐动，孕已无疑，然血久溢于上下，甚至纳食即吐，多医不能治。孟英诊之，脉滑数有力，是气实而血热也，证不属虚，补药反能助病，愈补愈漏。胎无血荫而不长，其所以不堕者，气分坚实耳。与大剂清营药，血溢遂止，而稀沫频吐，得饮即呕，口渴心忡，气短似促。乃用西洋参、麦冬、知母、石斛、枇杷叶、竹茹、柿蒂、生白芍、木瓜，重加乌梅投之，清肺柔肝、益气生津，与证针锋相对。覆杯即安，次日能吃饭矣。

珠小辉太守令嫒，骤患颐肿，连及唇

鼻，此俗所谓虾蟆瘟也。乃至口不能开，舌不得出。孟英视之曰：温毒也。用射干、山豆根、马勃、羚羊、薄荷、银花、贝母、花粉、杏仁、竹黄为剂，仿普济消毒饮意。并以紫雪搽于唇内，锡类散吹入咽喉，外将橄榄核磨涂肿处。果吐韧涎而肿渐消，诘朝即啜稀粥，数日而愈。

一男子患便血，医投温补，血虽止而反泄泻浮肿，延及半年。孟英诊之，脉数舌绛，曰：此病原湿热，温补反伤阴液。与芩、连、栀、芍、桑叶、丹皮、银花、石斛、楝实、冬瓜皮、鳖甲、鸡金等药，旬余而愈。

陆厚甫室，陈芷浔主事之女也。产后经旬，偶发脘痛，专用与温补药。脘痛何以投温补，不问可知其误矣。因寒热气逆，自汗不寐，登圊不能解，而卧则稀水自流，口渴善呕，杳不纳谷，佥云不起矣。乃父速孟英诊之，脉弦数而滑，曰：本属阴亏，肝阳侮胃，误投温补涩滞之剂，产后肝血大亏，所以阴虚，肝失血养，故阳独盛。气机全不下降，以致诸证蜂起，医者见而却走，是未明其故也。与沙参、竹茹、楝实、延胡、栀、连、橘、贝、杏、斛、枇杷叶。为肃肺以和肝胃法，覆杯即安。但少腹隐隐作痛，于前方去杏、贝、竹茹，加知母、花粉、苁蓉、白芍、橘核、海蛇。乃解宿垢而瘳。此脘痛之根。

周子朝患恶寒头痛发热，酷似伤寒，而兼心下疼胀。孟英脉之，右部沉滑，苔黄不渴，溲如苏木汁。先以葱豉汤加栀、连、杏、贝、蒌、橘为方。先解表。服后微汗，而不恶寒反恶热，虽汤饮略温，即气逆欲死。孟英曰：客邪解矣，清其痰热可也。与知母、花粉、杏、贝、旋、滑、斛、橘、杷、茹[①]、茅根、芦根、地栗、海蛇等药。后清里。果吐胶痰甚多，而纳食渐复，惟动则欲喘，于肃上之中佐以滋下，为善其后而瘥。

濮树堂室，怀妊五月患春温，口渴善呕，壮热无汗，旬日后始浼孟英视之。见其烦躁谵语，苔黄不燥。曰：痰热阻气也，病不传营，血药禁用。试令按其胸次，果然坚痛，而大解仍行，法当开上。用小陷胸加石菖蒲、枳实、杏、贝、茹、郁、栀、翘等药，芦菔汤煎服。服二剂神情即安，四帖心下豁然，惟心腹如烙，呕吐[②]不纳，改投大剂甘寒加乌梅，频啜渐康，秋间得子亦无恙。眉批：孟英于温热痰饮，独有心得，遇此等证，如摧枯拉朽，合观诸案，可以得治温病之法。

胡振华以花甲之年，患溺后出血水甚痛，自云溲颇长激，似非火证。孟英察脉有滑数之象。与元参、生地、犀角、栀、楝、槐蕊、侧柏、知母、花粉、石斛、银花、甘草梢、绿豆等药，旬日而痊。逾四载以他疾终。

管氏妇，自去秋患赤痢，多医罔效，延至暮春。孟英诊脉弦数，苔黄渴饮，腹胀而坠，五[③]热夜甚。用白头翁汤合金铃子散加芩、芍、栀、斛，吞驻车丸。浃旬而愈。

濮树堂室病，孟英甫为参愈，而树堂继焉。起即四肢厥逆，脉伏恶寒，发热头痛，左为甚，惟口渴。因与葱豉二帖。解表。热虽退，脉仍伏，四肢冷过肘膝，大解频行，人皆疑为虚寒。孟英曰：此证俨似阴厥，然渴饮溲赤，真情已露，岂可泥于一起即厥，而必定其为寒乎？径投凉解，热果复发，而肢冷脉伏如故。幸病者坚信，服药不疑。至第七日，大便泻出红水，溺则管痛，呕恶烦躁，彻夜不暝，人更危之。孟英曰：热邪既已下行，可望转机。以白头翁汤加银花、通草、芩、芍、茹、滑、知、斛、栀、楝、羚角之类。投三日红水始止，四肢渐和，颇有昏瞀谵语，用王氏犀角地黄汤一剂。四肢热而脉显滑数，苔转灰黄，大渴遗溺，病人自述

① 茹：文瑞楼本、醉六堂本均无此字。
② 吐：文瑞楼本、醉六堂本均作“止”。
③ 五：文瑞楼本、醉六堂本均作“日”。

如卧烘箱上。于昨方加入元参、银花、竹叶、生石膏、知、贝、栀、斛。服一剂，夜间即安寐，而苔转黑燥，于昨方复加花粉。服一剂，热退而头面汗多，阳越于上。懒言倦寐，小溲欲解不通。阴虚于下。诸戚友咸以为危，病已将愈，何危之有？各举所知，而群医佥云挽救不及，病家皇皇。孟英曰：此证幸初起即予诊视，得尽力以为死里求生之举，非比他人之病，皆因误治致危。然不明言其险者，恐病家惶惑，而筑室于道旁也。今生机已得，不过邪去真阴未复，但当恪守予法，自然水到渠成，切勿二三其德，以致为山亏篑[①]。赖有一二知音，竟从孟英议。服西洋参、生地、苁蓉、麦冬、楝、芍、知、斛药。一剂溺行索粥；再服而黑苔退；三服而神清音朗，舌润津回，唯有韧痰不能吐，左偏头微痛。于原方加二至、桑、菊、贝母、牡蛎。又复五剂，得解硬矢一次，各恙始安，眠食渐适而瘳。眉批：凡厥逆脉伏之证，其热深藏，多不易解，非卓识定力，不惑于证，亦必摇于众议矣。

陈足甫溲后见血，管痛异常，减餐气短。孟英以元参、生地、知母、楝实、银花、侧柏叶、栀子、桑叶、丹皮、绿豆为方，藕汤煎服。二剂病大减，乃去丹皮、柏叶，加西洋参、熟地，服之而瘥。

王开荣偶患腹中绞痛，伏暑在内。自服治痧诸药，而大便泻血如注。香燥可以益热。孟英诊之，左颇和，右关尺弦大而滑，弦滑者痰也，大者热也。面色油红，喘逆不寐。与苇茎汤合金铃子散，加银花、侧柏叶、栀、斛、芩、连。二帖后，面红退，血亦止，乃裁柏叶、银花，加雪羹、枯荷杆。又二帖始发热，一夜得大汗周时，而腹之痛胀，爽然若失，即能安寐进粥。改投沙参、知母、花粉、桑叶、杷叶、石斛、白芍、橘络、杏仁、冬瓜子、茅根、荷杆。三帖大解行，而脉柔安谷。

陈叟，久患痰嗽气逆。肺气不清。夏初因恶寒，热结在肺。自服理中汤，遂痰中带血，气喘而厥，二便不通，冷汗腹胀。孟英察脉洪大，按腹如烙。与苇茎汤加栀、楝、旋、贝、花粉、海蛇，外以田螺、大蒜、车前草捣贴脐下，即溺行而平。

高某，患两膝后筋络痠疼，血不养筋。略不红肿，卧则痛不可当，彻夜危坐。孟英切脉虚细，苔色黄腻，咽燥溺赤。与知、斛、栀、楝、牛膝、豆卷、桂枝、竹沥为方，送虎潜丸。阴虚于下，火炎于上，煎剂以治其上，丸药以培其下，井井有法。旬日而瘳。

杨某方作事，不知背后有人潜立，回顾失惊，遂不言不食，不寐不便，别无他苦。孟英按脉沉弦。以石菖蒲、远志、琥珀、胆星、旋、贝、竹黄、杏仁、省头草、羚羊角为剂，化服苏合香丸。二帖大解行而啜粥，夜得寐而能言。复与调气宁神蠲饮药，数日霍然。

赵听樵令妹，每汛至则腹胀呕吐，肝气逆。腰脊痠疼，两腿肿痛，筋掣脘疼，甚至痉厥，肝血虚。多药不效。孟英以金铃子散合左金，加二陈、竹茹、枳实、桂、苓，数剂而愈。续用苁蓉、菟丝、淫羊、杜仲、桑椹、木瓜、续断、香附、归、芍、茴、楝调之。养血不用地黄，避其腻也，斯为收用，补之利而去其弊。汛至如期，略无痛苦，初冬适杨子朴，寻即受孕。眉批：俱肝气横逆之证，其发于汛期者，肝失所养也。孟英先平肝驱痰，而后养血柔肝，亦先标后本之法。

濮东明令孙女，素禀阴虚，时发夜热，少餐不寐。仲夏，患感发疹，肺热。汛不当期而至。血热。孟英用犀、羚、知、贝、石膏、生地、栀、翘、花粉、甘草、竹叶、芦根等药。疹透神清，惟鼻燥异常，肺中余热。吸

① 为山亏篑(kuì)：语出《尚书·旅獒》："为山九仞，功亏一篑。"篑，盛土的竹器。

气入喉，辣痛难忍，甚至肢冷。复于方中加元参、竹茹、菊叶、荷杆。各恙始减，而心忡吐沫，血因热而虚。彻夜不瞑，渴汗便泻[①]。改投西洋参、生地、麦冬、小麦、竹叶、黄连、真珠、百合、贝母、石斛、牡蛎、龟板、蔗汁诸药而愈。季秋适姚益斋为室。眉批：病不甚重，治亦合法，而难收捷效者，以阴虚之体，不胜温热之气也。此即四损不可正治之例，设治不如法，则危矣。

金亚伯廷尉簉室[②]。产后恶露不行，渴泻痰多。孟英以北沙参、滑石、生薏苡、生扁豆、蛤壳、豆卷、石斛、竹茹、枇杷叶、琥珀、茯苓等药，数剂而愈。

顾竹如孝廉令媛，患感十余日，耳聋不语，昏不识人。眉批：叶氏云：温邪中人，首先犯肺，其次则入心，正此病也。而客未入室，彼反先知，热极而神外越。医以为祟。凡犀角地黄、牛黄清心、复脉等汤，遍服无效。药不误，特病重药轻耳。已摒挡后事矣。所亲濮根厓嘱其延诊于孟英，脉至滑数，舌不能伸，苔色黄腻，遗溺便秘，目不交睫者已四昼夜，下证已悉备。胸腹按之不柔。与白虎汤去米、草，加石菖蒲、元参、犀角、鳖甲、花粉、杏仁、竹叶、竹黄、竹沥。投一剂即谵语滔滔。渠父母疑药不对病，孟英曰：不语者欲其语，是转机也。再投之，大渴而喜极热之饮，又疑凉药非宜。孟英姑应之曰：再服一剂，更方可也。三投之，痰果渐吐。四剂后舌伸便下，神识渐清。乃去菖蒲、石膏、犀角、鳖甲，加生地、石斛、麦冬、贝母数帖。温病后阴必耗竭，宜急救其阴，转方甚合法。热尽退，而痰味甚咸。又去杏、贝、竹黄，加西洋参、牡蛎、龟板、苁蓉，服之全愈。眉批：虽不用下剂，而通经透络之品，大剂用之，亦足以荡涤邪秽。逾年失怙，继遭祝融，郁损情怀，误投温补，至戊申年殒。

邵鱼竹给谏患感，杨某作疟治不应，始迓孟英诊之。脉软汗多，热为湿所持，故脉软。热不甚壮，苔色厚腻，呕恶烦躁，痰多腿疲，显是湿温。因谓其令郎子旂曰：湿温者，湿蕴久而从时令之感以化热也。不可从表治，更勿畏虚率补。与宣解一剂，各恙颇减。奈众楚交咻，谓病由心力劳瘁而来，况汗多防脱，岂可不顾本原？群医附和。遂服参、归、熟地之药，增湿益热，宜乎不救。病日以剧。最后吴古年诊之云：此湿温也，何妄投补剂？然已末从挽救，交十四日而殒，始悔不从王议。

康康侯司马之夫人，久伤谋虑，心火外浮，面赤齿疼，因啖西瓜，遂脘闷不舒，喜得热按，泄泻不饥[③]，自觉舌厚数寸，苔色灰腻。此寒湿郁闭其热也，用辛通淡渗之剂，斯愈矣。孟英与厚朴、滑石、葱白、薤白、枇杷叶、橘皮、薄荷、旋覆、省头草。一剂霍然。

叶杏江仲郎，患发热泄泻，肺移热于大肠。医治十七日不效，骨瘦如豺，音嘶气逆。所亲许芷卿荐孟英诊之。脉数大渴，汗多苔黄。以竹叶石膏汤加减，十余剂渐以向愈。大解反坚燥，继与滋养而康。

张某患发热，医知其非寒邪也，用清解药数帖，腿痛异常，身面渐黄。孟英诊之，脉滑实，腹胀口干。与茵陈大黄汤。两剂便行，而各恙霍然。

魏女患脚肿呕吐，寒热便秘，孟英与龙胆泻肝汤而立效。继有孙氏妇患此，亦以是药获痊。眉批：此亦肝经郁热之证，孟英善于调肝，故应手辄效。

冯媪患左目胞起瘰，继而痛及眉棱、额角、巅顶，脑后筋掣难忍。医投风剂，其势孔亟。孟英诊脉弦劲，舌绛不饥。与固本

---

① 泻：文瑞楼本作“黑”。

② 簉（zào 造）室：旧时妾的别称。

③ 饥：文瑞楼本作“食”。

合二至、桑、菊、犀、羚、元参、牡蛎、鳖甲、白芍、知母、石斛、丹皮、细茶等，出入为用，匝月始愈。

濮妪于酷热之秋，浑身生疖如疔，痛楚难堪，小溲或秘或频，大便登圊则努挣不下，卧则不能收摄，人皆谓其虚也。未闻虚而生疖者。孟英诊脉滑数，舌紫苔黄而渴。与白虎汤加花粉、竹叶、栀子、白薇、紫菀、石斛、黄柏。十余剂而痊。

姚小蘅太史令侄女，初秋患寒热而汛适至，医用正气散两帖，遂壮热狂烦，目赤谵语，甚至欲刎欲缢，势不可制。孟英按脉洪滑且数，苔色干黄尖绛，脘闷，腹胀拒按，畏明口渴，气逆痰多。与桃仁承气汤加犀角、石膏、知母、花粉、竹沥、甘菊。照热入血室例治。人谓热虽炽而汛尚行，何必大破其血而又加以极寒之药哉？孟英曰：叟勿过虑，恐一二剂尚不足以济事。果服两大剂始得大便，而神清苔化，目赤亦退。改用甘寒以清之。继而又不更衣，即脉滑苔黄而腹胀，更与小承气汤二帖，便行而各恙遄[①]已。数日后，又如此，仍投小承气汤二帖。凡前后六投下剂，才得波浪不兴，渐以清养而瘳。季秋适江右上高令孙明府之子沛堂为室。

董晓书令正，素患脘痛，甚至晕厥。今秋病腰疼腿木，胸闷气逆，不能卧。胡某进温补药而喘汗欲脱，杳不思谷。孟英切脉虚细中兼有弦滑，舌绛而渴，乃阴虚挟痰耳。与沙参、苁蓉、木瓜、石斛、蛤壳、蒺藜、石英、茯苓、紫菀、杏仁、楝实、首乌、牛膝诸药。滋阴调肝而不腻，祛饮利痰而不燥，此孟英独得之秘。旬日而安。继加熟地黄服之全愈。

王苇塘患滞下，医投枳、朴、槟、楂之药。数服后，肢冷自汗，杳不进谷，脘闷腹痛，小溲牵疼，举家皇皇。孟英视脉细涩，舌绛无津，是高年阴亏，伏暑伤液，况平昔茹素，胃汁不充，加以燥烈之药，津何以堪？因与沙参、银花、苁蓉、白芍、石斛、木瓜、甘草、楝实、扁豆花、鲜稻头。滋阴养液，兼调肝气。数剂痛闷渐去，汗止肢温。乃加生地、阿胶、麦冬、柿饼、蒲桃干等以滋之。居然而痢止餐加，惟舌色至匝月始津润复常，阴液之难充也如此。

沈绶斋令堂，患滞下色白，医与温运，病势日剧，腹胀昏瞀，汤饮不下，孟英诊为伏暑。用芩、连、滑、朴等药。沈疑高年，且素患脘痛，岂可辄用苦寒。孟英再四剖陈，始服半剂，病果大减，不数帖即愈。按此等证甚多，奈执迷不悟者，虽剀切[②]言之，不能解其惑，亦可哀也已。

一叟患滞下，色白不粘，不饥不渴，腹微痛而不胀。孟英切脉迟微。进大剂真武汤加参而愈。

程秋霞子患脑漏，肺移热于肝。医与辛夷、苍耳之药，方书所载不过如此。渐有寒热。改用柴、葛、羌、防数帖，遂致寒热日发数次，神昏自汗，势甚可危。孟英用竹叶石膏汤一剂，肃清肺气，寒热退而神清进粥。继以甘凉清肃，复投滋润填阴，上病取下。旬日而健。

朱浚宣令堂患滞下，医闻色白，而与升提温补。旬日后，肢冷自汗，液脱肛坠。群医束手，虑其虚脱。因浼濮树堂乞诊于孟英。曰：药误耳。与大剂行气、蠲痰、清热之药，果渐吐痰而痢愈。又其令弟同时患此，五色并见，神昏肢搐，大渴茎肿，腹痛夜热，危险异常。孟英察脉细数，与白头翁汤加犀角、生地、银花、石斛、楝实、延胡、芩、连、滑石、丹皮、木通、甘草梢等药。三帖后，热退神清，溺行搐止，乃去犀角、草梢、丹皮、滑石、木通，加砂仁拌炒熟地、山楂

① 遄（chuán 传）：速也。

② 剀（kǎi 凯）切：切实，切中事理。

炭。服之渐安，半月而愈。

姚小蘅大令患疟，寒微热甚，日作二次。汪某与柴胡药二帖，势遂剧，舌绛大渴，小溲全无。孟英曰：津欲涸矣。与西洋参、生地、知母、花粉、石斛、麦冬、栀子、百合、竹叶投之。五剂而疟止。越三载以他疾终。其簉室同时患此，呕吐胁痛，畏寒不渴，苔色微白。孟英与小柴胡汤，三饮而瘳。

孙渭川年逾七旬，脉象六阴，按之如无，偶患音嘶痰嗽，舌绛无津。孟英用甘凉清润法，音开而嗽不已，仍与前药，转为滞下，色酱溺赤，脐旁坚硬，按之趯趯①，舌犹枯绛，渴饮不饥，人皆危之。孟英曰：藏②热由府而出，此言甚精。痢不足虑，第高年阴液难充，不能舍凉润为方，苟犯温燥，其败可必。幸渠家平素恪信，竟服犀角、地黄、知母、银花、苁蓉、花粉、麦冬、白芍、石斛、楝实等药。十余剂痢止，而脐旁柔软。因去犀角，加西洋参。又服两旬，始解燥矢，而溲澈胃苏。又服半月，复得畅解，舌亦润泽而愈。

王耕蓝室，素患脘痛，近发寒热，此肝郁之证，非疟也。医与温补，渐至胸痞呕呃，谵语神昏，舌绛面赤，足冷自汗，疟仍不休。孟英用元参、犀角、石膏、石菖蒲、连翘、杏仁、贝母、旋覆、竹茹、枇杷叶、竹黄、柿蒂、竹沥、郁金诸药，全是救温补之误，而开郁降气化痰，故本病亦愈。化服万氏牛黄清心丸。数服而愈。

潘祥行在外患疟，买舟归，就孟英视。曰：苔腻脉软，伏邪所化，不与正疟同科，风寒药一味不可犯，姜枣汤一滴不可啜。与知、芩、橘、半、滑、朴、杏、斛、花粉、省头草。一剂而病若失。此等案极多，姑载一二。

张与之令堂，久患痰嗽碍卧，素不投补药。孟英偶持其脉，曰：非补不可。与大剂熟地药，一饮而睡。与之曰：吾母有十七载不能服熟地矣，君何所见而重用颇投？孟英曰：脉细痰咸，阴虚水泛，非此不为功。从前服之增病者，想必杂以参、术之助气。昔人云：勿执一药以论方，故处方者贵于用药之恰当病情，而取舍得宜也。

陈足甫室，怀妊九月而患疟，目不能瞑，口渴自汗，便溏气短，医进育阴清解法，数剂不应。改用小柴胡一帖，而咽疼舌黑，心头绞痛。乃翁仰山闻之，疑其胎坏，延孟英过诊。曰：右脉洪滑，虽舌黑而胎固无恙也。病由伏暑，育阴嫌其滋腻，小柴胡乃正疟之主方，古人谓为和剂，须知是伤寒之和剂，在温暑等证，不特手足异经，而人参、半夏、姜、枣皆不可轻用之药，虽有黄芩之苦寒，而仲圣于伤寒之治，犹有渴者去半夏，加栝蒌根之文，古人立方之严密，何后人不加体察耶？眉批：疟亦分经而治，若阳明疟，正以白虎汤为主剂，岂有专守一小柴胡而能愈病者。投以竹叶石膏汤。四剂疟止便秘，口渴不休。与甘凉濡润法数帖，忽腹鸣泄泻，或疑寒凉所致，孟英曰：吾当以凉药解之。人莫识其意，问难终朝语多不备录。果以白头翁汤，两啜而愈。迨季秋娩后，发热不蒸乳，恶露淡且少，家人欲用生化汤。孟英急止之曰：血去阴更伤，岂可妄疑瘀停而攻之。与西洋参、生地、茯苓、石斛、女贞、旱莲、甘草为大剂，数日而安。继因触怒，少腹聚气如瘕，痠痛夜甚，人又疑为凉药凝瘀所致。孟英力为辨析，与橘核、橘叶、橘络、楝实、苁蓉、木香、栀炭、乌药、丝瓜络、海蛇、藕、石斛、两头尖等药，外以葱头捣烂贴之。两帖后，腹中雷鸣，周身汗出而痛止。人见其汗，虑为虚脱，急追孟英视之，曰：此气行而病解矣。但脉形细数，阴津大伤，苔黄苦渴，亟宜润补。奈枢机窒

① 趯趯（tì惕）：跳跃貌。

② 藏：原作“肠”，据吟香书屋本、文瑞楼本、醉六堂本改。

滞，滋腻难投，且以濡养八脉为法。服之各恙皆蠲，眠食渐适。缘平素多郁，易犯痧气，频发脘痛，屡次反复。孟英竭力图维，幸得转危为安，渐投滋补而愈。

胡季权子珍官，甫六岁，目患内障，继则夜热痰嗽，小溲过多，医作童损治。服滋补数月，病日以甚。孟英持脉右大，口渴苔黄，曰：伏热在肺，法当清解。及详诘其因，始言病起瘖后，盖余热未净，而投补太早。与滑石、知母、花粉、桑叶、茅根、枇杷叶、芦根、冬瓜子、杏仁。服二剂，遍身发出斑块。又二剂，斑退苔化，乃去滑石，加沙参饵之，其热头面先退，次退四肢，以及胸背，又数日甫退于腹，人皆诧其热退之异。孟英谓热伏既久，复为半年之补药，腻滞于其间，焉能一旦尽涤？其势必渐清而渐去也。热退既净，溺亦有节，痰嗽递蠲，餐加肌润，而内障亦渐除矣。

顾奏云季秋患感，医作虚治，补及旬日，舌卷痉厥，腰以下不能略动，危在须臾。所亲石诵羲延孟英设死里求生之策，察脉虚促欲绝。先灌紫雪一钱，随溉犀角地黄汤二大剂服下。厥虽止而舌腭满黑，目赤如鸠，仍用前汤。三日间计服犀角两许，黑苔渐退，神识乃清，而呃忒频作，人犹疑其虚也。孟英曰：营热虽解，气道未肃耳。以犀角、元参、石花、连翘、银花、竹茹、知母、花粉、贝母、竹叶为方服之。次日即下黑韧矢甚多，而呃忒止。又三剂，连解胶黑矢四次，舌色始润，略进米饮，腿能稍动，然臀已磨穿矣。与甘润育阴药，续解黑矢又五次，便溺之色始正。投以滋养，日渐向安。已酉举于乡。其弟翰云，患左胯间肿硬而疼，暮热溺赤，舌绛而渴。孟英按脉细数，阴虚血热。径用西洋参、生地、麦冬、楝实、知母、花粉、银花、连翘、甘草、黄柏等药，服旬余而愈。

康康候司马令郎尔九，在玉环署中，患心忡自汗，气短面赤，霎时溲溺数十次，澄澈如水。医佥谓虚，补之日剧，乃来省就孟英诊焉。左寸关数，右弦滑，心下似阻。因作痰火阻气，心热移肺。治用蛤壳、黄连、枳实、楝实、旋覆、花粉、橘红、杏仁、百合、丝瓜络、冬瓜子、海蛇、荸荠、竹茹、竹沥、梨汁等，出入为方，服之良愈。而司马为职守所羁，尝患恙，函请孟英诊视者再四，竟不克往，继闻司马于冬仲竟卒于瓯，乃知病而得遇良手，原非偶然。前岁遇而今岁不能致，岂非命也耶！

许自堂令孙子社患感，延至秋杪，证交二十八日，诸医束手。渠伯母鲍玉士夫人，荐孟英诊之，左部数，右手俨若鱼翔，痰嗽气促，自汗瘛疭，苔色灰厚，渴无一息之停。垂危若是，而皓首之祖、孀母、少妻，相依为命，环乞拯救，甚可悯也。孟英曰：据脉莫能下手，吾且竭力勉图。第恐一齐众楚[①]，信任不坚，则绝无可望之机矣。其母长跽[②]而言曰：唯君所命，虽砒鸩勿疑也。于是，先以竹叶石膏汤加减。至五剂，气平嗽减，汗亦渐收，苔色转黑，舌尖露绛，改投元参、生地、犀角、石膏、知母、花粉、竹叶、银花等药。又五剂，瘛疭渐减，舌绛渐退。彼妇翁召羽士为之拜斗，飞符喫水，鼓乐喧阗[③]。病者即谵妄不安，神昏如醉，羽士反为吓退。夤夜速孟英视之，与紫雪钱余，神即清爽。仍用前方，重加竹沥，服八剂，始解黑如胶漆之大便，而黑苔渐退，右脉之至数始清，惟烦渴不减，令其恣啖北梨，舌才不燥，痰出亦多。又六剂，舌色乃淡，溲出管痛，热邪得从下行矣。凡十二日之间，共服大剂寒凉已二十四帖，计用犀角三两

---

① 一齐众楚：语出《孟子·滕文公下》。谓一人教之而众人乱之，即不能有所成就。

② 跽（jì 忌）：长跪。双膝着地，上身挺直。

③ 阗（tiān 田）：大声。

有奇，而险浪始平。续以前法缓制，服六剂，又解黑矢五次，手足始知为己有。又五剂，筋络之振惕始定，略能侧卧，呓语乃息，渐进稀糜。继灌甘润充其胃汁，非此无以善其后。七八剂后，渴止知饥，脉皆和缓。又浃旬，谷食乃复。又旬余，便溺之色始正。前后共下黑矢四十余次，苔色亦净。授滋填善后而康。是役也，凡同道暨许之族人戚友，莫不以为秋冬之交，用药偏寒，况病延已久，败象毕呈，苟不即投峻补，必致失手。既闻鲍夫人云：归许氏二十余年，目击多人，无不死于温补，此等病曾见之，此等药盖未尝闻也。孰知如此之证，有如此之治，求之古案，亦未前闻，传诸后贤，亦难追步。盖学识可造，而肠热胆坚，非人力所能及。此孟英所以为不世出之良医也。

段春木秋杪患发热，外感温邪。而腰腿痛如刀割，真阴内损。孟英视之：略不红肿，脉至细数，热伤少阴。苔色黑燥，溺赤便黑。与西洋参、麦冬、生地、犀角、银花、楝实、石斛、知母、甘草、竹沥、蔗汁为大剂投之。热渐退，痛渐已，惟舌绛无津。阴亏也。仍与甘凉濡润为方。数日后，忽舌绛倍加，燥及咽膈，水饮不能下咽。孟英曰：真阴涸竭，药难奏绩矣。然窃疑其何以小愈之后，骤尔阴枯？或者背予而服别药乎？继其契友来询云：段死而舌出，此曷故欤？孟英闻之，爽然大悟。因撿《伤寒》女劳复之文示之，其人顿足云良然。彼于小愈后，曾宿于外，次日归即转剧，苟直陈不讳，或尚可治。孟英曰：未必然也，烧裩散、鼠矢汤，皆从足少阴以逐邪，不过热邪袭入此经，所谓阴阳易是也。今少腹无绞痛之苦，原非他人之病易于我，真是女劳之复，以致真阴枯涸，更将何药以骤复其真阴哉！然从此而女劳复与阴阳易，一虚一实有定论，不致混同而谈治矣。

顾升庵参军之仲郎，久患多疑善恐，痰之见证。不出房者数年矣。食则不肯与人共案，卧则须人防护，寡言善笑，热之见症。时或遗精，多医广药，略无寸效。孟英切脉甚滑数，脉与证合。与元参、丹参、竹黄、竹茹、丹皮、黄连、花粉、栀子、海蛇、荸荠为剂，从痰火治。送服当归龙荟丸。四帖即能出署观剧，游净慈而登吴山。参军大喜，以[①]为神治。次年为之配室。

陈某偶患溏泄，所亲鲍继仲云：余往岁患泻，治不中肯，延逾半载，几为所困。今秋患此，服孟英方，数剂霍然，故服药不可不慎也，盍延孟英治之。陈因中表二人皆知医，招而视之，以为省便，辄投以温补健脾之药，数日后泻果减。热得补而不行。而发热昏痉，咽喉黑腐。其居停[②]瞿颖山，疑病变太速，嘱其请援于孟英。孟英诊曰：迟矣！病起泄泻，何必为寒，正是伏邪自寻出路，而温补以固留之，自然内陷厥阴，不可救药。果即殒焉。继有高小垞孝廉令弟雨生，因食蟹患泻，黄某用大剂温补药，泻果止，而颈筋瘈痛，舌绛呕渴，口气甚臭。孟英持脉沉数，曰：食蟹而后泻，会逢其适耳。脉证如斯，理应清润。奈病人自畏凉药，复质于吴某，亦主温补。服及旬日，昏痉舌黑而毙！

金某久患脘痛，按之漉漉有声，便秘溲赤，口渴苔黄，杳不知饥，绝粒五日，诸药下咽，倾吐无余。孟英察脉沉弱而弦。用海蛇、荸荠各四两煮汤饮之，径不吐，痛亦大减。继以此汤煎高丽参、黄连、楝实、延胡、栀子、枳椇、石斛、竹茹、柿蒂等药，送服当归龙荟丸。旬日而安。续与春泽汤调补收绩。盖其人善饮而嗜瓜果以成疾也。眉批：此肝气挟痰[③]饮上逆也。缘素嗜瓜

① 以：吟香书屋本、文瑞楼本、醉六堂本均作“叹”。

② 居停：所居之处所；或称寄寓之家之主人也。

③ 痰：吟香书屋本、文瑞楼本、醉六堂本均作“停”。

果，胃阳久伤，故于平肝涤饮之中，加参以扶胃气。

乔有南年三十九岁，患牝疟二旬。医治罔效。所亲徐和圃疑为伏暑，迓孟英往诊。脉微无神，倦卧奄奄，便秘半月，溺赤不饥，痰多口甘，稍呷米饮，必揉胸槌背而始下，苔色黑腻而有蒙茸之象。乃曰：此精、气、神三者交虚之证，不可与时行伏暑晚发同年而语也。幸前手之药，法主运中，尚无大害。与参、术、桂、附、沉香拌炒熟地、鹿角、石英、苁、杞、归、茯、杜仲、枣仁、菟丝、山茱、橘皮、霞天曲、胡桃肉等，出入为大剂，投十余帖，寒后始有热，而苔色乃退，口不作渴，甘痰亦日少，粥食渐加，即裁桂、附、白术，加石斛，又服七剂，解黑燥大便甚多，凡不更衣者，四旬二日矣。寒热亦断，安谷溲澄而竟愈。或谓先生尝訾[1] 人温补之非，何一旦放手而大用？孟英曰：温补亦治病之一法，何可废也，第用较少耳。世之医者，眼不识病，仅知此法可以媚富贵之人，动手辄用，杀人无算，岂非将古人活世之方，翻为误世之药，可不痛恨耶！

陈媪患牝疟月余，腹胀便秘，嗳多不饥，口淡脉滑。孟英主连、朴、橘、贝、杏、茹、旋、菀、杷、蒺为方，数剂即瘳。眉批：此与前案虚实相反，正可对看。

孟英治其令弟季杰之簉室，因夜间未寐，侵晨饮酒解寒，适见人争谇[2]，即觉心跳欲吐，家人疑其醉也，而欲吐不出，气即逆奔如喘，且肢麻手握，语言难出。又疑为急痧而欲刺之，孟英闻而视之，脉象弦驶。曰：夜坐阳升，饮醇则肝阳益浮，见人争谇，是惊则气更上逆，不可刺也。灌以苏合香丸一颗，下咽即瘥。眉批：此当是痰闭气结之故，苏合丸辛香通气故愈。若是肝浮气逆，益以香窜之药，安能愈乎？

黄履吉截疟后患浮肿，赵某闻其体素虚，切其脉弦细，遂用温补，驯致呃忒不休，气冲碍卧，饮食不进，势濒于危，请孟英决其及返余杭否？孟英曰：脉虽弦细而有力，子必误服温补矣。肯服吾药，犹可无恐。因与栝蒌、薤白合小陷胸、橘皮竹茹汤，加柿蒂、旋覆、苏子、香附、赭石、紫菀、杷叶为方。四剂而瘳。

吴馥斋室，春间娩子不育，汛事亦未一行，偶患呕吐发热，眩晕心嘈，大解溏泄，口渴溲痛，或疑其娠，或疑为损。孟英诊曰：产及一载，而经不至，腹不胀，脉弦缓，非娠非损，乃血虚痰滞而感冬温也。以羚羊、淡豉、竹茹、白薇、栀子、杷叶、知母、葱白、花粉投之。三剂热退吐止，去葱、豉、羚羊，加生地、甘草、橘皮，调之而愈。

盛犀林广文仆，患血痢，自秋徂[3] 冬，半年罔效。孟英察脉细弱，而口干，腰膝痠疼，与鹿角霜、苁蓉、枸杞、杜仲、菟丝、续断、血余、石脂、木瓜、砂仁末炒熟地黄，十余剂而痊。

徐月岩室，患周身麻木，四肢瘫痪，口苦而渴，痰冷如冰，气逆欲呕，汛愆腹胀，频饮极热姜汤，似乎畅适，深秋延至季冬，服药不愈。孟英诊脉沉弦而数。曰：溺热如火乎？间有发厥乎？病者唯唯。遂以雪羹、旋、赭、栀、楝、茹、斛、知母、花粉、桑枝、羚羊、橄榄、蛤壳为方，送下当归龙荟丸。服之递效，二十剂即能起榻，乃去羚、赭，加西洋参、生地、苁蓉、藕。投之渐愈。

张肖江妹，暮冬患感。朱某进温散数服，病日剧。比孟英视之，目瞪不语，面赤气逆，昼夜需人抱坐，四日不著枕矣。乃冬温挟痰，误提而气不肃降也。以旋、赭、杏、贝、花粉、茅根、冬瓜子、紫菀、薤白、蒌仁、苏子、石菖蒲、竹沥为剂，芦菔汤煎。三帖

① 訾(zǐ 紫)：毁谤非议。

② 谇(suì 岁)：责骂。

③ 徂(cú)：往；到。

大便行而能卧矣，自言胸中迷闷。改用小陷胸合三子养亲，加沙参、知母、旋、贝、竹茹、枇杷叶。数剂热退，知饥而愈。嗣有王炳华子患感，叶某用温散药，而气逆碍卧。四明老医王秉衡，作肾虚不能纳气治，连服大剂温补，喘嗽益剧，面浮跗肿，抬肩自汗，大渴胁痛。乞治于孟英，已半月不交睫矣。诊其脉右部弦大而强，舌根黑苔如煤者两条，面黎形瘦，幸而大解溏泄，得能消受许多误药。径与旋、赭、黄连、枳实、栝蒌、苏子、杏仁、紫菀、生石膏、芦菔汁。六大剂始能就枕，而大渴不止，脘腹反形痞胀，按之坚痛，乃去旋、赭，少加白芥子、半夏、薤白。兼令日啖北梨数十枚。服旬日，胸腹皆舒，苔色尽退，唯嗽未已。改用西洋参、杏、贝、芦根、知母、冬瓜子、花粉、柿霜、杷叶、竹沥。十许剂嗽止，而跗肿溏泻，亦皆霍然矣。凡啖梨三百余斤，闻者莫不诧异。

王氏医案续编卷三

杭州王士雄孟英医案

赵梦龄菊斋续辑

丙午春，高汉芳患滞下色酱，日数十行，年已七十七岁。自去秋以来，渐形疲惫，即服补药，驯致见痢。黄某径用温补，势乃剧。延孟英诊之，右脉弦细芤迟，脉虚证实。口渴溲涩，时时面赤自汗。乃吸受暑邪，误作虚治，幸其所禀极坚，尚能转痢。一误再误，邪愈盛而正反虚矣。以白头翁汤加参、术、银花、芩、芍、楝、斛、延胡。二剂即减，五剂而安。继与调补，竟得霍然。后三载，以他疾终。

叶昼三侄女适朱氏，上年四月分娩。七月患赤痢，其家谓产后之病，不敢服药。延至今春，肌消膝软，见食欲呕。昼三迓孟英诊之，左细软，右滑数，伏暑为病，幸未误药。与沙参、陈仓米、归、芍、续断、木瓜、扁豆、连、斛、石莲、荷蒂、枇杷叶、橘皮为方，送驻车丸而愈。

郑芷塘令岳母，年逾花甲。仲春患右手足不遂，舌蹇不语，面赤便秘。医与疏风不效，第四日延诊于孟英。右洪滑，左弦数，为阳明府实之候。疏石菖蒲、胆星、知母、花粉、枳实、蒌仁、秦艽、旋覆、麻仁、竹沥为方。或虑便泻欲脱，置不敢用。而不知古人中藏宜下之"藏"字，乃府字之讹。柯氏云：读书无眼，病人无命，此之谓也。延至二旬，病势危急。芷塘浼童秋门复恳孟英视之。苔裂舌绛，米饮不沾，腹胀息粗，阴津欲竭，非急下不可也。即以前方加大黄四钱绞汁服，急下存阴合法。连下黑矢五次，舌蹇顿减，渐啜稀糜，乃去大黄，加西洋参、生地、麦冬、丹皮、薄荷。滋阴生津尤合法。服五剂，复更衣，语言乃清，专用甘凉充津涤热，又旬日舌色始淡，纳谷如常。改以滋阴，渐收全绩，逾三载闻以他疾终。

章养云室患感，适遇猝惊。黄、包二医，皆主温补，乃至昏谵痉厥，势极危殆，棺衾咸备，无生望矣。所亲陈仰山闻之，谓云：去秋顾奏云之恙，仅存一息，得孟英救愈，子盍图之？章遂求诊于孟英。证交三十八日，脉至细数无伦，阴将竭矣。两手拘挛，肝无血养。宛如角弓之反张，痰升自汗，渴饮苔黄，面赤臀穿，昼夜不能合眼。先与犀、羚、贝、斛、元参、连翘、知母、花粉、胆星、牛黄、鳖甲、珍珠、竹黄、竹叶、竹沥、竹茹为方。三剂，两手渐柔，汗亦渐收。又五剂，热退痰降，脉较和，而自言自答，日夜不休。乃去羚、斛、珠、黄，加西洋参、生地，大块朱砂两许。太多。服之聒絮[①]不减，或疑为癫，似有摇惑之意。孟英恐其再误，嘱邀许芷卿商之。芷卿极言治法之丝丝入扣，复于方中加青黛、龙、牡。热在心而用肝肾药，宜乎不效。服二剂，仍喋喋不已。孟英苦思数四，径于前方加木通一钱，眉

---

① 聒(guō)絮：唠叨。

批：用木通精当。凡心经蕴热用犀角、黄连等药，必兼木通，其效乃捷，以能引心经之热从小肠出也。投匕即效。次日病者自云：前此小溲业已通畅，不甚觉热，昨药服后，似有一团热气从心头直趋于下，由溺而泄。从此神气安谧，粥食渐加，两腿能动，大解亦坚。忽咽肿大痛，水饮不下。孟英曰：余火上炎也。仍与前方，更吹锡类散而安。惟臀疮未敛，腿痛不已，乃下焦气血伤残，改用参、芪、归、芍、生地、合欢、山药、麦冬、牛膝、石斛、木瓜、桑枝、藕肉。数服痛止餐加，又与峻补生肌而愈。

吴酝香孝廉三令嫒患感，诸医首以升散，继进温补，至三月下旬，证交三十五日。昏痉谵语，六昼夜不交睫，旬日不沾米饮。许芷卿视之，俨似养云室证，即拉孟英暨顾听泉、赵笛楼会诊。脉弦滑而微数，齿不能开，窥其舌缩苔垢。孟英曰：尖虽卷，色犹红润，且二便不秘，尚有一线生机未绝也。揆其受病原不甚重，只因谬治逾月，误药酿成大证，势虽危险，吾侪当竭力援之，第勿再犯一味悖药，事或有济。酝香颇极信从。孟英复询其服事婢媪曰：病已逾月，腰以下得毋有磨坏之虞乎？皆曰：无之。惟数日前易其所遗，略有血渍，必月事之不愆也。孟英颇疑之，嘱其再易之时，留心细察。疏方以犀角四钱，石菖蒲二钱，贝母二两，整块朱砂两许，朱砂不宜入煎剂。竹沥碗许，佐以竹叶、竹黄、竹茹、知母、花粉、元参、旋覆、丝瓜络、苇茎、银花、鳖甲。眉批：非此大剂不足以起垂危之证[①]。调下紫雪丹。次日诸君复会，渠母徐夫人即云：王君明视隔垣，小女腰下果已磨穿，糜溃如柈[②]，婢媪辈粗忽，竟未之知也。昨药服后，证亦少减。孟英仍主原方。四服后夜始眠，痉才息，舌甫伸，苔乃黑。孟英于前方去鳖甲、朱砂、菖蒲，加生地、栀子。数服后苔转黄，大便黑如胶漆，且有痰色，盖从前大解黄色，似乎无甚大热，不知热由补药所酿，滞于肠胃曲折之地，而不能下行，势必薰蒸于上，致有内陷入藏之逆也。黑矢下而神识渐清，余热复从气分而达，痰嗽不爽，右脉滑搏。孟英主用竹叶石膏汤加减。四剂渐安，而外患痛楚，彻夜呻吟，虽敷以珠黄，滋以甘润，未能向愈。孟英令以大蟾蜍治净煮汤，煎育阴充液之药服之。果痛止肌生，眠食渐进，汛事如期而瘳。冬间适张舟甫之子为室。或疑其病虽愈，而过饵凉药，恐难受孕。迨戊申夏，已得子矣。

吴酝香之仆吴森，在越患感，旋杭日鼻衄数升，苔黄大渴，脉滑而洪，孟英投白虎汤二帖而安。遽食肥甘，复发壮热，脘闷昏倦，孟英以枳实栀豉汤而瘥。数日后，又昏沉欲寐，发热自汗，舌绛溺涩，仍求孟英诊之。左尺细数而芤，右尺洪大，是女劳复也。研[③]诘之果然。与大剂滋阴清热药，吞豭鼠矢而愈。

王月锄令媳，于庙见时忽目偏左视，扬手妄言，诸亲䮚[④]然，诘其婢媵[⑤]，素无此恙，速孟英视之。脉弦滑而微数，苔黄脘闷。盖时虽春暮，天气酷热，兼以劳则火升，挟其素有之痰而使然也。与犀、羚、栀、翘、元参、丹参、薄荷、花粉，送礞石滚痰丸。三服而痰下神清。改投清养遂愈，次年即诞子。

一妇患证年余，药治罔效。初夏延孟英视之，发热甚于未申，足冷须以火烘，痰嗽苔黄，间有谵语，渴饮无汗。亟令撤去火盆，以生附子捣贴涌泉穴，且嘱恣啖梨、蔗，方用人参白虎汤投之。七帖而年余之热尽退，继与养阴药而瘳。

---

① 眉批……之证：此眉批原无，据吟香书屋本补。
② 柈(pán)：通"盘"，盛物之器。
③ 研：文瑞楼本作"细"。
④ 䮚(xiè谢)：同"骇"。惊骇。
⑤ 婢媵(ying映)：古时陪嫁的婢女。

单小园巡检，患右胁痛。医与温运药，病益甚，至于音瘖不能出声，仰卧不能反侧，坐起则气逆如奔，便溺不行，汤饮不进者已三日矣。孟英诊其脉沉而弦。与旋覆、赭石、薤白、蒌仁、连、夏、茹、贝、枳实、紫菀，加雪羹服之。一剂知，数剂愈。

一妇患带下腰疼，足心如烙，不能移步。孟英投大剂甘露饮而瘳。

赵子善令爱，患发热呕吐，口渴便秘，而年甫三龄，不能自言病苦。孟英视其舌微绛，而苔色干黄。因与海蛇、鼠矢、竹茹、知母、花粉、杏、贝、栀、斛之药。二剂果下未化宿食，色酱粘腻。设投俗尚温燥消导法，必致阴竭而亡。继往维扬，孟英临别赠言，谓其体质勿宜温补。次年偶病，果为参、术殒命。惜哉！

许某于醉饱后，腹中胀闷，大解不行，自恃强壮，仍饮酒食肉。二日后腹痛，犹疑为寒，又饮火酒，兼吸洋烟，并小溲而不通矣。继而大渴引饮，饮而即吐，而起居如常也。四朝走恳孟英诊之。脉促歇止，满舌黄苔，极其秽腻，而体丰肉颤，证颇可危。因婉言告之曰：不过停食耳，且饮山楂神曲汤可也。午后始觉指冷倦怠，尚能坐轿出城，到家气逆，夜分痰升。比晓，胸腹额上俱胀裂而死，盖知下之不及，故不与药也。

何新之亦儒医也。患感旬日，胡士扬诊谓势欲内陷，举家皇皇。渠表弟沈悦亭茂才，亦工岐黄，而心折于孟英，因拉视之。呃忒苔腻，便秘痰多，心下拒按，持其脉右手洪大滑数。与小陷胸，加沙参、菖、贝、菀、薤、茹、杏、旋、杷之剂，数帖而安。继以甘凉，二旬后得大解而痊。何乃执柯[①]，为王、沈联姻娅焉。

翁氏妇患目疾，自春徂夏，治不能瘳，渐至腹中痞胀，痛不可当，食不能下，便秘形消。孟英视之，乃肝郁痰滞而误补以致殆也。脉弦数而滑，与金铃子散合雪羹煎，吞当归龙荟丸暨礞石滚痰丸。三投即效，服至二十余日，各恙皆蠲，眠食如旧。

仲夏瘖疹流行，幼科执用套药，夭札实多。有王子能参军所亲楚人刘某，仅一子甫五龄，陆某见其瘖点不绽，连进柽柳等药，壮热无汗，面赤静卧，二便不行。参军闻其殆，迟[②] 孟英视之。投犀羚白虎汤而转机。陆某力阻石膏不可再饵，仍进温散，以至气喘痰升。复加麻黄八分，欲图定喘，而喘汗濒危，二便复秘。麻黄定喘，乃方脉中感受风寒之证施之，麻疹何其不通。再恳孟英救之。投白虎加西洋参、竹叶而愈。继有房氏子亦为陆某误用温散致剧，痰喘便秘，口渴神昏，溲碧肢瘛。孟英与大剂白虎汤，加犀角、元参、竹叶、木通，调紫雪。四帖而始安。眉批：疹为阳邪，乃肺胃湿热所致。初宜辛凉发散，令其尽出，不宜骤用寒凉，恐冰伏热邪，不能发出也；继即宜大清肺胃之药，以解余毒，从未有温散之法。至麻黄尤为禁剂，何儿科之愦愦耶！

李新畲仲郎，瘖未齐而痰嗽气喘，疹中应有之证。苔色白滑，小溲不赤。或主犀角地黄汤加紫雪，热在气而清其肝，故不效。服而不效，延孟英诊之。右脉洪滑而口渴，脉证相符。乃天时酷热，暑邪薄肺，挟其素有之痰而阻其治节，所以气机不行，而疹不能达，苔不能化，溺不能赤也。温散大忌，凉血亦非。与竹叶石膏汤合苇茎，加杏、菀、旋、杷、海石。投之气平疹透，苔退舌红，小溲亦赤，数日而愈。眉批：治疹原以清肺为第一义。

杭城温元帅，例于五月十六日出巡遣疫。有魏氏女者，家住横河桥之北，会过其门，将及天晓，适有带髮头陀，由门前趋过，瞥见之大为惊骇，注目视之，知为僧也，遂

① 执柯：谓给人介绍婚姻。

② 迟：文瑞楼本作“迎”。

亦释然。而次日即不知饥，眩晕便秘。医谓神虚，投补数帖，反致时欲昏厥。不问何证，概投温补，何其愚耶？更医作中风治，势益甚。旬日后，孟英持其脉弦伏而滑，胸腹无胀闷之苦，旬余不更衣，是惊则气乱，挟痰逆升，正仲圣所谓诸厥应下者，应下其痰与气也。以旋、赭、栀、连、雪羹、楝、贝、金箔、竹沥、菔汁为方，并以铁器烧红淬醋，令吸其气。二剂厥止，旬日而瘳。

某媪年六十余，患腰腿串痛，闻响声即两腿筋掣不可耐，日必二三十次，卧榻数载，诸药罔效。孟英察脉沉弦，苔腻便秘，亦广服温补而致病日剧也。与雪羹、羚、楝、胆星、橘络、竹沥、丝瓜络，吞礞石滚痰丸及当归龙荟丸。四剂，大泻数十次，臭韧异常，筋掣即已。乃去二丸，加栀、连、羊藿。服六剂，即健饭而可扶掖[①] 以行矣。眉批：此人初病，必系血虚不足以养肝，因妄服温补，以致积痰蕴热，胶固不开。孟英治法，亦是救药误为多，愈后必继以滋养血液之药，方收全功。

姚令舆令郎，瘄后两腿筋掣，卧则更痛。幼科作风治而愈剧。不通。孟英以犀角、生地、木通、豆卷、葳蕤、桑枝、丹皮、栀子、丝瓜络，投之而效。眉批：此疹后血为热毒所耗，不足以养肝也。与前证大略相同，特未受温补之累耳。

徐艮生室，年四十余，于酷暑之时患疒昔，所亲沈悦亭连与清解，不能杀其势。为邀孟英视之。体厚痰多，脉甚滑数，扬掷谵妄，舌绛面赤，渴饮便涩。乃与大剂白虎加犀角、元参、银花、花粉、贝母、竹黄、竹叶、竹茹、竹沥，送滚痰丸。服后大便下如胶漆，脉证渐和，数日后去丸药，其势复剧，甚至发厥，仍加丸药乃平。如是者三次，险浪始息。悦亭复以白金丸涤其膈下留痰，续用甘凉濡润法，充津液而搜余热，渐以告愈。眉批：此大实证也，非峻攻不愈。

沈新予令岳母，陡患昏厥，速孟英视之。病者楼居，酷热如蒸。因曰：此阴虚肝阳素盛之体，暑邪吸入包络，亟宜移榻清凉之地，随以紫雪丹一钱，新汲水调下可安。而病者自言手足已受缧绁[②]，坚不肯移，家人惊以为祟，闻而束手。孟英督令移之，如法灌药，果即帖然。

徐氏妇重身而患四肢疼痛，不可屈伸，药之罔效。或疑为瘫痪。任殿华令其舍专科而质于孟英。诊曰：暑热入于隧络耳，吾室人曾患此，愈以桑枝、竹叶、扁豆叶、丝瓜络、羚羊、豆卷、知母、黄芩、白薇、栀子者。照方服之，果即得愈。

眉批：《吴天士医验录》有寒中经络之证，与此正相对待，可见病证有寒即有热，不可执一而论也。

陈氏妇，素无病，娩后甚健，乳极多而善饭。六月初形忽遽瘦，犹疑天热使然，渐至减餐。所亲徐丽生嘱延孟英视之。脉细数，舌光绛，曰：急劳也，无以药为。夫乳者，血之所化也，乳之多寡，可征血之盛衰。兹乳溢过中，与草木将枯，精华尽发于外者何异？即今[③] 断乳，亦不及矣。其家闻之，尚未深信，即日断乳服药，及秋而逝。

吴酝香孝廉令孙兑官，患发热洞泻，大渴溲少，涕泪全无。孟英曰：暑风行于脾胃也。以沙参、生薏苡、生扁豆、银花、石斛、滑石、甘草、竹叶、冬瓜皮，澄地浆煎服，数日而痊。按：此等证，幼科无不作惊风治，因而夭折者多矣。

蒋北瓯二尹，患疟，医与小柴胡、平胃散而渐甚；继以大剂温补，势濒于危；复用桂枝白虎，狂乱如故。所亲董兰初鹾尹，延

---

① 掖（yè 夜）：挟持别人的胳膊。

② 缧（léi）绁（xiè）：亦作“累绁”。拘系犯人的绳索，引申为囚禁。

③ 今：文瑞楼本作“令”。

孟英视之。曰:暑疟也。桂枝白虎用于起病之时则妙矣,今为温散补燥诸药,助邪烁液,脉数无伦,汗渴不已,虽宜白虎,分别了亮。岂可监以桂枝助热耗津,而自掣其肘耶?因与大剂白虎加花粉、竹叶、西洋参、元参、石斛。服之即安,至十余帖疟始瘳,而舌尚无苔,渴犹不止,与甘凉濡润,三十余剂始告痊。

孙心言以七十之年患滞下,胡某知为暑热,以清麟丸下之,治颇不谬。继则连投术、朴、夏、葛等药,渐至咽疼口糜,呃忒噤口,诸医进补,其势孔亟。伊婿童秋门逆孟英诊之。右脉滑数上溢,身热面赤,溲涩无眠,体厚痰多,时欲出汗。在痢疾门中,固为危候,第以脉证参之,岂是阳虚欲脱?实由升散温燥之剂烁其阴液,肺胃之气室塞而不能下行也。与大剂肃清之药,一剂知,二剂已,随以生津药溉之,痢亦寻愈。按:此等痢呃,古书未载,而治法悬殊,世人但守成法,不知变通,治而不愈,诿之证危,况属高年,病家亦不之咎也,孰知有此随时而中之妙法耶!

曹泳之二尹,将赴代理昌化任,而疟痢并作,寒少热多,滞下五色。逆孟英视之。面垢苔黄,干呕口渴,痛胀溺赤,汗出神疲,脉至洪数不清。与大剂芩、连、滑、朴、知母、花粉、银花、石膏、连翘、竹茹等药。投匕即减,三服而起。

陈邠眉令郎,孟秋患感,医与表散温补,病随药剧。至八月初,渠叔祖陈霭山,延孟英视之。目瞪神呆,气喘时作,舌绛不语,便泻稀水,肢搐而厥,人皆以为必死矣。察其脉弦而软数,乃阴亏肝盛之质,提表助其升逆,温补滞其枢机,痰饮轇轕,风阳肆横,祷神驱祟,有何益哉!与鳖甲、龙、牡、旋、赭、芩、连、楝、贝、菖、茹、胆星、犀、羚等药,息风镇逆,清热蠲痰,数帖而平。

龚念匏室,故舍人汪小米之女也。患秋感,服温散药而日重。渠叔母韩宜人,请援于孟英。脉见弦数软滑,苔黑肢瘛。疏方用沙参、元参、知母、花粉、犀、羚、茹、贝、栀、菖等药,日亟饵之,否将厥矣!时念匏幕于江南,族人皆应试入场,侍疾者多母党,伊叔少洪疑药凉,不敢与服,迨暮果欲厥矣。众皆皇皇,幸彼女兄为故孝廉金访叔之室,颇具卓识,急煎孟英方灌之,遂得生机。次日复诊脉较和,一路清凉,渐以向愈。

仲秋久雨,吴汾伯于乡试后患恙,自言坐于水号,浸及于膝,人皆以为寒湿之病。孟英切脉甚数,溲赤苔黄,口干[①]燥呛,因谓其尊人酝香曰:病由暑湿,而体极阴亏,已从热化,不可以便泄而稍犯温燥之药。先与轻清肃解,继用甘凉撤热,渐能安谷。半月后,热始退尽,而寝汗不眠,投以大剂滋填潜摄之药,兼吞五味子磁朱丸数十帖,乃得康复。此证误治即败,少谬亦必成损,苟非识信于平日,焉能诚服于斯时?闻其寝汗不收,夜不成寐之间,旁言啧啧,孟英恐其摇动主意,必致全功尽弃,嘱其邀顾听泉、许芷卿质政,而顾、许咸是孟英议,于是主人之意益坚,而大病乃痊。吁!谈何易耶。

张慈斋室,自春间半产后发热有时,迄于季秋,广服滋阴之药,竟不能愈。其大父陈霭山延孟英诊脉,按之豁然。投当归补血汤而热退,继以小建中愈之。此众人用滋阴者,而孟英以阳和之品愈之,可见医在认证,不在执方也。

俞博泉令郎患感,即兼腹痛而胀。胡某投以温散,二便不行,昏谵大渴,舌苔黑刺。孟英以犀、翘、楝、薄、栀、连、花粉、元参、大黄。服之便下神清,为去犀角,加丹

---

① 干:文瑞楼本、醉六堂本均作"渴"。

皮，二帖苔化热退，惟少[1]腹梗胀，不甚知饥。改投栀、连、楝、蒺、延胡、橘核、苁蓉、花粉、制军诸药，连解黑矢，渐以向安。正欲养阴之际，而惑于旁言，另招金某，服大剂温补药，以图元气骤复，不知余烬内燔，营受灼而血上溢，液被烁而肌渐消，犹谓吐血宜补，形瘦为虚，竟竭力补死而后已。

周同甫患疟多汗，医恐其脱，与救逆汤而势剧。孟英视之曰：湿疟耳！湿家多汗无恐也，况口渴溺赤，温补勿投，与清解药渐安。继而乃翁秋叔病，初服温补病进，更医知为伏暑，与药数剂，热果渐退。偶延孟英诊之，尺中甚乱，因谓其侄赤霞曰：令叔之证，必不能起，吾不能药也。已而果然。

许守存久患痰嗽，孟英主滋水舒肝法，以阴亏而兼郁也，业已向愈。所亲某亦涉猎医书，谓滋阴药不可过服，投以温补。已而咳嗽复作，渐至咽痛。冬初又延诊于孟英，曰：六脉皆数，见于水令，其不能春乎！果验。世人不辨证之阴阳，但论药之凉热，因而偾事者多矣。

朱砥斋司李之夫人，屡患半产，每怀妊服保胎药卒无效。今秋受孕后病嗽，孟英视之，尽屏温补，纯与清肺。或诘其故，曰：胎之不固，或由元气之弱者，宜补正；或由病气之侵耳，宜治病。今右寸脉滑大搏指，吾治其病，正所以保其胎。苟不知其所以然，而徒以俗尚保胎之药投之，则肺气愈壅，咳逆愈盛，震动胞系，其胎必堕矣。朱极饮佩，服之良效。次年夏，诞子甚茁壮。眉批：通达之论，凡病俱宜如此看。

项肖卿家拥厚赀，人极好善，年甫三十五岁，体甚壮伟，微感冬温，门下医者进以姜、桂之剂，即觉躁扰，更医迎媚，径用大剂温补，两帖后发狂莫制。又招多医会诊，仅以青麟丸数钱服之。所亲梁楚生宜人闻其危，速孟英视之，业已决裂不可救药，甚矣！服药之不可不慎也。富贵之家，可为炯戒[2]。

邵奕堂室，以花甲之年，仲冬患喘嗽，药之罔效，坐而不能卧者旬日矣。乞诊于孟英。邵述病原云：每进参汤则喘稍定，虽服补剂，仍易出汗，虑其欲脱。及察脉弦滑右甚，孟英曰：甚矣！望闻问切之难，不可胸无权衡也。此证当凭脉设治，参汤切勿沾唇，以栝蒌、薤白、旋覆、苏子、花粉、杏仁、蛤壳、茯苓、青黛、海蛇为方，而以竹沥、菔汁和服。投匕即减，十余帖全愈。同时有石媪者，患此极相似，脉见虚弦细滑。孟英于沙参、蛤壳、旋覆、杏仁、苏子、贝母、桂枝、茯苓中，重加熟地而瘳。所谓病同体异，难执成方也。

许太常滇生之夫人，患腿痛而素多噫气，若指头一搓，或眉间一抹，其噫即不已。向以为虚，在都时服补剂竟不能愈。冬间旋里，孟英诊脉弦滑，乃痰阻于络，气不得宣也。以丝瓜络、竹茹、旋覆、橘络、羚羊、茯苓、豆卷、金铃、柿蒂、海蛇、荸荠、藕为方，吞当归龙荟丸而安。其媳为阮芸台太傅之女孙，在都因丧子悲哀，患发厥。屡服补剂，以致汛愆，或疑为娠。孟英曰：脉虽弦数以滑，乃痰挟风阳而为厥也。与大剂蠲痰息风、舒郁清营之剂，渐以获愈。

歙人吴永言，于十年前，读《论语》不撤姜食之文，因日服之，虽盛夏不辍。至三年前患大溢血，虽以凉药治瘳，而时时火升，迄今不愈。季冬就诊于孟英，身不衣绵，头面之汗蓬蓬也。且云：服芩、连则烦渴益甚，以苦能化燥也；用生地即闷滞不饥，以甘能缓中也；蔗、梨入口亦然。按其脉，沉取滑数，是从前之积热，深伏于内。与白虎汤去草、米，加竹叶、竹茹、花粉、海蛇、荸荠、银花、绿豆恣服，渐吐胶痰而愈。继闻

---

① 少：文瑞楼本作“小”。

② 炯（jiǒng）戒：彰明昭著的警戒。

赵秋舲进士令郎子循，每啖蔗则鼻衄必至，或疑蔗为大热之性。孟英曰：蔗甘而凉，然甘味太重，生津之力有余，凉性甚微，荡热之功不足，津虚热不甚炽者，最属相宜，风温证中救液之良药，吾名之曰天生复脉汤。若湿热痰火内盛者服之，则喻氏所谓翻受胃变从而化热矣。凡药皆当量人之体气而施，岂可拘乎一定之寒热耶？子循之体，水虚而火旺者也，蔗性不能敌，反从其气而化热，正如蔗经火炼则成糖，全失清凉之本气矣。枸杞子亦然。眉批：精透之论，由斯类推，可以知药性之功能矣[①]。

李华甫继室，娠三月而崩。孟英按脉弦洪而数，与大剂生地、银花、茅根、柏叶、青蒿、白薇、黄芩、续断、驴皮胶、藕节、胎髮灰、海螵蛸而安。奈不能安佚，越数日胎堕复崩。孟英于前方去后六味，加犀角、竹茹、元参为治。或谓胎前宜凉，产后则否，乃招专科暨萧山竹林寺僧治之，咸用温药，且执暴崩宜补。服药数剂，虚象日著，时时汗出昏晕，畏闻人声，懒言息微，不食不眠，间有呃忒，崩仍不止，皆束手待毙矣。复邀孟英视之，曰：此执死书以治活病也。夫血因热而崩，胎因崩而堕，岂胎堕之后，热即化为寒乎？妙语解颐。参、术、姜、桂、棕灰、五味之类，温补酸涩，既助其热，血益奔流，又窒其气，津亦潜消，致现以上诸证，脉或不知，而苔黄黑燥，岂不见乎？因与犀角、石膏、元参、知母、花粉、竹沥、麦冬、银花、栀子、石斛、旋覆、青蒿、白薇等大剂投之，神气渐清。旬日后，各恙始平，继去犀角，加生地，服两月全愈。

---

① 眉批……功能矣：此眉批原无，据吟香书屋本、醉六堂本补。

小 引

余承世业，幼读医书，而阅历三十年，愈觉斯道之难精。窃谓：宋元以来，名家夥矣，无不立言有所偏倚。若薛立斋、张会卿、赵养葵、李士材之派，则其尤甚者也。国朝一切著述，莫不迈越前古医林。自喻氏崛起之后，群贤迭出，于斯为盛。然张路玉精于论温，而劳损之阴阳不别；徐灵胎通乎古今之变，而拘守柴胡以治疟。虽尺有所短，而瑕不掩瑜。彼柯韵伯之辨，而好为穿凿；黄坤载、陈修园之博，而偏于温燥。坐而言则可，起而行则碍。以吴鞠通之明，而混疫于温，致招章虚谷之议，更不知霍乱有寒热之分，则尤陋矣，此孟英《霍乱论》之所由述也。余读其书，神交数载，幸一苇可杭[1]，复蒙寄示《回春医案》二卷。展绎之余，益信其抱有猷[2] 有为有守之才，故能铸古熔今，随机应变，可以坐而言，可以起而行，不愧为一代之名家。今春来越，视楞里王姓之证，始得把臂，快慰平生。尝奇析疑，别聆妙悟，翻恨相见太迟，致余闻道之晚也。且知尚有《仁术志》一书，乃张、赵诸君辑其近案，犹未梓行。余不敏，敢不步尘续采，以当执鞭之忻[3] 慕乎？

---

① 一苇可杭：《诗经·卫风·河广》："谁谓河广？一苇杭之。"孔颖达疏："言一苇者，谓一束也。可以浮之水上而渡，若桴筏然。"后即用为小舟可渡之意。

② 猷（yóu）：谋划。

③ 忻：同"欣"。

王氏医案续编卷四　原名《仁术志》

杭州王士雄孟英医案

山阴陈　坤载安续辑

丁未春，金朗然令堂，陡吐狂血，肢冷自汗。孟英切脉弦涩，察血紫黯，乃肝郁凝瘀也。证虽可愈，复发难瘳。予丹参、丹皮、茺蔚、旋覆、苓、栀、柏叶、郁金、海蛇之方，覆杯果愈。然不能惩忿，逾二年复吐，竟不起。

张孟皋少府令堂，年逾古稀，患气逆殿屎[①]，烦躁不寐。孟英切脉滑实，且便秘面赤，舌绛痰多。以承气汤下之霍然，逾年以他疾终。

王致青鹾尹令正，患痰喘，胡某进补肾纳气，及二陈、三子诸方，证濒于危。顾升庵参军，令延孟英诊之，脉沉而涩，体冷自汗，宛似虚脱之证，惟二便不通，脘闷苔腻。是痰热为补药所遏，一身之气机窒痹而不行也。与蒌、薤、旋、赭、杏、贝、栀、菀、兜铃、海蛇、竹沥等以开降，覆杯即减，再服而安。

王汇涵室，年逾六旬，久患痰嗽，食减形消，夜不能眠，寝汗舌绛，广服补剂，病日以增。孟英视之曰：固虚证之当补者，想未分经辨证，而囫囵颟顸[②]，翻与证悖，是以无功。投以熟地、苁蓉、坎板、胡桃、百合、石英、茯苓、冬虫夏草等药，一剂知，旬日愈。以其左脉弦细而虚，右尺寸皆数，为阴亏气不潜纳之候，及阅前服方，果杂用芪、术以助气，二陈、故纸、附、桂等以劫阴也，宜乎愈补而愈剧矣。

张篪百之室患感，连服温散，继邀顾听泉诊之，云有骤变，须延孟英商治。渠之不信，旬日后倏然昏厥，自寅正至辰初不苏。病者之兄吴次欧，速孟英视之。脉伏而弦滑。与大剂犀、羚、茹、贝、知母、花粉、元参、银花，调局方至宝丹，灌下即安。

赵子循患喉痹，渠叔笛楼用大剂生军下之，而药不能入，病在上而用荡涤肠胃之药，殊未合法。孟英以锡类散吹之即开，与白虎法而瘥。

王雪山令媳患心悸眩晕，广服补剂，初若甚效，继乃日剧，时时出汗，肢冷息微，气逆欲脱，灌以参汤，稍有把握，延逾半载，大费不赀。庄芝阶舍人令延孟英诊视。脉沉弦且滑，舌绛而有黄腻之苔，口苦溲热，汛事仍行。病属痰热轇轕，误补则气机壅塞。与大剂清热涤痰药，吞当归龙荟丸，服之渐以向安。痰热体实者，此丸颇有殊功。仲夏即受孕，次年二月诞一子。惜其娠后停药，去疾未尽，娩后复患悸晕不眠，气短不饥，或作产后血虚治不效，仍请孟英视之。脉极滑数，曰：病根未刈[③]也。与蠲痰清气法果应。

许子双令堂梁宜人，仲春之杪，偶患微

---

① 殿屎(xī)：愁苦地呻吟。

② 颟(mān)顸(hān)：糊涂，不明事理。

③ 刈(yì)：断也，绝也。

感，医与温散，热已渐退。孟英偶过诊，右寸脉促数不调，因谓子双曰：此风温证，其误表乎？恐有骤变。渠复质之前医，以为妄论，仍用温燥，越二日即见鼾睡，再延孟英诊之，促数尤甚，曰：鼻息鼾矣，必至语言难出，仲圣岂欺我哉？风温误汗，往往皆然，况在高年，殊难救药。果浃旬而逝。眉批：此证虽经仲景指出，而人多不识，往往杂药乱投，卒至鼾睡而死，医家、病家两俱茫然。孟英此案可为仲景之功臣矣。

姚某年未三旬，烟瘾甚大，适伊母病温而殁，劳瘁悲哀之际，吸受温邪，胁痛筋掣，气逆痰多，热壮神昏，茎缩自汗，医皆束手。所亲徐丽生嘱其速孟英诊之。脉见芤数，舌绛无津，有阴虚阳越、热炽液枯之险，况初发即尔，其根蒂之不坚可知。与犀、羚、元参、知母壮水息风，苁蓉、楝实、鼠矢、石英潜阳镇逆，沙参、麦冬、石斛、葳蕤益气充津，花粉、栀子、银花、丝瓜络蠲痰清热。一剂知，四剂安，随以大剂养阴而愈。眉批：吸食鸦片之人，津液素亏，感受温邪较平人倍重，非此标本并治之剂，必不救矣。

周光远无疾而逝，其母夫人年逾七旬，遭此惨痛[①]，渐生咳嗽，气逆痰咸，夜多漩溺，口苦不饥。孟英曰：根蒂虚而兼怫郁也。与沙参、甘草、麦冬、熟地、龟板、石斛、贝母、蛤壳、小麦、大枣而安。滋阴解郁，丝丝入扣。迨夏间，吸暑而患腹痛滞下，小溲热涩，其嗽复作，脉仍虚弦，略加软数。但于前方增滑石，去暑。吞香连丸治痢。而瘳。因平昔畏药，既愈即停。至仲秋嗽又作，惟口不苦而能食。因于前方去沙参，加高丽参、五味、石英、牛膝，熬膏频服而痊。眉批：此因不兼外邪，故加五味、牛膝等药，径固其本。若少兼外邪者，断不可用。十月下旬，天气骤冷，陡患吐泻腹痛，肢冷音嘶，急邀孟英视之。脉微为寒邪直中，亟与大剂理中，加吴萸、橘皮、杜仲、故纸、石脂、余粮而瘥。其夫人亦因悲郁而患崩漏，面黄腹胀，寝食皆废。孟英用龟板、海螵蛸、女贞、旱莲、贝母、柏叶、青蒿、白薇、小麦、茯苓、藕肉、莲子心而康。次年夏，其母夫人患温邪痰[②]嗽，脘闷汗多。孟英投石膏、竹茹、知母、花粉、旋覆、贝母、蒌仁、紫菀等药，三十剂而愈，闻者无不叹异。

胡季权令正，许子双之女弟也。初于乙巳患乳房结核，外科杂投温补，此乳岩之渐也，岂有用补之理？核渐增而疼胀日甚，驯致形消汛愆，夜热减餐，骨痿于床，孟英诊曰：郁损情怀，徒补奚益？岂惟无益，愈增其病矣。初以蠲痰开郁之剂，吞当归龙荟丸。因误补之后，故用此丸，否则可以不必。痛胀递减，热退能餐，月事乃行，改投虎潜加减法，服半年余而起。凡前后计用川贝母七八斤，他药称是。今春因哭母悲哀，陡然发厥，与甘麦大枣，加龙、牡、龟、鳖、磁、朱、金箔、龙眼而安。

王小谷体厚善饮，偶患气逆，多医咸从[③]虚治，渐至一身尽肿，酷肖《回春录》所载康副转之证。因恳治于孟英。脉甚细数，舌绛无津，间[④]有谵语。乃真阴欲匮，外候虽较轻于康，然不能收绩矣。再四求疏方，与西洋参、元参、二地、二冬、知母、花粉、茹、贝、竹沥、葱须等药。三剂而囊肿全消，举家忻幸，孟英以脉象依然，坚辞不肯承手，寻果不起。眉批：脉至细数，则阴竭阳亢，不拘何病，均忌此脉，而虚劳为尤甚。

朱敦书令爱患感，医投温散，服二剂遍身麻瘖，汛事适来，医进小柴胡汤，遂狂妄莫制，乞援于孟英。脉至洪滑弦数，目赤苔黄，大渴不寐。是瘖因温邪而发，所以起病

① 痛：文瑞楼本作“伤”。

② 痰：文瑞楼本作“咳”。

③ 从：原作“后”，据吟香书屋本、文瑞楼本、醉六堂本改。

④ 间：原作“闻”，据吟香书屋本改。

至今，时时大汗，何必再攻其表？汛行为热迫于营，胡反以姜、枣温之，参、柴升之？宜其燎原而不可遏也。眉批：温散惟宜于伤寒，何可乱投？且既已见疹，则肺胃之热已现于外矣，与柴胡汤有何干涉？此医直是不通。与大剂犀角、元参、生地、石膏、知母、花粉、银花、竹叶、贝母、白薇以清卫凉营。服后即眠，久而未醒，或疑为昏沉也。屡为呼唤，俗情可哂[①]。病者惊寤，即令家人启箧易服，穿鞋梳髮，告别父母云：欲往花神庙归位。此即一呼唤之效也。人莫能拦，举家痛哭，急迓孟英复视。脉象依然，嘱其家静守勿哭，仍以前方加重，和以竹沥、童溲，灌下即安。继用养阴清热而愈。

瞿颖山仲媳，许培之之妹也。患舌糜，沈悦亭知其素禀阴亏，虚火之上炎也，与清凉滋降之法，及朱黄等敷药而不愈。乃兄延孟英往视，舌心糜腐黄厚，边尖俱已无皮，汤饮入口，痛不可当，此服药所不能愈者。令将锡类散糁之，果即霍然。或疑喉药治舌，何以敏捷如斯？孟英曰：此散擅生肌蚀腐之长，不但喉舌之相近者，可以借用，苟能隅反，未可言罄，贵用者之善悟耳。且糜腐厚腻，不仅阴虚要须识此，妙语可思。自知其故。

高禄卿室，吴濂仲之妹也。孟夏分娩发热，初疑蒸乳，数日不退，产科治之，知挟温邪，进以清解，而大便溏泄，此邪去之征，识力不坚，遂为所眩。遂改温燥，其泄不减。另招张某视之，因谓专科误用蒌仁所致，与参、芪、姜、术、鹿角、肉果等药，泄泻愈甚，连服之，热壮神昏，汗出不止，势濒[②]于危。酝香孝廉徐夫人，病者之从母也。心慈似佛，有子十人皆已出，闻其殆，夤夜命四郎季眉，请援于孟英。按脉洪数七至，口渴苔黄，洞泻如火，小溲不行，因谓季眉曰：病犹可治，第药太惊人，未必敢服。季眉坚欲求方，且云在此监服。乃疏白头翁汤，加石膏、犀角、银花、知母、花粉、竹叶、栀、楝、桑叶与之。次日复诊，脉证较减，仍用前方，而病家群哗，以为产后最忌寒凉，况洞泄数日乎？仍招张某商之，张谓：幸我屡投温补在前，否则昨药下咽，顷刻亡阳。盲语。复定芪、术之方，业已煎矣。所亲张芷舟孝廉闻之，飞告于酝香处。汾伯昆季，即驰至病家，幸未入口，夺盏倾之，索孟英方，煎而督灌，且嘱群季轮流守视，免致再投别药。孟英感其情谊，快舒所长，大剂凉解，服至七帖，泻全止，热尽退，乃去白头翁汤，加生地、元参、茹、贝。服半月始解黑色燥矢，而眠食渐安。第府藏之邪，虽已清涤，而从前温补，将热邪壅滞于膜络之间者，复发数痈于胸乳之间。孟英令其恪守前法，复入蒲公英、丝瓜络、橘叶、菊叶等药。服至百剂，始告全愈，而天癸亦至。孟英曰：世俗泥于产后宜温之谬说，况兼泄泻，即使温补而死，病家不怨，医者无憾也。或具只眼，其谁信之？此证苟非汾伯昆仲笃信于平时，而力排众论于危难之间，余虽见到不疑，亦恶能有济耶？余尝曰：病不易识，尤不易患；医不易荐，尤不易任；药不易用，尤不易服。诚宇宙间第一难事也，而世人浅视之，可不悲哉！眉批：方遵古法，并不惊人，特读立斋、景岳书者见之，未免吃惊耳。不意浙省名手狃于温补如此，真不能不归咎于景岳、立斋诸公矣。

赵秋舲进士，去秋患左半不遂。伊弟笛楼，暨高弟许芷卿茂才，主清热蠲痰治之，未能遽效，邀孟英诊之。脉甚迟缓，苔极黄腻，便秘多言。令于药中和入竹沥一碗，且以龙荟、滚痰二丸相间而投。用药固甚合法，何于脉之迟缓处未见照顾。二丸各用斤许，证始向愈。如此而止，殊少善后

---

① 哂(shěn 审)：讥笑。

② 濒：原作“频”，据文瑞楼本改。

之法。今春出房，眠食已[1]复，而素嗜厚味，不戒肥甘。孟夏其病陡发，孟英诊之，脉形滑驶如蛇，断其不起，秋初果殁。

吴沄门年逾花甲，素患脘痛，以为虚寒，辄服温补，久而益剧。孟英诊曰：肝火宜清。彼不之信，延至仲夏，形已消瘦，倏然浮肿，胁背刺痛，气逆不眠，心辣如焚，善嗔畏热，大便时泻，饮食下咽即吐，诸医束手，乃恳治于孟英。脉弦软而数。与竹茹、黄连、枇杷叶、知母、栀、楝、旋、赭等药，而吐止，饮食虽进，各恙未已，投大剂沙参、生地、龟板、鳖甲、女贞、旱莲、桑叶、丹皮、银花、茅根、茹、贝、知、柏、枇杷叶、菊花等药，出入为方。二三十剂后，周身发疥疮而肿渐消，右耳出粘稠脓水而泻止。此诸经之伏热，得以宣泄也。仍以此药令其久服，迨秋始愈，冬间能出门矣。眉批：所见诸证俱属痰热，与弦数之脉相合，但软则根柢不坚。初方乃急则治标之法，次方乃顾及根本，亦不易之次第也。

比邱尼心能，体厚蹒跚，偶患眩悸，医以为虚，久服温补，渐至发肿不饥。仲夏延孟英视之。脉甚弦滑，舌色光绛，主清痰热，尽撤补药。彼不之信，仍服八味等方，至季夏再屈孟英诊之。脉数七至，眠食尽废，不可救药矣。果及秋而荼毗[2]。

金叶仙大令病，其媳刲[3]股以进，因无效也，悲哀欲绝，遂发热。胡某治以伤寒药，而神迷自汗，惊惕畏冷。改换补药，乃气逆不进水谷矣。孟英视之，七情有伤，痰因火迫，堵塞空灵之所也。与沙参、元参、丹参、丹皮、茯苓、麦冬、连翘、竹茹、竹叶、莲心、小麦，加以川贝母一两投之，数剂而瘥。

李竹虚令郎，初秋患感，医闻便溏而止之，乃至目赤谵妄，舌绛苔黄，溲涩善呕，粒米不能下咽。孟英先与犀角、石膏、竹叶、竹茹、枇杷叶、茅根、知母、花粉、栀子以清之。呕止神清，热亦渐缓。继以承气汤加减，三下黑矢，黄苔始退，即能啜粥，以其右关尺迟缓有力，故知有燥矢也。续投甘凉，调理而痊。

朱养之令弟媳，初患目赤，服药后，渐至满面红肿，壮热神昏，医者束手。孟英切脉洪实滑数，舌绛大渴，腹微胀。以酒洗大黄、犀角、元参、滑石、甘草、知母、花粉、银花、黄芩、连翘、薄荷、菊花、丹皮，两下之径愈。

都城售透土长寿丹，极言其功之大，能治诸疾，而价甚廉，人皆称之。孟英谓：勿论其所用何药，执一方以疗百病，无此治法。每以禀赋不齐，证因有别，劝人切勿轻尝。况以绿豆汤为引，必有热毒之品在内，不可不慎也。继而张孟皋少府饵之患疽，广粤亭司马服之咽烂，孟英投多剂甘寒而愈。王雪山久患下部畏冷，吞未百丸，齿痛目赤，诸恙蜂起。孟英察脉弦滑，与多剂石膏药，兼以当归龙荟丸频服。新疾既瘳，腿亦渐温，令其常饮柿饼[4]汤，以杜将来之恙。伊弟患腹胀而喜服温补，久而不效，孟英曰：湿热也，宜清化。彼不信，因服透土丹，初颇应，已而血大溢，始得悔悟。志此数则，以为世之好服奇药者戒。

广孔愚司马之大公子，仲秋间患疟，寒少热多，面目甚黄，苔腻大渴，腹胀溺赤，仍能纳谷，且素嗜肥甘，不能撙节[5]，孟英按其脉滑实而数，与承气加知、芩、半、贝、翘、连、滑石、石膏、大腹、花粉之类。二十余剂而始愈，是膏粱挟暑湿热之治也。

王瘦石禀属阴亏，卒闻惊吓之声，而气逆肢冷，自汗息微，速孟英视之。身面皆青

---

① 已：文瑞楼本作“俱”。

② 荼毗：佛家语，谓火葬也。

③ 刲（kuī 亏）：割取。

④ 饼：文瑞楼本作“蒂”。

⑤ 撙节：抑制。

绿之色，脉沉弦而细，乃素伤忧虑，而风阳陡动也。与牡蛎四两，鳖甲二两，蛤壳一两，石英五钱，龙齿、小麦、辰砂、麦冬、茯神、贝母、竹茹为方，一剂知，二剂已，续以滋养而瘳。眉批：凡阴虚之体，血不足以养肝，则肝阳易僭，用大剂镇逆养阴开郁治法，丝丝入扣，宜乎应手辄效也。

陈书伯庶常令弟保和，年未冠，患失音咽痛。孟英与犀、羚、石膏、元参、豆根、牛蒡、射干等大剂清肃之药，音开而咽糜，吹以锡类散，糜愈而疹点满布，左目及耳后皆肿。方中加以鲜菊叶二两。疹愈，痰嗽不已，仍主前法，服三十余帖而痊。此证脉滑且数，口大渴，初终未曾误药，故能愈。其庶母同时患喉糜，而头偏左痛，肝风。心悸欲呕，壮热烦躁，脉弦细数。孟英曰：此兼阴亏风动也。初以犀、羚、元参、菊花、丹参、栀子、桑叶、马勃投之，外吹锡类散，咽愈热退。续用二至、二冬、生地、石英、苁蓉、龟板、茯苓，滋阴潜阳而瘳。善后之法非此，则细数之脉何以能复？又其二令妹亦患喉疹，汛事适行，四肢痠痛，略难举动，气塞于咽，孟英诊脉弦滑。以犀、羚、旋、赭、茹、贝、兜铃、牛蒡、射干、豆根、花粉、银花、海蛇、竹沥、丝瓜络等出入为方，此则专事清热蠲痰而已，须合三案而细参其同异处，方有会心。兼吹锡类散而瘥。眉批：变证虽多，不外肺胃二经积热，得其主脑，尚非难愈之证。

吴尔纯八月下旬患滞下，腹痛异常，伊外祖许仲廉，延孟英往诊。形瘦，脉数而弦，口渴，音微，溺涩。乃阴分极虚，肝阳炽盛，伏暑为痢。治法不但与寒痢迥异，即与他人之伏暑成痢者，亦当分别用药也。与白头翁汤，加知母、花粉、银花、丹皮、金铃、延胡、沙参、芩、连服之。亦治通伏暑成痢之方。次日复视，痢减音开，而右腹疼胀拒按，为加冬瓜子、乌药、鼠矢，三剂而消，滞下亦愈。惟薄暮火升，面赤自汗，重加介类潜阳而痊。此方顾及阴虚。

杨某患感旬日，初则便溏，医与温散，泻止热不退，昼夜静卧，饮食不进。孟英诊脉迟缓，浮取甚微，目眵，舌色光红，口不渴，溲亦行，胸腹无所苦，语懒音低，寻即睡去。是暑湿内伏，而有燥矢在胃，机关为之不利也。先与清营通胃药二剂。热退舌淡，而脉证依然，加以酒洗大黄、省头草，即下坚黑燥矢甚多，而睡减啜粥。继以凉润，旬日而痊。眉批：此湿胜于热之暑证也，以其湿胜，故不甚现热证，最足眩人，断为暑湿，足征卓识。

陈春湖令郎子庄，体素弱，季秋患腹痛自汗，肢冷息微，咸谓元虚欲脱。孟英诊之，脉虽沉伏难寻，痛脉多沉。而苔色黄腻，口干溺赤，当从证也。与连、朴、楝、栀、元胡、蚕砂、醒头草等药而康。次年患感，复误死于补。又夏酝泉延孟英视钱妪腹痛欲绝证，因见弦滑之脉，与当归龙荟丸而安。

朱湘槎令媳，患小溲涩痛，医与渗利，反发热头疼，不饥口渴，夜不成眠。孟英诊之，脉细数，乃阴虚肝郁，化热生风，津液已烁，岂容再利？与白薇、栀子、金铃、知母、花粉、紫菀、麦冬、石斛、菊花，服之即愈。愈后仍当以滋阴善后。其侄新泉之室，怀娠患痢，医投温燥止涩，腹痛甚，而遍身发黄，饮食不思。孟英视之：暑湿也。与芩、连、银花、茅根、桑叶、栀、楝、竹叶、茵陈、冬瓜皮而愈。

吴酝香大令仲媳，汛愆而崩之后，脘痛发厥，自汗肢冷。孟英脉之，细而弦滑，口苦便涩。乃素体多痰，风阳内鼓，虽当崩后，病不在血。与旋、赭、羚、茹、枳、贝、薤、蒌、蛤壳为方，痛乃渐下，厥亦止。再加金铃、延胡、苁蓉、鼠矢，服之而愈。迨季冬因卒惊发狂，笑骂不避亲疏。孟英察脉弦滑而数，与犀、羚、元参、丹皮、丹参、栀子、菖蒲、竹叶、鳖甲、竹沥，吞当归龙荟丸，息风阳以涤痰热，果数剂而安。然平时喜服补药，或有眩晕，不知为风痰内动，益疑为元气大虚。孟英尝谏阻之，而彼不能从。至次年季春，因伤感而狂证[①]陡发，毁器登高更甚于昔。孟英视之，苔黑大渴，与前方加真珠、牛黄服之，苔色转黄，弦滑之脉略减，而狂莫可制，改以石膏、朱砂、眉批：凡药中用朱砂者，宜另研冲服，不可同入煎剂。铁落、菖蒲、青黛、知母、胆星、鳖甲、金铃、旋覆、元参、竹沥为大剂，送礞石滚痰丸，四服而平。继而脚气大发，腹痛便秘，上冲于心，肢冷汗出，昏晕欲厥。与连、楝、栀、茹、小麦、百合、旋、贝、元胡、乌药、雪羹、石英、鼠矢、黄柏、藕等药而安。

徐氏妇怀妊患痢，医投温补，胸腹痛极，昏厥咽糜，水饮碍下。孟英诊之，脉洪数，舌绛燥，亟吹锡类散，灌以犀角、元参、海蛇、茹、贝、栀、菀、知、斛、豆根、射干、银花、楝实诸药。胎下已朽，咽腹之疾随愈。续用甘凉清热存津调之。

许培之令祖母，年逾七旬，久患淋漏，屡发风斑。孟英持其脉弦而滑，舌绛口干。每以犀角、生地、二至、芩、蒿、白薇、元参、龟板、海螵之类息其暴，甘露饮增损调其常。人皆疑药过凉，孟英曰：量体裁衣，禀属阳旺，气血有余，察其脉色，治当如是。病者乃云：十余年前，偶患崩而广服温补，遂成此恙，始知先天阳气虽充，亦由药酿为病。秋杪患寒热如疟，善怒不眠，苦渴易饥，不能纳食。孟英察脉弦数倍常，与清肺蠲痰、柔肝充液之法，渐以向安。今冬有荐吴古年诊治者，询知病原，作高年脱营论，而以血脱益气裁方。初服三四剂，饮食骤增，举家忻幸，已而血漏甚多，眠食欲废，复延孟英视之，仍主前议，果得渐康。

王天成牙行[②]一妇，年五十余，初患左目赤，渐至发热，医投温散，便泄而厥，进以补剂，少腹宿瘕攻痛，势极危殆。丐孟英诊之，脉甚弦软，舌绛而渴。与苁蓉、橘核、当归、元胡、龟板、石英、螵蛸、茯苓、栀、楝、萸、连，数服而安。逾年以他病卒。

何新之令爱适汤氏，孟冬分娩，次日便泻一次，即发热痉厥，谵语昏狂，举家皇皇，乃翁邀孟英审之。脉弦滑，恶露仍行，曰：此胎前伏暑乘新产血虚痰滞而发也。与大剂犀、羚、元参、竹叶、知母、花粉、栀、楝、银花投之。遍身得赤疹，而痉止神清，乃翁随以清肃调之而愈。眉批：有是病则有是药，不拘拘于产后之元虚，此明医之所以异于庸医也。

胡秋谷令爱，年甫笄[③]，往岁患眩晕。孟英切其脉滑，作痰治，服一二剂未愈。更医谓虚，进以补药颇效，渠信为实然。今冬复病，径服补药，半月后，眠食皆废，闻声惊惕，寒颤自汗，肢冷如冰，以为久虚欲脱，乞援于孟英。脉极细数，阴已伤矣。目赤便秘，胸下痞塞如柈，力辨其非虚证。盖痰饮为患，乍补每若相安，具只眼者，始不为病所欺也。投以旋、赭、茹、贝、蛤壳、花粉、桑、栀、蒌、薤、连、枳等药，数服即安，而晕不能止，乃去赭、薤、蒌、枳，加元参、菊花、二至、三甲之类。服匝月始能起榻。眉批：痰火为患，十人常居八九，而医书所载皆治寒痰之法，十投而十不效。今得孟英大阐治热痰之法，真可谓独标精义矣。

汪氏妇自孟秋患痢之后，大解溏泄未愈，已而怀娠，恐其堕也，投补不辍。延至仲冬，两目赤障满遮，气逆碍眠，脘疼拒按，痰嗽不食，苦渴无溺，屈孟英诊之。脉甚滑

① 证：文瑞楼本作“妄”。

② 牙行(háng)：中国旧时城乡市场中为买卖双方说合交易，并取佣金的商行。

③ 笄(jī鸡)：指女子可以盘髮插簪之年，即成年可以许嫁。

数，曰：此温补所酿之疾也。夫秋间滞下，原属暑湿热为病，既失清解，逗留而为溏泄。受孕以来，业经四月，虑其堕而补益峻，将肺胃下行之令，皆挽以逆升，是以胸次堵塞而疼，喘嗽不能卧。又恐其上喘下泄而脱也，补之愈力，治节尽废，溲闭不饥，浊气壅至清窍，两目之所以蒙障而瞽也。眉批：论极[①]透快，说尽庸医[②]之弊。与沙参、蛤壳、枇杷叶、冬瓜子、海石、旋覆、苏子、杏仁、黄连、枳实、海蛇、黄芩、栀子，重加贝母。服二剂，即知饥下榻，目能睹物矣。

黄履吉患痛吐，孟英已为治愈。冬仲复发，他医药之，已七日不进谷矣。二便秘涩，形肉遽消，再托孟英诊之。与旋、赭、茹、苓、萸、连、柿蒂、楝实、延胡等药，一剂知，三剂愈。

许仲筠患腹痛不饥，医与参、术、姜、附诸药，疼胀日加，水饮不沾，沉沉如寐。孟英诊脉弦细，苔色黄腻。投以枳、朴、萸、连、栀、楝、香附、蒺藜、延胡等药。二剂便行脉起，苔退知饥而愈。

毕方来室，患痰嗽碍眠，医与补摄，而至涕泪全无，耳闭不饥，二便涩滞，干嗽无痰，气逆自汗。孟英切脉，右寸沉滑，左手细数而弦。乃高年阴亏，温邪在肺，未经清化，率为补药所锢，宜开其痹而通其胃。与蒌、薤、紫菀、兜铃、杏、贝、冬瓜子、甘、桔、旋、茹之剂而安。逾二年以他疾终。亦少善后之法。

赖炳也令堂，年近古稀，患左半不遂，医与再造丸暨补剂，服二旬病如故。孟英按脉弦缓而滑，颧赤苔黄，音微舌蹇，便涩无痰，曰：此痰中也，伏而未化。与犀、羚、茹、贝、菖、夏、花粉、知母、白薇、豆卷、桑枝、丝瓜络等药。服三剂而苔化，音渐清朗。六七剂腿知痛，痰渐吐，便亦通。既而腿痛难忍，其热如烙，孟英令涂葱蜜以吸其热，痛果渐止。半月后，眠食渐安。二旬外，手能握，月余可扶腋以行矣。

胡季权令郎珍官，右颧偶发紫斑一块，时当季冬，孟英与犀角、石膏凉解之药，二三帖后始发热，斑渐透。犀角服二十帖始撤。素有目疾，余热复从目发，令以石膏药久服，居然渐愈，且能食肌充，略无他患，闻者莫不异之。

赵春山司马，向患痰嗽，自秋仲以来，屡发寒热，吴古年从伏暑化疟治，颇为应手，而一旬半月之后，病必复至，延至季冬，董兰痴鹾尹嘱其质于孟英。按脉滑数，舌绛苔黄，渴饮溲赤，动则喘逆，夜不成眠，痰多畏冷，自问不能起矣。孟英曰：无恐也，不过膏粱酿痰，温补助热，是为病根。迨夏吸暑邪，互相轇轕，秋半而发，势颇类疟。古年虽识其证，惜手段小耳。因与羚羊、豆豉、连翘、薄荷、知母、花粉、竹茹、贝母、旋覆、海蛇、元参、栀子、醒头草、梨汁等药。服五剂，热退不畏冷，去前四味，加沙参、麦冬、葳蕤、枇杷叶。渐能安寐，各恙递减，再加生地。服匝月而体健胜昔，登高不喘。司马云：余昔曾服参、茸大补之药而阳痿，今服君方而沉疴顿起，乃知药贵对证，不贵补也。

---

① 论极：原无，据吟香书屋本、文瑞楼本、醉六堂本补。

② 庸医：原无，据吟香书屋本、文瑞楼本、醉六堂本补。

王氏医案续编卷五 原名《仁术志》

杭州王士雄孟英医案

武进董介谷兰初续辑

戊申元旦，陈秋槎参军，大便骤下黑血数升，血为热迫而妄行。继即大吐鲜红之血，而汗出神昏，肢冷搐搦，躁乱妄言。心无血养故神昏，肝无血养故痉厥。速孟英至，举家跪泣救命。察其脉左手如无，右弦软，按之数。虚在阴分，热在气分。以六十八岁之年，佥虑其脱，参汤煎就，将欲灌之。孟英急止勿服，曰：高年阴分久亏，肝血大去，而风阳陡动，殆由忿怒，兼服热药所致耶？其夫人云：日来颇有郁怒，热药则未服也，惟冬间久服姜枣汤，且饮都中药烧酒一瓶耳。孟英曰：是矣。以西洋参、犀角、生地、银花、绿豆、栀子、元参、茯苓、羚羊、茅根为剂，冲入热童溲[①] 灌之；外以烧铁淬醋，令吸其气；龙、牡研粉扑汗；生附子捣贴涌泉穴，引纳浮阳。两服血止，左脉渐起，又加以龟板、鳖甲。介以潜阳法。服三帖，神气始清[②]，各恙渐息，稍能啜粥，乃去犀、羚，加麦冬、天冬、女贞、旱莲投之，眠食日安，半月后始解黑燥矢，两旬外便溺之色皆正，与滋补药调痊，仍充抚辕巡捕，矍铄如常。秋间赴任绍兴。己[③] 酉秋以他疾终。

姚令舆室，素患喘嗽而病春温，新旧合邪。医知其本元久亏，投以温补，痉厥神昏，耳聋谵语，面青舌绛，痰喘不眠，肺原包心而生，故肺热必及于心。皆束手矣。延孟英诊之，脉犹弦滑，曰：证虽危险，生机未绝，遽尔轻弃，毋乃太忍。与犀角、羚羊、元参、沙参、知母、花粉、石膏，以清热息风，救阴生液；佐苁蓉、石英、鳖甲、金铃、旋覆、贝母、竹沥，以潜阳镇逆，通络蠲痰。三剂而平。继去犀、羚、石膏，加生地黄。服旬日而愈。仲秋令舆病，竟误服温补，数日而殒，岂非命耶？

运粮千总马香谷，患溺秘欲死。所亲赵春山司马，延孟英视之。脉坚体厚，口渴苔黄。投知、柏、栀、楝、犀、菀、蒌、茹之药，送当归龙荟丸而瘳，竟不复发。

谢某患嗽，卧难偏左。孟英切其脉，右寸软滑，曰：此肺虚而痰贮于络。以苇茎、丝瓜络、生蛤粉、贝母、冬瓜子、茯苓、葳蕤、枇杷叶、燕窝、梨肉投之，果愈。

许叔超令大母患疟，延孟英治之。脉弦滑而数，脘闷便秘，合目汗出，口渴不饥。或虑高年欲脱，孟英曰：此温邪挟素盛之痰所化，补药断不可投。与知、芩、蒌、杏、翘、贝、旋、茹、连、斛、雪羹为方，服果渐效。

蒲艾田年逾花甲，陡患鼻衄，诸法不能止，速孟英救之。面色黑黯而有红光，脉弦洪而芤，询知冬间广服助阳药，是热亢阴虚之证。与大剂犀角、元参、茅根、女贞、旱

① 溲：文瑞楼本作“便”。

② 始清：文瑞楼本作“如常”。

③ 己：原无，据文瑞楼本补。

莲、石斛、茯苓、泽泻、天冬、知母，投匕而安。续予滋阴药，填补而康。

许少卿室，故医陈启东先生之从女也。夏初患感，何新之十进清解，病不略减，因邀诊于孟英。脉至弦洪豁大，左手为尤，大渴大汗，能食妄言，面赤足冷，彻夜不瞑。孟英曰：证虽属温，而真阴素亏，久伤思虑，心阳外越，内风鸱张，幸遇明手，未投温散，尚可无恐。与龙、牡、犀、珠、龟板、鳖甲、贝母、竹沥、竹叶、辰砂、小麦、元参、丹参、生地、麦冬为大剂投之；外以烧铁淬醋，令吸其气；蛎粉扑止其汗；捣生附子贴于涌泉穴。甫服一剂，所亲荐胡某往视，大斥王议为非，而主透疹之法，真盲人。病家惑之，即煎胡药进焉。病者神气昏瞀，忽见世父启东扼其喉，使药不能下嗌，且嘱云：宜服王先生药。少卿闻之大骇，专服王药，渐以向愈，而阴不易复，频灌甘柔滋镇，月余始能起榻。季夏汛行，惟情志不怡，易生惊恐。与麦、参、熟地、石英、茯神、龙眼、甘麦大枣、三甲等药善其后。一定不易之法。秋杪归宁，微吸客邪，寒热如疟。孟英投以清解，已得向安。胡某闻之，复于所亲处云：此证实由夏间治法不善，以致邪气留恋，再服清凉，必死无疑[①]。眉批：服清解药，致邪气留恋，岂服滋补药邪气反不留恋耶？此等人而亦自命为医，岂非怪物。汤某复从而和之。许氏即招汤某诊治，总是病者该死，故一时有此二妖孽。谓其阳气伤残，沉寒久伏，以理中汤加威灵仙、桂枝、半夏、厚朴、姜、枣等药。既已沉寒，焉能作寒热，勿论其认证之误与不误，即理中汤亦有此等加减法耶？病者颇疑药太燥烈，汤复膏吞拭舌[②]，说得天花乱坠，病家惑之。初服胃气倍加，继而痰嗽不饥，黄苔满布，肌消汛断，内热汗多，心悸不眠，卧榻不起。病者坚却其药，然已进二十剂矣。再邀何新之商之，亦难措手，仍嘱其求诊于孟英。按脉弦细软数，篡患悬痈，纵有神丹，不可救药矣。

周鹤亭令郎，年甫五龄。痘后月余，清凉药尚未辍，忽发壮热，幼科治之势益张，肢瘈面赤，呕吐苔黄，渴而溺清，时或昏厥，证交六日，其外祖何新之邀孟英诊之。脉甚弦洪滑数，心下拒按，便秘汗多。投小陷胸，加石膏、知母、花粉、竹叶、枇杷叶、贝母、雪羹。二剂各恙皆减，溲赤便行，继与清养而安。眉批：凉药未辍，而忽见如此之证，即不按脉，亦可知为新感温邪矣。

费伯元分司，患烦躁不眠，医见其苔白也，投以温药，因而狂妄瘛疭，多方不应。余荐孟英视之，左脉弦细而数，右软滑，乃阴虚之体，心火炽，肝风动，而痰盛于中也。先以犀、羚、桑、菊息其风，元参、丹皮、莲心、童溲清其火，茹、贝、雪羹化其痰，两剂而安。随与三甲、二至、磁朱潜其阳，甘麦大枣缓其急，地黄、麦冬养其阴，渐次康复。

何搢阶令正，素患肝厥，仲夏患感。沈樾亭按温证法治之，内风不至陡动，而大便泄泻，泄泻乃湿温应有之证，不足为异。脉细而弦，渴饮痰多，不饥不寐，因邀孟英商之。投白头翁汤，加三甲、石斛、茯苓、竹茹而安。随以峻补善后而痊。

许氏妇患间疟，寒少热多，不饥大渴，善呕无汗，脉滑而弦。孟英投白虎汤，加花粉、柴胡而愈。

吴酝香大令四令媳，时患腹胀减餐，牙宣腿痛，久治不效，肌肉渐消，孟英诊脉，弦细而数，肝气虽滞，而阴虚营热，岂辛通温运之可投耶？以乌梅、黄连、楝、芍、栀子、木瓜、首乌、鳖甲、茹、贝，服之果愈。继与甘润滋填，肌充胃旺，汛准脉和，积岁沉疴，

---

① 必死无疑：文瑞楼本作“必不可救”。

② 膏吞拭舌：应作“膏唇拭舌”，以膏涂其唇，以巾拭其舌，喻欲言之甚也。

宛然若失。

顾云萝令正，久患脚气，屡治屡发，驯致周身筋掣，上及于巅，龈痛指麻，腰疼目眩，口干食少，夜不成[①]眠。孟英察其脉芤而弦数。真阴大亏，腿虽痛，从无赤肿之形，脚气药岂徒无益而已。与二地、二冬、二至、知、柏、桑、菊、栀、楝、蒿、薇、龟板、鳖甲、藕等药。服之各恙渐减，盖因平素带下太甚，阴液漏泄，而筋骨失其濡养也，故治病须澄源以洁流。秋间以海螵蛸粉、鱼螵、黄柏、阿胶为丸，服之全愈。

石北涯令正，久患龈疼，渐至身面浮肿，或以为虚，或以为湿，病日以剧，气逆不饥。孟英察脉，左洪数，右弦滑，阴分虽虚，先当清其肺胃之痰热者。投白虎加沙参、花粉、冬瓜皮[②]、枇杷叶、栀子、竹茹、芦根。服之肿即消，继佐滋阴，龈疼亦止。

金畹香令媳，半产后，营分不摄，淋漓数月，治之弗瘳。孟英于季夏诊视，两尺皆浮，左寸关弦。与三甲、二至、二地、蒿、薇、柏叶、螵蛸、黄柏为方，服之渐愈。仲秋诊其脉，即断受孕。渠谓：怀娠必无病矣，而不知病久初痊，正须培养，虽即受孕，涵蓄无权。果至仲冬而胎堕矣。眉批：肝主疏泄，肾主闭藏，两尺浮而不沉，是肾失其闭藏之职矣；左寸关弦，是肝木太过，独行其疏泄之权矣。填补肾阴，即以涵养肝木。加黄柏之苦以坚之，螵蛸之涩以固之，用药如法，故收效倍捷。

德清蔡初泉，陡发寒热，咽痛大渴，脘闷舌绛，孟英诊脉甚数。径投大剂犀、羚、元参、丹皮、桑、栀、银花、花粉、翘、蒡之药。服后遍身发赤疹，而热退知饥矣。

歙人吴茂林，患右颊肿痛，颏下结核，牙关仅能呷稀糜，外科称名不一，治若罔知。孟英投以天麻、僵蚕、羚羊、石膏、醒头草、升麻、当归、秦艽、花粉、黄芩等药，祛肝风、清痰热之法。渐愈。

吴诵青室年近五旬，天癸已绝，偶患腹胀，局医黄某，知其体素羸也，投以肾气汤，而寒热渐作，改从建中法，旬日后病剧而崩，愈补愈甚，乞援于孟英。脉洪而数，渴饮苔黄，是吸受暑邪，得温补而血下漏也。与犀角、元参、茅根、柏叶、栀、楝、知、斛、花粉、白薇等药，数剂始安。续加生地、二至、二冬，滋养而愈。次年患病，仍为误药而殒。

阮范书明府令正，患腹痛欲厥，医见其体甚弱也，与镇逆通补之法，而势日甚。孟英察脉弦数左溢，是因忿怒而肝阳勃[③]升也。便秘不饥，口苦而渴。与雪羹、栀、楝、旋、绛、元胡、丹皮、茹、贝，下左金丸而愈。逾年以他疾殁于任所。

海盐周子因工于画，体素弱，偶患间疟，黄某用首乌、鳖甲、姜、枣等药，病日甚，加以参、桂，狂躁妄言，始延孟英视之。面赤舌绛，溲涩便溏，渴饮汗多，脉形细数，是暑证也。与元参、银花、知母、芩、茹、贝、竹叶、荷杆、莲心、西瓜衣为剂，寻愈。

吴薇客太史令堂，患痰嗽喘逆，便秘不眠，微热不饥，口干畏热，年逾六旬，多药勿痊。孟英切其脉右寸关弦滑而浮，左关尺细软无神，是阴虚于下，痰实于上，微兼客热也，攻补皆难偏任。与茹、贝、旋、斛、浮石、芦根、冬瓜子、枇杷叶、杏仁、花粉为剂，而以熟地泡汤煎服，则浊药轻投，清上滋下，是一举两全之策也。投匕果应[④]，再服而大便行，渐次调养获瘳。戊春患感证，比孟英自江西归，已不能治矣。

谢谱香素属阴亏，情志抑郁，因远行持重而患咳逆，左胁刺痛，寸步难移，杳不知

---

① 成：吟香书屋本、文瑞楼本、醉六堂本均作“能”。

② 皮：文瑞楼本作“子”。

③ 勃：文瑞楼本作“上”。

④ 应：文瑞楼本作“愈”。

饥，卧难著枕，延孟英诊之。脉象弦细软数，苔腻痰粘，便难溲少，乃肾气不纳，肝气不舒，肺气不清，胃气不降。投以沙参、枇杷叶、茹、贝、旋、栀、龟板、鳖甲、丝瓜络、冬瓜子、青铅、白前、金铃、藕肉，而以熟地汤煎服。数剂而平，继渐滋填向愈。

叶承恩室，怀妊患感，昏谵不眠，善呕便秘，汗出不解，脉涩口干。乃营阴素亏，邪热内炽。以元参、石膏、知、芩、茹、贝、银花、枇杷叶、薇、栀、楝、斛，投数帖而愈。

江梦花如君，患两目肿痛，不能略张，医投风药，昏痉欲厥，浼孟英诊之。脉至洪滑，大渴便秘。与白虎汤，二剂霍然。

潘馥堂令爱患感，沈悦亭治之渐愈，惟咽阻无形，水谷碍下。孟英以竹叶石膏汤，加紫菀、白前、旋覆、枇杷叶以清肺热，而降肺气，果即帖然。

吴西瀍患疟，寒微热甚，旬余不愈。孟英诊之，脉滑而长，疏大剂白虎汤与之。渠兄濂仲云：沈、顾二君皆主是方，屡服无效。孟英索方阅之，汤虽白虎，而石膏既少且煨，兼不去米，因谓其兄曰：汤虽同，君药已重用，而去米加花粉、竹茹等，其力不同科矣。濂仲大悟，服之寻愈。此可以见服药不可徒有汤头之名也。

曹稼梅令爱，患眩晕脘痛，筋掣吐酸，渴饮不饥，咽中如有炙脔。朱某与温胃药，病日剧。孟英诊脉弦滑，投茹、贝、萸、连、旋、赭、栀、楝、枳、郁、雪羹之药，和肝开郁清痰。十余剂始愈。

夏氏妇怀娠患感，医投温散，渐至气冲不寐，时欲痉厥，脘闷呻吟，渴难受饮。所亲张养之延孟英诊之，脉滑数而溢。与小陷胸，加旋、薤、石膏、知、栀、茹、杏、腹皮、苏子、竹沥、海蛇大剂，投旬日而愈。设用轻浅之方，焉克有济耶？

沈悦亭令正齿衄，五日不止，去血已多，诸方不应，孟英脉之弦滑上溢。投犀角、泽兰、元参、旋覆、生地、花粉、茯苓、牛膝、桃仁、泽泻而安。既而询其经事，本月果已愆期，盖即逆行之候也。继用滋阴清热，乃渐康复。

王雪山于上年误饵透土丹之时，孟英诊治向愈，即嘱其常饮柿饼汤，以杜关格于将来。迨今四月间，形体日瘦，张某进以导湿疏风补气之药。孟英偶见之，力劝其温补莫投，且以凡物遇火则干瘪，得滋则肥润为譬。雪山深韪之，奈为张某辈朝夕虚言所眩，仍服补剂。延至秋间，始延孟英视之。胁痛畏风，周身络胀，时欲敲扑，食少便难，日晡微有寒热，脉来弦涩而数，右寸关弦软以滑，是升降之令久窒，痰邪袭于隧络，关格之势将成。将断语与脉证合参，便知审病之法。再四求治，与沙参、茹、贝、薇、蒿、旋、斛、栀、楝、兰草、枇杷叶、丝瓜络、冬瓜子、芦根、茅根等，出入为方。服之寒热既蠲，胁痛亦减。雪山大喜，复请诊之。脉颇转和，第肝阴久为谋虑所伤，最怕情志不怡，必生枝节，小愈奚足为恃？嘱其另邀明眼图之。渠即招沈辛甫、顾听泉、吴卯君、任心柏诸君商之，方案皆与孟英相合。雪山转恳孟英设法[1]，且云：读君之案，洞彻病情，侥幸成全，足感再生之德，即使无效，我亦瞑目而亡。孟英感其言，殚竭心力，以图久延，无如嗔怒萦思，诸多枨触[2]，频有转关，屡生枝节，大便必极槌背尻而始解，上则吐痰恶谷，果成关格之候。肩[3]至伊子旋杭，惑于谗言，翻以竹茹、竹沥为药性太凉，而以不用温补为谤，求乩方，径以麻黄、细辛、鹿角等药投之，遂至舌色干紫，津涸而亡。不知者未免以成败论，所谓道高谤多。然柿饼汤投于年余未病之

① 设法：文瑞楼本作“图之”。
② 枨(chéng 成)触：感触。
③ 肩：担荷

前，其卓见已不可及，而见危受命，勉力图维，肠热心孤，更可钦也。特采其案，以为世之有识者鉴焉。眉批：此证即叶氏所谓下竭上结之候也。叶氏虽有方案，亦未知果能取效否？不知古名家遇此当作何治法？方书中迄无论[①]及者。孟英此案，已是开人不敢开之口，至其悉当病情与否，则殊未敢轻论也。

徐梦香年近六旬，患手颤不能握管，孟英以通补息风药，吞指迷茯苓丸而安。仲秋类中，遗溺痰升，昏瞀妄言，汗多面赤，急延孟英视之。脉浮弦洪滑，盖吸受热邪，而连日适服参汤也。与羚羊角、石菖蒲、连翘、栀子、桑叶、菊花、楝、斛、知母、花粉、竹沥、银花、蒿、薇等药。一剂知，二剂神清，乃去羚、菖，加茹、贝、滑石投之。下利赤白如脓垢者数日，始知饥纳谷，渐以调理而愈。匝月即能作画[②]，季秋仍幕游江右。

张月波令弟，陡患腹痛，适饱啖羊肉面条之后，医皆以为食滞，连进消导，痛甚而渴，得饮大吐，二便不行。又疑寒结，叠投[③]燥热，其病益加，呻吟欲绝，已四日矣。孟英视之，脉弦数，苔干微黄，按腹不坚，以海蛇一斤，凫茈一斤，煎汤频灌，果不吐，令将余汤煎栀、连、楝、斛、茹、芩、枇杷叶、知母、延胡、柿蒂、旋覆为剂，吞龙荟丸。投匕而溲行痛减，次日更衣而愈。

黄鼎如令堂，年七十七岁，季秋患间疟，每发加剧，寒甚微而热必昏痉，舌不能伸，三发之后，人皆危之。孟英视之，颧赤目垂，鼻冷额颏微汗，苔色黄腻，舌根纯红，口渴痰多，不思粥饮，脉至弦数，重按少神。证属伏暑挟痰，而阴虚阳越。先与苁蓉、鳖甲、楝、斛、茹、贝、燕窝、藕，两剂而颧红颏[④]汗皆蠲。继佐参、沥、薤、麦、枇杷叶、旋覆，去竹茹、苁蓉。投三帖而昏痉不作，又去薤、楝，加生地、花粉。服五日而疟休，饮食渐加，居然告愈。方疟势披猖之际，鼎如、上水两昆仲，颇以为忧，延诸名家议治。有主人参白虎汤者，有用犀角地黄汤者，有欲大剂温补者，有执小柴胡加减者，赖孟英力排众议，病家始有把握。与孟英意见相合者，何君新之也，怂恿参赞，与有功焉。

许芷卿患外寒[⑤]，须覆重衾，内热，饮不解渴，仍能安谷，便溺皆行。或以为虚寒，或以为疡患，投以温散，即显咽疼。孟英脉之，沉弦而缓，作痰热内伏。投以犀、羚、元参、丹皮、白薇、黑栀、茹、贝、旋、蒡之剂，两帖而寒渴咽疼皆减，乃去犀、羚、牛蒡，加二至、知母、花粉、银花，解酱矢而瘳。

韩组林年近古稀，孟冬患肢厥头肿，谵语遗溺。包某作虚风类，进以温补，势益剧。孟英脉之，脉弦数，右滑溢，乃痰热内阻，风温外侵。与羚、贝、茹、栀、翘、薇、桑、菊、丹皮、花粉、旋覆，以芦菔汤煎服而瘳。

钱闻远仲郎患感，汤某进桂、朴、姜、柴等药，而痰血频咯，神瞀耳聋，谵语便溏，不饥大渴，苔黑溲少，彻夜无眠。范应枢、顾听泉叠进轻清，黑苔渐退，舌绛无津，外证依然，不能措手。孟英诊之，脉皆细数，乃真阴素亏，营液受烁，不必以便溏不食，而畏滋腻也。授以西洋参、生地、二至、二冬、龟板、燕窝、茹、贝、银花、藕汁、梨汁、葳蕤、百合等药。二剂咯血渐止，痰出甚多，渐进稀糜，夜能稍寐。五剂热退泻止，渴始减，脉渐和，旬日后，解燥矢而痊。

朱湘槎令郎留耕，忽于饱食后大吐而厥，冷汗息微，急延孟英视之。厥甫回而腹痛异常，口极苦渴，二便不行，脉来弦缓，乃痰滞而热伏厥阴，肝气无从疏泄也。投雪羹、栀、楝、元胡、苁蓉、萸、连、橘核、旋覆、

---

① 论：原无，据吟香书屋本、文瑞楼本、醉六堂本补。
② 画：文瑞楼本作“书”。
③ 投：文瑞楼本作“加”。
④ 颏：文瑞楼本作“额”。
⑤ 寒：文瑞楼本作“感”。

竹茹、菔汁之药。一剂痛减，再服便行而愈。

韩妪年近花甲，患三疟于仲冬。朱某主温散，并以姜枣汤恣饮，旬日后粒米不沾，疟至大吐。黄某以热补进，势益甚。又浃旬，孟英视之，胸中痞结如柈，苔黄苦渴，溲如热汤，脉弦滑右甚，带下如注，投小陷胸合温胆，加薤白。服后大吐胶痰，十余日胸痞始消，改授甘凉，疟亦渐罢。递参滋阴，遂以霍然。

魏西林令侄女，娩后恶露延至两月，继闻乃翁条珊主政及两弟卒于京，悲哀不释，而为干嗽吐血，头痛偏左，不饥不食，不眠不便，渴饮而溲，必间日一行，久治不效。孟英切脉，虚弦豁大。与甘麦大枣，加熟地、首乌、鳖甲、二至、菊花、旋覆、芍药、贝母、麻仁、青盐等药，服后脉渐敛，血亦止。七八剂头疼始息，旬日后便行安谷。逾年接柩悲恸，血复溢，误投温补而亡。

韩石甫大令令正，患感发疹。沈悦亭治以清解，热渐退而神气不爽，舌黑难伸，太息便秘，胸次拒按，脉弦缓而滑。投凉隔散，加知母、花粉、枳实、竹茹。一帖而苔即退黄，再服而黑矢下，神气清，即以向愈。

陈赤堂令正患感，面赤不眠，烦躁谵语，口甘渴腻，溲涩而疼，顾听泉多剂清解未应。孟英切其脉，左弦洪而数，右滑而溢，胸次痞结，大解未行，肝阳上浮，肺气不降，痰热阻痹，邪乃逗留。与小陷胸，合温胆、雪羹，加旋、薤投之。胸结渐开，乃去半、薤，而送当归龙荟丸。谵语止，且能眠，参以通幽汤下其黑矢。三次后始进养阴和胃而痊。

翁嘉顺令正，娩后阴户坠下一物，气虚不固。形色如柿[1]，多方疗之不收，第三日始求治于孟英。令以泽兰叶二两，煎浓汤熏而温洗，随以海螵蛸、五倍子等分，研细粉糁之，果即收上。继而恶露不行，白带时下，乳汁全无，两腿作痛，又求方以通之。前方只治其标，未治其本，故复发此患。孟英曰：此血虚也，乳与恶露虽无，其腹必不胀，前证亦属大虚，合而论之，毋庸诊视。因与黄芪、当归、甘草、生地、杜仲、大枣、糯米、脂麻、藕，浓煎羊肉汤煮药。服后乳汁渐充，久服乃健。

屠某患梦遗，久治不愈，耳出脓水，目泪难开，肩胁胸背疫疼，微有寒热，食减神疲。孟英察脉左弦数，右虚软。以三才封髓，加龙、牡、黄芪、桑、丹、栀、菊，旬日而瘳。

李华甫令正患头震，孟英脉之弦滑，乃肝经郁怒火升也。投当归龙荟丸而瘥。然不能惩忿，其病屡发之后，更兼溺秘腹胀，喘汗欲绝，亟邀孟英视之。脉甚弦涩，口苦苔黄，舌色紫黯，汛虽不愆，内有瘀滞也。以雪羹加金铃、旋覆、栀子、滑石、桃仁、茺蔚、车前子、木通，仍吞龙荟丸，外以田蠃[2]、大蒜、车前草捣贴脐下。服后果先下黑血，溲即随通，继而更衣，粪色亦黑，遂愈。

---

① 柿：吟香书屋本、文瑞楼本、醉六堂本均作“肺”。

② 蠃：通“螺”字。

王氏医案续编卷六　原名《仁术志》

杭州王士雄孟英医案

同郡凌　霄九峰续辑

己酉春，胡孟绅山长患疑，坐卧不安，如畏人捕，自知为痰，饵白金丸吐之，汗出头面，神躁妄闻。撩动其猖狂之势。孟英切其脉，弦滑洪数，不为指挠。投石膏、竹茹、枳实、黄连、旋覆、花粉、胆星、石菖蒲，加雪羹、竹沥、童溲，吞礞石滚痰丸。下其痰火，连得大解，夜分较安，惟不能断酒，为加绿豆、银花、枳椇子，吞当归龙荟丸。旬余脉证渐平，神气亦静，尚多疑惧。改授犀角、元参、丹皮、竹叶、竹茹、贝母、百合、丹参、莲心、猪胆汁炒枣仁、盐水炒黄连，吞枕中丹，以清包络肝胆之有余而调神志。又旬日，各恙皆蠲，即能拈韵，继与十味温胆法善其后。乃弟季权，同时患黑斑苔秽，脉浑气粗面垢，孟英即以凉膈散投之。大解得行，脘亦不闷，斑皆透绽，脉显滑数而洪，遂与大剂凉润清肃之药。直俟其旬日外，大解不泻，药始缓授。复又沉卧不醒，人皆疑之。孟英曰：痰热尚炽也。仍投大剂数帖，果频吐胶痰累日，而眠食渐安。是役也，当两病披猖之际，举家皇皇，他医或以前证[①] 为神不守舍，议投温补，后证则以为必败，闻者无不危之，赖季权之夫人，独具卓识，任贤不贰，孟英始无掣肘之虑，而咸得收功也。

屠敬思体气素弱，去冬因子殇于痘，医与舒郁填阴，病日以剧，佥云不治，乃延孟英诊之。两关甚数，寸上洪滑，嗽逆痰多，卧不着枕，溺赤便难，极其畏冷，是冬温未罢，误补热郁之候。世间之死于劳损者，何尝尽是虚证，每为补药偾事。授以廓清肺胃之药，周身发疥，各恙渐安。蕴伏既清，始投滋养善后，不仅病愈，次年春更得一子。

许芷卿亦精于医，偶患外感，即服清散之药，而证不减，或疑其非春温也，邀孟英质之。诊脉迟涩，二便皆行，筋掣不眠，畏寒能食，喉舌皆赤，血热之征。与大剂清营药，数服而瘥。迨夏两腿患疥，外科治之，久而不愈。孟英谓：其平昔善饮，蕴热深沉，疡科药亟宜概屏。令以雪羹汤送当归龙荟丸，果得渐瘳。秋间其太夫人患感，连服温散，转为肢厥便秘，面赤冷汗，脉来一息一歇，肢厥而便秘面赤，可决其非脱证矣。举家惶惶，虑即脱变。孟英视其苔黄腻不渴，按其胸闷而不舒，且闻其嗅诸食物，无不极臭。断为暑湿内伏，挟痰阻肺，肺主一身之气，气壅不行，法宜开降，是虚脱之反面也。设投补药，则内闭而外脱，昧者犹以为投补迟疑而不及救，世之愈补愈虚，以至于脱者，大半由此。孰知真实类虚，不必以老年怀成见，总须以对证为良药。果一剂而脉至不歇，转为弦滑。再服汗止肢和，便行进粥，数帖而痊。方用紫

---

① 前证：文瑞楼本无此两字。

菀、白前、竹茹、枳实、旋、贝、杏、蒌、兜铃、枇杷叶也。

沈辛甫善轩岐之学，其令正体素弱而勤于操作，年逾四秩，汛事过多，兼以便溏，冷汗气逆，参、芪屡进，病日以危。孟英诊曰：心脾之脉尚有根，犹可望也。与龙骨、牡蛎、龟板、鳖甲、海螵蛸、石英、石脂、余粮、熟地、茯苓为方。一剂转机，渐以向愈。眉批：亦下虚而误补其上者，应补之证，补不如法，尚且致害，况不应补而补者乎？

陈舜廷患疟久不愈，其体素亏，医皆束手。孟英视之，舌绛无津，微寒溲赤，原属春温化疟，体与病皆不是小柴胡之例，过投温散，热炽阴伤。与竹叶石膏汤，撤热存津而愈。

谢再华室素患肝厥，孟英于癸卯岁授药一剂，六载安然。今夏偶患齿衄，继渐臭腐，头疼汛阻，彻夜无眠。盖秦某作格阳证治，进以肾气汤数服而致剧也。孟英与大剂神犀汤，加知、柏，旬日而瘳。

胡韵梅年已逾冠，因夜坐感寒，患头疼恶冷，呕吐肢冷。孟英视之，曰：舌绛脉数，斑疹之候，断非受寒也。幸胡平昔钦信，遂与清透药服之。次日点形圆绽，细询果未出痘，但火势甚炽，恐其惑于俗论，嘱请专科王蔚文会诊。所见略同，一路清凉，自起发至落痂，毫不杂一味温升攻托之药，而满身密布形色粗紫，浆浓痂黑，便秘不饥，渴无一息之停。苟不如是用药，其能免乎？此建中《琐言》之所以有功于世也。眉批：此大实之证，故治宜如此。予见一小儿出痘，自始至终，参、茸不辍于口，稍停其药，即恹然不振，正与此案相对待。可见用寒用热，皆宜随证变通，未可执一而论也。

朱养心后人名大镛者，新婚后神呆目瞪，言语失伦。或疑其体弱神怯，与镇补安神诸药，驯致善饥善怒，骂詈如狂。其族兄已生邀孟英诊之，右脉洪滑。与犀角、石膏、菖蒲、胆星、竹沥、知母，吞礞石滚痰丸而愈。其大父患四肢冷颤，常服温补，延久不痊。孟英切其脉弦而缓，曰：非虚也。与通络方，吞指迷茯苓丸而瘥。

许安卿患咽痛，疡科黄秀元连与升散之药，延及龈肿，牙关不开，舌不出齿，自汗脉涩，绝谷濒危。其族兄辛泉，逆孟英往勘。即洗去满颈敷药，而以菊叶捣涂，吹以锡类散，煎犀、羚、元参、射干、马勃、栀、贝、山豆根等药灌之，数日而痊。眉批：宜降而反升之，宜其病之增剧也。

庄芝阶舍人三令媳患搐搦，间日而作。孟英诊脉弦数，泛泛欲呕，口苦不饥，凛寒头痛，汛事愆期，溲热如火，乃厥阴暑疟也。投以大剂犀、羚、元参、栀、菊、木通、知、楝、花粉、银花之药，数日而愈。

仲夏淫雨匝月，泛滥为灾，季夏酷暑如焚，人多热病。有沈小园者，患病于越。医者但知湿甚，而不知化热，投以平胃散数帖，壮热昏狂，证极危殆，返杭日，渠居停吴仲庄，浼孟英视之。脉滑实而数，大渴溲赤，稀水旁流。与石膏、大黄数下之而愈。仲庄欲施药济人，托孟英定一善法。孟英曰：余不敢师心自用，考古惟叶天士甘露消毒丹、神犀丹二方，为湿温、暑疫最妥之药，一治气分，一治营分，规模已具，即有兼证，尚可通融，司天在泉，不必拘泥。今岁奇荒，明年恐有奇疫，但“甘露”二字，人必疑为大寒之药；“消毒”二字，世人或误作外证之方，因易其名曰普济解疫丹。吴君与诸好善之家，依方合送，救活不知若干人也。

附：**普济解疫丹**雍正癸丑① 叶天士先生定

飞滑石十五两　绵茵陈十一两　淡黄芩十两　石菖蒲六两　川贝母五两　木通五两　藿香　射干　连翘　薄荷　白豆蔻各四两

---

① 丑：文瑞楼本作“未”。

上药晒燥，生研细末。见火则药尽热。每服三钱，开水调服，日二次。或以神曲糊丸，如弹子大，开水化服亦可。

孟英自注云：此治湿温时疫之主方也。按“六元正纪”五运分步，每年春分后十三日交二运征火旺，天乃渐温；芒种后十日交三运宫土旺，地乃渐湿。温湿蒸腾，更加烈日之暑，烁石流金，人在气交之中，口鼻吸受其气，留而不去，乃成温热暑疫之病，则为发热倦怠，胸闷腹胀，肢痠咽肿，斑疹身黄，颐肿口渴，溺赤便秘，吐泻疟痢，淋浊疮疡等证，但看病人舌苔淡白，或厚腻，或干黄者，是暑湿热疫之邪尚在气分，悉以此丹治之立效。而薄滋味，家慈每于夏季茹素，且云：汝辈为医者当知之。吾见疫疠流行之岁，无论贫富，无可避之，总由不知坚壁清野之故耳。试看茹素者独可不染，岂非胃中清虚邪不能留乎旨哉？斯言特谨识之。远酒色，尤为辟疫之仙方，智者识之。医家临证能准此化裁，自可十全为上。上参喻嘉言、张石顽、叶天士、沈尧封诸家。

附：神犀丹

犀角尖磨汁　石菖蒲　黄芩各六两　直生地冷水洗净，浸透，捣绞汁　银花各一斤，如有鲜者，捣汁用尤良　粪清　连翘各十两　板蓝根九两，无则以飞净青黛代之　香豉八两　元参七两　花粉　紫草各四两

各药生晒，切忌火炒。研细，以犀角、地黄汁、粪清和捣为丸，切勿加蜜。如难丸，可将香豉煮烂。

每重三钱，凉开水化服，小儿用半丸。如无粪清，可加人中黄四两研入。

孟英自注云：温热、暑疫诸病，邪不即解，耗液伤营，逆传内陷，痉厥昏狂，谵语发斑等证，但看病人舌色干光，或紫绛，或圆硬，或黑苔，皆以此丹救之。若初病即觉神情昏躁，而舌赤口干者，是温暑直入营分。酷热之时，阴虚之体，及新产妇人，患此最多，急须用此，多可挽回，切勿拘泥日数，误投别药以偾事[①]也。兼治痘瘄毒重，夹带紫斑危证，暨痘瘄后，余毒内炽，口糜咽腐，目赤神烦诸证。上本叶氏参治验。

姚禄皆在金陵，适遇大水，继而回杭，途次酷热[②]患感。顾某诊为湿邪，与桂枝、葛根药三帖，病乃剧。赵笛楼知其误治，连用清解，因见蓝斑，不肯承手。迓孟英视之，脉细数而体瘦[③]，平昔阴亏，热邪藉风药而披猖，营液得温燥而干涸，斑色既绀，危险万分。勉投大剂石膏、知母、白薇、栀子、青蒿、丹皮、竹叶、竹沥、童溲之药，调以神犀丹。三服大解下如胶漆，斑色渐退，而昏狂遗溺，大渴不已，仍与前方，调以紫雪，数剂热退神清，而言出无伦，犹如梦呓，或虑其成癫，孟英曰：痰留包络也。与犀角、菖蒲、元参、鳖甲、花粉、竹茹、黄连、生地、木通、甘草为方，调以真珠、牛黄，始得渐安。改授存阴，调理而愈。

陈蕴泉陡患昏谵，夤夜乞诊[④]于孟英。脉甚滑数，苔色腻黄，乃平素多痰，兼吸暑热。与清解药一剂，化而为疟，脉亦较平。或谓其体弱，不宜凉药，须用人参。渠家惶惑，孟英坚持以为不可。盖暑脉颇类乎虚，而痰阻于肺，呼吸不调，又与气虚短促者相似。平昔虽虚，有病必先去病，况热能伤气，清暑热即所以顾元气也。眉批：暑证人多不识此二层，昔人虽曾论及，而无此明晰。何新之亦赞是议。遂连投白虎加减而愈。次年春因丧妾悲悼，复感温邪，失于肃清，病日以甚，迨孟英自豫章归诊，已不救药矣。

高若舟庶母患脱肛，孟英脉之弦而滑，

① 偾（fèn 奋）事：犹言败事。
② 热：文瑞楼本作“暑”。
③ 瘦：文瑞楼本作“弱”。
④ 诊：文瑞楼本作“救”。

溲涩苔黄。虽属高年，非虚证也。清其湿热而痊。

谢再华请孟英治乍浦人滞下证，昼夜百余行，不饥不渴，而欲呕，腹痛上及于心胸，切其脉颇平和，是寒湿也，与时行暑湿痢大相径庭。投姜、桂、萸、朴之剂，数服霍然。

赵子善患疟，畏冷不饥。孟英诊之，脉滑数，苔黄溲赤，脘闷善呕。投竹叶石膏汤加减，以清伏暑而痊。

王一峰次郎患疟，多服姜、枣温散之药，因致壮热耳聋，谵语殿屎，不寐昏狂，见人欲咬。顾听泉从伏暑治亦不效，延至初冬，吴爱棠嘱其求诊于孟英。按脉皆滑，即以顾疏犀角等药内，加菖蒲、胆星、竹沥、珍珠、牛黄为剂，吞白金丸。大驱风痰，极为合法。一服即减，旬日霍然。继其令堂发热善呕，频吐粘沫，头疼如劈，口苦耳聋，神识昏瞀，脉弦而数。乃伏暑挟内风之鸱张。与犀角、元参、竹茹、花粉、知、翘、苓、斛、栀、菊、雪羹等药，七日而瘳。

王子能参军令正，久患吐血，医不能愈，延孟英视之。脉弦滑而搏指，右手较甚，渴喜冷饮，米谷碍于下咽，小溲如沸，夜不成眠，久服滋阴，毫无寸效。孟英以苇茎汤合雪羹，加石膏、知母、花粉、枇杷叶、竹茹、旋覆、滑石、梨汁，大剂投三十剂而痊。继而参军旋省，患久积忧劳，真阴欲匮，竟难救药，寻果仙游[1]。

余朗斋令堂，秋间患伏暑，孟英已为治愈。失于调理，复患气冲自汗，肢冷少餐，攻补不投，仍邀孟英治之。与填补冲任，清涤伏痰法，合甘麦大枣以补血而愈。

高瑞生令弟，疟久不痊，形消不食，医谓虚也，投补药而更增自汗。孟英诊之，脉弦滑，脘下聚气。投小陷胸，加竹茹、旋、枳，以开痰结，渐能纳谷。继以清养，病去肌充。

张篪伯纪纲李贵，患感数日，忽然昏厥，比沿途追求孟英往视，业已薄暮。主人谓：自朝至此，一息奄奄，恐不及灌药矣，实不便屈诊。孟英曰：余既来，且视之。见其面色灰黯，戴眼口开，按其脉尚不绝。与菖蒲、胆星、竹茹、旋覆等为剂，和入童溺，调以牛黄至宝丹灌之，覆杯而起。

吴酝香大令宰金溪，自春仲感冒而起，迨夏徂秋，痰多气逆，肌肉消瘦。延至初冬，诸证蜂起，耳鸣腰痛，卧即火升，梦必干戈，凛寒善怒。多医咸主补虚，迄无小效，卧理南阳，已将半载。群公子计无所施，飞函至家，嘱大公子汾伯，副车叩求孟英来署，已冬仲之杪日矣。诊脉弦细，而左寸与右尺甚数，右寸关急搏不调，且病者颈垂不仰，气促难言，舌黯无苔，面黧不渴。孟英曰：病虽起于劳伤挟感，而延已经年，然溯其所自，平昔善饮，三十年来期在必醉，非仅外来之客邪，失于清解，殆由内伏之积热，久锢深沉，温补杂投，互相煽动，营津受烁，肉[2]削痰多，升降愆常，火浮足冷，病机错杂，求愈殊难。既承千里相招，姑且按经设法。以石膏、知母、花粉、黄芩等清肺涤痰，青蒿、鳖甲、栀子、金铃等柔肝泄热，元参、女贞、天冬、黄柏等壮水制火，竹茹、旋覆、杷叶、橘红等宣中降气，出入为方，间佐龙荟丸，直泻胆经之酒毒，紫雪丹搜逐隧络之留邪。服三剂而舌布黄苔，蕴热渐泄。服六剂而嗽减知饥，渴喜热饮，伏痰渐化。季冬八日，即能出堂讯案。十剂后凛寒始罢，足亦渐温，肺气已得下降。望日[3]出署行香，继而兵火之梦渐清，夜亦能眠，迎春东郊，审结积案，亦不觉其劳矣。方中参以西洋参、生地、麦冬充其液，银花、绿豆、

① 仙游：成仙而游于仙界。旧用为称人死亡的婉辞。

② 肉：原作“内”，据文瑞楼本及醉六堂本改。

③ 望日：阴历十五日。

雪羹化其积。至庚戌岁朝,各处贺年,午后护日,极其裕如,且肌肉渐丰,面黑亦退,药之对病,如是之神。调养至开篆[①]时,起居如旧,各恙皆瘥,而孟英将赴宜黄杨明府之招,酝香为录其逐日方案,跋而蚨之,兹特采其大略如此。眉批:酝香之证,予于五月间曾为一视,知其感受温邪,投以清解。三服后颇觉轻减,又以赴饮而病复如故,然步履尚无恙也。后乃惑于温补之说,熟地、鹿胶等腻滞之药,恣服不辍,比孟英至而其势已棘,虽逐渐清解,大势向愈,然病久元虚,邪去而正亦随之,此所以终于不起也。

定州杨素园明府宰宜黄,吏治有声,精于医学。其夫人多病,自治不痊。毗陵吴子和,嘱其函恳酝香,屈孟英诊视。而孟英因母老,急欲旋里,坚辞不往,即据来信所述病状,拟方立案云:细阅病原,证延二十余年,始因啖杏,生冷伤乎胃阳,肝木乘虚,遂患胁疼挛掣,身躯素厚,湿盛为痰,温药相投,是其效也。驯致积温成热,反助风阳,消烁胃津,渐形瘦削。而痰饮者,本水谷之悍气,缘肝升太过,胃降无权,另辟窠囊,据为山险。初则气滞以停饮,继则饮蟠而气阻,气既阻痹,血亦愆其行度,积以为瘀。前此神术丸、控涎丹之涤饮,丹参饮、桃核承气之逐血,皆为杰构,已无遁情。迨延久元虚,即其气滞而实者,亦将转为散漫而无把握矣。是以气升火浮,颧红面肿,气降火息,黄瘦日增,苟情志不怡,病必陡发,以肝为刚脏,在志为怒,血不濡养,性愈侜张[②]。胃土属阳,宜通宜降,通则不痛,六腑以通为用,更衣得畅,体觉宽舒,是其征也。体已虚,病似实,虚则虚于胃之液,实则实于肝之阳。中虚原欲纳食,而肝逆蛔扰欲呕,吐出之水已见黑色,似属胃底之浊阴,风鼓波澜,翻空向上,势难再攻。承示脉至两关中取似形鼓指,重按杳然。讵为细故,际此春令,正鸢飞鱼跃[③]之时,仰屋图维,参彻土绸缪之议,是否有当,仰就斤绳[④]。

沙参八钱 鲜竹茹四钱 川椒红二分 乌梅肉炭六分 茯苓三钱 旋覆三钱 金铃肉二钱 柿蒂十个 仙半夏一钱 淡肉苁蓉一钱五分 吴萸汤炒黄连四分 冬虫夏草一钱五分

另用炙龟板、藕各四两,漂淡陈海蛇二两,凫茈一两,赭石四钱,先煮清汤,代水煎药。正月十四日。

上拟方案,来差星夜赍[⑤]回,于十六日到宜。素园读案狂喜,以为洞见脏腑,必欲孟英一诊,以冀霍然。遂夤夜备舆,专丁持函,求孟英暂缓归期。酝香笃于寅谊[⑥],再四劝驾,并嘱四令郎季眉偕行。孟英迫于情不可却,二十二日抵宜署。初诊案云:证逾二十年,右胁聚气,有升无降,饮阻不宣,呕逆减餐亦将半载,二便非攻不畅,容色改换不常,吐苦吞酸,苔黄舌绛,渴喜冷饮,畏食甘甜,甘能缓中,冷堪沃热,病机于此逗露,根深难即蠲除,标实本虚,求痊匪易。据述脉亦屡迁,似无定象,夫既流善幻,显属于痰,兹按脉左缓滑,右软迟,两尺有根,不甚弦涩,是汛愆因乎气阻,尚非阴血之枯。春令肝木乘权,胃土久受戕克,病已入络,法贵缓通,通则不痛,腑以通为补,法虽时变,不能舍通字以图功,布鼓雷门,诸希教正。

沙参八钱 鲜竹茹四钱 青黛五分 旋覆

---

① 开篆:篆,印也。旧时官署于封印期满,择日开封用印。

② 侜(zhōu)张:欺诳。

③ 鸢(yuān)飞鱼跃:言君子修其乐易之德,上及飞鸟,下及渊鱼,无不欢忻悦豫。

④ 斤绳:斤,权衡轻重之意;绳,纠正之意。斤绳,意即以文字就正于人也。

⑤ 赍(jī):带着。

⑥ 寅谊:本于《尚书》"皋陶谟同寅协恭"之义,后世称同官之交谊曰寅谊。

三钱　酒炒黄连六分　白前一钱　生白蒺三钱　紫菀一钱　海石五钱　川楝肉三钱　川贝一两　黑栀三钱

另以生蛤粉、生冬瓜子、芦根、芦菔各一两，丝瓜络五钱，漂蛇二两，柿蒂十个，先煮汤，代水煎药，葱须二分后下。

再诊：左脉如昨兼弦，右寸亦转缓滑，中脘气渐下降，二便欲解不行，盖升降愆常，枢机窒涩，由乎风阳浮动，治节横斜，肺既不主肃清，一身之气皆滞也。轻可去实，先廓上游。

前方去海石，加栝蒌三钱，枳实一钱。

三诊：脉来较静，小溲渐行，虽未更衣，已能安谷，浊得下降，导以清通。

前方去贝、楝，加归尾钱半，桃仁十粒，送服导水丸十粒。

四诊：腿凉便滞，气少下趋，颧面时红，火炎上僭，两胁较热，络聚痰瘀。叠授清宣，更衣色黑，噫气渐罢，酸水不呕，纳谷颇增，脉稍和缓，法仍缓导，冀刈根株。

前方去枳实、归尾，减导水丸五粒。

五诊：各恙皆减，眠食渐安，火犹易[①]升，头疼面赤，颊痰结核，胁热未蠲，脉渐柔和，且参清养。

前方去白前、青黛、紫菀、黄连，加银花、贝母、黄菊、丹参、陈细茶、橄榄。

六诊：积痰下降，颈核渐平，舌紫口干，卯辰热僭，阴虚木旺，气道尚未肃清，养血靖风，自可使其向愈。

前方去陈茶、葱须，加石斛。

留赠善后方：便色转正用此。

沙参八钱　冬虫夏草二钱　女贞三钱　丹参三钱　鲜竹茹四钱　川斛五钱　盐水泡橘红八分　黄菊三钱　旋覆三钱　黑栀三钱　川贝四钱　金铃肉钱半

另以炙鳖甲、漂蛇各一两，苇茎二两，丝瓜络五钱，煮汤代水煎药。

又：诸恙尽瘳用此滋养。

前方去橘红、菊花、金铃、栀子、旋覆，加石英、沙蒺、茯苓各三钱，苁蓉、当归各钱半，汤引去苇茎，加炙坎版一两，藕二两。眉批：予室人患痰饮胁痛二十年矣。初则畏寒喜热，颇宜健脾利气之品。至甲辰冬服神术丸一料，夙患顿捐，渐不畏寒。己酉冬，因气恼而复病，误服游山散钱许，势遂披猖，得孟英诊视，始渐就安痊。但痰饮未能尽除，每日须按摩数百下，嗳气数十口，方觉稍快，否则胸痞异常，二便恒秘，而便出仍不干燥，偶有时二便通调，则为之体适者终日，正《内经》所谓得后与气则快然而衰也。明明痰饮之证，特以阴血久亏，既不任香燥，而气机素滞，又不利滋填，遂至莫可为计，安得孟英常加诊视，而尽刈其根株耶？

余侄森伯患发热面赤，渴而微汗，孟英视之，曰：春温也，乘其初犯，邪尚在肺，是以右寸之脉洪大，宜令其下行，由腑而出，则即可霍然。投知母、花粉、冬瓜子、桑叶、杷叶、黄芩、苇茎、栀子等药，果大便连泻极热之水二次，而脉静身凉，知饥啜粥，遂痊。设他人治之，初感总用汗药，势必酿成大证。

---

① 易：文瑞楼本作“上”。

王氏医案续编卷七 原名《仁术志》

浙西王士雄孟英医案

同郡沈宗淦辛甫续辑

谢谱香素体阴虚，忽患环跳穴痛，始而下及左腿，继而移于右腿，甚至两足转筋，上冲于腹间，或痛自乳起，下注于髀，日夜呼号，肢冷自汗，略难反侧。医见其血不华色，辄投补剂，迨仲春孟英自江西归诊，脉弦软微滑，畏热知饥，溲短便坚，舌红不渴，乃阴虚而痰气滞于厥阴也。以苁蓉、鼠矢、竹茹、丝瓜络、橘核、茴香汤炒当归、吴萸汤炒黄连、川椒汤炒乌梅、延胡汤炒楝实、海蛇、凫茈为剂。一服即减，数啜而安。继与虎潜加秦艽而起。

陈建周令郎患春温，初起即神气躁乱，惊惧不眠，两脉甚数。孟英谓：温邪直入营分也。与神犀丹，佐紫雪，两剂而瘥。夏间吴守旃暨高若舟令郎，胡秋纫四令爱，患温，初起即肢瘛妄言，神情瞀乱，孟英皆用此法，寻则霍然。世人每执汗解之法，为初感之治，孰知病无定体，药贵得宜，无如具眼人稀，以致夭枉[①]载道，归诸天数，岂尽然哉？

鲍继仲于季春望日，忽然发冷，而喘汗欲厥，速孟英视之。脉沉弦而软滑带数，是素患痰饮，必误服温补所致也。家人始述：去冬服胡某肾气汤，颇若相安，至今久不吐痰矣。孟英曰：病在肺，肺气展布，痰始能行，虽属久病，与少阴水泛迥殊，辨证不明，何可妄治？初服颇若相安者，方中附、桂刚猛，直往无前，痰亦不得不为之辟易；又得地黄等厚浊下趋之品，回护其跋扈跳梁之性。然暴戾之气久而必露，柔腻之质，反阻枢机，治节不伸，二便涩少，痰无出路，愈伏愈多，一朝卒发，遂壅塞于清阳升降之路，是以危险如斯，须知与少阴虚喘，判分霄壤，切勿畏虚妄补。投以薤、蒌、枳、杏、旋、赭、橘、半、菀、茹、芦根、蛤粉、雪羹之剂而平。继与肃清肺气而涤留痰，匝月始愈。

王皱石广文令弟患春温，始则谵语发狂，连服清解大剂，遂昏沉不语，肢冷如冰，目闭不开，遗溺不饮，医皆束手。眉批：此正吴氏所谓凉药无涤秽之功，而反冰伏其邪也。孟英诊其脉弦大而缓滑，黄腻之苔满布，秽气直喷。投承气汤，加银花、石斛、黄芩、竹茹、元参、石菖蒲。下胶黑矢甚多，而神稍清，略进汤饮。次日去硝、黄，加海蛇、芦菔、黄连、石膏。服二剂而战解肢和，苔退进粥，不劳余力而愈。继有张镜江邀治叶某，又钱希敏之妹丈李某，孟英咸一下而瘳。惟吴守旃之室暨郑又侨，皆下至十余次始痊。今年时疫盛行，医多失手，孟英随机应变，治法无穷，救活独多，不胜缕载。眉批：吴又可之法切于疫，而不甚切于温，观此可见。褚芹香女校书，患汛愆寒热，医以为损，辄投温补，驯致腹胀不饥，带

---

① 夭枉：原作“天柱”，据吟香书屋本、文瑞楼本、醉六堂本改。

淋便秘，溲涩而痛。孟英诊脉弦劲而数，乃热伏厥阴，误治而肺亦壅塞也。与清肃开上之剂，吞当归龙荟丸两服，寒热不作而知饥，旬日诸恙悉安。

闻氏妇孟夏患间疟，而妊身八月，数发后热炽昏沉，腰疼欲堕，张养之嘱援于孟英。脉来洪滑且数，苔色黄腻垢浊。与黄芩、知母、竹茹、竹叶、银花、桑叶、丝瓜络、石斛、石膏、石菖蒲，一剂而痊。眉批：案中所载多温疟、暑疟，故治多凉解。疟症多端，寒热俱有，不可执一而论。此证亦温疟也。

朱佳木令尊患间疟，年逾七旬，人颇忧之。孟英切脉弦滑，脘闷苔黄，曰：无恐也。投清热涤痰药，数剂霍然。

李明府令正，年逾花甲，素患痰嗽，近兼晡热不饥，头疼不食，医治罔效，姚小荷荐孟英视之。脉滑数，乃痰火内伏，温热外侵。投石膏药二服，而热退知饥。又数剂，并宿恙而愈矣。

宋氏妇患感，反覆已经向痊。忽然腹胀上至心下，气喘便泻溺闭，汤饮不能下咽，自汗不能倚息，家人皇皇，且极贫不能延诊，走乞孟英拟方挽救。因以桂枝、石膏、旋、赭、杏、朴、芩、半、黄连、通草为剂，果覆杯而病若失。张养之目击，叹为神治。

翁嘉顺之妇弟吴某，劳伤之后，发热身黄，自以为脱力也。孟英察脉软数，是湿温重证，故初起即黄，亟与清解。大便渐溏，小溲甚赤，湿热已得下行，其热即减，因家住茅家埠，吝惜舆金，遽尔辍药。七八日后复热，谵语昏聋，抽痉遗溺，再恳孟英视之，湿热之邪扰营矣。投元参、犀角、菖蒲、连翘、竹茹、竹叶、银花、石膏，泄卫清营之法，佐牛黄丸、紫雪丹而瘳。臀皮已塌，亟令贴羊皮金，不致成疮而愈。

朱谆书令正患感，吴某与表药二帖，发出赤疹，神气渐昏。叶某知其素患耳聋目障，为阴虚之体，改用犀角地黄汤二剂，而遗溺痉厥，始延孟英视之。曰：虽形瘦阴亏，邪易扰营，幸非湿盛之躯，尚可设法。但心下拒按，呃逆便秘，是痰热尚阻气分，误服升提，每成结胸。地黄滋滞，实为禁药。今人临证不能详审，往往用非所当用。本年败证甚多，余每见神未全昏，便不甚秘，惟胸前痞结，不可救药而死者，皆升提之误进，或滋滞之早投也。石北涯在旁闻之，叹曰：无怪乎君素以犀角地黄汤奏奇绩，而他人效尤屡偾事，岂非能与人规矩，不能与人巧耶？于是以犀角、元参、茹、贝、旋、蒌、杷、菀、白前、菖蒲为方，调紫雪。两服呃逆止，神渐清，而咽疼口渴，乃去紫雪、前、菖，加射干、山豆根、知母、花粉，吹以锡类散。二日咽喉即愈，胸次渐舒，疹回热退，去犀角、紫菀、射干、豆根，加银花、栀子、竹叶、海蛇、凫茈。渐安眠食，唯大解久不行，孟英曰：腹无痛苦，虚体只宜润养。佐以苁蓉、麻仁、当归、生地等药，多服而下，遂愈。

李德昌之母，仲夏患感，医诊为湿，辄与燥剂，大便反泻，遂疑高年气陷，改用补土，驯致气逆神昏，汗多舌缩，已办后事，始乞诊于孟英。脉洪数无伦，右尺更甚。与大剂犀角、石膏、黄芩、黄连、黄柏、知母、花粉、栀子、石斛、竹叶、莲心、元参、生地之药，另以冷雪水调紫雪，灌一昼夜，舌即出齿，而喉舌赤腐，咽水甚痛，乃去三黄，加银花、射干、豆根，并吹锡类散。三日后脉证渐和，稀糜渐受，改授甘凉缓剂，旬日得坚黑矢而愈。

余朗斋形瘦体弱，患间日疟，寒少热多，二便涩滞，脘膈闷极，苔腻不渴。孟英切脉缓滑而上溢，曰：素禀虽阴亏，而痰湿阻痹，既不可以提表助其升逆，亦未宜以凉润碍其枢机。投以滑、朴、茹、旋、通草、枇杷叶、苇茎、郁金、兰叶之方。苔色渐退，即去朴、郁，加连、枳、半夏。胸闷渐开，疟亦减，便乃畅，再去滑、半、连、枳，加沙参、石斛、橘皮、黄芩，浃旬而愈。眉批：运枢机，通经络，为[①]孟英用药秘诀。无论用补用清，皆不离此意，细观各案自知。

董哲卿贰尹令正，胎前患嗽，娩后不痊，渐至寝汗减餐，头疼口燥，奄奄而卧，略难起坐。孟英诊脉虚弦软数，视舌光赤无苔，曰：此头疼口燥，乃阳升无液使然，岂可从外感治？是冲气上逆之嗽，初非伤风之证也。与苁蓉、石英、龟板、茯苓、冬虫夏草、牡蛎、穞豆衣、甘草、小麦、红枣、藕。数帖嗽减餐加，头疼不作，加以熟地，服之遂愈。

庆云圃观察令郎恩荫堂司马，陡患偏坠，医与茴香、芦巴、乌药、荔核等剂，遂痛不可忍，浼赵棠村鹾尹邀孟英视之。按其脉肤甚热。曰：非疝也，睾丸肿痛必偏于右，此湿热时邪也。设以疝治之，必成痈。按法治之，果覆杯而痛减，三服而便行热退。因食羊肉肿痛复作，再与清解，谆嘱慎口腹而瘳。

吴宪章年逾花甲患感，医知其为湿温也，投药不应，而仍能起榻理事。石北涯拉孟英视之，冀其勿致加剧。及诊脉左寸数疾，余皆软大，谷食略减，便溏溲少，苔色腻黄，舌尖独黑。孟英不肯予方，人咸诧之，因曰：证原不重，吾以脉象舌色察之，是平昔曲运心机，离火内亢，坎水不制，势必自焚，况兼湿温之感乎！果数日而殒。

黄纯光年七十八岁，患湿温，至旬余，脉形歇代，呃忒连朝，诸医望而畏之。孟英诊曰：脉虽歇而弦搏有根，是得乎天者厚，虽属高年，犹为实象，参以病深声哕，原非小故，而二便窒涩，苔腻而灰，似府气未宣，痰湿热阻其气化流行之道也。清宣展布，尚可图焉。何新之韪其议，因以旋、茹、栀、楝、杷、杏、萸、连、菀、蒌、雪羹为剂，片通草一两，煎汤煮药，投匕即减，数服而大吐胶痰，连次更衣，遂安粥食。惟动则嗽逆，渐露下虚之象，予西洋参、龟板、牡蛎、苁蓉、石斛、牛膝、冬虫夏草、石英、茯苓、当归等药，而各恙递安。继加砂仁、熟地而起。

钱闻远自春间偶患痰嗽，医投苏、葛而失音。更医，大剂滋补，渐致饮水则呛，久延愈剧。邀孟英诊，曰：左寸动数，尺细关弦，右则涩，乃心阳过扰，而暗耗营阴，肺金受烁，清肃不行，水失化源，根无荫庇，左升太过，右降无权，气之经度既乖，血之络隧亦痹，饮水则呛，是其据也。金遇火而伏，其可虑乎！继而瘀血果吐，纳食稍舒，老医严少眉以为可治，竭力图维，仍殒于伏。

汤西塍年逾花甲，感证初起，周身肤赤，满舌苔黄，头痛腰疼，便溏溲痛，伊亲家何新之诊为险候，嘱延孟英诊之。脉见弦细而软，乃阴虚劳倦、湿温毒重之证。清解之中，须寓存阴。以犀角、羚、芩、茹、银、翘、桑、苇、通草、兰叶为方，煎以冬瓜汤。服之偏身赤疹而左眼胞忽肿，右臂痠疼不举，耳聋神不清爽，亟以元参、丹皮、菊花、栀子、桑枝、丝瓜络、石斛、竹叶，煎调神犀丹为剂。偶邀疡科视外患，亦知病因湿热，连进木通等药，脉更细弱，神益昏惫，饮食不进，溲涩愈疼，新之以为难挽矣。孟英曰：急救阴液，尚可转机。援复脉汤去姜桂、麻仁，易西洋参，加知母、花粉、竹叶、蔗浆灌之。一剂神苏脉起，再服苔退知饥，三啜身凉溺畅，六帖后肤蜕安眠，目开舌润。或疑甘柔滑腻之药，何以能清湿热？孟英曰：阴虚内热之人，蕴湿易于化火，火能烁液，濡布无权，频溉甘凉，津回气达。徒知利湿，阴气先亡，须脉证详参，法难执一也。又服数剂后，忽然肢肿，偏发风块，瘙痒异常。或又疑证之有变也，孟英曰：此阴液充

① 为：原无，据文瑞楼本、醉六堂本补。

而余邪自寻出路耳。与轻清药数帖，果瘥。

赵菊斋仲媳，素患阴虚内热，时或咯血，去年孟英已为治愈，既而汛事偶愆，孟英诊曰：病去而孕矣。今春娩后患泻，适孟英赴豫章之诊，专科进以温热之方，而咳嗽乃作；更医改授养营之剂，则滑泄必加；签药乱方，备尝莫效。比孟英归，投以甘麦大枣配梅连之法，证渐轻减。继为其姻党尼之，多方蛮补，遂致腹痛减餐，日下数十行，皆莹白坚圆，如白蒲桃之形，上萦血丝。菊斋悔闷，仍乞援于孟英。予仲景当归生姜羊肉汤，每剂吞鸦胆仁二十一粒，以龙眼肉为衣。果两服而便转为溏，痛即递减。再与温养奇经之龟板、鹿霜、归、苓、杞、菟、甘、芍、乌鲗、苁蓉、蒲桃、藕等药，调理而痊。

海盐任斐庭，馆于关琴楚家，季夏患感，黄某闻其身热而时有微寒也，进以姜、萸、柴、枣等药，数帖热愈壮，而二便不行。更医连用渗利之剂，初服溲略通，既而益秘，居停以为忧，始延孟英视焉。证交十四日，骨瘦如豺，脉弦细而涩，舌色光紫，满布白糜，夜不成眠，渴不多饮，粒米不进，少腹拒按，势将喘逆，虽属下证，而形脉如斯，法难直授。先令取大田赢一枚，外治法甚妥。鲜车前草一握，大蒜六瓣，共捣烂，加麝香少许，罨脐下水分穴。方以元参、紫菀、栀子、知母、花粉、海蛇、凫茈、苁蓉、牛膝、天冬为剂，加鲜地黄汁服之。其夜小溲即行，气平略寐。又两剂，大解始下，退热而渐进稀糜，乃去雪羹、栀、菀、苁蓉、膝、地黄汁，加西洋参、麦冬、石斛、干生地、竹茹、银花等药。又服十余帖，凡三解黑矢，而舌色复于红润，眠食渐安而起矣。

庄芝阶舍人令爱，孀居在室，陡患气冲欲厥，脘痛莫当，自服沉香、吴萸等药，病益剧，而呕吐发热，略有微寒。孟英按脉弦滑且数，苔色滑腻微黄，而渴喜冷饮，便秘溲热，眠食皆废。是伏痰内盛，肝逆上升，而兼吸受暑热也。予吴萸水炒黄连、枳实、竹茹、栝蒌、石膏、旋覆、赭石、知母、半夏、雪羹。服二剂吐止痛减，五剂热退而解犹不畅，旬日始得豁然，乃去石膏、知母、旋、赭，调之而愈。

陈书伯太史令弟妇，娩后三日，发热汗多，苔黄眩悸，孟英切脉弦细虚数。乃营阴素亏，酷热外烁，风阳浮动，痉厥之萌也。予元参、白薇、青蒿、生地、小麦、穞豆衣、石斛、鳖甲、竹叶。两剂热退知饥，悸汗不止，去蒿、薇，加龙、牡、莲心、龟板、石英而安。继又暑风外袭，壮热如焚，渴饮不饥，睹物尽赤，改授白虎加西洋参、竹叶、莲杆，一啜而瘳，仍与镇摄滋潜善其后而愈。

顾氏妇半产后，因吃饭脘痛，人以为停食也，进以消导，痛甚发热，卧则右胁筋掣难忍。孟英曰：此非发散攻消可疗。予旋覆、丝瓜络、冬瓜子、莲杆、苇茎、竹茹、贝母、枇杷叶、兰叶、通草为方。一剂知[①]，二剂已。

高氏妇因戒鸦片而服外洋丸药，诸无所苦，惟便秘不通，医治两月，迄不能下，且仍安谷，而面赤龈胀欲挑，每以银针嵌入齿缝，而拔出之时，银色已如煤黑。孟英诊脉滑数，予犀角、石膏、硝、黄、升麻、蜣螂为剂，解毒妙品。和以鲜银花汁一杯。服后夜间登圊三四行，而病去及半，再予清解化毒而痊。

太仓陆竹琴令正，陡患心悸，肢冷如冰，其子皇皇，浼吴江程勉耘恳援于孟英。察其脉浮弦而数，视其舌尖赤无苔，乃阴虚阳越，煎厥根萌。予元参、二至、三甲、龙齿、石英、生地、牛膝、茯神、莲子心而愈。

赵子循室，娩后服生化汤二帖，更因惊吓，三朝发热，连投四物、六合等汤，病日以

① 知：文瑞楼本作“可”。

甚，半月后始延孟英诊之。脉象左弦急，右洪滑数，苔黄大渴，谵语嗽痰，恶露仍行，唇齿干燥，是因阴虚之体，血去过多，木火上浮，酷暑外烁，津液大耗，兼有伏痰之候也。亟与营卫两清，冀免他变。而母家极畏石膏，坚不与服，越三日势益剧，计无所施。子循之叔笛楼，与其表兄许芷卿，径以白虎加减投之，证有转机。翼日再迓孟英会同笛楼，暨其舅氏许吉斋山长，协商妥治，咸是王议。且以西瓜汁助其药力，热始日渐下行，二便如火。又数日渐安粥食，神气亦清，起坐梳头，夜能静寐。然热蕴太久，下焦患痈，脓虽即溃，，阴液漏伤，脉复空数浮大，便泄善嗔[1]，口干多梦，皆木少水涵，烁津侮胃之见证也。孟英与笛楼商以白头翁汤，加龙骨、三甲、甘草、木瓜以育阴潜阳，余粮石脂丸中加梅、连以息风镇胃。果得疮口脓干，餐加泻止，脉柔热净，苔退神怡。正须善后，甫授滋填，不期酷热兼旬，甘霖忽降，窗开彻夜，复感风邪，身热微寒，鼻流清涕，而阴液久夺，外患未痂，培养碍投，又难发汗，肝风内应，瘛瘲旋形，九仞[2] 之功，遂成画饼，门外汉未免以成败论，然此案自堪传也。眉批：仍是阴血大虚，故变证如此，非盖[3] 由于风邪也。陈某患嗽，嗽则先吐稀痰，次则黄浓甜浊之痰，继之以深红带紫之血，仍能安谷，别无所苦，多药不愈。孟英切其脉缓大，而右关较甚，乃劳倦伤阳，而兼湿热蕴积也。予沙参、生薏苡、木瓜、茯苓、竹茹、桑叶、枇杷叶、生扁豆、苇茎、花粉为剂，吞松石猪肚丸而愈。王瘦石夫人患滞下，腹痛微呕，不饥口苦，溲短耳鸣。孟英诊曰：脉见细弱之形，肌无华泽之色，汛不行而早断，舌紫黯以无津，是素质阴亏，情怀悒郁，二阳默炽，五液潜消，虽吸暑邪，莫投套药。予白头翁汤加雪羹、银花、栀子、楝实，先清暑邪。数剂而减。继去雪羹，加生地、苁蓉、柿饼、藕汁而安。改授甘麦大枣，加西洋参、生地、苁蓉、竹茹、归、芍、蒲桃干，而以藕汤煎服，调养体质以痊。

---

① 嗔(chēn)：怒。

② 仞(rèn)：古代长度单位，据陶方琦《说文仞字八尺考》谓周制为八尺，汉制为七尺，东汉末则为五尺六寸。

③ 盖：文瑞楼本、醉六堂本均作“尽”。

王氏医案续编卷八

杭州王士雄孟英医案

仁和徐然石亚枝续辑

《仁术志》者，海丰张君柳吟所题孟英之医案也。吾师赵菊斋先生，暨庄舍人芝阶为之序，余以未与其事，深以为歉。秋间偶过孟英，适有陈姓者牵羊来谢，孟英颇疑之，其人曰：三月间次媳患时感，而气逆不能眠，医皆畏却，特延君诊。甫按脉云：甚滑疾是为娠象，用药必须顾及。此时次媳于去秋娩后，月事尚未一行，君为此言，阖家未尝不窃笑也。迨疾渐平，哺儿之乳亦不觉少，虽自问亦断断非孕。至六月间腹渐胀，方谓有病。不料昨日倏产一孙，举家敬服高明，故来致谢耳。孟英因谓余云：昨诊魏子恒之室亦妊也。诸医作虚损治，脉虽虚微软数，而滑象仍形，病家深不以吾言为然者，缘病人之女兄二人，皆死于虚劳也。然其伯仲之证，吾皆诊焉，今已十余年矣，犹忆伯字于关氏，未嫁而卒，证非不治，亦为药误。病中阅吾方案，极为折服，且曰：先生来暮，侬不能起矣。前此延致诸名家，徒曰虚证宜补，而不治其所以虚，方则群聚补药，必以地黄为之冠，虽有参、芪，亦列于后，即使用药不乖，而阳生阴长，气为血帅之旨，尚未分晓，况其他乎？吾闻而愕然，何以闺中女子，亦解谈医，细询始知为乾隆间名医吴颖昭先生之女孙也，尤为惋惜。仲适于陈少帘少府，的系损证，若季者因其家怀先人之见，遂致医人迎合误事，岂不可叹！迨秋仲果闻魏氏分娩，母子皆亡，方叹孟英之卓见为不可及也。爰采秋冬诸案之治法不同于寻常者，而续成一卷云。

便血至三十余年，且已形瘦腰疼，嗽痰气逆，似宜温补之法矣。而嘉定沈酝书患此濒危，求孟英以决归程之及否？比按脉弦数，视舌苔黄，询溺短赤，曰：痔血也。殆误于温补矣。肯服吾药，旬日可瘳。酝书欣感，力排众论，径服其方，果不旬而愈。方用苇茎合白头翁汤，加枇杷叶、旋覆花、侧柏叶、藕，是肃肺祛痰、清肝凉血互用也。眉批：徐灵胎批叶案云：便血无至十余年者，惟痔血则有之。今便血三十余年，不问可知为痔血矣。惟徐氏未尝出方，孟英此案足为程式。

产后诸证，首必通瘀，然有不可以常理测者。表弟周鹤庭室，新产晕汗，目不能开，心若悬旌，毫无恶露。乃父何君新之，按其脉有虚弦豁大之形，亟拉孟英图之。予以三甲、石英、丹参、琥珀、甘草、小麦、穞豆衣等药，滋阴镇逆，仍兼行血之品，斯灵动而不滞。覆杯即安，数服而愈。或诘其何以知非瘀血为患？曰：此阴虚之体，既产而营液大脱，风阳上冒，虽无恶露，胸腹皆舒，岂可误作瘀冲，而妄投破血之药耶？

许季眉别驾室，归自维扬，仲秋患痁，自作寒湿治，势益剧。其从子芷卿以为挟风暑也，连进清解，病不减，邀孟英诊之。脉弦滑而洪，体丰多汗，苔黄便血，呕渴妄言，彻夜不瞑，欲卧于地。乃伏痰内盛，暑扰阳明也。投大剂石膏、知母、犀角、元参、石斛、银花、黄芩、花粉、兰叶、竹沥，三帖证始平。芷卿随以多剂肃清而愈。

庄芝阶舍人，年七十矣，患间疟，寒则战栗，热则妄言。孟英视之，脉弦数而促，苔黑口干，是素有热痰，暑邪内伏。予知母、花粉、元参、石斛、黄芩、竹茹、连翘、海蛇、芦菔、莲子心等药，数啜而瘳。至仲冬因泛湖宴客，感冒风邪，痰嗽头疼，不饥寒栗，自服羌、苏、荆芥药二剂，势益甚，而口渴无溺。孟英切其脉，与季秋无异，但兼浮耳。证属风温，既服温散，所谓热得风而更炽也。舌绛无津，亟宜清化。以桑叶、枇杷叶、栀子、知母、冬瓜子、元参、菊花、花粉、贝母、梨汁为剂，投匕即减，旬日而痊。

孙位申室，平昔阴虚肝滞，痛胀少餐，暮热形消，咽疼喉癣，不孕育者九年矣。往岁汛愆，人皆谓将不起，而孟英切其脉尚不细，肤犹淖泽，许筹带病延年之策。果月事仍行，而诸恙皆缓，且能作劳，惟饭食日不过合米。今秋延孟英往诊云：经自三月至今未转，一切旧恙，弥见其增，君术虽仁，恐难再延其算[①]矣。及举脉弦滑左甚，遽曰：岂仅可延其算哉？且有熊罴入梦[②]矣。其家闻之骇异，迨[③]季冬果得一子，颇快而健。

翁嘉顺于去年秋间，偶从梯半跌仆，初无所伤，旬日外陡发寒热，膝旁肿痛。外科汪某治之，溃后不能收功。另招许某疗之，识为伤络，应手渐效，翁极信服。然培补年余，虽纳食不减，而肌肉渐削，面色黧黑，步履蹇滞，且一旬半月之间，必患处疼肿，大发寒热，卧榻数日，始能强起，大费不赀[④]，愈发愈剧。至冬间咽糜龈腐，睛赤音嘶，乃恳孟英以决吉凶。按脉滑数，舌绛便艰，口臭溲少，蕴隆虫虫。良由疡医仅知温托一法，既溃之后，更以温补收功善后，竟未察其体气病情，以致平时所有之湿热痰火，一齐关住，病犹自寻出路，寒热频作，而医者不识，妄指为虚，补及逾年，人财两瘠，真谚所云将钱买憔悴也。予元参、黄柏、知母、甘草、银花、花粉、绿豆、栀子、海蛇、凫茈为大剂投之，外吹以锡类散，且令日啖梨、蔗、麒麟菜、柿饼等物。至五十日，诸恙蠲，体腴善步。眉批：孟英诸案，大抵救温补之失，故寒凉为多。然斟酌尽善，不以苦寒伤生气，则非他人所能学步。

胎前产后，疑似极多，号曰专科，尚难措手。陈肖岩孝廉媳，屠仲如之女也，汛愆一度，次月仍行，方疑其病也。孟英诊曰：尺虽小弱，来去缓和，是娠也。继而果然。仲如令弟子绿之室，经[⑤]事稍迟，孟英偶诊，亦以孕断，寻验。甫三月患胎漏，适孟英丁内艰[⑥]，遂不克保而堕。堕后恶露虽行，而寒热头疼，时或自汗，且觉冷自心中出，医谓类疟，与温化之药，病日甚，交八日，孟英始出门，即延诊之。脉来沉实而数，舌色紫黯，乃瘀血为患耳。予桃仁、泽兰、山楂、茺蔚、旋覆、红花、丹参、通草、琥珀、蛤壳、丝瓜络之剂。眉批：通血之剂，亦清灵无弊。服后腹大痛，下瘀血如肺者一枚。次日诸恙较减，乳汁大流，再以前方去通草，加麦投之。服后腹仍痛，复下瘀块累累，而诸恙若失。或问先生尝言产后腹无痛苦者，不可妄行其血，此证恶露已行，腹无疼胀，何以断为瘀阻而再行其血耶？孟英曰：正产如瓜熟蒂落，诸经荫胎之血，贯串流通，苟有瘀停，必形痛胀。堕胎如痈疡未熟，强挤其脓，尚有未化之根柈，不能一

① 算：命数。
② 熊罴入梦：旧时为祝人生子的吉祥语。
③ 迨：原作“追”，据文瑞楼本、醉六堂本改。
④ 赀（zī）：计量。
⑤ 经：原作“轻”，据文瑞楼本、醉六堂本改。
⑥ 丁内艰：即丁艰，亦称丁忧，旧时遭父母之丧之称。

齐尽出。所以胎虽堕而诸经荫胎之血，萃而未涣，浅者虽出，深者尚留，况是血旺之躯，加以温升之药，挽其顺流之路，窒其欲出之机，未到腹中，胀疼奚作。吾以循经通络、宣气行瘀之法，导使下行，故出路始通，而后腹痛瘀来，然必有脉可征，非谓凡属堕胎皆有是证也。

锁容亭令姊，自太仓归宁，即患时疟。顾某一手清解，业已安谷下榻矣。忽然气逆肢寒，神疲欲寐，耳聋舌蹇，杳不知饥，大便仍行，别无痛苦。顾知其素患脱血，元气久虚，改用参、附等药，势愈剧，以为欲脱矣。所亲吴久山，嘱拉孟英图之。切脉弦缓，视苔黄腻，乃胎之初孕，阻气凝痰，窒碍枢机，治当宣豁，以石菖蒲、枳实、旋覆、半夏、黄连、茯苓、橘皮、葱白、海蛇、竹沥为方，投匕即效，三啜霍然。继而久山令妹，为锁绳先之室，患疟而驯致脘痞呕呃，鼻冷自汗，不食不眠，脉来歇止，医者危之。孟英视之，亦痰为患耳。即以此方去葱、蛇、竹沥，加薤白、蒌仁、竹茹，投之果验。

高石泉仲媳，骨小肉脆，质本素虚，冬间偶涉烦劳，不饥不寐，心无把握，夜汗耳鸣。冯某连进滋阴法，病日甚。孟英察其左寸甚动，两关弦滑，苔色腻黄。乃心肝之火内燔，胃府之气不降，阴亏固其本病，滋填未可为非，然必升降先调，而后补之有益。精要语，业医者宜谨识之[①]。授盐水炒黄连、石菖蒲、元参、丹参、栀子、石斛、小麦、知母、麦冬、竹叶、莲子心等药，服之即应。续予女贞、旱莲、牡蛎、龟板、地黄，善后而瘥。

古方书云：喘无善证，喘而且汗，尤属可危。潘肯堂室，仲冬陡患气喘，医治日剧。何新之诊其脉无常候，嘱请孟英质焉。孟英曰：两气口之脉，皆肺经所主，今肺为痰壅，气不流行，虚促虽形，未必即为虚谛。况年甫三旬，平时善饭，病起于暴，苔腻痰浓，纵有足冷面红，不饥不寐自汗等证，无非痰阻枢机，有升无降耳。遂与石膏、黄芩、知母、花粉、旋覆、赭石、蒌仁、通草、海蛇、竹沥、菔汁、梨汁等药。一剂知，三[②]剂平。乃去二石，加元参、杏仁，服旬日而安。俟其痰嗽全蠲，始用沙参、地黄、麦冬等，以滋阴善后。

室女多抑郁，干嗽为火郁，夫人而知之者。王杞庭之姊，年逾摽梅[③]，陡患干嗽，无一息之停，目不交睫，服药无功，求孟英诊焉。两脉上溢，左兼弦细，口渴无苔，乃真阴久虚，风阳上僭，冲嗽不已，厥脱堪虞。授牡蛎、龟板、鳖甲、石英、苁蓉、茯苓、熟地、归身、牛膝、冬虫夏草、胡桃肉之方，药甫煎，果欲厥，亟灌之即寐。次日黄昏，犹发寒痉，仍灌前药至第三夜，仅有寝汗而已。四剂后诸恙不作，眠食就安。设此等潜阳镇逆之方，迟投一二日，变恐不可知矣，况作郁治，而再用开泄之品耶？故辨证为医家第一要务也。

《寓意草》谓：伤风亦有戴阳证。此为高年而言，然有似是而非者。黄鼎如令堂，年登大耋，季冬感冒，痰嗽气逆，额汗颧红，胸痞不饥，神情躁扰。孟英诊脉左弦疾而促，右滑数而溢，苔色满布。系冬温挟痰阻肺，治节不伸，肝阳鼓舞直升。罗谦甫有治痰火类孤阳之案，颇相似也。以小陷胸汤加薤白、旋覆、赭石、花粉、海蛇、凫茈、竹沥为大剂投之，痰活便通，数日而瘥。继有陈舜廷之父，年逾花甲，患痰嗽气逆，惟饮姜汤则胸次舒畅，医者以为真属虚寒矣，连投温补之剂，驯致咽痛不食，苔色灰刺，便秘无溺，求孟英诊之。脉至双弦，按之索

---

① 精要语，业医者宜谨识之：原无，据吟香书屋本、醉六堂本补。

② 三：文瑞楼本作“二”。

③ 摽(biào)梅：摽，落也。谓梅子成熟后落下来。后喻女子婚嫁之年龄。

然，略无胃气。曰：渴喜姜汤者，不过为痰阻清阳之证据耳，岂可妄指为寒，叠投刚烈？胃阴已竭，药不能为矣。

东垣云：中年以后，已行降令，清阳易陷，升举为宜。吾师赵菊斋先生，年逾花甲，偶因奔走之劳，肛翻患痔，小溲不行，医者拟用补中益气及肾气丸等法。孟英按其脉软滑而数，苔色腻滞。此平昔善饮，湿热内蕴，奔走过劳，邪乃下注，想由强忍其肛坠之势，以致膀胱气阻，溲涩不通，既非真火无权，亦讵清阳下陷。师闻而叹曰：论证如见肺肝，虽我自言，无此明切也。方以车前、通草、乌药、延胡、栀子、橘核、金铃子、泽泻、海金砂，调膀胱之气化而渗水。服之溲即渐行。改用防风、地榆、丹皮、银花、荆芥、槐蕊、石斛、黄连、当归，后治痔漏。清血分之热而导湿，肛痔亦平。设不辨证而服升提温补之方，则气愈窒塞，浊亦上行，况在高年，告危极易也。

许芷卿痁起季秋，孟英尝清其伏暑而将愈。其从母亦知医，强投以小柴胡一剂，势复剧。孟英予温胆汤去甘草，加生石膏、黄芩、知母、花粉、芦菔而安。继因作劳太早而复发，适孟英丁忧[1]，赵君笛楼仍用清解而瘥。迨季冬移居劳顿，疟复间作，且面浮跗肿，喘嗽易嗔，人皆以为大虚之候。孟英切脉左弦劲而数，右滑大不调，苔黄且腻，口渴溺多，乃胃肺之痰热有余，肝胆之风阳上僭，畏虚率补，必不能瘳。用西洋参、知母、花粉、竹茹、蛤壳、石斛、枇杷叶、青蒿、秦艽、白薇、银花、海蛇为方。连投四剂，大吐胶痰，而各恙悉除。

《薛氏医案》每以补中益气汤与地黄丸并用为治，虽卢不远之贤，亦或效尤，其实非用药之法也。如果清阳下陷而当升举者，则地黄丸之阴凝滞腻非所宜也；设属真阴不足，当用滋填者，则升、柴之耗散不可投也。自相矛盾，纪律毫无，然上下分治，原有矩矱。屠敬思素属阴亏，久患痰嗽，动即气逆，夜不能眠，频服滋潜，纳食渐减，稍沾厚味，呕腐吞酸。孟英视脉左弦而微数，右则软滑兼弦，水常泛滥，土失堤防，肝木过升，肺金少降，良由久投滋腻，湿浊内蟠，无益于下焦，反碍乎中运，左强右弱，升降不调。以苁蓉、黄柏、当归、芍药、熟地、丹皮、茯苓、楝实、砂仁研为末，藕粉为丸，早服温肾水以清肝；以党参、白术、枳实、菖蒲、半夏、茯苓、橘皮、黄连、蒺藜生晒研末，竹沥为丸，午服培中土而消痰；暮吞威喜丸，肃上源以化浊，三焦分治，各恙皆安。悉用丸剂者，避汤药之助痰湿耳。眉批：方俱灵妙，可以为法。

本朝乾纲丕振，雀顶尚红，冠饰朱缨，口燔烟草，皆为阳盛之象，是以火证偏多。夫药者补偏之物，医为救弊之人，岂可不识此大气运，而硁硁然[2]泥夫司天在泉以论治，何异痴人说梦耶？安徽人程某，在余姑丈许辛泉典中司会计。仲冬患感，医者闻其病前一日，曾啖生芦菔一枚，而大便又溏，苔色又白，今年又为湿土在泉，遂指为中虚寒湿之病。参、术、附、桂，多剂率投，驯致舌黑神昏，尚疑为大虚之候。禾中沈柳衣见之，知其药误，另招张镜江诊之。曰：冬温也。连与犀角地黄汤而无起色，二十日外，始乞孟英视焉。舌缩底绛，苔黑如漆，口开茎萎，脉细数而弦，右则按之如无。阴液尽烁，温毒深蟠，甘露琼浆，不能复其已竭之津矣。俄而果败。继有潘圣征于仲冬患感，至十四日退热之后，杳不知饥，群医杂治。迨季冬下旬，转为滞下五色，腿肿裂血，溲涩口干，始延孟英诊之。左[3]脉弦细而数，右弦滑而空，苔色黄腻根焦，时

① 丁忧：即丁艰，见前注。

② 硁硁（kēng坑）然：浅见固执貌。

③ 左：原作“右”，据吟香书屋本、文瑞楼本、醉六堂本改。

或自汗，乃气液两竭，热[1]毒逗留之象，必从前过服温补之药，否则热退在十四日之期，何至延今五十余朝，而见证若是之棘手哉？其弟鸿轩云：此番之病，补药不过二三剂，惟仲秋患疟时，医谓其苔白体丰，云是寒湿，尝饵附、桂数十剂，且日饮烧酒耳。孟英曰：此即酿病之具矣。治病且难，何况有如许之药毒内伏，更将何法以生之耶？坚不立方，其家必欲求药，以期扶持度岁。孟英曰：是则可也。以白头翁汤加银花、绿豆、归身、白芍、陈米、燕根、兰叶、藕为剂，而[2]以补中益气大料，蒸露代水煎药。服后焦苔渐退，粪色亦正，举家喜出望外，复丐孟英图之。奈脉无转色，遂力辞之。又沈听松龇尹太夫人，季秋患疟，孟英尝往诊之。曰：伏暑所化，且体属阳强而多痰火，切勿畏虚，辄从温补，奈病者期于速愈，广征医疗。或以为证属三阴，或谓是子母疟，或指为老年胎疟，众楚交咻，病不能愈。延至季冬，亦转为痢，且肤肿臀疮，口糜舌疱，诸医束手，复请诊于孟英。脉与潘同，不可救药。

谢谱香体属久虚，初冬患嗽痰减食，适孟英丁艰，邀施某视之。云是肾气不纳，命火无权。叠进肾气汤月余，遂致呕恶便溏，不饥无溺，乃束手以为必败矣。季冬仍延孟英诊之，脉甚弦软，苔腻舌红，乃中虚而健运失职，误投滋腻，更滞枢机，附、桂之刚，徒增肝横。予党参、白术、茯苓、泽泻、橘皮、半夏、竹茹、栀子、薏苡、蒺藜、兰叶、柿蒂之剂，培中泄木，行水蠲痰，旬日而愈。眉批：古人补肾不如补脾、补脾不如补肾之说，均有至理，而用违其宜，亦均足致败，此医所以首贵认证也。

橐砧远出，妇病如狂，似属七情，而亦有不尽然者。有陈氏妇患此月余，巫医屡易，所费既钜，厥疾日增。孟英切其脉弦而数，能食便行，气每上冲，腹时痛胀。询其月事，云：病起汛后，继多白带。孟英曰：病因如是，而昼则明了，夜多妄言，酷似热入血室之候，径从瘀血治可也。予桃仁、红花、犀角、菖蒲、胆星、旋覆、赭石、丹参、琥珀、葱白之剂。两服而瘀血果行，神情爽慧。继去桃仁、红花，加当归、元参，服数剂而瘳。

范廉居夫妇，与其令爱，一时患恙，旬日后咸剧，金粟香荐孟英视之。廉居则大解已行，热退未净，气逆不饥，呃忒自汗，脉形虚大，舌紫无苔，为上焦热恋，下部阴亏之象。予西洋参、旋覆、竹茹、枇杷叶、石斛、柿蒂、牡蛎、龟板、刀豆、牛膝之剂。两服即舌润知饥，呃汗皆罢，去刀豆、旋覆、柿蒂，加熟地、胡桃肉、当归，投之而愈。其室则苔腻口酸，耳鸣不寐，不饥神惫，脘痛头摇，脉至虚弦，按之涩弱。以当归、白芍、枸杞、木瓜、楝实、半夏、石斛、茯神、竹茹、兰叶、白豆蔻，为养营调气、和胃柔肝之法，数啜而瘳。渠女则壮热殿屎，二便皆秘，苔黄大渴，胀闷难堪，脉来弦滑数实，系府证也。投桃核承气，加海蛇、芦菔，二剂而痊。廉居尊人颖禾曰：甚矣，服药之不可不慎也。三人之证，医者皆谓可危，而治之日剧，君悉以一二剂起之，抑何神欤？因忆四十二岁时患疟，胡魁先用首乌太早，遂致客邪留恋，缠绵百日，大为所困，嗣后不敢服药，今四十年矣。昨闻韩组林年虽七十，饮啖兼人，而平时喜服药，医以为老，辄用附、桂、参、茸等药，以期可享遐龄，讵料初八日晚膳尚健饭，三更睡醒，倏寒栗发颤，俄而四肢瘛疭，越日云亡，得非即世人所谓之子午证耶？孟英曰：此老系阳旺之体，肥甘过度，痰火日增，年至古稀，真阴日耗，而久服

① 热：原作“势”，据吟香书屋本改。

② 而：原作“面”，吟香书屋本同，据文瑞楼本、醉六堂本改。

此等助火烁阴之药，以致风从火出，立拔根荄，与儿科所云急惊风证，殆无异焉。

古云：肥白之人多气虚。又云：痰饮须以温药和之。儒医顾听泉，体丰色白，平昔多痰，晨起必喘逆，饱食稍安，颇有气虚之象。季冬感冒，自服疏解未效，迓孟英诊焉。左关弦，寸滑如珠，尺细而干，舌尖甚绛。乃真阴素亏，水不涵木，风阳内炽，搏液成痰，谋虑操持，心阳太扰，肺金受烁，治节不伸。苔虽白而已干，热虽微而睛赤，忌投温燥，宜予轻清。用元参、石斛、栀子、竹茹、旋覆、蛤壳、贝母、枇杷叶、竹叶、兰叶、莲心为剂，三啜而安。自谓气虚，遽服党参、枸杞、当归等药，下咽之后，即觉火升气逆，渐至言语支离，溲频自汗，夤夜复迎孟英拯治。脉已虚促不调，即投牡蛎、龟板、鳖甲、女贞、旱莲、元参、甘草、小麦、竹叶、莲心，以和心肝之阳，而镇龙雷之奋，一剂而平。继又作劳复感，仍授轻清之法。两剂后又因怫怒萦思，肝阳复僭，颧红目赤，左耳时聋，夜不成眠，神情烦躁，越日陡然大汗湿透衣衾，再速孟英图之。脉极弦数而细，仍为阴虚阳越，不可误认阳虚，而妄施附、桂者。先令熏以炭醋，扑以蛎粉，随灌以大剂二至、二冬、三甲、元参、丹参、人参、黄连、童溲而瘳。继予多剂育阴清肝，始得全愈。又其媳新产之后，头痛甚剧，孟英按其脉右甚滑大，予清阳明法，得大解而瘥。

跋

或疑孟英医案二种，虽证治多条，而善用清凉，短于温补，以之立法，毋乃偏乎？余曰：火烈，民望而畏之，故鲜死焉；水懦弱，民狎[1]而玩之，故多死焉。药则反是，凉解则人望而畏之，设以凉解生之而不感；温补则人狎而玩之，设以温补杀之而不怨。徇人欲而求合于世者，咸操此术焉。而孟英者，读书明道，知药为治病之具也，见是病用是药，宜热宜凉，初无成见。然七情内动即是火邪，六气外侵皆从热化，自然热证浮于寒证，凉解多于温补，正是补偏救弊，随时而中之法，胡可谓之偏耶？再以余数十年来目击亲族之病而验之，大抵不死于温，则死于补，即不遽死，而渐成锢疾，亦迁延以死，言之痛心，指不胜屈。姑就余一家而言，胞叔偶于秋间发热，舌色黄腻，医以其七旬有余也，投温补而寻毙。余从母患痰火，医以其右尺之沉微无力也，而投温补，旋变癫狂，延数年毙。余长男周岁发热，医谓慢惊，投参、术而殒。次男亦然，乃变痫证，久之亦殒。吁！可不惨哉！可不畏哉！迨季男患滞下，幼科治之渐剧，佥议参、附挽回，余谓殷鉴不远，与其死于火，宁死于水，径投犀角等药多剂得生。考古有救溺死之方，即此可悟，又何疑欤？

庚戌秋七月族兄燮瘦石谨跋

---

① 狎（xiá 匣）：轻忽。

王氏医案三编

清·王孟英　著

目　录

重刊王氏医案三编序

尝闻有是病,即有是药。但些小之病,脏气固有抵抗病菌之能力,虽不药亦能自愈。若偶遇疑难危症,认为寒者必投热;认为热者必投寒;认为虚者必投补;认为实者必投泻;虽广延诸医于一堂,其主见必各是其是,际此吉凶反掌之时,反令人茫无适从,甚至日易多医,不问寒凉补泻,遇药即投,直至气绝人亡,病家亦竟委之于寿命,听之于大数。呜呼!兴言及此,不胜扼腕[①]。讵知皆由后人学识未精,审证不确之误耳!苟能推寻奥妙,研究精微,博览前人医案,参察脉理,一思百虑,感而遂通,鲜有不能取效者。俞桂庭先生云:医理深微,非上智不能讨究。以百人习医,无十人成就。成就之中,无一人精通。得一明医,谈何容易。然事在人为,贵乎自立。如王甥孟英之锐志于医也,足不出户者十年,手不释卷者永夜。迩年在婺屡起沉疴,余每闻而喜跃。所有历年治验,曾令其须存底稿。史缙臣先生亦云:无论内外大小,一年之中,岂无一二奇证,若怀之于胸臆,则近于秘道不传,何不将所治奇病,现何证、服何药、如何疗、如何愈以为医案,使后人有迹可循,而无识认不真之憾。俞氏又云:缙臣先生亦有此话,可谓先得我心。世之为医者,遵史氏之格言,效吾甥之苦志,出而问世,必可加人一等也。孟英之留存案,可谓承舅氏之遗训,遵史氏之格言,久而行之,渐积成卷。迨癸卯冬,周君光远,选刊自道光甲申讫癸卯医案二卷,曰《回春录》。张君柳吟等,复集甲辰至庚戌医案七卷,题曰《仁术志》。咸丰丁亥春,杨大令素园,重为删定,详加评点,附霍乱于后,合梓于江西,改题曰《王氏医案正续编》,总刊于江浙,久已脍炙人口。后如徐君亚枝等,续采自辛亥至咸丰甲寅之验案,亦名《王氏医案三编》,然仍编年之例,以期递增无已也。又如乙卯至丁巳医案,由先生自编,即《归砚录》之卷四是也。其余验案,散见于《古今医案按选》及《洄溪医案》、《名医类案》者亦不少。惟《医案三编》及《归砚录》,刻于《潜斋十种》之末,原版已遭兵燹,且后无翻印行世,故流传甚稀。民国元年,李氏校刊《潜斋八种》,亦未采此二种。余于丁巳秋,偶在旧书肆,得《潜斋十种》,备重价购归,恐再散佚,为此即谋石印,并增王案正续编,冠于三编前,俾相接续,而成全璧。余尝读先生案,益佩先生敏而好学,尝寝馈于医学,更能参究性理诸书,以格物穷理[②],故审病辨证,能探虚实,察浅深,权缓急,每多创辟之处,然仍根据古书。其裁方用药,无论用补用泻,皆不离运枢机,通经络,能以轻药愈重证,为自古名家所未达者。更有自始至终,一法到底,不更方而愈者。良由读书多,而能融会贯通,悟超象外。故杨氏有云:王氏医案,议论精透,前无古人。周氏谓其治病若天授。皆不易之定评也。

中华民国七年二月四明后学曹炳章赤电氏序于古越之养性庐

---

① 扼腕:握持手腕以示可惜、失意、愤怒等之貌。

② 格物穷理:即格物致知之意。古时理学家谓穷究事物的原理而获得知识。

半痴山人医案三编序

山人王君孟英，名士雄，尝经宜黄令杨君素园刻其医案续编，余既序之矣。今同人复刊《医案三编》，以谂于余。余谓：山人，盖隐君子也托于医以资事育耳，不可仅以 医目之。山人有夙慧，书一览即领解。十岁知三党[①]、五服[②] 之别，通算术。十四失怙，衣食于奔走，不喜时艺，暇则泛览史籍、古文词。或劝以博功名，叹曰：功名何必势位哉！颜其室曰“潜斋”。父尝诫山人曰：为人必期有用于世。山人志之不忘。因思有用莫如济世，济世莫如良医，遂研究轩岐之学。未冠即能瘳剧疾，不悬壶、不受扁，遇濒危之证，人望而却走者，必竭思以拯焉。人皆痴之。山人曰：我于世无所溺，而独溺于不避嫌怨，以期愈疾，是尚有半点痴心耳，因自号半痴。凡人有所求，力能者必应之。其心交赵君菊斋知之深，谓山人有数善焉，其贫而业医也，有所得必献之母，不私之于妻，其弟性拙，辟一业造就之，俾成材得赡其室家，此古人子妇无私，兄弟同财之义。其待友也，久要不忘平生之言。能治生而无余赀，曰：祖父家风如是，幼孤贫而不填沟壑[③] 幸矣。其守道轻利有如此。然则吾之所以重山人者，非惊其绝技之工，而钦其内行之笃也，君子先德行而后材艺，其成而下者，有成而上者为之主也。昔朱君震亨，以医名一世而游于白云先生之门，《元史》且进而附于道学传。吾愿山人敦行不怠，将见学益懋[④] 而业益充，不以方技自域以媲美于丹溪，则固吾之所深望哉！

咸丰四年秋日秀水庄仲方书，时年七十有五

---

① 三党：旧指父党、母党、妻党，即父族、母族、妻族。

② 五服：旧时的丧服制度，以亲疏为差等，有斩衰、齐衰、大功、小功、缌麻五种名称，统称“五服”。

③ 沟壑：溪谷。引申指野死之处。

④ 懋（mào 茂）：勤勉。

题王氏医案三编

王君半痴，读书好学，雅尚气节而隐于医者也。与余交有年，论事知本末，而洞中窍要。壬子秋，余病痢几殆，君活之，今又三年矣。承以所刻初、二、三编医案十三篇见示，读之皆道其平生阅历之艰苦，与病情之百出其变，以相尝试，而君顾能以一心之灵明，疏瀹脏腑，使药无不及病，病无不受治于药，何医之神哉！从古圣贤著书垂世，大抵出于不得已之苦心，而非仅以博一时之誉，求千载之名也。自《素问》《难经》及汉、唐、宋、元、明以来，其可传不朽之医书、医案藏之秘府，流传世间者，不过数百十家，知其久而湮没无闻者多矣。君之所著，其殆有不得已之苦心，而足以不朽于世也。与忆君制服中，有贵人延之治病，老耄多忌讳，欲君易服而进，君怫然去之，其守节不阿如此。余不知医而能知君之为人，与其所用心，故乐为述之者。君即以此为是书之弁言[1]，则有玷[2]君书矣。恶乎可？

咸丰甲寅闰月仁和朱瑞菘生甫书

---

① 弁言：弁，古代贵族的一种帽子。因谓书籍的前言或序文之类为弁言。

② 玷（diàn 店）：犹忝、辱，自谦之辞。

例 言

一王氏医案，周氏初刻二卷，曰《回春录》，久已脍炙人口，张氏续选之稿，曰《仁术志》，杨氏改题曰《王氏医案续编并初编》，详加评点，合刻于抚州。故兹选以三编名其篇，仍仿编年之例，以期递增无已也。评骘[1] 阙如，俟诸博雅。

一杨氏云：《王氏医案》议论精透，前无古人，余将初续二编合刊后，求读者甚众，若能以此一书，转移江西，温补陋习，则功德不可限量矣。盖不察病因，动辄温补，实是举世陋习，惟江西为尤甚。而山人之于医也，初从《景岳全书》入手，其用药也能不偏尚温补，想天心仁爱，默畀[2] 以转移之任耶！周氏谓其治病若天授，固是定评。

一杨氏云：运枢机、通经络，为王氏用药之秘诀，无论用补用清，皆不离此意。愚谓此山人独得之长，故能以轻药愈重证，为自古名家所未达者。兹编二卷中治何氏妇一案，度尽金针[3]，有裨后学匪浅。

一山人幼而好学，尝寝馈于性理诸书，及观其言行，殊无一毫迂腐气，故其于医也，辨证裁方，亦无窒滞气。更难者，山人体禀虚寒，起居惟谨，而不轻服药，乃临证不执己赋之偏，而能泛应曲当。圣人云毋固毋我。半痴有焉。

一案中治法，不但温凉补泻，随病而施，可为后学津梁也。须观其论证，必通盘筹算，量而后入，故能愈人所不能愈之病。至于随机应变，移步换形，用药如用兵，固当如是。更有自始至终，一法到底，不必更方而愈者，尤见定识定力之不可及也。

一案中议论固多创辟之处，然皆根据古书，既非杜撰谰语，亦不剿袭浮言，良由读书多，而性情朗澈，故能融会贯通，悟超象外。临证则洞如观火，用药斯左右逢原矣。然凌虚仙子总须实地修行，苟非苦志力学之功深，亦焉能臻于此极乎？读是书者，当知此义。

一山人用药，固皆信手拈来，头头是道，然间有煞费苦心者。闻囊治康副转之证，业已向愈，而囊腿之肿，多药不消。山人废寝忘餐，穷日夜之力以思之，而得葱须一味加入原方，与服果水出有葱气，而霍然病已。《回春录》虽载其案，未叙及此，爰赘之，以为好学深思之证。

一山人疏方必先立案，虽运笔如飞，不劳思索，而人情物理体贴入微，往往有阅其案病即已，不必更服其药者。如某夫人辟谷慕仙，屏人独处，或以为颠，施治则拒，家人无策，延山人往，书一案，令读之，果渐纳谷而瘳，其神妙类如此。闻德清蔡初泉尝馆病者，家能琅琅诵其案，而山人弃若唾余，概不存稿，如此类者，容再访辑。

---

① 骘(zhì 质)：定也。与"正"通。

② 畀(bì 币)：给予。

③ 金针：元好问《论诗》诗："鸳鸯绣出从教看，莫把金针度与人。"此以金针比喻秘诀、诀窍。

王氏医案三编卷一

杭州 王士雄孟英治验
徐然石亚枝纂辑

辛亥春，孟英治其令正，诞子三朝，忽浑身麻冷，寻即壮热大渴，汗出不解，耳鸣眼泪，舌绛无津，苔色燥黄，腹痛拒按，不饥脘闷，恶露仍行，小溲极热，脉则弦滑右甚。是胎前吸受风温，兼挟痰食内滞，虽新产血去阴伤，见证较剧，然病不在营，亟宜撤热以安营，不可破血以伤营，亦不可养阴而助病。遂以元参、白薇、栀子、知母、竹茹、旋覆、菖蒲、枳实、栝蒌为方，服之热虽退而脉不减，仍用此方。越二日复麻冷而后热，惟舌稍润，苔较薄耳；再饮之，热亦即退，并吐胶痰数碗，略进稀糜。间一日又发寒热，或疑为疟，或疑分娩不易，用力劳伤，恐是虚证，苟不及早温补，蓐损堪虞，孟英一一领之。复与前药，热果渐短，渴亦递减。逾日寒热犹来，亦不更方。至十一朝，始下黑燥矢而寒热乃休，即能安谷。计服此药已十大剂矣，始出方与戚鄙阅之，盖恐眷属之预闻凉解而有阻挠也，诸亲莫不骇诧。然此证非孟英独断独行，断难成功。设泥新娩而通瘀，或以为疟而温散，或疑其虚而滋补，势必骤变，即有瞻顾，亦必邪热纠缠而延成蓐损。世人之病，往往弄假成真者，大率类此。

王瘦石令郎迟生，年未冠而体甚弱，夜梦中忽如魇如惊，肢摇目眩，虽多燃灯烛，总言[1] 黑暗，醒后纳食如常，月一二发。乃父以为忧而商于孟英。脉之弦细而涩。曰：真阴不足，肝胆火炎所致耳。令服神犀丹一月，病遂不发。继予西洋参、二地、二冬、三甲、黄连、阿胶、甘草、小麦、红枣熬膏服之，竟刈其根。逾年完姻，癸丑已生子矣。

朱绀云令正，去年娩后，自乳而月事仍行，至仲冬乳少汛愆，咸以为妊也。既而右胁筋绊作疼，渐至肩背。医投平肝药，痛益甚，改用补剂，遂嗽痰带血，人皆以为损矣，广服温补，其病日增。延至仲春，卧榻已匝月，群医束手，始求诊于孟英。面赤足冷，时时出汗，食减无眠，脉来右寸溢，关尺滑而微数，左手弦而带滑，舌赤而润，微有白苔，气逆口渴，所吐之血淡红而夹痰涎，大解溏，小溲短且热。曰：冲为血海而隶于阳明，自乳而姅[2] 不爽期者，血本有余也。因阳明经气为痰所阻而不能流通输布，致经断乳少，痰血轇轕而为络痹窜痛，医者不为分导下行，病无出路，以致逆而上溢，再投补剂，气愈窒塞，在山过颡，夫岂水之性哉！予苇茎汤加茜根、海螵蛸、旋覆、滑石、竹茹、海蛇为剂，和藕汁、童溺服，以肃肺通胃，导气化痰而领血下行，覆杯即愈。旬余汛至，不劳培补，寻即受孕。此证不遇孟英，必至补死，而人亦但知其死于虚劳

---

① 言：原作“然”，据咸丰四年本改。

② 姅（bàn半）：女子月事。

也,服药可不慎耶!

韩贡甫于去冬偶患足疮,疡科治之,疮愈而大便下血,渐至腰背疼胀。医谓其虚,率投温补,病日以剧。迨仲春寒热时作,卧榻不起,诸医束手,已治木矣。所亲陈季竹嘱延孟英图之。脉弦缓而涩,苔黄溺赤,饮食不思,曰:此药病也,良由气机郁滞,湿热不清,补药乱投,病渐入血,然犹自寻出路,奈医者不知因病而下血,不治其病,徒涩其血,则气机愈窒,营卫不通,寒热不饥,固其宜也。而又疑为土败阴亏,脾肾两补,药力愈峻,病势愈危。若我视之,原非大病,肯服吾药,不日可瘳。乃兄聪甫闻之,大为折服,以海蛇芦菔汤煎芦根、厚朴、丝瓜筋、通草、白薇、栀子、楝实、竹茹等药投之。三剂而寒热不作,胃渐知饥。旬余血止溺澄,各恙皆已,改服清养药而康。

邵氏子于母殡发引之时,忽仆倒不省人事,亟请孟英视之,灌苏合香丸而苏。又屠氏女送父殡至厝[①] 所归,即神气瞀乱,如癫如疯。速孟英治之,投以玉枢丹而瘳,此即谓所飞尸之候也。

殳某久患寒热,精遗自汗,能食神疲,肌肉渐瘦,诣孟英诊之。脉大微弦,予黄芪建中,加参、归、龙、牡而瘥。

夏初孟英挈眷送太夫人葬于皐亭山,越日归,其令郎心官,患微热音嗄,夜啼搐搦。幼科谓其生未三月,即感外邪,又兼客忤,复停乳食,证极重也,疏方甚庞杂。孟英不以为然,乃用蚱蝉三枚煎汤饮之,盖取其清热息风,开声音而止夜啼,一物而擅此数长,与证适相对也。果覆杯而愈。赵笛楼闻而叹曰:用药原不贵多而贵专,精思巧妙,抑何至于此极耶!然即古之奇方也,今人不能用,而孟英每以此法奏神效,录此以见一斑。

钱希敏室坐草二日,即未分娩,忽患小便不通,势甚亟,乃速孟英视之。脉至滑数,睛赤口干,以为热结膀胱,气不化达。予车前子、滑石、血馀、栝蒌、知母、栀子、牛膝、紫菀、紫草为大剂投之,是通溺催生互用之法。服后溲仍不行,径产一男,既而胞下,溺满其中,始知儿出胞后,频饮汤水,尽贮其中也。孟英曰:此证古所未闻,余虽初不料其如此,然非开泄导下,则儿不即娩,吉凶未可知矣!而《折肱漫录》云:孕妇将产,如患小便不通,乃脾气虚弱,不能胜胞,故胞下坠,压塞膀胱使然,宜重剂白术大健其脾,则胞举而小便自通者,正与此证虚实相对,想其脉必有虚微之象也。

幼科王蔚文之甥女,向依舅氏。于三年前患热病甚危,服多剂凉解始愈。第寝食虽如常人,而五心恒热,黑苔不退,口苦而渴,畏食荤膻,频饵甘凉之药,经来色黑不红。去年适吴氏,仍服凉药,迄不能痊。今夏伊舅氏浼孟英诊之,脉甚滑数。曰:此热毒逗留阳明之络,陷入冲脉,以冲隶阳明也。然久蕴深沉,尚不为大患者,以月事时下,犹有宣泄之路也。其频年药饵,寒之不寒者,以热藏隧络,汤剂不能搜剔也。令每日以豆腐皮包紫雪五分吞下。半月后,苔果退,渴渐减,改用元参、丹参、白薇、黄芩、青蒿煎汤,送服当归龙荟丸。又半月经行色正,各恙皆蠲,寻即受孕焉。

朱生甫明经令郎仲和,于六月初旬患疟,寒少热多,呕渴痞闷,逆孟英视之。曰:曩曾屡患此疾,证形大略相同,广延名手治疗,总难即愈,病辄经年,大受其累。闻君疗疟极神,不知能否于月内即痊?孟英曰:何限之宽耶!余非神于此,盖寒暑燥湿风五气之感于人也,重则为伤寒,轻则为疟疾,今所患者,暑湿之疟也。清其暑湿,旬日可瘥。前此之缠绵岁月而不能已者,必是不分五气之源流,徒以见疟治疟,而用柴

---

① 厝(cuò 错):葬也,谓安置灵柩于兆穴而葬之也。

胡、姜、枣等风疟之方，以致暑湿之邪滋蔓难图耳。兹以清暑化湿汤奉赠，放胆服之，不可商于人，恐其于五种伤寒未能辨晰，而泥少阳正疟之法以相争也。仲和韪之。方用石膏、杏仁、半夏、厚朴、知母、竹叶。果八剂而安。既而梁甫之仲郎亦患疟，孟英视曰：脉数舌绛，热炽寒微，素质阴亏，暑邪为患也，更不可稍[①]用疟门套药。予元参、青蒿、白薇、丹皮、黄菊、知母、花粉、银花、竹叶、栀子。数帖而病[②]减，乃去青蒿、丹皮，加生地、甘草，数服而瘳。

石北涯之大令媳患疟，壮热如焚，背微恶冷，汗多大渴，舌绛神烦，不食不眠，奄奄一息。亟迓孟英诊之。脉细数而芤，知其阴分久亏，暑邪深入，遂予白虎汤去米，加西洋参、元参、犀角、竹叶、银花、石斛为方，六剂而愈。人皆闻而异之，孟英曰：见病治病耳，何异之有？然与见疟治疟，而不治其所以疟者，固有异焉。

韩正甫患疟，越医王某进以柴、桂、姜、朴等药，势乃剧。所亲何新之知为药误，改用清解而不效，始乞诊于孟英。脉数而右更滑大搏指，胸闷不堪，溲赤而渴，苔极垢腻，以凉膈散去芒硝、甘草，合雪羹加厚朴、杏仁、石膏、半夏、石菖蒲。投四帖，频下宿垢，各恙皆减，改投轻清以涤余邪，遂以向愈。其时渠兄贡甫之室，患疟初起，肢麻且冷，口渴苔黄，眩瞀善呕，心烦无寐。孟英诊曰：此亦暑湿为疟，不可温散者。而越医劝服术、朴、姜、椒等药，病家闻用温化，恪信弗疑。二剂后，呕渴愈甚，经不当期而至，四肢终日不温，汗频出而热不休。再邀孟英诊之，脉渐伏，曰：此热深厥深之谓也，温燥热补，切弗再服。病家不信，另招张某、黄某会诊。佥云阴暑，宜舍时从证，径用姜、附、六君，加萸、桂、沉香等药服之，肢愈冷，药愈重。八剂后，血脱如崩而逝，即以春间为贡甫所治之棺殓焉，岂非数已早定耶！故虽一家之中，同时之病，而疑信不同，死生判别，况春间贡甫之病，治有成效，尚蹈此辙，无怪乎求未经目击温热之害者，宜其以服凉解药为可耻矣。

吾师赵菊斋先生令郎廉士之如君[③]，新娩后微寒壮热，小溲全无，恶露稍行，大便如痢，神烦善哭，大渴不眠，专科谓疟痢交作，不能图治，遂请孟英援手。脉来洪大滑数，曰：暑为患耳，不必治其疟痢。以辰砂益元散加竹叶、银花、丹皮、木通、元参、丹参、莲杆，为大剂投之。三帖各恙皆平，第营阴素亏，即改甘凉濡养善后而愈。尚且乳汁全无，显由血少，设非清解，又当何如耶？继有表弟潘少梅乔梓同时患暑湿疟，孟英咸与清化法，数剂皆愈。潘反生疑，谓病邪被凉遏伏，故疟遽止，恐将来必有他患。孟英喟然曰：甚矣！医之不可为也。世人患疟，苦无良治，缠绵不愈，习见不疑。余之治疟则不然，但专力治其所以病，故疟疾虽与伤寒同有五种之别，而受病究比伤寒为轻。苟治之如法，无有不数剂而愈者。设误药以遏其邪之出路，则苔不能化，溲不能澄，神不能清，食不能进矣。子自思之，其真愈乎？抑假愈乎？潘始恍然大悟而首肯焉。

蔡西斋令正，腹有聚气，时欲攻冲，医者以为下部虚寒，进以温补摄纳，如桂、附、沉香、芦巴、故纸、吴萸之类，愈服愈剧。酷暑之时，其发益横，日厥数十次，医皆望而却走，乃迎孟英视之。脉数舌绛，面赤睛红，溺如沸汤，渴同奔骥，少腹拒按，饥不能餐，曰：事急矣，缓剂恐无速效。令以豆腐皮包紫雪一钱，另用海蛇、凫茈煎浓汤，俟冷吞下，取其芳香清散之性，直达病所也。

---

① 稍：原无，据咸丰四年本补。

② 病：原作“脉”，据咸丰四年本改。

③ 如君：俗称他人之妾曰如君，与“如夫人”同。

服后腹如雷鸣，浑身大汗，小溲如注，宛似婴儿坠地，腹中为之一空，其病已如失矣。继有许梅生八令爱，患痛厥[①]屡日，筋掣神迷，肢冷息微，脉伏唇紫，多药无效，孟英亦以此药灌之而苏。

新秋汪子与室寡居患疟，范某叠进小柴胡法，昏热欲厥，腹痛汗淋，人皆危之。乃祖朱椿年太史逆孟英往视。两尺空数，左关弦寸溢，右寸关滑驶。曰：此真阴素亏，腹有聚气，吸受暑热，最忌升提。与元参、西洋参、百合、竹叶、莲子心、鳖甲、牡蛎、楝实、小麦、黄连等药，两剂而减。其族人谓疟禁凉剂，而尺脉无根，苟非温补，猝变可虞，母家不从，两疑莫决，因请乩方服之。数日后势复剧，苔渐黑。伊父朱次膺仍乞援于孟英。及诊脉更数于前，因于前法中加犀角，两帖而安。续以滋潜善其后而愈。

汤[②]振甫患疟于嘉兴，医知为暑，与清解法，转为泄泻，以为暑去而湿存，改用温燥，泻益甚而发热不休，神气昏瞀，因而束手，令其买棹旋杭。所亲陈雪舫延孟英视之。苔黑面红，胸间拒按，便如胶漆，小溲全无，谵妄耳聋，不眠善笑，脉则洪数而芤。予黄连、黄柏、黄芩、银花、石斛、栀子、楝实、知母、蒌仁、元参为方，绿豆煎清汤煮药，调下神犀丹。四剂而胸次渐舒，稍啜稀粥，便色渐正，小溲亦通，乃去神犀、楝、柏，加生地、石膏。服三日热净神清，脉来柔缓，以甘凉养液十余剂而瘳。大凡温热暑证，而大解溏泄者，正是热邪下行，岂可误投温燥之药，反助燎原之势哉！同时一男子患感濒危，浼孟英勘之。神昏舌黑，瘾疭脉微，曰：迟矣！此犀角地黄证，惜无人用。病家云：陆某已屡用之矣。因索其方阅之，虽用犀角屑八分、生地五钱，缘病者便溏，配以枳壳炒焦白术三钱。孟英喟然曰：此方从无如此加减法，况清凉不敌温燥，是徒有犀角地黄之名耳。古人治病，必放出路，兹反截其去路，良由学无理路，遂致人无生路，良可哀也！眉批：近日庸手每多患此，全不揣摹古人处方之义，复方之法，矛盾混施，深堪痛恶。又犀角与枳术合方，可谓善做截搭题[③]，一笑。（炳章志）

朱次膺令正，娩后偶有微寒微热，医与解散药一剂，遂神疲自汗，不食不眠，泛泛欲呕，时时欲晕，肢麻且软，气欲上冲，舌赤微苔，溺频脘痛，便溏不畅，目不欲张，心悸懒言，欲噫不达。孟英察其脉，虚弦软数，曰：此营阴素亏，忧愁劳瘁之余，血从下夺，八脉交虚，正所谓阳维为病苦寒热，阴维为病苦心痛也，岂可以有寒热而即从疟治哉！授以龟板、鹿角霜、当归、枸杞、白薇、紫石英、甘草、大枣、小麦、牡蛎，数剂而安。嗣与熟地、枣仁、当归、杞子、麦冬、楝实、苡仁、黄连，壮水和肝而愈。

陈妪年已七旬，患霍乱转筋甚危，亟拉孟英救之，已目陷形消，肢冷音飒，脉伏无溺，口渴汗多，腹痛苔黄，自欲投井。令取西瓜汁先与恣饮，方用白虎加芩、连、黄柏、木瓜、威灵仙，略佐细辛分许为剂，覆杯即安。人皆疑用药太凉，何以径效？孟英曰：凡夏热亢旱之年，入秋多有此病，岂非伏暑使然，况见证如是之炽烈乎？今秋余已治愈多人。询其病前有无影响？或曰：五心烦热者数日矣；或曰：别无所苦，惟睹物皆红如火，已而病即陡发。夫端倪如此，更为伏暑之的据焉。

李华甫继室，陡患霍乱而兼溺血如注，头疼如劈，自汗息微，势极危殆，迎孟英诊视。脉极弦驶，是肝阳内炽，暑热外侵。先

---

① 厥：原无，据咸丰四年本补。

② 汤：原作“易”，据咸丰四年本改。

③ 截搭题：科举考试时将经书语句截断牵搭作为题目之意。

用犀角、木通、滑石、栀子、竹茹、薏苡、银花、茅根、菊叶为大剂，和入藕汁，送当归龙荟丸，而霍乱即安，惟溺血虽减，而小溲时头犹大痛，必使人紧抱其头，重揿其巅，始可略耐。尚是风阳僭极，肺胃不清也。以苇茎汤去桃仁，加百合、白薇、元参、竹叶、西瓜翠衣、菊叶、莲子心为方，和入童溺，仍吞龙荟丸，服旬日而愈。继有祝氏妇患溺血五六年矣，医皆作淋治。孟英诊视脉弦数，苔黄口苦，头疼溺热，曰：是溺血也，法宜清肝，与久淋当滋补者迥殊。病者极为首肯，盖其出路自知，而赧于细述，故医者但知其为淋也。

陈楚珍仲媳，陡患霍乱，亟迓孟英治之。云：昨晚曾食冷鱼，夜深病作，想由寒重致此，然脐间贴以回阳膏而不效奈何？及诊脉右甚滑数，口渴苔黄，令按胸下，果坚硬而痛，曰：吐泻虽多，宿食恋膈，非寒证也。回阳膏亟为揭去，以石菖蒲、枳实、苏叶、黄连、半夏、竹茹、海蛇、芦菔为方服之，一剂霍然。

同门相简哉室患疟，始则消散，继则补中益气，治之匝月，萎靡不堪，腹中似有聚气，时欲上冲，气促心摇，汗多眩晕，左胁震跃，渴饮无眠，骨瘦如豺，医皆束手。吾师赵菊斋先生拉孟英往诊。脉弦细以数，按之不鼓，因谓相曰：不可再以疟字横于胸中，则旬日可安。若见其久疟而欲截之，且闻前医谓令正初次患疟为胎疟，务令发透，不妨形瘦似鹤，此皆非余之所知也。夫一生不患疟者有之矣，未闻先在胞中患过疟疾而后生者也。若以初次患疟为胎疟，则他病之初患者，无不可以胎字冠之矣。何以不闻有胎痢、胎伤寒之名乎？因医者治疟而不知治其所以疟，以致缠绵难愈者多，遂妄立胎疟、鬼疟等名以绐[①]世俗而自文[②]其浅陋，今昔相沿，贤者不免，故世人又有疟疾不可服官料药之戒，其实药亦何尝有官私之别耶？服药不当，皆能增病，不服药为中医，不仅为疟疾而言也。令正素禀阴亏，感邪不重，过投消散，营液重虚，再升其阳，本实欲拨，补中益气，原是成方，与证不宜，于体不合，即为毒药，我仪图之。介类潜阳，重镇理怯，甘酸化液，厚味滋阴，大剂而投，肤功可奏。相极感服，如法服之，果未浃旬，霍然病已。方以西洋参、熟地、牡蛎、紫石英、龟板、鳖甲、枸杞、当归、冬虫夏草、龙齿、阿胶、麦冬、龙眼、甘草、蒲桃干、红枣、莲子心、小麦等，出入互用也。

王雨苍室，仲秋患滞下，治两旬而罔效。何新之荐孟英往视。脉来弦数而滑，腹坠腰疼，溲少口干，面红烦躁，知饥能食，夜不成眠，而滞下赤白，从无粪色相兼，及至更衣，又极艰涩，略无痢色相杂，通补温凉，服皆不应，稍投升举，气塞于胸，询其月事，因痢愆期。孟英曰：此病不在肠中也，能食便坚，府气并不窒滞，阴虚木旺，营液因而旁溢，缘冲任隶于阳明，平人气血循经，各行其度，岂有冲任之血液，可从大肠而出之理乎？然天地虽有定位，山泽可以通气，周身脉络，原自贯穿，挹[③]彼注兹，风阳所煽，犹之交肠证粪从前阴而出，举一反三，病机可悟。何极叹服。爰以乌鲗、茜根、阿胶、鲍鱼、苁蓉、枸杞、柏子仁、黄柏、银花、藕为剂。一服即减，不旬而瘥。续参熟地、当归、龟板、鹿霜善后而愈。鲍鱼，淡干鱼也。诸鱼皆可为之，然以石首鱼为胜，俗谓白鲞是也。惟台州三伏时所干者，味淡而香，色白尾圆，世称松门台鲞，可以入药，无腥咸作吐之弊，其误用鳆鱼者，盖失考也。

洪张伯孝廉令弟苏仲，乡试后自以场

---

① 绐(dài 怠)：欺骗。

② 文：饰其过也。

③ 挹(yì 邑)：酌也。

作不惬于怀，怏怏数日，渐以发热，医作伏暑治，日形困顿，懒语音低，神情恍忽，稍合眼辄以文有疵累如何中式[1]云云。屡服牛黄、犀角等药，竟无寸效。延孟英视之。时时出汗，不饥溺少，舌绛口干，切脉虚软以数，曰：此心火外浮也。昔贤惟王损庵论之独详。今人罕读其书，每与温暑逆传证混淆施治。夫心，犹镜也，彼热邪内陷，袭入心包，则雾障尘蒙之象也，故可磨之使明，是为实证。今心阳过扰，火动神浮，乃铜质将熔之候也。法宜坚之使凝，是为虚证，良由阴分素亏，心营易耗，功名念切，虑落孙山，病属内伤，似乎外感，大忌发表，更禁寒凉，又非东垣补中益气之例，无怪医者为之技窘也，而有药治病，无药移情。余有一言，可广其意：文之不自惬于怀者，安知不中试官之意乎？且祸盈福谦，《易》之道也。尝见自命不凡者，偏不易售，而自视欿[2]然之士，恒于意外得之，即此一端，吾可必其中也。病者闻之，极为怡旷，服药后各恙渐安，半月而愈。及榜发，果获售[3]。佥云：药即神妙，而慧吐齿牙[4]，竟成吉忏[5]，仁言仁术，医道通仙，可于孟英信之矣。其方则甘草、干地黄、麦冬、红枣[6]、枸杞、盐水炒黄连、紫石英、龟板、龙齿、珍珠也。迨季冬，两孝廉将北上，其母夫人陡病恍忽，孟英往诊曰：高年素多忧虑，而别离在即，神倏飞扬，纵有仙丹，亦难救药。另邀他医视之，皆云冬温，须过十四日。及旬而没，神气不昏，始信孟英镜质消熔，与尘蒙雾障有殊也。

一妪患面目肢体浮肿，便溏腹胀，肠鸣时痛，饮食日减。医与理中、肾气多剂，病日剧而束手矣，始丐孟英诊焉。按脉弦细，沉之带数，舌绛口干，肿处赤痛，溺少而热。乃阴虚肝热，郁火无从宣泄而成此病，火愈郁则气愈胀，气愈胀则津愈枯，再服温燥，如火益热矣。授白头翁汤加楝实、银花、元参、丹皮、绿豆皮、栀子、冬瓜皮数剂。证减知饥，渐佐养血充津之品而愈。前此诸医谓其山居久受湿蒸，且病起霉雨之时，而又便溏脉细，遂不察其兼证而群指为寒湿也。嗣有黄梅溪令堂，患证类此，而燥热之药服之更多，肌削津枯，脉无胃气，邀孟英往勘，不遑救药矣。

石北涯仲媳，胎前患泻，季秋娩后，泻如漏水，不分遍数，恶露不行，专科束手，咸虑其脱，亟孟英脉之。左弦而数，右大不空，口苦不饥，苔黄无溺，曰：非虚证也。参汤断弗沾唇。予白头翁合石顽伏龙肝汤丸治之。一剂知，三剂愈。

孙位申陡患喉偏左痛，下及乳旁，神疲欲卧，动即凛寒，速孟英视之。脉弦细以软，苔薄白，口不渴，痰多且韧，溺赤不饥。是暑湿内伏而肝郁不舒，且阴兮素亏复伤劳倦也。昔人之清暑益气汤、藿香正气丸，皆是成法，设误投之，悉为戈戟。幸病家深信不疑，旁无掣肘。予射干、兜铃、蒌壳、通草、滑石、竹茹、丝瓜络、冬瓜子、枇杷叶、荷杆极轻清之药一剂，即吐胶痰数碗，汗出周身，喉痛较松，凛寒亦罢，而身痛微热，苔色转黄。去射干、兜铃，加栀子、豆卷服之。热退痛减，再去滑石、豆卷，加石斛、沙参、野蔷薇露投之，知饥啜粥，诸恙悉安。嗣用养阴充液而愈。

施玉林患感，治经多手，延将匝月，热退未净，苔腻垢黄，脘闷便溏，腰痛溺短，不饥不眠，气短音低。医者技穷，李华甫荐孟英视之。脉弦软不调，而尺中虚细，是痰热尚结于上焦，房劳素伤于下部，初治即从清

① 中式：旧时科举考试及格者。
② 欿（kǎn 砍）：本义为欲得，引申为不自满。
③ 售：旧时科举考试中的之意。
④ 慧吐齿牙：佛家语，意即发表言论。
⑤ 吉忏：吉祥的忏悔。
⑥ 红枣：原无，据咸丰四年本补。

解，并无背谬之方，奈不足以开有形之结，而滋久耗之阴，以致旷日相持，神气日形消索也。以小陷胸汤加苇茎、竹茹、枇杷叶、兰叶、石斛、归身、枸杞为方，加野蔷薇露和服。一剂苔即化，三服而结粪下，胸乃舒，去蒌仁，加西洋参服四帖，苔净能餐，诸恙冰释。续投峻补肝肾而康。

儒医何新之素患脘痛，每日必吐水数缶始舒畅，吐后啖面食肉，如汤沃雪，第不能吃饭者十余年矣。季秋痛吐益甚，饮食不进，平肝通络，诸治不瘳，人极委顿。屈孟英视之。脉弦滑而软，曰：中虚停饮也。以六君去甘草，加桂枝、厚朴、牵牛。服之积饮果下，痛亦渐休，吐止餐加，精神稍振，乃去牵、朴，加附子、白芍、薏仁与之遂愈，且能吃饭。病者谓既能吃饭，善后药不肯多服。迨仲冬中旬出门诊疾，骤与严寒，归即痛作，连服荔香散数日而逝。盖中气素虚者，不可专用香散之药也。

许兰屿令正，自夏间半产后患感证，虽已治愈，而腰腹左痛时作，多医杂治，其痛日增，食减汛愆，卧床不起。黄某谓诸药无功，惟有肾气汤先固其根本。频服之，痛益剧，且痛作之时则带下如注。黄谓显系真火无权，附、桂复为加重，遂至痛无停晷，呻吟欲绝。陈春湖嘱迎孟英诊之。左关尺弦数无伦，形消舌赤，彻夜无眠，是肾阴大亏，肝阳极炽，营液耗夺，八脉交虚之证也。用龟板、乌鲗、苁蓉、枸杞、归身、楝实、竹茹、白薇、黄柏、丝瓜络、蒲桃干、藕为方。一剂知，数剂已。续加熟地，阿胶，调理月余，经行而愈。

陈笠塘年近花甲，于初冬时偶从梯半一跌，遂发寒热，痰多咳逆。沈辛甫作虚痰类中挟风温治，热退便行，而痰逆不休，且兼呃忒，改从清肃镇摄，其呃日甚。因拉孟英商之。诊脉左弦涩不调，右兼软滑，察其呃，时有微甚而有欲呃不爽之象，询其啧嚏，久不作矣。曰：此气郁于肝，欲升而不能升，痰阻于肺，欲降而不能降之证也。补摄之品，咸在禁例，以柴胡、枳壳、石菖蒲、紫苏、薤白、蒌仁、竹茹、橘皮、白前为剂。覆杯而减，再剂而安。

翁笠渔素健啖，偶患发热，钱某谓劳倦内伤，进补中益气法，病日剧。张某诊为停食感冒，用承气法下之，连解黑矢，热如故。与养阴药多剂，热仍不退，且从此不食不便，不渴不眠。佥云：攻补难施，已成坏证。所亲孙诒堂迓孟英诊之。脉形涩数不调，神呆静卧，倦于语言，溺少苔黄，时时面赤，曰：无虑也，卫分之邪失于清解，补中益气实卫锢邪，何异适燕而南其指[①]乎？承气通府，但能下其肠胃有形之物，不能散其卫分无形之邪，下后养阴，固是方法，然必表里皆和者，方可投之。卫气未清，徒增窒滞，枢机日钝，此神识之所以如呆也；升降失司，此出入之所以皆废也。延之虽久，病犹在卫，故可治也。予苇茎、葱豉，加芩、桔、栀子、栝蒌。服一剂而遍身赤疹，神气爽悟，乃去芩、桔、葱，加雪羹、芦菔、银花、兰叶。服数帖解酱矢二十余次，苔退知饥，脉和而愈。

咸丰纪元冬十月，荆人[②]忽患头痛，偏左为甚，医治日剧。延半月，痛及颈项颊车，始艰于步，继艰于食，驯致舌强语蹇，目闭神蒙，呼之弗应，日夜沉睡如木偶焉。医者察其舌黑，灌犀角、牛黄、紫雪之类，并无小效。扶乩求仙，药亦类是。乃兄周雨禾云：此证非孟英先生不能救，吾当踵其门而求之。及先生来视，曰：苔虽黑而边犹白润，唇虽焦而齿色尚津，非热证也。投药如匙开锁，数日霍然。缘识数语，并录方案如

① 适燕而南其指：燕为候鸟，春向北来。适燕而南其指，意指归向背缪，这里引申为治疗方法不恰当。

② 荆人：亦作“荆妻”、“荆房”，谦称己妻也。

下,用表再生之大德,而垂为后学之津梁云。仁和蒋寅谨识。

真阴素亏,两番半产,兼以劳瘁,内风陡升。病起头疼,左偏筋掣,旬日不语,二便不行,不食唇焦,苔黑边白,胸腹柔软,神气不昏,脉至弦缓,并不洪数。此非热邪内陷,乃阴虚痰滞机缄。宜予清宣,勿投寒腻,转其关键,可许渐瘳。十月二十五日初诊。

石菖蒲　麸炒枳实　仙制半夏　盐水泡橘红各一钱　鲜[①]竹茹四钱　旋覆花　茯苓　当归各三钱　陈胆星八分　钩藤五钱后下

竹沥一杯,生姜汁三小匙和服,苏合香丸涂于心下,以舒气郁。

舌稍出齿,未能全伸,苔稍转黄,小溲较畅,羞明头痛,显属风升,咽膈不舒,痰凝气阻,本虚标实,脉软且弦,不可峻攻,法先开泄。二十六日再诊。

前方去胆星、半夏、茯苓,加枸杞三钱,淡苁蓉一钱,蒌仁五钱。

舌能出齿,小溲渐行,神识稍清,苔犹灰滞,头疼似减,语未出声,脉至虚弦,右兼微弱,本虚标实,难授峻攻,开养兼参,庶无他变。二十七日三诊。

前方去枳实、旋覆、钩藤、竹沥、姜汁,加参须一钱,麦冬三钱,远志七分,老蝉一对,淡海蛇一两,凫茈三个。

稍能出语,尚未有声,舌色淡红,苔犹灰腻,毫不作渴,非热可知,脉软以迟,不食不便,宜参温煦,以豁凝痰。二十八日四诊。

前方去雪羹,加酒炒黄连、肉桂心各五分。

苔渐化而舌渐出,语稍吐而尚无音,头痛未蠲,略思粥食,胃气渐动,肝火未平,久不更衣,脉仍弦软,徐为疏瀹,法主温通。二十九日五诊。

前方去麦冬,加麻仁四钱,野蔷薇露二两和服。

连投温养,神气渐清,语亦有声,头犹左痛,苔退未净,大解不行,左脉微迟,法当补血,血充风息,府气自行。十一月初一日六诊。

前方去远志、菖蒲、老蝉,加天麻一钱,白芍二钱,桑葚三钱。

脉已渐起,尚未更衣,浊未下行,语犹错乱,时或头痛,寐则梦多,濡导下行,且为先授。初二日七诊。

前方去天麻、桑葚,加牛膝三钱,生首乌四钱,柏子仁二钱。

虽已知饥,未得大解,肝无宣泄,时欲上冲,阴分久亏,岂容妄下。素伤思虑,肝郁神虚,脉软而迟,语言错乱。法当养正,通镇相参。初三日八诊。

前方去白芍、首乌,加紫石英四钱,砂仁末炒熟地六钱,远志七分,菖蒲五分。

大解已行,并不黑燥,肝犹未戢,乘胃脘疼,幸已加餐,可从镇息。初四日九诊。

参须　仙半夏各一钱　砂仁末炒熟地八钱　牡蛎六钱　紫石英四钱　归身三钱　枸杞二钱　淡苁蓉一钱五分　川楝肉一钱　酒炒黄连三分　桂心五分,研调　三帖

复得大解,苔退餐加,肝血久亏,筋无所养,头疼脘痛,掣悸不安,柔养滋潜,内风自息。初七日十诊。

前方去半夏、连、楝,加炙草、橘饼各一钱,乌梅[②]肉八分,四帖。

神气渐振,安谷耳鸣,脉弱口干,面无华色,积虚未复,平补是投。十一日十一诊。

前方去桂心、橘饼、乌梅,加龟板六钱,麦冬、蒲桃干各三钱。十帖后汛至体康而愈矣。

---

① 鲜:原作"解",据咸丰四年本改。

② 梅:原作"头",据咸丰四年本改。

许自堂叔岳，年越古稀，忽头面赤肿磊痒，渐及两臂，烦燥不眠，饮食日减，外科治而勿效。孟英脉之弦洪疾驶，重按细软，曰：高年气血两亏，郁火内燔，不可从疡科治。予黄芪、当归、栀、芍、元参、生地、甘草、桑叶、菊花、丹皮、蒺藜、荆芥等出入为方，十余剂而瘳。

顾仙槎年越古稀，仲冬偶患痰嗽，服表散药数帖，气喘如奔，欲卧而不能著枕，欲食而不能吸纳，痰欲出而气不能吐，便欲行而气不能送，日夜危坐，躁汗时形，其婿家请孟英视之。按脉虚洪豁大而舌色干绛，溲赤点滴。证属阴亏，忌投刚燥。与西洋参、熟地、苁蓉、枸杞、蒌仁、麦冬、牛膝、茯苓、白芍、冬虫夏草、青铅为大剂，以猪肉煮清汤煎服。果韧痰渐活，坚矢下行，眠食亦安，递以告愈。

伤风虽小恙，过表伤阴，与邪未净而早投补剂，皆能延损，其高年下虚而误服升提者，往往阳浮上戴，须以温补救之。更有一种似伤风而实非伤风之证，乃根蒂空虚，肾水泛溢以成痰，浮阳冲逆而为嗽也，此自古未经道及者。今年四月十二日，孟英诣高石泉处谢吊，偶诊其脉，左关尺忽见浮弦而空，因私嘱其次郎隽生曰：尊翁之脉，颇有可虑，子其慎之。继无所苦，方疑其言之未当，虽有小恙，亦未邀诊。迨隽生登贤书[①]，计偕有日，石泉忽患痰嗽，酷似伤风。冯某视之，与解散药一帖，次日便泻数行。黄某进分清药一剂，第三日痰升气逆，自觉唇肿不能啜饮。隽生始忆及孟英之言，速其拯治。脉如蛛丝过指，舌色晦黯无津，唇不略肿，其不能吸饮者，盖由气有出而无入耳。阴既脱于下，阳将脱于上，莫可救药。翼日云亡。此十二月春前事也。闻霜降后许吉斋山长微患伤风，数日而逝。立春后许砚邻亦然，皆同为似伤风证也。据孟英曰：儿子阿心，长成太速，心性太灵，余固知其不秀，秋分后小患伤风，适余酬应纷繁，不遑顾视，且闻无甚大病，亦不延儿科诊视，不料三日后[②]倏然而殇。或云：惜不早治。余谓襁褓而患根蒂之病，虽治愈亦何益哉！然则不必高年虑有此证，即小儿亦间有之矣。医者其可以伤风而概视为小恙哉！《不居集》专论伤风误补成劳，犹是一隅之见焉。

孙书三仲郎菊如之室，因儿女过多，不欲生产，怀妊屡服下胎药不应。娩后三朝，陡发寒热，兼以痛泻，所下皆黑，而小溲不行。医作瘀治，用回生丹等药，已觉渐愈，惟寒热间作不休，至八朝，或嘱其邀孟英诊视。神气颇安静，苔色黄腻不厚，胃略知[③]饥，惟右寸关空大，有静中一跃之形。诊毕适前医至，孟英谓右脉不佳，恐有骤变，彼按脉云：较昨已大和矣，必无害也。孟英唯唯而退，菊如送至门外，复嘱以令正元气大伤，莫投峻药而别。继闻是夜寒热复作，腹仍大痛，更服回生丹，越日而亡。

书贾陈南桥患冬温，数日后谵语不眠，所亲任殿华竭力清解，热退便行，忽然不语，因迓孟英视之。入房见其危坐于榻，面无病容，两目开阖自如，呼之不闻不答，若无知识者。按脉左寸细数无伦，尺中微细如丝。乃肾阴素伤，心阳过扰，真水下竭，真火将灺[④]，纵有神丹，不能接续。吾师赵菊斋先生暨许少卿皆在座，佥云：渠有八旬老父，一岁孤儿，盍忍契然？勉为设法，如犀角、紫雪之类以图万一，不亦可乎？孟英曰：此非痰滞于络，亦非热传手少阴，适从高、孙两家来，并此为三败证，余一日而遇之，皆无药可用，不敢立方。平素不畏大

① 贤书：举荐贤能之书献于王，将藉此而受爵禄也。后世谓乡试中式者为登贤书。

② 后：原无，据咸丰四年本补。

③ 知：原作“既”，据咸丰四年本改。

④ 灺(xiè 谢)：亦作“炧”，残烛。

证，君辈共知，稍有可为，毋劳谆嘱也。既而果逝。

李健伯夫人因伤情志而患心跳，服药数月，大解渐溏，气逆不眠，面红易汗，卧榻不起，势已濒危。其次婿余朗斋浼孟英诊之，坚辞不治。其长婿瞿彝斋力恳设法，且云妇翁游楚，须春节旋里，纵使不治，亦须妙药稽延时日。孟英曰：是则可也。立案云：此本郁痰证，缘谋虑伤肝，营阴久耗，风阳独炽，烁液成痰，痰因火动，跳跃如春，若心为君主之官，苟一跳动，即无生理，焉能淹缠至此乎？但郁痰之病，人多不识，广服温补，阴液将枯，脉至右寸关虽滑，而别部虚弦软数，指下无情，养液开痰，不过暂作缓兵之计，一交春令，更将何物以奉其生？莫谓赠言之不详，姑顺人情而予药。方用西洋参、贝母、竹茹、麦冬、茯神、丹参、苁蓉、薏苡、紫石英、蛤壳等。服之痰果渐吐，火降汗收，纳谷能眠，胸次舒适，而舌色光绛，津液毫无。改授集灵膏法，扶至健伯归。因谓其两婿曰：我辈之心尽矣，春节后终虞痉厥之变也。已而果然。

朱仲和令正，向于娩后陡患痉厥，多医以图，广服补剂，其人虽起，厥疾弗瘳，再产亦然，延已数载，安之若素。孟英闻之，尝谓仲和曰：将来受孕，宜预药以痊之。今冬怀妊，病发益频，遂邀过诊。脉甚弦滑，厥前必先作胀，更衣得泻始舒，巅顶时疼，饮食不减。曰：肝风挟痰为患耳！仲和云：肝风则良是，痰则从来未吐。曰：惟其不吐，所以为患。沈尧封谓胎前病痰证居半，产时痰涎不下，诸病丛生，医者未知此理，徒知产后为虚，痰处络中，如何自吐，亦幸而痰在络中，补之不为大害，不过锢之愈深耳，岂可以不见痰面，遂云无痰乎？爰授蠲饮六神汤合雪羹，加蒌仁、竹沥，服三十剂病果渐愈。次年娩后安然，知病根已拔矣。

门人　汪兆兰香国　姜人镜蓉舫　校字

王氏医案三编卷二

杭州王士雄孟英治验
秀水吕大纲慎庵续辑

壬子春，沈峻扬年五十七岁，素患痰嗽，年前顾某与小青龙汤一剂，喘逆渐甚。汪某进肾气汤一服，势更濒危。医云治实治虚，不能舍此二法而皆不应，病真药假，不可为矣。王月钼嘱迎孟英图之。脉来虚弦软滑，尺中小数，颧红微汗，吸气不能至腹，小便短数，大解甚艰，舌红微有黄苔，而渴不多饮，胸中痞闷不舒。曰：根蒂虚于下，痰热阻于上。小青龙治风寒挟饮之实喘，肾气汤治下部水泛之虚喘，皆为仲景圣法。用之得当，如鼓应桴，用失其宜，亦同操刃。所以读书须具只眼，辨证尤要具只眼也。此证下虽虚而肺不清肃，温补反助其壅塞，上虽实而非寒饮，温散徒耗其气液。耗之于先，则虚气益奔；壅之于后，则热痰愈锢，其加病也，不亦宜乎？爰以杏仁、苇茎、紫菀、白前、蒌仁、竹沥开气行痰以治上实，而佐苁蓉、胡桃仁以摄纳下焦之虚阳。一剂知，再剂平。旋去紫菀、白前，加枸杞、麦冬、白石英，服三帖而便畅溺长，即能安谷。再去杏仁、竹沥、苇茎，加熟地、当归、薏苡、巴戟，填补而痊。

陈舜廷继室，娩后略有咳嗽，微有寒热，恶露不多，少腹似有聚瘕，时觉窜痛，腰疼不能反侧，齿衄频流，溺少口干，仍不喜饮，舌色无液，善怒不眠，四肢牵掣不舒，易于出汗，逆孟英诊之。脉至虚弦细弱，系素属阴亏，新产血去之后，八脉皆空，阳不能潜，游行于上，见证虽然错杂，治当清息风阳，表散攻瘀，毫不可犯。爰以沙参、竹茹、白薇、丹参、丝瓜络、石斛、栀子、小麦、甘草、红枣、藕为方。服数帖嗽衄皆蠲，为去丹参、麦、枣、栀、斛，加归身、熟地、枸杞、麦冬、楝实。服之各恙渐瘥，复因卒闻惊吓之声，心悸自汗，肢麻欲厥，乃定集灵膏加紫石英、牡蛎、龙齿，合甘麦大枣熬膏服之而康。继有汪少洪令侄女适孙彬士者，产后患证与此相似，误投温散，发热愈壮，但在上部。医者犹不知为阴虚阳越，仍从感治，迨脉脱汗淋，始邀孟英视之。始知是虚阳外越，然已不能拯救。病者自赋绝命词而逝。盖凡属虚脱之证，至死而神不昏也，医者识之。

许兰屿令正，正月中旬，偶食蒸饼，即觉腹中攻痛而寒热间作，以为疟也，请孟英诊之。脉弦软而微数。曰：此不可以疟论，缘营[1] 素亏，往岁愈后少于调补，仍当濡养奇经。盖阳维为病亦能作寒热，而八脉隶于肝肾，温肾凉肝，病即霍然矣。授以苁蓉、枸杞、当归、白薇、青蒿、茯苓、竹茹、鳖甲、楝实、藕，数帖果愈。迨二月中旬，其病复作，举家佥以为疟，或云：必前次早补，留邪未去使然。而兰屿远出，家无主议之人。孟英曰：前次愈之太易，我之罪也，不为善

---

① 营：咸丰四年本作“阴”。

后，谁之过欤！如信我言，指日可瘳，第须多服培养之剂，保无后患。于是仍服前药，亦数剂而安。续以集灵膏去牛膝，加羊藿、阿胶、当归、黄柏、菟丝、苁蓉、蒲桃干，熬膏服之，竟不再发。

张友三室，去春受孕后，忽梦见其亡妹，而妹之亡也，由于娩难。心恶之，因嘱婢媪辈广购堕胎药饵服，卒无验。冬间娩子后亦无恙，自疑多饵堕胎药，元气必伤，召朱某治之。述其故，朱即迎合其意，而断为大虚之候。且云：苟不极早补救，恐延蓐损。病者闻而益惧，广服补剂，渐至卧榻不起，多药弗效。延至仲春，族人张镜江为邀孟英视之。不饥不寐，时或气升，面赤口干，二便秘涩，痰多易汗，胸次如舂，咽有炙脔，畏明善怒，刻刻怕死，哭笑不常，脉至左部弦数，右手沉滑。曰：此郁痰证误补致剧也，与上年李健伯令正之病情极相类。第彼已年衰而伤于忧思谋虑，是为虚郁；此年壮体坚，而成于惊疑惑惧，是为实郁。虚郁不为舒养而辄投温补，则郁者愈郁，而虚者愈虚；实郁不为通泄而误施温补，则郁不能开，而反露虚象，所谓大实有羸状也。医者但云补药日投，虚象日著，不知虚象日形，病机日锢，彼岂故酿其病，而使之深耶？亦是一片仁心，无如药与病相僢[①]而驰，盖即好仁不好学之谓耳。余非好翻人案，恐不为此忠告，未必肯舍补药而从余议也。病者闻之大悟，即授小陷胸合雪羹，加菖蒲、薤白、竹茹、知母、栀子、枳实、旋、赭出入为方，吞当归龙荟丸。三剂后，蒌仁每帖用至八钱而大解始行，各恙乃减。半月后，心头之舂杵始得全休。改用清肃濡养之法，调理匝月，汛至而痊。

蒋礼园三令弟拜枫，自去年疟后，左胁聚气不消，时时窜痛，疑为疟母。孟英脉之弦软且滑，曰：非疟母也。予旋覆、海石、竹茹、丝瓜络、绛屑、葱白、蛤壳、凫茈、海蛇为方，十余剂而刈其根。

关寅伯赞府家某厨，患春温，渠主人颖庵治之弗瘳，为速孟英诊焉。脉来弦软而寸数，舌绛苔黑而神昏，谵渴溺红，胸腹拒按，是双传证也。夫顺传者宜通其胃，逆传者宜清其营，治法不容紊也。然气血流通，经络贯串，邪之所凑，随处可传，其合其分，莫从界限，故临证者宜审病机而施活变，弗执死法以困生人。此证属双传，即当双解。予凉膈散加犀角、菖蒲、元参，下之果愈。

何氏妇年未四旬，于庚戌冬患腹胀善呕。或云寒凝气滞，宜吸鸦片烟以温运之，及烟瘾既成而病如故。或云冷积也，莫妙于蒜罨[②]，往夏遂以蒜杵如泥，遍涂脊骨，名曰水灸。灸后起疱痛溃，骨蒸减餐，其胀反加，经乃渐断。招越医庄某治之，云：劳损也。进以温补，病乃日甚。复邀张凤喈、包次桥、姚益斋诸人视之，佥云劳损已成，或补阴，或补阳，服至冬令，便泻不饥，骨立形消，卧床不起。今春请神方于各乩坛，皆云不治。其夫因蒲艾田荐于许信臣学使，随任广东。家无主意，束手待毙而已。蒲闻而怜之，为屈孟英一诊，以决危期之迟速，初无求愈之心也。切其脉弦细数，循其尺索刺粗，舌绛无津，饮而不食，两腿肿痛，挛不能伸，痰多善怒，腹胀坚高，上肤黄粗，循之戚戚然，昼夜殿屎[③]，愁容黎瘁，小溲短涩而如沸，大便日泻十余行，脉色相参，万分棘手，惟目光炯炯，音朗神清，是精气神之本实未拨，病虽造于极中之极，却非虚损之末传也。殆由木土相凌，为呕为胀。洋烟提涩其气，益令疏泄无权；蒜灸劫耗其阴，更使郁攸内烁；进以温补，徒为壮火竖帜而涸其津；溉以滋填，反致运化无权而酿

① 僢(chuǎn 喘)：同“舛”。两足相背。

② 罨(yǎn 掩)：掩覆，敷。

③ 殿屎：呻吟。

为泻。固之涩之，煞费苦心，余谓赖有此泻，尚堪消受许多补剂，纵临证心粗，不询其泻出之热而且腻，岂有肾虚脾败之泻，可以久不安谷而延之至今乎？夫人气以成形耳，法天行健，本无一息之停，而性主疏泄者肝也，职司敷布者肺也，权衡出纳者胃也，运化精微者脾也，咸以气为用者也。肝气不疏，则郁而为火；肺气不肃，则津结成痰；胃气不通，则废其容纳；脾气不达，则滞其枢机。一气偶愆，即能成病，推诸外感，理亦相同。如酷暑严寒，人所共受，而有病有不病者，不尽关乎老小强弱也。以身中之气有愆有不愆也，愆则邪留著而为病，不愆则气默运而潜消。调其愆而使之不愆，治外感内伤诸病无余蕴矣。今气愆其道，津液不行，血无化源，人日枯瘁，率投补药，更阻气机，是不调其愆而反锢其疾也。疾日锢，腹愈胀，气日愆，血愈枯。或以为干血劳，或以为单腹胀，然汛断于腹胀半年之后，是气愆而致血无以化，非血病而成胀矣。既胀而驯致腿肿筋挛，不可谓之单胀矣。肿处裂有血纹，坚如鳞甲，显为热壅，不属虚寒。借箸而筹[①]，气行则热自泄。首重调愆，展以轻清，忌投刚燥，热泄则液自生；佐以养血，须避滋腻，宜取流通。徐洄溪所谓病去则虚者亦生，病留则实者亦死。勿以药太平淡，而疑其不足以去病也。艾田云：薛一瓢谓人须修到半个神仙身分，才可当得名医二字，聆君妙论，不愧名医。于是以沙参、竹茹、丝瓜络、银花、楝实、枇杷叶、冬瓜皮、黄柏、当归、麦冬、枸杞、白芍出入为方，用水露煮苇茎、藕汤煎药。服四剂，脉柔溲畅，泻减餐加，乃参以西洋参、生地、黄连、花粉、薏苡、栀子之类。又六剂，舌色渐淡，腿肿渐消，服至匝月，忽然周身汗出溱溱，而肿胀皆退，舌亦津润，皮肤渐脱，肌肉[②]渐生，足亦能伸，便溺有节，并不另授峻补，两月后可策杖而行矣。天时渐热，服药已久，以虎潜丸方熬为膏，用藕粉溲捣成丸，因丸剂皆药之渣质，脾运殊艰。孟英凡治阴虚须滋补者，悉熬取其精华而以可为佐使者和之为丸，不但药力较优，亦且饵之易化。如法服至长夏，健步经通，遂以康复。艾田云：此证人不能治，神亦不能治，君竟能肉白骨而生之，不仅半个神仙，殆人而仙者耶，抑仙而降为人者耶？水露以甜水贮甑，蒸取其露，宜临时蒸用，取其有升降之机，而养津液也，一名甑汗水，停久则失性矣。

应氏妇年逾四旬，去年难产后，患左目无光，火升心悸，诸治不效。所亲沈玉庭嘱延孟英治之。予集灵膏合甘麦大枣汤，以峻滋肝肾之阴而愈。

一机匠久患寒热，兼以痰嗽，形消肌削，人皆以劳怯治之，久而不愈，或嘱其就诊于孟英。脉弦缓而大，畏冷异常，动即气逆，时欲出汗，暮热从骨髓中出，痰色绿而且臭，便坚溺赤。曰：痰火为患耳，误投补药矣。以苇茎汤合雪羹，加白薇、花粉、旋覆、蛤壳。服二十剂体健加餐，其病如失。

诸暨张某者，有跛疾，业点翠，终日坐，而三四年来行数十武[③]，即喘不能已，别无他苦，饮食如常。医咸谓虚，频补不应，诣孟英视之。曰：久坐不劳，气行迟滞，痰凝久伏，故为此患。脉缓而滑，岂为虚象？授雪羹合小陷胸加竹茹、旋覆、海石、杏仁、半夏服之，果吐多痰而愈。

高隽生孝廉令堂患痰嗽，服伤风药[④]而喘汗欲脱。孟英予人参、茯苓、半夏、甘

---

① 借箸而筹：《汉书·张良传》："郦生未行，良从外来谒汉王，汉王方食，曰：客有为我计挠楚权者。……良曰：请借前箸以筹之。"箸，筷子；筹，策划，后喻代人策划。

② 肉：原作"生"，据咸丰四年本改。

③ 武：古人以六尺为步，半步为武。

④ 药：原无，据咸丰四年本补。

草、桂枝、白石英、牡蛎、胡桃仁、冬虫夏草而瘳。以其年近五旬，冲任不足，虽素有饮邪，而悲哀劳瘁之余，经事忽行，一投表散，气即随而上逆，故用药如此。

孟夏许芷卿偶自按脉，左寸如无，招他医诊之，佥云心散。举家惊惧，己亦皇皇，屈孟英视之。曰：劳心而兼痰火之郁，故脉伏耳。其火升面赤，不寐胁鸣，乃惊骇激动肝胆之阳，勃然升越，非本病也。予人参、黄连、菖蒲、紫石英、小麦、麦冬、莲子心、红枣、竹叶、甘草为方。一剂知，二剂已。

蒋礼园令堂年七十三岁，患疟寒少热多，时时自汗，咸虑其脱，议欲进补。孟英切脉洪数而滑，舌绛口干，是暑为病也，与清解法数剂而痊。

许子厚令庶母，年未四旬，患晡热发于上焦，心悸头疼，腰痠腿软，饥不欲食，暮则目如盲而无所睹，时或腹胀，自汗带多。孟英脉之弦细而弱，气短不足以息，舌赤无苔。曰：此营血大亏，不可作暑治也，授人参、熟地、枣仁、枸杞、归身、麦冬、乌鲗骨、牡蛎、龟板、蒺藜、芍药、杜仲、羊藿等药数十剂，而康复如常。

吴曲城三令郎年未冠，患疟，医作食疟、暑疟、阴虚疟治之，诸法不应，逆孟英视之。面色浮黄，便溏呕恶，脘闷腹胀，溺少汗多。曰：湿疟也。予枳、朴、苓、滑、苍术、半夏为方，送服香连丸而愈。继用六君子善其后。或云：先生近辑《温热经纬》，力辨暑必兼湿之非。今年霉雨全无，夏至后酷热亢旱，流金烁石，湿自何来？方叹先生析理之精，胡以此证是湿邪，大剂燥[①]药果然获效，又何说欤？孟英曰：暑即天上之日，有何湿气？人因畏暑贪凉，瓜果过度，虽无雨湿相杂，湿亦自内而生，所以暑每易于挟湿，而昧者遂指湿热相合之病为暑证，殆由未见天日，故不识暑之真面目也。一笑。

兰溪吴氏妇，盛夏患恶阻。洪某进旋覆、姜、桂等药，而壮热神昏，腰疼欲堕，二便秘涩，呕吐不休，脉数而洪。予栀、芩、连、楝、竹茹、知母、银花、绿豆为剂，佐以苏叶二分，冬瓜煮汤煎药。下咽即安，数服而愈。

张六桥年逾七旬，素不耐病，新秋患疟，托孟英筹速愈之方。曰：易事耳。第寒少热多，苔黄渴汗，溺赤便秘，体厚多痰，杳不知饥，极其畏热，其年虽耄，其证宜清。以大剂知、芩、连、滑、花粉、竹茹、厚朴、石膏，加雪羹投之。数剂而痊，康强如昔。

吴奏云三令郎甫八龄，患感，幼科治以清解弗瘥，迓孟英视之。脘闷便秘。曰：气机未展耳。投小陷胸，加紫菀、通草、杏仁。服三剂，先战汗而解，寻更衣以愈。当战解之时，家人不知，诧为将脱，欲煎参汤灌之。幸[②]孟英适至，阻其勿服。既而其妇弟陈某之病略相似，亦用此法而痊。

朱生甫明经[③]以花甲之年，偶在嘉兴患滞下甚剧，急买棹旋杭，集诸医议治。许敬斋宗景岳，谓痢必本于寒湿，主干姜、桂、朴以温化；洪石生尚东垣，闻其向患脱肛，主清暑益气以举陷。或云素善饮而有鼻衄，血热阴亏，既受暑邪，宜玉女法以两清；或云痢必有积，不必问其余，宜大黄、归、枳以荡涤。聚议纷纭，乃郎仲和等不知所从而质诸孟英。诊毕，遂问此证何如[④]？当用何药？曰：此滞下证之最难治者也。痢初作即不能起于榻，而五色并见，噤口不食，非暑热之深受，一何至于此极耶？满面红光，鼻赤尤甚，肺热素炽，暑火烁金，故水失化源，溺少而涩，此不可以温燥再劫其津

① 燥：原作“烁”，据咸丰四年本改。

② 幸：原无，据咸丰四年本补。

③ 明经：明清时称贡生为明经。贡生是指考选升入京师国子监读书的秀才。

④ 如：原无，据咸丰四年本补。

也;肢掣无眠,合目呓语,时时烦躁,视物不明,畏热喜风,口干易汗,阳气浮越,暑渐侵营,故苔虽腻黄,尖红根黑,此不可以升散再扰其阳也;胸次不舒,饮水欲噎,欲噫不达,欲嚏不能,茎缩易嗔,时有恶梦,肝多怫郁,痰阻清阳,故升降不调,中枢窒滞,此不可以滋涩再碍其机也。又非寻常之痢,病仅在府,可以推荡以为功也;参之于脉,右寸关缓滑而寸较抑,左则弦洪而数兼上溢,故知其气郁痰凝,暑火深受,风阳内动,久耗心营,所幸两尺皆平,身无大热,如能治之中肯,尽可无虞。仲和出诸方云:然则此皆不可服乎?曰:咸治痢之法也。惜尊翁之证,不能合于此药耳!若尊翁之恙,见证虽太错杂,而责重在于肝经,肝属厥阴,风火内寄,故此经之痢,宜柔宜凉,忌刚忌温,以肝为角木,龙性难驯,变化飞腾,病机莫测,但使风阳靖息,庶几险浪不兴,纵有别脉[1]未清,自可徐为疏瀹也。仲和闻而心折,力恳图维。于是以仲圣白头翁汤为主方,加石菖蒲、川贝母、竹茹开痰舒郁以调其气,犀角、银花、竹叶凉血息风以清其心,冬瓜、蔗梢、凫茈、海蛇煮汤煎药,以清胃热而生津,化府气而濯垢,吞送滋肾丸三十粒,引肝火迅速下行。服后诸恙递减,粪色渐见,痰果频吐,神气亦安。既而粥食日增,夜眠恬适,始去犀角、雪羹、滋肾丸,加西洋参、阿胶以复其津液。迨痢净而时有血随粪下,为加鸦胆仁,以龙眼肉包而吞之果止。惟肠鸣气泄,稀粪随流,肛坠难收,脉亦弦软。知其病去而正虚也,改用三奇散而安。继予气血交培善后,仍佐蠲痰舒郁,康健较胜曩时,盖并其积年宿疾而去之也。故生甫谢孟英诗五排结句云:不因施上药,那得挽沉疴。硊磊从今尽,先生殆缓和。

赵菊斋外孙华颖官,易患痰嗽,幼科治之,渐至发热口渴便泻,汗多烦哭,以为将成慢惊。参入温补,日以加剧。孟英视之曰:肺热也。投苇茎汤加滑石、黄芩、枇杷叶、桑叶、地骨皮。旬日而愈。

顾媪因比邻失火,几焚其庐,惊吓之余,不能起榻,胁痛偏右,便秘神瞀,身面发黄。医云湿热,治之罔效。乞诊孟英,脉涩而弦,按之甚软。曰:此因惊恐气结不行所致。予沙参、桑叶、栀子、丝瓜络、冬瓜子、苇茎、枇杷叶、旋覆、葱须、竹茹,数剂而痊。

金愿谷中翰[2]患便秘,广服润剂,粪黑而坚如弹丸,必旬余始一更衣,极其艰涩。孟英诊脉迟软,舌润不渴,小溲甚多,乃久患痹证,坐卧不行,健运迂迟。法宜补气,俾液濡布,所谓中气足,则便溺如常矣,非凉润药所能治也。予大剂参、术、橘、半,加旋覆花以旋转中枢,鸡膍胵以宣通大肠之气,鸡不溺而粪易下也。更仿《金匮》谷实之例,佐血余、苁蓉,俾为流通府气之先导。如法服之,数日即解,且较畅润,至三十剂其病若失。

沈氏子年甫髫[3],仲秋患感两旬,屡医弗愈,求孟英视之。神昏谵语,面惨无眠,舌绛耳聋,频吐白沫,脉数溺少,渴饮不饥,热已甚微,汗亦频出,牛黄、紫雪,数进无功。以元参、丹参、白薇、知母、苇茎、竹茹、旋覆、冬瓜子、蛤壳、石斛、枇杷叶、竹叶、花粉、莲子心、西瓜翠衣等出入为方,数服而愈。盖邪虽传营,气分未廓,故虽善饮水而敷布无权,不能下行为溺,但能旁溢为汗,上行为沫,良由初起不知为暑,治以表散风寒之药。及至传营,又不知营卫两解之法,徒以直走膻中之药,漫图侥幸,何异鹦鹉学人言,而不知所以言耶!

① 脉:咸丰四年本作"派"
② 中翰:清代内阁中书之称,掌内阁书写机密文书。
③ 髫(tiáo 条):古时小孩下垂的头髮,引申指童年。

沙沛生鹾尹[1]患身热头重，腹胀便溏，脘闷不饥，口流涎沫，腿痠溺少，脉软神疲。孟英诊曰：内湿素盛，兼吸客邪，不可谓值此亢旱之年，竟无泛滥之病也。予槟、朴、蔻、苓、猪、泽、橘、半、防己、秦艽之剂。小溲虽行，其口中[2]涎水流出尤多，病遂以愈。既而其子龙官初次患疟，耳聋舌绛，溺赤痰多，脉数而弦，寒微热甚。幼科云：胎疟不能即愈。孟英曰：此齐东野语也。予滑石、竹茹、知母、花粉、苓、翘、橘、半、青蒿、鳖甲，八帖而痊。

温敬斋令正，九月间忽然四肢麻木，头晕汗淋，寻不能言，目垂遗溺，浑身肤冷，急请孟英视之。脉微弱如无，乃虚风内动，阳浮欲脱也。先令煮水以待药，与东洋参、黄芪、龙、牡、桂枝、甘草、茯苓、木瓜、附子九味煎数沸，随陆续灌之。未终剂，人渐苏，盖恐稍缓则药不能追也。

朱饬庵孝廉，年未三旬，自都中奔丧回杭，患滞下赤白，腹不甚痛，而奔迫异常，能食溺长，医治罔效。孟英脉之，虚弦而软，曰：此不可以常痢视也。以三奇散加归、芍，送香连丸而愈。

王子庵令堂，年已古稀，患便秘不舒，时欲努挣，汗出头晕。医谓其肝气素滞，辄与麻仁丸等药，其势孔亟。伊婿陈载陶屈孟英诊焉。脉虚弦而弱，是虚风秘结。予人参、苁蓉、当归、柏子仁、冬虫夏草、白芍、枸杞、楝实、胡桃仁数帖而痊。次年秋患脘痞疼胀，医者率进温补香燥之药，驯致形消舌绛，气结津枯，始延孟英视之，不及救矣。

屠小苏令正，自乳经停，泛泛欲吐，或疑为妊。所亲高啸琴进以养阴之药，渐致时有微热，脘闷不饥，气逆嗽痰，卧难著枕，二便秘涩，耳闭汗频。孟英脉之虚软而涩。曰：根蒂素亏，经停乳少，血之不足；泛泛欲呕，肝乘于胃，率投滋腻，窒滞不行；略受风邪，无从解散，气机痹塞，九窍不和。先以葱、豉、通草、射干、兜铃、杏仁、蒌壳、枇杷叶、白蔻开上，两剂热退。次用小陷胸合雪羹，加竹茹、旋覆、白前、紫菀宣中。三剂便行安谷。继予冬虫夏草、苁蓉、当归、枸杞、麦冬、紫石英、楝实、熟地、牛膝滋下而瘳。又顾氏子患发热独炽于头，医进发散，汗出不解，胸次痞闷，便滞溺艰，舌绛口干，饮不下膈，不眠头痛，脉数而弦。孟英曰：体质素虚，热薄于肺，痰结于胸，治宜轻解。羌、防、柴、葛，恶可妄投？膏粱与藜藿有殊，暑热与风寒迥异，治上焦如羽，展气化宜轻。以通草、苇茎、冬瓜子、丝瓜络、紫菀、枇杷叶、射干、兜铃、白前九味，天泉水急火煎服，覆杯即已。盖席丰履厚之家，密室深居，风寒湿三气所不能侵，惟暑燥之邪易于吸受，误用温散，最易劫津。若田野农夫，栉风沐雨，肌坚气实，当用辛温。设进轻清，焉能济事？故医者须量体以裁衣，弗胶柱而鼓瑟也。炳按：汪谢城云：覆杯即已下宜删去，以言过当也。若然则藜藿人温证暑证，亦可用辛温矣。此评甚是。

孙氏子患腿痠寝汗，溺赤脘疼，食减口干，或疑为损。孟英按脉缓大，苔色微黄，乃劳力火升，内兼湿热也。以沙参、竹茹、甘草梢、小麦、石斛、楝实、丝瓜络、绿萼梅、建兰叶、带露桑叶为方，送服松石猪肚丸，旬日而愈。嗣有任氏女校书患带，诸药罔瘳。孟英视曰：脉软数而长，非虚也，宜猪肚丸清其湿火。服匝月，病良已。

沈妪素患肝气，初冬便泻，医药勿瘥。所亲吴馥斋迓孟英诊之。脉至弦梗，舌赤无津，杳不知饥，胁腹时胀，乃风阳内炽，津液耗伤，香燥忌投，法宜濡润，否将阴涸，毋畏甘凉。予甘草、地黄、麦冬、阿胶、枸杞、薏苡、楝实、葳蕤、乌梅为剂，牡蛎一斤，甘

---

① 鹾（cuó）尹：鹾，盐也。指掌盐运之官。

② 中：原无，据咸丰四年本补。

澜水煮浓汤煎药，和入蔗浆服之。数日而瘳，已能安谷，忽然舌不能伸，心摇语蹇，不眠头晕，面赤火升。仍速请孟英视之。脉梗虽和，极其弦细，是阴液未复，木火失涵。以前方去薏、楝、乌梅，加人参、龙眼肉，少佐黄连授之而愈。

罗氏妇先患痰嗽，气逆碍眠，后兼疟痢并作。医者佥云无法，浼人乞诊于孟英。脉见滑数，口渴苔黄，不饥脘闷，溺似[1]沸汤。曰：无恐也，虽见三证，其实一病，盖肺胃大肠，一气流通，暑伏肺经，始为痰嗽，失于清解，气逆上奔，温纳妄投，胃枢塞滞，郁遏成疟，渴饮汗多，热甚寒微，病情毕露，温化再误，转入大肠，赤白稠粘，无非热迫，不必见证治证，但治其暑，则源清流自洁矣。以苇茎汤加滑石、黄芩、竹茹、石膏、厚朴授之。不旬日而三证悉瘳。

沙沛生鹾尹令正，胎前痰嗽，娩后尤甚。孟英视之，面赤能餐，汗多畏热，脉滑而数，呕渴苔黄，恶露流通，血分无病，乃燥火伏于肺胃。法宜清肃上焦，不可谓产后禁凉润也。剂以沙参、茹、滑、知、斛、冬、甘、枇杷叶、冬瓜子、苇茎、梨皮、桑叶、蛤壳，出入互用，旬日而痊。

钱氏妇患嗽数月，多医莫治，渐至废寝忘餐，凛寒乍热，经停形瘦，心悸耳鸣，滋补填阴，转兼便泄。孟英视脉虚弦缓大，而气短懒言，卧榻不支，动即自汗。曰：固虚也，然非滋阴药所宜。予参、芪、龙、牡、桂、苓、甘、芍、冬虫夏草、饴糖，大剂服旬日而安。继去龙、牡，加归、杞服二十剂，汛至而康。病者欲常服补药，孟英止之曰：病痊体健，何以药为？吾先慈尝云，人如欹器[2]，虚则欹，中则正，满则覆。世之过服补剂，致招盈满之灾者比比焉，可不鉴哉！

高鲁川三令爱，为外科姚仰余令郎杏村之室，年三十五岁，自去年仲夏患痢，白少赤多，昼夜一二十行，或有溏粪相杂，医治日殆，延至今冬，经断半年，胁腹聚块，时时上窜，宛如虫行，痒至于咽，食压始下，腹胀腿肿，唇白口糜，舌绛无津，耳鸣巅痛，略有干呛，渴饮汗频，热泪常流，溺短而热，善嗔多梦，暮热无眠，心似悬旌，屡发昏晕，痢门与虫门方药，遍试无功，舍病而补法备施，亦无寸效，佥云不能过冬至。棺衾咸备，无生望矣。杏村之僚婿蒋礼园、黄上水交荐孟英图之。脉至左弦数上溢，尺中滑大，按之细弱，右手软滑，略兼弦数。诊毕谓杏村曰：令正幸能安谷，得以久延，然下痢五百日，喉腭辣燥，阴液固已耗伤，而尺肤淖泽，脂膏未剥，其中盖别有故焉。腹中之块，痢前曾有乎？痢后始起乎？杏村云：起于痢前。然则前此曾有产育乎？云：去年二月间分娩艰难，胞已糜碎，生而未育。曰：是矣，此实似痢而非痢也。夫胞衣糜碎，必有收拾未尽而遗留于腹中者，恶露虽行，此物未去，沾濡血气，结块渐成，阻碍冲任之常道。而冲任二脉，皆隶阳明，月事既不能循度以时下，遂另辟捷径，旁灌于阳明，致赤白之物悉由谷道而出，宛如痢疾。据云：姅期向在中旬，故每月此时，痢必加甚，仍与月汛相符，虽改途易辙而行，尚是应去之血，所以痢至年半，尺肤犹不至枯瘁也。且其痢由腰脊痠楚而下，显非肠胃之本病。缘病起夏月，正痢疾流行之候，病者自云患痢，医者何暇他求，通之、涩之、举之、填之，无非肠胃之药，不但未切于病情，抑且更广其病机。试思肠胃之痢，必脂膏削尽而经枯，则焉能纳食如常而充肌肤耶？然非谓不必治其痢也。欲治痢，必治其所以痢，则当治冲任；治冲任[3]，必治冲任之

---

① 似：原作“以”，据咸丰四年本改。

② 欹(qī)器：古代盛酒用的一种祭器，因其倾欹易覆，故名。

③ 治冲任：原无，据咸丰四年本补。

所以病，则当去其遗留之物。遗留之物去，则冲任二脉遵道而行，月事如期，痢亦自愈。第物留已将两载，既能上行求食，谅已成形。前医指为虫病，而无面白唇红之证据者，虫必饮食挟湿热之气所化，此但为本身血气所凝，似是而非，判分霄壤。况此物早已脱蒂，不过应去而未去，欲出而不能。开通冲任二脉，其物自下，不比肠覃石瘕，有牢不可拔之势，必用毒药以攻之者。爰以乌鲗、鲍鱼、茜根、龟板[①]、鳖甲、血余、车前子、茺蔚子、藕汁为初方。众见方案，佥云：舍垂危之痢而不顾，乃远推将及两年之产后，而指为未经人道之怪证，不但迂远穿凿，未免立异矜奇。疑不敢从。蒋礼园令弟敬堂云：徐洄溪批叶案，以十年九年之病，仍标产后为大不然。谓产后过百日而起病者，不作产后看。举世皆以为定评。余读孟英所辑叶案瑕瑜，谓案中所云十年九年者，乃病从产后起，延至于今而屡发也，否则胀泻浮肿，何必远推多载之前而隶于产后耶？更有新产之后，其病不因产育所致者，虽在百日之内，亦不可谓之产后病，仅可云病于产后耳。此证痢虽起于百日之外，块早形于两月之前，因流溯源，正是治病必求其本也。今人之病，何必古书尽载？此医之所以不易为，而辨证之所以为最难也。听其议论，具有根柢，并非捕风捉影之谈，况药极平和，又非毒剂，似与久病元虚无碍，他医既皆束手，盍从其计求生，具嘱仰余勿改其方。于是，群议始息。服两剂后，病者忽觉粪从前阴而出，大骇，急视之，乃血裹一物，头大尾小，形如鱼鳔而有口，剖之甚韧，血满其中。众始诧为神治，而病者汗晕不支。孟英即与人参、龙骨、牡蛎、茯苓、麦冬、甘草、小麦、红枣为方。服数剂神气安爽，始知脐下之块已落，而左胁下者犹存，然上窜之势，向亦脐下为甚，窜势既减，痢亦渐稀，改用白头翁汤加阿胶、甘草、小麦、红枣，吞仲景乌梅丸，和肝脾之相贼，养营液而息风。旬日后头目渐清，肿消胀减。复以初方合《金匮》旋覆花汤，服四剂，又下一物，较前差小而胁块乃消，窜痒悉罢，痢亦径止，惟溺热便溏，口犹辣渴，心摇易汗，腿软无眠，烦躁火升，脉形虚豁。乃阴火内炽，脾受木乘，营液久伤，浮阳不敛也，授归芪建中汤去姜，加黄柏、乌梅、龙骨、牡蛎、小麦。以羊肉汤煎，送下交泰丸一钱。脉证虽觉渐和，惟久病元虚，屡生枝节。孟英坚持此法，不过随机略为进退而已。而旁观者议论纷纭，因嘱邀王篪伯会诊，篪伯亦主是法，浮言乃息。服至匝月，喉间渐生甘液而各恙递平。又匝月，甘液布及舌尖而满口皆润。次年二月中旬，经至肌充而愈。适吴楚之警，遂辍药。迨仲冬患疮，误用药水洗之，致毒内陷而殒。惜哉！炳按：交泰丸系黄连、瑶桂心研末为丸。

施秋涛室，仲冬分娩，因前岁初产艰难，稳婆妄施毒手，脔而出之，自怀忧惧，产周时不下，举家皇皇，稳婆以为奇货可居，力赞仍唤原手相助，竟仍前例，索谢而去。孟英闻之恻然。谓其乃尊赵菊斋曰：难产自古有之，庄公寤生，见于《左传》。故先生如达，不拆不副[②]，诗人以为异征。然先生难而后生易，理之常也，晚嫁者尤可必焉。但亦有晚嫁而初产不难者；非晚嫁而初产虽易，继产反难者；或频产皆易，间有一次甚难者；有一生所产皆易，一生所产皆难者。此或由禀赋之不齐，或由人事之所召，未可以一例论也。谚云：十个孩儿十样生，至哉言乎！若得儿身顺下，纵稽时日，不必

---

① 板：原无，据咸丰四年本补。

② 不拆不副(pì)：副，裂开，剖开。不拆不副，亦作“不拆不副”，语出《诗经·大雅·生民》。盖妇人首产多难，此则言首产之易也。

惊惶,安心静俟可耳。会稽施圃生茂才诞时,其母产十三日而始下,母子皆安。世俗不知此理,稍觉不易,先自慌张,凶恶稳婆故为恫吓,使人不敢不从其计,要取重价,操刃脔生,索谢去后,产母随以告殒者有之。奈贸贸者不知堕彼术中,尚诧其手段之高,忍心害理,惨莫惨于此矣!设果胎不能下,自有因证调治诸法,即胎死腹中,亦有可下之药,自古方书,未闻有脔割之刑加诸投生之婴儿者。惟有一种骡形女子,交骨如环,不能开坼,名锁子骨,能受孕而不能产,如怀妊,必以娩难亡,此乃异禀,千万人中不得其一二者。如寻常可开之交骨,断无不能娩之理也。菊斋闻而浩叹。产后患干呛不饥,少眠善梦,口干溺数,继发寒热。孟英诊曰:幸体气坚实,不过因惊惧而感冬温耳。与白薇、栀子、丹参、竹茹、茯苓、青黛、蛤壳、枇杷叶、豆豉、葱白,投匕而安。数日后,寒热又作,仍投前方,覆杯即愈。继去葱、豉,加百合、石斛、知母,服之各恙皆痊。孟英又曰:骡形为五不可孕之一,方书误作螺者,非也。盖驴与马交则生骡,纯牝无[①]牡,其交骨如环无端,不能孕育,体纯阴,性极驯,而善走胜于驴马,然亦马之属也,故《易》曰:坤为马,行地无疆,利牝马之贞,皆取象于此也。人赋此形而不能安其贞,则厄于娩矣。秋涛闻之,方疑其室之骡形也,迨癸丑冬,产一子竟无恙,始悔前此为稳婆所愚也。

顾子襄体素丰,患颐肿,医投升散之药,神昏气逆,鼻衄大流。伊舅氏朱生甫明经为延孟英视之。面赤音低,不眠脘闷,大渴溺赤,脉滑数而洪。曰:冬温也。其苔色白而不燥者,内有伏痰耳;便泻如水者,肺热下大肠耳;岂可以为寒乎?予犀角、元参、旋覆、栀、芩、射干、竹茹、通草[②]、银花、石菖蒲服之。衄止神清,泻亦不作。去犀、射,加花粉、贝母。服二剂,解坚矢,吐胶痰,知饥热退而愈。继有朱氏子右颈肿突,外科围药甚痛,身热不饥。孟英诊曰:冬温耳,非患痈也。敷药亟令洗净,另以芙蓉叶杵烂涂之,投以清解肺卫药,数日而痊。

蒋氏妇年逾四旬,患一奇证,痰必自少腹突冲而上,其势甚猛,其坚如石,其热如火,故突然而冲之际,周身为之震撼,日夜二十余次,每次止须一咯,即脱然出口,四肢渐形牵掣,口极渴而溺如沸汤,食减少眠,形日消瘦。诸医皆知为痰火病,而治无寸效。孟英视之曰:证治非谬,而药不胜病者,殆积热深锢,必从前多饵温补所酿也。其夫云:诚然,向来本无病,因无生育,紫河车已服过数十具,他药称是。曰:愚哉!药之治病,犹兵之戡乱也,所谓用药如用兵,无病而药,是黩武也。既无生育,何不纳妾?凡服温补之药以求子者,其药毒钟于小儿,生子多不育,况食人之胞乎?无论忍心[③]害理,已属不仁。即偶然得子,多患异疾,或顽蠢狠戾而无人心,亦何益哉!昨闻沙沛生令妹患痘服此,致鼻穿而痘仍不救。设非胞衣之毒,奚至此乎?故余临证三十年,从不用之,纵病家要用,亦必剖陈利害以劝止之。或令以羊肾代之,温养有情,且无秽毒,功较胜焉。令正服过数十具而从未生育,毒气毫无出路,欲种子者翻种病矣,岂寻常清凉之剂所能愈哉!考古惟紫雪能搜剔久蕴深藏之毒火,试饵之或有验也。爰用紫草、银花、元参、土茯苓、甘草、绿豆、海蛇、凫茈为方,和入竹沥,另以豆腐皮包吞紫雪五分。服之果效,匝月而瘳。

陆渭川令媳患感,适遇妊期,医治数日,经止而昏狂陡作,改从热入血室治,转

① 无:原作"如",据咸丰四年本改。

② 草:原无,据咸丰四年本补。

③ 心:原无,据咸丰四年本补。

为痉厥不省人事，所亲沈雨阶为延孟英诊之。脉弦牵而虚滑，气逆面青，牙关不开，遗溺便秘，令按胸次，坚鞕如柈[①]。此冬温尚在气分，如果热入血室，何至昼亦昏迷？良由素多怫郁，气滞痰凝，用柴胡则肝气愈升，攻瘀血则诛伐无过。予小陷胸合蠲饮六神汤加竹沥，调服牛黄至宝丹一颗，外以苏合丸涂于心下，痰即涌出，胸次渐柔，厥醒能言，脉较有力。次日仍用前方，调万氏清心丸一粒，果下痰矢，渐啜稀糜，改授肃清，数日而愈。续有顾某陡患昏狂，苔黄便秘，卧则身挺，汗出五心。医云热入膻中，宜透斑疹，治之加剧。孟英诊脉弦缓不鼓，身无大热，小溲清长，的非外感，乃心虚胆怯，疑虑忧愁，情志不怡，郁痰堵窍也。以蠲饮六神汤合雪羹加竹叶、莲子心、竹沥。服二剂狂止，自言腹胀而头偏左痛，仍以前方吞当归龙荟丸，大解始下。改用清火养心，化痰舒郁之法而愈。

孟英治其令弟季杰之簉室，怀孕患嗽，嗽则鼻衄如喷，憎寒乍热，口渴头疼，右脉洪数，授白虎汤合葱豉，投匕而瘳。或云时已隆冬，何以径投白虎？孟英曰：脉证如是，当用是剂，况今年自夏徂冬，亢旱不雨，寒虽外束，伏热蕴隆，此即麻杏甘膏之变法耳。

朱介眉年逾花甲，患感于季冬，初服温散，苔色遂黑，即投白虎，胸胁大疼，面赤不眠。口干气逆，音低神惫，溺赤便溏。医者佥云不治。孟英切脉虚数而弦，是真阴素亏，痰多气郁，今年自夏徂冬，亢旱已极，所伏之邪，无非燥热，稍一温散，火即燎原。一见黑苔，即投白虎，而不知其枢机窒滞，气道未舒，且阴液耗伤，亦非白虎汤仅能涤热者之任也。予沙参、苇茎、竹茹、冬瓜子、丝瓜络展气开痰，苁蓉、当归、紫石英、冬虫夏草潜阳镇逆。覆杯即减，旬日而瘥。

石北涯之大令媳，忽患多言不寐，面赤火升，汗出心摇，仓皇欲死。孟英察脉虚弦小数，乃赋质阴亏，将交春令，虚阳浮动，有鸢飞鱼跃之虞。亟以人参、龙齿、牡蛎、石英、甘草、百合、小麦、竹叶、红枣、青盐水炒黄连为剂，引以鸡子黄，投匕即安。续加熟地、阿胶滋填而愈。

蒋敬堂令正怀妊九月，忽患胎上撞心，面浮痰塞，四肢搐搦，神气昏瞀，亟延孟英视之。予紫苏、菖蒲、半夏、枳实、茯苓、橘皮、羚羊、钩藤、旋覆、赭石为剂。服后即举一男，母子皆安而愈。同时闻幼科王蔚文令媳，妊已临月，患证亦尔，治不如法，不产而亡。

乙巳秋拙荆年三十二岁，忽患四肢疲痛，早晚尤甚，初谓其平素劳瘁所致，已而日剧。延医治之，以为痛风，服药不效。单方针灸，无不遍试，至冬令渐难行走。次年春，山阴俞某作虚风治，用参、术、熟地、桂、附等药。文恐太热，减去附子服十余帖，遂手足拘挛，不能屈伸，日夜号痛，如受炮烙，眠食皆废，痰韧如石，皮肤燥裂，鳞起如松。至夏更加两腋肿核，阴户疮糜，痛不可支。业师顾听泉先生，荆人之舅氏也，求其援手。云：两脉弦数，舌绛无津，况汛断半年，破䐃[②]脱肉。经言九侯虽调，犹属不治，危殆若此，不能过夏至矣。因请孟英先生救之。先生来视曰：营分素亏，阴液尽烁，幸病在经络，犹可图治，第恐成废耳！授以西洋参、元参、生地、天冬、麦冬、知母、花粉、银花、甘草、葳蕤、石斛、丝瓜络等药，出入为剂。用竹沥、梨、蔗诸汁和服。酷暑之时，则加生石膏、西瓜汁。文遵方恪服，计烧沥之竹四五十竿，榨浆之蔗七八十枝，捣汁之梨五六十斤，绞汁之瓜三四十枚。果痛渐以减，疮渐以平，肤渐以蜕，食渐以增。

---

① 坚鞕如柈：鞕，通“硬”；柈，通“盘”。盛物之器。

② 䐃(jiǒng 窘)：肘膝肌肉突起部分。

仍溉以凉润生津，兼佐熟地、枸杞、归身之类。服至两载，月事乃行。又半年，肌肉渐充。手足亦能舒展，闻者无不惊异。今则形神如昔，步履虽未能如常，已可坐轿出门。是证也，不遇先生，必致夭枉。既铭诸心，复录之以为后人鉴。

钱塘张文辉月卿谨识

病人久卧床蓐，则腰臀磨穿，《内经》谓之破䐃，俗呼䏝疮是也，最为难治。孟英令人于初起时，即用广东羊皮金贴之甚效。然此等佳案，前未收辑，今张君闻有三编之辑，附录于此，益信遗珠不少也。

弟王士华仲韶校字

王氏医案三编卷三

杭州 王士雄孟英治验
杭州 蒋　寅敬堂续辑

癸丑孟春，陈舜廷自宁波旋杭，迓孟英诊视。云去冬患痰嗽，彼处医家初以疏散，继则建中，诸药备尝，日渐羸困，左胁跃跃跳动，胸次痒如虫行，舌素无苔，食不甘味，嗽甚则汗，夜不安眠，痰色清稀，便溏溲短，恐成肺痿，惟君图之。孟英诊曰：病始肺伤于燥，治节不行，体质素属阴亏，风阳内煽，烁其津液，故右脉软滑而虚。温以辛甘，致左脉浮弦且数，虽非肺痿，而上下交虚。治先保液息风，续宜壮水，可奏肤功。徒化痰理嗽，见病治病，有何益乎？爰以沙参、苇茎、冬瓜子、丝瓜茹、竹茹肃肺气，甘草、石斛、燕窝生津液，冬虫夏草、石英、牡蛎息风阳。投剂即嗽减能眠。旬日后去冬子、石斛，加归身、麦冬、茯苓。服数帖两脉较和，餐加溺畅。再去牡蛎、甘草、丝瓜络，加熟地、盐橘红。十余剂各恙皆安，以高丽参易沙参，善后而康。

马翠庭鹾尹令宠，患两腿疼肿，便溏不渴，医进苍术、木瓜、萆薢、独活等药，其病日甚，不食不眠，筋掣欲厥。孟英切其脉弦滑而数，询其溺极热如沸。曰：非寒湿也，肝火为患耳。便泻是土受木乘，不渴乃内有伏痰。予栀、柏、芩、莲、茹、楝、通草、半夏、蚕砂、丝瓜络为方。一剂知，二剂已。

许康侯令堂，初夏患坐卧不安，饥不能食，食则滞膈，欲噫不宣，善恐畏烦，少眠形瘦，便艰溲短，多药莫瘳。孟英按脉弦细而滑，乃七情怫郁，五火烁痰，误认为虚，妄投补药，气机窒塞，升降失常，面赤痰[①]黄，宜先清展。方用旋覆、菖蒲、紫菀、白前、竹茹、茯苓、黄连、半夏、枇杷叶、兰叶。不旬而眠食皆安，为去前四味，加沙参、归身、紫石英、麦冬调养而痊。

康尔九令正患汛愆，而致左胁疼胀，口苦吞酸，不饥不寐，溲热便难，时时欲哭，乃尊马翠庭鹾尹延孟英诊之。左甚弦数，以雪羹汤吞龙荟丸，经行如墨而瘳。继因思乡念切，久断家书，心若悬旌，似无把握，火升面赤，汗出肢凉，乃父皇皇，亟邀孟英视之。左寸关弦数，尺中如无，乃阴虚木火上亢也。以元参、黄连、牡蛎、麦冬、生地、甘草、女贞、旱莲、百合、石英、小麦、红枣为剂，引以青盐一分，覆杯而愈。

钱某患感，医治旬日，渐致神昏瘛疭，大便泄泻。以其体素弱而吸洋烟也，胥束手矣，始丐诊于孟英。左脉弦软，右则虚大而滑，汗出不解，目瞀耳聋，呓语溲红，时时呃逆，心下拒按，舌不能伸，斡齿视苔，满黄微燥。曰：温邪虽陷，气分未清，里气虽虚，伏痰内盛，幸泻数次，邪势稍衰。先予人参、牡蛎、犀角、元参、竹叶、竹茹、银花、石斛、枇杷叶、川贝母、莲子心为剂，调服万氏清心丸一颗。目明热退，呃减舌伸，臂显赤

---

① 痰：咸丰四年本作“苔”

斑，夜亦能寐。诘朝去参、蛎、牛黄丸，加竹沥、桑枝、丝瓜络。痰果大吐，瘛疭即平，再去犀、元、桑枝，加紫菀、海蛇。呃止胸舒，苔色渐退，稀糜渐进，耳听略聪，再去竹叶、莲心、紫菀，加沙参、花粉，服五帖而下坚矢。嗣投调养而安。

李华甫年六十三岁，仲夏患恶寒，气逆不饥，即请孟英视之。脉甚虚软，舌本紫而滑泽无苔，溲频数而浓赤不禁，阴茎已缩，两手紫黯。乃心阳过扰，热伏厥阴之象，不可谓无热恶寒发于阴，而认为真伤寒也。虽平昔耽饮嗜茶，设投燥剂，则液之涸也不须旋踵。爰以葱、豉、茹、芩、栀、薇、桑叶、通草轻解其外。至夜始发热，再剂微汗而解，独腹热如烙，舌渐干而口渴，改予西洋参、元参、生地、麦冬、甘草、花粉、栀、楝、苁、茹和青蔗汁。服二帖下坚矢而舌愈干，且谵语不寐，于前方加竹叶、木通，服之舌根始见黄苔，知伏热渐化，再一剂苔转黑。原方调以神犀丹一丸，即战解而舌始润，稍啜稀糜，犹妄言无寐，乃心阴久耗，阳不能收也，仍以前方加童溲和服两帖，大解复行，神气渐谧，诸恙寻愈。此证设犯温升，即难救药，幸初发得遇名手，始克扶危持颠，旬日而愈。故为相者治天下，当因民之所利而利之，不必务虚名而复井田肉刑也；为医者治人，亦当因病之所利而利之，不可守成法而泥麻黄、桂枝也。

王炳华之媳，屡次堕胎，人渐尫羸，月事乱行，其色甚淡，医谓虚也。大投补剂，其瘦日甚，食少带多，遂加桂、附，五心如烙，面浮咳逆，痰壅碍眠，大渴善嗔，医皆束手，始请孟英脉之。两尺虚软，左寸关弦数，右兼浮滑，乃阴虚火炎也。然下焦之阴虽虚，而痰火实于上焦，古人治内伤，于虚处求实，治外感于实处求虚，乃用药之矩矱也。爰以沙参、竹茹、冬瓜子、芦笋、枇杷叶、冬虫夏草、石英、紫菀、苁蓉、旋覆为方。两剂即能寐，五六剂嗽止餐加，乃去紫菀、旋覆、沙参，加西洋参、归身、黄柏。服五剂，热减带稀，口和能食，再去芦笋、冬瓜子、枇杷叶，加熟地、枸杞、乌鲗骨服之而愈。又吴氏妇陡患咳嗽，痰不甚多，不能著枕者旬日矣，神极委顿。孟英察脉虚数，授枸杞、苁蓉、归身、石英、龟板、牡蛎、冬虫夏草、麦冬、牛膝、胡桃肉之剂，覆杯而病若失。

吴篆园患发热呕吐，茎缩腹痛，孟英诊脉弦软而数，苔色腻黄。曰：热伏厥阴也。与楝实、通草、栀、莲、茹、斛、丝瓜络。一剂知，数剂愈。

朱生甫明经令郎莱云之室，娩后月余患间疟，孟英脉之虚数而弦，头疼腹痛，苔色甚薄，乳少善呕，乃营虚而邪客少阳也。令郎断乳，庶免蓐劳。剂以柴、芩、茹、半、桑、楝、延胡、枇杷叶。二帖呕止腹不痛，去楝实、延胡，加当归。四帖疟罢能餐，而头尚痛，再加杞菊。服三剂，头不疼，改用甘麦大枣，加归、芍、杞、菊、竹茹、蒲桃干、藕调之，经行而愈。

陈氏妇季夏患疟，寒微热炽，舌红不渴而思啖瓜果，不饥不食，二便皆通，夜不成眠，汗多神惫。孟英审脉虚软微数，虽属暑疟，邪不甚重，惟营阴久亏，不须重剂诛罚无辜。以西洋参、知母、芩、茹、白薇、麦冬、西瓜翠衣为剂，果三啜而瘳。

胡氏妇患疟寒少热多，自云阴分素亏，医进清解凉营之药多剂，其热愈炽；改用养阴法，呕恶烦躁，自欲投井。或谓今年中伏之时，风雨连朝，人须挟纩[①]，有何暑热？而多服凉剂，以致疟来发躁，必属虚火。拟以姜、附治之。病者云：吾舌已脱液，阴将涸矣！坚不肯服而请决于孟英。脉至滑数，右寸关更甚。视其舌，淡白而光滑，俨

---

① 纩（kuàng 矿）：絮衣服的新丝绵。

似无苔，其实有苔如膜，满包于舌也。证属阴虚吸暑，兼以痰阻清阳，初治失于开泄耳！授菖、茹、连、半、旋、茯、苏、枳、枇杷叶为小剂，取其轻清开上也，两服舌即露红，呕止受谷，疟热亦减。又二服疟竟罢。孟英曰：余亦初不料其若是之神也。随以清养善后而安。

高某以阴虚之体而患疟于暑月，久而不愈，冯、黄二医佥用补养矣，而杳不知饥，欲噫不畅，便溺艰涩，渴喜沸汤。孟英诊脉缓涩不调，按其胸次坚而不柔，舌上满布干黄薄苔，曰：气机郁结，痰滞未行，如何遽投补剂？予菖、贝、旋、蒌、苏、桔、连、半、紫菀、枇杷叶为方，四帖而愈。始从调养以善其后。嗣有王雨苍仲郎之证治，与此略同。

谢氏妇素体孱弱，亦属阴虚暑疟久延，舌色鲜赤，医投养血，竟不见功。孟英视之曰：舌虽无苔，色绛而泽，此非脱液，乃液为痰隔而不能上布，故不生苔；如果脱液，讵能如是之鲜泽哉？盖痰虽因火灼成，究是水液所结，其潮气上腾，舌自不燥。与茹、贝、菖、蒌、芩、桔、蛤粉、枇杷叶等药。痰果渐吐，三日后热减知饥，白苔渐布，改用养阴清热而瘳。孟英尝曰：临证必先辨其病属何因，继必察其体性何似，更当审其有无宿恙，然后权其先后之宜，才可用药，自然手到病除，无枘凿[①]之不入矣。又曰：热证有见白润苔者，亦痰盛于中，潮气上蒸也。此不可遽施凉润，先宜开以辛通，而昧者但知苔色白润为寒证之的据，遂不详勘其兼证，而妄投温散燥补以误事者多矣。附录于此，学者识之。

沈峻扬令妹年逾五旬，体素瘦弱，不能寐者数夜，证遂濒危，乃兄延孟英视之。目张不能阖，泪则常流，口开不能闭，舌不能伸，语难出声，苔黄不渴，饮不下咽，足冷不温，筋瘛而疼，胸膈板闷，溲少便秘，身硬不柔，脉则弦细软涩，重按如无，或疑中暑，或虑虚脱。孟英曰：身不发热，神又不昏，非中暑也；二便艰涩，咽膈阻闷，非脱证也。殆由情志郁结，怒木直升，痰亦随之，堵塞华盖，故治节不行，脉道不利也。误进补药，其死可必。但宜宣肺，气行自愈。方用紫菀、白前、兜铃、射干、菖蒲、枇杷叶、丝瓜络、白豆蔻。果一剂知，四剂瘳。

胡某素患耳鸣，且吸鸦片，时服补药，渐至食减痰多，舌上起灰黄厚腻之苔者三年矣。多医莫愈。孟英脉之弦细软滑。曰：真阴亏于下，痰热阻于上耳。以西洋参、菖蒲、远志、麦冬、竹茹、苁蓉、归身、石英、牡蛎、冬虫夏草，少加黄连服之。不半月痰少餐加，舌苔尽退，三年之病，遂以霍然。

陈德斋令侄缉庵患疟，黄某连投小柴胡汤，渐至热势加长，抚之烙手，时当盛暑，帐幔不启而不得汗，神情瞀乱，大渴苔黄，脘闷欲呕，便秘溺赤。孟英按脉软滑而数，身面肤赤。乃暑湿挟痰轇轕于中，气机阻痹。宜予清宣剂。以菖、茹、蒌、枳、知、滑、芩、连、花粉、枇杷叶、竹叶[②]、西瓜翠。服后痰即渐吐，异日疟来有汗。病者卧于藤榻，身穿西洋布汗衫短裤，其汗但出于衣不遮蔽之处。孟英适至，诊毕，令裸其体，汗即遍出，热亦寻退。方不加减，四剂疟断更衣，胸舒安谷，另以轻清肃涤余邪而愈。世人不论天时，不究病因，但知盖覆以取汗者，宜于此案探讨其未发之义，不可草草读过也。

许子芍年甫冠，平素饮食不节，气滞多痰，偶患时疟，溺赤苔黄，脉至滑数，脘闷不饥，孟英投清解药一剂。其门下医者黄某云：疟疾以小柴胡汤为主方，乃舍之不用，

① 枘凿：枘，榫头；凿，榫眼。枘凿，方枘圆凿的简语，比喻两不相合。

② 竹叶：原无，据咸丰四年本补。

而以竹茹大寒之品遏伏其邪，菖蒲散心之药耗损其神，此病虽轻，而药已误，恐有变证。病家闻而惑之。次日即服其方，病势日进。辄云菖蒲散心以致神气不安，竹茹寒滞以致邪不能解。小柴胡方内加入桂枝、首乌等药，狂热尤甚。黄复荐招任某会诊，交口以为开手一药之误，恐延虚脱，径用生脉六味，加龙、牡、杜仲、续断、阿胶之类服之。半月后病者目不能张，畏闻声响，语出无音，身挺而重，不能转侧，略一动摇，则手足震掉如擂鼓然，房中几案皆为撼簸。黄、任二医佥云汗脱在即。举家皇皇，其堂兄兰屿夤夜拉孟英往视，脉甚弦疾。曰：病药也，其何能脱？疏方以天竹黄、竹茹、竹叶、竹沥并用，病者闻而咋舌，谓一味竹茹酿成大病，一方四竹能不杀人？仍服任某补剂，以冀留人而再治病也。又旬日疟径不作，至时惟脑后之枕骨与两足跟著席，身则反张如弓，如是数刻，则昏乱狂走，医者诿为祟病，符醮水陆，大费不赀，而病如故。既而黄某疽发于背，任亦托病不出。所亲陈雪舫力举孟英胸无畦畛[1]，不妨再恳其挽救。病家计穷，始为谆请。脉仍弦疾而左尤坚搏，且善啖而腹胀如石矣。孟英曰：幸而便通，犹可无虑，以旋覆、赭石、菖蒲、胆星、枳实、黄连、青黛、整块朱砂两许合四竹为方，调服苏合香丸。一剂而反张、狂谵皆减。病者云：我今日如梦初醒，而精神自觉惘惘。次日仍用原方，调以玉枢丹。得泻四次，腹胀遂减，反张狂谵悉蠲，惟至时尚有气逆肢掣耳。乃去玉枢丹，令吞送当归龙荟丸。大便日泻，胸腹渐柔。又服五剂，逆掣皆平，改用沙参、丹参、石英、茯神、白薇、栀子、丝瓜络、贝母、海蛇、凫茈等清理善后而愈。孟冬已完姻矣。嗣其仆陈福，陡患身面如金，便血吐血，求孟英视之。身热苔垢，而肢冷手紫，脉至如丝。曰：此急黄证而兼血溢于上下，即所谓瓜瓤瘟也，药不及救。越日果亡。黄某，敦爱局疡医也。年逾六旬，忽患背疽，闻服参、茸等药七日而亡。夫背疽之败，何至如是之速？必是暑热为患，而误从温托耳。杨素园大令批《仁术志》云：朱砂不宜入煎剂，当生研少许调服。愚谓朱砂但忌火炼，不忌汤煎，且整块而煎，仅取其气，较研服其质者尤无弊也，余硐花《印雪轩随笔》云：刑幕郑春潭患秋感发狂，谵语喃喃，若与人争辨，谓有二鬼向其索命，乃索笔作遗嘱，处分身后事，如是者数昼夜。山右武君视之曰：非鬼也，病由邪热未清，遽服补剂耳。如法治之，浃旬而起。设非武君不又为谈因果者添一公案哉。子芍之证，亦犹是耳。

邱小敏初发热，即肢瘛腹痛，卧则昏谵，坐起即清，膈间痞闷，饮亦碍下，舌色紫肿，苔厚腻黄，身面赤色，龈肿而疼。医见其病情错杂，初以为斑疹之候，进透发之剂，浑身冷汗，又虑内闭外脱，灌以紫雪，病如故。又疑热入血室，用桃仁、茺蔚、丹皮、藕汁、童溲等药，又恐其虚，用西洋参、龟板等味。遂言蹇呃逆，正在徬徨，适病者登圊更衣，忽然昏晕，谓欲虚脱，欲进生脉散以固元气。举家无措，所亲姜柳湖请孟英往诊之。脉洪弦而兼滑数，病属暑湿，惟肝气素郁，肺胃多痰，是以升降失常，邪气壅塞，卧即神昏者，乃湿热上熏也，故坐起则爽，彼热入血室，乃昼明了而夜谵语，非昼卧即昏，夜坐即明也。治宜清展气机，病必化疟而解。设以温散表其汗，则邪炽而津劫；若以滋补固其元，则邪闭而正脱，误用血分药，则引邪入营；徒用寒润法，则遏邪不化。先以雪羹、栀、楝、旋、枳、连、蒌、芩、半、菖、茹、元参、银花、丝瓜络等出入为方，吞当归龙荟丸。果转为疟，各恙递减，连下黑矢，半月后便色始正而疟亦止，胃醒安谷

---

[1] 畦(qí)畛(zhěn)：田间的道路，引申为界限或隔阂。

而瘳。停药数日，偶因嗔怒，其疟复作，寒少热多，睛赤龈疼，汗多足冷，孟英曰：余热逗留，风阳内煽也。视其苔灰黄夹黑，因谓其弟桂山曰：但看黑苔退净，则邪自清矣。仍予元参、白薇、知、芩、栀、茹、银花、木通、丝瓜络、菊叶等，送龙荟丸。疟即递减，逾旬苔净，眠食如常而起矣。

陈雪舫令郎小舫，年甫冠，人极清癯，偶患疟，医与柴、葛、羌、防数帖，遂不饥不寐，胸膈阻塞，汤水不能下咽，壮热神疲，汗出不解，二便秘涩，舌绛龈疼，齿缝血流，凝结于腭。孟英持其脉细而数，有下厥上竭之势，而肺未肃清，宜用轻剂。以苇茎、冬瓜子、紫菀、元参、通草、枇杷叶、旋覆、滑石、蒌皮、西瓜翠衣为方。数啜而安。嗣用养阴，西洋参不过一钱，生地不过三钱，缘其禀赋极弱，不但攻散难堪，即滋培稍重，亦痞闷而不能运也。芪、术之类，更难略试，故量体裁衣，乃用药之首务也。

傅与三令正，年已花甲，患疟服药，浃旬而断，乃夜不能眠者数日，忽然吐泻交作，肢冷自汗，渴喜热汤，神气张皇而有谵语。张某谓元虚，而所用之药乃桂、芍、萸、连、葛、藿、乌药、木香之类。病家欲投温补，迎孟英质之。脉来浮弦软数，尺中甚弱，舌绛无液，稍有黄苔，乃真阴素亏，久伤谋虑，吸受暑热，化疟未清，扰及中州，则为吐泻。询所吐，果有酸甘苦辣之味，泻亦色酱而热如火，岂非伏热之的据耶？然邪已自寻出路，故腹无痛苦，况汗出如淋，不独用香燥疏散之药为耗液，即温补如理中、四逆，亦无非助热而重劫其津也。乃定沙参、龙、牡、朱染茯神、黑豆皮、薏苡、木瓜、小麦、竹针、鲜莲子之方。一剂则吐泻皆止，得寐神清，且略知饥，稍能收谷。次日复诊，病者云：侬舌上脱液者三十年矣，是以最怕热药，奈群医谓疟宜温化，以致愈服愈殆，设非先生眼光如炬，恐昨日已登鬼录矣。寻以充液柔肝而愈。

高鲁川，家兄礼园之外舅也。年近古稀，新秋患感，顾某进清解药二剂热即退。以其年高遂用滋养，越日复热，谓欲转疟。改用厚朴、姜、枣等药，遂热壮神昏，速孟英视之。脉形滑数，舌心已黑，溲赤干呕，粥饮不入。亟予元参、知母、花粉、银花、竹茹、枇杷叶、莲子心、栀子、白薇、西瓜翠衣为剂，数帖霍然。

吕慎庵云：余于去冬行路过劳，两足剧痛，调治至今年春杪，似觉小效，而阴头觉冷，因食牛骨髓以冀收功，遂患便浊，茎中梗涩，时欲小溲，腰脊板痛，俯不能仰，清心益肾之品，备尝无效。秋初拖舟直诣潜斋请诊。孟英先生曰：胆经郁火未清，所服牛髓壅气助火，是犹适燕而南其指矣。爰定：沙参四钱，直生地六钱，淡当归一钱，女贞三钱，旱莲三钱，盐川柏一钱，酒龙胆八分，生薏仁四钱，川楝肉钱半，丝瓜络钱半，生甘草梢六分，砂仁八分研冲。一方服十剂，溺涩已减，腰足犹疼，请改方。先生以沙参四钱，生地六钱，淡归身钱半，络石四钱，柏子霜三钱，淡肉苁蓉一钱，酒川柏一钱，川楝肉钱半，鲜竹茹三钱，藕汁一杯和服，为剂。亦服十数帖，证去八九，而小溲犹浑有秽气。先生令以虎潜丸料熬成膏，藕粉和杵为丸，服至三料，小溲清畅，粗健如常。是证也历半载有余，屡访前辈证治，未有毅然直指病源如先生者。获痊后铭感无既，隔垣之视，允宜垂世，敢赘数言，以备采辑。

陈载陶年五十五岁，患疟两旬，始迓孟英诊之。脉不浮而弦滑且数，按之愈甚，苔色黄腻满布，热至大渴，极喜冷饮，小溲赤臭，热时则点滴茎痛，大解不行，间数日则略下稀水，是暑热挟痰见证。疏清解法予之。及阅前医之方，初则柴、桂、姜、枣，嗣用参、甘、芪、术、首乌、草果之类，温补杂投，其疟日甚，其发日迟，其补日峻，其口日渴，乃令热时少饮西瓜汁一二杯。病者饮瓜汁而大快，辄恣饮一二碗，盖谓其体厚阳虚，中气不足，故溺赤而便稀水。又云：暑是阴邪，热自湿来，不可稍犯寒凉之药，因仿景岳治阴虚伤寒以冷水与桂、附并行之例，而令其服温补以治疟，少佐瓜汁以解渴也。噫！景岳此案之不可为训，叶香岩发挥于前，魏玉横辨谬于后，奚可尤而效之乎？治而勿愈，反责病人过饮瓜汁使然。余谓此证苟非日饮瓜汁一二碗，早已液涸痰胶，燎原莫救矣！病者闻而颔之。服数剂，胸前赤斑密布，疟渴皆减，溲渐通，苔转白。前医云：再不温补，恐其骤变。病者惑之，仍服其药，并加鹿茸、附子。又旬余，疟如故而形瘦面黧，气冲干嗽，白糜满舌，言蹇无眠，医者皇皇，病家戚戚。复延孟英视之。脉仍数，曰：邪较衰矣，西瓜汁之功也；阴受劫矣，温补药之力也。极早回头，尚堪登岸。爰以西洋参[1]、生地、甘草、石斛、白石英、葳蕤、麦冬、黄连、阿胶、牛膝为方，并令熬鳖汁饮之。五剂而疟罢、嗽蠲，得眠安谷，苔亦全退，但舌红口辣，溲赤不清。前方去连、膝，加归、杞。服八剂，始解坚燥黑矢而愈。然病者喜温补，既愈仍嘱前医善后，故舌红口辣，与胸前斑点久不能消，直至冬令，孟英力劝停药，始渐除也。有朱湘槎者，与载陶年相若，体相似也，秋杪自越患疟旋杭，屡药不应，迟[2]孟英视之，面赤脘闷，二便不行，热则谵言，苔焦口渴。予小陷胸汤加菖、茹、栀、翘、花粉、竹叶等药。群谓肥人之体虑虚其阳，不敢服此凉剂，治载陶之前医迎合主见，大投温补。载陶偶见孟英而述之，孟英曰：湘槎殆矣，此时恐无西瓜汁以救药误也。旬日后果狂躁而亡，其未亡前一日，人已昏狂，毕某诊云：暑热内陷。意欲挽救，投以犀角等药一帖，故前医于陈证，由攘为温补之功，于朱证则卸为犀角之罪，盖明知温补易售，可以避罪徼[3]功，故乐操其术，而不肯改弦易辙也。后载陶令兄喆堂乔梓[4]同时患疟，因前车之鉴，虽汗多懒语，酷类虚象，不敢从补，均依孟英作暑湿内伏治而愈。

家嫂患疥遍身，外科治之不愈，且形瘦而左臂痠疼不能举。孟英按脉弦洪而数，授清肝涤暑之剂，旬余而愈。又闻治一妊妇患疥，疡科治而弗愈，以灵寿寺所售疮药搽之，遂浑身壮热，肤赤神昏，阴户疼肿，尤为惨酷，气逆不饥，彻夜无寐，医皆无策，延孟英视之。脉甚洪数，舌绛无苔，四肢拘挛，溲热如火，乃暑火证而复为毒烈燥热之药助其虐也，谁谓外治不比内服，可以擅用哉？与大剂银花、元参、石膏、甘草、栀子、鲜生地、竹叶、莲子心、菊叶、冬瓜皮、丝瓜络、西瓜翠衣，而以绿豆、黑豆煮清汤煎药。服三帖，肤淡神清，略进稀粥。又三帖热退始尽，四肢渐舒，浃旬肿尽消，周身肤蜕如蛇皮而愈。

家慈年七十四岁，陡患泄泻，腹微痛，身发热，神思不清，自汗呕恶，不进饮食，亟延医视。云虑其脱，拟进参药。迨孟英来诊，曰：暑脉微弱，不可谓之虚也，且兼数象，参不可投。高年固属阴亏，然去其所本无，即所以全其所本有也。爰定芩、连、滑、斛、茹、柏、竹叶、银花、橘皮、枇杷叶之方，东瓜汤煎药，一剂而热退神清，二剂霍然矣。既而五弟妇偶患微寒发热，医与柴、芎等药一剂，遂昏狂悲哭，见人辄怒詈欲搏。屈孟英过诊，脉弦滑而数，面赤不瞑，苔色黄腻，胸下拒按，曰：痰热肝火为患耳。以菖蒲、胆星、旋、赭、连、蒌、枳、半，合雪羹投

① 参：原无，据咸丰四年本补。

② 迟：值也。比及；等到。

③ 徼（yāo 腰）：通“邀”，求取。

④ 乔梓：亦作“桥梓”，二木名，乔树果实向上，梓树果实下俯。儒家宣扬父权不可侵犯，似乔；儿子应该卑身屈节，似梓。旧时因称父子为“乔梓”。

之，一剂而安。翼日寒热复作，孟英曰：幸其体实，药不可缓，庶免化疟也。照方服五剂，果寒热三作而遂痊。

蔡湘帆之女甫周岁，断乳后患腹膨泄泻，儿科以为疳也，遍治不愈，谓其将成慢惊，丐孟英视之。苔甚白滑，曰：瓜果伤也。以生厚朴、生苍术、丁香柄、鸡肶胵、五谷虫、陈皮、苡仁、木香、黄连、防风投之。服后连下十余次而腹即消，次日竟不泻而能安谷矣，闻者佥以为异。或云尤有异者，许子双大令令爱宜姑，幼时患发热神昏，幼科皆束手矣。孟英偶一望见曰：犀角证也。与以方，果投匕而瘳。此案辑《仁术志》者失采，今子双宦粤东，不能询其详矣，姑附其略于此，以识望而知之之神。

关琴楚令孙少西，年三十四岁，素善饮，夏间已患著枕即嗽，讳而不言，家人未之知也。迨秋发热，呕吐腹痛，伊父母以为痧也，诸痧药遍投之，寻即气冲咳嗽，血涌如泉，不能稍动，动即气涌血溢。沈某但知其素禀阴亏，遽从滋补，服后益剧。迟孟英诊焉，脉弦洪而数，曰：虽属阴虚，但饮醇积热于内，暑火外侵，而加以治痧丹丸，无不香窜燥烈，诚如火益热矣。亟当清解客热。昔孙东宿治族侄明之一案与此略同，必俟热退血止，再为滋养，知所先后，则近道矣。病家素畏凉药，而滋补又不应，遂求乩方服之。药甚离奇，并木鳖、麝香亦信而不疑。旬日后血已吐尽，气逆如奔，不寐形消，汗多热壮，再乞诊于孟英，已不可救药矣。

沈友闻令郎厚栽，久患羸弱，驯致腹痛便泻，恶谷形消，诸医束手，求孟英图之。脉虚弦而空软，曰：不可为矣。虽然，治之得法，尚可起榻，可虞者，其明年春令乎。爰以潞参、鳖甲、芪、芍、甘、柏、薏、斛、木瓜、橘皮为方，吞仲景乌梅丸。不旬日而便坚食进，又旬日即下楼而肌充矣。又其大令郎子槎之室，体素怯，夏间曾患久泻，多剂温补始瘳。忽发寒热，肢麻头痛，彻夜不眠，嘈杂如饥，咽喉似阻，食饮难下，汗仅出于上焦，佥以为虚损将成。孟英持其脉弦弱而数，视苔微黄满腻，曰：暑湿时疟也，补药乌[1]可投耶？以茹、滑、芩、连、桑叶、紫菀、银花、橘皮、冬瓜子、枇杷叶、丝瓜络等药，芦根汤煎服数剂而痊。嗣与滋养善其后。既而子槎自上海归，亦患疟，孟英视之：暑湿挟痰也。予温胆汤数服而愈。次年春杪，厚栽竟逝。

陈氏妇年逾四旬，娩后忽然发狂，时值秋热甚烈，或以为受热，移之清凉之所势不减；或以为瘀，投以通血之药而不效。金、顾二医皆谓虚火，进以大剂温补，则狂莫能制；或云痰也，灌以牛黄丸亦不应。浼孟英视之，切脉弦数，头痛睛红，胸腹皆舒，身不发热，乃阴虚而肝阳陡动也。先灌童溲势即减，剂以三甲、二至、丹参、石英、生地、菊花、牛膝、藕，用金饰同煎，一饮而病若失。愈后询之，果因弄瓦[2]而拂其意耳。

吴曲城仲郎偶患少腹坚胀，左胁聚气，群医见其面黄，作暑湿治，攻补杂施，两月弗效。孟英视脉弦涩，溺赤便艰，口苦不饥，肢冷形瘦，曰：非外因也，肝郁耳。予旋覆花汤合金铃子散，加雪羹、竹茹、青皮、白芍煎，吞当归龙荟丸，八剂而病如失矣。

濮树堂患滞下，医者以其脉弱体虚，第三日即参补养，延至匝月，痛痢不减，谷食不思，肌瘦如豺，面浮足肿，口干舌绛，懒语音低，气短汗多，略难转侧，诸医无策。始迓孟英诊之。曰：初起脉微弱，为暑之本象，今按之尚数，乃阴液已伤，渴饮无苔，岂容温补？溲赤而痛，胡可酸收？见证虽危，

---

① 乌：咸丰四年本作“恶”。

② 弄瓦：瓦，纺锤，给幼女玩弄瓦，有望将来胜任纺织。《诗经·小雅·斯干》：“乃生女子，载寝之地，载衣之裼，载弄之瓦。”后喻为生女。

治不可紊。为定白头翁汤加西洋参、干地黄、炙草、白芍、麦冬、阿胶、酒炒银花之剂，以水露煮陈仓米汤煎药。群议以为太凉润，不可轻试，孟英曰：此厥阴证而胃液已伤，幸而脉未空数浮弦，亟予养阴清热，庶可图功，若徒议药不议病，纵有一片婆心，未免好仁不好学矣。病者忆及乙巳之病，深信不疑，遂服之。一剂知，六剂而痢净，舌润知饥，溲通得睡，第便溏腹痛，日必两行，左龈赤肿而疼。外涂以玉枢丹，内治以三奇散加潞参、炙草、薏仁、扁豆、鸡膍胵、黄柏、橘皮，吞香连丸。旬余而浮肿消，大便坚，舌苔生，起于榻，而口腹不节，发热口干，乃食复也，按法治之热退，至七日始更衣，因嘱其加意珍摄，俾易康痊。奈家务纷繁，既愈即不能静养，神机曲运，心气涣散不收，液涸津枯，而前功尽堕，惜哉！然此案自可传也。

孙位申令正，左内踝患一疮，外科敷割，杂治两月，渐至疮色黑陷，食减神疲，寒热时形，痛无停晷，始延孟英诊之。脉象弦细无神，曰：此营阴大亏之证，余于外科虽疏，然初起既无寒热，患处亦不红肿，其非火毒可知，并不流脓，虚象更著，始则攻散劫津，继则温托壅气，妄施敷割，真是好肉剜成疮矣。况病在下焦，素患肝郁，芪、茸、芎、归①，益令阳浮，两腿不温，岂为真冷？亟煎葱汤将患处洗净，切勿再行钩割。以生附子杵烂贴涌泉穴引火下行，患处日用葱汤温洗。方用血余、当归、冬虫夏草、枸杞、牛膝、苁蓉、猪肤、藕、白蒲桃干煎服。五剂寒热全休，腿温安谷，黑处转紫，痛减脉和。旬日后紫转为红，陷处日浅，始令以珍珠八宝丹糁之。匝月而肌生体泰。

沈陶安寒热初作，医用温散药，即眩悗不安，延孟英视之。舌绛无苔，大渴多汗，疟则寒微热甚，发时咳嗽兼呕，溺少不饥，脉洪且数。清癯之体，阴分素亏，而伏暑化疟也。予知、芩、茹、贝、花粉、白薇、银花、元参、枇杷叶、紫菀、冬瓜子等药出入为方。服后连解赤粪，疟即递轻，不半月而愈。乃兄秋粟贾于苏，因八月初五日上海寇警，吴门震恐，遂踉跄旋里。迨十七日忽发疟，但热无寒，汗多昏谵，脉亦洪数，呕嗽溺频，曲糵②素耽，体丰痰滞。孟英即以治陶安法，佐以开痰治之，溏解频行，其色皆赤，伏邪虽有去路，缘心阳过扰，谵渴不休。加犀角、竹叶、莲子心之类。至月杪诊时，适大战大汗之际，其家疑为有祟，方在禳祷，铙③鼓喧阗④，病者神气更不安恬。孟英令将醮坛移远，并灌以神犀丹一丸。其家问此证何不用石膏？孟英曰：药有定性，病无定形，况旬日以来苔退将净，疟即可罢，何必石膏？次日乃叔兰谷另邀一医视之，方虽相似，而迎合主人之意，加入石膏三钱，冰糖四钱，粳米一两。连进两帖，左胁即痞胀不堪，按之如柈，杳不思谷。病者悔恨云：月杪大汗之后，吾疟已休，何以更医致生痞胀。仍迓孟英诊之。脉来涩滞，苔复腻黄，因询曾服滋腻之药乎？陶安始述其所以。孟英曰：石膏为治暑良药，吾非不善用者，因此证不止肺胃二经受暑，心肝二经皆有所病，故不用也，且内挟痰湿者，虽当用亦必佐以宣化之品。辛丑夏家篪伯茂才患疟，初起误服此公石膏两剂，腹遽胀，延成疟鼓，几至不起。后服多剂桂、附及金液丹而始愈，盖此公但见其疟至睛赤，裸衣狂走，而不研察其病情也。余究其因，遽⑤云：疟发时其热自下而上，比至心头，即觉昏冒，且口不渴而恶凉饮，乃湿上甚为热之证，彼时若以苍术同用，则湿热之邪一齐同

① 归：咸丰四年本作“桂”。
② 糵（niè 聂）：曲，酿酒用的发酵剂。
③ 铙（náo 挠）：击乐器，青铜制，形与钹相似。
④ 阗（tián 田）：盛貌。
⑤ 遽：咸丰四年本作“据”。

解,奚至延鼓哉?贤昆仲之疟热亦自下而上,系挟肝阳上升,故热升则必呕嗽,而令兄更有伏痰,故余剂中多用连、夏、菖蒲、滑石之类以化之。今疟罢热去之后,痰湿未清,石膏已误,再佐糖米之甘缓,俾腻塞而不行,苟不急为宣导,则鼓胀之萌也。遂以萎、薤、菖、枳、连、夏、旋、橘、楝实、延胡、鸡金、雪羹之类。出入互用至二十剂,痞始泯然,粥食递加,苔亦退尽,而竟不更衣,改用参、归、杞、芍、橘、半、苁蓉、首乌、鳖甲等十剂,大解始下,坚黑异常,连解数日始净,随予峻补善后而痊。秋粟之室,怀妊九月,加以忧劳,九月初七日患疟间作,寒热之时,胎痛上窜,或下坠腰疼,更兼痰嗽带下,口渴无苔,其势甚危,孟英但于清解之中加葱白、苏梗投之,连下赤矢,痛势递减,第疟虽渐杀,至期必两发,病者苦之。孟英曰:愈机也,毋忧焉。果浃旬而愈。复苦脘痛呕吐,勺水不纳,药亦不受,授以藕汁、芦根汁、梨汁,少加姜汁,和入蔷薇露、枇杷叶露、香橼露,徐徐呷之渐瘥。嗣予滋养药加黄柏服之而愈。迨冬至分娩甚快健。又秋粟令郎十岁,陶安令爱八岁,俱患间疟,佥虑胎疟难瘳。孟英曰:无是理也,小儿内无七情,苟能慎饮食,较大人易治焉。剂以清解,旬日胥痊。

施玉林之侄顺老,患疟失治,自头至足庞然浮肿,溲赤便溏,不饥痰嗽。孟英授杏、朴、橘、半、苏、滑、桑皮、通草、银花、冬瓜皮、芦菔为方。服六剂疟愈肿消,便坚溲畅而善饭矣。

陈载陶令郎夏间患嗽泻愈后,时发微热,寝汗如蒸,医治两月,迄不能退,时犹作嗽,咸以为劳。其世父喆堂逆孟英视之。热甚于颈面,形瘦口干,脉则右大。曰:肺热不清也。养阴之药久服,势必弄假成真,热锢深入而为损怯之证,亟宜澹泊滋味,屏绝补物。以芩、栀、地骨、桑叶、苡仁、枇杷叶、冬瓜皮、梨皮、苇茎为剂。服后热汗递减,至九帖解酱矢赤溲,皆极热而臭,自此热尽退而汗不出矣。惟噫犹不畅,时欲太息,饱则胸下不舒,乃滋腻药所酿之痰未去也。改用沙参、枳实、旋覆、冬瓜子、竹茹、白前、栝蒌、海蛇、橘皮数帖而胸舒嗽断,体健餐加。

张某患四肢发热,久治不痊,食减便溏,汗多形瘦。张孝子谓此证非孟英不能愈。遂往就诊,曰:热厥也,前此必误服补药矣,故脉来甚涩,以芩、栀、连、柏、白薇、通草、地骨、青蒿、丝瓜络为方,十余剂而瘥。

董茂清患疟,脉软脘胀,手紫面黄,便秘溺红,苔腻而渴。孟英曰:暑湿挟秽气阻于募原,用菖、朴、橘、半、杏、滑、芩、翘、蒌、枳、银花,加雪羹,出入为方。服五剂便泻知饥,疟休而愈。

陈诵芬令堂年越古稀,精神素旺,滞下数月,病日以剧。所亲蒋策熏嘱延孟英图之,已粒米不纳,虽啜饮而咽膈阻塞,唇舌皆紫,痰中带血,吐之甚艰,日夜更衣数十次,稀粪挟以赤垢,若欲小溲,必令人重按肛门,始能涓滴而出,热如沸汤,脉则左手弦洪涩数而上溢,右[①]软滑而大,按之无神。孟英曰:此证本滞下,良由七情郁结,木土相乘,医谓高年,辄投温补,酿成危证,药不可为。诵芬云:先生之言是也,家慈因春间叠闻江南之警,心甚皇皇,举家迁避,饮食顿减,夏初旋里,似已稍安,六月间患泻,饮食又减,屡进参、术、熟地、附、桂、炮姜之剂,竟无寸效,惟望鼎力斡旋是幸。孟英曰:上不能纳,下不能分,中气无权,营津两匮,既承下问,姑拟一方,仅许小瘥,不能奏绩也。诵芬从之。服后即思粥食,小溲单行。再求转方,孟英坚不承手。果至季

① 右:原无,据咸丰四年本补。

秋而没。其方乃沙参、冬瓜子、丝瓜络、芦根、紫菀、菖蒲、竹茹、通草、薏仁、枇杷叶、陈仓米，以水露煎服也。顾铁舟赞府[1]，精于医者也。目击其一服而进粥溺行，因叹曰：仙方也。惜遇之不早，命矣夫！

徐仲荣四令弟德生，患感至旬余，忽然大战大汗，而大便兼下瘀血。朱茂才视之，不知战解之义，以为将脱也，率投大剂温补药一服，汗收壮热，杳不知饥，渴饮无眠，舌赤溲少，遂束手。更医谓汗下伤阴，滋填叠进，驯致身难转侧，懒语音低者，又旬余矣。所亲吴爱棠嘱延孟英图之。脉弦数而驶，按其胸下坚且痛，舌绛而根苔黄滞，曰：汗下伤阴固然，惟府犹实也，滋腻曷可投耶？然一病至此，又难攻夺，姑以善药通之。因予小陷胸汤合雪羹，加茹、杏、紫菀、白前、冬瓜子、芦菔和梨汁，服二帖，坚黑之矢果下，仍夹瘀血，身热遂缓，稍进稀糜，改用清养肺胃以充津液。旬日后热净溲澄，知饥安谷，惟舌不生苔，寐即汗出，授大剂滋阴而愈。德生有一婢，年十七矣，陡患腹痛，稍一言动，则痛不可支，举家疑为急痧中恶，多方以图皆不应，飞速孟英往视。见其神色如常，并不吐泻，脉则牢涩，苔则腻黄。曰：此多食酸甘而汛阻也。询之果然。以桃仁、红花、生蒲黄、灵脂、海蛇、香附、延胡、芍药，芦菔汤煎药，吞当归龙荟丸而愈。

许梅生仲郎恬甫，年未冠，仲秋患感，医知其阴虚伏暑也。叠进清卫凉营之法，旬余热退，以为无虑矣。惟六日不更衣，因用生地、麻仁、花粉等药。服后果欲大解，及登圊大泻一次，人即汗晕，急扶上榻，连泻二三十次，满床皆污，尽是黄水，身复发热，肢痉音低，唇焦齿槁，苔色干黄而渴，舌不能伸，目不欲张，速孟英勘之。脉微细欲绝，而呼吸甚促，按其心下坚而且痛。曰：疾不可为也。缘初治失于开泄，胸中痞结而津液不能敷布，尽从下脱，攻补皆难措手矣。翼日果殒。

许兰屿令正素属阴亏，舌常脱液，季秋患脘下疼胀，得食愈甚，映及胁背，宛如针刺，稍合眼则心掣动而惊寤，自按痛处，则涌水苦辣，渴不欲饮，溲少神疲，自疑停食，服楂、曲而益剧。孟英视脉弦软，曰：此停饮[2]也，饮停则液不能上布[3]，故口渴；而饮即水也，内有停水，故不喜饮；其舌上脱液虽属阴虚，亦由饮隔；寐即心掣者，水凌火也；得食痛加者，遏其流也。以苓、泽、橘、半、旋、蛤、连、蛇加生姜衣投之，溲行得睡，惟晚食则脘下犹疼，疼即心热如火，且面赤头痛，腿冷腰痠，必俟脘间食下，则诸恙皆平。孟英曰：此停饮虽蠲而肝火升也，宜参潜养为治矣。改授沙参、苁、归、竹茹、楝、柏、石决明、丝瓜络、姜汁炒栀子，少佐生黄连，服之遂愈。

蔡湘帆年二十岁，体素丰，偶发寒热，翼日尚吃饭出门，自不知为病也。第三日寒热大作，茎缩不能小溲，气喘大汗，眩晕不支，乞孟英往诊，举家仓皇大哭。循其脉缓大而滑，苔色黄腻，脘下拒按。曰：无恐也。予菖、枳、旋、蒌、栀、豉、连、半、茹、蛇，以芦菔汤煎服一剂，大吐痰涎而喘汗平，二剂茎舒溲畅而大解行，越日寒热即减。又两剂疟罢知饥而愈。然李东垣谆谆以内伤类外感为言，而温热暑湿之病，初起极类内伤，往往身未发热而手心先热，或兼眩晕自汗，设泥古法而不辨证，祸可言哉！

叶承恩年五十岁，患发热暮甚，肢厥头疼，呕恶便溏，睡则谵语，不饥不渴，汗出上焦，自觉把握不住。延孟英诊之。脉软涩而不鼓指，右手尤甚，宛似虚寒之证，惟舌本紫，苔虽薄而黄腻口苦，眼鼻时觉出

---

① 赞府：县丞之别称。

② 饮：原作“食”，据咸丰四年本改。

③ 布：原无，据咸丰四年本补。

火，是真阴素亏而热伏于内也。予栀、连、桑、菊、茹、翘、芩、斛、银花、丝瓜络、莲子心出入数剂，热讫皆减，脉亦较和，溲赤而疼，大解色酱，知其伏热下行矣。又数剂，苔始退而知饥，参以养阴而愈。

一劳力人发热，左胁疼，咳嗽碍眠，痰出甚臭，苔黄舌绛，渴饮谵语，便秘溲赤，脉形滑数，乃伏暑证。询其平昔嗜饮，醉后必向左卧，故湿热酿痰，久积于左，非内痈也。以苇茎汤去苡仁，加雪羹、芩、滑、茹、翘、栀、蒌、旋覆、木通等出入三剂，大便行，谵语止，而痰出更多，其臭益甚。仍用前药。又四剂痰始少而不臭，热净能眠，知饥苔退。改授甘凉养液而瘳。

陈芷浔主政患疟，跗肿便溏，痰多食少，时欲呕吐，间有郑声。孟英取其脉微弱而弦，不渴无苔，小溲不赤，乃中虚寒湿为患也。方以六君去甘草，加桂枝、苡仁、白芍、吴萸，投剂即减，半月而愈。

周光远令正，孀居十载，年已五十三岁，汛犹未绝，稍涉劳瘁，甚至如崩。偶患少腹偏左掌大一块作疼，其疼似在皮里膜外，拊之痛甚，越日发热自汗，眩冒谵语，呕渴不饥，耳聋烦躁。孟英循其脉虚软微数，左兼弦细，便溏溲热，舌本不赤，略布黄苔。营分素亏，而有伏热阻于隧络，重药碍投，姑予芩、连、芍、楝、竹茹、桑叶、白薇、通草、橘核、丝瓜络、灯薪，少加朱砂和服。一剂势即减，二剂热退呕止，啜粥神清，第腹犹痛，去桑、芩、灯薪、朱砂，加苁、归、苡、藕，服数帖而起。迫[①]季冬，其君姑七十八岁，患腹痛，痛亦仅在皮膜，仍能纳食，二便无疴，数日后痛及两腰，机关不利，碍于咳嗽，痰出甚艰，而有咸味，夜不能瞑。孟英视曰：肝肾大虚，脉络失养也。以沙参、熟地、归、杞、苁、膝、杜仲、石英、羊霍、络石、薏苡、胡桃等药进之，日以递愈。继用一味桑椹[②]，善后而康。

四舍弟西甫年二十四岁，秋杪患感，至六日神渐昏，延孟英诊之。脉形涩滞，苔垢头疼，气逆汗频，腰疼溲少，脘闷拒按，乃伏暑晚发而本元极亏也。亟与开中，俾有去路，小陷胸加栀、豉、菖、芩、白薇、翘、枳、芦菔汤煎服一剂，脘不拒按，苔亦稍退，汗不达于下部，脉来软而且涩，改授茹、半、芩、栀、橘、翘、知、蛤、花粉、莲子心之剂。三帖脉转弦数，大解未行，谵语不休，夜间热炽，腿凉头晕，浊热上熏也。以芩、蒌、栀、连、茹、翘、元参、白薇、丹皮、海蛇、竹叶投之。乃下坚黑大便，而圊后神晕，苔渐薄而转黑，为去芩、连、蒌、蛇，加犀角、鲜生地、知母、花粉两帖。更衣仍黑，气乃渐平，腿亦渐温，热渴均减，犹不知饥，脉软而虚，苔退未净，乃去犀、翘，加西洋参、麦冬、银花、菖蒲。服三剂，又解黑矢，舌色始津，而寐不安神，汗多心悸，因去知母、花粉、丹皮，加甘草、丹参、茯苓，而地黄用干者。两帖，大解甚畅，胃渐知饥，稍渐[③]稀糜，力不胜啜，脉亦虚大，寐即神驰，乃邪未清而虚毕露也。用西洋参、生地、龙齿、归、芍、芩、甘、连、柏、麦冬、小麦。服五剂，复下酱矢，而右脉尚虚大。又六帖，粪色始正，汗减神安，脉渐柔和，寝食乃适。嗣又食复数次，赖孟英活泼如龙，随机应变，竟以告愈，洵属再生。

四弟妇怀娠临月，西甫起病之次日，即患疟，因弟病日剧，不免忧劳，至第五日孟英视之。脉欲离经，腰疼腹坠，伏暑化疟，将娩之征。以栀、豉、苏、归、芩、连、茹、半、知母、葱白服两帖而产。产后疟来颇减，恶露不行，腹不胀疼，不饥而渴。投栀、滑、薇、茹、泽兰、丹参、通草、桃仁、茺蔚药一

① 迫：逼近也。

② 椹：咸丰四年本作“膏”。

③ 渐：咸丰四年本作“纳”。

剂，恶露即行，而狂言不寐，面红口渴，人皆危之。盖杭谚有云：夫病妻怀孕，铁船过海难逃命。未产先萦忧惧，既娩血去火炎，故昼夜辄以铁船沉海云云。孟英于前方去泽兰、通草，加琥珀、菖蒲、胆星、灯薪，和以童溲投之。一饮神识渐清，再剂即安睡矣。去琥珀、菖、星、桃仁、灯草、茺蔚，加知母、麦冬、甘草、沙参、枇杷叶，冲入藕汁一杯。三服解赤矢而苔退，疟亦减而嗽痰，改用沙参、枇杷叶、冬瓜子、甘、斛、栀、薇、茹、翘两帖。嗽减犹渴而身痛，去栀、薇、枇杷叶，加归、贝、鳖甲。四帖而疟罢，眠食咸安，调养至弥月，即出房矣。

三舍弟拜枫之室，汛后患感。孟英视曰：冬温也，而营分素亏，左腹聚气，肝阳烁液，痰阻枢机。脉数而虚，黄苔满布，腰疼碍于呼吸，口淡不饥不渴，嗽则欲呕，溲热便秘，当变法治之。初授葱、豉、连、楝、栀、薇、延胡、丝瓜络、竹茹，少加苏叶。服二剂解溏矢，苔稍化而身热退，起榻梳髮。复发热，脉尚数，改用南沙参、枇杷叶、橘、斛、栀、薇、芩、翘、芦菔。服二帖，脉数渐退，大解复行，心悸汗多，时或发热，间有谵语，胁痛不饥，苔色根黄，即参养血。以北沙参、归身、石英、丹参、茯苓、黄连、葳蕤、甘草、小麦、红枣核为方。服三帖虚热不作，谵语亦休，大解已坚，夜不成寐，不饥胸痞，痰滞未清也。为去后四味，加竹茹、半夏、盐橘红、姜汁炒栀子。二帖痰果吐，胸渐舒，仍不知饥，神疲不语，脉甚细软，乃去芩、连、栀、半，加石斛、麦冬、冬瓜子、藕，而易沙参以西洋参，用陈仓米汤煎药，和入野蔷薇露。服五帖脉渐起，神亦振。七帖后知饥，而苔花少液，去竹茹、冬瓜子、蔷薇露，加甘草、生地、白蒲桃干。服二帖粥食虽增，耳鸣神惫，复加枸杞，而地黄用熟者，易洋参以高丽参。服后苔净加餐，再加黄芪、杜仲而愈。惟素患带多，仿虎潜法善其后，汛至而康。

五舍弟树廷，时患喘逆，初冬尤甚，稍食甜物，其病即发。孟英察脉迟弱，苔黄垢而不渴，指冷腿痠，乃中虚痰湿内盛也。授参、术、苍[①]、枳、旋、半、薤、朴、杏仁、生姜之剂。服后痰果大吐，气亦渐平，嗣以六君去甘草，加当归、木香调补而痊。

沙沛生鹾尹令堂年五十七岁，体素弱而多怫郁，秋间患疟于诸暨，医治未效。冬初来杭，谢某叠进温补，其势孔亟，寒微热炽，昏谵瘛疭，目不识人，舌绛无液，苔色黄燥，便秘不行，延孟英视之。脉洪滑右甚，左手兼弦，乃痰热深蟠，内风煽动也。予知母、花粉、蒌仁、竹茹各三钱，佐以栀、薇、翘、贝、橘红、莲心。一饮而更衣溲畅，胸次较宽，痰嗽口糜，且知头晕，乃去知母、花粉、蒌、翘，加沙参、苡、斛、麦冬、野蔷薇露。次日疟来甚减，糜退口干，神惫音低，津虚痰滞也。去苡仁、枇杷叶、蔷薇露，加知母、花粉各一钱五分，甘草五分，和入藕汁一杯。服二帖疟至甚微，口干倦卧，脉则右虚左数，用养气充津、蠲痰清热法：西洋参、盐橘红、归、甘、杞、斛、冬、茯、茹、蕤，和入藕汁。服两帖疟休神爽，咽痛唇糜，饥不能餐，余焰[②]内燃也。去杞、斛、甘草，加生地、牛膝。四剂后咽唇皆愈，神惫懒言，仍加杞子、甘草。服二剂胃气渐苏，口犹少液，因涉嗔怒，暮有微热，肤肿欲呕，口干便秘，即去地、冬、蕤、杞、甘、膝，加连、楝、蒺藜、石英、丝瓜络、冬瓜皮。一啜热去呕蠲而腹犹胀。去西洋参、归身、冬瓜皮、石英、黄连，加沙参、旋、芍、延胡、香附、藕。一剂胀消，而口淡便秘，饥不能餐。改用西洋参、木瓜、银花、延胡、蒺藜、苁、归、芍、斛为方。投匕而便行，三啜而肿尽消，始予高丽

① 苍：咸丰四年本作"菖"。

② 焰：原作"陷"，据咸丰四年本改。

参、紫石英、橘、半、归、冬、菖、茹、牡蛎调养。续去菖、半，加杞、地、鳖甲而愈。嗣因登圊跌仆而发寒热，周身骨痛，会阴穴起一瘰甚疼，乃以高丽参、骨碎补、合欢、木瓜、杜仲、丝瓜络、鹿角霜、首乌、鳖甲、杞、柏、归、甘、苡、膝、苁、斛等出入为方，外用葱白杵烂，蜜调傅患处，七日而痊。

沛生令庶母亦在越患疟，来杭后孟英视之。脘闷欲呕，汗多头重，脉来弦数，苔色腻黄。乃余邪逗留，兼挟肝郁。以枳、朴、芩、半、茹、斛、蒌、菖，加苏叶炒黄连投之，痰涎大吐，邪已外越，脘胀口干，寒热复作。乃去朴、半，而加芃、翘。吐犹不止，聚气上冲，渴饮无眠，筋瘛便秘。改用金铃子散合雪羹，加旋、赭、茹、半、姜汁炒栀子、苏叶炒黄连。一饮而呕渴减，气下行。即去金铃子散、旋、赭，加沙参、归、斛。服五剂，各恙皆安，神惫汗多，为用沙参、归、斛、芩、橘、栀、连、茹、藕二帖。又因嗔怒，左胁作胀，苦渴不饥，暮热便秘，于前方加柴、芍、金铃子散。一啜胁胀即舒，惟气冲口苦，饥不能餐，自汗耳鸣，头左筋惕，改授沙参、当归、鳖甲、石英、竹茹、牡蛎、蒺藜、菊花、丝瓜络。服旬余眠食皆适，但暮则火升，口干易汗，去蒺藜、丝瓜络，加黄连、麦冬合甘麦大枣汤。服浃旬，经行腰痛，头震耳鸣，八脉久亏也，调养奇经以善后而康。

沛生令宠平素阴虚肝旺，而腹有聚瘕，时胀时疼，初冬患疟，苔黑口干。孟英脉左弦数而洪，右滑数而溢。初以栀、豉合金铃子散、雪羹，加元参、白薇、竹茹。服四帖，疼胀皆减，疟缓汗多，溲涩口干，饥不能食，气时冲逆。予沙参、归、斛、茹、橘、石英、丝瓜络、蛤壳、藕。二帖后汛行腰痛，口渴少餐，气郁营虚，兼有痰滞也。去蛤壳加旋覆、冬瓜子、花粉。两帖而更衣乃畅，然犹脘闷不饥，汛少且黑，口渴头疼，疟亦未罢，乃去石英、旋覆，加栀、滑、枳实。四剂各恙皆安，疟犹未断，以归、苁、甘、杞、橘、半、蒌、苓、竹茹、花粉，少佐桂枝调其营卫。奈病者因口苦而恶粥食，嗜啖甘酸，病既曲折，邪益留恋。此方服至半月而疟始休，惟宿瘕时痛，肛痔便难，口苦吞酸，神疲寝汗。去苓、桂、甘草、花粉，加鳖甲、乌鲗骨、白芍、延胡、仙灵脾、藕[①]，出入调补而痊。

德清徐子瑞令正，屡次堕胎，复多忧郁，汛行之际，患疟经止，而两耳骤聋，虽对面疾呼，亦不闻也，不饥不渴，不语不眠，便秘遗溺，仰面静卧而已，惟热至则昏谵欲厥。乃父沈悦亭谓其热入血室，拉孟英视之。脉滑数而右大，按之皆虚，两尺尤甚，胸下拒按。曰：此下元虚损，故耳聋若是，即精脱之征，岂可因汛遽止而辄通其血乎？然气郁痰凝，苔色白腻，上焦邪实，补且缓商，先予小陷胸合蠲饮六神汤，加雪羹开痰行气。悦亭韪之，三服便通，胸不拒按，苔化黄色，疟即较轻，改以沙参、归、斛、茹、半、翘、苓、菖、橘、甘、芃。五剂疟止，渐思饮食，二便皆调，两耳仍聋，脉形细弱，乃用大剂培养药善后而愈。

沈南台年三十七岁，初冬在乡收租，将归饱啖羊肉面条，途次即发热头疼，到家招沈某视之，谓其体丰阳气不足，以致伤寒夹食，表散消导之中，佐以姜、附。数帖后，热壮神昏，诸医束手，交八日，所亲许锡卿、吴久山交荐孟英图之。苔色黄腻，口不甚渴，粒米不沾，时时火升，汗躁谵语，溲赤便秘，面晦睛红，呼吸不调，胸前拒按，脉则虚软微带弦滑，不甚鼓指，曰：体气素亏，然脉证太觉悬殊，必因痰阻清阳，故气壅塞而脉更无力也。剂以小陷胸合雪羹，加旋、菖、薤、枳、栀子、胆星。服后痰即吐，脉较起。再服谵语息，三服痰中带出紫血数块，四服热退而汗躁胥蠲，七服苔净胸舒，溲长口渴。

---

① 藕：原无，据咸丰四年本补。

改予甘凉濡润之法，服数帖痰已渐少，舌布新苔而仍不更衣，觉有秽气上冲，亦不知饥。仍予甘凉养胃，佐以兰叶、野蔷薇露降其浊气。数帖后，秽气除，粥食进，但不大解，家人忧之。孟英曰：既无所苦，能食脉和，静俟水到渠成，不可妄行催动也。既而加谷起床，便犹不解，病者停药旬日，计起病已交一月矣。粥嫌不饱，意欲食饭，复请孟英商之。孟英曰：可食也，药则不当停，亟宜培养涵濡俾其转运也。授参、术、归、苁、杞、麻、半、芍，少佐枳壳为方。服十二剂始得畅解坚矢，嗣与峻补善后，寻即复元。续有宣氏妇脉体极虚，患温而胸次痞闷，苔黄垢腻，医皆畏难而退。孟英以轻清肃化之药数剂，苔退胸舒，即能进粥，随予生津养血，又旬日更衣而愈。观此则黄苔宜下之说，须合脉体以为可否也。

曹氏妇孀居而操家政，人极精干，患恙旬余，诸医以为冬温而多药罔瘥，势濒于危，伊亲家[①]孙位申速孟英挽之。面赤耳聋，脉状细软，舌赤无液，粒米不沾，夜不成眠，便溏溲赤，痰咸咳逆，腹胀气冲，龈肿巅疼，音低自汗，口中甚辣，心下如焚，两足不温，时欲发晕。乃肝肾素亏，心阳内亢，原非感证，药误已深，纵是冬温，亦不可妄施柴、葛，况足冷面赤，非浑身发热之比也。既耗其气，更烁其营，阴火潜燃，治宜镇息。方以参、蛎、连、芍、茹、冬、楝、斛、丹参、小麦、龟板、鳖甲，煎吞磁朱丸。一饮胀消，余证不减，去楝、芍、龟板、鳖甲，加龙齿、银花、导赤散。三服晕止便坚，小溲亦畅，略安寝食，再去银花、木通、磁朱丸，加知、柏、红枣、紫石英，而麦冬以朱砂染。两帖火降足和，舌色渐润。又两帖，汗嗽胥减，心下始凉，乃易生地以熟地滋补而瘳。

叶茂栽年三旬余，寒热时形，身振多汗，医从疟治，数日而危，速孟英视之。脉微欲脱，语难出声，舌光无苔，筋惕肉瞤。亟宜救逆合建中汤灌之，覆杯即愈，续服多剂培补而安。

翁某年甫冠，仲冬患感，医与温散药数帖，神悗耳聋，苔黑便泻，胸痞腹胀，溲少妄言。孟英切脉细数而涩，乃暑湿内伏，气郁不宣也。投以犀角、银花、元参、连翘、菖蒲、郁金、黄连药一剂。热退神清，脘不拒按，别恙未减，脉则弦细而数，口转发渴。改用芩、翘、朴、斛、连、楝、银花、通草、兰叶、冬瓜皮为剂。两啜化为间疟，其疟发一次，则苔化一层，胀减一分，粥加一盏。药不更张，凡四发而苔净胀消，脉和溲畅，嗣予调养而康。

潘妪久患痛吐，多药莫痊。孟英视之，脉弦劲而数。曰：口苦而渴乎？大便不畅乎？小溲如沸乎？病者云诚然。第冷气时冲，欲呕不畅，渴喜饮沸，吐沫极酸，总由积寒深重耳。孟英曰：因此谅诸医必用温燥之药矣。须知气冲觉冷者，热极似寒；渴欲饮沸者，饮邪内踞；吐沫作酸者，曲直所化；其病在络，故吐之不易。方以茹、旋、栀、楝、枇杷叶、丝瓜络、木通、生姜衣、海蛇、凫茈、苏叶炒黄连，煎吞当归龙荟丸。一剂知，五剂愈。

张氏妇先于四月间患呕吐，医以为寒，叠进姜、萸之药，致血溢自汗，丐孟英诊之。脉甚滑，按之不绝，舌光无苔。曰：孕也。询其经事，果愆两度。予沙参、枇杷叶、生地、芦根、连、苏、旋、斛之剂而安。仲冬举一男，胎前即患痰嗽，娩后招专科治之，服四物汤增损多剂，而气逆碍眠，嗽则汗出，便溏遗溺，口渴不饥。再乞援于孟英，脉洪大按之虚软。授沙参、石英、黄芪、苡仁、甘草、牡蛎、石斛、茯苓、小麦、红枣、冬虫夏草之方，两帖而汗收安谷，四帖而渴减便坚，旬余遂愈。

朱庆云室，年六十六岁，初发热即舌赤

① 家：原无，据咸丰四年本补。

无津，钱、丁、任、顾诸医胥云：高年液少，津涸堪忧。甘润之方，连投八剂，驯致神悗耳聋，不饮不食，沉沉欲寐，呃忒面红，势已濒危。徐德生嘱其延孟英图之，审其脉弦滑而数，视其舌绛而扪之甚燥，然体丰呼吸不调，呃声亦不畅达，合脉证与体而论之，虽无脘闷拒按之候，确是肝阳内炽，痰阻枢机，液不上承，非津涸也。剂以小陷胸汤加茹、薤、旋、菖、枇杷叶、苏叶。一饮而夜得微汗，身热即退，次日痰嗽大作，舌滑流涎。病家诧曰：奇矣！许多润药求其润而愈燥，何以此剂一投而反津津若是耶？殆仙丹矣？三帖后更衣呃止，痰嗽亦减，渐进稀粥。改用沙参、紫菀、苡、斛、归、茹、麦冬、冬瓜子。服数帖溲畅餐加，而觉肢麻头晕。予参、芪、杞[①]、归、芍、橘、半、熟地、天麻、石英、牛膝、茯苓、桑枝，补虚息风化痰而健。

朱逵士令正，怀妊八月，脘痛便溏，跗肿腰疼，频吐绿水，温补不效。孟英诊之：脉软而弦，舌绛无液，口干少寐，形瘦神疲。木土相乘，阴液大耗，虽宜培养，燥烈禁施。以参、连、归、斛、杜仲、灵脾、冬虫夏草、柏、橘、茹、英为剂。果各恙递安，脘舒泻止，加以熟地，舌渐生津而愈。

黄漱庄司马，素患左目失明，今春右目患障，多药未瘳，延至秋间，孟英视曰：脉甚弦滑，痰火之痾，温补宜停，庶免瞽患。奈司马性喜温补，不以为然，渐至耳亦失聪，冬季再请孟英往诊。右目但能视碗大之字，稍小者不能见矣，耳则虽对面撞钟放炮，胥无闻也，且巅肿而疼，时咳白沫，脉来搏劲不挠，见其案头有顾某所定丸方，用药四十味，皆贵重温补及血肉之品。盖其病在络，不在藏府，故服此如胶似漆之药，仅能锢疾成废，而无性命之虞也。闻辛亥春，许辛泉患类中，诸医佥从虚治。孟英诊脉沉滑而数，且体厚苔黄，亟宜化痰清热。疏方毕，人皆不以为然，惟其子秋芦极佩服云：五年前家父患恐惧多疑，曾屈诊视，方案犹存，若合符节，只因家父性喜温补，前之病根不拔，酿成今日之痾，先生卓见不可及也。奈病者依然不悟，不刈根株，延至壬子夏复中而殒，年未五旬也。并识之以为不究病情，好服温补者鉴。

施瀛洲体丰色白，夏月在绍患泻，医进参、术、桂、附、熟地、四神之类，略无寸效。季冬来杭就诊于孟英。其脉微弱，左手及右尺沉取有弦数之象，眩晕形消，舌色深紫，无苔不渴，纳食腹胀，溲少而赤，泻必肠鸣。中气固虚，理应投补，但不可佐滋腻以滞中枢，而助其溜下之势；又不宜杂燥热以煽风阳，而壮其食气之火。予参、芪、术、苡、升、柴、苓、泽、香连为剂，吞通关丸，乃宣清升降补运兼施之法也。服之良效，浃旬舌淡溲行，胀消晕止，惟大便未实耳，去苓、泽、升、柴、香连、通关丸，加[②]菟丝、木瓜、橘皮、黄柏、石脂、白芍善后而瘳。

两间之事，两两间之理为之。故有一事必有一理，无可假也。王丈孟英之处事，必曰近人情。盖近情，即不远于理矣。丈内行纯笃，人无闲言。其精于医也，孳孳[③]焉以济世为怀，骎骎[④]乎入古人之室。贫而得肆其志，肥遁[⑤]无不利焉。《医案三编》梓成，吾祖既序之，益孙幼蒙期许，今逾壮岁，方愧理未明、情未协，顾犹不以为不肖，命赘数语于后，谨述平昔之得闻于丈者，以志三世至交，不胜钦佩云。世晚庄益孙谨跋。

弟王士俊季杰校字

---

① 杞：原无，据咸丰四年本补。

② 加：原作"如"，据咸丰四年本改。

③ 孳孳：同"孜孜"。努力不懈貌。

④ 骎骎（qīn 侵）：马速行貌。引申为疾速。

⑤ 肥遁：《易经·遁》："上九，肥遁，无不利。"孔颖达疏："子夏传曰：肥，饶裕也，上九最在外极，无应于内，心无疑顾，是遁之最优，故曰肥遁。"后因称退隐为"肥遁"。

归 砚 录

清·王孟英 著

目　录

重刊归砚录序

《归砚录》四卷，乃王君孟英壮游时，偶有闻见所录，渐积成卷。其间议病论证，或表著前徽[①]，或独摅[②]心得，或采前贤未刊医案，或录平时自治验案。如摘评魏氏《名医类案》及《温病条辨》，虽不分体例，然皆能发前人所未发，悟前人所未悟，弗泥于古，弗徇[③]于今，其著论以清，烛理以明，抉摘搜剔，厘然能去其非而存其是，千古流弊，一旦冰释，万世疑窦，一朝道破，奇情妙绪，层见叠出。杨素园有云：苟能勤学，不患无术。研穷久而聪明出，阅历多则机智生。第苦于世医之不读书以祸世，及不善读书以误世也等云。吾谓先生敏而好学，能一思百虑，所以能具此完美之学理，成有清一代医中之伟人。炳章素慕先生学，恨未能遍读其书。如《潜斋丛书》者，前购觅十余年不得见，渴望可谓至矣。民国四年，始见李氏排印之八种，民国六年夏末，得见抄本《归砚录》，是书由南京张君树药手录，赠余友裘君吉生，当时余亦见而过录一部，不期于是年秋，阅市中复购得《潜斋丛书十种》，较李印增《医案三编》《归砚录》两种，余复将抄印二种《归砚录》互相校勘，计校出张抄本讹误三十七字，故仍照木刻本付印。惟张氏抄本驴骡辨下，有树药先生评一条，语多经验阅历，故照增入，冠以“药按”二字，以期识别。余不文，校刊既竣，爰志其得书付印之缘起如此是为序。

中华民国七年三月四明后学曹炳章序于和济药局

---

① 徽：美好。

② 摅（shū 书）：发抒；舒展。

③ 徇（xùn 旬）：曲从。如“徇情”，谓曲从私情之意。

归砚录弁言

吾族系出安化，籍隶盐官，十四世祖迁于海盐之水北，十九世祖复归于原籍之旧仓。乾隆间曾王父遭海溢之患，携吾祖吾父侨居钱塘，嗣为吾父娶于杭，生余昆季六人而殇其三，故虽行四而字孟英。尝忆吾父之归葬曾王父[①]暨大父[②]也，谓先世邱垄所在，意将挈家回籍而未逮。道光纪元，府君[③]遽[④]捐馆舍[⑤]，时余甫[⑥]十四，童昏无知，家无担石[⑦]，储衣食于奔走有年，不获时省祖墓，罪戾实深，而敝庐数椽，地土数亩，亦遂悉为人倲[⑧]，是以先府君之葬，势难归祔[⑨]祖茔，因循多载，吾母命卜地仁和之皋亭山，以为海昌便道，子孙易于祭扫。余敬谨恪遵，先孺人[⑩]弃养[⑪]即合葬焉。迨癸丑春，金陵失守，杭城迁徙者纷如，窃谓吾侪藉砚田以糊其口，家无长物，辛丑之警，有老母在，尚不作避地计，况今日乎？第省会食物皆昂，既非寒士之所宜[⑫]居，而婚嫁从华，向平之愿，亦不易了，倘风鹤[⑬]稍平，可不继志以归籍耶？余虽未有子，而女已多，从子亦数辈，必乘其年尚幼稚，俾乡居以习于俭约，斯谓遗之以安。然族已久疏，怅难如愿。先是有嘉兴谢君再华者，端人也，家于杭之保佑[⑭]坊，以白手致小康。甲辰春，余谓其地将有郁攸灾，嘱其移居，从之，及秋而不幸余言偶中，谢以获免，感于心至是，曲为余筹之，久之，引一人来曰：此管君芝山也，与我为垂髫交，醇谨朴诚，一乡称之，世居海昌北乡之渟溪，地既幽僻，俗亦淳良，小有市廛，颇堪栖隐，距海较远，水患无虞，子欲归故乡，盍[⑮]与结邻乎？余闻之慰甚，遂与订交，既

---

① 曾王父：祖父的父亲。

② 大父：祖父。

③ 府君：旧时子孙对其先世的敬称。这里指父亲。

④ 遽（jù 据）：急；骤然。

⑤ 捐馆舍：旧时对死亡的讳辞。

⑥ 甫：方；才；始。

⑦ 担石：《通雅·算数》：“《汉书》一石为石，再石为担，言人担之也。”常用来形容米粟为数不多。

⑧ 倲：买也。

⑨ 祔（fù 付）：合葬。

⑩ 孺人：宋代用为通直郎以上之母或妻的封号，明清则为七品官母或妻的封号。旧时也通用为妇人的尊称。这里指母亲。

⑪ 弃养：父母去世的婉称。子女奉养父母，父母去世则不能奉养，故称“弃养”。

⑫ 宜：归砚草堂本此下有“久”字。

⑬ 风鹤：风声鹤泪之缩句。指战争所造成的惊慌、恐惧。

⑭ 保佑：归砚草堂本作“宝祐”。

⑮ 盍（hé）：何不。

而偕弟季杰，挐[①]舟往访。至其地，如渔人之入桃源，且有朱姓旷宅，愿我赁，心益喜，返杭告庙而卜之，吉。季杰复谋诸赵君笛楼，得壬占[②]曰利，久居宜子孙，而会垣僦[③]居之屋，适易主，爰诹吉[④]携眷往家焉，时咸丰五年乙卯冬十月中浣[⑤]三日也。迴思先府君以四十九岁弃诸孤，余昨岁之病，几如汤睢阳与父同寿，清康熙间汤文正公斌，河南人，古睢阳郡，与父同寿。然而一事无成，虚延人世，霜侵两鬓，余年几何，赖良友启余，得以勉承遗志，谢君之德，曷[⑥]敢以忘，而机缘相凑，殆亦先人之灵有以默相欤？设谓无田可归，必待买山有资，则岁不我与，赍[⑦]此志而弗能偿者，举目皆是也。余窃悲之，乃余自失怙[⑧]后，即携一砚以泛于江，浮于海，荏苒[⑨]三十余年，仅载一砚归籍，人皆患[⑩]之，而余载砚时游，亦足以行吾之痴而乐吾余年，他非所知也。游时偶有所录，渐积成卷，题曰《归砚》，盖虽以砚游，而游为归之计，归乃游之本也。因识其归之所以于简端以为序，并示我后人。

咸丰丁巳冬十一月下浣安化后人南渡第二十七世半痴王士雄书于吴门归棹

---

① 挐（ráo饶）：通“桡”，船桨。
② 壬占：壬，指六壬，术数的一种；占，指占卜。迷信者用以占吉凶祸福。
③ 僦（jiù就）：租赁。
④ 诹（zōu邹）吉：选择吉日。
⑤ 浣：唐代制度，官吏每十天休息洗沐一次，后因称每月上、中、下旬为上、中、下浣。
⑥ 曷（hé）：岂；难道。
⑦ 赍（jī）：带着；抱着。如“赍志”，谓怀抱大志。
⑧ 失怙（hù户）：怙，父之异称。父曰怙，母曰恃。又父母通谓之怙。失怙，乃丧父之谓。
⑨ 荏（rěn忍）苒（rǎn染）：时光渐渐过去。
⑩ 患：忧虑。

归砚录序

盖闻天定胜人，人定亦能胜天，医相皆能挽造化之权，故先哲有不为良相则为良医之语也。迨世风日下，医道日衰，良者罕见矣。王公孟英，博雅君子也。储八斗之才，富五车之学，而尤长于医，疗疾之神，人莫能测，著有《医学丛书十六种》，阐明至理，井井指陈。其医案十四卷，治法益昭，发前人之未发，悟前人所未悟，上追《灵》、《素》，下纂诸家，抉其奥以显其幽，存其纯而纠其缪，道明世俗之风，说尽暗昧之弊，分混淆，别邪异，千古流弊，一旦而消，万世蔽蒙，一朝而破，功盖前贤，学垂后世，证无巨细，恻隐常存，卓识敦[1]行，诚人所不能及也。往岁归隐海昌，惜兰女辈未能负笈[2]以从，而钦佩之心不能自已。兹先生草《归砚录》以明志，因不揣谫陋，而为之序。

时丙辰三月中浣仁和彭兰媛敬撰

① 敦：厚也。

② 负笈：笈，书籍。谓出外求学。

题《归砚录》[①]

挥手湖山意洒然，卜居林野爱幽偏。济时有道同良相，涉世无讥是散仙。重庆渊源宏旧绪，存仁著述富新编。相逢路较前时近，渟溪至余乡仅一舍耳。易棹王猷雪夜船。春初先生两过余里皆大雪。

丙辰春仲秀水愚弟曹大经海槎

喜从桑梓话樵渔，境僻溪环好结庐。非有闲情耽水石，每寻佳趣到琴书。折肱道契孙思邈，苦口言符陆敬舆。不尽忧时怀古意，且开小圃灌春疏。

仁心古谊继忠州，千顷波涛一叶舟。远道有求诊者，先生每乘小艇夜行。书可活人常小试，才堪医国切先忧。艾溪老宿牵离绪，赵菊斋先生隐居寿昌。秀水耆英慨旧游。庄芝阶先生甫即世。惆怅生平师友谊，灵根天爵要交修。

世态模棱静里参，有时扪虱纵清谈。灵兰独悟能砭俗，甘蔗旁生祝梦男。把卷闲宜窗卧北，著书名若斗垂南。会当一遂缁衣好，一棹双桥益访三。

几岁疮痍未息兵，桃源小隐谢浮名。高文纵笔千言当[②]，妙语挥犀四座倾。世外神仙留橘井，山中风味足莼羹。一编自有千秋业，不独归来砚可耕。

丁巳长夏宜春晚生袁凤桐敬民

回溯神交两载余，获亲光霁快何如！名山著述穷元奥，济世襟期藉发摅。妻子一廛甘小隐，丹黄四壁爱吾庐。新编借富[③] 规时意，许我先窥未见书。

戊午仲夏同邑教弟周在思[④] 二郊

---

① 题《归砚录》：以下诗文与医理关系不大，故文中辞句之意省略不注。

② 当：归砚草堂本作“富”。

③ 富：归砚草堂本作“寓”。

④ 思：归砚草堂本作“恩”。

曲水回环一碧流，渟溪地僻乐清幽。居非近市耽歌啸，家有藏书供校雠。良相救时同妙手，奇方获解豁双眸。先生此道肱三折，苦口言如药石投。

高旷襟期志气恬，不贪为宝励鸡廉。先生视病不受贫者之酬。功深著作琳琊富，学究岐黄岁月淹。种杏成林追董奉，抚松归隐似陶潜。残躯一再叨仁术，黍谷回春勿药占。素病虚弱，屡邀诊治，渐次痊可。

戊午新秋归安女史章华征

生不为相当为医，一扫寰宇之疮痍。吸水直须穷上池，洞烛癥结如燃犀。真宰上诉阊阖披，乃许司命侔神祇。我观毒药供医师，十失三四犹次之。食不制兮事不稽，无怪使我生狐疑。吁嗟乎！富贵溺心鼎炉欹，功利夺人龙虎飞。群魔欹正艰且危，乾坤不交坎离睽。世事如云类若斯，灵丹一粒珍刀圭。王君抱砚归渟溪，布衣蔬食甘掩扉。著书索隐探渊微，世人未见惊新奇。天鸡䚬[①]旦醒梦迷，名山一席传者谁？

己未春仲仁和赵梦龄菊斋氏

先生自是人中龙，二十八宿罗心胸。岐黄术欲追上古，卢医扁鹊将无同。偶然著作归砚编，阐扬至理开蚕丛。笑他世上争名客，蕉鹿𫐓华驹过隙。恬淡真如张季鹰，逍遥直似陶彭泽。转瞬沧桑事可悲，吴山看遍劫灰飞。申屠卓识先归隐，早向渟溪掩竹扉。辋川庄好春风静，扁舟似入桃源境。屋后时闻疑乃声，门前且看桑榆景。避乱重来访旧游，依然把酒话田畴。当年曾起膏肓疾，回首而今已十秋。受恩深愧酬无力，坎壈愁常泪沾臆。往事凄凉不忍谈，故园今已生荆棘。何日三吴息战争，与君相约结比邻。砚田同作归耕计，对榻西窗论道经。

庚申孟夏仁和世侄胡耀曾荣甫

渟溪深处结茅庐，遍地疮痍孰疗除。惟此石交堪与共，归来且著活人书。遁世逍遥寄睡乡，先生近号睡乡散人。回春妙手擅岐黄。编成小录千秋业，重庆遗书合瓣香。令曾祖有《重庆堂随笔》刊行于世。把卷蓬窗动旅怀，申江一棹与君偕。时同赴上海。思归已是无家客，凄绝当年赐砚斋。先文节公曾蒙宣庙赐砚，因以名斋。

同治元年仲夏钱塘后学戴穗孙

① 䚬（jào 叫）：大声叫。

自　序

是书镌于杭，托徐君亚枝校雠[①]，庚申春刻甫竣，而杭垣失守，迨援兵来，贼遁去，杭人虑其复至，率迁避，承胡子荣甫，挈版畀[②]余，顾僻乡无攻木之工，迄未修校。辛酉秋，海昌日蹙[③]，余携以栖于濮院，改字梦隐。迨季冬杭垣复陷，海昌亦溃，余不能归，今夏更携以至沪。有元和金君簠斋者，读余书有年，亦窜难在此。适霍乱大行，市医罔措，簠斋遍搜坊间《霍乱论》，大声疾呼以告人曰：指南在是，毋走歧途。因而救全者不少。且尝于乙巳年，辑《转筋证治》一书于姑苏，书中多采刍荛[④]，惜板已毁，余亦未之知也。簠斋嗣与仁和周鹤庭茂才[⑤]同寓，始知余在沪，六月十九日，遂来订交，善气迎人，使我如坐春风中，序齿长余两岁，乃殷殷然必欲执贽[⑥]门下，余何敢当，而谦光下济，益可见其虚心好学之不可及矣。既而余有瀛洲之游，爰以此版托其修校，比返申业已蒇事[⑦]，余方快遇心交于萍寄之时，将出诸稿以质正之，并欲重订《霍乱论》，以补前刻之未备。讵[⑧]八月二十八一夜，陡患霍乱，诘朝[⑨]吴县华君丽云，速余往视，已形脉两脱，音嗄汗淋，亟投参苓，莫从挽救。呜呼！余不觉涕下之如雨也。回忆亚枝于申春闭城后，溘然而逝，荣甫于酉冬，城陷后未闻下落，赠言诸君，如海槎、兰[⑩]斋、二郊，并归道山，敬民孑身窜难来申，于六月十七日，哭母身亡，年甫三十一，尤可伤也。彭、章两闺秀，亦已化去，是书之成，皆不及见。而余曩[⑪]刻医书十种，版尚在杭，谅化劫灰，梦境如斯，能无感慨？且知已零落殆尽，更何从而析疑问难哉！因泚笔[⑫]以识余痛。

同治元年八月[⑬]梦隐又书于上海之随息居

---

① 雠（chóu）：校对

② 畀（bì币）：给予；付予。

③ 蹙（cù促）：迫促。

④ 刍荛：割草打柴的人。后多用以指草野鄙陋的人。

⑤ 茂才：即“秀才”。

⑥ 贽（zhì至）：旧时初次求见人时所送的礼物。亦专指送给老师的礼物、学费等。

⑦ 蒇（chǎn产）事：蒇，完成。指事情已经办完、办好。

⑧ 讵：岂。

⑨ 诘朝：早晨。

⑩ 兰：归砚草堂本作“菊”。

⑪ 曩（nǎng）：以往；从前。

⑫ 泚（cǐ此）笔：谓以笔蘸墨，犹蘸墨。

⑬ 月：归砚草堂本此下有“之晦”二字。

归砚录卷一

海昌　王士雄孟英著

窃思人赖饮食以生，而饮食之烹饪，必藉于水，水之于人，顾[①]不重欤？夫水以动为性，以润下为德，故水无不流，流则不腐，所谓“合千派而不竭，纳众流而不污”者也。惟杭、嘉、湖、苏、常数郡之水，独异于他处，以地势坦夷，水极平衍，自古称为泽国，而支河万派，浜汊繁多，其大河之水既已平流，则浜汊之间竟如止水。居其所者，饮于斯，食于斯，濯粪秽于斯。若暑月旱年，则热毒蕴蓄，为害尤烈。考鄱阳章氏《饮食辨》云：止水藏垢纳污，饮之主多病。故此处居人，每患三疟，辄延绵不易愈，而患痈疡脚气者为尤多，始信章氏之言为不诬也。欲康济斯民者，当以凿井为急务焉。奈水乡之人，以河汲既便，遂相沿成习，而不察其弊，故罕知凿井之利。苟知疡、疟、脚气之甚于他处，而识其病源之在水，则救弊之策，曷[②]可缓乎？况“凿井而饮”，古之训也，且可备旱。或曰吾乡为荷叶地，不宜于井。噫！是何言欤？所谓荷叶地者，以四面环水，形如荷叶也。凡属水乡，大都若是，不独吾乡尔也。至水乡凿井，及泉甚易，工省价廉，又何乐而不为耶？且闻每有湮塞之井，可见前人具有卓识，而后人废置为可叹也。若能随处掘浚，较凿尤易，惟宜冬令为之，夏令地中冷，恐不能深入也。井口宜小，庶免堕溺之虞。但囿于习者，难与谋始，敢望大雅君子，仁心为质，广为传说，身先开凿，俾人人共饮清泉，而免疾病，则井养不穷，同享王明之福，其阴德曷可量哉！士雄尝以泰西凿井法，附刊先曾祖《随笔》中。乙卯冬，挈眷回籍，居于渟溪，复为此说，以贻同志，奈为众议所格。丙辰夏秋亢旱，赤地千里，余复怂恿浚河，又格不行，而日汲几断，幸张君雪沂，有方塘半亩，颇极渊深，农人欲购以戽[③]田，张曰：吾将以此济一乡之饮者。竟不售。余家亦赖之，饮水思源，因撰楹帖一联以赠云：我泽如春，仁言利溥[④]，上善若水，世德流长。其时余尝遵陆游禾，一路乡民，咸忧渴死，石水贵至百钱，大户水费日以千计，无井故耳。有心有力者，不可境过辄忘也。

章杏云先生《饮食辨》云：凡米新者，香甘汁浓，养人为胜。试观作饧作酒，新者之力较厚，稍久则渐薄，岂非陈不及新之明验乎？本草言陈者良，是为病者言也。以新者力厚，恐贻食后[⑤]之患耳。又极言炒米之弊，余皆韪之。盖米愈陈则愈劣，纳稼之时，但宜藏谷，随时碾食，则香味不减而滑。乃嘉兴等处，不谙

① 顾：犹岂也。

② 曷（hé）：岂；难道。

③ 戽（hù）：汲水灌田，其器名戽斗。

④ 溥（pǔ谱）：广大。

⑤ 后：归砚草堂本作“复”。

藏谷之法，刈[①]获之后，即春而入囤，用糠蒸罨数月，米色变红，如陈仓之粟，名曰冬春米，取其经久不蛀，宋人赞其不蠹不腐，而不知其已无生气，故不蛀也。亦杜远方贩运，以惯食此米者，不出二百里之外也。志乘未载，不知何人作俑，而土人习之，翻以白米[②]味淡而不香，何异醉人视醒人为醉之颠倒耶？然米经蒸变，不但色香味全失，而汁枯性涩，是去其精华，徒存糟粕也。故煮粥不稠，造饧、酿酒皆不成，与炒米相去一间耳。余偶食之，即腹胀便闭，必啜淖糜粥数日以濡之，始愈。此与武彝人蒸茶为红者，同一矫揉造作[③]。今奸商更有造发急冬春之法，旬余即成，随时可作，米极易败，尤不宜人。红茶亦各处效尤，遍行宇内，嗜痂者众。二者之弊，殆不可革，然知味者固自有人也。又按钱塘龙井茶，甲于天下，迩年土人以秋采者造为红茶，颇获厚利，故圣人有鲜能知味之叹。凡艺茶亦须肥壅，昔人谓专藉雨露[④]以滋培，不待人力之灌溉者，皆未经目击之谈也。

茶能清神醒睡，止渴除烦，有解风热、凉肝胆、吐风痰、利头目、去油垢、肃肺胃之功。口不渴者，可以勿饮。红茶既经蒸罨，失其清涤之性，更易停饮，昔人诗之者，未免过当，毁之者，殊失其中。章杏翁至谓为灾星厄运之媒，亦矫枉而失实也。惟论姜茶治痢之弊，为发前人所未发。其辨云：杨氏立此方，谓东坡治文潞公有效。夫苏、文二公，诚名士，诚贵人，服药治病，不论资格。苟药饵不当，恐二竖无知，非势力所能压也。医书所列诸方，尝有某帝王、某卿相试验之说，皆是游方术士虚张声势，哄骗乡愚之法，可鄙可笑！且潞公偶然患病，偶然服药，正史既所不书，稗官亦复未载，后世之医，何自而知？乃杨氏言之，李氏信之，尤为不值一笑。即使果有其事，所患必是寒痢，治而愈者，得力于姜也。设为热痢，而欲藉茶之凉制姜之热[⑤]，岂非梦梦！乃今之愚俗，虽目不识丁者，无不知姜茶为治痢之方。迨至百用而百误，而犹圭臬[⑥]奉之，抑不思至此乎？愚谓产后之生化汤，亦同此弊。惟洄溪有产后禁姜之论，且曰暑证忌姜，虽与芩、连同用，亦有大害，正与章辨暗合。彼诗文字画，俗眼不辨妍媸[⑦]，专尚纱帽，已属鄙陋，医药亦然，岂不更可哀哉！杏翁以谈笑而出之，其慨世深矣。

章氏云：《论语》记圣人饮食，不曰必以姜食，亦不曰无姜不食，而曰不撤姜食。撤字从手，检而去之也。盖指圣人作客而言。凡作客者，于主人所设，各随其便，不宜当食讲究烹调。《曲礼》曰：毋絮[⑧]羹，毋歠醢[⑨]。絮羹、歠醢是临时加入调和，撤姜是临食时检出[⑩]调和，皆非作客之礼。姜虽有害，少食亦自不妨，调和之内，业已有姜，圣人必不于食时令其检去，但不多食而已。然则此句当连下句成文，始为通贯，乃竟讲作无姜不食，其误不始于宋儒，汉晋人已有"通神明、去秽恶"之说，汉人则本于《神农本草经》。秽恶作臭恶言，能去食物中腥恶之

① 刈（yì）：割。如刈草；刈麦。
② 米：归砚草堂本此下有"为"字。
③ 矫揉造作：矫，使曲的弯直；揉，使直的变曲。引申为故意做作。矫揉造作，即此意也。
④ 雨露：归砚草堂本作"云雾"。
⑤ 热：原作"势"，据归砚草堂本改。
⑥ 圭臬：圭，测日影器；臬，射箭的标的。合指事物的准则。
⑦ 妍（yán 言）媸（chī 痴）：美好与丑陋。
⑧ 絮（qù）：调拌。"毋絮羹"。孔颖达疏："絮，谓就食器中调和盐梅也。"
⑨ 歠（chuò 缀）醢（hǎi 海）：歠，饮也；醢，用鱼、肉制成的酱。谓饮肉酱也。
⑩ 出：归砚草堂本作"去"。

臭也；而通神明殊不可解。神明指人身何物？盖此书虽传自上古，其中为后人附益处甚多，须善读也。《朱子语录》亦云：秋姜夭人天年。是亦明知其非佳物矣。夫偏于辛而无回味，即偏于热而无回性也。食之断不宜多，断不可久。入药亦止能散寒，苟无寒邪而误用之，则营血受伤，津液被劫，外感变而为内伤矣。虽有良药，无从解救，慎之！愚谓神明似指心脏而言，以心藏神，或为阴邪所侵，寒痰所蔽，则神为之蒙，而君主不明矣。并可灌以姜汁者，阴寒之病，藉辛以通之而神明自复也。因《论语集注》而误信，以致大病者，余有治吴永言、徐乐亭两案可参。《檀弓》有云：丧有疾，食肉饮酒，必有草木之滋焉，以为姜桂之谓也。姜非古人日用之品，此说足以为证。二郊附注。

又云：感冒客邪，如系风寒，温散故所当用，倘为温热初起，即宜清解。俗人不知，妄以胡[1]椒辣枚子即食茱萸，古人重九所佩者，俗名辣椒、辣茄、辣虎。之类肆啖，以为发散。不知此类止能温中，不能散表，数十年中，屡见食此过多，一、二日即死者。未死时必唇焦舌黑，津液全无，此《灵枢》所谓阴竭也。阴竭者，血死也。又必昏昏无知，此元化所谓胃烂也。死后必遍身青紫，与中砒毒无殊。凡误死于热药者，皆然也。更可恶者，俗传胡椒炒鸡，可以调经种子，岂不调、不孕，尽属血寒？即使果寒，温暖血室，鸡已足矣，何必助之以椒，遂致血枯经绝，即俗云干血痨是也；或崩漏、吐衄，即血热妄行也。无病求病，不死求死，良可悯也。愚谓俗传调经种子等方，大抵皆温热之品，世人不察体气病情，一概恣服，阴虚者必成干血痨，血热者必致妄行。章氏之言，允为名论。又凡妇女月信有妨于事，欲其暂缓者，先期以胡椒数粒，欲缓几日，则用几粒。冷水逐粒吞下，汛即缓行，别无他患。盖月事将行，冷水能凝遏，使之不行，而胡椒极热，囫囵吞下，则性不遽发，数日之后，椒性作而冷气消，其汛始行也。逐粒吞者，一口冷水可缓汛期一日，而一粒胡椒能消一口冷水。观严寒时，以胡椒水研墨，则砚不冰，则其性热伤营可见矣。故孕妇食之堕胎，而阴虚内热之人，一切辛烈之物，皆当屏绝，举此可例其余也。

亚片烟之害，夫人知之，而吸之者率不肯戒，余窃怪之。故人张孝子养之谓余曰：吾尝闻诸吸者云，凡吸此烟，乐不可支，畅美达于骨髓，贤于房事远矣。故可以移酒色之荒，而沉迷于此，虽至死不忍弃，曷云戒乎？余闻之未能深信。既而杨大尹素园以《饮食辨》寄赠，其烟叶条下，附载亚片，亦有此烟一吸，其乐逾于登仙，虽死不悔之说，信者其为淫药矣。又云吸此烟者，初则壮健非常，至[2]数年渐渐黧瘦，不久髓竭精枯而死。始因坐拥厚赀，身本无病，而求快乐，讵知乃以求死。更有富贵之家，有病不肯袪邪，惟喜立斋、景岳之言，乐于补塞，岂知其害较克伐尤烈。其死乃在一朝半日，或旬月之间。较之吸亚片烟，为尤惨也。愚按吸入肾主之，又必卧而吸，卧则其[3]气归于肾，故初吸大能鼓舞肾气，令人不倦，久之则精华发越渐尽，遂致形枯神槁。李维镛谓其专伤肺气，甚属不然。始则富贵人吸之，不过自速其败亡；继则贫贱亦吸之，因而失业破家者众，而盗贼遍地矣。故余目之为妖烟也。亦有因衰病而误堕其中者，以其吸之入口，直行清道，顷刻而

---

① 胡：原作“故”，据归砚草堂本改。

② 至：归砚草堂本作“三”。

③ 其：归砚草堂本无此字。

遍一身，壅者能宣，郁者能舒，陷者能举，脱者能收，凡他药所不能治之病，间有一吸而暂效者，人不知其为劫剂，遂诧以为神丹，而因病吸此，尤易成瘾，迨瘾既成，脏气已与相习，其后旧疾复作，必较前更剧，而烟亦不能奏效矣。欲罢不能，噬脐[①]莫及，乃致速死。余见亦多，敢告世人，毋蹈覆辙。章氏以立斋、景岳之法，谓较亚片尤惨。吾乡前辈陈乾初先生以堪舆[②]为异端之尤，谓地师之罪，浮于佛老，皆救世之药石也。读者切勿视为愤嫉，庶可供挽颓风。陈氏葬书，蒋君寅昉梓以行世，余谓此古今第一部葬书，最有功于天下后世者也。

泰西玛高温云：麦教师谓亚片之进中华，创自葡萄牙人[③]。乾隆三十一年以前进口者，岁不过二百箱；至三十一年，有一千箱；三十七年，英吉利人始运亚片自天竺至中华；四十三年，英人复自天竺运来二千八百箱，但未尽卖，后即运至别处去矣。此时亚片交易尚未繁盛。至嘉庆二年，始有四千一百七十二箱进口，而交易从此渐大。以后每年加损不一。道光元年，有五千五百七十六箱进口；十年，有一万七千四百五十六箱进口；自十年至二十年，每年加多。于二十年间，有三万四千六百三十一箱进口。迨今咸丰五年，则尤多矣，有六万五千三百五十四箱进口。其价大土每箱计洋四百二十一元，小土每箱三百六十元，则今岁亚片进口，中华费银统计四百七十八兆六百十六千四百元。每箱斤两若干，较平算之，如每人吸一钱，则华人食此物者，不下二百万余人。噫，亚片进口逐渐加多，其害愈炽愈盛，伊于胡底！嘉庆二年至今六十载，进口之数若是之广，有心人闻之，有不为之痛哭流涕者耶？然此止就外国亚片进口而论，更可痛者，云、贵二省及浙之温、台等处，亦广种此物，将沃土之田，可以种谷养人者，反种此以毒人。合中华所产而计之，则吸此者，当不止二百万余人矣。愚谓中华甘此鸩毒[④]，而外邦为之痛哭，洵从来未有之忠告，敢不亟为手录。又按徐松龛中丞云：天竺自六朝后皆称印度，今五印度为英吉利所辖，进口货物，近以亚片为主，宇宙浮孽之气，乃独钟于佛国，何其怪也！

沃土良田，原以种谷养人，今酿酒之米，种者愈增，而养人之谷，种者愈减，此举世所未觉也。余足迹所及虽不广，而到处咨询，凡蕞尔[⑤]一邑，岁费造酒之米，必以万石计，无怪乎米价之日昂也。《先忧集》列税酒为救荒要务，诚为名论。按朱四辅云：世儒言及生财，辄以聚敛目之。但他物可以不税，酒不可不税。盐有税而盐贵，民不能以淡食，盐贵则艰于食矣；布有税而布贵，民不能终岁不着[⑥]衣，布贵则艰于衣矣。衣之于民必不可少，而且税之；酒之于民可多可少，而何不税之也？况彼煮海为盐，绩麻为布，采天生之物而为百货，皆化无用以为有用；而酒则糜费五谷以成糟粕，化有用以为无用也。就货物论之，而酒断当税矣。商贾作客，携[⑦]千百两之本，以涉百千里之道途，有风波之恐，有盗贼之忧，而其利不能十一；酒户卖酒，则坐拥厚[⑧]资，优游庭户，而其利且数倍也。就商而论，而酒益当税矣。如以税酒为聚敛之事，则

---

① 噬脐：比喻后悔莫及。

② 堪舆：即“风水”，迷信术数的一种。指住宅基地或坟地的形势，也指相宅、相墓之法。

③ 人：归砚草堂本此下注有“即西洋国”四字。

④ 鸩（zhèn 震）毒：毒药；毒酒。

⑤ 蕞尔：小貌。

⑥ 着：归砚草堂本作“制”。

⑦ 携：归砚草堂本此下有“数”字。

⑧ 厚：归砚草堂本作“高”。

夫理财非大学之务乎？请更辨之：凡民日食不过一升，而寻常之量辄饮斗酒，故一人之饮，足供数人之食。至于盛肴馔、多朋侣，其费又不可胜计也。酒之为物，勤俭多妨，是故税酒可以使民富。贞节之人以酒乱性，力学之人以酒废业，盗贼之徒以酒结夥，刚暴之徒以酒行凶，凡世间败德损行之事，无不由于酒者。此《书》之所以作《酒诰》，汉初所以三人群饮，罚金四两也。酒之为物，志气两昏，是故税酒可以兴民教。富之教之，诚经国利民之善术，而安得谓小人之蠹政也哉？宋赵开称为善理财，其领四川财赋也，言蜀民已困，惟榷酤尚有盈余，遂大变酒法，四路岁课增至六百九十余万。宋儒胡致堂，称为通达事理，其论禁酒之事也，曰知治体者，欲罢官榷酒，使民自为之，而量取其利，虽未尽合古法，亦裕民去奢之渐也。其他名臣如范、韩、司马，名儒如朱文公、真西山等，论列政务，俱极详悉，而从未言酒税之非，亦足以见其为济时之要务矣。又陈漱六先生云：税酒之法，当行于平时；禁酒之令，当行于凶年。储一邑酒税之所入，即为一邑凶年之赈。必平时之税常令有余，而后凶年之赈无忧不足。安不忘危，以羡补不足之道也。税酒宜在城市、集镇，不宜在村落。村落之酒，米少水多，田家力作者流，聊以滋气血而和筋脉，非以沉湎也。一人不能耗米数石[①]，一肆日卖不过数斗，税之则损贫人，且以病酒家矣。市廛既税酒，则宜禁私酿，不禁则酒家之人利少，而税不能取盈；村落则止禁醇酒，以毋令分市权也。造烧酒则最耗谷麦，凶年此当首禁。

章氏云：《诗》八谷禾、麻、菽、麦，后人以脂麻当之。夫脂麻本名胡麻，来自大宛，汉时始入中国，仅可榨油及作饼饵，不堪为饭，安得三代时即列于八谷？古人救饥用火麻，即《本经》之大麻，其为八谷之麻无疑。至医书、本草所载香油，皆谓脂麻油，俗以芸薹油为香油，大谬。愚按：所辨皆是。若云芸薹油能使女人不孕，虽见于古书，然世人以之为烹饪常食之物者广矣，其可尽信乎？惟肴馔所需，各有所宜耳。至论其性，则榄仁油、猪油最良，茶油、麻油、豆油次之，芸薹油为下，其余等诸自郐[②]。凡麻、菜诸油皆香，而方言不同，或以麻油为香油，或以菜油为香油，习俗难移，用者贵审其宜。若笔之于书，必明言何油，庶免疑误。至乌桕子壳内之仁榨油，名青油，虽香而有毒，燃灯煤重，鼠亦不食，夏月合苏油、黄蜡造烛，不堪重按，而[③]晒反坚，世人又往往与他油之久窨无脚名清油者相混。须知此曰青油者，所以别于壳外白皮之名白油也。白油色白如蜡，造烛最良，又名桕油、皮油。若皮与仁同榨者，曰绿油，造烛不佳，性冷利。凡疮药中用青油、白油，皆取其杀虫。并不可食，误食之必吐利。章氏谓为大热可食者，误也。桕烛以石灰收之，可久藏不坏。

《南中纪闻》云：茶油树叶四季常青，每于八九月间开花，色白而香，昼舒夜敛，结实凡十余月，直至次年六月，方采掇榨油，足备周岁之气，以故色味清和不滑，此食品中最宜脾胃者也。愚按衢、严亦有用[④]其渣者[⑤]，可以浣衣去垢，故闺阁中以此油加香料蒸熟泽髮，则发黑而不腻脂，盖诸油惟此最清也。

《饮食辨》云：咸能补肾，故有坚筋

---

① 石：归砚草堂本作“合”。

② 自郐：语出《左传·襄二十九》：“自郐以下”，意指从什么以下就不值得一谈。

③ 而：归砚草堂本此下有“日”字。

④ 用：原缺，据归砚草堂本补。

⑤ 者：原缺，据归砚草堂本补。

骨、令人壮健之功。观牛马食盐则肥健，橐驼嗜咸故多力，饲艾豭[①]以盐则善交，则补肾之说信矣。凡血证、水证、消渴、喘嗽之外，皆不必申食盐之禁。愚按焚修之人食淡者，正虑肾得补而欲易动也。

又云：《月令》仲夏令民毋刈蓝以染。郑氏以为恐伤生养之气。夫生养之气，万物所共，何刈他草不禁，独禁蓝乎？至于字从监，或六书谐声之理，郑氏解为监禁，亦属牵强。盖蓝主解百种恶药毒，制百种恶虫毒，退一切大热，行一切败血。是以先王之世禁之者，以时当仲夏，炎熇正盛，毒虫正多，意在留此有用之物，以救民疾。观“以染”二字，可见言不当为染色之小用也。愚谓此辨诚前人之所未及，益见先王仁民之政之无微不至也。

又荷叶条下云：东垣诸方，不论温、凉、补、泻，必用升、柴、苍、葛等升散之药数味，乃至治天行疙瘩大头证，亦用升、苍、荷叶三味为清震汤，名其病曰雷头风。升麻、荷叶助其上盛之阳邪，苍术燥其垂竭之阴液，背道离经，至此而极。后世无目之人，犹亟称之，岂不悲哉！此证之来，其气最恶，死最速。回忆生平阅历，惟以退热、消风、解毒为主者，则十全八九；服清震汤者，则百无一生，尝目击数十百人矣。愚谓此言是也。何以于藕[②]，因其能疗冻疮，遂谓其性大热，凡肺热嗽血、心热悸遗，并垂深戒，殆智者之一失也。夫治冻疮之品，如椒、蒜之类，固属辛热，然黄蘗亦治冻疮，岂可概指为热药乎？又东垣普济消毒饮，用者亦须减去上升之药，庶免助邪之患。

又云：丹溪倒仓法，无理不通，乃自明以后，医书群附和之，我朝先辈，谓其于人腹中作把戏是矣。况牛为稼穑之资，天子无故不忍宰，祭祀非天神不敢歆[③]，岂可妄杀乎？及观《庄子》牺牛、耕牛之喻，知古人宰杀者惟牺牛，而耕牛必不杀也。愚谓丹溪义乌人，彼地有豢牛以斗者，名曰操牛，斗胜则善价以争购，败则贱卖于屠而宰之。平时不事南亩，食稻饮醇，奉如上客，此他处所无者。其肉云极腴嫩，人皆嗜之。余失怙后，蒙父执金履思丈提挈，馆其地者将十载，因家规不食牛、犬，故未染指。土人因豢牛而破家者不少，真陋俗也。不知元时已有此风否？诸书未载，故附录之。按[④]《瀛环志略》云：西班牙[⑤]有斗牛之戏。

驴、骡，马属也，而骡介驴、马之间。杨素园大尹云：牡[⑥]驴、牝[⑦]马交而生者曰马骡，形较马尤高；牡马、牝驴交而生者曰驴骡，形较驴为大，皆有牝而无牡。余谓骡既皆牝，再与驴马交而生者何名？杨云：骡性贞，从无与驴马交者。余曰：然则《易》言利牝马之贞，当是骡也。有牝无牡，正合坤之纯阴，以其为马所生，仍为马类，故直谓之牝马耳。大令[⑧]深颔之。菭按：杨素园大尹云驴骡、马骡皆有牝而无牡；孟英又谓骡既皆牝，再与驴马交而生者何名；杨又云骡性贞，从无与驴马交者云云；殊不知皆不然。驴骡、马骡皆有牝有牡，按时（约在春季）相交，而牡者阳兴，牝者掉尾，食草少而无力，倘随其性而使交合之，性反驯良而力健。牝骡亦有生驹者，名曰特（音忒），形象在骡、马之间，不常见也。予家尝畜驴、马，故知之详。又乾为马，马之牝

---

① 豭（jiā家）：公猪。
② 藕：原作“蒜”，据归砚草堂本改。
③ 歆（xīn）：飨也。谓祭祀时神灵先享其气。
④ 按：归砚草堂本作“徐松龛”。
⑤ 牙：归砚草堂本此下有“国”字。
⑥ 牡：鸟兽的雄性。
⑦ 牝：鸟兽的雌性。
⑧ 令：归砚草堂本作“尹”。

者，犹是阳中之阴，惟骡行最健，虽骏马不能及，而性极调良，故曰牝马地类，行地无疆，有君子攸行之象焉。世传骡之前阴有骨如环，不能辟翕，故性贞而不交。余按女人有赋此形，而不能安贞如彼者，必遭产厄。曩仁和谢金堂先生云：有姚稳婆者，尝为其亲串家洗一女，即曰：此女骡形，长成[1]慎勿嫁，可享长年。初不信，久亦忘之。后适某氏，孕而欲娩，诸稳婆莫能措手，母家遣人召姚。曰：我虽耄矣，犹忆二十年前，即嘱勿嫁，汝主岂不忆乎？辞不往。竟不产而亡。噫，此妪手眼可云精矣！故于初生时一扪，即知其交骨无缝也。古书讹骡为螺[2]，致令费解，余已考正于《女科辑要》中。或云驴、马交非其匹，而骡性独贞，诚不可解，余谓人亦有之，目击屡矣，当以不解解之。

本草据《月令》强分麋、鹿二角，有补阴补阳之别。纯庙谓木兰之鹿，吉林之麋，角皆解于夏，惟麈角解于冬，曾于南苑见之，特正其讹。于乾隆三十三年，改时宪书仲冬月令“麋角解”，改为“麈角解”。后之修本草者，当遵奉改注。

《蠡海集》云：凡鸟卵皆系著于脊，乃本于天者亲上也。脊系卵处，下生一肠，上口连属于系卵。卵既长足而产，则入于此肠，俗谓之花肠也。下口乃并于直肠，以通于后窍出焉。凡兽之胎，则系著于腹，而其结处为胎室，既长足则并膀胱下口，以通于前窍出焉。此本乎地者亲下也。

又云：天赋气，气之质无性情，雨、露、霜、雪，无性情者也；地赋形，形之质有性而无情，草、木、土、石，无情者也。天地交则气形具，气形具则性情备焉。鸟、兽、虫、鱼，性情备者也。涎、涕、汗、泪，得天之气；羽、毛、鳞、甲，得地之形。

又云：万物之所为生者，必由气，气者，金也。金受气，顺行则为五行之体者，金生水，水生木，木生火，火生土，冬至起历之元，自冬而春，春而夏，夏而长夏，长夏而归于秋，返本归元而收敛也；逆行为五行之用者，金出矿而从革于火以成材，成材则为有生之用，然火非木不生，必循木以继之，木必依水以滋荣，水必托土以止蓄，故木而水，水而土，是则四行之赖土以定位，故大挠作甲子，分配五行为纳音：初一曰金，二曰火，三曰木，四曰水，五曰土，乃知金者受气居先也。所以金为气母，在天为星，在地为石，天垂象，地赋形，故石上云而星降雨，天地气交。星者气之精，石者气之形，精气合而水生焉，故曰金生水。《天文志》以星动摇而为风雨之候，石津湿而为雨水之应，岂非金生水乃气化之义欤？五行以气为主，是以五行之序以金为首也。又云：天气主生，地气主成，水气主化，故曰三元。

又云：梨，春花秋实，有金木互交之义，故曰交梨。枣，味甘色赤，有阳土生物之义，故曰火枣。

周公谨云：种竹法：每岁当于新竹成竿后，即移先一岁者为最佳。盖当年八月便可行鞭，来年便可抽笋，不过夏令早晚浇水，无不活者。若至立秋后移，虽无日晒之患，但当行鞭之际，或在行鞭之后，则可仅活，直至来年方可行鞭，后年春方始抽笋，比之初夏所移者，迟一年气候矣。

又云：种葡萄法：于正月末，取葡萄嫩枝长四五尺者，卷为小圈，令紧实，先

① 成：归砚草堂本此下有“后”字。
② 螺：原作“骡”，据归砚草堂本改。

治地土，松而沃之以肥，种之，止留二节在外，候春气发动，众萌竞吐，而土中之节不能条达，则尽萃花于出土之二节，不二年成大棚。其实大如枣，而且多液也。愚谓此二物皆药中上品，宜广种之。

徐季方云：甘枸杞以甘州得名。河以西遍地皆产，惟凉州镇番卫瞭江石所产独佳。瞭江石在边外数百里，为番夷往牧之地，土人往取，率数十人结队，昼伏夜行，采不数掬[①]即还，恐番夷劫掠也。道远而得之难，故甚贵。干者大如豆，赤如朱，即当时贵人，岁得亦止升合耳。黎愧曾为彼地观察，云仅二见，服食家以细小紫色者为甘枸杞，非也。余所见真者，大而赤，少子，即如川贝母，大如龙眼、川附子，八枚重一斤，人多不识。然则燕石似玉，鱼目混珠，天下事以伪乱真者[②]，大抵然也。

梁晋竹云：世传化州橘树，乃仙人罗辨种于石龙腹上，共九株，各相去数武[③]，以近龙井略偏一株为最，井在州署大堂左廊下。龙口相近者次之，城内又次之，城外则臭味迥殊矣。广西江树玉孝廉著《橘红辨》，谓橘小皮薄，柚大皮厚，橘熟由青转黄，柚熟透才转黄。闲尝坐树下，细验其枝叶香味，明明柚也，而混呼之曰橘，且饰其皮曰红，实好奇之过云。又范吕男《奥中见闻》云：今售于外省之橘红，俱是增城香柚皮伪为之，其柚皮薄小而尖长，甚芬郁，不同别处所产，故可给人。愚谓世人贵耳贱目，喜以重价购伪药，橘、柚易辨尚尔，况罕见之物乎！

包公剡云：黔中出九香虫，生涧水中。春夏出游水面者，不可用，秋冬潜伏崖石下，土人掀石得虫，辄以售人。服之宜子，不但房术之需也。服法用十四枚，将七枚微火炒去壳翅及足，七枚去壳翅足[④]生用，每服一生一熟，作一次嚼食，白汤下，日二三次，用完十四枚而止。愚谓此虫性温助阳，而秋冬潜蛰，故为补肾宜男妙品。若春夏浮游水面者，勿用也。今药肆中所售用者鲜效，岂产非其地乎？抑采非其时乎？

《峤南杂记》云：试龙涎香法：将结块者奋力投水中，须臾突起浮水面，或取一钱口含之，微有腥气，经宿其细沫已咽，余胶粘舌上，取出就淖，称之仍重一钱，又干之，其重如故；虽极干枯，以银簪烧极热钻入，乘暖抽出，其涎引丝不绝。验果如是，不论褐白、褐黑色皆真。

又云：藤江口出青鱼胆，售者以黄藤膏混之，黄藤亦能行血去翳也。余过藤，询渔人获青鱼否，鱼人以一尾来献，状似鲩而黑，取其胆悬之船窗上，越宿浆裂出过半。土人云：胆衣甚薄，浆发即裂，故难得全者。张七泽云：松江人谓草鱼为青，青鱼为乌青。草鱼今人家池中用草蓄之者，即鲩也。愚按金华人谓青鱼即[⑤]乌鲻，以其状似鲻而色黑[⑥]也。谓鲩鱼为青鱼，则彼俗之讹也。盖各处方言不同，沿习既久，虽博雅者亦承讹而不自知。即此类推，博物难矣。至嘉兴人则谓鲩鱼为池鱼，最属可笑。夫池中可蓄之鱼甚多，何得独指于鲩耶？更有误鲩为鲆为鲩者。一寻常食品，尚尔难辨，况遐方罕觏之药乎？青鱼善啖螺蛳，杭人以螺蛳青呼之最通，使人不致混淆也。

《笔谈》云：吴人嗜河豚鱼，有遇毒者，往往杀人，可为深戒。据本草河豚味甘温，无毒，补虚去湿气，理腰脚。因有

① 掬（jū）：双手奉取。
② 者：归砚草堂本无此字。
③ 武：古代以六尺为步，半步为武。
④ 七枚去壳翅足：原缺，据归砚草堂本补。
⑤ 即：归砚草堂本作“为”。
⑥ 黑：归砚草堂本作“乌”。

此说，人遂信以为无毒，食之不疑。而不知本草所载河豚，乃今之鲀鱼，亦谓之鲐鱼，即江浙间之回鱼是也。吴人所食河豚，本名候夷鱼，又名吹肚鱼、规鱼、胡夷鱼，非本草所载河豚也，引以为注大误矣。愚按丁巳春，钱塘姚君欧亭宰崇明，招余往游，适余滞迹禾中，辞不能往，使者复来，初夏始去。姚云：来何暮？三月间河豚极美，为此地物产之最。余谓此物不吃也罢。姚笑曰：君惑矣！止须去其肝、子、眼三件，而洗净其血，并无所谓忌煤炲之说也。吾阖署大啖，试问曾有人中毒否？其西席[①] 张君心钽，余戚也，今春至署，初不敢食，及见多人食之无恙，亦恣啖，且云谚谓"拼死吃河豚"之"死"字，乃"洗"字之讹。苟能拼用工夫，洗得净尽可吃也。鲀鱼则彼地亦有，余曾染指，惜河豚未尝其味，赘此以质博雅。然卫生者不可以余之所闻如此，遂纵尔口腹而不之慎也。

① 西席：家塾的教师或幕友。

归砚录卷二

海昌 王士雄孟英著

或[1]问：丹溪谓人身阴不足，景岳谓人身阳不足，君以为孰是？余曰：人身一小天地，试以天地之理论之，阴阳本两平而无偏也，故寒与暑为对待，昼与夜为对待。然雨露之滋，霜雪之降，皆所以佐阴之不足而制阳之有余，明乎此，则朱、张之是非判矣。

周公谨云：北齐高纬以六月游南苑，从官暍死者六十人，见本纪。而《通鉴》书曰："赐死"。"赐"乃"暍"字之讹耳。《纲目》乃直书曰："杀其从官六十人"，而不言其故，其误甚矣。尹起莘巧为之说曰：此朱子书法所寓，且引《孟子》杀人以挺与刃与[2]政之说固善矣。然其实乃《通鉴》误之于前，《纲目》承之于后耳。纬荒游无时，不避寒暑，于从官死者尚六十人，则其余可知矣。据事直书，其罪自见，何必没其实哉！余按暑暍杀人，自古为烈，而儒者既误以"暍"为"赐"，医者又妄以暑属阴，几使卒死于暍者冤无可诉。叶天士先生尝云：热地如炉，伤人最速。可谓要言不烦，足以唤醒后人。

宋逸士刘卞云：人多以嗜欲杀身，以货财杀子孙，以政事杀百姓，以学术杀天下后世。吾无是四者，不亦快哉！愚谓学术杀天下后世，医书亦其一也。著述家当何如兢兢乎？

《蠡海集》云：观"心"字之义，大有旨哉。其为象也，左点以配木，右点以配金，在上之点，微挠而尖锐以配火，在下则曲钩而挠起以配水。盖元武之神，二物在下之象为多，肾亦二枚也。此四行岂不亲切乎？土亦寄下，以水土同行耳。

又云：五行五气，死中有生之义存。如耳为肾窍属子，阳金死于子，而阴金生焉；鼻为肺窍属酉，阳火死于酉，而阴火生焉。是以耳能司听，鼻能司臭也。愚谓鼻塞治心，耳聋治肺，亦本此义。

又云：北斗位北而得七，为火之成数；南斗位南而得六，为水之成数；此乃阴阳精神交感之义也。日生于东，乃有西酉之鸡；月生于西，乃有东卯之兔；此阴阳魂魄往来之义也。人身之肝位在于右，而脉诊却见左手；脾位在左，而脉诊却见右手；此亦阴阳互藏其宅之义也。

又云：男子之气始于子，子在下起坎，为男而位北也，故男子气钟于外肾，外肾者，督、任二脉之交也；女子之气始于午，午在上起离，为女而位南也，故女子气钟于两乳者，肺、肝之脉始终也。

雷艾陵精理学，尝云：欲亦原于天，舍欲不能独为理。天有理有气，人得其理以成性，得其气以成形，有形而有欲。性即天之理，而欲者天之气也。饮食男女，人之大欲存焉。使无饮食男女之欲，则无

---

① 或：原缺，据归砚草堂本补。

② 与：归砚草堂本作"而"。

所谓邪，又安有所谓正，而理亦无从附以见，又何殊于释氏绝色、声、香、味而归于虚无寂灭之道哉？愚谓圣贤教人，不过窒欲、节欲、寡欲而已，强人绝欲，则不近人情矣。艾陵所言，真通儒之论。

《星甫野语》云：庐江姬氏妇，母女皆无谷道，便遗悉由前阴，而不害生育。其女嫁后，婿家欲退婚而涉讼，邑宰刘公为干，据其母供，麾令入内室，夫人质验而讼遂息。刘判有“尾闾偶阙，无亏种玉之田”云云。愚谓此异禀也，昔所未闻，故录之。

《四库全书提要》谓魏氏《续名医类案》网罗繁富，变证咸备，惜编次潦草，不免芜杂。愚按此书十一卷疟门陆祖愚治陈雅初案后云：己丑长至后一日录是案。嗣考仁和胡书农学士《先友记》云：魏君没于乾隆壬辰，然则以六十卷之书，仅三年而蒇事[1]，虽极敏捷，殆不过草创初就耳。倘天假以年，重为删定，断无以上诸病矣。兹录拙较数条，以俟博雅正是。卷四中寒门按语，余有凌二官案可参。愚尝通部展阅，并无凌二官之案，恐即热病门凌表侄案耳。前后称谓不一，如何参考？其为初创草稿，而非定本也灼然可见。

厥门后二条是魏案。

凡属外淫，皆曰感证。魏氏所编，虽首列伤寒、温疫二门，而风温、湿温阙然未备，乃于第六卷列感证一门，殊为含混，盖先生于[2] 外感颇疏也。杨氏子至宋复华各案，皆其治验，率内伤夹感耳。

魏氏谓伤风误表，多成劳损，谆谆致戒。愚谓此特其一面也，亦有因邪未清而误补以成劳者。雍乾间，歙人吴澄字师朗者，著《不居集》一书，专论外损，自成一家。虽用法未尽善，而其言不可废也。本门末条是魏案。

热病门喻案，面足浮肿云云。魏氏谓面肿可云，足肿则未确，终是血不配气耳。愚按肺主一身之气，而皮毛者肺之合也。感证后气复而血虚足肿者固有之，而余热不清，肺气壅滞者则尤多也。观燥门赵我完次子案可知。若胃热不清，则津液不复。经云：胃不和则卧不安也。又耳闭宜清肺，与耳鸣宜滋肾者有殊。至脾、胃分别论治，尤为开千古之群蒙，叶天士深得力于此，而为灵胎、润安所折服，乃魏氏一概非之何耶？惟“痢以下多而亡阴，疟以汗多而耗液”二语最为精确。凌表侄一条是魏案。

火门石顽治张太史虚火证，魏评极是。

呕门自鲍绿饮以下皆魏案。

泻门自宋复华以下皆魏案。但复华之病，似肝木乘胃，故润药相宜。如果乘脾，则参、术是要药矣。

疟门施涣之、许怀民二条皆魏案。此门治法，于暑湿时疟阙焉未及。惟缪氏解用白虎以治暑证，而乃初病即杂以牛膝、首乌等阴分之药，皆未可为轨则也。胎疟之称，尤为不典，魏君博雅，胡亦惑之？

痢门自张龙文以下皆魏案。

痢后风末一条是魏案，第此案宜入疟痢门。

消门胡天叙条是魏案。

黄疸门自徐环薇以下皆魏案。

内伤门末二条皆魏案。

吐血门末三条皆魏案。

衄血门末二条皆魏案。

便血门赵正为室人条系魏案。

痿门按语云：此证为肝经燥火郁于脾

---

① 蒇（chǎn 产）事：《左传·文公十七年》：“寡君又朝，以蒇陈事”。寡君，郑穆公。朝，朝晋。陈，陈国。后称事情办完、办好为“蒇事”。

② 先生于：原缺，据归砚草堂本补。

土而成，世罕知者。此诚不刊之论。所附黄澹翁案未见，盖此书脱误甚多也。冯楚瞻治李主政案，议论极精，治法未尽善，而冯氏最为柳洲所心折，故不觉推许过当也。末两条皆魏案。

膈门陈溶上以下皆魏案。末条竟是一篇祭文。

喘门叶石林家喘延四世，而愈病之药不同。夫一脉相传，病情尚尔，世之执死方以治活病，而不察其藏性、病因之各异者，皆盲医也。末四条皆魏案。

呃逆门末条是魏案。

汗门自詹渭丰以下皆魏案。

面病门后二条注云：自来选钞人，不知谁案。观此，则其书非魏氏一人辑选，不过总其成耳。且其中有注未入选而仍载入者，可见为草创之稿，而非定本，芜复脱简，宜乎不少。

目门自金封翁以下皆魏案。

耳门自朱、余二女以下皆魏案。阅先生自述耳病之由，士雄亦十四岁失怙，而废书服贾，虽困苦颠连，尚不致有疾者，以母氏撑拄家事也。读此既感少境之与先生相似，又恨学术空疏，不能起老母之危疴，为终身莫赎之罪，涕泪交流，为之掩卷。

鼻门自沈晋培以下皆魏案。

瘖门自严铁桥以下皆魏案。

胁痛门自范康侯以下皆魏案。

腰痛门末条是魏案。

疝门末二条皆魏案。

五十九卷跌扑门，详列各证，可云备矣。而二十八卷不知何以先著跌扑诸条，此宜并入于后。又二十八卷之小儿门，皆鲠刺等病，亦宜改标鲠刺为是。

二十九卷既列诸虫，复列蛔证，蛔亦虫也，似可并入。至文垣所治马迪巷内人证，魏氏病其议论不经。夫伏痰挟火上冲，蛔虫因热而动，皆能使胸中跳跃，热降痰蛔并下，则病自安，未可厚非也。

中毒门刘立之治老妇案，方法可谓神矣。曷以知其服水银，竟不叙明何也？如其炼饵，当入丹石毒门。设云误服，不能病至历年。

奇疾门湖州邬阿二所患，乃蛇缠症，非奇疾也。当入外科门。

经水门徐、范二条皆魏案。

崩漏门刘、姚二条皆魏案。

妊娠下疾[1]自汪陛堂以下皆魏案。

妊娠虚损，姚、胡二条皆魏案。

喻氏治李、黄二案，笠泽治吴元水妇案，皆不当列于心痛腹痛条。至黄咫旭室人病，魏氏谓喻君不知肝胃[2]病治法。愚按柳洲独擅此长，云可概治诸证，未免矫枉过正。如吴元水妇病，断不可投以血药者，乌得专究肝肾而不问其余耶？归、地滞膈而作呕，乃气分病之名论，曷可非哉？

妊娠下血，许、胡二条皆魏案。

产难门末二条皆魏案。

胞衣不下门末条是魏案。

产后血崩，自许竹溪夫人以下皆魏案。

产后血虚按语戒用姜、附刚剂，最为切贴，以养营为先生独得之心法也。末条是其治验。

产后火热，自沈协兰室人以下皆魏案。

产后虚损，愚谓此证最多，何魏氏仅采温补数案耶？

产后颠狂条，忽自标魏玉璜治一妇云云，前此各门所附己案，皆不注明，故余一一点出，庶读者易知。本门丁润兄室条

---

① 疾：归砚草堂本作“痢”。
② 胃：归砚草堂本作“肾”。

亦魏案。凡各门自案，皆附于后，而此独羼[①] 杂其间，体例不符，显未编定也。

小儿伤寒袁仲卿[②] 病，喻云寒凉药皆在胃口之上，不能透入，魏氏骇其何以上云镇坠深入脏腑。愚谓镇坠之品，性皆重降，药虽停于胃口，邪则不能外解而深入矣。用理中汤运转前药，必以枳实等为佐。此种意在言表之处，皆须自有会心也。

小儿喘嗽条"嗽"字当删，以嗽证已列于前也。

小儿疳病末二条皆魏案。

五十二卷肺痈肺痿门，止标一"肺"字，脱下三字。

悬痈门魏案一条居首，痃癖门魏案一条居中，并宜移后。

五十八卷疮疡门吴性全案，乃魏氏治验。但各门附案，专滋肝肾，岂生平得力于此，而欲独竖一帜乎？

先曾祖《重庆堂随笔·下卷》所附《洗冤录·人身骨节辨》，秀水庄芝阶先生读之，谓尚有未是处，因以襄平姚立斋大尹所著《洗冤录解》示余。据历验多案，方骨下之尾蛆骨名曰尾闾，一名骶端，一名穷骨，一名橛骨，俗名尾椿，实尾骶骨之末节，无窍无髓，或如菱角，或如人参芦，有连生于方骨下者，有与方骨断而不连者，原不足异，而与现行检骨格所言男子九窍，女人六窍，实不符也。又云：女子羞秘骨为《洗冤录补》附会之说，余检女骨从未见也，询之同官，亦无见者。且据老仵作云：妇人产子则交骨开，若有羞秘骨则不能开矣。盖架骨前胯青黑者，多有生前患疮，此说与《人身图说》横骨为发便毒之所论合。或服金石毒药使然，故踢伤致死条有此骨切不可检，恐误认青黑为伤云云。岂有因搆精而致骨青黑之理哉？况舍一而起于二，尤为必无之事。若曰天理以此辨贞淫，则妇人再醮不得谓之淫，处子外遇安可谓之贞？苟不辨正，则妇女之下部受伤而死，转致污其名节者，岂不大可惨哉！愚谓[③] 推勘最细，而《人身说概》《全体新论》诸书，皆不言女人有羞秘骨，余方疑矣，阅此始释然，亟录之，以志余陋。

太平戚鹤泉集中有《书汉张太守仲景碑阴文》一首，因录于下，俾后世咸知医圣之当敬也。其文曰：南阳汉张太守仲景墓碑载：太守涅阳人，为今南召，故隶南阳。墓久沦没，无知者。崇正戊辰夏，兰阳诸生冯应鳌病，恍惚见神来，称故汉长沙太守某为疗，嘱应鳌为修某处墓。应鳌既愈，依所指南阳城东祠后七十步，迹至祝县丞园境宛然，顾不见墓形。向祝求尺寸地，为太守封树[④]，祝以无验呵斥之。应鳌计无所出。立石祠中，记其事而归。后三年，有人于园穿井见石碣，果太守墓。会寇乱，应鳌虽闻信不能往也。国朝戊子，应鳌选南阳郡属叶县校，乃亲至其地，已自祝而包而杨三易主，验葬处虽实，墓犹在荒坎中。乃具始末陈于府，出金市杨地，重甓甃，并建墓祠，参议桑公[⑤] 为碑记。噫！如碑言，太守灵甚著矣。顾不示于南阳近地，必假之甚远之冯生，又千余年不一显，必迟至有明将易代之际，虽显晦有时，理固有难解者。而卒使遗蜕所存，不终沈没，林庙蔚然，令后人过而生敬，则事确有实，而言之非诬。呜呼！太守功在万世，当报者岂特冯生？

---

① 羼（chàn）：搀杂。

② 卿：归砚草堂本此下有"之"字。

③ 谓：归砚草堂本此下有"西士"两字。

④ 封树：堆土为坟，叫"封"；种树做标记，叫"树"。古代士以上的葬礼。

⑤ 公：归砚草堂本此下有"芸"字。

而靳[①]尺寸地不一封树，如祝县丞又安在哉？

长洲沈归愚尚书《香岩先生传》云：君名桂，字天士，号香岩。先世自歙迁吴，诸生嵛山公曾祖也。祖紫帆有孝行，通医理。至君考阳生而精其术。范少参长倩无子，晚得伏蕃太史，生无谷道，啼不止，延医视之，皆束手。阳生翁至曰：是在膜里，须金刀割之。割之而谷道果开。太史既长，为紫帆翁作传以报焉。君少从师受经书，暮归阳生翁授以岐黄学。年十四，翁弃养[②]，君乃从翁门人朱君某专学为医。朱君即举翁平日所教教之，君闻言即彻其蕴，见出朱君上，因有闻于时。君察脉、望色、听声、写形，言病之所在，如见五脏癥结。治方不执成见，尝云剂之寒温，视疾之凉热。自河间以暑火立论，专用寒凉；东垣论脾胃之火，必务温养，习用参、附；丹溪创阴虚火动之论，又偏于寒凉。嗣是宗丹溪者多寒凉，宗东垣者多温养。近之医者，茫无定识，假兼备以幸中，借和平以藏拙，甚至朝用一方，暮易一剂，而无定见。盖病有见证，有变证，有转证，必灼见其初终转变，胸有成竹，而后施之以方，否则以药治病，实以人试药也。持论如是，以是名著朝野，即下至贩夫竖子，远至邻省外服，无不知有叶天士先生，由其实至而名归也。居家顿伦纪，内行修备，交朋友信，人以事就商，为剖析成败利钝，如决疾然，洞中窾会。以患难相告者，倾橐拯之，无所顾惜，君又不止以医擅名者。没年八十。配潘孺人，子二：弈章、龙章。弈章亦善医，以君名掩。孙二人：曰堂、曰坚。曾孙三人，习儒业。食君之德，高大家声，将于是乎在。论曰：自太史公传仓公件系其事，陈承祚作《华佗传》因之，后戴九灵、宋景濂仿其体作名医传。君不欲以医自名，并不欲以医传世[③]，临末诫其子曰：医可为而不可为，必天资敏悟，又读万卷书，而后可借术济世，不然鲜有不杀人者，是以药饵为刀刃也。吾死，子孙慎毋轻言医。呜呼，可谓达且仁矣！

随园先生与薛寿鱼书云：谈何容易！天生一不朽之人，而其子若[④]孙必欲推而纳之于必朽之地，此吾所为悁悁而悲也。夫所谓不朽者，非必周、孔而后不朽也，羿之射，秋之弈，俞跗之医，皆可以不朽也。使必待周、孔而后可以不朽，则宇宙间安得有此纷纷之周、孔哉？子之大父[⑤]一瓢先生，医之不朽者也。高年不禄[⑥]，仆方思辑其梗概，以永[⑦]其人，而不意寄来墓志，无一字及医，反托于与陈文恭公讲学云云。呜呼！自是而一瓢先生不传矣！朽矣！夫学在躬[⑧]行，不在讲也。圣学莫如仁，先生能以术仁其民，使无夭折，是即孔子老安少怀[⑨]之学也。素位[⑩]而行，学孰大于是，而何必舍此[⑪]以他求？王阳明勋业烂然，胡世宁笑其多一讲学。文恭公亦复为之，于余心犹以为非。然而文恭相公也，子之大父布衣也，相公借布衣以自重则名高，而布衣挟相公

---

① 靳（jìn）：吝惜。

② 弃养：父母去世的婉称。子女奉养父母，父母去世则不得奉养，故称“弃养”。

③ 世：归砚草堂本作“后”。

④ 若：或。

⑤ 大父：祖父。

⑥ 不禄：“死”的讳称。

⑦ 永：久也。使之不朽的意思。

⑧ 躬行：躬，身体，引申为自身；亲自。躬行，意为身体力行。

⑨ 老安少怀：语出《论语·公冶长》。安，安宁；怀，归向。

⑩ 素位：平常的地位。意为不追求名利地位。

⑪ 此：归砚草堂本作“之”。

以自尊则甚陋。今执途[①]人而问之曰：一瓢先生非名医乎？虽子之仇无异词也。又问之曰：一瓢先生其理学乎？虽子之戚有异词也。子不以人所共信者传先人，而以人所共疑者传先人，得毋以艺成而下[②]之说为斤斤乎？不知艺即道之有形者也。精求之，何艺非道；貌袭之，道艺两失。燕哙子之何尝不托尧、舜以鸣高，而卒为梓匠轮舆[③]所笑。医之为艺，尤非易言。神农始之，黄帝创之，周公使冢宰[④]镇[⑤]之，其道通于神圣。今天下医绝矣，惟讲学一流转未绝者何也？医之效立见，故名医百无一人；学之讲无稽，故村儒举目皆是。子不尊先人于百无一人之上，而反贼之于举目皆是其[⑥]中，过矣！即或衰年无俚[⑦]，有此附会，则亦当牵连书之，而不可尽没其所由来，仆之[⑧]疾病性命危笃，尔时虽十周、程、张、朱[⑨]何益！而先生独能以一刀圭[⑩]活之，仆所以心折而信以为不朽之人也。想[⑪]此外必有异案良方可以拯人，可以寿世者，辑而传焉，当高出语录陈言万万。而乃讳而不宣，甘舍神奇以就臭腐，在理学中未必增一伪席，而方技中转失一真人矣。岂不悖哉？岂不惜哉？

故人沈君辛甫，端恪公曾孙也，尝病吴鞠通混疫于温。余谓不但此也，其《条辨》首列曰温病者，有风温、有温热、有温疫、有温毒、有暑温、有湿温、有秋燥、有冬温、有温疟。凡九项似无遗义，而不自知其题旨未清也。夫冬伤于寒，至春而发者，曰温病，夏至后发者，曰热病。冬春感风热之邪而病者，首先犯肺，名曰风温。其病于冬者，亦曰冬温，病于春者，亦曰春温，即叶氏所论者是也。夏至后所发之热病，在《内经》亦曰暑，以其发于暑令也。故仲景以夏月感暑成病者名曰暍，盖暑、暍者，皆热之谓也。今杜撰暑温名目，最属不通。至于疫症，更不可与温热同治，当从吴又可、余师愚两家为正鹄[⑫]，而温之为毒为疟，乃温之节目矣。概而论之，宜乎愈辨愈不清矣。

其次条云：凡病温者，始于上焦，在手太阴。嘻！岂其未读《内经》耶？伏气为病，自内而发，惟冬春风温、夏暍、秋燥，皆始于上焦。若此等界限不清，而强欲划界以限病，未免动手即错矣。夫温热究三焦者，非谓病必在[⑬]上焦始，而渐及于中、下也。伏气自内而发，则病起于下者有之；胃乃[⑭]藏垢纳污之所，湿温、疫毒病起于中者有之，暑邪挟湿者亦犯中焦。又暑属火，而心为火脏，同气相求，邪极易犯，虽始上焦，亦不能必其在手太阴一经也。

第四条云：太阴风温、温热、温疫、冬温，初起恶风寒者，桂枝汤主之。夫鞠通既宗叶氏，当详考叶氏论案以立言，如《指南·温热门》第三案云：温邪上受，内入乎肺，肺主周身之气，气窒不化，外寒似战栗，其温邪内郁，必从热化。风温门

① 途：归砚草堂本此下有“之”字。
② 艺成而下：语出《礼记·乐记》。意指技艺成就而居于下位。
③ 梓匠轮舆：梓，指梓人，古代木工之一；匠，指木匠；轮，指轮人，即造车工人；舆，指舆人，亦即造车之人。四者泛指工匠。
④ 冢（zhǒng 肿）宰：周代官名。《周礼》谓其为辅助天子之官。
⑤ 镇：归砚草堂本作“领”。
⑥ 其：归砚草堂本作“之”。
⑦ 俚：聊赖。
⑧ 之：归砚草堂本作“昔”。
⑨ 周程张朱：指周敦颐、程颢、程颐（世称“二程”）、张载、朱熹。
⑩ 刀圭：古时量药末之工具。这里代指药物。
⑪ 想：归砚草堂本作“虑”。
⑫ 正鹄（gǔ 谷）：箭靶。
⑬ 在：归砚草堂本无此字。
⑭ 乃：归砚草堂本作“为”。

第五案云：风温入肺，气不肯降。形寒内热，乃膹郁之象，用药皆是辛凉轻剂。至《幼科要略》，论三时伏气外感，尤为详备。于春温证因外邪引动伏热者，必先辛凉，以解新邪，自注用葱豉汤，垂训昭然，何甘违悖？意欲绍述仲圣乎，则祖上之门楣，不可夸为自己之阀阅也。在泾先生云：温病伏寒变热，少阴之精已被劫夺，虽有新旧合邪，不得更用桂枝汤助热而绝其本也。岂吴氏皆未之闻乎？

中焦篇第一条自注云：肺病逆传，则为心包；上焦失治，则传中焦。始上焦，终下焦。噫！是鞠通排定路径，必欲温热病遵其道而行也，有是理乎？彼犯肺之邪，若不外解，原以下传于胃为顺，故往往上焦未罢，已及中焦，惟其不能下行为顺，是以内陷膻中为逆传。章虚谷亦昧此义，乃云火来克金，而肺邪反传于包络，故曰逆。夫从所胜来者为微邪，胡可反以为逆？岂二公皆未读《难经》耶？其不始于上焦者，更无论矣。

书名《温病[①]条辨》，而所列霍乱，皆是寒证，故余年少时辄不自揣，而有《霍乱论》之作也。沈辛老云：鞠通书蓝本叶氏，有前人未见及而补之者，如秋燥增入正化，痉瘛别为两条，谈理抑何精细。有前人已见及而忘之者，如霍乱证，自具暑湿门，岫云未经摘出，而伊遂不知有热；疝气条当分暴久治，香岩先生业已道明，而伊又惟知有寒。盖心思之用，固各有至不至，虽两间亦缺陷世界，而况人乎？又曰：鞠通所云之疝，多系暴证，而久者又系宿瘕病，故可一以温下取下。若疝虽有历久不痊，然聚则有形，散即无形，初非真有物焉，如瘀积腹中也。又云：干霍乱以生芋杵汁下咽即生，远胜盐汤探吐也。暑疡初起用丝瓜汁杵涂之，或荷花瓣贴之，皆妙，不必水仙根也。

中焦八十四条云：少阳疟如伤寒证者，小柴胡汤主之，此与温热何与，而乃烂入乎？辛老云：叶氏知暑湿时疟，与风寒正疟迥别，融会圣言，惟从清解，所见甚超。而洄溪反以不用柴胡屡肆诋訾，食古不化，徐公且然，况其下乎？噫！辛老长余九岁，与余交最深，品学兼优，真古君子也。尝为余校《温热经纬》，而家贫无子，今墓草宿矣。遗稿未梓，偶于拙草中检得数条，附录于此，亦可以见其读书具眼，立言忠厚也。

下焦篇之定风珠，一派腥浊浓腻，无病人胃弱者亦难下咽，如果厥哕欲脱而进此药，是速其危矣。

二十四至二十六条，皆冬寒内伏，春温初发之治，乃妄谓温热、温疫，自上中传下之治，岂非梦呓。

四十二条自注谓宋元以来，不明仲景一书专为伤寒而设。吴氏直未读《伤寒论》也。注伤寒者无虑数十家，皆以为专论伤寒之书，故恒觉支离附会。考论中风、寒、温、暍、湿五气为病，古人皆曰伤寒，故《难经》云伤寒有五，而仲圣以伤寒名其书也。此等大纲不清，岂可率尔著书？

五十一条痰湿阻气之阴吹证，实前人所未道及。

五十五条发明蚕砂功用，何其精切，故余治霍乱以[②]为主药也。

吴氏此书不过将《指南》温热、暑湿各案，穿插而成，惜未将《内经》《难经》《伤寒论》诸书溯本穷源，即叶氏《温热论》《幼科要略》亦不汇参，故虽曰发明叶氏，而实未得其精奥也。至采附各方，

---

① 病：原作“热”，据归砚草堂本及吴鞠通《温病条辨》改。

② 以：归砚草堂本此下有“此”字。

不但剪裁未善，去取亦有未当。此余不得已而有《温热经纬》之纂也。

后三卷杂说、解产难、解儿难等篇，皆可传之作，远胜三焦条辨多矣。杂说中惟“霍乱不得吐泻，治以苦辛芳热”一语为可议，《条辨》中可议处甚多，姑举大略如上，庶读者勿随波而逐流也。

阴吹乃妇人常有之事，别无所苦者，自亦不知为病，况系隐微，医更不知。相传产后未弥月而啖葱则有此，不可谓为病也。惟吹之太喧而大便坚滞者，或由肠燥，或由瘀阻，或由痰滞，以致府气不通，而逼走前阴也。然亦但宜润其燥，化其瘀，宣其痰，不必治其吹也。

转女成男之说，自古有之，而验者甚少。钱塘沈君西海云：有一法每试有效，且甚简易。若停汛而确知为孕，即取红纸一张，本夫亲书“五更露结桃花实，二月春生燕子巢”十四字于上，书时心下[①]默诵“无思也，无为也，寂然不动，感而遂通”四句，书毕，贴于卧床内隐处。凡书[②]贴时，均勿令人见，并勿令人知，验后始可传人也。

黄锦芳云：杜仲、续断二味，举世用以安胎，而不知续断味苦，专入血分，活血消肿，故乳痈、癥结、肠风、痔瘘、金疮、跌仆、一切血瘀之证，皆可用也，虽稍有涩性，行不至泄，然误施于气弱、气陷之妇女[③]，则顺流而下，奔迫莫御，而有排山倒海之势，岂区区涩味所能止其万一者乎？杜仲色紫而润，辛甘微温，性专入肝，补气强筋，筋强则骨亦健，凡肾虚、肾寒脚弱之病，用之最宜；若气陷、气弱之辈，断不可服，以其性最引气下行，而无上升坚固之意也。夫胎坠本忌血行气陷，其服此二味亦有奏效者，以人身气血贵乎温通，胎坠之因不一，亦有因肾气不温，经血凝滞，而胞胎失荫者，得此二味，则气煦血濡，不滞不漏，而胎自安矣。止为下虚上实者设也。故胎坠而尺强寸弱者，动作少气者，表虚恶风，汗时出者，心下悬饥，得食则止者，一身之气尽欲下坠者，皆在禁例。奈作俑者，既不分辨明晰，流传既久，遂以为安胎圣药，总缘医理不明，药性不晓，证候不知，见方号为神验，虽滑脱之妇，亦尔通用。岂知杜仲、续断原或因于跌仆，或下寒挟瘀而胎动者之妙剂，苟不知审顾区别而妄用之，则不但不能安胎，反能催胎、堕胎，甚有殒其母命者，可不戒哉！愚按此二药余不甚用，而世人皆视为补益之品，得黄氏此论，自信管见之未昏。

妇人临产，世俗每虑其饥寒，而不知饱暖以致难产。《治法汇》云：如饥宜食稀粥，勿令过饱，宜稍饥为佳，以饥则气下，气下则速产。若食肉及多食，或啖腻滞之物，则碍于上焦，气不得下，故产难，虽产下而食滞中焦，则生寒热。医者不察，乱投温补，多致危殆。辛亥春，山妻分娩，婢媪强劝多食致病，有案可参。隆冬浅屋，固宜遮蔽密室[④]，添设火盆。若盛暑必择清凉之所，但须避风，切勿过暖，致生诸患，如无凉室，榻前可以新汲水盆贮映之。

《明史》载光宗谅闇，郑贵妃进美女四人，上不豫[⑤]，内医崔文升用大黄药，一日夜三四十起，头目眩晕，不能动履。杨涟疏劾之云：有心之误耶？无心之误耶？有心则齑粉不足偿，无心则一误岂可再误！上宣涟入，目注久之。方从哲荐李可灼进红丸，上饮汤辄喘，药进乃受。上

① 下：归砚草堂本作“中”。

② 书：归砚草堂本此下有“时”字。

③ 女：归砚草堂本无此字。

④ 室：归砚草堂本作“实”。

⑤ 不豫：旧时称帝王有病。

喜称忠臣者再，顷之传圣体用药后，暖润舒畅。复进一丸，明旦驾崩矣。从哲拟旨赏可灼银五十两，以王舜安疏改[1]罚俸一年。于是言者蜂起，谓文升情罪不减张差，而可灼次之，并劾从哲。从哲疏辨，自请削夺，可灼遣戍，文升发遣南京。愚谓此胜国三大案之一，实千古之大疑案也。论者纷纷，迄未得其病情，以文人多不知医耳。吾友仁和徐君亚枝尝云：李可灼进红丸于光宗也，先有奄人崔文升之用大黄，故尤悔庵拟《明史》乐府有“大黄一下法不治，红丸虽进补已迟”之句，其谓文升误下固然矣，而以红丸为补则非是。盖光宗之病，阳明实而太阳未罢之证也。史载进红丸后，圣体暖润舒畅，则前此用大黄时，必恶寒无汗，周身拘急之证悉具。大黄下之，汤饮不受，明是误下成结胸之证。红丸者丸而色红，莫知所用何药。余意必是开太阳兼陷胸之品，所以进后暖润舒畅。史载“上不豫”于“进美女”之下，或太阳经府均病，配红铅为经府双解之剂，故其丸色红，则仍是下法，不是补法。嘉言所谓得其下之之力，非得其补之之力者也。至于明旦驾崩，或因小愈而复犯女色，宫闱邃密，外庭莫知，不然岂有得暖润舒畅之转机，未尝变证而甫隔一夜，遂能[2]长逝乎？因慨文人谈医，每多谬误，如《两般秋雨庵随笔》载咏甘草云：“历事五朝长乐老，未曾独将汉留侯”，皆未读医书之故也。愚谓虽读医书而阅历未深者，尚有人为书囿之弊，故论病最非易事。

江阴陈定九《留溪外传》载前明崇明蔡指方神于医，尝云医家心动气浮，志歧欲侈，讹审察之微，失参辨之宜，而用药舛谬，未有不杀人于顷刻者也。譬之良相治国，必举贤任能，因材器使，其心休休，其如有容，正己无私，然后鼎鼐和[3]，阴阳燮，而天下治。如或心术匪端，志向偏趋，而用人失当，欲求峻其功业，终其令闻者鲜矣。故曰为医如为相，用药若用人。医道微矣，非绝欲无私，通神于微妙之乡，穷理尽性，研几于幽明之极者，不足以传也。

歙吴畹清太守，世精外科，以家传秘法刊行寿世，名《攒花知不足方》。业外科者，当奉为圭臬也。又刻徐、陈两家《易简方》四卷于苏州。其凡例首条云：近来无论内外科，一病就诊，先求多衍时日，不肯使人速愈。在有力者虽不惜费，不知病久，体之[4]受[5]害，端由于此。至于贫病，既不能一概送诊，务使早日痊愈，方可自食其力，若亦久延，必至无力调治，奄息待毙，甚且因病废业，举室饥寒，忍乎不忍？愿行道者心存利济，力返积习，定获善报。

吕君慎庵所辑拙案《三编》，卷二之第六[6]页屠小苏令正案后附顾氏子证，蒙乌程汪谢城孝廉评云：“覆杯即已”下宜删去，以言过当也。若然则藜藿人温证、暑证，亦可用辛温矣。此评甚是，余极佩服。第杭城之饮食起居甲于天下，虽苏、扬不及也。而席丰履厚人家之小儿，往往爱惜过分，因娇养而生饱暖之疾，亦甚于他处，非深历其境者，不能悉知。余发此论，亦有为而言也。故下文特著“栉风沐雨”四字，如果栉风沐雨之人，虽感温暑，似非一味清凉可治，当稍佐以辛散，始合机宜。又结以量体裁衣，勿胶瑟

① 改：归砚草堂本此下有“票”字。

② 遂能：归砚草堂本作“遽然”。

③ 鼎鼐和：鼐，大鼎。旧以宰相治理国事，如鼎鼐之调和五味，故以谓宰相之权位。

④ 之：归砚草堂本作“乏”。

⑤ 受：归砚草堂本作“其”。

⑥ 六：归砚草堂本作“十六”。

柱，正虑印定眼目，不敢说然也。第九[①]页高女案[②]所用之交泰丸，系黄连、桂心二物，吕君未注，亦附及之。

曩武[③]董兰痴鹾尹、贡海门茂才、四明项君新桥，咸谓余为袁简斋先生后身，余闻之愧不敢当。以袁公之聪明孝友、政事文章，焉能望其万一，不过性情通脱有相类耳。定州杨素园明府云：袁乃旷代之名医也，君之[④]治胡季槎茂才发背案，所引之语，已括尽内外诸病治法，无余蕴矣，而千古无人会意。惟尊案不论用补、用清，悉以运枢机、通经络为妙用。兰痴诸君之说，殆以此也。余谓此愚者之一得，偶合袁公之见耳。至其集中论议，无非入理深谈。愚每因彼而悟此，事实有之。缘人身气贵流行，百病皆由愆滞，苟不知此，虽药已对证，往往格不相入，岂但不足以愈病已耶？故录存拙案，不厌烦琐，谆谆以此告人。设知此义，则平易之药，轻淡之方，每可以愈重证，纵必死之病，或可藉以暂缓须臾。乃昧者谓余妙术仁声，播于遐迩，而病情千态万状，多人苦思力索所不能中者，君辄以平淡常用之品而得之，毋乃医运之亨乎？余但笑而不答。然清夜扪心，惭无实学，而虚名幸获，隐慝殊多。遂伏处穷乡，欲期寡过。惟痴肠未冷，饶舌何辞。噫！定有慧心人会吾意也。

余亲家戴雪宾茂才之先德干斋先生，精于医，行道四十年。尝云医学一门，显则譬之有形之棋，应变无方，能者多而精者少；隐则譬之无形之道，神明莫测，行之易而知之难。可谓说尽此中微妙矣。故先生年逾花甲，即誓不临证，而乐善好施，虽家无储蓄，亦不倦也。寿至七十九而终。

山阴俞君仲华，下方桥陈念义之高弟也。人极豪爽，有侠气，饮酒谈兵，轻财好客，兼佞佛[⑤]。久寓省垣，与余交最深。惟谈医不合，闻余论景岳，辄怒形于色。余谅其信师过笃，不与较也。然遇时感重证，必嘱病家延余主治。而其二子皆误于温补，虽余与故孝子张君养之极口苦谏，奈乔梓[⑥]皆不悟，和而不同如此也。俞尝撰《结水浒演义》一书，又名《荡寇志》，尊朝廷以诛盗贼，命意极正，惜笔力远逊耐庵，且误以扶阳抑阴之旨，寓意于医，适形偏谬，杨大令素园尝著论非之。夫以仲华之才之学，谈医而犹走入魔道，医岂易言哉！故录之，愿后人勿轻言医。其次子极聪慧[⑦]，善诗画。患咯血，乃翁专与桂附药而殒。仲华没后，《荡寇志》未脱稿，其长子伯龙茂才与仁和邵循伯茂才续成之。伯龙极钝[⑧]诚，恪守家传，患肝胃痛，乃身[⑨]服温补致殆，惜哉！

扶阳抑阴，大《易》以喻君子小人，章虚谷谓但可以论治世，不可以论治病，尠矣！愚谓未尝不可以论治病，特扶阳抑阴不可专藉热药耳。何也？人身元气犹阳也，外来邪气犹阴也。故热伤胃液，仲圣谓之无阳。医者欲扶其阳，须充其液；欲抑其阴，须撤其热。虽急下曰存阴，而急下者下邪也，下邪即是抑阴。存阴者存正也，存正即是扶阳。苟知此义，则易道医理原一贯也。赵养葵未明此义，仅知温补为扶阳之药，而不知阴阳乃邪正之喻，故

---

① 九：归砚草堂本作“二十二”。

② 高女案：归砚草堂本无此三字。

③ 武：归砚草堂本此下有“进”字。

④ 之：归砚草堂本作“于”。

⑤ 佞（nìng）佛：媚佛；迷信佛。

⑥ 乔梓：儒家以父权不可侵犯，似乔；儿子应卑躬屈节，似梓。后因称父子为“乔梓”。

⑦ 慧：归砚草堂本作“俊”。

⑧ 钝：归砚草堂本作“肫”。肫，诚恳貌。

⑨ 乃身：归砚草堂本作“自”。

其法但可以治寒邪为病，阴盛阳格之证也。而乃书名《医贯》，以致后人惑之，误尽苍生，宜乎洄溪之力加呵斥也。

仁和许周生驾部云：吴台卿笃信乩[①]言，长斋礼拜，忘其体之羸，又受道士戒百日不语，方夏暑火郁肺，遂病血而死。因谓乩之术，始犹一二好事者信之，继则朴实之士信焉，继则聪明之士亦信焉。祸福以乩为筮，学问以乩为师，疾病以乩为医。背阳而入阴，舍昭昭而叩冥冥，其幽阴沈墨，足以消去人之精爽也。愚谓更有因此而遭横祸者，历历可稽焉。大抵惑于此者，总由义利不明，心有妄冀。近日乩坛愈广，乩术愈新，竟有不堪[②]屡述者，尤可叹也。

《艮斋杂说》：惩忿则火不上升，窒欲则水不下泄，水火既济，鼎道成矣。君子读损之象，得养生焉。

疫疠伤人，莫过于《谈往》所云之崇正十六年，有疙瘩瘟、羊毛瘟等名，呼病即亡，不留片刻。八、九两月，疫死数百万。十月间有闽人晓解病由，看膝湾后有筋突起，紫者无救，红则速刺出血可活。至霜雪渐降，势亦渐杀。愚谓此疫虽奇，杀人既速且多，然无非暑热毒气深入营分耳。故轻者刺之可活，而霜雪降病自衰也。考嘉兴王肱《枕蚓庵琐语》及桐乡陈松涛《灾荒记事》，皆云崇正十四年大旱，十五、十六经年亢旱，通国奇荒，疫疠大作。合三书而观之，则其为暑燥热毒之气可知。呼病即亡者，邪气直入于脏也。彼时设有余师愚其人者，或可救全一二也。

童栻庐云：镇海钟景龙先生，精于痧痘，经其治者，百不失一，逆症决期，从无爽日。所用之药，初服大黄者十居其五，后用补剂者十之七。至于攻发，惟僵蚕而已，全蝎、穿山甲、桑虫之类，从未一施。独地龙遇血热毒盛，百余条不嫌多。尝曰：小儿血气未充，脏腑娇嫩，痘疮不能起发，良由元虚不能足浆，浆不足则毒不泄，若再以毒攻毒，不但毒不肯出，而正气更受其害，未有正虚而毒能化者也。语简理微，真济世之格言。愚谓亦有因热极而浆不起者，以正气为壮火所食也。宜泻火，忌补托。至痘后生毒，多由妄投毒药，误用温补所致。

杨素园大尹云：余见阜平赵功甫处方极轻，尝曰小儿之腹几何，须令其胃气足以运化药力，始能有效。亦至理也。愚谓赵先生虽论小儿，即大人之病，亦须量其胃气而后权方剂。凡脆薄之人，竟与小儿同视可也。近世惟休宁汪广期，治小儿专用轻剂。

吾乡管君荣棠，少服贾，天姿[③]颖异，自知体弱，恐不永年，乃潜心于疡科者十余年，遂精其术。性慷慨，施药济人，能起危症，与余为莫逆交。丙辰季冬，忽患吐血而亡，年仅四十四，子才五龄耳。乡人咸惋惜之。余挽以一联云："频年冷处存心，施药施粮，共叹君肠之热；一旦红尘撒手，斯人斯疾，可怜儿口犹黄。"其没前一月，适余养疴在里，尝携酒肴见饷，且以未定之稿示余。曰痈疽之生，昔人谓有三因，其实除[④]乳岩、瘰疬之外，无所谓内因也。凡外感六淫，先作内病，如伤寒发汗不彻，温热分解不清，余邪逗[⑤]留，为内痈，为痞结，为流注，为附骨疽，皆内有伏热，外被寒凝所致。即胸背等痈，亦由湿热上升而成。所谓营气不从，逆于肉里，发为痈肿。若

① 乩（jī基）：旧时迷信者求神降示的一种方法。其法盆中盛砂以锥书字，而卜吉凶祸福。
② 堪：归砚草堂本作"屑"。
③ 姿：归砚草堂本作"资"。
④ 除：原作"从"，据归砚草堂本改。
⑤ 逗：原作"逼"，据归砚草堂本改。

云阴虚火炎而生痈疽者，千不得一。总之，疡证不外气血阻滞，即损伤致病，亦是血凝气滞使然，皆无补法。至服药之道，原不过为富贵人设法，以安其心耳。断不可通套徇俗，如见焮肿而投内疏黄连，毒必黑陷；投犀角地黄，舌必灰黑，脾胃受戕，变证因而蜂起。但此义无论病家不知，即医家白首其间，亦未悉原委，迨证渐剧，亦不自咎其用非所宜，反谓病势利害，药须加重，虽至于死，彼此不悟，悲夫！即诸家所刻治案，剿[①]袭雷同，或各是其是，各非其非，无足取法。若立斋辄用参、附，贫病则先倾其家，而命即随之矣。且今世疡医，不知治法，但以书方为能事，更造不服药必遗毒为害之言以惑人，推其意，无非要誉以敛财，不顾其人生死。尝戏改《醉翁亭记》二句云："医生之意不在病，在乎敛财而已矣。"一笑。自愧未尝学问，方剂药性，素所未谙，然每治人之坏证，均不从服药中得手也。余览之，钦其见道之深，而所言皆得我心，正欲析疑商榷，不料其卒然溘逝，天道不可尚[②]矣。亟为节录如上，以传其人。

又云：从来外科诸书，图形名状，设想于鱼虫鸟兽，最为可笑。如头部之鳝𧌒头、蝼蛄串，唇部之龙泉疽、虎髭毒，手部之蛇头疔、蜣螂蛀，脚部之上水鱼、泥鳅痈，并无解说。更不通者，足跟之牛程蹇，以人比畜，近于谑矣。医者并不顾名思义，妄立名目，以惑病家，而病家反以医人能呼其名为有识，遂相沿成习，牢不可破。推其缘故，良由不能按穴立名，设此夜半之词，以耸听耳。宜改"牛程蹇"为"行程蹇"，其余均以穴道名之。如不入部位者，曰无名肿毒而已。若夫便毒，不尽生于怨旷，古书指为欲念不遂，殆不其然。即霉疮亦不仅淫毒为患，必先由湿热内伏，乘淫邪而发作。若其人本无湿热，虽日游邪径，亦不传染也。苟湿热内盛者，虽不狎邪，感着其气即染也。破伤风证亦然，皆不可执一而论。

又云：外科蜡矾丸，本草载之，极言其解毒护心护膜之功。夫蜡极难化，矾又伤心而涩肠，病者进以甘旨尚难运化，反投以坚涩难化之物，必胃闭而不能食，证将因之而剧。即膜须蜡护而吞入肠胃之间，蜡亦未必至膜。方书之言，可尽信哉？

又云：古书所载，有不尽然者。厚味生痈疽；膏粱之变，足生大疔。此"忌口"二字之所本也。余谓此为富贵之[③]说法，非所以论大概也。《千金》、《外台》无不以慎口腹为要务。东垣云：痈疽食肉，乃自弃也。究之诸公当日所交游者，皆富贵也。王氏自谓我术但治贫病，然以刺史之尊，于民间日用疾苦，相离尚远，其所称贫病，非藜藿无告之贫也。若劳苦贫人，所患疡毒，皆由六淫外乘，而医者不知变通，甚至蔬腐不许入口，一餐之间，有许多禁忌，几有绝食之苦，病人何以堪此？因之胃闭而病不能愈。此由见理不明，操技不精，藉"忌口"二字为口实，以文过而饰非。及至用药，则蜈蚣、桑虫、甲片、蜂房、蛇蜕、角刺诸毒药，浪用无忌，何独于寻常食品而严申禁戒乎？习而不察，曷胜浩叹！若能于富贵人退之，贫苦人[④]进之，庶乎两得其平。盖胃气充足，病必易愈，肌亦易生。设此义不知，亦焉能识病情而施妙治乎？

又云：考古治疾，无分内外，刀、

① 剿：通"抄"字。
② 尚：归砚草堂本作"问"。
③ 之：归砚草堂本作"人"。
④ 人：归砚草堂本作"者"。

针、砭、刺、蒸、灸、熨、洗诸法并用，不专主于汤液一端。今诸法失传，而专责之汤液，故有邪气隐伏于经络之间，而发为痈疽也。夫用药如用兵，若为将者，奉命伐暴，废其纪律，不以摧坚破贼为己任，徒从事于文檄簿书之间，虚应故事，以待贼之自毙，养奸玩寇，滋蔓难图，至使与国俱亡而后已，失其为将之道矣。乃医者治痈疽，弃其刀针，不以决去脓腐为急务，徒从事于方剂汤液之间，以待疽之自溃，因循姑息，养痈贻患，至使与身俱亡而后已，失其为医之道矣。洄溪论外科曰：手法必求传授。此言是已，但颖悟者自能心得，否则虽授无益也。今针、砭诸法不行久矣，医者弃难而就易，病者畏痛而苟安，亦由今时之风气尚虚声，喜浮誉，循名而不责实，世道所以愈趋而愈下者，时也，势也。秦缓曰：药之不达，针之不及。仲景治伤寒，用麻、桂以发汗，其汗之不彻者，针刺出血以代汗。今人谓麻、桂不可用而代之，又禁刺法，谤为泄气，以致留邪不去，发为遗毒。如史传所载，虽帝王将相之病而用刀针者，不胜屡[①]指。试问今日遇之，尚敢出诸口乎？故曰：时也，势也。可见在昔内证尚须外治，今则疡科专以汤液治外疾，藉言补托，迁移时日，轻浅者糜帑[②]劳师，深久者溃败决裂，或死无敛具，或残体破家。医者自谓谨慎，而不知杀人无迹；病者乐于苟安，而至死不悟。此即子产所论水懦弱，民狎而玩之则多死也。不意于医道亦然，可不哀哉！彼医者岂设心欲杀人耶，实由不能辨其为脓为血也。亦有能辨之，而故缓之以敛财。亦有不能用刀针，仅藉汤液数方，貌为爱护之言，以愚病家，反訾刀针为险事，而自护其短，指蒸脓发热为内病，指重证为死证，果死则[③]可以显我之有断，幸而不死，又可邀功而索谢。吾谁欺？欺天乎！古人有戒用刀针之说者，盖谓脓未成而戒其早用，非一概戒之也。然则决不可服药乎？曰：始则不外汗之则疮已，若疮家不可发汗，指既成而言也，亦非一概戒之也。善后不外理脾胃。数法之外，不必他求矣。愚谓外证初起，由于湿热内蕴，或痰饮留滞，以致气壅血凝者多，此宜疏通清化为先。汗之则疮已，特为外感不净而发者言也。

又云：《正宗》十日点破之说，不可泥定，总须辨其脓之成否为断。辨脓甚难，或一二日已有脓而皮色不变，或十余日无脓而皮色紫黑，“辨”之一字，谈何容易！刀针不敢轻用，由其审断不明也。始之以谨慎爱之者，终之以因误认之[④]也。尝有破家废业，残损肢体，服药至累百盈千，挨延至数月之久，仍须刀决者，亦有不待决而径死者，其故在辨之不早辨也。如胸疽脓胀为患，不决[⑤]必死；脏毒不早决，必成漏管；头面唇口疔毒，不决不拔必死；喉痈既成，不决必死；疽发交骱，不决必成残废；青腿牙疳，不砭必不救；行程蹇涌泉疽，不决成废而死；紫云风，不砭必死。

又云：《正宗》脱疽一证，在指则切之说，全无道理；洄溪论虫之说，亦属笑谈。虫，动物也，岂能隔皮杀之？若使遁往他处，犹之流寇滋蔓，必致遍地荆棘矣。石榴疽即翻花疮同类，大率由于伏热外越，血不归经所致，似与目中胬肉同义。昔人治一人目垂胬肉，刺委中及患处立痊。余师其法，以治此证甚效。寒族中有患此者，内服外蚀而亡，治此者宜鉴

① 屡：归砚草堂本作“缕”。
② 帑（tǎng 倘）：国库所藏的金帛。
③ 则：归砚草堂本作“也”。
④ 因误认之：归砚草堂本作“因循误之”。
⑤ 决：原作“久”，据归砚草堂本改。

之。瘰疽甚多，手指生满，逐枚破去其脓，立愈。谁谓江浙所无，吾乡呼为“惹肥”。多骨疽有二：其一因脓老而干，渐坚如骨，而不能出，久则成漏疮，出之即愈，亦有患处高起，脓与细骨并出不已者；又一种患处坚硬，十年五载，不痛不溃者，古书谓受孕月内，六亲骨肉交合而成，此等不经之谈，污蔑后世，诚可痛恨。而无识之医轻信之，妄肆讥诮，覆盆之冤，谁为雪之？余谓胎无二受，其为骈为品者，皆一受而成者也。此证实由流痰滞血，阻于腠理，日久坚硬，其坚如骨，痛则骨欲出也。亦有几出复生，数出而后已者，尚得而[①]为胎里疾乎？智者不惑，斯可以为医矣。余治四人皆愈。

又云：红肿属血，心主血，若执诸疮痛痒皆属心火之说，而用泻心汤、内疏黄连汤诛伐无过，往往有内陷者矣。去其脓腐，为外科要务。富贵者畏痛而不欲去，贫者秽恶异常，医家托言不可去，因而蔓延不救者多矣。

吴俗好鬼，自吾乡以及嘉、湖、苏、松、常、镇等处，凡家有病人，必先卜而后医，而卜者别有传授，信口胡言，辄云有鬼，令病家召巫祈祷，必用鸡数只，豕首数枚。一二枚至五六枚不等。若市罕此物，即牵活猪而截其头，惨不可言耳。祷而未愈，则频卜频祷，故有病未去而家产已倾者，有人已死而殓葬无资者，不量贫富，举国若狂，其祷毕之际，所备牲物，必使亲朋啖尽，若在富宦之家，则使仆婢啖之，故大嚼之徒，每有因此致病者。病必亦卜亦祷，遂至蔓延不已。习俗相沿，即号为绅士者，亦复为之，陋俗殆不易革，惟望长民者，严示卜人，凡占课但从《卜筮正宗》，不得擅用邪书，妄言鬼祟，即欲徇俗祈祷，准以素食为供，庶可全民命而惜物力，洵有司[②]之惠政也。拭目俟之。

《避暑录话》云：士大夫于天下事，苟聪明自信，无不可为，惟医不可强。如圣散子方，初不见于世间方书，巢谷自言得之于异人，子瞻以谷奇侠而取其方，序以传世，天下以子瞻文章而信其言。事本不相因，而趋名者，又至于忘性命而试其药，人之惑，盖[③]至是也。

又云：蔡子因之妻服陷冰丹，而齿皆焦落。愚按友人徐君亚枝之外姑，许丈亮耕室也。误服附子药一剂，而齿尽落。禾中虞君梅亭患茎萎，医者不知其为湿热，而误认阳衰，与以雄蚕蛾而一齿陡折。

周公谨云：《和剂局方》乃当时精集诸家名方，凡经几名医之手，至提领以从官内臣参校，可谓精矣。然差舛之处不少，且以牛黄清心丸一方言之，凡用药二十九味，其间药味寒热讹杂，殊不可晓。尝见一名医云：此方止是前八味，至蒲黄而止，自干山药以后，凡二十一味，乃补虚门中山芋丸，当时不知何故，误写在此方之后，因循不曾改正。凡此之类，贻误匪细。

杨素园大令云：余与半痴论膈证，谓噎必有物为梗，当有专治之药，能消其梗者，断非书中所云生地、当归等滋润之品所能治也。且余于此证，历考群言，均无定论，用药亦皆庸劣，惟戴人确有所见，但用药太峻，人不能从耳。至其病所由来，则必属于肝胆。试观患此证者，多忧思抑郁之人，或嗜酒之徒，是其故可思也。半痴颇不以为谬，命著一论，附诸《古今医案按选》之后。第愧学识浅陋，

① 而：归砚草堂本作“以”。

② 有司：归砚草堂本作“贤有司”。古代设官分职，各有专司，因称官吏为“有司”。

③ 盖：归砚草堂本此下有“有”字。

不能思一物以治之也。近竟得一方，以初生小鼠新瓦上焙干研末，醇酒冲服，万举万全，真是奇方。因录寄半痴，流[①]传于世。愚曩辑《古今医案按选》成，而大令于乙卯初夏过杭，为余评点。别去经年，忽于军务倥偬之际，不远千里，以此方附包封递来，其仁民之心，可谓切矣。

余近采简妙单方一帙，名《篷窗录验方》，又续采二卷，多医家宜备之药，可以应世，可以济贫。吾乡蒋生沐广文见而善之，已梓入汇刊经验方矣。

徐洄溪云：尝见一人头风痛甚，两目皆盲，遍求良医不效。有友[②]人教以用十字路口及人家屋脚边野苋菜，煎汤注壶内，塞住壶嘴，以双目就壶薰之，目[③]渐见光，竟得复明。愚谓此方药易而功奇，未入《录验方》，故附于此。考本草苋通九窍，其实主清[④]盲明目，而苋字从见，益叹古圣取义之精。

吾乡许君辛木重订《外科正宗》，附自制消核膏一方，治瘰疬、乳核、流注，及各种结核，施送多年，甚著奇效，惟已溃者，勿用。其方用制甘遂、红芽大戟各二两，白芥子八钱，麻黄四钱，生南星、姜制半夏、僵蚕、藤黄、朴硝各一两六钱。凡九味，以麻油一斤，先入甘遂、南星、半夏，熬枯捞出；次下大戟；三下麻黄、僵蚕；四下白芥子；五下藤黄，逐次熬枯，先后捞出；六下朴硝，熬至不爆，用绢将油沥净，再下锅熬滚，徐投入炒透东丹搅匀，丹之多少，以膏之老嫩为度，夏宜稍老，冬宜稍嫩。膏成，乘热倾冷水盆内，扯拔数十次，以去火毒，即可摊贴，宜厚勿薄。且云膏之老嫩，各有所宜。凡溃疡诸证，膏勿太嫩，总宜贴之即粘，揭之易落为度。摊勿过厚，嫩而过厚，则揭时非带脱皮肉，即粘住皮肉。凡寻常热疖，本可无疤，而或生妒肉，或如蟢镜者，非粘伤其肉，即膏药之过也。独消核膏宜稍嫩，但令贴时勿烊塌而已。摊时须极厚，盖此膏本以代敷药，嫩而厚则药气沉浸酞郁而能深入，又皮肉如常带脱，无虑粘住，可洗也。即煎膏亦有法度，药物坚脆不同，若一同投入，则脆者先枯，其势欲燃，不得不一同捞出，然坚者实未熬透，虽铢两较重，而味终未出也。如消核膏，甘遂、南星、半夏最坚，故先下；大戟次之；麻黄、僵蚕更脆，故又次之；白芥爆油，又次之；藤黄多液少渣，又次之；朴硝无质，故最后下。凡煎他膏，亦当如此。愚谓凡结核多挟痰，故许君以控涎丹为君，而加行气散结为佐，宜乎施之辄效也。至所论膏之老嫩厚薄，及药物之坚脆，分落锅之先后，尤为用法者之所当知。惜未有人道及，故亟录之。

萧山郁龙士《瑶史》云：到瘴疠之乡，一不可吃冷物，凡蛊毒皆下于冷物也；二不可近女色；三不可过饱，饥则可治，饱则不可治也。若瘴气来，鼻闻异香，宜即卧地，口含土，即不受矣。又广中溪水不可饮，因山多铁梨，其叶落于山水中，渍之极毒；又多孔雀，其粪甚毒，惟开土掘泉为妙，左江至英德一路皆然。铁梨器用放热物受毒，误食即生痈疽。愚谓食无求饱，乃养生却疾第一方。应休琏诗云："量腹节所受"是也。"强饭"二字，最为无理，世人因此致命者甚多，岂独瘴乡所忌哉！

《认字测》八十一篇，关中周子夫[⑤]宇著，以八十一字为题，阅其认"寿"字云：理寿莫如口，其说备于《易》之颐。

① 流：归砚草堂本作"俾"。
② 友：归砚草堂本作'乡"。
③ 目：归砚草堂本作"日"。
④ 清：归砚草堂本作"青"，义长。
⑤ 夫：归砚草堂本作"大"。

颐者，养也。颐贞则得养，得养斯寿，乃其归在慎言语，节饮食。言语能慎而出，饮食能节而入，颐贞莫如斯，理寿莫如斯矣。

芦菔可代粮救荒。《膳夫经》云：贫窭之家，与盐饭皆行，号为三白。

《瑶史》又载治梦遗方：临睡时以朴硝些须，放手心内，用唾调和，将龟头一擦，甚验。

蔬中之葱，功用甚广，跌打金疮，皆为圣药。其性与蜜相反，而外治藉其相济，更多神妙。凡痈疽初起，及热结肿痛、痞积诸病，涂之辄效。从此引伸触类，可得用药之巧。

芦菔之功，先曾祖《随笔》中已发明之矣。冬时采其叶，悬挂树上，或摊屋瓦上，至立春前一日收入瓮中，藏固；如不干燥，收挂屋内，候极燥入瓮。凡一切喉证，洗净浓煎，覆杯立已；并治时行客感，斑疹、疟痢，及饮食停滞，胀、泻、疳、疸、痞满诸证，无不神效，价廉功敏，极宜备之。又《瀛寰志略》云：佛郎西芦菔造糖，味同[①]蔗，惜未传其法也。

海蛇，妙药也。宣气化瘀，消痰行食，而不伤正气。以经盐、矾所制，入煎剂虽须漂净，而软坚开结之勋则固在也。故哮喘、胸痞、腹痛、癥瘕、胀满、便秘、滞下、疳、疸等病，皆可量用。虽宜下之证，而体质柔脆，不能率投硝、黄者，余辄重用，而随机佐以枳、朴之类，无不默收敏效。晋三先生但言协地栗以清肝热，岂足以尽其能哉！

余偶患睛赤肿疼，而素畏服药，亟以朴硝一味泡茶[②]，乘热薰洗，日数作，不日痊。夫硝善涤垢浊，乘热则风火湿热诸邪皆可清散。凡水乡农人多患脚气，俗名大脚风，又名沙木腿，一肿不消，与寻常脚气发过肿消者迥殊，治之辄无效。此因伤络瘀凝，气亦阻痹，风、湿、热杂合之邪，袭入而不能出也。故病起必胯间结核而痛，憎寒发[③]热，而渐以下行至足。初起宜亟用葱白杵烂，和蜜罨胯核痛处；浓煎海蛇、地栗二物，无地栗时以芦菔代。俟海蛇化尽，取汤吞当归龙荟丸三钱，俾即消散为妙。若已成者，以川黄柏一斤，酒炒研末，海蛇一斤，勿漂，煎烊，加葱须自然汁和匀，泛[④]丸如绿豆大，茅根汤日送三钱；外用杉木刨花煎浓汤，入朴硝一两频洗，日以蓝布浸盐卤束之，以盐卤[⑤]善清湿热，散风毒，凡洗鹅掌风、脚气并良也。忌一切辛热发物，尤忌蚕蛹，如此治愈数人矣。

次女定宜十四岁，患左腿足赤痛微肿，初不以为病也，既而时作，余令以黄柏研末，水泛[⑥]丸，淡盐汤下，日一钱，服匝月而刈其根。舍弟季杰之妾，患带下如注，余知其肝热素炽也，亦令服此丸，日三钱，月余果愈。以此类推，不但药贵精而不贵多，并不贵贵也。故详录之。

营虚气夺，脉微欲绝者，仲圣主炙甘草汤以复其脉，故此方又名复脉汤，夫人而知之者。若客邪深入，气机痹塞，脉道不能流通，而按之不见者，名曰伏脉，此为实证，与绝脉判若天渊。苟遇伏脉而不亟从宣通开泄之治，则脉亦伏而渐绝矣。但此为邪闭之绝，彼为元竭之绝，不可同日而语也。闻一人素患脚气，今秋发之甚剧，兼有寒热、气逆、面浮等证，医切其脉沉伏难寻，以为年逾五十，宿恙时发，脉已欲绝，遂进炙甘草汤，冀复其脉，越

① 同：归砚草堂本此下有“于”字。
② 茶：归砚草堂本作“汤”
③ 发：归砚草堂本作“壮”。
④ 泛：归砚草堂本作“法”。
⑤ 束之以盐卤：原缺，据归砚草堂本补。
⑥ 泛：归砚草堂本作“法”。

日视之，果脉绝将死矣。或称其脉法精而善用古方，以告于余。因询其二便通乎？曰：否。嘻！此邪闭而脉伏也。大实之候，误作虚治，滋腻妄投，径尔塞杀。死于病乎？死于药乎？可哀也已！

今年夏仲，仁和胡次瑶学博过访，云其从女适朱仲和茂才六令弟者，患肝胃痛，朱以省垣罕名手，为求乩方与服，大率多香燥伐肝之品，数服径死，何耶？余曰：肝胃痛亦有虚、实、寒、热之分，令侄爱想是阴虚血少之病，因检甲寅治徐君亚枝令媳案示之，胡始悟为药误。又云沈少莲孝廉七令弟患两腿痠软，频饵鸡血藤膏，忽一日精流不止而亡，此曷故也？余曰：鸡血藤膏性热善走，专祛风湿而行瘀滞，沈乃瘦弱阴亏之质，此腿恙必肝肾之虚，治宜滋潜濡养，而误服燥热之品，故有此变，是阴精悉为迫逐也。又云余杭唐听江进士患疝，医投温补法，附子服至一两二钱，驯致二便不行，饮食碍进，复重用麝香等药，以开关格，而便不能通，乃至粪从口吐，狂叫而死，抑又何欤？余曰：昔唐设帐于会垣陈君雪舫家，余尝切其脉，亦属阴虚之体，此疝必非实病，亦非寒证，但宜温养少阴、清舒厥阴为治，而率投刚烈香散，已属非宜，况服之过多，则阴液尽劫，风火上腾，肠胃受燎原之焚，而失传导之职，颠倒反覆，故粪从口出，狂叫以死也。胡云：君盍[1]笔此于书，以为世人惑鬼神、饵成药、喜温补之戒乎？余遂录之。

山妻将娩，已见红矣，胎忽上冲作呕。夤夜[2]事急，余以酱油和开水一钱与服，咸能润下，果入口即安。

族侄海盐本固琴偕校字

① 盍：何不。

② 夤（yin 寅）夜：犹深夜也。

归砚录卷三

海昌　王士雄孟英著

汉军王爵字大封，博通今古，不求进取，而工医，能起死回生，危疾遇之罔不活。某军有大贵人，举家数百口皆疫，疫且将死，延之治。王逐一视脉，投剂皆立起。惟贵人不与疗，强之再，乃开方，大书云：砒霜三钱，火酒四两，煎服。贵人愕然，谓之曰：若是者不速死耶？王正色曰：若贵人者，不速死何俟？贵人曰：我何罪而至是耶？王曰：贵人身为大臣，不思致君泽民，乃以货利为心，横求苛索，八旗军士，痛恨入骨，一旦圣明知之，赐死西市，身首异处，家财籍没，妻孥[①]入官，不若速饮余之砒酒，庶几完其头领，保全家口，此真良药也，宁以为毒而却之乎？于是贵人悚然受教，卒改其行。江阴陈定九《留溪外传》。

郡中朱姓，素有饮癖，在左胁下，发则胀痛呕吐，始发甚轻，医者每以补剂疗之，发益勤而甚。余戒之曰：此饮癖也。患者甚多，惟以消饮通气为主，断不可用温补，补则成坚癖，不可治矣。不信也。后因有郁结之事，其病大发，痛极呕逆，神疲力倦，医者乃大进参、附，热气上冲，痰饮闭塞，其痛加剧，肢冷脉微，医者益加参、附，助其闭塞。饮药一口，如刀箭攒心，哀求免服，妻子环跪泣求曰：名医四人合议立方，岂有谬误？人参如此贵重，岂有不效？朱曰：我岂不欲生，此药实不能受，使我稍缓痛苦，死亦甘心耳！必欲使我痛极而死，亦命也。勉饮其半，火沸痰壅，呼号宛转而绝。大凡富贵人之死，大半皆然，但不若是之甚耳。要知中病之药，不必入口而知，闻其气即喜乐而[②]欲饮；若不中病之药，闻其气则厌恶之，故服药而勉强若难者，皆与病相违者也。《内经》云：临病人问所便。此真治病之妙诀也。若《孟子》云：药不瞑眩，厥疾不瘳。此乃指攻邪破积而言，非一例也。余编《洄溪医案》，吾乡蒋寅昉大理欲以付梓，嘱友人缮清，本漏此一条。迨刻竣始知之，不便补镌，故录于此。又按：此人饮癖，亦素因肝热内炽而成，与中气虚寒饮停，宜温药和之者，症候迥别也。所云中病与否，闻气即知，最为有理。曩省中顾肇和[③]之大令室患暑，医者以其产后，而泥用肉桂，病者闻之甚畏，坚不肯服，家人再四劝饮，遂致不救。不但药也，食物亦然。余性畏闻冬春饭气，故食之辄病。

邻人顾姓者，因少年勤内事，头皮血出如汗。此肝肾之火逆上，因血热甚，所以从发窍直出。盖汗乃血之液，从气化白。经有肌衄一条，因气散不能从化，故肌肤汗血。此证非气不能化，化亦不及

---

① 孥（nú 奴）：儿女。

② 而：归砚草堂本无此字。

③ 和：归砚草堂本作“初”。

也。与甘露饮而痊。

章御臣屡梦白人，持刀自割其头至流血，即惊醒，渐至闭目即梦，众医莫措。松江沈鲁珍治之，曰：寐而见白人者，肺虚也。以独参汤每剂一两，服之而愈。

当湖汪希生内政，中年时每食猪肉即体战栗，屡医不效。嗣因他病，服逍遥散数剂，而旧疾亦瘳。后与余谈及此事，并询其故。余谓《素问》云：诸禁鼓栗，皆属于火。此必肝胆素有郁热，猪肉乃动风之物，能引动其病，而不能开其郁，故食之即发，逍遥散乃开郁散火之剂，所以偶服得愈。愚按钱塘吴君馥斋令正，每食猪肉少许，即腹痛气冲，神瞀如寐，必呕吐而始舒，如是者经年。余亦作厥阴郁热治，以雪羹吞当归龙荟丸而瘥。

余郡一人，项边忽痒，渐起白痕一条，相延渐欲至喉，痒不可忍，群医莫识。一方士以刀轻开其痕，出白虱甚多而愈。曰：此虱瘤之类。凡皮内作痒，或起痕，或高起，皆其症也。

杭州周南溪，年三十余，体壮畏热，饮冷贪凉，至仲秋忽两腿筋脉掣痛，数日后牵掣至两臂，又数日手指一动，即周身筋脉掣痛而绝，诸治不效。余脉之弦而急，弦为饮，急为寒，乃寒湿生痰，流入筋隧也。以半夏、茯苓各三钱，白芥子二钱，橘皮、木瓜各一钱五分，干姜一钱，生姜三片，煎送控涎丹一钱。服后手指可动，再服手足不复牵掣。改与六君子汤善后而愈。以上秀水沈岷源《奇证汇》。

湖州汤荣光解元，世业伤科，接骨有奇效。其家佣者，采桑于树，树折坠地，腹著枯桩而破，人即昏晕。汤闻之，令徒携药敷治。徒视疮口二寸余，已透膜内，系红肉，不见肠，故[①]以线缝之，而形似口张，不能合。徒以告汤，自往视之，果然，乃令舁[②]归。佣少醒，复饮以药酒，使不知痛楚，随用刀割伤口使宽，以铁钩钩膜内红肉出，则其大如掌，乃宿患之疟母也。始如法敷治疮口而愈，宿疾顿除。

一富翁倾跌伤臂骱脱，护痛不许人动摇，人皆技窘。汤令患者向隅立，卒取冷水泼其项，患者陡作寒噤[③]，乘势将臂一把，骨随入骱，愈矣。

一人因跌而脊骨脱骱者，下节错向内，无可著手。汤令其家密备栲栳一只，中安绵絮，置于旁，扶患者环柱走，走乏，卒推置栲栳间，上身直而下身弯环，所脱脊骨，稍凸出，遂以按入而愈。愚谓此等手法心思，非凡庸所及，苟能触类而通，则目无难题矣。以上《星甫野语》。

吕氏妇病两旬，延余视之。甫入室，病人裸衣而卧，神色不清，犹自掖被掩其胸，非热证神昏矣。及按脉，细而无神，目瞀内烦，咽痛不能容汤水，身冷如冰，汗出如洗。余思仲景云：大寒反汗出，身必冷如冰，咽痛目瞀者，龙雷之火上炎也。用熟地一两，桂、附各一钱，菊花三钱。煎成，冷水浸凉服之，诸病如失，即索粥饮，次日再一服，随以大补之药十余帖而安。愚按大寒反汗出，乃阴盛格阳于外也，故身冷如冰；咽痛目瞀者，阳戴于上也。凡格阳、戴阳，皆是虚阳外越，所谓内真寒而外假热，故可以桂、附引之内潜，不可误谓龙雷之火上炎也。夫春分龙见而雷乃发声，秋分龙蛰而雷乃收声，是龙雷之火，必炎于阳盛之时。人身一小天地，肝为角木，震为雷，龙雷之火，即肝火也，必肾阴虚者，肝阳始炽，致生龙雷火上炎诸症。治宜壮水制火，设昧此义，

① 故：归砚草堂本作“欲”。

② 舁（yú于）：抬。

③ 噤：归砚草堂本此下有“即”字。

而妄援引火归元之说，不啻抱薪救火矣。古书辨别不清，贻误非浅，惟叶天士先生《景岳发挥》，何西池先生《医碥》，发明最畅，学者所当究心也。舍弟仲韶，于乙卯新秋，陡患洞泻，数行即浑身汗出如洗，恹恹[①]一息，夤夜速余往视，脉亦沉细，身凉不热，宛似虚寒之证，惟苔色黄腻，小溲全无，乃湿热病也。与桂苓甘露饮一剂而瘳。附录于此，以便互勘。

友人洪岳山，用仙人杖炭与煅牛齿等分研末，柏子内青油调，以箍脓甚效。后余治一肝郁为病，中脘胀滞作痛，腹渐大，欲成胀病。治以宣利疏养之法，二十余剂，腹中已觉宽畅，惟大腹仍空皐不龠。思索再四，于原方加入仙人杖数寸，一剂果平。盖嫩竹出土自枯，取其自然之性，遂合病机，而收捷效。愚谓方药主治，皆可借用。有人因劳力后季胁作痛，诸药不愈，而问治于余，适徐君亚枝有保胎神佑丸寄送，余遂以三钱与之，竟尔霍然。继有因踢伤而腹痛时作者来乞药，亦用此丸一服，果下黑矢而平。

道光丁亥秋季，病寒热者，中脘俱结块如覆碗，投以泻心、陷胸皆不效，死者不少。因阅《外台秘要》，载有增损理中丸方主治，纤毫不爽。余用以治此证，无不立应。间有一时不能消，仍作丸服以刈根株，凡余所治，其最剧者陕人王姓，群医杂治两旬，邪块较大，按之甚[②]痛，四肢逆冷，形萎面青，齿枯舌干无津，大便旬余不解，脉弱欲伏，余谓邪气搏结中宫，正气津气，几已消涸，即师其法。用东洋参、白术各二钱，黄连、干姜各五分，牡蛎五钱，花粉三钱，枳实一钱五分，元明粉三[③]钱。服后便行，块即渐减，脉亦稍起，四肢略温，仍以是方加减，十余剂而痊。

陈氏妇盛夏病霍乱吐泻，腹中疞痛[④]，四肢厥冷，冷汗溱溱，转筋戴眼，烦躁大渴，喜冷饮，饮已即吐，六脉皆伏。余曰：虽霍乱，实脏厥也。经云：大气入脏，腹痛下注，可以致死，不可以致生。速宜救阳为急，迟则肾阳绝矣。以四逆汤，姜、附各三钱，炙甘草、吴萸各一钱，木瓜四钱。煎成冷服，日夜连服三剂，四肢始得全和，危象皆退，口渴，反喜沸汤，寒象始露。即于方中佐以生津存液之品，两服而安。愚谓此案论证用药，皆有卓识，惟不言苔色，尚欠周详。其真谛在喜冷饮而饮已即吐，若能受冷饮者，即为内真热而外假寒矣。

倪姓患霍乱吐泻，审知始不作渴，四肢不逆，脉不沉细，一医用大顺散两帖，渐至于此。因见四逆，复加附子，脉证更剧。余曰：此病一误再误，命将殆矣。若果属寒，投热自病已，今反四逆，脉转沉细欲伏，乃酿成热深厥深，与热邪传入厥阴者何异？即以竹叶石膏汤，人参易西洋参，加黄连、滑石，两剂而愈。同时有陆姓患此，医用回阳之剂，日夜兼进，厥逆烦躁日增，病人欲得冷水，禁绝不与，甚至病者自起拾地上痰涎以解渴，迁延旬日而死。噫！即使真属阴寒，阳回躁渴如是，热药之性，郁而无主，以凉药和之，病亦立起，不学无术，曷胜浩叹！

张氏女夏月患霍乱，医用姜、附、藿、朴、茱、连等药，呕吐虽止，腹痛不已，而痢五色。至第八日，始延余诊。两目罩翳，唇红舌绛，胸膈烦悗[⑤]，口渴引饮，脉细数，沉部有力，是暑秽之毒，扰乱中宫而病霍乱，苦热虽可开郁止呕，毕

① 恹恹（yān 淹）：精神不振貌。

② 甚：归砚草堂本作“剧”。

③ 三：归砚草堂本作“一”。

④ 疞（xiǔ 朽）痛：绵绵作痛。

⑤ 悗（mán 瞒）：烦闷。

竟反助邪势，致变五色毒痢。此暑毒尚不甚重，而兼湿邪，故仅变五色痢。若无湿而暑毒内盛者，服姜、附即不可救矣。与子和桂苓甘露饮加黄连、银花、黑豆。两服翳退，而诸恙递减，胃亦稍苏，因畏药不肯再服。余谓余邪未净，留而不去，戕害藏府，必转他病，乃与三豆汤加甘草代茶，频饮而愈。以上慈溪童栻庐存心稿。童为吴浩然及门，可谓青出于蓝矣。且知霍乱有阴阳二证，更非近人所能及，惜余未见其人也。

槜李陆集园，治寒湿暴侵，咳嗽不止，用猪肺管一条，入去节麻黄二三分，两头以线扎紧，配以杏、苑、橘、枳、苏子等品煎服，甚有巧思。

王燮庵乃郎痉病角弓反张，儿医不能治。王自用当归四逆汤，一服汗解，亦可谓善读仲景[①]圣书矣。然此必太阳风寒之邪，因血分不足而内犯厥阴，故宜此方，非凡痉皆宜此方也。

一成衣[②]患三疟数年，继又痢下，后[③]周身浮肿，待死而已。忽得一方，用新鲜楝树上蕈一枚，切碎煮熟，连汤淡服，一啜而三恙悉痊。

王燮庵幼时，痧后食酸太多，咳呛不止，年余骨立，五心烦热，已近童劳。一人教于每日黎明，以头窠鸡子一枚，打千余下，入盐少许，沸汤瀹服，百日而痊。

黄氏妇崩血不止，大便泄泻，半身痹痛。余脉之，右濡左浮弦略数，知其脾有积湿，肝有郁热，因外风内陷，入肠胃则泄，入血室则崩，窜络则痛也。与旋覆花汤加归须、桃仁、柏子仁润血和络，川芎、神曲以化湿，芩、防坚营散风，五服而三恙全愈。以上吴门薛瘦吟《医赘二笔》。

常州伍某素壮健，方啖饭，忽呼痛倒地。云胸膈如刀割，群医莫解。越三日，恹恹待毙矣。一老人过问病人，令磨陈墨汁与啜，痛立止，病如失。因问此何证？曰：记少时邻人患病类此，一老医以此法治之而愈，谓误食天丝毒也。想墨汁无害，故令试之，不料其果合耳。

固始有人于元旦食汤圆讫，方出门贺岁，忽腹如火烧，痛不可忍，晕绝仆地，移时稍苏，而号痛声彻四邻。延医诊视，皆云脉细如丝，痛极脉多细伏。不治。越日门外来一丐僧，家人辞以有病。僧云何不问我。家人苦无策，姑令诊视。僧一望即曰：是误食蛇精也。于破囊中取药丸一粒[④]以水研灌。移时病者起，呕如雀卵者数枚。僧曰未也。复呕秽狼藉，出一物如鸡子大。僧曰是矣。剖试乃血裹中蟠一小蛇，见人遽动作势上下。病已若失，举家惊服，叩其所以，云多年陈谷，蛇交其上，余沥粘著，误入腹中，乃成此物，少停即洞胸腹出矣。僧径裹蛇而去。愚谓二证皆不易识。大凡腹中卒然大痛，在饮食后而无别证可凭者，无非中毒也。重用玉枢丹研灌，似亦有效。

海州刘氏子，五岁出痘，遍体疙瘩，大如瓯，凡三四十枚，医皆不识。一老妪见之曰：此包痘也。吾所见并此而二，决无他虞。六七日疙瘩悉破，内如榴子，层层灌浆皆满，真从来未睹者。痘书充栋，亦未道及，可见医理渊微，即此一门，已难测识矣。以上武进汤芷卿《翼驹稗编》。

一妇免身后，脬肠内损，积秽碍塞，清浊混淆，而大小溲易位而出。以生黄丝绢、黄蜡、白及、明矾、琥珀，锉末水丸。猪脬一具煎汤下，即愈。

---

① 景：归砚草堂本无此字。

② 成衣：裁衣之匠人。

③ 后：归砚草堂本此下有“患”字。

④ 丸一粒：归砚草堂本作“一丸”。

一人无故舌出于口寸余，或以巴豆烟薰之，饮以清心脾之药，不效。余取鸡冠血涂之，使人持铜钲[①]立其后，卒掷于地，声大而腾，病者愕顾，视其舌已收矣。或请其故？曰：无他，舌为心苗，心主血，用从其类也。必鸡冠者，清高之分，精华所聚；掷钲于地者，惊气先入心，治其原也。

富人冯氏者，寒热如疟，溲溺闭塞，少腹隐痛，汗出淋漓。医以为瘵，频服补剂，日益憔悴。余切其脉细，重按之沉紧而实。曰：此有积瘀，而成小肠痈，于法当下。咸谓病久尪羸，下恐有害，且素逸处，安有积瘀？余曰：论脉如是，可询病者，曾持重物否？其人以告病者，初不省，既而曰：一月前曾[②]携镪[③]方出，遭客至，匆遽复入，越日而寒热作，得毋是耶？药已遍尝而病不去，盍从其治。遂用桃仁承气汤，捣土牛膝根汁和服。次日腹下痛如刀割，殷血从溲溺出，如是数次，痛方[④]已，病寻[⑤]愈。

余视疾以之至先后为序，一日于众中瞥见一人，额端已起白色，急呼前，问所患。曰：臂有微肿。视之仅一小疱，因潜谓同来者曰：此白刃疔，色已见额，可速归[⑥]，危在顷刻矣[⑦]。其人方出门，面部色渐趋口角，未至家而[⑧]死。

有仆足跟肿，终日奇痒。余曰：此虱瘤也。破之，出黑白虱数百，痒止肿亦退。

一人患时疫，发狂谵语，若有物凭之，曰：不飨我，当取汝手骨。已而十指软堕如肠。余曰：是谓筋解，实痿证也。古人治痿独取阳明，脾主四肢，表里相应，投以桂枝白虎汤，神识顿清，手指无恙。

潘氏子，肋下肿溃，窜孔甚巨，孔中作声，如婴儿啜泣。余曰：是名渊疽，法不得治。其母哀请曰：是子少孤，婚又未久，一脉之传，惟此而已。余闻之恻然。乃曰：但善调摄，更量力以行阴德，万分一得不死，专恃医药，不足恃也。母子唯唯受教，余乃日夜属思，以为症属大虚，固当补益，但疽孔作声，则内膜已破，气从旁出矣。非护其膜，补亦徒施。以人参、白术、乌梅炭、白及、白蜡、黄蜡[⑨]、象牙屑、猪脊髓和为丸，令日三服，以固气；仍捣诸药，益以生肌之品，制若糊饼，塞疽口，丝绵裹青铅罨其外，大膏药盖之，阔布缠缚其体，三日一易；复用参脉[⑩]六味加龙、蛎等品，煎汁饮之。如是二十余日，其声渐除，三月余而口敛。余初经治，不望其果奏效也。

镇洋郑秀才，颈下出水，涓涓不绝，已数年矣。医为串沥。余视之，溃口三、四，皆甚深奥，曰此古所谓蚁瘘也。用穿山甲炙存性研傅，果瘳。

有食阿芙蓉者，偏体发疱，痛痒交作，抑搔肤脱，终日昏瞶，言语诞妄。余曰：此中毒之最盛者，寻常解法，恐不及济。用朱砂一两，与琥珀同研末，犀角磨汁，和三豆汤进之。神志顿清，而偏身[⑪]无皮，痛不可忍，复磨石菖蒲，绿豆[⑫]粉如尘粘席，乃得安卧，不半月愈。

---

① 钲（zhēng 征）：古代乐器。形似钟而狭长，有长柄可执，击之而鸣。

② 曾：原作“会”，归砚草堂本亦同。据文义改。

③ 镪（qiǎng）：钱串。后多指银子。

④ 方：归砚草堂本作“良”。

⑤ 寻：旋即；不久。

⑥ 可速归：归砚草堂本作“速归矣”。

⑦ 矣：归砚草堂本无此字。

⑧ 而：归砚草堂本无此字。

⑨ 黄蜡：原缺，据归砚草堂本补。

⑩ 脉：按医理当作“麦”。

⑪ 身：归砚草堂本作“体”。

⑫ 豆：归砚草堂本此下有“为”字。

一妇患三疟年余，忽转[1]身发疮，大皆如钱，疡医治久转剧，饮食不进。余曰：此伏邪走泄为疮，三阴无恙矣，不可作疮治，而以寒凉伤胃也。以四君子加芪、归、白芷。数服而愈。以上吴江陈梦琴案。

昔在海门有同事樊姓者，肩上患痈，医进荆防败毒散，而寒热大作；又进仙方活命饮，外敷三黄散四、五日，侠脊焮肿作痛，红晕满背，脊间高如覆碗；又饮内疏黄连汤，外涂铁箍等散，更日服蜡矾丸，至十朝黑陷，声嘶呕恶，汤水亦不能沾，十一朝昏晕不苏。前医皆云毒盛无可挽回，招之不至矣。有故游击杨公朝栋之孙忘其名，善治痈疽，因不识字，人皆轻之。樊证频危，不得已邀彼来视。笑曰：此非阴证，被寒凉遏抑所致。用吾药而患处能高起者，尚可救。乃出药敷疮上，越日果高起。杨复视曰：能从吾言，此疾可生。第一不许服药，第二不许忌口。缘现在粒米不进，必停药三日，使胃中宿药渐消，自能进食。虽不识字，而有如此见解，识字人皆当羞死。嘻！世之见病人不食而强灌以药者宜鉴之。既能食，正宜投其所好[2]，岂可强禁其口，而再绝其胃气哉？通人之论。如此则百二十日可以收功。后竟如其言而愈。至其所用之药，留心揣测，终莫能识。然此证若于初起时，内以点舌丹汗之，顶上以蟾酥丸或白降丹泄其毒，使有出路，必无发背之患，乃遏抑之而郁火愈炽，犹障水使无去路，必有[3]横溃决裂之祸。寒凉日[4]进而胃闭不纳，蜡矾频服而声嘶作呕，酿成败证。设无杨公，人亦但知其死于病，恶知其死于药乎？举世梦梦，良可深悼！

壬寅，余在海门之东昌镇。有徐姓者，患胸毕，腐肉上至顶、下至颈，左右至两耳，医不能治。余悯其贫，为设法痊之。并不服药，凡百四十余日而收功。此开手第一证也。由是求治者，踵门不绝。余初亦未知不服药可愈病，因目击杨公之法，而私淑其意，治之果应。始悟世之外科，朝凉暮热，欺世盗名，杀人不可胜计，而无形迹可寻也[5]。其始临证，则曰死证也，或他人治过之证，则曰前医误治，不可救矣，皆为日后邀功避谤之计耳，可叹也已。

余在海门，见沈氏司炊者患唇疔，自辰至午，口不能开，医投葱矾不能吞，用活命饮亦无济。易医屡进寒凉，遂硬肿至项，色白不变。最后一医砭肿处，出血筋一条，流血不止，知饥不能食，至三十一日而死。夫唇疔急症也，色白无红阴证也，发于手足阳明交会之所，误投寒凉克伐之药，内热为外寒所束可知。若初起时，刺委中及阳明诸穴出黑血，进点舌丹汗之，外涂蟾酥，或有可救。惜诸医皆不知也[6]。不然急症安能延之一月余之久？人不知死于药也，哀哉！

癸丑四月，桐乡屠甸镇张德祥令正，年八十一岁，患脑铄，医者皆云必死。余视之，疮已溃烂不堪，不卧者二十三日，不饮食者五日，平素体肥，肌已削尽，两耳绝不闻声，脉象弦数。性不喜药，一病至此，亦未尝一药也。诸医皆谓不服药以至于是，余谓溃败至此，尚可挽回者，幸未服药耳。但须从我言，行我法，则五、六十日可以收功。盖疮口已深，须开一孔泄其脓血，若不从我言，则下延及喉，虽

① 转：归砚草堂本作“周”。
② 好：归砚草堂本作“喜”。
③ 发背之患……必有：此段文字原缺，据归砚草堂本补。
④ 日：归砚草堂本作“杂”。
⑤ 也：归砚草堂本作“者”。
⑥ 也：归砚草堂本作“之”。

有神丹，不可救矣。病家唯唯，遂开一孔，去黑血盏许，脓亦相等。明日头重如失，两耳能听，且进粥碗许。越五日复视，腐肉下半脱尽，新肉已生，细视上半黑处，尚未全死，用物桃起其皮，入药于内，令其每日抽换，果得粘连。凡九十日全愈。其满头之髮皆白，而烂处复生之肉，新髮皆黑。此人至今尚健，益信享高年者，不必服丸散也。嗣有某等十余人，余悉治愈，是此证并无死法。曩上海望族王辑庭之嗣君，年六十一岁患此证，素识医者谓曰：少忍痛当为去之。不听，逾旬渐大，适道署延苏州陈某治疾，乃赫赫一时者，遂请视之。进以人参、鹿[①]茸等药，疮势已甚，犹曰未也。乃杀鸡煎汤，煮药以进，一服而口眼皆合，头重如山，证随以败。凡富贵之家，死于此者甚多。始则畏少痛而逆忠言，继则慕虚名而受惨祸[②]，非死于病，实死于医也[③]。愿天下人少察狂瞽之言，毋蹈前车之覆。

发背之极大者，平湖郭湘屏，所谓竟体发也。始医者犀角、黄连，致成黑陷，后医者投桂、附而作淋渴，饮食不进。或断三日，或断一旬，更医数辈，技穷莫措。令郎肖屏茂才，求余往视。彼问曰：曾见此大证乎？余实未尝见如许大证，欲安其心，慰之曰：吾所见有大于此者，不足畏也。为此[④]取去腐[⑤]两碗许，病者即觉如释重负。其子请用十全大补，余晓之曰：尊翁之所以绝粒者，正坐补拓之故，胸次宿药未消，今再峻补，生机绝矣。俟三日后，宿药消尽，胃气自苏。此症本由湿热郁蒸而成，痈疽大抵皆尔，若绝[⑥]虚不过劳损而已，何致患疡[⑦]？盖疡所以最忌温补助[⑧]虐，亦勿寒凉遏抑。寒凉以遏之，温补以锢之，宜其滋蔓日甚也。今惟导赤散，驱其湿热下行，至溺清则止。不刊之论。越五日复视，已能自起，在床沿叩谢救命，凡百八十余日而全愈。在百日之间，曾患牙疳，与竹叶石膏汤而安。其人至今尚在。设依立斋上渴下淋而用十全、八味，安有生理？陈良甫云：既溃，一毫冷药不可进，其可泥乎？

斜桥苏氏妇，年二十四岁，患乳肿如悬瓠，溃处日流[⑨]水，医治二百余日，略不见效。冬初求治于余，视其面色青瘦，微嗽唇红，音朗不嘶，寒热暮甚，日进粥两盏，饭半盏，所服之药，洋参、鳖甲、丹皮之类。皆云疮劳已成，不过苟延时日也。余知其因循误药致此，以纸燃入药于疮孔，嘱到家自为抽换。妇云：胃气不佳，求赐一方。余曰：汝误药至此，尚不悟耶？停药五日，胃自苏矣。又问究成劳否？余绐[⑩]之曰：后五日来，当赠汝妙药，决不成劳也。欣然而去。越五日来曰：奇哉！到家方暮，觉乳胀，抽去药线，出清脓碗许，是夜寒热顿减。近来抽换，日得清脓杯许，今不复如前肿硬矣。饭已可进两盏，固求赐方。余曰：煎药费事，余有合就丸药，日服数钱可也。持去后，越旬复来曰：自服妙药，胃气胜于平时，惟脓水未净，月事未行，求一通经方。余见其肌肉丰润，两颊红晕，经已将至。若不与药，而另求内科通经，反恐误事，仍以前丸与之。后即全愈受孕。其实两次所用之药，皆饭焦磨末，少加橘皮

---

① 鹿：归砚草堂本作“麋”

② 受惨祸：归砚草堂本作“被惨杀”。

③ 也：归砚草堂本无此字。

④ 此：归砚草堂本无此字。

⑤ 腐：归砚草堂本此下有“肉”字。

⑥ 绝：归砚草堂本作“极”。

⑦ 疡：原作“疮”，据归砚草堂本改。

⑧ 助：原作“攻”，据归砚草堂本改。

⑨ 流：归砚草堂本此下有“清”字。

⑩ 绐（dài 怠）：欺骗；谎言。与“诒”通。

而[①]丸也。余治六七年不愈之乳证，无不用药线刀针愈者，不胜仆数。即如此妇，若不插药，脓何由出？寒热何由止？胃何由复？岂但疮劳而已，殆无生理矣。设不停药，肠胃津液被伐，必致绝粒。尝谓汉唐方士，以金石杀人，赖高贤救止，而草木延年补益诸说，牢不可破，真医道设而枉死者多矣。窃怪今之医生劝人服药，吾不知其居心何为？或问断为死证而得不死，何也？曰：医之所谓死证，彼自有死之之法耳。断为死证而竟死，昧者必诧其术之神，而医者亦诩其断之准，而自鸣得意。悲夫！业医者知此有几人哉？

张德祥令孙患行程蹇，多医不效。上至小腿，肿如瓠，气喘声嘶，不食者九日，烦躁恶近人，近则热不可当。多医聚讼，或谓[②]决之立毙；或谓[③]决之成废。邀余往，已暮，执烛视之，近烛则痛如锥刺，乃父恐余用刀，屡述群医之说。余晓之曰：汝不欲此子之生，余不敢言。既邀余来，是欲其生也，岂可随声附和，袖手旁观耶？今之外科，皆乡愿也，抄写成方，虚应故事，并无真知灼见。更可恶者，造作疑似之言，簧惑病家，有如奸胥猾吏造案，虽皋陶[④]听之，犹以为杀无可宥[⑤]。要知脚跟之皮，厚于牛领，不能下溃，必至上穿足面，则不可救矣。言未已，病者曰：怪道数日来，骨缝锥痛难忍。其妻跪求请救，而一家数十口，犹执不可。余曰：吾岂挟仇而欲害彼，若决之而毙，吾偿其命可也。众皆咋舌不敢言，遂决之，出脓半盏，敷贴已，余至外厅晚膳，未毕，内报熟睡矣，如之何？余曰：觉来要啜粥矣。既而果然。三日后吃饭，四十日收功。然人情畏痛苟安者多，故庸医之言，易于入耳。病无去路，每至[⑥]上溃足面，腐及内外踝，而迁延以死者，比比也。

屠甸镇王某，先患疔毒，旋生背疽，高肿不红，医巫术尽，家破而病日剧。延余往视，肌肉全消，面无人色，脉至断续如丝，按其疮，虚软漫肿无红，证已七十六日矣。流泪被面，声言救命，音细如蜂，深堪悯恻，殊难[⑦]措手，合家痛哭，而求设法。余索其方视之，先则犀角、牛黄，继则参、芪、归、术之类，皆谓内有瘀血，虚不化脓也。余静坐筹思，七十余日之瘀血，既不化脓，亦不消散，乃脾胃被伐，气弱难溃，内肌尽腐，皮厚难穿，日久力穷，势濒于殆。若不决则必死，设决之而斯须[⑧]毙命，又当如何？乃谓其父曰：此证内肉尽腐，外皮甚厚，脓无出路，以致背重如山，肌肉日消，而脓日多，势必消尽而后已，吾今筹一死里求生之法，汝可导我复视。其父从之。因细按其皮，略无薄隙可乘，不得已久按以乱之，卒然一刺，得脓四大碗，幸未毙命，随以粥食调之。越五日复视，已能披衣起坐矣。以上数证，皆所谓养痈为患也。古人原有刀针不可轻用之戒，盖为手法不精，或轻浅之证，及脓未成时而言也。以决之之法，诚不易易，即辨脓亦甚难，《脉诀》洪滑为脓成，而此证脉至如丝，刺脓至四大碗，脉岂可凭乎？然此证若诊于三十日内外，未始非洪滑也。惟医家误信补拓[⑨]可使自溃，孰知欲拓其脓者，反能化肌肉以为脓，脓日多则气血日少，

① 而：归砚草堂本作“为”。
② 谓：原缺，据归砚草堂本补。
③ 谓：原缺，据归砚草堂本补。
④ 皋陶：一作咎繇，传说中东夷族的首领。相传曾被舜任为掌管刑法的官。
⑤ 宥（yòu又）：宽宥；赦罪。
⑥ 每至：原缺，据归砚草堂本补。
⑦ 难：归砚草堂本作“不能”。
⑧ 斯须：犹言须臾；一会儿。
⑨ 拓：归砚草堂本作“托”，下同。

尚欲寻其洪滑之脉，安可得乎？千古明言，未经人道，与内科不先去病，而欲补正以托邪，遂致邪愈炽而正愈衰，其脉日渐细弱者同也。昧者犹訾刀针为蛮法。呜呼！此与谈性命而废武备，寇至不战，委而去之者，何以异耶？须知此脓不刺，必与此身同就木而已，余见如此毙命者，指不胜屈，故愤而为之，岂好为疡医哉！至腿上附骨疽，迁延补托，而脓随身敛者，则尤多也。

一妇腰间肾俞穴肿起如覆碗，白而不红，软而不坚，痠而不痛，延至五月余，已历多医，或谓瘤，或谓气，谓湿，谓痰，幸其体强，为决去清脓碗许而痊。愚按：钱塘沈君悦亭令郎子葶茂才，神童也，患此证，无人敢决，以致不起，惜哉！[①]

一妇渊疽，脓蓄不溃，下至腰，前至胸，形容骨立，声细如蜂，头晕身热，不食，延逾半载，求治于余。余亦不能措手，实深惭愧。然此二证，皆误于补托求溃，孰知终不可溃。元气未漓者，尚可决之求活；元气已漓者，脓必随身而殉。

一膀胱痈，胀痛求死。脓自小便而出，与八正散加琥珀、乳香、麝香而愈。

一男子小腿数日间全腐，疼痛难忍。与珠黄十宝而痛止腐脱。

一男子臂肿如腿，痠木而硬，医投消散如故。余与嵺峒丸二服，外敷解散之药于骱间，四面作脓而溃，此亦臂上附骨疽也。治不得法，即难收功。

一男子唇疔，既拔其一，复生其七。先用蟾酥丸，头面肿退，后用犀地加牛黄而愈。以上海昌管荣棠案。

壬子夏，余次子患干霍乱，身热不渴，舌燥无苔，六脉俱伏，痛在胃脘，连及胸胁，势甚汹涌。余与地浆一碗，势少定。少顷复作，因径投大承气汤一帖，其痛即下行之脐间，又一帖，痛又下行，伏于少腹右角，按之始痛，不按则与平人无异，起病至此，已历周时，思食甚急，乃与绿豆煮粥食[②]之，食后一切如常，惟少腹右角，按之仍有小块，隐隐作痛。遂重用当归、杞子、蒌仁，佐以桃仁、红花，少加牛膝以导之。服一时许，腹中汩汩有声，下紫黑血一块，约五寸许，而少腹之痛块若失。此病治法，原出一时臆见，然竟以获痊，特录出质之潜斋，不知以为何如？愚谓霍乱症，因于暑热者多，故感受稍重，极易入营分[③]，古人刺以泄血，及内饮芜慰汤、藕汁、童便[④]，此[⑤]所以治营分之邪也。杨公子舌燥无苔而不渴，痛又及胁，必平日偶有络伤未觉，乃邪遂乘隙而入也。承气之硝、黄，并是血药，气行则瘀降，故痛得渐下，迨块在痛未蠲，而知饥能食，益见[⑥]气分之邪已廓，而血分之邪尚匿，无庸承气之直攻，改从濡化而曲导。操纵有法，余服其手眼之超。定州杨素园案。原附《王氏医家三编》评本。

---

① 一妇腰间肾俞穴……惜哉：此段文字原缺，据归砚草堂本补。

② 食：归砚草堂本作“与”。

③ 分：归砚草堂本无此字。

④ 便：归砚草堂本作“溺”。

⑤ 此：归砚草堂本作“皆”。

⑥ 见：原缺，据归砚草堂本补。

归砚录卷四 半痴附案

海昌 王士雄孟英著

乙卯冬初，余挈眷回籍，卜居渟溪。秀水吕君慎庵邀余游新塍，视屠舜传之女适张氏者。据云病起产后，延已五年，久卧于床，势成瘫痪，广服补剂，迄不见功。及入室视之，病者尚著单衣，贴身仅铺草席，而窗户尽扃[①]。因询畏热而喜暗乎？曰：然。按脉弦而[②]滑，执烛照之，面有赤色，苔甚黄腻。复询其胸闷气升乎？溲热易汗乎？亦曰：然。且汛事仍行，饥不能食，耳鸣头晕，腿软痰多。病不在于血分，虽起自产后，而根株实不在是。细诘之，始云未嫁之前，宿有气升眩晕之疾，于今已十载矣。余曰：是也，此固风阳内炽，搏液成痰之证，因娩而血大去，故发之较剧，医者不揣其本，而齐其末，遂以为产后之虚，温补率投，升逆愈甚，下虚上实，致不能行。与清火降痰之剂，而别曰：气得下趋，病可渐愈。后闻其西席锺君子安向慎庵云：服王药五帖，即能扶杖而出矣。

舜传之舅嫂，因用力拔针而患指痛，内外杂治，渐至痛遍一身，卧榻不起，食少形消。余诊之，脉细而数，口干舌绛。乃营阴大亏，无以营养筋骨，岂可因拔针起病，遂以为外伤而妄投燥烈之药乎？宜其病日以甚也。以集灵膏加减为方而愈。

谢君再华之室，偶患齿痛，日以加甚，至第五日，知余游武林，拉往视之，已呻吟欲绝，浑身肉颤，按脉不能准，问病不能答，苔色不能察，惟欲以冷物[③]贴痛处。余谛思良久，令以淡盐汤下滋肾丸三钱，外以坎宫锭涂痛处，吴茱萸末醋调贴涌泉穴。次日复诊，已谈笑自若，如常作针黹[④]矣。向余致谢曰：昨夜[⑤]一饮即寐，而病如失，真仙丹也。余曰：昨日大窘，若非素知为肝阳内炽之体，几无措手。今火虽降，脉尚弦数，宜用滋潜善后，以一贯煎方，嘱其熬膏服之，遂不复发。

仁和邵位西枢部令爱字许子双司马为媳者，在都患心悸头晕，渐不起榻，驯[⑥]致不能出语。旋杭，多医治之，佥以为虚，广服补剂，遂减餐少寐，频吐痰涎，畏风怕烦，溲短便闭，汛愆带盛，以为不能过冬至矣。适余游武林，赵君菊斋嘱其邀诊。脉象[⑦]弦数而滑，面白唇红，目光炯炯而眉蹙，苔黄羞明乳裂，既非瘖证，又非失音，强使出一二字，则艰涩异常，摇手点头，或以笔代口，又[⑧]无妄见，亦非祟病。余谛审之，谓其必起于惊

---

① 扃（jiōng）：关闭也。

② 而：归砚草堂本作“以”。

③ 物：归砚草堂本作“器”。

④ 黹（zhǐ 纸）：刺绣也。

⑤ 夜：归砚草堂本作“药”。

⑥ 驯：渐进之意。

⑦ 象：归砚草堂本作“至”。

⑧ 又：归砚草堂本作“且”。

恐，而痰涎阻于窍隧。病者颔之。以起病时[①]为一大瓶堕地，乍闻其声而一吓也。遂与清心肝胆胃之法，加舒络涤痰开郁之品。服后各恙渐减，眠食渐安。丙辰春，余复视之，仍卧于床，仍不出语。按钮氏《续觚賸》鼠魂一条，与此相似，彼特神其说耳。然余竟不能治之使语，殊深抱愧，录之以质高明。戊午季秋，复游武林往诊，尚如故。闻其仍服补剂，因力劝阻，而赠以清肺通络涤痰之品，制丸噙化。服至次年春仲，遍身发疹，频吐秽痰，语能渐出，乃蕴结外解，从此肃清，可期奏绩，初论尚不甚爽。

丙辰春初，余游梅泾，曹霭山茂才拉视其令郎之证。云起于往夏疟后，暮热鼻衄，善欠羞明，顸颊时痠，溲浑有脚。先禀素弱，佥虑成劳，频服滋填，毫无寸效，久不起榻。及余诊之，脉软滑而微长，苔淡黄而不渴，仅能仰卧，反侧不能。曰：此非虚劳也，乃热伏阳明，是以机关不利，筋骨不束，而见以上诸证。幸衄血频流，小溲混浊，热气尚有宣泄，而人不甚枯削，以阳明为多气多血之经也。与生槐蕊、知、柏、苓、栀、白薇、花粉、茅根、茹、斛、丝瓜络等药，久服果渐愈。

里中张君雪沂令正，三十七岁。于乙巳年患经行腹痛，医进胶艾汤多剂，痛乃日[②]盛，而加以呕吐，迄今十载，诸药备尝。迩年经至益频，痛势益剧，满床乱滚，声彻比邻。乞余诊之，脉弦滑而数。曰：巅痛、口渴乎？带多、腰痛乎？汛色紫黑乎？病者惊以为神，惨容为之一展。余谓雪沂曰：此证不但温燥腻补不可用，即四物汤亦在禁例。宜乎遍访女科，而竟无一效也。与芩、连、栀、胆、茹、柏、蒿、薇、乌贼、茅根、藕为剂，服至下月经行，即不吐，痛亦大减。此等药服逾半载，各恙悉蠲。

钱塘张君篪伯令郎韻梅茂才之室，自去年夏间娩后，虽不自乳，经亦未行，方疑其劳也。四月间患感，医进升散药，遂腹膨气逆，肢痉欲厥，或又疑其娠也。延余诊之，脉弦巅痛，乃营虚肝郁，微挟客邪，误投提表耳。以清解轻宣之品数剂而愈，继参养荣，月事亦至，人皆诧为神治，其实非大病也。

仁和胡次瑶孝廉，北上未归，其令正于仲夏陡患肢麻昏晕，速余往视。面微红，音低神惫，睛微赤，舌苔微黄，足微冷，身微汗，胸微闷，脉微弦。乃本元素薄，谋虑萦思，心火上炎，内风随以上僭也。不可误以为痧闭，而妄投香燥辛散之品。以人参、龙、蛎、菖、连、石英、麦冬、小麦、竹叶、莲子心为方，两服[③]而愈。寻与平补以善其后。

仁和戴君文叔令嫒，年十二。患风斑，睛赤，服升散药数帖，忽觉胸次不舒，饮食下咽即吐，时作时止，医皆莫措。六、七日后，其作愈频，而有欲厥之势。其[④]亲徐君乐亭嘱延余诊，脉弦而数，夜不成眠，目赤未蠲，苔黄口苦。是发斑不由外感，乃稚质阴亏，风阳上越，助以温散，厥少陡升，肃降无权，因而吐逆。以连、柏、橘、半、栀、菀、茹、旋、海蛇，少加苏叶煎送当归龙荟丸，一剂知，二剂已。

桐乡冯诒斋广文，年二十七岁。自上年患疬，至今已十余枚，皆破而不敛，肌肉渐削，迨季夏渐形发热，而纳食阻膈，溲短便溏，气逆嗽痰，咽喉疼肿。诸医束

---

① 时：归砚草堂本无此字。

② 日：归砚草堂本作“月”。

③ 服：归砚草堂本作“啜”。

④ 其：归砚草堂本作“所”。

手。秀水庄丈芝阶荐余诊之。脉数而左寸关兼弦大，是病由过扰心阳，兼伤谋虑，从前但从呆补，已成不治之证，近则吸受暑邪，犹日服滋填之剂，是以药造病也。而诒斋一见倾心，坚留数日。因谓其令兄静岩赞府曰：余仅许愈其新病也。以沙参、苡、斛、橘、半、蒿、薇、蛤壳、浮石、茯苓，煎吞香连丸。二剂而痛泻渐止，去香连加鳖甲。又二剂而热退，改用参、苓、橘、半、苡、蛎、石英、首乌、象牙屑、冬虫草等出入为方，卧时另制噙化丸，以肃上焦痰滞，服四帖，已能起榻，眠食皆安，余遂归。秋杪[①]闻其没于奥[②]江外科家，少年博学，惜哉！余邮挽一联云："倾盖相知，讵成永诀。著书未竟，遽赴修文。"知渠方注顾亭林先生《肇域志》而即病也。其夫人即于秋杪起患赤痢，延至次年春杪，证已濒[③]危。适余游鸳湖，往视之，昼夜三、四十行，汛断肌消，少腹素有聚瘕，跃跃而动，气冲胸下，绞痛难堪，仰不能眠，饥不能食，口干舌绛，五热溺无，头项汗频，音低色夺，脉来细数，右软尺空。是久积忧劳，兼伤哀痛[④]，真阴素弱，岂可与常痢同观。以沙参、熟地、黄连、黄柏、白头翁、秦皮、冬虫夏草、枸杞、橘核、白薇，用藕、苡、燕窝煮汤煎药，服二十剂。余游瀛洲转禾复诊，脉和痢减，安谷能眠，痛止溺行，面有华色。改用人参、熟地、龟板、归身、黄连、黄柏、枸杞、白薇、薏苡、砂仁，以藕汤煎成，入阿胶烊服而愈。

项君香圃患赤痢濒危，其[⑤]亲庄嵋仙少府，拉余往视。脉细不饥，口干舌绛，形消色瘁，不寐溺无。禾中医者以其素耽曲糵，辄进苦燥渗利之药，而不闻景岳云：酒之为害，阴虚者饮之，则伤阴也。况病因暑热，不夹湿邪，温燥过投，阴液有立涸之虞。余将旋里，为定西洋参、生地、甘草、银花、石斛、麦冬、生白芍、扁豆花、枳椇子、藕汁一方，冬瓜汤煎，令其恣服。次年春，余往禾，候庄芝阶先生之疾，有一人来拜谢，面如重枣，素昧生平，甚讶之。嵋仙曰：即香圃也。面色素赤[⑥]，上年因病危而色脱[⑦]，故先生不识耳！承惠之方，服十余帖而愈，今又善饮如昔矣。

角里街怡昌烛铺苏妪，年已六旬。偶患腹痛，医谓寒也，进以热剂，痛渐剧而腹胀便闭，按之甚坚，又以为肠痈，攻之而愈痛，遂绝粒不眠，呼吸将绝。挽余视[⑧]之，脉滑而数，舌绛苔黄，口臭溺无，热阻气也。以雪羹煎[⑨]汤调益元散五钱，徐灌之，即痛减气平。次日以雪羹汤送当归龙荟丸三钱，便行溺畅，随以轻清药数帖而痊。

七月中旬，余游槜李归，道出梅泾。吕君慎庵拉视沈则甫令正之恙。两年前患带[⑩]下，嗣后便泻不已，今夏更剧，每晨尤甚，后又肠鸣，不饥不渴，畏热无汗，胸闷时呕，夜不成眠，形消色瘁，小溲通畅，脉软微弦，经事渐稀。乃中虚木侮，生化无权，气久虚而血将涸矣。若刚燥则助风阳，滋腻更增滑溜，议砥柱中流，回狂澜而镇风轮。以潞党参、山药、石脂、余粮各三钱，茯苓、白芍各一钱五

---

① 杪（miǎo 秒）：树木的末梢。引申为年、月、季节之末尾。

② 奥：归砚草堂本作"吴"。

③ 濒：原作"频"，据归砚草堂本改。

④ 痛：归砚草堂本作"恸"。

⑤ 其：归砚草堂本作"所"。

⑥ 面色素赤：归砚草堂本作"面向赤"。

⑦ 脱：归砚草堂本作"白光"。

⑧ 视：归砚草堂本作"诊"。

⑨ 煎：归砚草堂本此下有"浓"字。

⑩ 带：归砚草堂本作"滞"。

分，煨诃子、橘皮各一钱，牡蛎八钱，乌梅肉炭八分，酒炒黄柏六分，熟附子、炙甘草各五分，甘澜水煎陈米汤煮药使浓厚，徐徐细呷，俾留恋中宫，不致直下为法。迨八月下旬，在曹霭山茂才处晤则甫云：前方服至四帖，病即愈，今已色华能食矣。因以诗什、芽茶为赠。次年冬，闻患寒热亡。

山妻怀孕四月，患间疟，腹痛便溏，汗多呕闷，乃痰气内滞，风暑外侵，脉滑而弦。与枳、桔、苏、连、柴、芩、菖、夏，三剂而瘳。大女馥宜患微寒热炽，每发于夜，汛不当期而至，口渴便闭，目眩多汗，米饮不沾，暑热为疟也，脉洪数。以知、芩、橘、半、蒿、薇、鲜斛、元参、栀子、花粉，服六剂而热减大半；去蒿、半，加西洋参、麦冬、竹茹、枇杷叶，又六剂而便行疟止；随去元参、鲜斛，加归身调之而愈。季杰弟篷室[①]之疟，日轻夜重，少腹觉有块，上冲则呕嗽并作，香不进谷。余游禾归，已交八日矣。脉软以涩，是肝郁于内，暑侵其外也。用芩、夏、翘、滑、菖[②]、葛、蛤、苏、连、旋、橘、丝瓜络，服六帖，诸恙霍然，随与清养善后。仲秋二十八日，余游濮院归，是夜又陡患霍乱，腹痛异常。余起诊其脉，细数而弦，肢冷畏寒，盖覆甚厚，询其口不渴，而泻亦不热，惟小溲全无，吐者极苦，舌色甚赤，乃新凉束暑也。玉枢丹、绛雪灌之，皆不受。泻至四五次，始觉渐热而口大渴，仍不受饮，语言微蹇。余令捣生藕汁徐灌之，渐能受，随以芩、连、苡、楝、栀、斛、桑叶煎服，痛即减，吐泻亦止。次日知饥，略受食，神惫已极，筋络酸疼，与清养法而痊。

硖石镇蒋寅昉大理令正，久患少腹聚气，时或上冲于胸，而为脘痛，时或下坠，而为腿肿，带多汛速，腹胀胸闷，口腻不渴，便虽溏而欲解不行，必啖盐而始畅。皆为脾虚，率进补剂，病日以甚。迎余诊之，脉弦滑。以栀、芩、菖、枳、连、夏、茹、旋、雪羹清肝热以豁痰，滞气果下行至足，而胸腹渐舒。

管君幼斋令正，汛停七月，至仲秋经行不多，腹乃微胀，继则胸闷不饥，身有寒热。吕某以桂枝、黄连等药进，而痞闷转加，二便不行，口糜而渴，得饮即吐，夜不能寐，五内如焚。余诊之，脉弦软而细，面赤足冷，神惫不支。是营阴素亏，气机多郁，郁久生热，辛燥忌投。授沙参、蒌、薤、栀、茹、旋、菀、冬瓜子、枇杷叶，二剂而燥矢行，胸腹舒，知饥，吐止。继以宣养而瘥。其汛停良由血不足，非有血不行而阻也。

前月中旬，余过濮院，有香海寺前一妇，患三疟求诊。面白唇红，舌绛而渴，寒微热盛，溲短便艰，汛事先期，不眠，脉数，乃暑邪侵营也。与元参、丹皮、知、薇、蒿、栀、花粉、鲜斛、竹叶之方。至八月下旬，再游其地，渠复求视，云前方服即病减，至二十剂而痊，乃子以为病后须服补药，才四帖，疟复作，遂不敢再进。余谓此必温补方也，阅之果然。仍授清化之剂，五服而瘳。

仲秋偶觉左乳微疼，按之更甚，始知有坚核如小豆大，外微肿，即取外科药围涂，而以纸盖之，迨药干，揭之甚痛，余不能忍。且佥云必破而不易收功，以其在乳盘之内也。余不畏死，而惧不能受此楚毒，因往求吕君慎庵视之。曰：无虑也。扫榻款留。日以葱白寸许，嵌入梅花点舌丹一粒，旋覆花三钱，煎汤下，外用洄溪

---

① 篷（zào 造）室：旧时对妾的称谓。

② 菖：原缺，据归砚草堂本补。

束毒围方载《潜斋医话》。围之，亦以纸盖之，而药干[①]自然脱落，略无粘肉伐毛之苦，此玉精炭之妙用也。凡十二日，核渐消尽。深佩吕君之德，谨录之以识其手眼之不可及，而方药之效验，俾后人亦有所征信也。

一铁匠妇患感，杂治经旬，身热不退，不眠妄语，口渴耳聋，求治于余。脉来细数，唇红面白，肌瘦汗频。虽是贫家，却为娇质，神虚液夺，余暑未清。以西洋参、甘草、小麦、黄连、麦冬、石斛、丹参、莲心、竹叶为剂服之，神气遂安。自云心悸，因加红枣与紫石英，服之浃旬，竟以告愈。

九月初旬，蒋君寅昉招余治其令兄仲卿孝廉夫人之病，年五十九岁。平素操持，腹有聚气，脘痛时作，大便易溏。半月以来，身热耳聋，病泻不食，胸中痞塞，痰韧如胶，口腻欲呕，神情惫甚，脉来虚弦而软，舌苔黄腻无津。乃营津久耗，气郁不舒，虽挟客邪，过投清散，以致本实欲拨也。与参、苓、橘、半、蒌、薤、茹、连、菖、斛、燕窝、枇杷叶，用水露煎服三帖后，泻止痰稀，胸宽进粥。医见苔退舌红，惊为脱液。仲卿复邀[②]余往视，乃病退之象也。舌上无津，前案已述，今脉渐转，如[③]何反为[④]诧虑？于前方去蒌、薤、连、半，加归、地、麦冬、藕，服之而愈。

朱氏妇患赤痢匝月，多医杂治，痢止三日矣。而起病至今，胸头痞胀，米饮不沾[⑤]，口渴苔黄，瘦热而痛，凛寒身热，夜不成眠，神惫形消。诸医技窘，乞余往视。脉数而弦，伏暑未清，营津已劫，气机窒塞，首议清泄[⑥]。南沙参、石菖蒲、蒌、薤、栀、苓、茹、连、橘、半、白薇、紫菀，四剂而痰活胸舒，寒热大减，且能啜粥。改用北沙参、生首乌、柏子仁、冬瓜子、元参、蒌、薤、菖、栀，二剂，坚矢下，用[⑦]清养法而痊。

钱君友琴，年五十九岁。曾于七月间患滞下，自服大黄一剂而瘥。季秋患寒热时作，自服柴、桂等药，病益甚，狂躁欲啖西瓜而服石膏。余诊之，脉滑右甚，苔色腻黄，便秘溲短，胸痞，不沾粒米，乃暑湿夹痰阻于气分，治宜开泄，白虎不可投也。用蒌、薤、枳、朴、连、夏、菀、芩、菀、桔，服三剂二便既畅，胸次豁然而愈矣。

方氏妇劳伤挟感，业已治愈，服补药数剂，渐形浮肿。或谓邪未净而补之早也，用消导、清解法皆不应，且兼咳逆碍眠，便溏溲涩，又谓肾气不纳，改从滋填，其势益增，遂束手矣。浼余视之，脉浮无汗，尺静经行，既非根蒂之虚，亦岂邪留误补，殆愈后复感风邪，肺气阻痹，水津失布，所谓皮水证也。与香薷、杏仁、紫苏、橘皮、兜铃、射干、紫菀、通草、葱白，天泉水芦火煎服，覆杯而愈。

余虽挈眷回籍，而会垣戚友，未能恝然置之[⑧]，故时往寓焉。今六月初二日刺船返里，欲避暑月应酬之繁也。嗣因亢旱河涸，舟楫不通，或以肩舆相招，余畏长途而却之。中秋后，河渐通，乃二十夜梦先慈以不必进[⑨]省为训，初谓心有所忆也。至九月下旬，欲展墓于皋亭山，因赴杭视弟妹，舟人忘备白米，强啖冬舂米饭一餐，遂腹胀不饥，越日抵寓，身渐发

---

① 干：归砚草堂本此下有“则”字。
② 邀：归砚草堂本作“延”。
③ 如：归砚草堂本无此字。
④ 为：归砚草堂本无此字。
⑤ 沾：原作“粘”，据归砚草堂本改。
⑥ 泄：归砚草堂本作“宣”。
⑦ 用：归砚草堂本作“授”。
⑧ 恝（jiá 颊）然置之：谓淡然置之，不加理会。
⑨ 进：归砚草堂本作“晋”。

热，徐君亚枝为余多剂清化，至十六日始解极坚燥矢，解后大渴喜饮，少顷则倾囊而吐，吐则气自少腹上涌，味极酸苦，甚至吐蛔。赵君笛楼诊云：十六日不食，中已大虚，一解之后，更无砥柱，故肝木乘而冲侮也。投参、苓、椒、梅、萸、连、橘、半、茹、姜等，四剂吐止，稍进饮食，然肌[①]肉削尽，寐则肢惕，而稍一展动，则络痛异常，大解必旬日一行，极其艰涩。扶病而归，两跗皆肿，自知虚不易复，而性不受药，遂啖肥浓。至冬杪肿消，而大便始润，津液易夺而难复如此。且稍或烦劳，即作寒热。至次年三月，各恙始休，而步履如常，惟肌肉不能复旧，以脾主四肢，胃主肌肉，而束骨利机关也。余脾胃素弱，故畏药如虎，稍有恶劣之气者，饮之即吐，若吞丸药，则不能克化，生冷硬物，概不敢尝。最奇者，冬舂米饭之气，亦所素畏，偶食之辄小病，而未有如此之剧者，嗣后不敢略试矣。且深悔不遵先慈母[②]梦示，遂息影穷乡，不复寓省，乃不知者径目余为神仙中人，盖余能安其痴也，而吴越之间，亦未尝不偶游焉。次年夏，游武林，晤许贯之茂才，见其令嫒璟姑，患痞膨聚气，云起于桐乡外家，食冬舂[③]米饭也。可见人之脾胃，有同于我者也。

秋杪山妻怀孕已七月，又患疟，医从清解不应，半月后转为间作。时余卧病省垣，家人恐添忧虑，初不我闻。延至匝月，病渐濒危。钱君意山、管君芝山，放棹迎余，扶病归来。诊脉软滑，而尺带虚弦，凡疟至一时之先，必大渴，背麻，脘闷，既热则头疼，腿足肿胀，寒不过一时，而热有七、八时之久，骨瘦如豺，肌肤甲错，便坚溲涩，心悸无眠，目不见人，舌光无液。乃真阴素亏，水不涵木，风阳内炽，耗血伤津，兼挟劳伤而吸秋热，热茗频啜，米饭[④]恶沾，腰痛而胎动不安，势已十分险恶。遂与西洋参、元参、知、薇、蒿、菊、菖、麦、栀、甘、桑叶、竹沥，两剂嗽痰甚多，渴闷稍减，去桑、菊、栀、蒿，加橘红八分，苏叶五分，葱白两茎，又两剂，疟止，吐痰更多，舌色渐润，去元参、知、薇，加冬瓜子、茯苓、蛤壳。一剂嗽虽减，而左胁时疼，乃用北沙参、熟地、麦冬、蒌仁、楝实、石菖蒲、丝瓜络、十大功劳、藕，以养阴柔木而清痰热，服之甚妥。然目虽能视，而早晨必昏卧如迷，遂增熟地，加白薇、归身，一帖寒热陡作，面赤气冲，或咎补早疟复，余曰：非也，此不耐归身之窜动耳。即去此一味，加葱白、蒲桃干。服之果愈。随去葱白，加甘草、石斛，两帖嗽大减，胃渐和，更衣较润，惟手心如烙，两足不温，乃易沙参以西洋参，去蒌、楝而加生牡蛎一两，盐水炒橘红一钱，二帖足渐温，痰渐浓，而腰痛、胁痛未已。又加酒炒知母一钱，两帖痰出极多，昏卧始减，惟纳食如噎，火降即饥，舌辣腭干，小溲尚热，改用西洋参、二地、二冬、二至、知、柏、牡蛎、十大功劳，少佐砂仁为剂，服六帖各恙皆已，能起榻而腿软腭干，神犹贸贸，即以此方加白芍、木瓜、石菖蒲熬膏，服至冬至后，神气始爽而痊。

秀水董君枯匏之夫人，余于秋仲偶诊其脉，知其八脉久亏，积劳多郁，故指下虚弦而涩，寒热时形，虚火易升，少眠善悸，性又畏药，不肯节劳，至冬令证类三疟，余以病未能往视。来信[⑤]云：桐乡

① 肌：原作“饥”，据归砚草堂本改。
② 母：归砚草堂本无此字。
③ 舂：归砚草堂本无此字。
④ 饭：归砚草堂本作“饮”。
⑤ 来信：归砚草堂本无此二字。

传一妙方治三疟，效验如神。方用甜茶（此药肆隐语即蜀漆耳[①]）、半夏各二钱，川贝、槟榔各三钱，橘皮、甘草各一钱五分，干姜一钱，木香五分，凡八味，已服三帖而瘳。余即函复云：此乃劫剂，仅可以治寒湿饮邪为患之实证，设虚证、热证，服之虽愈，必有后患。故抄传单方，最非易事，若好仁不好学，功过恐不相敌也。既而病果复作，较甚于前。余与吕君慎庵同议镇养柔潜之法，始得渐愈。后闻服此方者，率多反覆，乃郎味清茂才深佩余之先见云。

张宝商室患凛寒乍热，咳逆形消，面赤少餐，经迟眩晕，医投补剂，盗汗带频，咸谓不能过春矣。余诊之，脉弦滑而数。本非虚劳，无须补药，乃肝阳内盛，搏液成痰，阻塞气机，法宜清展。以元参、丹参、紫菀、白薇、青蒿、黄柏、石菖蒲、菊花、竹茹、竹叶为方，每服送当归龙荟丸一分。二十剂遂健如初。

冯益三令正，上年春汛偶愆，颇露虚象，群贤[②]咸以为损，余诊为孕，秋季果举一男。至丁巳春初，产逾三月，既不自乳，汛亦未行，偶感客邪，医疗半月，渐至不饥不食，气自少腹上冲，似有聚瘕，呕恶腹痛，面黄形瘦，溲热便溏，口渴带多，面浮咳逆，佥云已成蓐损，复延余诊。脉滑而弦，遂以孕断。与沙参、苏叶、桑皮、冬瓜皮、黄芩、枳壳、石菖蒲、白薇、橘核、楝实，煎[③]香连丸，三服霍然。后闻六月中旬产一女甚快。

郎氏妇崩后淋带，五内如焚，溲热口干，不饥脘闷，腰疼肌削，卧榻呻吟，头晕耳鸣，夜不能寐，脉来细数，少腹不舒。滋补杂投，皆不见效。余以菖蒲、沙参、斛、柏、薇、苓[④]、蛤壳、冬瓜子、藕、十大功劳，先为清展，服五帖热退渴解[⑤]，脘舒安谷，且能起坐，夜亦能眠，其气机已调畅矣。参入潜阳养血而瘥。

梅溪蒋君宝斋令堂，自上年夏秋间患痢之后，神疲少寐，不能起床，医谓其虚，率投补药，驯至惊疑善悸，烦躁谵言，胁痛[⑥]巅疼，耳鸣咽痛，凛寒暮热，大汗如淋，晕厥时形，愈补愈殆。李君苍雨，邀余诊之，脉弦滑而数，白睛微红，而眼眶如墨，舌绛无苔。因问胸闷乎？曰闷甚。便秘乎？曰秘甚。溺热乎？曰热甚。岂非气郁而痰凝，痰阻而气痹，肺胃无以肃降，肝胆并力上升，浊不下行，风自火出？虽年逾五旬，阴血不足，而上中窒塞，首要通阳。为处小陷胸加菖、薤、旋、茹、苓、枳、郁李仁。群医谓是猛剂，无不咋舌。宝斋云：镇补滋敛，业已备尝，不但无功，病反日剧，且服之，果一剂知，三剂安。已而余有会垣之游，前医谓病既去，复进守补月余，仍便秘不眠，胸痞躁乱，加以发斑腹痛，人皆危之。时余在禾中，函乞往视。仍用前法加减[⑦]，合雪羹投数剂，连得大解，率皆坚燥，改与柔养，更衣渐畅，粥食渐增，以潜镇舒养之剂善其后。

仁和彭君芝亭之三令嫒，年甫逾笄，自去秋患痰嗽内热，渐至汛衍减食，咽烂音嘶，肌瘦便溏，不眠心悸。丁巳正月下旬，专人迎[⑧]余往视。左脉细软而数，寸尤甚，右尺洪数，寸关不耐寻按。盖[⑨]燥邪薄肺，初失肃清，阴分素亏，源流两涸，今胃气已败，万物发蛰之时，如何过

---

① 此药肆隐语即蜀漆耳：原无，据归砚草堂本补。
② 贤：归砚草堂本作“医”。
③ 煎：归砚草堂本此下有“吞”字。
④ 苓：归砚草堂本作“苓”。
⑤ 解：归砚草堂本作“和”。
⑥ 痛：归砚草堂本作“扇”。
⑦ 加减：归砚草堂本作“增损”。
⑧ 迎：归砚草堂本作“逆”。
⑨ 盖：归砚草堂本作“殆”。

去。其二令媛深谙医理，极以为然。适邵位西枢部持蒋大理之函相召，余即解缆。嗣接赵君笛楼信云：彭女[①]果殁于惊蛰前三日，抑何脉之神耶？余曰亦偶然事耳。如前年五月间，偶诊顾听泉明经之脉，即谓家笆伯茂才云：顾君不可以冬，盖死[②]象已见也。后竟殁于立冬之时[③]。今年二月诊庄文芝阶脉，谓其文孙嵋仙少君[④]云：恐难过[⑤]夏。而立夏前三日竟逝。十月初游武林，访家瘦石兄，切其脉，尺中微露浮弦，即谓其子曰：春令可虞。亦于次年惊蛰日无疾而终。脉之可凭者如是，而竟有不可凭者，此其所以为微妙之学乎？

蒋君寅昉太夫人患恙，适余在[⑥]武林，专丁招往。病已七日，龈糜颐肿，寒热时形，脘闷头疼，不眠不食，苔黄便秘，脉数而弦。是冬令伏邪发为温病，血虚肝旺，禀赋使然。以枳、桔、羚、翘、栀、菖、葱头、兜铃、射干为前茅，三剂而肿消热退。以小陷胸合栀、豉，加菖、苓、竹茹、雪羹开中坚，亦三剂而便畅胸舒，渐啜糜粥。以西洋参、肉苁蓉、麦冬、石斛、川贝母、竹茹、归身、知母、黄连为后劲，渐安眠食而痊。其庶[⑦]祖母年八十六岁，患胸闷便秘，少腹瘕痛，夜分凛寒，两目更冷，不饮不食，口苦息粗，咸以高年为虑。按脉弦数而涩，此肝气素滞，食阻上焦，升降并愆，故脉涩而息不调也，岂可误以为正气之衰乎？进枳、桔、蒌、薤、菖、菀、苏、连、橘核、旋覆之方，投匕而瘥。次年春病复如是而较甚，余亦以此法瘳之。寅昉曾于去冬患血溢，与清舒肝胆而安。惟久患不眠，臂冷食少，自云服补心丹及知柏八味丸甚合。余曰：脉至弦细而缓，因赋质阴亏，心多思虑，五火内炽，烁液成痰，阻碍气机，故脉证如是，滋腻之药，不可再投。用沙参、丹参、丝瓜络、茅根、旋覆、橘、半、菖、苓，服十余剂而愈。

梅里任会嘉令正，年逾五旬。季春患证渐剧，访余视之。身热头疼，凛寒胸闷，气冲不寐，神惫音低，口[⑧]渴嗽痰，干呕便闭，脉甚细软，延已旬余。感以为虚，欲投补剂。余谓阴分虽亏，气郁痰滞，温邪留恋，胡可补邪？轻展清宣，庶乎合拍。以葱豉合小陷胸，加南沙参、射干、马兜铃、通草、竹茹，二剂而热退呕止，去葱、豉、兜、射，加栀、贝、苓、菖，三帖而便行胸适，得寐知饥，改投柔木涵阴而愈。

钱塘姚欧亭大令宰崇明，其夫人自上年九月以来，夜不成寐，佥以为神虚也，补药频投，渐不起榻，头重如覆，善悸便难，肢汗而心内如焚，多言，溺畅畏烦，而腹中时胀，遍治无功。其西席张君心锄，屡信[⑨]专丁邀诊，余不得[⑩]辞，初夏乘桴往视。左寸关弦大而数，右稍和而兼滑，口不作渴，舌尖独红，乃忧思谋虑扰动心肝之阳，而中挟痰饮，火郁不宣。温补更助风阳，滋腻尤增痰滞。至鹿茸为透生巅顶之物，用于此证，犹舟行逆风而扯满其帆也；明粉为芒硝所炼，投以通便，是认为阳明之实秘也。今胀能安谷，显非府实，不过胃降无权，肝无疏泄，乃无形之气秘耳。遂以参、连、旋、枳、

---

① 女：归砚草堂本作“证”。
② 死：归砚草堂本作“石”。
③ 时：归砚草堂本作“刻”。
④ 君：归砚草堂本作“府”。
⑤ 过：归砚草堂本无此字。
⑥ 在：归砚草堂本作“游”。
⑦ 庶：与“嫡”相对。庶祖母，旧时嫡出孙子女对祖父妾的称谓。
⑧ 口：归砚草堂本作“苦”。
⑨ 信：使者。
⑩ 得：归砚草堂本作“获”。

半、芍、蛤、茹、郁李、麻仁、凫茈、海蛇，两服即寐，且觉口苦溺热。余曰：此火郁外泄之征也。去蛤壳，加栀子，便行胀减，脉亦渐柔。再去麻、郁、雪羹，加石英、柏子仁、茯苓、橘皮、小麦、莲子心、红枣核，三帖各恙皆安。去石英、栀子，加冬虫夏草、鳖甲为善后。余即挂帆归矣。然不能静摄，季夏渐又少眠，复遣丁谆请，余畏热不行，命门人张笏山茂才即渠西席之子也。往诊，遵前法而治，遂以告愈。

崇明刑幕吴江史励斋令正，久患少腹聚瘕，时欲攻痛，羞明心悸，汛速带频。向服补药，交夏发之更剧。医用胶艾汤加参、术、芪、茸峻补，痛益难支，遂成[①]晕厥，不眠不食，业已四朝。屈余视之，脉来弦滑，苔黄苦渴，溺热便难[②]。与沙参、石英、龟板、鳖甲、蒿、薇、苡、柏、鲗、蛇、茹、菖，一饮而病如失，眠食皆安，赠以清养柔潜而别。

余游瀛洲，有越人李姓，浼[③]心钮茂才见余，云亲串中一妇人，因娩后嗽血，遂致两目无光，四肢軃[④]不能动，欲求一方。张谓如此大证，未审其脉，如何施治？余曰：吾知之矣，此肺热欲成痿躄也。遂以西洋参、桑皮、元参、百合、知母、苡仁、藕、茅根、枇杷叶为方，服六帖。闻余将归，李亟来署致谢云：病去大半矣，真仙丹也。欲再求一方，余为加葳蕤一味。然此由海外，因不知有“产后宜温”之谬说，故无人阻挠，而得偶然幸愈也。

枫泾程笙伯令正，半产之后，汛事先期，淋漓不断，时见[⑤]痛胀，龃龉减餐，苦渴苔黄，脉弦而数。频服补剂，久不能瘳。余投沙参、龟板、制香附、丝瓜络、茹、陈、菖、蒿、栀、薇、柏、藕十余帖，次月经即调，复来求诊，与以柔养善其后。

细君上年病后，以清养药熬膏，服至岁杪，已康复胜常。孟春十八日，分娩亦快健，七日后，余即游武林，继返硖川，由梅溪而游嘉秀，至清明归，为展墓地。知其左乳裂疼，乳房亦痒，搔即水出，起已月余，初谓外恙不足虑，令取疡科善药敷之。余复鼓棹游梅泾而至槜李，又浮海由崇沙，迨归已届端阳矣，见有右目胞坍而甚赤，询其[⑥]乳患，左加甚而更及于右，诸药久敷，皆不见效，且兼气冲痰嗽，口渴肤糙，盖津液悉从外患而耗也。察其脉滑而数，良由肺胃热炽使然。遂授元参、石膏、知、翘、甘、苡、蒌、栀、菖、菊、蛤壳、银花等，二十余剂而各恙并蠲。既而余游吴越间者月余归，见其遍身暑疖，形瘦少餐，食后神疲，二便不畅，脉则弦涩不调。与元参、丝瓜络、栀、连、菖、橘、蒌、菀、薇、苏，四帖而经月之病若失，亦因气郁热壅也。可见治病必探其源，勿徒遏其流，而故人管君荣棠，尝为外证不宜服药，盖为服不得其当，及信书太过，泥用成方者言耳。若宣气清血之法，原不禁也。

沈雪江光禄，年五十岁，于客腊偶患头晕，既而右手足麻木，医进再造丸九[⑦]十余颗，渐至挛曲不伸，针药无效。仲春余游槜李，吴门李君雨村招往视之。手足亦[⑧]肿而疼，便坚溲赤，口干舌绛，准头一瘰磊然，脉象弦滑而数，平时屡有

① 成：归砚草堂本作“至”。
② 难：归砚草堂本作“艰”。
③ 浼（měi 每）：请托；央求。
④ 軃（duǒ 朵）：下垂。
⑤ 见：归砚草堂本作“且”。
⑥ 其：归砚草堂本作“厥”。
⑦ 九：归砚草堂本无此字。
⑧ 亦：归砚草堂本作“赤”。

鼻衄，肝阳易动，曲运神机，体质性情，阴虚火盛，风自火出，烁液成痰，窜入络中，则为是证。初起若以竹沥一味灌之，可以渐愈。乃温补率投，遂成锢疾，幸而病在经络，停补尚可延年，苟欲望有转机，必用清通宣泄。拟方三剂，肿痛稍瘥。议者谓药太清凉，多服恐妨脾胃。更医复进[①]温补，并雨村亦不延诊矣。迨四月中旬，大便忽秘，饮食不思，半月余，更衣极艰塞，而解后胸次愈形窒塞，遂不食，然参药不辍也。至五月十八日，复解燥矢，仍不思食，勉强啜粥辄呕吐，次日转为滞下，色如鱼脑，日数十行，医谓有出无入，脾胃[②]两败矣，温补方再加固涩之品，遂鼻衄如注，且有成块成条之坚韧紫血，自喉间涌出，虽米饮不能下咽，小溲涩滞不行，时欲呷茶以润口。或云已传关格，无药可施[③]，而引火归元之法，愈用愈剧。诸医无策，眷属皇皇，业办后事矣。乃弟云峰待诏[④]余春日所嘱，浼人聘余往援。二十四日余抵禾，见其面色枯黧，牙关紧而舌不出齿，脉至右滑左弦细数，皆上溢而尺不应指。胸闷溺涩，阳宜通而不通，是滋腻阻塞气道也；血溢下利，阴宜守而不守，是温燥灼烁营液也。吾先慈所谓人身如欹器，满则必覆。半年蛮补，填满胃中，设不倾筐倒箧而出，亦必塞死。岂可不加揣测，而误认为神机化灭之出入废、关闸不禁之下利、阴盛格阳之吐衄，而再施镇纳堵截之药哉！古云：上部有脉，下部无脉，其人当吐，不吐者死。今火炽上炎，鼻血大流，汤水不能下[⑤]咽，有升无降，与吐何殊？况见证虽危，而呼吸不促，稍能安寐，皆是未绝之生机。考古下利而渴者属厥阴，白头翁汤主之；滞下不食者为噤口，参连汤主之。余合而用之，加石菖蒲宣气通阳，石斛、茅根生津凉血，一服而利减其半；次日去连、柏，加元参、犀角、童便[⑥]专治其衄，一服血渐少，利渐止。然离络之血，不可不使之出，未动之血，亟当使其各安于位，故以西洋参、丹参、麦冬、茯苓、菖蒲、石斛、小麦、竹叶、栀子、甘草稍、燕窝等出入，三剂血既止，牙关渐开，苔色黄腻，啜饮必拍膈始得下行，因参以小陷胸法数剂，自觉身体略轻，手腕稍舒；改清肃肺胃，展气化以充津，苔渐退，渴亦减，脉较平；守至闰月二十二日，尺脉滑动，于方中加肉苁蓉、麻仁二味，夜间即解坚黑燥矢，而渐能进粥；随去麻、苁，加生地，服至六月初七日，口始不渴而吃饭。继因过饮西瓜汁，大便溏泻，复延余往。以六君去术、草，加苡、藿，数帖而安；随去藿，加首乌、络石、石斛、十大功劳，服二十剂渐能起坐，右腿可以屈伸，但软而无力耳。中秋后，又邀余往，则胃气已复，右指已伸，皮肤已[⑦]泽，而右臂未能动，右颊犹觉木硬，是络中之痰未净，肝藏之风易生，气血之灌溉流行，因有所阻碍，而不能贯注也。以养血息风、蠲痰宣气之方，加竹沥为向导。服后足渐能立，十月间食蟹过多，大便泄泻，余以六君加藕、木香、苏叶调愈。嗣余游盛湖转禾，适交至节，而天暖不藏，又因劳怒，陡发头晕，呕吐痰涎，目闭不言，不食不便，举家无措。医者率主首乌、牡蛎等滋摄之治。余脉之弦而缓，是中虚不能御木，故内风上僭，阴柔之品徒滞中枢，不可服也。仍用六君去

① 进：归砚草堂本作“事”。
② 胃：归砚草堂本作“肾”。
③ 施：归砚草堂本作“图”。
④ 诏：归砚草堂本此下有“忆”字。
⑤ 下：归砚草堂本作“略”。
⑥ 便：归砚草堂本作“溺”。
⑦ 已：原作“色”，据归砚草堂本改。

甘草，加菖蒲、黄连、旋覆花、姜皮、钩藤，三帖霍然。小寒后余游姑苏转禾，又因天暖而发鼻衄，改换养阴潜阳法而瘳。次年春季出门，因不节劳，至端阳复中而逝。

季夏余游槜李，陆君又溪邀视其友王姓之病。寒热时作，汗多不解，便溏不畅，溲赤妄言，面黑如煤，苔黄大渴，烦躁气逆，脉滑而洪，按其心胸，坚硬而痛，乃暑湿夹痰食也。群医但知时感，辄进寒凉，闻说胸次不舒，遂疑为痧，羚、犀、膏、地，力竭计穷，已令病家备后事。余曰：此非重证，何必张皇！撤被启窗，胜于服药，病家唯唯，而不甚信。余即手为揭被开窗，病人即[①]曰：舒畅多矣。药以小陷胸加芩、枳、翘、茹、薤、菖、海蛇，数服而愈。继有里中张姓者，证相类，面不黑而红，舌无苔而干。诸医亦不察其气分之尚结，痰食之未行，屡进生地，唇齿渐焦，遂束手。余以小陷胸加元参、海蛇、菖、枳、芩、翘，一饮而脘舒得卧，齿舌皆津。盖结散邪行，则气通液布也。

乙卯六月，余三媳患感，身热头重，脘闷，频呕不食，耳聋。余投清解药一剂，病不少减，而汛事非期而至，邪虽尚在气分，但营阴素亏，恐易陷血室，亟迓[②]半痴至，投小柴胡加减一帖，病少瘥而虚象毕呈，少腹右角甚形掣痛，半痴于清解中即佐养营通络柔肝之品，服四帖，证交七日，得大战汗而愈。原方为三儿遗失，惟记后四帖重用干地黄为君，是血虚者必养血则得汗，而儿妇气分甚郁，苟不先行清展气机，则养血之药不能遽人，此因事制宜之所以不易也，要在先辨其体气与病情耳。更奇者，同时余内侄许贯之茂才室，体极清癯，似较余媳更弱，且娩已五次，而产后即发壮热。半痴视为暑证，投大剂凉解数帖，即战汗而瘥。无何胃气渐复，忽又壮热，便闭渴闷，不饥，或疑新产误饵凉药使然，幸病家素信，仍延半痴诊之。右甚滑实，曰食复也。诘之，果啖豆腐稍多。遂投枳实栀豉汤加蒌、翘、桔、薄、芦菔汁，三啜而痊。斯人斯证，使他医视之，必以为营阴大亏矣。而半痴独不顾及，凭证用药，应手而痊，且愈后不劳培补，寻健如常。又可见产后不必皆虚，而体气之坚脆，亦不能但凭于形色之间也。嘻，难矣！丁巳冬，余假馆潜斋，适半痴草《归砚录》，余读至“结散邪行，气通液布”二语，因追忆两案，笔之于此。又可见佳案之遗漏尚多，惟冀同志者，钞存以期续采。仁和徐然石附识。

七月初旬，余游鸳湖归，三侄寿和陡患凛寒，身热筋瘈，面红，谵妄汗频，四肢厥冷。年甫六岁，其母危之。余察其苔色黄腻，口渴唇红，乃停食感冒耳。以枳实栀豉汤加菖蒲及冬干之芦菔叶煎成，调入玉枢丹五分灌之。次日谵瘈皆减，而腹痛微有吐泻，寐醒则神犹瞀乱，知其邪有外泄之机，治当迎刃而导。于前方加苏叶一分、黄连二分，同炒煎服。连吐三五次，泻六七次，痛即减。第三日神情爽朗[③]。余曰：去疾莫如尽。再服原方一帖，遂愈。盖小儿之病，因于食滞者多，胃不和则卧不安，阳明实则谵妄，而世人辄作惊风治之，每致偾事。昧者更惑于巫瞽，而祭非其鬼，则尤可笑也。八月初，余游虎林归，二女定宜患感旬余，热虽退而干咳[④]无痰，不眠，不食，不便，胸

---

① 即：归砚草堂本作“唶。”唶（jiè借），赞叹声。

② 迓（yà亚）：迎接。

③ 朗：归砚草堂本作“慧”。

④ 咳：归砚草堂本作“呛”。

腹无所苦，汤饮亦不思，五热形瘦，佥虑成劳。余按脉弦细，是痰阻而气不通也。以紫菀、白前、蒌仁、薤白、橘红、半夏、菖蒲、竹茹、枳壳、桔梗，服数帖渐愈。三女杏宜年十四，因侍姐病过劳，且浃旬风雨，寒气外侵，而自恐不支，勉强纳食，起病则懔寒微热，腿肿而痠，泛泛欲呕，兼以微嗽，适余归之次日也。视其苔微黄而[①]腻，尖微绛，脉缓滑，以枳实栀豉汤加前、苏、杏、桔、芩、菔饮之。日晡余游南乡归，内子述服药后神情昏瞀，呕出药食，恐夹痧邪，曾为刮背。余谓此食滞上焦，浊未下行耳。迨夜颇静，诘朝察之，胸仍拒按，原方加菖蒲、紫菀投之。余即游硖川，黄昏而归。内子云：午后神复瞀乱，恐有变症，明日君毋他往也。余颔之。夜间亦静，次早问答如常，胸犹拒按，因其吐既未畅，大便未行，以前方合小陷胸为剂，外用朴硝罨其胸次。至巳刻又[②]神昏如寐，引衣自覆，呼之不应，时或妄言，面色晦滞，四肢时冷。内子对之下泪。余按脉如故，确系浊气上薰，清阳失布，既非寒邪深入，亦非温热逆传，原方再服一帖，病如故。余再四思维，径以薤白、石菖蒲各一钱，蒌仁三钱，煎成，和入醇酒一杯灌之，外用葱白杵罨胸次，牙皂末吹鼻取嚏。时将薄暮，至初更始得微汗而肢和，寻即溏解一次而识人，夜分安眠。第四五日胸次已舒，略无谵语，乃目有妄见，寐即恶梦，时有潮热。余以蒌、薤、菖、茹、翘、薇、菀、半、栀、豉、省头草等药通府涤浊，连解三次，各恙皆平[③]。改用清肝肃肺法，至七朝身凉全愈。继治蒋君寅昉五令郎全官，身热筋瘈，不啼不乳，神呆嗜卧，或疑惊风，夤夜延[④]余往视，乃风热夹食也。与开泄清解法数帖，便行而痰渐嗽出，病即渐差。此等虽非大证，设稍误治，告危极速，故连类录之，以备大匠木屑竹头[⑤]之需。

管君芝山，拉余治其表嫂吴媪，年五十五岁。上年仲夏患瘧二十余日，愈后小溲迄未通畅，已成锢疾。今秋分后，溺秘不行，医疗旬余，温如姜、桂、乌药，凉如栀、芩、黄柏，利如木通、滑石，皆不效，甚有用益智等以涩之者。渐至腰腹皆胀而拒按，胸高腿肿，不饥不食，大便不通，小便[⑥]略滴几点，热痛异常，舌绛无津，渴喜沸饮，而不敢多啜，以增胀满，呻吟待毙。脉软而微，乃阴虚气化无权也。以沙参、熟地、连、蒌、芩、泽、麦冬、紫菀、牛膝、车前，加附子一钱，桂心五分，煎成冷服，一周时溺出桶许，而大便随行，进粥得眠，口苦而喜凉饮，即去附子[⑦]、桂、连、蒌、菀、膝，加知、柏、芍药、砂仁，数帖[⑧]而起。缘境窘不复调理，锢疾闻犹存也。

盛泽王西泉丈仲郎巽斋邢部夫人，年未四旬，而十八年前诞子之后，汛即不行，医以为虚，频年温补，略无小效。董味青茂才嘱就余诊。脉弦滑而体甚丰，乃气郁生热，热烁津液以成痰，痰复阻其气道，不能化血以流行，以致行度愆期[⑨]，腹形胀痛，肢背不舒，骨疼寐惕，渴不欲饮，间或吐酸，二便不宣，苔黄口苦，皆

---

① 而：归砚草堂本作“且”。
② 又：归砚草堂本作“即”。
③ 平：归砚草堂本作“安”。
④ 延：归砚草堂本作“逆”。
⑤ 木屑竹头：《晋书·陶侃传》：“时造船，木屑及竹头，悉令举掌之，咸不解所以。后正会，积雪始晴，厅事前余雪犹湿，于是以屑布地。及桓温伐蜀，又以竹头作丁（钉）装船”。后以“竹头木屑”比喻可以利用的废物。
⑥ 便：归砚堂本作“溲”。
⑦ 子：归砚草堂本无此字。
⑧ 帖：归砚草堂本作“服”。
⑨ 期：归砚草堂本作“恒”。

风阳浮动，治节横斜之故也。与沙参、蛤粉各四钱，丝瓜络、石菖蒲各一钱，紫菀、仙夏、旋覆、蒺藜各一钱五分，茯苓三钱，丹参二钱，黄连四分，海蛇二两，凫茈一两。服十余剂，来转方云：胀痛蠲而腹背皆舒，夜寐安而二便亦畅，酸水不吐，痰出已松，是肝已渐柔，惟食少无味，骨节痠疼右甚，乃阳明虚无以束骨利机关也。拟通养法：参须、石菖蒲各一钱，茯神、络石各三钱，薏[①]苡四钱，仙夏、竹茹各一钱五分，木瓜八分，姜汁炒黄连三分，十大功劳一两。仲冬招余往游复视。则诸恙皆安，惟右腿尚疼耳。即于通养方内加黄柏、仙灵脾服之，遂愈。

王西翁令孙芝生茂才室，久患汛行太速，头痛神疲，形瘦内烦，渴喜热饮，纳食滞膈，络胀少眠，脉至软滑虚弦，腿痠而有赤块，甚痛，乃阴亏水不涵木，风阳内炽，气郁痰凝，议宣养清潜互用法：沙参六钱，鳖甲八钱，首乌三钱，茯神、菊花各二钱，栀炭、竹茹、桑叶各一钱五分，白薇、黄柏、丝瓜络各一钱，以藕二两，十大功劳一两，煮汤煎药，外用葱白杵烂，蜜调涂腿上赤块。仲冬复视，烦减能眠，汛行较缓，头疼腿块均已渐差，乃与通补柔潜之剂。后信来[②]服之甚效。

鸳湖吴君小渔令宠，数年前因娩后啖生菜而患便泻，久治不愈。仲秋余视之，脉弦数，曰：此非菜之罪也，乃土受木乘，而频年温补，益广病机，头痛带多，脘疼食少，吐酸痰嗽，五热不[③]眠，无非八脉无权，风阳偏盛。授宣养清潜之法而愈。继其令妹适岳氏者，久患带下，去冬崩血，赤白并行，延今不已，卧榻数月，佥云无生理矣。余诊脉甚滑数，面赤口干。因问足冷乎？溲热乎？耳鸣无寐乎？向来辄服温补乎？皆曰然。幸能安谷，是药[④]病也。幸涩之不止，药力尚有分势也。授[⑤]以大剂清热坚阴之法，服数十剂。仲冬余复游禾，已能踵寓就诊矣。

秀水吴君小渔，年近七旬。平昔善饮，久患便泻带血，日夜十余次，溺不单行，广治罔效，聘余往视。脉软而[⑥]弦，用补中益气汤去归、柴，加乌梅、黄柏、白芍、茯苓，不十帖而痊。其季郎雅轩，素有失血之患，近由穹窿山归，途次发热，兼以咳逆见血，医治两旬不应。余诊之，脉弦数而上溢，气冲则自觉血腥，喘汗睛红，面黧足冷，饥不能食，胁痛耳鸣，苔腻口干，小溲短赤，寤不成寐，痰色甚浓，乃禀赋阴亏，水不涵木，心火内炽，肺金受戕，兼感客邪，胃浊不降，甚难措手，即欲辞归。而虞君梅亭、胡君春田力乞疏方，勉图一二。爰以沙参五钱，蛤粉四钱，冬瓜子六钱，浮石、茯苓、石斛各三钱，桑皮二[⑦]钱，竹茹、枇杷叶各一钱五分，丝瓜络、桃仁各一钱，芦根汤煎服，是清心肝以靖浮越之阳，肃肺胃而廓逗遛之热也。一帖脉色转和，气冲亦减。余留七日返棹，已热退便行，能安眠食，惟不能慎口腹、戒忿怒，故痰嗽胁痛未能尽蠲。逾二月，余游闻川过禾，因喉痛复邀过诊，仍是心肝之火上炎，为留三日，与龚萍江茂才内外协治而瘥。但病源匪浅，情性不柔，春令深时，恐兴险浪，临别与其友人余姚岑君九鼎言

① 薏：原作“葸”，据归砚草堂本改。
② 来：归砚草堂本此下有“知其”二字。
③ 不：归砚草堂本作“无”。
④ 药：归砚草堂本此下有“为”字。
⑤ 授：归砚草堂本作“投”。
⑥ 而：归砚草堂本作“以”。
⑦ 二：归砚草堂本作“三”。

之，以为左券[①]。

贤倡桥朱君兰坡令堂，年已六旬。素患跗踵，夏季患疟转痢，痢止而腹之疼胀不休，渐至脘闷面浮，一身俱肿，遍治罔效，卧床百日，后事皆备。闻余游禾，谆乞一诊。左极弦细，右弱如无，舌赤无津，呻吟呕沫，不眠不食，溲短目眵。系肝旺之体，中土受伤，运化无权，气液两竭。如何措手，勉尽人谋。方用参须、石菖蒲、仙夏各一钱，石斛、冬瓜皮、建兰叶各三钱，竹茹一钱五分，姜汁炒川连四分，陈米汤煎服。诘朝兰坡忻忻然有喜色而相告曰：已转机矣。求再诊。余往视，面浮已减。病者冁[②]然曰：胸腹中舒服多矣，故不呻吟。且进稀粥，按脉略起。遂于原方加冬虫夏草一钱，乌梅肉炭四分，服后连得大解，色酱而夹蠕蠕之虫盈万，腹之疼胀遂蠲，肢肿亦消，舌润进粥。又邀余诊，色脉皆和，喜出望外。初亦不知其虫病也，所用连、梅，不过为泄热生津、柔肝和胃之计，竟能暗合病情，殆兰坡孝心感格，故危险至是，可以一二剂取效。谨志之，以见重证不可轻弃，而余徼幸成功，实深惭恧[③]。将返棹，留与善后，方惟加燕窝根、薏苡、白蒲桃干而已。冬初，余再游禾，询其所亲，云已出房矣。因索原方案归录之。

邱氏妇，年四十余，患少腹瘕聚，时欲上冲，昏晕而厥，卧榻数月，足冷面红，夜[④]不成寐，诸治不应。余按脉虚细而弦，口干无液。与大剂一贯煎，覆杯即愈。人咸诧异称神，余却愧钞来墨卷也。

秀水严小亭令正，五十八岁。因数年前家有讼事，屡遭惊吓，而起疑病，自欲吞金，虽已衣不敢用钮扣，并时絷手足，即夫媳儿孙，皆屏绝不许入房，云恐自摘他人之衣扣环饰咽下也。仅留一媪，在室内服侍，而饮食起居如常人。医皆谓其神虚，率投镇补。今秋患右腿青紫肿痛，牙龈臭腐。季秋延余视之，脉弦滑而数。曰：此病不在心而在胆，故能记忆往事而善谋虑，岂可指为神志不足乎？胆热则善疑，愈补则热愈炽，炽极则传于胃，胃热蕴隆，乃成青腿牙疳也。锢疾已六七年，宜先治其新病。以菖蒲、胆星、石膏、胆草、知母、元参、银花、栀子、白薇、竹茹、黄连煎调玉枢丹，并令购白马乳饮之。六剂而病减，半月新病愈。仲冬余又游禾，复诊脉较平，而胆亦稍和，盖白马乳善清胆胃之热也。

朱君庆雨次郎，夙有痫证，因劳伤之后，发冷吐酸，不饥神惫，服药数剂，遂致故疾[⑤]日作数次，医者术[⑥]穷。余脉之，弦细若伏，而肢冷如冰，苔白如砂，涎沫频吐，头疼而晕，重裘不知温。是热深厥深，误投热药，而饮邪内盛，故热邪隐伏不显也。询其小溲果甚赤。以导痰汤去草合雪羹，加芩、连、栀、茹、木通煎，吞当归龙荟丸，覆杯而愈。

管君锡棠仲郎兰谷之室，季秋患寒热，娠已八月矣。继因其子患惊，忧劳数月，遂兼痰嗽，而舌糜口臭。服药数帖而娩，其胎已腐，然寒热、咳嗽、口糜诸恙不减。医以其产后也，用药益无把握，驯致气逆自汗，面赤无眠，束手嘱备后事矣。适余游武原归，延诊。其脉寸关弦滑右大，恶露流通，二便无阻。是下焦无

① 左券：古代契约分左、右两联，双方各执其一。左券即左联，常用于索偿的凭证，亦用来比喻充分的把握。

② 冁（chǎn 产）：笑貌。

③ 恧（nù）：惭愧。

④ 夜：归砚草堂本作“寤”。

⑤ 疾：归砚草堂本作“恙”。

⑥ 术：归砚草堂本作“技”。

病，虽在产后，而病与产后无涉。若云产后宜温，固是谬说，而此之口舌糜臭，亦非大热，毋庸重剂凉解。良由胎已早殒，失于早下，以致浊气薰蒸于肺胃，故见以上诸证。既见诸证，而早为肃清，则源澄流洁，奚至是耶？设再误作产后虚喘而妄投补剂，则虽死而莫知其所以死也。爰以南沙参、省头草、厚朴、杏仁、菖蒲、桑皮、竹茹、枇杷叶、冬瓜子、丝瓜络为方，蔷薇叶、芦根煮汤煎服。两剂气顺嗽止[①]，知饥进谷。去杏、朴，加苡仁、甘草，口舌随愈，寒热亦休，惟骨节疲疼，合目即汗，改清热养阴而起榻。腰足尚疲软，授滋补气血而痊。

管授青翁季郎蓉舫之室，初冬患寒热，耳聋胸闷，便秘，带下如注，呕渴不眠，粒米不沾者旬余矣，人皆危之。余按脉弦数，舌绛无苔，气逆面红，自求速死。此肝郁深沉，木火内烁，耗津阻气，出入无权。小柴胡汤、逍遥散皆貌合而神离，误施必然决裂，此辨证用药之所以难也。幸其乔梓深信，遂以小陷胸加菖、茹、旋覆[②]、栀、芩[③]，芦根汤煎服，一帖胸渐舒，气渐平，再服稍寐，三服呕止进粥，五剂便行溺畅，寒热亦休，苔布知饥，始改柔养而痊[④]。

金氏妇，自仲夏堕胎，迄今四月有余，恶露淋漓不断，两臀近复患疮，浑身肤痒，脉数而弦，多药罔效[⑤]，亦为产后宜温之谬说所误也。用西洋参、银花各二钱，生地、龟板各四钱，冬瓜皮三钱，栀炭、竹茹各一钱五分，白薇、青蒿、黄柏各一钱，甘草六分。不十帖愈矣。

沈君雪江令嫒，黎里徐少岩刑部之媳也。胎前患泻，娩后不瘳，半载以来，诸药莫效。余按脉弦数而尺滑，询知带盛口干，腰疲咽痛，溲热善噫，肢冷畏烦。乃肝热而风行于胃，液走则阴血日亏。与白头翁汤加余粮、石脂、熟地、龟板、竹茹、青蒿、砂仁。频服而痊。

沈君云峰令正，诞子后患身热痰嗽，白痦头疼，腹痛便溏，不饥口渴。医者治此碍彼，专事模棱。至九朝，余抵禾，视脉滑数，苔微黄，胎前感受冬温也。主以清解法，或疑有碍便溏，余曰：便溏为肺热之去路，设便闭则将喘逆矣。况夏间余尝治其胎前溺涩，群医渗利而不应，余专清肺而得手。今虽产后，体脏未更，兼有客热外侵，所谓有病则病受也。连服多剂，果即向安。

仲冬余游姑苏，有长洲朱姓患久疟求诊。面肿目黄，声音不爽，溲赤腹胀，脉滑而弦，湿热蕴隆，失于宣解，苔腻无汗，食少痰多。与清化方，嘱其慎口腹，戒甜腻。渠云此间名手皆曰药饵之外，须日饮糖汤，庶久疟易愈。余曰：渠但知表散可以发汗解邪，糖汤可以和中已疟，而愈散愈不解，愈和愈不已者，是执死法以限活病也。再信其言，必成疟臌。病人闻之悚然，亟服余方数帖，得汗而愈。

秀水怀某，三十五岁。自春前偶失血一日[⑥]，嗣即频发，所吐渐多，延至季冬，聘余往视。左脉虚弦而数，右软大，气逆自汗，足冷面红，夜不成眠，食不甘味，音低神惫，时欲呕酸。此由心境不怡，肝多怫郁，而脉候如斯，有气散血竭之虞。坚欲返棹，然既邀余至，不得不勉写一方，聊慰其意。而病者强作解事，反以所疏舒郁之品为不然，执意要用五味、山萸、姜、桂之类。性情刚愎，此病之所

---

① 止：归砚草堂本作“躅”。
② 覆：归砚草堂本作“蛤”。
③ 芩：归砚草堂本作“苓”。
④ 痊：归砚草堂本作“瘳”。
⑤ 效：归砚草堂本作“瘳”。
⑥ 日：归砚草堂本作“口”。

由来，而执迷不悟，更为速死之道矣。既而其妻出诊，脉至弦细，顶癖头疼，心悸带多，不饥五热，亦是水亏木旺。退而谓其所亲曰："兹[①] 二人何郁之深耶?"始知其无子，欲买妾而妻不许，遂以反目成病。及病成而妻乃忧悔交萦，因亦致疾。此与曩视省垣顾金城之病同，因家拥钜资，故壮年即虑无子，亦可谓欲速不达矣。而愚妇不知大计，径为一"妒"字，以致溃败决裂，此时虽亟为置妾，亦无济矣！即以身殉，亦何益乎？录之以垂炯戒。

一少年久患内热，鼻衄龈宣，溺赤便艰，睛红口渴，热象毕露，因阳痿经年，医者但知为阳虚之证，而不知有因热而萎之病，遂进温补，其热愈炽。父母不知，为之毕姻，少年大窘，求治于余。脉滑而数，曰无伤也。与元参、丹皮、知、柏、薇、栀、石菖蒲、丝瓜络、沙参、蛤壳、竹茹，服六剂，来报昨夜忽然梦遗。余曰：此郁热泄而阳事通矣。已而果然。

娼女荣瑛，就诊于余。自述本良家子，十四岁而天癸至，二十二岁[②] 而适人[③]，二十五岁初产，但觉腰腹微痠，子即堕地，三十二岁再产亦尔，兹又嫁二夫，向不自乳，而产育渐频，分娩渐慢，今春诞子为第十胎，腹痛逾四时而[④]生，在他人犹以为极快，而我已觉渐徐，且年虽五十，天癸不衰，锢疾全无，向不服药，素有微带，近[⑤] 年全无，惟每日吐痰，别无他苦，恐此后有难产之虞，求为设法。余闻而讶之，其貌虽不甚都，而粉黛不施，风致嫣然，肌肤尚似三十许人，真尤物也。始信鸡皮三少之说为不诬。按脉六部皆缓滑而长，左寸关[⑥] 带弦数，是聪明有寿之征，故年愈长而气愈固，是以分娩渐慢也。向有带而近有痰，以左寸关合之火搏其液，而不下趋也。嘱以六君子加减为常服之方，设再孕至七、八月，以束胎饮频服，可期易娩。渠闻之忻然，受方而去。录之以见赋体之奇。

余口上齿下牙密排各十六，虽从无痛楚，而自幼不能决硬物，故侵晨必以盐擦而冷水漱之，无间寒暑。今年春夏以来，饭食日减，右之第六齿渐不能嚼，偶触坚韧之物，痛不可忍，且畏冷漱，以为去年一病，遂形衰象，初不介意。余天性不饮，而颇识杯中趣，曩侍先慈晚膳，每[⑦]陪饮一二杯。因去冬苦络虚，不能转侧，戚友咸劝日饮醇酒数杯，以和气血。遂习以为常，然不敢纵肆，未尝一醉也。十二月十八夜，寐中忽为右龈痛觉，诘朝即碍于饮食，而是日已订有青镇之游，遂携一针登舟，频刺痛处，出血不少，午后渐松，次日归，饮食如常，以为无患矣。二十一日立春，晨起痛胀复作，刺亦不应，继以凛寒身热，偏右之巅、额、颈、颠、颧、颊、颐、颏无不掣痛，苔色未露，谓是风火外侵，用芁、翘、蚕、芷、桑、薄等，二剂，恶寒虽减[⑧]，而足冷面热，溺赤苔黄，且鼻窍不塞，而右流浊涕如脓，时欲哼而出之，否[⑨] 则自上腭流下，臭苦不堪，右面尽肿，满口唇疮，肿处极其畏寒[⑩]，须以热物熨之为快，而时时火升。自问素不服丸散，又不啖肥甘，的系饮酒经年，湿热久蕴而上薰。盖以酒之热归于胆，上移于脑，则为鼻渊，其实移脑

① 兹：原作"滋"，据归砚草堂本改。
② 岁：归砚草堂本此下有"而"字。
③ 适人：古代称女子出嫁。
④ 而：归砚草堂本此下有"始"字。
⑤ 近：归砚草堂本作"迩"。
⑥ 关：归砚草堂本此下有"略"字。
⑦ 每：归砚草堂本作"辄"。
⑧ 减：归砚草堂本作"已"。
⑨ 否：归砚草堂本作"不"。
⑩ 寒：归砚草堂本作"冷"。

者，即移胃也，故见证皆在少阳、阳明分野。遂以元参、桑叶、菊花、花粉、银花、枳椇子、丝瓜络、冬瓜子、芦根为剂，和入芦菔汁，调以玉枢丹，两服而苔化火平，二便亦畅，外用盐卤热洗右面而肿渐消。去玉枢丹又二服，可以嚼饭，日啖北梨，至戊午元旦，而臭浊之涕始稀。初五、六连日出门，适大风，初七日午后右龈复痛，上连头角、耳门，右之第六齿复长出而碍食，凛寒畏风。乃用桑叶、菊花、生甘草、绿豆皮、元参、苡仁、银花、栀炭、薄荷、钩藤，以清散风热，一服肿出痛减，去薄、钩，加枇杷叶，四剂痛平，而右之第六齿已内外分裂矣。其根仍固，但碍于嚼物，而龈肿直至夏初消尽。既而头面四肢遍发斑块瘰疱，肿而且痒，游行无定，手十指、足十趾、两手掌、两足心，无处不到，用力搔之，微出紫血，结痂坚黑，痕如痘疤，至秋杪始痊。痒时以盐酒[1]洗之，内服银花、绿豆、生苡仁汤，戒口腹者八阅月。嘻！酒之为害如此，深愧悟之不早，从此一滴不敢沾唇。忆二十年前海丰张雨农司马招游东瓯，临行妹尝戒余勿饮酒，佩不敢忘，故向无酒病。年来自问衰颓，稍尔放溢，遂酿成[2]此恙，幸而资格尚浅，药治未误，不致延成锢疾[3]。盖天性不饮者，虽少饮亦能为患也。详录之以为世鉴。余妹天性孝友，又极贤明，幼佐先慈操井臼理家务，有北宫婴儿[4]之志，余强之适金氏，十载而嫠[5]，余深悔之，附录以志余过。

余襁褓时，患泻经年，迨三岁种痘，而痘科不知，其天花已将出也，复以苗助之，遂及于险。先慈抱而膝行于床者五昼夜，赖任六嘉先生救全，因而体气甚弱，童年畏劳，稍动即鼻衄，故恒静坐。十二岁夏间患温甚剧，父母深忧之，病中见诸神将相谓曰：此一路福星也。遂醒而汗出以瘳。失怙后远游于婺，遵母氏之训，诸凡谨慎，弱冠后衄病始痊。隆冬可不挟纩，但略犯生冷即便泻，偶食炙煿则咽痛。己丑受室。甲午举家患疫，悉余治愈。既而自病甚危，梦一淡妆中年妇人，持盒贮红药一丸，以药纳余口中而去，乃大汗而痦，口中尚有药香，病即已。复因作劳太早，倏然晕去。余妹甫十七岁，泣祷于天，欲刲[6]股以救，而余已醒[7]，妹因卒吓遂吐血。至今思之，愧无以报也。嗣后冬始衣絮。壬寅病痁[8]，热盛时梦日月并丽于天，而有带下垂，余手挽两带而撼之，日月皆动，遂惊醒，出汗而愈。丙午酷热，而酬应甚繁，始患满额暑疡，续患痢，又患疟，热时辄梦御风而行，告愈之时，凌虚上至霄汉，忽坠渊一浴，汗出如涌而苏。丁未续娶。己酉夏，钱塘沈悦亭茂才邀视陈茂才疫症，势已垂危，余初不知其兼患霉疮也，略不经意，吸其秽毒，归而即病。虽服故孝子张君养之之方[9]而愈，时梦身化异物[10]，遍体鳞甲，游泳深渊，腾云而上，余体冬夏皆凉，而性嗜鱼。内子尝谓余为水族降生，有以夫。适雨声如注而觉，汗如沐雨，而天雨竟数日不止，江浙因以成灾，亦奇矣哉！此后始衣帛。乙卯挈眷回籍。丙辰秋杪，病于省寓。十月初六夜，梦法华山备冠服舆从，迎余赴职，余即忻然冠带而去，出

① 酒：归砚草堂本作“卤”。
② 成：归砚草堂本无此字。
③ 疾：归砚草堂本作“证”。
④ 北宫婴儿：战国齐之孝友。
⑤ 嫠（lí 离）：寡妇。
⑥ 刲（kuī 亏）：割杀。
⑦ 醒：归砚草堂本作“苏”。
⑧ 痁（shān 山）：疟疾。
⑨ 方：归砚草堂本作“药”。
⑩ 物：归砚草堂本作“类”。

钱塘门，过昭庆寺，见老少妇女数百人，持香拦阻，因停舆，已而东岳传令送归，余遂返寓，甫到门，一跌而寤，此梦则更奇也，究不知后来何如？嗟乎！幸而免者屡矣。附绿于此，以存梦境。

然己酉病后，次年即丁内艰[1]，劬劳[2]莫报，万念皆灰，鬓素目花，自知衰矣。退守先垄[3]，伏处穷乡，而一亩砚田，尚须负来，痴人说梦，未免哓哓[4]。嘻，余岂好游哉！余不得已也。故志砚游而曰“归砚录”。

戊午长至日半痴又识于濮溪归砚草堂。[5]

① 丁内艰：遭母丧也。

② 劬（qú 渠）劳：劳苦；劳累。

③ 先垄：先祖之墓。

④ 哓（xiāo 嚣）哓：因恐惧而发出的声音。

⑤ 然己酉病后……又识于濮溪归砚草堂：此段文字原缺，据归砚草堂本补。

乘桴医影

清·王孟英　著

乘桴医影序

余于乙卯冬，载砚归籍，尝辑《归砚录》以见志。友人时招余游沪，辄为事阻，未得果行。庚申秋，渟溪被难，后诸相知招游甬、越、武林。余谓：必争之地，完善之区，繁富之乡，我能往，寇[①]亦能往，何必多此跋涉耶？悉却之，意欲乘桴海上，法圣人之居九夷[②]，而季杰、性痴、若蕖相继病危。盖季杰神气素怯，惊吓感邪，病未解而正气散漫，不能自持，余以攘外安内治之。性痴善忧多郁，气机涩，伏邪遂得依山傍险而负固不解，余但舒其郁结，消其忧懑，徐为疏瀹，邪亦潜消。若蕖弱而好侠，嫉官兵之无用，愤寇氛之日张，怒木直升，髮冲眦裂，柔金失降，胃闭津枯，一息恹恹[③]，舌尖焦硬，饮难下咽，闻药即呕，肌消音微，涎流腥赤，自知不起，无药可投。余以毫无气味、性极平淡之西洋参、枇杷叶、石斛、芦根、竹茹、鲜稻头煎而频灌，始渐转机，迨二病痊可，又为次女嫁事所羁。既而彤彤徂[④]暑，畏于登程，且挈眷以行，谈何容易，孑身而往，谁托事孥[⑤]？展转思维，殊无善策。承吕君慎庵招游濮院，遂乘舟前往，寄庑[⑥]于董君枯匏家，闭户忍饥，草《饮食谱》、《鸡鸣录》二书，以摅忧悃[⑦]。甫[⑧]脱稿，而渟溪复遭焚掠，季杰挈眷徒于穷乡，山妻携四女来濮。嗣杭垣复陷，洲城亦溃，天崩地裂，无路可行，急将三、四二女，择攸遣嫁。而四女所归姚氏，世居嘉兴之僻乡，慎庵已挈眷避此，故为我谋此退步也。四月十三日，贼过梅泾，阖镇皆逃，余遂送山妻及五、六二女于姚氏，而陈君半樵适以信来，招游沪渎。有桐庐王文介者，病危于屠甸，神昏遗矢，医皆却走。宗侄绍武飞函丐余往视，乃温邪误表也，幸体坚邪有下行之路，与大剂凉解而瘥。绍武亦怂恿游沪，因于二十四日，托妻孥于姚、吕诸君而行，五月初三日抵沪。此地曾遭兵燹[⑨]，不但沧海渐变桑田，中原宛如外国。二十年来，开辟日甚，商舶鳞集，而江浙之幸免于难者，率避于此。帆樯林立，踵接肩摩，弹丸小邑，居然成一大都会矣。余以性情疏懒，相识者多，既无泛应之才，又恐不知者疑为有求而来也。故不谒一客，暂寓东门外周君采山"德泰纸号"内，以半樵、绍武皆在

① 寇：限于作者所处的时代条件和偏见，故对太平军有如此诬称。

② 九夷：《后汉书·东夷传》：夷有九种，曰畎夷、于夷、方夷、黄夷、白夷、赤夷、玄夷、风夷、阳夷。

③ 恹（yān 淹）恹：精神不振貌。

④ 徂（cú）：往；到。

⑤ 孥（nú 奴）：儿女。

⑥ 庑（wǔ 武）：堂下周围的廊屋。

⑦ 悃（kǔn 捆）：至诚也。

⑧ 甫：方；才。

⑨ 燹（xiǎn 显）：火。多用为兵火。

此佐会计。而周氏昆仲[①]，向以青眼视我，虽市廛[②] 纷沓，藉省旅资，惟采山四令弟履庆，去年患病，盼余甚切，至弥留时，犹道余不置口，余为酷热，不能行，不料其英一病而不起也，神交数载，竟无一面之缘，清夜扪心，徒呼负负[③]。居数日，乞诊者纷纷，聊记一二，用质宗工，题曰“医影”，而序其“乘桴”之由如下。

同治元年夏五月海昌睡乡散人题于申江寓次

① 昆仲：兄弟。

② 市廛（chán 蝉）：犹市曹，商肆集中之处。

③ 负负：非常惭愧。

陈君春泉之令爱，甫三龄。患寒热胀泻，医治多日，颈软肢搐，涕泪全无。以为延成慢惊，试以温补，神识渐至不清。又疑邪气逆传，灌以犀角等药，病日剧，遂束手。速余勘之，乃饮食不节，脾胃不调耳。春泉始悟前因失恃无乳，常啖龙眼、枣脯等物以滋补也。余以鸡内金、五谷虫、鳖甲、川朴、黄连、竹茹、冬瓜皮、防风、米仁、芦根等为方，一剂知，数剂愈。

童少塘之子，五岁。患泻，身热，医与温中健脾药，热壮无溺，苔黑齿焦，口渴无眠，渐至呕吐。余用芩、连、茹、滑、银花、石斛、绿豆衣、冬瓜皮、芦根等味，数剂霍然。

沈寅甫令正[1]，患少腹聚气，痛无定所，甚至浑身筋骨痠痛，寒热如疟。医谓外感，治之日剧，眠食皆废。余按脉微数而弦，重取极细，乃八脉大亏之证。经予一贯煎加减，投之旬余而瘳。

倪笠坪患感旬余，屡医不效，邀余往勘，乃湿温证也，投药十剂而痊。乃弟筱坪亦病此，服药数剂，已有小效，更医用柴葛三帖，势渐剧。复请视，嘱曰：此名重暍，气液二伤矣。授轻养清化法，甫得转机。又易医，骤进生地、龟板等味，而痰湿腻络，呃汗陡作，乃浼王小铁孝廉[2]邀诊，已不能措手矣。嗣有黄上水孝廉来申，患湿温，医与柴葛二帖，足冷面红，胸痞多汗。延诊授清化法二帖，足温面赤退矣，惟胸闷未得全舒，疑为有痧不达，更医迎合，二进辛透，遂痰塞欲厥而亡。

钱仪华体弱患感，医治多日，目瞪神呆，不眠不食，不便不言，肢痉流涎，牙关咬紧，危象毕呈矣。余察脉弦长而滑，不甚鼓指，苔色黄腻，良由医者不辨病之在气在血。初起则升透，继因谵语，即用生地等血分之品，以滋塞其邪，遂成负固不解之势，虽便秘多日，而邪尚在上，不可下也。授小陷胸加茹、薤、菖、朴、芩、翘、竹沥为方，数服便行而愈。嗣有倪某，亦因误治如前，而咳逆吐沫，间或带血，予小陷胸合苇茎，去米仁，加王不留行、蒲公英、雪羹，数帖，下其燥矢，咳逆平而愈。

丁晓山室，久患头痛，卧榻不起，耳鸣睛赤，食减无眠，频年培补，证日以加。乃兄黄纯安请往视之，脉弦滑而数，口苦苔黄，乃风自火出，搏液成痰，温补误投，遂成锢疾也。予芩、连、胆、柏、茹、夏、羚、菊、栀、蒺、地丁、石斛、决明、海蛇等，十余剂，势大减，苔退加餐。加入二至、生地、天冬以滋水，渐安眠食，而能起坐矣。

洞庭吴某，患四肢痠痛，形瘦便艰，口渴不饥，睛红溺赤，医投滋养，即形脘闷，稍进辛通，烦渴益甚。就余诊脉，弦滑而软，是木热流脂，肝阳烁液也。以元参、白薇、王不留行、地丁、蒌仁、鲜斛、昆布、紫菀、知母、竹沥，服旬余而痊。

钱塘吴菊谭茂才令弟竹溪，在德泰权账事，始患泄泻。余知其蕴湿内盛，邪寻出路也，嘱其节食忌口。渠[3]持体坚，饮啖如故。已而身热头重，脘闷不饥，与清宣法，病即解，遂啖饭碗半。余谓：必复也。次日果不能食，热壮面红，口渴苔黄，溺色带黑，是邪得食助，悉从火化，所谓谷入于阴，长气于阳也。遂予大剂清化，加枳、桔数剂渐瘥。而呃忒连朝，人皆危之。余谓：无恐也，府气未通，上焦

① 令正：用为称对方嫡妻的敬词。

② 孝廉：明清对举人的称呼。

③ 渠：他。

更有痰阻气机耳。但用轻清展化，果痰吐便行以愈。

补拟清化方：淡豆豉、焦山栀皮、杏仁、桔梗、枳实、花粉、佩兰叶、连翘、通草、瓜蒌、焦山楂、炒莱菔子。

补拟轻清展化方：旋覆花、紫菀、白前、橘皮、竹茹、柿蒂、黄郁金、川贝、蒌皮、枳壳、鲜枇杷叶。

周君采山令妹，年二十二岁，体丰而患腿痠胸闷，上身壮热多汗，头痛畏风，腰下无汗，二腿不温，苔色腻黄，渴须热饮，脉来滑数，彻夜无眠，或疑其虚。余谓：痰阻气郁，吸受温邪，兼挟湿滞，格拒不通，法当开降，既不可补，亦忌温升。予芩、连、茹、夏、紫菀、蒌仁、蛤粉、滑石、川朴、芦根等药，数剂，浑身发斑，又数剂，冷痰始吐。再加石膏，痰由大便而下，垢苔始退，二足渐温。适汛至，去芩、连、蒌仁，加枇杷叶，又三剂热退，脉和，胸中舒畅，知饥能寐，授潜阳镇补而痊。

肆安陈半樵，年三十五岁。患身热，便泻，口干，仍强起任事，察其脉虚大而弦，是忧劳过甚，元气大亏之证，幸而能食，亟与参、芪、苓、草、防、芍、木瓜、陈皮、石斛，旬日霍然，即旋里省亲，逾月来申，患暑湿类疟，予清化药四帖而愈，但觉疲惫，仍以参、芪、柏、草等，培其本元。

仁和周鹤庭室，年逾四旬，阴虚有素，而多产育，甯难来申。怀胎五月，暑热外侵，饥不能餐，饮亦欲噎，身热时作，胎冲欲坠，苦渴苔黄，肢面时麻，便溏不畅，龈痛溺清，形削面黧，标实中虚。以西洋参、银花各三钱，连翘、西瓜翠衣各四钱，蒲公英、鲜斛各八钱，桑叶二钱，苏梗、竹茹各钱半，丝瓜络、白薇、石菖蒲各一钱，服三帖，得汗热退，痛溃胎安，能食溺通而愈。

姚欧亭夫人，年五十九岁。素伤谋虑，首如戴帽，杳不知饥，夜来非酒不眠，苔色一块白滞，时或腹痛，手心如烙，脉左弦数，右软滑。乃木热流脂，痰阻气机，胃受肝乘，有升无降也。予连、夏、茹、苓、蛤壳、延胡、楝等，雪羹二帖，便泻稍带血块，而腹痛减，首帽除，苔亦松泛，纳食略增，惟晨起苦渴，改授参、蛤壳、橘、半、苓、茹、苡、斛、丝瓜络、海藻，嘱其常服，以通胃舒肝、涤痰清络为善后法，服旬日右脉起矣。

欧亭二令爱，年二十八岁。幼年患四肢不舒，误服灵砂等药，遂成锢疾。今晡热嗽痰，苔白而渴，龈肿而痛，颊痒便溏，是伏热生风，兼挟暑感。予石膏、滑石、羚羊、桑叶、橘、半、茹、斛、功劳、丝瓜络、西瓜翠等，不旬皆愈。

欧亭令孙，年十九。患胆怯善惊，精滑不固，鼻赤形瘦，舌绛口干。以元参、丹参、生地、天冬、竹茹、连、柏、生草、砂仁、莲子心、归身等，数帖而安。

姚岌庵比部[1]，年五十八岁，患痰喘自汗，便溏不畅，或以为下元大衰，议用大剂附、桂，予诊脉滑而长，乃上焦痰火为患，以杏、朴、滑、菀、射干、竹茹、蛤壳、鹅管石、芦根等而愈。

堂按：方内有鹅管石一味，是上焦虽有痰火，下原亦衰矣。

岌庵令宠，患痰嗽巅疼，口干胁跃，不饥而渴，时或吐酸，舌赤脉弦。以一贯煎增损，投匕即安。一贯煎：沙参、麦冬、地黄、杞子、归身、川楝子，口苦燥者加川连。

此方魏玉横所撰治胁痛胃痛，吞酸吐酸。

---

① 比部：古官署名，掌诏书、律令、句检等事，犹今立法院。

嘉善顾应如茂才，年逾六旬，每日吸洋烟五钱，久患痰嗽，口干耳鸣，头响，小溲梗涩，大便艰难，多药罕效，予一贯煎而愈。

姚晋轩令媳，体素弱，迩来时患气坠，坠后上升，杳不知饥，腿凉面赤，口热如火，左胁如疼，心下如盘，屡服滋养人乳，病日以剧。余勘其脉，弦细以滑，乃肝热而停饮也，柔腻恶可投乎？予紫菀、白前、茹、半、旋、菖、丝瓜络、蛤粉、雪羹、川连、苏叶，旬日而安。

姚欧亭七令爱，自庚申患痢后，便泻不已，时或腹胀，形瘦，少餐，苔白不渴，投以补脾之药，胀甚发热，脉急而弦，改予参、朴、橘、半、冬瓜皮、白薇、楝、芍、茹、苡等而愈。

欧亭天资颖异，天文地理，诗画琴书，无不精妙，而又深究医理，且赋体素坚。自云道光间在河间患感，因便秘汗多，脉浮势欲脱，误服人参，神渐昏愦，幸遇董某，用生脉散，生姜捣烂，遍涂其身，灌以大黄六两，芒硝三钱，连下十余次，始得生机，从此不敢言医。噫！其聪明不如欧亭者，亦何必强谈医耶？（欧亭云：蟑螂花擦头面疮皰、面刺，应手即消，煎汤洗疮疥、脚气，有奇效。）

周采山素善饮，久患心下坚硬如柈[①]，纳谷甚少，常时便畅则气机较舒，今忽大泻不饥，汗多形瘦，勘脉微而滑。予参、术、橘、半、苡、朴、茹、连、桂、苓十味以补气涤痰，通阳化湿，投匕即效，数服而瘳。即此加减，俾其常服。

周采山令弟启东，体丰善啖，喜于作劳，陡患脘痛当心，随左右卧而较甚，身热自汗，肢冷便溏，苔色黄腻，溺短而渴，脉至右寸关模糊不应，是痰湿热夹食为患也，以枳、橘、半、滑、朴、茹、连、菔子、芦根为剂，三帖即止。

湖州赵君敬泉，邀看周君岚仙证，年二十九岁。平昔好义，家遭离乱，犹孳孳为善，惟日不足以致心烦虑乱，若无把握，惟恐颠坠，神不自持，脉来细数，食少事繁，是真阴素亏，心阳过扰也。予一贯煎加牡蛎、坎版、石英，合甘麦大枣、生归身，服之甚安。

秀水某，春间病几危，余为治愈，既而余避难来申，病者亦于秋间徙沪。将交秋分，复招诊视，尚不能起榻，而胸满腹大，溺清便艰，气塞火升，咽颊作响，食后出语，气即上冲，腿软腰疼，目干少寐。腹中时痛，泄气稍舒，欲嘻不宣，苔色满布，此但知其久病元虚，率投守补，窒其升降之机，而不调其情志也。以北沙参、丝瓜络、枇杷叶、蒲公英、留行子、竹茹、蛤粉、菖蒲、蒌仁、半夏、苏叶、黄连为剂，服之渐效。

若蕖稚息[②]，途次遇盗受惊，汛行发热，勉强支持，迨余知之，即予菖、茹、翘、枳、薇、菀、芩、蒌、栀、芦，以开郁豁痰，宣气清热，火虽下行，而足温然，舌绛神瞀，谵语撮空，自言魂不在身，脉甚滑数，是痰热胶结，营津受烁，竟不更衣，急需濡导，改用元参、海蛇、辰冬、菖蒲、蒌仁、鲜斛、鲜生地、竹沥、梨，服六帖，而大便行，热退舌润，神清，渴喜热饮，韧痰频吐，杳不思食，小溲艰涩，且易呕恶，以橘、半、菖、茹、薇、菀、枇杷叶而饮食渐进。又逾旬，大解复行，痰嗽，肢汗出，悲伤欲哭，得噫始舒，以一贯煎加菖蒲、旋覆，去归身，服之愈。

钱君少谷，滞下久延，所下肠垢似鱼脑，少腹尚坚硬不舒，小溲短涩，腰痛，

① 柈（pán）：通“盘”。盛物之器。

② 息：子女。如子息；弱息。

舌无液，脉弦数而梗，是阴液为肝热所迫而不守，阳气为肝郁所滞而不通。予白头翁合封髓丹，服数帖，腹柔痢减，脉和能食，改三奇散合封髓而愈。

南浔朱浦香，年五十六岁，忽患呃忒暮热，陈某进滋降药，势益甚。陆定圃嘱余诊，脉甚弦滑且数，胸次痞闷。乃痰阻枢机也，与橘、枳、芩、连、茹、射、兜、菀、枇杷叶等药。渠嫌芩、连苦寒，删去不用，加入柴胡四分，服后呃虽减，而肝风动，大汗遍身，指震气促，少腹跃跃而动，亟以蛤壳、旋覆、白前以降之，得畅解数次而愈。

潜斋简效方 附医话

清·王孟英　辑

潜斋简效方序

古名臣大儒，往往喜录单方，以关生民疾苦；而世之医者，每为卑鄙不足道，何识量之不广哉？王君孟英谓一药治病，即古之奇方。盖一病原有一药主治，识之既真，何须多品。第[①]病有可以常理测者，夫妇与知；其不可常理测者，虽圣亦有所不能尽。是以病机隐幻，固非良手不为功；而病情奇怪，有非单方不能治。在昔欧公暴痢几绝，乞药于牛医；李防御治嗽拜官，得方于下走，诚医理之难穷，而药之不可以贵贱为优劣也。即今道光间，吾杭皇甫心安，家有狐能治病，以仙目之。乐怀谷女，方襁褓，忽啼不止，拍之则愈啼，解衣视背，见绣针微露其绪，而针已全没，多医治之，杂以药敷，肉溃而针终不出。狐令以磁石吸疮口，理极是也，而亦罔效。延至百日，忽卖酒家闻之，曰易耳，第以银杏仁去衣心杵烂，菜油浸良久，取油滴疮孔中即出，移时果针透疮口，而针则已弯，盖强拍入之也。夫以狐而仙者，岂智有不逮哉？乃不为磁石引而为银杏透，真理之不可测矣。由此推之，一病必有一药主治，洵非虚语。而单方之不可忽也，益信。因出《愿体医话》一册。《愿体集》为康熙时史搢臣先生著，其医话亦皆切于济世，而救五绝诸法，尤较他书详备，向为孟英舅氏俞君珍藏。孟英复以魏柳洲《续名医类案》中按语、单方合而成帙，末附自采简效诸方，付之梓，其成厥[②]舅志，固已足多，而所言一以生民疾苦为心，勿私其艺，抑亦王君识量之不可及也已。

咸丰三年癸丑仲冬杭州赵梦龄

---

① 第：但；只。

② 厥：其也。

士雄学识浅陋，所录《简效方》一卷，皆简易而有效验之方也。然见闻不广，未敢质当世。而张孝子养之、蒋君敬堂、连君书樵，屡引史搢臣先生施药不如施方之话相勖[①]，遂不揆谫佇[②]，附梓于史、魏良方之后。惟四方博雅咸以利济为怀，传播秘方谅不吝教，如荷匡余未逮，随时皆可续登，跂[③] 予望之虚左[④] 以俟。

癸丑长至日自记

① 勖（xù）：勉励。如：勖勉。

② 谫佇：谫，浅薄；佇，困也，弱也。谫佇，乃作者之谦词。

③ 跂（qǐ）：通“企”。踮着脚尖。

④ 虚左：古时以左为尊，空着左边的位置以待宾客叫“虚左”。如：虚左以待。

目　　录 附医话

潜斋简效方

杭州王士雄孟英辑
定州杨照藜素园鉴定
张性陶养之
同郡蒋　寅敬堂参校
连自华书樵

头　风[1]

治头风　蓖麻仁、乳香，研涂患处，立愈。

天南星一个，艾五钱，煎汤熏之。

痛久欲失明者，川乌去皮、细辛、防风、蝎梢等分研细，姜汁调贴患处。若眉目牵引不正，贴太阳穴。

面　皱

面上皱路　大猪蹄四枚，洗净，煮如胶，卧时用涂面上，次早以浆水洗去，半月后面皮细洁如童子。

肺　痈

肺痈　冬月腌芥菜卤，贮坛封埋土中，年久则清淡如水，略无咸味，饮之甚效。或和淡腐浆服。

蕺草，俗名鱼腥草，水煮，不住口食之甚效。

金丝荷叶草捣汁，同生白酒数饮立效。

橘叶捣汁服，吐出脓血即愈。

经霜黄菊叶，绞汁冷服。亦治肠痈。

立秋后择粗大丝瓜藤或南瓜藤，掘起根三四寸，剪断插瓶中，其汁滴贮瓶内，封埋土中，年久愈佳。兼治喉蛾哮喘。

柘黄，即柘树上蕈，厚大而色黄者，用井水磨服，以愈为度。或用鲤鱼重四两者一尾，去肠，勿见水，入贝母末二钱，缝好，童溺半碗浸之，重汤煮至睛出，去鳞骨，食之甚效。

痰　哮

痰哮　浸湿海带四两煎汤，调饴糖服。

淡豆腐浆，每晨饮之。兼治黄疸。

漂淡陈海蛇煎汤，生芦菔捣汁和服。兼治诸痰证。

喉　痧

烂喉时痧　锡类散：象牙屑焙、廉珠各三分，飞青黛六分，梅花冰片三厘，壁钱俗名喜子窠二十个用泥壁上者，勿用木板上者，西牛黄、人手指甲男病用女，女病用男各五厘，共研极细粉，吹患处，虽濒死者可救。兼治乳蛾、牙疳、舌腐等证，甚效。

芦菔菜于初冬摊于屋瓦上，或挂树枝

---

[1] 头风：原无此标题，据原目录补。文中小标题均同。

上，任其风吹日晒，雨洗霜凌，直至立春前一日收下，悬挂檐下有风无日处，陈久愈佳，煎浓汤服。

冬春二季，每晚食生芦菔数片，可以免患喉证。或以橄榄、芦菔常煮汤代茶饮，亦妙。

口 鼻 病

口舌糜烂　大红蔷薇叶焙燥，研末搽之，冬月用根。重舌用不蛀牙皂四五挺，去核炙焦，荆芥穗二钱，共为细末，米醋调涂即消。

舌胀满口　生蒲黄搽上即愈。舌衄，以黑蒲黄末糁之。或以辰砂一钱，伏龙肝二钱，鸭子清调服。

舌胀出口　冰片一钱研敷。

舌出不收　辰砂末敷之。或暗掷碗盏于地，闻声即能惊入。

唇衄不止　栗子一个，连壳烧灰，硫黄等分，研末和敷。

烟管戳伤咽喉　以龙眼核去黑皮，焙捣极细，用笔管吹患处，即定疼止血，居家者此药须预备。凡小儿头面磕扑、铜铁戳伤诸患，亦以此敷之，愈后无瘢，仍生毛髮。

风寒鼻渊　苍耳子、辛夷花各三钱煎服。

风热鼻渊　丝瓜藤近根三五寸数株，晒燥，烧存性为末，每一钱，陈酒下。

久吃兰香烟成鼻渊者　白鲞脊骨烧烟熏洗之。

年久鼻渊　烦劳则发者，名曰脑漏，宜琼玉膏、固本丸、六味丸、三才封髓丹之类，久服自效。

诸物塞入鼻中而不能出者　紧掩两耳，紧闭其口，不使通气，以笔管吹其无物鼻孔，则所入之物自出。

诸物吸入肺管而不能出者　无药可治，喘急而死，大概小儿或有此患，然不必惊慌，但捉儿两足使倒悬，则所入之物一咳即出。

肺风疮　酒磨鹿角尖浓涂，久之自愈。

雀斑　鹿角烧灰，猪油调搽。

白附子生研，卧时以豆腐擦洗后，鸡子清调涂。

鼻衄不止　以本人鼻血纸捻蘸之，右衄者点左眼角，左衄者点右眼角，左右并衄者，点两眼角内，立效。或以栀子炭研末，吹入鼻中立愈。

耳 目 病

耳暴聋　木香研末，酒浸一宿，以酒滴耳中，少顷倒出，三次即愈。

白蒺藜炒去刺为末，蜜丸服。

灵磁石豆大者一块，同穿山甲煅研末，棉裹塞耳中，口含生铁一块，觉耳中如风雨声，即通。

耳衄　龙骨末吹之，又炒黑蒲黄研末吹之，亦敷舌衄。

耳聤　血余一钱，冰片七厘，研匀吹之。

耳烂　灯心、陈皮各一钱烧灰，加冰片一分研吹。

头风损目　以大川贝母一粒，白胡椒七粒，共研末，葱白汁丸如柏子大，以膏药盖贴太阳穴，目可重明。

赤眼　黄丹白蜜调贴太阳穴，止痛如神。

田中洁净柔泥，搓丸揿扁贴两眼皮，一夜两丸，立效。如睡熟候醒方换。

芙蓉叶末，水和贴太阳穴。

芒硝、荆芥穗泡汤温洗。

黄连为末，鸡子清调匀，左眼贴左足心，右眼贴右足心。

目翳　胡桃肉、凫茈、柿饼等分捣

烊，开水调服。

目星　樟脑、东丹等分研细，瓷器封贮，左目吹右鼻，棉塞之，隔宿即退。右目仿此。

白蒺藜三钱水煎，日洗三次效。

目障　鹅儿不食草、川芎、青黛各等分为末，搐鼻取嚏。远年者亦效。

望江青，又名天脂麻一两，羊肝一具，同豆腐煮食。

小儿疳气攻目　鸡肝一具，不落水，竹刀切片，用牡蛎粉八分，飞辰砂少许，拌匀糁入，饭锅上蒸熟食之，如此十次，翳障退净，当时忌食茶汤油腻。

烟油入目　如将他物洗之，愈洗愈疼，甚至损瞎，须用乱髮缓缓揉之自愈。

天丝入目　头垢点入眼内即出。又方：雄鸡冠血滴入眼内，少顷看有红丝，将灯心卷去；或用好墨磨浓涂眼内，看有黑丝，亦用灯心卷去。

白矾水一碗，将舌舔之，有丝入水即愈。或以笔管吹其矾水，泡起溅目，丝亦能出。

尘芒入目　生藕洗捣，棉裹滴汁入目中即出也。

石灰擦眼　山栀子煎浓汁，不住手洗一二时辰，痛即止。或用活五谷虫淘净，捣摊油纸上，用布扎好，七日不可动，药自落，目无恙。

眼角出血　槐花炒焦煎服。

损目破睛　牛口涎每日点两次，须要避风，黑睛破者亦瘳。

青盲　用二蚕砂三斗，晒燥，每晨服三四钱，淡盐汤下。

眼堂成漏　凡眼下生疖，出脓流水不干，日久成漏，诸药不效，以柿饼去皮取肉杵烂，涂旬日愈。

眼癣　用银杏叶泡汤，少加枯矾末，温洗渐愈，奇效。

牙　病

牙疼　经霜[①] 西瓜皮烧灰，敷患处牙缝内，立效。

黑山栀、桑叶泡浓汤热漱，不痛乃止。

儿茶贴患处，流出风涎自愈，不可咽下。

石膏火煨熟八两，白蒺藜去刺四两，为极细末，频擦之立愈。每日用之，可免此患。

荜拨一钱，川椒五分，石膏三钱，青盐四分，共研细，点患处立愈。

青盐、蓬砂、火硝、樟脑各一钱，研末擦之。

马兰头叶、水沟或水缸内青苔共杵烂，以棉卷之，左痛塞左耳，右亦然。

牙衄　丝瓜藤炙灰擦之立止。或用丝瓜络亦可，酒调下，兼治肠红。

草决明煎汤，含之即止。

马兰头杵烂，塞患处立止。

槐花炒为末，搽之。

瘰　疬

瘰疬俗名疬痒　用天明精五六枝同鳝鱼煮熟，但饮其汁，数次自愈。

羚羊角烧灰研细，鸡卵清和涂，兼治斑毒。

猪胆汁，以胭脂边一方渗透，悬风处吹干，剪贴患处。

豆腐泔水一桶，慢熬成膏，频频涂之。

三桑叶晒干为末，赤沙糖调服数两自愈。

南星、半夏等分为末，米醋或鸡子清调敷。黄柏为末，猪油调涂。

---

① 霜：原作“宿”，据三家医话本改。

活鲫鱼一尾，生山药如鱼长一段，白糖三钱，杵烂涂之。

土贝母研末，陈米调醋敷。

牛皮胶一两水熬化，入土贝母末五钱，摊油纸贴之。

佛前旧羊角灯底，焙存性研末，麻油调敷。

田中蚂蟥杵烂，围之即散。

活蝎一只，麻油一盏，浸三日取起，晒干为末，以鹅毛蘸油搽上。初起者为疬母，每日多搽几次，三五日即愈。

已溃者用牛皮油靴底烧灰，麻油调敷。

面糊作饼，贴于先溃之处，再用小砂壶二把，俱盛烧酒煎滚，去酒以热壶口复于饼上熏之，一壶冷，又易一壶，如此数次，将毒拔尽则愈。熏后用猪胆汁熬成膏贴之。

破烂多年不愈，延及胸胁，臭秽难闻，虽十数载之顽证，可用新石灰一块，滴水化开成粉，以生桐油调匀，干湿得中，先用葱椒汤洗净疮口，涂数日即愈。

牛皮胶四两，牡蛎粉拌炒成珠去粉，土贝母八两，共研末，水法丸如绿豆大，早晚用昆布、海藻各一钱五分煎汤，吞下三钱，不论已破、未破均效。

乳　病

乳岩　土贝母五钱，煎服，数日可消。已破者加胡桃膈、银花、连翘各三钱，酒水煎服。溃烂已久者，用雄鼠粪、经霜土楝子不用川楝、露蜂房各三钱，俱煅存性，各取净末和匀，每服三钱酒下，间二日一服，即止痛收口。

乳癖　白芷、雄鼠粪等分，曝干为末，好酒调服，必多饮取，一醺[①]睡而愈。

活鲫鱼一尾，鲜山药如鱼长者一段，共捣烂敷患处，以纸盖之立愈。

陈皮炒为末，黑糖调和，开水送三钱，七日而愈。

蒲公英一两，银花二两，酒水各一碗，煎半碗，加酒一小杯服之，一醺可愈。

乳吹　砂仁去壳五分，冬葵子八分，共研末，以蒲公英五钱，栝蒌仁三钱，煎汤调服，数日即愈。

穿山甲三片，炒橘红二钱，水煎和酒服，立愈。

甘菊花根叶杵烂，酒酿冲服，渣敷患处，立效。

乳头破烂　龟板炙研末，加冰片研匀，麻油调搽。

宝珠茶花焙研末，麻油调敷。内服治诸血证。

妇女诸病

阴痒　鸡肝或猪肝煮熟，切一长条，插入阴户内，过一夜，次早取出，数次乃愈。

阴肿　羌活、防风煎汤熏洗。

葱白研膏，入乳香末拌匀，敷患处。

阴宽　肥皂子浸去黑皮，用其白肉，加白及、五倍子、蛇床子、石榴皮、甘松、山柰、龙骨煎浓汤，日日熏洗，宽而冷者加石硫黄煎。

阴挺　飞矾六两，桃仁一两，五味子、雄黄各五钱，铜绿四钱，末之，炼蜜丸，每重四钱，即以方内雄黄为衣，坐入玉门即愈，甚者不过二次。

阴疮　陈蚌壳煅、儿茶、轻粉、飞滑石、人中白煅各三钱，枯矾、龙骨煅各一钱，冰片三分，共研，麻油调搽。

阴烂　煅牡蛎、飞滑石各三钱，陈蚌

---

① 醺（xūn）：酒醉貌。

壳煅二钱，人中白煅一钱，龙骨煅钱半，冰片二分，共研末，糁之。

房后阴痛　地榆煮酒服。

阴伤出血　五倍子研末糁之；或加血余、黄连、白矾灰亦妙；或以青布烧灰、血余等分研敷之。

蛇床子研末，绵裹纳阴中，立效。

小便不通　生白矾末五厘入脐，以一指甲水滴之。

皂角煎汤洗阴户。

淋滞淫浊　属于湿热者，淡豆腐浆调六一散服，亦治男子淋浊。属于阴虚火动者，以生鸡子打散，淡腐浆冲服，亦治劳嗽咳血。带脉虚而不摄者，海螵蛸粉、鱼鳔煮烂捣丸梧子大，吞服自愈。

血崩不止　淡腐浆一碗，韭菜汁半碗，和匀空心服。

棉花子，童便浸一宿为末，每一钱，侧柏叶汤下极效。兼治劳嗽吐血。

调经种子保胎丸　白茯苓二两，白术土炒、条芩酒炒、香附童便炒、延胡醋炒、红花隔纸焙干、益母草净叶各一两，真没药三钱，瓦上焙干去油，共研细，蜜丸梧子大，每日七丸，白汤下。汛愆者服之自调，不孕者服之即娠，胎动者服之即安，胎滑者服之自固。若胎动者，每日可服三五次；胎滑者，有孕即宜配合，每日服之勿断，自然无事，亦且易生，但每次七丸为则，不可多服一丸，至嘱。

惯于三月小产，诸药不效者　日以梅梗三五条绿萼梅树上者尤良，煎浓汤饮，复饮龙眼汤甚验。

南瓜蒂频煎，渴服。

催生　用荷瓣一张，上书一个人字，嚼而吞之立产。

车前子四钱，冬葵子三钱，炒枳壳二钱，白芷一钱，多日不下者，可煎而服之。

六一散催生最妙，兼下死胎，并治热产恶露不行。

胎涩不下　用鲜猪肉三斤，煎清汤，吹去浮油，恣饮即产。

生牛膝一两，酒浸杵烂，以龙眼肉六两煎浓汁，冲牛膝酒内，服之即产①。

过月难产　用旧绢筛罗底一个，卷筒烧碗内，白汤下即产。

盘肠生　以生半夏搐鼻中，肠自收。

横生　以益母草一两，酒煎浓汁，和童便一大盏服。

诸般难产　用陈麦秆，露天者尤妙，一两洗净，剪寸段，煎汤服极效。

产下子肠带出　切勿剪断，致伤母命，以枳壳煎汤熏洗即收。

胞衣不下　生鸡子清一枚，吞之即下。

鲜荷叶浓煎服良；或用伏龙肝末，醋调纳脐中。

死胎不下　蓖麻仁三粒，巴豆仁四粒，麝香二分，同研成饼，贴产门上交骨，其胎立下。即好胎至足月临盆，久而不下之难产，亦可贴而即产。但勿用之稍早，恐有揠苗之害也。

伏龙肝一两研细，甘草汤调服冷饮，能解诸般中毒。

产后小便不通　陈皮一两为末，温酒下二钱。

产后晕绝　生半夏末冷水和丸如豆大，纳鼻中，灌以热童溺，薰以炭醋立苏。

产后虚弱　豆腐浆一碗，冲入打散生鸡子一枚，再加豆腐皮一张，龙眼肉十四枚，白沙糖一两，同滚透，五更空心服。盖产后失调，往往延成劳损，而贫户医药无资，富家每为药误，特采此方，甘平和

---

① 产：原作“愈”，据三家医话本改。

缓，补血滋阴，贫富皆宜，允为妙剂。

小儿诸病

小儿初生　以猪胆汁一枚入汤浴，永不生疮。

初生无皮　泥地上卧一宿即生，冬月以白米粉燥扑之，候皮生乃止。

小儿开口，不宜太早，须生下一周时，以大黄、黄连、生甘草等分，泡汁饮数匙，然后吃乳。

初生小儿白膜裹舌，或遍舌根　可用指甲刮破令血出，以烧矾末半绿豆许敷之，若不刮破，其儿必哑。

初生小儿两目红肿赤烂不开　以蚯蚓泥杵涂囟门，干则易之，三次必愈。

生南星、生大黄等分为末，醋调涂儿两足心，虽月外亦可用。

初生惊风欲死　朱砂磨新汲水涂手足心。

初生小儿便秘　一味生大黄泡浓汁饮之。小便不通者，用清明插檐朝南杨柳枝煎汤服。亦治大人溺闭。

游风　伏龙肝为末，鸡子清和涂，干则易之。如治浸淫疮，以猪脂和敷。

胎毒、胎疮　胭脂、胆矾、黄柏、东丹等分研末，菜油调搽。

水边柏树根白皮晒研，入雄黄末少许，生油调搽。

稀痘法　生黄豆、生绿豆、生白扁豆或黑豆亦可、生甘草、银花等分，常煮汤代茶饮。

橄榄核七个打碎去仁，晒干研极细末，不可见火，勿沾生水，再用玉蝶梅花二十一朵去蒂，加净白蜜二茶匙，共捣浓，交春分时与儿食之，永不出痘，即出亦不过三粒。

菾菜俗作甜菜，即葵菜，一名滑菜，一名莙荙，一名女菜，性滑可浣油腻，煮而供蔬食妙。

小儿能食，即以干柿饭上蒸透，嚼饭饲之，能稀痘，并免疳、泻诸疾。

免痘法　净银花一斤，生晒研末，净白蜜丸如龙眼大，日日与儿服之，可不出痘，甚验。

蓖麻仁三十六粒，辰砂一钱，研烂，再入麝香当门子五厘研匀，于端午日午时涂小儿百会穴暨心、背、两腋、曲池、委中、手足心凡十三处。余在宜黄见越人王望沂少府云：其家用此法，已数世不出痘矣。

凡居穷乡僻壤，值婴儿发痘，不能迎医者，须于微发热时，用手蘸真麻油摩其背脊，下至尻骨，如此数次，其热自退。

痘疹不出，以及闷痘不发，毒胀满者　此系急证，用青蔗浆频服，则痘立起，其寒散解毒之功，胜白鸽、蚯蚓多矣。

痘发不出，头面肿胀，气喘垂危者　用大葱头杵烂，放在大铜盆内，上用木架架之，再以大被单罩盖停当，大人抱定小儿睡在上面，然后将沸汤冲入葱盆内，热气熏蒸，候稍温即抱出，切不可露一丝之风，直待汗干即差。

闷痧　分开顶门，有红筋、红瘰，挑破即出。

痧疹咽喉肿痛　不拘初起回后，用苦参三钱，白僵蚕二钱，研细吹入。

痘出眼内　新象牙磨水，滴眼内即退。

儿生母中指上，刺血一点，滴入眼内即退。

痘疮溃烂　用青茶叶滚水略泡，摊于草纸上，以绢盖之，卧儿于上，任其展转即痂。

痘烂生疽　以柳叶铺而卧之，蛆尽出。

痘毒　泡过茶叶晒干为末，五倍子等分，鸡子清调敷。

又法：生黄豆口中嚼烂涂之，不必留头，数次即消，极效。

痘疔 青蔗渣晒干，真香油点烧成灰，以津液调匀，银簪挑破，点之立效。

诸疳 南天竹煎汤频服。

蟑螂去头、足、翅，焙干与食，疳愈则不要食此矣。

使君子肉二钱，雷丸、槟榔各一钱，黑丑头末五分，俱生晒研末，每服三分，以鸡卵一枚打破空头，内药纸封，饭上蒸熟食之，药完病痊。

积滞 海蜇、凫茈常煮食之，兼治大人痰哮，及肝乘胃痛。浸烧酒饮，能消大人胸中痞块。又绍兴青腐乳作下饭，能消疳积，治腹胀身黄。

惊风 钩藤钩、甘草各五分，水煎服。

惊风 人手指甲长寸外者，煎汤服。

开通元宝钱，以水磨服少许，神效。俗读开元通宝者非。

按：俗谓惊风者，即火动风生之瘛疭也。金能制木，可息内风。国朝康熙通宝钱，熙字作正楷从臣，不仿帖体从叵作熈者，乃平西藏时镕藏中佛相所铸，故世谓之罗汉钱，铜色如金，俗又呼为金钱，愚民往往私毁，改为首饰，酷似真金，盖其铸佛之时，多杂金宝于铜内也，入药更胜，远驾开通元宝之上。

小儿疟疾不能服药 以黄丹五钱，生矾三钱，胡椒二钱五分，麝香五厘，共末，好醋调敷男左女右手心，绢包手掌，药热汗出而愈，一方可效三人。未曾食谷之儿，久疟不已，浓煎冰糖汤服，神效。

小儿久泻，身热最危，以炒黑松花一钱，炒红曲二钱，共研，分二服，白糖汤调下。

暑风 取净黄土铺地上，以芭蕉叶为荐，卧儿于上，饮以益元散，鲜竹叶汤调下。

小儿体弱，夏月最多此证，切勿误认为惊，妄投峻药。

痫证 俗呼羊癫风，用经霜老茶叶一两，明矾五钱为细末，水法丸，辰砂为衣，每三钱开水下，三服全愈。

又方用二陈汤加青皮、丹皮、石菖蒲、辰砂为剂，甚效。

拘挛

手足拘挛 用草本水杨柳，酒煎服。

鬼箭

鬼箭风 用野苎麻、天南星同捣敷。

魅惑

狐魅 以珠兰花根捣烂涂阴上。但此花根有毒，勿入药服，狐沾之即死也。

邪气蛊惑 以鳖甲、苍术烧之即安。又麝香一二两佩之良。

二阴诸病

便毒 以棉地榆四两，穿山甲二片土炒，白酒三碗，煎一碗，空心服，虽有脓者亦愈。

全蝎、贯众、生矾等分为末，空心调服一钱。

棉地榆四两，生甘草、银花各一两，白芷三钱，皂角刺二钱五分，水二碗，煎减半，空心服。

胡桃二个，连壳杵碎，泽兰、白及、松罗茶各三钱，井水、河水各一碗，煎取四分，和酒服，一剂知，二三剂愈。蒋附治验。

阴囊肿痛 葱白、乳香捣烂涂之。

硼砂一分，水研涂之。

棉子仁煎汤洗之。

万年青根捣汁，热酒冲服。

肾囊风　鸡子黄炒出油搽之。

阴囊湿肿　紫苏、紫背浮萍各一两，水煎熏洗。

囊疮作烂　六一散四钱，赤石脂二钱，紫苏一钱五分，儿茶一钱，共为末，糁之。

肾囊皮烂　龟板炙存性，研入冰片少许，麻油调涂即愈。

囊痈初起　以独核肥皂数个，用乳香四两装入，外将湿草纸包煨，火须先文后武，以烟尽为度，出火气研末，每服一钱五分，三服即愈。

疝气　干荷叶蒂二十一个，炒焦，海金砂三分，好酒一碗，煎一滚，乘热服，以醉为度，即愈。

鸡子壳烧灰为末，空心温酒下，二服即愈。

牛蒡子根叶捣烂绞汁，和好酒服之，覆被出汗，永不再发。

精滑善遗，牵转白牛法最妙。其法：不拘布帛，做一小兜，将外肾兜起，拴在腰后裤带之上，此病自免。道家谓之张果老倒骑驴。或以刺猬皮焙研，黄酒调，早服。

又灵雪丹：甘草、薄荷、甘遂、樟脑、苏叶、阳起石各三钱，共研末，碗盛纸糊口，细锥纸上密刺小孔，另用碟覆碗上，碗边宽余半指，黑豆面固济，砂锅底铺粗砂，加水，坐碗砂上，出水一寸，炭火煮五炷香，水耗常添热水，香完，俟水冷取出，入研细麝香少许，人乳浸化蟾蜍少许，葱涕官粉炼蜜为丸，绿豆大，瓷瓶封收。用时以唾津在掌上研半丸，涂玉麈头上，一时麈顶酥麻，便是药力透彻。凡遗泄不止势在危急者，先炼此丹保固肾精，于日落时研涂，即能秘精一夜不泄，再用汤丸调治。

老年夜多旋溺　晚食糯米糍即效，若溺时玉茎痛而仍频数不赤者，生黄芪一两，甘草二钱煎服，甚者日二服即愈。

下疳　先以大小蓟、地骨皮煎汤洗净，再用黄柏、黄芩、官粉、珍珠、冰片研细敷之，立效。

橄榄烧存性，白螺蛳壳古泥墙上者，浸去泥醋煅各一钱，研末，加冰片一分研匀，麻油调搽，湿者糁之。须先用甘草花椒汤洗。

鲜小蓟、鲜地骨皮各五两，煎浓汁浸之，极痛者不数日而愈。

鲜豨莶草叶贴之。

黄花蔷薇叶焙研糁之。

橄榄烧灰，研细末糁之。

二便不通　皂角末、葱白连须加麝香二分，蜜少许，杵贴脐下至毛际，再以韭地蚯蚓泥捣，和水澄清饮之尤妙。

坐板疮　松香五钱，雄黄一钱五分，研细和匀，以棉纸包裹拈成条，腊月猪脂浸透，点火烧著，取滴下油搽之，立效。

藤黄捣碎，糁在雄猪网油之上，以青布一长条卷紧，线扎，浸菜油内一夜取出，火燃取滴下油，以杯承之，埋土中一宿去火气，涂上即愈。

甘蔗皮烧存性研，麻油调搽。

臀痈　芙蓉叶晒研、胡椒焙研各二钱，野苎根一两，葱头七个，酒糟两许，共杵烂，加米醋和敷即消。

脱肛　万年青连根煎汤洗，用五倍子末敷之，或先以麻油润之，再用风菱壳煎汤洗之。鳖头煅存性研，加[①]冰片，糁之立收。

肠风痔血　棉花子炒黄黑色，去壳为末，陈米浓汁加黑沙糖，丸如梧子大，每晨开水送三钱，服三斤断根。

生豆腐渣，锅内炒燥为末，每服三

① 加：原作“如”，据三家医话本改。

钱，白砂糖汤下，日三次，远年垂危者亦效。

瓜子壳一味，煎浓汤服立愈，兼治吐血。

鸦胆子即苦参子，已试[①] 取囫囵仁，每七粒以龙眼肉包之，每服三包，白汤下，重者日三服。忌荤酒，戒鸭肉。兼治休息久痢极效。

柿饼煅存性研，再以煮烂柿饼杵和丸，如梧子大，仍以柿饼汤下，久服神效，王道法也。

久泻不瘥　生葱杵烂，入黄丹为丸，如豆大，填脐中，外以膏药封之。

陈火腿煅存性研，锅心饭焦各三钱，炒松花一钱，米糊丸，参汤下。

痢疾肛门肿胀如痔状　冰片研细，乳调搽。或以木鳖子、五倍子共研调敷。

臁　疮

臁疮　白芦菔打烂贴患处疮口上，一日一换，三日毒血去尽，再用松香一两，杏仁三十粒去皮尖，细黄丹八钱，轻粉五钱，旧羊角灯底火焙为末三钱，共研极细，麻油调搽，一日一换，数日即瘥。

葱盐汤洗净拭干，马勃粉敷之良。

黄蜡、白蜡、轻粉、韶粉、乳香等分为末，腊月猪板油、麻油各半化匀，调前药摊薄油纸 贴之。兼治血风疮之久不结痂者。

先以盐汤淋洗，用帛拭干，后以白糖霜津唾涂敷。

生豆腐渣捏成饼，如疮之大小，先用清茶[②] 洗净，绢帛拭干，然后贴上，以帛束之，一日一换，疮渐小，肉渐平而愈。亦可贴脚蛀，但勿落生水。

龟板炙、炉甘石煅各三钱，轻粉二钱，冰片一二分，共研细末，麻油半杯，铜铫内熬滚，入白蜡、黄蜡各二钱溶化，离火将凝，入前药末搅匀摊油纸贴患处，以葱椒甘草汤洗，一日一换。

鹿角灰、乳香末研匀，清油调敷。用清凉药不效者宜之。

柿叶烧存性，同川椒研末搽之。

生豆腐渣、柿饼同捣烂贴患处，以帛束之，立效。

黄牛矢晒燥煅黑四两，烟胶末一两，共研，少加冰片、香油调搽。蒋附治验。

脚气附缠足方

脚气，俗呼流火　以大张海蛇皮包之，干则易。

生煤炭研极细，醋调涂之。

朴硝、大黄、寒水石、牙皂为末，鸡子清调敷。

人中黄研细，芭蕉根汁调涂。

芦菔煎汤洗之，仍以芦菔晒干为末，铺袜内。

马前子一个，以粗碗底磨水，用鸡毛扫遍，日扫五七次立效。兼治痔疮。

不论男女，濯足宜频，濯时水中宜加入盐卤一盏，终身用之，可免一切足疾。以卤能去风火湿热垢浊，而润皮肤，舒筋骨，真妙法也。

女子缠足，究不知始自何人，袁简斋先生谓滥觞[③] 于李后主，乃于《续齐谐》中云：其矫揉造作，毒流天下后世，是以永堕泥犁[④] 之狱，诚深恶而痛恨之也。然余见北齐刁玉奴《云峰山四疏》内有“规奴双趾，持之而生怜之”句，则南北朝已有缠足之风。袁又云：俗有火化其父

---

① 即苦参子已试：三家医话本无此六字。

② 茶：原作“搽”，据三家医话本改。

③ 滥觞：原作“滥触”，据三家医话本改。本谓江河发源之处水极浅小，仅能浮起酒杯。后以比喻事物的开始。

④ 泥犁：亦作泥梨、泥黎。佛家谓地狱。

母之骸以为孝者，遂有裹小其女子之足以为慈者，败俗伤风，事同一例，无如相沿成俗，虽我朝之仁政不能革其陋习，良可叹也。不得已采李濒湖《本草纲目》内闺阁事宜一方于此帙，聊纾[①]玉趾之疼，易效莲钩之式，不致呼号惨切，免其戕[②]贼成痨。惟愿仁人广为传播，用经屡效，洵是神方。桑根白皮四钱，肥肥[③]皂子浸去黑皮二钱，杏仁一钱，水五碗，新瓶煎至三碗，入朴硝五钱，乳香一钱，封口煎烊，置足于上，先熏后洗，三日一作，十余次后，软若束棉也。束时以罗细生白矾末少加白洋糖糁之，每于洗足汤中入盐卤一杯，不生足疾，且无𪗍[④]茧之患，皆闺阃中秘方也。

缠足生疮　用甘草汤净洗，以荆芥烧灰研细，葱白汁调搽。

癣

诸癣　龙眼核醋磨涂之。

大黄、藤黄、雄黄、硫黄、姜黄等分为细末，菜油调涂患处。兼治脚上鸡眼。

吃髮癣　煨石膏末糖调涂之；藜芦、龙胆草浸油搽髮，或加秋葵花尤妙。

鹅掌癣　豆腐泔水日日频洗。

牛皮癣　桃树根白皮同胆矾杵烂敷。

癜

紫白癜风　芦菔汁调生矾末三钱，先以布擦损涂之。

瘤

瘤赘　用甘草煎膏，笔涂瘤之四围，涂三次，另用芫花、大戟、甘遂等分为末醋调，别以笔搽瘤上，勿近甘草，次日即缩小，又以甘草膏涂其外晕三次，再搽三末于其中，自然渐焦矣。

血瘤初起　以薄棉花剪如瘤子一块，在鸡子清内浸湿贴之，略干，仍以笔蘸鸡子清润之勿断，四五日即消尽。

痣

血痣溃血，涓涓不绝，诸药不能止，用五灵脂为末，糁上即愈。

大　衄

九窍及髮根出血，不因服毒者，名大衄血，乃极虚欲脱之证。急取泉水一桶，烧酒一斤，扶病人坐定，裸其腿，以烧酒淋之，俾酒从踝下，即滴入水桶内，淋讫，将其腿浸入桶中，其血即止，亟令壮[⑤]年乳妇以乳哺之，再用辽东红旗海参他处者亦可，用力较小耳一斤，切片焙为末，每三钱调服，日三次。盖海参能生百脉之血，诸补药之所不能及也。

秃　疮

秃疮　紫蔗皮煅存性研末，香油调搽。

旧羊角灯底，瓦上煅存性研，麻油调搽。

鲜蚕豆捣如泥涂之，干即易，三五次即愈。无鲜豆，以干者水泡捣之亦可。

海螵蛸二两，轻粉一两，松香三两，共研细，油调搽。

腋　痈

腋痈腰疽　用糯米饭乘热入盐块、葱管少许，杵极烂如膏，贴患处即消。

---

① 纾（shū）：解除。

② 戕（qiāng）：伤害；残害。

③ 肥：三家医话本无此字。

④ 𪗍（zī）：谓手足所生坚皮也。

⑤ 壮：原作“将”，据三家医话本改。

多骨疽

多骨疽　白花芙蓉叶晒干、大黄、五倍子各一两，藤黄、生矾各三钱，麝香、冰片各三分，共为末。米醋调如厚糊，涂其四围，留中一头如豆大，以醋用鹅翎扫之，若不扫，则无效。一日夜即内消，并治一切痈疽，敷之并效。

恶疮

一切恶疮无名肿毒　用生豆腐渣于砂锅内焙热，看红肿处大小，量作饼子贴之，冷即易，以愈为度。

独核肥皂、生芋艿各一个，葱白七个，同捣烂敷之，干即易，过一周时，未成者即散，已成者略出脓即愈。

烟管中油，涂之立散。兼治蛊膈，用油纸摊贴。

野苎根捣汁，醇酒和服，渣敷患处，露头，盖被出汗，即出脓水而愈，虽发背对口亦可治。

大芋头生杵烂敷之。

龙眼核为末，水调涂之。

大黄五钱，木鳖土炒三钱，共研细末，醋调围之。

老菱壳烧存性，油调涂。

白矾末，热水调涂。

腊月炼净猪板油一斤，入白蜡半斤化匀，再下好樟脑四两，搅匀，瓷器收藏，勿令出气。患处先以葱白、花椒、甘草、猪蹄汤洗净，用无灰棉纸摊膏贴之。并治汤火伤及臁疮湿毒久不愈者，神效无比。

泡过茶叶杵如泥敷之，干则以茶汁润湿抹去，再换五六次即愈。兼治蛇咬及火烧成疮。

脚发背初起　甘草、盐卤煎汤洗即消。

诸疮溃烂不愈　木耳焙干研末，白砂糖等分，用温水调敷缚之，神效。

移毒法

移毒法　以藤黄、银朱等分，醋和敷毒之半圈，即移他处出毒。

退胬法

胬肉不退　硫黄研细末，敷上即退，再用泡过茶叶五钱，乌梅三个，烧存性，共研敷之，即收口。

消管法

褪管法　人手指甲炙黄、象牙屑、穿山甲炙黄，各研细，乳香、没药俱炙、朱砂水飞、旧羊角灯底须十年外者，打碎，炒为极细末，各三钱，合匀再研，以黄蜡化和丸如椒大，初服五丸，次服六丸，逐日加一丸，服至十日，到十一日每日减一丸，退至五丸，再逐日加一丸，加至十四丸，仍从五丸服起，周而复始，每日空心陈酒下，管渐褪出，褪尽为度。

杀虫法

一切痈疽金疮破烂生蛆，诸药不效者，用海参切片焙燥研敷，蛆皆化黄水流出，再用生肌药收口即愈。

腋气

羶羝，腋气也，俗名狐臭，又曰肋腥臭，一作体气。用大田螺一个，巴豆仁一粒，胆矾一豆许，麝香少许。先将螺以水养三日，吐去泥土，揭起靥入药于内，用线栓住，放瓷碗内，次日化成水。凡用须五更时，将药水以手自抹其两腋下，不住手抹药，直待腹中欲泻却住手，要拣深远无人到处空地内出大便，黑粪极臭，是其验也，以厚土盖之，勿令人知。如不尽，再抹之，又去大便，次用枯矾一两，蛤粉五钱，樟脑一钱，研细擦之，以去病根。

精猪肉两大片，以甘遂末一两拌之，五更时挟腋下，至天明，以生甘草一两煎汤饮之，良久泻出秽物，须弃野地中，恐气[①]传人也，五次即愈，虚弱者间日为之。

杖　丹

预备夹棍方　用肥皂子水浸透，去外黑皮，用里白肉并仁杵如泥，如明日用事，今晚以此敷之，上至脚臁胫一节，下至脚底板心，并指甲内处处敷匀，不可有一毫空隙处，用油纸包之，外用裹脚缠足，其药与皮肉一样，颜色不变，虽遭冤抑，略无妨碍，出来时以黄豆浆温温洗之，其豆浆须预先一日将豆泡烂磨浆候著用，神哉方也。

夹棍伤　一出衙门，即用热童便一盆，将足浸之，如便冷，预烧红砖二块，淬之即热，直浸至童便面上浮起白油，其伤尽出矣，不疭不瘖。再用肥皂捣如泥，鸡卵清和涂伤处，以草纸包，裹脚缚紧，一夜不可动即瘥。

又方　猪油四两，胡椒照人一岁一粒，捣烂敷上扎好，勿洗去，并勿解动，一夜亦瘥。

夹伤骨未碎者，土牛膝捣敷；骨碎者，土鳖虫同活蟹捣敷。

夹桚[②]杖伤，死血郁结，疼痛坏烂，命在顷刻，用麝香一分，冰片三分，乳香、没药各一钱五分，樟脑二钱，轻粉、血竭各三钱，共研极细后，将黄蜡一两，猪板油一两二钱同化，调药成膏，贴患处，昼夜流出恶水，即时苏醒。

杖丹　生豆腐、凤仙花连根叶同杵烂，打出敷上，干则再易，三日全愈。

桑椹二三斗，入瓶内，麻布扎口，放阴处臭烂，过霜后取出，榨去渣，以小瓶收贮清汁，搽上即止痛，二次立瘥。

绿豆粉炒研，以鸡蛋清和涂止痛。

玉簪花，手搓熟，贴杖破处即瘥。嫩荷叶贴亦妙。

凤仙花叶杵如泥，涂肿破处，干则易，一夜血散而愈。冬春须预收干者研末，水和涂之。

大黄、滑石、赤石脂等分研细，茶汤洗净糁之。

如受杖后，以葱头煮汤揩洗，再将松香四两溶化，又将葱一握捣烂，入松香内搅匀，摊一膏药贴患处，外以棉帛掩上扎定，五六日愈。

杖伤出蛆　真麻油浇之。

杖丹长肉　腊月猪油一斤，黄连四两，熬至黄连转焦色，去渣，入白蜡、黄蜡各二两收之，敷患上，帛扎紧自愈。

血竭、白蜡各一钱，朱砂、轻粉各二钱，研粉糁之，二日即平。

杖癣　细茶二钱，轻粉、乳香、象牙末各一钱，水银、木香各五分，麝香少许为细粉，鸡子黄、蜡羊油调搽。

闪　朒

诸闪朒，或打伤不出血，但有青紫内伤者　先以葱白杵烂炒熟，将痛处擦遍，随用生大黄研末，姜汁调涂，尽量饮以好酒，虽三月半年者悉效。

闪腰　木香一钱，麝香三分，共研细，右痛吹入左鼻，左痛吹右鼻，令病手上下之。

闪颈朒腰　硼砂研粉，以骨簪蘸唾沾粉点两目，泪出即松，三点全愈。

---

① 气：原作“弃”，据三家医话本改。

② 桚（zǎn）：同“拶”。旧时酷型的一种，以绳穿五根小木棍，套入手指用力紧收。叫“拶指”，简称“拶”。

挛闪伤筋，结核肿痛，若使成毒，最难治疗，初觉急用火酒炖温，手蘸轻拍患处数百下，随以韭菜杵烂，罨一周时，次日再拍再奄，以瘥为度，极效。初拍觉疼，宜忍之，拍久则不疼矣。

臂膊脱骱　生地黄捣如泥，摊纸上，糁以木香末一层，再铺地黄泥一层，贴患处。

瞽　目

瞽目重明法　净皮硝六钱，鲜桑根白皮二两，以新砂罐河水煎透，倾出澄清，温凉洗之，少顷又洗，每月止洗一次，日期列下。每日须自早至晚洗十余遍，且须斋戒清心静养，勿动嗔怒，勿食韭蒜昏神之物，勿犯秽浊，焚香向东洗一年，病深者洗三年，一切目疾皆效。洗眼日期：

正月初五　二月初二　三月初三　四月初九

五月初五　六月初四　七月初三　八月初十

九月十二　十月十二　十一月初四　十二月初四

闰月照前。按世俗误用桑叶洗眼，甚至损目，方中所用乃桑根白皮，切勿误传为桑叶也。

肝胃腹痛

肝胃久痛，诸药不效，或腹有癥瘕，此方皆验，名梅花丸，孕妇慎用。

绿萼梅蕊三两，滑石七两，丹皮四两，制香附二两，甘松、蓬莪术各五钱，茯苓三钱五分，人参或用参须亦可，否则用真潞党参、嫩黄芪、砂仁、益智仁各三钱，远志肉二钱五分，山药、木香各一钱五分，桔梗一钱，甘草七分。凡十六味，共研细末，白蜜十二两捣丸，如龙眼大，白蜡封固，每服一丸，开水调下。此方传自维扬，吾乡沈月枝封翁幕于姑苏时，患心腹久痛，诸药罔瘳，得此而愈，遂照方配合施送，服者多效。今高芝检先生家踵其事，求药者日益广，但用药甚奇，其分两之多寡，亦难测识，谨附录之，以质博雅。

腹痛　红枣二枚，巴豆三粒，同杵烂，裹缚脐上，立止。

截疟膏

截疟膏　朱砂、胡椒各一两，研极细无声，瓷瓶密[①]贮，疟久者用暖脐膏一张，挑药末一茶匙于膏药中央，勿令四眼见，对脐紧贴，疟止勿揭，听其自落神效。孕妇忌之。

药酒方

愈风酒　陈海蜇十二两，马料豆、嫩桑枝、松针杵烂，各四两，醇酒七斤，封浸煮炷香。

喇嘛酒　治半身不遂，风痹麻木。

胡桃肉、龙眼肉各四两，杞子、首乌、熟地各一两，白术、当归、川芎、牛膝、杜仲、白芍、豨莶草、茯苓、丹皮各五钱，砂仁、乌药各二钱五分。以上用绢袋盛之，入瓷瓶内，浸醇酒五斤，隔水炖浓候冷，加滴花烧酒十五斤，封贮七日可饮矣。

宫方定风酒　补血息风，甚有奇效。余于辛丑年视伊协揆之证得此方，凡患虚风病者，饮之辄愈，且药味平和，衰年者频服，极有裨益而无流弊，真妙方也。但饮贵微醺[②]，不可过恣耳。

天冬、麦冬、生地、熟地、川芎、五加皮、牛膝、秦艽各五钱，川桂枝三钱，

---

① 密：原作“蜜”，据三家医话本改。

② 醺：原作“醮”，据三家医话本改。

绢袋盛之，汾酒二十斤，净白蜜、赤沙糖、陈米醋各一斤，搅匀，浸以瓷坛，豆腐皮封口，压以巨砖，安水锅内蒸三炷香，取起埋土中七日可饮矣。

清和酒　不能断饮之人可用此法，庶几饮而无弊焉。

直生地八两，天冬四两，银花八两，生猪脂一斤，生绿豆一升，耿柿饼一斤切碎，汾酒二十斤，密封浸之，一月后可饮，久藏不坏。

按：酒性热而火酒尤烈，故浸酒方忌用辛窜之品，以助其虐，而世人往往犯之，殊不合制，惟此四方用药深有精义，洵为可法，他如神仙、百益、百岁之类，徒有美名而功不补患，幸勿为其所愚也。

灸火论

灸火先当辨证论　汪省之曰：《素》《难》诸书，皆言阳气陷下者，脉沉迟也。脉证俱见寒在外者，冬月阴寒大旺，阳明陷入阴水之中者，并宜灸之。设脉浮者，阳气散于肌表者，皆不宜灸。丹溪亦曰：夏月阳气尽浮于表，今医灼艾多在夏月，宁不犯火逆之戒乎？或者因火而生热胀、发黄、腰痹、咽燥、唾血者往往有之，尚不知为火逆所致，宁甘心于命运所遭，悲夫！经曰：春夏养阳。以火养阳，安有是理？论而至是，虽愚亦当有知者焉。又《夷坚志》赵三翁云：世人但知灼艾而不知点穴，又不审虚实，徒受楚痛，耗损营液。有冷疾者，使其仰卧，揉艾遍铺腹上，若五、六、七月间，就屋上开穴，取日光照射，自然气透脐腹；如冬春，可用熨斗盛灰火慢熨之，皆以患者鼻闻浓艾气为度，宿苛自去。按此名天灸，功胜灼焫。药筒火针亦宜慎用。《仁术志》有论，宜参。

痨病说附方

痨病之因非一，总缘情志不舒，所谓七情不损，五劳不成者，真至言也。然有药治病，无药移情，故《素问》云：二阳之病发心脾，有不得隐曲，女子不月，其传为风消，其传为息奔者，死不治。盖二阳者，阳明也。阳明为多气多血之经，冲脉隶于此，苟心之隐曲不伸，脾为思虑所困，则郁火内燔，营液暗烁，阳明渐涸，冲脉乃衰，血耗风生，汛愆肌削，势必君相二火升腾，气逆奔迫而死也。俗谓之干血痨，惟室女、尼姑、婢女最多患此。孟子曰：女子生而愿为之有家，诚以饮食男女，人之大欲存焉，奈何为人父母与主人者之不曲体人情也。若能称家有无，不攀富贵，遂其所愿，嫁不失时，何至玉折兰摧，噬脐[①]莫及耶？而富贵之家，逸居无教，辄以小说演义诸书，为解闷消闲之事，佳人才子，诱掖成痨，尤易易也。婢女虽非我生，尤当曲加怜悯，忍心久锢，决裂堪虞！更有乡愚为人所诳，每将幼女送入空门，拂性远情，惨同桎梏，良可悼也！世人不察，但疑今人元气日薄，故多劳损，不知古今元气不甚相殊，七十古来稀，匪由今日始，而人多痨病，实系乎兹。惟望有觉世牖民之责者，严禁传奇小说，毋许乡民幼年出家，庶可肉白骨于香闺，济红颜于寿域，洵造无涯之阴德，岂徒有关于风化而已哉！

虚痨欲火　甘梨汁、胡桃肉研各一斤，芽茶五两，怀生地、当归末各六钱，熬至滴水成珠，入鸡子清一枚，贮瓷器内，封口勿令出气，冷水浸去火毒，每晨服一匙。

---

① 噬脐：语出《左传·庄公六年》："若不早图，后君噬齐。""齐"通"脐"。比喻后悔不及。

慎疾法

饥饱劳逸皆能致疾，而饱、暖二字，尤为酿病之原。故神农氏播谷之余，即收药味，有熊氏垂裳[①]之际，聿[②]著方书，周公赞《易》，于颐卦以慎言语、节饮食二者为养身之切务，古乐府云：晚饭少吃口，活到九十九。放翁诗云：多寿只缘餐饭少。释氏有过午不食之戒。《寓意草》亦极言少食为养脾之妙法，谚有之曰：祸从口出，病从口入。盖肥甘过度，每发痈疽，酒肉充肠，必滋秽浊，熏蒸为火，凝聚成痰，汩没性灵，变生疾病。凡遇时疫流行之际，更为召疾之媒，苟脏腑清虚，素甘淡泊，气机不为浊壅，邪气不能逼留，虽感六淫，易于解散，惟内浊既甚，疫气易招，同类相求，如胶入漆，治之费力，死者恒多，慎疾之人，毋贪口腹。至于劳逸之论，莫详于鲁敬姜。劳力者恒享太平，逸惰者常多疾疢，后人无识，改为饥饱劳役，不但文理不通，亦且仅知有劳伤之病，而不知有逸欲之病矣。噫！此温补之门所以日开，而炎黄之道所以日晦钦，抑何陋哉！

治疫方

辟疫方　以枇杷叶拭去毛，净锅炒香，锡瓶收贮，泡汤常饮，取其芳香不燥，不为秽浊所侵，能免夏秋一切时病。若别药，恐滋流弊，方名虽美，概弗轻试。而薄滋味，远酒色，尤为先务。外以诸葛行军散搐鼻，可辟尸秽恶气。食井中宜入白矾、雄黄。水缸内以菖蒲根浸之。室内频用大黄焚之。此外皆属异端，不必惑也。

普济解疫丹　治湿温时疫之主方也。《六元正纪》五运分步，春分后交二运火旺，天乃渐热；芒种后交三运土旺，地乃渐湿。湿热之气上腾，烈日之暑下烁，人在气交之中，受其蒸淫，邪由口鼻皮毛而入，留而不去，乃成温热暑疫之病，则为发热倦怠，胸闷腹胀，肢痠咽肿，斑疹身黄，颐肿口渴，溺赤便秘，吐泻疟痢，淋浊疮疡等证。但看病人舌苔淡白，或厚腻，或干黄者，是暑湿热疫之邪尚在气分，悉以此丹治之立效，医家临证亦当准此化裁，自可十全为上。方用飞滑石十五两，茵陈十一两，淡黄芩十两，石菖蒲六两，贝母、木通各五两，藿香、连翘、射干、薄荷叶、白豆蔻各四两。凡十一味，不可加减，生晒研细末，每服三钱，开水调下，日二次，或以神曲糊丸如弹子大，开水化服亦可。

神犀丹　专治温热暑疫诸病，邪不即解，耗液伤营，逆传内陷，痉厥昏狂，谵语发斑等证。但看病人舌色干光，或紫绛，或圆硬[③]，或黑苔，皆以此丹救之。若初病即觉神情躁乱而舌赤口干者，是温暑直入营分，酷热之时，阴虚之体及新产妇人最易患此。急须用此，多可挽回。切勿拘泥日数，误投别药以偾事也。兼治痘麻毒重，夹带紫斑，及麻痘后余毒内炽，口糜咽[④]腐，目赤神烦，瘛疭等证。但温暑直入之证，告危甚速，竟有延医不及之憾，况方中犀角镑而煎之，味极难出，磨则需时，缓不及待，亦且价昂，非贫苦人所能猝办，惟望济世为怀者，预将此丹配合施送，则患者易于得药，救活必多，贫人亦可重生，岂非阴德？更望存心之药铺诚合出售，仅取工本，独于此丹不取利，亦不费钱之功德也。方用乌犀尖磨汁、

① 垂裳：犹言垂拱，垂衣拱手。古代形容天下太平无事，可无为而治。后来用以歌颂封建帝王的治道。

② 聿（yù）：笔。

③ 硬：原作“鞭”，据三家医话本改。

④ 咽：原作“烟”，据三家医话本改。

石菖蒲、黄芩各六两，直生地冷水洗净浸透捣绞汁、银花如有鲜者捣汁用尤良各一斤，粪清、连翘各十两，板兰根九两，淡豆豉八两，元参七两，紫草、花粉各四两。凡十二味，不可加减，生晒研细，以犀角、地黄汁、粪清和捣为丸，切勿加蜜。银花如有鲜者，亦绞汁和入，如汁少难丸，可将淡豆豉煮烂。如无粪清，可用人中黄四两研入；如无板蓝根，以飞净青黛代之。每丸重三钱，用凉开水调服。小儿用半丸。

玉枢丹　一名解毒万病丹，俗名紫金锭。治诸中毒、诸痈疽、五绝、时疫、喉风、障气、水土不服、蛇犬虫伤、尸疰鬼胎、颠狂惊忤、百般恶证。山慈菇去皮洗净焙，川文蛤即五倍子，槌破洗刮内桴，千金子净霜各二两，红芽大戟洗焙一两，麝香三钱，各研细和匀，糯米粥为剂，每料分四十粒，于辰日净室中木臼中杵数百下，再加朱砂、雄黄各五钱，名紫金片，尤良。

解鸦片

鸦片者，云用噶喇吧鸦土所造，故又谓之土。或作阿片、亚片者，音之转也。产自外洋倭国，故曰洋烟，又曰倭烟，彼处名为“合甫融”。而有乌土、白皮、红皮三种，乌土为上，彼处称为“公班”，故有乌烟之名。内有罂粟花之脂浆，芙蓉、葵花云亦可造，台州、福建亦有所产，故有阿芙蓉、葵浆、台浆、建浆等号。京师称曰大烟，所以别于寻常烟草也。温台人称曰烟酒，言其能如酒之醉人也。俗谓之掗骗烟，不仅谐声也，盖彼外国法禁甚严，无一人敢吸此烟者，专掗卖于中国，而骗银易土，蛊惑愚人。缘此烟吸入，顷刻能遍一身，诸药无其迅速，气主宣升，精神随以上涌，升提日久，根蒂日虚，烟瘾日深，银钱日少，必至倾家、废业、绝嗣、丧身而后已。五十年来天下之蒙其害者，人所共闻。王子寿所谓挟无形之酖毒，烁九州之膏血，开尾闾[1]之大壑，荡四民之筐箧者是也。故余目之为妖烟，云其性甚热，最烁阴津，妄人误以为寒，余于《回春录》中曾详辨之。其生土与未经火炼之烟膏，毒性尤烈，服之昏躁气绝，甚至杀人，惟浓煎甘草汁，或金汁，可以解之。生南瓜捣汁服亦良。同酒服者难救，同醋服者尤不易救。火上炼过者毒较缓，向不吸此者，误服亦能杀人，粳米加水捣绞浓汁可救。吸烟醉者，陈豆酱泡汤解之。酱油泡汤亦可。吸烟成瘾者，用甘草一味熬膏，调人烟中，吸食二三日，即渐不欲吸矣。方简价廉又不损人，且无后患，极深之瘾一月可断，但必痛悔坚心，无不神效。并望广为传播，俾海内烟瘾全除，岂非大幸。又凡烟瘾戒断一二年内，多食南瓜，永无后患。

劝医说三则

劝医说　黄退庵曰：每见有名医家，不数年间，必获厚赀，其间实缘得当而愈人者固多，侥幸而得者亦复不少。宜修合良药以施贫苦，疏财帛以行利人利物之事，则天亦原其情而锡[2]其福也。莫谓我道胜人，分应坐享，求田问舍，以传子孙，墓木未拱，已有赀产废弃者比比也。何如早行善事，以为绵远之计耶？

《曲礼》云：医不三世，不服其药。俗以世业相承为解，实不然也。《橘旁杂著》言：医必父而子，子而孙，如是则其

---

① 尾闾：古代传说中海水所归之处。

② 锡：赐。

业精，始服其药。若传至曾玄[1]，更为名医矣。其间贤者不待言，其不肖者奈何？因其世业而安心服其药，设为所误，生死攸关，虽愚者不为也。况医道通乎仙道，远数十百年，偶出一豪杰之士，聪明好学，贯微彻幽，然其上世并非医者，舍是人而必求所谓三世者，有是理乎？汉儒谓：《神农本草》《黄帝素问》《玄女脉诀》为三世医书，医必读之，方为有本之学也。梁芷林中丞云：古之医师，必通于三世之书，一曰《神农本草》，二曰《灵枢针灸》，三曰《素问脉诀》。《脉诀》可以察证，《针灸》所以去疾，《本草》所以辨药，非是三者不可以言医，注疏甚明。若必云三世相承，然后可服其药，将祖、父二世行医，终无服其药者矣。又沈归愚《叶香岩传》云：先生临没诫其子曰：医可为而不可为，必天资敏悟，又读万卷书，而后可借术以济世，不然鲜有不杀人者，是以药饵为刀刃也。吾死，子孙慎毋轻言医。呜呼！可谓达且仁矣。噫！今之藉祖父声名，而不学无术者可不鉴哉？

为医者，非博极群书不可。第有学无识，虽博而不知反约，则书不为我用，我反为书所缚矣。泥古者愚，其与不学无术者相去几何哉？故柯氏有读书无眼，遂致病人无命之叹。夫人非书不通，犹人非饭不活也。然食而化，虽少吃亦长精神；食而不化，虽多吃徒增疾病。所以读书要识力，始能有用，吃饭要健运，始能有益。奈毫无识力之人，狃[2] 于如菜作齑之语，涉猎一书，即尔悬壶应世，且自夸曰儒理，喻氏所谓业医者愈众，而医学愈荒，医品愈陋，不求道之明，但求道之行。此犹勉强吃饭，纵不停食而即死，亦为善食而形消。黄玉楸比诸酷吏蝗螟[3]，良不诬也。更有文理全无，止记几个成方，遂传衣钵而世其家业，草菅人命，恬不为羞，尤可鄙矣。语云：用药如用兵。善用兵者，岳忠武以八百人破杨么十万，不善用兵者，赵括以二十万人受坑于长平。噫！是非才、学、识三长兼具之豪杰，断不可以为医也。父兄之为子弟择术者，尚其察诸。

稳　婆　说

稳婆说　按难产自古有之，庄公寤生[4]，载于《左传》，故先生如达，不拆不副[5]，诗人以为异征。然先生难而后生易，理之常也，晚嫁者尤可必焉。第亦有虽晚嫁而初产不难者；非晚嫁而初产虽易，继产反难者；或频产皆易，间有一次为难者；有一生所产皆易，一生所产皆难者。此或由禀赋之不齐，或由人事之所召，未可以一例论也。谚云十个孩儿十样生，洵至言也。但得儿身顺下，纵稽时日，不必惊惶，安心静俟可耳。会稽施圃生茂才诞时，其母产十三日而始下，母子皆无恙。世俗不知此理，稍觉不易，先自慌张。近有凶恶稳婆，随身携带凶器，故为恫吓，使人不得不从其策，要取重酬，操刃脔生，索谢去后，产母旋以告殒者有之，从此成病者有之，奈贸贸者不知堕其术中，翻艳称其手法，忍心害理，惨莫惨于此矣。设果胎不能下，自有因证图治诸方，即胎死腹中，亦有可下之药，自古方书，未闻有脔割之刑，加诸投生之婴儿者。惟骡形之女，交骨如环，不能开拆

① 玄：原作“元”，为避康熙皇帝玄烨之讳故也，特改之。

② 狃（niǔ）：习以为常、不复措意。

③ 螟（míng）：螟蛾的幼虫。一种蛀食稻心的害虫。《尔雅·释虫》：“食苗心，螟”。

④ 寤生：逆生，谓产儿脚先下。

⑤ 先生如达，不拆不副：语出《诗经·大雅·生民》。言首产如达（羊子）之易，不拆割、不副裂。

者，俗名锁子骨，能受孕而不能娩，如怀妊，必以产厄亡，此乃异禀，千万人中不得其一二者。如寻常可开之交骨，断无不能娩之理也。方书五种不孕之所谓螺者，即骡字之讹也，盖驴马交而生骡，纯牝[①]无牡[②]，其交骨如环无瑞，不交不孕，禀乎纯阴，性极驯良，而善走胜于驴马，然亦马之属也。故《易》曰坤为马，行地无疆，利牝马之贞，皆取象于此之谓也。人赋此形而不能安其贞，则厄于娩矣。施秋涛室两次难产，一女一子，并遭脔割，闻余说，方疑其室之骡形也。而适有孕，临月产一男，竟无恙，始悟前此受稳婆之愚而噬脐莫及也。

救荒法

救荒法　按邱文庄公曰：荒岁之民，桂薪玉粒，吸水餐霞，牂羊坟首[③]，水静星光。业艺者技无所施，营运者货无所售；典质则富室无财，举货则上户乏力；鱼虾螺蚌，索取已竭；草根木子，掘取又空。面皆饥色，身似鬼形。弃男鬻[④]女，忍割心肠。乞之不足，又顾而他。辗转号呼，曳衰匍匐。气息奄奄，须臾不保。或垂亡于茅舍，或积尸于道途。当此之时，非用方术，难以度此厄。然救饥辟谷之方，贵乎简易，而荒诞不经之药，流弊反多。兹以平淡而有效验者录之，幸勿哂其谫陋也。

马料豆淘，蒸极透晒干，如是三次，九次更妙。为粉，柿饼煮烂去蒂核，与豆等分捣丸如鸡子大。每服一丸，不用汤水，细嚼以津液咽下，既能耐饥，且又滋补脾肾，更可任吃粥饭，远行携带，亦可代粮。

黄豆七斗，脂麻三斗，水淘净即蒸，不可久浸，恐减其力。蒸过即晒，晒干去壳，再蒸再晒，共三次。捣极熟，丸如胡桃大。每服一丸，可三日不饥。此方所费不多，一料可济万人。

糯米一斗淘净，百蒸百晒为末，每食以开水调之，服至一月，可以一年不饥。

脂麻、糯米各三升，红枣肉三斤，焙燥磨末，蜜丸弹子大，每一丸，白汤下，可耐一日饥，久服不饿。

守山粮　有心有力者，宜预为制造，以备荒歉。用坚实芦菔不拘红白洗净蒸熟，俟半干捣烂，再以糯米舂白浸透，蒸饭捣如糊，二物等分合杵匀，泥竹壁上待其自干，愈久愈坚，不蛀不烂。如遇荒年，凿下掌大一块，可煮成稀粥一大锅，食之耐饥。或做成土坯式砌墙亦可。以上诸方，价廉物易，诸无所忌，别无所损，既平淡而又神妙，惟愿仁人广为传播焉。

又周台公曰：兵荒有警，每每开仓发赈[⑤]，此自是良有司事，而赈之无法，则奸胥作弊，百姓不能沾其实恩。若听其粜[⑥]买，则豪右冒充穷户，籴[⑦]归私仓，贫民不能蒙其实惠，此从来积弊也。宜择各坊宽敞寺观，照僧家施粥例，先令本坊穷户预报花名，造成一册，约计人数若干，每日应用米若干，煮为脱粟，听其就食，男女有班，都图有界。越坊觅食者诛，男女混乱者诛，庶几粒粒皆果贫民之腹，官府又无浪费之扰，其稍能自存者，又耻来随众就食，较之听民籴买，滋弊万端，大相悬绝。夫贫民得食，则反侧潜

---

① 牝（pìn）：鸟兽的雌性。

② 牡（mǔ）：鸟兽的雄性。

③ 牂（zāng）羊坟首：坟，原作“羵”，三家医话本同，据《诗经·小雅·苕之华》改。牂，牝也；坟，大也。《释诂文》：牝，小羊也。首必称身，小羊而责大首，必无是道理也。

④ 鬻（yù）：卖。《汉书·食货志》：“通财鬻货曰商。”

⑤ 发赈：三家医话本作“赈发”。

⑥ 粜（tiào）：卖出粮食。

⑦ 籴（dí）：买进粮食。

销，而富家豪族，皆可藉手安枕矣。按：道光己酉年，浙省大水奇荒，吾杭绅富捐赀，开设粥厂数十所，仅取半值，贫民赖以存活，闾阎[①]得以安堵。今年春，粤匪[②]滋事，江南失守，吾杭贫民失业，汹汹欲逞，亦赖粥厂以安，此等善举，洵堪垂法于后世也。台公又曰：兵荒交警，贫富百姓，自宜有无相通，然而不肯捐助分文者，无非欲保其赀财，而与妻子共享富贵也。不知饥寒百姓，死亡切身，甘心应贼，导为摽掠，则洞房曲室，非己所有，贼得焚之；朱提白镪[③]，非己所有，贼得卷之；粉白黛绿，娇妻美妾，非己所有，贼得淫之；牵衣执袂，桂子兰孙，非己所有，贼得戟之。肢体髮肤，并非己有，刀俎[④]惟贼，截解惟贼；祖宗邱塞，并非己有，发掘惟贼，剖戮惟贼，皆由不能散财之故耳。余所以苦口劝输者，正为富贵之家保全性命，岂区区劝有余补不足已哉。按：富贵二字，不易享受，须以学问识见驾驭之，用所不当用，则为败家子；用其所当用，不作守财虏。苟不知此，徒积金钱为子孙计，则多藏厚亡，悔何及耶？台公药石之言，的是富贵保全性命之简效良方也。

救火策

救火要策　凡人烟稠密之地，最虑火患，专恃取水近便，庶易泼救。然亢旱之时，河井干涸，苟非预筹注水之法，将何以杜剥庐之灾？乾隆间，扬州余君观德创设水仓，法美意良，洵善策也。其法：凡人烟稠密，距河稍远之区，买屋基一所，前设门楹，榜曰："水仓"，中为大院，置大缸百十只，满贮以水，严冬虑缸冻裂，每缸内入以粗松柴一根，另用稻秆结为缸盖冒之，复置水桶百十只，水龙数具，外鐍[⑤]以锁，设有火患，开取救灭，极为简易。附录此帙，冀各处仿而行之。吾杭素多火患，虽有官水缸之设，不但缸少而贮水不多，且无扃[⑥]闭，居民倾泼土苴，久则缸碎而水无存矣。亟宜效法，是所望也。至泰西水法所论水库及作井造次诸法，无不精妙，兹不备载。

续

寡欲说

寡欲说　沈芊绿云：男女居室，虽生人之大伦，为圣王所不能禁，然必行之有节，则阴阳和而孕育易。若淫欲无度，则精伤气馁，神散血枯，由是而潮热、而骨蒸、而枯槁、而羸瘦、而尪怯，变生种种，年寿日促矣。若夫艳冶[⑦]当前，姣娆在侧，情投意洽，顿起淫心，因而云雨绸缪，真精施泄，虽此身殆毙，有所勿顾；即不然，或蓬婆相对，村丑相临，未免有情，因谐鱼水，甚至三妻四妾，居室缠绵，衾枕言欢，匪朝伊夕，更有捐兹闺阁，恋彼龙阳，有美娈童，心如胶漆，要皆实有其事，确有其人，兴之所到，情之所钟，所谓一旦相依，谁能遣此者。独可异者，既无彼美，终鲜狂且[⑧]，形不必其相遇，目不必其相接，忽然而心动，忽然

① 闾（lǘ）阎：里巷的门。亦借指平民。

② 粤匪：限于作者所处时代的历史条件，对太平军存有偏见，故有此诬称。

③ 朱提白镪：白银。朱提：古县名。境内有朱提山，产银多而美，后世因以"朱提"为高质银的代称。白镪：白银的别称。

④ 俎（zǔ）：古代割肉所用的砧板。多木制，也有青铜铸的，长方形，两端有足。

⑤ 鐍（jué）：箱子上加锁的铰钮。

⑥ 扃（jiōng）：门窗箱柜上的插关，可以加锁的地方。

⑦ 艳冶：亦作"冶艳"。艳丽之至。

⑧ 狂且（jú）：行动轻狂的人。

而火炽，独居无偶，宛如有女同衾，握手为欢，不啻伊人在御，直身顿足，筋脉都摇，而且火则屏而上炎，精则罄而就下，其为伤损，较之实有其事，确有其人者，为尤甚焉矣。则其精气神有不归于竭者哉！所以婚嫁贵及时也。余惺斋云：周慎斋谓酒是邪阳，色亦邪阳，邪阳胜则正阳衰，诚至言也。凡人逞欲，藉酒为助，自觉阳强可喜，不知仍靠命门真阳作主，欲既遂而邪阳息，真阳始宁。欲火频起频息，真阳必渐用渐衰。或欲起而勿遂其欲，似与真阳无损，然如灯火本明，而于灯下另添一火以逼之，此火渐旺，则灯火渐灭，理更可悟。凡服壮阳热药皆同此理。尊生者，总以泊然不起欲火为妙也。

杜痨方

杜痨方　专治骨蒸痨热，羸弱神疲，腰脊痠疼，四肢痿软，遗精吐血，咳逆嗽痰，一切阴虚火动之证，轻者二、三料全愈，重者四、五料除根。若先天不足之人，不论男女，未病先服，渐可强壮，常服更妙。以其性味中和，久任亦无偏胜之弊，屡收奇效，勿以平淡而忽之。方用：

枇杷叶五十六片，刷去毛，鲜者尤良。咳甚者加多，不咳勿用；

红莲子四两，不去心皮；

梨二枚，大而味甘者良，去心皮，切片；

大枣八两，同煮熟后，去皮；

炼白蜜一两，便燥多加，溏泻勿用。

先将枇杷叶放沙锅内，甜水煎极透去渣，以绢沥取清汁，后将果、蜜同拌，入锅铺平，以枇杷叶汁淹之，不咳者但以甜水淹之，盖好煮半炷香，翻转再煮半炷香，收瓷罐内，每日随意温热，连汁食之，冬月可多制，夏须逐日制小料也。

咳嗽多痰，加真川贝母一两，研极细，起锅时加入，滚一二沸即收。

吐血，加藕节捣汁同煮。

成方弊

成方弊　执一定之成方治万人之活病，厥弊大矣。昔东坡先生误信圣散子而作序流传，后人被其害者，不可胜纪。《续医说》载宏治癸丑，吴中大疫，邑侯孙磬修合圣散子，遍施街衢，服者十无一生，原孙侯之意本欲活人，殊不知方中有附子、麻黄、良姜、萸、蔻、藿香等药，皆性味燥热，反助火邪，杀人利于刀剑也。奈今人偏信乩士[①]之言，请鸾[②]定方，合药施送，往往亦蹈此弊。孔子曰：好仁不好学。其此之谓乎？故是编于解疫、神犀二方外不多录者，固由疏漏，亦敬慎之意也。盖外治单方，凡效验者，亟当传布，若内证则病异其因，人殊其体，投剂极宜详审，设非王道之方，平和之药，断勿轻信妄传，误人性命。苟广此说以告人，亦仁者之一端也。若夫世俗相沿，如外感之五虎汤，疟疾之柴胡姜枣汤，临盆之催生丹，产后之生化汤，麻疹之西河柳此物性同麻黄，故缪氏每与石膏并用，殊有奇功，若独用则大误也、樱桃核，痘科外科之桑虫、蜈蚣之类，皆人受其害而习焉未察者。更有饱暖之家，无病服药，如六味丸、八味丸、全鹿丸、归脾、十全及壮阳种子等方，滋弊尤深，不胜缕述，聊引其概，智者慎之。

辨《指南》十六条[③]

徐洄溪所批叶案，颇有可议处，如云

---

① 乩（jī基）士：乩，旧时迷信者求神降示的一种方法。乩士即主持求神降示的人。

② 鸾（luán）：传说中凤凰一类的鸟。

③ 自本篇至书末“刺痧法”篇的文字，即《叶案批谬》全书的内容，惟各篇标题《叶案批谬》原无。

肝为刚脏，未知何出？余谓肺禀坚金之性，而体反虚浮；肝禀柔木之性，而体反沉实，故肺养其娇，易遭侵克，肝凭其悍，每肆欺凌，是以肺称娇脏，肝为刚脏。

批青果汁法丸为杜撰　余按古方丸剂多用蜜，为其味同甘草，有协和诸药之功，不拘何证，似可通融，且质粘易于凝合，遂相习成风，千篇一律，而不知蜜之为言密也，密者秘也，固也。故蜂王出入，滚成珠团，酝酿之所，不容人窥，何秘如之！蓄奇香者以蜜养之，而其气不泄，鼎俎[①]家蒸玉面狸与黄雀，必先涂以蜜，虽沸烁而其膏不走，固之道也。且味纯甘而性极缓，故惟峻药欲其缓，脾药欲其守者，始为合法。否则欲补下者有恋中之弊，欲运中者有钝腻之偏，欲宣经隧者嫌固，欲开沉锢者嫌秘，自当各因其用而随时制宜也。青果即橄榄，色青而味酸微甘，用于此证，则清胆息风，蠲痰充液，莫云杜撰，深有巧思，触类而通，慎毋泥古。

批阴伤及阳为古无此语　余曰即下损及中之谓耳。

批肝阳吸其肾阴为无此病证　余谓肝阳炽而暗吸肾阴，犹之乎镫炷大则膏易竭，子盗母气，理所必然。患此者多，可云无此病证耶？

批海参、淡菜为开后人乱道之弊　余谓海参肖男阳，功并苁蓉；淡菜类女阴，性同乌鲗。古方虽未采用，而鲍鱼、雀卵，《素问》已作滥觞，但气味腥咸，非胃所喜，况究为食品，宜充虚人之馔，入药力甚缓，而海参更有酿痰滑利之弊，中虚少运者勿食也。

批下损过中难治，为非越人语　余按此即《难经》论至脉从上下之谓也。虽语不如是，而义则同。

批王先生即晋三　余谓殊无的据。又按晋三著《古方选注》于雍正九年，叶氏暨其高弟陆禹川、吴正功为之校雠[②]，而香岩没于乾隆十年。或谓叶氏曾从晋三学，则洄溪何以不言？而《选注》中亦无门人之称。合诸书观之，则晋三于叶氏为前辈耳，非师生也。

批噫即呃逆，病者最忌　嗳为饱食气，非病也，何可并为一证　余按噫，于其切，音医，痛伤之声；又于介切，饱食息也。《庄子》大块噫气，俗作嗳，编书者以噫、嗳名篇，于义实赘。昧者读噫为如字，固不足论，徐氏误作二证，殊失考也，况噫有不因饱食而作者，亦病也。仲圣立旋覆代赭汤治病后噫气。徐氏误噫为哕，谓即呃逆，盖此汤原可推广而用。凡呕吐呃逆之属中虚寒饮为病者，皆可治也。余尝以治噫气频年者数人，投之辄愈，益见徐氏之仅泥为饱食气者为未当也。

批肺痹门所列喘咳诸病谓非经义　余按《内经》以秋遇此者为皮痹，皮痹不已，复感于邪，内舍于肺。所谓痹者，各以其时，重感于风寒湿之气也。又云：肺痹者，烦满喘而呕。盖痹音秘，闭塞不通之谓也。外感之邪，初著于皮毛，渐舍于肺，则治节不行而为烦满喘呕也。虽经言风寒湿三气杂至，合而为痹，而暑燥二气亦何尝不侵肺而为痹乎？所以病机之诸气膹郁，诸痿喘呕，喻氏谓即“生气通天论”秋伤于燥之注脚，则喘咳气逆之隶于肺痹，亦不为谬。惟前列肠痹门，乃便闭之治[③]从开上者。考之经文，肠痹[④]者，

---

① 鼎俎（zǔ 阻）：鼎和俎，泛指割烹的用具，亦指割烹。

② 雠（chóu）：校对。

③ 治：原作“气”，据三家医话本改。

④ 肠痹：原作“脾肠”，据三家医话本改。

数饮而出不得，中气喘争，时发飧泄。注：谓肠痹者，兼大小肠而言。肠间病痹，则下焦之气不化，故虽数饮而水不得出，水不出则本末俱病，故与中气喘争；盖其清浊不分，故时发飧泄。然则肠痹者，乃小溲不通而大便滑泄，上兼喘渴之病也。编书者以肠痹与大便闭同类，殊乖经旨。

批呃门谓仲景治此以旋覆代赭汤为主方　余按病深者其声哕。《说文》："哕，气啎也"。《玉篇》："逆气也，即俗云呃忒也"。洄溪误以为噫，智者之一失也。又谓病者所最忌，是但知下虚冲逆，吸气不入之呃矣。然实证亦有之，痰阻清阳者宜开，胃火上冲者宜清，肝气怫郁者宜疏，府气秘塞者宜通，即平人亦有偶患者，但啜热饮或取嚏即愈，岂可专借重一旋覆代赭汤哉？

批此编独阙伤寒一门　余按香岩有评点《陶氏全生集》一书，尝引其大父紫帆先生暨乃翁阳生先生、令兄又凡先生诸议论，则其家学渊源，于《伤寒论》、《金匮要略》二书必深讨究，所以仲圣诸方，咸能随证化裁。第伤寒者，外感之总称也。惟其明乎伤寒之理，始能达乎伤寒之变。变者何？温也，热也，暑也，湿也，四者在《难经》皆谓之伤寒。仲圣因之而著论，而治法悬殊，后人不解，遂将四时之感，一以麻黄、桂枝等法施之，自诩恪遵圣法，其如与病刺谬何？间有一二明哲，识为温证，奈为"伤寒"二字束缚，左枝右梧，不能别开生面，独叶氏悟超象外，善体病情，世之所谓伤寒，大率皆为温热，一扫从前锢习，如拨云雾而见青天，从刘氏之三焦，分深浅于营卫，当变而变，其相传者心也；当变而不变，其拘守者迹也。然则善学仲圣者，莫如香岩矣。

批龙荟通便不如脾约丸　余谓芦荟入煎剂，固非所宜，若龙荟丸大泄风阳，直折肝胆二经逆升之火，颇有妙用，与脾约证大有分别，何可相提并论耶？

批省头草为兰乃叶氏之臆说　余按兰为何兰，古无所考，寇宗奭、朱丹溪皆以为山兰，李东璧引众说以讥之，而据方虚谷之说是谓省头草。后此修本草者服其[①]淹博，无不遵之。虽刘氏述卢氏《乘雅》、倪氏《汇言》，皆称善本，亦无异议。惟汪讱庵颇疑町畦贱品，不副雅名。洄溪之论，谅亦本此，岂可谓为香岩之臆见乎？道光间，武进邹润安《本经续疏》，始辨定为山兰叶。余谓山兰叶以清逸胜，功并竹茹；省头草以猛烈胜，略同草蔻，临证施用，各有所宜也。

批疟门不以小柴胡为主方是背仲圣　余谓疟不离乎少阳，小柴胡汤是专方，今古相传，谁不知之。然此但论伤寒之正疟也，若温热暑湿之邪，虽已化疟，总当以感证之法治之，邵新甫言之详矣。设拘守其迹，不知变通，而执死法以限生人，恶足以言医耶？

批热入血室不用柴胡汤为视之如仇云云　余谓温热病热入血室，不与伤寒同例，《女科辑要》内尧封治验可证。徐氏之论虚痨也，力辨建中不可轻试，盖诚知古今病证之有同异矣，岂亦视之如仇，专与相背，抑曾误用抱疚，而畏之如虎乎？

《友渔斋医话》云：香岩论温暑，虽宗河间，而用方工细，可谓青出于兰。但欲读其书者，须先将仲景以下诸家之说，用过功夫，然后探究叶氏方意所从来，庶不为无根之萍也。《古今医案》云：《指南》全部，亦仅数年之医案，岂足概叶氏之一生。自刊行以来，沾溉后学，被其惠

① 其：原作"此"，据三家医话本改。

者良多，而枵腹[①]之辈，又藉此书易于剿袭，每遇一证，即钞其词句之精华，及药方之纤巧而平稳者，录以应酬，竟可悬壶。无论大部医书，畏如望洋，即小部医书亦束之高阁，惟奉《指南》，乐其简便，而不知学之日益浅陋也。嗟乎！岂《指南》误人耶？抑人误《指南》耶？

论《续名医类案》

魏氏《续类案》提要病其芜杂潦草，如脚门载张文定患脚疾，道人与绿豆两粒而愈一条，谓断非常食之绿豆。余按此特绿豆下脱一“大”字耳。盖言得药如绿豆大两粒。与虫门浦南人一案，正相似也。然究不知其为何药。如肿胀门邱汝诚案，目门周汉卿案之类，共有十余条，皆不必选者。至于语怪，不止“接首回生”也。如邪祟门金剑锋子、蔡石户、章安镇诸案，及元载挑酒魔、蓬头驱痨虫之类，皆可从删，重出之案，亦有十余条。且有自注未选入而仍编入者。其脱简舛讹，尤难仆数。而附载己案，多不注明，直至三十六卷产后颠狂条，始标姓字。况卷首无序无目，显为草创[②]之初稿，而未经删定之书也。余悉点出，并为补目，杨素园大令意欲付梓，而为时事所阻，爰附其略于此，以俟大雅教我。

《温热经纬》论暑略

余纂《温热经纬》一书，详辨温热暑湿之异于正伤寒。因古人但以寒为肃杀之气，而于暑热甚略也。然严寒易御，酷暑难消，热地如炉，伤人最速。按徐后山《柳崖外编》云：乾隆甲子五六月间，都城大暑，冰至五百文一斤，热死者无算，九门出榇[③]，日至千余。又余师愚《疫疹一得》云：乾隆戊子、丙午、壬子、癸丑等年，暑疫流行，率用大剂石膏，救全不少。纪文达公云：乾隆癸丑，京师大疫，以景岳法治[④]者多死，以又可法治者亦不验。冯星实姬人呼吸将绝，桐城医士投大剂石膏药，应手而痊，踵其法者，活人无算，盖即师愚也。道光间，毗陵庄制亭重刻其书，余已采入《经纬》而卷帙稍繁，未能授梓，且辨证处方非精于医者不可，今附暑疫大略于通俗方书，庶世人咸知暑患之烈，而医家治疫亦勿徒守又可之法为至当也。若王予中《太史白田集》内谓承气、白虎，孰非为即病之伤寒设，岂可以治温暑？噫！太史虽深究于理学，殆未深究于医学乎？至石膏辨云：目击受石膏之害者甚多，深以缪仲淳、袁体庵为不可法，是亦书生之见也。夫停食不消，因而致死者多矣，岂可归罪于五谷，以为神农、后稷作俑，而令天下之人辟谷耶？况物性中和，莫如谷矣，而霍乱痧胀，一口米汤下咽，即难救治。故一病有一病之宜忌，不可舍病而但以药之纯驳为良毒也。补偏救弊，随时而中，贵于医者之识病耳。先议病，后议药，中病即是良药[⑤]。况石膏无毒，甘淡而寒，善解暑火燥热无形之气，凡大热、大渴、大汗之证，不能舍此以图功。若兼胸闷腹胀者，须加辛通开泄之品以佐之。第读书以明理，明理以致用，苟食而不化，则粗庸偏谬，贻害无穷，非独石膏为然矣。搢绅[⑥]先生博览之余，往往涉猎岐黄家言，或笔之于书，或参赞戚友之病，世人因信其知儒，遂并

---

① 枵（xiāo 嚣）腹：空腹，饥饿。这里比喻不学无术、腹中空空。

② 草创：起草。

③ 榇（chèn）：棺材。

④ 法治：原作“治法”，据三家医话本改。

⑤ 药：原作“医”，据三家医话本改。

⑥ 搢绅：亦作“缙绅”，“荐绅”。旧时高级官吏的装束，亦用为官宦的代称。

信其知医，孰知纸上谈兵，误人不浅，吕晚村是其尤者也。安得如徐洄溪者，一一而砭之哉？

又按：《内经》云：在天为热，在地为火，其性为暑。又云：岁火太过，炎暑流行。盖暑 为日气，其字从日，曰炎暑，曰酷暑，皆指烈日之气而言也。夏至后有小暑、大暑，冬至后有小寒、大寒，是暑即热也，寒即冷也。故寒字从“冫”，“冫”为水气，阴阳对待，乃天地间显明易知之事，并无深微难测之理，而从来歧说偏多，误人不浅。更有调停其说者，强以动静分之。夫动静惟人，岂能使天上之暑气随人而判别乎？又有妄合湿热二气为暑者，则亢旱之年河井皆涸，禾苗枯槁，湿气全无，可以谓之非暑耶？况湿无定位，分旺四季，暑与湿固易兼感，而风湿寒湿无不可兼。若云湿与热合，始名为暑，然则合于风，合于寒，又将何名乎？且二气兼感者多矣，如风与寒最易合，而仲圣严分桂枝、麻黄之异治，岂暑与湿而可不为分别哉？故治暑者须知暑为火热之邪，然必审其有无兼湿，而随证用药，庶不误人。

急暑证治附方三则

急暑证　中暑昏迷，病名暑厥，多在旱亢酷热之时，因吸受暑毒，直入心包营分耳。盖暑为火邪，心为火脏，同气相求，不比别邪必由他经传入也，故告危极速，往往不及延医诊治。世人但知为痧，夫痧者，即客邪骤入，阻塞其气血流行之道也。阻塞经气腑气者为浅，阻塞脏气者为深。惟暑为阳邪，直犯神明之脏，杀人最烈，而诸般治痧丹丸，类多燥烈之药，皆治贪凉饮冷过度，而寒湿为病者之方也，设误服之，如火益热，以致死后浑身青紫，或发斑，或口鼻流血，凡小儿、产妇患此者，俗皆误作惊风治之，无不枉死，闻之惨然，今将救治方法，备录于此，惟药品珍贵，购觅匪易，若好善之家，依方预为修合，则病者易于得药，贫人亦可重生，功莫大焉。外则用银针刺病人曲池臂湾、委中膝湾去毒血，再将其口撑开，看舌底有黑筋三股，男左女右，用竹箸嵌瓷锋，刺出恶血一点。更将其鬓解散，细看如有赤鬓，急拔去之；再看其背上，如有鬓毛数茎，必尽拨之。宜卧清凉之地，忌饮姜汤、米汤及一切热汤。若其舌苔或黄或白者，急以行军散，或红灵丹灌之立苏；如舌色紫绛或苔黑者，暑毒更重也，急以紫雪灌之；灌后不甚爽慧者，营分暑热未清也，再灌之，或以神犀丹继之亦可。口渴用生藕汁及清童便饮之，或以竹叶、绿豆等汤凉饮。

行军散　治暑热直中，头目眩晕，昏不知人，心腹痞满，绞肠痧胀，及山岚障厉，道途秽恶，一切不正之气，凉水调服三五分。兼治口疮喉痛，并点治眼目风热翳障，搐鼻能辟疫疠之邪。

西牛黄　麝香当门子　真珠　梅花冰片　蓬砂各一钱　明雄黄八钱，水飞　火硝三分　飞真金二十页　各药另碾，俱令极细如粉，再合研和匀，瓷瓶密贮，以蜡封之。

绛雪一名八宝红灵丹　治证如前。

辰砂水飞　马牙硝各一两　明雄黄水飞　蓬砂各六钱　煅礞石四钱　梅花冰片　麝香当门子各三钱　飞真金五十页　上药择吉日，于净室中各研极细末，瓷瓶收贮，熔蜡封口，勿使泄气。每服一分，凉开水灌下，小儿减半。

紫雪　治暑火温热、障疫毒厉诸邪，直犯心经猝死，及温疟烦热发斑，狂易叫走，五尸五疰，痧胀秽毒，心腹疗痛，急黄蛊毒，鬼魅惊痫，麻痘火闭，口舌生疮，一切邪火、毒火，穿经入脏，蕴伏深沉，无药可治之证。

黄金百两　寒水石　磁石　石膏　滑石各三斤　以上并捣碎，用水一斤，煮至四斗，去滓，入下药：羚羊角屑　犀角屑　青木香　沉香各五斤　丁香一两，洄溪云可用二两　元参　升麻各一斤　炙甘草八两　以上入前药汁中再煮，取一斗五升，去渣，入下药：朴硝十斤　硝石四斤，洄溪云二硝宜用十分之一　二味入前药汁中，微火上煎，柳木篦搅不住手，候有七升，投在木盆中半日，欲凝入下药：麝香当门子一两二钱五分　朱砂三两　二味入前药中，搅调令匀，瓷器收藏，药成霜雪紫色，须密贮勿令泄气，每服一钱，小儿减半，新汲水调灌。徐洄溪云：方中黄金如用飞金万页研入尤妙。以上三方，药甚珍贵，初不敢选入《简效》，然暑邪直犯心包，非此芳香逐秽、清热通窍之方，不能奏绩，且非处处可买、人人能购之药，特详载之，以便心存利济者之易于修合也。

夏月伤寒略

夏月伤寒者，因畏热而浴冷卧风，或冰瓜过啖所致也，乃暑月之阴湿证，非病暑也。轻者香薷、正气、平胃、五苓等药，重者大顺、冷香等方，譬如避火而溺于水，拯者但可云出之于水，不可云出之于阴火也。昔罗谦甫治商参政与完颜小将军二案，但用热药，俱不名曰暑病。又吴球治暑月远行人案，直曰中寒。三案皆载《名医类案》。盖恐后世误以热药治暑，故特举病因以称之，可谓名正言顺矣。昧者犹不深究，妄立阴暑之名，眩惑后人。若谓夏月伤寒为阴暑，则冬月之红炉暖阁、羔酒狐裘而患火证者，将谓之阳寒矣。夫寒暑者，乃天地一定之阴阳，不容淆混。惟司命之士，须知隆冬有热病，盛夏有寒病，用药皆当谛审其脉证，庶无倒行逆施之害也。

瘰疬乳岩疔疮秘方

杨素园大令曰：瘰疬、乳岩二证，最称难治，余购得一秘方，屡经试验，付潜斋刊以传世。方用丹雄鸡金骨一副生取，千里奔即驴马骡修下蹄甲也，五钱，紫降香五两，当归、生甘草各一钱，槐树皮三十寸。上六味，以鸡骨入麻油锅内，微火煎枯，入后药，亦用微火煎枯，去渣，二油一丹收成膏，浸冷水中，拔去火气，不论已破未破，量大小贴之，以愈为度。又一治面疔方甚简效：活鲫鱼一尾，杵烂，入研细辰砂拌匀，围之火即渐散，渐微渐小，其疔自拔，百试百中。

治流注方

徐洄溪云：流注乃寒痰为风邪所引，窜入经络为毒也。余治多人，悉以大活络丹愈之，舍此别无对证之方矣。按：大活络丹即俗称再造丸者是也。其但用二乌、乳、没、胆星、地龙、六味者名小活络丹，毒烈异常，慎勿使用，切记！切记！

围药二方

吴慎庵云：洄溪以外科独擅，凡毒初起，欲其不大，故首重围药，而方秘不传。余访求既久，得其最珍重者二方，一曰束毒围，用玉精炭即蜒蚰煅存性、生大黄各四两，五倍子、白及各三两，生半夏、白蔹各二两，百草霜、矾红、生南星、陈小粉炒、草乌各一两、熊胆一钱。共研末，以广胶化烊、鲜芙蓉叶绞汁、醋量和捣成锭。治热毒痈疡发于阳分，盘硬外疼，色红蔓肿者，醋磨浓涂四围，空头；一曰疔围，专治疔疮初起，根脚不收，坚硬发麻，用生南星、生半夏、五倍子、磁石煅、陈小粉炒，各一两，明矾、生军各二两，东丹六钱，铁锈、瓷粉各五钱，雄黄、蟾酥焙，各四钱，熊胆二钱，白梅肉一两四钱。共为末，猪胆汁打锭。

刺痧法

吾乡管荣棠，乐善人也，好施药。尝曰痧邪深入血分，必用刺法以泄其热而通其络。曩遇桐乡八十老人张德祥者，善治痧，数十年来生死决其针下，百不失一。凡针入而肌肉凝闭者，必不得生。然其所刺部位，不仅《玉衡》书所言之十处，惜世罕知，嘱余录入《医话》，以便穷乡僻壤皆得按证而施救疗也。凡痧证头晕者刺素髎，穴在鼻柱上端准头，针入一寸；头痛者刺风府，穴在项后入髮际一寸，大筋内宛宛中，针入一寸；偏痛者刺风池，穴在耳后颞颥后，脑空下髮际陷中，针入一寸；腹痛而吐者刺上脘，穴在脐上五寸，针入一寸；腹痛而泻者刺下脘，穴在脐上二寸，针入一寸；腹痛而欲吐不吐，欲泻不泻者刺中脘，穴在脐上四寸，针入一寸即愈。以上三穴，用手极力提起其皮而刺。以上诸穴并不出血。手瘛者刺商阳，穴在手次指内侧去爪甲如韭叶，出血立已。足吊者刺厉兑，穴在足次指之端去爪甲如韭叶，出血而已。刺承筋，穴在胫后足跟上七寸，出血立已。刺承山，穴在腿肚下分肉间，出血立已。然此穴非精明者不易取，宜慎刺；牙关紧闭者刺人迎。穴在结喉两旁一寸五分，大动脉应手处，刺之立开。

四科简效方

清·王孟英　选

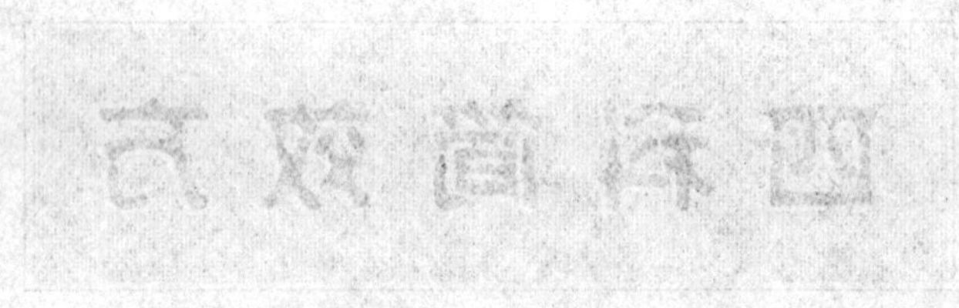

四科简效方序

天下之难事莫如医，同一证也，所因各异，传变攸殊，况体有虚实，病有浅深，脏性有阴阳，天时有寒燠，虽方与病合，尚须随证损益，以期无纤毫之扞格[1]，庶可药到病除，而无遗人夭殃之误。苟非守经达权之士，恶[2]足以语此，此成方之不可执也。古名臣大儒，录单方以便民用，洵属利济为怀。第单方药力既专，取效尤速，设不知区别而浪施，则伤人亦更易也。且自秦政汉武以后方书，辄以神仙服食诸说傅会其间，而《肘后》《千金》诸书，则以毒药为常用之品，后人无其识见，纸上谈兵，能无人费之慨哉！夫以苏文忠公之淹雅[3]，犹过信传闻，将圣散子、黑神丹等方，极口表章，不免贻误后世，矧[4]其他乎？良由选方者未必知医，而知医者非视单方为琐屑不足道，则矜为枕秘而不传，故行世单方，竟无善本。余未尝学问，为继先君志，童年即究心医籍，三十年来，凡见闻所及，固美不胜收，窃念穷乡旅宦[5]，疾病陡来，无药无医，莫从呼吁，爰不自揣，选其药廉方简，而用之有奇效无险陂[6]者，集为四卷，题曰《四科简效方》，以俟仁心为质者，版以流传，然限于卷帙，遗漏良多，用质通方[7]，毋嗤浅陋。

咸丰四年甲寅秋八月杪[8] 杭州王士雄书于鸳鸯湖舟次

---

① 扞（hàn 汗）格：互相抵触，格格不入。
② 恶（wū）：何；怎么。
③ 淹雅：谓人之博学高雅也。
④ 矧（shěn 审）：况且；何况。
⑤ 旅宦：游学也。
⑥ 陂（bēi）：处也。
⑦ 通方：谓通达道术。
⑧ 杪（miǎo）：指年月或四季的末尾。

重刊四科简效方序

世人常谓有一病必有一药可治，有一证必有一方可疗。虽然亦有有其病而难遇其方，有其方而不遇其病，通都大邑犹如此，若僻居乡曲，或旅行舟车，病发仓卒，何以处之？转不如将已试验之方，积录成书，以公诸世，俾病家不及延医之处，得以按症选用，其利益为尤普。王君孟英邃于医者也，有见于斯，爰集是编，或得于见闻所及，或曾经亲手试验，择其平易可用之方，编为四卷，曰内科，曰外科，曰妇科，曰儿科，题曰《四科简效方》。书成未及刊印，乌程汪谢城先生，手录副之藏之，先生归道山①，藏书散布人间，是编为田杏邨舍人所得。阅其方，抉择精审，简明且备。读孟英《归砚录》有云：余近采简妙单方一帙，名曰《蓬窗录验方》，多医家宜备之药，可以应世，可以济贫，吾乡蒋生沐广文，见而善之，已梓汇刊经验方矣云云。此编所采较多，而仍不失简妙，且易于购办，诚仁人之用心也。余谓天下奇方之有经验者，原不恃药之珍贵，在用方者之对证耳。用得其当，虽牛溲、马勃，亦足以起危疴；用失其宜，虽犀、羚、冰、麝，或反至于偾事。汇集秘方，苟能对证检用，未始非拯人疾痛之一助。无如近来市井之徒，得一验方，往往秘而不露，或留作家藏鸿宝，视为奇货可居，忍使良方湮没，奇病危亡，昧理丧心，莫逾于此，在富贵尚可求生，而贫病只堪待毙，抚心自问，罪可逃乎？余近为孟英刊遗书，而《四科简效方》绍兴徐氏虽有刻本，在远方仍无流传，爰取汪氏手校本，重为校订，加以圈点，列于丛书之内，同付石印，与其秘藏于一人，不如公布于天下，偏利于一隅，何如共利天下后世之为愈乎！

中华民国七年二月四明后学曹炳章赤电氏序于绍兴之和济药局

① 归道山：道山，传说中的仙山。旧时因称人死为“归道山”。

四科简效方凡例

一是书分纲凡四，曰内科，曰外科，曰女科，曰幼科。编为甲、乙、丙、丁四集，诸科皆先列通治。内、外科则晰其见证，曰上部、中部、下部，以便按部检方；女科则晰其胎前、临产、产后、乳病、癥瘕、隐疾诸证；幼科则晰其痘、疹诸证，以便检阅。

一鸦片烟引，为天下之通病，故首列于内科通治，其余诸证次序，虽内外稍殊，亦皆因类而及。若内科咳嗽吐血之类，病虽起于中，而证则见于上，故列于上部；至于中毒病，虽因于外，而毒已中于内，故列于中部，以期不知医学者，仓卒易于检阅耳。高明鉴之，毋嗤其陋。

一内科诸病，证因匪一，有非单方所能该悉者，投剂极宜审慎，故仅录平淡之法，以备采择，略附区别，既免庸医之草率，亦无误药之贻忧。

一乙集所列外科，既晰痈疡三部，复以跌打、金刃、汤火、人物诸伤附系于后，以其病皆伤于外也，故连类及之。

一是集欲便于山陬僻壤，旅客贫民，药取其廉，方取其易，罕觅之品，难制之方，概不泛登。

一列目虽繁，而病机万变，良方甚夥，而博采殊难，况余学愧空疏，不免挂一漏万。只因限于卷帙，每证不过三方，间附管窥，质诸宗匠。

一余已有《圣济方选》，及《潜斋医话》亦附单方，犹恐不知医者，未必皆见也，复选兹集，俾游宦行商，便于携带，聊可以应仓卒，然三书不甚雷同，汇览亦堪互证。

一所采诸方，多载古书，第不能尽忆出处，故不载其来历，非掠美也，阅者谅之。

目 录

① 痛：原作“肿”，据光绪十一年本及正文内容改。

乙集

丙集

---

① 炸：原作“痄”，据文中标题改。

丁集

四科简效方甲集

海宁王士雄孟英选

内科通治

截烟引

按吴青坛侍郎曰：自台湾荡平之后，薄海内外，皆为一家，江浙闽广，设立海关，裕国便民，诚万世之利也。而平湖陆义山阁学，以为利小而害大，深抱杞忧，有"防患议"一篇，附载《说铃》。迨道光间，许青士太常奏议云：乾隆以前，海关则例，鸦片烟列于药材项下，每百斤税银三两，以其本属药材，即《本草纲目》之阿芙蓉也。惟吸食必应其时，谓之上引，则废时失业，莫此为甚，其后遂入例禁。嘉庆初年，食鸦片者，罪以枷杖，今递加至徒流绞候各重典，而食者愈多，几遍天下。然例禁愈严，流弊愈大，闭关不可，徒法不行，计惟仍用旧例，文武员弁[①]，士子兵丁，或效职趋公，或储材待用，不可听其沾染恶习，致蹈废时失业之愆。第用法过严，转恐互相容隐，如有官员士子兵丁私食者，应请立即斥革，免其罪名，宽之正所以严之也。该管上司，及统辖各官，有知而故纵者，仍分别查议。凡生童应试，必先具勿食鸦片甘结[②]，始准赴考。其民间贩卖吸食者，一概勿论。但不准考试，已与乐籍惰民等矣。或疑弛禁，于政体有关，不知觞酒衽席，皆可伐生，巴豆乌头，岂无毒性，从未闻有禁之者。且弛禁仅属愚贱无事之流，若官员士子兵丁，仍不在此数，似无伤乎政体云云。梁芷林中丞，谓此奏甚可行，惜不知彼时大吏，如何会议覆奏也。夫鸦片烟之消烁脂膏，天下胥受其病矣，首录谠论，用备留心。国计民生者之采择。后列数方，以为知有身家性命者之悔悟焉。

甘草一味，熬成浓膏，调入烟内，吸食二三日，即渐不欲吸矣。方简价廉，又不损人，且无后患。极深之引，一月可截，但必痛悔坚心，无不神效。并望递相传述，俾海内之烟引全蠲，岂非快事？

随体气之虚实，用一药方，如虚人宜补中益气汤，实人宜苏合香丸之类。以烟膏为丸，如绿豆大，如每次吸烟一钱者，但服丸药之中，约有烟膏一分，即可不吸矣，数明丸药若干粒，逐次减服一丸，减完引断极效。

虚人用一味枣肉，和烟膏杵丸。实人用制半夏、陈皮二味研末，和烟膏杵丸并妙。服法递减如前，亦甚效。凡烟引截断一二年内，多食南瓜，或多啖枣，或甘草汤，或砂糖汤频饮，永无后患。

塞酒源

按王朗川先生曰：子弟幼时，总不令饮

---

① 弁(biàn 辨)：旧时称武官为弁。

② 甘结：向官署矢誓其行为真实，否则甘愿受罚之结文。

酒，到大来不戒而自不饮矣。每见父母舐犊之爱，自幼诱之使饮，纵之畅饮，及至长大，遂不能禁其不饮，每于逢场登席，献酬豪举，自以能饮为长，因而失仪乱德，多言偾事，或强词夺理，戏谑伤人，皆酒之所使也。由是习与性成，即不赴席延宾，亦以杯中物为不可少。性本聪明，而读书之智，以酒而昏；材非愚蠢，而奋往之神，以酒而惰，所谓如醉如痴，醉生梦死者，皆自嗜酒渐渍而成也。愚谓帝王甘酒，可以亡国；贫人甘酒，可以亡家；富人甘酒，可以亡身。为父兄者，能早塞其源，庶可以保身家，杜疾病。昔贤如阮步兵、李学士之流，因不容于世，乃托迹于酒，以自污而求免也，后人何必效之！录戒酒方。

酒七升置瓶中，以透明朱砂五钱，研细入酒内，紧闭塞瓶口，安猪圈中，用短绳系于栏，俾不倾倒，任猪摇动，经七日取出顿饮之。

白猪乳一升饮之。

救饥

凡固穷粮绝，或奔走失道，及堕坠溪谷空井深塚之中，四顾迥绝，无可藉口者，宜闭口以舌搅上下齿，取津液而咽之，一日得三百六十咽便佳，渐习乃可至千，自然不饥。三五日小疲极，过此便渐轻强。廉夫介士，不可不知此法也。

若伏处山泽间者，但取松柏叶实，细嚼水服。初觉苦涩，稍后便习，服久并不畏寒暑矣。或掘取白茅根暨紫花地丁，洗净嚼服。草中更有术、黄精、萎蕤、门冬之类，或生或熟，皆可单食。

饭干晒透，永远不坏，饥者嚼一撮，得米气便可不死，真至宝也。每年各家留饭一斗，晒透入瓮，存放干燥处，并不费事，若得家家如此，胜积谷备荒多矣。或取糯米一斗，淘净，百蒸百晒，捣细入瓮，存干燥处，日服三勺，渴则饮之，斗米可度一月，家有老人，不能嚼饭干者，宜储之。

解渴

旱道无水，嚼葱白，或甘草一寸，可当水一升。

乌梅肉　盐梅肉　甘草　薄荷脑各一钱　麦冬　木瓜各二两　飞滑石三两

以上七味为细末，炼白蜜丸，如芡实大，口噙一粒，虽徂暑[1]长途，可以不饮。凡行水土恶劣之地，不可不备也。

粟谷一升，以水一斗，煮取五升，去滓，入白玉十两，煮至三升，频呷，治火炎烦渴如神。

养老

北五味八两，夏月再加四两　百部酒宿，浸焙　兔丝子酒宿，浸焙　淡肉苁蓉酒宿，各二两。四季土旺，苁蓉再加六两　甘枸杞二两，秋月再加六两　杜仲炒　巴戟肉　远志肉各二两，冬月远志再加六两　防风无叉枝者　白茯苓　蛇床子炒　柏子仁另研　干[2]　薯蓣各二两

以上十三味，用甘泉水、桑柴火、里面有黝之砂锅，次则铜锅，煎至味尽去滓，将药汁慢熬成膏，瓷器收盛，封置泥地上，拔去火气，每晨淡盐汤化服一大匙，春月用枣汤化服。此平补上丹，服之轻健耐老，明目加餐。

西洋参刮去皮，饭锅内蒸九次，日中晒九次　甘枸杞　怀牛膝酒蒸　天冬　麦冬　怀生地　怀熟地　仙灵脾

以上八味等分，照前法熬膏，白汤或温酒点服，此峻补真阴集灵膏。人年五十，阴气先[3]衰，老人阴亏者多，服之筋骨柔和，

---

① 徂(cú)暑：徂，开始。《诗经·小雅·四月》："四月维夏，六月徂暑。"

② 干：鸿宝斋书局本作"甘"。

③ 先：鸿宝斋书局本作"始"。

驻颜耐老。

茅山苍术泔水浸，刮去皮，饭锅上酒蒸透 川椒红各四两 怀熟地 干薯蓣各三两 炙甘草 茯苓各二两 茴香二两，盐水炒 川乌制，一两

以上八味，将六味研细末，而以熟地杵膏，薯蓣煮糊为丸，梧子大，每服三十丸，空心淡盐汤下，以干食物压之。此温补真阳草灵丹，老人阳气偏虚，便溺不禁者，服之进食耐寒，精神强固。

安 神

凡心神过扰，营血耗伤，不寐善忘，悲愁不乐，用甘草一钱，小麦三钱，红枣七枚，每枚以银针刺七孔，野百合七钱，莲子心七分，水煎去滓，入青盐一分服。

生川连五钱 肉桂心五分 研细，白蜜丸，空心淡盐汤下。治心肾不交，怔忡无寐，名交泰丸。

透明辰砂一两，以玉器盛，露四十九夜，遇阴雨不算，令研极细，入西牛黄一钱，研匀，炼蜜丸，如豌豆大，名露珠丹。又透明辰砂研极细，每砂一两，用生甘草一两，煎汤飞净，去头底晒干，再研再飞，三次为度。用豮[①]猪心中血，丝棉绞去滓，凡砂一两，用心血三个，每次一个，拌砂晒干，再研再拌，再晒，三个用讫，再研极细，以糯米粉糊，和捣万杵为丸，每重七分，阴干得五分，瓷瓶装好，名正诚丹，并治殚[②]虑劳神，火升心悸，震惕不寐等证。凡临文应事心动，或临卧用一丸，噙化极妙。

辟 邪

飞尸鬼击，名曰客忤。客者，客也；忤者，犯也。谓鬼魅恶厉之气，乘人衰歇[③]而犯之也。苟不即治，则邪气由经腑侵脏而死。救愈犹宜调治，以消其余势，不尔恐留后患，有时辄发。苏合香丸调服良，玉枢丹亦妙。

捣生菖蒲根，绞汁灌之，以渣纳鼻两孔中。

以绵渍好酒中，须臾置病人鼻间，挤汁入鼻中，并以艾灸人中三壮。

猝死而壮热者，矾石半斤，水一斗半，煮消，以渍病人脚，令没踝。

逐 疫

杜赤豆非半红半黑之相思子，新布囊盛之，置井中三日，取出，举家男服十粒，女服二十粒。

雄黄三两 雌黄 羚羊角各二两 矾石 鬼箭羽各一两 捣为散，以三角绛囊盛药一两，带心前，并挂门户上，月旦用青布裹一刀圭，烧于中庭。若于病人榻前烧熏之即瘥。

密以艾灸病人床四角各一壮，勿令病者知，即愈。

癫狂俗谓癫曰文疯，狂曰武疯

治癫痫法：用艾于阴囊下，谷道正门当中间，随年数灸之。

甜瓜蒂不拘多少，细碾为末，壮年用二分半，十五以下及老怯者减半，早晨井华水下，一食顷含砂糖一块，良久涎如水出，涎尽食粥，一两日愈。如涎出太多，觉困甚者，麝香少许研细，温水调下即止。

又治狂法：卧其人著地，以冷水淋其面，须终日为之自愈。

又治狂发无时，披头大叫欲杀人，不避水火，以苦参研细，蜜丸，梧子大，每服十丸，薄荷汤下。

---

① 豮（fén坟）：阉割过的猪。
② 殚（dān单）：竭尽。
③ 歇：尽、竭。

虚　弱

按：汪缵功详论虚劳，而所立治法，惟保阴煎一方，盖以人身之阴难长而易伤也。凡禀赋虚弱，真阴不足之人宜仿此，预为补救，加以保养，则人定自可胜天，苟不知此，直待劳损已成，恐卢扁亦无妙术矣。其方用生地、熟地、天冬、麦冬、萎蕤、牛膝、薯蓣、茯苓、龙眼肉、龟板各药分两量体斟酌十味，甘泉水煎，或石斛煎汤代水，临服和入现挤浓白人乳一小杯，亦可熬膏服。若内热有汗加地骨皮，内热无汗加丹皮；腰痛加枸杞、杜仲；盗汗加枣仁、五味子；怔忡不寐加枣仁；咳嗽加桑白皮、枇杷叶、百合；有痰加竹茹、贝母；有血加藕汁、童便；食少加生苡仁；泄泻去生地、天冬，加扁豆、莲子、芡实、菟丝子；肺脉按之无力者，量加人参党参、洋参酌宜而代、炙黄芪各三两，白术六两，熟地八两，归身、白芍、川芎各二两，炙甘草一两。按法熬膏，将成，入鹿角胶四两、龟板胶三两收之，瓷器盛之，窨[①]去火气，每服三钱，开水点下。

女贞子　旱莲草　干桑叶　黑脂麻　鲜菊花　甘杞子　归身　白芍　熟地　黑豆　南烛叶　白茯神　萎蕤　橘红各四两　沙蒺藜　炙甘草各二两

以上十六味，用天泉宿水、桑枝火煎至味尽，去滓，缓火熬膏，将成，入黑驴皮胶、炼白蜜各三两收之，瓷瓶封盛，窨去火气，每日卯时，开水点服五六钱，名滋营养液膏，为悦性怡情之妙药。贞、莲二味，法二至以暗转阴阳；佐以桑、麻，为调风气，应候播植生机；助以杞、菊，为升降之春秋，亦承流以宣化；归、芍辛酸，一通一泄，使无壅滞之情；地黄、蒺藜，一填一养，不致肌[②]虚之困；黑豆滋水息肝，南烛培元益气；茯神、萎蕤，为营卫报使；橘红、甘草，为喉舌真司；驴胶济水造成，激浊扬清之凛冽；蜂蜜百花酿就，和风甘雨之仁慈。服之不特调元却疾，且以见天地之生生有如是也。炳按：此薛生白先生生平得意之验方，载《三家医案》。

劳　疰俗呼传尸劳

獭肝一具，阴干捣末，水服方寸匕，日三。甚者两具必愈。

大蒜　杏仁各一两　合杵如泥，加雄黄一两，入乳钵内同研匀，日晒至可丸，即丸如梧子大，每服二十一丸，凌晨空心，清米饮下。服后勿洗手，频看十指甲中有毛出，逐渐拭去，至辰时方可洗手，名出毛丸。

鳗鲡充馔，久咳自瘥。外以元参一斤，甘松六两为末，每日焚之。

外　淫风寒暑湿之感也

葱白十四茎　淡豆豉三钱　水煎顿服，此名葱豉汤，乃解散风寒之神剂。寒重者加苏叶、杏仁、橘皮、生姜之类。兼感温热之气者，可加芦根、桑叶、滑石、竹叶之类。

滑石六两　甘草一两　二味研细末，每服三钱，温水调下，热甚者新汲水下，名六一散，通解暑湿之仙方，功难缕述。若外挟风寒者，以葱白五寸，淡豆豉五十粒，煎汤调服。

番　痧

痧在肌表未发出者，以灯照之，隐隐肤间且慢焠。若既发出，状如蚊咬，粒如瘖麸，疏则累累，密则连片。更有发过一层，复发两三层者。焠法看头额及胸前两边，或腹上与肩膊处，照定红点，以纸拈条，或粗灯草微蘸香油，点著焠之，即时爆响。焠

---

① 窨（yìn 印）：藏在地下室、地窖里。

② 肌：鸿宝斋书局本作“饥”。

毕，便觉胸腹宽松，痛亦随减。

痧在肤里发不出者，则用刮，若背脊颈骨上下，及胸前胁肋，两肘臂膝腕，用棉纱线或苎麻绳，或青钱，或瓷碗口，蘸油自上向下刮之，以红紫色绽方止。项下及大小腹软肉处，用食盐以手擦之，或以指蘸清水撮之，痧出体即轻矣。

《玉衡》书云：东南卑湿，利用砭，以针刺放毒血，即砭之道也。然痧毒忌铁，须用银针。凡痧重者，必刺出毒血，始可望生。两臂湾名曲池穴，两腿湾名委中穴，先蘸温水拍打，露出紫红筋，然后刺之。余穴非手法精者，恐其误刺，不悉载。

生黄豆细嚼，不腥者痧也。既可试病，亦[1]解痧毒。生芋亦然。再以大雄鸡一只，放病人腹上，鸡即伏而不动，痛止则鸡自跳下。

晚蚕砂为末，冷开水调服。或以玉枢丹，凉开水调服。若停食者，须以明矾末四分，冷开水下，吐出之。

瘴　　气

羚羊角末，水绞一钱，或以犀角磨水服，或用麝香三分水服，或以玉枢丹磨水服。

预辟瘴疠，用桃仁一斤，吴茱萸、青盐各四两，同炒熟，以新瓶密封七日，取出拣去萸、盐，将桃仁去皮尖收藏，每晨嚼三十粒，任行烟瘴之乡，不受病矣。

祛　　疟

疟之为病，所因不一，药宜随证而施，切勿拘守成方，擅用姜枣，尤勿强食，痛戒荤膻，自然易愈。

取蜘蛛一枚，纳芦管中，密塞管口，绾[2]于颈上，过发时乃解去。

蛇蜕研末，塞两耳内效。

未发之前，抱一大赤雄鸡，时时惊动，令作大声，无不愈。

中　　风

牙关不开者，先以乌梅擦齿令开。有痰声者，随研白矾末一钱，生姜汁调灌立醒；无痰声者，以黑大豆三升炒焦，用清酒三升，淋取汁，灌之即活。亦治头风，及产后风痉并效。

半身不遂，用蚕砂二石熟蒸，分装三直袋，以一袋热著患处，冷即轮流，炒热易之，自能渐瘥。

南烛枝叶，细锉，五升，水五斗，慢火煎取二斗，去滓，熬如稀饧，瓷瓶盛之，开水点服一匙，日三。能治一切风疾，或以嫩桑枝熬膏亦佳。

因痰而中者，二陈汤加菖蒲、胆星、竹沥、芦菔汁、梨汁之类。

因饱食填塞胸中者，名食厥，用矾汤引吐即愈。

因怒而中者，名曰气厥，顺气即愈，如四磨饮、七气汤之类也。

余如中寒宜散寒，中暑宜清暑，虽类中风，皆不可误以中风治之也。更有大虚暴脱，口开目闭，手撒遗溲，油汗痰声，急投参附温补，十不救一，张景岳所谓非风是也。

霍　　乱

吐泻腹痛，用桃叶煎汁，服一升立止。冬月用桃树皮，又芦蓬茸一大把，浓煮，饮二升瘥。

又烧栀子十四枚，研末服之佳。

转筋以醋煮青布热搨之，冷即易。

转筋入腹欲死，以四人持手足，灸脐上一寸十四壮，又灸股里大筋，去阴一寸良。

---

① 亦：鸿宝斋书局本此下有“可”字。

② 绾（wǎn 碗）：系；盘结。

发 黄

甜瓜蒂一两,炙为末,男左女右,每日搐鼻数次,有黄水流出自愈。

甘草一尺 栀子十五枚 黄柏三钱 水四升,煮取一升半,分二次服。

柳枝煎汤服。以上治湿热疸。

酒疸,用小麦苗,水和绞汁,每服六七合,日三。此治沉湎发黄。

谷疸用猪脂一小升,温热顿服之,日三。燥矢下即愈。此治失饥大食,腹中胀热之黄,体实者,可用茵陈大黄汤下之。

女劳疸,用乱发如鸡子大一团,猪膏半斤,煎令消尽,分二服愈。此由交接后入水,故发黄也。

大劳汗出入水,则为黄汗,其人遍身微肿,汗出如柏汁是也。用鲜茅根一把细切,合猪肉一斤,作羹频食之良。

阴黄,则身面虽黄,小便色如故,大解不实,此寒湿疸也,不可误用凉药。以半夏四钱,生姜六钱,水煎分三服,甚者理中汤加茵陈。

用力劳伤,神疲黄肿者,乃脱力虚黄,俗云黄胖是也,当服小建中汤、六君子汤之类。

上部诸证

头 风

服荆沥不限多少,以瘥为度,外以甘菊花装枕,枕之良。

荆芥穗、石膏,等分为末,每服二钱,茶调下。

山豆根为末,油调涂两太阳。

偏头风

生芦菔汁一蚬壳,仰卧,随左右注鼻中,大效。

久不除根者,晴明时将髮分开,用麝香五分,皂角末一钱,薄纸裹置患处,以布包炒盐于上熨之,冷则易,如此数次,永不再发。

头风畏冷

荞麦粉二升,水调作二饼,更互合头上,微汗即已。

头 痛

僵蚕末,每服二钱瘥。

藜芦一茎研末,入麝香少许,吹鼻,并服甘草汤。

蚕砂二两 川芎五钱 僵蚕如患者年岁之数 水五碗,煎至三碗,就砂锅厚纸糊满,中间开钱大一孔,取药气熏痛处,每日一次,久痛者三五次除根。

头 晕

生白果肉二枚杵烂,开水冲服。至重者五次必愈。

头 响即脑鸣也

甘菊花浓煎频服。

女贞子、旱莲草等分为末,橄榄汁为丸,桑叶汤下。

桑叶、黑芝麻、丹皮、栀子等分研末,蜜丸,陈细茶煎汤送服。

头上白屑

桑柴灰淋汁沐头良。

髮秃不生

麻子炒焦研末,猪脂和涂,髮生为度,或以甜瓜叶杵汁涂之。

病后落髪

骨碎补、野蔷薇嫩枝，煎汁刷之。

髪不长

桑叶、麻叶，二味煮泔水频沐，或以桑叶生麻油煎过，去滓，润髪长黑。

髪槁不泽

桑根白皮、柏叶煎汁沐之，木瓜浸油润之。

蒜　髪

干柿五枚，以茅香汤煮熟，枸杞子酒浸焙研，等分，杵丸，梧子大，每服五十丸，茅香汤下，日三。

少年髪白

黑芝麻九蒸九晒，末之，以枣肉丸，久服之，外以铅梳日梳之。

髪　臭

薄荷汁，或烧灰淋汁沐之，或以槿树叶捣汁沐之。

髪　脜结而不通也

竹沥，少加麻油和匀润之，梳之即通。

面　赤

杏仁去皮尖杵泥，鸡子清调涂，早晨以盐汤洗之。

面　皱

春取桃花，夏取荷花，秋冬取芙蓉花，并以冬雪水煎汤久洗。

面　瘰

枇杷叶、栀子等分为末，每服二钱，开水下，日三。并治酒皶鼻赤。

面　疱

紫背浮萍四两　防己一两　浓煎汁洗之，仍以萍于患处日擦三五次。

面　黯

枸杞子十斤　生地三斤　为末蜜丸，每服麦冬汤下三钱，日三。

白芦菔煮粥饭常食，能令面白如玉，并戒厚味。

面上雀斑

每夜以浆水温洗，随将布巾揩赤，用白檀香磨汁涂之。

白石脂六两　白敛十二两　为末，鸡子清和，夜涂旦洗。

面上瘢靥

蒺藜子、山栀子等分为末，醋和，夜涂旦洗。

面　肿

赤豆、芙蓉叶等分研末，和蜜涂之。

冬瓜煮汤恣饮。

眉毛脱落

垂柳叶阴干为末，以生姜汁于铁器中调，夜夜摩之。

癞风眉落

生半夏羊屎烧焦　等分为末，姜汁日调涂之。

眉落不生

乌麻花阴干为末，乌麻油浸之，日涂。

芥菜子、生半夏等分为末，生姜自然汁调搽。

眼睛突出

无故突出一二寸者，新汲水灌渍眼中，数易之自入。因物伤突出者，但得目系未断即纳入，急捣生地黄，绵裹傅之，另以避风膏药护其四边。

眼被筑伤胬肉出

生杏仁七枚，去皮细嚼，吐于掌中，及热，以棉裹箸头，蘸点胬肉上，数次即愈。

眼伤青肿

生猪肉或生羊肉贴之。

飞丝入目

石菖蒲捶碎，左目塞右鼻，右目塞左鼻。

菘菜即白菜揉烂帕包，滴汁二三点入目即出。

尘物入目

刮左手爪甲末，灯草蘸点之自出。

砂芒入目

蚕砂拣净，空心，以新汲水吞下十枚，勿嚼破。

麦芒眯目

大麦煮汁洗之。

竹木屑眯

蛴螬捣，涂之即出。

眯目欲瞎

地肤子白汁，频[1]注目中。

斑疮入目

白柿日日食之良。

赤眼肿痛

以古铜钱刮生姜取汁于钱唇点之，虽久患但未生翳者，今日点，明日愈，极效。

侵晓以自己小溲，乘热抹洗。

生姜汁调飞矾末，涂眼皮上。

风眼烂弦

净皮硝一盏，水二碗煎化，露一夜滤净澄清，朝夕温洗，三日即瘥，虽半世者亦愈。

真麻油浸蚕砂二三宿研细，以蓖子涂患处，不问新旧神效。

眼目赤烂

紧闭目，以热汤沃之，汤冷即止，频沃取痊。或从薄荷、荆芥、防风煎汤沃亦妙。

五月取老黄瓜一条，开一小孔去瓤，入芒硝令满，悬阴处，待硝透出，刮下点之。

赤目眦痛

龙胆草一味，熬膏点之。

赤目生翳

枸杞子捣汁，日点数次。

荸荠杵汁，澄粉点。

秦皮一两，水一升半，煮七合，澄清频洗。

---

[1] 频：鸿宝斋书局本无此字。

目生赤脉

贯瞳神者，元参为末，以米泔煮猪肝，日蘸食之。

睡起目赤

生地黄汁浸粳米半升，晒干，三浸三晒，每夜以米煮粥食一盏，数日自愈。

拳毛倒睫

木鳖子仁捶烂，以丝棉包作条，左目塞右鼻，右目塞左鼻。

石斛、川芎等分为末，口内含水，随左右搐鼻，日二次。

目生翳障

芒硝一两，置铜器中，急火上炼之，放冷后，以生绢细罗，每夜卧时点眼角中。

马牙硝光净者，用厚纸裹令按实，安在怀内著肉处，养一百二十日取出，研如粉，入少冰片同研细，不计年岁深远，眼生翳膜，远视昏暗，但瞳神不破者皆治，以两米许点之。

腊月取羯羊胆十余枚，以白蜜装满纸套笼住，挂檐下，待霜出扫下点之。

胬肉攀睛

雄雀矢和首生男子乳点之。

杏仁去皮尖研膏，人乳化开，日点三次。

海螵蛸一钱 辰砂五分，乳细水飞澄取 以黄蜡少许，化和成剂收之，临卧时，火上旋丸黍米大，揉入眦中，睡至天明，温水洗下，未退再一次即效，名照水丹。亦治外障之极厚者，甚效。

目内起星

橘叶、菊叶、白豆仁、川芎，皆可捣细，绵裹塞鼻内，病久者频塞取效。

目生珠管

生蜜涂目仰卧，半日乃可洗之，日一次。

眼皮生瘤

樱桃核磨水频搽。

风邪眼寒

煅石膏 川芎各二两 炙甘草五钱 为末，每服一钱，葱白茶汤下，日二次。

雀目夜盲

石膏末一钱，猪肝一片薄批，糁药在上缚定，砂瓶煮熟，切食之，一日一服。

内障青盲

白羊子肝一具 黄连一两 熟地二两 同捣丸，梧子大，食远茶服七十丸，日三次。

夜明砂 糯米炒黄 柏叶炙各一两 为末，羊胆汁丸，梧子大，每夜卧时，竹叶汤下二十丸。至五更，米饮下二十丸，瘥乃止。

病后青盲

日近者可治，仙灵脾一两，淡豆豉百粒，水一碗半，煎一碗，顿服即愈。

青羊肝切薄片，水浸吞之。

瞽目重明

冬至日取大芦菔一枚，开盖掘空，入新生紫壳鸡卵一个在内，盖仍嵌好，埋净土中，约四五尺深，到夏至日取出，用女人衣具包裹，藏瓷器内，否则恐遇雷电，龙即摄去，谨之。卵内黄白俱成清水，名赛空青，乃神方也。用点诸目疾，虽瞽者可以复明。

耳暴聋

细辛末熔黄蜡丸，如鼠矢大，以一丸棉裹塞之，数次即愈，须戒恼怒。

巴豆一粒，蜡裹，针刺令通透，用塞耳内。

烧针令赤，投酒中饮之，外以磁石塞耳中，日易，夜去之。

病后耳聋

生菖蒲汁滴之，童子小溲乘热滴之亦可。或以龟溺滴之。

耳鸣

盐五升蒸热，布裹枕耳，冷复易之，亦治耳痛。

椒目、巴豆、石菖蒲，等分研末，以松脂、黄蜡熔和为铤纳耳中，抽之日易。

耳痛

菖蒲、附子各一钱为末，和乌麻油炼，滴之立止。

磨刀铁浆滴耳中。

耳肿痛

经霜青箬露在外，将朽者烧存性，为末敷之。

底耳

黄箬烧过，棉裹塞之，或以笔管吹入。

桑螵蛸一枚烧存性，麝香二分半同研，每用分余糁入，有脓先绞净。

聤耳

桃仁熟杵，以旧绯绢裹塞之，日三易，以瘥为度。

干结不出者，用白颈蚯蚓，入葱管内化为水，滴耳令满，不过数次，即易挑出。

广陈皮一个，重二钱外者，炒黑，不可过性，生龙骨一钱，冰片、麝香、枯矾各二分。共为细末，湿烂者燥吹，干痛燥痒者麻油调涂。

耳中有核

如枣核大，痛不可动者，以火酒滴之，仰之半时，即可箝出。

耳内流脓

鸡冠血滴之。

耳中有物

麻绳剪令头散，著胶粘上，徐徐引出之。

水银入耳

能蚀人脑，以金枕耳边即出。

百虫入耳

生油调铜绿滴之。

桃叶捣汁滴之。

椒末浸醋灌之。

冻耳

橄榄核烧研，油调涂。

生姜自然汁，熬膏涂。

耳后出血

耳后髮际瘙痒，小窍出血，名曰髮泉，

以穿山甲片炒研罨之。并治诸处出血。

耳腮痄肿

蜗牛同面研傅之。亦治喉下诸肿。

鼻衄

生芦菔捣取汁，每服半盏，入盐少许，搅匀饮之。

龙骨末少许，吹鼻中。

石榴花干研末，吹鼻中。

鼻流涕血

以醋和土涂阴囊，干即易。

鼻流清涕

荜拨研末吹之。

鼻流臭水病名鼻渊

孩儿茶研末吹之。

辛夷蕊塞之。

鼻滴腥水

劳倦则发名脑漏，与鼻渊涓涓不绝而臭属于风热者不同，彼则清散，此宜滋养。外用石菖蒲捣塞，再以生附子末、葱涎调涂涌泉穴，或以大蒜切片，贴涌泉穴。

诸物入鼻作痛不出

羊脂一枣核大纳鼻中，吸入脂消则物随出也。

鼻擦破伤

猫颈上毛剪碎，唾粘傅。

鼻痛

倭硫黄研细，冷水调傅。

鼻赤

白蔹、杏仁、白石脂等分研末，鸡子清调涂，旦洗。

雄黄、硫黄等分，铅粉减半，共研，人乳调傅。

鼻塞即鼻齆

干柿、粳米，煮汁常服。

铁锁磨石上取末，猪脂调之，棉裹塞鼻中。

鼻瘜

烧矾研末，猪脂和棉裹塞之，数日即落。

细辛为末，时时吹之。

鼻疮

生大黄、杏仁，等分研末，猪脂和涂。

元参末涂之，或以水浸软塞之。

桃叶嫩心，杵烂塞之。

控脑砂鼻流臭黄水而脑痛也

用丝瓜藤近根三五尺，烧存性研，每服一钱，温酒下，以愈为度，外以陈细茶研末吹鼻，或云宜儿茶末吹之。

口臭

甜瓜子杵末蜜丸，每旦漱口后含之。

藿香洗净煎汤，时时噙漱。

食韭、薤、葱、蒜口臭，砂糖汤解之。

口疮

黄柏五钱　青黛二钱　同研细末，色如碧玉，名绿云膏，临卧以二三分置舌下，咽津无碍；迟明愈。凡口疮不可失睡，否则药不见功。

吴茱萸研末，醋和涂涌泉穴。

芦菔自然汁，频漱去涎。

吻　疮

燕窠泥傅之。

缩砂壳煅研搽之。

唇　疮

黄柏研末，蔷薇根捣汁调涂。

新瓦为末，生油调搽。

唇　肿

痛痒色黑者，用四文大钱，于石上磨猪脂涂之，数次即瘥。

唇　裂

桃仁杵烂，猪脂和涂。

猪胰浸酒搽。

唇　紧

五倍子、诃子等分为末，傅之。

青布烧灰，酒调下。

唇　衄

栗子一个，连壳烧灰[①]，硫黄等分，同研傅。

固　牙　法

青盐二两，白盐四两，以川椒四两煎汁，拌盐炒干，日用擦牙，永无齿疾，併可洗目，至老不昏。

糯米糠烧取白灰，日用擦牙，则齿黄变白。

齿　疏

芦甘石煅、寒水石，等分为末，每日指蘸擦之，久久自密，忌用刷牙。

齿　摇

干地黄、羌活去芦等分为粗末，每服二钱，水一盏，酒少许，煎十余沸，去滓，温漱冷吐。

齿　损

因磕伤打动者，蒺藜子为末，日日揩之。

骨碎补铜刀细切，慢火炒黑为末，如常揩齿，良久吐之。此方併治元气不足，牙齿浮痛。

齿　齼

胡桃肉细嚼食之。

齿　蛀

花椒、牙皂醋煎漱之。

雄黄为末，和枣肉丸，塞孔中。

冰片、朱砂，等分，擦之。

龈　衄俗呼牙宣，其实血自龈出也

鲜竹茹二两，醋浸一宿，含漱三四次愈。童溲热漱亦佳。

枯矾敷擦。五倍子烧存性，研敷亦妙。

松针熬汁，入飞面少许，搅匀澄饮。

龈痛俗呼齿痛。其实龈是肉，故知痛；齿是骨，刺之刮之亦不痛也。不肿者属虚火

甘松、硫黄等分为末，泡汤漱之。淫羊藿煎汤频漱亦妙。

西洋参切片贴之，龙眼肉亦可贴。

长出碍于嚼物者，常服干地黄良。

---

① 灰：鸿宝斋书局本作“炭”。

龈　　肿肿痛畏风者，风火也

白芷焙干为末，蜜丸，樱桃大，朱砂为衣，每服一粒，荆芥煎汤嚼下。

芦菔子十四粒生研，人乳和之，左痛点右鼻孔，右痛点左鼻孔。

荔枝壳烧存性，研末频擦之。

又肿痛喜吸凉风者，湿热也

槐树枝煎浓汁二碗，入盐一斤，煮干炒研，日用揩牙，或用生丝瓜一个，擦盐，火烧存性，研末频擦，涎尽即愈。腮肿以水调傅之亦效。

孩儿茶、硼砂等分为末，频擦，凉水漱吐，勿咽。

龈　　烂

生地一斤，盐二合，捣和成团，以湿面包煨，令烟尽去面，入麝香一分研匀，日夜贴之。

丝瓜藤一握，川椒一撮，灯心一把，水煎浓汁漱吐。

牙　　疳

黄柏　青黛各一钱　冰片一分　研细擦。

雄黄一钱　铜绿二钱　为末搽。

五倍子、青黛、枯矾、黄柏，等分为末，先以盐汤漱净，糁之。

牙　关　紧

白矾、盐，等分擦之，涎出自开。

牙　　骱　　脱

乌梅一个含之即止。或纸拈搐鼻，取嚏亦妙。

南星研末，生姜汁和涂两颊，一夜即上。

咽喉猝噎

羚羊角研末，饮服方寸匕。

橘红研末，水一盏，煎减半，热服。

炭末蜜丸，含之咽汁。

失　　音

猪脂一斤，炼过去滓，入白蜜一斤，再炼少顷，滤净冷定，不时挑服，或用梨汁频饮，或以人乳、竹沥和服，或以芦菔汁少加生姜汁和服。

马屁勃、马牙硝等分研末，砂糖丸，如芡子大含之。

不　　语

美酒半升，人乳半合和服，或煮淡豆豉汤，加美酒服之。

因惊而猝不能语者，密陀僧末一匕，茶调下。

喉间瘜肉

绵裹箸头，蘸盐点之，日五六次。

喉间结块

不通水食，危困欲死者，百草霜蜜和丸，芡子大，新汲水化服一丸灌下，甚者二服必效，名百灵丸。

喉　　痈俗呼喉蛾

荆沥徐徐咽之。

头髪、指甲煅存性，研，吹之。男右用女左指、髪，女左用男右指、髪；男左用女右指、髪，女右用男左指、髪。灯心一钱，黄柏五分，并烧存性，白矾七分，煅，冰片三分，共研，每以一二分吹之。

喉　风

壁钱即蟢儿窠数个，瓦焙，研细吹之，即血散痰消而愈。黄瓜去瓤，入生矾末装满，仍将瓜口盖好，外以纸封之，挂有风无日处阴干，过惊蛰后七日取下，研细收藏，吹入患处立瘥。实火牙痛，擦之立止。兼治急心痛欲死，但口有微气者，用点眼四角立愈。

苏薄荷十四两　柿霜五两　桔梗四两半　甘草三两半　川芎二两八钱　川百药煎五钱　防风一两六钱　砂仁四钱半　建青黛三钱　冰片　元明粉　白硼砂各二钱　研细末，蜜丸，芡子大，名玉液上清丸。治喉风痛，口舌生疮，风痰上壅，头目不清诸证，每服一丸，噙化妙。

喉　烂

紫苏叶八分，芦菔汤煎服。

苏薄荷叶研细绢筛三分　儿茶末二分半　黄柏以荆芥穗、细甘草煎浓汤，浸至柔软取起，摊瓦上，慢火炙至金黄色，如黑色者去之，再以白蜜汤漉过晒干，研取末一厘用　白龙骨末二厘　坚细白芷末二厘半，肿痛者用四厘　生甘草末　珍珠细末各五厘　共研极细粉，加梅花冰片三厘，再研匀，入瓷瓶封固，吹之即愈。若初起肿而热甚者，多加薄荷，取其辛凉，能发散也。若肿热已退，但宜长肉者，可加儿茶、龙骨。此方兼治各种口疳甚效。

飞青黛　苏薄荷各八分　飞净雄黄　白硼砂　真珠各三分　儿茶五分　冰片一分　西牛黄分半　各为极细末，研匀，瓷瓶封固，勿令泄气，吹之即愈，并治喉肿喉痛，乃杭州定水寺秘方也。一方有胆星无真珠，名牛黄解毒丸。

谷　贼稻芒刺咽也

咽中痛痒，用芝麻炒研，白汤下。

硼砂、马牙硝等分为末，蜜和五分含咽。

髪绕咽

旧木梳烧灰服。

竹木刺咽

故锯烧赤渍酒，乘热饮之。

金银钗镮鲠咽

鹅羽烧存性研，白汤下。

多食饧糖自下。亦治钱鲠、鱼骨鲠。

铜铁物鲠咽

南烛根烧细研，水调一钱服。

大蒜塞鼻中即出。

诸骨鲠咽

鹿角为末，含津咽下。

鱼骨鲠咽

腊月取鳜鱼（即鲫鱼）胆，悬北檐下令干，每一皂子许，酒煎化温呷，以吐出为度。即鲠物已在脏腑，久而黄瘦腹痛者，服此皆出。若无鳜鱼之处，则蠡鱼（即黑鱼）、鲩鱼（即草鱼）、鲻鱼之胆，腊月皆可收之。

杂物鲠咽

解衣带，目窥下部，不下即出。

舌　疮

延胡索一钱　黄连　黄柏各五分　青黛　密陀僧各三分　研细吹。

羊胫骨中髓，和铅粉涂。

舌　蕈

先以醋漱，再用茄母烧灰，飞盐等分，

米醋调稀，时时搽之。

重　舌

黄连　黄柏各三钱　牙硝　青黛　朱砂各六分　雄黄　牛黄　硼砂各三分　冰片一分　各为细末，研匀，先用薄荷末抹口，再以药糁。此方兼治喉疮。

生蒲黄末搽之。

舌　肿

甘草浓煎，热漱频吐。

生蒲黄研细糁之，或以釜底煤，醋和，厚傅舌之上下。

秤锤烧赤，淬醋一盏饮之。

木　舌

硼砂末、生姜片蘸揩。

僵蚕研末吹之，吐痰即愈。

蚯蚓一条，以盐化水，涂。

舌　缩

生艾捣傅之。无生艾，以干艾浸湿捣。

舌　苔

薄荷自然汁，和白蜜、姜汁擦之。

薄荷　黄柏　硼砂等分，冰片减半，蜜丸弹子大，含化。兼治口舌粟疮。

舌　衄

海螵蛸、蒲黄炭等分研糁。

割舌将断

急用鸡子白软皮袋好，以花粉三两　赤芍二两　姜黄　白芷各一两　研极细，蜜调涂舌断处，血即止。再以蜜调蜡稀稠得所，敷在鸡子皮上，盖性软能透药性故也。当勤添敷，三日舌接住，方去鸡子皮，只用蜜蜡勤敷，七日全安。

舌头咬断

先以乳香、没药，煎水含口中，止痛后，急将水银、寒水石、黑铅、轻粉、硼砂研细粉，频抹以长全为度。

痄　腮

浓煎葱汤频洗。

赤豆为末，醋和涂。

蜗牛同面研傅。

项　强

僵蚕炒为末，每五分或一钱，酒泡薄荷汤下，日三。

项　软

五加皮为末，酒调涂项骨上，干则易。

乌　须

真乌骨小牝鸡二只，以黑脂麻一味，同水饲之，放卵时，取先放者一枚开孔，用朱砂末填入封好，同众卵抱之，出雏时取起，其药已自结实，研细粉，蒸饼丸，绿豆大，每酒下五七丸。

生柏叶末，猪脂和丸，弹子大，每以布裹一丸，纳泔水中化开，沐之，一月色黑而润矣。

嗳　气

旋覆花三钱　苏叶三分　煎汤呷。

呃　逆

浓煮芦根汁饮之，或以枇杷叶浓煎服。

橘皮、竹茹等分煎服。

恶　　心干呕也

苔白不渴者，寒也，橘皮或生姜煎汤服。口苦或燥者，火也，黄连煎汁饮。

吐　　酸

黑山栀三钱　煎浓汁，入生姜汁少许和服。

黄连六分　吴茱萸一分　煎汤饮。

生黑脂麻嚼咽，或生瓜子亦可，或烂嚼胡桃肉，淡生姜汤下。

呕　　吐

苏叶一分　黄连二分　煎汁徐呷下。此治火证。

芦菔、蜜饯细嚼咽。此治气证。

干红莲子细嚼咽。此治虚证。

咳燥呛也

猪胰一具，薄切煮食，不过二服。

甘梨恣啖，老人无齿者加白蜜蒸服。

胡桃肉不去衣，甜杏仁去皮尖，大枣肉共捣为丸，弹子大，卧时嚼服。

嗽有痰而呛也

浮海石为末，蜜丸服。

芦菔子炒　杏仁去皮尖炒等分，蒸饼丸，麻子大，每服三五丸，时时津咽。

苎根煅存性研，生豆腐蘸三五钱食之。

哮

每晨饮豆腐浆，以愈为度。

白前研末，温酒调服二钱匕。

芦菔子一合研，煎汤频服。

喘

胡桃肉不去衣　杏仁去皮尖　生姜各一两研膏，入炼蜜丸，弹子大，卧时嚼服。

人参为末，每服三钱匕，鸡子清调之，五更初服，便可仰卧，年久者再服必愈。

因奔驰劳瘁，骤饮冷水成喘者，用竹叶三斤，橘皮三两，水一斗，煮取三升，去渣，分三日服，一剂愈。

肺痿频吐涎沫，烦躁而不渴者

甘草二两，水三升，煮取半升，分再服。

天门冬捣取汁一斗　醇酒一斗　饴糖一升　紫菀末四合　盛铜器内，隔汤煎至可丸，每服杏子大一枚，日三。

梨汁　地黄汁各一升　酥　蜜各一两　缓火煎沸，和匀待凉，细细含咽。

肺痈咳吐脓血臭痰，胸膈痛闷者是也

淡竹沥二合，日三五服。

白花百合洗净捣汁，日服一盏，七日全愈。

桔梗一两　甘草二两为末，每服二钱，水一盏，煎六分去渣，细细温呷。亦治咽喉生疮。

咯　　血

杏仁牡蛎粉拌炒　青黛各一两　研匀，黄蜡化和，作三十饼子，每服一饼，以干柿半个夹定，湿纸包煨香，窨去火气，嚼食，粥饭送下，日三。

红枣肉二斤，砂糖一斤，麻油四两，共捣烂，每晚服一两良。芦菔和羊，或鲋鱼煮熟频食。

吐　　血

糯米五钱，莲子心七枚，研末，陈墨汁丸如梧子大，童便下。又方：红莲子同猪肚煮烂，不可放盐，每日五更恣啖，以愈为度。

藕节、荷蒂各七枚为末，米饮下二钱，

日二。

呕　血

黄柏蜜涂炙为末，麦冬汤下二钱。

侧柏叶研末，米饮调服二钱。

鳔胶长八寸，广二寸，炙黄，刮二钱，以甘蔗节三十五个，取汁调服。

唾　血

甜梨酸者不用，取汁二十杯　藕汁　生地汁　茅根汁各十[①]杯　芦菔汁　麦冬煎取浓汁各五杯　六汁和匀，重滤去渣，火上煎炼，入炼白蜜一斤，饴糖、柿霜各八两，生姜汁半小杯，搅匀，火上再熬如稀糊收好，窨去火气，每日点服三次，名元霜紫雪膏。

童溲频服。

海螵蛸研粉，驴皮胶丸如绿豆大，藕节汤下三钱。

上　消饮不解渴也

白茅根洗净，捣汁恣饮。

甜梨汁或芦菔汁熬稠，入蜜同收，点汤饮。

冬瓜瓤或苗叶，不论鲜干，并煮汁饮，频食生梨亦妙。

中部诸证

腋　气即狐臭

生姜汁频涂。

龙眼核六枚　胡椒十四粒　共研匀，频擦之。

白豆仁　丁香　藿香叶　零陵香　青木香　白芷　桂心　沉香各一两　香附二两　甘松　当归各五分[②]　槟榔二枚　为末，炼蜜丸如豆大，瓷器封盛，每日三夜一，含一丸咽汁，五日口香，十日体香腋气除，二七日衣被香，以后只须每夜含一丸，三七日下风人闻香，四七日洗手水落地香，五七日把他人手亦香，忌五辛。此宋时宫方也，治腋气身臭极效，但须戒炙煿之物，兼服二冬膏，庶久饵不耗真气。

臂　痛

当归浸醇酒频饮。

桑枝熬膏服。

体肥痰入于络者，指迷茯苓丸。

掌　痛

椒盐末等分，醋和涂。

鹅　掌　风

艾汤乘热熏洗。

豆腐泔水日日洗之。

手背皲裂

生白果嚼烂涂之。

老丝瓜烧存性研，猪油和涂。

芦菔煮熟捣傅。

冻指欲堕

马粪煎汤渍半日。

凡患冻前瘃[③]者，初夏取极熟樱桃数十枚，入瓦罐内，听其化烂成汁，俟五月五日午时，涂向患各处，永不发矣。

指肿痛

防患毒，浆水入盐热渍之，冷则易。

指痛木痒

防患毒，以蜒蚰、银朱共捣搽之。

---

① 十：原无此字，据鸿宝斋书局本补。

② 分：光绪十一年本作“钱”。

③ 瘃（zhú竹）：病名，即冻疮。

指　麻

不知痛痒者，经霜桑叶煎浓汤频洗。

指甲软薄

僵蚕烧烟熏之。

膈　食

干柿饭上蒸熟，同干饭顿顿嚼食之，不饮汤水，半月必愈。

冰片一分　硼砂二分　飞金三十页　共研细，红糖一两，拌服即通。

油透旧木梳，烧灰酒调下。

胃脘痛

香附子略炒，三两　乌药略泡，二两　共研细，水醋煮，蒸饼糊丸，如梧子大，名青囊丸，每服二三钱，白汤下。并治气郁诸病。

胡桃肉一枚，以大枣肉一枚夹之，湿纸裹，煨熟细嚼，生姜汤下。

鳗鲡淡煮姜葱酒皆可用，但勿入盐酱，饱啖三五次瘥。

胁　痛

地肤子为末，酒服二钱。

元胡索去皮，金铃子去核，等分为末，旋覆花汤下二钱。

腰　痛

黑脂麻熬[①]香研末，温酒下，服至一斗永瘥。

栗子不拘生熟细嚼服，以愈为度。

羊肾恣啖良。

腹　痛

盐炒热，布裹熨痛处。

乌药水磨汁一盏，入橘皮一片，紫苏一叶，煎服。

白沙糖水调服。

小腹痛

鸽粪一合研，极热酒一盅和匀，澄清服。

干黄土煮数沸，去渣温服。

黄芩、木通、甘草各一钱煎服。

腹　胀气病

香附子一斤，童便浸三日，焙为末，丸如梧子大，旋覆花汤下四五十丸，日二。

陈香橼四两，去瓤　人中白三两　共研末，每服一钱，白汤下，忌盐百日。

肉苁蓉三两　红枣　青矾各一斤，入罐内煅烟尽为末，再将香附童便制，麦芽半炒各一斤为末，和前末糊丸，每酒下二三十丸。治单腹胀大，四肢极瘦，名诸蛊保命丹。

腹　肿水病

白茅根一大把，赤豆三升，水三升煮干，食豆，水随小便下。

五苓散三钱，白滚汤下，日三。

冬瓜恣啖。

脐间出水

附子二钱　甘遂钱半　蛇床子一钱　麝香五厘　各研细末和匀，填脐中，外加膏药封之。

癖块痰凝气滞之病，在皮里膜外者

延胡索为末，猪胰一具，切块炙熟，蘸药食之。

臭椿树皮内肉，打碎煎膏贴患处，块即

---

① 熬：原作“鳌”，据光绪十一年本改。

下行而消。生芋艿一升敲裂，醇酒五升，渍半月饮之。

积聚此结块于腹内者

陈酱茄烧存性，入麝香、轻粉少许，猪油调贴。

雄黄、白矾各一两，共研，面糊调膏，摊贴患处，重者再贴必消。

皮硝一两 大黄末八分 独蒜一个，捣饼贴之，以消为度。

腹内生虫

空腹食榧，以愈为度。

生芜荑 生槟榔等分为末，蒸饼丸，梧子大，每白汤下二十丸。

雷丸煎服。

中蛊含白矾不涩而反甘，嚼生豆不腥者是也

浓煎石榴皮饮。

郁金末三钱，米饮下。

畜刺猬则蛊毒不入。

中毒

毒之为毒，暗藏于服食起居中，更有令人不可方物者，如日用饮食，其物性相反，不知误食，以及庖人不善烹饪，未得其法，食之即为中毒，不必服砒鸩始云中毒也。

解诸药毒

浓煎甘草汤凉饮，或饮地浆水。

白扁豆研末，凉水调服。

解蒙汗药毒令人身不能动，目瞪不言，口吐涎沫，忌服姜

饮冰水。

白茯苓五钱 生甘草二钱 甜瓜蒂七个 陈皮五分 煎冷服，大吐而愈。

解误服相反药

蚕退纸烧灰，冷水服。

解冰片毒

饮新汲水。

解椒毒

令人身冷而麻，口吐白沫

饮地浆水或新汲水，或吃大枣三枚。

解桐油毒

食干柿饼。

解巴豆毒

芭蕉叶捣汁服。

石菖蒲捣汁服。

大黄、黄连煎汤冷服。

巴豆贴肉溃烂

生黄连末，水调傅。

解诸热药

绿豆煎汤冷服。

甘草煎汤冷饮。

解误服人参

芦菔捣汁服，或捣芦菔子煎汤服。

解多服犀角

麝香一字，水调服。

解石药毒

芹菜或葵菜捣汁饮。

解水银毒

开口花椒吞二两。

解银黝毒

银脚也，性主腐烂皮肉，令人每用以去痣，此物入肠胃，非比砒药诸毒之酷烈，并无唇齿豁裂、七窍流血之外伤，系粘著肠胃，渐渐腐烂，令人如患病状，或半月一月而死

以生羊血灌之，吐尽即愈，或黄泥水亦效。

解铅粉毒

面青腹中坠痛欲死者是

芦菔捣汁饮。

麻油、蜂蜜、饴糖和服。

生荸荠恣食。

解轻粉毒

川椒去目，白汤吞服。

生扁豆浸胖，捣汁服。

解吞金银毒

红枣煮烂恣食。

饴糖一斤，一顿食尽。

鸡屎半升，水淋取汁一升服之[①]，日三，已死者可活。

解吞铜铁锡毒

木贼草研末，鸡子清调服。

面筋置新瓦煅炭研，开水调服。

莲根葱煮汁，麻油和服。

吞针入腹

磁石研末，黄蜡和揉如针样，凉水送下。

黑砂糖和，黄泥吞下。

铜钱铜钩入腹

鹅毛、象牙等分烧灰，磁石皂子大一块煅，共研末，新汲水下五分。

瓷锋入腹

生红芦菔捣烂吞。

干饴糖频吞。

玉石入腹

葱白煮浓汁服之。

解钟乳毒

猪肉煮食。

解雄黄毒

防己煎服。

解皂矾毒

麦面打糊频服。

解盐卤毒

生甘草三两，煎汁冷服。

杀鸭，以鸭颈塞口中，饮其热血即活。

生黄豆以水研，绞汁服。

解砒霜毒

烦躁如狂，心腹疠痛，头旋，欲吐不吐，面色青黑，四肢极冷者是

硼砂一两研末，鸡子清七枚，调灌。

柏树根，或冬青叶，或夏枯草，捣汁服。

明矾、大黄研末，新汲水调灌。

中砒毒浑身紫瘰者

急作地浆频灌，待瘰散尽，一吐即苏，

---

① 之：原作"一"，据光绪十一年本、鸿宝斋书局本改。

虽冬月亦须此法。若砒霜敷身,患处痛溃,以湿泥频涂。设毒气入内而作吐泻,饮冷米醋解之,或生绿豆研末,麻油调服。

解野蕈毒

生甘草二两　白芷三钱　煎服,以鹅翎探喉,不吐即泻。

金银花捣汁服。

绿豆生研,新汲水搅之,澄清服。

解钩吻毒即断肠草,一名胡蔓草,又名火把花、黄藤、水莽藤

麻油或桐油,或韭菜汁,灌之。

白矾化末[①]服。

金银花　甘草各一两　大黄一钱　煎服。

解草乌射罔乌头附子天雄毒

绿豆或黑豆,煎汤冷服。

甘草、黑豆同煎冷饮。

解藜芦毒

雄黄一钱,研水服。藜芦傅肉,毒气入内,煎葱汤服。

解芫花毒

防风煎汤服。

解仙茅毒

大黄、朴硝煎服。

解藤黄毒

齑菜水温服。

解黄蜡毒

冬葵子或白菜,煎汤服。

解斑蝥虮青毒

六一散凉水调服。

解　蛙　毒

车前子捣汁服。

解鳝鱼毒

食蟹解之。吃鳝鱼犯荆芥,作地浆水饮之。吃鲇鱼忌犯甘草。

解河豚毒

茅根　芦根各一两　瓜蒂一个　煎服。

紫苏或薄荷煎浓汁饮。

麻油灌之。

解虾毒

淡豆豉一合,新汲水浸浓汁,炖服。

橘皮煎汤饮。

解蟹毒

生姜汁,或藕汁,或芦根汁灌之。误犯荆芥,误同柿食,均浓煎木香饮之。

解鳖毒

靛青水灌之。

盐化水饮之。

解田螺毒

鸭涎灌之。

冰片三分,水化服。

解鸠毒凡中此毒者,白眼朝天,身发寒颤,心中明白,口不能言,一闭目即死

① 末:鸿宝斋书局本作“水”。

犀角磨汁服。

金银花八两，煎汁二碗，入白矾、寒水石、花粉各三钱，石菖蒲二钱，麦冬五分煎灌。待目不上视，口中能言，照方减半，再服二帖愈。

解雄鸡毒

磨犀角服。

醋饮之。

解牛马肉毒

饮人乳。

石菖蒲研水服。

芦根或菊花连根捣汁，酒和服。

解羊肉毒

栗子壳浓煎服。

甘草煎服。

解猪肉毒

白沙糖一两，白汤调服。

芭蕉根捣汁服。

解狗狼肉毒

芦根捣汁服。

杏仁去皮尖，四两，研，开水和，分三服。

解马汗毒

猪骨灰或淡豆豉，或头垢，并水调服。

服猪脂一斤佳。

解白果毒骤然一声，即晕去者是也

白果壳煎服。

白鲞头煎汤频灌。

滚水磨木香，入麝香少许灌。

解苦杏毒

杏树皮煎服。

解樱桃毒

青蔗浆灌。

解诸果毒

猪骨烧灰煎服。

玉枢丹水调服。

解鸦片毒

文鱼即金鱼活捣，和水灌[①]之。

肥皂杵烂，和水绞汁灌之。

生南瓜捣汁频灌。

饮水停中

五苓散白汤调服二三钱，以愈为度。

饮茶成积

苍术一两　制南星　青皮　橘红各三钱

醋煮蒸饼丸，梧子大，淡姜汤下二三十丸。

酒　醉

葱白、豆豉煎汤饮。

菊花煎浓汁服。

大醉不醒者，人乳、热黄酒和服，外以生熟汤浸其身，则汤化为酒而人醒矣。瓜果过度者，亦可用此法。

烧　酒　醉

芦菔汁、青蔗浆随灌。

绿豆研水灌，或以枳椇子煎汤灌。大

---

① 灌：鸿宝斋书局本作“服”。

醉不醒，急以热豆腐遍贴之，冷即易，以醒为度，外以井水浸其髪，并以故帛浸湿，贴于胸膈，仍细细灌之，或童溲灌之，至苏为度。凡烧酒醉后，吸咽则酒焰内燃而死。亦有醉后内火如焚，而反恶寒者，厚加衣被亦能致死。即口渴饮冷，只宜徐徐饮之，以引毒火外达，若连饮过多，热毒反为骤冷所遏，无由外达，亦多闭伏不救。

酒积

鸡膍胵、干葛等分为末，蒸饼丸，梧子大，每酒下五十丸。

饮食过多

橘皮五钱，浓煎细呷。

芦菔生嚼数片。

米谷食积

大麦芽煎服。

面食不消

生芦菔恣啖，或以子煎汤服。

食肉过度

山楂四两浓煎服。

牛肉过饱

稻草浓煎服。

过食鸭

糯米泔水温服。

过食蛋

苏子煎服。

饮醋。

过食鱼

烧鱼鳞研末，水服一钱。

啜芥醋。

过食蟹

苏叶煎汤，入白沙糖服。

过食豆腐

芦菔汁服。

过食荔枝

荔枝壳煎服。

过食菱

饮酒或姜汁。

过食莴苣芦菔

姜汁服。

过食瓜

饮酒或饮盐汤。

过食紫菜

饮醋。

过食木耳

冬瓜汁饮。

过食笋

生姜汁合麻油服。

过食索粉

啖杏仁良。

诸果成积

桂心五钱　麝香五分　研细，饭丸绿豆大，大人十五丸，小儿七丸，白汤下。

中　消食不充饥也

绿豆、小麦、糯米各一斗，炒熟磨粉，每白汤服一杯，三五日效。

羊肚烂煮，空腹食之。

雄猪肚一具洗净，以黄连五两，花粉、麦冬、知母各四两，为末，入肚内线缝口，蒸烂捣细，入蜜少许，丸如梧子大，每百丸米饮下，名黄连猪肚丸。

下部诸证

痿手足痿弱不能运动，俗名软瘫是也，而腿为甚，故列于下部

羊肾一枚煮熟，和米粉六两炼成乳粉，空腹食之，以愈为度。

杜仲一两切碎，酒水各半煎服，三日能行，又三日愈矣。虚而挟湿者，萆薢十二两，杜仲四两，捣末，每旦酒服三钱效，忌牛肉。

痹病在阴曰痹，痹者气闭不通，或痛或痒，或顽麻，或缓弱，与痿相似，但痿属虚，而痹属实，乃风寒湿三气入于阴分，久则亦有化火者

川芎一两　生姜三两　葱一把　水煎熏洗。

烧酒糟初出瓶时，乘热将腿足插入，熏洗数次即止。病久化热者，黄柏酒浸透，焙干为末，每服温酒下一二钱，名潜行散。

鹤　膝

别无所因，而膝骨日大，上下肌肉日枯，乃肝肾大虚也，宜服虎潜丸。因虚而风湿外袭者，十全大补汤加杜仲、牛膝、独活。风湿盛者，四物汤加荆芥、牛膝，送服大活络丹。小活络丹方中只用草乌、川乌、乳、没、地龙数味者，勿服。

下利后膝肿痛，乃风邪乘虚入三阴也，宜用雷火针法，每日焠之，不可着伤肌肉。方用陈艾五钱，丁香五分，麝香二分，合研匀，入纸筒中，痛处衬厚纸三五层，点火焠之，以筋脉活动为度，数日自效。粗工所传雷火针用药甚杂，针法亦谬，不可信也。若初起漫肿不红，屈伸不利者，防其溃破，急用陈年芥菜子研细，以生姜汁、葱白汁和白蜜调涂，一炊时患处起疱，疱干脱皮自愈。上二法若脓成者不可用也。

脚　气

田螺捣敷两股，便觉冷气下趋至足而安。

盐擦腿足至足甲，旋用热水浸洗，或用盐卤煮热，置深桶内浸之。

甘遂末水调傅，内服浓煎甘草汤，常以杉节或芦菔煎汤洗之可除根。

脚气入腹，威灵仙为末，酒服二钱，痛减一分，药亦减一分。

脚气冲心，白槟榔十二个为末，分二服，热童便调下，外用附子末，盐卤调涂涌泉穴。

脚腿红肿

热如火炙，俗名赤游风，用铁锈水涂之。

脚心肿痛

因远行久立所致者，水调蚯蚓粪涂一夕。

因毒热而痛欲脱者，苦参煮酒渍之。

脚冷难行

白酒或酒脚，盛大口瓮中，灰火温之，渍脚至膝，时加灰火勿令冷，三日止。

湿气脚肿

葱汤日渍三五次。

脚多湿汗

杨花着鞋袜内。

脚桠湿烂

茶叶嚼烂傅之。

黄丹、花蕊石研末糁。

蚌蛤粉研细糁。

趾缝出水

病中过饮凉水，愈后见此，即俗云脱脚伤寒也。亟用薏苡仁三两，茯苓二两，白术一两，车前子五钱，桂心一钱，水煎服十剂，永无后患，名驱湿保脱汤。外用土蜂房煅研末，醋调搽。

脚上冻瘃

以醋洗足，研藕傅之，或蒸熟藕捣烂涂。

鹅掌上黄皮焙研，油调涂，或浓煎黄蜡涂。

桐油一碗，髮一握，熬化瓶收，每热汤洗后搽之。

尸脚拆裂

不分冬夏者，鸡屎煮汤，渍半日，取瘥乃止。

脚底木硬

牛皮胶、生姜汁化开，调南星末涂，烘物熨之。

嵌　甲

趾甲入肉，不能行履，浓煎陈皮汤浸良久，甲肉自离，轻剪去，以虎骨胶搽之。已成疮者，蛇蜕一条烧灰，雄黄一弹丸大同研，以温浆水洗疮，针破贴之。

胡桃皮烧灰贴。

矾石烧灰傅之，蚀恶肉，生好肉，细细割去甲角，不旬而愈，亦治割甲成疮。

远行足趼

水调半夏末涂一夕。

旧草鞋浸溺桶内半日，以新砖烧红，取草鞋放红砖上，以脚踏之，令火逼溺气入内即消，此名脚垫毒，失治能溃烂杀人，故远行人息足时，宜浸足于溺桶中，可免诸患也。起疱者，水调生面涂一夕。凡远行者，以芦菔子炒研，和白矾末铺鞋内则不疼。

脚跟肿疼不能着地

黄牛屎入盐，烘热罨之。

转　筋

大蒜擦足心令热即安，再以冷水吞蒜一瓣。

釜底墨研细，酒和服一钱。

盐卤煮热，以长桶盛而渍之。

泄　泻

车前子为末，米饮下二钱匕。

生姜连皮切如粟大，细茶等分煎服，亦治痢疾。

久泻不止者，以生姜四两，黄连一两，锉如豆大，慢火同炒，令姜干脆深赤色，去姜取黄连为末，每一钱，空腹腊茶清下，甚效。

滞　下俗名痢疾

鲜荷叶烧研，每服二钱，陈皮甘草汤下。

黄连　白芍各一钱　吴茱萸五分　水煎服。

风菱壳煎浓汁饮。

干姜、黄连、当归、黄柏等分，皆炒为末，每服二钱，乌梅一个煎汤下。赤痢加黄柏，白痢加姜，后重肠痛加黄连，腹中痛加当归，名四神散。若治泄泻，则等分用亦佳。

便　血此为血脱于下，稍久即黄瘦，宜补涩

臭椿根白皮洗净，晒研细末，饭糊丸梧子大，每三钱，荷叶蒂煎汤下。

乌梅肉、红枣肉等分杵丸，梧子大，米饮下三钱，日二。又方：五倍子研末，艾汤下一钱。

痔　血此乃湿热蕴于大肠，血出不爽，或如箭射。亦有肛门热痛者，虽久延而人不憔悴，治当清化，与便血迥殊。世人不为分别，往往误治

归身二钱，地榆炭一钱，水煎服。

老丝瓜全烧存性，每服二钱，酒下。

新槐花炒研，酒服三钱，日三。

脱　肛

蝉蜕研末，菜油调敷。

磁石煅研极细，米饮下一钱，外以铁屑煎汤洗之。　贯众、朴硝、橘皮等分为粗末，每用五钱，煎汤淋洗后，以木贼烧存性，研糁。

肛门肿痛

木鳖子肉四五枚，研细泡汤洗，另用少许涂之。作痒者，杏仁杵烂傅。

凡便燥努挣肛痛异常者，以冰片、硼砂研末，雄猪胆汁调，圊后搽之。

大便不通

连须葱白三茎，淡豆豉七粒，共捣烂贴脐上，系定，良久自通。

草乌为极细末，以葱一茎切去根，将葱头蘸草乌末纳肛门内即通。此名霹雳箭，又名提盆散。

巴豆仁、干姜、韭子、良姜、硫黄、甘遂、槟榔等分研末，饭丸如鸡子黄大，早晨先以椒汤洗手，麻油涂手掌，男左女右，握药一丸，移时便通，欲止则开握去药，以冷水洗手，此名宣积丸。杭人以出便溺为解手，盖本于此。

二便不通

白矾末填满脐中，以新汲水滴之，觉冷透腹内即通。脐平者以厚纸作环围之。

甘遂末面糊，调傅脐中及丹田，以艾炷灸三壮，内饮甘草汤。

小便不通

白芦菔子炒香，白汤下数钱，外以纸拈搐鼻，取嚏立通。

犀角、玳瑁等分，磨水冲服。

葱白三斤细切，炒热分二包，互熨小腹，仍以手擦掌心及涌泉穴。

诸药不效者，以麝香少许，和患者顶心头垢作条，入溺茎，纸封马口，使气透进茎内，须臾即通。

癃　淋小溲不利而管痛也

细白砂三升，熬令极热，以酒三升淋取汁，服一合，治诸淋。冬瓜煮汤恣饮亦佳。

浮海石一大把研筛，以水三升，醋一

升，煮取二升，澄清服一升，三服愈，治石淋。

白茅根四斤，以水一斗五升，煮取五升，服一升，日三夜二，治热淋。

蒲黄、滑石等分末之，酒服方寸匕，日三，治血淋，苎根煎汤服亦良。

淡豆豉五钱，水一碗，煎一沸去渣，入盐一捻和服，治气淋。

海金沙、滑石各一两，甘草二钱半，为末，每服二钱，鹿角霜、麦冬、灯心煎汤下，治膏淋。此败精阻塞溺窍也。

溺 血管痛者为血淋，不痛者为溺血

牛膝一味煎膏，不时服之。炳按：杜牛膝更佳。

生绿豆浸湿，捣绞取汁，隔水微温，日服一碗。

人参、黄芪等分为细末，以白芦菔切片蜜炙，不时蘸末食之，名玉屑散。

遗溺

鹿角霜研末，温酒下三钱。

鸡膍胵炙研，糯米汤服二钱。

疝

七种疝气，痛不可忍，灸大敦穴，穴在足大拇指聚毛处，去甲一韭叶，灸七壮，属厥阴井也，须用厚蒜瓣衬，不可贴肉，贴肉则伤指甲。

睾丸肿痛名木肾，用荆芥穗一两，朴硝、芦菔各三两，葱七茎，煎汤淋洗。

偏坠初起用穿山甲、茴香二味为末，酒调服，干物压之，若患久者，用牡蛎灰、良姜末等分，唾津调涂肿大一边，须臾如火热而痛已。

小腹肿痛不得小溲者，名膀胱气。用五苓散加楝子、茴香、葱白，煎成，入盐少许热服。更有肺气不化，膀胱为热邪所滞，而小便不通，小腹与睾丸胀痛，一味沙参，大剂煎服，肺气化而小溲通，覆杯可愈，但溲不闭者勿用。

小腹引睾丸连腰脊而痛，名小肠气，用四制香附、盐水炒茴香等分为末，空心酒下三钱。寒疝引急，痛连小腹，及睾丸偏缩者，以胡椒十余粒，研细糁膏药上，烘热贴阴囊上，痛即已。若偏缩者，须贴偏小半边。盖缩即寒，而坠即热也。

热疝痛处如火，溲赤便艰，口干畏热，多露火象，热药禁施，用芙蓉叶、黄柏各三钱为末，以木鳖子仁一个，磨醋调涂囊上即效。

囊肿

葱白汁调飞面涂。

水调牡蛎粉涂。

杉木焙灰，熟鸡子黄炒油调搽。

囊肿痛

蛇床子研末，鸡子黄调涂。

囊胀痛

葱白汁调乳香末涂。

囊湿

石斛二钱，生姜一片，煎汤代茶。

蛇床子研末糁，并以代茶。

囊痒

川椒、杏仁研膏涂。

囊湿痒

海螵蛸、蒲黄研末糁。

先以葱椒煎汤洗，再以五倍子、腊茶研末，少加铅粉搽。

滑石一两，煅石膏五钱，白矾少许，共研糁。

阴　冷

冷气入腹，满闷杀人，以椒炒热，布裹包囊下，热气大通，日夜易之，以消为度。

阴毛生虱

槟榔煎汤频洗。

烧酒浸百部擦。

桃仁杵烂搽。

茎　湿　痒

肥皂烧存性，去火气研末，麻油调搽。

茎　肿

羊屎、黄柏煎汁洗。

儿茶、冰片研末各三分，甘草汤洗过搽。

茎　痿

羊肾煮粥食。

鹿角霜、茯苓等分为末，酒糊丸，梧子大，每三十丸，盐汤下。

遗　精

莲子心一两　辰砂一分　各研细和匀，每服一钱，白汤下，日二。

北五味烈日曝干研末，每一钱，酒或百沸汤调服，日二，名元及散。

白茯苓二两　缩砂仁一两　为末，入盐二钱，精羊肉批片糁药炙食，以酒下。

赤　白　浊

赤浊用菟丝子、麦冬等分为末，蜜丸梧子大，盐汤下七十丸。

又干红莲子连心衣六两　炙甘草一两　共研末，每一钱，灯心汤下。

白浊用干冬瓜子炒研末，每服五钱，米饮下。

又生白果仁二十枚，擂水饮，日一服，取效止。

强　中

甘草、黑大豆煎汤频饮。

破故纸、韭子等分为末，每服三钱，水煎服。

下　消

下焦火炽，精液受烁，悉随溺出而不觉也

怀庆直生地　直熟地俱用竹刀切　麦冬淡酒浸一日，盐汤浸二日　天冬各一斤，醇酒浸三日　西洋参刮去皮，八两，饭锅上蒸极熟　以甘泉水于沙锅，煎至味尽去渣，慢火熬成膏，和入薯蓣粉捣丸，梧子大，每晨淡盐汤服五七十丸，名固本丸。六味丸加知、柏，或丹溪大补阴丸亦可服。

四科简效方乙集

海宁王士雄孟英选

外科通治

痈疡初起焮赤肿痛为痈，阳证也

生大黄研末筛细，醋和涂之，燥即易，不过三次即消散，不复作脓。

花粉、赤豆等分研末，醋调围之。

木芙蓉花、叶、根皆可用，或采花浸盐卤内，藏以待用。杵烂干者研末，蜜调亦可。围之，中间留头，干则频易。初起者即消散，已成者即脓聚而溃，已溃者易敛生肌。或加赤豆末同围，其功更大。除阴毒贴骨疽之外，无不神效。

已成未成

牛皮胶一名黄明胶一片，水渍软，当头开孔贴之。未脓自消，已脓溃出。

已成不溃

取白鸡两翅下第一羽各一茎，烧灰研末，水调下。雀屎取坚硬者，酒涂之即破。

蚕茧已出蛾者，烧灰酒服，用一枚出一头，二枚出二头。

脓净不合

先以槐枝、葱白煎汤洗，后用瓦松阴干为末傅，或用经霜桑叶研傅，或秦艽研末糁。

浓煎枣汤洗之，再以鳖甲煅存性，研末糁。

丝瓜杵汁频涂。

痈生数处

牛粪烧灰研，鸡子清或醋调涂。

遍体火疮

初起似痱，渐如水泡，热似火烧，疮色紫赤，不治杀人。芸薹叶即油菜捣汁，调大黄、芒硝、生铁锈等分涂。

遍体浸淫

凡猝得毒气攻身，疮赤痒痛，上下周匝，烦闷欲死，此浸淫疮也。起于心下者最险，不早治杀人，以鸡冠血涂之，日四五次。

新羊粪绞汁涂。

胡燕窠中土研末，水和敷。

身面热疮

榆白皮研末，油和涂。

苦参末，粟米饮丸梧子大，每五十丸，空心米饮下。

身面疥疮

桦树皮烧灰　枳壳去穰，各四两　荆芥穗二两　炙甘草五钱　杏仁水煮过，去皮，三两

各研，和匀再研，每二钱，食远温酒下，疮甚

者日三服。

菖蒲煎汤洗，并研铺席卧。

遍身风癞

浓煮浮萍汤频浴，浴须半日，俾毒气外泄，再以苦参五两切片，好酒三斗，渍三十日，每饮一合，日三服，常服不绝自瘥。

洋　霉　疮

土茯苓一两，生苡仁、银花、防风、木瓜、木通、白鲜皮各五分，皂角子四分，气虚者加人参七分，血虚者加当归七分，水二大碗煎饮，日三。忌饮茶，及牛、羊、鸡、鹅、鱼肉、烧酒、法面、房事半月，即愈。病深者月余必愈。若误服轻粉，以致筋骨挛痛、瘫痪不能动履者，服此亦效。

鲜生地　生苡仁各五钱　银花三钱　花粉　连翘　白鲜皮　威灵仙　角刺　蝉蜕各二钱　白芷一钱　生甘草钱半　生白果仁　红枣肉各十四枚　以鲜土茯苓四两，水六碗煎减半，取水煎药。毒甚者，加大黄三钱；发在头者，加升麻五分；发在足者，加川牛膝三钱，日服一剂，以愈为度。此病万不可服升丹隐药以图速效，诚恐引毒入脏，后发莫救，惟此二方最稳最效，余详《愿体医话》。

结　　毒

红枣五斤，以杉木作柴煮之熟，去皮核，即取杉柴炭研细末，和枣肉杵匀，丸弹子大，每日任意食之，不可间断，虽疮毒满身，或服过轻粉及丹石隐药，以致穿顶穿鼻，腐烂不已，多年不愈者，服此大效，且极稳当，然愈后须再服一二月，以刈[①]根株。忌醋辣椒即食茱萸，一名辣茄。及一切发物。

多年恶疮

铅粉、朱砂等分为末，蜜和涂。

诸药不瘥者，马齿苋捣烂傅之。

翻花疮

柳枝叶三斤，水五升，煎汁二升，熬如饧，日三涂之。苍耳叶捣汁涂，日二。

痈疮胬肉

乌梅肉烧存性，研傅恶肉上，一夜可消大半，再上一日而平。

凡挤脓用力太过，以致胬肉突出如梅如栗，久不缩入，乃损伤气脉使然。若用降药，虽腐去其小者，复又突出大者，屡蚀屡突，经年不愈，宜以大熟地炒枯一两，大乌梅肉炒炭三钱，共研细，糁膏药上贴之，不过数日即收，再用粉霜收口。并治阴虚脱肛，用防风、升麻各一钱，煎汤调搽即收。

诸疮生蛆

绿矾研末，糁之即化为水。

生麻油渣贴之。

柏枝节烧沥，取油涂之，数次即愈，亦治牛马疥。

诸疮成管

大蒜梗烧灰搽即脱。

疮烂成孔

糯米甑上气汗水，以瓷盘承滴，频搽。

疮久成漏

金银花浸酒常饮。

疮痕不灭

燕蓐草烧灰，鹰屎白等分研，人乳和

---

① 刈(yi)：割。

涂。

鲜橄榄切断，蘸麝香少许，擦之无瘢。

漆　疮

嚼川椒涂口鼻则免患。

杉木、紫苏、苋菜、白矾、干荷叶、川椒，皆可煎汤洗。

疔以生黄豆与病人嚼之不腥者是疔

金银花或菊花连茎叶捣绞自然汁半碗，煎八分服之，以渣敷患处。或嚼生黄豆涂之，或取烟杆中烟油厚敷四围，留头不敷，少刻疔破出水而痊。

青石末同荔枝肉杵烂，以雌鸡屎调涂，其根自拔。水疔色黄，麻木不痛；暗疔疮凸色红，使人昏狂。并以三棱针疔疮忌铁，或金针、银针皆可用。刺患处四畔，后用银杏去壳浸油中，年久者杵烂罨之。此药甚简易，而功效甚大，须预浸以济世。兼治针刺入肉，诸药所不能出者，及劳苦远行人，瓷锋嵌入脚内皆效。

鱼脐疔四面赤，中央黑凹者是

腊猪头烧灰，鸡子清调敷，日数易。

葱白、蜂蜜杵，涂四围。

疽毒自脏发，外不焮肿，阴证也

独蒜杵烂，麻油和厚敷之。

初起未成者，先以艾灸为妙。其法用湿纸搨上，先干处是头，便用大独蒜切如钱厚，放毒顶上，以陈艾揉熟作炷灸之，三壮一易。蒜片不计壮数，以痛者灸至不痛，不痛者灸至极痛为率。此法一使疮不开大，二使内肉不坏，三使疮口易合，功难尽述。惟头项之毒不可灸，阳证痈疡不可灸耳。

已成未成

草乌、南星等分为末，少加肉桂和匀，生姜汁热酒调涂，未成者内消，已成者即溃，久溃者能去腐烂。

石　疽如石坚硬不作脓者

醋五升，以粗黄石如鹅卵者，猛火烧赤，焠之取出，再烧再焠，至醋减半，将焠过之石捣细末，即以此醋和厚涂患处，以消为度。

黄芪、人参各一两为末，入冰片一钱，生藕汁丸，绿豆大，每二十丸，温水下。

疔疽内陷

凡疔疽最虑毒不外达而反内攻，初起三日内，用真绿豆粉一两，乳香五钱，灯心同研，和匀，每一钱，浓煎生甘草汤调，时时呷之，使常在膈间，若兼呕逆，即毒气内攻之渐，尤宜亟服。设鼻生疮菌，饮食不进即危矣。四五日后，犹宜间服之。

移毒法

凡毒生要害不便出脓之处，此药能移之，或上或下，俾无后患。用白及一两六钱，紫花地丁八钱，五倍子二钱，好朱砂、明雄黄、轻粉各一钱，牙皂八分，乌鸡骨一钱，煅，共研末，以醋调敷毒之上截，即能移至下截，敷下则移上，极效。

雄黄、飞面、蚯蚓粪，共研细醋调，渐渐涂而逼之，自能移过要害处也。

隔皮取脓法

凡疽毒深远，脓难直取，或患人畏用刀针者，脓熟时用此法甚妙。驴蹄皮即脚底剔下者，妙[①]，荞麦面各一两，草乌刮去皮，四钱，共研匀，加食盐五钱，水调和成薄饼，瓦上炙微黄，再研细，醋调摊白纸上贴患处，脓即从毛孔而出，盖以草纸，渗湿即换，脓净纸燥，肿亦自消。如脓不从毛孔出，则涂药之旁，自然溃出一孔，神妙无比。

疽疮骨出

黄连、牡蛎等分研末，先以盐酒洗过，敷之。

密陀僧研末，桐油调匀摊贴。

白驳俗名癞花风，又名蛇皮癣

先以布擦透，后用醋磨石硫黄、附子涂之，或硫黄、白矾擦之。

先以皂角汤洗，再煎茵陈汤洗，后以醋调蛇蜕灰搽。若头面先起，渐长如癣，急用穿山甲片刮令燥痛，以炙热猪脂频擦即愈。

瘙　痒身面赤肿痒痛也

茵陈煎浓汁洗。

铁锈磨水涂。

荆芥穗、赤豆等分研，鸡子调涂。

丹　毒游风赤疹也

无名异研末，葱汁调涂。

芭蕉捣烂涂。

羚羊角烧灰，鸡子清和涂。

诸　癣

五倍子去虫，白矾烧过，等分研末，湿者糁之，干者油调。

生白果仁或姜黄频擦。

韭根炒存性研，猪油和涂。

牛皮顽癣

藜芦末，生油和涂。

烟胶、寒水石各三钱，白矾二钱，花椒钱半，共研末，猪油调涂。

赤白癜风

贝母、南星等分为末，生姜带汁擦之。

猪胰一具，酒浸一时，饭上蒸熟食，不过十具愈。

桑枝十斤，益母草三斤，水熬成膏，每卧时酒服一二两。

赤　癜

醋磨知母擦之，日三。

白　癜

白蒺藜六两，生研末，每服二钱，日二，半月白处见红点，一月绝根。

生胡麻研末，每用酒服一两，日三，至五斗瘥。忌生冷、鸡、猪、鱼、蒜等百日。

上部诸证

头　疮

先用醋少许和水，净洗去痂，再用温水洗裛[②]干，百草霜细研，入铅粉少许，生油调搽。

五倍子、白芷等分研末，青油调敷上，湿者糁之。

鸽屎研末，醋调搽最妙。用生芦菔杵烂，米醋泡透敷。

秃　疮

杀猪时取其肚，破去屎，乘热反罨头上，须臾虫出着肚，若不尽再作至无虫。以皂角汤热洗，次用藜芦末猪油调涂。如嫌

---

① 炒：鸿宝斋书局本作“妙”。

② 裛（yì意）：通“浥”，沾湿，濡也。

肚秽，则用羊肉切大厚片，如常炙香，乘热遍贴亦可取虫，虫尽以盐汤洗之，再用雄黄末和猪胆汁涂之。

肥　疮

铅粉煅　松香各三钱　飞矾二钱　黄丹一钱　共研，麻油二两熬膏涂。

鸡子黄熬油搽。

天　泡　疮

生百合捣涂。

莲蓬壳烧存性研，井泥调涂。

眉　疽

生绿豆、五倍子等分研末，醋调搽。

偷　针

南星、地黄各三钱，研成膏，贴两太阳。

耳后月蚀

蚯蚓屎煅研，猪油调搽。

玉　枕　疮

原蚕蛾炒、石韦，等分为末搽之。

鼻疮脓臭

苦参、枯矾各一两，生地汁三合，水二盏，煎至三合，少少滴之。

鼻蚀穿唇

银屑一两，水三升，铜器内煎至一升，日洗三四次。

唇　疮

旋覆花煅存性研，麻油调搽。

口　疮

五倍子八钱，密陀僧四钱，黄柏二钱，铜绿一钱，研末和匀糁。色赤者花粉研末糁；色白者黄柏、荜拨，等分研糁。

羊　须　疮

旧绵絮煅灰，麻油调搽。

对　口

枸橘三枚，瓦焙存性，黄酒冲服，尽量饮微醉，卧盖厚被，得汗即解。

白菊花、甘草各四两，水煎服。

天　柱　疮

生脊大椎上，大如钱出水，用驴蹄甲二片，煅，铅粉熬，二钱，麝香少许，为末，醋和涂，干则糁。

痄　腮

葱煎浓汤尽洗。

赤豆研末醋调敷。

颈项结核

野菊花捣烂，煎酒服，渣敷患处。

连翘、脂麻等分为末，时时频服。

生薯蓣一挺，蓖麻子二粒，各去皮，研匀摊贴。

瘰疬马刀

胡桃劈开去肉，入去钩全蝎一尾，合好扎紧，瓦上炙存性研，每日一枚，温酒调下，至愈即止。

瘰疬已溃

牛皮油鞋底烧灰，麻油调涂。

陈年破明角灯烧存性研，菜油和涂。

墙上白螺蛳壳研末敷。

瘿　气

昆布、海藻等分研，蜜丸龙眼大，时时含之咽汁。针砂入水缸浸之，饮食皆用此水，十日一换砂，半年自愈。

赘　疣

密陀僧、桑白皮等分研，新汲水调涂。

生南星大者一枚，研烂醋调，先以针刺，令气透贴之。

疣破出血，用陈京墨煅、百草霜等分罨之。

点　痣

石灰一两熬，桑柴灰淋汁熬成膏，刺破点。

血痣溃血，五灵脂炒研糁之。

中部诸证

肩　疽

吴萸盐淹过炒研，醋调涂。

腋　痈

池塘烂泥一杯，桐油三杯，和匀，以鹅翎时时扫涂，勿令干。

腋　疣

长柄葫芦烧存性，研末搽。

瘭　疽

肩臂累累如赤豆者，剥去疮痂，以酒和面敷。

臂　疔

红丝疔多生臂肘，先用针挑断红丝，随将多年粪坑上碎椽木，煅灰研细，饴糖和涂红丝，并疔四围，中留小头，疔即拔出，治迟无救。

烟杆中烟油离丝三分处敷之，丝即不走。

蛇　头

雄黄、蜈蚣、全蝎各一钱，共研，疮口开入药在内，以小帛抹油拴住，干则频以油润。

代　指俗名瘭爪

乌梅入醋，研浸患处。

生鸡子开一孔，将指浸之，浸三个愈。

忍冬藤、蒲公英煎浓汁浸，或以甘草浓汤渍。

发　背

大甘草一两，微炙捣碎，水一大升浸之，器上横一小刀子置露中经宿，平明以物搅令沫出，吹沫服之。兼治一切疮肿。

紫荆皮为末，酒调箍住，自然撮小不开，再用干柞木叶、干荷蒂、干萱草根、地榆、甘草节各四两，细锉，每服五钱，水二碗，早晚各一服，未成即散，已成亦渐干，乃救贫良剂。忌一切饮食毒物。

冬瓜一个，切去一头合患处，瓜烂切去一圈再合之，瓜未完而即愈，此仙方也。发背欲死者可治。

乳　痈

葱白杵敷，并绞汁服。

苎根捣敷之。

胁 疮

如牛眼状者，以盐少许入牛耳，取其垢敷之。

胁疽见脏

赤豆、苎根为末，水调涂。

胁腰丹毒

赤肿如霞者，榆白皮研末，鸡子清和涂。甚至遍身青紫者，羚羊角煅研，鸡子清和涂。

蛇 缠

雄黄末醋调敷。

糯米嚼烂和盐敷。

旧粪桶箍煅研，麻油调涂。

肠 痈

小腹肿痛，小便似淋，或大便艰涩下脓，脚不能伸者是

大枣连核煅存性，百药煎等分为末，每一钱，温酒下。

甜瓜子一合　当归炒，一两　蛇蜕一条 㕮咀，每服四钱，水盏半，煎一盏，食前服，取下恶物。

下部诸证

便 痈

凡便毒、霉疮皆发于外肾上横骨，乃督任二脉之病也

俗谓左鱼口右便毒，又统名曰骑马痈。雄黄、乳香各二钱，黄柏一钱，共研，新汲水调涂。

牛皮胶醋煮烊涂。

瓦松研末，鸡子清和涂。

囊 痈

银花六两　甘草一两　川楝子二枚，去核 水煎服，能饮者加酒更妙。

生地、当归各一两，以麻油二两，煎至药枯黑去渣，入白蜡溶化搅匀，冷即成膏，已溃者贴之即愈。兼治一切痈疽发背、汤火伤皆效。若加乳香、没药、龙骨、血竭、儿茶、轻粉，则生肌长肉，尤著其神。

囊 疮

川椒七粒，葱头七个，煎汤洗。

甘草汤洗过，腊茶为末掺，或油和涂。

茎 疮

炙甘草研末，频频涂之。

鳖甲煅研，鸡子清和敷。

下 疳

甘草三两，葱三茎，槐枝一把，黑豆一合，水煎豆熟为度，滤清汁乘热淋洗，冷则易。

牝猪粪，黄泥包煅存性为末，先以米泔水洗净，搽之立效。

泔水洗后，以儿茶研末敷。

悬 痈

生于肛前囊后，俗名偷粪老鼠

连节粉甘草四两，以东流水一碗，将甘草浸而炙，炙而浸，水完为度，研末，入皂角灰少许，分四服，白汤下，或酒煎服，频服自消。

瓦上晒白猫屎，研细酒下，并蜜和涂。

痔

槐根，或桃根，或芦菔，或冬瓜，皆可煎汤频洗。又每登圊后，取河水或井水冷沃良久，虽年久诸药不瘳者，频沃渐愈。

蜒蚰杵烂搽立效。

明矾五钱，蝎梢七条，皂矾煅赤，五厘　共入银罐内，文火煅末，入朱砂四分，冰片五厘，同研细，麻油调敷，十八日瘳。此枯痔

秘方也，然非外科所乐闻者。

痔　漏

痔漏脏毒成管者，用胡黄连姜汁炒　刺猬皮炙，各一两　为末，入麝香二分研匀，饭丸麻子大，每服一钱，名追管丸。服完后，再用胡黄连炒，取净末二两　穿山甲麻油炒黄，取净末　石决明煅，取净末　槐米微炒，取净末，各一两　共研匀，炼蜜丸麻子大，每早晚服一钱，清米汤下，至重者四十日愈，名消管丸。如疮口四边有硬肉突出者，方中加蚕茧二十枚，炒研和入。

若服追管、消管二丸，愈后不守禁忌，或食猪肝、番薯，犯酒色，而疮患复萌者，急用夏枯花十两，连翘壳、甘草节各五两，净银花四两，共研细末，另以净银花一斤熬浓汁，法丸绿豆大，每晨空腹淡盐汤送三钱。起漏一二年者服一料，三五年者服二料，病可断根不发，名完善丸。

坐　板　疮

生脂麻嚼敷。

滑石、生大黄、人中白、密陀僧共研糁。

臀　痈

葱白杵烂，蜜和敷。

芙蓉叶入盐、冰片各少许，杵烂围。

附　骨　疽

槲树皮烧存性研，米饮下三钱。

臁　疮

棉花子炒脆取末，填满疮内扎好，不可开看，自然痂愈。

马齿苋煎汁一锅去渣，入黄蜡五两，慢火熬膏涂之。

腿　肚　疮

先以贯众煎汤洗之，后用百药煎研末，唾和围之，人乳、桐油等分和扫。

毒热足肿

酒煮苦参汤，渍之痛即止。

足　跟　疮

盐浆水温洗，后以白术研细糁。

甲　疽

硼砂　乳香　黄丹各一钱　铅粉五分　橄榄核三枚，烧存性　共研，麻油调搽，先用盐汤洗净拭干，再上药。

黄柏、乌头尖等分研，洗净敷贴。

陈皮嚼烂贴之，干即易。

肉　刺

因穿窄履而生，足趾碍痛不能著履，以大枣肉杵贴，候烂剔去。

趾　溃

芒硝煎汤洗净，以乌梅核中仁为末，醋调成膏涂之。

猪脂调蚯蚓粪敷。

跌　打　伤

通　治

热童便先灌，再以麻油、醇酒各一碗，同煎数沸服之。卧于暖炕，厚盖衣被，一夜痛止肿消，并无伤痕，采桑椹封置瓶内，取涂患处立愈。亦治杖伤。

干冬瓜皮、牛皮胶各一两，锉，入锅内炒

存性研末，每五钱热酒下，能饮者酒宜多饮，厚盖取微汗痛即止，一宿而痊。

瓜儿　血竭一两　粉口儿茶二钱四分　净乳香　净没药　子红花各一钱五分　飞净上朱砂一钱二分　梅花冰片　麝香当门子各一分二厘　于端午日午时各研极细，再研匀藏瓷瓶内，蜡封口，陈久愈佳，每服七厘，童便温酒随下，名七厘散。不可多服，孕妇忌服，亦可外敷患处。

伤　筋

丝瓜开花时，侵晨日未晒过，不老不嫩肥厚之叶，采取阴干，研末收藏，糁。跌打伤筋虽断者可续，且消肿止疼。兼治金疮并恶疮疖，皆妙。

生蟹一只，捣绞汁，微熬涂之，筋自续。亦治金刃断筋。

伤　骨

南星　木鳖各四两　乳香　没药　官桂各一两　研末，生姜一斤，去皮捣汁，入醋少许，加白面共调为糊，摊纸上贴之，外以帛缠，杉木夹缚。

糯米一升　皂角切碎，半升　青钱百枚　同炒焦黑，去钱研末，酒调贴之。

人中白醋淬为末，每五分酒下，若自然铜之类，虽有接骨之功，而燥散之害烈于刀剑，用者慎之。

伤　脑

凡跌打伤而脑子偏者最难治，其人头晕呕吐，看其头左右偏大者，即脑偏也。急将人头扶正，挽起立直，用细带一条圈头，所余之带须约三四尺长，系在柱上，仍将人身扶直，以细棍敲带之中，一时即正，此蒙古治法，最妙。

脑骨破者，葱白和蜜杵匀厚封。

伤　眼

青紫肿痛者，用大黄为末，生姜汁调敷。

擦落耳鼻

以乱髪烧灰研，乘急将所落耳鼻蘸髪灰缀定，用软帛缚定。被人兽咬下者亦治。

穿断舌心

以鸡翎蘸醋刷患处血即止，随用硼砂、杏仁、蒲黄炭研末，蜜调含化。

肠　出

急以麻油润疮口，轻手纳入，再搐鼻取嚏，或冷水噀[①]其面，其肠自收，随以桑白皮线将腹皮缝合，外用生肌药敷贴。

囊　破

睾丸坠出者，宜缓缓托入，多取壁钱即蟢儿窠，厚贴伤处。

破　伤　风金疮伤同

鱼鳔煅存性研细，每一钱温酒下，外以自己小便频洗。

蝉蜕研细，葱汁和涂患处。

南星、防风等分为末，温酒服一钱，重者童便调灌二钱，虽已死但心口尚温者亦可活。外即以此药敷之。

闪挫腰疼

西瓜青皮阴干，研末收藏，每三钱盐酒调下。

莳萝研末，酒服二钱。

---

① 噀（xùn 迅）：喷。

闪拗手足

当归、荆芥、葱白煎汤洗。

生姜、葱白捣烂,和面炒热罨之。

杖　　伤

凡受伤后,忌卧草竹席及热炕

白蜡一两细切,滚酒泡服,预服之,受杖不疼。既杖,先以童便、醇酒各一碗和服。

杖后肿痛,凤仙叶杵烂贴,干则易。或取叶阴干,研末藏之,用时水和涂。

葱白杵烂炒热罨,冷即易。

杖后青肿,用湿棉纸铺伤处,将烧酒糟杵烂,厚铺纸上,或用豆腐切片贴。

杖疮未破,用干黄土、童溺,入鸡子清和涂,干即以热水洗去,复刷复洗数十次,以色紫转红为度,仍刷两胯,防血攻阴。

杖疮已破,用鸡子黄熬油搽。

杖疮出血,用猪油一升,石灰七升和煅,再以水和丸,煅凡三次,研敷。

夹伤用小虾蟆五个,生姜一两,芒硝三分,酒糟一碗,捣敷。飞面、栀子末水和涂,外护以纸。

绿豆粉炒令紫色,以热酒或热醋调涂。

金 刃 伤

通　　治

石膏煅研敷。

韭菜、石灰杵,和贴墙上,晒干研末收藏,糁上即愈。葱白、砂糖捣烂封之,或以鲜桑叶杵烂封,冬月取桑根白皮亦可。凡金疮血去过多,其人必渴,宜忍之,但宜干食,或啖肥脂,以止其渴,若恣饮汤粥,必致血溢,又忌饮冷水,恐血凝也。其热酒、热羹、盐醋、喜怒、劳动、房事,则人皆知禁也。

出血不止

白芍炒研,米饮或酒服二钱,渐加之,仍以末敷患处。

飞面和白沙糖罨之。

瘀血内漏

好雄黄半豆大纳之,再以童便调服五钱,血皆化水。丹皮为末服亦可。

瘀血在腹

葱白二十茎　麻子三升,杵碎　水煎服。

血出闷绝

蒲黄末五钱,热酒调灌。

发肿疼痛

蔷薇根煅研,白汤下一钱,日三。

桑柴细灰敷。

指　　断

急宜接上,以苏木末敷之,裹以蚕茧扎好,数日全愈。

肠　　出

小麦五升,水九升,煮四升,棉滤净,汁待极冷,含汁噀其背,则肠自入。噀时勿令病者知,及多人在旁言语。如未入,抬病者卧席,四角轻摇,则自入。若肠已断者,以桑白皮线或麻线,均用麻油润过,从里缝之,缝好,再用麻油润肠活滑,推入腹内,乃缝肚皮,不可缝外重皮。缝好以血竭末敷之。若伤破肚皮,肠与脂膏并出者,先服芎归汤,用手臂去脂膏,此是闲肉,放心去之。然后推肠入腹,用线缝之,缝好后,均以阔帛扎束,慎勿惊动,使疮口复迸,更须频服通润药，勿令大小便闭，最为吃紧。

茎　断

疮口流血不合，即以断茎煅研，酒调服下。蚕室者治亦同。

箭　伤

女人月经布烧灰敷。

若拔箭无血者最危，急宰一羊，取出热心割一口子，对伤口吸住，其血自流。

中药箭者，才伤皮肉，便觉闷脓沸烂，宜急服粪清，并以人粪涂之。或急饮麻油数碗。

藕、芦根、生地、黑豆皆可煮汁饮。

箭簇不出

丹皮、白敛等分研细，酒服三钱，日三。

瓜蒌根杵涂患处。

干苋菜同砂糖捣涂。

枪子入肉

南瓜瓤敷之。

针折入肉

刮象牙末，水和罨患处，或热小便渍之。竹木刺，以头垢罨之。

汤火伤

通　治

好烧酒冷淋之。

泡过茶叶，不拘粗细，用坛盛放朝北地上，砖盖好，愈陈愈妙，不论未溃已溃，搽之即愈。

遍体伤者

缸注酒浸之，并内饮麻油。

未起泡者

陈酱涂。

盐敷。

溺渍洗。

已起泡者

龙眼壳焙灰研，桐油和敷。

生芦菔或梨杵罨。

生大黄、地榆等分研，油调涂。

泡　破

西瓜皮入瓷瓶，埋土中化水收藏，涂上即愈。

猪油杵米粉，或杵飞面涂。

白蜜、鸡子清、生豆浆皆可涂。

烂　见　骨

百草霜二两，轻粉一两，研匀，麻油调搽。

铁锈磨水搽。

滚油泼伤

陈面糊或白蜜涂之。

麸皮炒黑研敷。

蟹壳煅灰，麻油调搽，并宜饮童便。

爆竹炸伤

鲜柏枝捣烂，麻油和敷。

火　药　伤

石炭即煤炭烧红研末，醋和涂。

生南瓜杵烂涂。

煤　炭　毒

房中置清水一盆则无患。

新汲水或芦菔汁灌之。

烟熏闷绝

芦菔汁灌，或温水调蜜灌。

灸　疮

血出不止，酒炒黄芩二钱为末，酒调下。

肿痛者，伏龙肝煮汁淋洗。

火毒入内，两股生疮者，薄荷汁涂之。

人物伤

人　咬

热溺洗去牙黄瘀血，再取溏鸡屎涂。生栗、生白果、柿饼，皆可嚼烂涂。

猪脊髓、葱白、鼠屎，共捣敷。

芦菔叶嚼敷。

马　咬

猪肉同饭自嚼敷。

薄荷汁搽。

皂角子烧灰，麻油和涂。

猪　咬

松香熬贴。

龟板烧研，麻油调搽。

犬　咬

紫苏叶嚼敷。

妇人溺淋洗。

白沙糖杵葱白涂。

猘犬即疯犬咬者，急于无风处冷水洗净，随服韭汁一碗，七日又服一碗，四十九日共服七碗，百日忌咸酸，一年忌鱼腥，终身忌狗肉、蚕蛹。伤处无血，用鸡屎搽；有血用砂糖、明矾末研匀搽。再猘犬咬者，顶心必有红发，务必拔去，渴煎陈麦秆，或绿豆汤代茶。

猫　咬

薄荷汁涂。

雄鼠屎烧灰，麻油调敷。

鼠　咬

猫头毛烧灰，油调敷。

麝香罨。

香椿树皮，捣汁一杯，黄酒和服。

虎　咬

酒恣饮，嚼栗涂。

砂糖恣服，并涂伤处。

真麻油灌，并洗患处。

虎熊狼爪伤

生铁煮水洗，再嚼小米涂，或干姜末敷。

蛇　咬

稻草或茭白烧灰，菜油调涂。

妇人尿或暖酒淋洗，随用扁豆叶，或金丝荷叶，或大蒜杵烂涂。

紫苏叶捣汁饮，外以人粪涂之。

蛇缠不解

热汤淋之即脱，缠足者，令人就蛇尿之即解。

蛇入人窍

刀割蛇尾，纳川椒数粒，裹定即出。

蛇骨刺人

铁精粉一豆许，吹入疮内。

辟蛇法

畏蛇者，麝香、雄黄、干姜等分捣匀，绛囊盛佩，男左女右。

阶庭种凤仙花。

房中烧雄黄，或龙眼壳核。

壁虎咬

青苔涂。

矾末敷。

蝎螫

麻油涂。

白砂糖按揉。

芋头、荷梗皆可擦。

蜈蚣咬

菖蒲、桑皮、独蒜皆可擦。

雄鸡冠血、蚯蚓粪、头垢皆可搽。

竹沥、薄荷汁、桑叶汁皆可涂。

蜘蛛咬

雄黄研擦。

油和盐糁。

身上生丝者，饮羊乳或牛乳。

壁镜咬

醋磨雄黄或大黄涂。

蚕咬

苎根煎汁饮，外以麝香蜜和涂。

蜂螫

热尿淋洗，菜油搽之。

嚼青蒿或头垢封之。

芋梗擦之。

蚁螫

梳垢封。

蛓螫毒一名杨辣，一名瓦辣

菜油涂，忌用热汤洗。

蚯蚓呵

浓煎盐汤频洗。

诸虫咬

生脂麻嚼敷。

南星末醋和涂。

生榧子频食。

四科简效方丙集

海宁王士雄孟英选

女科通治

室女虚劳尼姑、寡妇同

其证心热烦闷，如嘈如饥，倦怠恹恹，起于郁火，渐至咳嗽发热吐红，与寻常男妇虚劳有别。

嫁不失时，是为大乐。若溺爱久留，或择婿过备，或不知体贴，或送入空门，饮恨以终，情殊可惨。为父母者，宜鉴斯言，否则草木根荄不能怡其心志也。聊筹补救，谨采二方。

青松针　侧柏叶　藕吐血者用节，各一斤　天冬　生地　葳蕤各八两　女贞子　旱莲草各四两　用甘泉水煎至味尽去滓，慢火熬膏，瓷瓶收置，泥地上窨去火气，每晨白汤化服。咳嗽者加枇杷叶八两，不寐者加莲子心二两，食少便溏加生薏苡一斤，寝汗者加鲜竹叶一斤，汛愆者加丹参四两，名清芬耐岁膏。

西洋参刮去皮，蒸透　白术泔浸，刮皮蒸透　茯神　甘草　生地　丹参　枣仁炒　远志肉　北五味　麦冬　元参　柏子仁　黄连　香附童便制　川贝母　桔梗　朱砂　龙眼肉　凡十八味，分两量人酌用，照前熬膏服。经云：女子以心脾为立命之根。凡心脾气郁，郁则从火，久久不解，渐耗五阴，惟此方有通有补，以甘草、洋参养心气，龙眼补心血，麦冬益心津，生地、元参、丹参益心神，茯神、柏子、远志安心神，五味、枣仁收心液，黄连泻心阳，桔梗开心郁，朱砂镇心怯，白术健脾阳，香附畅脾阴，川贝舒脾郁。特重其数，以对待心脾二脏，故名曰心脾双补膏。

肝郁脘痛妇女本坤阴吝啬之性，而又受制于人，凡事不能自主，气郁不舒，多成此证

香附倍用　黄连减半　择净料制为极细末，水糊丸梧子大，陈皮汤下一二钱。火盛者姜汁炒栀子煎汤下。

粉滓亦名粉刺，因粉中有铅，铅性燥而有毒故也

平时敷粉，须单用中指研调，切记勿用食指，则永不生滓。画家用此法，则粉面人物，久藏不黯。

桃花、冬瓜仁等分研，蜜和，夜涂旦洗。

滑石　轻粉　杏仁去皮　等分为末，蒸过，入冰片、麝香少许，以鸡子清调匀，靧[①]面毕敷之，久用面色如玉。

鬓　脱

川椒四两，浸酒，密室内日日搽之自生。

---

① 靧（huì 海）：洗脸。

煅石膏研末，糖调搽之，治吃髮癣。

木樨花同麻油蒸熟，润髮则香，余与男子同治者，详见内科上部。

缠　足

女子缠足，究不知始自何人，或云起于妲己者，乃村瞽之谈也。或云肇于汉唐，而元人伊世珍辑《嫏环记》引《修竹阁女训》谓范睢言裹足不入秦用女喻也。然则战国时，已有此事矣。意彼时不过略为裹束，不似男子之任其放大耳。故汉唐诸诗咏美人者，并无弓履之词。迨李后主宫人窅娘，始作新月之形，娇揉造作，卒致亡国，此袁简斋所以罪其作俑也。仁和沈文浦亦云：后人习之，沿为锢疾，母毒其女以为慈，姑虐其媳以为爱，遂成亿万世亿万人无穷之孽。或曰不然，古人为此，非饰美丽也，为拘游走也。按《修竹阁女训》亦引桑中之行，临邛之奔为言。呜乎！岂理也哉！未嫁则父母拘之，既嫁则丈夫拘之，谨其闺门，严其出入，养其羞恶，课其女红[1]，于以拘游走也，何难之有？而顾为此戕贼形躯之事，忍莫甚矣！拙莫甚矣！况古来贞静者，岂尽由步之纤？淫奔者，岂尽由履之大？奈之何如就三木，如受刖[2]刑，遂令髫龄弱质，罹鞠凶于早岁，遭荼毒以终身，每见负痛饮疼，因此而瘠病者有之，由是而夭亡者有之，幽闺暗狱，魄滞魂冤，哀乎哉！想我国家平成以来，风同道一，男子剃头辫髪，则晨夕免梳网之烦，暑月受清凉之福，德莫大焉，何独女子而不普沾其泽乎？傥亦遵路遵道，顺天地之自然，极官骸之得所，岂不休欤？愚谓相习成风，陋俗难革，录方于下，庶易效莲钩[3]之式，聊纾玉趾之疼云尔。

桑根白皮四钱，杏仁一钱，水五碗，新瓶煎至三碗，入朴硝五钱，乳香一钱，封口煎烊，置足于上，先熏后洗，三日一作，十余次后软若束棉，毫无痛苦。束时以罗细生白矾，少加白洋糖糁之，束成后濯足宜频，每于汤中入盐卤一杯，终身用之，可免一切足疾，不生皵皱，以卤能去风火湿热垢浊，而有润皮肤、舒筋骨之功。男子濯足亦宜用之。此闺阁中秘方也。

缠足生疮，先以甘草汤洗，随用荆芥烧灰，葱白汁和敷。

鸡眼肉刺，用枯矾、黄丹、朴硝等分研搽，次日濯之，二三次即愈。又法：先以滷汤浸濯，刮去一层，用木耳浸软贴之，消烂不疼。

甲疽于趾甲内生疮，恶肉突出不愈，以蜈蚣一条，焙研敷上，外用南星末醋调，涂其四围。又法：用皂矾日晒夜露，每一两煎汤浸洗，再以矾末一两，雄黄二钱，硫黄、乳香、没药各一钱，共研匀搽。

香莲散：白芷、黄柏、防风、细辛、乌药、甘松等分研末，衬于鞋屉中，数日一濯足，濯后换药，莲瓣生香。

带　浊

女人之带浊，即男子之遗浊也。天癸未至之年，亦有此病，故列于调经之前

陈冬瓜仁或白扁豆炒研末，每空心米饮服五钱。

葵花阴干为末，每空心温酒服二钱。白带用白葵，赤带用红葵。

虚寒白带白淫，用糯米、花椒等分研，醋糊丸，梧子大，每三四十丸，醋汤下。

调　经

经候不准，或先或后，用丹参晒研，每

---

[1] 课其女红：课，考试也。女红，谓女子针线之工作也。课其女红，即考核其女工情况。

[2] 刖（yuè月）：断足也。

[3] 莲钩：谓昔时妇人之小足也。

二钱温酒下。

经行腹痛，用香附炒，四两 橘红二两 茯苓 甘草炙，各一两 为末，每二钱沸汤下。

经事不行，用丝瓜络煅研，每三钱，酒下。久闭者，用蚕砂四两，砂锅炒半黄色，入醇酒一壶煮沸，澄去砂，每温服一盏。

经事逆行，口鼻出血，先以童便，或磨陈京墨汁止之，次用归尾、红花各三钱，水煎服。又方鱼鳔炒，新绵煅，等分研末，每二钱米饮调下。

经行黄色，用老茄子阴干，研末酒下。

崩　淋

崩，血大至也；淋，血出淋漓不断也。此淋字与男子血淋不同，男子血淋由溺窍出，此淋由冲脉出。若女人溺血，不可谓之淋，治法亦与男子溺血同

荆芥穗于麻油灯上烧焦研末，每二钱童便下，或用甜杏仁之皮但用皮，不用仁，煅存性研，每三钱温酒下。

香附去毛，炒焦研末，温酒下二钱。极重者三钱，米饮下亦可。

黄芩末三钱，以铁秤锤烧红淬酒中，取酒调服，血热妄行者宜此。

胎前诸证

保　胎

红莲子 青苎麻洗去胶 白糯米各三钱 水一钟煎减半，每日侵晨服，自怀妊两月服起，至六个月，无坠胎之虞，名安胎饮子。

头二蚕茧，黄阴阳瓦煅微焦，不可过性。研细，每三钱龙眼汤下，每月饮一服，保无坠胎之虞。

胎　动

淡竹沥服一杯。

胎　热

纹银五两，葱白三寸，水煎去滓，入阿胶五钱烊服。

腰　痛

当归、川芎各三钱，切如米，银器中煎三四沸，入青竹茹一钱，再煎三四沸去滓，入阿胶钱半，俟烊服。

胎　漏

生地黄煎服。

溺　血

豆酱熬干 生地 等分研，每一钱米[①]饮下。

夫指甲煅研酒下。

吐　衄

马勃研细末，米饮下一钱。

恶　阻呕吐也

香附二两，藿香叶、甘草各二钱，为末，每二钱淡盐汤下。

又方：竹茹三钱，陈皮一钱，煎服。

心　痛

盐烧赤酒服一钱。

子　烦

黄连末酒服二钱。

子　嗽

川贝母去心，麸皮同炒黄，去麸研，砂糖

① 米：鸿宝斋书局本作“水”。

丸弹子大,含咽。

子　肿

冬瓜汤恣饮,或用冬瓜皮煎汤服。

子　悬

香附炒研,紫苏汤下一二钱。

子　痫

缩砂仁带壳炒黑研,米饮下二钱。

子　淋小溲淋闭也

地肤子或冬葵子煎汤饮。

热病护胎

伏龙肝研,水调涂脐方寸,干再上。

毒药伤胎

生白扁豆去皮研,米饮下三钱,或煎浓汁饮。

胎上冲心

葱白十四茎,煎浓饮之,生胎即安,死胎即下。

蒲桃一两煎汁服,或用其根叶亦可。

胎堕腹痛此非正产,故列胎前

血出不止,羚羊角烧灰,豆淋酒调服三钱。

丹参五钱煎服。

半产善后

屡屡半产者,产后即用桂枝、丹皮、赤芍、桃仁、茯苓等分,生研,醋曲糊丸梧子大,每二十丸,紫花益母草三钱煎汤下,名荡瘀丸。服至七朝,再用生地切碎,同姜炒,去姜　丹参去头尾,酒洗,炒,各四两　全当归醋炒　阿胶蒲黄炒,各三两　四制香附　赤芍酒炒,各二两　川芎童便炒　陈艾绒鸡子二枚同煮,水干炒黑,各一两　共研末,酒面糊丸梧子大,每服二十丸,名玉环丸。八朝起服至十四朝,嗣后有孕,宜服安胎饮子。

临产诸证暑月房中宜置清水一二盆,严寒宜置火盆

调气易生

香附制,四两　缩砂仁炒,三两　甘草炙,一两　为末,每二钱米饮下,气滞者临月服之,名福胎饮。

滑胎易产

车前子或冬葵子为末,酒服二钱。

白蜜一两,麻油五钱,煎数十沸温服。

难产不下

云母粉五钱,温酒服,入口即产,不顺者即顺。

鱼鳔五钱,煅存性研,酒下。

当归一两五钱,川芎五钱,为末,以黑豆炒焦,入流水、童便各一盏煎减半调服。

产时不顺

手足先出者,急令产母仰卧,略以盐半分,涂儿手心,足出者涂足心,仍抹油轻轻送入,推上扶正,待儿身转,头出自下。

娩时肠出俗名盘肠生

半夏末搐鼻中,肠自上。

麻油润大[1]纸拈,点火吹灭,以烟熏

① 大:鸿宝斋书局本作"火"。

鼻,亦上。

浓煎黄芪汤浸其肠,亦自上。

息胞俗曰胞衣不下

小麦、赤豆煮浓汁饮,兼治横生逆产。

草纸烧烟熏产母鼻。

荷叶炒香为末,沸汤或童便下二钱,亦可煎服。兼治产后瘀血上冲,心痛欲死。

死胎不下

牛屎热涂产母腹上脐下,立出。

以艾炷如谷大,灸右足小指立下。

生半夏、白敛等分为末,水丸梧子大,榆白皮煎汤下五十丸。

产后诸证

止　晕

半夏末丸如豆大,纳鼻中。

热童溺灌之。

铁器烧赤,淬醋熏之,凡产妇房中必须备醋也。

行　瘀

生藕捣汁炖温服。

益母草煎汤,和热童溺服。

痛甚者,山楂两许煎服。

鼻　衄

荆芥穗焙研,热童便调下二钱,并治产后迷闷。

痉角弓反张,俗名产后惊风

荆芥穗焙研,每服二钱,以黑豆炒焦,乘热入醇酒中,取酒调下。口噤者,撬开齿灌之,甚则灌其鼻中。

烦闷寒热

羚羊角烧研,酒服二钱。

不　语

生白矾末一钱,熟水下。

搐　搦

不可作中风治,以鱼鳔蛤粉拌炒焦,去粉,研末,每三钱,蝉蜕煎汤下。

产门不闭

石灰炒热,焠汤熏之。

产门受风

红肿作痛,以羌活、防风、陈艾各一两,煎汤熏洗,次用葱白杵烂,入乳香末烘热贴患处,勿洗去。若非夏月不洗而贴亦可,恐洗时复受风也。

产门受伤

亦作肿而疼,此由儿大,或收生不妥,或天时暑热亦有此患。然此则产下即患,不比受风者数日后始觉也。取蚌肉湿草纸包煨,研末糁之。

轻者桃仁煅研敷。

阴　脱

硫黄、海螵蛸各各五钱,五倍子二钱五分,研敷。

脬　坠

黄连、狗脊、五倍子、泽兰、枯矾各一钱,为末,煎汤,先熏后洗,乘热轻轻托进。

子宫坠

先用淡竹根煎汤洗净,次以五倍子、白

矾为末糁之。

带　下

羊肉二斤，淡豆豉、大蒜各三两，水一斗，煮减半，去渣，入酥一升，更熬至二升，频服。

遗　溺

猪脬、猪肚各一具，洗净，糯米五合，入脬内，更以脬入肚内，加盐酱煮食。

血多不止

乌鸡子三枚，醋半盏，酒二盏，和搅，煮取汁一盏，分四服。

百草霜三钱，研酒下。

崩　中

莲蓬壳五个，香附二两，各煅存性研，每服二钱，米饮下，日二。

烦　渴

炼白蜜，白汤调服即止。

虚　羸

羊脂二斤，生地汁一斗，姜汁五升，白蜜三升，煎如饴，温酒服一杯，日三。

乳　病

无　乳

黄芪五钱，七星猪蹄一只，煮烂食。

赤沙糖煮豆腐，以醇酒下之。

羊肉二斤，黄芪八两，干地黄、归身、川断各四两，牛膝二两，同煮烂绞浓汁，入白蜜四两，再熬如饴，每温酒服一匙，日三。

乳　塞

丝瓜连子煅存性研，酒服三钱，被覆取汗即通。

莴苣子、糯米各一合，研细，水一碗，入甘草末三分搅匀煎，频频细口呷服。

妒　乳乳塞不通而皮痈也

蒲公英煎浓汁服，并捣敷患处。

黄柏研细，鸡子清和厚涂之。

雄鼠屎二十一粒，豆腐皮包，酒吞下，日三。

吹乳成痈

猪板油一斤，冷水浸贴，热即易。

鲜蟹一只，捣烂，醇酒烫热冲服。

橘红面炒令黄，研末二钱，加麝香二厘酒下。

乳　疖

梳垢丸如梧子五枚，豆腐皮包，温酒下。

乳　毒

龟板烧研酒服，四服。

乳　疮

脂麻炒焦研末，灯盏油调涂。

乳　结

百药煎研末，每三钱，酒一盏，煎数沸服。

乳　岩

青皮四钱，水或酒一盏半，煎一盏，徐徐服之，日一服。

乳　裂

丁香末敷。

胭脂、蛤粉等分研敷。

回　乳

大麦芽炒为末,每五钱白汤下。

癥　瘕

内　治

五灵脂一斤,香附去净毛,一斤,水浸一日,牵牛黑白各取头末,二两,以一半于末研之,先微火炒熟,一半生用,共研细末和匀,醋糊丸,芦菔子大,每七八分或一钱,临卧姜汤下,次早再服,其病即愈。兼治痰积食积,气滞成瘕,蛊膈肿胀,实痢初起,诸般痞聚,有形攻痛之证,名五香丸。孕妇忌服,小儿减半,虚人慎用。

香附槌碎,童便浸,四两　青皮切,四两,用硝石五钱化水浸　丹参切,二两,姜汁浸　郁金敲碎,二两,以生矾五钱化水浸　共研末,醋糊丸麻子大,晒[①]干洒上阿胶水,摇令光泽,再将人参、当归、川芎各一两,白术、茯苓、半夏各二两,陈皮、炙甘草各五钱,研末,用米饮泛在丸上作外廓,晒干,每三钱开水下。此治虚弱人患癥痞痃癖,不堪攻下者,用此缓消之法,不伤正气,乃女科之要方也。盖妇人多患此证,粗工妄用峻剂,每致伤人,庸流偏于养正,病不能除,往往为终身之患,而不能受孕,再录外治诸方如下,以便采用。

外　治

蛇床子四钱,母丁香、肉桂、杏仁、白及、吴萸、菟丝子、北细辛、薏苡仁、砂仁、牡蛎、川椒各三钱,麝香少许,研末,生蜜丸樱桃大,每一丸纳入玉门中,名金凤衔珠。兼治行经腹痛,虚寒带下,经迟色淡,玉门宽湿,并男子阳事不举,遗浊精寒诸证。

川椒、皂角各一两,细辛一两五钱,为末,以三角囊大如指者,长二寸,贮之,纳阴中,欲便则出之,便已复纳之,癥化恶血而下,以温汤洗之,三日弗近男子。

青盐、皂角炙,各五钱,细辛一两,治法如前,癥化如菜汁而下,养亦如前。

大黄、当归各五钱,皂角、山茱萸各一两,细辛、青盐各二钱半,研末,猪脂丸指大,每一丸棉裹纳阴中,正坐良久,瘕即化。

辣蓼须极大者一株,连根带子锉碎　京三棱　石三棱　草三棱各一两,并锉　乱髮二斤　鳖甲大者十二具,敲碎　蓝青十二株,连根带叶杵烂,无则以靛青脚晒干代　共晒干水气,以麻油十斤浸之,春秋二十日,夏十日,冬一月,熬至药枯为度,凡油一斤,配飞净血丹四两,多少看天时增减,桃柳枝不住手搅至滴水成珠,倾入冷水内,拔去火气,捻作大团,堆三尺土下百日,后可摊贴,以消诸痞。

陈酱茄煅存性,入麝香、轻粉少许,研匀,猪油调贴。

隐　疾

阴　冷

干姜、牡蛎各一两,为末,火酒调稠,搽两手上揉两乳,男子则揉外肾。

白矾一钱,黄丹八分,胡椒二分,焰硝一分,共研细,醋调涂,右手合隐处,男子阴冷则涂,左手合之。

川椒、吴萸为末,炼蜜丸弹子大,棉裹纳阴中,日再易之。

阴　脱

蛇床子五两,乌梅十四枚,煎汤,日洗五六次。

---

① 晒:原作“洒”,据光绪十一年本改。

阴　肿

甘菊叶杵烂，煎汤熏洗。

阴　痛

青布裹炒盐熨之。

枯矾、甘草等分为末，棉裹纳阴中。

阴　肿　痛

生地、当归、川芎、白芍、乳香等分，捣成饼，纳阴中。

阴　痒

蛇床子一两，白矾二钱，煎汤频洗。

桃仁泥或雄黄末，棉裹纳阴中。

阴　疮

桃叶杵烂，棉裹纳阴中。

阴　蚀

肥猪肉煮汁频洗。

阴　䘌

甘草、干漆各三钱，黄芩、生地、当归、川芎各二钱，炙鳖甲五钱，煎汤频洗。

桃仁一钱，雄黄、苦参、青葙子、黄连各二钱半，研末，生艾汁丸如小指大，纳阴中。

下　疳

先用荆芥、蛇床子煎汤洗拭，次以黄丹、枯矾、萹蓄、藁本各一两，硫黄、荆芥、蛇床子各五钱，蛇蜕一条，煅，共为末，麻油调搽。

阴　痔俗名茄子疾

枳壳煎汤熏洗，并研枳壳末，棉裹纳阴中。

阴　癞

随证之左右，取穿山甲之左右边者，炒为末，酒下二钱。

阴　挺

藜芦为末，猪油调涂，日易，兼消一切胬肉，如菌突出。

冰片五钱，铁粉一钱，水调涂。

茄根烧存性研，油调涂纸上，卷筒插阴中，日易。

阴　伤

交接违礼，及他物所伤，血出不止者，青布烧灰，或五倍子末，或髪灰，或釜底墨，皆可糁之。

四科简效方丁集

海宁王士雄孟英选

幼科通治

初　生

欲断脐带，必以艾绒为燃，麻油浸湿，熏洗脐带至焦方断。束脐用厚绵软帛束紧，勿令沾湿，可免脐风。冬寒浴不宜早。浴儿汤中用猪胆汁一枚，永不患疮。

无　皮

粳米粉周身扑之，若夏月但于泥地上卧之。

囟　肿

黄柏末，水调贴两足心。

无　窍

谷道无窍，儿啼不止者，窍在膜里也，以金刀银刀亦可。割开外膜即愈。女子有前阴无窍者治同。更有鼓女，前阴膜鞔[①]如鼓，虽有小孔通溺，碍于人道，又名实女，古人列为五种不男之一。幼时宜用铅作铤，日日纴之，久久自开，无异常人。

便　闭

大小便不通，用麻油一两，入芒硝少许，煎滚冷定，徐徐滴入口中，咽下即通。

以温水漱口，吸咂[②] 小儿前后心，并两手足心，得红赤色即通。

开　口

落地周时足一日也，方可开口，先以大黄、黄连、甘草各五分，煎汁，滴入口中数匙，次以猪乳炖饮之，月内常饮猪乳最良。如口内上腭牙根，看有白泡子，即以银针挑破，再用京墨搽之，迟则不救。三朝用浓米饮哺数口，以助谷神。

鹅　白[③]

白矾、朱砂各二钱半，马牙硝五钱，研极细，先拭净儿口，以水调涂之。

脐　风

全蝎二十一个，去头尾，酒涂炙，麝香少许，各研细和匀，每二分半，麦冬汤调服。

脐　疮

黄柏或龙骨末敷。

胭脂、海螵蛸研末，油调搽。

---

① 鞔(mán 蛮)：用皮蒙鼓。引申为绷紧貌。

② 咂(zā 匝)：吮吸。

③ 白：鸿宝斋书局本作“口”。

脐疮变痫

黄连二钱半 铅粉 龙骨煅,各一钱 各研细和匀,频以少许敷脐中。

脐突囊肿

大黄、牡蛎各五钱,朴硝二钱,研末,每一二钱,以田螺一枚,洗净浸一宿,取水调涂。

脐风撮口

生地、生姜、葱白、芦菔子、田螺肉共捣烂,涂脐四围一指厚,抱住,泄矢[①]气而愈。

若噤口者,用蜈蚣一条,酒炙,蝎梢四条,僵蚕七条,瞿麦五分,为末,每少许吹鼻中取嚏,啼哭者可治,即以薄荷汤二分半。

脐 烂

哆啰呢、羽毛缎、哔吱、绒洗、绒毼[②]子,皆可烧灰研末,厚糁包好,勿使见风,如湿再糁。用大红色者尤良。

杏仁去皮研敷。

游 风

生麻油涂。

生绿豆五钱,大黄二钱,为末,蜜调涂。

丹从脐起,醋调槟榔末敷。

胎 毒

初生时以韭汁少许灌之,即吐出恶血恶水,永无诸疾。

淡豆豉煎浓汁,与三五口,其毒自下,又能消乳食。已发疮者,用麻油三两,煎鲜嫩槐枝六两,熬枯去渣,以铅粉一两,石膏煨,三钱,轻粉一钱,研匀,入油内蒸熟调搽,或用轻粉研细,桐油和涂。

胎 热

黑豆二钱,甘草一钱,灯心七寸,鲜竹叶一片,水煎服。

眼瞎者,蚯蚓泥杵烂涂囟门,干则易。

胎 寒

昼夜啼哭不止成痫,当归末一小豆大,乳汁灌之,日夜三四度。

白矾煅半日研末,枣肉丸黍米大,每乳下一丸,愈乃止。

乳 癖

乳停不化,膈下硬如有物,用白芥子研末,水调摊膏贴之。

饮乳过多,胀闷欲睡,用麦芽煎浓汁服。

吐 逆

黄丹研末,红枣肉丸芡实大,每以一丸,银针签于麻油灯上烧过,研细,乳汁调下。

半夏三钱,糯米一钱,生姜一片,红枣三枚,煎服。

吐 泻

口渴者,芹菜切细,煮浓汁饮。

不渴者,橘红、丁香等分研,炼蜜丸黄豆大,米饮化服一丸。

痫

紧小干蝎四十九枚,每一蝎以四叶薄荷包合,棉线系之,火炙焦去线研末,每服三豆许,金银汤下。三岁者用六豆许,以此递

① 矢:原作“尸”,据文义改。

② 毼(hé 曷):毛布。

加。若以朱砂、麝香少许调服更良。亦治胎惊。

痰火闭俗名急惊风

若搐搦身仰之时，不可用力紧抱，但以手扶，听其自抽自止，庶不伤筋络而成废人。先用通关散吹鼻取嚏，次以竹沥，或梨汁，或石菖蒲汁，皆可灌之，火降痰消则病自已。或取猫尾血数匙，开水冲服。

天竺黄、石菖蒲等分研末，甘草、木通汤下一二钱。

芭蕉、薄荷各捣汁煎，匀涂头顶，留囟门，涂四肢，留手足心勿涂。

木侮土俗名慢惊风

此由吐泻之后，脾胃虚弱，肝木乘之，故神气恹恹不振，手足微搐无力，粪色青白，面色痿黄，宜用参苓白术散，或异功散加藿香、煨姜，甚者加木香、肉桂。若手足冷，唇白息微，元气欲脱也，急用附子理中汤尚可挽回，然变之速者，用药稍缓，即不济事，未可概云其慢也。庄氏《福幼编》所论正是此证。惟此等证必用此法，世俗执一方而谓可治急慢惊风，不可信也。

惊　吓

猝遇大惊大吓，小儿气血未足，神魂震怖，举动失常，此真惊也，宜服镇心化痰之药。陈胆星九分，辰砂水飞，一分，同研，以竹沥半杯，生姜汁一小匙调匀。另用麦冬一钱，橘红八分，薄荷脑一分，煎汤冲入和服。

密陀僧研细末，茶清调服一钱。

鹅腹毳[①]毛，为衣被絮柔暖，宜于小儿，可辟惊痫。

囟　陷

乌头、附子并生用，去皮脐，各二钱，雄黄八分，为末，葱白汁和贴陷处。

解　颅

天南星炮去皮，为末，醋调绯帛上，贴颅门，炙手频熨之。

发　迟

陈香薷煎浓膏，和猪脂频涂。

语　迟

赤豆研末，酒调涂舌下。

行　迟

五加皮五钱，牛膝、木瓜各二钱，生研为末，每五分，米饮入酒二三滴，调服。

食　积

五谷虫研末，入甘草末少许，米糊丸梧子大，每十丸，米饮下或调服。

疳

疳者，干也，小儿忌食香燥干硬诸物。疳字从甘，弗食甘酸果品诸杂物，自不成疳。惟柿树不生虫，故小儿初进谷食，宜以干柿饭上蒸熟嚼饭喂之，则无疳虫胀泻诸疾。

立秋后取大蟾蜍去手足、皮、肠，麻油涂之，阴阳瓦炙熟，食五六枚，并杀虫积。

绿矾煅赤，醋淬三次研末，枣肉丸绿豆大每十丸，白汤下，日三。

疳　疮

身面烂成孔臼者，蒸糯米取滴下气汗水扫之。

---

① 毳（cuì 脆）：鸟腹毛。

嚼脂麻敷。

铅粉研末，猪油调搽。

牙　疳

五倍子一个，不破者于顶上开一孔，去其穰，以芦荟研细填满，更入生蟾酥少许，以厚纸面糊封好，文武火煅存性，放泥地去火气，以雄黄、麝香各少许，共研细末，每用少许糁之。咽津无妨。

芦荟、青黛、黄柏、雄黄等分为末，加麝香少许糁贴。

铜绿、杏仁、滑石等分为末，擦之。

疳　眼

海螵蛸、牡蛎等分为末，每三钱同猪肝一两，泔水煮食。

虫　积

每月上旬，日食生榧肉最妙，杀虫而不伤元气也，蚕蛹炒食亦良。

溺　床

龟溺滴脐中。

痘疹诸证

免　痘

白鸽卵一对，入竹筒内封，置粪缸中半月，取出以卵白和辰砂二钱，丸绿豆大，每三十丸，三豆汤下。鸡子十五枚，于冬至日屋内掘坑埋之，立春日取起，每日绿豆汤煮食一枚，依法服三年。

橄榄三斤，连核焙干研细，每日拌粥饭食之。

稀　痘

当归、川芎、升麻、甘草各六两，锉粗末，于腊月初八日，取东流水井水、天泉皆不用。七大碗，煎至三大碗，去渣，再选明净完体辰砂四两，盛细绢袋内，以线扎口，悬系新砂锅内，约离锅底一指，将药汁入锅，用桑柴慢火，煮至汁尽，取起研细末，瓷瓶收藏。另用淘净好糯米半升，控干米泔，以盐卤和黄土包米为团，入炭火内煅令通红，取出冷定劈开，拣米粒色黄有性者，亦为细末，别装瓷瓶收置。凡小儿一岁足者，用辰砂末、米末各一分，分数依岁递加，白蜜一茶匙，米汤半杯，醇酒三匙，合二末调匀，以茶匙徐徐喂服，未出者免出，已见点者出亦稀少，陷没者片时即起，合药一料，施送可救数百人，名顺流丹。惟合时须焚香斋沐净室吉人，勿令鸡犬、阴宦、孝服、残疾、秽病人见，慎之珍之。

预　解

时痘流行，恐其举发，用生麻油一盏，以水一盏，旋倾入油内，柳枝搅稠如蜜，每服二三蚬壳，大人服一盏，但使大便快利，毒自去矣。

鸡子一枚，童溺浸七日，水煮食之。

老丝瓜近蒂者三寸，连皮煅存性研，砂糖汤调服，即出亦稀。

痘发不快

韭根煎汤服。

芦菔子生研，米饮服二钱。

荸荠汁、白酒酿，调匀温服。

烦　渴

炙甘草、天花粉等分煎服。

狂　乱

六一散加朱砂二分，冰片三分，麝香一分，灯心汤下。

黑　陷

生犀角、生玳瑁各一钱，同磨汁，入猪心血少许，紫草汤五匙和服。

箬叶灰一钱，麝香少许，酒调服。

作　痒

房中烧茶叶熏之。

蝉蜕二十一个，甘草炙，一钱，水煎服。

上好白蜜汤，和以翎频刷。

溃　烂

枇杷叶煎汤洗。

黑大豆研末敷。

荞麦粉敷。

生　蛆

嫩柳叶铺席上，卧之蛆尽[1] 出。

痘发咽喉

生蒡子二钱，桔梗一钱，甘草七分，煎服。

目生翳障

黑大豆、绿豆、赤豆各三斤，枸杞子、甘菊花去蒂，各八两，俱洗净，用甘泉水煎三次去渣，重绵将汁滤清，瓷罐内慢火熬膏，收净水气，入炼白蜜四两搅匀，收瓷瓶内，每服一瓢，挑于口内，开水下。

白菊花、谷精草、绿豆皮等分为末，每一钱，以干柿饼一枚，粟米泔一盏，同煮干，食柿，日三。极重者半月而痊。亦治疹后目疾。

猪蹄爪甲煅灰，泡汤滤净洗之。

痘　疔

雄黄一钱，紫草三钱，为末，胭脂汁调，先以银簪挑破搽之。

痘　毒

初起用绿豆、黑豆等分为末，醋调频涂。

已烂者，柏树根皮为末，麻油调搽。

糯米粽尖，焙灰冷定，同百草霜研匀糁之。

痘后生疮

生黄豆研末，麻油调搽。

痘不落痂

白砂糖汤点服。

鸡子黄炒油，鸡翎蘸扫。

痘　瘢

密陀僧研细，人乳调，夜涂旦洗。

麻疹不起杭人呼为瘖子

脂麻五合，杵碎，沸水泡，乘热熏头面。

疹后咳嗽

枇杷叶煎浓汁，点白蜜少许服。

疹后痱[2] 疮

盐酒浸桃叶擦之。

麻劳疹瘖后不慎口腹，或误服温补所致

秫米煎汤频服。

将　养

陈米清胃、黄土养脾、嫩竹叶清热、芦菔

---

[1] 尽：鸿宝斋书局本作“即”。

[2] 痱（guāi）：恶疮。

子化积、薄荷叶去风、灯心降火、麦芽运食,以上随证所主者多用,其余次之。每服三钱,袋盛煮汤,任意渴饮,名七味保婴汤,调养脾胃,善治泄泻。凡小儿痘疹诸病后,皆宜仿此调理,切弗浪施温补,致酿他证。如大便燥结者,可于汤内调入白蜜少许。

鸡鸣录

清·王孟英　辑

目　　录

鸡 鸣 录

海昌野云氏 钞

乌程荔墙蹇士参

后学诸暨刘淡如校

女科第一

《千金宝要》列妇人门于第一，殆[①]《易》始乾坤、《诗》首关雎之义也，兹仿其例。

带下带下女子生而即有，津津常润，天赋之恒，或至太多是病也。然古以妇人隐疾统名带下，今人但知白带、赤带等名耳，病因非止一端。属阴虚者，六味地黄丸，每晨淡盐汤送服三钱。怯弱人多阴虚，肥白者多湿，坚瘦者多火。属湿盛者，松石猪肚丸，每早淡豆腐浆送服三钱。火盛者，黄柏、乌鲗骨等分研末，女贞子煎浓汁，法丸绿豆大，砂仁一钱研末泡汤，早晨送服三钱。 旱莲草、野苎麻根各四两，十大功劳一两，酒水各半煎服。如治血崩，加木耳炭一钱五分，血余一钱，共研细末，调入服。

调经 人参 甘草 桑寄生酒炒 丹参各二两 制白术八两 黄芩 当归各六两 牡蛎煅飞 杜仲盐水炒 茯苓 菟丝饼 枳壳 白芍各四两 川芎 泽泻各三两 十五味为末，炼蜜丸，每重钱半，以一丸空心开水调服。治气虚血少，经事不调，赤白带下，腰疼胎滑，或不受孕皆效。一方去丹参、人参，加西洋参、制香附、陈艾醋炒炭，各一两。尤为保胎要药，凡胎气易滑者，每交三、五、七月，频服之甚效。或不用蜜丸，每服散药一钱二分，开水下亦可，并治胎前恶阻亦验。

秦氏养胎法 妊娠二月，气血不足，胎气始盛，逆动胃气，恶阻呕吐不食，半夏汤主之。 半夏制 橘红盐水炒 茯苓各一钱 酒芩 麸炒枳壳 紫苏各八分 炙甘草五分 生姜一薄片 煎服。

野云氏曰：腹中藏府，各有定位，受孕则多了一日长夜大之活物，藏府觉其逼仄[②]而不安，气血为之窒碍而不调，不但痰饮渐生，甚或不能容谷，病名恶阻，以其呕恶而阻纳也。治以通气化痰，固为扼要，若脾气素弱者，用缪氏资生丸，培运兼施，更为妥妙。此丸兼治大人、小儿胃强能食，脾虚少运，饥饱失时，致生诸证，及病后老年，膏粱安逸，气机窒滞，思虑伤脾等恙，神妙不可殚[③]述，在善用者，神明其意耳。

抑青丸 三月前十日服。 川连三两 姜汁炒三次为末，米糊丸绿豆大，每三四

---

① 殆(dài 怠)：大概，恐怕。

② 逼仄(zè)：狭窄。亦作"逼侧"。

③ 殚(dān 单)：竭尽。

分，或七八分，煎前方半夏汤送服。

和气饮　四月倦卧不安，或口舌头痛，脚弱及肿者。　白术土炒，一钱五分　盐橘红一钱　盐香附二钱，研　茯苓八分　炒白芍　酒芩各一钱　川芎　炙草各五分　酒归身一钱六分　煎服。热多加栀炭一钱，如无恙可勿服。按各月皆然，不仅此方也。

汪谢城曰：妊娠无疾，不宜服药丸，无故服药，名曰保胎，适使堕胎。富贵之家，虽劝停药，必不肯信，真庸人自扰也。盖无病不必服药，凡人皆然，岂独妊妇哉？

养胎饮　五月胎长，腹重睡卧不安者。　酒洗归身　酒芍　盐泽泻各一钱　土炒白术一钱五分　酒芩　麸枳壳　川芎各八分　炙草四分　煎服二剂。

如胜饮　六月胎气不和，或腹痛胎动不安。　归身二钱　焦白术一钱五分　酒芩　酒芍　炒砂仁　茯苓　酒蒸续断各一钱　炙草五分

煎服，六日进一剂。

万全饮　七月腹大重坠者。　阿胶　熟地　酒芍　酒芩各一钱　酒蒸续断　土炒归身　川芎各一钱五分　炒茯苓　炒荆芥各八分　炙草五分　煎服二剂。

调气饮　八月喘肿，不拘有无外感皆治。

炒橘皮二钱　酒芩一钱五分　土炒茯苓　焦白术各一钱　麸枳壳八分　炙草三分　煎服二剂，七日再服。

顺胎饮　九月虽无病，宜顺气和中，使无难产。　归身二钱　焦白术一钱五分　酒芩　滑石末　酒苏梗　酒芍　酒洗腹皮各八分　煎服二剂，八日进一剂。

滑胎饮　临月服。一、三日进一剂，娩而止。　茯苓　归身各一钱五分　焦白术　煨川芎　制香附　广皮各二钱　苏梗八分　酒芩五分　炙草五分　煎服。气虚加人参一钱，胎肥加麸枳壳一钱五分。按：素患堕胎及难产者，逐月按方服之，可保无虞。

孕妇心腹痛甚　盐少许炒赤，取一撮淬酒服立止。

胎气上顶　好酱油如常瀹汤饮即安。

日月未足欲产　全蛇蜕一条，绢囊之绕系腰间。

保产催生　大黄酒蒸　益母草酒醋姜炒　艾另研，酒醋姜炒　生地酒蒸，各二两　莪术醋炒　赤芍　延胡醋姜酒炒　乌药醋酒炒　冬葵子炒　蒲黄炭　人参　川芎酒炒　刘寄奴酒炒　香附姜酒醋炒　苍术泔水浸炒　黄芩酒炒　白芍酒炒各一两　当归一两一钱　三棱醋炒　青皮炒　枳壳麸炒　丹皮　干姜炒黑，各八钱　肉桂六钱　二十四味，为末炼蜜丸，每重一钱二分，以一丸开水调下，能保产催生，行瘀生新，临产服之，可免诸病。按：亦惟气血有余，或奉养太过者宜之。检方者，能量体裁衣，斯用无不效矣。如气郁血滞，而经不调者，亦可治之。

胎衣不下　黑大豆二三合，洗净炒香，入醋一碗，煎数沸去豆取汁，分二次服立下，并治死胎。　山柰二片，含口中，津生咽下自落。

产后鼻衄　若口鼻有黑气，乃不治之证。急取红线一缕，并本妇顶心发二茎，紧缚中指上，以冀万一。

产后昏晕　清澈童溺，乘热灌之即苏。　铁器烧红，于床内淬醋中，俾醋气冲入鼻间自醒。此法兼治男妇神魂不敛，诸证神效，并辟邪祟，禾[①]人名曰醋箭。

产后呃逆不止　陈壁钱即蟢儿窠，三五个煎汤呷下立止。

乳不通　白僵蚕末二钱，酒下。　老丝瓜连子烧存性，研末，酒下，被盖出汗自通。　麻仁、漏芦、穿山甲、鹅管石各三钱，麦冬、王不留行各六钱。六味为末，每三钱七厘，

---

① 禾：旧时浙江嘉兴府的别称。

牡猪蹄煎汤调服,其乳如泉。

儿科第二

初生不啼 鲜石菖蒲杵汁,灌入口即生。

初生溺闭 芸薹即油菜一株 葱管五寸 煎汤熏洗。

胎毒鹅白痰盛 郁金皂荚水煮,干焙,切 绿豆粉各五钱 炙甘草 马牙硝各一钱 共研细,以生地汁对蜜煎成膏,和丸。用时磨浓汁,鹅翎扫入口内,方名黄地膏。 白矾 朱砂各二钱五分 牙硝五钱 共研极细,先拭净口,每二分半,水调涂口舌上,名保命散。

脐受风湿臭水时流 枯矾六钱 牡蛎煅,三钱 海螵蛸 白螺壳各二钱 白芷一钱五分 冰片一分 为末糁之,半日后,用热水绞干布拭去,再糁二日。

断脐后外伤风湿,唇青口撮,多啼不乳,口出白沫 全蝎二十一个,去头尾,酒涂炙研 麝香少许,另研 和匀,每一分金银花汤,或麦冬汤调服,名宣风散。

噤口、撮口、脐风 蜈蚣一条,酒炙 蝎梢四条 僵蚕七条 瞿麦五分 共研细,以一字吹鼻中取嚏,啼哭可治,仍用薄荷汤,调一字二分半也服,名益黄散。

汪谢城曰:古人所云一钱,钱者,量也。以钱一文,取药末堆满钱上为一钱,钱半之为半钱,钱又半之为一字,盖钱文有四字,故以四分之一,为一字也。今人所云十分为一钱,十钱为一两者也。每一钱为二铢四絫①,与一钱钱大异,此乃以二分半释一字,是衡量不分矣。 生地 生姜 葱白 莱菔子 田螺肉 杵烂,涂脐四围一指厚,抱住泄屁即瘥,名五通膏。

脐疮不瘥,风传经络,欲变痫证 黄连二钱五分 胡粉 龙骨煅,各一钱 各另研,再合研,每少许傅脐中,名金黄散。

诸惊 辰砂三钱 蓬砂 牙硝各一钱五分 明粉二钱 全蝎 珍珠末各一钱 麝香二分半 共研细末,和枣肉杵,自然成膏。每一豆许,金银花薄荷汤下。潮热,甘草汤下。月内婴儿,乳汁调涂奶上,令吮下,名辰砂膏。 天竹黄 飞辰砂各一钱五分 雄黄一钱 牛黄四分 真珠 麝各三分 冰片二分 制巴豆霜四十九粒 八味研细,用钩藤钩一两,糯米一撮,煎汤共丸,如绿豆大,密储。每一丸,鲜竹叶汤调下。附:制巴豆霜法:取新川巴豆四十九粒,同生南星、生半夏各一两,用水煮,至南星、半夏极烂,取出巴豆,以大枣七枚去核,将巴豆包入枣内,外以陈酒调面糊厚,放饭上蒸三次,去面、枣,将巴豆研,去油作霜。

痰热痉厥俗名急惊风 生石膏十两,研细 辰砂末五钱 研匀,三岁内者服一钱,七岁内者钱半,十二岁内者二钱,十六岁内者二钱五分,大人痰厥、类中风者三五钱,均用生白蜜调下,一服即安。

杜惊稀痘 生川大黄 生粉甘草各三分 辰砂一分 共研细,以赤沙糖一钱,开水调烊,入药末,再调匀。凡小儿落地后一周,特用茶匙徐徐匀,作两日内,隔水炖温灌下,永杜惊风之患,日后出痘必稀。或未服此,至五七日之间,已动惊风,用此一服即愈。

稀痘 橄榄核拭净,打碎 连仁晒干,研细,用瓶收起。每逢水闭日,将末挑二三茶匙,加糖霜少许,开水调服。至多次,痘可不出,即出亦稀,并治鱼骨鲠喉。

痘出珠内 麦冬一两五钱 杵烂如泥,如干加无根水数滴成饼,左目贴右足心,右目贴左足心,其痘自落。

痘疮倒陷,毒甚,便血,昏睡 孵退鸡

---

① 絫(lěi 蕾):古代重量单位名,亦作"累"。古时十黍为絫,十絫为一铢。

卵壳去膜　新瓦焙研，熟汤调服五分。月内婴儿，酒调抹唇上，并涂胸背，及风池穴更妙。穴在胸萎骨下软处，左右皆是，救急便方，活人无算。

痘疔　凡痘中数粒不起，变黑而痛者，痘疔也。或紧黑而大，或黑坏而臭，或中有黑线，此十死八九之证。急用豌豆俗名寒豆，豆圆如珠，其味甜，熟于孟夏，四十九粒，煅存性　真珠一分，入豆腐内煮过　头髮灰三分　各研细末，先以簪挑破疔，咂去恶血，点药少许，即时变为红色，名四圣丹。

胎疮满头　水边乌柏树根，晒燥研末，入雄黄少许，生麻油调涂。

胎癞　明矾　松香各五钱　葱白七茎　饭锅上蒸熟，待冷研细，加东丹三钱，冰片三分，研匀，麻油调敷。　松香二两　黄丹一两　无名异炒，二钱　铅丹炒，一钱　轻粉炒，三钱　五味，研细和匀，入原株葱管内，葱尖之口用线扎，入锅，水煮熟，去水，晒干去葱，再研细，凤凰油或麻油调涂。　土朱二两　乳香炙　甘草　没药　川连　牛黄各一钱　六味研细，每五分，金银花汤调服，治一切恶痏[①]　脂水淋漓，沿及遍体，乍痒乍疼，外用制甘石研细，浓煎川连调搽即愈。

胎剥　两大腿近小腹处生疮，若皮脱开近小腹则不救，此名胎剥。先用猪胆汁抹之，再用黄柏炙研敷，或加伏龙肝末等分，唾湿患处糁之。

湿疮疳癣　黄连　黄柏各五钱　黄丹水飞，一两　轻粉一钱　麝香二分半　研匀，洗净患处，糁之，名金华散。

走马牙疳　蛔虫瓦上焙干，研极细，加青黛、冰片各少许，研匀吹之。　屋楞上干猫屎以硬白结燥者佳　研细末，每一钱，加冰片一分，研匀，童便调敷。　蛇床子炒黑　黄丹　地龙炒黑，各五钱　青矾煅，一分　共研细，揩牙龈上，日三次，名紫金散。

口舌生疮　薄荷叶　荆芥穗各五钱　青黛　明粉　蓬砂各二钱五分　百药煎　甘草各三钱　研细，每二分半至五分，点舌上，令自化，或新水入蜜调点舌上，亦治大人，名绿袍散。

黄柏蜜涂，晒十数次　甘草各一两　研细糁，或用麦冬汤调点，名黄金散。

口内多涎，涎不流出，乳食不下，此脾胃蕴热也　朱砂　半夏　胆星各一两　茯苓五钱　石膏六钱　飞金二十页　俱研极细，生姜汁丸，黍米大，每十丸，枇杷叶汤下，名金珠丹。按：小儿不能吞丸药，调烊灌服为宜。

咽喉痹痛，不能吞咽　蓬砂、冰片、雄黄、朴硝等分，研细糁入，名立效散。

喉肿而痛，气塞不通　朴硝一两　生甘草二钱五分　研细，吹入之。

久嗽　生西瓜子，煎浓汤常服，亦治大人，兼治吐血。

诸疳　肚大黄瘦及腹痛、虫积、痰热、风痉等证　雄黄三钱　胆星二钱　全蝎去足，炒　僵蚕炒，各一钱　麝香　巴豆霜各五分　俱秤净末，神曲糊丸菜子大，飞辰砂为衣，每一丸白汤下。

疳积便泻　皮硝三钱　杏仁　生栀子　红枣各七枚　连须葱白七茎　飞面三钱　酒酿或浑酒脚和捣如泥，摊贴腹上，以布缚之，腹露青黑色，五日一换，以腹白为度，重者三作必愈。　莲子　山药各五钱　使君子肉生熟各半，四钱　川连　胡连　神曲　楂炭　麦糵[②]　各三钱　青皮炒，二钱　九味研细，水法丸，每服一钱五分，开水送下。

疳膨食积，虫气上攻，至晚不能视物，目生翳障等证　鸡肝一具，不落水　竹刀切片，用牡蛎粉八分、辰砂少许水飞研细，拌匀，糁入肝内，饭上蒸熟食之。如此十次，翳障退净，服药时忌茶汤油腻。

---

① 痏（wěi 委）：恶疮。

② 糵（niè）：树木的嫩芽。麦糵，嫩麦芽。

目闭不开，不赤不肿，不能用药 黄连煎浓汁，涂足心。

无辜卒死 葱白杆烂，纳入两鼻孔及下部，气通，有嚏即活。

养生第三

养生之道，不必旁求。《大易》云：慎言语，节饮食。岂非不刊之论？应休琏诗云：量腹节所受，斯得其旨矣。孔子曰：食无求饱。《随园诗话》云：无求便是安心法，不饱真为却病方。

无病平人，饮食宜节，体稍不适，尤勿强食。病之初来，未必甚剧，不慎口腹，遂至结轖[①]。变证多端，不能尽述，非遇明眼，贻误莫识。凡在病中，慎口须知：猪羊鸡鸭，外感忌之；坚硬壅滞，诸病不宜；姜萸椒蒜，热证勿施；瓜果生冷，寒病休窥；产妇痘后，发物勿沾；沉疴痼疾，禁例同严；正衰邪尽，补食宜餐；胃弱忌苦，脾困喜酸；滑涩辛甜，各有宜忌；物性多偏，不可专嗜；病从口入，膏粱莫及；厚味腊毒，古训须识；淡泊能甘，病奚能肆？撙节[②]得宜，病愈必易；无知愚人，罕明食性；当禁不禁，禁非所禁；倒行逆施，反以加病；彼此贸贸[③]，甚至殒命；我见实多，弊难笔竟；聊赘俚言，以为世镜。

虚劳第四

童劳 鲜百合 鲜地骨皮 红枣 藕白粳米等分，砂甑[④]蒸露，常服代茶，百日自效。童拭庐云：此方不但童幼适口，且无败土之虞，真妙法也。治经多人，历有成效。按：大人内热津虚者亦治。 黑大枣 猪肉各一斤 地骨皮四两 煮食。薛瘦吟极言其效。按：大人羸瘦内烦者亦治。

虚弱 蛤壳煅飞，五两 滴乳石水炼飞 飞青黛各一两 参贝六肾散一两五钱，方见后 共研细，秋石汤调五六分。治虚火上炎，气升咳逆，时吐涎沫，为保肺清金而不碍脾胃之要药。 生地三两 茯神三两五钱 紫石英煅飞 远志 枣仁炒，各二两 当归一两五钱 人参 麦冬 丹参 制半夏各一两 石菖蒲八钱 胆星四钱 琥珀三钱 川连二钱 十四味研细，用连血猪心一个，入辰砂三钱，煮烂打丸，如干加炼蜜，或独用炼蜜亦可，每丸重一钱五分，辰砂为衣，空心枣汤或盐汤化服，每服一丸，名通神补血丸。专治神虚血少，惊悸健忘，不寐怔忡，易恐易汗等证。 金毛狗脊去毛 王不留行各四两 冬虫夏草 十大功劳各五两 紫花地丁六两 沙苑蒺藜八两 八角金盘十两 七味，以甘泉、桑柴火、砂锅或铜锅，煎至味尽去渣，熬膏将成，入黑驴皮胶三两收。另用八达杏仁去皮尖，一斤，研末和捣为丸，如莲子大，飞金为衣，为清金养血丹。治男妇虚劳，夜热咳嗽，痰喘胸闷，咯血肠红，并治血不养心，夜不安寐，手足拘挛，步履艰难，及老年喘逆，胃闭溲短便泄等证。每服二丸，丝瓜络煎汤，或藕汤送下。小儿减半，孕妇忌服，或并八达杏仁熬膏服亦可。 西洋参龙眼肉同蒸透 沙蒺藜盐水炒 萸肉酒炒 茯苓人乳拌药，各二两 直生地 直熟地砂仁末拌炒 白术土炒，各四两 杞子酒蒸五次，一两五钱 肉苁蓉焙，五两 血余一两二钱 虎胫骨酥炙，一对 十一味为末，用羯羊肉四斤，剔净油膜，取纯精者，酒水炙，取浓汁打丸，桐子大，每服四钱，淡盐汤下。治下元虚弱，腰足软，神疲色瘁，劳怯损伤诸证，神效，名培本丸。

解㑊精虚髓竭也 辰砂飞 乳香去油，

---

① 结轖(sè 啬)：将蒙在车上的漆革固结起来，使车中闭塞而不通气。

② 撙节：抑制。一般谓节约、节省。

③ 贸贸：蒙昧不明貌。比喻心中郁塞不畅。

④ 甑(zèng 赠)：古代蒸食饮器。底部有许多透蒸汽的小孔，如同现代的蒸笼。

灯心同研，各一两 以鸡卵二枚，打一孔去其黄白，将二味各装鸡卵壳内，纸糊七层，青绢袋盛之，令精壮妇人，贴肉怀于脐间，常使温暖。辰砂怀三十五日，乳香先十四日备怀，四十九日取出。各再研细，另用茯神、赤石脂、川椒去目及闭口者，微炒出汗，各二两 三味，预为细粉，与砂乳粉和匀，以蒸熟红枣肉杵，丸绿豆大，每三十丸，空心参汤或温酒下。一月外，加至四十丸，名遐龄万寿丹，又名五老还童丹。须甲子庚申夜，幽静处修合，忌妇人、鸡、犬见之。

阳衰 胡椒五粒 母丁香三粒 黄丹三分 生矾一分 共研细，醋调涂脐中，外以膏药封之，名健阳膏。 生附子 甘草 大蒜 青葱 甘遂各二两 海马 川椒 紫梢花 沙苑子 蛇床子 狗胆 良姜 故纸 鹿茸 木鳖子 狗头骨 山奈 五味子 大茴香各一两 海螵蛸 韭子 木香 地龙 胡椒 穿山甲 锁阳 全蝎 当归 蛤蚧 蜈蚣 蜂房各五钱 三十一味，用麻油四斤浸夏五日、冬半日、春秋一旬，煎枯去渣，熬至滴水成珠，以铅丹收，待温搅入后十三味：肉桂二两 公丁香一两 鸦片 阳起石 石硫黄 乳香 朱砂 干安息各五钱 元精石 蟾酥 麝香各三钱，以上俱研极细 苏合油五钱 丁香油三钱 并徐徐搅入即成。治阳气虚弱，腰软脚酸，溺冷便溏，神衰痿惫等证。以此摊贴涌泉、肾腧、丹田等穴，甚有效，名黍谷回春膏。杜仲 归身 乳香各五两 丁香 甘草 川芎 半夏 苍术 黄芪 檀香 木香各三两 附子 大茴 洋参各二两 芸香 降香 薄荷 甘松 桂枝 巴戟 杞子 山柰 辛夷 锁阳 干姜 益智 独活 五味子 干安息各一两 沉香六钱 三十味研细，或加海马一对，拌入苏合油、琼玉膏各三两，丁香油二两，和匀收储。每一剂用药四两五钱，配艾绒八钱，加肉桂、鹿茸、冰片各一钱，麝香五分，研细拌匀，铺于绵上，阔二寸半，长三尺余，再用红布包而缝之，外包以绵绸或湖绉，长四五尺，线行为带，可系于腰，名暖脐带。或作肚兜式，系之亦可，故一名暖脐兜。治阳虚体弱，食少便溏，气滞血寒，结成癥瘩，男妇内疝，腹痛腰疼，诸证极效。但止宜系于冬令，春时即当解下，略焙藏锡器中，勿泄气，则一剂可用二三年。男子阴虚火盛，女子血虚内热者勿用。

唾血 甘梨六十个，去心，打取汁二十钟，酸者勿用 生藕汁 白茅根汁 生地汁各十钟 麦冬煎浓汁，五钟 生芦菔汁五钟 上汁合和，重滤去渣，缓火煎之，入炼蜜一斤，饴糖、柿霜各八两，生姜汁半小杯，再熬如稀糊，收起，去火气，每挑服三五匙，日三，不拘时。

咳血 天冬 麦冬各二钱五分 生地 薄荷各二钱 川贝去心 茯苓各一钱 桃仁去皮尖 犀角 羚羊角各五分 水八杯，煎至三杯去渣，入梨汁、藕汁、芦菔汁、青蔗汁、白人乳各二杯，熬成膏，加炼白蜜二两收，重汤再炖半日，服法如前。按：前方名元霜紫雪膏，此名五汁膏，所用取汁之物，或非全有之日，则竹沥、芦根汁之类，易一二味可也。

火嗽 梨汁 藕汁 芦菔汁 鲜薄荷汁各二杯 入酒炒枯芩细末一两，白糖霜一两，细火熬成膏，服如前法，名化痰膏。

干嗽 直生地二斤 八达杏仁去皮尖 白蜜各四两 生姜洗净，二两 共捣如泥，饭上蒸七次，每五更挑三匙咽下，名补肺膏。

久嗽 直生地 直熟地并酒浸 天冬 麦冬各二两 川黄柏盐酒炒 白芍酒炒 茯苓 山药 杞子 元参 生苡仁 川贝去心 陈皮各一两 北五味七钱 甘草五钱 各研细，白蜜丸，弹子大，空心噙化，名滋化丸。 天花粉一斤，用清水浸洗，刮皮粗皮，切片，晒干，磨细末，筛过，取极细者盛绢袋内，于清水中揉洗出浆，去渣澄清，换水，如此五七次，芳味去尽，晒燥取十二两 绿豆粉水漂三五次，晒干，四两 二粉共一斤，用薄荷一斤，入瓶内，叶层层间隔，装好封瓶口，入锅内隔水煮三炷香，取起冷定，开瓶，筛去叶取粉，配入：白檀香、白石英、白蓬砂各五钱　白豆蔻仁、元明粉各一两　白石膏二两，煅　柿霜三两　白糖霜八两　同研细末，和二粉密盛瓶内，每以一二匙噙化。消痰止渴，凉血滋阴，明目安神，涤烦解渴，醒酒辟秽，名白玉丹。　好道地橘皮陈而色红者，米泔水洗净，略去白，锉，大片晒干，一斤，初用枳壳四两，去穰[①]净，用水六碗浸一宿，煎浓汁二碗，拌橘皮浸透一夜，次日蒸透，晒干；次用甘草三两，去皮，照前汤浸，蒸晒干；三用冬款花，去芦根净，四两，用水照前煎浸，晒干；四用桔梗去芦净，四两，用水浸一宿，煎浓汁二碗，去渣，入白蓬砂、元胡粉、青盐各四钱，化开照前拌晒，浸一宿，蒸透晒干；五用竹沥，浸拌照前蒸晒；六用梨汁浸拌，照前蒸晒；七用生姜汁、芦菔汁浸拌，照前蒸晒，名七制陈皮，能消食宽中，化痰顺气。配以百药煎（五倍子不拘多少，敲如豆瓣大，拣净，用白酒糟拌匀，置暖处候发过，不涩而味酸为度，晒干研末，名百药煎）、天花粉制过者尤佳、人参、细茶叶红者勿用，亦勿太陈、半夏制、乌梅肉、薄荷叶、山楂末各一两、沉香、檀香各一钱，北五味、白蓬砂各五钱，共研极细，加白糖霜十两，炼白蜜十两，和匀，捣千杵，印成小饼子，名清金丹。降火生津，临卧或火升涎嗽之时，噙口中化咽。　制半夏四两　元参　甘草各三两　姜制南星二两　青盐十两　陈皮一斤，去白，略煎去辣味　六味，以好泉水同煮，候干晒燥为细末，以西洋参、川贝母去心，各二两，蛤壳煅飞，六两，俱研细和匀，每用五六分，不拘时开水调下，名参贝六贤散。去蛤粉以叭哒杏酪，丸如龙眼核大，临卧噙之口中，听其自化，渗入咽中，尤涤痰治嗽良法，并治胸隔不舒，痰多食之极效。

中虚久嗽　饴糖二两，淡豆腐浆一碗，煮化频服。

郁痰久嗽　川贝去心，一两　叭哒杏仁去皮尖，五钱　青黛飞，五钱　共研细，生姜汁和匀，白糖霜丸樱桃大，噙化，名清化丸。

吐血　蚕退纸煅存性，研蜜丸，芡子大，含化咽津。　丹参一味，饭锅上蒸熟，日日泡汤代茶饮。　荆芥穗烧过，盖地下存性研末，陈米汤调服二钱，数服即效，兼治下血。今人治血证，专用补法，是一隅之见也。　白及炒炭，四两　丹参炒　黑驴皮胶蛤粉炒，各二两　大黄炭一两四钱　百草霜　三七焙　丹皮炭　桑皮蜜炙　蒲黄炭各一两　艾炭六钱　血余炭五钱　炙草四钱　十二味，共研细，每八分，童便或茅根汤调下。治吐血不止，冲逆欲绝者大效。甚者以此药一钱，拌入琼玉膏三钱，侧柏叶汤下。　若吐血兼有臭脓者，内有痈也，用花粉、桔梗各一钱　地榆八分　炙甲片　皂角刺　连翘各七分　银花六分　丹皮　黄芩各五分　甘草四分　十味，芦根汤煎服，历验。

传尸劳　朱砂　雄黄　雌黄　硫黄　麝香各五分为末，烧酒调拥患者背上膏肓穴，分作三次，用布盖之，将熨斗盛火自下熨上，其虫从口出，预制小口纱袋一只，中撑竹丝，令病人以口就袋口，使虫入袋内，杀之勿令脱逃。若非传尸等证，内本无虫，不可擅用此法，恐阴虚内热之损怯证，误用必致动血。　烹一鸡置小盒内，晚间令病人馁[②]腹就睡，以盒置床头，半启其盒，使鸡香近鼻，如病人睡醒，急将盖罨[③]好，紧闭而封之，明日启视，必有小虫，当以火燎之，如此引数次，虫尽病自愈。按：误食蜈蚣子入腹者，亦可用此法引出。　人参　赤茯苓　远志　鬼箭羽　石菖蒲　白术　苍术　当归各一两　桃奴[④]五钱　雄黄　朱砂各三钱　牛黄　麝香各一钱　十三味为末，酒糊丸，龙眼大，飞金为衣，每服一丸，临卧木香汤下，更以绛囊盛五七丸，悬床帐中，诸邪不敢近，并治邪祟疫疠，精魅蛊惑诸病

---

① 穰（ráng 攘）：果类的肉。

② 馁（něi）：饥饿。

③ 罨（yǎn 掩）：掩覆。

④ 桃奴：即碧桃干。

甚效,名避邪丹。

哮喘第五

热哮俗名痰火,口渴苔黄,小溲短赤者是　莱菔子二两　风化硝一两　共研,蜜丸芡子大,每一丸噙化。　陈海蛇漂淡,一两①　荸荠洗净,劈开,二两,无则用芦菔　煎至海蛇烊尽为度,频饮自愈,久服除根,但须忌油腻、生痰诸物。此方兼治胸腹饮癖,及肝火郁结,胃气壅滞,腹中大痛,痞膨食积,滞下瘀停,痢后腹胀,诸证并效。病重倍用,或四倍、八倍均可,以皆是食品,虽有殊功,而不伤正气也。方名雪羹,王晋三制以清肝热,余为引申触类,应变无穷,凡用成方,皆须识此,自然法古意新。　甘草一二钱煎汤,煮芦菔一二两,候熟下白糖霜、生石膏末各二钱,再滚数沸,连汤吃尽,永不再发,冷哮禁用。　甜熟大枇杷十斤,去皮核,白糖霜二斤,同入砂罐内密封,置静处一月,清澈如水,每饮一杯,连服即愈。

冷哮　姜汁和蜜少许,煎温服,火证忌施。

实哮　莱菔子蒸晒一两,牙皂烧存性三钱,共研生姜汁和竹沥,丸芡子大,每一丸噙化,名清金丸。

多年不愈,受寒即发,痰气壅塞,不能著枕之证　生石膏六两　桂枝去皮　麻黄去节　甘草　细辛泡　白芍　五味子焙打,各一两　制半夏一两五钱　干姜泡二次,炒,七钱　共研末收储,病发时,用二钱加入生姜四钱,北枣劈,二枚,煎去渣,临卧服,二三剂即愈。　川大黄四两,用竹沥一两、姜汁一钱、朴硝三钱,拌蒸三次　蒌仁去油　蛤壳煅飞　橘红炒,各四两　茯苓　陈胆星姜制蒸　茅术炒,各三两　天麻煨　浮石煅飞　蓬术酒炒　白芥子炒,各二两　薄荷叶一两六钱　石菖蒲　沉香　青黛飞,各一两　制半夏竹沥姜汁炒,六钱　川黄连姜汁炒,五钱　天竹黄　白蔻仁各三钱　冰片一钱　二十味为细末,以竹沥九分,姜汁一分泛丸,绿豆大,再用煨石膏五钱,牛黄二钱,辰砂一钱,三味,研细为衣,每一二钱,开水下。治饮食化痰,胸膈迷闷,气逆咳呛及哮喘中痰诸证。

醋哮醋呛喉管,哮嗽不止,诸药无效者　生甘草二两作二段,刮去皮,以猪胆五枚取汁,浸三日取出,火上炙干为末,蜜丸绿豆大,临卧清茶下四五十丸。

痰喘　胡桃肉一两　细茶末五钱　白蜜和捣,如弹子大,噙化,忌葱。　儿茶　白檀香　白豆蔻　麦冬　蛤粉　川贝去心,各一两　天冬　薄荷叶各五钱　桔梗　木香各三钱　麝香一钱　冰片五分　共研细,以甘草四两熬膏,丸芡子大,每噙化一丸。

反胃及痛噎隔第六

翻胃　大甜梨,以银簪搠②孔,插入丁香十五枚,箬包好火煨熟,去丁香,日啖一枚。　文蛤煅,二两　白玉兰　二贤散各一两　生大黄六钱　紫玫瑰五钱　沉香三钱　共研细,每一钱八分,淡姜汤调下。兼治肝郁气逆,胃气不和,食少痰多,时饮呕恶。附二贤散方:橘红一斤　甘草四两　青盐五钱　水煮烂,晒干研末。　附开胃止吐法钱塘陈云柯中丞口传:凡病久饮食不沾,诸药不受者。　仙制半夏　陈皮各四两　用砂锅好水,在病榻前煎之,令病人闻其香气,俟味尽去渣,将汁仍于病榻前熬成膏,盛入碗中,去火气,以小匙频挑入病人口中,即能止吐纳饮,试之皆验。此因痰阻隔中也。又野云自验:中虚呕吐,饮食不纳者,干莲子略敲,一二十粒,煎清汤呷之。

胃虚嘈杂吐水脉弱神疲,不渴能食,二

---

① 一两:此二字原在"荸荠洗净"下,据文义改。

② 搠(shuò 朔):刺;戳。

便如常者 生首乌、肥鸡食之。

胃火嘈杂吐水 黄连姜汁炒,三分 苏叶二分 半夏制 竹茹各一钱 茯苓钱半 厚朴八分煎服,火盛加栀炭一钱。

胃痛 病发时,用艾叶十斤,揉碎在铜勺内炒,不住手以箸[①]拨动,将盐卤须不搀水者半小钟倾入,候炒干取出,研末,用烧酒一杯送服,候腹内作响,或降气,或吐清水即愈。但此方须现制现服,隔夜即不效。又忌见鸡、犬、孕妇,服后戒鲜肉、茶茗三日,愈后逢初二十六日再送一服,淡盐汤下,永不再发。按:此治积寒停饮,胃脘作痛者,其效如此。若痛时口苦或渴,小溲短热者,乃火郁,宜服雪羹立效,忌投此剂。凡传单方,或效或不效者,病因不同也。

汪谢城曰:反胃胃痛,因热者甚多,近人一概用温燥,正与病反。苍术十两,泔水浸,脂麻酱拌炒 茯苓 制半夏各二两 蒸透西洋参 蛤壳 猪苓各二两 葶苈炒,一两五钱 白芍 泽泻各一两 沉香六钱 蓬术酒炒,八钱 橘红盐水炒,七钱 郁金 干姜泡,各五钱 公丁香 小川连各三钱 十六味研细,竹沥二分,姜汁一分泛丸,绿豆大,名触饮丸。盖脘痛因胃寒蓄饮者多,凡饮食畏冷,恶甜吞酸吐水,心下时痛,此方主之。 制半夏 苍术蜜炙,各二两 杏仁霜炒 蒌仁霜炒 乌梅肉炒 五灵脂炒,各一两 干姜泡 甘草 木香 青皮 乳香炙,各五钱 沉香 丁香 没药炙,各三钱 十四味,研末蜜丸,每重一钱,辰砂为衣,以二丸淡姜皮汤服,治胃脘痛之兼虫注血瘀者。 苍术脂麻制,二钱 蛤壳煅,三钱 西洋参制 川连 茯苓 制半夏 制大黄各一钱 甜葶苈 干姜泡,炒焦,各五分 丁香三分 十味为末,水泛丸,如绿豆大,治脘痛之有痰囊者历验。 文蛤煅,一两五钱 紫玫瑰 陈香橼各四钱 白玉兰 白芍各三钱 槟榔二钱五分 沉香 郁金各二钱 调中散方见后泄泻条,二两 共研细,每一钱开水下。治胃痛因于肝郁气滞,以致呕胀便溏,吞酸嗳气者。 辰砂九钱 鸦片三钱 沉香 木香各一钱 百草霜五分 当门子一分二厘 六味研细,寒食面丸,每重一分四厘,陈酒或开水下,名紫者丸。治肚腹诸痛,久治各药不效者,历验如神。

汪谢城曰:此即一粒金丹之变法。鸦片之入中国,本为药品,一粒金丹其祖方也,急救如神。但救平之后,仍须善为调理服药,勿使再发为妙。若专恃此方急救,久之必仍无验,并他药亦不能治矣。近人因胃痛吸鸦片,以致成瘾,而胃痛益甚,驯[②]致不治,病皆坐此。

噎隔 糯稻根,或芦根浓煎饮,酒隔最效。 初起者用北沙参三钱,川贝一钱,茯苓一钱五分,砂仁壳、广郁金各五分,荷蒂二枚,杵头糠五分,水煎频服甚效,名启膈散。 凤凰衣四五个,煅存性,研末,酒下。 陈久竹蒸架,劈开炙为末,加金针菜十条煎服,酒隔尤验。

初生小鼠,新瓦上焙干为末,醇酒冲服立愈。 油透旧木梳一具,煅存性,研末,酒调下。 川贝、竺黄、檀香、枳实、沉香、胆星、仙夏、蓬砂、青盐等分,九味煎汁,吸入乌梅肉内收干,以一枚含口中咽汁历验。 文蛤粉一两 制半夏五钱 羚羊角 沉香 制滴乳石 花蕊石 倭琉各三钱 琥珀 郁金 辰砂 狗宝各二钱 牛黄 蓬砂 山羊血 冰片 麝香各一钱 金箔 银箔各五百张 大黄分两酌用。以巴豆去油,拌蒸,去巴豆用。此二味虚证勿用 共研细收储,每一分放舌上,竹沥、姜汁调下,或竹沥、姜汁丸,如绿豆大,开水送下一二十丸。胃痛加丁香,痰稠加天竺黄。 川黄连去毛细切,二两,以水九碗煎至六碗,再加水六碗煎至三碗,下赤金、纹银各一锭,每重二两,浸汤内 大田螺五十个,洗净仰置盘中,以黄连汁挑点螺靥,顷刻化水,用绢滤收半碗

---

① 箸(zhù):筷子。

② 驯:渐进之意。

将田螺水同黄连汁、金、银共入瓷锅，煎至碗半；下芦菔汁小半碗无芦菔时以芦菔子煎取浓汁用，煎至碗半；下韭汁小半碗，次下侧柏叶汁小半碗，次下甘梨汁小半碗，次下竹沥小半碗，次下莹白童便小半碗，俱以煎至碗半为候，将金、银取起。下浓白人乳一大碗，次下羊乳一大碗，次下牛乳一大碗，俱以煎至一碗为候，成膏入瓷罐内，封口埋土内。服时每用一茶匙，开水调服，极重者三服必愈。如汤水不能进者，将膏挑至舌上，听其渗入咽喉，自能饮食，但愈后须食糜粥一月，方可用饭。此方清火消痰，去瘀下气，养营润燥，系京口何培元家秘传，能挽回垂绝之症，故顾松园《医镜》名曰再造丹。　人参汁　人乳　牛乳　龙眼肉汁　蔗汁　梨汁　芦菔汁　七味等分，加生姜汁少许，隔汤熬成膏，微下炼白蜜，徐徐点服，治血枯噎隔如神。

痞积第七

诸治　风化石灰八两，研细，瓦器炒，令淡红色，提出，令热稍减再入，大黄末一两就炉外炒，候热减，再入桂心末五钱，略炒，入米醋熬成膏，厚纸摊贴，名三圣膏。　朴硝　大黄各一两　麝香五分为末，大蒜杵膏，和匀作饼贴之，名硝黄膏。　葱白杵烂，蜜调匀，摊布贴之，熨斗隔布微熨。　独蒜　穿山甲洗净，瓦上炙炭　陈艾等分为末，同杵入蒜内，摊成薄饼，照痞大小，贴一炷香时。　水红花子二钱　朴硝　大黄　山栀　石灰各一钱　酒酵鸡子大一块，按当时酒曲　共杵成膏，用布摊贴患处，再以汤瓶熨手帕勒之，三日后揭起，肉黑如墨，是其验也，名琥珀膏。　巴豆　干姜　良姜　白芥子　硫黄　甘遂　槟榔等分研末，饭丸如中指大，侵早[1]先以椒汤洗手，麻油涂手中，握药一丸，少时即泻，欲止泻，以冷水洗手，名洗手丸。　臭椿树皮一大枣[2]，在土中者佳去粗皮，止用白皮二斤切碎，入锅水煎，滤去渣，文武火熬成膏，薄摊标布上，先以姜擦去患处垢腻，后以膏烘热，微加麝香贴之。初微痛，半日后即不痛，俟其自落即愈，永不再发。贴后或周围破烂出水，水尽自瘥。兼治胀满腹硬，一二张亦痊，惟孕妇忌之。　制香附　当归各二两　黄芩　瓦楞子煅　桃仁各二两　鳖甲炙，四两　制半夏　三棱酒姜醋炒　雷丸酒炒　胡连酒炒，各一两五钱　柴胡　制大黄　蓬术酒姜醋炒　葶苈炒，各一两　丹皮一两二钱　元明粉五钱　肉桂心三钱　卤砂研提，二钱　干漆炒净，八分　十九味为末，水泛丸，或神曲糊丸，梧子大，每一二十丸，米饮下，虚人酌以补剂辅之。若加入百草霜一两，炼蜜丸，可代鳖甲煎丸。　大黄　半夏　番木鳖　南星各三两　穿山甲二两　官桂一两　独蒜三十枚打　七味，用麻油二斤，浸春五日、夏三日、秋七日、冬十日，煎枯滤清，熬至滴水成珠，入铅丹收成，随加阿魏三钱，卤砂、冰片、麝香各二钱　四味，研细搅匀，凡诸痞攻动作痛，腹胀如鼓，摊贴之。

痰酒食积　乌梅肉　生姜各四两　白矾　半夏各二两，捣匀，以新瓦夹炭火焙三日夜　神曲　麦芽　青皮　陈皮　蓬术　丁香皮　大腹子各一两　共研细，酒糊丸，姜汤下三五十丸，名乌白丸。

嗜药成积　胡桃壳隔炙存性，生榧肉等分研，每二钱，砂糖汤下，三月朔[3]服起，旬日可愈。

疟痞　胡桃壳隔煅存性，三两　木香八钱　共研细，每二三钱，好酒下，三五服愈，名香桃散。

血癥　豮猪[4]肝十两，以巴豆五十粒

① 侵早：破晓，天刚亮。
② 枣：疑“束”字之误。
③ 朔：初也。夏历每月初一称“朔日”。
④ 豮（fén）猪：阉割过的猪。

去皮，扎肝内，醋三碗煮肝极烂，去巴豆，入荆三棱末，杵和丸，绿豆大，每五丸食前酒下。 秦艽 三棱 蓬术 黄柏 当归各五钱 大黄三钱 全蝎十四个 穿山甲十四片 蜈蚣五条 木鳖子七个 共入菜油二斤四两，内浸两日夜，煎黄色去渣熬略冷，入炒紫黄丹一斤二两，不住手搅，黑烟起，滴水不散，离火下阿魏一两，乳香、没药各五钱，风化硝三钱，琥珀末一钱，收之，拔去火气。临贴加麝香少许，兼治马刀瘰疬。 朝天结成石榴一枚，无些微损伤者连枚蒂摘下，用新砂锅一只，新木勺一柄，米醋十斤，愈陈愈佳，陆续入锅，煮榴极透，将勺底擦滚，石榴令其皮烂，俟醋完熬，至色黑如胶，榴渣尽化作膏，起锅瓷瓶收盛。试以猪血，或羊血凝块者，置碗中，以金银簪挑榴膏一块，滴于血上，即透至血底，俱化为水，足验药力。每一二钱，开水化服，去瘀化积，而不伤新，故足珍也。

肿胀疸疟第八

水鼓 白茅根 赤小豆 煮汁频饮，溺畅肿消。 轻粉二钱 巴豆四钱 生硫黄一钱 研匀成饼，先用新绵铺脐上，次铺药饼，外以帛紧束之，约人行五七里许，自然泻下恶水。待下三五次，即去药，以温粥补之，一饼可治一二十人，久患者隔日取水。

乌牛溺一升，微火煎如饴，空心服枣许，当鸣转病出，隔日再服之。 雄猪肚一具，洗净 入蟾蜍一只 胡椒按病人年纪，每岁一粒 砂仁二钱 以酒煮烂，去蟾蜍、胡椒，但徐徐服完酒肚，其肿自消。 西瓜一个，切去盖 以大蒜按病人之年，每岁一囊插入瓜内，仍将瓜盖好，用竹钉捍牢，入瓮内以糠火四面围，煨一昼夜取出，去瓜但食蒜即愈。愈后食淡百日，不再发，顾雨田传。 腹大有声，而皮黑者，用山豆根末，酒服二钱。 诸药不效，延久欲死者，猪獾肉作羹啖。 蛤壳粉煅，一钱五分 厚朴 槟榔各一钱 桑皮 大戟 葶苈 陈香橼 陈皮 葫芦 防己 沉香各五分 黑丑四分 麻黄 芫花 甘遂各三分 十五味为末，用朴硝化水丸，黍米大，每服十丸，重证加至二十丸，小儿服八丸为止，以冬瓜皮、赤小豆，煎汤送下。汪曰：赤小豆，乃赤豆之小种，俗以相思子半红半黑者为赤小豆，大误。余故改称小粒赤豆，以免朦混。

治鼓胀腹大脐凸，青筋遍绕，气逆如喘之危证。

汪谢城曰：白茯苓二两，土炒白术一两，小粒赤豆一两，大麦芒五钱无则以麦糵代之，大罐煎之，须一昼夜尽一剂，三日连服三剂，治水肿如神。如分两减轻，或两日服一剂即不效，或少加枳实、神曲、车前草等亦可。

气鼓 白杨东枝去粗皮，避风细锉，五升，炒黄 以酒一斗淋之，渣盛① 绢袋，还浸酒中密封再宿，每饮一合，日二合。 五谷虫洗净，炒黄色，研 黄米饭杵丸，绿豆大，开水服三钱，日二服，此方兼治疳膨黄瘦。 芦菔一枚，周围钻七孔，纳巴豆七粒，入土种之，待其结子，取以再种，待芦菔成，仍钻七孔，纳巴豆七粒再种，如此三次，至第四次，开花时连根拔起，阴干待用。每一枚槌碎煎汤服，重者再服必愈。

黄疸 清米泔，频饮。 头番苋菜系经割过者，阴干，遇病以砂锅煎汤，大碗频服。按：冬月淡风，芦菔叶亦可用。 生南瓜蒂研烂，绢包塞鼻孔，男左女右。又用布围病人两肩，待黄水流尽即愈，或以干蒂炙存性，研末搐鼻亦可。

陆定圃曰：袁州杨蕉隐云：黄疸诸药不效者，以活鲫鱼数尾，剪其尾，贴脐之四围当脐勿贴，须臾黄水自脐出，鱼尾当渐干，

① 盛：原作“成”，据文义改。

更剪贴之，以愈为度。

汪谢城曰：青壳鸭蛋上敲一孔，入朴硝数粒宜多不宜少，饭锅上连壳蒸熟，去壳日食一二枚，轻者十日，重者一月必愈。虽黄疸入腹，将成臌胀，亦可治。或疑药猛不敢服，或服数枚即止，不知药不瞑眩，厥疾不瘳，俗所谓有病则病当之也。余体素虚，患黄疸入腹，诸法不效，因服至四十余枚始愈，此实治疸第一神方。痴仙按：此攻补兼施之法，并非猛剂，虽痞膨鼓胀，亦可取效。《原体集》有牛肉、朴硝治鼓胀法，抚剿兼施，皆为正虚邪锢者设也。

酒疸　萱花根、白茅根等分，煎服。

黑疸　鲜栝蒌根，捣汁饮。

黄病　飞面一斤　皂矾八两，和作饼，火上煨焦　苍术泔浸　厚朴去皮，姜汁炒　陈皮　甘草各六两　川椒去闭及目，十两　共研末，用大枣三斤，去皮核，煮熟，胡桃三斤，同杵成膏丸，梧子大，每七八十丸酒下，初服觉香，病愈则闻臭矣。

疟　荜茇一粒，研细，置暖脐膏上，贴脐中，治寒疟甚效。

野云曰：疟因于寒者，特其一端耳。世俗不知治疟，多用温热之剂，以致绵延难已，非余邪留恋，或饮食失调，或传布单方，试辄罕效。惟邪尽正虚者，可以温补收功，否则累月经年，仍宜按证设法也。

颠狂痫厥疫第九

久颠　活壁虎一只，剪去四足，细研　冰片　麝香　朱砂各少许　共研匀，先用礞石滚痰丸，下其痰涎，次用薄荷汤，调此作一服下，名活虎丹。

狂　雄黄　朱砂各一钱五分　白附子一钱　共研细，猪心血丸，绿豆大，另以朱砂为衣，每五丸或七丸或九丸，人参菖蒲汤下，无参用黄芪亦可，名雄朱丹。　甘遂末一钱　猪心血和匀，将猪心挑开，入药于内，线扎紧，皮纸湿包煨熟，取药出，入朱砂末一钱，研匀，分作四丸，每一丸，以所煨猪心煎汤下。如大便下恶物，即止后药。不下，再服一丸，名甘遂丸。按：此方治痰迷心窍实证，挟虚者宜前方。　细茶叶红者勿用，亦勿太陈　白矾各三钱　研匀，饭杵丸，梧子大，飞朱砂一钱为衣，每三钱，竹沥或梨汁或芦菔汁送下。

汪谢城曰：白龟壳屑，治狂神效。余尝亲见之，惜白龟难得耳。如留心访求，未必不可得也。

癫痫　皂角二两，打碎用水半碗，浸透，采汁去渣，加白矾二两煎干　白附子五钱　半夏　南星　乌蛇　全蝎各三两　蜈蚣半条　僵蚕一两五钱　朱砂　雄黄各一钱五分　麝香三分　各研和匀，姜汁糊丸，绿豆大，每三十丸，白汤下。

诸痫　人参　茯苓　麦冬　犀角　朱砂各二两　牙硝　地骨皮　桑皮　甘草各一两　冰片　牛黄　麝香各三钱　飞金二十页为衣　研细蜜丸，芡子大，蜡匮，每一丸白汤下，日三丸，名安神丸。按：此方治虚证，前方治实证，检方者，须量体裁衣也。　痰涌，气逆不省人事，手足厥冷者，亦实证也。用苦参、细茶各二十两，郁金、白矾各八两，广木香、薄荷各四两，共研细末，橄榄二斤　打烂，绞取汁丸，如桐子大，略以朱砂为衣，每五钱，分早晚开水下。　远志　茯神　当归　象牙屑　胆星　橘红　苦参　白芍各二两　元明粉　明矾　生军　川芎　法制半夏　石菖蒲　青黛各一两　杏仁霜一两二钱　沉香五钱　川连三钱　十八味为细末，以连血猪心一枚，入飞辰砂五钱，煮烂，再以橄榄三斤打汁熬膏，皆打入药内为丸，如干加白蜜，每丸重一钱，每一丸灯心汤化服。　象牙屑　天竹黄　远志　生大黄　胆星各三钱　犀角　川贝　龙齿煅　安息香　郁金　乳香　石菖蒲　制半夏　礞石煅，各二钱

飞辰砂 川连 琥珀各一钱 麝香五分 冰片二分 青黛一钱五分 二十味研细，用橄榄膏加炼蜜杵丸，黍米大，牛黄为衣，每服钱许，竹叶汤送服。 飞辰砂 白芍酒炒 川芎 远志 当归 杏仁去油 生地 茯神 元明粉 石菖蒲 川贝母 胆星各五钱 川连 橘红 青黛各三钱 牛黄五分十六味研末，以猪心一个煮烂，加蒸饼糊丸，如黍米大，食后灯心汤，送服二钱，或加皂荚炭、蒌仁霜、制半夏作大丸亦可。 皂矾煅红 鱼鳔面炒 铅粉炒黄，各一两 辰砂飞，三钱 四味为末，每数分，空心酒调下。 皂角取干圆肥好不蛀者，去皮弦子，捶碎，以清净酸浆水一碗，春秋浸五日，夏浸二日，冬浸七日，搓揉去渣，澄用，瓷器文武火，熬成膏药相似，摊新夹纸上阴干。凡惊邪风痫，心迷狂乱，积热痰涎上冲，及破伤风搐，牙关不开等证，无问远年近日，但取此膏掌大一片，以温浆水化于瓷碗内，将病人扶坐，用竹管或带筒装药水，吹入左右鼻孔内，扶定良久，涎出即愈，名来苏膏。

痰厥 明矾一两 黄丹五钱共研，每取末一匙，入瓷器内熔化，乘热丸樱桃大，薄荷汤下一丸，名鹤顶丹。

尸厥 犀角五钱 朱砂 麝香各二钱五分 各研和匀，每二钱，新汲水调灌，名米犀散。 朱砂 雄黄 玳瑁 麝香 白芥子等分，各研细，安息香熔化为丸，黍米大，每服五分，名返魂丹。 虎胫骨二两 朱砂 雄黄 鬼臼 芜荑 藜芦 鬼箭羽 雌黄各一两 共研蜜丸，弹子大，绛纱囊一丸，男左女右，系臂上，并于病室内焚之，兼治尸疰鬼交疫疠，名辟邪丹。

凡暴厥、卒中、痫魇①，及跌坠晕仆诸病，其身中气血扰乱未定，切勿张皇喧哄，妄为移动，以致气绝不返。总宜在原处，量证设法，可以得生。如闭证宜取嚏，服玉枢丹、苏合丸之类以开之；虚证用炭醋熏之，或令人系挽以口接气，再灌以参汤、姜汤、童便之类，按证施治，候其苏醒，然后移归卧室可也。世俗不知，往往扶掖他徙，多致不救，总由不知古法。赘此以冀仁心为质者，传播于世也。

辟疫 羚羊角一角 雄黄 白矾 鬼箭羽各七钱五分 为粗末，三角绛囊盛一两，带心前，并挂户上。或以青布裹少许，中庭烧之，亦治尸厥，名流金散。 红枣一斤 茵陈切，四两， 大黄锉，八两合一处焚之，如加麝香烧更妙。雄精以水磨浓，盥洗后及临卧时，涂鼻孔内。

中毒第十

辟蛊 大荸荠切片，晒干为末，每晨空心白汤下二钱，入蛊家不能为害，客游宜备，或袖中常带当归亦妙。

烟毒 砂糖调水服。 青蔗浆恣服以下鸦片毒。 生南瓜捣汁服。 一味甘草膏，凉开水化服。

煤毒一时晕倒，清水灌之。 生芦菔汁灌之。

闷香 床头置清水一盆，临卧时啖枣一二枚，或含口中。

飞丝 紫苏叶嚼之。

银黝 带皮绿柿连啖数十枚，冬春多食柿饼亦可。

铅粉 服地浆一碗。 海蛇漂淡，荸荠切，同煮服。

卤砂 生绿豆煎清汤，冷饮二三碗，并治诸药毒、烧酒毒。

硫黄 黑铅煎汤服。

砒霜 上白糖霜 靛花 甘草 淡豆豉等分，研匀，冷水调灌，虽闭口垂危可活，并治铅粉毒。

藤黄 多食海蛇自愈。

---

① 魇(yǎn 掩)：梦中遇到可怕的事而呻吟、惊叫。

头面七窍病第十一

卒然头痛 白僵蚕去丝，研末二钱，白汤下。

头痛欲死 焰硝研末，吹鼻中。白芷炒，研，将米粉蒸熟，和末乘热贴患处，包头扎紧，次日必愈，甚者三贴必愈。川芎 羌活各一两 薄荷 甘草各二两 僵蚕每岁一条 煎汤熏洗，日三次，重者三日必愈。忌见风。

头风 地龙去土，焙 乳香等分末之，每二分半作纸燃灯上，烧烟熏之，名龙香散。全蝎二十一只 地龙六条 土狗[①]二个 五倍子五钱 共研，酒调贴太阳穴，名蝎龙膏。北细辛二茎 瓜蒂七个 丁香三粒 糯米七粒 研细，入冰片、麝香各分半，研匀，每用豆许，随病左右，搐鼻中，良久出涎愈，名透顶散。陈艾一团，如胡桃大 生半夏研细末，少许，以绵料纸一方，将艾铺纸上，半夏末洒艾上，卷如小指粗，左痛塞右鼻，右痛塞左鼻一宿，以流出清涕为度，重者二次必愈。斑蝥一个，去头、翅、足，隔纸研细，筛去衣壳，取末少许，点膏药上，左痛贴右太阳穴，右痛贴左太阳穴，轻者足三时取下，重者足六时取下，永不再发，久贴恐起疱也。正痛者，以手揿头上何处最痛，用笔圈地，用斑蝥末放患处，盖以小蚬壳一枚，用帕扎紧，过一宿起小疱，刺出黄水，其病如失。白胡椒 官桂 吴萸各一钱 白芷二钱 共研末，糁膏药上，贴患处。

头旋脑晕 清明取松花并薹五六寸，形如黄鼠尾者切蒸，六两，以绢袋盛，浸陈酒六斤，隔汤蒸逾五日，频饮。

头目不清 花粉 荸荠粉各一两 人乳粉 珍珠粉 飞辰砂 人参西洋参可代 玫瑰花 檀香 木香 降香 伽南香 安息香以上二香如无，可用山柰一钱代之 沉香 琥珀各二钱 薄荷 西牛黄 生大黄 蓬砂 丁香各一钱 破故纸六分 甘松五分 麝香三分 冰片四分 甘草八分 煨石膏量用合色 共研极细粉，瓷瓶或银瓶装储，以蜡封固，勿使泄气，每日嗅鼻二次。大清头目，辟秽驱风，除邪醒酒，益人神气，并治头疼头晕，真妙药也。若加龙涎香二钱更妙。

脑风不可忍 远志肉二钱为末，吹鼻内。

面上雀斑，粉刺酒滞 皂角一斤 升麻二两六钱五分 楮实一两六钱五分 白芷 白及 花粉 绿豆粉各三钱三分半 甘松 砂仁 白丁香各一钱六分半 樟脑二钱 糯米三合半 共研细令匀，常于洗面时擦之。

抓伤面皮 生姜自然汁，调轻粉涂无痕。

目昏 陈海蛇漂淡，一斤，入砂瓶煮，化成糊，再入黑大豆一升，煮干晒燥收藏，每日食之，老眼常明。

目障 冬至日取大芦菔一枚，开盖搂空，入新生头窠紫壳鸡卵一个在内，盖即嵌好，埋净土中，约深四五尺，到夏至日取出，用女人衵[②]衣包裹，藏瓷瓶内，否则防遇雷电，龙即取去也，谨之。卵内黄白俱成清水，名赛空青，乃神方也，点睛消障。

瞽目重明 胆矾三钱五分 白菊花 花椒各三钱 铜绿 青盐各二钱五分 乌梅一个，去核 新绣花针七枚，以丝线穿好 前药六味，研碎，以清水拌匀，盛入深碗内，针放药底，再加水两碗，线头露出碗沿，以大盘盖好，隔水放锅内，盖好，煎六个时辰，木炭火旺不失候，锅中时时添水，针化丹成，以净绢挤出药汁，瓷瓶装好，放阴地上一日，即可用，久藏不坏，每少许，搽外眼眶内。眼角少闭，片时翳障即开，而能睹物矣。但须诚

---

① 土狗：即蝼蛄。

② 衵(ni)衣：内衣，贴身衣。

心洁室静制，针化丹成，始能有效。如煎至六时，而针不化者勿用，须另制也，名七针丹。余见秀水吕君慎庵之高弟[①] 曹蟾客制成，治人甚效。　鸡胆一枚，入白蜜半匙，以线扎好，入猪胆内，挂通风无日处，二十一日去猪胆，先用人乳点患处，忍之少顷，以骨簪蘸鸡胆点上，遍身透凉，泪流汗出，二次即明。忌茶百日，采霜降后桑叶，煎汤代之。

目翳　冬青叶脑七个　五倍子三钱，杵　煎汤一碗，乘热将舌尖拖出，浸于汤内，片时频热，频浸自愈。　辰砂一块，频磨擦之。

翳痛　鸡肝一具，不落水，木芙蓉叶一钱，龙胆草七分，肉果霜五分，共研末入肝内，饭上蒸熟食之。　葱一株，将熟去头，取浆点之。　蛴螬汁滴目中，并炙食之，立效。

风毒上攻，赤肿流泪，羞明畏日，涩痛难开，翳障诸证　野荸荠粉五钱　制炉甘石一两　蕤仁霜三钱　蓬砂一钱五分　飞辰砂　真珠各一钱　冰片四分　西黄三分　共研极细无声，瓷瓶密储，临卧以簪脚蘸唾沫沾药，点两眼角，名八宝保睛丹。　制甘石五钱　飞珊瑚　蓬砂　川连各三分　飞玛瑙　熊胆　琥珀　真珠各二分　血竭　飞辰砂各一分半　炙乳香　炙没药　冰片各一分　麝香五厘　十四味，共研极细无声，治证同前，取效尤捷，名聚宝光明丹。

不论远近，或痒或痛，及胞生风粟，翳膜遮睛，目眶赤燥，或疹痘后，风眼涩痛，膜障等证　白蒺藜三两　石决明煅飞　炙甘草　防风　栀炭　羌活　茯苓　蔓荆子各二两　当归　川芎　赤芍各一两五钱　苍术泔水浸一夜　花粉　甘菊　茺蔚子各一两　淡黄芩八钱　蝉衣　蛇蜕各五钱　十八味共研末，每服二钱，空心开水调服，小儿减半，名云开散。

拳毛倒睫　木鳖一个去壳，为末绵裹，左患塞右鼻，右患塞左鼻，数夜自愈。

斑疮入目，生赤翳白障　绿豆皮　谷精草　白甘菊等分为末，每一钱用柿饼一枚，米泔一钱煎干，不拘时，啖柿饼七八次愈。

痘疹目涩昏睡，或喘嗽　蒲公英二两，煎服即愈。

眼伤青肿　生半夏为末，水调涂。

竹木刺入目　白颈蚯蚓掐断，滴血入目，刺即出。

鸡盲　鲜合欢皮两许，煎服，以愈为度。

耳卒聋　椒目　巴豆仁　石菖蒲　松脂各五分　为末，以蜡熔化和匀，作筒子样，绵包纳耳中，日二次，名透耳筒。　全蝎一个　土狗一个　地龙二条　雄黄五分　生矾　枯矾　麝香各二分半研末，以葱白蘸药入耳中，闭口面壁坐一时，一日三次，名通神散。

由于跌仆损伤头脑，愈后耳聋者：巴豆一粒，不去油　斑蝥三个　麝香少许　研匀，以葱涎蜂蜜，和捻如麦粒形，丝绵裹，置耳中，必响如雷鸣，不必惊惧，待二十一日，耳中脓水流出，去药即聪，名导气通瘀锭。

耳卒鸣　蝎梢七钱　穿山甲一大片，蛤粉同炒赤　麝香少许　为末，麻油化蜡和。

耳脓　黄柏猪胆汁炒　红花酒炒等分，冰片共研吹。　白螺狮壳四钱　柿叶炭　煅龙骨　石首鱼头中白石煅，各三钱　橄榄炭二钱　灯心炭一钱　冰片　麝香各五分　八味研末，时吹耳内。　大北枣四枚，劈开，每嵌入豆大明矾一粒，煅存性　肉桂　冰片　轻粉　麝香各一钱　五味共研细储，频吹极效。　汪谢城曰：蛇蜕为末，频糁即愈，愈后其药末结成一块，满塞耳孔，以指撮出可也。

耳疮　屠肉几上垢，傅之。

耳痒　甘遂根杵汁，滴之。

耳聤　野猪脚爪切　千年石灰杵　以

---

① 高弟：同"高第"，旧称弟子中才学优良者。

人粪拌匀，用大蚌壳全个，装满合好，外以铁丝扎紧，黄泥封固，于炭火上煅，至青烟起，置泥地上，出火气，研细末，瓷瓶秘藏。凡耳烂流水，各药不效者，傅之立效，此耳科秘方也。用治一切外证之溃烂不已者，亦神效无比。

鼻衄 火漆紫针汁染绵为胭脂渣名火漆 研极细末，时闻鼻中。

鼻渊 漆绵漆铺内绞漆用过者 白鸽翅去硬管，用两边之毛，各一两 将鸽翅卷在绵内，煅存性，每一钱加冰片七厘研匀，令病人仰卧，轻轻吹入少许，若吹稍重，恐喷嚏打去药也。每夜吹一吹，四五次愈。戒房事百日。

鼻笋 白矾 蓬砂等分，为末吹，一化水而消。 明矾一两 白梅肉五钱 麝香三分 篦麻仁七粒 共研烂绵包，再用纸裹塞鼻，男左女右。

口渴 白糖霜 乌梅肉 薄荷叶 柿霜 蓬砂等分，研细蜜丸噙之。

口臭 前方加白檀香、白豆蔻此二味分两减半，共研细，以枇杷叶去毛煎浓汁，和蜜丸，樱桃大，临卧含口中。

脱颏 生南星末，姜汁调涂两耳、前牙骱[①]处。

牙疼 龙骨 生黄柏 生黄芩各五钱 生栀子仁三钱 以后三味，铜锅内熬出汁去渣，煮龙骨干研末，再用铅粉五钱，麝香三分，并龙骨末研细粉，放碗内，加黄蜡一两，坐滚水内炖化拌匀，以连四纸铺火炉盖上，将药刷在纸上，剪为狭条，名玉带膏。卧时贴痛处即愈，次早取出，有黑色可验。 牙硝一钱 明矾 雄黄各三分 冰片一分 共研细，以半分擦患处，流涎自愈。 冰片 生石膏各二分 青黛一分 共研末搽。以上治火证。 川椒 生石膏各一钱 荜茇二钱 青盐八分 共研细点，名椒石散。 马牙硝 蓬砂各三钱 明雄黄二钱 冰片一分半 麝香五厘共研细收储，以少许抹患处。 瓜硝珠黄散一两，方见下卷咽喉方法 紫雪一钱 飞辰砂二钱 杜蟾蜍五分 冰片三分 共研细收储，凡风火牙痛，诸药不效者，以此糁膏药中，贴痛处颊上立愈。以上治风火证。 橄榄炙炭，研末搽。 松脂烘软，塞鼻孔内，虫粘脂上。 梅树上蛓[②] 盔窠盐泥包煅 冰片 麝香各四分 牛黄二分 紫雪二钱 蟾蜍丸二十粒共研细，糁膏药中，贴之。以上治虫痛。

牙疳 石菖蒲根磨，凉水常漱涚。

牙宣 元明粉研糁。 五倍子烧炭擦。 炒蒲黄研搽。

重舌木舌 白直僵蚕为末，吹之，吐痰愈。 辰砂七钱 雄黄一钱五分 蓬砂三钱 研末，鲜薄荷汁调傅，兼治发颐，名朱黄散。

舌出不收 巴豆仁一粒，杵碎绵包，塞鼻孔内。

舌咬伤出血不止 黄麻皮烧存性，研傅。

舌尖咬去 蟹壳烧存性，研极细糁，渐长完全。

咽肿龈烂 朴硝三钱 蓬砂二钱 朱砂一钱五分 乳香 没药皆去油，各三分 共研吹搽，名小灵丹。

误吞竹丝 银杏肉去衣 生嚼十二枚，咽汁自消。

钱卡咽喉 生大蒜塞鼻中，自然吐出，如已下咽，用面筋置新瓦上，煅作炭研细，开水调温服，从大便下。倘未下咽，服此亦从口出也。

风痹脚气转筋鹤膝第十二

风痹痛由风寒湿踞于经络，以致手足

---

① 骱（jiè 介）：骨节间相衔接处。

② 蛓（cì 次）：毛虫。

麻木，屈伸不利，筋骨疼痛，畏风怕冷也。

鱼胶四两 姜汁秘熬膏，摊布贴。 老生姜 凤仙子 川椒 共捣，拌菜油擦之。

汾酒放烈日下晒熬，以手蘸摩患处，旬日一作，三五次愈，三伏时尤效，虽积年锢疾，诸药不应者，可刈病根。 凤仙子煎汤，频洗。 独蒜汁 韭汁 艾汁 姜汁 葱汁各四两 滴花烧酒二十两 同煎滚，入麻油四两，熬至汁枯滤清，用丹收成，加入冰片、乳香，摊贴患处，兼治箭风极效，名捉虎膏。 五加皮 防己 独活 木瓜炒 川芎 天麻酒炒 秦艽 淡附子 桂枝 防风各一两 黄芪 当归 制半夏各二两 红花二两二钱 生地酒炒，四两 豨莶酒蒸，三两 甘草 白芥子各六钱 十八味为细末，炼蜜打丸，每重二钱，空心酒化一丸服。 川乌 故纸 干姜 淡附子各一两 草乌 官桂 川椒 樟脑 香附 杜仲 木香 乳香 大茴 南星 防风 川芎 安息香 半夏 大黄 桃仁 当归各五钱 丁香 芸香各四钱 沉香 檀香 硫黄 冰片 甘松 山柰 雄黄 没药 艾叶 羌活 白芥子各三钱 麝香二钱 三十五味研细，用苏合油或丁香油，或麻油拌匀，打热收藏，用时先将手搓热，以药摩患处，俟皮肤香透，将药放开，但以手按皮肤，徐徐摩擦，此药一两，可用十余次。专治风寒湿邪，踞于经络。凡筋骨疼痛，四肢拘挛，麻木，腰膝畏寒等证，皆病在躯壳，服药不能速效，宜以此药摩之最妙。兼治男妇寒疝攻痛，寒湿腹痛，肠鸣，阴寒霍乱转筋，及寒湿凝滞，而结成肿毒者皆效。

按：风寒湿三气为痹，俗呼风气痛是也，治法总以辛温通逐为事。但经热则痿，络热则痹，是痹证亦有属热者。且六气都从火化，若其人体质多火，或素嗜膏粱，总受风湿，易于化热。临证时，必察其有无苔黄，口渴，小便短赤之兼证，始可治如上法，否则当从虚劳门清金养血丹之例矣。痹证属热者：陈海蛇漂净，四两 凫茈即荸荠，二两，劈开，煎至蛇化为度，频服，外以朴硝泡汤，乘热熏洗，或盐卤煎热，淋洗亦妙。

脚气 冬瓜皮三两 葱一两 煎汤频洗。 鲜鱼骨炙研末，菜油调涂。 凤仙花叶根，同紫苏叶煎汤，频洗。 海桐皮 防己 片姜黄 蚕砂各三钱 苍术一钱 煎汤熏洗，日三四次。 朴硝煎浓汁汤，淋洗，日数次，勿间断，可除根不发，或每日以盐卤煎热淋洗亦妙。 一味黄柏，酒炒焦研末，蚕砂汤为丸，绿豆大，每晨后盐汤服三钱，久服自痊。 金银花为末，酒调服，再用金银花、猫儿眼草、露蜂房等分，煎汤洗足，冲心者可愈。

转筋 滴花烧酒一碗，汤热入斑蝥末搅匀，乘热熨患处，并须数人更迭，蘸酒于转筋处拍之，冷则更易，直至小便通，转筋自止。若仅用烧酒，则力缓矣。

鹤膝 无名异 地骨皮各一钱 麝香三分 没药 乳香各去油，三钱 共研，以车前子打汁，入黄酒和，涂患处，三日即痊，名异香散。

前阴病第十三

遗溺 雄鸡翅毛，煅存性研，酒调二分半服，日三。 龙骨另研，三两 透灵朱砂水飞过，二两 诃子肉 砂仁各一两共研末，糯米糊丸，梧子大，每三钱，淡盐汤下。

不禁 麦秆穗三十个 龙眼肉三十枚 煎服。

遗精 卧时以袜带扣左曲膝头，须不紧不松，永无梦遗。

赤白浊 寒食插檐柳，煎汤代茶。 琥珀三钱 木通一钱 萆薢 象牙屑酒炒，各三两 滑石飞，四两 海金沙 萹蓄各二两 槐米 甘草梢 黄柏盐水炒 瞿麦各一两十一味研末,每二钱,淡竹叶汤调服。治膀胱经热,毒火癃闭,结痂发肿,马口腐烂之证。 粉萆薢 荷叶蒂 槐米 黄柏盐水炒,各三两 海金沙二两五钱 象牙屑酒炒 萹蓄各二两 滑石飞,一两五钱 甘草梢 赤苓各一两 十味为末,用车前子五两,煎汤法丸,梧子大,每三钱,土茯苓汤送下,开水亦可。治肾家经火,败精阻窍,内热溺艰,结痂淋浊等证,名通府保精丸。

溺血 川黄柏二两六钱,木 知母一两四钱,水 破故纸二两八钱,火 胡桃肉一两二钱,金 砂仁五钱,土 共研蜜丸,空心盐汤下,三五十丸,名太极丸。

血淋 芭蕉根 旱莲草 车前子 水煎服。

小水不通 麻骨一两,浓煎服。

阴袭肾囊坚硬,小水不通,属寒证 胡椒二钱研末,盛碗内,以鸡子清二枚调匀,即将肾囊置碗中,将碗捧住,初未觉暖,已而渐热,则坚痛渐消,至热不可耐,然后去之,愈不再发。 紫苏 艾叶各一两 防风五钱 三味煎滚,倾脚盆内,四面围紧熏之,候温洗之,重者两次可消。 吴萸半斤,一分酒浸,一分醋浸,一分童便浸,一分白汤浸,并焙干 泽泻二两共研,酒面糊丸,黍米大,空心下三五十丸,名夺命丹。 延胡 川楝 全蝎炙 小茴等分末之,名一捏金散。此二方兼治奔豚、寒疝。

疝 橘核炒去衣为末,每晨酒送一二钱,初起服之,不成锢疾。

阴囊扯落 睾丸悬挂未断,痛苦难熬,须慢慢拓上,多取壁钱即蟢子窠傅贴伤处,囊可如故。

后阴病第十四

暴泻不止 车前子炒,四五钱 末之,米饮下。 官桂 厚朴等分为末,姜汁丸,如豆大,安脐中,膏药封之。

久泻 五倍子五钱为末,醋熬成膏,布摊贴脐间。

寒泻 丁香四分 肉桂二分 二味,研末打丸,如豆大,安脐内,以膏药贴之。治阳虚气弱,腹痛肠鸣,畏寒泄泻之证。

胀泻 白术炒,八两 陈皮 厚朴各四两八钱 枳壳一两六钱 炙甘草二两四钱 制半夏一两二钱 神曲炒焦 木香各五钱 八味为末,每一二钱,空心开水调下,名调中散。治脾弱胃滞,泄泻不饥,腹满痞积等证。

泻痢 土木鳖半个 母丁香四粒 麝香分半 共研细,唾津丸,如芡子大,以一丸安脐中,封以膏药,凡小儿不能服药者,用外治法最妙。

赤白痢 木香四两 苦参六两,酒炒 共研,以甘草一斤,熬稀膏,丸如梧子大,每二三钱,陈米汤下,名香参丸。 糖霜 细茶 绿豆 胡桃肉各三钱 煎,连汤并桃豆食之,重者三服必愈。 生大黄 制大黄各二两 乌药 槟榔 苍术各四两 羌活八两 杏仁百粒,去尽油 七味研细,每服六分,小儿减半,陈米汤调下,治实痢如神。 大黄侧柏叶拌蒸三次 枳实炒,各三两 南楂炭三两五钱 厚朴硝水制 地榆荚 神曲炒焦,各二两 黄芩二两五钱 乌药 槟榔各一两 莱菔子炒,一两五钱 甘草五钱 川连三钱 十二味为末,每一钱六分,稻根须五钱,煎汤,或开水调下。治时邪毒痢,瓜果食积,腹痛后重,五色并见诸证。 生苍术 生厚朴 炙甘草 炙鸡金 砂仁壳 炒橘皮 丁香柄等分研末,陈米汤调服三钱,小儿减半,名玉屑丹。治瓜果过度,致痢久不愈,及便血年久无火证者皆极效,或作丸服亦可。

鱼脑痢 陈台鲞头,煎汤服。

噤口痢 芭蕉嫩心,入麝香揉软,塞鼻孔。 芥菜子半合,陈醋浸擂碎,摊油纸上,阔五寸许,贴脐上,以帕系定,渐觉收痛,忍过方去,徐以白粥食之。 木鳖子末,和面作饼,贴脐间。 铁器烧赤,淬醋中,令吸其气。 田螺一个,或水蛙一只,连肠杵烂亦可,并加入麝香少许,罨脐间,引邪热下行,即思食。

久痢 柿饼一枚,入白矾一块,煅存性研,黄酒下,三服愈。

酒伤血痢 老丝瓜络,炙研末酒下。

血痢日久 木耳炙研末,姜汁和醋调服。 海蛇漂淡,芦菔醋拌,频食。 小蟹七只,菜油沸枯,淡食,或酒送。兼治便血。

休息痢 醋炙豆腐,频食。 梅叶三十片洗净,水煎代茶。

肠红 生地炭三两 黄芩炭 南楂炭 粟壳炭 棉花仁炭 槐米炭 柿饼炭 地榆炭各二两 莲房炭一两五钱 百草霜 黑驴皮胶蛤粉炒,各一两 艾绒炭一钱 炙黑甘草 炮姜炭各六钱 枳壳炭 白芍炭各一两二钱 十六味研细,每一钱,用参三七,或红枣或稻根须煎汤调服。治痔血肠红,便血久治不瘳,面黄皮肿等证。或加胡桃壳炭、瓜子壳炭各三两,名罗汉散。

便血 干柿二枚,煅存性研 大蒜二枚,蒸九次 同杵丸,梧子大,香菜送二十丸,日二,以愈为度,永绝病根,且无所患。

脱肛 蝉蜕研末,菜油和傅。 砂仁 黄连 木贼等分为末,米饮下。 小儿脱肛,及大人之不因热陷,而因于气虚者,用不落水猪腰子一个,破一缺如荷包形,入以升麻,湿纸厚包煨熟,去升麻,但吃腰子,药性到,以温水洗肛自收。

外科第十五

肿毒初起 杏仁不拘甜苦,剖分两瓣,择边棱齐全者数枚,涂以溏鸡屎,加麝香些须,罨患处,即吸住不脱。移时毒聚,则杏仁迸起,再换杏仁如前罨之。候毒渐减,至一触即脱而止,毒尽自愈。 明矾五钱,研碎放瓷盘内,入水化开,浸粗草纸一张,盖疮上,干则易,十余张而消。 白及为细末,温水搅之,澄清去水,绵纸摊帖,名水澄膏。 葱白杵烂,蜜和围之自消。 玉精炭即蜒蚰,煅存性 生大黄各四两 五倍子 白及各三两 生半夏 白蔹各三两 百草霜 矾红 生南星 陈小粉炒 草乌各一两 熊胆一钱 共研末,以广胶化烊,鲜芙蓉叶绞汁,醋量和捣成锭丸,热毒痈疡,发于阳分,盘硬疼肿色赤者,醋磨浓涂四围,使其不大,最为要旨,名束毒围。 五倍子炒黑 陈小粉炒黄黑,各五斤 龟板煅 白及 白蔹 朴硝 榆树皮各十二两 白芷梢 大黄 南星 黄柏 半夏各八两 黄连 牙皂 蓖麻子各四两 共研醋调,砂锅内慢火熬成膏,拔去火气,临用加醋、蜜、猪胆汁三味,和匀围之,中留一孔,绵纸贴之,纸干以抿子[①]刷上。凡一切痈疽发背、便毒、吹乳、横痃,及风湿疼痛,小儿热毒火丹,无名肿毒,初起即散,已成即生头出脓,定痛散毒。 凤仙子 大黄 五倍子各十两 共研细,配以朴硝一两五钱,小粉三年陈者十二两,入锅同炒,至黄黑收起,用时以米醋调围,名全箍膏。明矾研细,擂饭为丸,绿豆大,好酒送下,尽醉汗出即愈。凡恶毒疮疡初起,并宜亟[②]服。 牛黄 狗宝 血竭 乳香炙 没药炙 飞辰砂 蓬砂 葶苈 飞雄黄各二钱 真珠 沉香 冰片各一钱 琥珀六分 十三味研细,以熊胆六分,人乳化为丸,每重一分,金箔为衣,每服一丸,陈酒调下,重者二三丸。治内外一切痈疽疔毒,能护心止痛,消毒化脓,在外者可使表散,在内者可使便泄,真外科之圣药也,名灵宝香红丸。汪曰:此定痛神方,每服一丸,可一周时不痛,亦称狗宝丸。 生大黄 天

---

① 抿子:用来刷头鬓的刷子。

② 亟(jí):急迫。

竹黄 乳香炙 没药炙 阿魏炒 血竭 三七 儿茶各二两 雄黄 牛黄 冰片 麝香各二钱五分 十二味研细,用藤黄二两,乌羊血或子羊血不见水者拌晒五次,再以山羊血拌,水干为度,化烊杵丸,如干加蜜,每重三分,陈酒化服一丸。治一切痈疽发背,疔毒肺痈,及血积虫蛊、恶蛇、猘犬①、毒虫诸伤,并跌打筋断,骨折刀箭杖伤,瘀阻发晕,内服外涂皆妙,服后忌油腻发物,名黎洞丸。 明矾一两 象牙屑 乳香炙,各三钱 血竭 雄黄 辰砂 琥珀各二钱 没药炙,一钱五分 牛黄 冰片各五分 十味研极细,每药末一两,配黄蜡五钱,加麻油少许烊化,丸如黍米大,每服三五分,陈酒下,能护心消毒,名三黄八宝丹。 真珠 牛黄 乳香炙 没药炙 飞辰砂 蓬砂 葶苈炒 雄黄各一钱 血竭 沉香 冰片各五分 熊胆 麝香各三分,十三味研极细,人乳丸,每重一分,银箔为衣,名珠黄紫香丸,可代灵宝香红丸之用。汪曰:定痛与灵宝香红丸同。 陈茶叶 炙甲片 当归 绵茵陈 儿茶各五钱 五味,水酒各半煎,上身加川芎,下身加牛膝,温服。治一切肿毒,睡一寣② 即消,名一寣全消散。 西牛黄 梅片各四钱 熊胆 蓬砂 蟾酥 乳香去油,各五钱 当门子 血珀 真珠各六钱 劈砂 腰黄各一两二钱 千金霜 山慈菇 文蛤各一两三钱 红芽大戟一两六钱 十五味,各研极细,烧酒量化,蟾酥杵丸,每重四分。治无名肿毒,一切疔疽皆效,及疔毒走黄,垂危可救,名梅花点舌丹。

无名肿毒 鹅毛一把,铜锅炒焦研,豆腐衣包一钱,酒吞下,内消极效。芙蓉叶、赤小豆共捣末,鸡子清和涂。 青黛 黄柏各一两 藤黄五钱共研,醋和涂,名一笔消。

肿毒痛极 山药一两 大黄 白糖霜各四钱研细傅。

焮肿木硬 乳香 蟾蜍各一钱 研匀,人乳和如泥,瓷盒收藏,用时以津调些少,贴肿处,膏药贴之即消,即发亦轻。

痈疡属阳 白及 姜黄 铜绿 南星 甲片土炒 樟脑各四钱 轻粉 胆矾各三钱 青黛漂 梅片 当门子各二钱 择吉日静室诚制,先将各药研细,再研匀,瓷瓶密收,勿使泄气。一切阳分肿毒初起,照所患脚地大小,糁膏药贴之,数日即消,名阳毒内消膏。

疽毒属阴 樟脑四钱 轻粉 川乌 甲片土炒 阿魏瓦上炙去油 腰黄各三钱 乳香 没药皆去油 牙皂 当门子各二钱 良姜 丁香 白胡椒 肉桂各一钱 吉日静室诚制,先各药研细,再研匀,瓷瓶密收,勿使泄气。一切阴分疽毒初起,如对口发背、瘰疬、乳癣、便毒之不红肿焮热者,照脚地之大小,糁膏贴之,如患处已有脓亦可贴,名阴毒内消膏。

痈疡初破 西瓜硝一两 雄黄 石膏煅,各六钱 地榆炒 蓬砂各五钱 藜芦炒 乌梅肉炒炭,各三钱 僵蚕炒,二钱 冰片 牛黄各一钱 十味研粉收储。凡外疡初破,毒未化者,四围以围药围之,将此药用麻油调涂疮孔,外以提脓化毒膏贴之,早晚一换,此拔毒之圣药也,名瓜硝拔毒丹。

提脓化毒 象皮 穿山甲各六两 男发洗 桃枝切 柳枝切 桑枝切 槐枝切,各四两 生山栀六百枚,杵 八味,用麻油十斤浸春五日、夏三日、秋七日、冬一旬,煎至枯,滤去渣,熬至滴水成珠,以炒丹铅收之,待少温,入后三味:净硇砂四两,血竭二两,儿茶一两二钱,均研细,搅入成膏收储。专治一切外疡,毒未尽者,照疮形大小摊贴,一日二次甚效,名提脓化毒膏。凡油一斤,收丹七两为老膏,四两为嫩膏。此方若加入收口药熬之,可治一切疮口不合之证。

① 猘(zhì 制)犬:疯狗。

② 寣:吴语称睡一觉为一寣。

诸疔 先寻脊骨上,有紫黄色瘰点,用银针挑破出血,其毒即泄。 细看腿弯间即委中穴,有紫黑筋,用银针刺出血即愈。

雄黄研,一钱 乌梅肉三枚,杵烂 蜒蚰二条 共捣烂涂之,根即拔出。 初起饮真麻油一碗,虽毒重无性命之虞并治血疔血出不止。再用肥皂杵烂,和砂糖调匀围之。

大斑蝥去翅,糯米制六钱 全蝎炙,三枚 血竭二钱 没药炙 乳香炙,各一钱 冰片 麝香各六分 元参四钱,泥固煨,去泥用 八味,于端午午时,制研收藏,糁膏药上贴之,拔疔最妙。 生南星 生半夏 五倍子 磁石煅 陈小粉炒,各一两 明矾 生军各二两 东丹六钱 铁锈 瓷粉各五钱 雄黄 蟾蜍焙,各四钱 熊胆二钱 山白煤一两四钱 共为末,猪胆汁打锭,专治疔疮初起,根脚不收,坚硬发麻,用醋磨涂四围,名疔围。 活鲫鱼一尾 杵烂,入研细辰砂拌匀围之,渐围渐小,其疔自拔治面疔屡效。 辰砂二分八厘 蜈蚣头炙 雄黄各二分四厘 轻粉制 白丁香 蓬砂 蟾蜍各一分四厘 乳香一分 麝香四厘 金顶砒七厘,或以铁锈代之 十味研细,用烧酒、蟾蜍和丸,或扁或尖均可,即古方立马回疔法,以之拔疔甚妙,目前用以代刀亦佳。

鱼脐疔疮头黑破出黄水 蛇蜕一条,烧存性研,鸡子调涂之。 韭菜 丝瓜叶 连须葱白 同杵烂取汁,热酒和服,病在左手,渣贴右腋下,病在右手,渣贴左腋下;病在左脚,渣贴右胯;病在右脚,渣贴左胯;在中贴心脐。以绵缚定,候肉下红浅处皆白则散矣,须令人抱住,恐其颠倒,则难救矣。

水疔痛极 白梅肉 荔枝肉 共捣贴,易数次愈。

暑疡 生芋片贴上。

诸恶疮 白蜜搽。

诸疮臭烂 白矾 雄黄等分,煎洗。

诸疮不敛 先以槐枝葱白汤洗净,复以瓦松阴干研糁。 三黄制甘石五两 白螺壳煅飞,三两 白蜡一两五钱 葱制轻粉六钱 人参 牛黄各二钱 真珠一钱五分 冰片一钱 八味研极细,无声为度。治一切大小痈疽,流毒已多,久不收口,用麻油调涂疮孔,外以象皮膏盖,如眼细而深者,将绵纸合线蘸此药,插入亦妙。若方中加凤凰衣更佳。 血竭三钱 乳香炙 没药炙 赤石脂 雄黄各一钱五分 轻粉制,一钱 冰片 麝香各一分 八味研细,以无声为度。

制甘石 煅石膏 赤石脂煅,各三两 大蚌壳煅,去黑衣 陈年吐丝渣煅 儿茶各一两 血竭三钱 冰片二钱五分 研如前。上二方皆主生肌长肉,平口收功,均极神效。以上三方,并有八宝丹之名,审宜择用可也。余如人指甲、人脚皮、三七、龙骨之类,亦可随证加入。

诸疮出血 灯心炭 百草霜 黄牛矢煅炭,各三钱 花蕊石煅 龙骨煅 参三七各六钱 琥珀一钱五分 陈墨 川连各一钱 儿茶五分十味研细,以无声为度。治一切疮口出血不止,以绵絮蘸而按之。

恶疮淫火,恶肉朽骨 枯白矾二两 枯绿矾 雄黄 乳香 远志肉 胭脂各一钱 研细,蜜水或麻油和傅,名消蚀散。

恶疮年深不敛 白芷一两 川芎二两 白芍三两 轻粉三钱 研糁疮,口深者纴[①]之,名搜脓散。

恶疮去毒生肌 滑石一两 铜绿五钱 轻粉二钱 冰片 麝香各三分 粉霜二分半 研匀,纴疮口,以膏封之,名翠霞散。

疮疡毒尽 白及 白蔹 黄柏 黄连 黄丹洗净,炒 乳香另研 麝香等分,研末糁疮口,二三日即生肌平满,名桃花散。

诸漏 或一处,或周身不等,并治诸疮

---

① 纴:织布帛的丝缕。

年久不愈　人牙　油头髮　雄鸡膍胵等分，煅存性研，加麝香、轻粉少许，麻油和傅。　象牙屑八钱　猬皮一张　带子大蜂窠二个，同猬皮新砂锅内焙黄色　明雄黄七钱　朱砂六钱　瓜儿血竭　白矾各五钱　儿茶去油净，四钱　乳香去尽油　没药去尽油，各三钱　共研细，熔黄蜡丸梧子大，每二十四丸，槐花煎汤，和黄酒空心下，忌醋荤腥恼怒，名甘露丸，兼治瘀停脘痛。　鹅毛管火上炙存性，同鹿角研细，傅孔内，以膏盖贴。　水银三钱　雄黄一两　以烧酒二斤，渐煮渐添，酒尽为度，研细末，取大蟾蜍一只去肠留肝、肺，将药末纳入缝好，另用银硝、明矾各一两，入阳城罐[1]，加水半茶钟，放火上熬干，于底取起，置地上，入蟾于内，升文火二枝，中火一枝，武火一枝，候足，开看刮下灵药，以杜蟾蜍丸如芥子大。凡管以一丸放管口，外盖膏药，力能至底，虽弯曲必达，嫩管自化，老管自退，七日见效。如不全退，再一丸，无不除根，名金蟾化管丸。

霉疮　以艾火灸，先起第一疮五壮，每日空心服麻油一杯，其疮自愈，永不结毒，最妙简效方也。　龟甲酒炙，四两　石决明童便煅，二两　朱砂　甘草各四钱　四味研细，用土茯苓四两，煎汤泛丸，梧子大，每二钱，空心土茯苓汤下。治霉疮结毒，疮形腐烂，筋骨疼痛，遍体发疮等证，名珠龟丸。

疠风　遍身肿烂，眉髮堕落者，是与霉疮同为淫毒之气所酿也。　大蟾蜍一只　泥裹煨熟去泥，以大碗盛之，小碗盖好，入热酒半碗，隔水煮一刻，尽吸之，取汗为度。

煨大黄　皂角刺各一两为末，每三钱空心酒下，泻恶物如鱼脑，未泻再服，所下之虫如乱髮然，待虫尽止服。　豨莶六两　生地四两　羌活三两　当归二两　天麻煨，一两二钱　块红花　防己　防风　木瓜酒炒　白蒺藜炒，去刺，一两　蛇蜕酒洗　蝉衣酒洗　甘草各五钱　十三味为末，另用豨莶三两，煎汤泛丸，绿豆大，每三钱，临卧开水下。凡蛇皮癞，紫云风，皆其类也。

脓窠疮　旧倾银罐子研粉，麻油和涂。

最旧龌龊鞋一双，最旧用久丝绵絮筋俱烧成灰，候冷，再用大枫子肉为末，合成一处，菜油调傅，两日必愈。如未能干燥，即以二物之灰糁之甚效。　门档上尘　黄丹　松香　胡椒炭　生大黄　生白芷　蚕豆壳炭　煅石膏　枯矾枣红枣、明矾同煅至炭，研末也　九味等分，研末糁，干者麻油调搽。　厨房倒挂尘三钱，煅伏地气　松香　茴香　花椒　硫黄煅　干蟾　枯矾　苍术　白芷　朱砂各一钱　共研细，以鸡卵一个，挖一小孔，灌药于内，纸封固，幽火中煨熟，轻去壳存衣，另用生猪脂，和药蛋捣烂，葛布包之，时擦患处。　松香一两　雄黄一钱　共研，竹纸卷条，菜油浸一宿，灯上烧之，取滴下油频搽，先以车前草浓煎洗净，并治肥疮。　煅石膏二两　寒水石　炙乳香各五钱　胆柏一两（胆柏未详）　四味研末，凡脓窠疥疮，延久不愈，以致身热恶食，惊搐不安，先用甘草、木瓜煎汤洗净，后以此药麻油和涂患处，能润肌化毒，拓脓杀虫止痒，内须服紫霞丹四五分，灯心汤下。

疥疮　真老松香四两　葱汁一饭碗　入瓷锅内熬烊，煎至滴地即凝，加东丹一两，调匀，候冷研末，麻油调搽。　风化石灰，和醋浆调涂，随手而减，或以石灰汁淋洗。　枯矾　滑石各五钱　硫黄三钱　共研末，猪油调搽。　生矾三钱　硫黄　蛇床　樟脑各二钱　共研，鸡子清调和，再加熬熟菜油搅匀，饭上蒸过敷。　久不愈者，金蛇蜕烧存性研，猪油调搽。　鲜首乌一两，川萆薢五钱，每日煎服，匝月必愈。　大枫子肉五钱　柏烛油　川连各三钱　明矾一钱五分　川椒一钱　水银五分　六味共研，至水银不见星，加猪油调相得，绢包擦疥疮痛痒效。

---

[1] 阳城罐：炼丹用的瓦罐。

癣 白矾炒极干为末,猪油和涂。初起以海螵蛸一块,时常擦之。 白及二钱 土槿皮八分 二味研末,少加白糖霜,百滚水搅如糊,用棉纸摊贴阴癣效。

烂癣 臭硫黄 生大黄 土茯苓等分 明雄黄减半 明矾再减半 共研,裹草纸内卷成筒,同桐油浸透,灯上烧之,瓷盘接取其油,候冷,以鹅翎蘸涂,一二次即效。

瘤 竹刺拨开瘤上薄皮,不必见血,研铜绿置其上,膏药封之。以上通治一身诸证,以下上、中、下三部证。

秃疮 紫苏以麻油熬成膏,涂之。生羊肉切大厚片,如常炙熟,乘热遍贴,俟虫出著羊肉上,若不尽,再作取尽,以盐汤沐之,再用雄黄末和猪胆汁涂之。 黄豆炒黄研末,菜油和涂。 黄柏 血丹 胆矾 烟胶等分,研麻油调匀,剃头后傅之,三四次愈,疮湿者干糁亦可。兼治耳内脓水等患,名四平散。 榆皮为末,米醋调傅。 吴萸研细,以陈蜡烛油烘烊调厚,剃头后,擦傅数次愈,愈后忌食海鲜一年,犯者必发。

蟮拱头 照其肿之大小,用枳壳半个去瓤,以生飞面调糊,涂在枳壳沿上,如道冠样,戴在毒上,其毒水自能钓出,候其脱下,肿处自小。再用小些枳壳半个,如前涂覆,水渐钓干,俟其自脱,不过六七日,肿平而髮茸矣。此证在顶心肿起,先白后红,如不治愈,拱愈多,旁添小者,如百鸟朝王一般,即在顶心,不能开刀,即溃脓亦不净,惟此方简效无比。

肥疮 黄牛皮烧存性研,菜油调搽。 松香 明矾各二钱 花椒四钱 东丹一钱 加猪网油,共杵烂,卷在五寸真青细布内,在火上熏出油,以碗接之,去火气,涂患处效,加轻粉一钱效更速。 皂荚烧灰,菜油调傅。

蒲桃疮 黄柏一两 乳香二钱五分 研细,槐花煎浓汁调涂。

面疮 黄连 黄柏炙 胡粉炒 等分研,猪油调涂。

肺风疮 黑脂麻去皮 红莲子水浸软,去衣,不去心 每早食之。

鬓疽 陈石灰、葱白同捣傅。 龟板煅研,桐油和傅。

腮肿 大黄末和葱汁,调匀围之。

上疳喉疳、牙疳、口疮之类 轻粉三分 冰片二分 雄黄二厘半 朱砂七厘 共研细,先以薄荷汤漱口,吹入或傅。 生大黄三钱 绿豆粉二钱,炒 丁香十粒 研匀,开水调涂两足心。

颈疬 旧明角灯,煅存性研,菜油调涂。 制甘遂 红芽大戟各二两 白芥子八钱 麻黄四钱 生南星 姜制半夏 僵蚕 藤黄 朴硝各一两六钱 以麻油一斤,先入甘遂、南星、半夏,熬枯捞出,次下大戟,三下麻黄、僵蚕,四下芥子,五下藤黄,逐次熬枯捞出,六下朴硝,熬至下爆,用绢将油沥净,再下锅熬滚,徐投入炒透东丹,搅匀,丹之多少以膏之老嫩酌用,夏宜稍老,冬宜稍嫩,膏成,乘热倾冷水盆内,扯拔数十次,以去火毒,即可摊贴,宜厚勿薄,名消核膏。吾乡许君辛水方也,兼治乳核流注,及各种结核,甚著奇效。许君附其方于《重订外科正宗》,余与参校,蒋君寅昉慨付枣梨,甫刻竣,即遭兵火。许君又云:膏之老嫩,各有所宜。凡溃疡诸证,膏忽太嫩,总以贴之即粘,揭之易落为度,摊勿过厚,嫩而过厚,则揭时非带脱皮肉,即粘住皮肉,凡热疖本可无瘢,而或生妒肉或如蟢镜者,非粘伤其肉,即膏粱不忌也。独消核膏,宜少嫩,但令贴时忽烊塌而已。摊须极厚,盖此膏本以代敷药,嫩而厚,则药气浓郁而能深入,又其皮肉如常,无虑带脱而粘住可洗也。即煎膏亦有法度,药物坚脆不齐,若一同投入,则脆者先枯,坚者实未熬透，虽铢两较重，而味终未出也。推之诸膏，皆须准此。余按颈疬、结核诸证，无非痰患，故许君以控涎丹为君，而加行气散结为佐，宜乎施之辄效也。　田中蚂蝗，杵烂围之即散。　雄猪胆约百个，取汁，入夏枯花三两锅内，同熬去渣，收至滴水成珠，加入沉香末三钱，砒霜三分和匀，收入瓷罐内，摊贴患处，已溃者涂四周。　大鲚鱼二尾破净，入独核肥皂十余枚，以瓦两张合好，两头泥封之，火煅至青烟起为度，取出研细，每早醇酒调服三四钱，忌煎炒姜椒发物，愈后终身忌食鲚鱼、栗子。　夏枯草末六钱，甘草末一钱，研匀，每二钱茶清下。生山药一块，蓖麻子三粒各去皮，研匀摊贴。　草本白玉簪花嫩叶，以米醋浸一宿，饭锅上蒸熟，扯如膏贴之。　蛤壳煅，四两　元参三两　象牙屑　黄芪　土贝　昆布各二两　海藻　制半夏各一两五钱　制西洋参　炙草　川贝各一两　十一味研末，夏枯草四两，忍冬藤五两，煎浓汤，泛丸，绿豆大，每二三钱，空心开水服。治虚痰滞络，结为瘰疬，不论已破未破，此方最良。　丹雄鸡全骨一副生取　千里奔即驴马骡修下蹄甲也，五钱　紫降香五两　当归　生甘草各一钱　槐树枝三十寸　先以鸡骨，入麻油锅内微水煎枯，入后药，亦用微火煎枯去渣，二油一丹，收成膏，浸冷水中，拔去火气，不论已破未破，量大小贴之，以愈为度。兼治乳岩亦效。　蓖麻仁二百粒，杵　番木鳖　生半夏　生大黄　牙皂各四两　斑蝥一百个　巴豆仁五十粒，杵　穿山甲二两　甘遂一两　九味，用麻油二斤　浸，冬半月，夏五日，春秋一旬，熬至药枯去渣，再熬至滴水成珠，以炒铅丹收之，俟稍温，入后十一味：真硇砂另研、雄黄各五钱，乳香炙、没药炙，各四钱，樟脑、蓬砂、真番硇此西藏名产，不易得勿用亦可，不过药力较逊耳。各三钱，蟾蜍、麝香各二钱，阿魏、冰片各一钱，各研细，和匀搅入成膏收储。治痰串瘰疬诸核如神，用时摊膏贴患处，膏之中央，须剪一细眼为要，并治一切外疡，坚硬不消，空头代围药贴之，其块渐化。

野云曰：此证善窜，故俗名疬串，与流注相似，皆肝热生痰，风激入络，结而成核。毛氏主控涎丹，徐氏主大活络丹，一治实痰，一治虚痰，用者酌之。余执其两端，而用其中，每以《指迷方》茯苓丸，治瘰疬流注辄效，初起者应手而瘳。盖茯苓丸，原主痰流手臂，推广其义，癫痫、类中诸病之属于痰入络者，余亦屡收奇绩，死方活用，在人之善悟耳。

白蛇缠颈上周围细白泡者是　白及末、柿漆调傅。　丝瓜藤杵汁搽，或以干者煅研，菜油和涂。

天泡疮　锦纹大黄，磨水频搽。　铁锈钉醋磨汁搽，治蟢儿疮。　蚯蚓泥，或风菱壳煅存性研，井水调涂。　小麦炒黑为末，桐油和傅。　莲蓬壳煅研，井水调涂。　丝瓜叶，杵汁涂。　鲜蚕豆外壳炒黑研，麻油调傅。

担肩　生蒜切片，较患处大些，安患处，艾灸三壮。　五倍子　糯米　鸡卵壳　石灰等分研糁，干者菜油调搽。

对口　鳑鲏鱼，连肠骨杵烂傅。姜汁磨陈墨围两边，以白梅肉打烂，猪胆汁和涂疮口。　顶大肥皂一条去子弦　妇人篦下头垢三钱　生山药三寸　同捣傅，不论初起腐烂，频傅自愈。　芭蕉根四两　洗净杵烂，热酒冲服，渣敷患处。　大鲚鱼一尾去鳞肠　入瓷罐内杵烂，加头垢二三两，拌匀傅上，中留一孔，以纸帖之，一二日愈。以上二方初起即愈。　生橄榄核，瓦上炙成性，研极细，桐油调匀，鸡毛蘸刷四围，露出头，勿令药干，干即再围。

发背　凡人中热毒，眼花头晕，口苦舌干，心惊背热，四肢麻木，觉有红晕在背者，即用槐子五两，鲜者更佳，拣净，铜勺内炒褐色,泥地摊去火气,以好酒一碗,煎滚去渣服,出大汗即愈。未退,再服即消,已成者,三四服即减轻,渣杵烂傅患处。兼治鱼口便毒亦效。　陈石灰　东丹　铜绿等分研细,加西牛黄一分和匀,鸡子清调成膏,以旧黑伞纸摊夹,用银针于伞纸上刺数眼,扎缚患处,如干易之,甚者三四次必愈。　海马一对　雄黄三钱　朱砂　穿山甲炙,各一钱　冰片　麝香各少许　六味研细,再入水银一钱,研不见星收藏。凡遇危急之症,日以少许点患处。兼治疔疮。　瓜蒌五枚,取子　乳香枣大五枚各研细,砂糖熬膏,每三钱温酒下。兼治胸腹生痈。　官粉一两　轻粉　银朱　雄黄　乳香去油　没药去油,各二分半　共研细听用。先将好茶叶,煎浓汤洗患处,后将豮猪腰子切开糁药五分于上,盖患处,待药如蒸,良久取去,一日一次。拔毒减痛,溃出秽脓,不可手挤,轻者二次愈,重者七八次愈。兼治对口,及一切痈疡溃烂。　当归二两　白芷五钱　甘草一两二钱　紫草二钱　麻油浸七日,然后入锅煎至药枯,去渣再熬,至滴水成珠,下白蜡二两搅匀,再入血竭研细,四钱,待冷,再下轻粉四钱,搅匀,待成膏,盖好听用,陈久愈佳,勿轻加减。兼治对口,及一切痈疽大毒。腐去疮孔深而洞见隔膜者,用此填塞疮口,自能生肌长肉收口,乃外科圣药也,名玉红膏。　巴豆仁　白及切　番木鳖切　川乌切　草乌切,各五钱　商陆切片,十两　漏芦　闹羊花　全归切　穿山甲切　元参切　虾蟆皮干须新取收干,各二两　蓖麻仁　白蔹切　川大黄切　雄鼠矢各三两　苍耳子四两　黄牛蹄甲敲研　猪蹄甲敲研,各一两　乌羊角一对,敲研　鲭鱼二尾,重十二两以上者　凡二十二味,入大广锅内,真麻油三斤八两,浸三日,熬至各药焦黑,滤渣再熬沸,入飞净血丹二十四两,以槐柳条不住手搅,熬至滴水成珠,息火待冷,再入上肉桂心五钱,乳香、没药、上芸香各去油、上轻粉各四钱,此五味并研细徐徐糁入,以铜箸搅匀,待凝冷覆地上,十余日,拔尽火毒。凡一切痈疽疔毒皆可用以箍脓,未成即消,已成即溃,不至大患,名巴鲭膏。

肺痈其证初起咳嗽,即两胁疼痛　元参八两　天冬四两　桔梗二两　炙甘草一两　水十碗,煎至二碗,入蒲公英、金银花各五钱,煎至一碗,徐徐服之,初起即消,久者亦愈。　甘草　土贝各二两　乳香炙　没药炙　槐米各一两　炙山甲八钱　沉香　血竭　葶苈　血余各六钱　雄黄飞,五钱　十一味研末,水法丸如绿豆大,牛黄为衣,每一丸开水下,名内消神效丸。治一切内痈初起,未溃脓者,服之即消。

乳痈　芙蓉花杵烂,傅上,疱起即消。如干花瓣以鸡子清或醋调涂。凡芙蓉开时采,浸盐卤中备用,贴诸痈疡皆妙。　芙蓉根切片,醇酒煎,尽量饮即消。如掘鲜者杵汁,酒冲服,睡醒即消,其痛如失。　白蜡一钱,酒化服。　蚶壳煅存性,研末,醋调涂。　芭蕉叶杵汁,生白蜜酒和服,渣傅。

乳疖　陈半夏　连须葱白　共杵烂,绢包如指大,左患塞右鼻,右患塞左鼻。

乳吹　用朱笔书十一地支于本妇所戴簪上本命属不书,戴之,无论内外吹,初起极验。　象牙屑　棉花仁炒去油　胡芦巴　石决明煅　土贝母各二两　蒲公英　鬼馒头　橘叶　莲房各一两五钱　炙草　花粉　鹿角屑　麦檗各一两　乳香炙,五钱　小青皮　十五味研末,每一钱六分,橘核煎汤调下,治内外吹、乳癖、乳疬皆良。

乳癖　正名乳裂　上川连三分　制甘石二钱　黄柏五厘　牛黄三厘　四味研细,麻油调傅。

乳岩　大瓜蒌一个半生半炒,酒三钟,煎一钟,食后服。生蟹壳,砂锅内焙焦为末,每日二钱酒下,勿间断,以愈为度。

橘核一两，炙存性研，分三服酒下。 甘草水洗净，二钱 白蜡三钱 酒煎去渣，服五七次效。 圆蛤壳研末，加皂荚末少许，醋煎去火气，傅。 此证初起，不痛不痒，坚硬如岩，必数年始溃，溃后难愈。始觉即用活壁蟢，以针捍住，乘活用竹纸包作小球，食后白汤下，日一服，不过数日，患处即痒，如蟢行之状，坚块自消。 初起以葱白寸许，嵌入梅花点舌丹一粒，另用旋覆花三钱煎汤，和醇酒少许吞下，日服一粒，不旬而愈。

拓盘疽 溏鸡屎涂。

穿掌心毒 新霜叶研烂涂，忌食鹅。

鹅掌风 银杏仁、猪胰，共杵烂傅。

手背肿 丝瓜叶，或芙蓉叶，蜜拌蒸捣傅。

天蛇头 荔枝肉，同脂麻嚼涂。 蒲公英 苍耳草各五钱 醋煮频洗。 陈柿饼一个，雄黄末一钱，捣烂傅。

代指 乌梅肉醋浸，研涂。

手指瘰疽初生如麻，渐如桃李，肿痛出血，见骨发狂 南星 半夏 白芷 共研，菜油调搽。

指甲根溃烂 松香 黄蜡化烊作筒，套七日愈。

赤蛇缠腰间发如红绳一条者是，俗名缠身龙 大麦炒焦研，菜油和傅。 陈墨磨浓，和雄黄末傅。 旧粪桶箍，煅存性研，菜油调傅。

大小肠痈大肠痈右足缩，小肠痈左足缩 地榆一斤，水十碗，煎至三碗，入生甘草二两，金银花一两，煎至一碗，空心一服即消，虽久亦不须两服，但忌房事，余无所禁。按：辛热炙煿，亦不可食。 冬瓜子 土贝母各二两 甘草一两五钱 黄芪 栝蒌 枳壳 僵蚕制 肥皂炒。各一两 炙甲片五钱 牛黄三钱 乳香炙，七钱 十一味为末，水法丸如绿豆大，每二钱开水下。专治大小肠痈，二便下脓，名涤肠丸。兼治肺、肝、胃诸内痈。 老马兰头煮熟，饱啖可治诸内痈。

鱼口 瓦松焙干，鸡子清和涂。 五倍子以陈醋于瓦器内，熬成膏，摊布贴之，干即易，数次愈。

便毒 鱼胶麸炒成珠研末，空心好酒下，外以芭蕉根、米醋磨涂，或葱白杵烂，蜜和傅立消。按：二证俗虽两名，其实治法不殊，毋庸拘泥。 雄黄 乳香各二钱 黄柏一钱 共研，新汲水和涂。

囊痈 凤凰衣 黄连 轻粉等分研，熟麻油和傅。 已溃者，用黄连、青黛等分，研糁。

茎痈 炙鳖甲研末，鸡子清和涂。

妒精淫疮 银杏仁七枚 铅粉二钱拌匀入铜勺内，炒深黄色，除去银杏仁，以铅粉去火气，研傅，旧绸包扎。

下疳 嫩儿茶研细，米泔洗净傅。 甘草三两 老葱三株 黑大豆一合 槐枝一把 水三升，煮豆熟为度，滤清汁，乘热淋洗，如冷再热，再淋洗一二时，名甘豆汤。

密陀僧另研，去渣，砂锅内火炮 白矾各五钱 白垩二钱 黄丹淘 乳香各五分 麝香二分半 共研，先用葱白、甘草、槐枝煎汤，淋洗一二时，拭干糁之，名博金散。 儿茶钱半 珍珠五分 乳香 没药各二分 冰片一分 丝线烧存性，七分 共研，先洗如上法，糁此药须如钱厚，以纸裹缚，俟结痂而已，如出水再洗糁，名丁泥散。 六一散一钱 橄榄核煅炭，五钱 冰片一分 三味研匀，麻油调涂，名冰六散。

痔疮 朴硝五钱 开水冲熏洗。 腊月取羊胆一枚，入冰片一分阴干，用时以凉水化开涂之。 蚕茧内装满人指甲，外以胎髮缠裹，煅存性研，蜜和傅。 大枣三枚割开，去核，入铜绿合住，外以净黄土，和泥包好，煅红取起，去土研，麻油调傅。 朝东杨树上蕈，煎汤频洗。 唾调木鳖子末涂之，若以醋磨搽，能治一切痈疽。　猬皮四两　猪悬蹄二十五只　牛角鳃三两　乱髪败棕各二两　槐角一两五钱　苦楝根一两二钱　雷丸　脂麻各一两锉碎，瓷器内煅存性为末，入乳香去油，五钱，麝香二钱，和匀，酒糊丸，先嚼胡桃肉一枚，温酒送三五十丸，空心食前服，三服除根，名黑玉丹。兼治肛门虫痒。　犀角尖　川连　白矾各二钱　三味研细，用龙眼肉四两，杵丸，如桐子大，每一钱开水下，名龙犀丸。

痔漏　大松树皮老者愈佳，八两，浓煎一大碗，收至一小碗，乘热服二次即愈。兼治脱肛。　象牙屑二斤，研细，每晨以熟鸡子二个蘸食，或调入粥内吃亦可，服完必愈。　田鸡皮炙炭　血余煅存性　黄明广胶蛎粉拌粉　等分研末，每早服二钱，管自消化。　夏枯草八钱　甘草节　连翘壳各四钱　共研，以金银花一斤，煎浓汁丸，梧子大，侵晨淡盐汤下三钱，年久者一料化尽。　当归酒洗　川连酒洗　象牙屑各五钱　净槐花　小川芎酒洗　乳香去油，各三钱　露蜂房一个，微火炒　共研，以黄蜡二两熔化入药丸，梧子大，每五六十丸，空心煎漏芦汤下，至五日，漏孔内退出肉管，待二三指长，用剪剪去，再出再剪，肉管尽出，然后从内生肌而愈。蜂房以槐树上者佳，椒树次之。　不拘远年近日，脓血通肠者，用坎气三条，即男子脐带，瓦上焙存性　陈棕年久者佳，煅存性　槐角子肥大者，瓦上焙，存性，各五钱　象皮四钱，醋炙　猬皮醋炙　地榆晒干，各三钱　西牛黄三分　共研细，酥油丸，蚕子大，若难丸，加糯米糊少许，每七丸空心开水下，三日化管止痛，七日平满，血清脓净，十日除根。　黄芪　槐米炒，各五两　西洋参蒸透　胡连　苦参蜜炙　地榆各一两　炙草二两　蜣螂去翅足，炒，六钱　象牙屑酒炒　石决明煅，各五钱　十味研细，用甘草四两，煎汤泛丸绿豆大，每二三钱，空心开水下。专治肛痈痔漏，脏毒日久成管，脓水淋漓，时发时止之证。　人指甲炙炭，二钱　蜓蝣炙炭，一两　甘石制，五钱　鸡内金炙　蜣螂炙　白螺壳各三钱　甘草　僵蚕炙　蜂房炙　冰片各一钱　西牛黄五分　十一味研细，麻油调，以绵纸合细线蘸药，打疮孔内，用象皮膏盖，一日二换。专治肛门诸漏，脓水不止，口光眼细，乍溃乍敛等证。　沉香五钱　伽南香　母丁香　真珠各一钱　四味研细，用鸦片烟膏一钱杵丸，如黍米大，每五七丸开水下，治痔漏甚良，名鸦珠丸。

坐板疮　绿矾一把，开水冲浸洗，俟痒定坐草上待干，数次愈。　紫背浮萍、芙蓉叶，均可煎洗。

臁疮　水龙骨研，桐油调傅。　柿叶烧存性，同川椒研傅。　老母猪屎烧灰，桐油和涂。　鲜芦菔，阴干一二日，其皮可剥，以皮贴上，俟干再用牛蹄甲烧炭，菜油和搽。　蒜杆、槐炭，菜油调涂，此治寒湿证甚效，热胜者不宜。　棉花子一碗，炒脆为末，先将患处洗净，以药填满疮孔，油纸包紧，三日一换，二次即愈。　先以甘草汤洗净拭干，用画家石青水漂净，三钱，加麝香二分，再研极细傅之，包过夜，即收水生肌。　梨叶百片，鲜猪油二两，拌叶上，入锅炒热，再以白蜡二两，研拌叶上，又用盐二两，亦拌叶上，勿令叶熟烂取起，待冷贴之。若治女人裙边疮尤妙。　川椒一两，另研末，筛净　松香八两，以米醋、葱汁煮透　黄丹二两　枯矾二两五钱　轻粉七钱五分　共研，先以猪油汤洗净，菜油调涂，或干糁。兼治黄水疮，亦名玉红膏。　黄芽葱二十六茎，麻油二十四两，先将麻油熬熟，入葱茎，煎枯取出，再入一茎，如法煎完三十六茎。滤清再煎，至滴水成珠，入炒杭粉十二两收膏，去火气摊贴。　真菜油四两，入连须葱白三枚，川椒十四粒，熬枯去渣，入黄蜡、白蜡各二钱，熔化离火，俟沸定，入东丹三钱，急搅匀，倒在碗内，于阴地上去火毒一日夜。用时先以生矾五六分，滚水泡一碗，将疮洗干洁，涂药如钱厚，油纸盖之，外加揉软粗纸添盖好，束以绢帛，每日一洗一涂，缚扎如法，数日必愈。但疮虽愈，四边必多水疱极痒，切勿爬搔，若搔破，必又成疮。故虽愈，仍将药照旧洗涂，并水疱要涂在内，如是三五日，全愈不痒矣，名二蜡膏。 猪板油去膜 葱白各一两 潮脑五钱 共杵烂，先用防风、甘草、金银花煎汤，淋洗患处，拭干后，厚傅之，薄油纸裹好，加棉花扎紧，每日二换，勿见风，忌发物数日即愈。兼治杖疮，及跌打皮肉损伤。 年久不愈者，用乳香、没药、象皮各五钱，铅粉、密陀僧各二两，轻粉四两，俱研细，各自包开，先用真桐油一斤，滚透去沫澄清，先入密陀僧末搅匀取起，复入黄蜡二两，白蜡五钱熔化，候油稍温，再入余五味，搅三百余遍，瓦器收之，用时量疮大小圆长，以绵纸摊贴。初贴时，疮中毒水流出，药变黑色，再换新者贴之，名白玉膏。 白柏油四钱 黄蜡 菜油各八钱 大枫子去壳研，五钱 番木鳖二钱 黄连 黄柏各三钱 同煎去渣，再研入枯矾、轻粉各三钱 密陀僧另研，五分 拌匀候凝，随疮口大小，先以浓茶洗净，做薄饼，簪刺十数小孔贴之，包束如法，日易，名长肌膏。兼治年久诸烂疮。 制甘石四两 甘草 胆矾各六钱 轻粉五钱 冰片 麝香各四分 六味为细末，治新久臁疮，血风疮，以及抓伤不愈，钉鞋草履打伤等证，麻油调涂，或干糁之。 黄蜡二两 生矾 铜青各一两，研 菜油五两煎沸，入蜡化烊，离火渐入二末搅匀，作夹纸膏，治臁疮甚效。若有腐，以枯矾六钱，樟脑四钱，研末糁上，后用膏盖平薄，二日一换。热甚者，加糁熟石膏末更良。 铜青二钱 黄丹 白蜡各一钱 樟脑八分 冰片五厘 五味研末，用生猪油捣作膏，夹纸贴臁疮大妙。 巴豆杵 蓖麻仁各十二两 虾蟆五只，各冲入髪一团 三味，用麻油五斤，浸三日，再取活鲫鱼十尾入油内，同煎至枯去渣，熬至滴水成珠，待温收入铅丹四十两搅，入乳香末五钱成膏，夹油纸针孔摊贴，臁疮久不合口，一日一换，贴时先以臭梧桐煎浓汤，洗净患处，此方最奇，用之极效。

沿皮蛀 密陀僧 樟脑等分，二味研末，麻油调涂。 白煤 枯矾 黄丹 烟膏等分，四味研末，桐油和傅。

脚背疮 旧草鞋去泥，烧灰傅，干者菜油和涂。 治烂至胫者，多年屋上旧瓦，刮取瓦屑，研细，菜油调搽。

脚背肿块疼痛 旧麦秆凉帽，水煎频洗。 盐卤频洗即愈，或冷或热，酌宜而用。兼治诸脚疾。若无病男妇，终身用之，则一生无脚患。

脚跟擦伤或膝腿磕破久烂 野鸡脚雌雄成对者 瓦上煅研细末，瓷瓶收之，傅上即痂。

脚刖脚底红肿也 大蒜杵烂，傅一宿即消。 痒极者，醋浸枇杷叶贴傅。 溺缸中频浸之最良。按：盐卤亦可浸也。

脚蛀 铅粉 白螺壳各八钱 雄黄五钱 象皮酒炙 轻粉制 松香制，各二钱 甘石制，四钱 胆柏二钱 冰片二分 九味为末糁。 炉甘石六钱 象皮 龙骨各三钱 冰片一钱 轻粉三分 升药底少许 共研细糁。乌柏叶贴之。

冻瘃[①] 立冬日，用蒜杆煎浓汤浸洗，每年用之，永无此患，并不畏冷。患于手者，亦可预洗，以杜绝也。太和张逊侯司马传。

脚上冷疔初起紫疱，疼痛彻骨，渐腐烂深，孔紫黑，血水肿秽，日久不愈 黑铅四两，以铁勺熔化，倾水内，再熔再倾，如此百遍，以铅尽为度，去水取澄下者三钱 松脂一钱 黄丹水飞炒 轻粉各五分 麝香一分 共研，先用葱汤洗

① 瘃(zhú 竹)：病名。冻疮。

净患处，以麻油和涂疮口，油纸盖之。

脚桠臭疮 黄蜡一钱 熟鸡子黄一枚 同熬油搽。兼治寒湿疮。

鸡眼肉刺 枯矾 黄丹 朴硝等分为末搽，次日濯[1]之，数次即愈。 蓖麻仁研极细末搽之，二三时刺出，痛立止。

伤科第十六

跌打损伤 小麦叶 芦菔叶 青松毛各一大把 共捣烂，遍贴伤处，以被紧裹，尽量饮醉，睡醒即平。 冬瓜子研末，温酒下三钱，日二。 豆腐切指厚，锅内炙热贴之，冷即易，数次青肿即消。 桂枝 灵仙各五钱 当归 木瓜各三钱 荆芥 红花 防风 续断各二钱五分 乌药 木香各二钱 十味，以酒煎洗患处。 干冬瓜皮 真牛皮胶各一两 锉入锅内，炒存性研，每五钱酒下，再饮酒至醉，厚盖取微汗，一瘤而愈，名二皮散。 白蜡一两 藤黄二钱 麻油熔化涂，即止血定痛。 轻粉 血竭各三钱 樟脑二钱 乳香去油 没药去油，各一钱五分 冰片三分 麝香二分 共研细，以黄蜡一两，猪板油一两二钱熔化，调成膏，涂患处，昼夜流水。凡重证昏迷不醒及死血郁结，呃逆不食，兼治夹伤内烂，皆可起死回生。 苏木 白麻皮 细木耳各二钱 均于瓦上焙焦木耳更要焦，研末，黄酒同赤糖和服，醉卧避风，昏迷即醒。 煨熟鸡子黄一个 麻油八两 共煎化尽，再入头髪三钱，剪一寸长，以箸顺调化尽，改用文火，再入朱砂水飞、雄黄各一钱，黄蜡六钱，搅匀，掇锅在地，放一夜收起用，时以翎毛涂患处，名朱砂膏。兼治汤火伤。 血流不止，用黄蜡或白蜡研细傅，或以飞面傅包，勿见风，或飞面和姜汁罨之，或莲房烧存性研傅。 麻油五两 白蜡六钱 黄蜡五钱 同化烊离火，入藤黄末三钱，搅匀冷定，下冰片一钱，再搅匀任用，名西域黄灵膏。兼治金刃伤，及痈疽疔毒，臁疮血风疮。如治杖夹伤，加银朱末一钱五分，青鱼胆五分。 白附子十二两 天麻 白芷 羌活 防风 生南星各一两 各晒燥，研细，共研匀，青肿者水调傅，破处则糁之。凡跌坠殴压，马踢刀箭诸伤，虽肾子压出可治，立能止血止痛。重证黄酒调服数钱，兼治破伤风。故用此药者，并不忌风，真伤科第一个效方。价廉功大，地方官须预配合，如遇斗殴伤重，可以保全两命，家居亦宜备之，可应急需。 气绝不能言者，以韭汁和童便灌一钱，或以白蜡三钱研末，好酒调灌即苏，随用脂麻秆、陈年黄麻、毛竹根，俱烧存性研，砂糖调酒尽量饮，被盖出汗，即痛止而愈。 凡跌打损伤，而脑子偏者，不能活，其证头晕呕吐，立不直，亟将病人头扶起立直，用细带一条圈头，看偏在或左或右，何边大即偏在何边，扶直人身，以余带约三四尺长，系于柱上，用细棍敲带之中，一时即正而愈。此蒙古所传，即时救急良方也。按：偏左似宜敲右，偏右似宜敲左，方内未注明，用者须知。

汪谢城曰：敲带之中，谓余带三四尺之中也，即云何边大，即偏在何边，则必偏左敲右，偏右敲左，不待更言矣。 当归 红花 桃仁 续断 杜仲各五钱 羌活 独活 秦艽各三钱 食盐二两 牛骨髓三两，羊骨髓亦可用 奶酥油二两五钱 好酒一斤 水煎浓汁如在下部加牛膝三钱滤渣，再入乳香、没药各三钱 临用，加麝香一钱和匀，以新布三块，长二尺，同煮热，将布绞干，于痛处更换榻，并以手揉之。凡跌扑闪挫，筋缩骨出臼不入，及一切风湿痛强，并小儿龟胸鳖背，初起亦可治也。 糯米一升，皂角半升切碎，铜钱百枚，同炒焦黑，去钱研末，酒调涂贴，治筋断骨折。 大蟹一只无大者用小蟹数只杵烂，热酒冲服，醉卧一宵即愈。或用蟹盖

① 濯(zhuó 浊)：洗涤。

壳，新瓦上煅存性研，每一钱黄酒下，以醉为度，并能接骨。　丝瓜开花时，早晨带露摘取不老不嫩、肥厚之叶，阴干为末，治跌打损伤，及金疮、恶疮、恶疖，糁傅皆妙。

人中白醋淬为末，每五分酒下，治闪挫跌仆，伤骨极重者，大效。　白及末二钱，酒调下，治折骨效。　仙桃草，四月间生麦田中，叶绿茎红，实大如椒，形如桃，中有一小虫者即是，宜小暑节前，夏至后取之。盖夏至前虫未生，小暑后虫飞去，惟此半月之间，趁未坼采之，烘干研末，藏瓷瓶内，专治一切跌打损伤，服一二钱，可起死回生。兼治三疟久延不愈，以红枣同酒煎服亦效。

闪挫疼痛　橘核一岁一粒，研末酒服。

山楂末　木耳炭各三钱　研酒下。　木香一钱　麝香三分研细，左患吹右鼻，右患吹左鼻，以手上下和之。　痛至不能俯仰屈伸者，用牙硝、雄黄、麝香各半厘，研细，以少许点入口内，令人扶患者周围行数转，其病如失。未效再点，疼止为度。　诸药不效，延久未愈者，葱白杵烂，炒热擦痛处，随用生大黄末，姜汁调涂，能饮酒者，尽量一醉，睡醒霍然。

金刃诸伤　急以自己小便淋伤处，伤重者，旁人即以溺淋之，或将伤处浸溺盆中，口渴切勿饮水，但食肥润之物为宜。若啜热粥，血必沸出，慎勿犯之。外以花乳石研傅。　葱白炒热罨之，冷即易，或葱白、砂糖等分研封，愈后无痕。　苎叶研末糁宜端午夏至日，各采等分，晒干，俟霜降日研末，备用　何首乌、白芍药，皆可研傅，并能止血定痛。　柿饼杵烂涂，血止口合。

晚蚕蛾、归头、白芷、陈石灰等分，研末傅之，止血定痛生肌，一上即愈。　红桴炭研细，乘热傅，并可接指。　黄荆脑捣烂傅，一日一易，虽臭烂者，五日即收口。　生糯米于清明前，一日一换水浸，至谷雨日晒干研，凡金疮久烂者傅之。　刘寄奴、当归、生地、熟地、合欢皮、男子黑髮洗净，各一两，麻油四两，煎至髮化去渣，入黄蜡、白蜡各八钱，不住手搅，离火仍搅，至温入乳香、没药、血竭各三钱，研，龙骨童便煅，一钱，研，慢慢投之，搅匀候冷，瓷器收藏。兼治杖疮，涂傅皆妙，以帛包裹，不可见风。此戚少保保志膏也。

破伤风　莲房烧存性，研细傅，再以酒调服。　杏仁泥、飞面等分，水调成膏，涂肿处，即消肿退热。　手足十指甲，麻油炒黄研细，黄酒冲服，汗出即愈。

人咬　龟板　鳖甲等分，煅存性研，菜油调傅。

蛇狗咬　真雄精　火硝漂，各一两　当门子三钱　冰片一钱　先将雄精研细筛净，再研四五十天，余药亦须研极细，至五月五日午时，焚香斋戒沐浴，一人修合，不与四眼见，更忌妇人。以上四味和匀，研至无声为度。凡毒蛇猘犬咬者，男左女右，以竹挖耳点药于大眼角内，一日一二次，不可多。蛇伤者，患处不必另用别药，任其流出毒水，止用淘米泔水洗之，或干燥，用自己唾涎涂之，忌食赤豆百日，最为至要。猘犬伤者，忌食羊肉发物，伤处亦不必用药，但以糯米饮洗之，点此丹，俟小溲内有丝解出，即无妨矣。此丹合成盛瓶内，以蜡封固，勿使泄气，可以立刻止痛，名追毒丹。亦治痧证闷死，时疫发斑不出，并可点之。按：萧山韩氏方，火硝止三分，冰、麝、雄精各一钱，更有九制炉甘石一钱，名五圣丹，治同。

蜈蚣咬　向花枝下泥上，书田字，勿令人见，取其泥擦患处。

蜈蚣入腹痛不可忍　急以鸡子清数枚灌之，良久痛稍定，随用生油与咽，其蜈蚣即与鸡子缠束而吐出也。此前明吴县张汁虚先生方。

祛虫害物第十七

祛蜈蚣 头髮烧烟熏，凡厨房、床下尤宜祛之。

祛蚊 鳖甲打碎、土炒 芫花 苦参 藜芦 川乌 共研，枣肉杵丸胡桃大，每晚焚之。

祛臭虫 螺壳烧烟熏。 青盐煎水，浇洗床帐。

祛鼠 椿树叶 冬青 丝瓜根叶并晒干，四季烧烟，熏于室中，胜于畜猫以戕[①]物命也。

马病 白凤仙花连根叶熬膏，不论何证，抹其眼四角，即汗出愈。

牛瘟 枇杷叶十余张去毛，韭菜、青木香、银花根各一钱，煎汤灌下，立效，忌生水。

猪牛时病 朴硝 青矾 雄黄各五分 冰片二分 麝香一分 共研，竹管吹其鼻内。兼治猫犬病。

---

① 戕(qiāng)：杀害；残害。

重庆堂随笔

清·王学权　著
清·王孟英　刊

重庆堂随笔弁言

王氏为盐官望族，秉衡公始迁于杭，治家严肃，门无杂宾，虽身通百艺而深自韬晦[①]。嗣君永嘉公，上一字睿庙[②]登极时遵避所改。天性纯孝，著于戚里。冢孙[③]虩沧，余姊丈也，少有祖父风，尤勇于为善而嫉恶过严，人皆惮之。先府君[④]目击其三代之为人而心仪其贤，乃以余四姊为虩沧室，时嘉庆纪元丙辰也。逾年，其祖古稀，其父知非称觞[⑤]日，适余姊举一男，重闱[⑥]大悦，爰名其堂曰"重庆"。然余姊举三男皆殇[⑦]，至戊辰三月五日，又举一男，秉衡公喜曰：此儿与祖同甲子，必得钱祖[⑧]之寿，因小字钱龙。即于是年著《医学随笔》一书，或抒心得，或采名言，皆发人所未发，洵贻厥[⑨]之嘉猷[⑩]也。越二载，书未脱稿而公考终[⑪]。永嘉公皓首[⑫]居忧[⑬]，孺慕[⑭]犹切，辑注未竟遂撄疾[⑮]，服阕[⑯]后两载亦谢世。余姊丈读礼之余，校定遗稿，意欲授梓，讵天夺其年，以四十九岁即捐馆舍[⑰]。天之报施，不可问也。时钱龙年甫[⑱]十四，泣而言于余曰：先人遗训，期甥于世有所用，而曾王父于甥生之日即著医书一种。夫有用于世者莫如医，甥敢不专心致志以究其旨哉！第义理渊微[⑲]，欲埋头十载而以家事累吾舅可乎？余闻而作曰：汝志如是，汝父不死矣！吾敢辞耶？遂诺之。忆甥天姿颖异，幼即超群，王琴泉、王继周两先生皆器之。嗣遇金匏庵、谢玉田、孙铁崖、谢金堂诸前辈，咸目为不凡。惟性疏迈，所遇辄奇，瞬眼十年，未展其志，而临诊颇肯用心，屡起大证，藉有声名，可谓不负遗训矣。奈余未老先衰，恐不能睹其造诣之所

---

① 韬晦：收敛锋芒、隐藏踪迹。

② 睿庙：清·仁宗（嘉庆）的庙号。

③ 冢（zhǒng 肿）孙：冢，大也，引申为嫡长、首长之意。冢孙，即长孙。

④ 先府君：指自己（俞桂庭）的父亲。

⑤ 称觞（shāng 伤）：即举杯敬酒。

⑥ 重闱：旧称祖父母为重闱。

⑦ 殇（shāng 伤）：未成年而死。

⑧ 钱（jiān 笺）祖：指以长寿著称的古代传说人物彭祖。代指子孙。

⑨ 贻厥：贻，遗留给；厥，犹"其"。

⑩ 嘉猷：指善道、善事。

⑪ 考终：老寿而死。

⑫ 皓首：白发。

⑬ 居忧：居丧。在家守丧，不治外事。

⑭ 孺慕：原意指小儿深心爱慕其亲，这里指永嘉公深心爱慕其父之著作《医学随笔》。

⑮ 撄疾：得病。撄，触犯。

⑯ 服阕（quē 确）：旧制父母死后守丧三年，期满除服，称为"服阕"。

⑰ 捐馆舍：对死亡的讳辞。

⑱ 甫：方；正好。

⑲ 渊微：深微。

极，谨弁数言于《随笔》，以识王氏继述之贤。而剞劂[①] 以传不朽，是克[②] 缵[③] 家学者之责也，甥其勉旃[④]。

道光十年庚寅秋杪[⑤] 姻再侄仁和俞世贵桂庭拜手书

① 剞（jī 基）劂（jué 决）：雕板，付梓。
② 克：完成。
③ 缵（zuǎn 钻）：继承。
④ 旃（zhān 毡）：犹“之”。
⑤ 杪（miǎo 秒）：季节的末尾。

弁 言

儒以学术致平成,医以方术拯危困,其因应化裁、变动不居之妙,非楮墨[①]之所得而传、竹素[②]之所得而尽也。惟自古无独抱一经之名,儒亦无株守一家之名,医则博学尚矣!然而载籍所流传,各矜心得,或引而不发,或冗而鲜要,或偏僻以自是,或纯驳之不齐,百家腾跃,旨趣攸殊,苟非精识,曷繇[③]鉴别?余友王君孟英,绩学士也,邃于医,其学弗泥于古,弗徇于今,余尝梓其治案以行世。今夏余过武陵,孟英出其曾王父秉衡公《重庆堂随笔》以相示。余敬读之,其著论也,浏[④]然以清,其烛理也,洞然以明,上溯轩岐,下迄当代,咸抉摘搜剔厘然,去其非而存其是,不禁拜手而叹曰:有是哉!读书之不可无识也。公以醇儒之学,发明医理,渊源如是,宜孟英之囊括百氏蔚然为一时宗匠也。余尝叹古今学术之升降与医术之盛衰有至相似者。三代以前无论矣,汉唐诸大儒抱残守缺,恪遵先圣之遗训,大之则修齐治平之术,小之则礼乐射御书数之文,靡不讲求焉。而心知其故,虽穿凿附会间出其中,然其修之家而献之廷者,皆实学也。宋儒出而斥为粗迹,高谈性天,崇尚妙悟,自谓得古圣贤不传之秘于遗编,而学术为之一变,然其博学笃行固一时之彦[⑤]也。降及后世,科目之学兴,其贤者涉宋儒之藩篱以枵[⑥]然而自大,其陋者剽袭词章以应世而已,学非所用,用非所学,一旦身撄事变,懵然无所措手,任天下之鱼烂河决而莫能救止,此志士所为太息也。惟医亦然。汉唐祖述轩岐具有矩矱[⑦],至《和剂局方》出,纯任刚燥,而古法一变,然因证施治之规尚未敢紊也,丹溪、河间诸贤犹起而力矫其弊也。至薛立斋、张景岳之说出,提倡温补,天下翕[⑧]然宗之,举古人审证察因之法概置弗论,而直以一补毕其事,遂令举世之人甘心赴死而不知其故。嗟夫!事变日益滋,学术日益陋,病机日益幻,医术日益卑,岂真劫运使然哉?何汶汶[⑨]若此?余谓苟能勤学,不患无术。研穷久则聪明出,阅历多则机智生,读公此编,真苦海之慈航,迷津[⑩]之宝炬也。昔缪仲淳作《广笔记》,尤在泾作《医学读书记》,徐灵胎作《医学源流论》,皆以高才绝学精研医理,故其权衡精当,非复专门之书之所能及,以公方之,洵堪媲美。余于公之学无能为役,然苦世医之不

① 楮墨:纸和墨。楮,纸的代称。
② 竹素:犹言竹帛,指史册。
③ 繇(yóu 尤):通"由"。
④ 浏:水流清彻貌。
⑤ 彦:美也。
⑥ 枵(xiāo 嚣):中心空虚的树根。引申为空虚。
⑦ 矩(jǔ 举)矱(huò 获):规矩、法度。
⑧ 翕(xì):统一或调协。如舆论翕然。
⑨ 汶汶(mén mén):即惛惛,昏暗不明貌。
⑩ 津:石印本、手校本均作"途"。

读书以祸世与不善读书以误世也，欲以公此编救之。谨僭述己意，弁诸简端，且以志钦慕无已之意云！

咸丰乙卯四月定州后学杨照藜顿首书

重庆堂随笔总评

注《伤寒》者无虑数十家，皆以为专论伤寒之书，故恒支离附会不适于用。公指出为统论外感之书，觉《伤寒论》之全体俱现，此与尧封之见相同者。

风伤卫证全似伤寒，但时时自汗而脉浮缓，误治亦有变证，若不治则半月或一月仍系本证，不见传变，投以轻剂桂枝汤即汗敛而愈。后世所称伤风证，与伤寒大异，其见证则咳嗽头疼，鼻流清涕，徐洄溪论之极详。此证并不自汗，与桂枝汤毫无干涉。风温证则其人初无所苦，不过昏沉欲睡耳。初起颇似伤寒之少阴欲寐证，但脉不沉细而浮洪为异。误汗则大睡不醒而死，服辛热药与苦寒药俱若罔知，然亦必死，惟甘寒轻透之品能愈之。此三证名虽相似而证实悬殊，医书恒互相牵引，苦难别白，总由未经身历，故言之不能亲切耳。今公以风寒属桂枝证，而以风热属伤风与风温证，眼光高前人多矣。

虚损之病，多由阴虚，其证无不潮热，咳嗽，吐红，食减，脉来细数者。治法固以滋阴清热为主，然滋而不滞，清而不寒，且时时兼顾脾胃，方不犯手。但得脉象日和，饮食渐增，即是生机。至阴气已充，可以用参、芪时，而其病已愈矣。从古医书专重扶阳，每云不服参、芪者不治，脉细数者不治，不知能服参、芪之证愈之甚易，不劳诸公之畅发高论也。至阴虚而脉细数，误投参、芪则阴竭而死，故古人皆谓为不治。然调治得法，亦有生者，未可尽诿为不治也。公拈出"阴液难充"四字，令人恍然悟其治法，识力非古人所及。然如立斋、景岳辈亦有补阴之论，特专任重浊腻滞之品，枢机愈窒，去生愈远，使人愈信扶阳之说为不诬，而虚损之证遂万无愈理。故余恒折服孟英之用药灵通活变，为此道独开生面。今读此编，乃知其渊源之有自也。

《伤寒论》之除中，乃大病后元气伤残，故主死。若平人忽见此证，乃胃火炽盛耗其津液，大剂甘寒滋润即愈。公论三消，以火燔其液，风耗其津二语括之，固属不磨之论，然余谓病机由此者甚多，公此二语，固不徒为三消之指南也。

血因火溢，是其常也；气不摄血，是其变也。苟不知其常，侈谈其变，是为乱道。公此数语，说尽千古著书通病。如滞下本属湿热，而亦间有虚寒；疫病本属秽邪，而亦间有体虚不能托邪外出；吞酸本属木火犯胃，而亦间有胃寒不化。如此之类，指不胜屈。著书者不先明本证，反将间有之证反复议论，认宾作主，使读者尽入迷途，安得公一一辟其弊耶？

沈明生所治之证，虽非虚劳，然脉至如丝，阴已困乏，奈何复以参、芪、桂、附蹙[1]之，追用硝、黄而始愈，则非治病，乃治药矣。此证误而易复，虚损误则难挽，以公前后所论合参之，可以知所取法矣。

仲淳一代名医，而滞腻误投，尚令病留不去，若误投于虚损之证，何以救之？然非公具

---

① 蹙（cù 促）：迫促之意。

过人之识，明白指示，则世人震于盛名，孰知腻滞重浊之非宜，而甘凉养胃之当用乎？古案中此类甚多，苟不善读之，未有不覆辙相寻者也。

魏柳洲善于滋阴，而论喉闭一证与景岳同失，真可谓人左枉而我右枉矣。叶氏识力超卓，洵属独胜，得公辨别，其证愈明，后有患者，庶免夭枉。又魏君论喻氏治郭台尹单腹胀，以为系水亏木旺，乘其所不胜之脾而成胀，窥其意亦欲以滋阴治之，余亦未敢以为信然也。

滋补丸药，最难消化，从古无人道及，得公指明，喜服丸药者可以戒矣。孟英于宜补之药，每令熬膏，以对证之药收之成丸，使其易化，真善承家学者哉！

薛一瓢为昭代良医，而其治病处方均未流传，识者憾之。公录存二方，具有理致，真足嘉惠后学。

本草以《本经疏证》为第一善本。其援引浩繁，穿穴精透，可谓空前绝后。第文笔沉晦，较卢氏《半偈》[①] 为尤甚，读者苦之。公所疏数十种，精切不让邹氏而显豁过之，学者由此以进窥邹氏之书，或可免望洋之叹。

人与物皆有脏[②]，医书未有及之者。王勋臣亲验脏腑，亦未论及，西士名曰甜肉，言其味甜而不言其功用，反以胃中化物之功归诸胆汁，此亦未可尽信者。又云西国曾验一人，见饮食入胃，胃出甜汁以化之，此即万物归土之义，正脏之功用也。公于豕胸条内言脏主运化食物，正与西士所验相合。若果系胆汁入胃，则其汁应苦矣，此亦西士疏漏之一端也。

赵恕轩《纲目拾遗》辨李氏缺谬，最为精当，公摄其精华，附诸此编，所余者皆糟粕也。读者不必生不见全书之憾。

格物之学，最为医家要条，凡物性之相制、相使、相宜、相忌，与其力量之刚柔、长短，皆宜随时体验，然后用之无误。公所疏解毒之品与物性之宜，真可以御仓卒而益神智，学者宜谨识之。

西士诸书与王勋臣之《医林改错》，皆医家必不可少之书，而其言脏腑之功用与气机之流行则不能无弊。即如切脉一端，无论其为气管为血管，若如所论，则与脏腑了不相关，理应强则俱强、弱则俱弱，何以六部之脉参错不齐，悉与病机相应？可见目稽与悬揣[③]，虚实固自有辨，公之言曰信其可信、阙其可疑，是皮里春秋[④] 读法，余谓真可为读一切书之法。至亚枝、次瑶[⑤] 诸君子畅发公未言之意，议论奇伟，余读之又不觉首之至地矣。

四诊之法，以切居末，见脉之不可独恃也。举世医家专言切脉，不惟大言欺人，实卤莽从事耳！而公反复推勘，皆亲切体验之言，非医书泛泛铺张者可比。业此者潜心玩索，临证庶有把握，真此道中度人经也。

以上诸条，谨就管见所及，随笔附记，以志景仰。其实公之所论，触目皆精金粹玉，学者潜心玩索，自能增长识力，殊非后生末学之所能铺陈盛美也。

中山后学杨照藜谨识

① 卢氏《半偈》：即卢之颐《本草乘雅半偈》。

② 脏：胰。

③ 悬揣：凭空推测。

④ 皮里春秋：表面上不作任何评论而心里却有所褒贬。

⑤ 亚枝、次瑶：王氏医案的整理编写者。

目　录

卷　上

卷　下

① 论解剖：底本及石印本、手校本均缺，据内文补。

重庆堂随笔卷上

安化后人八十一叟王学权秉衡著
男　国祥永嘉注
孙　升大昌校
曾孙　士雄孟英刊

论　六　气[①]

伤寒，外感之总名也。《伤寒论》统论外感之书也。

注《难经》云：伤寒有五，则五种外感，昔人皆谓之伤寒矣。《伤寒论》有治风、治温、治暍、治湿诸法，则非专论一伤寒矣。

《伤寒论》云：太阳病，或已发热，或未发热，必恶寒，体痛呕逆，脉阴阳俱紧者，名曰伤寒。是正伤寒病也。

注伤寒无不发热者，此云或未发热者，乃身热未发之时，先见恶寒等证，所谓无热恶寒发于阴。寒为阴邪，故往往先恶寒而后发热也。脉阴阳俱紧，即尺、寸皆紧，紧为坎中满[②] 之象，坎为寒水之卦，故伤寒之脉必紧。若已发热，紧必兼浮可知已。

太阳病，头痛，发热，身疼，腰痛，骨节疼痛，恶风，无汗而喘者，麻黄汤主之。是正伤寒治法。

注寒邪凝冱[③]，表气塞实，故无汗气喘而恶风寒。麻黄汤，温散发汗之方，设非正伤寒而误用之，则有亡阳之祸。

伤寒四时皆有，有是脉，有是证，即用是药。谚云：对证发药。旨哉言乎！病势较轻，体气稍弱者，则羌、防、苏、芷，皆可代麻黄用也。若寒伤于外，热伏于内者，温散方中须佐清凉之品，仿长沙青龙之制可耳。

注四时皆有伤寒，然冬三月乃寒水司令，较三时之寒为独盛，故昔人以冬月感寒即病者为正伤寒，非谓春、夏、秋并无伤寒也。医者苟能辨证清楚，用药自不泥于时令矣。

伤寒者，寒伤于外，而邪客于表也。若其人阳气素虚，无以捍御，则外寒得以直入于内而犯脏，名曰中寒。盖阳衰则阴盛也，阴虽盛，却忌温散之法，因阳气既衰，其汗易出，误投温散，更速其危，亟用姜附回阳破阴，是为治法。

注阳衰则阴盛，可见阴未尝盛，只缘阳衰，故阴盛耳。是以中寒不必隆冬之令，虽盛暑之时亦有之。昔人有治此而愈者，乃不谓其阳衰饮冷，夏月中寒，而以为静得之阴暑，自误误人，可为叹惜！姜附回阳破阴，即兵家强主弱客之法。

《伤寒论》之中风，为《难经》五种伤寒之一，即后世之伤风是也。盖伤与中，字义

---

① 论六气：原缺，据原目录补。

② 坎中满：坎，为卦之一，卦形☵，象征水。坎中为阳爻，故为“坎中满”。

③ 冱(hù互)：冻结。

无殊，如云风伤卫，寒伤营是矣。后人以寒邪在表者为伤寒，寒邪入里者为中寒，遂疑伤轻而中重，然此不过分别邪之在表在里耳！夫入里之寒，何必重于在表之寒耶？实因本阳既衰，故客寒得以直入。发表以取汗，是治标也，其邪不得为轻；温里以回阳，是治本也，其邪不必较重。病分标本，则本为重而重之，非邪较重而重之也。明乎此，则越人、长沙之谓风为中，即谓寒为伤之意矣。

注后世以外感风邪为伤风，虚风卒倒为中风，庶二病之名目不相混也。然伤、中二字之义，弥觉轻重悬殊矣。故昧者泥于越人、长沙之谓风为中，而不知即是伤风，竟与卒倒扑击互相引证者，误矣！

风之伤人也，既为五种伤寒之一，夫岂小病者！且风无定性，不但四时有异，四方不同也。燥湿不齐，雨旸[1]迥判，风寒风热，顷刻变迁，感之于人，施治有别。长沙桂枝证，风寒病也；发汗已，身灼热者，风热病也。然昔人往往知有风寒，而不知有风热。《伤寒论》又云：服桂枝汤，大汗出后，大烦渴不解，脉洪大者，白虎加人参汤主之。合而观之，岂非误以风寒药治风热病之变证哉！汉代且然，况后人乎？

注今人视伤风为轻小之病，其头疼发热者，则曰重伤风，是未知伤风即越人、长沙所谓之中风也。病源不清，无怪乎有过服温燥以夺其液，早投滋补以锢其邪，延久成劳，尚诿为伤风不醒。噫！医实不醒也。

风热即风温也，四时皆有，冬春为甚。长沙云：若发汗已，身灼热者，风温也。盖言风寒为病，可以桂枝汤发汗而愈，若发汗而身反灼者，乃风温病，温即热之谓也。后人不为详玩，而谓风温为汗后坏病，抑何固耶？夫病本热也，加以桂枝之辛热，故液为热迫，而汗大出，液去则热愈灼，故大烦渴而脉洪大。二条似论一证，主以白虎加人参汤，正《内经》风淫热淫，治以甘寒之旨也。惟香岩先生独窥其微，谓风温首必犯肺，先卫后气，治法初用辛凉，继以甘寒，超超元箸[2]，万古开群蒙也。

注《伤寒论》病人脏无他病条，发汗则愈，病常自汗出条，复发其汗则愈，并主桂枝汤，可见桂枝汤是风寒发汗之剂，不过较麻黄汤为和缓耳！《内经》明言辛甘发散为阳，岂可以治风热之病乎？更有谓桂枝汤止汗者，尧封先生已辨其误矣。

校近见淮阴吴氏《温病条辨》一书，以桂枝汤为治温首方，更属可议。

刊《医林改错》云：发热有汗之证，从未见桂枝汤治愈一人。杨素园明府大不以为然，谓尝治风伤卫证，桂枝汤半剂辄愈。雄按《改错》所云者，乃温热证也，若风寒伤卫，岂可不遵圣法？即叶案咳嗽门，首列伤风数条，皆从《伤寒论》变化。

至于中风，《内经·生气通天论》谓之虚邪，是本先虚而后邪中之也。"通评虚实论"谓肥贵人则膏粱之疾也。此后贤主痰、主火、主气、主虚诸说，皆本于此。细绎[3]经文，则真中风本虚邪中，不可竟以为实证；类中风肥甘酝酿，未可概以为虚证。必也随其证之虚实而调剂之，治百病无余蕴矣，中风云乎哉！

注凡证有大虚者，有大实者，有虚中实、实中虚者，有虚多实少、实多虚少者，诸家之说，皆有精义，既不可废，亦不可执，贵乎用之者适其当耳！

冬春感受风热而病者，名曰风温，前已辨之矣。若冬伤于寒，至春令发泄之时，伏气化热而出，名曰春温，亦曰温病。其邪自

---

① 旸（yáng 阳）：出太阳，天晴。

② 超超元箸（zhù 住）：谓超妙之极，不著迹象，出《世说新语》。

③ 绎（yì 易）：抽丝。引申为寻究事理。

内达外，故发热而渴，不恶寒也。然亦有挟新感之风寒而发者，虽恶风寒，而口必渴，若误汗之，祸不可言。长沙而后，知此义者，惟郭白云、刘守真、王安道、张石顽、周禹载、叶香岩数君而已，其书皆不可不读也。

注温者，热之渐也，伏寒化热，口燥而渴，故谓之温，一切温散燥热之药，皆不可犯。奈何以喻氏之贤，而误指《金鉴》春月伤寒为温病，治虽合法，立论大谬，在泾先生非之是矣。而俞惺斋、毛达可佥[①]极口赞颂，未免贻误将来。

冬伤于寒，伏于少阴，夏至前发出者，名曰温病矣；若夏至后发出者，名曰热病。以夏至前天气尚温，夏至后天气已热，皆随时令以名其病也。其名虽异，其病相同，故温、热二病，古人往往互称。《内经》则云：后夏至日者为病暑。亦以夏至后，炎暑司令，故曰病暑。且在天为热，在地为火，其性为暑，是暑即热之谓也。第此之病暑，因于伏寒化热，与吸受暑邪而病者，其名虽同，其因则异也。

注以温、热二字命为病名，似不过分其时令之气耳。然名曰温者，凉之可愈；名曰热者，寒之乃瘳。顾名思义，治法已无余蕴。故不嫌与感冒之温，吸受之暑同名者，正示人以殊途同归之旨，岂非古圣析义之精耶！

夏令属火，日光最烈，天时乃热，人感其气，名曰伤暑，亦曰中暑。暑字从日，曰炎暑，曰酷暑，皆指烈日之火而言也。盖日为众阳之宗，日出则爝火[②]无光，阳燧[③]承之，火可立至。《内经》云：岁火太过，炎暑流行。若三冬久霁[④]，则生燥火之病，况夏月之暑乎？而长沙名中热曰暍，不曰暑者，所以别于夏至后发之伏气暑病也。且《说文》：暍，伤暑也。故暑、热、暍三者，皆烈日之气也。后人昧此，遂多歧说，可谓不知冷热之人矣。暑为离火，离中虚[⑤]，故暑脉亦虚；暑伤气，故气虚身热为伤暑，所谓壮火食气也。暑为阳邪，天气通于鼻，鼻为肺窍，肺合皮毛，故暑邪由鼻入肺。肺受火烁则多汗，与风伤卫证相似，亦以渴不渴辨之。渴者，燥也。燥万物者，莫熯[⑥]乎火，故温热病，长沙皆揭渴字以为准鹄[⑦]。嘉言先生云：古人以燥热为暑，得其旨矣！

注暑从日，日为天上之火，故日字在上；寒从冫，冫为地下之水，故冫字在下。暑为阳邪，易入心经；寒为阴邪，先犯膀胱，霄壤不同，各从其类也。或有以暑为阴邪者，岂非坐井观天，不见日面之语耶？

湿土分旺四季，长夏是其正令，土润溽暑[⑧]，故暑、湿二气最易相合，人受其感，名曰湿温，亦曰湿热，即暑湿相兼之病，为五种伤寒之一，《难经》已详其脉证。而昧者逞其臆说，谓湿与热合，始名为暑。然则湿与寒合，又将何名乎？夫天寒地冻，天暑地热，阴阳之对待也。暑必湿热相合而始为暑，寒将何气相合而始为寒乎？若亢旱之年，流金烁石，禾苗欲槁，河裂井枯，不名酷暑何名乎？盖湿无定体，风也，寒也，暑也，无不可合。故治湿者须察其相合，治暑者亦必审其有无兼湿，庶无遗憾也。然湿热之病为独多，而变证甚易，疗治颇难，惟香

---

① 佥(qiān 千)：都，皆。

② 爝(jué 爵，又读 jiào)火：小火把。

③ 阳燧(suì 遂)：古人就日下取火的一种用具。金属制成的尖底杯，放在日光下，使光线聚在杯底尖处，杯底置艾绒之类，遇光即能燃烧。一说，用铜制的凹镜向日取火。

④ 霁(jì 剂)：本指雨止，引申为风雪停，云雾散，天气放晴。

⑤ 离中虚：离，为八卦之一。卦形☲，象征火。离中为阴爻，故为“离中虚”。

⑥ 熯(hàn 汉)：干燥。

⑦ 准鹄(hú 胡)：犹准绳。准，标准；准则。鹄，箭靶的中心。

⑧ 溽(rù 褥)暑：又湿又热。溽，湿润。

岩先生之法，可谓空前绝后，学者宜奉为金科玉律也。

注暑也，湿也，皆五气之一也。暑属火，湿属土，各居五行之一。火土合德，故暑湿每易相兼，亦理之常也。若谓暑中有湿，是析一行为二也；若谓湿热合而始为暑，则并二气为一也。岂五行之理未知，而五气之名未闻乎？自误误人，莫此为甚。

温病、热病、湿温病，治不得法，皆易致死，流行不已，即成疫疠，犹之治盗不得其法，则贼党众而为流寇也。因热气、病气、尸气互相轇轕[①]，即成毒厉之气而为疫。岂真天地之间另有一种异气哉！故疫之流行，必在都会人烟繁萃之区，若山乡僻壤、地广人稀之处，从无大疫，如果另是一种不正之气，何必择地而行哉！其盛行于兵荒之后者，兵荒之死亡，亦在人烟繁萃之区也。盖人气最热，纪晓岚先生杂诗云：万家烟火暖云蒸，销尽天山太古冰。自注曰：乌鲁木齐自设郡县以后，婴儿出痘与内地同，盖彼处气候极寒，数载以来，渐同内地，人气盛也。於戏[②]！纪氏此言，可谓先得我心。夫上古无痘，至汉始有，今则罕有不出痘者矣。何也？生齿日繁，地气日热，所以古人最重伤寒，今世偏多温热也。费建中以治疫之法治痘，岂非千古只眼。治疫之法，惟清热、解毒、宣气六字为扼要，而宣气尤为首务，未有气不宣而热能清、毒能解者。质诸宗匠，然乎否耶？

注温病虽能成疫，而治温治疫有殊。吴又可混同论治，未免粗疏，且不知暑热亦能成疫。乾隆甲子，都中暑疫，热死者无算，徐后山《柳崖外编》尝言之。嗣有余师愚专论热疫，惜其书未甚流行耳！

校宣气之法，不但用药为然，如衣被宜洁净，饮食宜澹泊[③]，卧房宜宽绰，窗户宜开爽，侍人勿杂，灯火少燃，清风徐来，疫气自然消散；反是则热气、浊气益为疫气树帜矣。病家、医家皆宜识此。

刊痘为疫气，万密斋、王勋臣皆知之。疹为疫气，惟余师愚知之，故所著书，名曰《疫疹一得》，治疫专用大剂石膏，晓岚先生目击其技之神，载入《阅微草堂笔记》。道光间，归安江笔花宗其法，《医镜》载：尝[④]治一时疫发斑，用石膏至十四斤，而斑始透，因叹师愚之道为不孤。曩[⑤]客东瓯，适多温证，而彼处风俗，病戒谷食，专啖番薯。余谓温邪初发，如何可食实脾补气之物？土人以为相传如是，不之听也。且医者用药，辄尚温补，遂致死亡接踵，百无一生。人皆谓之天行时疫，余叹曰：此药酿为疫，非天有不正之气，乃人有不正之治耳！当名其病曰"药疫"。比至宜黄，杨素园明府述江西习尚亦类是。然则天下之大，疫疠之频，吾恐酿成于药者，不止所见所闻之两地也。比之养成寇患，的是确喻。

寒暑燥湿风，乃五行之气，合于五脏，行于四时者也。惟火旺于夏，特以暑称。暑字从日，明其为烈日之气，炎炎在上也。然三时之暖燠，无非离照之光，因不可以暑称，故有六气之名焉。其实火即暑之焰，犹水即寒之质耳，非五气外另有一气也。而人之火病独多者，以风、寒、燥、湿悉能化火，五志过动无不生火。何报之先生论之甚详，愚谓此皆不可以暑称者。故圣人于五气之下赘一火字，其旨深矣。若以五行论，言暑则火在其中矣，而医者往往不知，故反复述之。

注何氏论火云：丹溪谓气有余便是火，此一火也，治宜清凉。气不足亦郁而成火

校：气宣则火散。东垣所谓阳虚发热也，

① 轇(jiāo 交)轕(gé 葛)：交错纠缠貌。
② 於(wū)戏(hū)：叹词，同"呜呼"。
③ 澹泊：恬淡寡欲，此处指饮食宜清，忌膏粱厚味。
④ 尝：原作"将"，据石印本、手校本改。
⑤ 曩(nǎng)：以往；从前。

又一火也，治宜甘温以补其气，少佐甘凉以泻其火。外感暑热燥气，增助内气成热，此一火也，治宜甘润清凉。外感风寒湿气，闭郁表气成热，亦一火也，治宜辛温发散。内伤饮食辛热之物致火，得热愈炽，此一火也，宜用苦寒之剂消导之。内伤饮食生冷之物，致火被遏愈怒，又一火也，治宜辛热之剂消导之。肾水虚，致令下焦之火上炎，此一火也，治宜六味丸之类补水制火，此水涸火炎之证，上下皆热，医者动用桂、附，辄云引火归元，不知引归何处，以致酷烈中上，烁涸三阴，杀人如麻，为祸甚大。肾阴盛，校阴盛即寒盛。逼其浮游之火上升，又一火也，治宜八味之类引火归元，此下寒上热之证，故用附、桂补火，不可误投于阴虚证也。刊：更有热壅于上，气不下行，而见下寒者，不可误认为火虚。

校上论六气。

论虚劳[①]

君子观夫“劳”字，可得治劳之法。况《难经》《金匮》论之最精，《理虚元鉴》阐发甚详。读此三书，已无遗义。虽脉大为烦劳伤阳，可用参、芪、术、草，甘温以除大热；脉迟为冷劳，可用姜、桂、雄、附，辛温以振残阳，毕竟阳伤冷劳不概见而易治，阴伤火劳则甚多而难治。何也？烦劳伤阳，节其劳易，而阳气亦易复也；情欲伤阴，遂其情难，而阴液亦难充也。他欲犹易遂，而男女之欲尤难遂也。人非圣贤，焉能发乎情、止乎礼义？此怨女旷男之所以多夭折，而子舆之所以叹美于太王[②]也。迨其病成，徒药无补，为人父母者，如得其情，可不哀矜[③]，而早为之所乎！虽然，情不遂则伤阴，情太纵亦伤阴，故圣人又有血气未定之戒，遂而能节，固位育之道哉！

汪仁和沈文浦云：夫子一则曰好德如好色，再则曰吾未见好德如好色，屡以德色互喻，岂无谓哉？盖二者皆爱心为之也。仁爱之心，自然而然而不能忍，是谓德心；欢爱之心，自然而然而不能舍，是谓色心。此皆生与俱来固有之性，故孟子曰：食色，性也。校：子夏则欲人[④]充此心而贤人之贤，益见大圣大贤之体贴人情。但色有正有邪，自己妻妾，正色也；他人妇女，邪色也。圣经贤传只有禁止邪色之训，从无断绝正色之理。惟释、老二氏，并正色而禁之，正色断绝，则人类绝灭矣。愚谓人类灭绝，则天地空存，彼佛老者，将与鸟兽同群乎？此其所以为异端之说也。圣人之教，惟婚嫁以时，俾无怨旷，更制礼以节欲，俾无放溢为非，如同姓不婚，夫妇有别，及天子诸候妃匹有数，庶人非四十无子不娶妾，咸有深意存焉。故夫死不嫁，谓之节妇。有以哉！有以哉！若夫旷男固易成劳，而怨女为尤多，不仅室女、锢婢、师尼、寡妇为然也。其遂而不遂，隐忍难言，殆有笔楮[⑤]不能罄者已！外此，则更有良人不淑，恶姑肆虐，横逆之来，吞声曲受，妇人未尝学问，焉能责其尽安于义命哉！抑郁成劳，举目皆是。古人妻亡而有子者不再娶，未尝不有鉴于此焉。余三十三岁而鳏[⑥]，誓不再娶；至四十九岁，为大儿完姻，子妇善持家，极孝顺。此其明效也。一得之愚，敢为世人告之。不但节欲可以养身，而向平之愿易了。《易》云：不节若则嗟若。谓家庭诟谇[⑦]、儿女啼号之嗟，皆由自不节欲所致。

---

① 论虚劳：原缺，据原目录外。

② 子舆之所以叹美于太王：子舆，即孟子；太王，周文王之祖，即古公亶父。《孟子·梁惠王》赞美太王好色，能推己及人，使当时“内无怨女，外无旷夫”。

③ 哀矜：即怜悯。

④ 人：原作“充”，据石印本、手校本改。

⑤ 楮：纸的代称。

⑥ 鳏(cuān 关)：无妻的人，特指丧偶的老人。

⑦ 诟(gòu 够)谇(suì 岁)：辱骂。

故象曰：又谁咎也。其义微矣。

《难经》上损下损之论，千古以为名言。而后人谓自下上者为感热损阴则是矣，谓自上下者为感寒损阳则未尽然也。夫暑、燥、火三者之伤肺，可谓之感寒而始损阳乎？即风、寒、湿三气，皆能郁肺气以成热，内则悲伤太过，则肺火自动，心阳太扰则肺亦受克，肝阳肆逆，金反受刑，岂可但泥于形寒饮冷之一端哉！且上损之病，世多不识，缘古书皆混与他证并论也。如肺热叶焦之痿，与肺痈并列之肺痿，及三消证中之肺消，皆上损也。肺热叶焦，其证色白而毛败，即皮聚毛落之互词。上损至胃则难治，故治痿独取阳明，以阳明为脏腑之海，而肺金尤赖胃土以上供也。盖此证属于热者多，如草木遇烈日而枝叶萎软也，故以滋胃液为首务。嵩崖谓风药及温补香燥之剂，断不可用是已。间有胃中湿热不攘，亦能上熏于肺，而叶焦为痿，此当主以清阳明之湿热为先。所谓独取阳明者，滋之清之，肺病总以治胃为本也。然是否有湿，必当细详，苟无湿而率用化湿之药，则液愈耗而热愈增，筋脉愈致枯干挛缩，求为弛长缓纵而不可得矣。慎之！慎之！

注若但足痿软者，固属下焦精虚骨痿，然脾胃主四肢，阳明主束骨而利机关，其中枢湿盛酿热，足痿不能用者，亦宜取阳明而攘湿热也。茎痿一证，人但知为阳虚，而亦有阴虚者，立斋所谓如木得露则森立，遇酷暑则痿瘁也。然阳明合于宗筋，校：阳明胃腑，位镇中央，上合于鼻，下合宗筋，验之于马，其鼻黑者茎亦黑，鼻白者茎亦白，岂不信然。胃中湿热太盛，而不注宗筋，亦能致痿，校：霉疮毒蕴阳明，或上发而鼻坏，或下注而茎糜，试一比勘，病机益显矣。不可误认为虚也。校无病之人，有所恐惧而气馁，劳心太过而火炎，亦能痿也。

《内经》肺热叶焦之痿，痿虽见于外，而肺叶既焦，岂非肺质痿于内乎？《金匮》与肺痈并列之肺痿，肺已痿于内，而肢体未露痿象，证虽不同，其实同为《难经》一损损于肺之内也。《金匮》论肺痿甚详，而与肺痈并列者，以其见证相似，故比类而辨之，俾后人易于分别，非谓肺痿为外证也。孰知后人竟不悟其为上损哉！惟《理虚元鉴》知阴虚统于肺，然未知痿证之即为上损，而粗工犹诋清金保肺之不能治损，故特辨之。

注痿痹之痿，与肺痿、茎痿三证，皆有液虚湿盛之分，临证极宜辨别。大抵液虚者，口干而知味，舌红而无苔；湿盛者，口腻不知味，舌有黄白苔。若苔色疑似，则以此审察，最为扼要。

善食形瘦曰消，善饮口燥曰渴。《宣明论》列消渴于燥病，盖此证有燥无湿也。《易》云：火就燥，风自火出。《内经》云：其传为风消。正如暑月南风，赤地千里，病由阴虚火炽、热极生风者，乃劳证之末传。或由膏粱石药积热所发者，亦无异乎误药以成劳。析而言之，饮不解渴曰上消，即《内经》之膈消，《难经》之上损，以肺居膈上而金受火刑，故成渴病；食不充饥曰中消，亦曰消中，《伤寒论》谓之除中，以胃位中枢而土为火烁，故成消病，胃阳发越则为除中；小溲如膏曰下消，即强中证，亦谓之肾消，以肾处下极而精被火灼，故成枯病。统名之曰三消者，谓其肌肉消瘦也。万物得水则丰腴，得火则干瘪，善饮善食而干瘦，岂非火燔其液、风耗其津乎？

注上消宜用小剂频服，以清火救肺，白虎加人参汤主之；善饮而小溲少者，热能消烁其水也，加花粉、麦冬以滋液；小溲多者，水液不能渗泄于外也，加葛根以升清；小溲有而不利者，恐变水肿，桂苓甘露饮清上以开下，俾火降湿行。治中消宜直清胃热，体实者三黄丸，或调胃承气汤；体虚者黄连猪肚丸。治下消宜泻火救阴，知柏八味丸或大补阴丸。除中证，乃阴竭而胃阳外越也，主死。

校《内经》又有饮一溲二之移寒证，《金匮》有饮一溲一之肾气丸证，皆非真消渴也，《医硇》辨之甚详。

刊饮多溲多，其常也，不可谓之病，必其肌渐瘦削，始为消渴。雄自幼至今，非酷暑不饮茶汤，惟侵晨[①] 必以淖糜[②] 为早膳，而昼夜小溲五六行，既清且长，较一日之所饮，奚止倍出哉！体气虚寒则固然，设泥移寒之说，何以至今无恙乎？三复《医硇》，服其卓见。

健忘，亦虚劳之萌也。先哲云：水清明而火昏浊，此智愚之别。水静而神藏，火躁而消亡，此存亡之殊。故性静则心如止水，情动则心若亡猿。烦扰外弛，存乎中者几希矣。存乎中者几希，则语后便忘，不俟终日，纵复追忆，邈若山河，惟当夜半鸡鸣牿亡[③] 之余，灵明复蘖[④]，日间所作所为，皆历历能记。由是言之，药虽有安心养血之功，固不若自为存养之为得耳！盖七情五志，动即为火，皆足扰我安静之神，而痰闭血郁，又无论矣。若乃精神衰短，心惛[⑤]然不能须臾，苟非老而遗忘，何以天夺其魄？牿之反复，夜气不足以存，此子舆氏所致叹于牛山之木也[⑥]。然泰西邓玉函《人身说概》谓人之记性，含藏在脑，凡人追忆往事，骤不可得，其手不觉搔脑后，若索物令之出者，虽儿童亦如是，此其明证也。愚按天台齐次风先生，学问淹博，记性过人，后官礼部侍郎[⑦] 时，坠马破脑。蒙古医人刳[⑧] 生牛腹，卧公其中，并取生牛脑乘热纳公颡[⑨]。愈后尽忘所记，不能握笔，则西士之言已有征验。盖脑为髓海，又名元神之府，水足髓充，则元神清湛而强记不忘矣。若火炎髓竭，元神渐昏，未老健忘，将成劳损也奚疑？

注俗谓事过辄忘者，曰没脑油，颇与西士之论合。

刊泰西合信氏近著《全体新论》一书，谓脑为主宰觉悟动作之司，一身之灵在脑。其说较邓氏更详。其自序云：凡天下之物，莫不有理，惟理有未穷，即知有未尽；若能穷理有据，则不论何人言之，皆当信之。盖人同此心，而心同此理，固不得异其人而并异其理也。

劳病每兼失血，治法不可执一，俞惺斋论之最详，且辨仲淳三法之流弊，亦皆中肯。末云：血溢上窍，属阳盛阴虚、有升无降者，十居八九，若谓服苦寒药必死，则《金匮》之泻心汤不几为罪之魁哉！尤为阐发至当。盖劳则火升，血因火溢，是其常也；其气不摄血，阳虚阴必走者，是其变也。不知其常，焉能知变？惟守经者能达权。苟不知常，侈谈其变，是为乱道。《内经》云：阴平阳秘，精神乃治。此为治虚之要旨。后人援引《大易》扶阳抑阴之说以欺世，甚以鳌山[⑩] 走马灯为喻，世皆惑之。香岩先生尝辨之，曰：灯之动固由于火，而火之明本于油，若油干则火亦灭矣。可见阳脱者，亦阴先竭，而阳无依也。刊：章虚谷云：扶阳抑阴之言，可以论治世，不可论治病也。

注医贵识病。病识得真，则硝、黄、麻、桂皆是对病良药；病识不真，则参、芪、归、

---

① 侵晨：吃早饭时。

② 淖糜：烂粥，稀饭。淖，泥烂；糜，粥。

③ 牿（gù）亡：牿乱之使亡失也。

④ 蘖（niè 聂）：同“蘗”，树木的嫩芽，亦指树木被砍伐后所生的新芽。这里借指萌发。

⑤ 惛（hūn 昏）：不明了；糊涂。

⑥ 牿之反复……牛山之木也：原说牛山的树木原来很茂盛，但经常去砍伐，最后变成光秃秃的了。以之喻人，人身精气，需要谨养，不能反复搅扰，以免耗竭。

⑦ 礼部侍郎：礼部尚书的副职。礼部，官署名。

⑧ 刳（kū 枯）：剖开；挖空。

⑨ 颡（sǎng 嗓）：额。

⑩ 鳌山：旧时元宵灯景的一种。把灯堆叠成一座山，像传说中的巨鳌形状。

地皆是杀人毒药。如丹溪先生善用知、柏,后人多议其非,若识病既真,辨其当用者而用之,知、柏亦有起死回生之力,阴虚火炽之劳,世岂无其证乎?最可笑者,黄履素执其已赋之偏,欲概万人之体,著《折肱漫录》,极诋寒凉,专崇温燥。夫子曰:好仁不好学。其此公之谓哉!

刊女子阴类,以血为主,故阴足而经行,血当外露者也;男子阳类,以气为主,故阴足而精通,血不外露者也。苟无所伤,终身可以不露,露即病也,不过大小轻重之间耳!

精滑自遗,每成劳损,男女皆有之。丹溪谓女人之带下,即男子之精遗也。阴虚火动者为虚,湿热下注者为实。不论虚实,皆宜佐以黄柏,苦能坚阴固肾,寒能清热胜湿也。间有属阳虚而当温补者,百中一二耳!

注治湿热遗带,松石猪肚丸、元珠端本丸;阴虚者,三才封髓丹、六味地黄丸,皆有捷效。

女子虚劳,较多于男子者,致虚致劳之途非一,不仅隐曲抑郁也。月事未行,先有带下,带下过多,精髓渐竭,妇女习以为常,不比男子遗浊,初患即知为病也。迨至行经,或情怀不适,或起居不谨,或饮食不慎,皆能致病。病而失治误治,驯[①]至成劳。更有妊娠产育之事,稍或不慎,略一误治,劳亦易致。兴言及此,可不怜乎?人子思之,可不孝乎?最不仁者,强裹其足,必欲弓小,图以悦人之目,而不惜女之躯,竟至因此成劳而死者,尤可惨矣,固轩岐所未料及也。

注女子裹足,究不知始自何人,或云起于妲己,或云起于西施者,皆村瞽[②]之谈也。或云肇于汉唐,而元人伊世珍辑《嫏嬛记》[③],引《修竹闺女训》谓范雎言裹足不入秦,用女喻也,是则战国时已有之矣!意彼时不过略为裹束,如满洲女子不任其若男子之放大耳。故汉唐诸诗咏美人者,并无弓履之称。迨李后主宫人窅娘,始作新月之形,娇揉造作,卒致亡国。此简斋先生所以罪其作俑也。沈君文浦云:后人沿此,习成锢疾,母毒其女以为慈,姑[④]毒其妇以为爱,遂造亿万世、亿万人无穷之孽。或曰不然,古人为此,非饰美丽也,为拘游走也。呜呼!岂理也哉!未嫁则父母拘之,既嫁则丈夫拘之,谨其闺门,严其出入,养其羞恶,课其女红[⑤],于以拘游走也,何难之有?而顾为此戕贼形躯之事,忍莫甚矣!拙莫甚矣!戒邪视而凿其目,戒邪言而截其舌,岂理也哉!况古来贞静者,岂尽由步之纤;淫奔者,岂尽由履之巨。奈之何如就三木[⑥],如受刖刑[⑦],遂令髫龄[⑧]弱质,罹鞠凶[⑨]于早岁,遭荼毒[⑩]以终身。每见负痛饮疼,因是而瘠病者有之,由是而夭亡者有之,幽闺暗狱,魄滞魂冤,哀乎哉!想我国家,平成以来,风同道一,男子剃头辫髮,则晨夕省梳网之烦,暑月受清凉之福,德莫大焉。何独女子而不普沾其泽乎?傥[⑪]亦遵路遵道,顺天地之自然,极官骸之得所,岂不休欤!

① 驯(xúi 旬):渐进之意。

② 瞽(gǔ 古):瞎眼。这里比喻瞎谈的人。

③ 嫏(láng 狼)嬛(huán 环)记:笔记。旧题元伊世珍作。三卷。因书首载琅嬛福地的佳说故事,即以命名。记中所引书名,多为前所未见者,大抵真伪相杂,且多神怪之事。嫏嬛,即琅嬛。神话中天帝藏书的地方。

④ 姑:指婆婆。

⑤ 女红:旧指妇女所作的纺织、刺绣、缝纫等事。

⑥ 三木:古时加在罪犯颈项和手足上的刑具。

⑦ 刖(yuè)刑:断足。古代的一种酷刑。

⑧ 髫(tiáo 条)龄:儿童,小孩。髫,古时小孩的下垂头髮,引申以指童年。

⑨ 罹鞠凶:遭遇大祸。罹,遭遇,遭受(灾祸或疾病);鞠凶,大祸。

⑩ 荼(tú 途)毒:犹言毒害、残害。荼,苦。

⑪ 傥(táng 倘):倘或。

校裹足一事，相习成风，虽圣朝之仁政，不能革其陋俗，奈之何哉！无已，则《本草纲目》所采《闺阁事宜》一方，载朴硝条下，欲裹先洗，庶免其疼。俗传用凤仙花连根捶烂，煎汤，频洗其足，则骨渐柔软，裹之不疼，亦妙方也。但断不可用猴骨洗脚，恐骨虽软，有终身不能行走之害也。上论虚劳。

刊致劳之途多矣，而裹足成劳，诚轩岐所未料及者。迩[①]来不论男女，又于劳病中增一坐位，久吸鸦片，阴竭火炎，渐成烟劳，不能疗救，既促其命，亦倾其家。天下患之，竟无大药，安得轩岐复起，为生民痛下针砭哉！

论 治 案[②]

张戴人云：惊者，阳从外入也；恐者，阴从内出也。惊者，谓自不知故也；恐者，自知也。足少阳胆经属木，胆者敢也，惊怕则胆伤矣。《内经》曰：惊者平之。乃平常之义，如闻响而惊者，常击物作响，使习闻如平常，则不惊矣。夫惊则神上越，击物宜在下，使其下视，所以收神也。愚谓分惊恐为外入内出，可谓一言破的。古人皆云心主惊，而不知情志字皆从心，惟惊字从马[③]。以马无胆故善惊，惊则伤胆，允为卓识。盖人之勇懦，因胆之壮怯而分。观其论治，似属元妙，及至说破，又极平常，然岂常人所能测哉！

注亘古以来，善治病者，莫如子和先生，不仅以汗、吐、下三法独擅千古也。

魏玉横治徐德滋女，年近二十，素患胁痛，月事先期，近因经迟数日，身面发疹，呕血盆许，心下若有一块上攻，必须重按抵住，否则上顶闷绝，脉来若有若无。此经水过期，乘肝火上逆而出，乃地气上攻之危证也，非大剂纯阴，何以挽回！予熟地二两，杞子一两。连进二服，即能仰卧，血止脉回。次日忽然咳嗽无痰，肺金燥而肝火未平也。前方减半，加沙参、麦冬、生地、蒌仁。八剂而愈。愚按水、火、风皆地气也，姜、附、白通，治地中水气上逆，以阳刚之品，迅扫浊阴也，喻氏论之详矣。此证风动火升，故以纯阴之品，潜阳息风也，可与喻氏并传。

注玉横先生治内伤，专究肝肾，擅滋养之长，而地气之说，实发前人所未发者。

蒋仲芳治姚氏妇，年二十五岁，其月事半年或三月方得一行，温通补益，调治二载转剧。诊其脉微而涩，口干唇燥，手足心热，曰古法后期主寒，然此证热也，因热耗血，血少故后期耳！予大剂生地、当归、芩、栀、芎、芍、丹皮、泽兰、知母、鳖甲。六剂经准，一月后而孕矣。

注古法难执，岂经迟一证为然乎？以此推之，凡病皆宜细审其故矣。

世谓孕妇脚肿为男胎，且引宋少主微行，徐文伯从一案为证，实未然也。即以此案考之，少主脉之曰此女胎也，文伯诊之曰男胎也，是以脉断其为男，非以脚肿不能行，断其为男也。设脚肿果主男胎，文伯岂未知之，而必诊而后断乎？史载其事，亦以传徐诊之神，非以论胎气而夸博雅也。后人误解，遂至误传。医书中此类甚多，不可不辨！

注史传徐诊之神，而不明言脉象者，以脉难言语形容也。然其诊而断之之时，实以脉凭，不以脚凭也。此犹误解，况深微奥妙之书乎！

沈明生治姜敏中患衄不已，去血盈斗，

① 迩(ěr耳)：近。

② 论治案：原缺，据原目录补。

③ 惊字从马："惊"字的繁体为"驚"，故云从马。

一月后衄止，复患囊痈，六脉如丝，精神困惫，始犹健饭，渐至饘[①]粥不入。诸医皆以为虚而当补，于是参、芪不效，桂、附随之，愈补而形愈虚，愈温而气愈冷。延至冬至，沈视之曰：夫食虽不入，而大便秘结，证类虚寒，而口渴喜饮，则衄血之来，本由邪火上炽，乃遽用血脱益气之法，衄虽止而热移于下，发为囊痈。既溃，疡科又泥寒药不能收口之戒，亦务温补，家人目击病者尪羸[②]，又闻众口言虚，强令进食，以久卧床蓐之人，恣啖肥甘，不为运动，是以药食并壅，内热外寒，此病中之病，初非衄与痈所致，宜其愈补而愈不灵[③]也。先哲云：脉浮者，谷不化。又云：大实有羸状，误补益疾。其斯之谓欤！遂力主清润疏解，以硝、黄为前矛，而大便立通；以芩、芍为后劲，而饮食渐进。如丝之脉，一线添长，久冷之躯，一阳来复，不惟衄不再作，且今疮口易收。孰谓从脉可以舍证，不思而得病情哉！向非翻然易辙，转败为功，人惟知补之不效而已，又安知效之不在补也，故曰此事难知。

注人之误于温补者为独多，究之擅用温补之药者，不但初无害人之心，且亦有活人之意，只因食古不化，识证不清，虽误人之死，而不自知其非。自不知非，则自信益坚，甚者著书立说，以自误者误后人；后人不察，亦误信其自信者，而贻误于世，以误传误，误无底止，而疡科则尤甚焉。

孙东宿治潘见所患白浊，精淫淫下，三年不愈，脉来两寸短弱，两关滑，两尺洪滑，曰疾易瘳，第[④]必明年春仲，一剂可痊。问故，曰《素问》云：必先岁气，毋伐天和。今所患为湿痰下流证也，而脉洪大见于尺部，为阳乘于阴，法当从阴引阳。今冬令为闭藏之候，冬之闭藏，实为来春发生根本，天人一理，若强升提之，是逆天时，而泄元气也。后医者接踵，迄[⑤]无效。至春分，迎孙，以白螺蛳壳火煅四两为君，牡蛎二两为臣，半夏、葛根、柴胡、苦参各一两为佐，黄柏一两为使，面糊为丸，名端本丸。令早晚服之，不终剂而愈。

注此治内伤之经旨也，而薛氏不拘何病，不拘何时，动辄补中益气，虽明知其为阴虚阳浮，亦不轻割爱，连篇累牍，垂训后人。余恐受其害者，不止当时求治之人也。

读轩岐、长沙之书，论疟不止少阳一经，治疟不仅柴胡一方，何以今人患疟，必以柴胡为不祧[⑥]之药耶？夫风寒之疟，可以升散，暑湿之疟，必须清解。《随园诗话》云：丙子九月，余患疟，早饮吕医药，至日昳[⑦]呕逆，头眩不止，家慈[⑧]抱余起坐，觉血气自胸偾[⑨]起，命在呼吸。适同征友南丰赵藜村来访，诊脉看方，曰：误矣！此阳明暑疟也，误以升麻、羌活提之，将血逆流而上，惟白虎汤可治。命速买石膏，加他药投之。甫饮一勺，如以千钧之石将肠胃压下，血气全消，未半盂沉沉睡去，额上微汗。朦胧中闻家慈唶[⑩]曰：岂非仙丹乎！迨醒，赵问：思西瓜否？曰：想甚。即命尽量食之，入口如醍醐灌顶[⑪]，晚即进粥，次日愈矣。愚谓随园幸遇赵公而不死，赵公幸遇随园而案传。惜医家不读诗话，诗家罕知医理，故录之。夫升麻、羌活温散更甚于柴胡，误施于暑疟，宜乎血气逆流。吾尝见

---

① 饘（zhān 毡）：厚粥。
② 尪（wāng 汪）羸（léi 雷）：瘦弱；瘠病。
③ 灵：原作“虚”，据石印本、手校本改。
④ 第：但；只。
⑤ 迄：毕竟；终久。
⑥ 不祧（tiāo）：祧，远祖庙，谓其数远而将迁也。不祧，引申为不变，固定不移。
⑦ 日昳（dié 迭）：日落。
⑧ 家慈：对别人称自己母亲的谦辞。
⑨ 偾（fèn 奋）：喷发；爆发。
⑩ 唶（jiè 借）：赞叹声。
⑪ 醍（tí 题）醐（hú 胡）灌顶：纯酥油浇到头上，清凉舒适。

误用小柴胡汤于暑疟者，将热邪肝火，一并提升，遂呕逆头眩，汗出热壮，胁痛耳聋，神昏欲厥，医者不察病因，但泥呕逆、耳聋、胁痛为少阳的证，更不辨必其邪之为寒为暑。而小柴胡之错，遂成铁铸，虽病者枉死，亦瞑目而安于命矣。呜呼！医事难明，诚不可与伧父[①]

注今人因伤寒少阳篇有耳聋一证，遂以小柴胡汤为外感耳聋之专方。若温热暑湿诸感，见耳聋者，皆热邪上蒸，金受火刑之故也，岂小柴胡之可投哉！往往初不耳聋，而柴胡一进，其耳遂聋者，柴胡提其热邪上升使然耳。随园先生患疟于深秋，而藜村识为暑邪，医亦精矣。虽无著述传世，于此可见一斑。

刊江西医学偏尚温补，而南丰赵君，独能治暑，洵矫矫出群[②]，不为习俗所移者。夫以洄溪之贤，治疟犹概用柴胡，则赵君识见之超，当在洄溪之上，殆为功名所累，故无传书，惜哉！

缪仲淳治庄敛之暴泻，初不知其中巴豆毒也，因脉洪大而数，故用黄连、白芍、橘红、车前、扁豆、茯苓、石斛、甘草煎成浸冷，和童便服，一剂泻止得眠，真妙方也。既而早用升麻，自悔不知为中毒，犹可诿也。迨病平出妾，阴谋已发，浊气既已误升，何以熟地、山萸、河车、芪、味，酸腻重浊，一概乱投，以致三年始愈，而更藉苦降收功，治法殊未尽善也。

注案中谓下多亡阴，忌用香燥，亦是名论。而病人不知饥饱者，显为胃阴受伤，设彼时投以甘凉养胃，勿用滋重丸药，则病必易愈。

香岩先生云：锁喉风之为病也，有闭、脱二证，闭证气道秘塞关窍而死，脱证大汗、大吐、大泻虚脱而死。闭证以开通为急，脱证以补敛为要。景岳所见燕都女子之病，乃闭证也。夫女子善怀，性执抑郁者多，年已及笄[③]，未免有难言之隐，愤懑抑郁，肝气不得疏泄，决非一日，交秋令则肝气愈敛，或食生冷，或受寒凉，郁遏肝气，肝性促急，触而暴发，上干心肺之窍，口不能言，无肿无痛，见面色之青者，知其为肝病也。经云：暴病暴死皆属于火。火郁于内，不能外达，故似寒证；关窍闭塞，经络不通，脉道不行，多见沉滞无火之脉。此时治法，惟紫金丹，姜汤磨灌，则关隘必开，因内有麝香通窍。开口之后，然后用二陈加菖蒲、枳壳、香附、郁金之类降之。视为脱证用参，此雪上加霜耳！凡治病，难明之证，必有至理焉，故不得不为之细辨。景岳自恃绝世聪明，毁谤前贤，而遇此证，束手无策，毫无见识，而以独参汤议补，何得谓之明理乎？余在新场镇闵家，一仆妇因食梨、藕生冷，一时喉闭锁定，不能出声，不知痛痒，手足冰冷，面色白而青，脉息沉伏，药不能进。余以前法治之而愈，盖因郁怒、食生冷而起也。又治费氏女，年逾二十未嫁，忽然仆倒，手足冰冷，面色青，无痰声，不开口，脉息伏，亦用紫金丹开口，随进药而痊。凡遇不开口，无痛楚，忽然而起者，先以开通关隘为第一著，语言得出，可以得生。若以为虚，妄投人参，无有不死者。刊：紫金丹方见后。如其药不易购，紫金片亦可用也。

注中风证分闭、脱，昔人已言之矣，喉证分闭、脱，人所未言也，先生详为辨别，厥功伟哉！

刊魏柳洲谓燕女之证，宜用左归合生脉，因误服辛温解散而致肺绝，与叶氏所论迥殊。据理论证，则叶说为优。然未知曾王父从何采入，故于《柳洲医话》既不删去，

① 伧父：骂人的话。犹言鄙夫，粗野的人。
② 矫(jiǎo)矫出群：超然出众貌。
③ 及笄：笄，特指女子可以盘发插笄的年龄；及笄，指成年。

亦不敢妄加按语。今年得见叶氏《景岳发挥》，始知曾王父之所采，尚在此书未刻之时。今刻本更有批云：若肺气竭绝，必自汗，气喘，此是闭塞，故关窍不通。反复申辨，学者识之。

药为补偏救弊之物，而治病有通因通用、塞因塞用之法。夫病既通矣，岂可再通？病既塞矣，岂容再塞？盖通因通用者，病虽似通，而实不通。如热邪内炽，无从宣泄，逼迫津液妄行，而下利清水，或燥矢阻于阳明，腑气不行，而稀水旁流。此似乎通，而实不通，故宜亟通其腑，俾热邪燥矢下行，则邪去正复，而泻利自止。塞因塞用者，病虽似塞，而实非塞。如气虚不能健运，以致胸痞，腹胀，便秘，或阴虚无以涵濡，以致火亢，津枯气结。此似乎塞，而实非塞，故气虚宜参、芪等，温补以宣阳，阴虚宜地、冬辈，滋填而补血，俾气血流畅，则秘结自舒，岂非仍是通治塞、塞治通之常理哉！凡从治之法，可以类推矣。

注从治之法，从外面见证之标而言也，究其里面致病之本而论，则不拘何法，无非正治。

灵胎先生云：文中子曰，医者意也，药者瀹也，谓先通其意，而后用药物以疏瀹之。善哉言乎！医理在是矣，而意之通实难。泥一成之见，而欲强人之病以就吾说，其患在固执；好作聪明，而不穷究乎古人之成书，是犹兵家之废阵图、法吏之废律令也，其患在不学。由前之说，在不能用意；由后之说，在误于用意。夫然以不学之人与不通之识，而又炽以忮[①] 同列竞名利之心，以此用药，其不致抱薪而救火、持水而投石者几何哉！语云：学书纸费，学医人费。盖为此也。

注固执不通者，无才以胜其学也；好作聪明者，无学以副其才也。人必有天赋之才，而读破万卷，庶可以为医矣。第人心不同，既如其面，而人体不同，亦如其心，病变无穷，证随体异。治虽宜遵古训，亦须活法在人，神而明之，化而裁之，非通才实学，卓识深思者，恶足以语此。

刊学医人费，举世闻之，而不自揣其才学，辄欲为医者日益多，故昌邑黄玉楸之言曰：闻之《吕览》，始生之者天也，养成之者人也，成之者，遂其生也，是天人之合也。然生之者，布帛也，菽粟也；杀之者，若锋刃，若鼎镬[②]，若水旱，若蝗螟，生之途未能十一，杀之途不止十三，何其生之寡而杀人多也，此人事乎？抑天道耶？玉楸子曰：此未足以为多也，有其至多者焉。屠羊说[③] 以屠羊传，而羊不哀其道孤也。无何屠牛坦[④] 以屠牛传，而庖丁起，其党渐众，牛始哀矣。无何高渐离以屠狗传而聂政兴，朱亥出，樊哙生，其徒愈繁而狗始悲矣。无何白起、章邯之属以战将名，宁成、郅都之辈以刑官著，自兹屠人者传矣。风气开，下流众，荀道将、尔朱荣之徒，且比肩来，索元礼、来俊臣之类，更接踵至，尤而效之，抑又甚焉。至于原野厌人之肉，川谷流人之血，人始哭矣，此良可疾首痛心已！而君子未以为痛也。何则？大难既平，且不睹兵革之事，且不闻罗织之经，其人死，其祸绝，往者已矣，来者犹幸。夫何庸工群起而谈岐黄，则杀人至多而不可胜穷者，无如此甚矣。不以戈铤而人罹锋刃，不事钳网而人遭诛夷，其书多，其传久，其流远，其派众，其人已死，其祸不绝，遂使四海之大，百世之远，尽饮其羽，饱其锋，登其梯，入其瓮。水旱不年有，而此无免时，蝗螟不岁见，而此无逃期。痛哉！痛哉！此最可痛哭流涕

---

① 忮（zhì 至）：刚愎。

② 鼎镬（huò 获）：古代的一种酷刑，用以烹人。

③ 屠羊说：古之屠羊者。

④ 屠牛坦：古之屠牛者。

者也。其天道乎？抑人事耶？雄谓此言沉痛已极，足以警世，故附录于此。惟黄氏虽精究医学，而泥古太甚，偏尚扶阳，恐未深于阅历者，所以非知之艰，行之艰也。杨素园大令云：玉楸所著各种，议论悉本《内经》，惟自负太高，未免有意矜奇，贤智之过，往往如此。斯为定评。大令又谓雄曰：从来趋时者鲜实学，而潜心古训者恒多不合时宜，兼而能之者，惟君乎！雄愧不敢当，亦不敢不勉，然而难也。

怪力乱神，虽圣人所不语，然尝曰敬鬼神而远之矣，则非无鬼神也。庸人惑之，儒者辟之，皆愚也。有病而辄事禳[①]祷[②]，则惑矣；祟患而辄云无鬼，则迂矣！北史顾欢取《孝经》置病人枕边愈疯癫，以正胜邪，可补灸鬼哭穴、服八毒赤丸及移精变气诸法之未备，医者不可不知也。

注此言邪祟为病，间亦有之。若痰证、热证及七情为病，皆往往有类祟证，医者须辨明，以释病家之惑，而后对证施治，不可以病人稍涉狂妄，即疑为鬼祟，而为巫觋[③]所欺也。

刊顾伊人孝廉室病鬼，医皆束手，木文和尚于病榻前焚香、诵《中庸》，三复而瘳。缁衣[④]也，心崇正学，则圣贤之徒矣；儒冠者，心惑邪说，即异端之流矣。余尝谓俗儒不及高僧，傥有行韩子之事而人其人者，亦当区别以处之。不可因释老之故，而概视缁黄为非类。盖有畸人[⑤]逸士[⑥]，侘傺[⑦]无聊，遁迹其间者矣。

怪证奇疾，间或有之，不可谓古书尽诬也。即寻常病证之奇幻，亦有古书所未载者。少所见而多所怪，陋矣！强不知以为知，妄矣！不陋不妄，可为名医。

注病形奇怪，变幻万端，古书所有者，时或见之，古书所无者，时亦闻之，盖造物之化工莫测，病机之酿疾无穷也。

校《宋史》：吕夏卿得奇疾，身体渐缩，卒时才如小儿。他书亦有载此证者。揆之以理，其人必平时多饵丹石热药，以致消缩。而窦材云此证宜服丹附，最属不经。

刊梁应来云：姑丈葛秋生病瘵，卒时身首缩小，名缩骨劳。可见近时亦有此证也。窦材乃妄人耳，自诩越人再世，所著《扁鹊心书》，专尚丹石，欺世盗名，害人不浅。嗣有陈远公所著《石室秘录》，论证列方，颇皆入理，奈蹈窦材故辙，假托轩岐、仲景，诬圣愚人，贻讥后世。毛达可尝叹惜之。顷见番禺潘氏《海山仙馆丛书》，所收女科书三卷，文理粗鄙，剿袭[⑧]甚多，托名傅青主先生手著之秘本。潘氏不知医理，误信梓行，玷辱青主矣！无知妄作，固不足论，以远公之学，而托诸鬼神，诚不可解也。更有王养吾者，将郭氏《痧胀玉衡》，窃为己有，假托深山野人之秘授，编其原方为六十四卦，未免伤及事主，而沈芊绿不察，采入《尊生》，何丹流受愚，重灾梨枣[⑨]，案虽未破，君子病[⑩]之。

医家临诊辨证，最要凝神定气。如曾世荣于船中治王千户子头疼额赤，诸治不效，动即大哭。细审知为船篷小篾刺入囟上皮内，镊去即愈。苟不细心审视，而率意妄治，吾恐医者道少，病者人费矣。

注凝神定气，惟心小胆大者能之；忍辱负重，惟智圆行方者能之。不如是，不足以为名医。如临一大证，学识不足以当之，则

---

① 禳(ráng 瓤)：祭祷消灾。
② 祷(dǎo 岛)：向神祝告祈福。
③ 觋(xí 习)：男巫。
④ 缁(zī 资)衣：僧尼之服，这里指代僧人。
⑤ 畸人：不合世俗的异人。
⑥ 逸士：隐逸之人。
⑦ 侘(chà 岔)傺(chì 翅)：失意貌。
⑧ 剿袭：抄袭。
⑨ 梨枣：旧时书籍雕板多用梨树和枣树，因以梨枣指代书版。
⑩ 病：担心。

宜举贤让能，不可蚊负[①] 以偾事。学识苟足以当之，而同道之识见不一，各抒议论者有之，簧鼓惑听者有之，阴谋排挤者有之，加以亲友之好恶，戚䣊[②] 之疑信，或热心关切，或乐祸幸灾。投剂果然渐效，群议自息，病或稍有波澜，众楚交咻[③]。斯时也，若执德不宏，悻悻然委而去之，病付庸手，坐视其危，岂不轻弃人命乎？且事败之后，亦未必竟无归咎之语。故非凝神定气之心思，不足以辨疑难险恶之大证；无含蓄坚忍之才力，不足以负扶危持颠之重任也。其学识全无，不知轻重，乱投药石，唯利是图者，乃无耻之徒，不可与忍辱负重同语矣！

校龙儿刊：不肖戊辰生，此小名也。偶患足指焮肿胀痛，适山妻往侍外姑疾，疡科治之益剧，日夜啼泣不止。山妻闻而遄[④] 归，涤去敷药，谛视之，乃剃下短发一茎，刺入甲窌[⑤]，时盛暑，小儿频脱袜，此必剃发落于鞋内所致也。镊而出之遂愈，正与曾案相类矣。

刊刺不镊出，而误药妄治，在头者，其祸稍轻；在趾者，必至溃腐脱落，而成残废。缘先慈耳目之聪明，迥异于人，故至老不衰，而又善体人情，事上抚下，无不欣感，烹饪汤药，靡不周至。戚族中如有大病，必延往主裁，是以病情药性，谙练亦深。雄未冠以前，读《景岳全书》而喜之，遇证亦效其治法，先慈闻而痛戒曰：信道不笃，见异思迁，汝将为杀人之事乎？吾之阅历病证者多矣，无论外感，不可妄投温补，即内伤证，必求其所伤何病，而先治其伤，则病去而元自复。古人不曰内虚，而曰内伤，顾名思义，则纯虚之证，殊罕见也，汝何懵[⑥] 乎？雄聆训恍然，渐有定见，三十年来，虽不能起死人而生之，尚不致酿活病为死证者，先慈启迪之教也。今刊此案，不禁思亲之感。

滋补丸药，最难消化，脾胃不健者，断勿轻服。香岩先生云：湖州沈赤文，年甫冠，读书明敏，父母爱之如掌珠，将毕姻，合全鹿丸一料，少年四人分服。赤文于冬令服至春初，忽患浑身作痛，有如痛风，渐至腹中作痛，有形之块累累于肠，饮食不进，肌肉消瘦。诸医治之，乃父畏用消导、清火之药，惟以参、术补方是从。至秋初，邀余诊视，问曰：小儿晚间去黑粪如拳大者一块，目下遍身如火，欲饮井水，不知何故？余按脉数大，身体骨立，验其所下之块，黑而坚硬，意为瘀血结成。与酒蒸大黄丸二钱，下黑块不计，用水浸之，胖如黑豆。详询所以，乃全鹿丸未化也。始知为药所误，不数日热极而死。同服三少年，一患喉痹而死，一患肛门毒而死，一患吐血咳嗽而死，此皆无病而喜服温补之害也。录此以劝世人，不必好补而服药。

注世人之爱其子也，始忧其不长，衣帛食肉以揠苗；继虑其虚羸，朝丸暮药为常馔，逢节则参，酿疾延劳，半由乎此。虽曰爱之，其实害之。愚谓富贵之家，何不将此终年无病所服参药之费，延医合药，施诊贫病，报施不爽，则我之子孙，自然康强逢吉，不必虑其虚羸，而为无病之呻矣，岂不美哉！

香岩先生治痘多活法，尝于肩舆[⑦] 中，见采桑妇，先生令舆人[⑧] 往搂之，妇人[⑨] 大怒詈，其夫[⑩] 将扭舆人殴打，先生晓之曰：汝妇痘已在皮膜间，因气滞闭不能

---

① 蚊负：比喻才能微薄而负担重任。

② 䣊(dǎng 党)：乡党。

③ 众楚交咻(xiū 休)：语出《孟子·滕文公下》："一齐人傅之，众楚人咻之。"咻，喧扰。

④ 遄(chuan 船)：速。

⑤ 窌(jiao 叫)：空穴。

⑥ 懵(méng)：无知貌。

⑦ 肩舆(yú 于)：轿子。

⑧ 舆人：抬轿的人。

⑨ 妇人：原作"夫"，据石印本、手校本改。

⑩ 夫：原作"妇"，据石印本、手校本改。

出，吾特激之使怒，今夜可遽发，否则殆矣。已而果验。又一富家子，病痘闭，诸医束手，先生命取新洁大漆桌十余张，裸儿卧于上，以手展转之，桌热即易，如是殆遍，至夜痘怒发得生。又先生之外孙，甫一龄，痘闭不出，母乃抱归求救，先生视之甚逆，沉思良久，裸儿键[①]置空室中，禁女弗启视，迨夜深始出之，痘已遍体粒粒如珠。因空屋多蚊，借其噆[②]肤以发也。又汪益美布铺伙友，壮年患痘闭，群医不能措手，先生令取鸡粪若干，以醇酒热调如糊，遍涂其身面手足，越宿，鸡矢燥落裂剥，而痘已出矣。此皆神而明之之治，录之亦可发人之智慧[③]。然激之使发者，气闭也；展转于新漆之桌者，火闭也；假蚊口以嘬[④]之者，血闭也；涂之以鸡矢醴者，寒闭也。虽外治也，而有分别之妙义焉！苟欲效颦，亦当审谛。

校上论治案。

刊徐洄溪云：痘证因时而变，不但历代不同，隔数十年，亦有小变。余谓痘证每因时邪引动而发，万密斋尝言之，王清任亦论之。故不但数十年有小变，即一二年间，亦有判然迥异者。盖痘有痘疫，瘖[⑤]有瘖疫，儿科拘守古法，但可以治常痘，此建中《琐言》之所以有救偏良法也。后人不知此义，辄訾[⑥]其浪用石膏、大黄为偏，谓止可以救惯用热药之偏，岂为知人论世之言哉！但痘挟疫邪，非用费氏之法不可。惜幼科罕读其书，不识病因，往往合境沿村，夭枉载道，诿诸天数，岂尽然欤！吾先慈幼时患痘，头面虽少，遍身密布，紫黑焦枯，略无润泽，诸医束手。老医包士安曰：此名瘰疔痘。用大黄、石膏多剂，毫无起色，奄奄一息，已绝望矣。偶亲串中，遣一越人陈妪来探疾，见而咁云：尚可图也。亟以银针将遍身之痘，逐粒挑出如黑豆者一颗，随以珍珠八宝丹糁[⑦]入，外用朱养心家碧玉膏一名铜绿膏。封之，即能进粥，不劳余药而生。又定州杨素园大令云：阜州赵功甫，邃于医，凡一切丸散，人所不能辨其中为何药者，赵一嗅而知之，历试不爽。殆与离娄[⑧]之明、易牙[⑨]之舌，皆为天畀[⑩]之独也。生平长于治痘，痘始萌，一望已知其结局，虽极危之证，治之无不收功。自云：一生疗痘，无药不用，而从未有用附子者。并识之，以质治痘名家。

论方剂[⑪] 附凿井法

开物成务之圣人，悯民疾苦，救其夭札，而垂以药治病之教，诚辅相裁成之大道也。乃秦政汉武，穷奢极欲，妄求不死，于是方伎进，邪说兴焉。故今世所传《神农本草经》、《黄帝内经》等书，皆有方伎之言附会其中，如轻身不老、久视延年等语是也。即班氏《艺文志》，亦承其陋，谓方伎之别有四：曰医经，曰经方，曰房中，曰神仙。夫医理、经方，皆圣王康济苍生之术，岂可与房中、神仙之邪说并列为方伎哉！后人惑之，沦于杂学，幸天纵长沙，集医经、医方之大成，置房中、神仙于不论，炎黄大道，赖以复明。於戏！此其所以为医圣也。或老年血气衰弱，精力不充，藉药饵以佐谷肉果菜所未逮，亦人子竭力孝养之一端，固未可尽非

① 键：门闩；锁簧。

② 噆(zǎn 趱)：叮；咬。

③ 智慧：石印本、手校本作"慧悟"。

④ 嘬(zuō)：叮；咬。

⑤ 瘖：江浙谓麻疹为瘖子。

⑥ 訾(zǐ 紫)：毁谤非议。

⑦ 糁(sǎn 伞)：今吴方言谓饭粒为米糁、饭糁。引申为散粒。这里指用丹散在痘上。

⑧ 离娄：古代传说中的人，能视于百岁之外，见秋毫之末。

⑨ 易牙：春秋时齐桓公近臣，能说会道，善逢迎。

⑩ 畀(bì 币)：给予；付与。

⑪ 论方剂：原缺，据原目录补。

焉，但弗惑于邪说，妄求长生，而服金石等药，以速其死耳！古书惟《元和纪用经》，以不用桂、附、石药者为上丹，犹为近理，故首录其方于下。

上丹 平补气血，健力加餐。

北五味八两，夏月再加四两 百部酒宿浸，焙 菟丝子酒宿浸，焙 淡肉苁蓉酒宿浸，各二两，四季土旺，苁蓉再加六两 杜仲炒 巴戟肉 远志肉各二两，冬月远志再加六两 甘枸杞二两，秋月再加六两 防风无叉枝者 白茯苓 蛇床子炒 柏子仁另研 干薯蓣各二两

上十三味，用甘泉、桑柴火，砂锅须里面有黝[①]者，否则铜锅亦可。煎至味尽，去滓，将药汁慢火熬成膏，瓷器收盛，封置泥地或冷水中，拔去火气。凡熬滋补膏药，皆宜如此法。每晨淡盐汤调服数钱。春月用枣汤化服。

注医书有肥儿丸，无养老方，可见人情之厚于慈、薄于孝，故《韩氏医通》尝三叹焉。先府君年逾大耋[②]，神明不衰，虽知医而素不服药，独谆谆以养老为言。夫良医不治老，老岂能治之转少哉？然药以扶老，使之康健而少病，未始非怡情养志之先务。虽以药扶老，实以孝治人耳！上丹本是丸方，恐老人脾气不健，运化殊难，改丸为膏，俾易融洽。酒宿浸者，酒浸一宿也。

集灵膏 人年五十，阴气先衰，老人阴亏者多。此方滋养真阴，柔和筋骨。

西洋参取结实壮大者，刮去皮，饭上蒸九次，日中晒九次 甘杞子 怀牛膝酒蒸 天冬 麦冬 怀生地 怀熟地 仙灵脾。

上八味，等分，熬成膏。白汤或温酒调服。

注此方始见于《广笔记》，无仙灵脾，云出内府。又载于《治法汇》，并无牛膝，方后注：血虚加当归四两，脾弱加白术四两或八两。且云：治一切气血两虚，身弱咳嗽者，罔不获效。凡少年但觉气弱倦怠，津液少，虚火上炎，急宜服之，免成劳损。后惟魏玉横先生，善用此方，《续名医类案》极言其功效。愚谓即人参固本加味也。峻补肝肾之阴，实无出此方之右者。原方用人参，近年参价甚昂，非大力者不能致，易以西洋参，可与贫富共之矣。方名集灵，则以有仙灵脾者为是。《理虚元鉴》治劳嗽，于原方去参、膝，加甘、桔、元参。

刊如治阴虚遗带，宜去牛膝，加黄柏。凡便滑者，亦宜去牛膝，重加生薏苡仁。

草灵丹 老人阳气偏虚，便溺不禁者，用此温补下元，可以耐冷。

茅山苍术泔水浸，刮去皮，饭锅上酒蒸透 川椒红各四两 怀熟地 干薯蓣各三两 炙甘草 茯苓各二两 茴香二两，盐水炒 川乌制，一两

上八味，将六味研细末，以熟地杵膏，薯蓣煮糊共杵，丸梧子大。每三十丸，空心淡盐汤下，以干食物压之。

注脾肾两亏，内挟寒湿者，此方宜之。若阴虚火盛之人，不可服也。

十灰散 治吐血、咯血、嗽血，先用此药止之。

大蓟 小蓟 荷叶 扁柏叶 茅根 茜根 栀子 大黄 丹皮 棕榈皮

上十味，等分，烧灰存性，研极细末，以纸包，置泥地上一夕，出火气。每服五钱，藕汁或芦菔汁，或京墨汁半碗，调服。

注按原注云：吐血者，竞推葛氏。而先生首以此方止血，明明劫剂，毫无顾忌，细玩始知先生意之到、理之精也。人生于阳，根于阴，阴气亏则阳自胜，上气为之喘促，咳吐痰沫，发热面红，无不相因而致。故留得一分自家之血，即减得一分上升之火，易为收拾。何今日之医，动以引火归经为谈，不可概用止血之味，甚至有吐出亦美，壅反为害，遂令迁延时日，阴虚阳旺，煎熬不止，

---

① 黝（yǒu）：淡黑色。

② 耋（dié 迭）：老。

至于不救，果谁之咎？执引经而缓时日，冀复元神，吾恐有形之血，岂能使之速生？而无偶之阳，何法使之速降？此先生所以急于止血之大旨也。

刊诸药烧黑，皆能止血，故以十灰名其方。然止涩之品，仅棕榈一味，余皆清血之热，行血之滞，破血之瘀者。合以为剂，虽主止血，而无兜涩留瘀之弊。雄每用之，并无后患，何可视为劫剂乎？

太平丸　治久嗽、肺痿、肺痈。

天冬　麦冬　知母　川贝母　款冬花各二两　杏仁　当归　熟地　生地　黄连各一两五钱　蒲黄　京墨　桔梗　薄荷各一两

上十四味，研细末，和匀，以白蜜四两，于银石器中炼熟，再入黑驴皮胶一两五钱，俟烊后，下诸药末，搅匀，再入麝香少许，熬二三沸，即丸弹子大。食后细嚼一丸，薄荷汤缓缓化下。临卧噙此丸，仰卧，使药流入肺窍，则肺清嗽减。凡咳嗽服此，七日自痊。

注肺居膈上，汤药荡涤直下，已过病所，宜乎难效。此噙化法之所以妙也。后庄一生治气郁痰凝，胸膈痞塞，用人参、贝母、苦参、沉香、薄荷为末，蜜丸，噙口中，听其自化，徐徐沁入，可谓善得师者。

润肺膏　治久嗽、肺燥、肺痿。

羊肺一具　杏仁净研　柿霜　真酥　真粉各一两　白蜜二两

上将羊肺洗净，次将五味入水搅粘，灌入肺中，白水煮熟，如常服食。

雄按原注云：血去则燥，燥则火旺肺大枯，欲从肾源滋水，而不先滋水之母，有是理乎？然肺为多气少血之脏，故一切血药，概不欲用。以羊肺为主，诸味之润者佐之，人所易能也；若以真粉之甘凉，不独清金，且以培土，人所未知也。愚谓此治上损之主剂也。肺热叶焦之痿，饮不解渴之上消，并可仿此为法。夫可久先生为治损圣手，故叶氏治吐血诸证皆宗之，奈后人多从《医贯》入手，不分上损下损，惟知六味、八味等方而已，宜乎其无效也。今世所传葛氏方，仅一白凤膏脍炙人口，抑何陋哉！

燮理十全膏　平补阴阳，调和气血。

人参潞党参、西洋参酌宜代用　黄芪各三两，炙　白术六两　熟地八两　归身　白芍　川芎各二两　甘草一两，炙

上八味，熬膏将成，入鹿角胶四两，龟板胶三两，收之，盛瓷器内，窨[①] 去火气。每开水调服数钱。

注此一瓢先生方也。其方论云：古人治无形之劳倦，必培以甘温，人参为君，白术为臣，黄芪为佐，甘草为使；有形之劳倦，必助以辛温，归、芎是也，资以酸甘，芍、地是也。故以八味为章旨，而驱策以血肉之物，如鹿之动，能通督脉，挺走险阻而不疲，角戴阳而上升，禀乎刚健之用；龟之静，能通任脉，潜藏固蛰，抱阴负阳而善守，腹为阴而下降，禀乎柔顺之体。此二胶者，各禀一德，草木力微，赖之而神其用也。阴阳两虚者，服之无偏胜、无不及。或加陈皮、半夏以利枢机，允为王道之剂。凡培养元气之方，宜简而纯，简则脏腑易承，气血易行，纯则温厚和平，可以补偏救弊，俾自相灌注，循环无端，生生不已，以合其先天所赋流行之道。若稍有穿凿，非本然之理矣。盖人身之精神，不外乎阴阳，阴阳又不外乎刚健柔顺，相倚循环，并非分道扬镳者也。故无形之动，阳之性，即阳之理；有形之静，阴之性，即阴之理也。张之则为阳，弛之则为阴。阳则刚健中正，阴则柔顺利贞。丹书敬胜怠胜[②]，夫人知之，无如气血精力，与时推移，久劳其阳，阳必降而入阴，久敝

---

① 窨（yìn 印）：藏在地窖里。

② 敬胜怠胜：敬，不敢慢也。《荀子·义兵》："敬胜怠则吉，怠胜敬则灭。"此句则是该文的缩句。

其阴,阴必无力承阳。必使刚健中正以行之阴,柔顺利贞以奉于阳,则阴阳二气,无形体,无疆界,不劳不敝,则自然清明在躬也。

露珠丹 治殚虑劳神,火升心悸,震惕不寐,遇事善忘。

透明辰砂一两,以玉器盛露四十九夜,除阴雨不算,研极细 西牛黄一钱,研细

上二味,研匀,炼白蜜,丸如豌豆大。每临文应事,或卧时,以一丸噙化。

正诚丹 治同上。

透明辰砂研极细,每砂一两,用生甘草一两,煎汤,飞净,去头底,晒干,再研再飞,三次为度 豮①猪心中血丝绵绞去滓,丹砂一两,用心血三个,每次一个,拌砂晒干,再拌再晒,三个用讫,再研极细

上以糯米糊和捣万杵,为丸,每重七分,阴干得五分,瓷瓶密收。服法如前。

神效散 治膈消。

白浮石 生蛤粉 蝉蜕

上三味,研细末,每三钱,鲋② 鱼胆七枚,取汁调服。

注晋三先生云:心肺同居膈上,热邪移肺,劫其真津,而成熇熇之势,炽若燎原,故渴而求救于水,饮如长鲸之吸川,虽补水降火,恐不及,妙在即以水中咸寒之物,从其所欲以治之,故仲景用文蛤散,洁古化水丹用蛤粉,皆同此义。是方更有进焉者,浮石、蛤粉、鲋鱼胆三者,以咸胜苦,以苦胜辛。辛,肺之气味也。佐以蝉蜕,轻浮上升,引领三者,直达肺经,解热止渴。且浮石、蛤粉之咸,皆平善无过,非但止渴,兼能利水,可无聚水之变幻。盖往往有寒凉过用,火热既消,反不能消水,而成中满肿胀者。吾于此,敬服许学士,具通天手眼,转展回顾,有如此也。

太乙紫金丹

山慈菇 川文蛤各二两 红芽大戟 白檀香 安息香 苏合油各一两五钱 千金霜一两 雄黄飞净 琥珀各五钱 冰片 当门子各五钱

上十一味,各研极细,再合研匀,浓糯米饮杵,丸如绿豆大,外以飞净辰砂为衣。

注此治湿温疫疠之邪,弥漫熏蒸,神明昏乱,及霍乱吐泻,痧胀腹痛,水土不服,岚障中恶等证,兼解诸毒。薛一瓢先生云:比苏合丸而无热,较至宝丹而不凉,兼太乙丹校:太乙丹,一名万病解毒丹,即玉枢丹,俗呼紫金锭,非今世所行之太乙丹也。之解毒,备二方之开闭,洵为济生之仙品,立八百工之上药也。

刊今世所行太乙丹,药品庞杂,群集燥热,惟风餐露宿藜藿人,寒湿为病者,服之颇宜。若一概施之,误人非浅。

参香八珍膏

丹参去头尾,酒洗,蒸熟 四制香附各四两 熟地 炙黄芪 白芍酒炒 蒸熟白术 白归身酒炒 茯苓各三两

上八味,熬膏,每三钱,开水调服。

注一瓢先生云:此女科调理方之首选也。气味和平,功能相称,同行脏腑,灌注血脉,虚人可以久服。愚按气属阳,欲其刚健;血属阴,欲其柔顺。女子多郁,则气行不健,故去甘草之甘缓,加香附以承流芪、术之宣化;郁则生热,故血行不顺,爰去川芎之温窜,加丹参以协和三物而涵濡。且黄芪得归、芍,补血之功敏于人参,特舍彼而用此,不仅贫富可以共赏也。

金凤衔珠 治妇女虚寒诸病,致不受孕。

蛇床子四钱 母丁香 肉桂 杏仁 白及 吴萸 菟丝子 北细辛 薏苡仁 砂仁 牡蛎 川椒各三钱 麝香少许

上十三味,各研细,再研匀,生蜜丸樱

① 豮(fèn 愤):阉割过的猪。

② 鲋:同"鲫"。

桃大。每一丸,纳玉门[①]中。

此治玉门宽湿,虚寒带下,或行经腹痛,经迟色淡,并男子阳虚茎萎,遗浊精寒诸证。世之男妇患此而隐忍不言,遂至仳离[②],甚或酿事,盖不知可以药治也。录方之意,殆有深心。

吉祥丸 治妇人血寒气郁,不能有子。

天麻煨 芎䓖 桂心 丹皮 桃花瓣 柳絮 白术 熟地 五味去核 茯苓各一两 菟丝子 覆盆子 楮实各一升 桃仁百粒

上十四味,为末,蜜丸豆大。每五丸,空心,苦酒下,日三。

注晋三先生云:吉祥者,《诗》言吉梦熊罴[③],男子之祥也。妇人血积胞门,或寒凝子宫,致任脉不荣,不能受孕,断绪绝产,古人用荡胞汤、秦桂丸等方。闺中弱质,奚堪猛烈之品?是方君以天麻者,以其有游子十二环于外,结子透虚入茎中,潜生土内,复芎䓖下行血海,治血闭无子。东垣言:女子肝虚不足,宜天麻、芎䓖以补之也。臣以桂心,通子宫破瘀,桃仁、丹皮补肝活血,桃花轻薄,柳絮颠狂,功皆下行走泄,其性可以辟除秽恶,其情足以感发春心;佐以白术、地黄,补脾肾之正气;再使以菟丝、覆盆、五味,皆蔓延多子之品,茯苓入阳通气,楮实入阴通神,俾使内之时,精、气、神混合一炁,自然受孕。方之取义甚佳,用亦屡效。

校此二方,虽主虚寒无子,而一为外治之法,一则服药止五丸,何也?丹溪先生尝论之矣,谓阳精之施,阴血能摄,精成其子,血成其胞,胎孕乃成。凡妇人无子,率由血少不足以摄精也。血少固非一端,然必调补阴血,使无亏欠,乃可成胎,何可径用热剂煎熬脏腑?血气沸腾,经来必转紫黑,渐致衰少,始则饮食骤进,久则口苦而干,病且蜂起,刊:凡服温补药者,无不皆然。焉能受孕?纵然生子,亦多不寿,以热药能耗伤天真之阴也。且妇人血少内热者多,刊:离为火卦,故女子为阳物。虽胶艾汤,不可擅用,以艾性至热,入火灸[④]则下行,入药服则上行,多服则至毒,不可不知。然则此二方之外治少服,良有深意,而中病即止,更为用药者,所当知矣。

刊陈氏云:男不能生子者有六病:精寒也,气衰也,痰多也,相火盛也,精少也,气郁也。女不能受孕有十病:胞门冷也,脾胃寒也,带脉急也,肝气郁也,痰气盛也,相火旺也,肾水亏也,任、督病也,膀胱气化不行也,气血偏而不能摄精也。可见精寒与胞门冷,特其一端耳!故喻氏谓丈夫无子,不可徒服壮阳之药,然则女人不孕,岂可概投辛热之剂耶?惟确见虚寒之证者,始可用此等方。孙真人以五丸为一服,何其慎哉!后世之神佑丸,每服七粒,得其旨矣。雄谓男女纵无病,而两情未洽,亦不能孕。情之未洽,尤非笔所能罄[⑤]。是二方者,不仅治病,兼寓洽情,此我曾王父所以有取而录之,盖欲人之家室和而似续延。故先王父叹为有深意存焉,旨哉言乎!

安胎饮子 怀妊两月服起,至六个月止,可免坠胎。

红莲子杵碎 台州青苎洗去胶 白糯米各三钱

上三味,水一钟,煎减半,每日侵晨服。

注晋三先生云:半产由于房劳伤损足三阴,肾伤则精气不固,肝伤则血热妄行,脾伤则胎元自坠。红莲子清君相之火,而能固涩真气;青苎利小水而通子户,清淫欲之瘀热;糯米补益脾阴,能实阳明空窍,使

---

① 玉门:即产门。

② 仳(pí 皮)离:离别。旧时特指妇女被遗弃而离去。

③ 熊罴:熊和罴,两种猛兽。

④ 灸:底本、石印本均作"炙",据手校本改。

⑤ 罄(qìng 庆):原指器中空,引申为尽、完。

肝气不妄动，而胎气自安。以五谷果实为方，诚王道之剂也。

荡胞丸 凡屡屡堕胎者，堕后即以此丸服七日。

丹皮 桂枝 赤芍 茯苓 桃仁去皮尖

上五味，等分，生研末，醋曲糊丸梧子大。每朝，用紫花益母草三钱，煎汤送下二十丸。七朝后，接用后方。

玉环丸 前丸服至七朝，接服此丸，至十四朝而至。

生地切碎，同姜炒，去姜 丹参去头尾，酒洗，炒，各四两 当归三两 四制大香附 赤芍酒炒，各二两 川芎童便炒 陈艾绒鸡子二枚，同煮水干，炒黑，各一两

上七味，研末，以黑驴皮胶三两，酒化烊，和捣，丸梧子大。每服二十丸。

注半产之因不一，补虚清火，夫人知之，惟胞宫留瘀致堕者，世罕论及。录此二方，以补未备。方名荡胞，义自显然。但药非峻烈，虽与荡胞汤同名，而纯驳[①]缓急，大不侔[②]矣。

神造汤 治双胎经养不周而偏夭，不去其死，害母失胎，此方主之。

蟹爪一升 生甘草二尺 阿胶三两，汤成去滓下

上三味，于东向炉上，炊以苇薪，煮以东流水一斗，取二升，顿服或分二服。若人昏不能服者，灌之即活。

注晋三先生云：神造者，制方之妙，一若神仙所作者也。蟹爪尖专下死胎，甘草奠安中气，不使尸气上乘，阿胶滑利前阴。分两用一二三者，取数之顺。衡以升尺称者，取器之动。炉向东者，取生气。炊以苇薪者，取轻脱。若双胎一死一生者，蟹爪又安生胎，阿胶专于育神，甘草培植生气，服之令死者出，生者安，真神品也。

补脬饮 治产后脬损，小便淋漓。

生黄丝绢一尺剪碎 白丹皮根木 白及各一钱

上三味，水一碗，煮至绢殠[③]音烂如饧，空心服。咽时不得作声。

注晋三先生云：脬，妇之膀胱也。产时为稳婆所伤，小水淋漓无度。观其补法，有不可思议之妙。生丝造者曰绢，色黄者入血；丹皮连木者入里，色白者走气。二者皆能泻膀胱之火，引清气以达外窍。白及性粘，功专收涩，能补五内之破损。咽之无声乃有效者，盖声出于五脏，有声则五脏之气动而来迎，无声则五脏之气静而宁谧。所饵之药，不由五脏分布入肺，竟从胃口阑门泌别清浊之处，由脂膜之络渗于膀胱之外膜，使白及得以护外而为固也。

刊二方用药，可谓精义入神，而前方煎法，此方服法，尤足开人之慧悟也。

青附金丹 治妇女癥瘕等病。

青皮切，四两，用消石五钱化水浸 香附槌碎。四两，童便浸 郁金敲碎，二两，用生矾五钱化水浸 丹参切，二两，姜汁浸

上四味，研细末，醋粘丸麻子大，晒干，洒上阿胶水，摇令光泽，再用：

人参 当归 川芎各一两 白术 茯苓 制半夏各二两 陈皮 炙草各五钱

上八味，研细末，以米饮泛在光泽小丸上，作外廓，晒干。每三钱，开水下。

注此薛氏法，方制甚奇，缘虚弱人而患癥痞痃癖有形之病，不可径施攻下，故用此为缓消之计。其妙在以六君、归、芎为外廓，使药入胃时，不知有攻消之味，而胃气不伤，迨其渐化，则对证之药已至病所，俾病去而正不伤，诚女科之要方也。

刊妇人经产，皆以血为用，故其体多虚，而受制于人，故其气多郁。气郁则痰易凝而血易滞，此癥瘕等病所由成也。粗工

① 驳：原指马的毛色不纯，此处指混杂。

② 侔(móu)：齐等。

③ 殠(àn)：败。这里引申为烂糊。

率用峻剂，但可以治实证；庸流偏于养正，每致延为锢疾。观此方以六君、归、芎，先为保护中气，已寓化痰养血之治，可谓所至秋毫无犯，而暗伏奇兵，拔其负固，安良除暴，允为王者之师。喻氏论治下焦寒疝，义本于此，岂非善得师哉！雄谓以此类推，凡治下焦病者，宜仿此法，庶无谚所云兵马过、篱笆破之弊也。

五香丸 治同上。

五灵脂一斤 香附去毛净，一斤，水浸一日 黑牵牛 白牵牛各取头末，二两

上四味，于未研之先，一半微火炒熟，一半生用，共研细末，和匀，醋粘，丸芦菔子大。每七八分或一钱，临卧姜汤下，次早再一服即愈。孕妇忌服，小儿减半，虚人慎用。

注五灵脂破瘀安新，香附调气舒郁，牵牛开结行痰，逐饮通水，合为消癥散瘀之方，不为不峻。然每服钱许，用治实证，尚为善药。即痰积食积，气滞成瘕，蛊膈肿胀，实痢初起，审属痞聚在腹，有形攻痛之证，皆可治之。虚人或以六君子加归、芍，作煎剂送服亦可。

导癥囊 治血因寒阻，凝结成癥。

川椒 皂角各一两 细辛一两五钱

上三味，为末，以三角囊大如指者，长二寸，盛药，纳入阴户内。欲便则出之，便已再纳。癥化恶血而下，以温汤洗之。三日勿近男子。

注：外治法药虽峻，似不比内服者之虑其耗伤元气也，然药皆辛热，必确因寒阻血凝为病者，始为对证。观癥化恶血而下句，义自显然矣。

保婴汤 治小儿诸病。

陈米清胃 黄土养脾 嫩竹叶清热 芦菔子化积 薄荷叶去风 灯草心降火 麦蘖运食

上七味，随证所主者多用，其余次之。每服不过三钱，袋盛煮汤，任意渴饮。如便燥者，调入白蜜少许。

注小儿之病，多起于乳食不节。此汤调养脾胃，已扼幼科之要，故可随证捐益，以应诸病。若夏月泄泻，尤为妙方。即痘疹后调理，亦宜准此，不可以平淡忽之，而从事温补，致酿别恙也。

刊小儿以脾胃为后天根本，乳食不节，脾胃有伤，渐难运化，吐泻乃作。久则脾土虚弱，肝木乘之，粪色渐青，面部萎白带青，手足微搐无力，神气恹恹[1]不振，而慢脾成矣。江笔花《医镜》云：时俗所谓慢惊风，即木侮土是也。初起宜异功散，甚者加木香、肉桂。若肢冷、唇白、息微，元气欲脱也，急用附子理中汤，尚可挽回。然变之速者，用药稍缓，即不济事，未可概视为慢也。雄按庄氏《福幼编》，专论此证，若果系此证，应用此药，乃谓执一方而可通治泄泻，其祸可胜言哉！

天一丸 治小儿百病。

灯草心十斤，以米粉浆染，晒干，研末，入水澄之，浮者为灯心，取出，又晒干，入药用，二两五钱。而沉者，为米粉，不用矣 赤白茯苓去皮，兼用茯神去木，五两 滑石水飞过五两，猪苓去皮，二两 泽泻去芦，三两

上五味，各为细末，以潞党参熬膏，和丸龙眼大，辰砂为衣，飞金为裹。每一丸，随证用引调服。

注韩天爵云：小儿生理向上，本天一生水之妙，故治病以小水通利为捷径也。愚谓小水通利，则病有去路，故曰捷径。谚云：溲多无病，矢多无命。即此义也。

清惊散 治小儿痉厥瘛疭。

陈胆星九分 飞辰砂一分

上二味，研细，以竹沥半小杯、生姜汁一小匙和匀，再用麦冬一钱，橘红八分，薄荷尖一分，煎汤调服。

---

① 恹恹（yān 淹）：指精神萎靡。

注俗传急惊风，方中行、喻嘉言两先生，辟之甚详。此方以降痰清热息风为治，得其旨矣！

刊《医镜》云：俗云急惊风，痰火闭也。小儿或感风寒，或积乳食，皆能生痰，痰积则化火，或受暑热亦生火，失于清解，则火升而痰亦升，痰火上壅，闭其肺窍，则诸窍皆闭。其证目直气喘，昏闷不醒，且火甚则肝燥筋急，为搐搦掣颤，反张窜视，而八候生焉。总由痰火闭结，肝风内动而成，非吓惊也。当其拘挛弓仰之时，不可用力紧抱，但以手扶，听其自抽自止，庶不伤经络，而成废人。初起宜通关散开其嚏，得嚏则醒；次以竹沥，或梨汁、芦菔汁，和入石菖蒲汁灌之，火降痰平，则病自已。愈后宜清热养阴，勿投温补。雄按：痰，古作淡，显系二火搏水以成痰也。万密斋尝云：人之有痰，犹木之有津。时令大热，草木流津，痰自热生，此明验也。痰犹水也，附气自行，过颡在山，岂水之性哉！乃搏激使之也，故雄谓胃火盛则饮食生痰，痰愈盛则肥浓愈嗜者是也。肝火炽则津液凝痰，痰愈盛则筋络愈燥者是也。痰因火动，理自不诬。

顺流丹 治痘证险逆。

当归 川芎 升麻 甘草各六两

上四味，锉粗末，于腊月八日，取东流清水井水、天泉、逆流、南北流、止水皆不用。七大碗，煎至三大碗，去渣，将药汁盛新砂锅内，再选：

明净完体辰砂四两。

上砂盛细绢袋内，以线扎口，悬系药汁中，约离锅底一指，以桑柴慢火，煮至汁尽，取起，研细末，瓷瓶收藏。另用：

好糯米半升，淘净，控干水气。

再以盐卤和净黄土，干湿得所，包米为团，放炭火内，煅令通红，速即取出，冷定，劈开，拣米粒色黄有性者，亦研细末，别盛瓷瓶收藏。凡小儿一岁足者，用辰砂末、米末各一分，分数依岁递加，不可舛错。白蜜一茶匙，米汤半杯，醇酒三匙，共二末调匀，以茶匙徐徐喂服。未出痘者免出，已见点者必稀，陷没者，片时即起。合药一料施送，可救数百人。惟合时，须焚香，净室吉人，勿令鸡犬、阴宦、孝服、残疾、秽病人见，慎之！珍之！

注《古愚消夏录》载此方，云：真令梁氏，世施此药，厥功甚著，而用药平淡，制法甚奇，名之曰顺流丹。盖以水向东流为顺，用治逆痘，证即转顺。夫传致胶煎，以伏流之阿水，则名阿胶，亦为其功在水耳！故煎药之水，不可不因证而择其宜也。第东流水既取其顺趋，亦取其流行，煎药者宜取而即用，不可久停，以失流行之性。观其不用井水、止水，意可见矣。

校上论方剂。六月初一日，取好水藏之，久而弥佳，名六一水，又名神仙水，定于夏秋烹茗。何氏《医碥》煎药用水歌云：急流性速堪通便，宜吐回澜水即逆流水最宜。百沸气腾能取汗，甘澜劳水流水杓杨万遍，名甘澜水，亦名劳水。意同之。黄齑[①]水吐痰和食，霍乱阴阳水刊：斋宜以天泉煎沸，与新汲水各半合用。可医。新汲无根皆取井，除烦去热补阴施。地浆解毒兼清暑，刊：性兼和中扶土。腊雪寒冰疗疫奇。更有轻灵气化水，如蒸露法蒸水，以管接取蒸汗用之。一名气汗水，一名水露。奇功千古少人知。堪调升降充津液，滋水清金更益脾。肺热而肾涸，清金则津液下泽，此气化为水，天气下为雨也肾涸而肺热，滋阴则津液上腾，此水化为气，地气上为云也。蒸水使水化为气，气复化水，有循环相生之妙，其理甚微，其用甚妙。愚谓升降之机，脾为之主，凡中枢不运，而升降失司之证，皆宜用气化水煎药。

① 齑(jī 跻)：切碎的腌菜或酱菜。

刊雨雪之水，名曰天泉，即半天河水，一名上池水。其质最轻，其味最淡，宜煎清肃上焦药，瀹茗[①]远胜山泉。惟吾杭饮之，故人文秀美，甲于天下。杭城皆瓦屋，以竹木，或砖，或铜锡为承霤，周曰承霤，汉曰铜池，宋曰承落，皆檐沟水笕之称也，杭人呼为阁漏。以竹为良。引其水而注之缸。然必日使人梯而上视，如有鸟恶、猫秽之瓦，即以洁瓦易之，再以净帚频为扫除，毋使木叶、尘砂之积，则水始洁。若近厨突之屋，必有煤炲之污，勿取其水也。狂风骤雨之水，必夹尘砂，亦勿取焉。久晴乍雨之水，亦勿遽取，恐瓦有积垢，濯之未净也。既注之缸，必待其澄，而后挹[②]其清者，藏诸别缸，藏久弥良。凡藏水之缸，宜身长而口小者，上以缶[③]盆幂之，而置于有风无日之所。日晒久则水易耗，而色不白也。置缸之地，须甃[④]以石，俾免湿气上蒸也。严寒之际，缸虑冻裂，每缸内入以粗松柴三四尺即不泐[⑤]。先慈嗜茗，而取水甚严，蓄水甚精，谨详识之，虽他处亦可仿行，以免水土恶劣之病，不但备烹茶煮药之用已。

又凡溪涧之水恶劣者，其山必险巇[⑥]，或为砒矾毒药之所产，或为虫蛇猛兽之所居，而人之饮食，首重于水，乍入其乡者饮之，疾病生焉，生于其地者习之，狠戾钟[⑦]焉，欲筹斡旋补救之策，以期革犷悍之俗，而康济斯民者，惟有深凿井泉，是为亟务。爰附泰西掘井法于下，庶无井之处，悉可广凿焉。

高地作井，未审泉源所在，其求之法有四：

第一，气试。当夜水气恒上腾，日出即止。今欲知此地水脉安在，宜掘一地窖，于天明辨色时，人入窖，以目切地，望地面有气如烟，腾腾上出者，水气也，气所出处，水脉在其下。

第二，盘试。望气之法，旷野则可，城邑之中，室居之侧，气不可见。宜掘地深三尺，广长任意，用铜锡盘一具，清油微微遍擦之，窖底用木高一二寸搘[⑧]盘，偃[⑨]置之，盘上干草盖之，草上土盖之。越一日开视，盘底有水欲滴者，其下则泉也。

第三，缶试。近陶家之处，取瓶缶坯子一具，如前铜盘法用之。水气沁入瓶缶者，其下泉也。无陶之处，以土甓[⑩]代之，或用羊绒代之。羊绒者不受湿，得水气必足见也。

第四，火试。掘地如前，篝火其底，烟气上升，蜿蜒曲折者，是水气所滞，其下则泉也。烟气直上者否。

凿井之法有五：

第一，择地。山麓为上，蒙泉所出，阴阳适宜，园林室屋所在。向阳之地次之，旷野又次之，山腰者，居阳则太热，居阴则太寒，为下。此论泉水之高下等第耳！然山腰亦有甘泉，未可泥也。凿井者察泉水之有无，斟酌避就之。

第二，量浅深。井与江河地脉通贯，其水浅深尺度必等。今问凿井应深几何？宜度天时旱涝，河水所至，酌量加深几何，而为之度。去江河远者不论。不论者，不论浅深，而以及泉为度也。泉愈深，则水愈美。虽水土恶劣之乡，而深泉必清冽无毒也。

第三，避震气。地中之脉，条理相通，有气伏行焉，强而密理，中人者，九窍具塞，

---

① 瀹（yuè 跃）茗：泡茶。瀹，以汤煮物。茗，茶的通称。
② 挹（yì 邑）：舀；吸取。
③ 缶（fǒu 否）：盛酒浆的瓦器，小口大腹。也有铜制的。
④ 甃（zhòu 绉）：以砖修井。这里指用砖垫底。
⑤ 泐（lè 勒去）：石依其纹理而裂开。
⑥ 险巇（xī 希）：艰险崎岖。
⑦ 钟（zhōng 忠）：汇聚。
⑧ 搘（zhì 支）：支；拄。
⑨ 偃：仰卧。
⑩ 甓（pì 辟）：砖。

迷闷而死。凡山乡高亢之地多有之，泽国鲜焉。此地震之所由也，故曰震气。凡凿井遇此，觉有气飒飒侵人，急起避之，俟泄尽，更下凿之。欲候知气尽者，缒[①]灯火下视之，火不灭，是气尽也。

第四，察泉脉。凡掘井及泉，视水所从来，而辨其土色。若赤埴[②]，土，其水味恶。赤埴，粘土也，中为甓为瓦者是。若散沙土，水味稍淡。若黑坟土，其水良。黑坟者，其土色黑稍粘也。若沙中带细石子者，其水最良。此论水味之高下等第耳！赤土山泉，亦有味甚良者。

第五，澄水。凡作井底，用木为下，甎次之，石次之，铅为上。既作底，更加细石子，厚一二尺，能令水清而味美。

试水美恶，辨水高下，其法有五。凡江河、井泉、雨雪之水，试法皆同。

第一，煮试。取清水，置净器煮熟，倾入白瓷器中，候澄清，下有沙土者，此水质浊也。水之良者无滓。又水之良者，以煮物则易熟。

第二，日试。清水置白瓷器中，向日下，令日光正射水，视日光中，若有尘埃絪缊[③]如游气者，此水质不净也。水之良者，其澄澈底。

第三，味试。水，元行[④]也，元行无味，无味者真水。凡味皆从外合之，故试水以淡为主，味佳者次之，味恶为下。天泉最淡，杭人呼曰淡水，其体最轻，故煮粥不稠，烹茶独胜。

第四，称试。有各种水，欲辨优劣，以一器更酌而衡之，轻者为上。

第五，纸帛试。用纸或绢帛之类，色莹白者，以水蘸而干之，无痕迹者为上。干文白水为泉，故水以色白为上。

又按人可以一日无谷，不可以一日无水。水之于人，顾不重欤？苟知掘井试水之法，则在在可饮甘泉，且藉以备旱灾，救火患，一举而数善存焉。雄性喜凿井，奈无其力，惟冀同志者，匡余未逮为幸。但井栏之口宜小，庶免堕溺之虞，尤为切要。设无水之地，而不能凿井者，更有水库一法，泰西书云：若天府金城，居高深险，江河溪涧，境绝路殊，凿井百寻，盈车载绠，时逢亢旱，涓滴如珠，或绝徼弧悬，恒须远汲，长围久困，人马乏竭，如此之类，世多有之。临渴为谋，岂有及哉！计惟恒储雨雪之水，可以御穷。而人情狃[⑤]近，未或先虑，及其已至，坐槁而已。亦有依山掘地，造作塘池，以为旱备。而弥月不雨，已成龟坼，徒伤挹注之易穷，不悟渗漏之实多也。西方诸国，因山为城者，其人积水有如积谷，谷防红腐，水防漏渫[⑥]。其为计虑，亦略同之。以故作为水库，率令家有三年之蓄，虽有大旱，遇强敌，莫我难焉！且上方之水，比于地中陈久之水，方于新汲，其蠲烦去疾，益人利物，往往胜之。彼山城之人，遇江河泉井之水，犹鄙不屑尝矣。天泉宿水，果胜山泉，此惟杭人知之。名曰水库者，固之其下，使无受渫也；幂之其上，使无受损也。原注：幂防耗损，亦防不洁，故古人井亦有幂也。四行之性，土为至干，土性干，故胜湿。甚于火矣。水居地中，风过损焉，日过损焉，夏之日大旱，金石流，土山焦，而水独存乎？妄人谓湿热相合为暑，真是梦呓。故固之，故幂之。水库之事有九：一曰具，具者，庀[⑦]其物也。细砂、石灰、黄土、乌樟、桐油等物。二曰剂，剂，所以为之和也。

---

① 缒（zhuì 坠）：系在绳子上放下去。

② 埴（zhí 直）：粘土。

③ 絪（yīn 因）缊（yùn）：气或光色混和鼓荡貌，亦作"氤氲"。

④ 行：《随息居饮食谱》作"气"。

⑤ 狃（niǔ 纽）：贪。

⑥ 渫（xiè 屑）：分散；疏通。

⑦ 庀（pǐ 痞）：备具。

三曰凿，凿，所以为之容也。在家在野，皆可择地而为之，不论方圆，宜下侈上弇[1]为妙，中底以三分之一为坎，停[2]其垢，时以吸筒吸去之。四曰筑，筑，所以为之地也。底墙皆须筑实，毋使渗漏。五曰涂，涂，所以为之固也。筑坚，候至八分干，再以乌樟，或细灰涂之。六曰盖，盖，所以为之幂也。七曰注，注，所以为之积也。以承霤引注也。八曰挹，挹，所以受其用也。九曰修，修，所以为之弥缝其缺也。凡造圹、造窖、造盐地，皆须筑实，毋使渗漏，其事同也，而各处造法，微有不同，若造水库之法，亦可各随其便者，故附载其略于此，智者自能因地制宜。

---

① 下侈(chí 齿)上弇(yǎn 演)：下部大上部小。侈，张大。弇，口小而腹大。侈弇，原指钟口大小。侈是钟口大，中央小；弇，是钟口小，中央大。

② 停(tíng 廷)：水积聚而不流通。这里指垢浊积聚。

重庆堂随笔卷下

安化后人八十一叟王学权秉衡著
男　国祥永嘉注
孙　升大昌校
曾孙　士雄孟英刊

论　药　性[①] 附解诸毒

药字从草，故神农辨药之书，曰《本草经》，则本草宜以草部居先。草类甚多，孔子曰：兰为王者之香。则兰之于草，亦犹麒麟之于走兽，凤凰之于飞鸟，后之修本草者，苟折衷于圣人，自当以兰为冠矣。兰以素心者为贵，舒思虑之郁结，蠲蕴伏之浊邪，稀痘催生，清神养液。禀天地至清之气而生，故昔人有吹气如兰之喻。晓岚先生《笔记》云：苗峒地界值兰开时，有食兰蕊之虫，开似蜈蚣而色青，取置杯中，洒以盐末少许，覆之以盖，须臾化为水，湛然净绿，澈如琉璃，兰气扑鼻，用以代醯[②]，香沁齿颊，半日后尚留余味。然兰谢时即死，殊不易得，彼地亦甚珍也，惜不知其何名。愚谓此虫可与脉望[③]、鞠通[④]相鼎立，洵称仙品，宜其不易得也。夫虫而食兰，犹得仙致，施之于人，效自可知。乃有以省头草当之者，抑何陋耶？

刊潮州蔗田接壤，食蔗之虫，形如蚕蛹而小，味极甘美，性凉，解热毒，助痘浆，可与兰虫并传。

古之权量既小，而药剂甚轻，每服数钱者居多。今世反是，故药价渐贵，所以患病愈难矣，不但良医罕出也。如人参一味，竟为富贵人常馔。夫人参亦草根耳，天之生此，原以疗人之病，非以养人之生，因无病之人竞相购服，而视为养生之物，无怪乎其价之日昂也。其价既昂，伪物日多，而病之果当用此者，遂不能用矣！岂非以有用之才，销磨于无用之地，而需才之时，反无才用乎？其实古之人参，微凉微苦，与近时西洋参性味略同，深明医理者，似可通融代用，不必刻舟求剑，而默赞参价之昂，擅破贫人之产也。如证属大虚，西洋参嫌其力薄，不妨以黄芪、甘草、枸杞、龙眼肉之类，随宜匡佐，亦在善用者驱策得其道尔！此外更有习俗相沿，而不知其误者，略论如下。

枸杞子，味纯甘，色大赤，其质润，其性平。《圣济》以一味治短气。余谓其专补心血，非他药所能及也。与元参、甘草同用，名坎离丹，可以交通心肾。

肉苁蓉，温润潜阳。阴虚阳浮者，滋清

---

① 论药性：原缺，据原目录补。

② 醯（xi 希）：醋。

③ 脉望：传说中蠹鱼所化之物，遇之可以成仙。

④ 鞠通：传说中的一种神奇的虫，能应曲而和，治疗耳聋，喜食古桐古墨。

药中皆可佐用。

石菖蒲，舒心气，畅心神，怡心情，益心志，妙药也。而世俗有散心之说，不知创自何人？审是，则周文王嗜此，何以多男而寿考[①]耶？故清解药[②]用之，赖以祛痰秽之浊而卫宫城，滋养药用之，藉以宣心思之结而通神明。

《本经》淫羊藿，气寒，味辛，无毒，主阴痿绝伤，茎中痛，利小便，益气力，强志。后人因《别录》羊食而淫之说，遂改为性热助阳，误矣！夫羊性善淫，乃其天赋，不必食此藿也。即谓食之益淫，故以命名，然人非羊也，食之何必淫？吾乡畜羊者，秋冬以桑叶饲之，故羊之益人，惟杭嘉湖者为最。然桑叶者，蚕食之而成丝之物也。若谓人食淫羊藿而亦淫，则羊食成丝之桑而亦丝矣。盖体脏既殊，不能以一例论也。如礜石之为物也，蚕食之肥，鼠食之死，可见药有定性，而体脏不同，则性亦随 之而变矣！余谓羊为火畜，藿禀水气，羊果食藿而益淫，亦《内经》阴平阳秘之旨耳。惟叶氏云，淫羊藿气寒，禀天冬令之水气，入足少阴肾经，味辛，无毒；得地润泽之金味，入手太阴肺经，气味降多于升，阴也。阴者，宗筋也。水不制火，火热则筋失其刚性也而痿矣。淫羊藿入肾而气寒，寒足以制火，而痿自愈也。绝伤者，阴绝而精伤也，气寒益水，味辛能润，润则阴精充也。茎，玉茎也；痛者，火郁于中也。热者，清之以寒，郁者，散之以辛，所以主茎中痛也。小便气化乃出，辛寒之品，清肃肺气，故利小便。肺主气，肾统气，寒益肾，辛润肺，故益气力也。气力既益，内养刚大，所以强志，盖肾藏志也。此解真得其要者，故录之，以释诸家之惑。且肾主骨，阴虚骨痿者，亦为要药。经云：肾苦燥，急食辛以润之。正指此也。

刊邹氏《本经续疏》，亦详辨淫羊藿性不助阳，与《解要》[③]合。体脏之殊，不但人物迥别，即人与人，亦有大不同者。《居易录》云：江南萧某，食香蕈则死。又有王生者，饮茶则死，必二三日始苏，医无能识其故者。雄尝见黟人汪振声，食鳖则醉。仁和赵子循茂才，饮蔗浆辄衄。定州杨素园大令，啖海参必发热，须以大黄泻之而安。皆不可以恒理测也。食物且然，而况于药乎？用药者，可不知药有定性，气随人异之说，而先辨别其脏性乎？

沙参清肺，盖肺属金而畏火，清火保金，故曰补肺。肺主一身之气，肺气清则治节有权，诸脏皆资其灌溉，故曰补五脏之阴。肺气肃则下行自顺，气化咸藉以承宣，故清肺药皆通小水。喻氏谓有肺者有溺，无肺者无溺，可云勘破机关。

注六腑气化，必禀司脏真。昔人治肺气不化，膀胱为热邪所滞，而小溲不通，少腹与睾丸胀痛者，一味沙参，大剂煎服，覆杯而愈。是肺气化而小溲通也。后人不曰沙参可通溲闭，乃谓沙参可治疝气，误矣！黄履素见一味芦菔子通小便，诧以为奇。盖不知芦菔子亦下气最速之物，服之即通者，病由气闭也。故勘病必察其所以致病之由，则用药自臻神化，而无执死药以疗活病之弊矣！

桔梗，开肺气之结，宣心气之郁，上焦药也。肺气开则府气通，故亦治腹痛下利，昔人谓其升中有降者是矣。然毕竟升药，病属上焦实证，而下焦无病者，固可用也。若下焦阴虚而浮火易动者，即当慎之，其病虽见于上焦，而来源于下焦者，尤为禁剂。昔人舟楫之说，最易误人。夫气味轻清之药，皆治上焦，载以舟楫，已觉多事；质重味

① 考：终，老死。

② 清解药：原作“清药解”，据石印本、手校本改。

③《解要》：指《本草经解要》，清·姚球撰（原题叶天士集注）。

厚之药，皆治下焦，载以上行，更觉无谓。故不但下焦病不可用，即上焦病，亦惟邪痹于肺，气郁于心，结在阳分者，始可用之。如咽喉痰嗽等证，惟风寒外闭者宜之。不但阴虚内伤为禁药，即火毒上升之宜清降者，亦不可用也。

柴胡，为正伤寒要药，不可以概治温热诸感；为少阳疟主药，不可以概治他经诸疟；为妇科妙药，不可概治阴虚阳越之体。用者审之！

刊赵菊斋先生云：乾隆间，先慈随侍外祖于番禺署时，患证甚剧，得遇夷医治愈。因嘱曰：此肝阴不足之体，一生不可服柴胡也。后先慈年逾五旬，两目失明，肝阴不足信然。继患外感，医投柴胡数分，下咽后，即两胁胀痛，巅顶之热，如一轮烈日当空，亟以润药频溉，得大解而始安。善乎《本经疏证》之言曰：柴胡为用，必阴气不纾[1]，致阳气不达者，乃为恰对。若阴已虚者，阳方无依而欲越，更用升阳，是速其毙矣！故凡元气下脱，虚火上炎，及阴虚发热，不因血凝气阻为寒热者，近此正如砒鸩[2]也。

白及最粘，大能补肺，可为上损善后之药。如火热未清者，不可早用，以其性涩，恐留邪也。惟味太苦，宜用甘味为佐，甘则能恋膈，又宜噙化，使其徐徐润入喉下，则功效更敏。其法以白及生研细末，白蜜丸龙眼大，临卧噙口中，或同生甘草为细末，甘梨汁为丸亦可。若痰多咳嗽久不愈者，加白前同研末，蜜丸噙化，真仙方也。

刊《癸巳类稿》谓吸亚片成㓨者，专伤于肺，用白及末和梨汁为膏，服可愈。近人载入《洗冤录》。实不尽然，以肺主出气，肾主纳气而论，亚片烟之呼吸，似无不关于肺者，果系肺受灼烁而津液先损于上，此方却宜。然吸烟久而成病者，皆先损于下，而为下虚上实之证。以火搏其液而烟性升提，痰涎易壅于上也。抑王勋臣所谓呼吸由气管而入气府，并不由于肺乎？按《说文》：㓨，瘢也。《广韵》：杖痕肿也。今人呼病久破䐃[3]为㓨疮是也。不可附会于烟引，烟之称曰引者，言其既吸之后，欲罢不能，必引之致死而后已，故谓之烟引。俗作瘾者，以其音同也，然已失引之本义矣。岂可妄意穿凿，谓吸亚片者，必生疮于肺哉！

丹参，降而行血，血热而滞者宜之，故为调经产后要药。设经早，或无血经停，及血少不能养胎而胎不安，与产后血已畅行者，皆不可惑于功兼四物之说，并以其有参之名而滥用之。即使功同四物，则四物汤原治血分受病之药，并非补血之方，石顽先生已辨之矣。至补心之说，亦非如枸杞、龙眼，真能补心之虚者，以心藏神而主血，心火太动则神不安，丹参清血中之火，故能安神定志，神志安则心得其益矣。凡温热之邪，传入营分者则用之，亦此义也。若邪在气分而误用，则反引邪入营，不可不慎！

注行血宜全用，入心宜去梢用。

知母苦寒，清肺胃气分之热，热去则津液不耗，而阴自潜滋暗长矣。然仲圣云：胃气生热，其阳则绝。盖胃热太盛，则阴不足以和阳，津液渐干，而成枯燥不能杀谷之病。其阳则绝者，即津液涸竭也。清其热，俾阳不绝，则救津液之药，虽谓之补阳也可。乃后人以为寒凉之品，非胃家所喜，谆谆戒勿轻用，辄从事于香燥温补之药者何哉？此议药不议病之世界，所以致慨于喻氏也。

白薇凉降，清血热，为女科要药。温热证邪入血分者，亦宜用之。何今世不用于女科，而视为升散药，不问邪之在气在血，

---

① 纾（shū 舒）：解除。

② 砒鸩：砒，指砒霜；鸩，传说中的一种毒鸟。砒鸩指代毒药。

③ 䐃（jùn）：肌肉突起处。

往往乱投，误人不浅。不学无术，此其最也。

芍药之味，《本经》苦，《别录》加以酸字。酸苦涌泄为阴，是开泄之品耳。观仲圣云：太阴病，脉弱，其人续自便利，设当行大黄、芍药者，宜减之，以胃气弱易动故也。故滞下为病，乃欲下而自窒滞不通者，以此为主药也。今人误为酸敛，用以治虚泻，殊欠考也。惟土受木乘而泻者，用之颇宜。

刊邹氏《疏证》云：芍药开阴结，大黄开阳结。故肠中燥结，则用承气；腹中满痛，多用芍药。若心下满痛，病在上焦之阳结，则当用陷胸，而芍药在所忌矣。

丹皮虽非热药，而气香味辛，为血中气药，专于行血破瘀，故能堕胎消癖。所谓能止血者，瘀去则新血自安，非丹皮真能止血也。血虚而感风寒者，可用以发汗。若无瘀而血热妄行及血虚而无外感者，皆不可用。惟入于养阴剂中，则阴药藉以宣行而不滞，并可收其凉血之功，故阴虚人热入血分，而患赤痢者，最为妙品。然气香而浊，极易作呕，胃弱者服之即吐，诸家本草皆未言及，用者审之。

麦冬，《本经》所主，皆是胃病，《崇原》[①] 发明最详。其功在心，不可去之。善用麦冬者，其惟香岩先生乎！

刊缪氏《经疏》知麦冬为胃经正药，《寓意草》始言脾胃异治，叶氏大畅厥旨，谓胃为阳土，宜用甘凉，俾后人得所遵循，故洄溪、润安，皆深折服也。

益母草专走血分，妇人以血为用，故有益母之名，非谓不治男子之病也。凡湿热之邪入于血分，或血热、血瘀为病，皆可治之。今人但入女科，固[②] 矣。

夏枯草，微辛而甘，故散结之中，兼有和阳养阴之功。失血后不寐者，服之即寐，其性可见矣。陈久者，其味尤甘，入药为胜。

《本经》草蒿，即今之青蒿，以茎紫者良，专解湿热而气芳香，故为湿温、疫疠妙药。又清肝胆血分之伏热，故为女子淋带，小儿痫痉、疳䘌[③] 神剂。本草未言，特为发之。惟味甚苦，胃气虚弱者，须回护也。

旋覆花，今人但用以降逆，而《本经》云补中下气，何也？盖升降之权，在于中气，气之不应升而升者谓之逆，反逆为顺谓之下。其能反逆为顺者，则赖中枢之旋转，能使中枢旋转，讵非补中之力乎？观其色可知矣。余谓旋者，转旋中气之能；覆者，气下为顺之象，命名之义以此。

刊近阅邹氏《疏证》引《群芳谱》言，旋覆花梢头露，滴入土中，即生新根，可见其生机之旋相升降矣。表之曰补中下气，乃圣人体物入微处。薛一瓢案中亦云，旋覆花有斡旋中气之能，与吾曾王父之论合。世人谓其泻气，不敢施于虚体，岂不悖哉！

何首乌，内调气血，外散疮痈，功近当归，亦是血中气药。第当归香窜，主血分风寒之病，首乌不香，主血分风热之疾为异耳！故同为妇科、疮科要药，并治虚疟，并滑大肠，无甚滋补之力。昔人谓可代熟地，实未然也。讱庵先生谓熟地、首乌，皆是君药，方中不可同用，尤属笑谈。夫药之孰为君，孰为臣，当随证制方，而后定其任。见是证，用是药，即为君药。明乎此，则本草所载，孰不可以为君？《书》曰：任官惟贤才。是治世之贤，不以资格门第论也。草木金石诸品，皆谓之药材，是治病之药，不以贵贱纯驳论也。良医良相同功，亦惟识其材，而任之当耳！所谓医道通于治道也。

栝楼根，一名天花粉，性凉味甘，故能生津止渴而化燥痰。仲圣明言：渴者去半

① 《崇原》：指《本草崇原》，清·张志聪撰。

② 固：鄙陋；执一不通。

③ 䘌(ni 匿)：小虫。

夏,加栝楼根。是半夏化湿痰,花粉化燥痰之的据也。后人顺口读过,不悟其意,而以贝母与半夏为对待,殊不切贴。

栝楼实,一名天瓜,故其根名天瓜粉。后世讹瓜为花,然相传已久,不可改矣!栝楼实润燥开结,荡热涤痰,夫人知之,而不知其舒肝郁,润肝燥,平肝逆,缓肝急之功,有独擅也。玉横先生言之最详。今药肆中名此为瓜蒌,以土瓜根子为栝楼,用者不可不审。土瓜,一名王瓜,即《月令》孟夏王瓜生是也,非蔬圃之黄瓜。蔬圃黄瓜,一名胡瓜,《随园食单》作王瓜者,误也!

金银花,李士材已表其治痢治胀之功,而不知尚有清络中风火湿热、解温疫秽恶浊邪、息肝胆浮越风阳、治痉厥癫痫诸证也。

木通味苦,故泻心火由小肠出。诸本草皆云甘淡,或言微辛,岂诸公不但未经口尝,且刍荛[1] 亦未询乎?

葛根,风药也,风药皆燥,古人言其生津止渴者,生乃升字之讹也。以风药性主上行,能升举下陷之清阳;清阳上升,则阴气随之而起,津腾液达,渴自止矣。设非清阳下陷,而火炎津耗之渴,误服此药,则火藉风威,燎原莫遏。即非阴虚火炎之证,凡胃津不足而渴者,亦当忌之。

刊林北海重刻张司农《治暑全书》序云:柴胡动肝阴,葛根竭胃汁,二语可谓开千古之群蒙也。叶氏《幼科要略》曾引及之,而洄溪评为杜撰。雄谓言而中理,虽杜撰何妨?固哉!徐子之评书也。

茜草根,晓岚先生云:能解巴蜡虫毒。以此推之,似可治蛇蝎毒虫诸螫。

泽泻有聪耳明目之功,人皆疑之,《理虚元鉴》谓究其命名之义,盖泽者泽其不足之水,泻者泻其有余之火,不若猪苓、木通之直走无余,不可视为消阴损肾之品也。

刊《理虚元鉴》论证最精,论药次之,立方则不佳。

黄柏之功,昔人已详之矣,或竟视为毒药,痛戒勿用,毋乃议药不议病之陋习耶!经言:肾欲坚,急食苦以坚之。凡下部不坚之病多矣,如茎痿、遗浊、带漏、痿躄、便血、泻痢诸证,今人不察病情,但从虚寒治之,而不知大半属于虚热也。盖下焦多湿,始因阴虚火盛,而湿渐化热,继则湿热阻夫气化,反耗精液,遂成不坚之病,皆黄柏之专司也。去其蚀阴之病,正是保全生气,谁谓苦寒无益于生气哉?盖黄柏治下焦湿热诸证,正与蛇床子治下焦寒湿诸证为对待。

槐实味苦色黄,清肝胆而凉血。清肝凉血之品,类可安胎,独槐实既不能安胎,而反堕胎者,何也?则《本经》主子脏急痛一言,已括其义矣。子脏即胎宫,属任脉,为受精之所。急痛者,因交合不节所致。槐实专通任脉,直达子宫,能涤射入之精,而泻淫欲之火,故孕妇用之,其胎即堕。推之霉疮便毒,利西泰谓发于外肾横骨上,亦秽毒入于任脉之病。《景岳全书》有一味槐蕊之方,不知传自何人,余服其妙。

竹类甚多,其名不一,但验其节起双线者,皆可入药,以壮嫩者为良。若节间单线者,名毛竹。所谓刮肠篦者,即毛竹之笋也。其箨[2] 有毛,故名毛竹,勿入药用。凡种竹向西北,其根无不向东南行者,卢氏谓其禀木火之气,信矣!然既傲雪凌霜,亦能忘炎敌暑,四时不改其操,性极平和,号为君子。且植物之本,无不由小而渐大,惟竹出土之后,虽干青云而直上,能不改其本体之恒,故节字从竹,表其无毫髪之放溢也。而皮最韧而紧,名之曰筠[3],塞舟不漏,以鲜者入药,曰茹,清五志之火,祛秽浊

① 刍荛:割草打柴的人。

② 箨(tuò 拓):俗称笋壳。

③ 筠(yún 匀):竹子的青皮。

之邪，调气养营，可塞血窦，胎前产后，无所不宜。叶则内息肝胆之风，外清温暑之热，故有安神止痉之功。沥则其液也，故能补血养经络，达四肢而起废疾。凡病人久不理髪，结而难梳者，用竹沥少加麻油，和匀润之，即可梳通。故一切忧思郁结之病，无不治之。世人但用以开痰结，陋矣！

黑枣肉腴味厚，红枣色赤气香，均以大而坚者为良，入药各有所宜，随证分别而用可也。南枣香味皆逊于北枣，徒以形貌取悦于人者，宜供食品，入药力薄。《备要》之言，不可从也。

梨亦以北产者良，南产以义乌之插花梨为最。徽州雪梨，皮色甚佳，而味带酸，不可入药。盖梨不论形色，总以心小肉细，嚼之无渣，而味纯甘者为佳。凡丹石烟火，煤火酒毒，一切热药为患者，啖之立解。温热燥病及阴虚火炽，津液燔涸者，捣汁饮之立效。此果中之甘露子，药中之圣醍醐也。濒湖发明，详著其功矣。

校甘露子，蕉实也。生津解渴，润燥除烦，更胜于梨，乃果中之仙品，惜不易结耳！

鲜柿以熟透不生核者良，味甘性寒，养肺胃之阴，宜于火燥津枯之体。脾气虚寒者，啖之即泻。干柿以北产无核者良，本草已载其功，而滋补脾胃，最宜于小儿。凡小儿忌食香燥干硬等物，以疳者干也，又疳字从甘，弗食甘酸果品杂物，惟柿树不生蛬[①]，故小儿初进谷食，宜用干柿，饭上蒸熟，嚼饭喂之，自无疳虫胀泻诸病，此古人所未言也。

木瓜一味为末，治霉疮结毒，惟《解要》载此方。

枇杷叶，毛多质劲，味苦气凉，隆冬不凋，盛夏不萎，禀激浊扬清之性，抱忘炎耐冷之姿。静而能宣，凡风温、温热、暑燥诸邪在肺者，皆可用以保柔金而肃治节；香而不燥，凡湿温、疫疠、秽毒之邪在胃者，皆可用以澄浊气而廓中州。本草但云其下气治嗽啘，则伟绩未彰，故发明之。

刊香岩先生尝云：天气郁勃泛潮，宜以枇杷叶拭去毛，净锅炒香，泡汤常饮，清香不燥，能辟秽浊，可免夏秋时令之病。与此暗合。

龙眼肉，味纯甘而温，大补血液，蒸透者良。然湿盛者能生痰，脾弱者滑大便，不可不知也。其核研傅金疮磕[②]跌诸伤，立即止血止痛，愈后无瘢，名骊珠散，真妙药也。其壳研细，治汤火伤亦佳，若焚之可辟蛇，皆有用之物。凡啖龙眼者，何可轻弃耶？

藕以仁和产者为良，熬浓汁服，既能补血，亦能通气，故无腻滞之偏。莲子交心肾，不可去心，然能滞气，单用心则大降心火。荷叶烧饭，大升脾气，以荷叶属震，震为木，土得木而达也。烧饭者，以荷叶同米煮为饭也。杭州呼煮饭曰烧饭是矣。谬者解为荷叶包饭，于火中烧之，不通甚矣。

蒲桃以北产者良，吐尔番出者，纯甘无核，尤胜。大补肝脾之血，与枸杞子同功。胎上冲心，单用蒲桃一两，煎服立愈。

甘蔗以青皮者良，名竹蔗。台州所产，长大如竹，甘凉清热充津。俞文起先生云：一名接肠草。昔有肠断者，频饮此汁而愈。

芦菔能制面毒，故一名来服，言来辫[③]之所服也。俗作莱菔、萝蔔，失其旨矣！种类甚多，厥功甚大。生用，能解风火温燥湿热之邪，故烟毒、煤毒、酒毒、火毒、失音、痰闭中风、咽喉诸病，无不立奏神效。熟用，补脾肺，和肠胃，耐风寒，肥健人，可以代粮救荒，诚蔬圃中之一路福星也。本草既没其丰功，更诬以耗渗，岂不冤哉。然薄

---

① 蛬：同“蠹”，即蛀虫。

② 磕（kē 科）：磕碰；敲击。

③ 辫（móu 谋）：大麦。

海蕃滋，乡人广种以充粮食，终身啖之，而康强寿考，且有垂老而髮不白者，此人所共睹之事，何以修本草者，独贸贸[①]也。

校本草言：茄子最不益人，女人食之伤子宫。而内君独嗜之，虽有娠亦不忌，然生育颇易。可见谷食果菜，皆是养人之物，不必讲求服食，饕餮[②]肥甘也。

冬瓜，以杭州搭棚而种，使其悬生棚内，既遮日晒，又不著地，味纯甘而不带酸者良。凉而润肺，甘能养胃，极清暑湿，止烦渴，利二便，消胀满，治暑湿、霍乱、泻痢有殊功；子润肺，化浊痰；皮解风热，消浮肿。蔬圃中之妙品也。

食茱萸，即古人重九登高所佩者。种类不一，俗名辣椒、辣茄、辣虎，称谓亦不一也。味极辛，性大热，少食能疏风秘，故世人误以为性凉，而阴受其祸者多矣。凡阴虚血热之人，切不可食。

糯米可酿酒，甘酒之人日多，酿酒之家日众，种糯之田日广，则种粳之田日夺，而米价日增矣！民无盖藏，岂非大病？医国之工，可不为之计乎！

刊米价日贵，固病国病民之大敌也。今则银价日昂，漏卮莫塞，其病益剧矣。医国之工，尤当早为之计也。

粳米为养人之至宝，而荒歉时有，不可不豫筹积储之法也。最简易者，但将饭干晒透，永远不坏，饥者嚼一撮，得米气便可不死。每年各家留饭一斗，晒透入瓮，存放干燥处，甚不费力，贫富皆可为之。若得家家如此，远胜积谷备荒多矣！

注以糯米一斗淘净，百蒸百晒，捣细入瓮，存干燥处，亦不坏。日服三勺，渴则饮之，斗米可度一月。家有老人，不能嚼饭干者，不可不知此法，故补录之。

蚕豆，实于蚕时，故名。一名佛豆，佛诞可荐新也。补中益气。小儿禁食，恐难化也。龙喜取之，故开花遇雷电则不结实，海船内有蚕豆一粒，即不能出洋，龙欲取之也。航海者不可不知。

石膏，余师愚以为治疫主药，而吴又可又专用大黄，谓石膏不可用。何也？盖师愚所论者，暑热为病，暑为天气，即仲圣所谓清邪中上之疫也。又可所论者，湿温为病，湿为地气，即仲圣所云浊邪中下之疫也。清邪乃无形之燥火，故宜清而不宜下；浊邪乃有形之湿秽，故宜下而不宜清。二公皆卓识，可为治疫两大法门。故学医不比学读诗文之可专尚一家。如诗法三唐，文宗两汉，已可横绝一时。医必博览诸书，而知所取舍，不为古人所欺，庶能随证用药，而不误世也。

校林观子先生云：陶节庵之于伤寒，其所窥者止大纲粗迹，而非穷神极变之精微，故王金坛谓其聋瞽后学，为仲圣之罪人，非过论也。奈今之治伤寒者，率守陶氏一家之书以为轨则，可不叹哉！又，王予中太史《白田集》，论陶氏以伤寒与温暑诸证，解表不同而治里则同，为大不然，且谓承气、白虎，岂可以治温暑？噫！太史虽深究理学，实未知医学，何必发此议论，以误后人耶？深恐世之读其书者，信其学问，而并信其医，故附及之。

刊萧山郁龙士《瑶史》载杨天安云：杭州李车儿后裔仁山先生，真痘科大作手，一火痘闷证，用石膏斤半熬汤，煎黄连五钱为剂，发犹未透，为加金汁一盏始愈，以金汁乃浊阴，可治亢阳也。雄按此深得费氏之法者，痘证挟疫，岂不信然！

盐味最咸，泰西水法云：辛甘酸苦，皆寄草木，独咸寄于海水。而海水不冰者，海水咸也，故曰咸者生于火也。火燃薪木，既已成灰，用水淋灌，即成灰卤，燥干之极，遇

① 贸贸：蒙昧不明貌。

② 饕（tāo 滔）餮（tiè）：贪于饮食。

水即咸，此其验也。愚谓惟其属火，故生物遇之即死，盖体润而用燥之物也。古人但云咸能软坚，咸能润燥，而不知咸能坚软，咸能燥湿。试观一切易腐之物，得盐腌之，即坚干而可经久。凡盐仓工作之人，从无患脚气者，以其日践于盐地，故湿气不能病也。然燥物遇咸则润，故盐能烂铁，是软坚也；湿物遇咸则燥，故咸能干液而坚软也。味过咸即渴者，干液之征也。既能干液，则盐味属火无疑。燥湿坚软，固其宜矣。但味虽属火，而性下行，虚火上炎者，饮淡盐汤即降，故为引火归元之妙品。吐衄不止者，盐卤浸足立愈。

豕[①] 脑多食能痿阳，何也？盖坎为豕，在地支则属亥，水畜也，水性最弱，而脑者，其一身之主脑也，故能柔物，可以熟皮，久食之不仅阳痿，且有患软瘫者。惟为水畜，故肉最多而无筋，肾极盛而多子，性喜卑湿，秽食偏肥。能化秽食为肥脂者，非其脾运之独健，乃其胚独大于他兽也，胚主消化食物，大而厚力，故能变朽腐为神奇，观染家用以洗绢帛，则黑者可白，人用以为面脂，则黎[②] 者可泽。若蒸熟食之，可以助消化，涤浊痰。故妇人子宫脂满不受孕，及交合不节，而子宫不净，此能走任脉，清子宫，且血肉之品，无克伐之虑，最为妙药。若孕妇食之，则蠲胎垢，其儿出痘必稀。

牛乳滋润补液，宜于血少无痰之证，惟性温而腻，若有痰火者，反能助痰滞膈而增病也，用者察之。人乳亦然，诸滋腻无不然也。

驴皮煎胶而用阿井水者，取济水之伏流也。其不名驴皮胶而名阿胶，乃功归至静之水，以制浮动之火，故能愈血证。夫水尚欲其伏流，顾可以火熖[③] 而用乎？以此推之，则驴皮胶不必定以阿水煎也。伏流之泉无不可用，滋阴清热之药，皆不可以火熖也；一经火熖，则凉者温而静者动，清润失而燥烈存，所谓火能革物之性也。或大苦大寒大毒之品，恐其太过，则或熖或炮，古人制法亦详。最可笑者，如竹茹之类，用者不过取其清气，而后人必熖而用之，不知是何肺肠？不但此也，凡清解之剂，煎须急火，则药气尚在，设缓煎浓煮，即全失清凉之味矣，况熖焦其药哉！

鹿茸，性热升阳，阴虚而阳易浮越者，不可擅用。目击误用而血脱于上以陨者多人矣。

鼠矢，不但治女劳复也，可以散乳痈，通淋浊，已疳胀，消疝瘕。

海蛇，本水结成，煮之可化为水。夫身中之痰，亦由火搏其水而成者，故为化痰之主药，且泄郁火，宣滞气，能消食积，通二便，止腹痛，除胀满。惜无知之者，故表之。

鳖，一名神守，故鳖甲乃安神妙药。

珍珠，补阴明目，镇逆安神，皆取蚌性纯阴，感月而胎之效也。今肆中所售，皆粤产蛇珠，但可以治风痰，通经络，理痫痉，与蚌珠动静悬殊，不可以之治心病也，用者辨之。

童子小便，最是滋阴降火妙品，故为血证要药。必用童子者，取其知识未开，而无妄动之火也。尤须澹泊滋味，不食荤膻[④]，去其头尾，但以中间一段清澈如水者，始有功效。若炼成秋石，昔人尚谓其中寓暖气，在所不取，何后人妄造回轮酒之名，令病人自饮己溺？愚者误信，良可悯也！夫人既病矣，溺即病溺，以病溺犹堪治病，则无病之溺皆可为药，何必取童子，戒荤腥，去头尾，欲清澈，而故难其事哉？盖人虽无病，其饮食之精华，皆已化为气液，其糟粕则下

---

① 豕（shi 始）：猪。

② 藜：通“黧”。

③ 熖（chǎo）：同“炒”。

④ 膻（shān 山）：羊臊气。

出而为便溺，清升浊降，谁不知之。所谓病人者，非有六淫之感，即为五志之伤，病之去路，即在二便，以二便为浊阴之出路也，可见病人之便，浊阴中更有病气杂焉。再使病人饮之，是以既出之病气，更助以浊阴之秽气，仍令入腹，殆不欲其病之去乎？名曰回轮酒，必至病亦回轮不已，待其人入回轮而后已，不亦傎[1]哉！况病人之溺，臭秽必甚于平人，极能败胃，若溺色清澈者，则其病非寒即虚，治宜温养，更不可令饮己溺矣。何世人竟不悟也？

周亮工先生云：亲串有从余游都门者，其人谨愿生平绝迹北里，突生霉疮，不解所自。余忽悟其故，解之曰：君因质弱，常服紫河车，京师四方杂集，患霉疮者甚夥，所服之中，安知无霉疮衣胞？此疮能延及子孙，气之所冲，尚能中人，生子多无皮肤，其胞尤为毒气所归。君之患，必由于此。众人皆以为然。夫忍食人之胞以自裨，盖仁者尚不为，况未必有功，而适以滋害如此，可不戒哉！

《洗冤录》云：有人昵[2]一婢而脱者，敛时启所盖被，异香四发，或以为登仙，实因服房药，多麝脐通透之品耳！又云：人于身死之后，其面或青或紫，手足指甲或为青黯，或为紫黑，口鼻或为血出，或为遍身青紫，更或有肉为肤裂为脱落者，岂尽服乎砒鸩而致之？盖世间无一非生人之具，则无一非杀人之符，偶一相犯，即凝为毒，非特砒鸩为然，而参附为尤甚。人第沉溺于补之一字，尽为迷惑，莫之或悟，反云服以参附，亦不奏功，竟以委之天数，抑何愚之至？而天数之冤，何日而得洗哉？每见人日服参附，而恣行残贼，不可以对屋漏，以致孽业纠缠，口鼻流血，肤为寸裂而死者，殊不少也。愚谓赵养葵、张景岳辈，惜其未读此书耳！

注世之信邪说而饵房药，喜温补而服参附，搢绅先生多犯之。医书垂戒，辄藉口扶阳抑阴之说，以诋其非。若《洗冤录》乃部颁验用之书，医家或有未读，官场不能不读。既读其书，尚不知悟，往往蹈此覆辙，殆所谓孽业纠缠，故不能自主者乎？

校《洗冤录》又云：夏月汗透衣，切不可于烈日中晒，若将干而暴雨欲来，急为收纳，则烈日之毒，即锢于内。如遇酷暑汗出时，偶一衣之，则暑以引暑，其毒立中，证候全类伤寒。若误作伤寒治，必至发狂谵语。再误投参、芪、附、桂，阳以益阳，未有不至口鼻流血不已者。此亦医家所当知也，故附录之。

纪晓岚先生云：神仙服饵，见于杂书者不一，或亦偶遇其人，然不得其法，则反能为害。戴遂堂言：尝见一人服松脂十余年，肌肤充悦，精神强固，自以为得力，久而觉腹中小不适，又久而病燥结，润以麻仁之类不应，攻以硝、黄之类，所遗者细仅一线。乃悟松脂粘附于肠中，积渐凝结，愈厚则其窍愈窄，故束而至是也。无药可医，竟困顿至死。又见一服硫黄者，肤裂如磔[3]，置冰上痛稍减。古诗云：服药求神仙，多为药所误。岂不信哉！

刊隐居岩谷者，深山无日，雾露时侵，溪涧水寒，人烟阒寂[4]，其服松脂、苍术之类，不过藉以祛寒湿之邪耳！若富贵人尤而效之，是不揣其本，而齐其末矣。

又云：世俗遇食物凝滞之病，即以其物烧灰存性，调水服之，余初斥其妄，然亦往往验，审思其故，此皆油腻凝滞者也。盖油腻先凝，食物稍多，则遇之必滞。凡药物入胃，必凑其同气，故某物之灰，能自到某物

---

① 傎(diān 颠)：颠倒错乱。

② 昵(ni 溺)：亲近；亲昵。

③ 磔(zhé 哲)：古代的一种酷刑，即分尸。

④ 阒(qu 去)寂：寂静无声。

凝滞处。凡油腻，得灰即解散，故灰到其处，滞者自行，犹之以灰浣垢耳。若脾弱之凝滞，胃满之凝滞，气郁血瘀痰结之凝滞，均非灰所能除矣。按此理人所未悟，先生见理甚明，故有此妙解。

徐悔堂尝云：本草言何首乌之最大者，服之须髮可转白为黑。余在广西，见镇安府所产何首乌，大者每重百余斤，彼处人食之，与薯芋等，初不闻变皓首为黑头也。又全州西延六洞诸山中，土人皆以种百合为业，大者每枚重五六十斤，最小者亦六七斤，其形与吾乡白花百合等，惟庞然特异耳。土人澄为粉，每斤售银五六分，物多价贱，皆不以奇物视之也。按观此益见神仙服食之说为虚诞不足信。又云：蚺蛇[1]出两广，而西省为更多，其形头方口阔，目光如镜，皮色黑白斑然，尾甚细，其末可贯数百钱，土人言蛇大如人臂，行即风生，常竖身三四尺而逐人。性最淫，妇女山行者，皆佩观音藤一条，否则必为其所缠，以尾入阴死。观音藤遍身皆倒刺，似吾乡之虎杖而较柔，人见山有此藤，即知近处有蚺蛇矣。其穴两头皆通，此入则彼出，彼入则此出。捕者探知穴之所在，群集多人，各断藤尺许，携之以往。伺其入穴，以妇女污裩衵衣[2]，置诸前穴之口，而燔柴草于后穴，以叉入之，烟满穴中，蛇不能耐，遂直窜前穴而出，闻衣裩秽气，即盘旋缠绕之，至于破碎而不已。人伺其力懈，群以所赍[3]藤，遍掷其身，遂垂首贴地，不敢动矣。复用藤作圈，套其颈，弄之若鳗鳝然，盛诸竹筐，舁[4]之以归。宰蚺之法，出置于地，先取其胆。胆有二，在肝者曰坐胆，不适于用，在皮曰行胆，以杖频击其一处，则此处渐高如鸡卵。剖之而胆出焉，盖护疼也。炭火煏[5]干，瓷瓶锢之，用作伤科之药，价比兼金。然后直舒其身，以毛竹巨钉钉之于地，剖腹剥皮毕，逐段断之。其颈上藤圈，至断之为段，方可弃去，否则，虽已剖腹剥皮，尚能奋跃而起。物之相制，此为最甚矣。其肉能祛风疾，愈疮疡，功效如神。以烧酒浸之，可以历久。其皮蛇大则纹细，乐器中用以鞔[6]三弦[7]之鼓，必硝熟而后可用，生则易蛀易裂也。其骨有名如意钩者，形仅如钱，惟雄者有之，为房术中上药，口衔之，可通宵不倦。其腹中之油，力能缩阳，人不可近，稍近之，则玉茎睾丸俱入腹中，无药可治。土人云：蛇生几年，则阳缩几年，届期自能出也。余在梧州时，见太守永公宰一条，大如屋柱，长二丈余，肉味鲜美，殆胜于鸡。按此可补诸家本草之未详，故录之。

晓岚先生又云：雄鸡卵能明目，理不可解。愚谓此等不易得之物，可置弗论，惟赛空青尚易造，且亦近理。其法于冬至日，取大芦菔一枚，开盖挖空，入新生紫壳鸡卵一个在内，盖仍嵌好，埋净土中，约四五尺深，到夏至日取出，用女人衣具包裹，藏瓷器中，否则恐遇雷电，被龙摄去也，谨之！卵内黄白俱成清水，用点诸目疾，虽瞽者可以复明，乃神方也。惜余未试，录此以待将来。

刊不易得之药，出重价而购得之，亦恐不真，如狗宝、空青之类，辨别甚难，慎疾者不可试也。俞硐花云：一村人自言病噎濒危，一日其子早起，见草际一蟾蜍方蜕，素闻人言，蟾蜕可治噎膈，急往取之，仅得其半，持以进父，服之良愈。是亦一奇方也。惜蟾蜍不常蜕，即蜕亦随自食之，人不易得

---

① 蚺(rán 然)蛇：即蟒蛇。

② 污裩(kun 坤)衵(ni 倪)衣：不干净的内衣内裤。裩衣，裤子；衵，内衣。

③ 赍(jī 机)：携带。

④ 舁(yú 于)：抬。

⑤ 煏(bì 壁)：用火焙干。

⑥ 鞔(máo 蛮)：用皮蒙鼓。

⑦ 三弦：又称“弦子”。拨弦乐器。

耳！如此类之不易得者，可遇而不可求之谓也。一旦遇之，人人共识。苟共[①] 需此而竟得之，虽赏以重价可焉。

本草自李氏《纲目》集其大成，世皆宗之，后有刘氏之《本草述》，倪氏之《本草汇言》，卢氏之《半偈》，隐庵之《崇原》，石顽之《逢原》，香岩之《解要》，皆各抒心得，多所发明，学者所当互参也。而赵恕轩先生《纲目拾遗》，搜罗繁富，辨正多条，尤为李氏功臣，惜书无刊本，世罕知之。兹录其切于常用者如下。

《本经》卤鹹，即石鹹也，当以《逢原》为是。李氏遗卤鹹，而补列石鹹，误矣！

朴硝、硝石，《本经》错简，李氏不察，诸家踵误，亦以《逢原》辨正为是。

硇砂有二种，一种盐硇出西戎，状如盐块，得湿即化为水，或渗失；一种番硇，出西藏，有五色，以大红者为上，质如石，并无卤气。李氏所引，皆盐硇也。真藏硇，能化血肉为水，虽煅炼，亦不可服。

注本草谓能化人心为水者，正指藏硇为言也。中其毒者，生绿豆研汁恣饮之。

山慈菇，处州人以白花者良，形状绝似石蒜。李氏于山慈菇集解下注云：冬月生叶，二月枯即抽茎，开花有红、黄、白三色。于石蒜集解下注：春初生叶，七月苗枯抽茎，开花红色；又一种四、五月抽茎，开花黄白色。余昔馆平湖仙塘寺，沈道人从遂昌带有慈菇花一盆来，亲见之，其花白色，俨如石蒜花。据土人言，无红、黄花者，其花开于三月。而《逢原》慈菇下注云，开花于九月，则误以石蒜为慈姑矣。李氏于慈菇条下附方，引孙天仁《集效方》用红灯笼草，此乃红姑娘草，专治咽喉口齿，即《纲目》所载酸浆草是也。乃不列彼而列此，岂以慈姑又名鬼灯檠而误之耶？夫慈菇虽解毒，不入咽喉口齿，何得误入？又引《奇效方》吐风痰用金灯花根，不知石蒜亦名金灯花。慈菇根食之不吐，石蒜根食之令人吐，则《奇效方》所用，乃石蒜，非慈菇也。李氏且两误矣。

注今人以慈菇入咽喉方中，皆承李氏引《集效方》之误也。然恕轩先生目击其花，故知其误而辨之，其未见者，恶从而辨之？辨药之难，于此可见。苟非人所共识共知之药，可擅用哉！

草以兰名者有数种，今人呼为奶孩儿者，泽兰也。方茎紫花，枝根皆香，人家多植之。妇女暑月以插髮，入药走血分。省头草，则叶细碎如瓦松，开黄花，气微香，生江塘沙岸旁，土人采之入市货卖，妇人亦市以插髮，云可除脜[②] 垢，未见有入药用者。汪讱庵所谓町畦贱品，不可误以为《本经》之兰也。又有香草，叶如薄荷而小，香气与薄荷迥别，五、六月间，人家采以煎黄鱼，云可杀腥代葱。此即所谓罗勒是也，未闻有入药者。又有孩儿菊，叶如马兰而长，近皆以此作泽兰用，云可入药治血。此四种皆香草。香而恶浊，略无清芬之气，非圣人所谓王者之香也。指以为兰，是认阳货为孔子矣。惟奶孩儿，香尤峻烈，李氏于兰草释名下，概以省头草、孩儿菊混列一类，至《集解》所详形状，则又以孩儿菊为泽兰，附方中则又认省头草为兰草，皆误也。经云：因于湿，首如裹。盖湿热浊气上熏，则元神之府昏重而失其清灵之恒矣。省头草，气猛，能上行辟浊，故有此名。又谓罗勒即兰香，而《逢原》云：罗勒与兰香迥别。当以张说为可信。兰香，吴人入药，名曰佩兰，夫气香之药性，皆辟浊理气。张氏以为即《内经》之兰，亦误也。

茵陈乃蒿属，昔人多种以为蔬，《本经》所载，主风湿寒热，热结黄疸，湿伏阳明所

① 共：石印本、手校本均作"或"。
② 脜（zhí 直）：粘也。

生之病，皆指绵茵陈而言，其叶细于青蒿者是也。干之色，作淡青白色，今人呼为羊毛茵陈者是也。其性专利水，故为黄疸湿热要药。一种生子如铃者，名山茵陈，即角蒿，其味辛苦，有小毒，专于杀虫，治口齿疮尤妙，今人呼为铃儿茵陈，药肆中具有之，此不可以不辨而概误用之也。《纲目》以茵陈、角蒿分别，故是卓识，而未能指出俗以角蒿为茵陈，且将山茵陈治眼热赤肿方，引入茵陈条下，至角蒿下亦无一语言其苗叶形状者，或尚未知此即山茵陈耶！

《逢原》云：南瓜，至贱之品，《纲目》既云多食发脚气、黄疸，不可同羊肉食，令人气壅，其性滞气助湿可知，何又云补中益气耶？前后不相应如此。吴遵程云：南瓜本益气，惟不可与羊肉同食，则令壅滞。此吴氏为两袒之说。不知南瓜本补气，即与羊肉同食，脾健者何碍？惟不宜于脾虚之人，如今人服参、耆，亦有虚不受补者。脾虚则不能运化补滞之物也。大凡味之能补人者独甘，色之能补人者多黄，南瓜色黄味甘，得中央土气最厚，故能温补脾气，不得以贱而忽之。昔在闽中，闻有素火腿者，云食之补土生金，滋津益血，初以为即处州之笋片耳，何补之有？盖吾浙处片，亦名素火腿者，言其味之美也。及索阅之，乃大南瓜一枚，蒸食之，切开成片，俨与兰熏无异，而味尤鲜美。疑其壅气，不敢多食，然食后反觉易馁，少顷又尽啖之。其开胃健脾如此，因急叩其法，乃于九十月间，收绝大南瓜，须极老经霜者，摘下，就蒂开一窍，去瓤及子，以极好酱油灌入令满，将原蒂盖上封好，以草绳悬避雨户檐下，次年四五月，取出蒸食。名素火腿者，言其功相埒[①] 也。

刊南瓜种类不一，性味亦殊，《纲目》之说是也。早实者，其形扁圆，与黄瓜同时，杭人呼为霉瓜，嫩时充馔颇鲜，亦堪果腹，而性助湿热。雄尝 与羊肉同食者两次，皆患疟，嗣后不敢下箸。晚实而形长者良，杭人呼为枕头瓜，老而黄者耐久藏，味甚甘，蒸食极类番薯，亦可和粉作饼饵，功能补中益气，饥岁可以代粮。先慈劝人广种以救荒，种愈佳者子愈稀，近蒂处半身皆实，不能开窍取瓤，近脐处始有子。若此种者，宜就脐开取矣。枪子入肉，南瓜瓤傅之即出。陈东竹鹾尹云：火药伤人，生南瓜捣傅立愈。

大腹子，乃大腹槟榔，与槟榔形似而性稍异。《纲目》谓其功用无殊，故药肆中多以大腹子代槟榔，率由李氏之言而误也。《逢原》辨之是矣。

凤仙花，一名透骨草，以其性利能软坚也。《纲目》有名未用，收透骨草，引《集效》、《经验》诸方，载其主治，而遗其形状，盖不知其为凤仙花别名也。又鸭脚青，乃蓝淀中一种，李氏引《普济方》，又失考核，何其未博询耶？

《纲目》蔓草内载含水藤，引《交州记》云：状若葛，叶似枸杞，多在路旁。行人乏水处，便嚼此藤，故名。菜部又载东风菜，按《广志》，广州有凉口藤，状若葛，叶如枸杞，去地丈余，绝之更生，中含清水，渴者断取饮之，甚美，沐髮令长。此藤又名东风菜，先春而生，东风乃至，农夫以验土膏之动。一名绿耳，可为蔬。据此形状，解渴与含水藤同。其可为蔬，名东风，又与东风菜同，则是一物也。李氏误以为二，一收入蔓，一收入菜，未免考核失当，良由为《广州记》所误耳！

《纲目》以海月为江瑶柱，复附海镜，不知海月即海镜，而江瑶非海月也。此乃承《领表录》之误。按《海物疏》云：海月形圆如月，亦谓之蛎镜，土人磨其壳以为明瓦者是也。岭南谓之海镜，又呼为膏药盘。江

① 相埒（liè 劣）：相等。

瑶壳色如淡菜，上锐下平，大者长尺许，肉白而韧，柱圆而脆，与海月绝不相类，何可牵为一物耶？

李氏以海镜附在海月条下，注引郭璞《江赋》璅琣腹蟹，以为即此物，则又大误。不知璅琣又非海镜也。《海南志》：璅琣状似珠蚌，壳青黑色，长寸许，大者二、三寸，生白沙中，不污泥淖，乃物之最洁者也。有两肉柱，能长短，又有数白蟹子在腹中，状如榆荚，合体共生，常从其口出，为之取食。然璅琣清洁不食，但寄其腹于蟹，蟹为璅琣而食，食在蟹而饱在璅琣，故一名共命赢，又曰月蛄。每冬大雪，则肥莹如玉，日映如云母，味甘柔，盖海错之至珍者。又有海镜，一壳相合，甚圆，肉亦莹洁，有红蟹子居其腹为取食。一名石镜，其腹小蟹曰蚌孥。据此明是二物，在璅琣腹者，则白蟹子，在海镜腹者，则红蟹子，又各不同。余在奉化，亲见璅琣形状，迥与海月不同，何能强合耶？

《纲目》蟹下集解，引述诸种，谓蟛蜞大于蟛蜎。生陂池田港中，有毒，令人吐下，不可食。故蟛蜞主治，惟取其膏，涂湿癣疽疮外治而已。又云：似蟛蜞而生沙穴中，见人便走者，沙狗也，不可食。不知二种皆可食。按《介谱》：生毛者曰毛蟛蜞，有毒，多食发吐利。而潮州人无日不食，以当园蔬。又《海错疏》：松江、上海出沙狗，即沙中小蟹。土人取之，以酒糟酿食，壳软，内含脂膏。凡食置盏中，以潮酒沃之少顷，则壳内脂浆尽浮于外，惟剩空壳，酒更甘美，食之益人。吴淞人以为珍品，呼为沙里狗。李氏以为不可食，未免为古书所愚耳！

《本经》桑根白皮，主伤中五劳六极羸瘦，崩中脉绝，补虚益气，此乃指桑葚而言。后人并列根皮之下，世多不察。仲淳遂以为根皮补元气，性寒而能除内热，则以上诸证自愈。真同痴人说梦。寇氏颇疑《本经》独遗其葚，不知根皮何以能治伤中等证？惟石顽独能勘明其误，而功归于葚。濒湖博识，何于《本经》尚尔承讹耶？愚按桑上寄生，取其得桑之余气，其功尚尔。善乎《理虚元鉴》，言物性有全身上下纯粹无疵者，惟桑之与莲，故桑皮性不驯良之说未可信，而寄生罕真，不必用，与其用他树之寄生，何如用桑树之嫩枝，庶免重价购伪药，而反滋弊窦也。

刊《张氏医通》可谓集诸家之大成，而《本经逢原》一书，尤具卓识，岂但论桑葚之功为发前人未发乎？近阅邹润安先生《本经疏证》，则诸贤议论，皆未尽当，况润安学问淹博，寇氏、张氏之书亦已见过，乃于桑根白皮下疏云：或问《本经》桑根白皮之功，举天下之虚证几尽治之，宜补剂无与匹者矣，何后贤视之，其功一若甚狭耶？余谓不然。考《千金》于五脏之劳，大旨以"四气调神大论"中逆四时之气一节为主，因分析其辗转虚实，致使关格生劳于六极，则以"阴阳应象大论"天气通于肺，至治五脏者半死半生为总论，分列风论、痹论。五脏四时所受病，于筋脉肉气骨五脏之下，以"藏气法时论"五脏虚实见象缀之。惟精极则以谓通主五脏六腑之病候，独归重于肾，是劳不尽属于虚，极有以异于竭，既有盛有衰，有虚有实，又有四时之邪绳贯其间，其为虚证已无几矣。世之治虚劳，惟知呆补者，由未知此义也。况劳极之病，有由伤中者，有由伤外者，有羸瘦者，有不羸瘦者。桑根白皮之所主，仅伤中之五劳六极且羸瘦者，不既已不广欤！所以然者，桑根白皮为物，甘辛而寒，寒者其气下归于肾，甘辛者其味上达于肺脾。肺脾者，水津运化之通衢；肾者，水津归宿之庐舍，上焦运化不愆，则中之伤者以渐可瘳；下焦归宿有方，则外之羸者以渐能旺。治虚劳之微妙也，庸工恶足语此！且其物坚致韧密，洁净无瑕，剔其皮为纸，则牢固难败；以其叶饲蚕，则吐丝连续。善堕胎者，余用桑叶固之，极效。故于崩中脉绝之候，又能补虚益气。明其于内崩，则能补虚而去者可复，于脉绝则能续气而断者可联也。曰桑根白皮还瘦为丰，固有诸矣！《别录》以之去肺中水气，肺中有水必面浮，又以疗水肿腹满胪胀，非过不羸瘦乎？夫惟其不羸瘦，转有以知其羸瘦矣。水为有形之物，必其胸腹中有空隙，乃能容之，如其肌肉丰盈，气道充满，则水更居何所？且脾肺之气化连属，水道之通降得常，所以治羸瘦者，正其所以治水，又岂有二致哉？雄按以补益之功归之于葚，谓为阐发桑椹之功，固无不可，而邹氏之书，疏经旨以证病机，俾古圣心源，昭然若揭，不但有裨后学，足以压倒前人。

粉锡即铅粉，乃用铅打成薄片，入甑，以醋一瓶，同蒸化作粉也。今杭城多有业此，名曰粉坊。工人无三年久业者，以铅醋之气有毒，能烁人肌骨。且其性燥烈，坊中人每月必食鹅一次以解之，则其不能无毒可知。《纲目》粉锡集解下，引何孟春《余冬录》亦云：作粉工人必食肥猪大肉，饮酒及铁浆以弭之。枵腹[①]中其毒，辄病至死。长幼为毒熏蒸，多萎黄瘫挛而死[②]。盖亦未尝无毒也。或曰制造之时，其气有毒，若成粉则不毒，如果有毒，则前人方中何以入食剂而又不遗制解之法？殊不知此物性能制硫，除酒酸，雌黄见之则黑，糟蟹得之不沙，入药能堕胎，傅面多生粉刺，其剥蚀猛焊之性等于砒硇。惟少服之则可，服后粪多黑色，仍还其本体。《律例》载有妇服铅粉至死，手足皆青黯，可知其毒矣。而李氏于粉锡气味下云辛寒无毒，诸家本草多袭其讹，误世匪浅，故详辨之。

天竹黄，《纲目》只载释名而无集解，出产采取，一切形状皆未之及。按《笔谈补》云：岭南深山中有大竹，竹中有水甚清澈，溪涧之水皆有毒，惟此水无毒，土人陆行多饮之，至深冬则凝结如玉，乃天竹黄也。王彦祖知雷州日，盛夏之官，山溪间水皆不可饮，惟剖竹取水，烹饪饮啜，皆用竹水。次年被召赴阙，冬行求竹水不可复得，问土人，乃知至冬则凝结不复成水，遇夜野火，烧林木为煨烬，惟竹黄不灰，如火烧兽骨而轻，土人多于火后采拾，以供药品，不若生得者为善。此说可补濒湖之未备。

续随子，《纲目》集解下所载不甚明晰，卢氏辨别精详，即土人所谓半枝莲也。

越人饮上池水，即半天河水也，雨也。李氏必以树穴中水当之，误矣。此误始于陶贞白《别录》。

鶡鴠，十月毛落而号寒忍冻，豫聚柏实食之，又自食其遗，遗而复食，故其矢为五灵脂，引东璧所未详者。

冬虫夏草，论物之变化，必由阴阳相激而成，阴静阳动，至理也。然阳中有阴，阴中有阳，所谓一阴一阳，互为其根，如无情化有情，乃阴乘阳气，有情化无情，乃阳乘阴气。故皆一变而不复返本形。田鼠化鴽，鴽化田鼠，鸠化鹰，鹰化鸠，悉能复本形者，阳乘阳气也。矿石化丹砂，断松化为石，不复还本形者，阴乘阴气也。夏草冬虫，乃感阴阳两气而生，夏至一阴生，故静而为草，冬至一阳生，故动而为虫，辗转循运，非若腐草为萤，陈麦化蝶，感湿热之气者可比。入药故能治诸虚百损，以其得阴阳之气全也。然以冬取者良。张子润云：夏取者，服之可以绝孕。周兼士云：冬取者，可种子治蛊胀也。

刊得阴阳之气既全，具温和平补之性可知，因其活泼灵动，变化随时，故为虚疟、虚痞、虚胀、虚痛之圣药，功胜九香虫，且至

---

① 枵（xiāo 嚣）腹：空腹；饥饿。

② 死：石印本、手校本均作“毙”。

冬而蛰，德比潜龙，凡阴虚阳亢而为喘逆痰嗽者，投之悉效，不但调经种子有专能也。周稚圭先生云：须以秋分日采者良。雄谓夏取者，可治阳气下陷之病。

解痕[1]草，叶如建兰而阔厚，入冬不凋，初茁芽，背作紫色，长则色青，夏开紫花成穗，亦如麦冬状。其根有子，分苗种，极易繁茂，以其出自粤中，故俗呼为广东万年青。《纲目》有名未用，吉祥草下，濒湖所引吉祥草，即此也。时俗妊妇临蓐，以此草连盆移到产室，云能解产厄，免血痕。此草色泽青翠，叶叶劲直如箭，入产室则叶皆软垂，色亦槁瘁，必经数日，乃复鲜艳，亦一奇也。其根下子入药用，性凉味甘，清肺理血，解火毒，为咽喉妙药。或云：捣汁，加冰片少许，灌数匙，治小儿急惊立效。

注痕，本作员，音运。《刺热篇》：其逆则头痛员员，脉引冲头也。后人加疒为痕，俗作晕，非。然通用已久，不能正也。

南天烛，人但知其有补益之功，而三奇汤治小儿天哮甚效。方用经霜天烛子、腊梅花各三钱，水蜒蚰一条，具预收，临用水煎服，一剂可痊。又治三阴疟，用天烛隔年陈子蒸熟，每岁一粒，早晨白汤下。其叶洗眼，去风火热肿，眵泪赤障。

清明插檐柳条，卢不远但言治白浊甚妙，若大人小儿溺闭不通者，煎汤内服外熏皆效，惟向南者入药。《百草镜》云：桑叶采过二次者，力薄无用，入药须止采过头叶者，则二叶力全，至大雪后犹青于枝上，或黄枯于枝上，皆可用。若经雪压更妙。雪晴之日即采下，线穿，悬户阴干，其色渐黑，风吹作铁器声，故一名铁扇子，治肠风目疾，咳嗽盗汗。愚按虽治盗汗，而风温暑热服之，肺气清肃，即能汗解。其叶有毛，能治皮肤风热瘾疹。色青入肝，能息内风而除头痛，止风行肠胃之泄泻，已肝热妄行之崩漏。胎前诸病，由于肝热者，尤为要药。

米油，乃煮粥锅内滚起沫团，酞滑如膏油者是也。大锅能煮五升米以上者良。一名粥油。其力能实毛窍，滋养五脏，肥肌体，填补肾精。每晨撇取一碗淡服，或加炼过食盐少许亦可。黑瘦者，服百日即肥白。精清无子者，即精浓有子。愚按精生于谷，粥油乃米谷之精华，补液生精，固胜他药，但必其人素无痰饮者始有效，否则极易成痰。推之鱼鳔、海参及一切酞郁之物，无不皆然。所以治病总要先察其体气脏性之何如，而后辨其药之宜否也。

兰熏，一名火腿，和中养胃，补肾生津，益气血，充精髓，治虚劳怔忡，止虚痢泄泻。愚按又名南腿，盖以南产者为胜。然南产惟金华之东阳造者为良，浦江次之，义乌又次之，他邑即不佳。其造法，于十一月内，取壮嫩花猪后腿，花猪之蹄甲必白，煺[2]净取下，勿去蹄甲，勿浸水，勿灌气。用力自爪向上紧捋，有瘀血一股向腿面流出，即拭去。此血若不挤[3]出，则至夏必臭坏。晾一二日待干，将腿面油脂细细剔去。不可伤膜，若膜破，或去蹄甲，则气泄而不香。每腿十斤，用燥盐盐不燥透，则卤味入腿而带苦。五两，竭力擦透其皮，然后落缸。脚上悬牌记明月日，缸半预做木板为屉，屉凿数孔，将擦透之腿，平放板屉之上，余盐洒匀腿面，腿多则重重叠之不妨。盐烊为卤，则从屉孔流之缸底。腌腿总以腿不浸卤为要诀，以著卤则肉霉而味必苦也。既腌旬日，将腿翻起，再用盐如初腌之数，逐腿洒匀。再旬日，再翻起，仍用盐如初醃之数，逐腿洒匀自初腌至此匝一月矣。将腿起缸，浸溪中半日，将腿刷洗极净，随悬日中晒之。故起缸必须晴天，若雨雪，不妨迟

---

① 痕(gùn 运)：头眩痛。

② 煺(tuī)：以汤除毛。

③ 挤：原作“脐”，据石印本、手校本改。

待。如水气晒干之后，阴雨则悬当风处，晴霁再晒之，必须水气干尽，皮色皆红，可不晒矣。修圆腿面，入夏起花，以绿色为上，白次之，黄黑为下，并以香油遍抹之。若生毛虫有蛀孔，以竹签挑出，香油灌之。过五月，装入竹箱盛之，再至次年，即为陈腿，味极香美，甲于珍馐①。苟知此法，但得佳猪，虽他处亦可造也。最补益者，取脚骨上第一刀，刮垢洗净，整块置盘中，饭锅上蒸七次切食，若汤煮则力薄矣。然必上上者，始可蒸食也。

注淡风猪肉，名千里脯，功同火腿。如腌腿不得其法者，则风肉甚易，亦为病后、产后、虚人调补之上品也。但于冬令极冷之日，取壮嫩好猪肋肉，亦须煺净即取，不可浸水灌气。晾干之后，割去里面浮油及脊骨肚囊，用白糖霜擦透其皮，并抹四周肥处，悬于风多无日屋檐下。至夏煮食，味甚甘香，亦可任加盐酱。盖猪肉得糖霜则不痔②。故腊月炼猪脂，入糖霜少许，则久藏不坏。虽盛夏，若以糖霜收猪脂，亦不坏。凡烹庖猪肉，少加糖霜，味更佳也。

刊昔老友范君庆簪语雄曰：解渴莫如猪肉汤。凡官炉银匠，每当酷暑，正各县倾造奏销银两纳库之际，银炉最高，火光迎面，故非血气充足者，不能习此业。然人受火烁，其渴莫解，必市猪肉，以急火煎清汤，撇去浮油，缸盛待冷，用此代茶。雄闻而悟曰：此渴乃火烁其液，非茶可解。猪为水畜，其肉最腴，功专补水救液，允非瓜果可比。因以推及虚喘、虚秘、下损、难产诸证之无液者，无不投之辄应，乃知猪肉为滋阴妙品也。若终身肉食，则与脏气相习，有见其功过者，有不见其功过者，盖人之体性不同，亦犹谷蔬果蓏③之类，有须肥壅不须肥壅之异也。且肥壅过当，反不结实，故人亦有滋补过当而反痿弱者，能尽物之性，然后能尽人之性，此之谓哉！明乎此，则家之于财也亦然。故善保富者宜散其财，苟不知此，而徒欲家之肥，必至子孙愚悖，多藏厚亡而后已。良由昧于物性，遂以梏其人性，呜呼！猪之肥者猪之患，此养身保家之不可不知物性也。爰纵笔及之。

丁香油出南番，乃用母丁香榨取，其油色紫，芳香辛烈，番人以琉璃器盛之，盖偶不密，即香达于外，性大热，透关窍，祛寒湿，力更敏于丁香。凡胸腹痛胀，呕呃泄泻，痞聚疝瘕诸证之属于寒者，用涂患处及脐中皆效。若紫中带黄黑色，辛烈触鼻作樟脑气者，乃樟木油也，不可不辨。更有肉桂油、檀香油，主治可以类推。

注近有薄荷油，亦自舶上来，患风热头疼、龈痛者，搽患处亦良。

刊恕轩先生，钱塘人，著利济十二种：《本草纲目拾遗》十卷、《医林集腋》十六卷、《祝由录验》四卷、《本草话》二十二卷、《花药小名录》四卷、《摄生闲览》四卷、《奇药备考》六卷、《养素园传信方》六卷、《囊露集》四卷、《串雅》八卷、《升降秘要》二卷、《药性元解》四卷。载桐乡顾蒹厓《书目合编》，惜书多未梓，惟望藏其全稿者，力谋寿世为幸！

解诸药毒：浓煎甘草汤凉饮；饮地浆水；白扁豆生研末，凉水和服。

解误服人参：生芦菔捣汁饮，或芦菔子煎汤服。

解诸热药毒：绿豆或甘草，浓煎汤冷服。

解蒙汗药毒：身不能动，目瞪不言，口吐涎沫者是。饮冷水，忌服姜；白茯苓五钱，生甘草二钱，甜瓜蒂七个，陈皮五分，水

① 珍馐(xiū 羞)：贵重珍奇的食品。

② 痔(xiāo)：原意指喉病；又喘息也。

③ 果蓏(luǒ 裸)：瓜、果的总称。蓏，瓜类植物的果实。在木曰果，在地曰蓏。

煎冷服，大吐而愈。

解巴豆毒：芭蕉叶或石菖蒲捣汁饮；大黄、黄连煎汤冷服；巴豆贴肉溃烂，生黄连末水调傅。

解椒毒：身冷而麻，口吐白沫者是。地浆水或新汲水饮；啖大枣数枚。

解冰片毒：饮新汲水。

解附子、乌头、天雄、草乌、射罔毒：绿豆或黑豆煎汤冷饮；甘草、黑豆同煎冷服。

解钩吻毒：即断肠草，一名胡蔓草，又名火把花、雷公藤、黄藤、水莽藤，俗呼菜虫药。麻油或桐油或韭菜汁灌之；白矾化水服；金银花、甘草各一两，生大黄一钱，煎服。

解藜芦毒：雄黄一钱，研，水饮。藜芦傅肉，毒气入内，煎葱汤服。

解仙茅毒：大黄、朴硝煎服。

解芫花毒：防风煎汤服。

解藤黄毒：韭菜水温服。

解误服相反药毒：蚕退纸烧灰，冷水和服。

解野蕈毒：生甘草二两，白芷三两，煎服，以鹅翎探喉，不吐即泻；金银花捣汁饮；绿豆生研，新汲水搅之，澄清服。

解白果毒：骤然一声即晕去者是。白果壳煎汤服；白鲞头煎汤频灌；滚水磨木香，入麝香少许灌之。

解苦杏毒：杏树皮煎汤服。

解樱桃毒：青蔗浆灌之。

解诸果毒：猪骨烧灰煎服；玉枢丹水调灌。

解桐油毒：食干柿。

解石药毒：芹菜或葵菜捣汁饮。

解钟乳毒：猪肉煮食。

解雄黄毒：防己煎服。

解皂矾毒：麦面打糊频服。

解砒毒：烦躁如狂，心腹疞[①]痛，头旋，欲吐不吐，面色青黑，四肢极冷者是。硼砂一两，研末，鸡子清七枚调灌；柏树根或冬青叶或夏枯草捣汁饮；明矾、大黄研末，新汲水调灌。中砒毒，浑身紫瘰者，急作地浆频灌，待瘰散尽，一吐即苏，虽冬月亦须此法。砒霜傅身，患处痛溃，以湿泥频涂。设毒气入内，而作吐泻，饮冷米醋解之，或生绿豆研末，麻油调服。

瓷锋入腹：生红芦菔杵烂吞；干饧糖频吞。

玉石入腹：葱白煮浓汁服。

金银入腹：红枣煮烂恣食；鸡矢半升，水淋，取汁一升饮之，日三四次[②]。死者可活。

铜铁锡入腹：木贼草研末，鸡子清调服；连根葱煮汁，麻油和服。

解铅粉毒：面青，腹中坠痛欲死者是。芦菔或荸荠捣汁饮；麻油、蜂蜜、饴糖和服。

解银黝毒：生羊血灌之，吐尽即愈。

刊黝字俗写甚多，诸书所说不一。雄幼时不知所从，夜忽梦一人大声曰：当从北宫黝之黝为是。醒而异之，遍考字义，固宜作黝。语云：思之思之，鬼神通之。岂不信然！故附识之。

解水银毒：开口花椒吞二钱。

解轻粉毒：川椒去目，白汤吞服；生扁豆浸透捣汁饮。

解蛊毒：含白矾不涩而反甘，嚼生豆不腥者是，畜刺猬则蛊毒不入。浓煎石榴皮饮。

解斑蝥、蚖青毒：六一散凉水和服。

解黄蜡毒：冬葵子或白菜煎汤饮。

解蟹毒：生姜汁或藕汁、芦根汁灌之。误犯荆芥，误同柿食，均浓煎木香汤饮。

解虾毒：橘皮煎汤饮。

解蛙毒：车前草捣汁饮。

---

① 疞（jiǎo 绞），腹中急痛。

② 日三四次：石印本、手校本均作“日三已”。

解河魨毒：麻油灌之；茅根、芦根各一两，瓜蒂一个，煎服；紫苏或薄荷捣绞浓汁饮，或以干者煎浓服。

解鳖毒：靛青水灌；盐化水饮。

解鳝鱼毒：食蟹即愈，或地浆灌。犯荆芥亦饮地浆。

解鸩羽毒：白眼朝天，身发寒颤，心中明白，口不能言，一闭目即死。犀角磨汁饮；金银花八两，煎汁二碗，入白矾、寒水石、花粉各三钱，石菖蒲二钱，麦冬五分，煎灌，待目不上视，口中能言，照方减半，再服二剂即愈。

解鹤顶毒：糯米煮粥杵烂，过量啜之。亦解鸩羽毒。

解雄鸡毒：磨犀角饮；醋饮之。

解牛马肉毒：饮人乳；石菖蒲研水服；芦根或菊花连根捣汁，和酒服。

解马肝毒：猪骨烧灰，或淡豆豉，或头垢，并水调服；服猪脂一斤。

解狗狼肉毒：芦根捣汁饮；杏仁去皮尖四两，研，开水和，分三服。

解羊肉毒：甘草煎服；栗子壳煎饮。

解猪肉毒：芭焦根捣汁饮；白沙糖一两，白汤调服。

解盐卤毒：生甘草三两，煎汁冷饮；生黄豆水研，绞汁饮。

解酒毒：大醉不醒。人乳和热黄酒服，外以生熟汤浸其身，则汤化为酒，而人醒矣。瓜果过度者，亦可用此法。

解烧酒毒：芦菔汁、青蔗汁[①] 随灌；绿豆研水灌，或浓煎枳椇子汤灌；大醉不醒，急以热豆腐遍体贴之，冷即易，以醒为度。外用井水浸其髪，并以故帛浸湿，贴于胸膈，仍细细灌之，至苏为度。凡烧酒醉后吸烟，则酒焰内燃而死。亦有醉后内火如焚，而反恶寒者，厚加衣被亦能致死。即口渴饮冷，只宜细细饮之，以引毒火外达，若连饮过多，热毒反为骤冷所遏，无由外达，亦多闭伏不救。

刊海阳汪葵田先生《古愚消夏录》云：毒之为毒，暗藏于服食起居中，更有令人不可方物者，如日用饮食，其物性相反，不知误食，以及庖人不善烹饪，未得其法，食之即为中毒，不必服砒鸩始为中毒也。此言良是，其所辑《解毒篇》一卷，最为详备，而近来尤有甚于砒鸩者，则亚片烟也。以砒鸩不易得，而亚片烟遍地皆有，故杀人为独广焉。爰附解救方如下。

解亚片毒：肥皂或金鱼杵烂，或猪矢水和，绞汁灌之，吐出即愈；生南瓜捣烂，绞汁频灌；甘草煎浓汁，候冷频灌。以亚片灌猪肠中，扎其两头，悬而待之，久则肠裂而断，其性之毒烈，能消刮脂膏也。如此忆甘蔗名接肠草，且甘凉解毒，榨汁频灌，必可得生。

葭管飞灰[②]，惟河内县之葭，应候而飞。可见药之所产，各有地土之宜矣。而物性各有专长，如蜜者密也，故能固密护内；酥者苏也，故能融化攻坚。又各有所制，如象牙以醋浸一宿，则软如腐，再用木贼水煮之，则坚如故。白银触倭硫黄则色黑。犀、羚之角畏人气。珍珠畏尸气，并不可近铁与柏木。梨与芦菔同藏，冬采橙橘藏绿豆中皆不坏。铜以凫茈[③] 水煮可刻字。木槿叶揉水浸丝络则不乱。桃、杏仁可澄水。血污衣，嚼芦菔擦之即洁；墨污衣，生半夏或白果、杏仁杵烂揉之即去。治胞衣不下，用芡叶囫囵不碎者一张，煎汤服立效；若芡[④] 叶裂作两片者，胞衣亦分裂而下，真奇方也。此皆不可以理测者。围

---

① 汁：石印本、手校本均作“浆”。

② 葭(jiā 家)管飞灰：古代为了预测节气。将苇膜烧成灰，放在律管内，到某一节气，相应律管内的灰就会自行飞出。葭，初生的芦苇。

③ 凫茈：即荸荠。

④ 芡：原作“欠”，据石印本、手校本改。

炉炭烈,分开易灭,不分易炽。用草纸一张覆于火顶,烧过灰存,则火不焰而四布矣。严冬向火,惟桑柴炭不燥皮肤,养老者宜知之,不但为煎药所珍也。

校上论药性。

论　解　剖[①]

毕拱辰云:泰西格致名流,值有殊死重囚,多生购之,层剥寸刲[②],批郤导窾[③],毫发无不推勘,故其著论,致为详尽。按新莽时,捕得王孙庆,使太医尚方与巧屠共刳剥之,量度五脏,以竹筳导其脉,知所终始,亦可治病。又宋庆历间,侍制杜杞,执湖南贼欧希范与酋领数十人,尽磔于市,皆剖腹刳其肾肠,使医与画人一一探索,绘以为图,事与西土颇类。至于精思研究,不作一影响揣度语,则西土所独也。愚谓人与动物,皆气以成形。经云:出入废则神机化灭。如革囊盛水而不漏,其活时之元府,已无可验,故有形之死质可睹,无形之功用不可睹也。纵精思研究,断不能如《西游记》所说,钻入人腹,周行脏腑经络,尽悉其所以然,而后出以著书,不过批郤导窾,推测其所当然而已。故其所著《人身说概》《人身图说》等书,虽有发明,足补华人所未逮,然不免穿凿之弊。信其可信,阙其可疑,是皮里春秋[④] 读法也。

校人身经络脏腑,虽《灵枢》、《素问》言之凿凿,然上古圣人,以不忍之心,行不忍之政,著书疗病,意在仁民,不过以天纵之明,推测其理而已。见其生,不忍见其死,庖厨尚远,岂忍剖割同类,而为屠刽作俑哉?新莽杜杞,忍为此事,而太医之书,画人之图,皆不传于世。后之谈内景者,又不屑询于屠刽之流,若非泰西之书入于中国,则脏腑真形,虽饮上池水者,亦未曾洞见也。

刊《说概》云:人周身骸骨,大者二百余块,细小者一百余块。小者之形,如米颗脂麻,用以联络,接合于大骨交界处,共成全体。按《洗冤录》云:人骨三百六十五节,合周天三百六十五度。而此但云大小三百余块,竟不定其数者,以人身骨数,略有多少不同也。《金鉴》云:男子巅顶骨三叉缝,女人十字缝,是骨形不同也。又《洗冤录》云:男子骨白,妇人骨黑。是骨色不同也。男子头骨八片,蔡州有九片者,女子头骨六片,是骨数不同也。男子肋骨二十四条,庆元人有二十二条者,女人肋骨二十八条。辰溪仵作唐明云:女人多出之四条,短而脆,死后日久,则腐化无存。转肘骨、辅腿骨,并名髀骨,女子皆无。唐明云:不尽然。按晋文公骈胁,是肋骨不同。文之明脊骨连脑,是脊骨不同。张奖誉口齿四十,是齿骨不同。胡敏庶兄弟三人,手十指,各生六节,是指骨不同。张文昌膝骨大于腿,是膝骨不同。他如平人肋骨有十六、十八条者,齿亦有二十三四不等者,盖天地生人秉气厚薄、赋质不齐,无足为异。杨素园明府云:此说是也。尝检头骨,有浑成不分片数者,其女子之骨,较男子之骨尤莹白,未见有黑色者,故《洗冤录》一书,最不可泥。《说概》又云:背脊骨共三十四节,悉有管轴相连承受,如门臼枢轴然,每节两边,有小窍以通筋脉,脊骨中有髓,上下相通。按此当从《内经》二十四节为是。《洗冤录》云:颈项骨五节,脊背骨六节,脊膂骨七节,腰眼骨五节,腰眼骨第一节即命门骨,最属虚怯,以手击之立毙。方骨一节,共二十四

---

① 论解剖:原无,据内容补。

② 刲(kui亏):割取。

③ 批郤导窾:比喻处理问题善于从关键入手,因而能顺利解决。

④ 皮里春秋:表面上不作任何评论而心里却有所褒贬。

节。方骨形长方，有八窍，作两行，如博具中人牌式。《新论》谓之尾骶骨。其下即尾蛆骨，《新论》谓之尾闾骨。又名脊尾。男子者缀脊处凹，两边皆有尖瓣如菱角，周布九窍；女人者缀脊处平直，周布六窍。《新论》亦云：脊骨二十四节，颈骨第一节，乃承头之首节，其形与别节有异，因其功用不同也。其中孔大于下节，如瓠𤓰之形，孔前近边有微凹，盖衔接次节之簨[①]，使头转动利便也。此两节之所以异于余节者，因人首必须左右转盼，故次节有簨凸出，如门之枢，后有坚韧筋带，紧相缠缚，使首节转顾灵活。尝见人以两手挟把小儿头而悬举，以为戏者，殊险极可畏也。盖下身之重，系于次节，若使筋带裂绝，则枢纽脱陷，而首节开离，一坏髓柱，即能害命。或骤然扭举，害尤甚焉。《说概》论脆骨云：其在内，为护守，为粘连，在眼司开合，在耳司听，在鼻司臭，在喉司呼吸。又曰：心窝之下皆脆骨。按《洗冤录》云：心骨一片，状如钱大，即心坎骨，《金鉴》名蔽心骨，亦名鸠尾骨，损此骨者立毙。又胯骨分左右，形如月牙。其两骨梢头镶拢处名架骨，架骨之上，有盖秘骨一块，如指头大，薄如指甲，极柔脆，色白如玉，私一人即有一点青痕，阅人多则青黑殆遍，死后日久即腐化。此二脆骨，西人未详，不知何故？

又《人身图说》所言脏腑之形，与《灵》、《素》、《难经》之论，迥然不同，或者疑中外人形稍异，脏象亦殊。道光间，玉田王勋臣先生，谓著书不明脏腑，真是痴人说梦，治病不明脏腑，何异盲子夜行。慨古人以无凭之谈，作欺人之事。谓心、肝、肺以分两计之，每件重几许；大小肠以尺丈计之，每件长若干；胃大几许，容谷几斗几升。其言仿佛似真，其实脏腑未见，因不避秽污，亲历审视，虚心访察，积四十年之考证，而著《医林改错》一书。毛西河先生有《四书改错》，本《离骚》"偭[②] 规矩而改错也。"所载脏腑诸形，与《图说》略同。近阅惠爱医馆《全体新论》云：潘氏翻刻分为十卷者，图形不全。世有古今，地分中外，人之形貌，各有不同，至脏腑功用，血气运行，无少异焉。俞理初熟于《内经》，因未见《改错》，过信古书，遂谓中外禀质不同，生源亦异。噫！此何异俗吏做案，以合例哉！且云：因脏腑不同，故立教不同。夫泰西之教，虽不同于中国，而彰善瘅恶，未尝不同。盖立教不同者，何必脏腑不同耶？孔孟杨墨，并生中国，而立教不同者，非有形之脏腑不同，乃无形之性道不同也。推之舜象惠跖，生于一本，而圣狂迥别者，岂脏腑不同乎？世斥谬妄者曰：此人别有肺肠，非言其肺肠之形不同也，亦言其无形之心术不端，以至气质偏戾，而志向乖僻也。想俞氏误解此言，故有此论，惟引《素问》证明横骨一段颇精，因录于下，并以同志所论数条附之，俾读其书者，得以参考焉。

《人身图说》外阴横骨处，为发便毒之所。凡与女人污秽者交合，其骨受热毒，动即发其病，及霉疮等患。俞氏云：检《素问·骨空论》曰：督脉起少腹，下骨中央。又曰：督脉生病治督脉，治在骨上。解者以为脊骨，实则《本经》少腹下骨，即外阴上横骨也。《素问·气府论》云：冲脉气，挟鸠尾外至脐寸一，挟脐下旁至横骨寸一，是腹脉法也。盖督、任、冲为表里，督脉起横骨，其下行者为冲；其绕络阴器，及上挟脊，交颠，至目内眦者为督。恶中督脉，故病至胸。督脉附巨阳膀胱，合少阴肾，后世医书俱不晓，乃别不为奇经。又言宜与十二经并论，实则十二经在手足指，督、任在横骨，冲在气也。杨梅疮者，宋窦汉卿《疮疡全书》及

① 簨(sǔn 损)：古代指悬挂钟磬的架子横杆。
② 偭(miǎn 免)：背；违反。

《名医类案》谓之霉疮。既外洋有之，应曰洋霉疮。《证治准绳》言肝、肾二经，《景岳全书》言冲脉受病，皆似是而非也。得此书横骨一言，允为中肯。雄按《内经》骨中央下接云：女子入系廷孔。其孔，溺孔之端也。则所谓少腹下骨，确指外阴横骨无疑。治在骨上者，治其脉所起处也。

书《人身图说》后

黟俞理初先生《癸巳类稿》，有书泰西《人身图说》一首，谓彼国之脏腑，与中国异，罗举数事，若辨黑白。余初阅之，以为泰西医术内景尽此矣，嗣阅《人身图说》，乃知俞氏涉猎浮文，揽其标而未究其蕴也。后又从潜斋[①]借得泰西《人身说概》，及玉田王清任《医林改错》，读之益知俞氏之谬。俞氏曰：其地人心居左，脉又发自心左，以为西人禀赋异于中国。今按《图说》，并无人心居左之说，惟有一条，或曰心之所，此所字作处解。当在左边，盖于此所处字。见动与喘息，曰左边心动，是于左之穴为生活德所积及脉络所发之根，故愈显其动胜于右边。玩其文义，似设为问答，问者疑心在左边，答者谓左边之动，乃心左穴所致，非心在左也。俞氏错会文义。至于脉发心左，则中西一例，王氏目验华人三十余尸，皆大络从心左穴出，与《灵枢》不合，与《图说》合。不知是古今之异，抑古书之讹？不得援古书，而强谓彼国自有肺肠也。俞氏又曰：《图说》谓血络见，脉络不见者，血络是《灵枢》络脉，其络脉则经脉。此二说，望文生义，全未理会。泰西人谓人身有二络，一血络在内，一脉络在外，相粘不离，皆有干有枝，有经有纬，《说概》及《改错》二书，所验皆同。谓脉络为卫，血络为营则可，今强派脉络为干，血络为枝，岂非扪槃说烛乎？俞氏又曰：公细线是时辰表中发条。今按其书中之例，一物独用者称本，诸物合用者称公，故有公膜、公管路、公细体诸名。公细线亦其一耳，不得以表中发条为解。如其说亦不通。俞又曰：中土人肺六叶，彼土四叶。按王氏目验，华人肺四叶，则中国非尽六叶矣。《图说》谓肺四叶，或有五叶者，二叶之中发一小叶，则彼土亦非尽四叶矣。俞又曰：中土人肝七叶，彼土三叶。王氏目验，华人肝四叶，则中土非尽七叶。《图说》谓人之肝叶，或止一，或止二，极多不过三，则彼土亦非尽三叶或有五叶者，二叶之中发一小叶，则彼土亦非尽四叶矣。俞氏又曰：中土人心七窍，彼土四窍。王氏目验，华人心无窍，止有左边一窍，为大络之本，安见其为七窍也？俞氏又曰：中土人肠二，彼土人肠六。所谓六者，《图说》所述十二肠、即上直肠容十二指，故名。洁肠、秽肠、瞎肠、颈肠、下直肠，共为六肠。其上直肠即幽门也，下直肠即肛门也，后人以脱肛为直肠脱出。瞎肠一头通一头塞，与颈肠在腹左右，见图注中。不知是彼土所独，抑华人所同？非目睹不敢决。总之，盘旋之肠，只洁、秽二肠。洁即小肠，秽即大肠，只此二肠，图中注大概盘旋。未见其为大异也。俞又曰：中土睾丸二，彼土睾丸四。又曰：儒自扪睾二，隐约其四睾之文耳！夫《图说》既隐约其文，先生安得悬揣，而知其为四乎？今按《图说》论睾丸篇，明言其数二，不言四也，且书中论睾丸经络最多，无一语可附会及四睾者，惟言睾丸有小体，岂因此而误耶？然前注中已明言，是转折之络，似睾丸底分之小体，则小体乃激发络，非丸也。又图中绘睾丸，作两囊状，分于左右，两囊宜有四丸，岂因此而误耶？然所绘是丸非囊。欲其经络分明，故离绘之，分于左右，非二囊而四丸也。先生指鹿为马，反谓书之隐约其文，岂非傎耶？其他不及一一致辨。先生谓此书在中国二百年矣，未

---

① 潜斋：王孟英的书室名。

有能读之者，今始得其指归。及余以原书质之，其疏略如此，是仍未之能读也。古人谓治经者必研群经，乃始可通一经。先生止见《图说》一编，故有此臆说，若见《人身说概》诸书，彼此参校，亦当贯通矣。雄按：俞氏《持素篇》入理颇深，以疠风与霉疮同论，最是卓识。今欲为西医内景书，迟迟不敢落笔，正恐所见西人书少，又蹈俞氏之辙耳。

仁和胡琨次瑶。

书《医林改错》后

余素疑各医书，自《灵》、《素》以及汉晋唐宋元明诸名家以来，言脏腑经络者，皆欠明晰，因不得目睹，无可考察。是以今之业医者，不悉脏腑之真形，气血之道路，见一证则茫然不知其处，揣摸意度，约略施治，以病试药，以药探病，偶然中的，遂为定法，久之或效或不效，亦不自知其所以然。此非业医者之过，乃自古无真传之故也。即如《灵枢》、《素问》，本圣人经典，一经秦火，即非全书，后人串插附会居多，间有原文，又为后世注释错误，数千年来，以讹传讹，无人知之。譬如钟表损伤，必须钟表匠修之，以其能知其中之运用也。医亦如之。余随任云南之临安郡，时嘉庆丙子年，有夷匪高罗依造反，军营不时决贼，初不敢看，久渐胆壮，因是叛夷，无主收尸，遂令行刑人检洗其脏，细细查看，阅过数十人，始知历代医书中脏腑图说皆谬。至道光辛卯年，在京都遇直隶玉田县勋臣王清任先生，谈及脏腑，伊已先得我心。据云伊于嘉庆丁巳年，游滦州之稻地镇，其时彼处小儿正患瘟疫疹痢，十伤八九，该地乡风不肯掩埋，用席包裹，弃之荒郊，犬食鸟残者，破腹露脏，遍野皆是，因得检视甚详，与余所见吻合，不差毫髮。惜先生只见已死之脏，所绘《图说》，指示已往之错谬，备陈现在之形质，未能申明饮食气血之运用。余就《灵》、《素》二经，晨夕揣度，日夜悟会，始识《灵》、《素》中原有明文耳！如经云：食气入胃，散精于肝，淫气于筋。食气入胃，浊气归心，淫精于脉。饮入于胃，游溢精气，上输于脾，脾气散精，上归于肺，通调水道，下输膀胱，水精四布，五经并行。据此一段经文而论，前人之言胃者，皆谓上有一口曰贲门，下有一口曰幽门，是胃止二门，今见实有三门，贲、幽之外，更有津门。津门上有一管分三叉，上叉通心，中叉通肝，下叉通脾，脾通肺，心通肾，肝通胆，则知食入于胃，借胃下丹田真阳蒸腾精汁，上出津门，则津管之上叉入心，由心分布其清轻之气，入督脉化气，其精华之汁入任脉化精，其重浊之汁入冲脉化血。督脉贴脊，是一身之总气管；冲脉在中，又贴督脉，是一身之总血管；任脉近腹，是一身之总精管。故经云：督属总汇，冲为血海，任主胞胎。食入于胃，其汁液由津门蒸腾，入津管之中叉入肝，由肝分布于周身之筋，由肝运胆，积胆汁上供二目，故年老胆汁枯，则二目昏花不明。饮入于胃，被真阳蒸腾，上出津门之下叉入脾，由脾分布，其水之清轻者上归于肺，散布于五经皮肤为津液，润泽周身内外，其水之渣滓而浊者，入水道中渗入膀胱为溺。夫心者，乃受谷气之津液精华，而分注于督、冲、任三脉，化气、化血、化精者也。肝者，受谷气之津液，灌溉周身之筋者也。脾者，受胃之水气，分布于上下者也。肺者，受脾之水精，布津液于五经皮肤灌溉内外者也。肾者，收藏督脉中雾露之精气，润泽周身之骨者也。督脉贯心而过两肾，有两管通督脉，故曰心肾相交。此五脏饮食气血津液之运用也。至若脏腑之形象，王勋臣先生所绘图记已详，余无庸赘叙焉。

聊城李志锐晋恒。

书《医林改错》后

《医林改错》一书，勋臣先生穷数十年之

心力而成者，余非不深佩也。然而疑信参半，盖先生所亲见，皆属有形无气，义冢[①]之尸，气已散者也，加刑之囚，气初散者也。《易》曰：天地定位，山泽通气。人身躯壳以内物，位之定也，饮食之化精化液化血化大小便，气之通也。余信先生明位之定而执之，余僭疑先生未能扩气之通而充之也。故先生之画气血为此疆彼界者，余以为论病则有在气在血之分，论平人则气与血相依附，血恃气以流通也。先生又谓心无血，不能生灵机，灵机在脑者，余以为人心有记有悟。记者，心入之而脑为收之也；悟者，心发之而脑为付之也，所谓君主也。谓脑贮灵机则可，谓心不生灵机则不可也。病气厥则无知识者，先贤以厥为逆，脑以灵机付心而心发之者，必目自上顺下，故逆则无知识也。泰西人谓忆往事必目上瞪思索者，正以心上取灵机于脑也，追思而得之，是脑已将灵机下付于心而目不上瞪矣。雄按：人之悟性与记性迥然有殊，聪明极顶者，始能兼美，否则有善悟而不能强记者，有强记而不能善悟者。考《说文》思本作恖，从心囟声。囟顶门骨空至心，如丝相贯不绝，此即西士所云脑气筋也。惟脑与心相贯，记性虽在脑，而悟性必在心，故心为君主，脑称主脑，而真心痛、真脑痛，皆为绝证也。人之心灵脑满者，必善悟而强记，若灵而不满，则易悟易忘，满而不灵，虽熟读十三经，竟一字不悟，俗称两脚书橱是矣。管见如是，然乎否耶？生人之心，即肉即血，死后之心，血凝而混融于肉中，见肉不能见血，故必刃先伤心而死者，始见为有血也。先生又谓手腕跳动处为气管，而驳论脉之"脉为血脉"一言为误，未揣下文百骸贯通四字。惟其贯也通也，故血脉也，不贯不通，是诚气管矣。先生有风入气管，按之出肤云云，又有初病伤人，所伤无非气血云云，据所云则伤在气者，可按气管求之，倘伤在血者，不知按何处血管求之？生人有气故通，死则无气故不通。先生所见皆无气者，余故信先生明位之定而执之，余故僭疑先生未能扩气之通而充之也。窃谓人身气与血相依附，血恃气以流通也。如人皮肤小有破伤，血即随出，盖伤则气泄，气泄则血亦随泄，气无形，故所见惟血。所伤小，则周身大气自能包举而伤处合，合则气无从泄，而血亦止矣。若极刑之囚，刃从胸刳[②]，所伤大，则气大泄，血亦随气大泄。气无形，其泄速，血有形，其泄迟。先生所谓先泄之血速、后泄之血迟者，乃始则气大奔而速，继则气微弱而迟，终则气先尽而所余之血存于膈膜上低处矣。周身血之失气而不能奔者，亦随其经历处而凝矣。先生于病死者之膈膜，自云未见的确，想其中定无一洼存血也。由是思大吐大衄而即气脱死者，咽喉中鼻中亦定有存血也。夫咽喉中鼻中，非平人存血之所也。

仁和徐然石亚枝。

读《全体新论》 胡琨

人身如树分冬春，脉络为干心为根。心涵灵液注经隧，大而祖络微而孙。枝枝叶叶尽渗漉，如缦如网如丝纶。俨然春华得生意，土膏暗润潜无痕。络穷四末复回溯，更以灵液还天君。又如冬林气萧瑟，直驱膏向根荄屯。屯久气转渐牙茁，升降往返侔旋轮。脑为觉元见《酉阳杂俎》。神所尊，有如群岳宗昆仑。鼓停元牝出奥窍，容纳万象栖神魂。上仙葆此大丹就，泥丸宫破通天门。下愚生为二竖据，懵懂劣似刘家豚。小儿惊风获痓，往往如此。人生思索必抚脑，心囟上下交氤氲。思字从囟从心。黄庭宗旨仓颉字，古人卓识超群伦。

---

① 义冢（zhǒng 肿）：旧时收埋无主尸骸的墓地。
② 刳（tuán 团）：割；截断。

惜哉黄帝与岐伯，方书久已遗三坟[①]。詹詹《灵枢》数番纸，多半赝鼎[②]非原文。所以扁鹊至今千百载，上池之水流常混。欧罗此一编，创论何纷纭？一一目亲睹，疏瀹入骨筋。华佗之稿尚未焚，流落海外随烟云。畅观快极复生妒，疑阵又欲张吾军。心何为兮倚杵，脾何为兮横陈。将军仓廪位置倒，雄按：经云：脾与胃同膜，而附其上之左，肝之治在左，其脏在右胁右肾之前，后人以左三右七推之，遂谓肝东肺西为定位。而宋崇宁间，泗州刑贼于市，郡守李夷行，遣医并画工往，抉摘膏肓曲折图之，名《存真图》。杨继州先生辑《针灸大成》，尝引其说，所图虽不及《新论》之详，然脾居左肝居右，固无异也。婴儿姹女[③]谁为婚？君非丹元子心神，又非龙烟神肝神，安能入肺腑？持炬照覆盆。八尺之士纵可剖而视，旋机一驻气早亡陶薰，胡为行度考校乃尔确，无乃如柱胶瑟如治丝而棼[④]。我欲广集中外义，汰其糟粕留其醇，使人垣洞见癥结，昭揭日月殊槃扪，譬如管辂论天象，但以区落言星辰。至于阴阳呼召可会不可说，默而成者存其人。学问要当贵适用，岂以畛域[⑤]生区分。君不见三角八线传自利玛窦，仁庙研究穷朝昏，圣人门户之见何尝存。

论看法[⑥]

望、闻、问、切，名曰四诊，人皆知之。夫诊者，审也。审察病情，必四者相合，而可断其虚实寒热之何因也。然望者，不仅望其面色也，五官须髪并宜审也，而舌本、苔色，尤为至要，此古人未发之奥。王氏《准绳》、张氏《医通》、叶氏《温热论》诸书，皆须熟玩。更有诸书所未言者，淡白舌苔亦有热证，黄厚满苔亦有寒证，舌绛无津亦有痰证，当以脉证、便溺参勘自得。若灯下看黄苔，每成白色，谚云灯下黄金似白银是也。白苔啖酸物能染为黑，均不可不知。至于危难大证，虽吐出之痰血，接出之便溺，亦当令病家取至庭中，望其色而审之，不可嫌秽，庶无讹传误听之弊也。治小儿则审三关为要。

注白苔食橄榄即黑，食枇杷即黄，此名染苔，抹之即去。

字义有不可执一者。如知字从口，以口能知味也。然望而知之者目也，岂可谓目无所知哉？故闻字虽从耳，而四诊之闻，不专主于听声也。戴麟郊先生《广温疫论》辨证最细，谓疫证必有秽浊之气，鼻观精者，可以闻而知之也。愚谓闻字实有二义，虽非疫证，凡入病室，五官皆宜并用，问答可辨其口气，有痰须询其臭味，榻前虎子[⑦]触鼻可分其寒热，痈疡脓血审气即知其重轻。余如鼾息肠鸣矢气之类，皆当以耳闻者，古人但主乎呼、歌、呻、哭数字，固矣！

问诊之法，最要详细，虽证因错杂，但贵心有权衡，则可审其轻重真伪而折衷于当矣。景岳"十问篇"，人皆服其周匝，而犹未尽善也。如问寒热首二条皆是伤寒，若发热不恶寒者，温病也，纵挟新感风寒而起，先有恶寒，迨一发热，则必不恶寒矣，此伏气温病也。外感风温，热邪首先犯肺，肺主皮毛，热则气张而失清肃之权，腠理反疏，则凛冽恶寒，然多口渴易汗，脉证与伤寒迥异。经云：气盛身寒，得之伤寒；气虚身热，得之伤暑。所谓身寒者，寒邪在表，

① 三坟：相传是古书名。一说是三皇之书。
② 赝（yàn 雁）鼎：指代伪造的东西。赝，假的，伪造的。
③ 姹（chà 诧）女：少女。
④ 棼（fén 汾）：纷乱。
⑤ 畛（zhěn 诊）域：范围、界限。
⑥ 论看法：原缺，据原目录补。
⑦ 虎子：古代器名。此指盛溺的亵器。

虽身热而仍恶寒也。暑为阳邪，发热即恶热，亦有背微恶寒者，曰微，仍不甚恶寒也，况但在背，与周身恶寒迥别，可不细问哉？第三条内证发热，亦不可专属阴虚。香岩先生云：或食积，或瘀血，或痰凝气滞，皆能发热，必辨证明白，庶不误治。

问头身第三条阴虚头痛，叶氏云多属阳亢，未可竟补，须兼滋阴降火为治。第四条阳虚头痛，百无一二之证。至于眩运，不可与头重混同立论。如体肥过食厚味醇酒，胃中必有痰饮，随肝火升腾而作晕者。余每[①]用二陈加栀、连、柴、芍、天麻、钩藤而愈者多，虚则加参、术，瘦人胸无阻滞，胃中无痰，可用地黄汤加柏、芍之类。盖此证因痰火者多，长沙治眩，亦以痰饮为先也。头重则属湿者多，火盛者用清凉以降之。经云：邪之所在，皆为不足。上气不足，脑为之不满，耳为之苦鸣。是言邪乘虚客之，非竟言虚也。景岳于二证皆主上虚清阳不升，亦百中一二耳。

刊头项脊背腰膂臂腿诸疼，有内伤外感之别。内伤多虚，亦属气不宣行；外感多实，总由客邪阻气。李晋恒别驾谓督是一身总气管，知此可悟其治法矣。

问便云：中气不足，溲便为之变。不可因溺黄而谓之火，强逼枯汁以毙人。叶氏谓妄用通利，则逼枯汁，如养阴清热，何至逼枯？若经言变者，非云小溲黄赤也，统指二便异于常时也。小溲或不禁，或淋漓短少频数，或清而多，大便或滑泄，或燥结，皆异于平日之调和，故谓之变。况劳倦、焦思、泻痢、酒色为虚火，若暑热下痢、小溲淋痛乃邪火，当分别而治，不可云无火，而用温补以误人。经言：邪之所在，皆为不足。因不足而邪客之为病，后人脱却上文"邪之所在"句，竟言虚而用补，谬矣！大便亦要调和，若愈固者，乃燥结也，当濡养为主。或固结在老年，防有噎膈之患，不可云弥固弥良。愚谓大便固结，必胸腹舒泰，饮食能安，圊不努挣者，始为可喜。溏而频解，解而腹中始快者，此《内经》所云得后与气，则快然而衰也，非痰饮内阻，则气郁不宣。即泄泻在温热暑疫诸病，正是邪之去路，故不可一闻溏泻，辄以为虚寒，而妄投温补止涩也。须问其解之热与不热，色之正与不正？必不觉其热，而稀溏色正者，始可断为中气不足也。更有痢疽痘疹将发，而吐泻先作者，前辈皆不说明，故详赘之。

问饮食，谓得食稍安者，必是虚证，未尽然也。痰火证、虫证，皆得食稍安，而痰火证更有初服温补极相安者。其中消善食属于火者，是实证矣。亦有火盛反不能食者，胃热不杀谷也。更有阴液久耗，胃阳陡越之除中证，能食善饥，俨如消证，但脉必虚大，按之细软无神，纵与大剂填阴，亦不救也。虽不多见，不可不知。至于热证喜饮，寒证恶饮，人皆知之，而热证夹湿夹痰者，亦不喜饮，或喜沸饮，皆不可误指为寒也。喜饮而不多者，古人但以为阴虚，而不知亦有挟痰饮者。

问胸，叶氏云胸腹胀满，固不可补，不知饥饱，似胀非胀，是浊气不清，但当理滞气，不宜骤用参、术，补住浊气，而为胀满。经云：浊气不降[②]，则生䐜胀。即宜补者，须分气血。虚而兼滞者，疏补宜兼。俗云虚不受补者，未知疏补兼行之法耳！愚谓胸次如天，天空则生气流行不息。然虚痞可补之证，间亦有之，气虚者宜温补，阴虚者宜滋填。若痰饮凝聚、饮食停滞及温热疫证邪踞募原者，皆宜开泄为先，不但补药忌投，即凉润之品亦在所禁。恐病人言之未确，医者必手按其胸腹，有无坚硬拒按，始可断其邪之聚散，最为诊要。更有内痈

① 每：原作"初"，据石印本、手校本改。

② 不降：《素问·阴阳应象大论篇》作"在上"。

一证，尤当留意。

问聋，此证在伤寒为邪传少阳，在久病为精脱。景岳颟顸[1]而论，大是误人。且考古更有耳聋治肺之法。一瓢先生云：金之结穴在耳中，名曰笼葱，专主乎听。故热证耳聋，皆为金受火烁，治当清肺，不可泥定少阳一经，而再以小柴胡汤益其病也。

刊友人沈君辛甫，患温耳聋，四明医人胡士扬用柴胡药多剂，耳聋日甚。胡谓进则病进，径投补剂，后服清解病愈，而聋成锢疾。是肺络之热，为补药壅塞，竟无出路也。然景岳书之贻误于后世，此犹其小者已。

问渴，有喜热饮为中寒水亏。叶氏云：水亏则内热，岂有中寒之理？凡喜热饮，皆郁滞不通畅，故得热则快，得冷则遏，并非水亏也。若水涸精亏者宜滋阴，反用热药，是杀之也。

刊渴喜热饮，渴不多饮，温热证多有之，皆属痰饮阻遏气机。景岳书偏尚温补，世多尚之。叶天士先生《景岳发挥》、尤在泾《医学读书记》、章虚谷《医门棒喝》皆力辨其非，学者不可不读也。

女子病首须问带。盖带者，女子生而即有，故越人作女科，称带下医也。下多即为病矣。十二岁以外者，问其月事行否？未行而肤色淖泽者，虽逾笄不为病。设肤色憔悴，人不长成，是劳损也。已行之女与妇人，则询其汛之迟速，血之紫淡，虽患外感，亦当问明姅[2]期远近，然后审证用药，庶无碍血伤胎之患。盖姅期有禁用之药，胎孕有难凭之脉也。产后则恶露之多少，腹块之有无，首宜究诘。然胎产诸证，笔难尽罄，总宜审问详明，处方灵活，不可稍有执滞，庶不误人。

校天地生机，皆在灵空，女子之象，离中虚也，故能孕育，若脂满胞中者，不能有妊，此理之常也。况胎元初结，月事即停，气有余为火，血有余为水，火盛搏水则成痰，呕吐肿满诸病，由此而生，补药最宜慎用。古云胎前无滞，产后无虚是已。然有极虚之妇，受胎后即须培补，始能长养者，分娩时必须峻补，始能诞育者。既产之后，血气必虚矣。丹溪先生垂大补气血之训，而竟不尽然者，以张景岳之偏尚温补，犹知其非，可见治胎产病之难也。且一人有一人之胎气，荆人[3]举六子，皆二百七十六日而生，庆儿、双儿、琳儿并殇，龙儿、华儿、如儿佥无夭相，是儿体之坚脆，不必在胎日数之多寡分也。故七、八个月生者亦育，十余月生者亦有不育。管[4]见同胞数人，鬓肤悉白皙如羊者，断非均于社日[5]受孕，殆亦胎气使然耳！又周缝人妻患经阻，而腹胀渐甚，诸药无效，年余如抱瓮、如铁石矣。日夜呻吟，欲其夫以槌击腹，若擂鼓然，始觉稍舒，最后求老医浦沛霖先生治之。浦诊视良久，细诘病情，曰实不相欺，愧未识其病也，容我归去讨究书籍，再为汝治。数日后果来复诊，服药仍不应。缝人终日槌妻之腹，不能成衣。医药力竭，遂听之待死而已。至两年余，忽举一子，而胀病如失，其子甚短小，取名关保，余常见之，至十余岁而夭。胎孕之奇有如是者，诚非笔所能罄也。

刊姅期有禁用之药，世俗惟知禁用寒剂，而不知血分有火，或营分伏暑者，不但禁用热药，即温动之品亦禁，宜寒宜凉，对证者并不禁也。第必取其有流利之性，而无凝滞之偏者为良药耳！粗工泥于经产之禁，而不详审证因，且古书每于方后注云，

---

① 颟（mān 满）顸（hān 酣）：糊涂，不明事理。

② 姅（bàn 半）：谓女子月事。

③ 荆人：旧时对人称自己妻子的谦词。

④ 管：手校本、石印本均作“尝”。

⑤ 社日：古时春、秋两次祭祀土神的日子，一般在立春、立秋后第五个戊日。

妇人加当归，不知变通者，遂胶柱以鼓瑟。徐月岩令正，年逾四旬，暮春患痰嗽发热，医者询知病当汛后，于荆防发散中加当归、姜、枣为方。服三剂，血随痰溢，口舌起疱如紫蒲桃者八颗，下唇右角肿凸如拇指大，色如黑枣，咽疼碍饮，或云瓜瓤瘟，或云蒲桃瘟，或云蝳瑁瘟，或云捻颈瘟，或云翻唇疔，医皆望而却走。月岩追忆乙巳之病，案载《续编》。浼[①] 余往视。口秽喷人，颊腭如漆，舌紫而苔色如靛，臂斑或黑或蓝，溲若沸油，渴呃多汗，脉形细涩，数夜无眠，此乃阴分素亏，热伏营分，气机郁结，痰阻上焦。询其胸背，斑已遍身，幸而血溢汗多，毒邪犹有出路，故不昏陷，尚可望生。令取锡类散吹喉，并以童便、藕汁、梨汁频灌，随用元参、丹参、紫草、花粉、银花、栀子、鲜斛、大青、竹茹、枇杷叶、夏枯草、蔷薇根、海蛇，煎调神犀丹。两剂后舌本转赤，苔色见黄；四剂后血止咽松，脉转弦数；六剂便行而口秽始减，疱平而唇肿亦消；八剂嗽平而苔退脉柔，斑回而痕如黑漆，始改轻清善后径愈。又内子[②] 月事素调，春仲患上龈右痛不肿，痛连额角，鼻亦右塞，目中出火，齿缝流血，苔黄滑而不渴，痛甚则肢冷面赤，口涎大流，胸次不舒，便坚溲热，脉至缓滑，汛事逾期不至，亦是热伏营分，痰阻气机也。以小陷胸加元参、紫菀、菖蒲、竹茹、枳实、旋覆花，煎调神犀丹，四服便行经至而瘳。聊附二案，以见大意。又张氏妇年五十岁，自季夏患呕吐，渐难饮食，食必膈痛，倾囊而出，夹以痰水，多药罔效，至孟冬，汛愆一度，以后仍行而痛吐不已，人渐萎顿不能起榻，大便甚艰，咸谓噎膈已成，迨初春，胎堕而病若失。盖其年逾七七，天癸未绝，既未停经而患痛吐，初不料为恶阻也。古云：宁治十男子，莫治一妇人。其以此夫！胎前最忌渗利，无湿者虽茯苓亦须避之。室女服药，禁用虎骨，恐初娩时交骨难开也。相传人之胚胎，鼻先受形，而泰西书云：胚胎三十日，具有眼膜，六十日始有耳鼻。余按《佩觿集》吉凶形兆谓之眹，眹字从目，所云眼模，正眹兆之初萌也。其言颇有理，惟婴儿倒植在腹之说，恐未必尽然耳。

又沛翁令郎上林先生，世其业。忆嘉庆己卯春，先府君病温，而大便自利，诸医皆宗陶氏伤寒书者，悉用柴、葛升提下陷之邪，屡服不应，或云漏底证，渐进温补，病日以剧，将治木[③] 矣。父执翁七丈，荐上林先生来视，其年甚少，诊毕曰：温证也，殆误认伤寒而多服温燥之药耶！幸而自利不止，热势尚有出路，否则早成灰烬矣，安有今日乎？即用大剂犀角、石膏、银花、花粉、鲜生地、麦冬等药，嘱煎三大碗，置于榻前，频频灌之，药未煎成之际，令先笮[④] 青蔗浆恣饮之。诸亲长见方，相顾莫敢决，幸内有先慈主持，外仗金履思丈力排众议，遂煎其药，如法灌之，一周时始竣，病即起色，因以渐愈。时雄年甫十二，聆浦言而心识之。逾二载，府君捐馆，雄糊口远游，闻上林先生以善用清凉，为众口所烁，乃从事于景岳而以温补称，枉道徇人，惜哉！

切脉列于四诊之末者，以脉之名目有限，而病之证候无穷也，证既不可以脉该[⑤]，故先以可见可闻者而审之，然后切脉之情，合证之形，四诊相合，病无遁情。设有不符，必有其故，或从或舍，自有机宜，神而明之，存乎其人。

校上论看法。此先大父遗稿，随其意之所到而笔之，不分门类，故曰随笔。先府君辑注未竟，亦遽弃养，升于医学未尝深

---

① 浼（měi 每）：请托；央求。
② 内子：即妻子。古时人之妻、己之妻都可称为内子。
③ 治木：木，指棺木。治木，指行将死亡。
④ 笮（zé 责）：压榨。
⑤ 该：通"赅"。

究，是以不敢补注，敬为诠次，缮成清本，以待镌云。嘉庆二十一年端阳后二日，孙升谨校。

刊《全体新论》云：凡人一呼一吸，合为一息，以人身本热，呼者，吐炭气也，吸者，接天地之生气也。故屏息少顷，即怫郁不安，必长嘘乃定。人身百脉，应血而动，以时表较之，每一昝昵[①]，平人呼吸十八息，脉七十至或七十五至，孩提之年有百三十至者，老人有六十至或五十至者，妇女比男子约多十至。女人之脉数于男子，余亦云然。若以一人而论，企[②] 坐行卧，脉即不同，企比坐时快七八至，坐比卧时快三四至。他如饱快于饥，日快于夜，此言平人也，阴虚者夜数于日。顾亦随时变更耳。如行动惊恐酒醉之后，更无定至，此遍体皆然，不独手足颈前始名为脉，但他处脉管有肉护藏，不易按摩，故但切于手足颈前也。今则独切手脉，以手脉之下有骨乘垫，可以重抑轻按，可以对面望问，且伸缩便捷，左宜右有，取乎诊察之便耳。江笔花云：切脉一道，不过辨其浮沉以定表里，迟数以分寒热，强弱以判虚实，其他则胸中了了，指下难明。且时大时小，忽浮忽沉，六脉亦难定准，故医家谓据脉定证，是欺人之论也。雄按《内经》云：形肉已脱，九候虽调犹死。夫至形肉已脱，九候尚调，则其形肉未脱之先，脉之平和更可知矣，即《难经》所云：气口脉平而死者，生气绝于内也。此人病脉不病，不可据脉以断证也。然脉病人不病，握臂可知其死期者，余于陈铁桥学士、汪少海司马皆验之矣。惟沈悦亭茂才次女，无病而见疾如风雨之脉，断其半年必死。后年余，诊脉乃八至，今归于范氏半年矣。今年冬初，始病剧而卒。脉之可凭不可凭者如此。然毕竟可凭处多，不过微妙难言，变化不易测耳！曾王父一言以蔽之曰，神而明之，学者其可不尽心乎！雄幼而失怙，未尝学问，为继先人志，专攻轩岐之术，虽泛览群书，而实折衷于此。其所以迟之又久而不即梓行者，非敢怠也，意欲补列诸证，详加阐发，奈限于学识，困于奔走，因循至今，不遑缵述。然驹光过隙[③]，惧或失传，读先舅氏弁言，辄为汗下，敬节其衣食之资，间附以穴阫[④] 之见，授诸梨枣，用质通方，举一反三，莫云未备。咸丰二年壬子元旦曾孙士雄谨刊。

往岁俞博泉令弟东池之女，汛事如常，忽于三月中旬，陡然血溢，镇海汪某与大剂温补药数剂，血虽止而气逆身热，褚某改用滋填药不效。沈某谓为温感，连服清解亦不应。邀余视之，形色已夺，喘汗便溏，脉数无伦，痰多食少，身热时作，彻夜无眠，曰：急劳也，不可以夏。病家暨诸医佥云：平素无病，纵使成劳，定可望延，万或不救，亦须百日为期，何遽不可夏乎？余曰：《千金翼》炙甘草汤下，明言危急者十一日死。夫上损至胃，下损及脾，损及三脏，至速亦须百日，惟病情未露之先，人自不觉其内损，故一旦卒发，遂危急而不可救药也。然其病发之前，脉必有征，所谓脉病人不病之行尸，即病情未露之称耳。病家不信，复招汪某治之，亦以为血止受感，进药三剂而殒，果立夏前一日也。前年冬，沈焕章令郎患恙，医作冬温治，数日后忽形脱神散，其居停吴君曲城拉余往视，脉色皆夺，略无感象，曰急劳也，危期在十一朝乎！已而果然。此虽一时偶中，然急劳证余案中屡载，而《千金翼》所言，人犹疑之，谓虚劳无旬余之证，殆未以行尸之说互参耳！门人问及此条，适兹刊将竟，乃附识之。亦有但凭一

---

① 昝昵：即一分钟。为外文 minute 的音译。

② 企：踮起脚跟。

③ 驹光过隙：比喻光阴流逝的迅速。驹光，光阴。

④ 穴阫（pēi 胚）：阫，墙也。穴阫，犹如一管之见。

脉，不察病情，因而绝人长命者，尤难缕述。噫！循名而不责实，误尽天下苍生，医其一事也。良可痛哭已！旃蒙[①] 单阏[②] 上元[③]日士雄补笔。

（蔡定芳曾参与《重庆堂随笔》一书的部分校注）

① 旃（zhān 毡）蒙：十干中乙的别称，用以纪年。

② 单（chán 蝉）阏（yān 烟）：十二支中卯的别称，用以纪年。

③ 上元：节日名。旧以阴历正月十五日为上元节。

女科辑要按

清·沈尧封　辑
清·王孟英　参

尧封沈氏所著《医经读》《伤寒论读》,简明切当,允为善本。尚有《女科辑要》一书,世罕传本,原稿为余外舅徐虹桥先生补注珍藏。先生早归道山[1],余受室后得见其书,颇多入理深谈,发前人所未发者。今年杨素园明府闻有此稿,命为借抄,余谓妇兄友珊曰:君子之孝也,亦务其大者远者而已,宝守遗编,莫若传诸不朽。友珊许焉。爰不揣鄙佇[2],稍加参订而公诸世云。

道光庚戌仲冬棘人[3] 王士雄书于潜斋

① 归道山:道山,传说中的仙山,旧时因称人死为"归道山"。
② 佇(gēng 庚):困也,弱也。鄙佇,乃自谦之词。
③ 棘人:谓急于哀戚之人也。旧时遭父母丧者,自称"棘人"。

目　次

卷　上

沈尧封先生　辑
婿王士雄孟英　参
钱塘后学徐政杰蔼辉补注
男之藩友珊　校

经　水

《素问》:女子七岁肾气盛,齿更发长,二七而天癸至,任脉通,太冲脉盛,月事以时下。

沈按:天癸是女精,由任脉而来;月事是经血,由太冲而来。经言二七而天癸至,缘任脉通,斯时太冲脉盛,月事亦以时下,一顺言之,一逆言之耳。故月事不调、不来及崩,是血病,咎在冲脉,冲脉隶阳明;带下是精病,咎在任脉,任脉隶少阴。盖身前中央一条是任脉,背后脊里一条是督脉,皆起于前后两阴之交会阴穴,《难经》明晰,《灵》、《素》传误。带脉起于季胁,似束带状。人精藏于肾,肾系于腰背,精欲下泄,必由带脉而前,然后从任脉而下,故经言任脉为病,女子带下。

雄按:俞东扶云:经言男子二八而肾气盛,天癸至,精气溢泻。若天癸即月水,丈夫有之乎?盖男女皆有精,《易》谓男女构精可据。然指天癸为精亦不妥,天癸为精,不当又云精气溢泻矣。后贤讲受孕之道,有阳精阴血先至后冲等说亦谬。夫男女交接,曾见女人有血出耶?交接出血是病,岂能裹精及为精所裹哉?大约两情欢畅,百脉齐到,天癸与男女之精偕至,斯入任脉而成胎耳。男胎女胎,则由夫妇之天癸有强弱盈虚之不同也。吾友徐亚枝云:如沈氏说,一若天癸即精者;如俞氏说,一若血与精之外,别有一物所谓天癸者。窃谓天癸者,指肾水本体而言。癸者,水也。肾为水脏,天一生水,故谓肾水为天癸。至,谓至极也,犹言足也。女子二七,男子二八,肾气始盛,而肾水乃足。盖人身五脏属五行,惟肾生最先,而肾足最迟,肾衰最早,故孩提能悲能喜能怒能思,而绝无欲念。其有情窦早开者,亦在肾气将盛,天癸将至之年。可见肾气未盛,癸水未足,则不生欲念也,迨肾气衰,癸水绝,则欲念自除矣。解此段经文者,当云女子必二七而肾水之本体充足,任脉乃通,太冲之脉始盛,月事因而时下矣。夫前阴二窍,溺之由水窍者无论矣,其由精窍者,皆原于天癸者也。月水虽从冲脉下,谓为天癸之常可也;泄精成孕,是任脉之施受,谓为天癸之能可也;带下乃任脉之失担任,谓为天癸之病可也。然则称月水为天癸,似亦无不可也。前贤解此,皆重读上二字而略下一字,惟将至字当作来字看,遂至议论纷纭耳。

王冰曰:男以气运,故阳气应日而一举;女以血满,故阴血从月而一下。

月事不调

《素问》:天地温和,则经水安静;天寒地冻,则经水凝泣;天暑地热,则经水沸溢;卒风暴起,则经水波涌而陇起。

褚澄曰:女子天癸既至,逾十年,无男子合,则不调;未逾十年,思男子合,亦不调。不调则旧血不出,新血误行,或渍而入骨,或变而为肿,或虽合而难子。合多则沥枯虚人,产乳众则血枯杀人。

雄按:此论甚不尽然,存其意可也。惟产乳众而血枯卒死者颇多。然吾乡吴酝香大令之[①]夫人,半产三次不计外,凡生十男四女,并已长成,而夫人年逾五旬,精力不衰,犹能操家政,而抚驭群下也。

方约之云:妇人不得自专,每多忿怒,气结则血亦结。

雄按:此至言也。气为血帅,故调经必先理气,然理气不可徒以香燥也。盖郁怒为情志之火,频服香燥,则营阴愈耗矣。

赵养葵云:经水不及期而来者,有火也,宜六味丸滋水;如不及期而来多者,加白芍、柴胡、海螵蛸;如半月或十日而来,且绵延不止者,属气虚,宜补中汤;如过期而来者,火衰也,六味加艾叶;如脉迟而色淡者,加桂。此其大略也。其间有不及期而无火者,有过期而有火者,不可拘于一定,当察脉视禀,滋水为主,随证加减。

雄按:妇人之病,虽以调经为先,第人禀不同,亦如其面。有终身月汛不齐而善于生育者,有经期极准而竟不受孕者。雄于女科阅历多年,见闻不少,始知古人之论不可尽泥,无妄[②]之药不可妄施[③]也。

辨色及痛

赵养葵曰:冲任藏经系胞,又恃一点命门之火为之主宰。火旺则红,火衰则淡,火太旺则紫,火太衰则白,所以滋水更当养火。甚有干枯不通者,虽曰火盛之极,亦不宜以苦寒之药降火,只宜大补其水,从天一之源以养之使满。又曰:紫与黑色者多属火旺,亦有虚寒而黑色者,不可不察。若淡白则无火[④]矣。

沈按:王宇泰以寒则凝,既行而紫黑,定非寒证,然投热药取效,十中尝见一二。色白无火,亦属近理,然间有不宜补火者,尝见元和一妇,经水过期十日方至,色淡,稳婆据此投肉桂药数剂,经水过多,遍身发黄,不能饮食,身热脉数,竟成危候。此是丹溪所谓经水淡白属气虚一证。要之临证时,须细察脉象,复参旁证,方识虚实寒热。倘有疑似证中有两证者,先用其轻剂。如色淡一证,先用补气法,不效再投补火,庶无差误,录叶氏辨证于下:

叶氏曰:血黑属热,此其常也。亦有风寒外乘者,十中尝见一二。盖寒主收引,小腹必常冷痛,经行时或手足厥冷,唇青面白,尺脉迟或微[⑤]而虚,或大而无力。热则尺脉洪数,或实有力。参之脉证为的。

雄按:色淡竟有属热者,古人从未道及,须以脉证互勘自得,但不可作实热论而泻以苦寒也。更有奇者,方氏妇产后经色渐淡,数年后竟无赤色,且亦结块,平时亦无带下,人日尪羸,余诊之脉软数,口苦,而时有寒热,与青蒿、白薇、黄柏、柴胡、当归、鳖甲、龟板、芍药、乌鲗、枸杞、地骨皮等药出入为方,服百剂而愈。此仅见之证矣。

滑伯仁曰:经前脐腹绞痛,寒热交作,

① 之:重庆堂本、维扬宏文斋本均作"徐"。

② 无妄:不可预期的。

③ 施:重庆堂本、维扬宏文斋本、潜斋医书八种本均作"试"。

④ 火:重庆堂本、维扬宏文斋本、潜斋医书八种本此下均有"明"字。

⑤ 或微:原缺,据重庆堂本、维扬宏文斋本、潜斋医书八种本补。

下如黑豆汁，两尺脉涩，余皆弦急。此寒湿搏于冲任，寒湿生浊，下如豆汁，与血交争故痛，宜辛散、苦温血药。

杰按：辛散血药是川芎之类，苦温血药是艾叶之类。

李氏曰：经水带黄混浊者，湿痰也。

丹溪曰：经将行而痛者，气之滞也，用香附、青皮、桃仁、黄连。或用抑气散、四物加胡索、丹皮、条芩。又曰：经将来腹中阵痛乍作乍止者，血热气实也，四物加川连、丹皮。

杰按：抑气散出严氏，系香附四两，陈皮一两，茯神、炙甘草两半也。为末，每服二钱。治妇人气盛于血，变生诸证，头晕膈满，取《内经》高者抑之之义。汪昂谓是方和平可用，若补血以平阳火，亦正治也。

又经后作痛者，气血俱虚也，宜八珍汤。

又成块者，气之凝也。

沈按：经前腹痛，必有所滞，气滞脉必沉，寒滞脉必紧，湿滞脉必濡，兼寒兼热当参旁证。至若风邪由下部而入于脉中，亦能作痛，其脉乍大乍小，有时陇起，叶氏用防风、荆芥、桔梗、甘草，虚者加人参，各一钱，焙黑，取其入血分，研末酒送，神效。

又按：经前后俱痛，病多由肝经，而其中更有不同。脉弦细者是木气之郁，宜逍遥散及川楝、小茴、橘核之类；脉大者是肝风内动；体发红块者是肝阳外越，俱宜温润。戴礼亭室人，向患经前后腹痛，连及右足，体发红块，脉大，右关尺尤甚。己卯秋，予作肝风内动治，用生地四钱，炒枸杞一钱，细石斛二钱，杜仲二钱，干淡苁蓉一钱，麦冬一钱，牛膝一钱，归身一钱五分，炒白芍一钱，服之痛止。后于经前后数剂，经来甚适，不服即痛，因作丸服。此方屡用有验。

经来声哑证。荀恒大兄长女，嫁斜塘倪姓，早寡，体气虚弱，每逢月事，声音必哑，予用天冬、地黄、苁蓉、归身等药，病益甚，张口指画，毫无一字可辨，即于此方加细辛少许，以通少阴之络。药才入口，其声即出，十余剂后，桂附八味丸调理，永不发。

《撮要》：经后目暗，属血虚。

汪石山曰：经行泄泻，属脾虚多湿，宜参苓白术散。

雄按：亦有肝木侮土者。

缪氏云：经行白带，属阳虚下陷，用参、术助阳之药。

雄按：亦有郁火内盛者。

月事不来

《素问》：二阳之病发心脾，有不得隐曲，女子不月，其传为风消，其传为息奔者死不治。

沈按：二阳，指阳明经言，不指脏腑言。二阳之病发心脾者，阳明为多血之经，血乃水谷之精气，藉心火煅炼而成。忧愁思虑伤心，困及其子，不嗜饮食，血无以资生，阳明病矣。经云：前阴总宗筋之所会，会于气街而阳明为之长，故阳明病，则阳事衰而不得隐曲也；太冲为血海，并阳明之经而行，故阳明病，则冲脉衰而女子不月也。

雄按：经水固以行月[①]为常，然阴虚者多火，经每先期，阴愈虚，行愈速，甚至旬日半月而一行。更有血已无多而犹每月竭蹶一行者，其涸也可立而待也。若血虽虚而火不甚炽，汛必愆期，此含蓄有权，虽停止一二年，或竟断绝不行，但其脉不甚数者，正合坤主吝啬之道，皆可无虑。昧者不知此理，而但凭月事以分病之轻重，闻其不行，辄欲通之，竭泽而渔，不仁甚矣。

① 行月：重庆堂本、维扬宏文斋本、潜斋医书八种本均作“月行”。

《金匮》云：妇人病因[①] 虚积冷结气，经水断绝。

张景岳云：经闭有血隔血枯不同。隔者病发于暂，通之则愈；枯者其来也渐，补养乃充。

沈按：《金匮》三证，积冷、结气，有血不行也，景岳谓之血隔。积冷宜肉桂大辛热之药导血下行，后用养荣之药调之；气结宜宣，如逍遥散或香附、乌药行气之品宣之。虚者，无血可行也，景岳谓之血枯，宜补。赵养葵补水、补火、补中气三法最为扼要。

雄按：补水勿泥于六味，补火勿泥于八味，补中气勿泥于归脾。

寇宗奭曰：童年情窦早开，积想在心，月水先闭，盖忧愁思虑则伤心，心伤则血耗竭，故经水闭也。火既受病，不能荣养其子，故不嗜食；脾既虚则金气亏，故发嗽；嗽既作则水气竭，故四肢干；木气不充，故多怒，发鬓焦，筋痿。五脏以次传遍，故卒不死，然终死也。比于诸劳，最为难治。

沈按：此条亦以《金匮》虚字内分出，实有是证。但此证所愿不得，相火必炽，非补水无以制之，六味地黄汤补阴泻阳，固是妙法，然脾虚食减，倘嫌地黄泥膈，炒枯可也，不然以女贞易之，顾名思义，并泻相火。

雄按：此证最难治，六味碍脾，归脾助火，惟薛一瓢滋营养液膏加小麦、大枣、远志，庶几合法，一瓢又有心脾双补丸，亦可酌用。

娄全善曰：经闭有污血凝滞胞门一证。罗谦甫血极膏：一味大黄为末，醋熬成膏，服之利一二行，经血自下，是妇人之仙药也。

朱丹溪曰：肥人痰塞胞门，宜厚朴二陈汤。

沈按：《金匮》论经闭有冷无热，非阙文也。盖天暑地热，则经水沸溢，岂反有凝泣不来之理？洁古、东垣降心火、泻三焦之说不可尽信，即骨蒸内热，亦属阴亏，非同实火之可寒而愈也。

雄按：王子亨《全生指迷方》地黄煎，以生地汁八两熬耗一半，内大黄末一两同熬，候可丸如梧子大，熟水下五粒，未效加至十粒。治女子气竭伤肝，月事不来，病名血枯。盖瘀血不去，则新血日枯也。即《内经》乌鲗丸、仲圣大黄蛰虫丸之义耳。后人但知彼血枯为血虚，而不知血得热则瘀，反用温补，岂能愈此血枯之病？尧封亦为此论，毋乃欠考。

淋漓不断一名经漏

陈良甫云：或因气虚不能摄血，或因经行而合，阴阳外邪客于胞内。

雄按：亦有因血热而不循其常度者。

月事异常

经云：七七而天癸竭。有年过五旬经行不止者，许叔微主血有余不可止，宜当归散；《产宝》主劳伤过度，喜怒不时；李时珍作败血论。三说不同，当参脉证。

李时珍曰：月事一月一行，其常也；或先或后，或通或塞，其病也。有行期只吐血衄血，或眼耳出血，是谓倒经；有三月一行，是谓居经；有一年一行，是谓避年；有一生不行而受胎者，是谓暗经；有[②] 受胎后月月行经而产子者，是谓胎盛，俗名胎垢；有受胎数月血忽大下而胎不陨者，是谓漏胎。此虽以气血有余不足言，而亦异常矣。

雄按：有未及二七之年而经水已行者，有年逾花甲而月事不绝者，有无病而偶停数月者，有壮年而汛即断者，有带下过甚而经不行者，有数年而一行者，有产后自乳而

① 因：原作"血"，据《金匮要略》原文及重庆堂本、维扬宏文斋本改。

② 有：原作"又"，据重庆堂本、维扬宏文斋本改。

仍按月行经者，有一产而停经一二年者。秉赋不齐，不可以常理概也。

血崩血大至曰崩，此是急病

《素问》：阴虚阳搏谓之崩。许叔微云：经云天暑地热，经水沸溢。又云阴虚者尺脉虚浮，阳搏者寸脉弦急，是为阴血不足，阳邪有余，故为失血内崩，宜奇效四物汤，或四物加黄连。

奇效四物汤

当归酒洗　川芎　白芍炒　熟地黄以上为四物　阿胶　艾叶　黄芩炒。各一钱

又云：女人因气不先理，然后血脉不顺，生崩带诸证。香附是妇人仙药，醋炒为末，久服为佳，每服二钱，清米饮调下。徐朝奉内人遍药不效，服此获安。

杰按：叔微“理气”二字，专主怒气郁气伤肝，故用香附理气以和肝，慎不可用破气药。

薛立斋云：肝经风热，或怒动肝火，俱宜加味逍遥散。

加味逍遥散

当归　白芍　柴胡　甘草　茯苓　白术　丹皮　黑栀　加薄荷、姜、枣煎。

李太素曰：崩宜理气、降火、升提。

《金匮》云：寸口脉微而缓，微者卫气疏，疏则其肤空；缓者胃弱不实，则谷消而水化。谷入于胃，脉道乃行；水入于经，其血乃成。营盛则其肤必疏，三焦绝经，名曰血崩。

赵养葵曰：气为阳主升，血为阴主降。阳有余则升者胜，血出上窍；阳不足则降者胜，血出下窍。气虚者面色必白，尺脉虚大。

东垣云：下血证，须用四君子补气药收功。

又云：人伤饮食，医多妄下，清气下陷，浊气不降，乃生䐜胀，所以胃脘之阳不能升举，其气陷下致崩，宜补中汤。

丹溪云：有涎郁胸中，清气不升，故经脉壅遏而降下，非开涎不足以行气，非气升则血不能归隧道。其证或腹满如孕；或脐腹疠痛；或血结成片；或血出则快，止则闷；或脐上动。治宜开结痰，行滞气，消污血。

沈按：冲为血海，并阳明之经而行，故东垣、丹溪皆主胃脘之阳不升，顾其病源各异，李曰妄下，朱云痰郁。有腹满如孕，血出反快，止反闷等证可认，妄下则无有也，非问不得。

戴元礼曰：血大至曰崩，或清或浊，或纯下紫血，势不可止。有崩甚腹痛，人多疑恶血未尽，又见血色紫黑，愈信为恶血，不敢止截。凡血之为患，欲出未出之际，停在腹中，即成紫血。以紫血为不可留，又安知紫血之不为虚寒乎？瘀而腹痛，血行则痛止；崩而腹痛，血止则痛止。芎归汤加姜、附，止其血而痛自止。

薛立斋云：有妇患崩，过服寒药，脾胃久虚，中病未已，寒病复起，烦渴引饮，粒米不进，昏愦时作，脉洪大按之微弱，此无根之火，内虚寒而外假热也，十全大补加附子。崩减，日服八味丸而愈。又有久患崩，服四物汤凉血剂，或作或止，有主降火；加腹痛，手足厥冷，此脾胃虚寒所致，先用附子理中汤，次用济生归脾、补中益气二汤，崩顿止，若泥痛无补法则误矣。

沈按：崩证热多寒少，若血大至色赤者，是热非寒；倘色紫黑者，出络而凝，其中有阳虚一证。经云阳气者，卫外而为固也。营行脉中，卫行脉外，脉外之阳虚失于护卫，则脉中之营血漏泄，既出络脉，凝而不流，渐渐变紫变黑，然必须少腹恶寒，方可投温。

崩证极验方

地榆二钱　生地四钱　白芍三钱，生　川连五分　黄芩一钱五分　甘草八分，炒　莲须一钱

丹皮钱半 黑栀一钱 牡蛎二钱，生 水煎服。

一妇日服人参、阿胶，血不止，投此即效。因伊带多，偶以苦参易芩，血复至，用芩即止，去莲血又至，加莲即止。

一妇患崩月余，余诊时大崩发晕几脱，是方加人参一钱，服之即定，十剂而安。

一妇患此，年逾五旬，投人参、阿胶不效，一日用黄连五分，甚不相安。一医云：是气病，用酒炒香附、归、芍、丹皮、黄芩、牡蛎、枣仁、黑荆芥各二钱，郁金一钱五分，橘皮一钱，上沉香磨冲三分，柴胡五分，棕榈灰八分，煎服，一剂崩止。除去柴胡、棕榈、荆芥，数剂食进。后加白术为散，服之作胀，减去即安。

一崩证少腹恶寒，用桂附八味丸收全效。

雄按：经漏崩淋并由精窍出，惟溺血从溺窍而下，妇女虽自知，然赧[1]于细述，医者不知分别，往往误治。更有因病汛愆，而冲脉之血改从大肠而下者，人亦但知为便血也，临证均须细审。

带下与男子遗浊同治

《素问》：任脉为病，男子内结七疝，女子带下瘕聚。

又曰：脾传之肾，名曰疝瘕，小肠冤结而痛，出白，名曰蛊。

又曰：少腹冤热，溲出白液。

又曰：思想无穷，所愿不得，意淫于外，入房太甚，发为白淫。

沈按：带下有主风冷入于脬络者，巢元方、孙思邈、严用和、杨仁斋、娄全善诸人是也；有主湿热者，刘河间、张洁古、张戴人、罗周彦诸人是也；有主脾虚气虚者，赵养葵、薛立斋诸人是也；有主湿痰者，朱丹溪是也；有主脾肾虚者，张景岳、薛新甫是也；又有主木郁地中者，方约之、缪仲淳是也。其所下之物，严主血不化赤而成，张主血积日久而成，刘主热极则津液溢出。其治法有用大辛热者，有用大苦寒者，有用大攻伐者，有用大填补者。虽立论制方各有意义，然其所下之物，究竟不知为何物。惟丹溪云：妇人带下，与男子梦遗同。显然指着女精言，千古疑窦，一言道破。但精滑一证，所因不同，惜其所制之方，囿于"痰火"二字中耳。由是言之，白带即同白浊，赤带即同赤浊，此皆滑腻如精者。至若状如米泔，或臭水不粘者，此乃脾家之物，气虚下陷使然。高年亦有患此，非精气之病，不可混治。

又按：戴元礼论赤浊云：精者，血之所化，有浊去太多，精化不及，赤未变白，故成赤浊，此虚之甚也。何以知之？有人天癸未至，强力好色，所泄半精半血，若溺不赤，无他热证，纵见赤浊，不可以赤为热，只宜以治白浊法治之。观此则以赤带为热者谬矣。

雄按：带下女子生而即有，津津常润，本非病也。故扁鹊自称带下医，即今所谓女科是矣。《金匮》亦以三十六病隶之带下。但过多则为病，湿热下注者为实，精液不守者为虚。苟体强气旺之人，虽多亦不为害，惟干燥则病甚，盖营津枯涸，即是虚劳。凡汛愆而带盛者，内热逼液而不及化赤也，并带而枯燥全无者，则为干血劳之候矣。汇而观之，精也，液也，痰也，湿也，血也，皆可由任脉下行而为带，然有虚寒、有虚热、有实热三者之分，治遗精亦然，而虚寒证较少。故天士治带，必以黄柏为佐也。

妙香散 治脉小食少，或大便不实者。

龙骨一两 益智仁一两 人参一两 白茯苓五钱 远志五钱，去心 茯神五钱，去木 朱砂二钱五分 炙甘草钱半

为末，每服酌用数钱。

---

[1] 赧（nǎn）：因羞愧而脸红。

地黄饮子去桂附　肾阴不足，肝阳内风鼓动而滑精，其脉弦大者宜之。叶云：天地温和，风涛自息。又云：坎中阳微，下焦失纳。又云：肝为刚脏，不宜刚药，只宜温柔养之。

水制熟地八钱　川石斛一钱五分　石菖蒲一钱　远志肉一钱，炒　巴戟肉一钱　干淡苁蓉一钱　麦冬一钱五分　茯苓一钱半　五味子　萸肉末二味酸药可去

补肾阴清肝阳方　王宇泰云：肾为阴，主藏精，肝为阳，主疏泄，故肾之阴虚，则精不藏，肝之阳强，则气不固。按此方以清芬之品清肝，不以苦寒之药伤气。

藕节一斤　青松叶一斤　侧柏叶一斤
生地八两　玉竹八两　天冬八两　女贞子四两　旱莲草四两，煎膏

八味丸　戴元礼云：有赤白浊人服元兔丹不效，服附子八味丸即愈者，不可不知。按：此即坎中阳微、下焦失纳之意，屡用有效。

雄按：阴虚而兼湿火者，宜六味丸，甚者加黄柏尤妙。

松硫丸　此是方外之方。治赤白浊、赤白带，日久不愈无热证者，其效如神。

松香　硫黄

铁铫[①]内熔化，将醋频频洒上，俟药如饴，移铫置冷处，用冷水濡手，丸如豆大，必须人众方可，否则凝硬难丸，每服一钱。

雄按：此方究宜慎用。

固精丸　选注云：阳虚则无气以制其精，故寐则阳陷而精道不禁，随触随泄，不必梦而遗也，必须提阳固气，乃克有济。

鹿茸一具　鹿角霜分两同茸　韭子一两
五味子五钱　淡干苁蓉一两　茯苓五钱　熟附子五钱　巴戟肉五钱　龙骨五钱　赤石脂五钱，煅

酒糊丸。

温柔涩法　叶氏治白淫。

白龙骨　桑螵蛸　湖莲　芡实　茯苓　金樱子　覆盆子　远志肉　茯神

蜜丸。

赤水玄珠端本丸　治脉大体肥，大便晨泄不爽，湿热遗精，极验。叶云：湿热之病，面色赤亮可证。

苦参二两　黄柏二两　牡蛎一两　蛤粉一两　葛根一两　青蒿一两　白螺蛳壳一两，煅

神曲和丸。

本事方清心丸　戴元礼云：有经络热而滑精者，此方最妙。大智禅师云：腰脊热而遗者，皆热遗也。

黄柏　冰片

盐汤为丸。

杰按：然亦有阴亏之极，致腿足腰脊肝肾部位作热而遗者，又宜填阴固涩以敛虚阳，非可妄投清火，宜详辨脉证。

导赤散　李濒湖曰：一壮年男子梦遗白浊，少腹有气上冲，每日腰热，卯作酉凉。腰热作则手足冷，前阴无气，腰热退则前阴气动，手足温。又旦多下气，暮多噫气，时振，逾旬必遗。脉弦滑而大，偶投涩药，则一夜二遗，遂用此方大剂煎服，遗浊皆止。

生地　木通　甘草梢。

雄按：任脉虚而带下不摄者，往往滋补虽投而不能愈，余以海螵蛸一味为粉，广鱼鳔煮烂，杵丸绿豆大，淡菜汤下，久服无不收功，真妙法也。

求　子

《素问》：女子二七而天癸至，任脉通，太冲脉盛，月事以时下，故有子；七七而任脉虚，太冲脉[②]衰少，天癸竭，地道不通，

① 铫(diào掉)：吊子，一种有柄有流的小烹器。
② 脉：原无，据重庆堂本、维扬宏文斋本、潜斋医书八种本补。

故形坏而无子。

沈按：此求子全赖气血充足，虚衰即无子。故薛立斋云：至要处在审男女尺脉，若右尺脉细或虚大无力，用八味丸；左尺洪大按之无力，用六味丸；两尺俱微细或浮大，用十补丸。此遵《内经》而察脉用方，可谓善矣。然此特言其本体虚而不受胎者也，若本体不虚而不受胎者，必有他病。缪仲淳主风冷乘袭子宫；朱丹溪主冲任伏热；张子和主胸中实痰；丹溪于肥盛妇人主脂膜塞胞；陈良甫于二三十年全不产育者，胞中必有积血，主以荡胞汤。诸贤所论不同，要皆理之所有，宜察脉辨证施治。荡胞汤在《千金》，为妇人求子第一方，孙真人郑重之。

荡胞汤

朴硝　丹皮　当归　大黄　桃仁生用，各三铢　厚朴　桔梗　人参　赤芍　茯苓　桂心　甘草　牛膝　橘皮各二铢　附子六铢　虻虫　水蛭各十枚

上十七味㕮咀，以清酒五升，水五升，合煮取三升，分四服，日三夜一，每服相去三时，更服如前，覆被取微汗，天寒汗不出，着火笼之，必下脓血，务须斟酌下尽，二三服即止。如大闷不堪，可食醋饭冷浆一口即止。然恐去恶不尽，忍之尤妙。

雄按：子不可以强求也，求子之心愈切，而得之愈难。天地无心而成化，乃不期然而然之事，非可以智力为者，惟有病而碍于孕育之人，始可用药以治病，凡无病之人，切勿妄药以求子，弄巧反拙，岂徒无益而已耶。纵使有效而药性皆偏，其子禀之，非夭札即顽悖，余历验不爽。

又按：荡胞汤虽有深意，其药太峻，未可轻用，惟保胎神佑丸善舒气郁，缓消积血，不但为保胎之良药，亦是调经易孕之仙丹，每日七丸，频服甚效。余历用有验，最为稳妙。

又按：世有愚夫愚妇，一无所知，而敏于生育者，此方灵皋所谓此事但宜有人欲而不可有天理也。观于此，则一切求子之法，皆不足凭，况体气不齐，岂容概论！有终身不受孕者，有毕世仅一产者，有一产之后逾十余年而再妊者，有按年而妊者，有娩甫弥月而即妊者，有每妊必骈胎者，且有一产三胎或四胎者。骈胎之胞有合有分，其产也有接踵而下者，有逾日而下者，甚有逾一旬半月而下者。谚云十个孩儿十样生，是以古人有宁医十男子，莫医一妇人之说，因妇人有胎产之千态万状，不可以常理测也。世之习妇科者，不可不究心焉。

又按：古人五种不男曰螺、纹、鼓、角、脉，而人多误解。余谓螺乃骡字之讹，骡形之人，交骨如环，不能开坼，如受孕必以产厄亡。纹则阴窍屈曲，如螺纹之盘旋，碍于交合，俗谓之实女是也。后人不知骡形之异而改为螺，遂以纹之似螺者有[1]混于鼓。鼓者，阴户有皮鞔[2]如鼓，仅有小窍通溺而已。设幼时以铅作铤，逐日纴之，久则自开，尚可以人力为也。角则阴中有物，兴至亦有能举者，名曰二阴人，俗云雌雄人是也。脉则终身不行经者，理难孕育，然暗经亦可受胎。钱国宾云：兰溪孙篾匠之妻，自来无经而生四子一女。故五种之中，惟三者非人力所能治，而纹、角二种并不可交也，特考定之，以正相传之讹。骡形之女初生时，稳婆技精者扪之即知，其可男可女之身，名人痾者，亦角类也。

受胎总论

李东璧曰：《易》云男女媾精，万物化生，乾道成男，坤道成女。褚澄言血先至裹

---

① 有：潜斋医书八种本作“又”。

② 鞔（mán 蛮）：用皮蒙鼓，引申为绷紧貌。

精则生男，精先至裹血则生女，阴阳均至，非男非女之身，精血散分，骈胎品胎之兆。《道藏》言月水亡后一三五日成男，二四六日成女。东垣言血海始净，一二日成男，三四五日成女。《圣济》言因气而左动，阳资之则成男；因气而右动，阴资之则成女。丹溪乃非褚氏而是东垣，主《圣济》左右之说立论，归于子宫左右之系，可谓悉矣。窃谓褚氏未可非，东垣亦未尽是也。盖褚氏以气血之先后言，《道藏》以日数之奇偶言，东垣以女血之盈亏言，《圣济》、丹溪以子宫之左右言，各执一见，会而通之，理自得矣。盖独男独女，可以日数论，骈胎品胎，亦可以日数论乎？史载一产三子四子，有半男半女，或男多女少，或男少女多，则一三五日为男，二四六日为女之说，岂其然哉！褚氏、《圣济》、丹溪主精血、子宫左右之论为有见，而《道藏》、东垣日数之论为可疑矣。叔和《脉经》以脉之左右浮沉，辨猥生之男女，高阳《脉诀》以脉之纵横逆顺，别骈品之胎形，恐臆度之见而非确论也。

雄按：《阅微草堂笔记》云：夫胎者，两精相搏，翕合而成者也。媾合之际，其情既洽，其精乃至，阳精至而阴精不至，阴精至而阳精不至，皆不能成。皆至矣，时有先后，则先至者气散不摄，亦不能成。不先不后，两精并至，阳先冲而阴包之则成男，阴先冲而阳包之则成女，此化生自然之妙，非人力所能为，故有一合即成者，有千百合而终不成者。愚夫妇所知能，圣人有所不知能，此之谓矣。端恪后人沈君辛甫云：胎脉辨别处，诚医者所当知。若受妊之始，曷以得男，何缘得女，生化之机[①]，初无一定，诸家议论虽歧，无关损益，置之可也。

辨　胎

《素问》：妇人足少阴脉动甚者，妊子也。

沈按：足少阴，肾脉也。动者，如豆厥厥动摇也。王太仆作手少阴，手少阴脉应在掌后锐骨之后陷者中直对小指，非太渊脉也，必有所据。全元起作足少阴，候在尺中。经云尺里以候腹中，胎在腹中，当应在尺，此为近理。

又曰：阴搏阳别，谓之有子。

沈按：王注云：阴，尺中也；搏，谓搏触于手也。尺脉搏击，与寸脉[②]迥别，则有孕之兆也。

又曰：何以知怀子之且生也？曰身有病而无邪脉也。

《难经》曰：女子以肾系胞，三部脉浮沉正等，按之不绝者，有妊也。

沈按：叔和曰，妇人三部脉浮沉正等，以手按之不绝者，孕子也。妊娠初时寸微，呼吸五至，三月而尺数也。脉滑疾重以手按之散者，胎已三月也；脉重手按之不散，但疾不滑者，五月也。此即阴搏阳别之义，言尺脉滑数，寸脉微小，尺与寸脉别者，孕子也。

辨男女胎

王叔和曰：妊娠四月，其脉左疾为男，右疾为女，俱疾为生二子。又曰：左尺偏大为男，右尺偏大为女，左右俱大产二子。大者，如实状，即阴搏之意。尺脉实大与寸脉迥别，但分男左女右也。又曰：左脉沉实为男，右脉浮大为女。

娄全善曰：按丹溪云：男受胎在左子宫，女受胎在右子宫，推之于脉，其义亦然。如胎在左，则气血护胎必盛于左，故脉左疾为男，左大为男也；胎在右，则气血护胎必盛于右，故脉右疾为女，右大为女也。亦犹经文阴搏阳别谓之有子，言胎必在身半之

① 机：原作“际”，据重庆堂本、维扬宏文斋本改。

② 脉：原无，据重庆堂本、维扬宏文斋本补。

下，气血护胎必盛于下，故阴尺鼓搏，与阳寸迥别也。

《千金》云：令妊妇面南行，从背后呼之，左回首者是男，右回首者是女。又女腹如箕，以女胎背母，足膝抵腹，下大上小，故如箕；男腹如釜，男胎向母，背脊抵腹，其形正圆，故如釜也。

沈按：《内经》妊脉数条，惟阴搏阳别尤为妙谛。《素问》诊法上以候上，下以候下。气血聚于上，则寸脉盛；气血聚于下，则尺脉盛，其势然也。试之疮疡，无不验者。况胎在腹中，气血大聚，岂反无征验之理！胎系于肾，在身半以下，故见于尺部。但人脉体不同，有本大者，有本小者，即怀妊时有见动脉者，有不见动脉者。然尺中或疾或数，总与寸脉迥然有别，细审自得，即左右男女亦然。受胎时偏左成男，气血聚于左则左重，故呼之则左顾便，脉必形于左尺；受胎时偏右成女，气血聚于右则右重，呼之则右顾便，脉必形于右尺，此一定之理也。至若丹溪男受胎于左子宫，女受胎于右子宫，此是语病，犹言偏于子宫之左，偏于子宫之右耳，原非有二子宫也。惟左男右女指医人之左右手言，恐未必然。

雄按：诸家之论，皆有至理，而皆有验有不验。余自髫年[①]即专究于此，三十年来见闻多矣。有甫受孕而脉即显呈于指下者，有半月、一月后而见于脉者，有二、三月而见于脉者，有始见孕脉而五、六月之后反不见孕脉者，有始终不见于脉者，有受孕后反见弦涩细数之象者，甚有两脉反沉伏难寻者。古人所论，原是各抒心得，奈死法不可以限生人，纸上谈兵，未尝阅历者何足以语此。惟今春与杨素园大令谈之，极蒙折服，殆深尝此中甘苦也。忆辛丑秋，诊周光远令正[②]之脉，右寸关忽见弦大滑疾，上溢鱼际之象，平昔之脉，未尝见此，颇为骇然。及询起居，诸无所苦，惟汛愆半月耳。余曰：妊也，并可必其为男。继而其父孙际初闻之，诊乃女脉，曰：妊则或然，恐为女孕。余曰：肺象乎天，今右寸脉最弦滑，且见上溢之象，岂非本乎天者亲上耶？孙曰：此虽君之创解，然极有理，究不知瓜红何似耳。迨壬寅夏，果举一男。聊附一端，以为凿凿[③]谈脉者鉴。

妊娠诸病[④]

妊妇似风雄按：即子痫证

沈按：妊妇病源有三大纲，一曰阴亏，人身精血有限，聚以养胎，阴分必亏；二曰气滞，腹中增一障碍，则升降之气必滞；三曰痰饮，人身脏腑接壤，腹中遽增一物，脏腑之机括为之不灵，津液聚为痰饮。知此三者，庶不为邪说所惑。妊妇卒倒不语，或口眼歪斜，或手足瘛疭，皆名中风；或腰背反张，时昏时醒，名为风[⑤]痉，又名子痫，古来皆作风治。不知卒倒不语，病名为厥，阴虚失纳，孤阳逆上之谓，口眼歪斜，手足瘛疭，或因痰滞经络，或因阴亏不吸，肝阳内风暴动。至若腰背反张一证，临危必见戴眼，其故何欤？盖足膀胱经太阳之脉，起于目内眦，上额交颠，循肩膊内，夹脊抵腰中，足太阳主津液，虚则经脉时缩，脉缩故腰背反张。经云：童子高者，太阳不足。谓太阳之津液不足也。脉缩急则童子高，甚则戴眼，治此当用地黄、麦冬等药，滋养津液为主。胎前病阳虚者绝少，慎勿用小续命汤。

雄按：阴虚气滞，二者昔人曾已言之。

① 髫(tiáo)年：指童年。
② 令正：古称嫡妻曰正室，今因称人之嫡妻曰令正。
③ 凿凿：确实。
④ 妊娠诸病：原无，据原目录补。
⑤ 风：原无，据重庆堂本、维扬宏文斋本补。

痰饮一端，可谓发前人之未发，因而悟及产后谵妄等证，诚沈氏独得之秘，反复申明，有裨后学之功，不亦多乎。

沈按：钱鹄云正室，饮食起居无恙，一夜连厥数十次，发则目上窜，形如尸。次日又厥数十次，至晚一厥不醒，以火炭投醋中近鼻熏之不觉，切其脉三部俱应，不数不迟，并无怪象。诊毕，伊父倪福增曰：可治否？余曰：可用青铅一斤化烊，倾盆水内，捞起再烊再倾，三次，取水煎生地一两、天冬二钱、细石斛三钱、甘草一钱、石菖蒲一钱服。倪留余就寝书室，晨起见倪复治药，云昨夜服药后至今止厥六次，厥亦甚轻，故照前方再煎与服，服后厥遂不发，后生一子。计其时乃受胎初月也，移治中年非受胎者亦屡效。

吴门叶氏治一反张，发时如跳虫离席数寸，发过即如平人，用白芍、甘草、紫石英、炒小麦、南枣煎服而愈。《捷径方》载一毒药攻胎，药毒冲上，外证牙关紧急，口不能言，两手强直，握拳自汗，身有微热，与中风相似，但脉浮而软，十死一生，医多不识。若作中风治必死。用白扁豆二两，生去皮为末，新汲水调下即效。

痰滞经络，宜二陈加胆星、竹沥、姜汁。

初娠似劳

沈按：钱彬安室人，内热咳呛涎痰，夜不能卧，脉细且数，呼吸七至。邀余诊视，问及经事，答曰向来不准，今过期不至。余因邻近，素知伊禀怯弱，不敢用药。就诊吴门叶氏，云此百日痨，不治。归延本邑浦书亭疗，投逍遥散不应，更萎蕤汤亦不应，曰病本无药可治，但不药必骇病者，可与六味汤聊复尔尔。因取六味丸料二十分之一煎服，一剂咳减，二剂热退，四剂霍然。惟觉腹中有块，日大一日，弥月生一女，母女俱安，越二十余年女嫁母故。后以此法治怀妊咳呛涎痰，或内热或不内热，或脉数或脉不数，五月以内者俱效，五月以外者有效、有不效。

雄按：亦有劳损似娠者，盖凡事皆有两面也。

喘

丹溪云：因火动胎，逆上作喘急者，用条芩、香附为末，水调服。

吕沧洲曰：有妇胎死腹中，病喘不得卧，医以风药治肺，诊其脉气口盛人迎一倍，左关弦动而疾，两尺俱短而离经，因曰：病盖得之毒药动血，以致胎死不下，奔迫而上冲，非外感也。大剂芎归汤加催生药服之下死胎。其夫曰：病妾有怀，室人见嫉，故药去之，众所不知也。

外感作喘，仍照男子治，故不录，他病仿此。

王海藏《医垒元戎》曰：胎前病唯当顺气，若外感四气内[1]伤七情以成他病，治法与男子同，当于各证类中求之。惟动胎之药，切不可犯。

恶　阻

《金匮》曰：妇人得平脉，阴脉小弱，其人渴，不能食，无寒热，名妊娠，于法六十日当有此证。设有医者治逆，却一月加吐下者，则绝之。

沈按：娄全善曰：恶阻谓呕吐恶心，头眩恶食，择食是也。绝之者，谓绝止医药，候其自安也。余尝治一二妊妇呕吐，愈治愈逆，因思绝之之旨，停药月余自安。

朱丹溪曰：有妊二月，呕吐眩晕，脉之左弦而弱，此恶阻因怒气所激，肝气伤又挟胎气上逆，以茯苓半夏汤下抑青丸。

千金半夏茯苓汤　治妊娠阻病，心中

① 内：原缺，据重庆堂本、潜斋医书八种本补。

愦闷，空烦吐逆，恶闻食气，头眩体重，四肢百节疼烦沉重，多卧少起，恶寒汗出，疲极黄瘦。

半夏　生姜各三十铢　干地黄　茯苓各十八铢　橘皮　旋覆花　细辛　人参　芍药　芎䓖　桔梗　甘草各十三铢

上十二味㕮咀，以水一斗，煮取三升，分三服。若病阻积月日不得治，及服药冷热失候，病变客热烦渴口生疮者，去橘皮、细辛，加前胡、知母各十二铢；若变冷下利者，去干地黄，入桂心十二铢；若食少胃中虚生热，大便闭塞，小便赤少者，宜加大黄十八铢，去地黄加黄芩六铢，余依方服一剂，得下后消息，看气力冷热增损方，更服一剂汤，便急使茯苓丸，令能食便强健也。忌生冷醋滑油腻。

千金茯苓丸　服前汤两剂后，服此即效。

茯苓　人参　桂心熬　干姜　半夏　橘皮各一两　白术　葛根　甘草　枳实各二两

上十味，蜜丸梧子大，饮服二十丸，渐加至三十丸，日三次。

杰按：《肘后》不用干姜、半夏、橘皮、白术、葛根，只用五物。又云：妊娠忌桂，故熬。

雄按：胎前产后，非确有虚寒脉证者，皆勿妄投热剂，暑月尤宜慎之。

又方

青竹茹　橘皮各十八铢　茯苓　生姜各一两　半夏三十铢

上五味，水六升，煮取二升半，分三服。

千金橘皮汤　治妊娠呕吐，不下食。

橘皮　竹茹　人参　白术各十八铢　生姜一两　厚朴[①]十二铢

上六味，水七升，煮取二升半，分三服。

沈按：费姓妇怀妊三月，呕吐饮食，服橘皮、竹茹、黄芩等药不效，松郡车谓津用二陈汤加旋覆花、姜皮水煎，冲生地汁一杯，一剂吐止，四剂全愈。一医笑曰：古方生地、半夏同用甚少。不知此方即《千金》半夏茯苓汤除去细辛、桔梗、芎䓖、白芍四味。

又按：呕吐不外肝胃两经病，人身脏腑，本是接壤，怀妊则腹中增了一物，脏腑机括为之不灵，水谷之精微不能上蒸为气血，凝聚而为痰饮，窒塞胃口，所以食入作呕，此是胃病。又妇人既娠，则精血养胎，无以摄纳肝阳，则肝阳易升，肝之经脉夹胃，肝阳过升，则饮食自不能下胃，此是肝病。《千金》半夏茯苓汤中用二陈，化痰以通胃也；用旋覆，高者抑之也；用地黄，补阴以吸阳也；用人参，生津以养胃也，其法可谓详且尽矣。至若细辛亦能散痰，桔梗亦能理上焦之气，芎䓖亦能宣血中之滞，未免升提，白芍虽能平肝敛阴，仲景法胸满者去之，故车氏皆不用，斟酌尽善，四剂获安有以也。

雄按：发明尽致，精义入神。

沈按：蔡姓妇恶阻，水药俱吐，松郡医用抑青丸立效。黄连一味为末，粥糊丸麻子大，每服二三十丸。

又按：肝阳上升，补阴吸阳，原属治本正理。至肝阳亢甚，滴水吐出，即有滋阴汤药，亦无所用，不得不用黄连之苦寒，先折其太甚，得水饮通，然后以滋阴药调之，以收全效。

雄按：左金丸亦妙。

沈按：沈姓妇恶阻，水浆下咽即吐，医药杂投不应，身体骨立，精神困倦，自料必死，医亦束手。一老妇云：急停药，八十日当愈，后果如其言。停药者，即《金匮》绝之之义也。至八十日当愈一语，岂《金匮》六十日当有此证之误耶？不然，何此言之验

① 朴：原作"株"，据重庆堂本、维扬宏文斋本改。

也。

又朱宗承正室，甲戌秋体倦吐食，诊之略见动脉，询得停经两月，恶阻证也。述前治法有效有不效，如或不效，即当停药，录半夏茯苓汤方，与之不效，连更数医，越二旬复邀余诊。前之动脉不见，但觉细软，呕恶日夜不止，且吐蛔两条，余曰：恶阻无碍，吐蛔是重候，姑安其蛔以观动静。用乌梅丸早晚各二十丸，四日蛔止，呕亦不作，此治恶阻之变局也，故志之。

妊妇烦名子烦

丹溪云：子[1]烦因胎元壅郁热气所致。

沈按：子烦病因曰痰、曰火、曰阴亏。因痰者胸中必满，仲景云心中满而烦，宜瓜蒂散，此是吐痰法，妊妇禁吐，宜二陈汤加黄芩、竹茹、旋覆花。阴亏火甚者，仲景黄连阿胶汤最妙。

附：《医方集解》汪讱庵有竹叶汤一方，治妊娠心惊胆怯，终日烦闷名子烦。因受胎四五月相火用事，或盛夏君火大行，俱能乘肺以致烦躁，胎动不安；亦有停痰积饮，滞于胸膈，以致烦躁者。

麦冬钱半　茯苓　黄芩一钱　人参五分　淡竹叶十片　竹叶清烦，黄芩消热，麦冬凉肺，心火乘肺，故烦出于肺；茯苓安心，人参补虚，妊娠心烦，固多虚也。

如相火盛者单知母丸，君火盛者单黄连丸，神不安者朱砂安神丸，切不可作虚烦用栀、豉等药治之。一方茯苓为末，无人参，有防风；一方有防风、知母，无人参，有痰者加竹沥。

子　悬

严氏紫苏散　许叔微云：治怀胎近上，胀满疼痛，谓之子悬。陈良甫曰：妊至四五月君相二火养胎，热气逆上，胎凑心胸，腹满痞闷，名曰子悬，用此加黄芩、山栀之类。一方无川芎，名七宝散。许叔微云：六七月子悬者用之，数数有验，不十服胎[2]便近下。

紫苏一两　腹皮　人参　川芎　橘皮　白芍　当归三分　甘草一分

锉，分三服，水一盏，生姜四片，葱白煎，去渣服。

杰按：去川芎，因避升提之故。

汪讱庵曰：治胎气不和，凑上胸腹，腹满头疼，心腹腰胁皆痛，名子悬。因下焦气实，相火旺盛，举胎而上，上逼心胸也。每服止用苏叶一钱，当归七分，腹皮以下皆五分，甘草二分，无葱白，心腹痛者加木香、延胡。

陈来章曰：芎、归、芍药以和其血，苏、橘、大腹以顺其气，气顺血和则胎安矣。既利其气，复以人参、甘草养其气者，顺则顺其邪逆之气，养则养其冲和之气也。

杰按：延胡动血，恐未可用。

赵养葵有命门虚寒，胎上凑心就暖一说。

沈按：此是百中仅一，非实见虚寒脉证，热药不可尝试。

又郁姓妇怀妊九月，偶因劳动，遂觉腹痛，胎渐升至胸中，气塞不通，忽然狂叫咬人，数人扶持不住，病名子上撞心，即子悬之最重者。用旋覆代赭汤去参、枣，连灌两剂，胎堕得生。又一妇证亦如之，服前药胎堕而死。

又陆检修正室，子上撞心，江稳婆教磨代赭汁服，遂产两子，一子在上横于心下，一子撞着上子，故经一昼夜不至撞心，得不死，产下遂安。

---

[1] 子：维扬宏文斋本无此字。

[2] 胎：原缺，据重庆堂本、维扬宏文斋本、潜斋医书八种本补。

葱白汤治胎上逼心烦闷，又治胎动困笃。本草云：葱白通阳安胎。娄全善曰：此方神效，脉浮滑者宜之，葱白二七茎浓煮汁饮之。胎未死即安，已死即出，未效再服。

陈良甫曰：治一妇孕七个月远归，忽然胎上冲作痛，坐卧不安，两医治之无效，遂云胎已死矣。用蓖麻子研烂，和麝香贴脐中以下之，命在呼吸。召余诊视，两尺脉绝，他脉和平。余问二医作何证治之？答云：死胎。余问何以知之？曰：两尺沉绝，以此知之。余曰：此说出何书？二医无答。余曰：此子悬也，若是胎死，却有辨处。面赤舌青，子死母活；面青舌赤吐沫，母死子活；唇舌俱青，子母俱死。今面不赤，舌不青，其子未死，是胎上逼心，宜以紫苏饮连进，至十服而胎近下矣。

李氏曰：子悬证火盛极，一时心气闷绝而死，紫苏饮连进可救。若两尺脉绝者，有误服动胎药，子死腹中，则憎寒，手指唇爪俱青，全以舌为证验，芎归汤救之。

雄按：戊申秋，荆人妊八月而患咳嗽碍眠，鼻衄如射，面浮指肿，诸药不应。谛思其故，素属阴虚，内火自盛，胎因火动，上凑心胸，肺受其冲，咳逆乃作，是不必治其嗽，仍当以子悬治之。因以七宝散去参、芍、生姜，为其胸满而内热也，加生石膏以清阳明之火，熟地黄以摄根蒂之阴，投匕即安。今年冬仲，亦以八月之娠，而悲哀劳瘁之余，胎气逆冲，眩晕嗽痰，脘胀便溏，苔黄口渴，予蠲饮六神汤去胆星、茯苓，加枳实、苏叶、大腹皮以理气开郁，黄芩、栀子、竹茹以清热安胎，一剂知，二剂已。凡子悬证[1]因于痰滞者，余每用此法，无不应如桴鼓。

妊娠肿胀

沈按：妊妇腹过胀满，或一身及手足面目俱浮，病名子满，或名子肿，或名子气，或名胎水，或名琉璃胎；但两脚肿者，或名皱脚，或名脆脚。名色虽多，不外有形之水病与无形之气病而已，何则？胎碍脏腑，机括不灵，肾者胃之关也，或关门不利，因而聚水，或脾不能散精行肺，或肺不能水精四布，此有形之水病也。又腹中增一物，则大气升降之道窒塞，此无形之气病也。病在有形之水，其证必皮薄色白而亮；病在无形之气，其证必皮厚色不变。详见《内经·胀论》，细玩自明。更有痰滞一证，痰虽水类，然凝聚质厚，不能遍及皮肤，惟壅滞气道，使气不宣通，亦能作肿，其皮色亦不变，故用理气药不应，加化痰之品，自然获效。

徐按：《灵枢·水胀论》曰：水始起，目窠上微肿如新卧起之状，其颈脉动，时咳，阴股间寒，足胫肿，腹乃大，其水已成矣。以手按其腹，随手而起如裹水之状，此其候也。肤胀者，寒气客于皮肤之间，鼟鼟[2]然不坚，腹大身尽肿皮厚，按其腹窅[3]而不起，腹色不变，此其候也。愚按：于肤胀言皮厚色不变，则水胀之皮薄色变可知矣。存参。

千金鲤鱼汤 治妊娠腹胀满，或浑身浮肿，小便赤涩。

沈按：此治有形之水也，以腹胀满为主，身肿溺涩上加一"或"字，乃或有或无之词，不必悉具。

陈良甫曰：胎孕至五六个月，腹大异常，此由胞中畜水，名曰胎水，不早治，恐胎死，或生子手足软短，宜千金鲤鱼汤。盖鲤鱼归肾，又是活动之药，臣以苓、术、姜、橘，直达胞中去水，又恐水去胎虚，佐以归、芍，使胎得养，真神方也。

当归　白芍各一钱　茯苓一钱五分　白术

---

① 证：原无，据重庆堂本、维扬宏文斋本、潜斋医书八种本补。

② 鼟鼟（kōng 空）：不坚貌。

③ 窅（yǎo 咬）：深也。

二钱　橘红五分

鲤鱼一尾，去鳞肠，作一服，白水煮熟，去鱼用汁一盏半，入生姜三片，煎一盏，空心服，胎水即下。如腹闷未尽除，再合一服。

金匮葵子茯苓汤　治妊娠有水气，身重小便不利，洒淅恶寒，起即头眩。按此滑利之剂，亦治有形之水。

葵子一斤　茯苓三钱[①]

为散，饮服方寸匕，日三服，小便利则愈。

天仙藤散　治妊娠自三月成胎之后，两足自脚面渐肿至腿膝，行步艰难，喘闷妨食，状似水气，甚至足指间出黄水者，谓之子气。此元丰中淮南名医陈景初制也，本名香附散，后李伯时更名天仙藤散，按此理气方也。脚面渐肿至腿膝，并足指间黄水出，是水与气同有之证，不得即谓之气病，必皮厚色不变，方是气病，用此方为对证。

天仙藤即青木香藤，洗，略焙　香附炒　陈皮　甘草　乌药　木香等分

锉末，每服五钱，加生姜三片，紫苏五叶，水煎，日三服，肿消止药。

齐仲甫曰：妊娠八九月见脚肿，不必治，当易产，因胎中水血多，不致燥胎故也。若初妊即肿者，是水气过多，儿未成体，恐胎伤坏。

脚肿主男胎。宋少主微行[②]，徐文伯从，见一妊妇不能行，少主脉之曰：此女形也。文伯诊之曰：此男胎也，在左则胎色黑。少主怒，欲破之。文伯恻然曰：臣请针之。补合谷，泻三阴交，应手而下，男形而色黑。

薛立斋案云：一妊妇腹胀，小便不利，吐逆，诸医杂进温胃宽气等药，服之反吐，转加胀满凑心，验之胎死已久，服下死胎药不能通，因得鲤鱼汤。其论曰：妊妇通身肿满，或心胸急胀，名曰胎水。遂看妊妇胸肚不分，急以鲤鱼汤三五服，大小便皆下恶水，肿消胀去，方得分娩死胎。此证盖因怀妊腹大，不以为怪，竟至伤胎，可不慎哉！

妊娠经来

王叔和曰：妇人月经下但少，师脉之反言有娠，其后审然。其脉何类？曰：寸口脉阴阳俱平，营卫调和。寸口脉阴阳俱平，自然营卫调和也。按之则滑，浮之则轻，重按之以候阴分则滑，是有余之象；浮取之以候阳分则轻，是不足之象。窃谓此即阴搏阳别之义。阳明少阴，各如经法。冲隶阳明主血，任隶少阴主精，各如经法，精血无损，是有妊而不堕之象。身反洒淅不欲食，头痛心乱呕吐，诸症经所谓身有病而无邪脉，妊子也。呼之则微，吸之不惊。阳多气溢，阴滑气盛，滑则多实，六经养成，所以月见。呼出之气微数，吸入之气舒徐。不惊，是阳气多溢于外，令阳气不足于内。阴脉滑，则阴血内盛，所以月见经来。"六经养成"句无解，尚须查详。阴见阳精，汁凝胞散，散则损胎。若阴分虚，而阳精乘之，胞中必散，方是胎堕。然胞中若散，脉必散而不滑，今脉滑无虞也。设复阳盛，双妊二胎，今阳不足，故令激经也。设阴阳俱盛必双胎，今气不足而血有余，非双胎乃激经也。

《产乳集》云：妊妇月信不绝而胎不损，问产科熊宗古，答云：此妇血盛气衰，其人必肥，既妊后月信常来而胎不动，若便以漏胎治之，则胎必堕，若不作漏胎治，则胎未必堕。宗古之言，诚为有见，然亦有未必因血盛者。荣经有风，则经血喜动，以风胜故也，则所下者非养胎之血，若作漏胎治，投以滋补，是实实[③]也，胎岂有不堕？若知

① 钱：重庆堂本、维扬宏文斋本均作"两"。
② 微行：隐行也。谓尊贵者隐匿其身份而外出也。
③ 实：维扬宏文斋本作"之"。

是风，专以一味风药投之，经信可止，即不服药，胎亦无恙。然亦有胎本不固，因房室不节，先漏而后堕胎者，须作漏胎治，又不可不审也。

沈按：妊娠经来与漏胎不同，经来是按期而至，来亦必少，其人血盛气衰，体必肥壮；漏胎或因邪风所迫，或因房室不节，血来未必按期，体亦不必肥壮。且漏胎之因，不尽风邪房室，更有血热肝火诸证，不可不察脉辨证。风入脉中，其脉乍大乍小，有时陇起。所云一味治风药，是举卿古拜散。即华佗愈风散，荆芥略炒为末，每服三钱，黑豆淬酒调服。血热证必五心烦热，治以黄芩、阿胶凉血之药；肝火内动，脉必弦数，并见气胀腹痛，治以加味逍遥散。见崩证类。房劳证脉必虚，宜人参；或虚而带数，宜六味汤。

虞天民曰：或问妊妇有按月行经而胎自长者，有三五个月间其血大下而胎不堕者，或及期而分娩，或逾月而始生，其理何欤？曰：按月行经而胎自[1]长者，名曰盛胎，其妇气血充盛，养胎之外其血有余故也。有数月之胎而血大下，谓之漏胎，因事触胎，动其冲脉，故血下而不伤子宫也。然孕中失血，胎虽不堕，气血亦亏，多致逾月不产。曾见有十二三月、十七八月，或二十四五月生者，往往有之，俱是气血不足，胚胎难长故耳。凡十月之后未产者，当大补气血以培养之，庶无分娩之患也。

李氏曰：胎漏自人门下血，尿血自尿门下血。

萧赓六云：胎漏下血，频出无时；尿血，溺时方下，不溺则不下。

沈按：尿血，小蓟饮子妙。

雄按：怀孕屡漏之后，气血耗伤，有迟至三四十月而生者。若妊娠带下多主生女，亦大不然也。吴酝香大令五令媳，素患带，婚后带益盛，继渐汛愆，医皆以为带所致也，久投温涩无效。余诊之脉甚滑数，以怀麟断，清其胎火而愈，及期果诞一子。

子淋　转胞

杰按：此“淋”字与俗所云赤淋“淋”字不同。彼指赤带言，系女精；此系指小水言也。

妊娠淋曰子淋，小便不出曰转胞。子淋小便频数，点滴而痛；转胞频数出少不痛。淋属肝经阴亏火炽，转胞因膀胱被胎压住。膀胱只有一口，未溺时其口向上，口端横一管，上半管即名下焦，下半管即是溺孔。未溺时膀胱之底下垂如瓶状，其口在上，与下焦直对，溺从下焦渗入，故曰下焦者，别回肠而渗入膀胱焉。欲溺时，大气举膀胱之底如倾瓶状，其口向下，从溺孔注出，故曰气化则能出矣。转胞一证，因胞大压住膀胱，或因气虚不能举膀胱之底。气虚者补气，胎压者托胎，若浪投通利，无益于病，反伤正气。

杰按：汪讱庵又谓胞系转戾，脐下急痛为转胞，溲或数或闭。二说小异。

子淋方

生地　阿胶　黄芩　黑山栀　木通　甘草

水煎服。

丹溪治一妊妇小便不通，令一妇用香油涂手，自产门入托起其胎，溺出如注，即用人参、黄芪、升麻大剂煮服。又治一妇转胞，用参、归煎服，探吐得愈。

沈按：讱庵载其方名参术饮，盖当归、熟地黄、芎䓖、芍药、人参、白术、留白陈皮、半夏、炙甘草，加姜煎，空心服。丹溪论曰：窘胞之病，妇之禀受弱者、忧闷多者、性躁急者、食味厚者多有之，古方用滑药鲜效。

---

[1] 自：重庆堂本、维扬宏文斋本均作“日”

因思胞不自转，为胎被压，胎若举[①]胞必自疏，水道自通矣。近吴宅宠人患此，脉似涩，重则弦。予曰：此得之忧患，涩为血少气多，弦为有饮。血少则胎弱不能举，气多有饮，中焦不清而溢，则胎避而就下。乃以上药与饮，随以指探喉中，吐出药汁，候气定，又与之而安。此恐偶中，后治数人皆效。

仲景云：妇人本肥盛，今反羸瘦，胞系了戾，但利小便则愈，宜服肾气丸，以中有茯苓故也。地黄为君，功在补胞。又法将孕妇倒竖，胎转而小便自通矣。

沈按：汪昂采《本事》安荣散，治子淋心烦闷乱。云子淋膀胱小肠虚热也，虚则不能制水，热则不能通利，故淋。心与小肠相表里，故烦闷。方用人参、甘草之甘以补虚；木通、灯草之渗，滑石之滑，以通淋秘；肺燥则天气不降而麦冬能清之；肾燥则地气不升而细辛能润之；血燥则沟渎不濡而当归能滋之也。亦有因房劳内伤胞门，冲任虚者，宜八珍汤或肾气丸。

下　利

《本草纲目》：妊娠下利，用鸡卵一个，乌骨者尤妙，开孔去白留黄，入漂铅丹五钱搅匀，泥裹煨透，研末，每服二钱，米饮下，一服效是男，两服效是女。曾试过有效有不效，然利即不止而腹痛必缓。

薛立斋云：一妊妇久利，用消导理气之剂，腹内重坠，胎气不安；又用阿胶、艾叶之类不应，用补中益气汤而安，继用六君子全愈。

又云：妊娠利下黄水，是脾土亏损，真气下陷也，宜补中汤。

雄按：此下利乃泄泻自利之证，若滞下赤白之痢证，仍当别治。

妊娠腹痛

《金匮》曰：妇人怀妊腹中㽲痛[②]，当归芍药散主之。

当归三两　芍药一斤　茯苓四两　白术四两　泽泻半斤　芎䓖三两

上六味为散，取方寸匕酒和，日三服。

又曰：妊娠腹中痛为胞阻，胶艾汤主之。

芎䓖　阿胶　甘草各二两　艾叶　当归各三两　芍药四两　干地黄六两

上七味，水五升，清酒三升，合煮取三升，去渣，内胶令消尽，温服一升，日三次。

杰按：严氏用治胎动经漏，腰痛，腹满抢心，短气加黄芪。讱庵亦谓妊娠下血腹痛为胞阻，主此汤。

又按：又方阿胶一斤，蛤粉炒，艾叶数茎，亦名胶艾汤，治胎动不安，腰腹疼痛，或胎上抢心，去血腹痛。

又曰：怀妊六七月，脉弦发热，其胎愈胀，腹痛恶寒者，少腹如扇。所以然者，子脏开故也。当以附子汤温其脏。

附子　人参　白术　芍药　茯苓

《大全》云：妊娠四五月后，每常胸腹间气刺满痛，或肠鸣以致呕逆减食，此由忿怒忧思过度，饮食失节所致。蔡元度宠人有子，夫人怒欲逐之，遂成此病。医官王师复处以木香散：莪术、木香、甘草、丁香，盐汤下，三服而愈。

夏墓荡一妇，丰前乔[③]章氏女也。己卯夏，章氏来请，云怀孕七个月，患三疟利疾。及诊，病者止云小便不通，腹痛欲死，小腹时有物垄起，至若利疾，昼夜数十起，

---

① 举：重庆堂本、维扬宏文斋本、潜斋医书八种本此下均有“起”字。

② 㽲（xiǔ 朽；或读 chóu 绸）痛：腹中拘急，绵绵作痛。

③ 乔：重庆堂本、维扬宏文斋本、潜斋医书八种本均作“桥”。

所下无多，仍是粪水，疟亦寒热甚微。予思俱是肝病，盖肝脉环阴器抵小腹，肝气作胀，故小腹痛，溺不利，胀甚则数欲大便，肝病似疟故寒热，予议泄肝法，许其先止腹痛，后利小便，彼云但得如此即活，不必顾胎。予用川楝子、橘核、白通草、白芍、茯苓、甘草煎服，一剂腹痛止，小便利，四剂疟利尽除，胎亦不堕，以后竟不服药，弥月而产。

雄按：徐悔堂云：秣陵冯学园之内，久患痞痛，每发自脐间策策动，未几遍行腹中，疼不可忍，频年医治，不一其人，而持论各异，外贴膏药，内服汤丸，攻补温凉，备尝不效，病已濒危，谢绝医药。迨半月后病势稍减，两月后饮食如常，而向之策策动者，日觉其长，驯[①]至满腹，又疑其鼓也，复为医治，亦不能愈。如是者又三年，忽一日腹痛几死，旋产一男，母子无恙而腹痞消。计自初病至产，盖已九年余矣。此等异证，虽不恒见，然为医者，不可不知也。

妊娠腰痛

《大全》曰：妇人肾以系胞，腰痛甚则胎堕，故最为紧要。若闪挫气不行者，通气散；肾虚者，青娥不老丸。总以固胎为主。

通气散方《良方》 破故纸瓦上炒香为末，先嚼胡桃一个烂后，以温酒调服故纸末三钱，空心服。治妊娠腰痛不可忍，此药最神。雄按：故纸性热妨胎，惟闪挫可以暂用，或但服胡桃较妥。

薛立斋云：腰痛因肝火动者，小柴胡汤加白术、枳壳、山栀。

沈按：腰之近脊处属肾，两旁近季胁者属肝。

妊妇腹内钟鸣

《大全》：用鼠窟前后土为细末研，麝香酒调下，立愈。

腹内儿哭

《产宝》云：腹中脐带上疙瘩，儿含口中，因妊妇登高举臂脱出儿口，以此作声，令妊妇曲腰就地如拾物状，仍入儿口即止。又云：用空房中鼠穴土，同川黄连煎汁饮，亦效。

沈按：相传腹内钟鸣即是儿哭，今人治此，撒豆一把在地，令妊妇细细拾完即愈，此是妙法。

雄按：訾[②]言也。王清任曰：初结胎无口时，又以何物吮血养生？既不明白，何不归而谋诸妇，访问的确再下笔，庶不贻笑后人。此说甚精。余尝谓身中之事而身外揣测，虽圣人亦不免有未必尽然之处。故拙案论证，但以气血寒热言之，固属弇[③]陋，实不敢以己所未信者欺人也。今春与杨素园大令言及从来脏腑之论，殊多可疑，杨候叹曰：君可谓读书得间[④]，不受古人之欺者矣。因出玉田王清任《医林改错》见赠，披阅之下，竟将轩岐以来四千余年之案，一旦全反，毋乃骇[⑤]闻！然此公征诸目击，非托空言，且杨侯遍验诸兽，无不吻合，然则昔之凿凿言脏腑之形者，岂不皆成笑柄哉！然泰西《人身图说》一书，流入中国已二百余年，所载脏腑与王说略同，而俞理初未见《改错》，过信古书，于《癸巳类稿》内沿袭旧讹，谓中外脏腑迥殊，且云外洋人睾丸有四枚，尤属杜撰欺人。

养　胎

杰按：《金匮》云：怀身七月，太阴当养。以此见十月养胎之说，其来久矣。

---

① 驯：渐进之意。
② 訾（wèi 卫）：称誉坏人。
③ 弇（yǎn）：狭窄。
④ 得间：谓读书能寻究问题而得其理。
⑤ 骇（xiè 谢）：同“骇”。惊骇。

徐之才曰：妊娠一月名始胚，足厥阴肝脉养之；二月名始膏，足少阳胆脉养之；三月名始胞，手少阴心主胞络脉养之；四月始受水精以成血脉，手少阳三焦脉养之；五月始受火精以成气，足太阴[①]脾脉养之；六月始受金精之气以成筋，足阳明胃脉养之；七月始受木精之气以成骨，手太阴肺脉养之；八月始受土精之气以成肤革，手阳明大肠脉养之；九月始受石精之气以成毛髮，足少阴肾脉养之；十月五脏六腑皆具，俟时而生。

杰按：《人镜经》：惟手太阳小肠与手少阴心脉二经不养者，以其上为乳汁，下主月水也。

雄按：此亦道其常耳。有每妊不足月而产者，有必逾期而产者，有先后不等者，亦不为病也。惟产不足月而形有未备，或产虽足月而儿极萎小者，皆母气不足为病，再有身时须预为调补自然充备。余邻家畜一母鸡，连下数卵，壳皆软，邻以为不祥，欲杀之，余谓此下卵过多，母气虚也，令以糯米、蛇床子饲之，数日后下卵如常。推之于人，理无二致。

巢元方曰：妊娠受胎，七日一变，堕胎在三、五、七月者多，在二、四、六月者少。三月属心，五月属脾，七月属肺，皆属脏，脏为阴，阴常不足，故多堕耳。如在三月堕者，后孕至三月仍堕，以心脉受伤也，先须调心。五月、七月堕者亦然。惟一月堕者人不知也，一月属肝，怒则多堕，洗下体，窍开亦堕。一次既堕，肝脉受伤，下次仍堕。今之无子者，大半是一月堕者，非尽不受胎也。故凡初交后最宜将息，勿复交接以扰子宫，勿令劳怒，勿举重，勿洗浴，又多服养肝平气药，则胎固矣。

丹溪曰：阳施阴化胎孕成，血气虚损，不足以荣养其胎则自堕，譬如枝枯则果落，藤萎则花堕；或劳怒伤情，内火便动，亦能动胎，正如风撼其树，人折其枝也。火能消物，造化自然，《病源》乃谓风冷伤子脏而堕，未得病情者也。有孕妇至三四月必堕，其脉左手大而无力，重取则涩，知血少也，止补中气使血自荣，以白术浓煎下黄芩末，数十剂而安。因思胎堕于内热而虚者为多，曰热曰虚，当分轻重。盖孕至三月，上属相火，所以易堕，不然黄芩、熟艾、阿胶，何谓安胎妙药耶？

方约之曰：妇人有娠则碍脾，运化迟而生湿，湿生热，丹溪用黄芩、白术为安胎圣药。盖白术健脾燥湿，黄芩清热故也。但妊娠赖血养胎，方内四物去川芎佐之为尤备耳。

张飞畴曰：古人用条芩安胎，惟形瘦血热，营行过疾，胎常上逼者相宜。若形盛气衰，胎常下坠者，非人参举之不安；形实气盛，胎常不运者，非香砂耗之不安；血虚火旺，腹常急痛者，非归、芍养之不安；体肥痰盛，呕逆眩晕者，非二陈豁之不安。此皆治母气之偏胜也。若有外邪，仍宜表散，伏邪时气，尤宜急下，惟忌芒硝，切不可犯。

雄按：条芩但宜于血热之体，若血虚有火者，余以竹茹、桑叶、丝瓜络为君，随证而辅以他药，极有效。盖三物皆养血清热而息内风也。物之坚强莫如竹皮，《礼》云：如竹箭之有筠是也。皮肉之紧贴亦莫如竹，故竹虽篵[②]而皮肉不相离，实为诸血证之要药，观塞舟不漏可知矣。桑叶，蚕食之以成丝；丝瓜络，筋膜联络，质韧子坚，具包罗维系之形，且皆色青入肝，肝虚而胎系不牢者，胜于四物、阿胶多矣，惜未有发明之者。

王海藏云：安胎之法有二：如母病以致动胎者，但疗母则胎自安；若胎有触动以致母病者，安胎则母自愈。

---

① 阴：原作“阳”，据重庆堂本、维扬宏文斋本改。

② 篵（cōng）：竹有病不堪用者。

丹溪云：有妇经住或成形未具，其胎必堕，察其性急多怒，色黑气实，此相火太盛，不能生气化胎，反食气伤精故也。

又曰：有妇经住三月后，尺脉或涩或微弱，其妇却无病，知是子宫真气不全，故阳不施，阴不化，精血虽凝，终不成形，或产血块，或产血泡也。惟脉洪盛者不堕。

胎动不安

血虚火盛，其妇必形瘦色黑，其胎常上逼者，宜条芩、阿胶。

杰按：前张飞畴说谓形瘦血热宜条芩，血虚火旺宜归、芍，此似将上二条并为一治，想须在胎上逼与腹急痛上分别，未知是否，存参。

气虚妇，体肥白，胎常下坠，宜人参。

杰按：体肥白是气虚证据，宜与张说参看。又思体肥白者未必皆气虚，必肥白而胎下坠，方是形盛气衰也，须辨，存参。

雄按：审属气虚欲堕者，补中益气法甚妙。

形气盛，胎常不运者，宜香砂。

痰气阻滞，体肥呕逆眩晕者，宜二陈汤[①]。

怒气伤肝，加味逍遥散。

毒药动胎，白扁豆二两（生，去皮）为末，新汲水下。见厥逆门。须合参以辨其证。

交接动胎，其证多呕，《产宝百问》载《纲目》方：饮竹沥一升有验，人参尤妙。

筑磕着胎，恶露已下，疼痛不止，口噤欲绝，用神妙佛手散探之，若不损则痛止，子母俱安；若损胎立便逐下。即芎䓖汤，治伤胎多神效。

胎动下血不绝欲死，《本草纲目》用蜜蜂蜡如鸡子大，煎三五沸，投美酒半升服，立瘥。冯云：神效，蜡淡而性涩，入阳明故也。

雄按：怀妊临月，并无伤动，骤然血下不止，腹无痛苦者，名海底漏，亟投大剂参、芪，十不能救其一二。此由元气大虚，冲脉不摄而营脱于下也。

王叔和云：胎病不动，欲知生死，令人摸之如覆盆者男，如肘颈参差起者女也。冷者为死，温者为生。

胎　死[②]

《圣济总录》云：胞衣不下，急于胎之未生；子死腹中，危于胎之未下。盖胞衣未下，子与母气通其呼吸。若子死腹中，胞脏气寒，胎血凝泣，气不升降，古方多以行血顺气药，及硝石、水银、卤砂之类。然胎已死，躯形已冷，血凝气聚，复以至寒之药下之，不惟无益而害母命也，多矣！古人用药深于用意。子死之理有二端，用药寒温，各从其宜。如娠妇胎漏血尽子死者，有坠堕颠扑内伤子死者，有久病胎萎子死者。以附子汤进三服，使胞脏温暖，凝血流动，盖以附子能破寒气堕胎故也。若因伤寒热证、温疟之类，胎受热毒而死，留于胞中不下者，古人虑其胎受热毒，势必胀大难出，故用朴硝、水银、卤硝之类，不惟使胎不胀，且能使胎化烂，副以行血顺气之药，使胎即下也。

热病胎死腹中，新汲水浓煮红花汁，和童便热饮，立效。《本草经疏》

妊病去胎，大麦芽一升，蜜一升，服之即下。《千金》

齐仲甫曰：堕胎后，血出不止，一则因热而行，一则气虚不能敛。泻血多者，必烦闷而死，或因风冷堕胎，血结不出，抢上攻心烦闷而死。当温经逐寒，其血自行。若血淋漓不止，是冲任气虚不能约制故也，宜

① 汤：原无，据维扬宏文斋本补。

② 胎死：此标题据正文内容补。

胶艾汤加伏龙肝散。

雄按：有无故堕胎而恶露全无者，此血虚不能荣养，如果之未熟而落，血既素亏，不可拘常例而再妄行其瘀也。

问：何以知胎死？曰：面赤舌青，母活子死；面青舌赤，子活母死；面舌俱青，子母俱死。死胎坠胀瘀痛，亦与常产不同。

雄按：吴鞠通曰，死胎不下，不可拘执成方而悉用通法，催生亦然，当求其不下之故，参以临时所现之脉证若何，补偏救弊，而胎自下也。余谓诸病皆尔，不特下死胎也。

又按：《寓意草》有用泻白散加芩、桔，以下死胎之案，可见人无一定之病，病非一法可治，药无一定之用，随机应变，贵乎用得其当也。

又按：许裕卿邵涵贞室，妊十七月不产，不敢执意凭脉，问诸情况，果孕非病。但云孕五月以后不动，心窃讶之，为主丹参一味，令日服七钱，两旬余胎下已死而枯。其胎之死，料在五月不动时，经年在腹，不腐而枯，如果实在树，败者必腐，亦有不腐者，则枯胎之理可推也。余谓此由结胎之后，生气不旺，未能长养，萎于胞中，又名僵胎。亦有不足月而自下者，并有不能破胞而自落者，余见过数人矣。若胎已长成，岂能死于腹中而不为大患，至年余而始下哉？惜许君言之未详也。丹参长于行血，专用能下死胎，凡胎前皆宜慎用。世人谓其功兼四物，以之安胎，因而反速其堕，而人不知之，余见亦多矣。

附妊娠药禁[①]

雄按：凡大毒大热，及破血开窍、重坠利水之药，皆为妊娠所忌。“便产须知”歌曰：蚖青即青娘子斑蝥水蛭与虻虫，乌头附子及天雄。野葛水银暨巴豆，牛膝薏苡并蜈蚣。三棱莪术赭石芫花麝香，大戟蛇蜕黄雌雄。砒石火芒牙硝大黄牡丹桂，槐花子同此药，凉血止血，何以孕妇禁服，盖能荡涤[②]子宫精浊也。牵牛皂角同。半夏制透者不忌。南星胆制陈久者不忌。兼通草，瞿麦干姜桃仁木通。硇砂干漆蟹爪甲，地胆茅根与䗪虫。《本草纲目》续曰：乌喙侧子羊踯躅，藜芦茜根厚朴及薇衔。榄根茴茹葵花子，赤箭茵草刺猬皮。鬼箭红花苏方木，麦蘖常山蒺藜蝉。锡粉卤砂红娘子，即葛上亭长。硫黄石蚕并蜘蛛。蝼蛄衣鱼兼蜥蜴，桑蠹飞生暨樗鸡。牛黄犬兔驴马肉，鳝鳝虾蟆鳖共龟。余又补之曰：甘遂没药破故纸，延胡商陆五灵脂。姜黄葶苈穿山甲，归尾灵仙樟脑续随。王不留行龟鳖甲，麻黄川椒神曲伏龙肝。珍珠犀角车前子，赤芍丹参益母射干。泽泻泽兰柴草郁金，土瓜根滑石自犀角至此，虽非伤胎之药，然系行血通窍之品，皆能滑胎，凡胎元不足及月份尚少者，究宜审用。余性谨慎，故用药如是。设有故无殒不在此例。及紫葳即凌霄花。又《外科全生集》云：娠妇患疮疡，虽膏药不宜擅贴，恐内有毒药能堕胎也。夫外治尚宜避忌，况内服乎？故妇人善饮火酒者，每无生育，以酒性热烈能消胎也。附及之以为种玉者告。

附泰西诸说见《合信氏全体新论》

女子尻骨盘内前为膀胱，中为子宫，后为直肠。膀胱溺管一寸，其下为阴道，即产门也。产门肉理横生，可宽可窄，其底衔子宫之口，阴水生焉。

子宫状若番茄，倒挂骨盆之内，长二寸，底阔一寸三分，内空为三角房，一角在口，两角在底。底角有小孔，底孔有二筋带悬之，此带无力，即有子宫下坠之忧。受胎之后，渐大而圆，七月至脐上，九月至胸下，娩后复缩小。

子宫之底，左右各出子管一支，与小孔通，长二寸半，垂于子核之侧，不即不离。

---

① 附妊娠药禁：原无此标题，据原目录补。

② 荡涤：原缺，据重庆堂本补。

子核者，在子宫左右离一寸，向内有蒂，与子宫相连，向外有筋带，与子管相系，形如雀卵，内有精珠十五粒至十八粒不等，内贮清液，是为阴精，女子入月之年，精珠始生，至月信绝，其珠化为乌有。

男精入子宫，透子管，子管罩子核，子核咸动，精珠迸裂，阴阳交会，复入子宫结成胚珠，子管渐大，胚珠渐行，数日之内行至子宫，生胶粒以塞子宫之口，是谓受胎。雄按：有子宫不受男精者，事后必溢出，终身不孕，殆即核无精珠故耶。

子核之内，裂一珠成一孕，裂双珠即孪生。若子宫受病，子管闭塞，子核有恙，核无精珠者，皆不受孕。

受孕而胚珠生，十二日生毛，内涵清水，有两小物浮其中，一圆一长，长者人也，积日弥大，圆者养胚之物也，积日弥小，胎盘生，此物即无矣；二十日胚形如大蚁；三十日如牛蝇，长四分，身骨可辨，且有眼膜；三十五日脐带生；四十二日胚有口；四十五日初见四肢；六十日手足全，骨点始生，上有耳鼻，下有肛门，是为受形之始，长一寸；六十五日始生脏腑；九十日见全形，男女可辨，长二寸，胎盘成；至四月，内外皆备，长四寸；五月胎动；六月长六寸，髮甲生；七月长八寸，骨节粗成；八月长尺一寸，睾丸由[①]腹落入囊；九月目始开，长十[②]二寸；十月胎足。

婴儿在胎，肺小肝大，不须呼吸地气，故血之运行与出世不同。妊胎二十日，心已成模，初见一管，渐分两房，渐成四房，上两房有户相通。此出世后不通。胎儿之血来自胎盘，由脐带入，一半入肝，肝逆入心，一半入回血总管，上达心右上房，即过左上房，此出世后不通。而落左下房，入血脉总管，先上两手头脑之内，由回管返心右下房，即自入肺管透血脉总管之拱，此出世后不通。然后落下身两足。儿必上大下小，以上身先受赤血也。于是复出脐带而达胎盘，改换赤血，轮流不息。盖以胎盘为肺用也，出世后呱呱以啼，肺即开张以呼吸，而心左右两通之户即闭塞，若不闭，紫血与赤血并，儿即死而身青矣。雄按：《人身图说》云：胎居子宫，以脐带吸取母血以养之，有如树木以根吸取土湿。

胎盘俗名胞衣，乃胚珠之毛粘子宫[③]内膜而生，其毛渐变为血管，三月成盘，形圆，径五寸，厚一寸，其体半为孕妇血管，半为胎儿血管。孕妇脉管甚大，衔接儿血管渗泄精液以养之，脐带一头连胎盘，一头连儿脐，中空成管，外有两脉管绕之。儿生之后，母子血管截然分张，或有胎盘未离，血管半断，则血暴下。

乳者赤血所生，乳头之管渐入渐分，如树分枝，行至乳核，即与血脉管相接，乳汁由是化成。月水乃子宫所生之液，以备胎孕之需，非血也。雄按：所云非血者，言非灌输脉络荣养百骸之常血，故无孕之时，可以按月而行然，亦藉气血以生化，故气血衰则月水少，若月水过多，则气血亦耗也。

禽不雄而卵，伏而不孵。蛙蛤之属，当[④]雌出卵，雄出其精以护之，身负而行，精不入腹。蚯蚓雌雄相交，两皆成孕。草木以中心为雌，花须为雄，风吹须粉散落于花心，胶液接之，乃能含仁结子，若去其须即不实。雄按：螣蛇听而有孕，白鹭视而有胎，造化之理无穷，总不外乎气相感而成形也。《新论》又云：中外之人，貌有不同。而脏腑气血无不同者，且说理最精，并非虚揣空谈，爰录如上，以稽参考。惟产育有不止十八胎者，其精珠之数似未可泥。

① 由：原缺，据重庆堂本补。

② 十：重庆堂本、维扬宏文斋本作“尺”。

③ 宫：原缺，据重庆堂本、维扬宏文斋本补。

④ 当：维扬宏文斋本作“常”。

卷　下

沈尧封先生　辑
婿王士雄孟英　参
钱塘后学徐政杰蔼辉补注
男之藩友珊　校

产

杰按：《济生产经》曰：胎前之脉贵实，产后之脉贵虚。胎前则顺气安胎，产后则扶虚消瘀，此其要也。丹溪云：产后脉洪数，产前脉细小涩弱，多死。怀妊者，脉主洪数，已产而洪数不改者，多主死。

杨子建《十产论》：一曰正产，二曰伤产，未满月而痛如欲产，非果产也，名为试月，遽尔用力，是谓伤产。三曰催生，正产之候，悉见而难产，用药催之，是谓催生。四曰冻产，冬产血凝不生。五曰热产，过热血沸，令人昏晕。六曰横产，儿身半转，遽尔用力，致先露手，令稳婆徐推儿手，使自攀耳。七曰倒产，儿身全未得转，即为用力，致先露足，令稳婆推足入腹。八曰偏产，儿未正而用力所致。九曰碍产，儿身已顺，不能生下，或因脐带绊肩，令稳婆拨之。十曰坐产，急于高处系一手中，令母攀之，轻轻屈足坐身可产。十一曰盘肠产，临产母肠先出，然后儿生。产后若肠不收，用醋半盏、新汲水七分和匀，噀[①]产母面，每噀一缩，三噀尽收。孕妇止腹痛未必产，连腰痛者将产，胞系于肾故也。腹痛试捏产母手中指中节，或本节跳动，方临盆即产。

雄按：中指跳动，亦有不即产者，更有腰腹不甚痛，但觉痠坠而即产者。

儿未生时，头本在上，欲生时转身向下，故腹痛难忍，此时妇当正身宽带仰卧，待儿头到了产户，方可用力催下。若用力太早，或束肚倚著，儿不得转身，即有横生、逆生、手足先出之患。

许叔微曰：有产累日不下，服药不验，此必坐草太早，心惧而气结不行也。经云：恐则气下[②]。恐则精怯，怯则上焦闭，闭则气逆，逆则下焦胀，气乃不行，得紫苏饮一服便产。方见子悬门。

雄按：难产自古有之，庄公寤生，见于《左传》。故先生如达，不拆不副[③]，诗人以为异征，但先生难而后生易，理之常也，晚嫁者尤可必焉。然亦有虽晚嫁而初产不难者；非晚嫁而初产虽易，继产反难者；或频产皆易，间有一次甚难者；有一生所产皆易；有一生所产皆难者。此或由禀赋之不齐，或由人事之所召，未可以一例论也。谚云：十个孩儿十样生，至哉言乎！若得儿身

---

① 噀（xùn 迅）：喷。

② 恐则气下：重庆堂本无此四字。

③ 先生如达，不拆不副：语出《诗经·大雅·生民》。妇人首产一般多难，此言首生之易也。

顺下，纵稽[①]时日，不必惊惶，安心静俟可耳。会稽施圃生茂才诞时，其母产十三日而始下，母子皆安。世俗不知此理，稍觉不易，先自慌张。近有凶恶稳婆，故为恫吓，妄施毒手，要取重价，脔[②]而出之，索谢去后，产母随以告殒者有之。奈贸贸者尚诧其手段之高，忍心害理，惨莫惨于此矣。设果胎不能下，自有因证调治诸法，即胎死腹中，亦有可下之方，自古方书未闻有脔割之刑，加诸投生之婴儿者，附识于此，冀世人之憬然悟而勿为凶人牟利之妖言所惑也。但有一种骡形者，交骨如环，不能开拆，名锁子骨，能受孕而不能产。如怀娠，必以娩难死，此乃异禀，万中不得其一。如交骨可开者，断无不能娩者也。方书五种不孕之所谓螺者，即骡字之讹也。盖驴马交而生骡，纯牝无牡，其交骨如环无端，不交不孕，禀乎纯阴，性极驯良，而善走胜于驴马，然亦马之属也。《易》曰：坤为马，行地无疆，利牝马之贞，皆取象于此之谓也。人赋此形，而不能安其贞，则厄于娩矣。

催产神方　治胎浆已出，胎不得下，或延至两三日者，一服即产。屡用有神效。

当归四钱　人参一钱　牛膝二钱　川芎一钱　龟板三钱　赭石三钱，研　肉桂一钱，去皮　益母二钱　水煎服。

雄按：此方极宜慎用，夏月尤忌，必审其确系虚寒者，始可服之。通津玉灵汤最妙，余用猪肉一味，煎清汤服，亦甚效。

如神散　路上草鞋一双，名千里马，取鼻梁上绳洗净烧灰，童便和酒调下三钱，神验。

武叔卿《济阴纲目》云：于理固难通，于用实灵验。按千里马得人最下之气，佐以童便之趋下，酒性之行血，故用之良验。此药不寒不热，最是稳剂。

雄按：催生药不宜轻用，必胎近产门而不能即下，始可用之。又须量其虚实，或助补[③]其气血，或展拓其机关，寒者温行，热者清降，逆者镇坠，未可拘守成方而概施也。

《妇人良方》曰：加味芎归汤入龟板，治交骨不开。醋、油调滑石，涂入产门，为滑胎之圣药。花蕊石散治血入胞衣，胀大不能下，或恶露上攻。蓖麻子治胎衣不下。佛手散治血虚危证。清魂散治血晕诸证。失笑散治恶露腹痛，不省人事。平胃散加朴硝，为腐死胎之药。

杰按：佛手散亦下死胎。胎死先宜服此，不伤气血。服此不下，次用平胃、朴硝可也。

冻产治验：刘复真治府判[④]女，产死将殓。取红花浓煎，扶女于凳上，以绵帛蘸汤罨之，随以浇帛上，以器盛之，又暖又淋，久而苏醒，遂产一男。盖遇严冬血凝不行，得温故便产也。逆产足先出，用盐涂儿足底；横产手先出，涂儿手心。

杰按：盐螫[⑤]手足，痛更缩入，俗乃谓之讨盐生也。

产后诸病[⑥]

胞衣不下

急以物牢扎脐带，坠住使不上升，然后将脐带剪断，使血不入胞，萎缩易下。若未系先断，胞升凑心必死。

杰按：《保生录觉》：胎衣不下，产妇用自己头发塞口中，打一恶心即下，切须放

①稽：延迟。
②脔（luán）：切成块的肉。
③助补：重庆堂本、维扬宏文斋本、潜斋医书八种本作“补助”。
④判：原作“叛”，据潜斋医书八种本改。
⑤螫（zhē 遮）：刺，害。
⑥产后诸病：原无此标题，据原目录补。

心，不可惊恐，不可听稳婆妄用手取，多致伤生。又以草纸烧烟熏鼻，即下。

芒硝三钱，童便冲服立效。俞邃良先生目睹。

松郡一老稳婆，包医是证。自带白末药一包，买牛膝二两同煎，去渣，冲童便半杯服，立下。白末药定是元明粉，元明粉即制朴硝也。

产后喜笑不休

一老妪云：产后被侍者挟落腰子使然。用乌梅肉二个，煎汤服，立效。嘉郡钱邻哉目睹。

恶露过多不止

伏龙肝二两，煎汤澄清，烊入阿胶一两服。如不应，加人参。

恶露不来

轻则艾叶及夺命散，重则无极丸，寒凝者，肉桂、红花等药，并花蕊石散。

雄按：产后苟无寒证的据，一切辛热之药皆忌。恶露不来，腹无痛苦者，勿乱投药饵，听之可也。如有疼胀者，只宜丹参、丹皮、元胡、滑石、益母草、山楂、泽兰、桃仁、归尾、通草之类为治，慎毋妄施峻剂，生化汤最勿擅用。

九窍出血

《汇补》云：九窍出血，死证恒多，惟产后瘀血妄行，九窍出血，有用逐瘀之药而生者，不可遽断其必死。此是阅历后之言，不可忽略，虽无方药，其法已具。

黑气鼻衄

郭稽中云：产后口鼻黑气起及鼻衄者，不治。盖阳明为经脉之海，口鼻乃阳明所见之部，黑气鼻衄，是营卫散乱，营气先绝，故不治。薛立斋云：急用二味参苏饮加附子，亦有得生者。

眩晕昏冒

去血过多者，宜重用阿胶，水化，略加童便服。

血去不多者，宜夺命散。没药去油二钱，血竭一钱，共研末，分两服，糖调酒下。二条宜与前恶露过多二条参看。

钱姓妇，产后发晕，两日不醒，产时恶露甚少，晕时恶露已断。伊夫向邻家讨琥珀散一服，约重二钱许，酒调灌下即醒。其药之色与香，俱似没药，大约即是血竭、没药之方。

庚辰春，吕姓妇分娩，次日患血晕，略醒一刻，又目闭头倾，一日数十发，其恶露产时不少，今亦不断，脉大，左关弦硬，用酒化阿胶一两，冲童便服。是夜晕虽少减，而头汗出，少腹痛有形，寒战如疟，战已发热更甚，投没药血竭夺命散二钱，酒调服，寒热、腹痛、发晕顿除，惟嫌通身汗出，此是气血已通而现虚象，用黄芪五钱，炒归身二钱，甘草一钱，炒枣仁三钱，炒小麦五钱，大枣三个，煎服，汗止而安。

雄按：恶露虽少，而胸腹无苦者，不可乱投破瘀之药。今秋周鹤庭室人，新产眩晕，自汗懒言，目不能开，乃父何新之视脉虚弦浮大，因拉余商治。询其恶露虽无，而脘腹无患，乃投以牡蛎、石英、龟板、鳖甲、琥珀、丹参、甘草、红枣、小麦之剂，覆杯即减，数日霍然。此由血虚有素，既娩则营阴下夺，阳越不潜。设泥新产瘀冲之常例，而不细参脉证，则杀人之事矣。

发狂谵语

恶露不来者是血瘀，宜无极丸；恶露仍通者是痰迷，宜六神汤。半夏曲一钱，橘红一钱，胆星一钱，石菖蒲一钱，茯神一钱，旋覆花一钱，水煎，滤清服。

一成衣妇，产后半月余发狂，打骂不休，其夫锁之磨上，余付无极丸六钱，分两服酒下，服毕即愈。越四五日复发，又与六服，后不复发。

丁姓妇，产后神昏，谵语如狂，恶露仍通，亦不过多，医者议攻议补不一。金尚陶前辈后至，诊毕曰：待我用一平淡方吃下去看。用杜刮橘红、石菖蒲等六味，一剂神气清，四剂霍然。此方想是屡验，故当此危证，绝不矜持。归语舍弟赓虞，答曰：此名六神汤。余未考其所自。

甲戌孟春，钱香树先生如君[1]，产后微热痞闷，时时谵语，恶露不断。余用理血药不应，改用六神汤，四剂病去如失。

不能语

武叔卿曰：热痰迷心使然。

胆星一钱　橘红一钱　半夏一钱五分　石菖蒲一钱　郁金一钱

水煎入竹沥一调羹，生姜汁三小茶匙服。按：神昏不语，有虚有实，当参旁证及脉。

声哑

按：属肾虚，补肾之中宜兼温通。

元生地四钱　茯苓二钱　山药一钱五分，炒　归身二钱　肉桂五分　远志肉五分，炒　水煎服。

呃逆

虚脱恶候，人参送黑锡丹，十全一二。

杰按：姜用川《采萃》一册载：黑铅乃水之精，入北方壬癸。凡遇阴火冲逆，真阳暴脱，气喘痰鸣之急证，同桂、附回阳等药用之，立见奇功，即经云重剂是也。

又按：姜又载：何惟丹先生呃逆治验方云：伤寒呃逆，声闻数家者，用刀豆子数粒，瓦上煅存性为末，白汤调下二钱，立止。又《本草纲目》云：病后呃逆，刀豆连壳烧服。姜云：此方宜入旋覆代[2]赭汤。

喘

沈按：有脱闭二证，下血过多者是脱证，喉中气促，命在须臾，方书虽有参苏饮一方，恐不及待。恶露不快者是闭证，投夺命丹可定。如不应，当作痰治。此皆急证。更有一种缓者，娄全善所云：产后喘者多死。有产二月洗浴，即气喘坐不得卧者，五月恶风，得暖稍缓，用丹皮、桃仁、桂枝、茯苓、干姜、枳实、厚朴、桑皮、紫苏、五味、瓜蒌煎服即卧，其疾如失。作污血感寒治也。按此亦是痰证，所以能持久，痰滞阳经，所以恶寒。方中著力在瓜蒌、厚朴、枳实、桂枝、茯苓、干姜、五味数味，余皆多赘。

发热

沈按：产后发热，所因不同，当与证参看，感冒者鼻塞，亦不可过汗，经有夺血无汗之禁，只宜芎归汤。停食者嗳腐饱闷，宜平剂消食。血虚发热无别证者，脉大而芤，宜归、芪。阴虚者烦渴脉细，宜生地、阿胶。更有一种表热里寒，下利清谷，烦渴恶热，脉微细者，此少阴危证，宜四逆汤。

雄按：暴感发热，可以鼻塞验之。苟胎前伏邪，娩后陡发者，何尝有头疼鼻塞之形证乎？虽脉亦有不即显露者，惟舌苔颇有可证，或厚白而腻，或黄腻黄燥，或有赤点，或微苔舌赤，或口苦，或口渴，或胸闷，或溲热，此皆温湿、暑热之邪内蕴，世人不察，再饮以糖、酒、生化汤之类，则轻者重，而重者危，不遇明眼，人亦但知其产亡，而不知其

---

① 如君：妾的别称。

② 代：原缺，据重庆堂本、维扬宏文斋本、潜斋医书八种本补。

死于何病，误于何药也。我见实多，每为太息。其后条之乍寒乍热，亦当如是谛察，庶免遗人夭殃也。

乍寒乍热

武叔卿曰：血闭于阳经，荣卫行之不通则寒；血闭于阴经，荣卫行之不通则热，必瘀通而后寒热自已。

仲景曰：病有洒淅恶寒而复发热者，阳脉不足，阴往乘之；阴脉不足，阳往乘之。

沈按：前条是瘀血，后条是阴阳相乘，甚则俱有战栗者。治瘀血宜夺命丹，调补阴阳，轻则归、芪、建中，重则桂附八味。

头　汗

王海藏云：头汗出至颈而还，额上偏多，盖额为六阳之会，由虚热熏蒸而出也。

沈按：汗出不止，属气血两虚。黄芪五钱炒，白芍三钱酒炒，归身二钱，枣仁二钱炒，甘草一钱炒，小麦三钱炒，南枣肉三钱，煎服神效。与眩晕内吕姓妇一按参证。

泄　泻

乙亥初夏，傅木作妇，产时去血过多，随寒战汗出，便泻不止。余用大剂真武，干姜易生姜，两剂，战少定而汗泻如故，又服两日，寒战复作。余用补中汤无人参加附子两剂，病者云：我肚里大热，口渴喜饮，然汗出下利寒战仍不减，正凝神思虑间，其母曰：彼大孔如洞，不能收闭，谅无活理。余改用黄芪五钱炒，北五味四钱捣，白芍二钱炒，归身一钱五分炒，甘草一钱五分炒，茯苓二钱，山药二钱，大枣三个，一剂病减，四剂而愈。

雄按：观此案则可见气虚不能收摄者，宜甘温以补之，酸涩以收之，不可用辛热走泄以助火而食气也。

邹氏妇产后便泄，余用参附温补药未效，新城吴敬一诊云：虚寒而兼下陷，用补中益气加熟地、茯苓、桂、附，应手取效。以是知方论内言下虚不可升提，不尽然也。

陆姓妇产后三日发疹，细而成粒，不稀不密，用荆芥、蝉蜕、粘子[①]等药一剂，头面俱透，越一日渐有回意，忽大便溏泄数次，觉神气不宁，问其所苦，曰热曰渴，语言皆如抖出，脉虚细数有七至。我师金大文诊之曰：此阳脱证也，属少阴。用生附子三钱水洗略浸，切片，熯[②]如炒米色，炮干姜八分，炒甘草一钱，炒白芍一钱五分，水煎，冲入尿一调羹，青鱼胆汁四小茶匙因夜中无猪胆，故以此代，即羊胆亦可。服毕即睡，觉来热渴俱除，续用黄芪建中汤加丹参、苏木，二剂而安。

产后恶露不行，余血渗入大肠，洞泄不禁，或下青黑物，的奇散极验。荆芥大者四五穗，于盏内燃火烧成灰，不得犯油火，入麝香少许研匀，沸汤一两呷调下。此药虽微，能愈大病，慎弗忽视。

《千金》胶蜡汤治产后利。黄蜡二棋子大，阿胶二钱，当归二钱半，黄连三钱，黄柏一钱，陈米半升，煎汤，煎药服。

便　秘

《金匮》云：亡津液，胃燥故也。

沈按：当用当归、肉苁蓉、生首乌、麻仁、杏仁，不应，用麻仁丸四五十丸。

头　痛

沈按：阴虚于下，则阳易升上，致头痛者，童便最妙。褚侍中云：童便降火甚速，降血甚神，故为疗厥逆头疼之圣药。若血虚受风，宜一奇散，即芎归汤也。

薛案载一产妇头痛，日用补中益气已

---

① 粘子：即牛蒡子。

② 熯（hàn 汉）：干燥。

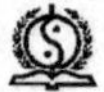

三年，稍劳则恶寒内热，拟作阳虚治，加附子一钱于前汤中，数剂不发。

胃脘痛、腹痛、少腹痛

沈按：有血瘀、血虚、停食、感寒、肝气之异。手按痛减者，血虚也；按之痛增者，非停食即瘀血，停食则右关脉独实，且有嗳哺气，瘀血则所下恶露必少；得热即减者，感寒也。至若厥阴肝脉抵小腹挟胃，又为藏血之脏，血去肝虚，其气易动，一关气恼，陡然脘腹大痛。治法：血虚宜归、芪、建中；消食惟楂肉炭最妙，兼和血也；消瘀宜夺命散；感寒者，轻则炮姜、艾叶，重则桂、附、茱萸；肝气作痛，养血药中加川楝、橘核，苦以泄之，重则乌梅丸，辛散、酸收、苦泄并用。

杰按：一妇产后腹痛，令其夫以手按之，小腹痛尤甚，下恶露而痛仍不减，知其非瘀，乃燥粪也。予药一剂，大便润下而愈。（姜用川治验） 炮姜五分，丹皮二钱，归身三钱，川芎一钱五分，山楂二钱炒，枳壳一钱五分炒，麻仁二钱杵烂，桃仁泥二钱，生地二钱，炙甘草四分，加研烂松子仁五粒。

萧赓六云：下血过多，肝经血少腹痛，其脉弦者，以熟地、萸肉为君，加白芍、木瓜、蒺藜，一剂可止。有难产久坐，风入胞门，致腹痛欲绝，其脉浮而弦。续断一两，防风五钱，服之立愈。

腹中虚痛、胸项结核

薛按：一产妇腹中有物作痛，投破气行血药尤甚，肢节、胸项各结小核，隐于肉里，此肝血虚也。盖肝为藏血之脏而主筋，血虚则筋急而挛，见于肢节、胸项者，以诸筋皆属于节，而胸项又肝之部分也。用八珍、逍遥、归脾加减治验。

小腹痛瘀血成脓

薛案载一产后小腹作痛，行气破血不应，脉洪数，此瘀血成脓也。用瓜子仁汤二剂痛止，更以太乙膏下脓而愈。产后多有此证，虽非痈，用之神效。脉洪数，已有脓；脉但数，微有脓；脉迟紧，但有瘀血，尚未成脓，下血即愈。若腹胀大，转侧作水声，或脓从脐出，或从大便出，宜用蜡矾丸、太乙膏及托里散。凡瘀血宜急治，缓则化为脓难治。若流注关节，则患骨疽，失治多为坏证。

雄按：《古今医案》载一妇产后恼怒，左少腹结一块，每发时小腹胀痛，从下攻上，膈间乳上皆痛，饮食入胃即吐，遍治不效。叶香岩用炒黑小茴一钱，桂酒炒当归二钱，自制鹿角霜、菟丝子各一钱五分，生楂肉三钱，川芎八分，水煎送阿魏丸七分，八剂而愈。次用乌鸡煎丸，原方半料，永不复发。又云：消积之方，如桃仁煎用大黄、虻虫、芒硝，东垣五积丸俱用川乌、巴霜，《局方》圣散子、三棱煎丸俱用硇砂、干漆，此皆峻厉之剂，用而中病，固有神效。若妄试轻尝，鲜不败事。试阅叶案积聚门，并无古方狠药，如《千金》硝石丸人参、硝黄并用，丹溪犹以为猛剂，学者但将丹溪治积聚诸案细绎，自有悟处。而黑神丸生熟漆并用，尤勿轻试。每见服之误事，因思漆身为癞之言，则飞补之说，其可惑乎？

腰　痛

《大全》产后恶露方行，忽然断绝，腰中重痛下注，两股痛如锥刺入骨，此由血滞经络，不即通之，必作痈疽，宜桃仁汤、五香连翘汤。

沈按：前方不稳，不若用桃仁、红花、地龙、肉桂、没药、当归为妥。

如神汤治瘀血腰痛。延胡、当归、肉桂

等分，水煎服。

沈按：腰痛不见前证者，多属肝肾虚，宜当归、杜仲、补骨脂之类。

遍身疼痛

薛云：以手按之痛甚者，血滞也；按之痛缓者，血虚也。

浮　肿

沈按：产后浮肿，先要分水病、气病。水病皮薄色白而亮，如裹水之状；气病皮厚色不变。经云：肾者，胃之关也。关门不利，聚水生病。盖产后肾气必损，胃底阳微，不能蒸布津液，通调水道，此聚水之由也，宜肾气汤丸。是证皮薄色白可证。人身营卫之气通则平，滞则胀，顽痰瘀血，皆能阻滞气道作肿，是证皮厚色不变，以脉弦者为痰，脉结或芤者为血分证，分别论治用药。更有一种血虚而致气滞者，其肿不甚，色带淡黄，宜归身为君[①]，佐以白术、陈皮、茯苓之类。

咳　嗽

一妇妊七八个月，痰嗽不止，有时呕厚痰数碗，投二陈、旋覆不应，用清肺滋阴愈甚，遂不服药，弥月而产，痰嗽如故，日夜不寐。三朝后二陈加胆星、竹沥，吐出厚痰数碗，嗽仍不止，更用二陈加旋覆、当归，少减，稍可吃饭。因嗽不减，痰渐变薄，加入生地四钱，食顿减，嗽转甚，通身汗出，脉象微弦，用归身三钱，茯苓二钱，炒甘草一钱，紫石英三钱，因汗欲用黄芪，因嗽又止，推敲半晌，仍用炒黄芪三钱，一服汗止而嗽亦大减，十剂而安。

口眼㖞斜

丹溪云：必须大补气血，然后治痰，当以左右手脉分气血多少治之，切不可作中风治，用小续命汤治风之药。

腰背反张

薛云：产后腰背反张，肢体抽搐，因亡血过多，筋无所养使然，大补气血，多保无虞。若发表驱风，百不全一。

武叔卿云：寒主收引，项背强直，寒在太阳经也，诸家皆主续命汤，此古法也。郭氏不问产后虚实，邪之有无，概用续命，似觉一偏。至薛氏专主亡血过多，非十全大补不可，是或一见。乃《夷坚志》按以大豆紫汤、独活汤而愈，亦主于风矣，是续命固不为妄也。但本方有麻黄、附子，气血两虚人不可轻用，而郭氏论又嘱人速灌取汗而解，偏不以麻黄为忌，何也？二说俱不可废，临诊时详之。

沈按：仲景论腰背反张为痉，无汗者名刚痉，主以葛根汤；有汗者名柔痉，主以桂枝加葛根汤。桂枝汤乃治风主方，故有汗之痉属风；葛根汤中用麻黄，麻黄乃散寒主药，故无汗之痉属寒。仲景治少阴伤寒未见吐利之里证者，用麻黄附子细辛汤、麻黄附子甘草汤微发汗。盖寒邪乘少阴之虚而欲入，急以附子保坎中之阳，而以麻黄散外感之寒，真神方也。小续命汤虽非仲景之制，方中用此二味，正见攻守相须之妙。而叔卿反云：麻、附二味，气血两虚者不可轻用，假使除却麻黄，何以散客寒？除却附子，何以保真阳？特不可用于有汗之柔痉耳。有汗柔痉，更有两种，一则因虚而受外来之风，一则血虚则筋急，并无外感之风。有风者，虽汗出必然恶风，主以华元化愈风散；只血虚而无风者，必不恶风，纯宜补血。

又按：人身气血之外，更有真阳、真阴藏在坎中，亦立命之根基。胎系于肾，肾司二阴，产育之时，下焦洞澼，坎中阴阳有不

---

① 君：潜斋医书八种本作“主”。

大损者乎？况背后夹脊四[1]行，俱太阳经脉，太阳之里即是少阴，脊里一条是督脉，亦隶少阴，此脉急缩，与少阴大有关会，此用麻兼用附之深意也。使置此不讲，徒执气虚、血虚以治产后百病，业医亦觉太易矣。

小续命汤　治产后中风，身体缓急，或顽痹不仁，或口眼㖞斜，牙关紧急，角弓反张。

防风一钱　麻黄去节　黄芩　白芍　人参　川芎　防己　肉桂各七分　附子炮　杏仁各五分　甘草四分，炙

加生姜，水煎服。

华佗愈风散　治产后中风口噤，牙关紧闭，手足瘛疭如角弓状。亦治产后血晕，不省人事，四肢强直，或心眼倒筑，吐泻欲死，此药清神气、通血脉，其效如神。

荆芥略炒为末，每服三钱，黑豆淬酒调服，童便亦可。口噤擀开灌之，或吹鼻中。

李濒湖曰：此方诸书盛称其妙，姚僧坦《集验方》以酒服，名如圣散，药下可立效。陈氏方名举卿古拜散。萧存敬方用古老钱煎汤服，名一捻金。许叔微《本事方》云：此药委有奇效神圣之功。一产后睡久，及醒则昏昏如醉，不省人事，医用此药及交加散，云服后当睡，必以左手搔头，用之果然。昝殷《产宝方》云：此病多因怒气伤肝，或忧气内郁，或坐草受风而成，宜服此药。戴氏《证治要法》名独行散，贾似道《悦生随抄》呼为再生丹。《指迷方》加当归等分。

沈云：丁丑三月，练塘金虞旬第四媳，产后变证，伊郎来请，先述病状，云上年十月生产甚健，至十二月初旬，面上浮肿，驱风不应，加麻黄三帖，通身胀肿，小便不利，更用五皮杂治，反加脐凸，更用肉桂、五苓，小便略通，胀亦稍减，续用桂附八味，其肿渐消，惟右手足不减，忽一日口眼歪斜，右手足不举，舌不能言，因作血虚治，变为俯不得仰，数日后吐黑血盈盂，吐后俯仰自如，旬余复不能仰，又吐黑血而定，投以消瘀，忽然口闭目开如脱状，伊母一夜煎人参三钱，灌之得醒，醒来索饭吃一小杯，近日又厥，灌人参不醒已三昼夜矣，余遂往诊。右手无脉，因肿极不以为怪，左脉浮取亦无，重按则如循刀刃。余曰：此是实证，停参可医。遂用胆星、半夏、石菖蒲、橘皮、天虫、地龙、紫草水煎，入竹沥、姜汁，一剂知，四剂手足能举，不换方，十二剂能出外房诊脉，诸病悉退，惟舌音未清，仍用前方而愈。金问奇病之源，余曰：人身脏腑接壤，受胎后腹中遂增一物，脏腑之机栝为之不灵，五液聚为痰饮，故胎前病痰滞居半，《千金》半夏茯苓汤所以神也。至临产时痰涎与恶血齐出，方得无病。若只血下而痰饮不下，诸病丛生，故产后理血不应，六神汤为要药。此证初起不过痰饮阻滞气道作肿，血本无病，用五苓、肾气，肿减者，痰滞气道，得热暂开故也。久投不已，血分过热，致吐血两次。至若半身不遂，口眼歪斜，舌络不灵，俱是痰滞经络见证，即厥亦是痰迷所致，并非虚脱，故消痰通络，病自渐愈，何奇之有？

雄按：此等卓识，皆从阅历而来。朱生甫令郎仲和之室，娩后患此，医治不能除根，再产亦然，延已数年，继复怀妊，病发益频，余用大剂涤痰药服月余，产后安然，病根竟刈[2]。

震泽一妇，产后十余日，延我师金大文诊视，余从。据述新产时证似虚脱，服温补药数剂，近日变一怪证，左边冷，右边热，一身四肢尽然，前后中分，冷则如冰，热则如炭，鼻亦如之，舌色左白右黑。师问曰：此是何病？用何方治？余曰：书未曾载，目未曾睹，不知应用何方？师曰：奇证当于无方

---

① 四：原作“西”，据重庆堂本、潜斋医书八种本改。

② 刈(yì)：断也，绝也。

之书求之。经不云乎：左右者，阴阳之道路也。阴阳者，水火之征兆也。败血阻住阴阳，升降道路不能旋转，阳盛处自热，阴盛处自寒，所以偏热偏寒。用泽兰、楂肉、刘寄奴、苏木、桃仁、琥珀等药两剂，病热减半，继服不应，遂更医杂治，以至不起。由今思之，此证不但血阻，必兼痰滞，我师见及阻住阴阳升降道路，病源已经识出，特跳不出产后消瘀圈子耳。倘通瘀不应即兼化痰，或者如前案金妇得起，未可知也。此时彭尚初学，我师见识过人，特未悟彻痰滞一证，惜哉！

薛案郭茂恂嫂金华君，产七日不食，始言头痛，头痛已，又心痛作，既而目睛痛如割如刺，更作更止，相去无瞬息间。每头痛欲取大石压良久渐定，心痛作则以十指抓臂，血流满掌，痛定目复痛，复以两手自剜目，如是十日不已，众医无计。进黑龙丹半粒，疾少间，中夜再服，乃瞑目寝如平时，至清晨下一行约三升许，如蝗虫子，病减半，已刻又行如前，痛尽除。

黑龙丹　治产难及胞衣不下，血迷血晕，不省人事，一切危急恶候垂死者，但灌药得下，无不全活。

当归　五灵脂　川芎　良姜　熟地各二两，锉碎，入砂锅内，纸筋盐泥固济，火煅过　百草霜一两　硫黄　乳香各二钱　琥珀　花蕊石各一钱　为细末，醋糊丸，如弹子大，每用一二丸，炭火煅红，投入生姜自然汁中浸碎，以童便合酒调灌下。

小便不通

《产乳集》用盐填脐中令平，葱白捣铺一指厚，安盐上，以艾炷饼上灸之，觉热气入腹内即通，最灵。

沈按：此法不效，必是气虚不能升举，黄芪补气之中，已寓上升之性，用以为君五钱；麦冬能清上源，用以为臣一钱五分；白通草通利达下，用以为佐八分。水煎服，一剂可效。

尿　血

《大全》云：产妇尿血，面黄胁胀少食，此肝木乘脾土也。用加味逍遥散、补中汤煎服可愈。

尿胞被伤小便淋沥

丹溪云：尝见收生者不谨，损破产妇尿脬，致病淋漓，遂成废疾。有一妇年壮难产得此，因思肌肉破伤在外者皆可补完，脬虽在里，谅亦可治，遂诊其脉虚甚。予曰：难产之由，多是气虚，产后血气尤虚，试与峻补，因以参、芪为君，芎、归为臣，桃仁、陈皮、茯苓为佐，以猪羊脬煎汤，极饥时饮之，但剂小，率用一两，至一月而安。盖令气血骤长，其脬自完，恐少缓亦难成功矣。又产时尿胞被伤，小便淋沥，用二蚕茧烧存性为末，服一月可愈。缪德仁治验。

玉门不闭

薛立斋云：气虚血弱，十全大补汤主之。

玉门肿胀焮痛

薛云：是肝经虚热，加味逍遥散主之。

坐草过早，产户伤坏，红肿溃烂，痛不可忍，用蒸包子笼内荷叶煎汤洗，日三次，两日可愈。缪德仁治验。

阴　脱

陈无择云：产后阴脱如脱肛状，及阴下挺出，逼迫肿痛，举动房劳即发，清水续续，小便淋沥，硫黄、乌贼骨各二两，五味子二钱半，为末糁之，日三次。

子 宫 下

丹溪云：一产子后阴户下一物如合钵

状,有二歧,其夫来求治。予思之,此子宫也,必气血弱而下坠。遂用升麻、当归、黄芪几帖与之。半日后其夫复来云:服二次后觉响一声,视之已收阴户讫,但因经宿,干着席上,破一片如掌心大在席,某妻在家哭泣,恐伤破不复能生,予思此非肠胃,乃脂膏也。肌肉破尚可复元,若气血充盛,必可生满,遂用四物汤加人参与百帖,三年后复有子。

治子宫下,黄芪一钱半,人参一钱,当归七分,升麻三分,甘草二分,作一帖,水煎,食前服。外用五倍子末泡汤洗,又用末傅之,如此数次,宜多服药,永不下。

产户下物

丹溪云:一妇三十余岁,生女二日后,产户下一物如手帕,下有帕尖,约重一斤。予思之,此因胎前劳乏伤气,或肝痿所致,却喜血不甚虚耳。其时岁暮天寒,恐冷干坏了,急与炙黄芪二钱,人参一钱,白术五分,当归一钱半,升麻五分,三帖连服之,即收上,得汗通身方安。但下翳沾席处干者落一片约五六两重,盖脂膜也,食进得眠,诊其脉皆涩,左略弦,视其形却实,与白术、白芍各半钱,陈皮一钱,生姜一片,煎二三帖以养之。

水道下肉线

一产后水道中下肉线一条,长三四尺,动之则痛欲绝,先服失笑散数帖,次以带皮姜三斤研烂,入清油二斤煎,油干为度,用绢兜起肉线,屈曲于水道边,以前姜熏之,冷则熨之,六日夜缩其大半,二六日即尽入,再服失笑散、芎归汤调理之。如肉线断,则不可治矣。

乳 证[①]

乳汁不通

涌泉散 山甲炮,研末,酒服方寸匕,日二服,外以油梳梳乳即通。见《经疏》。

陈自明《妇人良方》曰:予妇食素,产后七日,乳汁不行,赤小豆一升煮粥食之,当夜即行。

一妇乳汁不行,煎当归八钱服即通。王不留行、白通草、穿山甲是要药。

回 乳

无子吃乳,乳不消,令人发热恶寒,用大麦芽二两炒,为末,每服五钱,白汤下。丹溪。

乳头碎裂

丹溪:老黄茄子烧灰傅之。《纲目》:丁香末傅之。

吹 乳

缪仲淳云:妒乳、内外吹乳、乳岩乳痈,不外阳明、厥阴二经之病,橘叶最妙。又用生半夏一个研末,生葱头一段研裹,左右互塞鼻,神验。又于山中掘野芥菜(去叶用)根,洗净捣烂,无灰酒煎数滚,饮一二次,即以渣遏患处,凡乳痈未成,或肿或硬,或胀痛者,无不立消,屡治经验。野芥菜,一名天芥菜,又名鹦哥草,似芥菜而略矮小,其根数出如兰根,用以治乳,想其形似乳囊也,故用有验。春圃附载。

乳痈红肿方发

活小鲫鱼一尾,剖去肠,同生山药寸许

① 乳证:原无此标题,据原目录补。

捣烂涂之，少顷发痒即愈，屡验。无山药，即芋艿亦可。

乳痈已成

胡桃隔瓦上焙燥研末，每服三钱，红糖调匀，温酒送下三服，无不全愈。

又方用玫瑰花五七朵(干者亦可)，醇酒煎服(烫酒极热，冲服亦可)。即以花瓣摘散，铺贴患处，三两次可愈，即已成硬块者，亦可消散。曾经治验数人。陈载安附识。

乳 岩

坎炁洗净切薄，焙燥研末，日吃一条，酒下，约二十条效。缪德仁治验，半年以内者效。

又狗粪、东丹、独囊蒜，三味捣匀摊布上，勿用膏药令粘，贴上微痛，数日可愈。

沈按：乳岩初起，坚硬不作脓，其成也，肌肉叠起，形似山岩。病起抑郁，不治之证。方书云：桃花开时死，出鲜血者死。余见一妇患此已四年，诊时出鲜血盈盂，以为必死，日服人参钱许，竟不死。明年春，桃花大放仍无恙，直至秋分节候方毙。此妇抑郁不得志，诚是肝病。然不死于春而死于秋，何哉？岂肝病有二，其太过者死于旺时，其不及者死于衰时耶？此证本属肝病，缪以坎炁补肾而愈，亦理之不可解者。

外有方，附后疡科方选中。

雄按：吴鞠通曰：当归、芎䓖为产后要药，然惟血寒而滞者为宜，若血虚而热者，断不可用。盖当归香窜异常，甚于麻、辛，急走善行，不能静守，止能运血，裒多益寡①，如亡血液亏，孤阳上冒等证，而欲望其补血，不亦愚哉！芎䓖有车轮纹，其性更急于当归，盖物性之偏长于通者，必不长于守也。世人不敢用芍药而恣用归、芎，何其颠倒哉？余谓今人血虚而热者为多，产后血液大耗，孤阳易浮，吴氏此言，深中时弊。又论《达生篇》所用方药，未可尽信，皆先得我心之同然者。详见解产难，医者宜究心焉。

杂 病

热入血室

仲景《伤寒论》云：妇人伤寒发热，经水适来，昼日明了，暮则谵语如见鬼状者，此为热入血室，无犯胃气及上二焦，必自愈。

又：妇人中风，发热恶寒，经水适来，得之七八日，热除而脉迟身凉，胸胁下满如结胸状，谵语者，此为热入血室也。当刺期门，随其实而泻之。

又：妇人中风七八日，续得寒热，发作有时，经水适断者，此为热入血室，其血必结，故使如疟状，发作有时，小柴胡汤主之。

沈按：论言勿犯胃气及上二焦者，谓不可攻下，并不可吐、汗也。然有似是实非之证，不可不辨。

陈良甫曰：脉迟身凉，而胸胁下满如结胸状，谵语者，当刺期门穴，下针病人五吸，停针良久，徐徐出针。凡针期门穴，必泻勿补，肥人二寸，瘦人寸半。

许学士治一妇病伤寒，发寒热，遇夜则如见鬼状，经六七日，忽然昏塞涎响如引锯，牙关紧急，瞑目不知人，病势危困。许视之曰：得病之初，曾值月经来否？其家云：经水方来，病作而经遂止，后一二日发寒热，昼虽静，夜则见鬼，昨日不省人事。许曰：此是热入血室证，医者不晓，以刚剂与之，故致此，当先化痰，后治其热。乃急以呷散投之，两时许涎下得睡，即省人事，

① 裒(póu)多益寡：裒，减少；益，增补。谓移多余以补不足。

次投以小柴胡汤加生地，二服不汗而热遂除。

又一热入血室证，医用补血调气药治之数日，遂成血结胸，或劝用前药，许曰：小柴胡已迟不可行矣，刺期门则可，请善针者治之，如言而愈。或问：何为而成结胸？许曰：邪气乘虚入于血室，血为邪所迫，上入肝经，则谵语见鬼，复入膻中，则血结于胸中矣，故触之则痛，非药可及，当用刺法。

一妇热多寒少，谵语夜甚，经水来三日病发而止，本家亦知热入血室，医用小柴胡数帖病增，舌色黄燥，上下齿俱是干血，余用生地、丹皮、麦冬等药不应，药入则干呕，脉象弱而不大。因思弱脉多火，胃液干燥，所以作呕，遂用白虎汤加生地、麦冬，二剂热退神清，唯二十余日不大便为苦，与麻仁丸三服，得便而安。一室女发热经来，医用表散药增剧，谵语夜甚，投小柴胡不应，夜起如狂，或疑蓄血，投凉血消瘀药亦不应，左关脉弦硬搏指，询知病从怒起，因用胆草、黄芩、山栀、丹皮、羚羊角、芦荟、甘草、归身等药煎服，一剂知，四剂愈。

张仪表令爱，发热经来，昏夜谵语如见鬼状，投小柴胡增剧，询其病情，云：醒时下体恶寒，即愦时亦尝牵被敛衣。因悟此证，平素必患带下，且完姻未久，隐曲之事未免过当，复值经来过多，精血两亏，阴阳并竭，其恶寒发热，由阴阳相乘所致，非外感热邪深入也。误投发散清热，证同亡阳。《伤寒论》云：亡阳则谵语。《内经》云：脱阳者，见鬼是也。因用肾气丸，早晚各二钱，神气即清，随以苁蓉易附、桂，数剂全愈。此即前所云似是实非之证，不可不辨者也。尧封自记。

咽　　哽

《金匮》：妇人咽中有炙脔，半夏厚朴汤主之。《千金》所云：咽中帖帖如有炙肉，吐之不出，吞之不下是也。

半夏厚朴汤[1]

半夏一升　厚朴三两　茯苓四两　生姜五两　苏叶二两　水煎，分四服，日三夜一。

脏　　躁

妇人脏躁，悲伤欲哭，象如神灵所作，数欠伸，甘麦大枣汤主之。

甘草三两　小麦一升　大枣十枚　水煎，分三服。

阴　　寒

妇人阴寒，温阴中坐药，蛇床子散主之。

蛇床之末，以白粉少许，和合相得，如枣大，绵裹纳之。

阴　　吹

胃气下泄，阴吹而正喧，此谷气之实也，猪膏髪煎导之。

猪膏半斤　乱髪如鸡子大三枚和膏中煎之，髪消药成，分再服。

雄按：阴吹，亦妇人恒有之事，别无所苦者，亦不为病，况属隐微之候，故医亦不知耳。俗传产后未弥月而啖葱者，必患此。惟吹之太喧而大便艰燥，乃称为病。然仲圣但润其阳明之燥，则府气自通，仍不必治其吹也。

阴　　痒

善邑西门外三里，有妇阴中极痒难忍，因寡居无人转述，医者莫知病情，治皆不效。至苏就叶天士诊，微露其意，叶用蛇床子煎汤洗，内服龟鹿二仙胶，四日而愈。阴蚀有用猪肝煮熟，削如梃，钻孔数十，纳阴中，良久取出，必有虫在肝孔内，另易一梃

① 半夏厚朴汤：原缺，据重庆堂本、维扬宏文斋本补。

纳之，虫尽自愈，亦良法也。

雄按：尚有阴挺一证，用飞矾六两　桃仁一两　五味子　雄黄各五钱　铜绿四钱　末之，炼蜜丸，每重四钱，即以方内雄黄为衣，坐入玉门，重者二次必愈。

王宇泰《女科证治准绳》序云：妇人有专治方，旧矣。史称扁鹊过邯郸，闻贵妇人，即为带下医，语兼长也。然带下，直妇人一病耳，调经杂证，怀子免身，患苦百出，疗治万方，一带下宁遽尽之乎？世所传张长沙《杂病方论》三卷，妇人居一焉。其方用之奇验，奈弗广何！孙真人著《千金方》，特以妇人为首，盖《易》基乾坤、《诗》首关雎之义。其说曰：特须教子女学习此三卷《妇人方》，令其精晓，即于仓卒之秋，何忧畏也！而精于医者，未之深许也。唐大中初，白敏中守成都，其家有因免乳死者，访问名医，得昝殷《备集验方》三百七十八首以献，是为《产宝》。宋时濮阳李师圣得产论二十一篇，有说无方，医学教授郭稽中以方附焉。而陈无择于《三因方》评其得失详矣，婺医杜荞又附益之，是为《产育宝庆集》。临川陈自明良甫以为诸书纲领散漫而无统，节目简略而未备，医者局于简易，不能深求遍览，有才进一方不效辄束手者，有无方可据揣摩臆度者，乃采摭诸家之善，附以家传验方，编葺[①]成篇，凡八门，门数十余体，总三百六十余论，论后列方，纲领节目，灿然可观，是为《大全良方》。《良方》出而闺阁之调将大备矣。然其论多采巢氏《病源》，什九归诸风冷，药偏犷[②]热，未有条分缕晰其宜否者。近代薛氏新甫始取《良方》增注，其论酌寒热之中，大抵依于养脾胃、补气血，不以去病为事，可谓救时之良医也已。第陈氏所葺多上古专科禁方，具有源流本末，不可没也。而薛氏一切以己意芟[③]除变乱，使古方自此湮没。余重惜之，故于是偏附存陈氏之旧，而删其偏驳者，然亦存十之六七而已。至薛氏之说，则尽收之。取其以养正为主，且简而易守，虽女子学习无难也。若易水，瀫水师弟，则后长沙而精于医者，一方一论，具掇是中，乃他书所无，有挟是而过邯郸，庶无道少之患哉。其积德求子，与夫安产藏衣，吉凶方位，皆非医家事，故削不载云。

雄按：若带下，直妇人一病耳，未必人人病此，何以扁鹊闻贵妇人，即为带下医？缘带下本女子生而即有之事，原非病也。后人以带脉不主约束一言，遂以女人之遗浊，称为带下之证。然则扁鹊之为带下医，犹今之幼科自称痘医也，痘虽幼科之一证，而亦人人必有之事，且世俗无不贵小儿者，所以人多乐为痘医耳。

集　方

论中所列各方，有彼此互见者，集录于此，以便简阅，其专治者不复赘。

补养门类及分两、炮制，半参汪讱庵《医方集解》所录

六味丸钱仲阳　治肝肾不足，真阴亏损，精血枯竭。

地黄砂仁酒拌，九蒸九晒，八两　山茱萸酒润，四两　山药四两　茯苓乳拌　丹皮　泽泻各三两　蜜丸，空心盐汤下，冬酒下。

六味地黄汤　治同上。

前方煎服。

八味丸崔氏

前方加肉桂、附子各一两，名桂附八味丸。治相火不足，尺脉弱者宜之。亦治妇人转胞。

前方加黄柏、知母各二两，名知柏八味

---

① 葺(qì)：重迭累积，与“缉”、“辑”通。

② 犷(guǎng 广)：本谓犬猛恶不可近，引申为凶悍蛮横。

③ 芟(shān 山)：删除，消除。

丸。治阴虚火盛，尺脉旺者宜之。

肾气丸《金匮》

桂附八味丸加车前、牛膝，剂用地黄四两，山药以下皆一[①]两，茯苓三两，附子五钱制。

杰按：《金匮要略》用桂枝，无车前、牛膝，治妇人转胞。此名加味肾气丸，系治水肿。

青娥不老丸《集解》只名青娥丸，未知是一是二。 治肾虚腰痛。

破故纸十两，酒蒸为末 胡桃肉十二两，去皮，研烂 杜仲一斤，炒，去丝 生姜 炒蒜各四两 蜜调为丸。

又丹溪青娥丸止用故纸四两 杜仲四两，炒 生姜二两半，炒 胡桃肉三十个 蜜丸桐子大，每服四五十丸，盐、酒下。

黑锡丹 治阴阳不升降，上盛下虚，头目眩晕。

黑铅二两 硫黄二两 将铅熔化，渐入硫黄，候结成片，倾地上出火毒，研至无声为度。

参苓白术散 治脾胃虚弱，饮食不消，或吐或泻。

人参 白术土炒 茯苓 甘草炙 山药炒 扁豆炒 薏仁炒 莲子肉去心，炒 陈皮 砂仁 桔梗 为末，每三钱，枣汤或米饮调服。

八珍汤 治心肺虚损，气血两虚。心主血，肺主气。四君补气，四物补血。

人参 白术土炒 茯苓 甘草 当归酒洗 生地 芍药 芎䓖

十全大补汤

八珍再加黄芪以助阳固表，加肉桂以引火归元。《金匮》曰[②]：虚者十补，勿泻之是也。

补中益气汤东垣 治一切清阳下陷，中气不足之证。

黄芪蜜炙，一钱半 人参 甘草一钱，炙 白术土炒 陈皮留白[③] 当归五分 升麻 柴胡三分 姜三片，枣二枚，煎。

归脾汤《济生》 治心脾受伤，不能摄血，致血妄行，及妇人带下。

人参 白术土炒 茯神 枣仁炒 龙眼肉二钱 黄芪一钱半，炙 当归酒洗 远志一钱 木香 甘草五分，炙 姜、枣煎。

四物汤 治一切血虚，及妇人经病。

当归酒洗 生地黄 芍药各二钱，炒 芎䓖一钱半

奇效四物汤 治失血内崩。

当归酒洗 熟地黄 芍药炒 川芎 阿胶 艾叶 黄芩炒，各一钱

芎归汤一作归芎[④]汤，未知是一是二，须考。 治产后血虚头痛，胎动下血，服此即安；子死腹中，服此即下。催生神效，亦名当归汤。若腹疼加桂，若腹痛自汗，头眩少气，加羊肉。

当归三五钱 川芎二钱 若为末，名佛手散，又名一奇散，又名君臣散。又有神妙佛手散，未考。

加味芎归汤

川芎、当归各一两，自死龟板一具，酥炙，生过男女妇人头髮一握，烧存性。治分娩交骨不开，或五七日不下垂死者。每用一两，水煎服，良久自下。

当归芍药散《金匮》 治怀妊腹中疞痛。

当归三两 芍药一斤 茯苓四两 白术四两 泽泻半斤 芎䓖三两

上六味为散，取方寸匕，酒和，日三服。

胶艾汤《金匮》 治妇人冲任虚损，经

---

① 一：维扬宏文斋本作“二”。

② 曰：原缺，据重庆堂本、维扬宏文斋本补。

③ 白：原作“半”，据重庆堂本、维扬宏文斋本、潜斋医书八种本改。

④ 归芎：原作“芎归”，据重庆堂本、维扬宏文斋本、潜斋医书八种本改。

水淋沥,及血虚下痢,并妊娠腹痛为胞阻。

当归三两　芍药四两　干地黄六两,熟　芎䓖二两　艾叶三两　阿胶　甘草各二两

上七味,以水五升,清酒三升,合煮取三升,去渣,纳胶令消尽,温服一升,日三次。

黄连阿胶汤仲景　治伤寒少阴病,得之二三日以上,心烦不得卧。

黄连四两　黄芩一两　芍药二两　阿胶三两　鸡子黄二枚,生用

杰按:阴气为阳热所灼也,用此以收摄其欲亡之微阴,故沈谓子烦阴虚火甚者宜服此。

祛　寒

大建中汤《金匮》　治心胸中大寒痛,呕不能饮食,腹中寒气上冲皮起,出见有头足上下,痛而不可近者。

杰按:心为阳,寒为阴,寒乘于心,阴阳相激,故痛;寒乘于脾,脾冷不消水谷。心脾为子母之脏,为邪所乘,故痛而呕,复不能饮食也。

蜀椒二合　干姜四两　人参二两　煎,去滓,入饴糖一升,微煎,温服。

杰按:阳受气于胸中,阳虚则阴邪得以中之,阴寒之气逆而上冲,横格于中焦,故见高起,痛呕不可触近之症。蜀椒辛热,入肺散寒,入脾暖胃,入肾门补火;干姜辛热,通心助阳,逐冷散逆;人参甘温,大补脾肺之气;饴糖甘能补土,缓可和中,所以大祛下焦之阴而复上焦之阳也。

小建中汤仲景　治伤寒阳脉涩,阴脉弦,腹中急痛。伤寒二三日,心悸而烦。通治虚劳悸衄,里急腹痛,梦遗失精。

杰按:三阴下利而腹痛者,里寒也,宜温也,四逆汤、附子理中汤;肠鸣泄泻而痛者,里虚有寒也,宜小建中温中散寒。悸者阳气虚也,烦者阴血虚也,与此汤先建其里。倍芍药者,酸以敛阴,阴收则阳归附矣。喻嘉言曰:虚劳病至于亡血失精,精血枯槁,难为力[①]矣。急宜建其中脏,使饮食进而阴血旺,故但用稼穑作甘之味,生其精血,而酸辛咸苦绝所不用,舍是无良法也。

桂枝　生姜三两　甘草一两,炙　大枣十二枚　芍药六两　入饴糖一升,微火解服。此即桂枝加芍药汤,但桂有厚薄耳。其不名桂枝加芍药,而名建中,以饴糖为君也。今人用建中者,不用饴糖,失仲景遗意矣。不去姜、桂,所以散邪。吴鹤皋曰:桂枝当是桂,桂枝味薄,用以解表;桂味厚,用以建里。

黄芪建中汤《金匮》　治虚劳诸不足。《准绳》曰[②]:血不足而用芪,芪味甘,大能生血,此仲景之妙法。盖稼穑作甘,甘能补胃,胃为气血之海,气血所从生也,即补血汤芪五倍于当归之义。

即前方加黄芪两半。黄芪易当归,名当归建中汤。治产后虚羸不足,腹中痛引腰背,小腹拘急。若崩伤不止,加地黄、阿胶。

理中汤仲景　治伤寒太阴病,自利不渴,寒多而呕,腹痛粪溏,脉沉无力,或厥冷拘急,或结胸吐寒蛔,及感寒霍乱。

白术陈壁土炒,二两　人参　干姜炮　甘草一两,炙　每服四钱,本方等分,蜜丸,名理中丸。

附子理中汤　治中寒腹痛,身痛,四肢拘急。

即前方三两,加附子一枚。

补中汤　治泄泻,泻不已者,加附子。

理中汤加陈皮、茯苓。改加青皮、陈皮,名治中汤。治太阴伤寒,腹满痞闷,兼

① 力:重庆堂本、维扬宏文斋本作“方”。
② 曰:原缺,据重庆堂本补。

食积者。

四逆汤仲景　治三阴伤寒，身痛腹痛，下利清谷，恶寒不汗，四肢厥冷，或反不恶寒，面赤烦躁，里寒外热，或干呕，或咽痛，脉沉微细欲绝。

附子一枚，生用　干姜一两　甘草二两，炙

冷服。面赤者，格阳于上也，加葱九茎以通阳；腹痛者，真阴不足也，加芍药二两以敛阴；咽痛，阴气上结也，加桔梗一两以利咽止痛；脉不出，加人参二两以助阳补气血；呕吐，加生姜二两以散逆气。上皆通脉四逆汤加减之法。

真武汤仲景　治少阴伤寒腹痛，小便不利，四肢沉重疼痛，自下利者，此为有水气，或咳或呕，或小便利，及太阳病发汗，汗出不解，仍发热心悸，头眩，筋惕肉瞤，振振欲擗地，气寒恶寒。此亦肾中阳虚见证，仍属少阴。方名真武，盖取固肾之义。

附子一枚，炮　白术二两，炒　茯苓三两　芍药三两，炒　生姜三两　水寒相搏，咳者加五味子、细辛、干姜；小便利，去茯苓；下利，去芍药，加干姜；呕，去附子，加生姜一倍。

附子汤仲景　治少阴病身躯痛，手足寒，骨节痛，脉沉者，及少阴病得之二三日，口中和，背恶寒者。

前方去生姜，加人参二两。

乌梅丸仲景　治伤寒厥阴证，寒厥吐蛔。伤寒脏厥者死。脏厥者，脉微而厥，至七八日肤冷发躁，无暂安时也；蛔厥者，蛔上入膈则烦，须臾复止，得食则呕而又烦，蛔闻食臭复出也。此为脏寒，当与此丸温脏安蛔。亦治胃府发咳，咳而呕，呕甚则长虫出，亦主久利。

乌梅三百个　细辛　桂枝　人参　附子炮　黄柏六两　黄连一斤　干姜十两　川椒去汗　当归四两　苦酒醋也　浸乌梅一宿，去核，蒸熟，和药蜜丸。

祛　风

小续命汤《千金》　治中风不省人事，神气溃乱，半身不遂，筋急拘挛，口眼㖞斜，语言蹇涩，风湿腰痛，痰火并多，六经中风及刚柔二痉。亦治产后中风。论见前。

麻黄去节　杏仁去皮尖，炒研　桂枝　白芍酒炒　甘草炙　人参　川芎　黄芩　防己各一两　防风两半　附子半两，炮去皮脐　每服三钱或四五钱，加姜、枣煎，温服，取微汗。

筋急语迟，脉弦者，倍人参，去芩、芍，以避中寒，服后稍轻，再加当归；烦躁，不大便，去桂、附，倍芍药，加竹沥；热，去附子，入白附子亦可。如不大便日久，胸中不快，加大黄、枳壳；如脏寒下利，去黄芩、防己，倍附子，加术；呕逆，加半夏；语言蹇涩，手足战掉，加菖蒲、竹沥；身痛发搐，加羌活；口渴，加麦冬、花粉；烦渴多惊，加犀角、羚羊角；汗多，去麻、杏，加白术；舌燥，去桂、附，加石膏。参《丹溪心法》。

独活汤丹溪　治风虚瘛疭，昏愦不觉，或为寒热。

独活　羌活　防风　细辛　桂心　白薇　当归　川芎　半夏　人参　茯神　远志　菖蒲五钱　甘草二钱半，炙　每服一两，加姜、枣煎。

愈风散华佗　治产后中风，口噤，角弓反张，亦治血晕不省人事，四肢强直。见产后角弓类，名如圣散。

化　痰

二陈汤《局方》　治一切痰饮为病，咳嗽胀满，呕吐恶心，头眩心悸。

半夏姜制，二钱　陈皮去白　茯苓一钱　甘草五分　加姜煎。半夏、陈皮贵其陈，久则无燥散之患，故名二陈。

半夏茯苓汤《千金》　治妊娠恶阻，烦闷吐逆，恶食头眩，体重，恶寒汗出等症。

半夏　生姜各三十铢　干地黄　茯苓各十八铢　橘皮　旋覆花　细辛　人参　芍药　芎䓖　桔梗　甘草各十二铢。车氏只用八味，去细辛、川芎、桔梗之升提，芍药之酸敛，尤为尽善。

上十二味㕮咀，以水一斗，煎取三升，分三服。若病阻积月日不得治，及服药冷热失候，病变客热烦渴，口生疮者，去橘皮、细辛，加前胡、知母各十二铢；若变冷下利者，去地黄，入桂心十二铢；若食少，胃中虚生热，大便闭塞，小便赤少者，宜加大黄十八铢，去地黄，加黄芩六铢，余依方服一剂，得下后消息，看气力冷热增损，方更服一剂，汤便急使茯苓丸，令能食便强健也。忌生冷、醋滑、油腻。方论见恶阻门。

茯苓丸《千金》

茯苓　人参　桂心熬　干姜　半夏　橘皮各一两　白术　葛根　甘草　枳实各二两

上十味，蜜丸梧子大，饮服二十丸，渐加三十丸，日三次。《肘后》不用干姜、半夏、橘皮、白术、葛根，止用五物。又云：妊娠忌桂，故熬。

又方此在《景岳全书》名竹茹汤　治孕妇呕吐不止，恶心少食，服此止呕清痰。

青竹茹　橘皮各十八铢　茯苓　生姜各一两　半夏三十铢

上五味，水六升，煮取二升半，分三服。

橘皮汤《千金》　治妊娠呕吐，不下食。

竹茹　橘皮　人参　白术各十八铢　生姜一两　厚朴十二铢，制

上六味，水七升，煮取二升半，分三服。附参。《金匮》单用橘皮汤。又橘皮三升　竹茹二升　人参一两　甘草五两　生姜半斤　大枣三十枚　名橘皮竹茹汤，均治哕逆。后人又因《金匮》加半夏、赤苓、枇杷叶，亦名橘皮竹茹汤，治虚人呕逆。

六神汤　治产后痰迷，神昏谵语，恶露不断者，甚或半身不遂，口眼歪斜。方论见前产后案中。

杜刮橘红　石菖蒲　半夏曲半夏亦可　胆星　茯神　旋覆花各一钱　水煎，滤清服。

理　气

紫苏饮严氏　治胎气不和，凑上心胸，腹满痛闷，名为子悬。胎至四五月，君相二火养胎，热气逆上之故。

紫苏一两　腹皮　人参　川芎　橘皮　白芍　当归三分　甘草一分　锉，分三服，水一盏，生姜四片，葱白煎，去渣服。一方无川芎，名七宝散。汪讱庵《医方集解》载：此苏叶止一钱，当归七分，甘草二分，余皆五分。

天仙藤散陈景初制　本名香附散，治子气肿胀。

天仙藤即青木香藤，洗，略焙　香附炒　陈皮　甘草　乌药　木香等分　锉末，每服五钱。加生姜三片，紫苏五叶，水煎，日三服，肿消止药。汪本无木香，有木瓜三片。

木香散王师复　治妊娠四五月后，胸腹间气刺满痛，或肠鸣，呕逆，减食。此由忿怒忧思，饮食失节所致。

莪术　木香　丁香　甘草　盐汤下。

抑气散丹溪　治妇人经将行而痛，气之滞也。

四物加胡索、丹皮、条芩。

又抑气散严氏　治妇人气盛于血，变生诸证，头晕膈满。

香附四两　陈皮一两　茯神　甘草炙　为末，每服二钱。

抑青丸　大泻肝火，治左胁作痛，妇人怒气伤肝，胎气上逆致呕逆，水饮不能入。黄连一味，吴萸汤浸一宿为丸。

代赭旋覆汤仲景　治伤寒发汗，若吐若下，解后心下痞鞕，噫气不除。邪虽解，

胃弱不和，虚气上逆故也。

又周扬俊曰：余每借以治反胃噎食，气逆不降者，神效。《活人》云：有代赭旋覆证，气虚者先服四逆汤，胃寒者先服理中汤，后服此汤为良。

旋覆花三两　代赭石一两　人参二两　甘草三两　半夏半升　生姜五两　大枣十二枚

旋覆花汤《金匮要略》

旋覆花　葱　新绛

逍遥散《局方》　治血虚肝燥，骨蒸潮热，口干便涩，月经不调。

柴胡　当归酒拌　白芍酒炒　白术土炒　茯苓一钱　甘草炙，五分　加煨姜、薄荷煎。本方加丹皮、栀子，名加味逍遥散。

小柴胡汤仲景　治伤寒中风，少阳证往来寒热，胸胁痞满，默默不欲食，心烦喜呕，或腹中痛，或胁下痛，或渴或咳，或利或悸，小便不利，口苦耳聋，脉弦。或汗后余热不解，及春时嗽发疟寒热，妇人伤寒，热入血室。小柴胡在经主气，在脏主血，故更能入血室。

柴胡八两　半夏半升　人参　甘草　黄芩　生姜三两　大枣十二枚

理　血

小蓟饮子　治男妇下焦热结，尿血淋漓。痛者为血淋，不痛者为溺血，论见妊娠经来类。

小蓟　蒲黄炒黑　藕节　滑石　木通　生地　栀子炒　淡竹叶　当归　甘草各五分

导赤散钱氏　治小肠有火，便赤淋痛。论见带下类。

生地黄　木通　甘草　淡竹叶　等分煎。

血极膏罗谦甫　治妇人污血凝滞胞门，致成经闭。论见经闭类。

大黄一味为末，醋熬成膏，服之利一二行，经血自下。

荡胞汤《千金》　治二三十年不产育，胞中必有积血。论见求子门。

朴硝　丹皮　当归　大黄　桃仁生用，各三铢　厚朴　桔梗　人参　赤芍　茯苓　桂心　甘草　牛膝　橘皮各二铢　附子六铢　虻虫　水蛭各十枚

上十七味㕮咀，以清酒五升，水五升，合煮取三升，分四服，日三夜一，每服相去三时，覆被取微汗。天寒汗不出，著火笼之，必下脓血，务须斟酌，下尽二三服即止。如大闷不堪，可食酢饭冷浆一口，即止，然恐去恶不尽，忍之尤妙。

夺命散　治产后恶露不行，眩晕昏冒。论见产后眩晕门及恶露不来。

没药去油，二钱　血竭一钱　共研末，分两服，糖调酒下。

夺命丹《良方》　治瘀血入胞，胀满难下，急服此即消，胞衣自下。

杰按：似与前论恶闭致喘证未对，姑列此以俟再考。

附子炮，半两　干漆碎之，炒烟尽　牡丹皮各一两

上为细末，另用大黄末一两，以好醋一升，同熬成膏，和前药丸桐子大，温酒吞五七丸。

一方有当归一两。

花蕊石散　治血入胞衣，胀大不能下，或恶露上攻，或寒凝恶露不行。

花蕊石四两　硫黄一两　研细，泥封煅赤，服一钱，童便下。

又葛可久花蕊石散　治略同上。

花蕊石　煅存性，研如粉，以童便一盏，男人入酒少许，女人入醋少许，煎温，食后调服三钱，甚者五钱，能使瘀血化为黄水，后用独参汤补之。非寒凝者不宜此。

无极丸　治恶露不行，发狂谵语，血瘀之重者。

失笑散《局方》　治恶露不行，心包络痛，或死血腹痛，不省人事。

蒲黄　五灵脂净者　等分，炒为末，煎膏，醋调服。或用二三钱，酒煎热服。

如神汤　治瘀血腰痛，下注两股如锥刺。

延胡　当归　肉桂　等分，水煎服。

二味参苏饮

人参　苏木

清魂散严氏　治产后恶露已尽，忽昏晕不知人。产后气虚血弱，又感风邪也。

泽兰叶　人参各二钱半　荆芥一两　川芎五钱　甘草二钱

上为末，用温酒、热汤各半盏，调灌一二钱，能下咽即眼开。更宜烧漆气淬醋炭于床前，使闻其气。

伏龙肝散　治大小产，血去过多不止。

伏龙肝

黑龙丹亦名琥珀黑龙丹　治产难及胞衣不下，血迷血晕，不省人事，一切危急恶候垂死者，但灌药得下，无不全活。亦治产后疑难杂证。案见奇证中。

当归　五灵脂净者　川芎　良姜　熟地各二两，锉碎，入砂锅内，纸筋盐泥固济，火煅过　百草霜一两　硫黄　乳香各二钱　琥珀　花蕊石各一钱　为细末，醋糊丸如弹子大，每用一二丸，炭火煅红，投入生姜自然汁中浸碎，以童便合酒调灌下。

托里散　治一切恶疮发背，疔疽便毒始发，脉弦洪实数，肿甚欲作脓者。亦治产后瘀血将成脓。论见前。

金银花　当归二两　大黄　朴硝　花粉　连翘　牡蛎　皂角刺三钱　黄芩　赤芍二钱　每五钱，半酒半水煎。

蜡矾丸　治一切疮痈恶毒，先服此丸护膜托里，使毒不攻心，或为毒虫、蛇、犬所伤，并宜服之。

黄蜡二两　白矾一两　先将蜡熔化，候少冷入矾，和匀为丸，酒下，每服十丸、二十丸，渐加至百丸则有力。疮愈后，服之亦佳。

太乙膏丹溪　治疬子疮神效。

脑子一钱，研　轻粉　乳香各二钱，研　麝香三钱，研　没药四钱，研　黄丹五两

上用清油一斤，先下黄丹熬，用柳枝搅，又用憨儿葱七枝，先下一枝，熬焦再下一枝，葱尽为度。下火不住手搅，觑[1]冷热得所，入脑子等药，搅匀，磁器盛之，用时旋摊。

润　下

麻仁丸仲景　治便难脾约。

大黄四两，蒸　厚朴　枳实即大承气去芒硝也　麻仁一两一钱　杏仁二两二钱，去皮，麸炒　芍药　蜜丸梧子大，每服三五十丸，温水下。丹溪书名脾约丸。

麻仁丸丹溪　治同上，兼治风秘。

郁李仁　麻子仁各六两，另研　大黄一[2]两半，以一半炒　山药　防风　枳壳七钱半，炒　槟榔五钱　羌活　木香各五钱半　蜜丸梧子大，服七十丸，白汤下。

平胃散《局方》　治脾有停湿痰饮，痞膈宿食不消，满闷溏泻。加朴硝善腐死胎，论见产类。

苍术泔浸，五斤　厚朴姜制，炒　陈皮各三[3]斤，去白　甘草三十两，炒

上为末，每服五钱，加姜三片，枣一个煎，入盐一捻，沸汤点服亦得。见丹溪书。

安　胎[4]

安胎方

黄芪蜜炙　杜仲姜汁炒　茯苓各一钱

---

① 觑（qù去）：细看。

② 一：重庆堂本、潜斋医书八种本均作“二”。

③ 三：维扬宏文斋本作“一”。

④ 安胎：原无此标题，据文中内容补。

黄芩一钱五分 白术生用，五分 阿胶珠一钱 甘草三分 续断八分 胸中胀满加紫苏、陈皮各八分；下红加艾叶、地榆各二钱，并多加阿胶。引用糯米百粒，酒二杯煎服。腹痛用急火煎。

保胎神佑丸 此方屡验，一有孕即合起，每日服之。凡易滑胎者，自无事，且易产。

白茯苓二两 於术一两，米泔浸一日，黄土炒香 条芩一两，酒拌炒 香附一两，童便浸炒 延胡一两，米醋炒 红花一两，隔纸烘干 益母草净叶，去梗，一两 真没药三钱，瓦上焙干，去油

上为末，蜜丸桐子大，每服七丸，白滚水下。若胎动，一日可服三五次，切不可多服一丸，至嘱。

杰按：胎滑自是血热动胎之故，方中红花行血，延胡走而不守，恐非保胎所宜，况已有香附行气，气行血自不滞，何取动血之品，宜去之为稳。

雄按：每服七丸，故有奇效，而无小损也，毋庸裁减。

又按：神佑丸兼能调经种子，大有殊功。

保胎盘石丸

怀山药四两，微炒 杜仲去粗皮，净，三两，盐水炒断丝 川续断二两，酒炒 共为末，糯米糊为丸，如绿豆大，每服三钱，米汤送下。方虽平常，屡用屡验，乃异人所授也。凡胎欲堕者，一服即保住。惯小产者，宜常服之，或每月服数次，至惯半产之月即服之，无不保全。

银苎酒 治妊娠胎动欲堕，腹痛不可忍，及胎漏下血。

苎根二两 纹银五两 酒一碗。如无苎之处，用茅草根五两，加水煎之。

紫酒 治妊娠腰痛如折。

黑料豆二合，炒熟焦 白酒一大碗，煎至七分，空心服。

催　　生[①]

回急保生丹仙传 此方得之神感，效验异常。

大红凤仙子九十粒 白凤仙子四十九粒 自死龟板一两，麻油涂炙 通梢怀牛膝三钱 桃仁一钱五分 川芎五钱 白归身五钱 凤仙子研末包好，临产时将余药称明分两，为末配入，临盆时米饮调服二钱，迟则再服一钱。交骨不开者即开，难产者不过三服。临盆一月内，本方去凤仙子，入益母膏二两，每日早米饮调服二钱，则临盆迅速。胎元不足者勿服。产后瘀血不净，变生病者，或儿枕痛，于本方内加炒红曲三钱，酒炒马料豆二合，共为末，用童便半杯，陈酒半杯，调服二三钱即愈。唯凤仙子只于临盆时用。

通津救命玉灵丹仙传 治裂胞生及难产数日，血水已干，产户枯涩，命在垂危者。

龙眼肉去核，六两 生牛膝梢一两，黄酒浸，捣烂 将龙眼肉煎浓汁，冲入牛膝酒内服之，停半日即产，亲救数人，无不奇验。

雄按：龙眼甘温，极能补血，大益胎产，力胜参、芪。宜先期剥取净肉，贮瓷碗内，每肉一两，加入白沙糖一钱。素体多火者，并加西洋参片如糖之数，幂[②]以丝绵一层，日日放饭锅内蒸之，蒸至百次者良，谓之代参膏，较生煎者功百倍矣。晚时开水瀹[③]之，其汁尽出。如遇难产，即并牛膝酒共瀹，更觉简便。凡气血不足，别无痰滞便滑之病者，不论男妇，皆可蒸服，殊胜他剂也。

---

① 催生：原无此标题，据文中内容补。

② 幂（mì 密）：覆盖；罩。

③ 瀹（yuè 跃）：浸渍。

古今医案按选

清·俞　震　辑
清·王孟英　选

古今医案按选序[1]

乾隆间，钱塘魏柳洲先生重校《名医类案》之后，复选《续类案》六十卷，脱稿未久，先生寻[2]逝。幸已邀录四库馆书，不致散佚。定州杨素园大尹，意欲付梓，尝嘱余校订，奈四方多故，余亦疏陋无以应，是以未果。今年春，秀水吕君慎庵，以其侄倩鲍君蕙谷所藏之俞氏《古今医案按》寄示，余展读数四，虽不如《续案》之网罗繁富，而所附近案暨按语颇可补魏氏之未逮，爰不揆[3]谫佇[4]，选其尤善者，参以一管之窥，用俟大方之教。

咸丰三年癸丑长至[5]日安化后人王士雄书于潜斋

① 古今医案按选序：原无此序，据光绪本、医书集成本补。

② 寻：随即；不久。

③ 揆（kuí 葵）：度量；揣度。

④ 谫（jiǎn）佇（gēng）：谫，浅薄；佇，困也，弱也。光绪本“佇”作“僿（sài）”，僿，不诚恳之意。

⑤ 长至：1．犹夏至节也。《礼记·月令》：“仲夏之月，日长至。”2．谓冬至节也。因冬至夜最长；一说冬至为白昼开始延长的一天。

乙卯夏，杨侯自京来，曾将此稿评点，携至南昌，欲授剞劂[1]，讵[2] 江右频年扰攘，迄今未靖[3]，赖徐君亚枝缮存副本，而各案仅摘其由。兹将鸠[4] 刻公世，胡君次瑶谓宜详载原案，俾览者了然。复向蕙谷谋之，云原书已佚，余甚彷徨。吕君慎庵，访得嘉善吴君云峰家亦有藏本，遂蒙慨假补录，因笔之以志诸君子玉成之功。

丁巳腊八日士雄又书于渟溪归砚草堂[5]

① 剞(jī 基) 劂(jué 决)：雕板；亦指书籍。

② 讵(jù)：至也。

③ 靖：安定。

④ 鸠(jiū)：聚也。

⑤ 丁巳腊八日士雄又书于渟溪归砚草堂：原无此序，据光绪本、医书集成本补。

原　序

孟子言:梓匠轮舆[①] 能与人规矩,不能使人巧,巧者何?变通之谓也。巧固不能使人,其实不出规矩,人可即规矩以求巧,而巧自无方,是亦不啻使之矣。医之道,将毋同,自古迄今,医书多不胜纪,一病必列一门,一门必立数法。究之法有尽,病无尽。一病之变无尽,或萃数病于一人之身,其变更无尽。医之法,于是乎几穷。盖以法也者,不过梓匠轮舆之规矩,病不依规矩以为患,医第循规矩以为治,常者生焉,变者死焉。转恨医之法未备也,不知法岂能备,要在乎用法者之巧耳!闻之名医能审一病之变与数病之变,而曲折以赴之,操纵于规矩之中,神明于规矩之外,靡不随手而应,始信法有尽,而用法者之巧无尽也。成案甚夥,医之法在,是法之巧亦在,是尽可揣摩。惜《名医类案》醇疵互收,一为去取而巧者愈见,此余所以有古今医案之选也。惟是彼之所谓巧者,自今视之,犹规矩也。倘执巧以为巧,而不更加变通,则巧反成拙矣。故余于每条之下,妄据鄙见以按之,辨其真伪,别其是非,晰其同中之异,表其青出于蓝,或综数事为数语,以隐括其大略,或纂述旧说新说以补诸案之未逮,随选随录,随录随按,不惮[②] 烦词。窃附举隅之意,第恐载籍极博,见闻有限,譬诸审曲面势[③] 者,能免斫[④] 而小之之讥乎?然欲求巧于规矩,敢不择材以削锯。爰自甲午冬月为捉笔之始,至戊戌春月乃得蕆事[⑤],时年已七十,阅历既多,或片词之可取,因付剞劂,质诸同志。

乾隆四十三年戊戌春三月嘉善俞震

① 梓匠轮舆:谓木工梓人、匠人,车工轮人、舆人。

② 惮(dàn但):怕,畏惧。

③ 审曲面势:谓审察五材曲直方面形势之宜也。

④ 斫(zhuó 酌):本义为大锄,引申为砍、斩。

⑤ 蕆(chǎn 产)事:谓事毕也。亦即事已完备解决之意。

鉴幼习于观巷田氏，田丈杏村中翰晋蕃以名孝廉，精岐黄术。尝谓近世医家，推王孟英先生为祭酒①。以时多热证，而先生善用凉药也。光绪辛丑，友人薛朗轩明经炳，假馆②省垣陈氏，临行田丈嘱求先生遗书，薛访得先生嗣子耕雨者杭州府诸生，年六十余，往还数四，知先生手校诸书，半多散佚，惟《医案按选评》稿成未刻，而先生卒于上海，耕翁什袭③藏之，从不示人，以薛君为人悫诚，因出与过录。原书间有虫蚀脱粘之处，薛君细心校定，另缮清本。予往杭，薛君为道其事，余请任剞劂焉。复请田丈批阅，丈以老病侵寻④，遂不果。癸卯夏丈亦作古，以书还薛君，仅有手校夹签一条，今亦附注其下。兹当校刻工竣，爰将得书缘起，赘诸简端，而附录薛君写定凡例于下云。

一、此为先生癸丑年初稿，由徐亚之先生写定，而杨素园先生加以评点者也。丁巳将付剞劂，复从友人之请，补录原案，凡一万四五千字，更作后序一篇，则当时又有重定本，迁延未刻，稿亦无存，幸得初稿两册及丁巳序文纸稿，得以想见此中曲折而已。

一、凡另纸粘附者，皆经先生于癸丑后陆续手补，以气冲门末条有“乙卯补注”四字推之可见。今亦依次写入。

一、原本分上下两卷，嗣以页数颇多，改分四卷，其墨笔添注涂改之处，显然具在，今从其后定者而已。

一、原本眉批及旁批，均用朱笔，盖即杨素园先生评语以伤寒门谵语条，徐君亚之语证之可见。凡遇有朱批处，辄于正文绝句之间，加一墨笔钩识，殆欲于誊真时，将评语分行注入耳。今从其意，并加“杨曰”二字，以为识别。

光绪三十年岁次甲辰季冬之月会稽董金鉴识

① 祭酒：古礼凡大飨宴必宾中之年长者一人先举酒以祭，故祭酒为尊敬之称，谓其人之年龄品望冠于同列也。

② 假馆：借馆舍也。《孟子·告子下》“交得见于邹君，可以假馆，愿留而受业于门。”

③ 什袭：把物品重重地包裹起来，犹珍藏、爱藏。

④ 侵寻：犹侵淫；渐进。

目 录

古今医案按选卷一

嘉善俞　震东扶辑　定州杨照藜素园评
杭州王士雄孟英选　会稽董金鉴镜吾校

中　风

许允中治柳太后案。雄按：所列各案已见江篁南《名医类案》者，概不重录，以下仿此。

俞按：书称允中医术若神。曾曰：医者意也，在人思虑。即此条思虑巧矣。然仅可治真中风。《内经》所谓：其有邪者，渍形以为汗也。邪从汗解故得语，若概试诸不能言者，决无效。如罗谦甫治史太尉案，乃风中阳明经之表证也。又治赵僧判案，乃中腑兼中脏之里证也。皆风邪实证也。又治张安抚案，雄按：三案俱见江选。乃中经兼中腑，本虚标实之证也。许氏所治，亦系本虚标实者，但病起于暴，故用蒸法，亦如通关散之取嚏，稀涎散之探痰也。

丹溪治浦江郑君，年近六旬，奉养高粱。仲夏久患滞下，又犯房劳。一夕如厕，忽然昏仆，撒手遗溺，目上视，汗大出，喉如曳锯，呼吸甚微，其脉大而无伦次部位，杨曰：将脱之象。可畏之甚。此阴虚阳暴绝也。急令煎人参膏，且与灸气海穴，艾壮如小指，至十八壮，右手能动，又三壮，唇微动。参膏成，与一盏，至半夜后，尽三盏，眼能动。尽二斤，方能言而索粥。尽五斤而利止，十数斤全安。

俞按：此种病，今常有之，医所用参不过一二钱，至一二两而止，亦并不知有灸法。无效则诿之天命，岂能于数日间用参至十余斤者乎？然十余斤之参，办之亦难矣。惟能办者，不可不知有此法。

田杏村按：因餍[①]高粱而成滞下，因久患滞下遂致剥伤阴分。经言：阴在内，阳之守也。故一犯房劳，阳即欲脱。案中"阴虚阳暴绝"五字，的中病根，故急以灸法回阳，但阳回之后，不有以弥补其阴，终在险途。《神农本草经》：人参味甘微寒，补五脏。经言：脏为阴，腑为阳。气味甘寒而补脏，其为补阴之品无疑。因久患滞下而剥伤阴分，故非十余斤之参，不能复其阴。

俞按：尚是囫囵吞枣。

赵以德治陈敬初学士，因醮事[②]跪拜间就倒仆，汗如雨。诊之，脉空大而虚。年当五十，新娶少妇，今又从跪拜之劳役，故阳气暴散，正与丹溪治郑义士之病同。急煎独参浓汤，连饮半日，汗止，神气稍定，手足俱纵，瘖而无声。遂于独参汤中加竹沥，开上涌之痰。次早，悲哭不已，以言慰之遂笑，至五七日无已时。此哭笑者，为阴虚而劳火动其精神，魂魄之藏气相并故耳。正《内经》所谓五精相并者，心火并于肺则喜，肺火并于肝则悲是也。加连、柏之属泻其

① 餍（yàn 厌）：饱，吃饱。
② 醮事：指一种祷神的祭礼。

火；更增荆沥开其闭。八日笑止手动，一月能步矣。

俞按：此条与前条大同小异，而所以治其小异处，立言用药，绰有精义。可见古人善能模仿成法，又不蹈袭成法也。

杨曰：前证遗溺上视，已现绝象，脉又几几欲脱，较此条证为重，非灸法则不及救。此条证稍轻，故不必灸。

雄按：脉既空大而虚，证复汗出如雨，虽无新娶少妇之事，亦当急固阳气，是中风门脱证治法。设遇闭证，虽有新娶少妇之事，不可捕风捉影，辄投补剂。杨曰：至言，须切记。徐悔堂《听雨轩杂纪》云：蔡辅宜中暑，一名医见其室有少妾，遂以为脱证，云：非独参汤不能救。家人不敢服，复邀邻医诊之。曰：暑闭耳。进益元散而愈。故医者须有定见，而察脉证以施治疗，不可胸怀成见而妄为揣度也。然病家畏虚喜补，不识病情，医者避湿推干，但迎人意，不分闭脱，温补妄施，重者辄亡，轻者成锢，是乃仁术，可如是夫？触目伤怀，言之可慨。

丹溪治一妇人，年六十余，手足左瘫，不言而健，有痰案。

俞按：前条脱证，脉大无伦，此条闭证，脉伏而微，非有确见，敢用此两路重药乎？须知脉与证宜合参。杨曰：要诀。如此条左瘫不言矣，而健又有痰，其得间在此，与浦江洪宅妇病疟无脉条相似。

虞恒德治一妇，年五十七，身肥白，春初中风暴仆案。

俞按：此条与上丹溪案，俱以实邪治而效，可见辨证宜真，不得专守景岳非风之论，先有成见在胸也。如立斋善于用补，而治郭艾武一案，见江选。亦用吐下而愈，故临斯证者，必须分别闭与脱二证，是下手第一要著。

雄按：粗工每执肥白之人阳气必虚之说，不辨脉证，温补乱投，真杀人不以刃也。

立斋治车驾王用之案。

俞按：此治中寒，寒痰壅塞气道之药。肥人脉沉伏，无火象者可用之。若脉微细者，必加人参，实非中风药也。黄履素曰：三生饮，施于中风之寒证，妙矣。或有虚火冲逆，热痰壅塞，以致昏愦颠仆者，状类中风，乌、附非所宜服。立斋治王进士虚火妄动，挟痰而仆，急灌童溺，神思便爽。案见江选。予从弟履中，痰升遗溺，状类中风，亦灌以童溲而苏。案见魏玉横《续名医类案》。此等证候，皆火挟痰而作，断非三生饮可投，并姜汤亦不相宜也。雄按：不但三生饮不可服，虽当归、枸杞之类，亦不宜用。余治顾听泉一案可参。同一卒然昏愦，而所因不同，须细审之。《太平广记》载唐梁新见一朝士，诊之曰：风疾已深，请速归去。其朝士复见鄜州高医赵鄂诊之，言疾危，与梁说同，惟云只有一法，请啖消梨，不限多少，咀嚼不及，绞汁而饮。杨曰：甘寒息风法。到家旬日，依法治之而愈。此亦降火消痰之验也。雄按：《资生经》亦云：凡中风，由心腹中多大热而作也。

喻嘉言治杨季衡案。见魏氏续选。

俞按：偏枯，昔人谓左属血虚，右属气虚。自得喻氏之论，其理始明，而随时换药，及刺四末，尤见巧妙。因思幼读《内经·生气通天论》曰：风者，百病之始也。清静则肉腠闭拒，虽有大风苛毒，弗之能害。又云：风雨寒热不得虚，邪不能独伤人。又曰：虚邪之风，与其身形，两虚相得，乃客其形。是确指虚人而后中于虚风也。然犹系因虚受风，故《灵枢》又有真气去，邪气独留，发为偏枯之说。偏枯难疗，二语尽之。再读《通评虚实论》曰：凡治消瘅、仆击，仆击者，如人被击而仆，即今之卒倒也。偏枯痿厥，气满发逆，肥贵人则膏粱之疾也。此条暗包痰饮湿热，阴虚阳虚诸候，并未尝偏中于邪风矣。盖肥贵人自然慎避邪风，而膏粱之变,风从内生。刘、李、朱三家从此悟入。大凡治病必求于本,仆击偏枯,以虚为本也。后读刘宗厚《玉机微义》暨王宇泰《灵兰要览》二书,益信塞外多真中,江南多类中。至缪仲淳立论,谓真阴亏而内热甚者,煎熬津液,凝结为痰,壅塞气道,不得通利,热极生风,亦致卒然僵仆,类乎中风,此即内虚暗风。初用清热顺气化痰,次用治本,或益阴,或补阳,其药以二冬、二地、菊花、枸杞、胡麻、桑叶、首乌、柏仁、蒺藜、花粉、参、芪、归、芍、鹿茸、虎骨胶、霞天膏、梨膏、竹沥、荆沥、人乳、童溺等出入互换,另出机杼。今《临证指南》中风一门,大半宗此,又可补刘、李、朱、张所未备矣。

又按:中有十种,曰中气、中食、中寒、中暑、中湿、中恶、中痧、中瘴,与痰中、虚中,散见诸书,当会萃而详辨之。其异于中风者,虽卒倒昏愦,而无偏枯㖞斜也。其治之异于中风者,惟虚中宜补,而余皆不宜补也。雄按:此是名言。只在临证时,审其轻重浅深耳。至《名医类案》有虚风一门,《临证指南》有肝风一门,总不出缪氏"内虚暗风"四字。惟《指南》所载,泄木安胃,镇阳息风,浊药轻投,辛甘化风,种种妙义,直驾古人而上之,又洗缪氏之髓者矣。

雄按:王清任云:人之行坐动静,全仗元气,元气藏于气管之内,分布周身,左右各得其半。若元气足则有力,元气衰则无力,元气绝则死矣。若十分元气亏二分,剩八分,每半身仍有四分,则无病;若亏五分,剩五分,每半身只有二分半,此时虽未病半身不遂,已有气亏之证,因不疼不痒,人自不觉。而元气既亏,经络自然空虚,有空虚之隙,难免其气向一边归并。如右半身之二分半归并于左,则右半无气;左半身之二分半归并于右,则左半无气。无气则不能动,不能动名曰半身不遂。不遂者,不遂人用也。此说甚创。然类中风内未尝无此证,即景岳所谓非风是也。而类中风内,亦未尝无实证。杨曰:此条未经人道,足补昔贤之缺。所谓实者,其人素禀阳盛,过啖肥甘,积热酿痰,壅塞隧络。治宜化痰清热,流利机关,自始至终,忌投补滞。三十年来,如此治愈者,指不胜屈。故医者不必拘于西北多真中,东南多类中,及真中属实,类中属虚等说,以横于胸中,总须随证辨其虚实,而施治法也。杨曰:凡病皆宜如此体认,不独中风为然。

伤风

俞东扶曰:伤风是轻病,然有伤风不醒即成劳之说。今人犯此者甚多,总由阴分先亏也。昧者峻用发散,不知人愈虚,邪更易入也;或径用滋补,不知邪未清,补之适以助长也。此中之权衡在于医者,此际之调理在于本人耳。

伤寒

俞东扶曰:仲景《伤寒论》,犹儒书之《大学》《中庸》也,文词古奥,理法精深,自晋迄今,善用其书者,惟许学士一人而已。所存医案数十条,皆有发明,可为后学楷模。至《名医类案》,有内伤一门,所列病证,皆与伤寒无异,则其病之为伤寒、为内伤,惟在医者之能辨耳,非另有一种情形也。东垣《内外伤辨》殊不足凭,诸案皆以脉为辨。大抵内伤之脉,皆虚大无力,或微数无力,其药不外补中益气汤,甘温为主,有风寒加入表药,有停滞加入消导,有火亦加一二味凉药,无他奇巧。盖外感风寒者伤其形,故曰伤寒;劳役过度,饮食失节者伤其气,故曰内伤。此言受病之原也。及其为病,一般发热头疼,恶风恶寒,甚则痞闷谵妄,岂可就其述病原而作凭据。医者见得真，乃能分晰之曰彼是伤寒，此是内伤。亦如伤寒一门，为虚为实，为热为寒，头绪纷纭，听人审辨，焉能条分缕晰，而各立一门耶？

吕沧洲治一人，伤寒十余日，身热而人静脉伏案。

又治一人，伤寒旬日，邪入于阳明案。

俞按：阅二案而知发斑、蓄血有脉伏之一候。然窃思斑未出而脉伏，理或有之；斑既透矣，何以必待化斑，脉始复耶？吴又可有脉厥之说，用承气微下则脉出，与此用白虎仿佛。但发斑脉伏，势亦可畏。上条妙在语言不乱，次条虽神昏如睡，由于误服真武，故皆凭证以治之。

王宇泰治一人，伤寒七八日，服凉药太过，遂变身凉，手足厥冷，通身黑斑，惟心头尚温，诊其六脉沉细，昏沉不知人事，并不能言，状如尸厥。遂用人参三白汤加熟附子半枚，干姜二钱，服下一时许，斑色渐红，手足渐暖而苏。然黑斑有因余热不清者，又当以黄连解毒、竹叶石膏汤调之而愈。

杨曰：观此可知白虎汤非正伤寒之方。盖伤寒在表则宜麻桂，在里则宜承气，用之得宜，其病立已。若误用白虎等凉药，冰伏其邪，则变证蜂起矣。

龚云林治一人，夏月因劳倦饮食不节，又伤冷饮得疾，医以时证治之不愈。至十日苦身体沉重，四肢逆冷，自利清谷，引衣自盖，气难布息，懒言语，此脾受寒湿，中气不足之病也。口干但欲水不欲咽，早晨身凉而生粟，午时后烦躁不欲去衣，昏昏睡而面赤，隐隐红斑见于皮肤，此表实里虚，故内虚则外证随时而变。遂用钱氏白术散加升麻，合本方之干葛、甘草以解其斑，少加白术、茯苓以治其湿而利小便，人参、藿香、木香以安脾胃进饮食。两服而斑退、身温、利止。次服五味异功散、治中汤一二服，五日得平，此仿完颜小将军暑月内伤发斑治法也。

云间怀抱奇治一妇，夏月饮火酒，烦热面赤发斑，诊其脉绝无。怀曰：此火郁而热极，用栀豉汤加葛根、厚朴、黄连清之，斑大出而脉遂见。此与吕沧洲案相似。雄按：葛根用得最妙，解酒透斑，一举两得。厚朴尚可商。又治一人，伤寒过经不解，遍体黑斑，唇口焦枯，脉大，便结，以三黄石膏汤饮之痊。此可与王宇泰案合观之。又治一妇，热入血室后发斑点，以小柴胡汤加生地获愈。又治一人，身热发斑，胃有停滞，胀闷不堪，用枳朴消导药而斑出热退。

俞按：阅抱奇数案，益信朱奉议所云：凡见斑不可专以斑治，须察脉之浮沉，病之虚实，而分别用药。真至言也。

俞惺斋治叶念劬身热发斑不透，群用提斑药无效，俞见其吐涎不已，手足软不能动，脉大无力，是内伤发斑，用补中益气汤而愈。又治张素安室，身热足冷，目肿便溏，发斑不透，脉沉细无力，乃阴证发斑，用真武汤加人参而愈。此效法海藏与《准绳》之治法也。虽然，舌不燥，神不昏，故可用温补耳。若夏秋时行疫病，又多以大黄速下之而斑出者，盖内邪之壅塞得通而斑出，雄按：初治得法，邪不壅塞则不发斑。与虚寒之得温补以鼓舞而斑出，同一理也。雄按：初治不误，何致发斑？不必温补鼓舞矣。杨曰：语语精当，而孟英注语尤精。又生平见蓝斑二人，一则脉细神昏，辞不治。其蓝斑之大者如棋子，发烂而死。雄按：此即玳瑁瘟也。一女人蓝斑色如翠羽，咯血齿衄，舌红不干，神不昏，犹可扶而登圊，用犀角地黄汤，间以大黄微下之，后竟愈。

吕沧洲治张息轩案。

俞按：此条以伤寒而变肠痈，虽不多见，亦不可不知。观其所告之言，两句出仲景《伤寒论》，两句出高阳生《脉诀》，因思自明以前皆用此诀，何近贤之痛诋不堪耶！

又治一妇伤寒阴隔[①]阳证案。

俞按：此为阴盛隔阳，亦曰下寒上热。吕翁以寒药裹热药，与热药冷服义同，其理精矣。然阅各家医案，能识此证者亦不少。至如阴中伏阳，则惟有许学士用破阴丹一案，此与阴隔阳用参附者似是而非，从古无人论及，可不谓发仲景之未发哉！

陶尚文治一人，伤寒四五日，吐血不止案。

俞按：经文衄字，向来止作鼻衄解，不知吐血为内衄，仲景原不凿定鼻衄也，故活书不可死看。但麻黄汤虽为太阳经正药，苟非其时、非其经、非其人之质足以当之，鲜不为害，未可轻试也。杨曰：凡药与病相违，皆能为患，不独麻黄为然。怀抱奇云：一医者素自负，秋月感寒，自以麻黄汤二剂饮之，目赤唇焦，裸体不顾，遂成坏证。一药客感冒风寒，用麻黄五钱服之，吐血不止而死。此二证亦进黄连解毒、犀角地黄汤解救之，终不挽回，可不鉴哉！

杨曰：余见伤寒多矣。当邪在太阳时，用麻黄一啜即解，其效甚神。但从未有用至一钱外者，且不须与桂枝同用，若非其经、非其人，诚有如俞氏所云者。曾见一温病误服麻黄，两颐暴肿，竟溃烂而死，可畏也。

怀抱奇治一人，积劳后感寒发热，医者好用古方，竟以麻黄汤进，目赤鼻衄，痰中带血，继以小柴胡汤，舌干乏津。怀诊之，脉虚数无力，乃劳倦而兼阴虚候也。杨曰：伤寒无虚数无力之脉。设投热药，能不动血而竭其液耶？连进地黄汤三剂，血止，神尚未清，用生脉散加当归、枣仁、茯神、远志，神虽安，舌仍不生津。乃曰：肾主五液，而肺为生化之源，滋阴益气，两不见效，何也？细思之，因悟麻黄性不内守，服之而竟无汗，徒伤其阴，口鼻虽见血，药性终未发泄，故津液不行，仍以生脉散加葛根、陈皮引之，遂得微汗，舌果津生，后以归脾汤、六味丸而痊。

雄按：萧建廷秋月患感于归安，医进麻黄汤，汗透衣衾，奄奄一息。改用参、芪、术、附等药，汗虽止而舌燥无津，神昏沉寐。所亲[②]顾味吾亟[③]买棹送归，延余视之，脉来细软，睛赤唇焦，小溲全无，皮肤燥热，不食不便，懒语音低，灌以大剂西洋参、生地、麦冬、杞子、甘草、葳蕤、当归、花粉、藕汁、童溺等药，三剂神渐醒而舌润溺行，略啜稀粥。药不更方，旬日后身热始净，音亦朗爽，粥食渐加。半月后更衣而脉和，月余能下榻矣。复于方内加熟地、天冬、牛膝、仙灵脾，令熬膏服之而健。

杨曰：怀案用麻黄而未得汗，邪尚未去，故复用葛根饮之。此案汗已大出，止是伤津，故纯以甘寒生津。

节庵治一壮年，夏间劳役后食冷物，夜卧遗精，遂发热痞闷，至晚头额时痛，两足不温。医不知头痛为火热上乘，足冷为脾气不下，误认外感夹阴，而与五积散汗之，则烦躁口干，目赤便秘。明日便与承气下之，但有黄水，身强如痉，烦躁转剧，腹胀喘急，舌苔黄色，已六七日矣。诊其脉六七至而弦劲。急以黄龙汤，下黑物甚多，腹胀顿宽，躁热顿减，但夜间仍热，舌苔未净。更与解毒汤合生脉散加生地，二剂热除，平调月余而安。

俞按：此案可使因遗精而认为阴证者释其疑。

雄按：脾气升则无病。东垣治劳倦内伤脾气下陷者，以升、柴佐参、术、草以升之，岂可以足冷为脾气不下乎？恐"脾"字是"肺"字之讹。杨曰：卓识。俞氏从而和

① 隔：光绪本、医书集成本作"间"。

② 所亲：旁系之亲戚。

③ 亟：光绪本此下有"为"字。

之疏矣。

喻嘉言治陆平叔案。

俞按：此案其审病机，如武侯用兵，纶巾羽扇[1]；其发明道理，如深公说法，顽石点头[2]，真名医佳案也。

慎柔和尚治薛理还仆，远行忍饥，又相殴脱力，时五月初，遂发热谵语，服过补中益气及五苓数剂不效。诊之，六脉俱无，乍有则甚细，外证则面赤口碎。一医曰：阳病见阴脉，证在死例。慎柔曰：当以阳虚从脉舍证治之。用附子理中汤冷服，二帖脉稍见，四帖则脉有神，而口碎愈矣。六帖则脉如常，但谵语未已。慎柔曰：脉气已完复，而谵语不休者，胃有燥矢。以猪胆汁导之，果下燥结，谵语遂平。

张路玉治范求先患伤寒，恶寒三日不止，已服过发散药二剂，至第七日，躁扰不宁，六脉不至，手足厥逆。张诊之，独左寸厥厥动摇，知是欲作战汗之候，令勿服药，但与热姜汤助其作汗，若误服药，必热不止。果如其言而愈。

俞按：谵语有三路：一系邪传阳明，热邪与燥矢搏结而谵语，三承气合白虎之一路也；杨曰：此自是三承气证，不必合白虎。一系内是虚寒，外象实热而谵语，王宇泰所述丹溪治卢兄、吕仲、陶明节三案雄按：俱见江选内伤门。之一路也；一系病本虚寒，恰挟宿食，因发热熯[3]为燥矢而谵语，慎柔案与阳旦证之一路也。医者孰有燃犀之照[4]乎？投药一差，死生反掌，故伤寒及温热病均为大病。有今日许以无害，明日忽然溘逝者；有操券断其必死，淹延竟得全生者。不比风劳鼓膈，病虽危笃，尚可从容商其缓急。所以仲景自序云：若能寻余所集，思过半矣。明示天下后世以伤寒难治，《伤寒论》难读也。苟非难读，何待寻乎？难乎！难乎！可不寻乎？

杨曰：《伤寒论》统论六气之邪，而后人误以为专论伤寒，故恒窒塞而不通。

徐亚枝曰：热邪与燥矢搏结而谵语，自是三承气证，俞氏合白虎之说，是据三阳合病条而言，不知三阳合病之谵语，即后条王氏所云痰因热动，蒙蔽清明者是，俞氏与承气合为一路，甚欠分晰，杨氏正之是也。

雄按：温热病之谵语，尚有心阳素扰之神不安者，热邪烁营之欲逆传者，痰因热动而蒙蔽其清明者，殆不止俞氏所云之三路也。至虚实寒热之的据，古人成案皆以脉为断。然伤寒温热，不比内伤杂证，往往脉难全恃，必须详审舌苔，按其胸腹，诘其二便，汇而参之，庶可得其真谛也。此古人隐而未露之秘，学者尤宜究心焉。

杨曰：审察病机之法，一一指出，真救世苦心也。

俞东扶曰：伤寒为大病，治法最繁，言之不胜言也。必熟读仲景书，再遍读后贤诸书，临证方有把握。仲景为叔和编次，或有差误，而聊摄注解殊觉稳当，续注者张卿子、王三阳、唐不严、沈亮宸、张兼善、张隐庵、林北海诸人，总不越其范围。自方、程、喻三家，各以己意布置，而仲景原文，从此遂无定局。三注互有短长，大约程不及方，方不及喻。然喻注太阳经分三大纲，以误汗、误下、结胸、蓄血、发黄等证，分隶两门，似乎界限井然，谁知以之治病，全用不著。盖病初起时，必将营卫分别，过半月后，殊难追溯。何以指其此由中风传变；此由伤寒传变；此由风寒两伤营卫传变哉？传变

---

① 纶(guān 关)巾羽扇：纶巾，古代用丝带做的头巾。羽扇，以鸟羽所作之扇也。纶巾羽扇又谓"羽扇纶巾"，指持羽扇著纶巾，比喻态度从容不迫也。

② 顽石点头：佛家传说，道生法师入虎丘山，聚石为徒，讲《涅槃经》，群石皆为点头。后以此形容道理讲得透彻，使人不得不心服。

③ 熯(hàn 汉)：干燥。

④ 燃犀之照：《元和郡县图志》卷二十八："温峤至牛渚，燃犀照诸灵怪。"因谓明察事务，洞烛幽微。

之证，虚实寒热，犹恐模糊，又要恰合三纲，此能言而不能行者也。杨曰：此论甚通达。然余所见传变诸证，皆系伤寒。至中风一证，则或半月或一月仍是本证，并不传变，殆因其汗出不已，故不能郁热而传变耶。魏柏乡、周禹载、沈目南等俱宗之，亦徒悦服于空言，而未尝以之试验耳。卢子由《疏钞金錍》，不派三纲，添出气化、形层、标本、四大等说，愈觉支离，愈入迷网。其藏结诸案，几如牛鬼蛇神。柯韵伯将两家并讥，不亦宜乎！至《伤寒论翼》，固属出奇高论，所谓读书具只眼，不蹈前人窠臼者，微嫌其论六经尽翻前案，欲立异以惊人，究属纸上谈兵也。从来注《伤寒论》者，俱是顺文注释，若遇不可通处，或敷衍混过，或穿凿文饰，杨曰：说尽著书家通病。既不明道理之是非，何以为临证之运用？惟程扶生经注，颇明白易晓，然亦不敢直指原文之差误。柯氏始敢放胆删改，虽觉僭妄，颇堪嘉惠后学，而以方名编次，又是一局。徐洄溪《伤寒类方》，实宗其式，简洁明净，以少许胜人多许，较之程郊倩之繁词，一可当百。沈尧封《伤寒论读》，亦以少胜多者，用六气为提纲，将平脉辨脉编入其中，别开生面。其论大青龙汤，发前人所未发，一洗风寒两伤营卫之陋说。雄按：尤在泾已论之。《左传》云：拔戟自成一队。此书似之。而删改本文，非其志也。予细绎柯氏删改处，万不及钦定《医宗金鉴·伤寒论》之精当，先刊仲景原文，另立正误存疑二篇，应改者注小字于旁，可删者摘诸条于后，是非判然，智愚皆晓，真苦海之慈航，昏衢之巨烛也。江西舒诏《伤寒集注》，杨曰：舒注甚缪，专用温燥，不足为训。大半斥为伪撰，并取数方痛加诋毁，别拟方以易之，此亦救世婆心，特未免于狂妄。以视汪琥将阴阳二候分为二编，各补后贤之方，其意均欲使初学者不泥古方以害人，而汪犹拘谨，舒则放纵矣。此外注家尚多，如钱氏《溯源集》、陈明伯《集注》，尚有发明，其余碌碌因人，殊不足道。雄按：王坤载之经注明白，入理最深；张路玉之剔清温热，迥出诸家；又倪冲之集成聊摄、赵嗣真、虞纯一、王三阳、张兼善、王宇泰、卢子繇、张卿子、林观子、程郊倩、沈亮宸、喻嘉言、王子律、张隐庵十四家精义，为《伤寒汇言》，亦可观也。兹举夫各立格局，各竖议论者，叙述于上，以便同志者之诵习焉。要之读书与治病，时合时离，古法与今方，有因有革，善读书斯善治病，非读死书之谓也；用古法须用今方，非执板方之谓也。专读仲景书，不读后贤书，譬之井田封建，周礼周官，不足以治汉唐之天下也，仅读后贤书，不读仲景书，譬之五言七律，昆体宫词，不可以代三百之雅颂也。故吴缓《蕴要》、节庵《六书》、王宇泰《伤寒准绳》、张石顽《伤寒绪论》，俱有裨于后人，即有功于仲景，学者诚能以所引诸书广为探索，则临证了如指掌矣。

温 热

林北海治一人，夏月远行劳倦，归患热证。下痢脓血，身如燔[①]炭，舌黑而燥，夜多评语。曰：此阳明病也，不当作痢治。但脉已散乱，忽有忽无，状类虾游，殆不可治。其家固请用药。林曰：阳明热甚，当急[②]解其毒，在古人亦必急下之以存津液。然是证之源，由于劳倦，阳邪内灼，脉已无阴，若骤下之，则毒留而阴绝，死不治矣。勉与养阴，以冀万一。用熟地一两，生地、麦冬、归、芍、甘草、枸杞佐之。戒其家曰：汗至乃活。服后热不减，而评语益狂悖，但血痢不下，身有微汗，略出即止。林

① 燔：医书集成本作“煤”。

② 急：光绪本、医书集成本均作“速”。

诊之，脉已接续分明，洪数鼓指。喜曰：今生矣。仍用前方，去生地加萸肉、丹皮、山药、枣仁。连服六帖，谵妄昏热不减，其家欲求更方，林执不可。又二日，诊其脉始敛而圆，乃用四顺清凉饮子，加熟地一两，大黄五钱，下黑矢而诸证顿愈。越二日，忽复狂评发热，喘急口渴，举家惶惑，谓今必死矣。林笑曰：岂忘吾言乎？得汗即活矣。此缘下后阴气已至，而无以鼓动之，则营卫不洽，汗无从生，不汗则虚邪不得外达，故内沸而复也。病从阳入，必从阳解，遂投白术一两，归、芍、干姜各三钱，甘草一钱。尽剂汗如注，酣卧至晓，病良已。

俞按：此证疑难在于初末。初时脉类虾游，若援景岳证实脉虚之说，而用参、术、姜、附，则必死；末后狂热复发，若引又可余邪注胃之说，而用白虎、承气，亦必危。此案见解用药俱佳，然其得生处，在于养阴而血痢顿止，脉即应指耳。中间连服六帖，评妄昏热不减，幸不见手足厥冷，尤幸不至声瘖不语，绝谷不食也，则以脉之敛而圆故也。但白术一两，干姜三钱，以治狂热喘渴，殊难轻试。

又云：温热病最怕发热不退，及痉厥昏蒙，更有无端而发晕，雄按：此却不妨。及神清而忽间以狂言者，往往变生不测。遇此等证，最能惑人，不比阳证阴脉，阳缩舌卷，撮空见鬼者，易烛其危也。要诀在辨明虚实，辨得真，方可下手，然必非刘河间、吴又可之法所能救。平素精研《伤寒论》者，庶有妙旨。至如叶氏之论温热，有邪传心包，震动君主，神明欲迷，弥漫之邪，攻之不解，清窍既蒙，络内亦痹，豁痰降火无效者，用局方至宝丹，或紫雪，或牛黄丸，宗喻氏芳香逐秽宣窍之说，真足超越前贤，且不蹈用重药者一匙偶误，覆水难收之弊也。此翁聪明，诚不可及。

瘟疫

壶仙翁治张文学病时疫，他医诊其脉，两手俱伏，曰：阳证见阴不治。欲用阳毒升麻汤升提之。壶曰：此风热之极，火盛则伏，非阴脉也，升之则死矣。用连翘凉膈之剂，一服而解。

俞按：此条是瘟疫病以证为则，勿专以脉为凭之一据。

雄按：疫证将欲战汗之时，其脉多伏。即勘[①]杂证，如痛厥、霍乱、食滞、痰凝，凡气道阻塞之暴病，脉亦多伏，俱宜以证为则，岂仅瘟疫不可专以脉为凭耶！粗工不知此理，乱投温补，因而致毙者多矣。

孙文垣有仆孙安，远行途次，食面三碗，劳倦感疫，又加面伤，表里皆热，昏闷谵语，头痛身痛腹痛。医以遇仙丹下之，大便泻三四十行，邪因陷下而为挟热下利之候，舌沉香色，额疼口渴，烦闷昏愦。脉左弦数，右洪数，但不充指，知为误下坏证。以柴胡、石膏各三钱，白芍、黄芩、竹茹、葛根各一钱，花粉、甘草各五分，山栀、枳实各七分，葱白五茎，煎服。后半夜吐蛔一条，稍得睡；次早大便犹泻二次，呕吐酸水，腹犹痛。改用小柴胡加滑石、竹茹，夜热甚，雄按：内有姜也。与丝瓜汁一碗，饮既神顿清爽，少顷药力过时，烦热如前。再以丝瓜汁一大碗进之，即大发战。孙谓此非寒战，乃作汗之征耳。不移时，汗果出而热依然。因忆《活人书》云：再三汗下热不退，以人参白虎汤加苍术一钱如神。迹此再加元参、升麻、柴胡、白芍、黄连。饮后身上发斑，先发者紫，后发者红，中夜后乃得睡而热散，斑寻退去，腹中微痛，肠鸣口渴，右脉尚滑，左脉已和。再与竹叶石膏汤加白芍、苍术。

① 勘：核对；推究之意。

服后睡安，腹仍微痛。用柴胡、白芍各一钱，人参、黄芩、橘皮、半夏各六分，甘草三分，乌梅一个。腹痛渐减而愈，惟两胯痛不能转动，此大病后汗多而筋失养之故。用参、芪、白芍、枸杞、薏苡、木瓜、熟地、归身、黄柏、牛膝、桑寄生调养全安。

俞按：战汗后热不退，势亦危矣。引用《活人书》治法佳极。再看其人参、石膏[①]之去取，并不执着，两胯疼痛之调养，方更周到，的是高手。

雄按：文垣治案，佳者甚多，若此案尚有可议也。时疫挟面食之伤，下之原不为谬，惟以热药下之，则津液耗夺，邪热披猖，非下之误，乃以热药下之误耳。清解以救其误，不应杂人参、半、姜、枣之辛甘温，幸灌丝瓜汁之甘寒，始能战汗，又赖人参白虎之充津，始能发斑退热，可见前用清解之法，未能纯善，故愈后复有两胯之疼痛也。

又治张孝廉患疫，头大如斗，不见项，唇垂及乳，雄按：此恐言之过甚。色如紫肝，昏愦不知人事，见者骇退。诊其脉浮弦而数。初以柴胡一两，黄芩、元参各三钱，薄荷、连翘、葛根各二钱，甘草一钱。杨曰：何不用普济消毒饮。服三剂，寒热退，脉转洪大，知其传于阳明也，改以贯众一两，葛根、花粉各三钱，甘草一钱，黑豆四十九粒，三剂而愈。

雄按：仲圣小柴胡汤，虽用柴胡半斤，以今准之，亦止六钱零八厘，且分三服。此案柴胡用一两，而服三剂，恐未可为训也。

丁汉奇素嗜酒，腊初醉后，夜行二里许，次日咳嗽身微热，两目肿，自用羌、芷、芎、苓等药，颐皆肿，又进一剂，肿至喉肩胸膛，咳频不爽，气息微急，喉有痰声，其肿如匏，按之热痛，目赤如鸠，而便泻足冷。医谓大头瘟，而用普济消毒饮子。药未服，沈尧封诊之，六脉细数，右更细软，略一重按即无。曰：此虚阳上攻，断勿作大头天行治。病者云：内子[②] 归宁[③]，绝欲两月矣，何虚之有？沈曰：唇上黑痕一条，如干焦状，舌白如傅粉，舌尖亦白不赤，乃虚寒之确据，况泄泻足冷，右脉软微，断非风热之象，况无痞闷烦热，躁渴不安之候，岂有外肿如此，而内里安帖如平人者乎？其为虚证，更何疑焉？遂以菟丝、枸杞、牛膝、茯苓、益智、龙骨。一剂而肿定，二剂而肿渐退，右脉稍起，唇上黑痕亦退，但舌仍白厚，伸舌即颤掉，手亦微振。乃用六君加沉香而肿大退，目赤亦减，嗽缓痰稀，舌上白苔去大半矣。次日再诊，右脉应指不微细，重按仍觉空豁，肝气时动，两颧常赤，口反微渴。复用参、苓、杞、芍、橘红、龙骨、沙蒺，补元益肾敛肝而全愈。

雄按：此人不但虚阳浮动，且素有寒湿停饮，案中虽未明言其小便如何，然看前后所用之药，必便溏而溺色清白者，故治法如是也。炳按：小便“小”字，原作“二”，后改为“小”。

暑

俞东扶曰：张洁古云动而得之者为中暍，为阳证；静而得之者为中暑，为阴证。以“暑”、“暍”二字析为两项，殊属不然。夫夏之暑暍，犹冬之寒冷也。若指暍为阳，指暑为阴，亦将派冷作阳，派寒作阴耶！《内经》云：先夏至日者为病温，后夏至日者为病暑。明以时令别其病名耳。病暑之有阴有阳，一如伤寒之有阴有阳，大顺散、冷香饮之类，实为纳凉饮冷，因避暑而受寒，固暑月之阴证也，非中暑也。所以罗谦甫治参政商公泄泻、完颜小将军斑衄二案，俱用

① 人参石膏：光绪本、医书集成本作“石膏人参”。

② 内子：古时人之妻，己之妻都称内子。此特指己之妻。

③ 归宁：谓已婚的女子回娘家省视父母。

热药，俱不名之曰中暑。吴球治暑月远行之人，直曰中寒，三案俱见江选。恐后世误以热药治暑，乃举病因以称之，诚为名正言顺。故以动静分阴阳则可，以暑暍分阴阳则不可，惟以脉证辨阴阳斯可矣。近世叶氏治暑，每用滑石、芦根、通草、白蔻仁、杏仁等药，以暑气从鼻而吸入，必先犯肺，故用轻清之药，专治上焦；其西瓜翠衣、鲜荷叶、鲜莲子、绿豆皮、丝瓜叶、竹叶、银花露等，皆取轻清以解暑邪之上蒙空窍，不犯中下二焦，殊有巧思。盖暑病必究三焦，非比伤寒，若来复丹、大顺散，案中偶一见之，又足征暑月阳证居多，阴证原少耳。

湿

俞东扶曰：古人治湿病案，殊无高论奇方，惟《临证指南》佳案甚多，良足私淑[①]。其除气分之湿，用滑石、白蔻仁、杏仁、半夏、厚朴、栝蒌皮为主，有热则加竹叶、连翘、芦根等，全取轻清之品，走气道以除湿。若湿热甚而舌白目黄，口渴溺赤，用桂枝木、泽泻、猪苓、滑石、茯苓皮、寒水石、生白术、茵陈，此从桂苓甘露饮加减。湿热作痞，神识如蒙，用人参、芩、连、枳实、生干姜、生白芍，此从泻心汤加减。若脘中阻痛，大便不爽，用豆豉、枳实、黄连、姜汁、苓、半，热轻则去连加郁金、橘红、薏苡、杏仁，此湿伤气痹治法。热甚则用黄连、生术、厚朴、橘白、淡生姜渣、酒煨大黄，水法丸服，此治气阻不爽，治腑宜通法。湿伤脾阳腹膨，用五苓散、二术膏。湿热横渍脉膜腹满，用小温中丸，以及脘痞便溏之用苓桂术甘汤，吞酸形寒之用苓姜术桂汤，虽皆古人成法，而信手拈来，无不吻合。湿温身热神昏，用犀角、元参、连翘、石菖蒲、银花、赤豆皮煎送至宝丹，乃清热通窍，芳香逐秽法。更奇者，湿温之头胀耳聋，呃忒鼻衄，舌色带白，咽喉欲闭，谓邪阻上窍空虚之所，非苦寒直入胃中可治，而用连翘、牛蒡、银花、马勃、射干、金汁，此俗人梦想不到者也。不食不寐，腹痛便窒，脉迟小涩，谓由平素嗜酒少谷，湿积伤阳，寒湿浊阴，鸠聚为痛，而用炒黑生附子、炒黑川椒、生淡干姜、葱白，调入猪胆汁，此加味白通汤，亦神奇不可思议者也。更有嗜酒人胸满不饥，三焦皆闭，二便不通，用半硫丸。又有病中啖厚味者，肠胃滞，虽下而留湿未解，肛门坠痛，胃不喜食，舌上白腐，用平胃散去甘草，加人参、炮姜、炒黑生附。此二条不因酒肉认作湿热，竟以苦辛温药通阳劫湿，尤觉高超。至如阳伤痿弱，有湿麻痹，虽痔血而用姜、附、茯苓、生术。舌白身痛，足跗浮肿，太溪穴水流如注，谓湿邪伏于足少阴，而用鹿茸、淡附子、草果、茯苓、菟丝以温煦阳气，均非浅识所能步武[②]。湿久脾阳消乏，肾真亦惫，中年未育子，用茯、菟、苍术、韭子、大茴、鹿茸、附子、芦巴、故纸、赤石脂，仿安肾丸法，治病调元，化为合璧，益有观止之叹。湿门得此诸案，方法洵云全备。

消渴 雄按：消渴列于燥门，本诸河间《宣明论》

俞东扶曰：风寒暑湿燥火，六淫之邪也。江氏分类集案，不立燥之一门，缘诸病有兼燥者，已散见于各门，却无专门之燥病，可另分一类也。故于湿之下，火之上，间以消渴，盖消渴有燥无湿也。其见解极是，允宜配列于此。

东垣治安抚张耘夫案。

俞按：古今治消渴诸方，不过以寒折热，惟苦与甘略不同耳。要皆径直无甚深

① 私淑：凡不及受业而宗仰其人者，私以其人为师，以其书为治道修身之资者皆称私淑。

② 步武：谓追随其后而学之，比喻模仿、效法。

义,独此方委蛇曲折,耐人寻味。

张肱治揭颖臣案。

俞按:此人似消渴,实非消渴。张公之见识殊高,用药最巧。

石山治一妇年逾三十消渴案。

景岳治周公年逾四旬消渴案。

俞按:此条与汪案略同,但无渴且不能饮,已具有虚无火之象。景岳喜用温药,然所谓养阳者,并不参以桂、附,则知消而且渴,必非桂、附所宜矣。余请下一转语曰:消有虚实不得遽认为寒。

火

虞花溪治一妇年四十余,夜间发热案。

俞按:夜热脉数,的系阴虚,因其脉伏且牢,浮取不应,故用升阳散火得效,仍以阴药收功。然阴药用六味地黄及二地、二冬必不效,妙在芎、归合知、柏,及从治之炒干姜也。

雄按:此血分有热,故以血药收功,与阴虚生热,可用阴柔者治法有别,误用皆为戈戟。俞氏之论,尚欠明析也。

周慎斋治一妇,五月间身凉,自言内热,水泻二月,一日数次,小水绝无,自言上热极,下冻死,腰腿足俱冷,腹痛如冰,或一时发热不欲近衣,或一时怕冷遍身尽然,面目红肿,药之不愈,六脉洪大,此伏火也。火性炎上,故上热下冷耳。用四物汤加柴、葛、升麻、甘草、芩、栀、黄柏二帖,小水行泻止,复发牙疼,三日不愈,用黄芪建中汤加附子,一服愈。

一人七月病上辰昏晕,下午不言昏睡,一日不醒,人叫不应,身凉不食,不寒不热,皆曰阴证。议用理中、四逆。慎斋诊其脉,沉小带伏,曰:内有火邪也,故小便一二日不解,延至夜不醒。其妻曰:前日房事,如何是火?周曰:夜有房事,内虚又劳热甚。杨曰:恐有脱遗。夫干热从虚入,则阴气将绝,以水救之则可。取冷水一桶,饮至五碗,病者曰渴甚,饮至七碗,大汗如雨,病者曰饿,啜粥一碗,用补中益气汤加炮姜、泽泻温中,泻冷水而愈。

一妇六月卒死,遍体俱冷,无汗,六脉俱伏,三日不醒,但气未绝耳。众用理中、四逆,亦不能纳。四日后,慎斋诊之,仍无脉,念人一二日无脉立死,今三日不死,此脉伏也,热极似寒耳。用水湿青布放身上,一时身热,遂灌冷水五六碗,反言渴,又一碗,大汗出。后用补中益气加黄柏十帖愈。

俞按:慎斋之治上热下寒,腹痛如冰,粗工必引立斋治韩州同之例矣,乃与花溪升阳散火汤同轨合辙。此等案必须合看则有益。至于饮以冷水,覆以青布,亦是试火之真假。

雄按:此三条论证设治,洵属可传。惟首条既伏火如是之甚,则泻甫止而牙疼,显为余火上升,岂可用建中汤加附子哉?一服而愈,殊有可疑。次条饮冷水而大汗如雨,则水已外泄,何必以炮姜、泽泻泻其冷水耶?画蛇添足,此之谓矣。

杨曰:目光如炬,如此读书,方不被古人所瞒。

泄泻

庞从善治著作王公苹泄利,诊之曰:两手三部中得脾脉,浮而弦,浮主风,弦主湿,杨曰:湿不能弦。又弦为肝脉,病因风湿外伤,致肝木刑于脾土,而为洞泄,又名飧泄也。《内经》云:春伤于风,邪气留连,乃为洞泄。又云:春伤于风,夏生飧泄。其利下物主浑白而完[1]出是也。遂以五泄丸煎服之,数服而瘥。王公曰:从善年未四十,

① 完:原作"元",据光绪本改。

亦医之妙选。曾撰《脉法锟源论》一部，共二十篇，示愚观之，诚得叔和未尽之趣者也。

俞按：庞公此条，已为张戴人导其先路矣。然余所阅历，凡直肠泻者多死，不可概许以风药能治也。读太仓公治赵章一案可知矣。

黄子厚治一富翁案。

俞按：《医说会编》注云：百会属督脉，居巅顶，为天之中，是主一身之气者。元气下脱，脾胃无凭，所以泄泻，是谓阁不得地。经云下者上之，所以灸百会穴愈者，使天之气复健行，而脾土得以凭之耳。《铜人经》谓百会灸脱肛，其义一也。余谓仲景《伤寒论》已言之矣。其曰：少阴病下痢，脉微涩，呕而汗出，必数更衣，反少者，当温其上灸之。“上”字即指百会穴，何待子厚始悟出耶！及读《资生经》云：旧传有人年老而颜如童子者，盖每岁以鼠粪灸脐中神阙穴一壮故也。余尝久患溏利，一夕灸三七壮，则次日不如厕，连数夕灸，则数日不如厕，足见经言主泄利不止之验，是又与灸百会穴同一捷法。

雄按：陷者举之，不过治泄泻之一法耳。有某妇者，年三十余，嫠[①] 居数载，体素羸弱，月事按年一行，仲夏偶患泻，医知其虚也，即进六君子加味，反腹痛而下白垢，以为寒甚也，因灸之，痛利加剧，改用升阳法，遂呕吐痰嗽，不寐不饥，且利时觉腰内有冷风飒飒，于是理中、肾气、四神、乌梅等丸，及余粮、石脂，遍试不效。至季秋，乃父金某浼[②] 许某延余诊。脉甚弦涩，暮热晡寒，舌色鲜红，苔白口苦，小溲短少，吐水极酸。此由情志不舒，木乘土位，治不中窾[③]，煽动内风。予橘、半、苓、茹、芩、连、柏、苡、木瓜、芍药为方，服后二便如火，呕嗽腹痛，腰风皆止。三剂后复诊：弦涩渐退，苔化知饥，大便犹溏，日仅一二行。病者以为遇仙，乃以养胃和肝善其后。又治高又苏令姊，年十六岁，经甫行一次，遂患泻而月事不至，形日瘦，愈疑成损，妄通其血，而痛泻益剧，饮食不思，改用滋填亦无效。余诊脉微弱略弦，曰此歇经也，泄泻乃脾弱耳。予参、芪、甘、芍、桂枝、山药而愈。

不 食

俞东扶曰：因他病而不食者，不在此例。夫人身以胃气为本，经年累月，粥饭全废，似无不死者。然余曾见两家闺女，皆十余岁，皆无病，渐渐厌恶粥饭，每日略啖菱、栗、枣、橘、芝麻、落花生、薄脆豆腐干之类，或饮酒一二杯，或腐浆数口而止，其父母甚忧之。余视其形色不变，起居如常，六脉均平，乃许以无事，亦不处方，后皆出嫁。盖谷肉果菜均以养生，去谷而犹存三项，与绝食者原不同也。

雄按：《星甫野语》云：吾师陆寅斋先生之配张孺人，病后忽辟谷，师精和扁术起家，而孺人之病不之识，阅十数年，孺人年六十余，以寿终，此尤奇也。

疟

王宇泰治其外祖母，年八十余，夏患疟，诸舅以年高不堪再发，议欲截之。王曰：一剂而已，亦甚易，何必截乎！乃用柴胡、升麻、羌活、防风、葛根之甘辛气清以升阳气，使离于阴而寒自已，以知母、石膏、黄芩之苦甘寒引阴气下降，使离于阳而热自已；以猪苓之淡渗分利阴阳，使不得交并；以穿山甲引之；以甘草和之。果一剂而止。

① 嫠（lí 离）：寡妇。
② 浼：以事托人也。
③ 窾（kuǎn 款）：法也。

俞按:《灵兰要览》载此方,治疟屡效,又附随证加减法,最为精当,是金坛得意之作也。李士材治程武修案,蓝本于此,惟以白蔻仁换穿山甲,亦其善用药处。

雄按:此案但言夏月患疟,而不详脉证,所用升散之药五种,苦寒之药三种,虽为金坛得意之作,余颇不以为然。后人不审题旨,辄钞墨卷,贻误良多。邹润安云:据金坛云:是使阴阳相离,非使邪与阴阳相离也。使邪与阴阳相离犹可言,人身阴阳,可使之相离乎?斯为先得我心。余治门人张笏山之弟,疟来痞闷欲死,以枳桔汤加柴、芩、橘、半,一饮而愈,是调其升降而使邪与阴阳相离也。

僧慎柔治淮安客,年三旬外,季夏患瘅疟,但热不寒,连日发于午后,热躁谵语,至次日天明才退。数日后忽腹痛,昼夜无间,勺水不进,呼号欲绝,遇疟发时即厥去,医治不效,求慎柔诊之。脉弦细而软,乃谓弦细为虚为暑,而软为湿。盖暑邪成疟,湿热乘虚内陷而腹痛。用酒炒白芍一两,炙甘草一钱五分,水煎调下天水散五钱。一剂痛如失,次日疟亦不发。

俞按:腹痛如是,遇疟即厥,恐戊巳、天水未必胜任也。

雄按:湿热乘虚内陷而腹痛,亦非戊巳所宜投。脉象弦细而软,固属暑湿,其腹痛,恐兼肝木凌脾,故此药一剂即瘳也。

高果哉治张习可,五月间受微雨及风冷,遂患三疟,疟发于暮,热甚于夜,至九月中,诊得六脉虚数。此阴虚而暑入阴分,最难治。当先升举其阳,用生地、川芎、归、芍、炙草、知母、干姜、干葛、升、柴、姜、枣煎服。四剂后加首乌、人参。又定丸方:首乌四两,生地三两,参、术、当归、龟板、猪苓、知母、黄芩、山楂各二两,柴胡一两六钱,牛膝一两五钱,干姜、穿山甲各一两,甘草五钱,活鳖一个,入砂仁末二两,煮取鳖肉,同药捣匀烘干,其骨亦炙为末加入,荷叶汤法丸,服完全愈。

雄按:此暑湿兼风冷之邪而入于营分也,故用此法治之而愈。其人虽属阴亏,并非暑邪入阴,设是暑热入于阴分,则升散燥烈之品皆为戈戟。高君治法虽神,立案尚觉颟顸①,学者须加咀嚼也。

又治高文甫三疟,有三月余,用首乌、生地、当归、白术、知母、青皮、枳壳、升、柴、煅制穿山甲、姜、枣煎服。过疟期三转。第二次用生地一两、老姜一两。第三次用当归一两,姜皮一两。第四次用白术一两,姜皮一两。每帖加桃叶七瓣,三转后检不破荷叶烘燥为末,三白酒调服五钱。又三转,疟渐止,但骨节腰膝疼痠,无力行走,腹上常热,老姜一两之故耳。乃用四物汤加首乌、枸杞、萸肉、杜仲、牛膝、白术、甘草、虎骨、麦冬、五味、贝母、橘红为末,活鳖一个煮取肉,捣药烘干,鳖甲骨俱炙燥为末加入,以酒蒸常山四两,煎浓汁煮枣为丸,姜汤送下三四钱。

俞按:果哉乃王金坛之高弟,《准绳》序中所谓嘉善高生隐从余游,因采取古今方论命高生次第录之者是也。著有《医林广见》及《杂证》二书,又有医案数卷,均未刊印,略选数条,以存吾邑之文献云耳。

雄按:此条脉证俱不载明,不知疟属何因,难以垂训。观其用药,似系疟久邪入厥阴经者。然老姜用至每剂一两,殊为可议。至用桃叶,则未免惑于世俗之论,尤可陋矣。

杨曰:疟久则正虚邪亦衰,用滋阴而愈者有之。若参入升、柴、姜、枣,未免错杂不伦,宜孟英议之也。

沈尧封治一张姓少年,春间患寒热如疟,始服发散,继服养阴,已愈矣。越数日

---

① 颟(mán)顸(hān):谓人不明事理也,犹言糊涂。

疟又作，且兼白浊不止，服小柴胡加首乌、生地、丹皮、萆薢等不应。又数日，寒热渐重，不能起坐，口渴烦躁，舌赤唇焦，服白虎汤而热益甚，发晕昏沉几死，热气冲开二三尺，两目赤肿，目眵胶闭，舌红且干，唇焦面赤，两足如烙，惟大便泄泻。沈诊之，脉虚而软。遂用人参二钱，熟附子三钱，茯苓五钱，白芍一钱五分。一剂而热少定，连服旬余，惟以牡蛎、牛膝、枸杞、生地出入加减，粥进热退，病去六七。忽然腹痛大作，连泻二三十次，烦渴又作，懊侬迷闷不安，举家骇泣。沈曰：无恐，此久积之寒饮，因脾得参、附之力以运动之，饮乃大下也。雄按：所加之牛膝、枸杞、生地未尽善美，宜以薏苡、泽泻、橘、半之类佐之为妥。复用附子五钱，干姜二钱，苓、芍、炙草，数剂而安。又用参、术平补全愈。

俞东扶曰：古云疟疾日作者轻，间日者重，此不可拘。若日作而寒热之时短，势又不甚，则诚轻，苟势甚而时又长，反不如间日者尚有休息之一日也，何可云轻？惟疟发渐早为易痊，渐晏为未止，乃一定之局。间有不一定者，如发渐早而热退不早，则其寒热加长矣，愈长则病愈进，不得引《内经》“其气上行九日出于缺盆之中”为据也。雄按：经文难泥，病机甚活，有疟至将愈之时，其发陡重，大寒大战，大热大渴，遂大汗而解，其疟遂已者；有一日两发或数发，而其疟遂愈者。如发渐晏而热退不晏，则其寒热渐短矣，愈短则病愈衰，不得引昔贤自阳之阴者难愈为据也。雄按：发渐晏、退渐早，则邪气渐衰，此疟愈之常也。隔二日曰三阴疟，较诸疟为最重。有二三年未愈者，雄按：皆初治之误，或口腹不慎所致也。亦有二三月即愈者。雄按：初治得法，何致延及二三月而始愈？俞氏之意谓二三月即愈，似是喜出望外之词，盖亦未知治疟之法也。只看其寒热之轻重短长，以辨病之浅深，然三阴疟无骤死之理，反不比日作与间日者有骤死之人也。雄按：疟有经病，有府病，有藏病，治不如法，轻者重而重者死矣。间二日而作者，藏病少而府病尤少，经病络病为多，故骤死者罕耳。此皆就余生平所验而言之。大抵疟疾因风寒者，多初起无汗，必该发散，羌、苏、防、葛之类；若有汗，则用桂枝、白芍；兼见热象，则桂枝柴胡各半汤；深秋初冬，寒重无汗，口不渴，脉不数者，麻黄汤小剂用之，兼见热象，则加石膏，即越婢法。雄按：此正疟之治法。虚人可用建中汤加减。能食者，饱啖羊肉酒饭，亦能汗解而愈。今人以此法概治诸疟，遂致轻者延绵，重者变证蜂起，殊可叹矣。表证而挟里证，有痰食者加朴、半、麦芽之类，向有无痰不成疟、无食不成疟二说，皆不可废。疟疾因于暑者，必热多寒少，有汗口渴，桂枝白虎汤、竹叶石膏汤酌用。暑兼湿，则苍术白虎汤、桂苓甘露饮酌用。以上皆疟疾之表证药，而疟发每多呕逆痞闷，又须以草果、知母、藿香、枳、朴、白蔻、姜汁、干姜、竹茹、芦根等，审其寒热加入，亦统属疟疾之实证药也。雄按：外感为疟，原不外乎风寒暑湿，里证亦不外乎“痰食”二者。但疟疾本是感证，不过轻于伤寒耳。故伤寒有五，疟亦有五。今世正伤寒少，温热暑湿之病多，疟亦尔也。故善于治温热暑湿者，始知治疟之全体也。若素虚人，或病后、疮后、产后，不可一例论。雄按：虽如此说，然亦未尝无实证。古云：无汗要有汗，散邪为主；雄按：取汗之法，不止发散一端。有汗要无汗，扶正为先。雄按：汗多者，不独虚也，未可专以扶正为法。汗之一端，尚且严为分别，岂有虚证虚脉而可虚其虚乎？补中益气汤、人参养营汤、参茸归桂饮、理中、八味、真武等方，择其脉证相合者用之，盖温补温通、补脾补肾，方义微别耳。惟是大虚必挟寒，雄按：阳分大虚必挟寒，阴分大虚必挟热，况温热之邪，尤易伤阴耶。昔贤治久疟，用补者少加附子，其效如神，故虚疟之用桂、附，与三阴疟之用丁香，俱有奇功可据也。雄按：不可执死法以治活病，误用而致奇祸者不少也。然或虚疟不见寒证，却有热象，脉弦数或洪数者，势难投以温药，雄按：邪分寒热，虚别阴阳，何必虚者皆属于寒？既见热象，而脉至弦洪且数矣，尚不知热邪伤阴，而为此无可奈何之言，曰势难投温，殊可笑也，则甘寒生津，如蔗浆、秋露水、梨、藕汁；壮水制火，如二地、二冬、阿胶以及生脉散、何人饮，又堪供我驱策矣。复有虚实参半之热证，则小柴胡原方、人参白虎汤、半夏泻心汤、黄连汤可以奏功；若虚实参半而寒者较易治，毋庸再赘。雄按：昔贤论疟，多主风寒，今世之疟，多属时邪，故觉寒易治，而以热为难治矣。但"寒热"二字，全在凭之以脉，纵使热多，甚至但热无寒，而脉细软者，当以虚治，不得轻用白虎汤。雄按：脉细软者，固不得轻用白虎，然壮火食气，竟有热极而脉反沉涩细软者，盖暑伤气，脉多微弱，岂可遽认为虚乎？寒多甚至但寒无热，而脉洪实者，当以热治，不得便用姜、桂，此妙诀也。夜疟皆云邪入血分，当用血药以提其邪，说固可通，景岳归柴饮、鼓峰香红饮，二方俱佳。然初在夜，嗣后不早不晏，始终发于夜者是也。设趱[1]前渐近日昃[2]，缩后已至日出，皆不得谓之夜疟矣。禁法与截法不同，禁是外为镇厌，其法甚多，效者亦多，即祝由之意也。然轻者效，重者不效，比之打仗，掠其残兵耳。设用药中綮，何藉此乎？截是服药以截止，常山最有效验[3]。截止后须谨慎调摄，否则复发增重，用砒者亦然。然砒必大吐，恐至伤人。雄按：邪势方张，妄行劫截，虽能调摄，病必反加，不但砒恐伤人也。轻者原不须截，欲截则露姜饮最佳，虚加人参尤妙。缪仲淳谓疟由于暑，暑得露而解也。雄按：秋后白露降，始可取也。若秋前露自地升，露药无谓。余考古法，露忌着火，叶氏用秋露煎药非也。雄按：截者，劫去其病之谓也。欲行劫截，亦须审其病属何因，露姜饮能截之疟，必有露姜饮能截之证据，并非露姜饮能截一切之疟也。今云截疟则露姜饮最佳，是囫囵吞枣矣。举世医家多犯此病，如徐宗可《金匮注》云：小儿未纳谷食者，以冰糖煎浓汤饮之极效。盖未纳谷食之儿，中虚可知，一味冰糖，即建中之意，又不苦口，胜于强灌苦汤而伤其脾胃也。世人不察，遂以冰糖为止疟之药。闻其疟久，竟不察其中之虚实，邪之盛衰，概用冰糖为引，邪衰中虚者，未始不效，设痰湿暑热之邪，失于清解而延久不愈者，服之能不更为邪气竖帜乎？露姜饮误用，其祸尤烈，叶氏《景岳发挥》详言其弊矣。故医者用方，必先辨明证因也。外有胆汁二姜丸，蒜烧醨[4]、草果蒸参、常山炒参诸方，以及景岳云小柴胡汤加常山二钱，截疟如神，皆在乎人之善用耳。雄按：善用无他秘诀，在乎辨证明白耳。疟母必用鳖甲煎丸，丸中除去人参为大谬，或以参汤送之，汤力已过，丸力才行，譬如悍卒无良将统驭，步伐岂能整齐？雄按：此论深得用药之理。又此丸偏于寒削，若阳虚者宜用仲淳之疟母丸为妙。三疟虽属三阴，亦只要辨明寒热虚实，而应以温凉补泻。雄按：此论极是，诸病皆宜如是。若用[5]阳经轻浅之方治之无益，必以仲景治三阴之法为根蒂，似属高谈，实门外汉也。总之，医者多读书，多阅历，病者能调摄，能谨慎，斯四难并，二美合矣。

---

① 趱(zǎn)：赶，加快。
② 昃(zè 仄)：日西斜。
③ 效验：光绪本，医书集成本均作"奇效"。
④ 醨(lí 离)：薄酒。
⑤ 用：光绪本、医书集成本均作"谓"。

痢

叶先生名仪，尝与丹溪俱从白云许先生学，其记病云：岁癸酉秋八月，余病滞下，痛作绝不饮食，既而困惫不能起床，乃以衽席及荐[①]阙其中而听其自下焉。时朱彦修氏客城中，以友生之好，日过视余，饮余药，但日服而病日增，朋游哗然议之，彦修弗顾也。浃旬病益甚，痰窒咽如絮，呻吟亘昼夜。私自虞，与二子诀，二子哭，道路相传，谓余死矣。彦修闻之曰：吁！此必传者之妄也，翼日天甫明，来视余脉，煮小承气汤饮余，药下咽，觉所苦者自上下，凡一再行，意冷然。越日遂进粥，渐愈。朋游因问彦修治法，答曰：前诊气口脉虚，形虽实而面黄稍白，此由平素与人接言多，多言者中气虚。又其人务竟已事，恒失之饥而伤之饱，伤于饱其流为积，积之久为此证。夫滞下之病，谓宜去其旧而新自图，而我顾投以参、术、陈皮、芍药等补剂十余帖，安得不日以剧，然非浃旬之补，岂能当此两帖承气哉！故先补完胃气之伤，而后去其积，则一旦霍然矣。众乃敛衽[②]而服。

俞按：此与许学士治伤寒太阳病，因尺脉不应，用黄芪建中同法。见江选。彼先补而后散，此先补而后攻。但二公把握得定，故嫌疑不避。设麻黄、承气之用于后者不能愈病，则人之归咎难辞，而医之用药无路矣。

雄按：此治饥饱劳伤之虚痢，故可先补而后攻，况其所谓补者，参、术之中，仍佐陈皮、芍药以调气破滞，并非后人之重浊蛮补药也。设暑热滞下，虽属虚人，必急去其邪，以存阴液，杨曰：此层尤宜知。不可辄援此案为例也。而世人未悟其理，不辨何因，率引"养正积自除"之语，以售其温补之术，病家误信，贻害无穷，可哀也已。

缪仲淳治一少年贵介，暑月出外，饮食失宜，兼以暑热，遂患滞下。途次无药，痢偶自止，归家腹痛不已，遍尝诸医之药，药入口，痛愈甚，亦不思食。缪视之曰：此湿热耳。其父曰：医亦以湿热治之而转剧。缪问投何药，曰：苍术、黄连、厚朴、陈皮等。缪曰：误也。杨曰：此可与上条对参。术性温而燥，善闭气，郎君阴虚人也，尤非所宜。雄按：此昔人未发之旨，今世之体质如是者多，医者不可不知也。乃以滑石一两为细末，以牡丹皮汁煮之，别以芍药五钱，炙甘草二钱，炒黑干姜五分，煎调滑石末服之，须臾小便如注，痛立止。

高果哉治丁清惠公予告在籍，患痢里急后重，白积兼鲜血，昼夜十余次，饮食减少，两尺脉似有似无，两寸关弦数，小便短少，众医皆以望八高龄，当凭尺脉以投温补。高独谓禀赋素厚，宜从寸关而用清理，遂进黄芩、白芍、厚朴、槟榔、甘草、陈皮、阿胶、滑石、槐花、木香四五剂全愈。

俞按：此必兼有实证可据，及神气不衰以断之也。

张路玉治春榜陈颖雍，暑月自都门归，抵家即患痢疾。半月以来，攻克不效，遂噤口，粒米不入。且因在京久食煤火，肩背发毒，不赤不疼，陷伏不起，发呃神昏，势日濒危，内外医科互相推诿，乃延石顽诊之。六脉弦细欲绝，面有戴阳之色，所下瘀晦如烂鱼肠脑，证虽危殆，幸脉无旺气，气无喘促，体无躁扰，可进温补，但得温补而痢肿焮发，便可无虞。遂疏保元汤，每服人参三钱，生芪二钱，甘草、肉桂各一钱，伏龙肝汤代水煎服。一服粥饮稍进，二服后重稍轻，三服痢毒贲起，另延疡科敷治其外，确守前方，又十余服而安。前后未尝更易一味也。

---

① 荐(jiàn)：藉、垫。

② 敛衽：谓整饰衣襟以示敬也。

雄按：痢毒滞下可用温补者，必见此等脉证，才为合法，然不多觏[①] 也，而医者亦不可不知有此法。设不辨其脉证，但崇景岳，动辄温补，杀人以刃与药，有以异乎？

孙见心治张玉堂，秋间下痢脓血，昼夜百余次，里急后重，前医见脉歇止，谓因积滞所致，用槟、朴、青皮、枳壳、木香等。孙诊之，脉弦洪而数，或一二至，或三四至，或五六至辄一止，曰：毒及少阴矣，当急顾其阳明。杨曰：用药与此语不相照顾。用生熟地各一两，杨曰：嫌腻滞。归、芍、丹皮、黄连各三钱，杨曰：得效在此。甘草五分。群疑阴药太重，恐饱闷增剧，然服二帖，次数尚频，急重已除，脉之洪数亦减，至数相续，仍用前方，病去大半。又次日去生地、黄连，加参、术、茯苓、山药，杨曰：加减俱不如法。饮食大进，午后弦脉亦减，而至数复有止状，或骇曰：病退而脉复变，防其加重。孙曰：无妨也。歇止者，即古代结促之俗名耳。若冲气中绝，脏脉自见者危。今此证歇至，本以毒盛壅遏隧道，阴精不承，故一二至，或三四至，或五六至而止也。经曰：数动一代者，病在阳之脉也，泄及便脓血。今余去阴药过甚，进阳药太骤，杨曰：自供缺失。中脏得补，则木土和而胃气安，故饮食进而毒尚未尽者，亦随壮气而旺，故复有止状也。于方中仍加生地、黄连即平矣。果验。

俞按：洪数而歇止，是为邪壅，若细涩无神而歇止，则为冲气中绝矣，断不可治。

嘉善一妪常便血，时发时止，至五旬外，夏月便鲜血，里急后重，时或不禁，脉软不数，用五苓、建中转甚。因向宜凉血药，仍用四物加槐、榆、楂、曲亦无效。叶天士以用生苍术、生厚朴、炒橘皮、炙甘草、鸡肶胵、砂仁壳、丁香柄丸服全愈。又有一童子患久痢，叶亦用此方而愈。人不解其故。俞惺斋云：此方名醉乡玉屑，治小儿食瓜果致痢久不愈者，见徐春甫《医统》。

疟　痢

孙文垣治董浔老家马厨案。

俞按：古方中寒热并用者诚多，如仲景五泻心汤、黄连汤、乌梅圆、麻黄升麻汤，为后贤连理汤、左金丸诸方之祖。夷[②] 考其义，泻心汤用芩、连之苦以泻痞热，姜、夏之辛以散结气，即寒因热用也；黄连汤则以桂枝代柴胡，黄连代黄芩，干姜代生姜，喻氏所谓换小柴胡之和表里者为通上下法也；乌梅丸则以厥阴一经本阴标热，故用姜、附之辛热，佐连、柏之苦寒，柯氏引经文所谓伏其所主而先其所因也；麻黄升麻汤以知母、石膏合麻、桂、干姜，犹是越婢汤成例，其参入归、芍、苓、术、天冬、葳蕤，则因邪陷厥阴，寒郁热伏，又为下药重亡津液，故以辛温升散其邪，必兼凉润以制药之燥。仲景诸方精义入神，岂如混沌汤清暑回阳一网兜乎？乃引附子泻心汤为证，不知大黄、芩、连以麻沸汤浸，而附子别煮取汁，是重剂固阳为君，略寓泄热之意为佐，法律固森然也。节庵之制回阳返本汤，以蜡茶、黄连、地浆作人参四逆之响导，方为妥帖。再考仲景证象阳旦条，厥逆咽中干，两胫拘急而谵语，亦是寒热并现，乃先与桂枝加附子汤，增桂令汗出。杨曰：从来俱如此解，然桂枝实不能发汗。虽阳明内结，谵语烦乱，更饮甘草干姜汤，俟阳回足热，乃与芍药甘草汤以伸其脚，然后用承气以止其谵语，先后缓急之间，不为病所惑，而次第合节，亦称仙手。若使孙公当此，应将四方合而煎饮之，不反笑仲景之跋涉耶？杨曰：《伤寒论》中此条最不可解，生平未见此证，

① 觏（gòu 构）：同“遘”。遇见。
② 夷：语助词。

古人案中亦未见用此法者。果兼有阳明内结之证，而先用姜、桂、附子，恐不待先生之用承气，而其人脚已伸矣。

又按：孙公原案云，实者邪气实也，故以白虎汤、益元散应之；虚者正气虚也，故以理中汤应之。今考此方分两，纯是少阴经阴盛格阳治法，若果有暑邪，岂五钱之石膏、滑石能与大剂参、术、姜、附并取其效哉？案载脉洪大，不言有力无力，亦不载口渴与否，舌苔及小便若何，何以放胆用温补？若痢兼红白，腹痛恶心，面红汗多，寒热大作诸证，确系暑邪为病，温补殊属反背。若果能取效，则的系虚寒。其些微之知母、石膏，正如白通加人溺、猪胆汁汤耳，不得牵扯"暑邪"二字以混之也。然病经二十余日，虚寒证早已亡阳矣，能待孙公用药耶！

又按：虞花溪治妇人疫病，以三方合为一方，曰三合汤，不过于血药中加寒下药，却是一路，与混沌汤风马牛不相及也。混沌汤之名，出于《白云集》，乃滑氏治陈伯英肺气焦满而告之曰：病由多欲善饮，且殚[①]营虑，中积痰涎，外受风邪，发即喘渴，痰咳不能自安，为制清肺泄满降火润燥苦辛之剂，服之既安。众诘出何方书？名何汤散？滑应之曰：是谓混沌汤。然观其制方之义，实非混沌，不似孙公之真混沌也。

雄按：孙公之治，乃临证之变通；俞氏之说，乃论治之规矩。至谓少阴格阳，则不应寒热大作，汗淋淋下矣。暑邪忌用温补，却是正论。但既有瓜果寒凉之过度，则参、术、肉桂与石膏、滑石辈并用，仍是桂苓甘露饮之例。即干姜、附子，未始不可为寒冷伤中者补偏救弊。惟不可以御女一端，牵合阴证，致启东扶格阳之疑，岂皆未读喻氏书耶？若混沌汤之名，不过信口答俗人之问耳！杂合之病，不妨以杂合之药治之。必欲执古书以合今病，未免胶柱刻舟，是病不依规矩以为患，医第循规矩以为治矣，奚可哉！

杨曰：俞氏之论，凿凿有据，读孟英此论，又爽然若失矣。可见学问无穷，在人之善悟耳。

又治金达泉疟兼痢，日夜四十余度，小腹痛甚，每登厕汗出如雨，下迫后重，小水涩痛，头疼口渴，下午发热，天明始退。左脉浮弦而数，右软弱，中部稍滑，此内伤饮食，外感风邪所致。先与柴苓汤一剂，小便即清不痛，疟发时寒多热少。晚与人参败毒散，去羌、独，加葛根、防风、桂枝、白芍，次日头痛痢疾俱减，夜才起三次。改与补中益气汤，加酒芩、桂枝、白芍，杨曰：先治外感，后治内伤，亦一定之序。其夜疟止，但微热。再改胃风汤、人参、白术、桂皮各二钱，白芍四钱，酒炒芩、连各一钱，当归、茯苓、川芎佐之，炮姜、地榆为使，服后寒热殄[②]迹，夜起一次是粪，前方去桂枝，再三剂而巾栉[③]出户矣。

俞按：此案用方妥当出色，可以效法。若王金坛治刘蓉川深秋患疟而洞泄不止，雄按：洞泄与痢迥殊。欲去其一为快，乃用《局方》双解饮子，一服而二病俱愈，更觉神妙。是得法于《澹寮》，所谓用药多一冷一热，半熟半生，分利阴阳之义也。然窃思疟痢并作，初起者专用发散，如羌、防、柴、葛等，雄按：风寒为病，固当如是，温热暑湿，不可概用，余治曹泳之一案宜参。佐以赤苓、神曲，见血痢参入归身、川芎，右关脉大可加厚朴，使在腑之邪提并于经而外解，最为捷法。倘或不应，审其挟寒挟热，而用表里分消之法，热者去羌、防，加芩、连、香薷、

---

① 殚(dān单)：竭尽。

② 殄(tiǎn舔)：尽也，绝也。

③ 巾栉(zhì质)：佩巾为巾；梳篦的总名为栉。巾栉意谓梳理整齐。

滑石,寒者去柴、葛,加桂枝、干姜。若热甚者多实证,风药不宜矣,大柴胡汤加黄连、滑石。寒甚者多虚证,风药当戒矣,真武汤加桂枝、人参,此仍表里双解之法。至如人参败毒散、补中益气汤,虚证之表药也;理中汤、八味丸,虚证之里药也。表证之虚而挟热者,小柴胡汤;里证之虚而挟热者,连理汤。表证之虚而挟寒者,麻黄附子细辛汤;里证之实而挟寒者,温脾汤。以此诸法,将脉证配合审用,无不手到成功,雄按:皆治风寒为病之法也。如此条右脉软弱为虚,疟发寒多热少亦为虚,雄按:寒多热少,亦有不属虚者,总宜以脉证参看。故第二剂即用人参,但汗出如雨,而于败毒散去羌、独加桂、芍是矣,又加葛根、防风,尚觉太过。

古今医案按选卷二

嘉善俞 震东扶辑 定州杨照藜素园评
杭州王士雄孟英选 会稽董金鉴镜吾校

痉

周慎斋治一人，身热至六七日，医用地黄汤，遂致身体强硬，六脉沉伏，目定口呆，气喘不能吸入。周曰：能呼不能吸，病由中焦实，脾不能运耳。用远志、茯神各一钱，附子四分，橘红六钱，磁石、苏梗各一钱五分，沉香二分。一帖身和，六帖而安。盖脾者为胃行其津液者也。脾不运，则胃阳不行于肌肉，肌肉无阳，所以强耳。醒其脾，则胃阳通而身和矣。

俞按：议论甚佳，然不能解其制方之义。

雄按：此所云中焦实者，殆痰湿盛于中也，地黄汤纯阴凝滞之剂，服后自然闭塞。方以六钱橘红为君，佐以沉香、苏梗，皆是宣降开通之品，而磁石镇逆，远志舒郁，附子温运，茯神通心，制方之义如此，别无奥妙。其实橘红不必如是之重，尽可以枳实为君也。他如附子可易薤白，远志可易菖蒲，即沉香、磁石、茯神，亦可以旋覆、半夏、赭石、茯苓等易之也。慎斋好奇，专走僻径，故用药如此，而令人莫测其意耳。

杨曰：绝世聪明，具此卓识，方许读古人书。

俞惺斋治文选金萃之，劳倦伤寒而发斑，斑出犯风遽隐，遂发痉，手足搐掉，不时跳跃，浑身震动，时欲昏晕。用牛蒡、僵蚕、土贝母、荆、防、钩藤不应，其脉细而弦劲带数，改用虎膝、归、芍、生地、钩藤、秦艽、荆芥、桑枝，痉跳减半。因思病属厥阴，当寒热兼施，乃以桂枝、羚羊角为君，仍佐血药，加竹沥、姜汁，一服而愈，盖宗丹溪治少年痘后发痉之法也。

疝

吴心所治黄新阳案。

俞按：叶氏云，子和法中原有虎潜诸论，后医弃诸[1]不用。今观此案，后医亦有用之者矣。惟是叶案疝疾门集案甚少，而方法甚多，取材既富，运用又巧，更不可及。余乡万枫亭，乃莲幕老名宿，年近七旬，忽患㿗疝，自检古方中三层茴香丸，恪遵其法，服一月而病全愈。以是知古方每有不可思议之妙，岂独虎潜丸哉！

常州尹文辉嗜火酒能五斤，五月间入闽中，溪水骤涨，涉水至七里，觉腹痛甚，半月后右丸肿大，渐如斗形。闽中医与肝经之剂及温热之品，半载无功，归而就商于李士材。李曰：嗜火酒则湿热满中，涉大水则湿寒外束。以胃苓汤加栀子、黄柏、枳壳、茴香。十剂而略减，即以为丸，服至十五

① 诸：光绪本作“置”。

斤，全安而不发。

俞按：此案若用三层茴香丸必不妥。观李公之论病，益信医贵变通也。

骆元宾患疝十年，形容枯槁，士材视之：左胁有形，其大如臂，以热手握之，沥沥有声，甚至上攻于心，闷绝者久之，热醋熏炙方苏，曰：此经所谓厥疝也。用治疝当归四逆汤，半月积形渐小，更以八味丸间服半载不辍，积块消尽而不复发矣。

卢不远治陈孟杼之父，六月自山东邸中受寒起，尚淹淹未甚也，至次年二月，忽小腹与腰急痛，即令人紧挽外肾，稍松便欲死。卢曰：此小肠腑病也。经云：小肠病者，腰脊控睾而痛。乃以羌活入太阳小肠，佐黄柏、茯苓、肉桂等，并刮委中穴，痛立止，但足软。卢曰：病因六月伤寒，太阳有所未尽，故入府而痛作。原以寒邪郁火，仍需夏时则火力全而血脉通，邪始去也。果至五月天热，身发紫斑，有汗至足而始健。

俞按：此条引经证病，毫不牵强，其用药及刮法俱佳。至因足软而溯病情之源流，真大有会心处。

气　冲

汪石山治萧司训案。

俞按：此条仍合丹溪二说同用之，非专主气虚也。惟汪公于软缓脉多以参、芪加麦冬、黄柏，不加附子，想系一生得手处。至如陈皮加作七分，气即上冲，此尤气虚之显然者，前方可操券取效也。窃忆生平治气冲证，用熟地、归、杞、牛膝、石英、胡桃、坎炁、青铅等药而愈者，不计其数，又有用肾气丸、补阴丸、三才丸而愈者，总不出丹溪之训。惟一陆姓书生，形瘦饮食如常，别无所苦，而气自脐下上冲，始仅抵胸，后渐至喉，又渐达巅顶，又渐从脑后由督脉及夹脊两旁而下，又渐至腰踝足心，仍入少腹，再复上冲。其冲甚慢，约一年而上下周到，谷食递减，肌肉愈削，凡两年半而其人方死。凡温凉补泻之药，靡不备尝，针灸祝由无不遍试。余固不能愈之，就诊于天士、一瓢两先生，亦无寸效。恨其不遇张戴人、喻西昌诸公，听其议论，以开茅塞也。

马元仪治袁玉行，小腹厥气上冲即吐，得饮则吐愈甚，诸药不效。马诊之，两脉虚涩，右尺独见弦急，此下焦浊气上腾，则胸中阳气不布，故饮入于胃，上壅而不下达，宜通其地道，用调胃承气汤，下宿秽甚多，继渐培中气而愈。

俞按：凡病皆有虚实，勿谓气冲证皆属阴虚气虚也。如此条可谓别开一例，然必是暴病，或便秘，乃从右尺脉印其机耳。昔年曾与杜良一先生治下焦肾虚上焦气冲者，杜用六味地黄汤合五磨饮子去木香，以汁和服而效，亦是新翻花样也。

雄按：吴馥斋令正体腴皙，凡患恙，必延余诊，虽时感重证，投药三剂，无不愈者。惟二十八岁娩后，汛事遂绝，而别无所苦。余曰：此赋质使然，非病也。不必服药。迄今十载，形体如常。仲秋患痰嗽，气自少腹上冲至胸，即迷闷如寐，面目发黄，身热足冷，肤痛拒按。云：气冲起于上年，曾发数次，但不如是之剧耳。今则稍食荤腥，气即上冲。余脉之，软滑微弦，遂予雪羹、杏、朴、连、夏、竹茹、旋覆以开痰降逆，送下当归龙荟丸，直泄肝阳。一剂胸舒，再剂黄退，三剂便泄如火，诸恙霍然。

晕　厥

俞东扶曰：眩晕有实有虚，如壮盛人实痰实火，脉滑大有力者，二陈、芩、栀，不恶心者，用酒制大黄二三钱，或加入，或为末，茶调下；如肥白人痰多气虚，脉软大或细软者，六君加芪、附。又《内经》谓：诸风掉眩，皆属肝木。故因于外风者,二陈加荆、防、钩藤、天麻;因于内风者,即类中之渐,宜虎膝、牡蛎、枸杞、首乌、桑叶、菊花、生地、人参。戴复庵曰:头脑挟风,眩晕之甚,抬头即屋转,眼常黑花,如见有物飞动,或见物为两,宜大追风散,或秘旨正元散加鹿茸,不效,一味鹿茸,每服五钱,酒煎去渣,入麝少许。盖鹿之阳气钟于头,故以类相从也。此即就风之一端,而有虚实之分也。若在夏月,有冒暑而眩晕者,又不得概从风治。夫肝为风木之脏,故《内经》以眩晕专责之肝。若肾水亏少,肝枯木动,复挟相火,上踞高巅,而眩晕者,近时最多。董载臣云:妇人患此更多,宜逍遥散为主,轻则合四物,重则合六味加黄连,极有效验。雄按:如果肾水亏少,肝枯木动之眩晕,惟甘露饮、琼玉膏、集灵膏、固本丸等方为宜,逍遥、四物,如何有效?董氏所云,盖血虚眩晕耳。他如晨晕属阳虚,昏晕属阴虚,亦辨证之大旨,未可据以为准也。又按:《内经》、仲景所谓厥者,手足逆冷耳,故有寒厥、热厥之辨。今人所谓厥者,乃晕厥耳,亦兼手足逆冷,而其重在神昏若死也。其证亦有数端,因怒而厥者,亦名肝厥;因瘀而厥者,亦名薄厥;虚厥之极者,即为脱厥;因痰而厥者,多兼气厥。雄按:痛极而厥者,曰痛厥;阴虚火动者,曰煎厥。此外更有痧厥、食厥、疟厥、风厥、寒厥、暑厥等证。又《星甫野语》云:湖州汤荣光解元,世精于医,有甲乙二人,凌晨忿争,互抱不释,故未尝斗殴也。甲忽卧地而僵,汤视之,遍体无伤,脉息未绝,胸次尚温,面色青瘦,是虫症也。空腹用力,蛔升而厥,以川椒、使君子等味,煎而急灌,须臾即苏,下蛔升许而愈。

虚　损

丹溪治一老人头昏眩而重案。

俞按:脉缓大重按无力,参、芪、术是矣。连柏丸何耶?盖以其微渴,大便四日一行,是缓大为虚中有热也。

李士材治何金阳令郎患虚损,梦遗盗汗,羸顿已极,简其所服,以四物、知、柏为主,芩、连、二冬为加减,诊其脉大而数,按之极软。李曰:中气大寒,反为药苦矣。乃以归脾汤入肉桂一钱,人参五钱。当晚得熟寐,居十日而汗止精藏,更以还少丹兼进补中益气,间服而瘥。

俞按:脉大而数,按之极软,诚宜温补矣。然用补得数脉退则愈,数脉不退,则仍不愈也。亦惟大而数,按之极软,故可温补;若细而数,按之极软,死期已近,温补何益耶!

杨曰:分别精当。

吴门张饮光,发热干咳,呼吸喘急,服苏子降气不应,服八味丸,喘益急,迎士材视之。两颊俱赤,六脉数大。曰:此肺肝蕴热也。以逍遥散用牡丹皮一两,苡仁五钱,兰叶三钱,进二剂而喘止。以地黄丸料,加麦冬、五味,熬膏服而痊。

又治主政唐名必劳心太过,因食海鲜,吐血有痰,喉间如鲠,日晡烦热,喜其六脉不数,惟左寸涩而细,右关大而软,思虑伤心脾也。以归脾汤大料加丹皮、生地、麦冬。二十剂而证减六七,兼服六味丸,三月而愈。

俞按:上条以服温纳不应,悟其病因;此条于左寸右关得其病因。上条喜脉之数大,此条喜脉之不数。盖二人俱系新病,一实一虚,尚易辨也。

雄按:两条凭脉论证固有卓识,而用药皆未尽善也。

叶天士治一人,年二十岁,夏月咳嗽,时带血出,常发寒热,食减形瘦,口不渴,行动时或仆地,有日轻,有日重,雄按:因此故断其当发疟。牙宣龈肿,晨起则血胶厚于齿龈上，脉细带数。群以弱证治，二地、二冬等滋阴药，遍尝不效。叶用芦根、滑石、杏仁、苡仁、通草、钩藤、白豆蔻，嘱云服二十帖全愈矣。若不满剂，后当疟也，其人服十帖已霍然，即停药。十月中果发疟，仍服此药而疟愈。

俞按：此系伏暑，雄按：暑兼湿也。似乎虚劳，故决以后当发疟。设遇立斋、景岳、慎斋、慎柔诸公，此人无生理矣。

雄按：虚劳因误治而成者多，余案中屡言之矣。有高某者年逾冠，于去秋完姻之前，曾患吐血，治愈之后，患疥遍身，上及耳头，至今夏仲疮愈，血复上溢，医谓虚损也。迨血止后，痰嗽不已，寒热时形，或碍左眠，或妨右卧，形消食减，左胁聚瘕，诸药备尝，不能起榻矣。延余诊之，脉虽弦数，而兼软涩，嗽必痰出而始松，舌色紫黯无津，汤饮下咽则胀，夜间不嗽，溺涩便艰，并非虚损。而病逾一载，初起必由吸受暑热，殆滋补早投，遂致血痹于络，气滞于经，升降失调，机关窒塞，亟宜通展，庶可渐瘳。予苇茎汤合雪羹，加沙参、旋覆、竹茹、冬虫夏草服之。病人云：前次所服，皆是滋润之药，下咽后，胸腹极其不舒，今服此剂，甚觉舒畅。二剂后，腹微痛，解青粪一次，嗣后每服药，必下一次，其色渐黑，甚至如胶如漆，而各恙皆减，饮食渐加。继去桃仁、雪羹，加养阴之品，调理而愈。昔袁简斋太史云：人身气血贵乎流通，否则有余者为痈疽，不足者为劳瘵。杨素园大令谓袁公真绝代聪明人，虽不知医，而此二语，已将虚实诸病因括尽无余，奈古今之以名医称者，竟未达此义也。

天士治黄公子劳病案曰：大凡精血内夺为虚，虚不能自[①] 复为损，但须分析自上自下，从阴从阳起见为调理。是病始于饮酒劳心，营气先伤，心阳下溜，肾阴不主涵蓄，素多梦遗。上年九月先有泄泻，继发痎疟，虽暑湿热六淫外侵，然邪之所凑，本气先虚，血附于络，络凡十五，络伤血溢，莫能堵御，皆是阳气动极无制，譬诸飓风波涛矣。阳和风息，势必渐缓。但既去难追，所谓血脱益气，以无形能生有形也。必须静形体，宁神志，令阴平阳秘，以收全功。用药亦本四时生气，间有客邪标恙，惟投轻剂一二即止。雄按：虚人受感，宜知此法，俾即解散，则本元不伤。昧者杂以温补，遂致外邪留恋，反致戕元。冬春两季按法，入夏色脉颇安。然里真未复，长夏阳泄地升，深抱复发之忧。果以霉湿潮蒸，骤暖郁勃，遂令诸脉中之气皆泄，络中之血大沸，一损再损，脏真少藏，奇经八脉乏气支持，冲任由前而升，咳逆烘热，跻维失护，督脉无权，炎熇日炽，脂液日消。急固护大气以包举，渐引渐收，冀其根蒂之把握，次则调和中土，以安谷知味，百日安静，再为斟酌，其清凉治嗽，热燥刚补，一概屏弃。天暑午后服生脉散，若便溏泻则停之。每晨服一气丹丸。遗滑必用桑螵蛸散。饮食不和用异功散加炒黑神曲、炒黑麦芽。四君子汤兼参苓白术散间服。

俞按：此论真虚损病之上池水[②] 也，其方亦虚损病之返魂丹也。较夫专于滋阴专用补阳者，偏陂平正，奚啻霄壤。

雄按：上损下损，皆以脾胃为扼要，固治损之大旨也。然亦此人脾胃素弱，故病前先有泄泻，而病后调理于天暑服生脉散时，独嘱云便溏则停也。设病属肝肾真阴不足，能食便艰者，亦不能舍滋濡之药为治矣。故医者治病，必先辨症而后议药，不可因俞氏之言，以为凡治虚劳，概不用滋阴补阳之药，而专以此数方，恃为返魂丹也。

---

① 自：医书集成本无此字。

② 上池水：谓未至地之水。如雨露之留于竹木中者是。语出《史记·扁鹊仓公列传》"饮是以上池之水"。借以形容此论乃治虚损病之灵丹妙药。

喻氏治杨季登长女案。

俞按：此条见识最高，用药甚巧。然幸不咳嗽，想其饮食虽少，未必大减，故以苦寒取效。雄按：饮食大减，因于脾胃弱者，大忌苦寒。若因热郁气滞而减，则苦药开泄，病去而食自加矣。但不知脉之数乎？大乎？有力乎？设脉至细数无力，兼见便溏食减，此方其可用乎？因思生平所见损怯证，大抵阴阳[①]亏损者居多，如此案之可用大剂苦寒，及可用大剂热补者殊少。杨曰：此真阅历之言。盖阳虚易治，阴竭难治。譬之盆花，泥干根槁，日以一匙之水浇之，岂能望活？雄按：惟根未全槁，尚有一线生气者，灌溉得宜，未尝不可转活，滋濡之法，理亦如是。惟霖雨霡霂[②]，庶可复生。夫雨从何来，惟地气上而为云，斯天气降而为雨。但得脾胃健旺，嗜食善化，则水谷之精华上供于肺，可拟诸云；而肺以其精华下溉百脉，可拟诸雨。杨曰：理虽极是，无如损之重者，多不能食，殊难望其脾胃健旺也。此虽老生常谈，实系养阴要旨也。

雄按：此说极是。但真阴亏损之证，亦有虽能食而不可治者。曩[③]诊闻步洲孝廉病，形虽消瘦，胃纳不减，且能肩舆出门，惟脉甚细数，而兼弦涩。坚辞不治。杨曰：凡损症得细数脉，无不死者。逾月其同年商华伯谓余曰：君何指下有神耶？步洲并不上床，忽于食后释箸[④]而逝，数日前医犹谓其能食可以无虑，此曷[⑤]故也？余曰：真阴亏损，能食不充饥肤者，死证耳。

劳　瘵

孙文垣治程道吾令眷，夜为梦魇所惊，时常晕厥，精神恍惚，一日三五发，咳嗽面色青，不思谷食，日惟啖牛肉脯数块而已。时师屡治无功，吴渤海认为寒痰作厥，投以桂、附而厥尤甚。孙诊之左脉弦，右脉滑，两寸稍短，道吾先令眷二皆卒于瘵，知其为传尸瘵证也，不易治之。乃权以壮神补养之剂消息调理，俟饮食进，胃气转，始可用正治之法。姑用参、苓、柏子仁、石菖蒲、远志、丹参、当归、石斛以补养神气，加陈皮、贝母、甘草、紫菀化痰治嗽。服半月而无进退，乃制太上混元丹，用紫河车一具，辰砂、犀角、鳖甲各一两，鹿角胶、紫石英、石斛各八钱，沉香、乳香、安息香、茯苓、紫菀、牛膝、人参各五钱，麝香五分，蜜丸赤豆大，每早晚盐汤或酒下三十六丸。又制霹雳出猎丹，用牛黄、狗宝、阿魏、安息香各一钱，虎头骨五钱，鴷俗名啄木鸟。一只，獭爪一枚，败鼓心破皮三钱，麝香五分，天灵盖一个酥炙，炼蜜丸，雄黄三钱为衣，每五更空心葱白汤送下五分，三五日服一次，与太上浑元丹相兼服，才服半月，精神顿异，不似前之恍惚矣。但小腹左边一点疼，前煎药中加白芍一钱，服之一月，精神大好，晕厥再不发矣。次年生一女，其宅瘵疾亦不再传。

俞按：此较袁州道士所授方更奇更好，盖彼则专于杀虫，此则杀虫而兼穿经透络，搜邪补虚也。

喻氏治杨季登次女案。

又治熊仲纾幼男案。

俞按：前案笺方释证，直造轩岐之堂，后案酌古斟今，足分和缓之座。

发　热

罗谦甫治王侍郎婿盗汗案。

---

① 阴阳：光绪本、医书集成本作“真阴”。

② 霖雨霡(mài)霂(mù)：霖，原作“灵”，据光绪本、医书集成本改。霖雨，连绵大雨；霡霂，小雨。

③ 曩(nǎng)：以往；从前。

④ 箸(zhù)：筷子。

⑤ 曷(hé)：何，什么。

俞按：此论可为损怯病之秦镜[1]，何以类案不收？雄按：魏选已收。又罗君治韩子玉父六十病消渴，至冬添躁热，须裸袒以冰置胸腹乃快，其脉沉细而疾。罗亦曰：人身为主，时令为客，大寒之令，其热更甚，经谓当所胜之令而不能制，名曰真强。乃孤阳绝阴必死之证也。与此条义同。

雄按：庚戌冬卜子安少府三令郎，久患虚嗽，医用引火归元法，频投桂、附，驯[2]致喘汗大热，不能著复衣，甚欲摇扇。延余诊之，脉洪数无序，曰：阴已竭，孤阳欲飞，天时犹不能胜，而况于药乎？辞不治。果交春而没。

立斋治王以道元气素弱，复以考试积劳，于冬月大发热，泪出随凝，目赤露胸，气息沉沉欲绝，脉洪大鼓指，按之如无，舌干如刺，此内真寒而外假热也。令服十全大补汤，嘱曰服此药，其脉能收敛为善。少顷熟睡，觉而恶寒增衣，脉顿微细如丝，此虚寒之真象也。以人参一两，熟附三钱，煎服而安。夜间脉复脱，以人参二两，熟附五钱仍愈。后以大剂参、术、归身、炙草等药调补而痊。

俞按：见证皆是火象，惟气息沉沉欲绝是虚象，脉洪大按之如无，则可决其内虚寒而外假热矣。雄按：其便溺必露虚寒之真谛，惜未载明。服温补后脉当收敛为善，此是格言，所当熟记。

李濒湖自记痰嗽肤如火燎案。见《本草纲目》黄芩条下。

俞按：此条与立斋治法天渊之别，故病者如人面之不同，千态万状，无有定形，治病者能如以镜照面，使随其形而呈于镜，则妍媸[3]自别，不至误认矣。

高果哉治陈几亭病身热，自卯辰以后上半身热，申酉时中半身热，亥子时下半身热，热至足底更甚，周而复始，一日一夜，循环无间，服药久而不效，展转沉重。高诊之脉微无力，右尺脉伏而不起。因思尺脉沉伏者，肾虚也；日夜之热上下循环者，肾火之浮游也；至子时而足底大热，则肾火之归就于下也。若当归下之时而能摄住其性，不使上走，则热自退矣，须效烧丹法治之。夫丹家用两个阳城罐，一盛水银丹药，填塞其中，一则空而无物，以两罐对合，其口扎住，盐泥封固，然后煅炼其上空罐，必用湿纸当烧红时搭于罐底，频以冷水润之，盖下罐丹药为火所逼，则淅淅望空罐中来矣，如升药之望上而飞也。但水银甚活，虽上入空罐，又能复入旧罐，必得凉冷之处，方能摄住其质，故用湿纸搭于罐底，丹必稳贴矣。今仿此法以制方，用童溺炙龟板一两，熟地、枸杞各七钱，麦冬五钱，萸肉四钱，此五味皆补肾滋阴之药，犹水银与丹药也；附子二钱，以从治而导火归元，犹炼丹之火也；又用黄柏七钱，以降其火，犹罐底之湿纸与水也。黄昏煎好，子时方服。从前服药，皆积于胸中而难下，服此药觉胸中易下，三剂而热除病愈。

俞按：此案认为肾虚火不归元，大剂补肾，寒因热用，与证极合，与脉似有未合，然其讲理取譬，真堪嘉惠后人。

雄按：阴虚阳浮，于大剂壮水之中，反佐附子以从治，立方甚佳。取譬之义，仍是阴[4]能摄阳，阳以阴为基之旨，并无新异也。

孙文垣治徐三泉令郎，每下午发热，直至天明，夜热更甚，右胁胀痛，咳嗽吊疼，以[5]疟治罔效，延及二十余日，热不退。后医谓为虚热，投以参、术，痛益增。孙诊

---

① 秦镜：相传秦始皇有一面镜子，能照见人的五脏六腑，知道心的邪正。

② 驯：渐进之意。

③ 妍媸（chī 痴）：美丑也。也作妍蚩。

④ 阴：原无此字，据光绪本、医书集成本补。

⑤ 以：光绪本作“作”。

之,左弦大,右滑大搏指。乃曰:《内经》云:左右者,阴阳之道路。据脉,肝胆之火为痰所凝,必勉强作文,过思不决,木火之性不得通达,郁而致疼。夜甚者,肝邪实也。初治只当通调肝气,一剂可瘳,误以为疟,燥动其火,补以参、术,闭塞其气,致汗不出,而舌苔如沉香色,热之极矣。乃以小陷胸汤,用大栝蒌一两,黄连三钱,半夏二钱,加前胡、青皮各一钱煎服,夜以当归龙荟丸微下之,遂痛止热退而安。

又治潘宅小价,年十六七,发热于午后,医者以为阴虚,用滋阴降火药三十余剂,热益加,且腹中渐胀,面色青白。仍以六味地黄汤加知、柏、麦冬、五味之类,又三十剂,而腹大如斗,坚如石,饮食大减,髪黄成穗,额亮口渴,两腿大肉消尽,眼大面小,肌肤枯燥如松树皮,奄奄一骷髅耳。孙观其目之神,尚五分存。乃曰:证非死候,为用药者误耳。譬之树木,若根本坏而枝叶枯焦,非力可生,今之焦枯,乃斧斤伤其枝叶,而根本未伤,设灌溉有方,犹可冀生。雄按:药无定性,总以对症者为良,故用失其宜,滋补即是斧斤,用得其宜,攻伐亦为灌溉。世人昧此,不问何症,喜服补剂,至死不悟,可叹也!以神授丹日用一丸,煮猪肉四两伺之。十日腹软其半,热亦消其半,神色渐好。潘问此何证?孙曰:此疳积证也。误认为虚,而用滋阴之药,是以滞益滞,腹焉得不大不坚?况此热乃湿热,由脾虚所致,补阴之药皆湿类,热得湿而益甚矣,盖脾属土,喜燥恶湿。令以大芦荟丸、肥儿丸调理一月全瘳。

俞按:发热有二大局:一系外因,《内经》所谓热病者皆伤寒之类也;一系内因,《内经》所谓阴虚则发热也。然伤寒之类,已有风、暑、湿、风温、风湿、湿热、温病、热病、瘴疟、脚气十余种分别;若内因自阴虚之外,如劳倦内伤,阴盛格阳,气虚血虚,火郁阳郁,停食伤酒,伏痰积饮,瘀血疮疡,头绪不更多乎?得其因又当分其经,而十二经之外,又有奇经,如阳维为病发寒热,此非可以疟治者,故临证贵乎细辨也,即如孙公二案,一系肝经郁火,一系疳积似劳,非其明眼,安能奏功。

血　证

东垣治一贫病吐血案。

俞按:此条认病制方,其义最精。药之分两甚轻者,因受病在卫在肺,皆系亲上部位。经云:补上治上制以缓,缓则气味薄也。然系久虚之体,热为寒束,故用此法。若体不虚而热为寒束者,又当以麻杏甘膏汤加血药以治之。

孙文垣治藏六老案。

又治族侄明之作文过劳,痰火上逆,大吐痰沫,因而呕血,一涌数碗,昏晕汗出,奄奄而卧,略不敢动,稍动即呕吐而血随出,色鲜红,饮食汤水皆不敢入,入即吐而眩晕,血即随之。医谓血涌如泉,体热脉大,眩晕而药难入,似无佳兆。孙诊之曰:无妨。凡看证要圆活,勿拘泥。经云:心主血,肝藏血。又云:怒则气上。又云:脉虚身热,得之伤暑。今左脉弦大,右脉虚大,是不独作文劳心动火,且亦被怒伤肝,抑又为暑所逼,以致木火上升,眩晕作吐。经云:诸风掉眩,皆属于肝;诸呕吐逆,皆属于火。又诸动属火,内为木火上冲,外为暑气所迫,故吐而汗多,血随吐出也。先以白丸子三钱解其暑气,清其痰饮,抑其冲逆,则吐可止,吐止气平,血自归经。服后果嗒然而睡,醒则吐止食进,眩晕寻已。继用滑石、香薷雄按:此味不妥。各三钱,黄连、扁豆各一钱五分,竹茹一钱,甘草五分,四帖而痊。

俞按:上条胸背皆胀,服阴药胀更甚,

合以两关脉之洪滑有力，尚易辨其非阴虚，况恼怒食犬，亦可问而知之。此条因作文过劳，呕血数碗，昏晕汗出，稍动即吐，而血随至，势殊危矣。况右脉虚大，不认为虚而认为暑，竟合左脉之弦大，大剂清暑清肝，真妙手也。

雄按：关琴楚令孙少西之证，与此略同，今年三十四岁，素善饮，夏季忽患发热呕吐腹痛，伊父母以为痧也。诸色治痧丹丸遍饵之，寻即气冲咳嗽，血涌如泉，不能少动，动即气涌，血亦随之。沈某但知其阴分素亏，遽从滋补，服之益甚。延余诊之，左脉弦洪而数，右洪大，曰：虽属阴虚，但饮醇积热于内，而暑火外侵，所服治痧诸药，无不香窜燥烈，诚如火益热矣。苟不亟为清解，则邪无出路，气何能平，血何能止乎？而家素畏凉药，连服滋补不应，遂求乩[①]方服之，药虽离奇，并木鳖、麝香，亦信而不疑。旬日后吐血已尽，气出如奔，自汗形消，热犹不退，彻夜无寐，舌绛无津，再求余治，脉已细数如丝，不能救药矣。

董元宰少妾吐血蒸嗽，先用清火，继用补中，俱无效。士材诊曰：两尺沉实，少腹按之必痛。询之果然。此怒后蓄血，经年勿去，乃为蒸热，热甚而吐血，阴伤之甚也。以四物汤加郁金、桃仁、穿山甲、大黄少许，下黑血升余，少腹痛仍在。更以前药加大黄三钱煎服，又下黑血块如桃胶蚬肉者三四升，腹痛乃止，虚倦异常，与独参汤饮之，三日而热减六七，服十全大补汤百余日而康。

俞按：两尺沉实，决其少腹有瘀，因瘀而蒸热，因蒸热而吐血，盖从脉象认得病根，故大下之而病根拔也。

喻氏治顾枚先案。

俞按：此条议论制方敻绝[②]人寰，岂西昌真有隔垣之见，如长桑、元化哉？亦惟熟于《内经》，而善于运用，则引集经义，证合病机，头头是道，无勉强附会之类[③]矣。士材云：熟读而精灵自启，深思而神鬼可通。诚哉是言也！

周慎斋治陈姓人，年三十五岁，性嗜酒色，忽患吐血，一日三五次，不思饮食，每日吃粥一碗，滚酒反用数杯，次日侵晨再吃粥，前粥尽行吐出，吐后反腹胀，时时作痛呕[④]酸，昼夜不眠，饮滚酒数杯略可，来日亦如此，近七月矣。医人并无言及是积血者，俱言不可治。周诊之，六脉短数，曰吐后宜宽反胀，吃滚酒略可，此积血之证也。盖酒是邪阳，色亦邪阳，邪阳胜则正阳衰，又兼怒气伤肝，肝不藏血，思虑伤脾，脾不统血，中气大虚，血不归络，积血中焦无疑。宜吐宜利，但脾胃大虚，不使阳气升发，阴寒何由而消？先用六君子汤，白术以苍术制之，加丁香温胃，草蔻治中脘痛，三十余帖，再用良姜一两，百年陈壁土四两同煎，待土化切片，陈皮去白，草蔻、人参、白术、茯苓、甘草、胡椒、丁香各五钱，细辛四钱，共为末，空心清盐汤或酒送下二钱。此药专在扶阳，积血因阴寒凝结，阳旺而阴自化。服药后血从下行者吉，乃血从上吐，约六七碗，胸中闷乱，手足厥冷，不省人事，急煎人参五钱，炮姜八分，遂静定。后胸中闷乱，脐下火起而昏，用茯苓补心汤一剂而安。后用六味加炮姜、人参而痊。

俞按：此条认病有卓见，用药有妙解，与吐血治法绝不相关，因在血止后得吐反胀，当治其胀耳。案中邪阳胜则正阳衰，至言也。凡人逞欲，籍酒为助，自觉阳强可

---

① 乩(jī 基)：旧时迷信者求神降示的一种方法。由二人扶一丁字形的木架在沙盘上，谓神降时执木架划字，能为人决疑治病，预示吉凶。

② 敻(xiòng)绝：敻，远也，与“迥”同。敻绝，犹言绝远也。

③ 类：光绪本、医书集成本作“陋”。

④ 呕：原作“割”，据光绪本改。

喜，不知仍靠命门真阳作主。迨欲既遂而邪阳息，真阳始宁。欲火频起频息，真阳必渐用渐衰。或欲起而勿遂其欲，似与真阳无损。然如灯火本明，而于灯下另添一火以逼之，此火渐旺，则灯火渐灭，理更可悟。故凡中年之后，多病之人，必以闭关为福，尤以泊然不起欲火为大福也。

张路玉治陶震涵子，劳伤咳嗽失血，势如泉涌，服生地汁、墨汁不止，用热童溲二升而止。张诊其脉弦大而虚，自汗喘乏，至夜则烦扰不宁，与当归补血汤，四帖而热除。时觉左胁刺痛，按之漉漉有声，此少年喜酒负气，尝与人斗很[①] 所致。与泽术麋衔汤加生藕汁调服，大便即下累累紫黑血块，数日乃尽。后与四乌鲗一藘茹为末，分四服，入黄牝鸡腹中煮啖，留药蜜丸，尽剂而血不复来矣。

俞按：自汗喘乏，脉弦大而虚，不混投地黄汤、生脉散，高矣。用补血汤者，以其夜间烦扰不宁耳。至因胁痛，想及斗很，则此人形色必壮实，故消瘀不补益，最为得法。

又按：吐血一证，近日最多，有有因而患之者，亦有无因而患之者。外因六淫之邪，动血犹轻；内因酒色忧愤，动血为重。及不内外因，作劳举重，忍饥疾行，皆使失血，然尚可求其因而治之。若与诸项并不相犯，无端而吐血，此则最重。《内经》谓地居太虚之中，大气举之也。大气偶泄，即有地震山崩之患，而水不安澜，或溢或竭。人身亦然。大气厚足以包固，纵犯三因，亦成他病，不至吐血；大气衰不能担护，如堤薄而水易漏，堤塌则水必决也。世人只守血热妄行一说，误矣。至缪氏治吐血三诀，举世奉为明训，实未细绎其义耳！首条云宜行血不宜止血固是，然行血之药，惟有大黄，所谓血以下行为顺也。又须看其血证之久新，与失血之多少而去取之。盖宜下于妄行之初，不宜下于脱血之后也。今本文不注明行血者何药，但云行血则血循经络，致近日有多服山羊血而死者，安知不误于此句？至于血来汹涌，必须止之，古方花蕊石散、十灰散及童便、墨汁等，皆欲其止也。止之后或消或补，尚可缓商，任其吐而不思所以止之，何从求活？特是止血之法，贵于虚实寒热认得清，斯于补泻温凉用得当耳。本文云止之则血凝，血凝则发热恶食而病日锢，抑思今之吐血者，每多发热恶食，何尝由于血凝耶？果系血凝，则仲景大黄䗪虫丸尚可救之，只虑血去无算，阴虚则病，阴竭则死，奈之何哉！此条宜补肝，不宜伐肝，注谓养肝则肝气平，而血有所归，伐之则肝虚不能藏血，血愈不止，此说诚妙。然亦要看脉象若何，肝阴固宜养，肝阳亦宜制。设遇木火两亢，血随气逆者，则抑青丸、龙胆泻肝汤、醋制大黄、桃仁、枳壳、青铅、铁锈水等，何尝禁用。盖用得其道，则伐之即所以补之，不得其道，而徒奉熟地、当归、萸肉、枸杞等为补肝之药则谬矣。雄按：诸病皆然，医宜识此。末条宜降气。夫气有虚实，亦分寒热。血证之气虚者多，实者少，热者多，寒者少，惟恃强善怒之人，肝气实而吐血往往有之，抑肝清肝，宜降气，又宜降火矣。他如肺气虚而不降，则生脉散、观音应梦散；中气虚而不降，则四君子、参橘煎；肾阳虚不能纳气而不降，则八味、黑锡丹；肾阴虚不能纳气而不降，则大补阴丸、三才封髓丹。必求其所以不降之故而治之，斯为善降，乌可恃韭汁、苏子、降香为下气药耶？雄按：凡用药之道，不论何病，皆当求其所以然之故而用之，不独此也。至不宜降火之句，医中狡狯者藉为口实，辄称吐血服生地、麦冬必成劳病，随将假阿胶售人以代二物。雄按：即不售假阿

---

① 很：争讼。

胶者,亦藉此为口实,不问其病因,辄用人参、熟地、甘草、干姜、附、桂、黄芪等热补药以误人矣。不知世之一见血证,概用生地、麦冬,诚应诃责,若将二特屏弃,岂非因噎废食乎?雄按:岂但此耶,甚有凡属清凉之品,如沙参、竹茹等药,一概视同砒鸩[1]者矣。余生平所见血溢上窍之人,合乎丹溪所谓阳盛阴虚,有升无降者,十居八九;合乎仁斋所谓阳虚阴必走者,百中一二而已。惟虚而有火者,清补并用;虚而无火者,气血兼培。或宜降火,或不宜降火,总无一定之法也。若谓服苦寒药必死,则仲景《金匮》之泻心汤,不几为罪之魁哉!

杨曰:舒驰远于虚损失血,极斥滋阴之谬,陈修园亦主此说,或俱未见此等证乎?

便 血

丹溪治老妇下血案。

俞按:此条脉证,似虚似实,非寒非热,甚为难辨。观其讲病源与用药法,及药之轻重去取,俱有精义,又极平和,十年之病,半月而愈。仙乎!仙乎!

孙东宿治陈鹿塘有肠风脏毒之证,大便燥结,数日不能一行,痛苦殊甚,百医不效,其脉两寸皆数,两关皆弦而无力,两尺洪滑而左尤甚。孙曰:东垣谓大肠喜清而恶热,脾胃喜温而恶寒,以胃属土,而大肠属金也。今此乃胃寒肠热之证,杨曰:以脉与症合参而得之。当以肠风脏毒之药为君主,外以养血之剂裹之,使不伤胃气。杨曰:巧法。盖药先入胃而后传入大肠,入胃时裹药未化,及入大肠,则裹药化而君药始见,亦假途灭虢之策也。因以大黄酒浸九蒸九晒二两,木耳二两,槐花三两,郁李仁、皂角子、象牙屑、条芩各一两,血余、升麻、荆芥各五钱,为末,炼蜜丸,外以四物汤加蒲黄各一两为衣,空心午后各以米汤下二钱,果血止而大便不燥,饮食日加矣。

俞按:裹药法,以治肠风便燥颇相宜。盖裹药晒使坚干,诚可传入大肠,非比走经络及他脏腑,必由脾胃转送也。

周慎斋治一人患肠风,血大下不止,头晕倒地,三四年不愈,皆曰不可治。周诊脉左手沉细,右手豁大。此因内伤寒凉太过,致阳不鼓,故左[2] 脉沉细;血不归络,火浮于中,故右[3] 脉豁大。用补中益气汤十帖,再用荆芥四两,川乌一两,醋面糊丸,空心服愈。

俞按:此丸名乌荆丸,恰与脏连丸为对待之方,一热一寒,判如裘葛,用得其宜,神应无比。

洛阳一女子,年十七,耽饮无度,多食鱼虾,蓄毒在脏,日夜二三十次,大便与脓血杂下,大肠肛门痛不堪任,医以止血痢药不效,又以肠风药则益甚,盖肠风有血无脓也。如此半年,气血渐弱,食渐减,肌肉渐消,稍服热药,则腹愈痛,血愈下,稍服凉药,则泄注气羸,粥食愈减,服温平药,则如不知,将期岁,医告术穷,待毙而已。或教服人参樗皮散,谩试之,一服知,二服减,三服脓血皆定,不十服而痊。乃求其方,云治大肠风虚,饮酒过度,挟热下利脓血,疼痛多日不差。樗根白皮、人参各二两为末,每服二钱,空心温酒调下,不饮者温米饮下,忌油腻、湿面、青菜、瓜果、甜物、鸡、鱼、蒜等物。

俞按:此方治久病则可,治暴病则不可,以补涩之药,恐留锢病邪也。

雄按:鸦胆仁治久痢脱肛肠风等症,为能去留锢之邪而坚阴也,较此方尤为无弊。

嘉兴府尊王竺庐,因案牍劳神,而得便

---

① 鸩(zhèn 震):毒鸟名。

② 左:原作"右",按上文文义改。

③ 右:原作"尺",按上文文义改。

血症，服天王补心丹及玉女煎、知柏地黄丸等方，屡愈屡发，至次年三月渐剧，食减面黄形瘦，精神衰弱。无锡龚商年用补中益气汤，以醋炒升麻、当归而血止。半月后偶食青菜腐汤，血复下，龚谓寒湿伤脾，用苍术理中汤遂愈。十月中值府考阅卷过劳，血又大下，龚诊脉弦劲带数，腹胀不思食，易怒，进加味逍遥散不应，改用桃花散、归脾汤，转口干咳嗽，佐以阿胶、熟地，又溏泻肠鸣不食，困惫难支。胡灏轩自省中来诊，曰归脾须合右归，重用人参则效，定方人参五钱，山药三钱，枸杞、菟丝、枣仁各四钱，茯神、白芍、文蛤炒各钱半，炙草、炮姜各七分，地榆炭八分，乌梅、大枣各二枚。一剂而血止，递加芪、术、熟地，再去地榆、文蛤，佐以附子，而谷食渐增，病遂全愈。

杨曰：方与脉不相证对，既以此得痊，则脉象必别有可据处。

溺血

俞东扶曰：《内经》谓胞移热于膀胱则溺血。故溺血证属热者多，实热则脉洪数有力，宜导赤散加栀、芩、淡竹叶、鲜小蓟，调滑石末，冲生藕汁；虚热则脉洪数无力，宜生地、归、芍、栀、芩、牛膝、麦冬、黄连等，调髮灰或茅根汁；若夏月有感暑热者，六一散加黄连、生地；若少年有血虚挟瘀者，阿胶、三七二味多服；若阻塞不通，并可加冬葵子、生蒲黄以化之；多怒人有肝火怫郁者，龙胆泻肝汤，甚则当归龙荟丸。惟久而不止则为虚，归脾、补中益气酌用；或老年及久病人，始虽热证，久变虚寒，并可用八味地黄丸、四味鹿茸丸等方。然用至此种药，小愈仍复发者多不救。雄按：老年久病，有温补误投，虽至死不属虚寒者，不可不知也。

汗

慎斋治一人自汗足冷，不能行动，尺脉沉大，此脾气下陷也，故肺失养而汗出；足乃脾肾经行之地，脾阳不舒，肾气亦郁，所以冷也。以起脾养肺为本，温肾为标，用参、芪、山药补脾阴，固表扶肺，稍加桂温之而愈。

俞按：自汗而足冷不能行动，显系下焦虚寒矣。尺脉当沉细，何反沉大？粗工舍脉凭证，必将温补肝肾，而用熟地、枸杞、苁蓉、鹿茸、桂、附等药；即凭脉论证，亦将认为下焦湿热，而用二妙散、防己、黄芪等方，俱与脾气下陷隔一层也。

又按：阳虚自汗，用参附、芪附、黄芪建中；阴虚盗汗，用当归六黄汤、地黄汤加白芍、牡蛎、小麦、糯稻根须；表虚用玉屏风散；心虚用归脾汤；肝火用左金、白芍、龙、牡；胃火用凉膈散、白虎汤；风胜用桂枝汤；湿胜用羌活胜湿汤；痰用导痰、温胆；暑用清暑益气；雄按：有宜清不宜益者，故所论诸方皆不可执也。以及麻黄根、败蒲扇、封脐药、外扑法，皆可择用。他如头汗、阴汗、心窝汗、饮食汗，方各另采，总宜多阅诸书，固难备述也。

七情

王中阳治江东富商案。

俞按：豁痰汤亦逸[①]人自定，乃以小柴胡汤去姜、枣，加紫苏、薄荷、羌活、厚朴、陈皮、枳壳、南星。云治一切痰疾，为滚痰丸之副。或以前胡易柴胡。其泥金膏，则用阴地上蚯蚓粪三分，熟皮朴硝二分，同研细，水调敷。杖毒活血方，则用蛇床子、光

① 逸：光绪本作“活”。

草乌、火煅炉甘石、枯矾、槟榔、花粉、绿豆粉、凌霄花、赤石脂、白石脂、大蓟根叶、小蓟根叶，为末，另煎大黄汁调敷。云治杖疮奇妙。

又治一富室子弟，因忧畏官事，忽患恶闻响声，鞋履作声亦即惊怖，有事则彼此耳语而已，饮食自若，举动无差。王令服滚痰丸二次，即能起坐应酬，再以豁痰汤，分心气饮，相间服之而愈。分心气饮者，乃二陈加紫苏、羌活、桑白皮、肉桂、青皮、腹皮、木通、赤芍也。

又治一人，因相识官员，为事猝为当道直入其室搜索，男人即惊死，其妻须臾苏省，失志颠倒，弃衣摸空。王令服滚痰丸二次，下咽即睡，次夜又一服，仍用豁痰汤加枳实，服数日而愈。

郁

周慎斋治一人，六脉涩滞，胁痛吐臭痰，恶心食不下。盖胁者，少阳之分也。清气不升，浊气郁于少阳之络，故痛；浊气上逆，故吐臭痰而恶心，浊气故臭也；食不下者，少阳清阳之气不升，则肝不能散精也。用柴胡、白蔻各二分，黑山栀、甘草各五分，白芍、丹皮各一钱，茯苓、广皮各一钱五分，归身八分，麦冬二钱。十帖全愈。

俞按：胁痛吐臭痰，昧者必妄认肺痈等症，得此论可与石山治臭痰一案，并垂不朽。

雄按：余治一劳力男子，深秋患发热凛寒，咳嗽气逆，不能仰卧，痰出甚臭，嗽则左胁大痛，溺赤便闭，口渴苔黄，脉则弦滑而数。细询病因，其人平素嗜饮，醉饱后偏向左眠，是痰饮之积于左者，久而即臭，非内痈也。其发热谵语，胸闷不饥，是积痰因感而动也。遂予石菖蒲、旋覆、竹茹、蒌仁、冬瓜子、枇杷叶、省头草、滑石、黄芩、连翘、丝瓜络、杏仁、芦菔、海蛇，为大剂投之，痰更大吐，大便亦行，数剂而平。然舌转光红少液，脉亦弦数而劲，随用甘凉养液涵阴，而食进病痊。

杨曰：读此案，可知周案立论虽高，而用药尚不能丝丝入扣，勿谓后人不及古人也。

痰

李集虚劳而无度，醉而使内，汗出多痰，服宽膈化痰之药，转觉滞闷。李士材诊其脉沉而涩，两尺尤甚，因谓其婿曰：痰得涩脉，一时难愈，况尺中涩甚，精伤之象也。在法不治，勉用补中益气加半夏、茯苓。二剂有小效，众皆喜。余曰：涩象不减，脉法无根，死期近矣。果十余日而没。

俞按：此与立斋所治梁厚斋同一涩脉，而死生不同者。彼惟尺脉浮大，按之则涩，此是六部沉涩，两尺尤甚，轻重自别也。况又云脉法无根，想是沉而细涩，按之欲绝耳。不然，哮嗽门中顾明华案，见喘门。亦系涩脉，何以先补养而后吐下，仍能愈之耶？

雄按：汗出精伤，脉法无根，固是死证，然不宜用此等药矣。

杨曰：尺中既虚，何故复用升提？既患汗出，何故又用升、柴？

又治秦景明素有痰饮，每岁必四五发，发即呕吐不能食，此病久结成窠囊，非大涌之弗愈也。须先进补中益气，十日后瓜蒂散频投，涌如赤豆沙者数升，已而复得水晶色升许，如是者七补之七涌之，百日而窠囊始尽，专服六君子、八味丸，经年不辍。雄按：脉证皆未详述，不知何故。

俞按：人身本无所谓痰，痰因病而生耳。惟治其所以生痰之病，则痰自除。至方书所载，有风痰、寒痰、火痰、湿痰、燥痰、清痰、老痰、味痰、酒痰、郁痰、顽痰、惊痰、虚痰种种名色，而变现诸症，千态万状，又似种种杂病，此又不得以种种杂病法治，但治其痰则病自去。盖标而本之，本而标之，总在医家之变通也。

雄按：黄锦芳云：铅山张敬亭患痰喘，反覆颠倒，夜不能寐，不思饮食，舌苔甚滑，诊其脉洪数有力，而左独甚，医者谓其痰白为寒，进广、半、川朴，余力止之曰：凡审病须兼众证与脉并审，不可专指痰色一证为据。若痰白而见气缓不促，脉数无力，或软滑，其白应作寒看，今则六脉皆数，皆数非火而何？又痰白而胸腹不热而和，其白亦作寒看，今自脐至胸，有如火烙，非火而何？又气喘不急，痰出舒缓，其痰之白亦作寒看，今喘如雷鸣，急迫已极，非火而何？正如釜下火急，釜中之水，被火逼迫上沸，滚为白沫，宜乎其痰白如银也。遂以六味地黄汤投之，两剂而沸略减，多剂而沸始平。雄谓世人但以痰色辨寒热，每多误治，何氏《医砭》尝论之矣。而此案审证须兼众证与脉并审一语，尤为临证要诀，不仅为辨痰而发也。第案中未辨其溲便如何，则兼证尚欠详晰。如兼见小溲短赤者，六味汤送下滋肾丸，必奏效更捷。

杨曰：痰证极多，而古今方书所载，不过燥湿健脾而已。至治热痰之方，已不多见，若阴虚生痰，则绝无论及者。喻氏稍引其端，而不肯畅明其旨，致后人无径可寻，诚憾事也。

痞满

孙文垣治陈松弈，五更胸膈胀痛，寒热温凉遍尝不效。诊之右寸软弱，左平，两尺亦弱。孙曰：此肺肾二经之不足也。补而敛之，可无恙矣。以人参、破故纸、山茱萸各三两，鹿角胶、鹿角霜各五两，杜仲、巴戟、茯苓、车前各一两五钱，山药二两，鹿胶酒化为丸，空心淡盐汤送下。又以御米壳三两去筋膜，蜜水炒诃子面煨去核一两，陈皮一两五钱，蜜丸，五更枕上白汤送下一钱，服一月病不再发。

俞按：人参、鹿胶之丸，人犹能用，粟壳、诃子之方，梦想不到矣。与陈武塘噙化丸，可比熊掌猩唇，各一异味。

雄按：此条不但脉象属虚也，膈胀只在五更，则余时不胀，显为虚证。人参、鹿角之丸，佐以茯苓、车前，是导之下行，以敛虚气之上逆，故不用蜜丸，而送以盐汤。粟壳、诃子之方，丸之以蜜，服于枕上，是使其留恋胸膈，收敛肺化痰之积，用药之法，真丝丝入扣也。

杨曰：注语精极。

又治李古愚，每食后即大便，腹皮稍胀急，胸膈满闷。医与参、术则痞闷愈甚，小水清而长。孙脉之左寸涩，右寸滑，按之如黄豆大，且鼓指，关尺之脉皆弦小，左尺迢迢有神。杨曰：列脉象甚明晰。据脉，乃积痰郁滞于肺莫能出，以致大肠之气不固也。法当效丹溪治乃叔用吐以去上焦痰积，而大便自实矣。先用苦梗、芦菔子各三钱，白蔻仁、橘红、山栀各一钱，川芎五分，生姜三片，葱白三茎。煎服探吐，不能尽出。又以芦菔子一合擂浆水，加蜂蜜与半碗饮之，始吐胶痰二碗。平日每小水则大便并行，吐后小水始能独利，连行三四次，而胸腹宽舒。初亦以吐为惧，至是豁然称快，大便亦不频下矣。再以二陈汤加白术、旋覆花、麦芽调理全安。

俞按：右寸滑而有力，故知肺有积痰，左尺迢迢有神，故可吐而不伤。

陈武塘曰：余长子掞，向患遗精，于天启丁卯冬，遗证大作，肾窍漏气出如烟雾，时作时止，眠食渐减，形瘁骨痿，大便艰涩，其色颇黑。用猪胆汁入大黄、皂角末导之。

初用甚快利，并上部诸火亦觉清息，延至戊辰六月，则愈导愈秘。因思胆汁、大黄苦寒，皂角刮削脂膏，故求润而弥燥，乃以猪胆去汁入蜜同温水满之以为导，导久而便始不艰。然八月后不能起床，至己巳五月，肌肉愈瘦，眠食愈减，胸膈如有物踞之，腹则空虚，上则痞闷，每食少许，辄停留不下，隔六七时犹嗳，呼吸之气亦碍而不畅。以为因虚致滞，则服人参必增懑；以为稠痰蓄血，用疏快之剂，又无寸功。身常畏寒，夏令犹掩重帏，惟身不热，口不渴，声音虽轻而不变，面色白而不赤不黑，每日仅用粥饵二盏，或终日不食，旁人疑在旦暮，却已绵延两载。时名医高果哉、孙见心晨夕诊视无功，又延姑苏柯生，柯大言人也，乍闻其论不胜喜，及治罕效。乃追忆从前大肠气数不禁，遂觉胸膈痞闷，继因过防衄证，日饮童溺，及滋清药过多，大便渐润。然大便后即觉腹中虚怯，而胸膈分毫不宽，若大便所下甚多，则胸膈痞闷愈甚，于是疏上补下，茫无措手。远延镇江张承溪至，张诊二次，曰：男子久病，以太溪、冲阳脉决其死生，今六部无险，太溪、冲阳有根，必不死之脉也。其证名为下脱。凡阳气上绝，阴气不得上交于阳，则为下脱，阴窍漏气是也；阴气下绝，阳气不得下交于阴，则为上脱，耳中出气是也。方家以失血之证为错经妄行，而不知气证亦有错经妄行者。盖肾纳气，过泻成虚，则肾气不能自纳，遂错行而妄漏。经云醉饱入房，五脏反覆。五脏部位宁有反覆之理？正谓其气错乱也。今未能提其气复使归经，所以时漏不止，漏则气虚，气虚于下，则痰结于上，故饮食难化而成郁结痞满之证。今用药疏导郁滞，不宜误用滋阴；宜有提有降，合成疏通，不宜专用顺气，若认此为阴亏之证，遂谓虚不受补者不治，则大误也。阴虚生内热，岂有阴分大亏，卧床年半，而不发骨蒸潮热者乎？雄按：可治之机在此。滋阴之药，不惟无功，且于开胸膈进饮食有大碍。今但使膈间日宽一日，谷气日增一日，则阴不补而自补矣，雄按：论证论治，句句名言。起色可指日而待。煎方用苏子、山楂各二钱，橘红、半夏曲各一钱五分，茯苓、乌药、香附、五谷虫各一钱，升麻八分，柴胡四分，临服入韭汁二匙。此方疏郁为主，而升降互用，其旨颇精。服二十剂，虽不大效，然视向之服一药增一病者，则霄壤矣。秋初张别去，余因其疏郁大旨，为之推广通变，自定噙化丸，用人参六钱，醋制香附、橘红各四钱，贝母、桔梗各三钱，松萝茶二钱，白蓬砂、西牛黄、干蟾炙存性各一钱，薄荷叶三分，以乌梅肉二钱蒸烂，同竹沥梨膏为丸，每丸一钱。余因胸中结块，原起于午食后即卧，用噙化丸，使睡中常有药气疏通肺胃之间，彼将欲结药往疏之，新结不增，旧结渐解。卧时成病，以卧时治之，且病在膈上，不用汤之荡涤，丸之沉下，雄按：胸膈痞塞者，坚硬之丸并不能沉下，徒增其病耳。而用噙化丸徐徐沁入，日计不足，月计有余也。服六七十丸后，膈间渐宽。尔时医家疑气坠之证，恐深秋逾剧，以秋金主降也。余谓肺主气，气得其令，则降者自降，升者自升，各得本职，非谓有降而无升也。能使清升浊降，则气坠之病，正宜愈于深秋。雄按：陈公因承溪之旨而推广变通，可谓善得师矣。其噙化丸中不用升药，洵为青出于蓝。论气数言，尤推卓见。至八月病人偶伤麦粉，下以沉香丸，忽去胶痰数升，胸膈顿爽，殆药力渐到，而元气渐回，邪无所容，而乘势自下也。然气弱形羸，长卧不起如故。冬底医家又防春来木旺，脾病转剧。余曰无忧。凡脾受肝克，则畏木气来侵，今乃脾困而非脾弱，冬气闭塞，脾困所畏，幸喜及春，方藉木气疏通之，已而食果稍增，肌亦渐泽，五脏之情变化如此，执生克之常，几何而不误人。雄按：即《内经》土得木而达也。庚午四月，张公复至，曰胶痰去，病根拔矣。骨痿不能自行立者，湿气留伏脾经故也。投以白术煎，用白术一斤，苍术四两，作膏服之，未终剂而起。此病奇而久，约费千日之医治，竟得全生，故备识之。

俞按：陈公以缙绅先生而讲医理，却极精深。所论噙化丸治法微妙，切合病机，虽老医见不到此。雄按：《广笔记》庄一生曾用此法，宜参。至于张[①] 承溪之用术煎，不认骨痿为肾虚而为脾湿，见亦高人数等矣。雄按：张公早洞悉其病源也。盖湿痿与阴虚痿见证相似，而病源迥异，须参脉色舌苔及便溺，自有分别。

嘈 杂

孙文垣治叶润斋案。

俞按：嘈杂证，丹溪谓是痰因火动，乃噎膈之渐，故多用黄连、山栀、苍术、半夏、白芍之类。然亦有思虑伤血者，有肾阴虚而胃火旺者，又宜用生地、阿胶、柏子仁、麦冬、石斛、芦根之类。若此案乃虫蚀脂膏，嘈杂门中所未载者。雄按：魏选列诸虫门。昔年曾见天士先生治一妇人，胸痞心嘈，用盐水煮石决明三钱，经霜桑叶二钱，丹皮一钱，黑栀一钱，三角黑胡麻二钱，细生地三钱，四帖而愈。此又肝火郁于胃之嘈杂也。

雄按：余治高隽生孝廉令堂，嘈杂便溏，肠鸣少纳，脉至虚弦软滑。虽肝炎火[②]而痰饮动，然脾脏受戕，舌色淡而无液，苦燥凉润，皆不可投，与潞参、九蒸白术、甘草、木瓜、薏苡、白芍、竹茹、建兰叶、茯神、盐水炒橘红、牡蛎为方，数剂而愈。

呕 吐

李士材治兵尊高元圃，久患呕吐，诊脉气口大而软，曰此药气多而谷气少也，且多犯辛剂，可以治表实，不可以治中虚；可以理气壅，不可以理气弱。用熟半夏五钱，人参三钱，陈仓米一两，白蜜五匙，甘澜水煎服，十剂而愈。

又治孙潇湘夏月食瓜果过多，得食辄呕，二十日勿止，困顿床蓐，手足如冰，举家惊惶。李曰：两尺按之有神，胃气缕缕不绝，只因中气本弱，复为寒凉所伤耳。遂用红豆丸，连进三服，至明日便能食粥，兼与理中汤加丁香、沉香。旬日之间，饮食如常矣。

孙文垣治邵姓者年五十，呕吐物如烂猪肺状，胸背胀，前医以翻胃治不效，反加潮热烦躁，饮食不入，因谓肺坏，辞不治。孙诊两寸滑数，左关尺涩，乃曰：若果肺坏，声音当哑，今音朗而独胸背作胀，由于酒后忿怒，瘀血痰饮，积于胸膈为病耳。以滑石、茜草、桃仁、小蓟、归尾、香附、贝母、栀子、枳壳、甘草，十帖而愈。

噎 膈

周慎斋治一人，年五十五，胸前微痛，无休息时，六脉俱无胃气，惟胃脉略缓。盖胸中受气于丹田，时时心下微痛，乃丹田阳气不到胸中，隔气无疑。脾脉微缓，调理脾胃，犹可迁延。保元汤加山药、沉香。

又治一女，喉间常起噎鲠，饮食难消，舌上干燥，胸前痛如有所伤，两腰无力，面上肉紧，六年矣。用六味汤加白芷、细辛。

又治一人饮食能进，遇子时则吐泻交作。慎斋谓其人必苦忧思，思则脾气结，不能散精于肺，下输膀胱，故津液直走大肠而泻也；吐者脾不健运，不能传化幽门，宿食

① 张：光绪本、医书集成本均无此字。
② 炎火：光绪本、医书集成本均作“火炎”。

积于胃中，子时阳升，冲动陈垢，故吐也。宜扶脾为主，用人参、白茯苓、山药各一钱，炙草五分，附子、制乌药三分，姜一片，煎服愈。

俞按：此三条非真膈证。雄按：首条是胸痹，治宜通阳，次条是水不涵木，宜从魏玉横峻补肝肾，末条是吐泻，治法颇合，皆不当列入膈症门。然治法新奇，可与喻氏分道扬镳。西昌载膈证三案，亦非真膈证，李思萱室，是胎前呕哕洞泄也；黄咫旭室，是胎前大呕痰沫，二便不通也；倪庆云是呕吐黑臭水及噫气不绝也。此皆暴病，形似关格，与由噎而膈，以渐加重者悬殊。

张石顽[①] 治膈诸案。

俞按：石顽治病，喜用古方杂以新药，能开后学之智慧。如此数条，虽皆昔贤成法，无甚精义，亦足以广识见。然《金匮》只有反胃汤药，不载噎膈情形，岂真正膈证，虽医中之圣，亦无法以治之耶？

杨曰：噎膈一证，昔人皆与反胃混同立论，其实反胃乃纳而复出，与噎膈之毫不能纳者迥异，不容强合也。即噎与膈亦有辨，噎则原能纳谷而喉中梗塞，膈则全不纳谷也。至为病之源，昔人分为忧、气、恚、食、寒，又有饮膈、热膈、痰膈、虫膈，其说甚纷。叶天士则以为阴液下竭，阳气上结，食管窄隘使然。其说原本《内经》，最为有据。徐洄溪以谓瘀血顽痰逆气阻隔胃气，其已成者无法可治，其义亦精。然以为阴竭而气结，何以虚劳证阴竭致死而阳不见其结，以为阴竭而兼忧愁思虑，故阳气结而为噎，则世间患此者大抵贪饮之流，尚气之辈，乃绝不知忧者，而忧愁抑郁之人反不患此，此说之不可通者也。以为瘀血顽痰逆气阻伤胃气，似矣。然本草中行瘀化痰降气之品不一而足，何以竟无法可治，此又说之不可通者也。予乡有治此者，于赤日中缚病人于柱，以物撬其口，抑其舌，即见喉间有物如赘瘤然，正阻食管，以利刃锄而去之，出血甚多，病者亦困顿累日始愈。以其治甚险，故多不敢尝试。又有一无赖垂老患此，人皆幸其必死，其人恨极，以紫藤鞭柄探入喉以求速死，呕血数升，所患竟愈。此二人虽不可为法，然食管中的系有形之物阻扼其间，而非无故窄隘也，明矣。又河间献县人患此，临危嘱其妻剖喉取物以去其病，比死，其妻如所诫，于喉间得一物，非骨非肉，质甚坚韧，刀斧莫能伤，掷之园中树上，经年亦不损坏，一日其子偶之园中，见一物粘缀草间，栩栩摇动，审视则其父喉中物也。异而伫[②] 目半日许，物竟消化，遂采其草藏之。有病噎者，煎草与饮，三啜即愈，遂以治噎擅名，如是十余年，后其草不生始止，是世间原有专治此证之药矣。余臆度之，此证当由肝过于升，肺不能降，血之随气而升者留积不去，历久遂成有形之物，此与失血之证同源异脉[③]。其来也暴，故脱然而出为吐血；其来也缓，故流连不出为噎膈。汤液入胃，已过病所，必不能去有形之物，故不效。其专治此证之药，必其性专入咽喉，而力能化瘀解结者也。昔金溪一书贾患此，向余乞方，余茫无以应，思韭叶上露水善治噤口痢，或可旁通其意，其人亦自知医，闻之甚悦，遂煎千金苇茎汤，加入韭露一半，时时小啜之，数日竟愈。后未尝以治他人，未知其果能累试辄验否？偶举此以告孟英，以为可存，因附录之，以质世之深于此道者。

雄按：近得一方，以新生小鼠新瓦上焙干研末，醇酒冲服，极有效。

---

① 张石顽：原作“张顽石”，据光绪本、医书集成本改。

② 伫：久也。

③ 脉：光绪本、医书集成本作“派”，义较胜。

古今医案按选卷三

嘉善俞 震东扶辑 定州杨照藜素园评
杭州王士雄孟英选 会稽董金鉴镜吾校

瘖

吕元膺治一僧案。

丹溪治一中年男子案。

又治一五十余岁嗜酒吐血，舌不能言案。

俞按：三条皆治舌瘖，非喉瘖也。首条化痰通窍是实证。次条伤寒五七日神昏而瘖，岂无实热证用大黄、黄连、石膏者耶？而猥云作体虚有痰治也。魏注云：恐热传少阴心经，此案未可为训，极是。但细读之，案中不载舌干、苔黑、便秘、烦躁等证，则所谓神昏者，身热人静而默默耳，岂必有欲言不能言之状也？其脉必濡滑无力也。参、芪、术服之数日，病无进退，即可知其对证。观于十二日舌始语得一字，又半月而舌能言，热乃退，全绘一虚证情形矣。凡遇伤寒舌瘖者，宜以此条寻绎之，勿竟以陶氏热传手少阴心经，优侗[①]为治。第三条吐血后不食，舌不能言，是虚证无疑矣。渴饮水，脉带数，不与滋阴，而与参、术，见识岂不高哉！

又治一人遗精后失音案。

一男子年近五十，久病痰嗽，忽一日感风寒，食酒肉，遂厥气走喉，病暴瘖。与灸足阳明别之丰隆二穴各三壮，足少阴照海穴各一壮，其声立出。信哉！圣经之言也。仍以黄芩降火为君，杏仁、陈皮、桔梗泻厥气为臣，诃子泻逆，甘草和元气为佐。服之良愈。

一乡人力田辛苦，复饥甚，饮食骤饱，倦卧半晌，醒后忽瘖哑不言，如是者二旬余矣。高鼓峰诊曰：劳倦伤脾，饥饱伤胃，阳明之气遏而不升，津液不行，贲门壅涩，故语言不能出也。以补中益气汤十大剂与之，偶午睡觉，通身汗下，言语如常。

雄按：脾足太阴之脉连舌本，当云饥饱伤胃，贲门壅涩，劳倦伤脾，脾气陷而不升，不能为胃行其津液，故语言不能出。补中益气，升举脾阳，则津液行而汗出周身，瘖亦遂愈也。

张路玉治王惟一案。

俞按：此四条皆是喉瘖，而治法各异，其异处仍合于古训。切于病情，故能取效。若今人之用叫子、芦衣等物，虽若新奇，而与病无涉，效何由得？

咳 嗽

李士材治史明莽，经年咳嗽，历治无效，自谓必成虚劳。李曰：不然。脉不数不虚，惟右寸浮大而滑，是风痰未解，必多服酸收，故久而弥盛。用麻黄、杏仁、半夏、前

① 优侗：同"笼统"。

胡、桔梗、甘草、橘红、苏子。五剂止，十剂全愈。

孙东宿治许卓峰，多酒、多怒人也。上吐血，下溲血，咳嗽声哑，医皆以为瘵。孙诊其脉，左关弦大，右寸下半指累累如薏珠。乃曰：此有余证也。病由嗜酒，酒属湿热，助火生痰，火性炎上，迫肺不降，积而生痰，壅于肺窍，以致失音，此痰壅之哑，非肺痿之哑也。性又善怒，怒气伤肝，故血妄行而不归经，以致吐血溺血。法宜清热开郁化痰，导血归源，若滋阴之药，反助其塞而益其热，声音何由而开？况血随气行，气不清，血又何得归原哉？雄按：此与承溪之论错经妄行，可以互相发明。乃用滑石、青蒿解酒热为君，贝母、郁金、栀子、香附开郁为臣，杏仁、桔梗、丹皮、丹参、小蓟、甘草化痰清血为佐。服十帖，血果止。又以贝母一两，童便浸一日为末，柿霜等分，时时抄舌上化下，五日而声音爽矣。

张路玉治吴佩玉次女案。

俞按：张公此论，曲尽时医丑态。然谓表药必兼桑皮、芩、粉，血证必用犀角、地黄，恐不致众人皆醉如此。至于病随药变，实有其事，所以古有不服药为中医之说。若欲见病知源，投药辄效，随其寒热虚实，应以温凉补泻，不执一法，不胶一例，变化生心，进退合辙者，其惟丹溪乎？丹溪则药随病变，病随药愈，宁有病随药变，药为病困之理哉？《临证指南·咳嗽门》方法大备，温凉补泻皆全，而轻松灵巧处，与丹溪未易轩轾[①]也。

喘

孙文垣治凌绎泉，年已古稀，原有痰火之疾。正月初旬，因劳感冒，内热咳嗽，痰中大半是血，鼻流清水，舌苔焦黄芒刺，语言强硬不清，二便不利，喘急碍卧，亦不能仰，以高枕安桌，日惟额伏枕上而已。医治半月不效。孙诊之：两手脉浮而洪，两关脉滑大有力。知其内有积热，痰火为风邪所闭，复为怒气所加，故血上逆。议者以高年见红，脉大发热为惧。孙曰：此有余证，诸公认为阴虚而用滋阴降火，故不瘳，法当先驱中焦痰火积热，后以地黄补血等剂收功可也。乃以栝蒌、石膏各三钱，半夏曲、橘红、桑皮、前胡、杏仁、酒芩、苏子水煎，冲芦菔汁一杯。一剂而血止。次日诊之，脉仍浮而洪大，尚恶寒，此因先时不解表，竟用滋阴，又加童溺降下太速，以致风寒郁而不散，故热愈甚也。改以定喘汤，一剂而喘减，二剂而热退不恶寒。再诊之，两手浮象已无，惟两关脉鼓指，此中焦痰积胶固，不可不因其时而疏导之。以清中丸同当归龙荟丸共二钱进之，其夜下稠粘秽积甚多。余忆丹溪有云：凡哮喘火盛者，白虎加黄连有功。正此证对腔法也。与十剂，外以清中丸同双玉丸夜服，调理而安。

俞按：此人以富贵之体，古稀之年，不能卧又半月之久，亦甚危矣。乃竟用消痰发表清火行滞重剂收功，可见病无一定之局，只恐弃活著而走死著，又防活著认得不清，必以半攻半补、不攻不补为持重之法，仍是死著也。

张路玉治孙起伯肺胀案。

又治一尼案。

俞按：此方加减最巧。上案用七气汤成方亦巧。观其论脉溯因，而细心体贴之，乃知其巧。

缪松心治嘉善范某，哮喘已久，向服金匮肾气，时效时不效。缪曰：伏饮内踞有年，明是阳衰浊泛，但绵延日久，五旬外痰中杂以血点，阴分亦渐损伤，偏刚偏柔，用药两难措置。仿金水六君煎意，用熟地炭

---

① 轩轾：车前高曰轩，后低曰轾。引申为高低、轻重。

四钱，当归炭、青盐制陈皮各一钱，茯苓、淡菜漂、杏仁去皮尖盐水炒各三钱，炙草四分，川贝一钱五分。半月后复诊：晨用金匮肾气丸以治本，晚用苓桂术甘加味以治标。生於术米泔浸切片晒，茯苓、鹿脊骨用麻黄四钱煎汤炙各三两，粗桂木晒八钱，半夏炒二两，炙草六钱，杏仁霜一两六钱，北细辛三钱晒。水泛丸。此证向来背脊恶寒，甚则哮发。服此方而畏寒除。隔三年忽起淋浊，茎中胀痛。缪曰：此新病，以泻丙出壬为正治，但素有痰饮，滋腻之品，伤阳助湿，究非所宜，当变法治，庶与本证无碍。羊脊骨五钱，小木通一钱，盐水炒黄柏三分，赤白茯苓各一钱半，甘草梢、水飞辰砂调各五分。三剂淋浊即愈。半年后改定丸方。曰：饮踞中焦，历年已久，前主温煦太阳寒水之脏，与病机极合，用药可无事更张。第溺管有精淋，由来已非旦夕，虽云肾气不坚所致，其降多而升少，亦非所宜。雄按：然则前云三剂即愈者，虽愈而未全愈也，未必不是多服桂附所致。今造一方，以兼顾之：嫩毛鹿角镑二两，羊脊骨炙黄打碎、生菟丝子晒、生于术米泔水浸晒干、茯苓晒各三两，北细辛晒、蜜炙麻黄各三钱，生黄芪皮晒、杏仁霜、炒黄半夏各一两五钱，粗桂木七钱晒，炙黑甘草五钱，橘红一两晒。为末，用薏苡仁煮浆糊丸。后隔数年，已六旬余，换丸方：用熟地水煮四两，归身、嫩毛鹿角、泽泻炒、半夏炒黄各一两五钱，茯苓、生白术米泔浸晒干、羊脊骨炙黄打碎、杏仁霜各三两，橘红晒一两，炙黑甘草五钱，熟附子七钱，淮牛膝一两四钱，生左蛎研细水飞二两，北细辛晒三钱，蛤蚧两对，去头足炙为末。薏仁煮浆捣丸。

俞按：所用诸方，摄纳肾阳，温通督脉，疏刷肺气，开豁浊痰，标本悉能照顾，巧更极矣，宜乎服之而宿疾全瘳也。雄按：哮喘属虚寒者，可仿此案设法。

喘　　胀

罗谦甫治一贵妇年逾五十喘案。

程明佑治张丙案。

王中阳治富翁喘而囊馁肿案。江选列痰门。

俞按：喘而兼胀，病势亟矣，必非轻剂所能治。此三条是实证治法，若虚寒证，当重用桂、附，如天真丸、黑锡丹、金液丹之类，皆可类推，不得以五子、五皮、沉香、椒目等为稳当法也。

肿　　胀

俞东扶曰：《千金方》云，凡水病，忌腹上出水，出水者一月死。故水分穴可灸不可针，惟水沟穴可针也。而今有专门治肿胀者，用铜管子从脐下刺入，出水如射，顷刻盈缶[①]，腹胀即消。以此水露一夜，明晨视之，浮面者是清水，中央者是淡血，沉底者是脂膏。盖病者清浊不分，气血皆变为水，决而出之，去水即去其气血也。虽一时暂快，或半月，或一月肿胀仍作，再针之亦死，不针之亦死矣。孙真人之言，预知有此诡术耳。

杨曰：曾亲见一人如此而死。

孙一奎治马二尹，年五十五，过食鳗肉卷饼，心腹胀痛。市医遽用硝、黄下之，大便不行，胀痛愈增。继至者以木香槟榔丸、大小承气汤连服十日，胀痛益甚，粒米不进，大便并不行，小水亦仅点滴。后医以硝、黄不效，杂进备急丸、白饼子、十枣汤、黑白丑之属，服数日，不惟大便不行，并小便点滴亦无矣，胀不可言。众医大叫称怪。一人为灸中脘三十壮，毫不为动。因断三

① 缶（fǒu 否）：瓦器，大腹小口，用以盛酒浆。

日当死。孙至，观其色苍黑，神藏不露，声音亮，腹大如覆箕，不能反侧。诊其脉，两手皆滑大，两尺尤有力。询其病源，阅其前方，骇然以为未闻未见也。因思一治法：先进香砂六君子汤，参、术各用二钱。众医皆惊，谓中满胀痛，二便俱闭，如何用补？况苍黑之人，尤忌参、术乎！孙曰：此非鼓胀证，乃内伤证也，当始伤时，犹在上膈，法当用吐。经所谓在上者，因而越之也。不用吐而用下药以伤其脾，脾伤则失运动之职，是以愈下愈伤，愈伤愈胀，脾气全然不动，药亦全然不行矣。故用六君子以醒其脾，香砂以助其运动，再用吐法吐出前药，始有生机，此方非治病，乃治药也。且余非虑其大便不行，独虑行之不止耳。医谓求其行而不得，何以不止为虑？孙曰：君试思常人能服硝、黄几何？巴豆、牵牛几何？今幸其未行，药性未动，尚可为计，一行而诸药性动，譬水底漏，其中能蓄点滴否？医又云：多服下药而大便不行何也？孙曰：此易知之，始为食伤，继为药伤，所伤在上、中二焦，下元未损，故两尺脉尚有神气。《难经》曰：人之有尺，如树之有根也。《内经》曰：肾者胃之关。盖肾主二便，观其色苍黑，神藏气固，皆由根本未动，赖此犹可为耳。服药后腹中大痛，孙谓药力已动，改用参芦、防风芦、升麻、桔梗各三钱煎服，少顷用鹅翎探吐之，前服药物一涌而出数十碗。病者喜曰：目前有光矣，此已时也。孙曰：酉时大便必行，可多备人参，以防不虞。至午进至宝丹一帖，以温中气，未申间腹中汩汩有声，浊气下滚，顷刻腹中宽数寸，至晚大便行一次，小水略通。孙即用人参、白术各五钱，炮姜三钱，茯苓二钱，陈皮一钱，木香、甘草各五分。令急煎服。四鼓又大便一次，小水继至，胀痛渐减。次日大便泻十余次，因以是方煎丸并进，计泻七十二日，服人参二斤余而收功。

俞按：喻氏治袁仲卿子，以理中汤运转前药，可与此案颉颃[1]。

张路玉治王庸若案。

李濒湖治士人妻案。

俞按：金液丹、神秘汤，人所罕用，而善用之则各奏奇功。因思古方具在简策，特患寻不着对头帽子耳。又按：神秘汤乃生脉散合二陈汤，去麦冬、茯苓，加紫苏、桑皮、桔梗、槟榔，以生姜三片为引，施于此证恰好。加麻黄更好，并非八寸三分通行之帽也。

不　寐

俞东扶曰：肝胆之不寐易治，心之不寐难瘥。盖心藏神，肾藏精与志，寐虽由心，必赖肾之上交，精以合神，阴能包阳，水火既济，自然熟寐。《内经》谓阳气满则阳跻盛，不得入于阴，阴虚故目不瞑。又云：阴跻阳跻，阴阳相交，阳入阴，阴出阳，交于目锐眦，阳气盛则瞋[2]目，阴气盛则瞑目。此是不寐要旨，非肝胆之不寐也。如人并无外邪侵扰，亦无心事牵挂，而常彻夜不寐者，其神与精必两伤，大病将至，殊非永年之兆，虽投补心补肾之药，取效甚难，即《内经》秫米半夏汤，亦有效有不效，或初效继不效，而病者辗转床蓐，必求其寐，愈不肯寐，更生烦恼，去寐益远。慈山先生《老老恒言》云：寐有操、纵二法。操者，如贯想头顶，默数鼻息，返观丹田之类，使心有所著，乃不纷驰，庶可获寐；纵者，任其心游思于杳渺无朕之区，亦可渐入朦胧之境。此诚慧心妙语，可补轩岐所未逮。

杨曰：二法最[3]妙，确实可行，非悬揣

① 颉（xié）颃（háng 杭）：谓不相上下也。

② 瞋（chēn）：张目也。

③ 最：光绪本、医书集成本均作“均”。

之谈。

怔　忡

滑伯仁治一人，病怔忡善忘，口淡舌燥多汗，四肢疲软发热，小便白而浊，众医以内伤不足，拟进茸、附等药未决。脉之虚大而数，曰：是犹思虑过度，厥阴之火为害耳！夫君火以名，相火以位，相火代君火行事者也。相火一扰，能为百病，百端之起，皆由心生。越人云：忧愁思虑则伤心。其人平生志大心高，所谋不遂，抑郁积久，致内伤也。服补中益气汤、朱砂安神丸，空心进小坎离丸，月余而安。

高果斋治铁塞庵，怔忡不寐，心脉独虚，肝脉独旺。因述上年驿路还乡，寇盗充斥，风声鹤唳[①]，日夜惊惧而致。遂用生地、麦冬、元参各五钱，人参三钱，龙眼肉十五枚。服数剂，又用夏枯草、羚羊角、远志、茯神、甘草、人参大效，仍以补心丹常服全愈。

颠　狂

叶天士治嘉善米怀音，初患颠狂，医用清[②]痰、清火药而愈。越三年复发，消痰清火不应，用天王补心丹而愈。越二年又发，进以前二法皆不应，用归脾汤而愈。越一年又发。发时口中哼哼叫号，手足牵掣搐掉，如线提傀儡，卧则跳起如鱼跃，或角弓反张，其喊声闻于屋外，而心却明白，但以颤掉之故，口欲语已将唇舌嚼坏，如此光景，半刻即止，止则神识昏瞀，语言谬妄，又半刻而发如前矣。吴某用人参、鹿茸、肉桂、熟地、龙齿、青铅、远、茯等药，服之甚相安，然匝月不见效。叶诊曰：渠用贵重之药，必自信为名医，但多费病家之财，与病毫无干涉，即庸医也。吾以轻淡药二十剂当减半，四十剂当全瘳矣。因叩[③]其掣掉则心明，止则神昏之故。曰：操持太过，谋虑不决，肝阴胆汁两耗，阳跻阴跻，脉空风动，非虚寒也。用白芍、萸肉各一钱五分，白石英、小麦、南枣肉各二钱，炙草五分。病人见其方，殊不信，旁人亦以药太轻淡，并两帖为一帖，服十日，病减半，二十日果全愈。后遂不发。

梦　遗

叶天士治项某梦遗，色黄食少，腹胀便溏。用生菟丝、覆盆、蛇床、五味、韭子、益智、补骨脂、龙骨，以莲子粉丸，服之而愈。又治一人遗滑，月五六作，兼有腹痛，触冷即痛，痛极昏晕，初以荆公妙香散不应，乃用鹿茸二钱，人参一钱，雄羊肾十枚去膜研，茯神、龙骨各一钱五分，金樱膏三钱。十剂而愈。

俞按：医书咸云：有梦而遗者，责之心火；无梦而遗者，责之肾虚。杨曰："虚"字、"火"字可删。盖心热而遗，未有不虚者，肾虚而遗，未有不热者。正不如责之心、责之肾之为简明无弊也。二语诚为括要。以余验之，有梦无梦皆虚也。不虚则肾坚精固，交媾犹能久战，岂有一梦即遗之理？故治此证者，惟湿热郁热二项，勿以虚治。而二项又各分二种：曲蘖之湿热宜端本丸；膏粱之湿热宜猪肚丸。积痰之郁滞宜滚痰丸、神芎丸；伏火之郁滞宜滋肾丸、猪苓丸。除此二项，必须人参。雄按：此不可执，如阴

---

① 风声鹤唳(lì)：鹤唳，鹤鸣。《晋书·谢玄传》记载：北方的秦主苻坚带兵来攻打东晋王朝，在安徽淝水一带，被晋军打得大败，往回逃的路上听到风声鹤叫，都以为是晋军来追击他们，后来就用"风声鹤唳"来形容惊慌失措或自相惊扰。

② 清：光绪本作"消"。

③ 叩：问也。

虚水不涵木,肝阳盗泄母气而遗者,宜纯阴壮水之中,佐连、柏以坚阴和阳,人参、远、茯皆忌。如荆公妙香散以治心虚,桑螵蛸散以治肾虚,三才封髓丹以治阴虚,固精丸以治阳虚。或分用,或合用,再参之以熟地、萸肉、湘莲、芡实、五味、牡蛎、线胶、金樱膏,而已无余蕴矣。然亦有效有不效,则因虚者之有小虚、有大虚,而虚者之心或有嗜欲,或无嗜欲也。人若于欲事看得雪淡,更极畏怕,则熟寐时亦能醒觉。先贤云:醉犹温克方称学,梦亦斋庄始见功。此为上乘。杨曰:此说不的,余见愈畏愈遗者多矣,其人皆苦志读书之士也。若欲事过多,精滑而遗者,补之涩之,即可致愈,非难事也。其次则用刘海蟾吸、撮、提三字,做运想工夫。先以一擦一兜,左右换手,九九之数,真阳不走之诀。继以一吸便提,气气归脐,一提便咽,水火相见之诀。久久行之,功成可以不泄。杨曰:此法颇稳,而取效甚迟。尚有欲念,再于上床临睡时,以两手大肉擦热,反向背后擦肾俞三十六次,肾俞热则相火不作,夜无淫梦。杨曰:阴虚火盛者用此法其遗更甚。斯皆应验之金丹,殊胜㕮咀之草药,故不惮饶舌以言之。

杨曰:一吸便提四语中有口诀,须于密室中澄心定虑,使气息调匀,然后大张其口,则真气自满,切勿吸气致令风入,则为患不小。随即闭口用力咽下,以意送至丹田,降至两足,随即提起,从脊后升至泥丸,仍降至口中,放归丹田,此为一度,名曰火炼。随即漱津满口,用力咽下,照前提放,名曰水炼。如此四次而止。凡提气时,即握拳曲股耸肩,使气易上,降气时以渐舒放,使气易下,且用功完后,须用枕垫胁下,倚卧良久,左右更换,使气周流不滞。若觉火衰则多用火炼,水衰则多用水炼,每日按时为之,其功甚巨。然或误用,其患亦深,不可不防也。

雄按:白鬓老人云:遗失之证,须用牵转白牛之法。其法不拘布帛,做一小兜,将外肾兜起,拴在腰后裤带之上,此病自免。道家谓之张果老倒骑驴。

杨曰:塞海底法,较此尤捷。其穴在谷道前有小坎,用手揣之即得。每早晚用指向后推百十下,即不遗泄,随用随效,真妙法也。

便 浊

俞东扶曰:医书向有精浊、溺浊之分。以余验之,浊必由精,溺则有淋无浊也。凡患浊者,窍端时有秽物粘渗不绝,甚则结盖,溺时必先滴出数点,而后小便随之,小便却清,惟火盛则色黄,亦不浑浊。古云:漩面如油,光彩不定,漩脚下澄如膏糊,此是膏淋与下消证,非白浊也。白浊之因,有欲心萌而不遂者,有渔猎勉强之男色者,有醉酒及用春方以行房忍精不泄者,皆使相火郁遏,败精瘀腐而成,故白浊多有延成下疳重候,岂溺病乎?《内经》谓:水液浑浊皆属于热。热甚则为赤浊。或白浊久而血不及化为精,亦变赤浊,此则危矣! 治法不外养阴清热,佐以坚肾利水,盖癸窍宜闭,壬窍宜通也。初起者,当兼疏泄败精之品,如滑石、冬葵子、牛膝、萆薢之类;日久者,当兼补元实下之品,如人参、熟地、湘莲、芡实之类,即湿痰湿热为患,虽非精病,然湿热内侵肾脏,则精不清而为浊。孙文垣治潘见所案及世人用腐浆冲滑石或白果浆者,去其湿热,精自固也。湿痰下注肾脏,则精不宁而为浊。丹溪治一妇年近六十之案、李士材治武科张姓案,消其湿痰,精自驻也。若系溺病,何以不用淋证门石韦散、八正散等方耶? 即日久而元气下陷,有用补中益气汤者,亦以元气得补,才能升举其精,不使渗漏耳。惟夏月当[1] 暑便浊,用辰砂六一散,及筋疝之白物如精随溲而下,用龙胆泻肝汤。二条方是溺病,然与赤白浊情形原有别也。

五 淋

孙文垣治丁耀文母案。魏选列郁门。

又治侄孙淋痛案。

俞按:上条不用补,次条不用养阴,认证最清。设效立斋、景岳,狃[2] 于归脾汤、补中益气、六味、生脉者,必为二证之戈矛矣。

又治李寅斋患血淋,几二年不愈,每发十余日,小水艰涩难出,窍痛不可言,将发必先面热牙疼,后则血淋。前数日饮汤水欲温和,再二日欲热,又二日非冷如冰者不可,燥渴之甚,能饮井水二三碗。其未发时,大便燥结,四五日一行,发则泻而不实。脉左寸短弱,关弦大,右寸下半指与关皆滑大,两尺俱洪大。据此中焦有痰,肝经有瘀血也。向服滋阴降火及淡渗利窍之剂皆无效,且年六十三岁,病已久,血去多,何可不兼补治?当去瘀生新,提清降浊。用四物汤加杜牛膝补新血亦祛瘀;桃仁消其瘀血;枳实、贝母以化痰;山栀仁以降火;柴胡升提清气。二十剂而诸证渐减,再以滑石、知母、黄柏各一两,琥珀、小茴、肉桂各一钱五分,元明粉三钱,海金沙、没药各五钱,茅根汁熬膏为丸。每服一钱,空心及晚茅根汤送下而愈。

又治祝芝岡案。

俞按:前案云:何可不兼补治。而所谓补者,不过四物汤耳,其余则皆消瘀及清利药也。次方以滋肾丸加味,而重用滑石、元明粉、没药、海金沙,以茅根汁为丸,仍是清利兼消瘀。以六旬之老,二年之久,治法如此,信乎血淋之宜通不宜补矣。后案用肾气丸加黄柏、琥珀、海金沙,以杜牛膝汁熬膏为丸,是于温补下元药中佐清利湿热、疏通瘀窍之法,较前案稍异。而煎方之芎、归、杜牛膝,末药之滑石、海金沙、桃仁、麝香、韭汁、藕汁,仍是行瘀通窍,并无参、芪、熟地等药,大旨约略可见。

张路玉治沈韩倬案。

俞按:治淋如文垣诸案,经也;此案之治法,权也。经权合宜,皆审脉以为辨。庄子云:匠石觉而诊其梦。梦何以诊?诊之为言审也。向来但云诊脉,未达诊字之意。不知善诊即是善审,审得明白,病自显然。推之望、闻、问、切,素称“四诊”,可见四件都要细审也。

小便不通

李士材治袁启莘平素劳心,处事沉滞,时当二气,小便不通,用六一散不效,再用苓、泻、木通、车前等又不效。李诊脉两寸洪数,知为心火刑金,故气化不及州都也。用黄连、茯神、牛膝、人参、麦冬、五味,一剂而愈。

孙文垣治一富家妇,当中秋,大小便秘者三日。医以巴豆丸二服,大便泻而小便愈秘,胀闷,脐突二寸余,前阴胀裂,不能坐卧,啼泣欲自尽,此转胞病也。柏树东行根皮一寸,滑石三钱,延胡、桃仁、当归、瞿麦各一钱,水煎入韭汁半杯。服后食顷而小便稍行,玉户痛甚,小便非竭力努之则不出。改用升麻、桔梗、枳壳、延胡,煎成调元明粉二钱,乃提清降浊之意,二便俱行而愈。

慎柔治一妇,年五十,小便时常有雪白寒冰一块塞其阴户,须以手抠出方溺,否则

---

[1] 当:光绪本、医书集成本均作“冒”。

[2] 狃(niǔ 纽):习也。

难。慎柔曰：此胃家寒湿，因脾胃虚寒凝结而下坠，至阴户口而不即出者，脾胃之气尚未虚脱，但陷下耳。用六君加姜、桂，二十剂全愈。

小便不禁

张路玉治闵少江案。

俞按：癃则淋涩，寐则溺遗，原与不禁有别，故以胞痹证治。其论药病不合处，理精义确。后来叶氏处方，最讲此旨，再观其治黄元吉、亢仁轩二案，病情同而治法不同，用药俱有妙解，能细参之，庶不犯枳、朴、归、芩，到手便撮之诮。

孙文垣治南都大司马衷洪溪，冲暑理事，致发热燥渴，因食冰浸瓜梨新藕，杨曰：又伤中气。遂成泄泻，小水短少。医以胃苓汤加滑石、木通、车前子利之而泻止，杨曰：去湿热而未照顾中气。大便又因之结燥，艰涩不堪，乃用润肠丸，复泻不止，又进以前通利之剂，泻虽止而小水不能流通直遂，脐下胀急，立起解之，则点滴不出，卧则流之不竭。杨曰：通利太过，则中气愈陷。以频取溺壶，致通宵不寐。治半月余而精神削，寝食废，诸医俱不识。将认为癃，则立解时点滴不出；认为闭，则卧时涓涓而流。谓气虚下陷，心血不足，而补中益气与安神丸服皆无效。孙诊之两寸短弱，关缓大，两尺洪大。曰：此余暑未解，而素善饮，湿热流于下部也。今已下午，恐脉未准，俟明早细察定方。司马曰：望子久矣，姑求一剂，以邀夜间一睡。孙不得已，用益元散三钱，香薷汤调服，略无进退。次早复诊，六脉如昨，思之而恍然悟曰：此由溺窍不对也。杨曰：英雄欺人语。司马曰：名出何书？孙曰：《内经》云：膀胱者，脬之室也，脬中湿热下坠，故立解而窍不对，小水因不得出；卧则脬不下坠而溺渗出膀胱，亦以窍不对，虽涓涓而流，终不能通达直遂，故了而不了也。治惟提补上、中二焦元气，兼清下焦湿热，斯得矣。又有一法：今气虚下陷已久，一两剂未能取效，安得睡耶？但此不寐非心血不足，因著意防闲小便而不敢寐也。暂将布袋衬于席上，任其流出而不必防闲，免取溺器，自然能寐矣。方用补中益气汤加黄柏、知母，如法果愈。

俞按：立则溺闭，卧则不禁，与石顽治案证因又别。溺窍不对之说，从唐与正治吴巡检案悟来。

杨曰：膀胱有上口无下口，与溺管相连，并非二物，岂有不对之理？仍是气虚下陷之证。所以服补中益气不效者，以遗却下焦湿热也。观其仍用此方加知、柏即愈，可见矣。

小便涩数

俞东扶曰：此证有热有虚。数而少为实热，宜渗之；频数不可略忍，又复短少，日数十次，或有余沥，为肾大虚之候，数而多色黄者为阴虚，宜滋阴；数而多色白体羸者为阳虚，升者少而降者多，宜补火，立斋诸案，具备诸法。

二便不通

俞东扶曰：此证脉实者八正散倍大黄，或倒换散亦妙。若形弱及老人，或病后、产后有此，悉从虚秘治，润燥养阴为主，下用导引法。雄按：未尝无实证，须以脉候参看。若体健神旺，二便秘涩者，必脾胃气滞不转输，加以痰饮食积阻碍浊道，脉沉实者，升柴二陈二术汤。他如王中阳治一人，九日便溲俱不通，用外治法；及李濒湖治外甥柳乔案，并皆佳妙，可与东垣滋肾丸相为鼎足。

大便秘结

高果哉治温体仁初谢政归，患大便燥结不通，胸膈塞闷而有食，肾脉沉小而无神，以枳壳五钱，苁蓉二两洗净，水煎服即效。后又秘[①]结，以当归、生首乌大剂煎服，遂全愈。

李士材治顾以贞，素有风疾，大便秘结，经年不愈。李曰：此名风秘，治风先治血，乃大法也。用十全大补汤，加秦艽、麻仁、杏仁、防风、煨皂角仁。半月而效，三月以后，永不患矣。

俞按：花溪峻药缓攻，妙在腊丸穿窍，治一妇年五十余，身材瘦小案。而香油解毒，妙在上吹下吹，治一男子痘后案。薛案治一妇年七十三。汪案治一妇改醮[②]之用补，轻重不同。高氏、李氏之用润，淡浓微别，濒湖之牵牛、皂角，疏通迥异硝、黄。治宗室夫人。景岳之姜、附、参、归，辛热远殊寒滑。治朱翰林夫人案。法云备矣，学者明之。

交　肠

俞东扶曰：余初习医时，有金姓缝人，年二十余岁，雨途道滑，臂仆坐地，亦无痛苦。次日腹中欲去大便，而矢气从前阴出，自觉大便不往后去，转向前走，茎中痛苦不堪，其粪逼细如稻秆而出。余师金尚陶先生用补中益气汤，一服即愈。四五日病复再发，用此汤不效矣。溺行并不带粪，粪来亦不杂溺，溺孔渐为干粪撑大，痛苦莫可名言，大肠竟废而不用。是时吴郡王、叶、薛诸公皆在，遍求之皆不能疗，吾师断其次年三月当死。届期人已羸脊不堪，然犹能饮食。二便之迭从阳道出者，反习以为常，痛苦亦减，似可未死。忽一日小便顿闭，大便仍来，闭三日而小便从鼻孔涌出，其色黑，立死。似与喻氏论姜宜人证，病机仿佛。余近日治一舟人，蛔虫从阳具出，蛔活，有一折叠而出者，痛不可言，三日出蛔五条，从此阴吹甚喧，投以补中益气汤得愈。

雄按：此证虽与姜宜人相似，然彼成于渐，此起于暴；彼为血枯，此为气错。病机大不同也。魏柳洲谓姜病宜用集灵膏以濡其血，而大肠之故道可通。余谓此证初宜理气，继则亦当参以濡阳明之燥。盖气错既久，则血液不能循经而下，润于大肠也。润其肠可冀大便渐通，纵不能渐通，则润药频溉，粪必稀溏，虽从溺窍而出，亦可减其痛苦。观仲圣治阴吹用猪膏髮煎，其义自见。盖转矢气之由前阴而泄，实因大肠之燥，而转趋于前也，当时王、叶、薛诸公，不知用何治法，然其败也。小便顿闭，逆涌而从鼻出，则渐延枯燥可知。喻氏所谓有肺者有溺，无肺者无溺。鼻为肺窍，肺为水之上源，而大肠者，肺之府也。大肠既久闭而不用矣，府不通则藏不安，藏不安则失其肃化之权而不降，肺不降则水源绝而溺闭，遂致溃败决裂，而溺由鼻涌以死也。丁未春，一童子十余岁矣，登梯失足，堕骑梯档，扶而下，寻患小便不通，少腹渐以痛胀，多医治之，溺仅滴沥如癃。既而于肛前囊后之间，另辟一窍，溺杂脂血涓涓而漏。自此溺窍复闭，而别无痛苦，仍能饮食。惟形日尪羸[③]，以血液杂溺而漏泄也。数月后始就诊于余，已脉细色夺，奄奄一息，不能措手矣。又阅半月而毙。此与金缝人病因相同，而见证稍别，皆由卒然震跌，经气错乱所致。张承溪所谓气亦有错经妄行者，故便溺遂失其故道也。

---

① 秘：原作"秋"，据医书集成本改。

② 改醮：妇女再嫁曰改醮。

③ 尪（wāng 网）羸：尪，瘠病之人。尪羸，谓身体瘦弱也。

杨曰：怀抱奇云：交肠者，大肠与膀胱破裂也。必大肠所破之孔，与膀胱破孔相对，始成此证。云曾见一舆人，少腹生疮，溃出大肠而成此证。今观此二案，前一人似是大肠与膀胱俱破，后一人似是膀胱破而大肠无恙，故倾跌同而见证各异。

雄按：《星甫野语》云：庐江姬氏妇，母女皆无谷道，便遗悉由前阴，而不害生育。其女嫁后，婿家因此涉讼，邑宰刘为干据其母供，麾令入内堂夫人质验而讼遂息。刘判有尾闾偶阙，无亏种玉之田云云。此虽异禀，医亦不可不知。

古今医案按选卷四

嘉善俞　震东扶辑　定州杨照藜素园评
杭州王士雄孟英选　会稽董金鉴镜吾校

骨　鲠

窦梦麟曰：隆庆三年正月，盐商胡小溪家人媳妇，年二十三岁，怀妊九月矣。一日食鱼，鱼鲠喉间，至半日呕吐，继之以血碗许，鱼骨尚在喉中。忽吐出一条，约有二尺余，形如小肠，阔五分，内有所食鱼菜粉皮饭未化，家人为推入口中，尚余五寸，其夫复纳入之，遂昏倦。自此呕吐不止，汤亦不能进。延余治之，即将炭火一盆放病榻前，以醋一碗沃之，使醋气盈其室，以清其神，用牛黄清心丸，一服觉腹有微疼，再用四物汤加人参、阿胶、红花、丹皮，五六帖病全愈。盖此妇所吐之肠，有类于肠耳。若肠出而断，顷刻立毙，岂有得生之理？此吐出者，肺之系也。因呕吐太甚，被气冲逆而断，其连肺之一头，随吐而出，今既纳入，复吐不已，气不平耳。故用醋汤以醒其神，牛黄丸以清其心，煎剂以补其气血，自然安妥。医者意也，全在活法，书此以为世劝。

俞按：此条活法虽佳，但云吐出者为肺系则谬。杨曰：诚然。夫谷肉果菜，由食管入胃，岂由肺系入肺？即如刀伤者断食管可治，断气管必死。今云断其连肺之一头，则其人安能活哉？既能推纳入口，则原未断也。然究系何物，或即食管耶，杨曰：是也。又不详明骨鲠何以脱去，殊多疏漏，因类案骨鲠门无有义理可取者。所载橄榄细嚼，及核磨汁，与贯众煎汁，或白饧糖吞咽之，治鱼骨鲠，俱叙其方之所自来耳。南蓬砂含咽，治火肉骨鲠亦然。然以此种入集，又不胜收矣。故鱼骨鲠者，有楮叶捣汁频咽，水老鸦翅羽烧灰水服，及其干矢研末水服，并以水和涂喉外，水獭爪爬喉咙下，皆妙法也。而皂角末吹鼻中得嚏即出为尤妙。昔贤云，凡诸骨并竹木刺鲠塞咽喉不出者，不可频以干物压下，若刺骨坚利者，愈压愈深矣。惟以鹅翎微蘸桐油入喉探吐，则刺必随吐顺拔而出，为势最顺。或以韭菜勿切，煮半熟，略嚼咽下，少顷探吐，势必牵挂而出。窦公所治之证，其鲠骨谅亦随呕吐去，只存呕吐所伤之病，故如是治。

头　痛

孙文垣治蔡乐门令眷，头痛如破，鬓根稍动，则痛延满头，晕倒不省人事，逾半时乃苏，遍身亦作疼，胸膈饱闷，饮汤水停膈不下。先一日吐清水数次，蛔虫三条，原为怒起，今或恶风，或恶热，口或渴或不渴，大便闭，脉则六部皆滑大有力。孙曰：此痰厥头痛也。先以藿香正气散止其吐，继以牛黄丸、黑虎丹清其人事，头仍疼甚；又以天麻、藁本各三钱，半夏二钱，麻黄、薄荷、白芷、陈皮、生姜、葱白煎服，得少汗而头痛少止,至晚再服之,五更痛止大半,而人事未全清。孙谓此中焦痰盛,非下不可。乃用半夏五钱,巴霜一分,面糊丸,每服三十丸,生姜汤送下。午后大便行三次,皆稠粘痰积也。由此饮食少进,余证差可。惟遍身仍略疼,改用二陈汤,加前胡、藁本、薄荷、黄芩、石膏、枳壳、石菖蒲,调理而安。

僧慎柔治一贵介,年三旬,因齿痛服石膏三钱,即满头皆肿痛,牙龈上腭肿势尤甚,天明稍退,盖得阳气故也。诊之右关细涩,左关洪,左尺亦涩。曰:此须纳气下达,方得脉和。定方名羌活散火汤。杨曰:既欲纳气下达,何故又参入风药。酒炒羌活五分,防风三分,酒连一分,酒芩二分,茯苓一钱,人参二钱,甘草五分,半夏一钱,破故纸一钱,枸杞一钱。二剂脉渐粗大,是阳气下行矣。头痛稍止,可见前因下焦无阳,阴火上冲而痛剧也。服至八剂,头痛全止,龈肿未退,脉则渐和。曰:将愈矣,此阳气已至恙所。果四五日出脓少许而瘳。

俞按:《类案》谦甫治柏参谋是气虚头痛,戴人治一妇偏头痛五七年是积热头痛,立斋治刘尚宝是肝火头痛,士材治蒋恬庵是肾虚头痛,文垣案是痰厥头痛,慎柔案是阳升不降头痛。六种之外,又有因风痛者,抽掣恶风,鼻塞眼胀;因寒痛者,恶寒战栗,面惨肢冷;因湿痛者,痛而且重,天阴转甚,或四肢疼重,面目浮肿。此皆外因也。雄按:暑热为痛,亦是外因也。内因则气虚之外,血虚更多,积痰之外,积食亦有。丹溪云:肥人头痛,多是湿痰;瘦人头痛,多是血虚有火,斯诚要言。然因虽数端,靡不兼风,无风入,但作眩,不作痛也。雄按:外风由于风入,内风由于火升,若内风及暑热头痛,均忌风药。故古方中川芎茶调散、大追风散,颇易取效。痛久则成头风,其方更繁,不能缕述。真头痛乃死证,外灸百会穴,内进参附汤、黑锡丹,或冀挽回,实未试验。寻常头痛亦有死者。高阳生云,头疼短涩应须死,生平曾见之矣。头与腹俱痛有五证:臭毒、伤酒、伤湿、不伏水土、疮毒入腹也。有头痛止则腹痛,腹痛止则头痛,此属脾阴虚,胃火随气上下,芎、归、芍药、木香、香附、黄连、葱白。又有头痛诸药不效,其痛更甚者,或因督脉为病,宜用茸珠丹,或香茸八味丸。复有雷头风,另是一项,乃内郁痰火,外束风热。大头风即大头瘟,或痛或不痛,或溃或自消,死生反掌。至于眉棱骨痛,系足少阳风热与痰,最能伤目。若两耳出[1]脓则危矣,宜以浓茶一碗探吐之,次用清上药,如选奇汤、清空膏之类。妇人注目针绣,往往眉骨酸痛,此[2]宜滋阴养血。

心脾痛 雄按:系胃脘痛也

丹溪治一人以酒饮牛乳,患心疼案。

又治一妇春末心脾疼案。

俞按:二人脉象俱是虚寒,而皆以湿热治者,上条屡服热药不效,且年久饮食无碍,大便或秘或泄,知其为停饮也。后条以胸前畏热喜凉,及脉沉细涩为据。所谓稍重则绝者,以细涩故也,与阔大而软之虚寒不同矣。故加黄连、滑石。遍观丹溪案,凡脉弦细涩者,俱不用温药,想其阅历多而认得真也。

游以春治一嫠妇,年三十余,忽午后吐酸水碗许,至未时心前作痛,至申时痛甚晕去,不知人事,至戌方苏,每日如此,屡治不效。游用二陈下气之剂亦不效。熟思之,忽忆《针经》有云:未申时,气行膀胱。想有瘀血滞于此经致然。遂用归尾、红花各三钱,干漆五钱,煎服,吐止痛定,晕亦不发。

① 出:原作“伤”,据医书集成本改。
② 此:医书集成本作“止”。

次日复进一帖，第三日加大黄、桃仁饮之，小便去凝血三四碗而痊。

俞按：先吐酸水，然后心前作痛，医者必认胃病，而以痰气兼湿热治，或兼寒湿治耳。乃从所发之时，想到气行于小肠膀胱，果得小便去凝血而愈。《内经》所谓病在上求之下也。此岂庸手所能辨？

雄按：还当以脉象别证兼参，未可谓未申时之痛厥，即是瘀滞膀胱，而可用峻药也。读者慎毋印定眼目。

吴人峰之室，胃脘作痛，两胁胀急，痛一阵则汗出一番，两颧红，唇口亦红，饮食入口即吐者三日夜矣。孙文垣诊之，两寸脉洪大，两尺沉微。孙以井水半碗，百沸汤半碗，名曰阴阳汤，调元明粉一钱五分服之，不惟不吐，痛减半矣。少顷大便行三次，因食豆腐及粥太早而痛复作，唇脸皆红，此必有虫，故如是也。与桂枝、白芍、甘草、乌梅、川椒、五灵脂、杏仁，水煎服，痛定大半，再以苍术、厚朴、山楂、枳实、茯苓、延胡、香附，一帖痛全止。但心背皮肤外疼，不能著席而眠，以芎、归、苓、术、橘、半、厚朴、腹皮、香附、甘草，调养全愈。

李士材治章鲁斋，暑月心中大痛，服香薷饮痛尤甚，寸口弦急，乃痰食交结也。服香砂二陈汤两帖，痛虽略减，因苦烦闷，更以胃苓汤加半夏二钱，大黄三钱，下黑矢数枚，痛减三四，再加大黄一钱，下胶痰十数碗始安。

嘉善一人胃脘痛，胸膈痞塞，向作痰治气治，均不效。后服控涎丹，数日大泻不止，上稍舒而体倦甚，遂以六君子汤数帖，精神渐复，而痛胀如前矣。雄按：先攻后补，原是治病法程，但中虚停饮，宜攻补并用。余治黄某久患此症，诸药不效，以六君去甘草送服控涎丹，数剂而瘳。薛生白用千金子煎汤，磨沉香、木香、檀香、丁香，服一月而全愈，服时亦作泻，薛云无妨。故守其法而收功。雄按：此方可名千金五[①]香饮，服此能痊，盖气郁饮停之病也。

杭州叶醴醇少年时脘痛不能食，身极羸瘦，上海杜良一用纲目厚朴煎丸，每晨以人参二钱，煎送丸药三钱，服一月而痛除根，食大进，身遂肥硕。雄按：此攻补兼施法也。

俞按：《临证指南》治脘痛，大半是肝邪犯胃，或挟痰，或挟瘀，或兼寒，或兼热，再辨胃之虚实，肝之寒热，而错综参伍以为治。即紫金丹、栝蒌薤半桂枝汤、泻心加枳实汁、异功加归、芍，总皆古法，不立新方。其用石决明、桑寄生、阿胶、生地、杞、苓、石斛等以养胃汁，即鼓峰滋肾生肝法也；其用苏木、人参、桃仁、归尾、郁金、柏仁、琥珀、茺蔚，以红枣肉丸，即孙文垣治查良川法也。惟缓逐其瘀，或用蜣螂、䗪虫、灵脂、桃仁、桂枝、蜀漆、韭白汁丸，以虫豸[②]入血搜逐为最巧。又阳微浊凝，用川椒、干姜、乌、附，大剂辛热驱寒，不加监制之药为最猛。惟此二方有大力量。然《指南》全部，亦仅数年之医案，岂足概先生之一生。自刊行以来，沾溉后学，被其惠者良多。而枵腹[③]之辈，又藉此书易于剿袭，每遇一证，即抄其词句之精华，及药方之纤巧而平稳者以应酬，竟可悬壶。无论大部医书畏如望洋，即小部医书亦束之高阁，惟奉《指南》，乐其简便，而不知学之日益浅陋也。嗟乎！岂《指南》误人耶？抑人误《指南》耶？

① 五：医书集成本作“四”。

② 豸（zhì 至）：本指长脊兽，如猫、虎之类。引申为无脚的虫，体多长，如蚯蚓之类。

③ 枵（xiāo 嚣）腹：枵，中心空虚的树根。引申为空虚。枵腹，空腹；饥饿。

腹　痛

丹溪治一人投渊取鱼案。

俞按：小腹痛甚大汗，脉如循刀责责，昧者必认为真脏脉矣。否则认其病因是寒，惟用桂、附耳。丹溪连以温药下之，殊不可及。最难者，痛止复作，不改前方，陡加桃仁，追瘀下痛止，仍不改前方，又加附子。至愈后伤食复痛，忽变前方而用建中，总由指下认得真，故攻补毫无疑惑也。虞天民治一人冬月入水网鱼案，因受寒深重，又误于寒下，故先投温补及艾灸，而后进温下之药，与此皆确切不移，彼此难换。若认脉不清，必至两误。

虞天民治一妇，年五十余，小腹有块作痛二月余案。

俞按：尺脉沉实，则为下焦结粪。今两尺绝无而断结粪，又见取脉之巧，非出一途。若死血则脉必涩，前已历载多案矣。

汪石山治一人，年五十余，瘦黑理疏腹痛案。

俞按：汪公之察病情，讲病因，精细无比，故参、芪、归、地、麦冬、知、柏、乳、溺，并非腹痛门所列之方，而竟能奏功。愚者遇某病，即于某病门检方以治，一望迷津，何尝得济。况诸书所载方法，此有彼无，彼详此略，将恃何种为宝筏耶？

嘉言治叶茂卿男案。

周慎斋治一人年二十余，房事不节，因食酒店饮食，遂火挟[①]脐起，上入胸膈，腹内痛，外皮抽进，如有物闭住胸中。用消导者有之，用温补者有之，服药愈多而病愈凶，自分必死。周诊之，思相火自下冲上，直至头回，今火起于脐，至胸而止，乃色欲过度，真阳不足，丹田有寒也。作痛者脾虚有寒，土无火生也。用乌药二钱，以制附子一枚，每用附子三分，水煎服。盖附子扶阳，乌药破滞，只此一味，煎汤极清，清则下行甚速，故五日见效，服附子百枚而愈。雄按：既能五日见效，何待百枚始愈？“百”字疑误。

俞按：喻氏以黄芩、阿胶日进十余剂，周公以乌药、附子每次用三分，皆五日见效，可称绝对。然服附子至百枚，以每次三分计之，功程毋乃太远乎？

腰　痛

丹溪治徐质夫腰痛案。

俞按：跌伤有瘀，似宜先逐瘀而后补。丹溪则以年之老，脉之散大，反先补而后逐瘀，是其学问之高也。昧者必以为补住恶血，惧不敢补，则尽力逐之，瘀终不去，而变端起矣。损伤且然，况内伤乎！观此案及叶先生痢疾案，而知补住邪气、补住恶血之为谬谈也。大抵元气果虚，则补药惟元气受之，而或邪或瘀不相干涉，或元气不虚，则补药为邪助长，为瘀增痛，诚非所宜，要在能辨其虚与不虚耳。

雄按：亦当审其虚之微甚，邪与瘀之重轻，而后斟酌其先攻与先补之宜也。如此案虽宜先补，而以苏木驾驭，参、芪自无补住恶血之虞。叶先生痢案，以陈皮、芍药辅参、术，亦非蛮补留邪之剂也。

李士材治方鲁儒精神困倦，腰膝异痛不可忍，皆曰肾主腰膝，而用桂、附。绵延两月，愈觉四肢痿软，腰膝寒冷，遂恣服热药，了无疑惧。李诊之，脉伏于下，极重按之，振指有力。因思阳证似阴，乃火热过极，反兼胜己之化，小便当赤，必畏热汤，询之果然。乃以黄柏三钱，龙胆草二钱，芩、连、栀子各一钱五分，加生姜七片为向导，

---

① 挟：光绪本作“从”。

乘热[①]顿饮，移时便觉腰间畅快，三剂而痛若失矣。用人参固本丸，日服二两，一月而痊。

祝茹穹治张修甫腰痛重坠，如负千斤，惟行房时不见重，服补肾药，总不效。祝曰：腰者肾之府，肾虚斯病腰。然何以行房时不重，必瘀血滞之也。盖行房时肾摇而血行，行即不瘀，遂不见其重也。以知、柏、乌药、青皮、红花、桃仁、苏木、穿山甲、木通各一钱，甘草五分，姜枣煎，二剂愈。

俞按：瘀血腰痛，古人原有治法。而想到行房时肾摇血即不瘀，岂非明哲乎？然行瘀多用肉桂，此反用知、柏，岂于脉中见相火之强耶？

雄按：血因寒而瘀者，宜散以热。苟因热而瘀者，岂可谓必须肉桂乎？俞君固矣。

杨曰：总因热则流行一语，印定眼目。

孙文垣治吴东星案。

俞按：此条病情反复，孙公能随其病机曲折以赴之。就所录者，已有七次治法。惟始终汇载，方知其中间有效有不效，而终底于效，乃可垂为模范。苟逸其半而存其半，则不知来路之渊源，未明结局之成败，何以评骘[②]其是非乎？因不禁慨然于《临证指南》矣。

背　痛

汪石山治一人年逾三十，季夏日午行房多汗，晚浴又近女色，因患白浊[③]，医用胃苓汤，加右眼作痛，用四物汤入三黄服之，睡醒口愈加苦，又加左膝肿痛，仲冬不药浊止，渐次延至背痛不能转侧，日轻夜重，嚏则如绳索撮腰胁，痛楚不堪，呵气亦应背痛，时或梦遗。次年正月，汪诊之，脉皆缓弱无力，脾虚可知，左脉滑者血热也，遂以参、芪各二钱，苓、术、归身、麦冬各一钱，牛膝、神曲、陈皮、黄柏各七分，甘草、五味各八分。煎服三十余帖，再以龟板、参、芪、黄柏各二两，熟地、萸肉、枸杞、杜仲、归、茯、牛膝各一两，丸服而愈。

卢不远治张二如病瘠膂痛，艰于起拜，形伛偻楚甚。曰：此房后风入髓中，骨气不精，故屈伸不利。用龟鹿二仙胶，服三月以填骨髓，佐透水丹二十粒，以祛肾风，遂愈。

祝茹穹治一人，患心重如千斤下坠，背弯不能直，每发时疼痛难忍，眼珠直出，舌皆咬碎，无药可疗。祝曰：此必打铜铁生理，终日用力，伤于饥饱，间以欲事；或因偷情为人所惊，精不得泄，用槌则弯背，惊则心血走，不泄则肾气逆，以气裹血，渗溜[④]包络，遂成是证。究之果打铜匠也。乃以麻黄、羌活各一钱，茯神、香附、归尾、赤芍各八分，甘草四分。两剂发汗而心轻，再以熟大黄三钱，赤芍、槟榔、枳实、黄柏、黄芩各一钱。两剂便通而背直，服八味地黄丸一料，而用力生理如常矣。

俞按：汪案养阴益气，卢案补精搜风，祝案汗下以通经，温纳以固肾，俱真实学问，非肤浅伎俩。再论背属太阳，若暴痛，则审其脉浮紧为伤寒，脉沉缓为寒湿，麻黄汤、羌活胜湿汤可酌用也。脊系督脉，若久痛，则审其热而痛为阴虚，寒而痛为阳虚，麋茸六味、鹿茸八味，可分用也。若肩背痛则兼肺经，腰背痛则兼肾经，又当各求其因而治之。更有胸与背互换作痛，项与背牵连作痛，背痛彻心，心痛彻背，散在诸书，均宜博考。

胁　痛

张戴人治一人危笃胁痛案。

---

① 势：光绪本作“热”。

② 骘（zhì）：定也。

③ 浊：原作“泻”，据医书集成本改。

④ 溜：光绪本、医书集成本均作“留”。

俞按：胁下结硬如石，的系积块，若宗养正积自除之说而用参、术，何异助纣为虐耶？幸遇戴人以涌法起其沉疴，亦赖脉之沉实有力耳。因知善于切脉者，则如礼乐与干戈，俱能戡乱致治也。

王宇泰曰：秦文山掌教每患胁痛，遇劳忍饿则发，因来求方。余以参、芪、术、地、芎、归、萸肉、枣仁、牛膝、木瓜、石斛、苡仁、柏仁、桃仁之属，令常服之。后来谢云：自服药后，积久之疾，一朝而愈，不复发矣。闻魏崑溟吏部，亦以劳饿得胁痛，无大病也，误服枳壳、青皮破气之药，痛愈甚，不数日而殒，可不鉴哉！

孙文垣治李悦斋夫人，胸胁大腹作痛，谵语如狂，寅卯辰三时少轻，午后及夜，痛剧咬人，昼夜不睡，饮食不进者十八日。究其故，原有痰火与头疼牙痛之疾，又因经行三日后头疼发寒热，医以疟治，因大恶热，三四人交扇之，而两手浸冷水中，口噙水而不咽，鼻有微衄，又常自悲自哭，目以多哭而肿，小水直下不固，喉梗梗吞药不下，脉则左弦数，右关洪滑。孙曰：热入血室也。误服刚燥之剂而动痰火，以致标本交作。诸人犹谓热入血室，惟夜间评语如见鬼，何至胸胁疼剧咬人耶？孙曰：仲景云，经水适来适止，得疾皆作热入血室治。痛极咬人者，乃胃虚虫行求食而不得，故喉中梗梗然也。以小柴胡加桃仁、丹皮而评语减，次日以安蛔汤与服，而疼止食进[①]。

俞按：痛极咬人，合以喉中梗梗，认为蛔饥求食，亦属偶然应验。若欲据以辨证，恐不可执。

雄按：此证究属肝阴大亏为其本病，善后之法，必用滋养肝肾为宜。

脚上诸证

孙文垣治一贫士，两足不痠不痛，每行动绝不听其所用，或扭于左而又坠于右，或扭于右而又坠于左，之玄而行，不能一步正走，此亦目之希觏[②]，书所未载。余忆度之，由筋软不能束骨所致，故行动则偏斜扭坠也。夫筋者肝之所主，肝属木，木纵不收，宜益金以制之。用参、芪、白芍以补肺金，苡仁、虎骨、龟板、杜仲以壮筋骨，加铁华粉以专制肝木，炼蜜丸，早晚服之而愈。

孙文垣治一人，生霉疮后，偶遭一跌，环跳脱出，不能复入巢臼，疼痛殊堪，两足因长短不齐。余思不能复入窠臼者，以瘀血流入窠臼，占满故窍，致骨不能复入也。今宜消去瘀血，必以行气活血之剂为主，以下行向导之剂佐之，庶可复原。用陈年窖中砖瓦，洗净煅过四两，生地、杜牛膝、骨碎补、丹参、赤芍各一两五钱，自然铜三两，蒲黄、车前子、苏木各一两，鹿角二两，元明粉五钱，各为末，以茅草根一斤，红花四两，煎膏拌晒前药，再以蜜丸。服之寻愈。

施笠泽治张侗初患足胫痛三年矣。诊之脉沉细而涩，曰：此下焦元气不足，不能荣养筋骨，当用滋补舒筋之剂。服后微效。因劳旋作，再诊之脉兼浮数，元气愈耗矣。为制人参膏，及河车天乙丸间服，元气渐壮，独两胫作楚不能忍，因制万灵膏，去樟脑加韶粉、苏合、麝香，以软帛紧系两胫，仍令饮甘草汤，不顷刻而痛若失。此膏良验，方载《本草纲目》。后用黄芪建中汤加参、归，调理全愈。

何嗣宗治钟沧柱少年得脚弱病，痠楚无力，兼小便艰难，欲溺必久立之始通，大补肝肾药不应，何用六味地黄丸加黄牛腿骨髓一具而愈。以之治此者，道在迩而求诸远也。

雄按：秀水沈岷源《奇证汇》云，一男子

① 食进：原作“进食”，据光绪本、医书集成本改。

② 觏（gòu 构）：见也。

患脚跟骨脱落，动之则痛，艰于行步，叶天士先生视之曰：此湿伤筋络也。以苦葶苈四两炒，防己、木香、茯苓、木通、人参各二钱五分，为末，枣肉丸如桐子大，每三十丸，桑皮汤下，名圣灵丹。服之果愈。

面　病

罗谦甫治一妇，三十余岁，忧思不已，饮食失节，脾胃有伤，面色黧黑不泽，环唇尤甚，心悬如饥，饥不欲食，气短而促。罗曰：人身心肺在上，行营卫而光泽于外，色宜显而不宜藏；肾肝在下，养筋骨而强壮于内，色当隐而不现；又必赖脾胃在中，传化精微以灌四旁，冲和而不息。若其气一伤，则四脏失所。今忧思不已，脾胃气结而不行，饮食失节，脾胃气耗而不足，故使阴气上溢于阳中，而黑色见于面。又经云：脾气通于口，其华在唇。今水反侮土，故黑色见于唇，此阴阳相反，病之逆也。“上古天真论”云：阳明脉衰于上，面始焦。可知阳明之气不足，乃用冲和顺气汤，以葛根一钱五分，升麻、防风各一钱，白芷、黄芪各八分，人参七分，甘草四分，白芍、苍术各三分，以姜枣煎，己午时前服，取天气上升之时，使人之阳气易达也。数服而愈。此阴出乘阳治法也。

雄按：罗氏此论虽精，但此证乃脾胃虚而清阳不升，故面无华色，并非阴气上溢于阳中之色黑也。如果阴出乘阳，亟宜驱降浊阴，岂可再服升剂，以助其逆哉？更有多服温补之药，火气上升[1]而面黑者，宜清解化毒为治。

杨曰：议论与方不相照顾，古案多有之，当是病愈后补叙之案，故参差如此，非孟英发明其旨，几何不贻误后学耶！

鼻

祝茹穹治游成宇患一证，遍身畏寒，夏月亦须棉袄，夜即烘火，鼻中全然不闻香臭，鼻孔有一物，如豆大，痒极，若以手搔之，则又痛极，惟以黄泥入鼻，知为土气，常半月不开口，无医能治。祝曰：证有奇证，治有奇法。令觅一间极小房，四面砌砖，不许漏风，而四面俱锥一孔，地下掘一小坑，仅盘大，可容人面，然后锁闭病人于房内。用艾百斤，渐从四面孔内烧入，自辰至午，烧至三四十斤，烟塞满房，不能容鼻，遂伏地而寻空隙，得盘大之小坑，以鼻抵之，须臾觉鼻息通畅，自午至子，遍身热极，棉衣尽卸，天明开视，其鼻中赘疣已落，不畏风寒，服补中益气汤十剂全愈。究此病所以，因居楼上，木气太甚，冬月用火太多，无缝可泄，木又生火，积入成锢，热在藏府，寒在皮肤。用艾以灸皮肤之寒，而通藏府之窍。木入土而朽，火入土而熄，观其病时，惟闻有土气，固已得治法矣。

俞按：此法固奇，然亦甚险，不可学也。夫人生于气，如鱼生于水，若以十笏[2]小房，闭人于内，四面糊之，不通一窍，半日而人死矣，以其与天地之气隔绝也。今虽四面有孔，孔既极小，又以艾叶熏入，掘地之坑，仅容人面，恐呼吸皆烟，闷极无逃，岂不危殆？

雄按：祝氏诸案，立论颇新，然有意矜奇，不无过实。读者但师其意，毋泥其迹可也。

---

① 升：光绪本、医书集成本均作“熏”。

② 笏（hù）：朝笏，也叫“手板”。古时大臣朝见时手中所执的狭长板子，用玉、象牙或竹片制成，以为指画和记事之用。

髪

丹溪治一女子，十七八岁，髪尽脱，饮食起居如常，脉微弦而涩，轻重皆同，此厚味成热，湿痰在膈间，复因多食酸梅，以致湿热之痰随上升之气至于头，熏蒸髪根之血，渐成枯槁，一时脱落。治鬎[①] 补血升散，乃用防风通圣散去硝，其大黄酒炒三次，兼以四物合作小剂与之。月余诊其脉，知湿热渐解，乃停药，淡味二年，髪长如初。

俞按：髪落补肾，宜兼补心，若眉落宜兼补肝，以眉禀[②] 木气而侧生也。但肝为风脏，眉落多是患风之征，防成疠风。至于须落，必系肾虚，以须禀水气而下生也。《魏书》李元护为齐州刺史，姬妾十余，声色自纵，情欲既甚，肢骨瘦削，鬎须长二尺，一时落尽。又《北史》载王颁痛父僧辨为陈武帝所杀，至隋灭陈后，召父时壮士潜发其陵，剖棺见陈武帝鬎皆不落，其本皆出自骨中，此虽赋形不同，亦可见肾气之独厚，故勇略殊常也。

目

孙真人奉旨治卫才人眼疼，前众医不能疗，或用寒药，或用补药，加之藏府不和。孙诊之，肝脉弦滑，非壅热也，乃年壮血盛，肝血并不通遂，问宫人月经已三月不通矣。用通经药，经行而愈。

俞按：肝脉弦滑，能不误认为风痰病眼乎？因肝藏血而知其血盛不通，诚切当矣。然犹问宫人，始得停经三月之信，并不先言据脉当停经也。真人尚如此，奈何讳疾者，每不言以责其断病耶？此正犯东坡所云：我欲困医，而我病亦适为医所困耳。

孙东宿治孙如亭令正，年过四十，眼偶赤肿，两太阳疼痛，大便不行者三日。平时汛期一月仅两日，今行四日未止。眼科治之，逾候[③] 肿赤不消，而右眼内眦突生一白疱，垂与鼻齐，大二寸余，医见而骇走，以为奇疾，莫能措剂。又见其呕吐眩晕，伏于枕上，略不敢动，稍动则眩愈甚，吐愈急，辞不治。孙诊之：两寸关脉俱滑大有力，两尺沉微。孙曰：此中焦有痰，肝胆有火，必为怒气所触而然。《内经》云：诸风掉眩皆属于木；诸逆冲上皆属于火。盖无痰不能眩也。眼眦白疱，乃火性急速，怒气加之，气乘于络，上而不行，故直胀出眼外也。古壮士一怒而目眦裂，与白疱胀出理同。肝为血海，故血亦来不止。治当抑其肝木，清镇痰火，则诸证自瘳。先用姜汁益元丸压其痰火，以止呕吐；再以二陈汤加酒连、酒芩、天麻、滑石、竹茹、枳实、吴茱萸。一帖眩吐俱定，头稍能动，改用二陈加芩、连、谷精草、夏枯草、香附、苡仁、吴茱萸。四剂目疾全愈，血海亦净。

俞按：此案见证甚怪，治法甚稳，因知医病只要明理，毋庸立异也。

张石顽治澄和尚案。

咽 喉

马铭鞠治倪仲昭案。

李昆阳治许某初起外感发热，继则左耳门生小疖溃腐，认为聤耳，敷以药，溃腐不退，通耳肿赤，延及头面皆肿赤痛极，汗大出，身热反得凉，颇能进食，似觉稍安。越三日，忽又发[④] 热，左耳前后连头面肿痛更甚，渐神昏谵语，盖因连日出门登厕，复受风邪所致。内外科皆以脉小而数，按

---

① 鬎：原作"血"，据光绪本、医书集成本改。

② 禀：原作"兼"，据光绪本、医书集成本改。

③ 逾候：逾，原作"踰"，据医书集成本改。候，五天为一候。逾候，光绪本作"数日"。

④ 发：此下原有"发"字，据医书集成本删。

之无力，虑其虚陷。李曰：此耳游风也，非致命之疮，重复冒风，故现险象。外敷以药，内用大剂风药散之，而肿痛身热俱退，惟神昏谵语不减，两日后昏谵更甚，汤粥入口即吐，手足厥冷，呃逆不止，势又危极。李以箸抉其口视之，则咽喉腐烂，悬雍赤紫，肿大如茄子下坠，脉仍细数，右手尤软。乃曰：连日不食，胃气大虚，故呕且呃，命以白米三升淘净，大锅煮粥，取锅面团结之粥油与食，雄按：赵恕轩云：粥油能补人精。遂纳而不吐；复用药搅洗喉间之腐秽，雄按：以锡类散糁入更妙。若未腐者，诸葛行军散亦佳。随以石膏四五两，竹叶一大把煎汤与漱且服，服之竟夜，神昏始醒，呃止厥回。又进大剂芩、连、白虎、栀、翘等药，数日而全愈矣。

俞按：此与景岳治王蓬雀案，冰炭相反。然蓬雀能受温补，故一剂即效。亦有证如蓬雀，虽投温补而不效者，即阳证阴脉之死候也，未可谓景岳之法概能活人。况许证之脉虽软小，而病非格阳，设从景岳之言，尚待问哉。故为医者，读古人书，断不可执其一说，自以为是也。

唇

高果哉治魏子一未[①]发时，常患嘴唇干燥，自服麦冬一两，生地四钱，元参二钱，五味一钱，甘草六分，乌梅三个，虽有小效，而病根不去。果哉云：此证宜用神水。其法以铅熔化，散浇于地成薄片，取起翦作长条数块，以一头钻眼，悬吊于锅，锅内置烧酒，烧酒之上，仰张一盆，与铅片相近，使酒沸而气上冲于铅片，铅片上有水滴下盆内，谓之神水。取服之，以此水从下而上，能升肾中之水，救上之干燥也。

俞按：神水亦古方所载，得高公之释，其义始明。

雄按：何西池《医碥》所云甑气水之功，似胜于此，而取之亦较易也。

齿

易思兰治一人患齿[②]病案。

俞按：此案医理讲得最精。由于脉象诊得的真，而更运以巧思，斯发无不中矣。清胃散之庸，诚不足责，即泛用滋阴药，亦难应手。只此三味，诠解甚明，信乎缺一味不可，多一味不必也。余乡有患齿痛数年，诸药不效者，叶天士先生用山萸肉、五味子、女贞、旱莲各三钱，牛膝、青盐各一钱而全愈。此取酸咸下降，引肾经之火归宿肾经，可与易公之方并垂不朽，而其义各别。

黄　疸

仲淳曰：顾仲恭遭鼓盆之戚[③]，复患病在床。一医诊视，惊讶而出，谓其旦晚就木，因延余诊之。左手三部俱平和，右手寸尺亦无恙，独关部杳然不见。谛视其形色，虽尪羸而神气安静。余询之曾大怒乎？曰：然。余曰：此怒则气并于肝，而脾土受邪之证也。经云大怒则形色绝，况一部之脉乎？甚不足怪。第脾有积滞，目中微带黄色，恐成黄疸。后果遍体发黄。服茵陈利水平肝顺气药，数剂而痊。

俞按：《金匮》云：病疸当以十八日为期，治之十日以上瘥，反剧者为难治。就余生平所验，分毫不爽。有先因他病而后发黄者，有先发黄而后现他病者，必于半月一月之内退尽其黄，则他病亦可治。设或他

① 未：光绪本作“病”。

② 齿：原作“此”，据光绪本、医书集成本改。

③ 鼓盆之戚：庄周妻死时，尝鼓盆而歌，因以为丧妻之喻。《书言故事·夫妇类》：“丧妻曰鼓盆之戚。”

病先瘥而黄不能退,至一年半载仍黄者,必复现他病以致死。大抵酒伤及有郁结与胃脘痛,皆发黄之根基,而泄泻肿胀不食,乃发黄之末路。若时行病发黄,亦多死证,谚曰瘟黄也。惟元气实者,审其为瘀血,为湿热,逐之清之,得黄退热亦退乃可无虞。古人医案,俱未有说及久黄者,可为余言之一证。即如此条关脉不见,亦云数剂而痊,要知因于大怒,偶然不见耳。若并未动怒,关脉连日不见,目中微带黄色,即为脾绝之征,死无疑矣。

麻木

俞东扶曰:麻多在于手足者,以四末道远气馁,则卫行迟而难到也。故麻不兼木,必属气虚,否则风痰。凡脉浮而软,或大而弱者,气虚也;脉浮而滑,按之不衰者,风痰也。若麻木兼作,则有寒湿、积痰、死血之殊,其脉有沉迟滑实与沉涩而芤之分矣。

杨曰:语语精当,宜熟识之。

痛风

韩飞霞治一都司案。

俞按:此证甚危,此论甚佳。乃以清燥汤一方收功者,盖五志过极,皆为火郁,此方连、柏以清火;苍、曲以散郁;郁热能蒸湿,二苓、泽泻以渗湿;湿热甚则脾土衰,二术、人参以助脾补元;湿热胜则肺金困,参、芪、麦冬、五味助金以制木,使不生火;又火亢者水必亏,故兼归、地养血;再合升、柴之升清,苓、泻之降浊,恰与经络奇邪吻合。所谓奇邪者,乃奇经之邪,故云非十二经中正疾也。

杨曰:凡用成方,必须与病吻合,如此乃佳,否则必须加减。

孙文垣治孙质庵案。

俞按:此案论治处方,俱极精当,叶案有蓝本于此者。

祝茹穹治闽闱典试,半月前忽腿疼,两脚筋缩,脚根缩粘至腿,寸步不能行,将一月,屡药无效,咸以此为痿痹证。祝曰:非也。察其脉左寸忽洪忽涩,迟数无定栖[①],因其好饮冷酒,酒新则性热燥,冷饮又犯寒湿,寒热相搏,遂有此病。乃以川乌二钱去皮脐,麻黄二钱,两股梢,一股根,苍术一钱,以甘草汁拌炒,白蒺藜一钱,去刺,酒蒸熟焙干。同为末,每服一钱二分,用老酒热服,盖被出汗。一服即能行动,三服而痊。

叶天士治嘉善周姓,体厚色苍,患痛风,膝热而足冷,痛处皆肿,夜间痛甚,发之甚时,巅顶如芒刺,根根髮孔觉火突出,遍身躁热不安,小便赤涩,口不作渴,脉沉细带数。用生黄芪五钱,生於术三钱,熟附子七分,独活五分,北细辛三分,防己一钱五分。四剂而诸证皆痊,惟肿痛久不愈,阳痿不举。接用知、柏、虎膝、龟板、苁蓉、牛膝不应。改用乌头、全蝎各一两,穿山甲、黄柏各一[②] 钱,防己一两五钱,麝香三钱,生马料豆二两,茵陈汤泛丸,每服一钱,开水下而愈。

俞按:此与《指南》所载治鲍姓周痹,用蜣螂、全蝎、地龙、穿山甲、蜂房、川乌、麝香、乳香,以无灰酒煮黑大豆汁法丸者,各有妙义,非浅见寡闻者所能窥测。

痿

滑伯仁治一妇疟后善饥成痿案。

俞按:东垣长夏湿热成痿法,即清燥汤也,用于此证最妥。合丹溪治一人春病痰气至夏月足弱案观之,可为善用辛燥热药

---

① 栖:光绪本作"候"。
② 一:光绪本作"五"。

者戒。

石山治一人久坐腰痛案。

俞按：此条讲病最精，用药则未敢深信。既云热多者筋急而痛，且现右[1]齿面痛，何以重用参、芪甘温之药？其些微之知、柏，宁有益耶？

葛可久治同郡富人女案。

俞按：香为脾臭，何以蚀脾？意者香能开窍，香极则诸窍大开，脉缓筋弛，关键尽撤，故身软目瞪不食也。畀[2]入土坎者，诸毒得土而化。且土为万物之母，四肢百骸得土气，则生气自复也。仍合治痿独取阳明之义。

雄按：香能开窍，气太发泄，发泄既久，脾气乃虚，故曰蚀也。盖脾胃主四肢，不但脾虚四肢不用，胃实亦有之。杨曰：凡病虚实寒热，俱有对待之证。余治朱茂才疟愈之后，已服补剂，且能食肉，忽然卧床不起，四肢痿痹，不能自食，目瞪不语，医治四日，病如故。余诊之，脉弦细而软，苔薄微黄，大便不行，察其胸腹皆柔软，神气亦清，耳不聋，与之食亦食。此补之太骤，痰阻枢机，气郁不舒，非痿症也。予菖蒲、远志、胆星、枳实、茯苓、半夏、竹茹、橘皮、旋覆为方，芦菔汤煎服。一剂而更衣起榻，谈笑如常。故余先曾祖《随笔》中谓治痿独取阳明，不专指虚证说。由此推之，即中气不足，溲便为之变，亦不可泥不足为虚也。如湿热痰食，皆能阻滞脾胃，而中气窒碍，不足转输，致溲便变其常度，岂可概视为虚证乎？故读书必悟两面，临证庶免执一。

李士材治朱太学、倪文学、高兵尊三案。

俞按：此三案精妙绝伦，以药对脉，确切不移。首案连用承气，继用参汤送寒下药，皆是独取阳明治法。末案补中益气与大黄补泻不同，总归乎取阳明也。

又按：《临证指南·痿门》首列轻清治肺二方，实宗肺热成痿之旨。第恐力薄难效，其用二妙、茵陈、萆薢、茯苓皮、蚕砂、海金沙、防己、龙胆、寒水石等，直清湿热，较之清燥汤反胜一筹，不涉虚者，允宜仿此。又有治下虚上实，而用犀角地黄汤去芍药，加元参、连翘、桑叶、钩藤，似乎专理上实，不顾下虚。然云头目如蒙，入夏阳升为甚，议清营热以息内风，想其人脉必弦数，有热甚生风之象，未可兼顾下虚，或他日再诊而后滋填下焦，亦未可知。至于滋填下焦方，有用虎潜加减者；有用四物金刚健步及地黄饮子加减者；有用熟地、苁蓉、巴戟、远志、鹿角霜、桑椹、苍术、小茴，以狗脊酒蒸，熟水熬膏为丸者；有用苁、戟、杞、膝、青盐、线胶、茯苓、沙苑、鹿筋胶、羊肉胶、牛骨髓、猪脊髓者，却无参、术补阳明法，亦无承气泻阳明法。惟脾肾双补丸有人参，然其案重在晕麻瘕泄，尚未痿厥，非以治痿也。统观之，不外清湿热、益肝肾，岂二种病情偏多耶？或案有遗逸，未能详备耶？

癥 瘕

仓公治临菑女子薄吾案。

俞按：此条辨证最佳。上肤黄粗者，腹大而腹上肤黄粗也；循之戚戚然者，如以手摸老松树皮之枯燥也；其尺索刺粗者，亦是枯燥之象。然眉髮皆润美，面色又光泽，知为虫病也。

又按：《类案》所载偏嗜成瘕诸案，可助麈谈[3]，难充诊则，惟诸病名亦所当知。但嗜酒嗜茗，尚非怪异。如鲜于叔明嗜臭虫，权长孺嗜人爪，刘邕嗜疮痂，唐舒州刺史张

① 右：原作“石”，据光绪本、医书集成本改。

② 畀（bì 币）：给予；付与。

③ 麈（zhǔ 主）谈：魏晋人清谈时常执麈尾，因以称清谈为“麈谈”。

怀肃左司郎中任正名李栋服人精，贺兰进明好啖狗粪，明初僧宗泐嗜粪浸脂麻杂米煮粥，驸马都尉赵辉喜食女人阴精月水，南京祭酒刘俊喜食蚯蚓，吴江妇人喜食死尸肠胃。此种癖疾，惜无能治之者，遂作小说，传流至今，令人绝倒耳。春夏间蛇精及液沾菜上，误食之，腹内生蛇，须用赤头蜈蚣一条，炙为末，分二服酒下。

积 块

陈自明云：余族子妇腹中有大块如杯，每发痛不可忍，余诊之知为血瘕，投黑神丸，尽三丸，块气尽消，终身不复作。

俞按：黑神丸载在《济阴纲目》，以弹子大一丸，分四服。据云痃气十服，膈气癥瘕五服，血瘕三丸，当瘥。想系神效之方，并注漆有飞补之力，但世间有一种人，沾染漆气，即患漆疮者，若误投之，宁不为害？所当慎也。余又见一妇，先因痞块经闭，里医用生漆浓涂纸上，阴干煅灰，同诸行血药服之。数服后，顿下鲜血盈桶，遂困惫不堪，就余治，虽大进补剂，终淹成弱证而死，所谓飞补者安在哉？

张三锡治一少年，体薄弱，且咳血，左边一块，不时上攻作痛，左金、芦荟俱不应，诊其脉三部虽强，而细涩不流利，因作阴虚治，四物加知、柏、元参、丹皮。不六剂顿愈。此阴虚似肝积也。虽因部分名积，诊视之际，尤当详审，惟圆机者乃不昧此。

雄按：此血中气滞，郁而成热，热复耗营，气愈不宣，而成此证，故如此用药。血虚亦属阴虚，然与真阴虚者有别，学者辨之。

喻氏治袁序东案。

俞按：此人克伐太过，换以温补，未足为奇。惟两尺脉洪盛，非此诠解，谁不面墙？至于桂、附、河车，同补肾药为善后计，则与肾气传膀胱之论，紧切不泛，非通套治痞成法可比。

李士材治于鉴如，每酒后腹痛，渐至坚硬，得食辍痛。李诊之，脉浮大而长，曰：脾有大积矣。然两尺按之软，不可峻攻，令服四君子汤七日，投以阴阳攻积丸三钱，但微下，更以四钱服之，下积十余次，皆黑而韧者。察其形不倦，又进四钱，于是腹大痛，所下甚多。仍服四君子汤十日，又进丸药四钱，去积三次，又进二钱，下积六七碗，脉大而虚，按至关部豁如矣。以补中益气汤调补一月而痊。

俞按：脉浮大而长，为脾有大积，较之丹溪诸案，或沉涩而小且数，或微而短涩，或虚微短涩，或脉涩而弱者，大不同矣。须于临证时，能以古人各种脉法，俱为我之正鹄[①]，庶期中的。若两尺按之软，不可峻攻，固是正理，然亦要看得灵变。盖两尺软为虚，则喻按之两尺洪盛，宁不认为实而峻攻之耶？故又当以色形及病情参讨也。

又治侯启东腹中嘈痛，按其左胁，手不可近，凡饮食到口，喉间若有一物接之者。然脉大而数，腹痛呕涎，面色痿黄，此虚而有湿，湿热相兼，虫乃生焉。当煎人参汤送槟黄丸以下虫积，虫若不去，虽补何益乎！病者畏不敢用，后竟不起。

俞按：此是虫积，犹之饮积，俱无块者也。彼肯服攻积丸而愈，此不肯服槟黄丸而死，因知病之宜补宜攻，总贵用其所当用，诚不可专守洁古之说为稳着也。[②]

周慎斋治一妇素善怒，左胁下有块，身肥大，经将行，先一二日必吐下，此肝木乘脾，脾虚生痰不生血也；善怒胁块，肝气亢

① 正鹄：箭靶。引申为正确的目标。

② 也：此下原有"总贵用其所当用，诚不可专守洁古之说为稳着也"句，与上句重复，今据光绪本、医书集成本删。

也;吐下者,脾气虚也。身肥则多痰,痰盛者中焦多湿,故经行时气血流通,冲动脾湿,且吐且下也。久而不治,必变中满。宜理脾燥湿:白术一两,半夏五钱,生姜七钱,沉香二钱,共研末,白糖和服。又一人左胁下有块,右关脉豁大。用乌药一两,以附子五钱,浓煎制透,将乌药日磨二三分,酒送下。俟积行动,乃以补中益气汤加附子服之。后用六君子丸服全愈。

俞按:慎斋云:凡积不可用下药,徒损真气,病亦不去,当用消积药使之熔化,则除根矣。积去须大补。诚格言也。即此二案,亦平淡之神奇矣。

叶天士治一妇产后恼怒,左边小腹积一块,每发时小腹胀痛,从下攻上,膈间乳上皆痛,饮食入胃即吐,遍治不效。叶用炒黑茴香一钱,桂酒炒当归二钱,自制鹿角霜、菟丝子各一钱五分,生楂肉三钱,川芎八分。水煎送阿魏丸七分。八剂而愈。次用乌鸡煎丸原方半料,永不复发。又一人患疟补早,左胁成痞,连于胃脘,按之痛甚,用炒桃仁为君,佐以阿魏、穿山甲、鳖甲、麝香,丸服,全消。

俞按:消积之方,如桃仁煎,用大黄、虻虫、芒硝;黑神丸,用生漆、熟漆;东垣五积丸,俱用川乌、巴霜;局方圣散子、三棱煎丸,俱用硇砂、干漆。此皆峻厉之剂,用而中病,固有神效;若妄试轻尝,鲜不败事。千金硝石丸,人参、硝黄并用,丹溪犹以为猛剂。治婢一案,每与补药迭进,此真善治病者也。丹溪治积聚诸案,轻重曲折,适至病所。如治方提领,用参、术、归、芍等煎汤,下保和丸二十五,龙荟丸十五。治冯氏女,先用左金丸、青六丸,复用参橘桃芍丸。治卢子裕疟后食酒肉而成块在左胁,用参、术、柴、苓、枳壳煎汤,下阿魏五、保和十、抑青十、温中五、攻块五。攻块者,青皮、三棱、桃仁、桂枝、海藻,醋调神曲为丸也。治下邳钱郎,用保和二十、温中二十、抑青十,以白术、木通、三棱汤下。此等方法,皆补药与磨积相半,而必兼清肝之药,大抵因怒成块者多也。又治陈里长男,饱食牛肉豆腐成块在右胁,脉弦而数,即明告以此人必性急,块上不可按,按则愈痛,痛则必吐酸黄苦水,而用荔核、山楂、枳实、山栀、茱萸、人参、姜汁以止痛,继用皂角煎汁制半夏合黄连、石碱,用糖球膏为丸以消块,仍是治肝为主,磨积为助。学者能逐案细绎,自有悟处。再阅叶案积聚门,只用鸡肫皮、莱菔子、蛤粉、芥子、蜣螂、䗪虫、青、朴等,并无古方狠药,其理尤可想见矣。又余目击杭州一妇患痞块,用黑神丸大效,每痛作呕胀不堪,服此即愈,数十服后,百苦皆除,半年外以他病暴亡,因思漆身为癞之言,藏府岂能常漆耶?清纯冲和之气,耗丧于此药而不觉也。再按阿魏丸方甚多,如《医林》阿魏十四味,内有石碱、风化硝;小阿魏丸七味,乃棱蓬、胡椒、青皮、木香、麝香;《心统》消积阿魏丸,共八味,内有三棱、莪术、牵牛、穿山甲;丹溪阿魏丸治肉积者只四味。又《医林》小阿魏,即丹溪治陈星长男之三味,欲无阿魏,犹之琥珀膏只大黄、朴硝各一两为末,以大蒜杵膏贴之,并无琥珀也。总须对证择用耳。

阳 痿

周慎斋治一人,年二十七八,奇贫鳏居①,郁郁不乐,遂患阳痿,终年不举。温补之药不绝,而证日甚,火升于头不可俯,清之降之皆不效,服建中汤稍安。一日读本草,见蒺藜一名旱草,得火气而升,能通人身真阳,解心经之火郁。因用斤余炒香,去刺为末,服之效。月余诸恙皆痊矣。

---

① 鳏(guān 关)居:谓男子无偶而独处也。

景岳治一少年，遭酷吏之恐阳痿案。

俞按：《巢氏病源》以肾间动气为人之根本，故老年能御女，七十岁至八十岁犹生子者，其动气之禀于生初者独厚也。厚则刚，阳自不痿。亦有未老而阳即痿者，必不能至大寿，须任其自然，绝意淫欲，尚可延龄。设以兴阳药内服外洗，求为御女之事，不数年而死矣。若壮年无病而阳痿，其人多夭。少年虚损而阳痿，其死立至，皆由肾间动气早衰也。动气即命门真火，所以生长元气，煦燠元阴，故气曰阳气，精曰阳精。其盈亏俱得于先天，盈者虽斫丧[①]而无伤，亏者虽葆养而不足，并非药石所能扩充。乃扁鹊新书载王超老淫故事，而云保命之法，灼艾第一，丹药第二，附子第三，此说荒唐，断不可信。又考宗筋聚于前阴。前阴者，足之三阴，及阳明、少阳、冲、任、督、跻九脉之所会。而九脉之中，阳明为之长。《内经》云：阳明者，五藏六府之海，主润宗筋。雄按：经言有极可征者，如马之鼻黑者，阴茎亦黑；若鼻白者，阴茎必白。盖鼻虽为肺窍，而位镇中央，实阳明脉之所钟也。所以胃强善啖之人，其于欲事必强，反是则痿而不举，或举而不坚，是胃气能为肾气之助。古云：精生于谷。又云：男子精盛则思其色。其道理可喻矣。新书之言，不过如宋人揠苗[②]耳，况丹药之害，可胜言哉！

杨曰：先天亏损者，非药石所能充。此语良是，然未始无葆养之法。人若于闲暇时，即静坐数息，绵绵降下丹田，则肾气自然强固。于静中或睡卧时，觉阳具自举，即正坐撮提谷道，使气从夹脊上升泥丸，仍复降至丹田，如此数次，阳气自回。每行一次，则精神增长一次，此元门不传之秘也。

脱　肛

俞惺斋治一人脱肛，肿痛出水，尺脉洪数，用樗根白皮、川柏、诃子肉、没石子、鳖头灰而愈。其人好酒形实，乃湿热下注，非气虚下陷也。

痔

俞惺斋治徐某，先患内痔，复生外痔，则肿痛出脓血，内又胀痛异常。每登圊后，内痔坠出，欲捺之进内，碍于外痔，欲俟其自收，则相抵痛极，以致行坐不得，昼夜侧卧而已。内服芩、连、槐花等药，外抹熊胆及冰片、田螺水等法，总不应。痛甚汗多困乏，稍进人参则痛益加。余诊之，右关尺沉大有力，令以荞麦面、猪胆汁为丸服。凡服猪胆二十枚，而内外之痔皆泯迹矣。

俞按：酒煮黄连丸及脏连丸，皆治痔痛下血之正法。余如干柿烧灰饮下，四时取其方柏叶烧灰调服亦佳。慧禅师云：平直量骨脊与脐平处椎上灸七壮，年深者更于椎骨两旁各一寸，灸如上数，无不除根者。

女　科

叶杏林《指掌赋》曰：医学之传，首自黄、农；女科之始，则由扁鹊。邯郸为带下之医，史迁所载；《产宝》著[③]愈风之散，华

---

① 斫(zhuó 酌)丧：摧残，伤害。

② 宋人揠苗：《孟子·公孙丑上》记载："宋人有悯其苗之不长而揠之者，芒芒然归，谓其人曰：'今日病矣，予助苗长矣。'其子趋而往视之，苗则槁矣。"后又作"揠苗助长"、"拔苗助长"。即以此来比喻不管事物的发展规律，强求速成，反而把事情弄糟。

③ 著：原作"者"，据光绪本、医书集成本改。

佗所传。病机不等，巢元方之立论最详；精血攸关，褚侍中之遗书最善。热入血室，脏燥悲伤，胃气下泄而阴吹，雄按：阴吹乃妇人常有之事，别无所苦者，亦不为病，况系隐疾，医亦不知。相传产后未弥月而啖葱者必患此，不可谓之病也。惟吹之太喧，而大便坚燥者，乃称为病。然亦但治其燥，不必治其吹。非张长沙孰能辨此；三十六病，转女为男，巧夺造化之枢机，舍孙真人其谁与归。唐白敏中访昝殷备集验方三百七十八首而为《产宝》；宋郭稽中补濮阳李师圣产论二十一篇以为《产方》。作大全，陈自明之勋最；补医案，薛立斋之功多。高宾刻《便产须知》，杜莅著《产育宝庆》，朱丹溪之《百问》可传，陈无择之《三因》宜读。搜罗众善，王宇泰之《女科准绳》；分晰群芳，武叔卿之《济阴纲目》。议论具备于经纶，方法谨承夫家秘，东垣、河间各有名言，春甫、养葵亦多妙义。诸书悉当诵习，临证自探渊微。学问思辨，不辞人十而己千[①]。补泻寒温，可即一隅而反四[②]。功行满则青城有望，怠惰久则白首无成。

雄按：转女成男之术，验者甚少，惟有一法，每试有效，且甚简易：若停汛而确知其为受孕，即取红纸一张，本夫亲书："五更露结桃花实，二月春生燕子巢"十四字于上。书时，心中须默诵："无思也，无为也，寂然不动，感而遂通"四句。书毕贴于卧床隐处。凡书时、贴时均不可令人见，并令人知，验后始可传人也。

经水

丹溪治一妇年二十余，形肥痞塞不食案。

俞按：饮薄粥一碗，必吐水半碗，卧不能起，将认作大虚证矣。其辨在于痞塞及经停之前，虽通而黑色也。此怒火食积，郁成湿热，上则饮停，下则瘀阻，实证似虚耳。辰时寸关脉滑有力者，辰为气血注胃之时，胃满甚而连及上焦；午后惟关脉滑，独显胃实之象矣。方主消痰消食，破气破血，加黄连、滑石以清湿热，仍兼人参以鼓舞胃气，使诸药得行其疏通之力，再佐姜汁之辛以开道路，又治呕吐，此真纪律之师，有胜无败者也。然犹有病深药浅之虑，隔三日以二丸微下，则直捣贼巢，病根可拔矣。

石山治一人年逾四十，形色颇实，常患难产，经不调案。

俞按：人有一手无脉者颇多，若两手无脉者则少，此乃母胎中或襁褓时蹙[③]锉其经隧，致脉不通，原非病也。石山又诊一妇，左手无脉，而动于腕臂外廉阳溪、偏历之分，是即今所谓反关脉也。汪乃曰：左脉离其部位，其病难以脉知。诚然，反关脉多洪大，且可推动，果不足以审病情。又丹溪治一妇，久疟食少经闭，两手无脉，每月以三花神祐丸十余粒，津咽之，月余食进脉出，又半月脉愈，又一月经行，此则因病而无脉，非向来无脉也。

孙文垣治马二尹媳，每月汛行，子户旁辙生一肿毒，胀而不痛，过三五日，以银簪针破，出白脓盏许而消，不必贴膏药而愈，略无瘢痕，但汛行即发，或上下左右无定所，第不离子户也。内外科历治数年不效，且致不孕，因询于孙。沉思两日而悟曰：此中焦湿痰，随经水下流，壅于子户也，经下而痰凝，故化为脓，原非毒，故不痛，用白螺蛳壳火煅存性为君，南星、半夏为臣，柴胡、甘草为佐，面糊丸，早晚服之遂愈。

俞按：孙公颖悟殊不可及，原非毒故不痛，亦格致名言。

沈尧封治一寡妇，体素弱，每逢月事声

---

① 人十而己千：谓他人十次就能做好或学会的，自己需做一千次，学一千次。语出《礼记·中庸》："人一能之，己百之；人十能之，己千之。"

② 四：光绪本作"三"。

③ 蹙（cù促）：迫也。

哑，盖肝肾之络，俱上连肺，精血下注，肺中必枯故哑，用地黄、天冬、肉苁蓉、归身等大补精血，病反甚，加细辛五分，通厥少之络，才入口声即出，后用八味丸调理，经来不哑。

俞按：今人称月事为天癸者谬也。经云：女子二七而天癸至，任脉通，太冲脉盛，月事以时下。又云：男子二八而肾气盛，天癸至，精气溢泻。若天癸即月事，丈夫有之乎？顾名思义，谓之[1]天一之真水，乃精血之源头也。盖男女皆有精，《易》云男女构精可据。然指天癸谓精亦不妥，天癸为精，不该又云精气溢泻矣。后贤讲受孕之道，有阳精阴血先至后冲等说亦谬。夫男女交接，曾见女人有血出耶？交接出血是病，岂能裹精及为精所裹哉？大约两情欢畅，百脉齐到，天癸与男女之精偕至，斯入任脉而成胎耳。男胎女胎，则由夫妇之天癸有强弱盈虚之不同也。任脉督脉，皆起于前后两阴，交之会阴穴。督总诸阳，任总诸阴。任隶足少阴，冲隶足阳明，所谓冲为血海，任主胞胎也。经云前阴总宗筋之所会，会于气[2]街，而阳明为之长。阳明水谷之精华，变化成血，以灌输太冲，太冲脉盛，月事以时下矣。既孕则血聚以养胎，不能输入太冲，故月事不下。由此辨之，任脉通而天癸至，冲脉盛而月事下，明系两项矣。

雄按：此说蓝本于沈尧封而加详者也。

崩漏

江汝洁治叶妇案。

俞按：脉大而无力，乃气虚之确据，何可指定为血虚？况麻属气虚，先哲之成言也。气虚不能摄血则崩，参、芪在所必用。惟左脉举之略弦，似有风邪，少加荆、防亦是。第其议论拖沓，借司天运气以张大其说，反觉浮泛矣。

孙文垣治潘敬斋媳，经水不调，医投安胎之剂，越七月经水忽大行，内有血块筋膜如手大者一二桶，昏冒困惫。其脉右关洪滑，左寸洪数，两尺皆洪大。病交夜分，咬牙乱语，手心热，口噤时手足皆冷，心头胀闷不快，面色青。诸医皆谓难治，孙曰：无恐。此浊痰流滞血海，以误服安胎之药，益加其滞，血去多故神昏无依，痰迷心窍，故神昏语乱。其发于夜半者，乃热痰在心包络与胆经，故每至其时而发。为之调气开痰，安神养血可愈也。杨曰：识力绝高。即以温胆汤加石菖蒲、酒芩、天麻、枣仁、丹参与服，其夜证即减半，次日再服，每帖加竹茹五钱。雄按：此经产及诸血证要药，故宜重用，即《金匮》之竹皮也。临睡又与黑虎丹数粒，诸证悉愈。

俞按：此证不用脱血益气之法，其察脉审证高矣。然此时着眼在昏冒胀闷等证，非血去多而犹不止也。

雄按：产后亦有此证，沈尧封《女科辑要》中论之颇详。

施笠泽治祁君万之内崩中，服地榆、续断等药不效。诊其脉，沉而结。曰：蓄血证也，得之汛至而怒。祁曰：然。因怒经止，半月后即患崩证，今一月矣。乃用桃仁、大黄行血破瘀。或谓失血复下，不导其势乎？施曰：血随气滞，蓄积不散，壅塞隧道，溢而妄行，决壅去滞，则血自归经矣。不然舍其本而治其末，何异随流塞水耶？服二剂果下衃血[3]，汛亦旋至。

雄按：治病总须察脉辨证，而后议治。设泥成说，但执暴崩宜补，必致酿成锢疾矣。

带下

俞东扶曰：妇人患此者十居八九，而此

---

① 之：光绪本、医书集成本均作“是”。

② 气：原作“起”，据光绪本改。

③ 衃（pēi 胚）血：凝结的死血。

病之虚证亦十之八九；虚证挟肝火、挟湿热者又十居八九；若不虚而但因肝火湿热者，仅十之一二而已。

恶阻

俞东扶曰：此证《千金》半夏茯苓汤最佳，二陈加生地、芎、芍、旋覆、桔梗、细辛、人参、生姜也。有寒者，《千金》茯苓丸可用，六君加枳实、桂心、干姜、葛根也。橘皮竹茹汤治胃热，抑青丸治肝火。若诸法不应则停药，《金匮》所谓加吐下者则绝之也，过八十日自愈。雄按：虽挟寒，姜、桂不可轻试。

堕胎

孙文垣治侄妇戴氏，孕已五月，忽血大下，午后发战，六脉俱数，左寸滑大，右关搏指，左关软弱。予以白芍二钱，生地、阿胶、人参、蒲黄各一钱，柴胡、香附、地榆、荆芥各七分，甘草五分煎服。午后发寒热，每夜凡三次，头痛恶心，腹中硬块，所下血块甚多，心下怯力，此虚无疑也。以补中益气加阿胶、炮姜、白芍、乌梅。下午右眼白珠发一白泡，先肿下垂，而面亦肿，此虚火游行无制之证。其夜大发寒热，指爪皆黑，唇白，汗大出，腹中作痛，牵引两乳皆痛。仍以补中益气加阿胶、白芍、桂枝、五味、麦冬。服后热退汗止渴除，神气少定，乃有生意。次日咳嗽而胎坠，即以独参汤继服。其夜肠鸣，泻二次，以参、术各三钱，炙草钱半，炮姜一钱，桂心、茯苓各五分，陈皮七分，莲子、大枣煎服。后因咳嗽，以四君加炮姜、五味、紫菀，调理而愈。

俞按：胎甫[①]堕而即进独参汤，一见泻即用参、术至三钱，盖因未堕之前，已是虚证，新堕之后，何妨骤补。若庸流必主停参，且与消瘀矣。

雄按：黄锦芳云，杜仲、续断二味，举世用以安胎，而不知续断味苦，专入血分，活血消肿，故乳痛、癥结、肠风、痔瘘、金疮、跌仆一切血瘀之证，皆可用也。虽稍有涩性，行不至泄。然误施于气弱气陷之妇，则顺流而下，奔迫莫御，而有排山倒海之势，岂区区涩味所能止其万一者乎？杜仲色紫而润，辛甘微温，性专入肝，补气强筋，筋强则骨亦健。凡肾虚肾寒脚弱之病，用之最宜。若气陷气弱之辈，断不可服，以其性最引气下行，而无上升坚固之意也。夫胎坠本忌血行气陷，其服此二味亦有奏效者，以人身气血贵乎温通，坠胎之因不一，亦有因肾气不温，经血凝滞，而胞胎失荫者，得此二味，则气煦血濡，不滞不漏，而胎自安矣，非为下虚上实之证设也。故胎坠而尺强寸弱者、动作少气者、表虚恶风汗时出者、心下悬饥得食则止者、一身之气尽欲下坠者，皆在禁例。奈作俑者既不分辨明晰，流传既久，遂以为安胎圣药，总缘医理不明，药性不晓，证候[②]不知，见方号为神验，滑脱之妇，亦尔通用。岂知杜仲、续断，原或因于跌仆，或下寒挟瘀而胎动者之妙剂乎？苟不知审顾区别而妄用之，则不但不能安胎，反能催胎堕胎，甚有殒其母命者，可不戒哉！雄谓不察证因而执一方以治众病者，多犯此病。杜仲、续断二味，世人皆视为补药，而不详察其功用，黄氏此论，洵是发人未发。

黎西野治一妇，半产胎衣不下，连服行血催衣之剂，点血不行，胸痛瞀乱。黎曰：此脾失职也。先与黄芪、当归各一两，下咽而瞀乱顿减，随用大剂参、术、归、芍、苓、甘等药，一服而恶露渐至。众皆惊曰：恶露不行，胞衣不下，女科书中并无参、芪之方，君独以补奏功，何耶？黎曰：君等忧血之不下，吾正忧血之不止，故相反耳。盖此病本气血大亏而致半产，脾失统血之职，水湮土

---

① 甫：才；方。

② 证候：原作“候证”，据光绪本、医书集成本改。

崩，冲决将至，故生瞀乱，不为之修筑，而反加穿凿，是虚虚也，乌乎可？曰：今从子法，遂得免乎？曰：不能也。穿凿过当，所决之水已离故道，狂澜壅积，势无所归，故必崩，急服吾药，第可固其堤岸，使不致荡没耳。至第三日，诊尺内动甚，曰今夜子时以前必崩。用补中益气加参、芪各二两，嘱以血至即服。至黄昏果发，如其言得无恙。次用调补脾肾而愈。

俞按：恶露不下，用参、术、归、附等药而下者，生平经手颇多，然必脉象细软，口不燥渴，内不烦热，方为合治。此案不言脉象，但曰脾失其职，谅此妇平昔怯弱，以致胎堕，且连服行血催衣之药四帖，宁不反其道以治之耶？

产后瘛疭

孙文垣治潘大司马媳，年二十五，体素弱，语言端谨，因难产伤力，继以生女拂意，后又女死悲戚，即时晕厥，醒而神思迷昧，手足瘛疭，不可诊脉，目上视。细问之，自女落地，恶露绝无，有女医时与人参干嚼，及独参汤并粥乱进，参与粥皆壅塞膈上不下，以故神昏瘛疭不已也。孙教以手于喉中探而吐之，喜其随手吐出痰饮粥药盈碗，瘛疭方定，乃与川芎、山楂、泽兰、陈皮、半夏、茯苓、香附进之，稍得睡。不虞女医又私与补药二帖，子丑时陡然狂乱，如降神之状，汉声官话，问答如流，其声壮厉，迥异平时，其家咸谓神附，禳祷百端。孙曰：此恶露不尽，乃蓄血如见鬼之证，非真有神佛相附也。以归尾四钱，川芎一钱五分，泽兰、益母、滑石等煎，和服热童便。连投二帖，狂乱少定而未除，意其胸中必有余痰作滞，前方无佐使之品，故药力未行也。大加山楂为引，恶露稍[①]行，神思既静，鼾后稍睡片时，手足微动，或自以手掌其面，或自以手捶其胸，昏乱不息，诊其脉近虚，早间面红而光，申酉时面色白，此血行火退，故脉虚而当补矣。与人参、川芎、泽兰各一钱，当归、山楂各二钱，茯苓、陈皮各八分，卷荷叶一片，琥珀末五分，服后嗳气二声，孙喜曰：此清阳升而浊阴降矣。自兹安静，恶露行，大便通，而索粥饮矣。

俞按：此条前半段治法不难，盖得其参粥杂进之病情，自有消瘀及消痰食之方法，但探吐法尤捷耳。畜血如见鬼，知者亦多。后半段恶露稍行，神思即静，略睡片时，昏乱不息，仍是畜血形状，乃于轻剂消瘀之中，复用人参，并不以前曾误用而畏蹈故辄，此为高手。其讲脉与面色极是，但产后谵语昏狂，有纯因于痰者，又不可不知。雄按：《女科辑要》论之最详。

雄按：此证总不宜用川芎，而方方用之，是白璧之瑕也。至于嗳气谓为清阳升而浊阴降，则误矣。其证既因痰瘀阻滞，气室不行，故用多方通降而得愈，则是浊阴降而清阳始得升也，何可颠倒其词哉！

程石洲室，因产难子死忧闷，小腹有块作痛，下午发热，不思饮食。文垣诊之，脉右大于左者三倍，且数，与芎归汤加山楂、泽兰、肉桂。次日下午，腰腹胀痛，诘之，晌午食龙眼一斤矣，从此小腹渐胀，大便三日未行，早晨鼻衄，夜间极热口渴，脉大无绪，势甚危急。用芎、归、红花、桃仁、青皮、槟榔、莪术、山楂，水煎，调元明粉二钱。服后下结粪二枚，安而就寝，醒后进粥稍多，又复胀痛，腹大如斗，坚如石，气促不安，势危之至，乃与五灵脂、山楂各四钱，凌霄花二钱，赤芍一钱。服后大便通，腹软气定，始可进粥，渐有生气，但脉仍鼓指，此腹中积滞尚多，不可不因其时而驱去也。用山楂、大黄各三钱，桃仁二钱，桂心、红花各五分，炙草七分，煎调元明粉一钱五分，其夜下黑

① 稍：原作“消”，据光绪本改。

粪四次，热始退，上腹虽消，脐下仍大，仍以桃仁承气加山楂、滑石、红花煎服。五更大便行，脐腹胀又减，复与积块丸调理全消。是役也，女科于初起发热腹痛之时，即以常套十全大补汤投之，岂知龙眼入腹，渐渐胀开，故腹亦因之大胀，且其味甘，尤能作滞，复加地黄、参、术，宁不塞其塞哉？由是而成大坚之证。《内经》谓中满者，泻之于内。良以此夫，彼亦泥乎丹溪产后须大补气血之误也。

马元仪[①] 治王氏妇，产后一月，神气昏倦，胸满中痛，咳嗽喘促发热，服药反渐加重，势将治木[②]。诊脉两手沉涩兼结，曰：此胎前已有伏邪，产后气血既虚，邪益内结，法宜表里两和，使邪从外达，气从内泄，病自愈矣。用桂枝、柴胡、苏梗、枳壳、半夏曲、菔子、杏仁、广皮透邪达滞之剂，服后病势偏安，脉亦稍舒。前医尚以气血两虚，遽投生地、归、芍敛滞之品，遂致彻夜靡宁，如丧神守，不知邪结于中，反行补法，如欲盗之出而反闭其门也。急改透邪散结法，用桂枝、炮姜、黄连、枳实、厚朴、广皮等，一剂而胸满中痛之证释。复用栝蒌实、柴胡、桂枝、半夏、枳实、杏仁、苏子、桔梗等，再剂而表热喘嗽之证平。但大便不行，此久病伤津液，肠胃失养之所致也。加生首乌一两，大便得解，余邪尽去。然正气大亏，继进滋补气血之剂而安。盖病有虚邪内结，而正气积亏者，当补正以托邪，而不知者，反治邪而伤正；有正气未伤，而邪势方张者，当去邪以安正，而不知者，反用补以滞邪，虚实莫辨，多致冤沉无诉而尚不觉也，岂不谬哉！

产后惊

戴元礼治乐元忠妻，产后病惊，身飘飘如在浮云中，举目则旋转，持身不定，四肢痠软，医以安神补虚治之转甚。戴诊左脉芤涩，神色不变，是因惊致心包络积血耳，乃下血如漆者一斗遂愈。古云大实似羸者此也。

俞按：此证必共认为虚矣。苟不辨其左脉之芤，岂能测其心包之血积[③] 耶？人但知惊是病，不知因惊而又致病，则治病无益也，可举此案，以例其余。

产后泄泻

金大文治一妇，产后三日发疹，细而成粒，不稀不密，用荆芥、蝉蜕、鼠粘等药，一剂头面俱退，越一日渐有回意，忽大便溏泻数次，即神昏不宁，问其所苦，曰热曰渴，语言颤怯如抖出者。脉来微细数有七至，外露但欲寐，少阴证据，曰阳脱证也，属少阴。用生附子三钱，水洗熯[④] 如炒米，炒干姜八分，炒甘草一钱，炒白芍一钱半，水煎和人人[⑤] 溺一杯，青鱼胆汁四小茶匙，以代猪胆汁，服毕即睡，觉来热渴皆除。续用黄芪建中汤，加丹参、苏木，二帖而安。

沈尧封治一妇，产时去血多，随寒战汗出，便泻不止，用大剂真武汤，以干姜易生姜。两剂战定，而汗泻如故，又服两日，寒战复作，再用补中汤，无人参、加附子两帖。病者云我肚里大热，口渴喜饮，然汗出下利，寒战不减，沈方疑思其母云彼大孔如洞，不能收闭，又无力服参，谅无生理。沈用黄芪五钱炙，北五味四钱杵碎，白芍、茯苓各二钱各炒，归身、甘草各钱半各炒，大枣三枚，一剂病减，四剂全愈。

俞按：此二案[⑥] 有大见识，大力量，故能起死回生。

雄按：观沈案，则可见气虚不能收摄者，宜甘温以补之，酸涩以收之，不可以辛热走泄助火食气也。

---

① 马元仪：原作“马仪元”，据医书集成本改。
② 治木：做棺材。这里指濒临死亡。
③ 血积：光绪本作“积血”。
④ 熯（hàn 汉）：炙也。
⑤ 人：原作“水”，据光绪本、医书集成本改。
⑥ 案：原作“剂”，据医书集成本改。

汪石山曰：余一日庄居，一乡人踵门哀恳，道其妻产后数日，喘促不能卧，痰与血交涌而上，日夜两人扶坐，稍侧身壅绝，乞救疗之。余以意度，新产后血气脾胃大虚顿损，故虚痰壅盛，而败血乘之，犀角、六君子加失笑散，一服痰血俱下，喘亦立止。次日来谢云，诸病皆去，止不能食耳，与参苓白术散调理全愈。

俞按：此证甚危，此方甚巧。若用六君而不加犀角、失笑散则不应，用犀角、失笑散而不合六君亦不应。但意度之，不凭脉象，固由汪公熟能生巧，而其病机在痰与血交涌而上，才侧身便壅绝，显系败血随痰上升。然非血气脾胃之大虚，败血何由随痰上升耶？此方所以恰对也。闭门造车，出门合辙，先生之谓欤！

又按：产科奇病甚多，奇方不少，如遇怪异证候，当于叶杏林所述诸书检求之。夫学医何难，不过多读书耳。《金史》载张洁古学医，夜梦有人用大斧长凿凿心开窍，纳书数卷于其中，自是洞彻其术。因思天使此人为良医，尚须纳之以书，我侪[1]既不梦斧凿开窍，必从目从口，将书纳之于心，纳之诚多，宁让洁古独步耶？设遇奇病，自有奇方，可向腹笥检求矣。

外科

痱痤

孙文垣治查景川遍身痱痤，红而焮痒，诸人以蒺藜、荆芥、升麻、葛根、元参、甘草、石斛、酒芩与之，不愈。又谓为风热，以元参、蝉蜕、羌、防、赤芍、甘草、生地、当归、升麻、连翘、苍耳。服之饮食顿减，遍身发疮，痛痒不可言。孙诊之，两手脉皆缓弱，以六君子汤去半夏，加扁豆、砂仁、薏苡仁、山药、藿香、黄芪。一服而饮食进，四帖而痛痒除，十帖疮疥如脱。

杨曰：俱治此证之药，而服之益甚者，以未审[2]其脉，故与其人之体气相违也。

肺痈

王宇[3]泰治一妇，感冒风寒，或用发表之剂，反咳嗽喘急，饮食少思，胸膈不利，大便不通，右寸关脉浮数，欲用通利之剂。王曰：此因脾土亏损，不能生肺金，若更利之，复耗精液，必患肺痈矣。不信，仍利之，虚证悉至，果吐脓。乃朝用益气汤，夕用桔梗汤，各数帖；又朝用益气汤，夕用十全大补汤，各五十帖，全愈。

胃痈

石顽治谈仲安案。

儿　科

潜村治仙潭孙自范甥慢脾证，痰涎涌盛，咳嗽身热，四肢抽搐，自汗嗜卧，露睛，撮空手振，屡进补脾兼消痰逐风药不应，以方就商于杨。杨曰：此诚风自内出，本无可逐，痰因虚动，亦不必消，但补脾土，诸证自退。然据所示兼证，则其面必㿠白，眼必散大，舌必胖滑，色必嫩白，颈必软而头必垂矣。雄按：必如是者，乃可用此法也。曰：诚然。然救虚不应何耶？杨曰：诸证皆属寒，而诸方止救虚也。使天柱未倒，固能取效，尚须除去逐风消痰之品。今颈软头垂，则天柱已倒，而虚上加寒，确有显据，非炮姜、肉桂，何以追已去之阳，而苏垂绝之气哉？乃写参附养营汤，嘱之曰：如阻以幼稚纯阳无补阳之法，则百不救一矣。服三剂竟愈。次用五味异功，加煨姜、白芍，调理而健。

一女六岁，才发热一日，即腰脊中命门

---

① 侪（chái 柴）：等辈也。

② 审：原作“甚”，据医书集成本改。

③ 宇：原作“守”，据光绪本、医书集成本改。

穴间骨节肿一块，如大馒头状，高三四寸，自此不能平身而立，绝不能下地行走，已半年。人皆谓龟背锢疾，莫能治。即以幼科治龟背古方亦不效。孙文垣曰：此非龟背，盖龟在上，今在下部，必初年乳母放在地上坐早之故。彼时筋骨未坚，坐久而背曲，因受风邪，不觉其渐入骨节间而生痰涎，致令骨节[①]胀满而大，不急治之，必成痼疾。今起未久，可用万灵黑虎比天膏帖之，外以晚蚕砂醋炒绢包，于膏上热熨之，一夜熨一次，再以威灵仙为君，五加皮、乌药、红花、防风、独活，水煎服。一月而消其半，骨节柔软，不复肿硬，下地行，行走如初矣。人皆以为神奇。后三个月，蓦不能行，问之，足膝痠软，载身不起，故不能行。余知其病去而下元虚也，用杜仲、蚕砂、五加皮、薏苡、当归、牛膝、独活、苍耳子、人参、仙茅，水煎服。二十帖行走如故。

雄按：叶氏医案乃后人所辑，不无错简，且有羼[②]杂及门之案，故多纯疵不齐之处。惟《幼科要略》一卷，为先生手定，华氏刻于《临证指南》之后以传世，徐洄溪谓字字金玉，可法可传，得古人之真诠而融化之，不愧名家。乃大方视为幼科治法，不过附庸于此集，皆不甚留意；而习幼科者，谓此书乃大方之指南，更不过而问焉。即阐发叶氏如东扶、鞠通、虚谷者，亦皆忽略而未之及也。余谓虽为小儿说法，大人岂有他殊，故采其春温、夏暑、秋燥诸条，纂人《温热经纬》，学者举一反三，不仅为活幼之慈航矣。更闻其治痘多活法，尝于肩舆中见采桑妇，先生令舆人往搂之，妇大怒詈[③]，其夫将扭舆人殴打，先生晓之曰：汝妇痘已在皮膜间，因气滞闭不能出，吾特激之使怒，今夜可遽发，否则殆矣。已而果验。又一富家子患痘闭，诸医束手，先生命取新洁大漆桌十余张，裸儿卧于上，以手展转之，桌热即易，如是殆遍，至夜痘怒发得生。又先生之外孙甫一龄，痘闭不出，母乃抱归求救，先生视之甚逆，沉思良久，裸儿键之空室中，禁女勿启视，迨夜深始出之，痘已遍体，粒粒如珠，因空室多蚊，借其噆[④]肤以发也。又汪益美布铺夥友，壮年患痘闭，群医不能措手，先生令取鸡粪若干，以醇酒热调如糊，遍涂其身面手足，越宿鸡矢燥裂剥落，而痘已出矣。先曾祖云：此皆神而明之之治，殊可发人慧悟。然激之使发者，气闭也；展转于新漆之桌者，火闭也；假蚊口以撮之者，血闭也；涂之鸡矢醴者，寒闭也。苟欲效颦[⑤]，亦当审谛。又徐洄溪云：痘证因时而变，不但历代不同，隔数十年亦有小变。余谓痘证每因时邪引动而发，万密斋尝言之，王清任亦论之，故不但数十年有小变，即一二年间亦有判然迥异者。盖痘有痘疫，瘄有瘄疫，儿科拘守古法，但可以治常痘，此建中《琐言》之所以为救偏良法也。后人不知此义，辄訾[⑥]其浪用石膏、大黄为偏，谓止可以救惯用热药之偏，岂为知人论世之言哉？若痘挟疫邪，非用费氏之法不可。惜幼科罕读其书，不识病因，往往阖境沿村，夭枉载道，诿诸天数，岂尽然欤！吾先慈幼时患痘，头面虽少，遍身密布，紫黑焦枯，略无润泽，诸医束手。老医包士安曰：此名螺疔痘，用大黄、石膏多剂毫无起色，奄奄一息，已绝望矣。偶亲串中遣一越人陈媪来探疾，见而唶[⑦]云：尚可图也。亟以银针将遍身之痘逐粒

---

① 节：医书集成本作“筋”。

② 羼（chàn）：搀杂。

③ 詈（lì 利）：骂也。

④ 噆（zǎn 趱）：叮；咬。

⑤ 效颦：效，摹仿；师法。颦，皱眉。语本《庄子·天运》所载丑妇效西施捧心而颦的故事。意谓不配仿效而仿效，适足以见其丑。

⑥ 訾（zǐ 紫）：毁谤非议。

⑦ 唶（jiè 借）：大声也。与“谐”同。《说文》“谐，大声也。”

挑出如黑豆者一颗，随以珍珠八宝丹糁入，外用朱养心家碧玉膏一名铜绿膏，治一切痈疽疮毒有神效。封之，即能进粥，不劳余药而生。又定州杨素园大令云，阜平赵功甫邃于医，凡一切丸散，人所不能辨其中为何药者，赵一嗅而知之，历试不爽，殆与离娄[①]之明，易牙[②]之舌，相鼎立也。生平长于治痘，痘始萌，一望而知其结局，虽极危之证，治之无不收功。自云一生疗痘，无药不用，而从未有用附子者，并识之以质治痘名家。杨曰：余见赵功甫处方极轻，尝曰小儿之腹几何，须令其胃气足以运化，药力始能取效，亦至理也。

又按：《幼科要略》后，郑望颐所述种痘之法甚详，洄溪极为赞美。徐氏《医学源流论》亦云：种痘有九善，奈嗜利之徒，胆用时苗，害人不少，并令世人连种痘之法亦不信矣。更有以水痘痂为苗者，种出之时，痘极稀朗，并无稠密棘手之候，医者索谢而去，为父母者亦欢然放心矣。孰知真痘未出，迨时痘流行之岁，天花陡发，病家医家皆不预料，往往误指别证，妄投药饵，纵不误治，痘必危险，较彼妄用时苗之罪更深十倍，反得脱身事外，人不知之，然天地鬼神鉴察难逃，罚及子孙，噬脐[③]何及。梁应来谓种痘始于宋真宗朝，王文正公旦，其后各相授受，以湖广人为最。吾浙以德清人为最。今西洋夷酋吣哈吰善种痘，法以极薄小刀，微剔儿左右臂，以他人痘浆点入，不过两三处，越七八日即见点，比时行痘大两倍，儿无所苦，嬉戏如常。夷言本国虽牛马亦出痘，恒有毙者，因思得此法。由牛而施之于人，无不应验，于是其法盛传。然又必须此痘浆方得，他痘不能，故互相传种，使痘浆不绝，名曰牛痘，诚善法也。邱浩川云：外洋无痘，后由他处传染，患者滋多，惟畜牛取乳之家不染。医者玩牛乳旁有青蓝小疱，形与痘类，于是按古针刺法取牛痘之浆，种人两臂消烁、清冷二穴，旬日果于种处出痘数颗，按日灌浆满绽，按日结痂落靥，无一损伤，无一复出，以后即用小儿种出之浆，递传其种。嘉庆十年，由小吕宋载婴儿传至广东澳门，适浩川未出天花，身试果验，行之家人戚友，无不验者。于是洋行属浩川往会馆专司其事，历十数年，种者盈千累万，无一损失。按铜人图消烁穴去肩头四寸，清冷穴在肘上三寸，幼孩大小不等，以此类推。其刺穴种痘，用尖薄小刀长寸许，仿洋刀式。其取浆用象牙小簪，两头尖利，刺皮仅一纸薄，阔一分许，将苗浆连刺出微血注于穴中，自然奏效，种几颗，出几颗，从不至多，不拘寒暑，不用服药。如痘浆必不可得，亦有取靥作苗者，简妙无比。又海丰张雨农司马谓余曰：鼻孔种痘，犹或十失其一，惟牛痘万无一失，其法传自夷医，由广东而渐及川、黔、闽、楚各省。曩三儿曼臣尝种牛痘于先君屏南署中，欲出几粒，则种几粒，目击道存，允称神技。而三江不行其法者，一则痘医衣食[④]于此，若证无平险，治无方药，则其道不重，其酬亦薄，必多方曲说以尼[⑤]之；一则浆不易得，且有子之人，爱惜过甚，闻欲刀破其皮，不肯试种。其实微刺皮肤，殊不甚痛。凡欲保全子女身命者，慎勿惜分许之薄皮，而贻日后之大患也。然余近闻赵春山司马之孙，曾种牛痘于都

---

① 离娄：古代传说中的人名。《孟子·离娄上》："离娄之明。"赵岐注："离娄者，古之明目者，盖以为黄帝之时人也。黄帝亡其玄珠，使离朱索之，离朱即离娄也。能视于百步之外，见秋毫之末。"

② 易牙：春秋时齐桓公近臣。长于调味，善逢迎，相传曾烹其子为羹以献齐桓公。管仲死后，与竖刁、开方共同专权。桓公死，诸子争位，他与竖刁等杀害群吏，立公子无亏，太子昭奔宋，齐国因此发生内乱。

③ 噬脐：比喻后悔已迟。《左传·庄公六年》："若不早图，后君噬齐。""齐"通"脐"。杜预注："若噬腹齐，喻不可及。"

④ 衣食：原作"食衣"，据光绪本、医书集成本改。

⑤ 尼：阻止。

城，而复出天花，是必传授不真，或奸人假托以图利，皆不可知。但如此鬼蜮[①]，不仅害人，且令良法见疑于世，尤为罪不容诛矣。

① 蜮(yù)：古代相传为一种能含沙射人，致人于病的动物。

医　　　砭

清·徐灵胎　著

清·王孟英　参订

序

无棣张柳吟先生，邃于医学，与余交最深，曩[①] 于天台道上草《霍乱论》稿，乃先生鉴定者。继又为余编次甲辰治案，题曰《仁术志》，而序以待梓。别后寄示手订洄溪《慎疾刍言》一册，且云刍言者，谦词也。际此医学荒芜之日，非此书无以砭俗尚之锢习，宜易其名曰《医砭》。昔徐氏尝著《医贯砭》，专砭崇信《医贯》之病；吾名此书为《医砭》，则医之通病胥[②] 砭。医而受砭则病去，医必病去，而后可以去人之病；医而不受砭，则病锢，医之病锢，而谓能去人之病，不已傎[③] 乎！不知吾子以为何如？余读而韪之，顷至宜黄携示杨素园大令，叹曰：洵时师之药石也，何可久秘帐中耶？爰附管窥付诸梨枣[④]，惟我同志，幸毋讳病而拒砭，庶期共济生民于寿域，是作者暨先生之厚望焉。

道光三十年庚戌春二月杭州王士雄书于贵溪舟次

---

① 曩(nǎng)：以往；从前。

② 胥：皆也。

③ 傎(diān 颠)：颠倒错乱。

④ 梨枣：旧时刻书多用梨木或枣木，因以“梨枣”为书版的代称。

徐灵胎先生传

乾隆二十五年，文华殿大学士蒋文恪公患病，天子访海内名医，大司寇秦公首荐吴江徐灵胎。天子召入都，命视蒋公疾，先生奏疾不可治。上嘉其朴诚，欲留在京师效力，先生乞归田里，上许之。后二十年，上以中贵人有疾，再召入都。先生已七十九岁，自知衰矣，未必生还，乃率其子爔载楄柎[①]以行，果至都三日而卒。天子惋惜之，赐帑[②]金，命爔扶榇[③]以归。呜呼！先生以吴下一诸生，两蒙圣天子蒲轮[④]之征，巡抚司道到门速驾，闻者皆惊且羡，以为希世之荣。余，旧史官也，与先生有抚尘之好[⑤]，急思采其奇方异术，奋笔书之，以垂医鉴而活苍生，仓猝不可得。今秋访爔于吴江，得其自述纪略，又访诸吴人之能道先生者，为之立传。传曰：先生名大椿，字灵胎，晚自号洄溪老人。家本望族，祖钒，康熙十八年鸿词科翰林，纂修《明史》。先生有异禀，聪强过人，凡星经、地志、九宫[⑥]、音律，以至舞刀夺槊、勾卒嬴越[⑦]之法，靡不宣究，而尤长于医。每视人疾，穿穴[⑧]膏肓，能呼肺腑与之作语。其用药也，神施鬼设，斩关夺隘，如周亚夫[⑨]之军从天而下，诸岐黄家目憆[⑩]心骇，帖帖慑服[⑪]而卒莫测其所以然。芦墟迮耕石卧病六日，不食不言，目炯炯直视。先生曰：此阴阳相搏证也。先投一剂，须臾目瞑能言，再饮以汤，竟跃然起。唶[⑫]曰：余病危时，有红黑二人缠绕作祟，忽见黑人为雷震死，顷之红人又为白虎衔去，是何祥也？先生笑曰：雷震者，余所投附子霹雳散也；白虎者，余所投天生白虎汤也。迮惊以为神。张雨村儿生无皮，见者欲呕，将弃之。先生命以糯米作粉糁[⑬]其体，裹以绢，埋之土中，出其头，饮以乳，两昼夜而皮生。任氏妇患风痹，两股如针刺，先生命作厚褥，遣强有力老妪抱持之，戒曰：任其颠扑叫号，不许放松，以汗出为度。如其言，勿药而愈。商人汪令闻十年不御内，忽气喘头汗，彻夜不眠，先生曰：此亢阳也，服参过多之故。命与妇人一交而愈。有拳师某，与人角伎，当胸受伤，气绝口闭，先生命覆卧之，奋拳击其尻三下，遂吐黑血数升

---

① 楄柎(piān fū)：亦作“偏付”，棺木中之垫尸板。此指棺材。

② 帑(tǎng 倘)：谓国家金库。

③ 榇(chèn)：木名，即梧桐，古以桐木为棺，因亦名棺为榇。

④ 蒲轮：以蒲叶裹轮之车，可使车行时减轻震动，古代常用于礼聘贤士。

⑤ 抚尘之好：抚尘，为儿童所玩聚沙土一类的游戏。抚尘之好，指自儿时即为友好。

⑥ 九宫：古算法名，指数学。

⑦ 勾卒嬴越：指布陈指挥作战。勾卒，作战布阵法之一。嬴，谓秦；越，谓越勾践伐吴之兵法。

⑧ 穿穴：犹洞察。喻诊疾时眼力之深，能穿透人身孔穴。

⑨ 周亚夫：西汉名将，以治军严厉著称于世。

⑩ 憆(chēng 称)：同“瞠”。瞪眼惊视貌。

⑪ 慑(zhé 折)服：亦作“慑伏”。因畏惧而屈伏。

⑫ 唶(jiè 借)：赞叹声。

⑬ 糁(sǎn 伞)：今吴、江、淮等地方言称饭粒为米糁、饭糁。引申为散粒。

而愈。其他如沈文悫公未遇时,诊脉而知其必贵,熊季辉强壮时,握臂而知其必亡,皆所谓视于无形,听于无声者,其机警灵速皆此类也。先生长身广颡[①],音声如钟,白须伟然,一望而知为奇男子。少时留心经济[②] 之学,于东南水利尤所洞悉。雍正二年,当事大开塘河,估深六尺,傍塘岸起土。先生争之曰:误矣!开太深则费重,淤泥易积,傍岸泥崩,则塘易倒。大府[③] 是之,改缩浅短,离塘岸一丈八尺起土,工省费而塘以保全。乾隆二十七年,江浙大水,苏抚庄公欲开震泽七十二港,以泄太湖下流,先生又争之曰:误矣!震泽七十二港,非太湖之下流也。惟近城十余港,乃入江故道,此真下流所当开浚者。其余五十余港,长二百余里,两岸室庐坟墓以万计,如欲大开,费既重而伤民实多,且恐湖泥倒灌,旋开旋塞,此乃民间自浚之河,非当官应办之河也。庄公以其言入奏,天子是之,遂赋工属役,民不扰而工已竣。先生隐于洄溪,矮屋百椽,有画眉泉,小桥流水,松竹铺纷,登楼则太湖奇峰鳞罗布列,如儿孙拱侍状。先生啸傲[④] 其间,人望之,疑真人之在天际也,所著有《难经经释》《医学源流》等书,凡六种。其中辟[⑤] 剺[⑥] 利弊、剖析经络,将古今医书存其是,指其非,久行于世。子爔,字榆村,倜傥[⑦] 有父风,能活人济物,以世其家。孙垣,乙卯举人,以诗受业随园门下。赞曰:《记》称德成而先,艺成而后。似乎德重而艺轻,不知艺也者,德之精华也。德之不存,艺于何有?人但见先生艺精伎绝,而不知其平素之事亲孝,与人忠,葬枯粟乏[⑧],造修舆梁,见义必为,是据于德而后游于艺也,宜其得心应手,驱遣鬼神。呜呼!岂偶然哉?犹记丙戌秋,余左臂忽短缩不能伸,诸医莫效,乃掩舟直诣洄溪,旁无介绍,惴惴然疑先生之未必我见也。不料名纸一投,蒙奓[⑨] 门延请,握手如旧相识,具鸡黍为欢,清谈竟日,赠丹药一丸而别。故人李蓴溪迎而笑曰:有是哉!子之幸也。使他人来此一见,费黄金十笏[⑩] 矣。其为世所钦重如此。先生好古,不喜时文,与余平素意合,故采其嘲学究[⑪] 俳歌[⑫] 一曲,载《诗话》中,以警世云。

钱塘袁枚[⑬] 撰

张按:连耕石所服二方,先投者附子霹雳散,继饮者当是白虎汤,文中作天生白虎汤,恐有传讹。盖天生白虎汤乃西瓜之别名,如果以西瓜汁为治,当云再灌以西瓜汁,不当云再饮以汤。识此以质博雅君子。

---

① 广颡(sǎng 嗓):润额。颡,额。

② 经济:经国济民。

③ 大府:明清时称总督、巡抚为大府。

④ 啸傲:呼啸歌吟。旷达不拘貌。

⑤ 辟(pì 譬):截取。

⑥ 剺(luò 落):剔除。

⑦ 倜傥(tǎng dàng 倘荡):亦作“倜荡”。放任不拘貌。

⑧ 葬枯粟乏:埋葬无人收掩的尸骨,救济缺乏粮食的贫民。

⑨ 奓(zhà 乍):开启。

⑩ 笏(hù):本为君臣朝会时所执的手版,其上可记事。此指金银铸成似笏的条子。

⑪ 学究:迂腐不通的儒生。

⑫ 俳(pái 排)歌:散乐,古代的民间舞乐。

⑬ 袁枚:清代著名文学家(1716－1797),字子才,别号随园老人,浙江钱塘(今杭州)人,著《小仓山房诗文集》《随园诗话》等。

原 引

余弱冠时，家多疾病，先世所藏医书颇多，因随时翻阅，不过欲稍识方药而已。循习渐久，乃上追《灵》《素》根源，下沿汉唐支派，如是者十余年，乃注《难经》，又十余年而注《本草》，又十余年，而作《医学源流论》，又五年而著《伤寒类方》，五十年中批阅之书，约千余卷，泛览之书，约万余卷，每过几时必悔从前疏漏，盖学以年进也。乃世之医者，全废古书，随心自造，以致人多枉死，目击心伤。数年前，曾作《刍言》一册，欲以醒世而鲜克听从。窃思生长圣朝，毫无益于此世，而半生辛苦，虽有著述几种，皆统谈医学，无惊心动魄之语，足令人豁然开悟。因复呕心控骨，即《刍言》原本，更加痛快剖悉，实因悲悯填胸，不能自已，愿览者谅其苦心，虚怀体察。以之治人，则敬慎可以寡过；以之治己，则明哲可以保身。冀遇信从之有人，庶绵斯道于一线。

乾隆丁亥秋七月巧日[1] 洄溪徐灵胎识

张按：徐氏所注《本草》及《医学源流论》《伤寒类方》《兰台轨范》，俱蒙御赐入《四库全书》。

---

① 巧日：阴历七月七日有乞巧的故事，为牵牛、织女两星相会之期，故名。

目　　录

医砭原名《慎疾刍言》

徐灵胎先生著
海丰张 鸿信堂补辑
后学王士雄孟英参订

补剂

学问之道，必由浅入深，从未有浅近不知而专求怪僻者。况医法一误，必致伤生害命，尤不可不慎也。夫所谓浅近者，如伤风则防风、荆芥，感寒则苏叶、葱头，咳嗽则苏子、杏仁，伤食则山楂、神曲，伤暑则香薷、广藿，疟疾则柴胡汤加减，痢疾则黄芩汤加减，妇人则四物汤加减，小儿则异功散加减，此皆历圣相传之定法，千古不能易也。至于危险疑难之证，则非此等药所能愈，必博考群方，深明经络，实指此病何名，古人以何方主治，而随症加减。今则以古圣之法为卑鄙不足道，又不能指出病名，惟以阳虚、阴虚、肝气、肾弱等套语概之，专用温补，以致外邪入里，驯至不救。间有稍驯谨之人，起病时仍用切近之药一二剂，未即有效，即转而改用温补。不思病之中人，愈必有渐，不可因无速效而即换方也。况所服之方，或未尽善，不思即于前方损益万妥，而遽求变法，又不肯先用轻淡之剂探测病情，专取性雄力厚之品，大反前辙，必至害不旋踵，总由胸无定见之故。当思人之有病，不外风寒暑湿燥火为外因，喜怒忧思悲惊恐为内因，此十三因，试问何因是当补者？大凡人非老死即病死，其无病而虚死者千不得一，况病去则虚者亦生，病留则实者亦死，若果元气欲脱，虽浸其身于参附之中，亦何所用？乃谬举《内经》曰：邪之所凑，其气必虚。气虚固当补矣，所凑之邪不当去耶？盖邪气补住，则永不复出，重则即死，轻则迁延变病，或有幸而愈者，乃病轻而元气渐复，非药之功也。余少时见问疾者，闻医家已用补药，则相庆病者已愈，今则病势方张，正群然议进参、附、熟地，岂不可骇。其始也，医者先以虚脱吓人，而后以补药媚人，浙江则六味、八味汤加人参、麦冬等药，江南则理中汤加附、桂、熟地、鹿茸、脐带等药，于是人人习闻，以为我等不怕病死，只怕虚死，所以服补而死，犹恨补之不早，补之不重，并自恨服人参无力以致不救，医者虚脱之言，真有先见之明，毫无疑悔。若服他药而死，则亲戚朋友，群诟病家之重财不重命，死者亦目不能瞑，医者之罪，竟不胜诛矣。所以病人向医者述病，必自谓极虚，而旁人代为述病，亦共指为极虚，惟恐医者稍用攻削之剂以致不起，或有稍识病之医，即欲对证拟方，迫于此等危言，亦战战兢兢，择至补之药以顺其意，既可取容，更可免谤，势使然也。此风之起，不过三十余年，今则更甚，不知何时而可挽回也。

张按：所列伤风、暑疟、妇人、小儿浅近

之法，原为轻浅之证，举其大略如此，非谓凡此诸证，不论何因，有无夹杂，悉以此法可为枕秘也。医学不若是之易，读者毋以词害志，观后论暑各条可见。至于疟疾，《素问》既分六经，又分藏府，并不泥定少阳一经。故沈绿芊云：今人治疟，必用柴胡汤，若非此汤，即不足以为治者，故致展转淹滞，变生不测，竟能殒命，则知疟本非死证，惟概以柴胡治疟者杀之也。夫柴胡为少阳表药，若其疟果发于少阳，而以柴胡治之，无不立愈。若系他经用之，则必令他经之邪展转而入少阳，迁延以毙，乃既死犹曰柴胡为治疟主药，吾开手即用之，不知其何以死，病家亦以柴胡治疟而竟不效，真其命之当死也，彼此昏迷，不得一悟，良可浩叹。

又按：浙江之六味、八味汤，此风至今不息，又惟绍兴为尤盛，盖恪守景岳，不啻齐人知管仲也。山阴之下方桥有陈姓世医，颇著盛名，求诊者踵相接，而一脉相传，不问何病，仅此二方出入。乙未夏，余仆郑九，几为所杀。然其门如市，数世不衰，人情畏虚，补死无怨，真诛心之论也。

雄按：小柴胡汤柴、半各八两，以今准之，各得六钱另八厘，参、草、芩、姜各三两，准今各得二钱二分八厘，大枣十二枚，以水一斗二升，准今则八合零四杪，煮至减半，去滓再煎至减半。夫煎而又煎，仅取四分之一，其汤之浓郁甘柔可知矣。喻氏谓和剂，取其各药气味之相和。余谓和者，取其气缓味厚，斯为补正托邪之用，故惟风寒正疟，可以按法而投，则参、甘、姜、枣补胃滋营，半夏利其枢，柴、芩解其热，病无有不愈矣。即今人于疟发之先，饱啖羊肉酒饭，亦能取效。因风寒自表而受，胃府空虚，仍能安谷，譬诸边衅，可以发粮帑而命将也。若温热暑湿之时疟，邪自口鼻而受，病从里发，肺胃之气窒塞，先以痞闷恶谷，譬诸内患，必须清宫禁而搜伏也。病形虽似，证因迥殊，苟不辨别，而执小柴胡汤以为治，则参、甘、姜、枣之温补，壅塞助邪，必致液涸神昏，即不用全方而专以柴胡治疟，亦惟时邪不重而外挟风寒者，始可见功，尤必随证之佐使得宜，庶无他变，此倪涵初之三方，所以愈病者稀而加病者多也。不但此也，每见粗工治疟，不究病因，辄以姜枣汤饮之，因而贻误者不少，羊肉亦然。凡属时邪化疟，虽愈亦勿遽食，盖伤寒有五，疟亦有五，不过重轻之别耳。伤寒惟感寒即痛者为正伤寒，乃寒邪由表而受，治宜温散，尤必佐以甘草、姜、枣之类，俾助中气以托邪外出，亦杜外邪而不使内入，傥[①] 邪在半表半里之界，或所感邪气较轻，不为伤寒而为正疟者，其脉必弦，并以小柴胡汤和解为主方。设冬伤于寒而不即病，则为春温夏热之证，其较轻者，则为温疟、瘅疟，轩岐、仲景皆有明训，何尝概以小柴胡汤治之耶？若感受风温、湿温热之气者，重则为时感，轻则为时疟。今世温热多而伤寒少，故疟亦时疟多而正疟少。温热暑湿，既不可以正伤寒法治之，时疟岂可以正疟法治之哉？其间二日而作者，正疟有之，时疟亦有之，名曰三阴疟者，乃邪犯三阴之经也，不可误以为必是阴寒之证也。医者不知五气皆能为疟，颟顸[②] 施治，罕切病情。故世人患疟多有变证，或至缠绵岁月，以致俗人有疟无正治，疑为鬼祟等说。惟叶氏精于温热暑湿诸感，故其治疟也，一以贯之。余师其意，治疟鲜难愈之证。曩陈仰山封翁询余曰：君何治疟之神乎？殆别有秘授耶？余谓何秘之有，第不惑于悠悠之谬论，而辨其为风温，为湿温，为暑热，为伏邪者，仍以时感法清其源耳。然温疟、暑疟，虽宜凉解，尤当辨其邪之在气在营也。缪氏善治暑

① 傥（tǎng 倘）：倘或。

② 颟（mán 蛮）顸：糊涂，不明事理。

疟,而用当归、牛膝、鳖甲、首乌等血分药于阳明证中,亦属非法。若湿温为疟,与暑邪挟湿之疟,其湿邪尚未全从热化者,用药极要斟酌,而时疟之外,更有瘀血、顽痰、脚气、肝火、营卫不足、阳维为病等证,皆有寒热如疟之象,最宜谛审。拙案中诸治略备,不辞饶舌,附赘其概于此,愿司命者少加垂意,慎毋囿于小柴胡之死法,而统治四时五气之活疟,则幸甚矣。

又按:病去则虚者亦生,病留则实者亦死,真千古名言。盖人者气以成形耳,法天行健,原无一息之停,惟五气外侵,或七情内扰,气机窒塞,疾病乃生,故虽在极虚之人,既病即为虚中有实,总宜按证而施宣通消解之法,一味蛮补,愈阂[①] 气机,重者即危,轻者成锢。奈医家目不识病,开口言虚,病者畏死贪生,乐于从补,是以贫人无力服药,得尽其天年者多,若富贵人之死于温补,则十居其七八也。迷而不悟,覆辙相寻,诚如徐氏所言,读此可为痛哭。

又按:崔氏八味丸用桂,治脚气上入,少腹不仁,乃温化下焦寒湿之剂也。用桂枝者,《金匮》名肾气丸,治虚劳腰痛,少腹拘急,小便不利,及妇人转脬不得溺。又云:短气有微饮,服此使从小便去。三证虽殊,其为温通肾气以行水,则一也,重用地黄之驾驭者,庶寒湿水饮之邪去而真阴不伤耳。后贤广其义,以治关门不开,聚水成肿,得其旨矣。其下焦有湿热者,则去附、桂为六味丸,甚则加知、柏,然皆与上、中之病无涉也,且并非主治诸虚,人人可服之药,用者审之。又《金匮》云:男子消渴,小便反多,以饮一斗,小便亦一斗,肾气丸主之。后人遂谓消渴有寒证,且引《内经》"心移寒于肺为肺消,饮一溲二者死不治"以为口实,而极言专主清凉之谬,举世惑之,莫敢掉罄,惟南海何西池曰:此虽亦名消渴,而实非消渴,《金匮》所言,乃因其人命门火衰,不能蒸动肾水,与脾胃中谷气以上达于肺,故上焦失润而渴,其所饮之水,未经火化,直下膀胱,故饮一溲一,其味不咸。肾气丸以壮其命门之火,如釜底加薪,则水谷之气上腾,蒸为润泽也。然此证止因水不上滋而渴,非如盛火之焚灼,则其渴不甚,饮亦必不多。其谓饮一斗溲一斗者,乃合计之词,非言每饮辄一斗也,其与热证之大渴引饮不止者,安得无殊耶?且肾热则小便如膏,肾寒则小便清白,又自有辨也。至《内经》所言心火衰微,反为水冷金寒之化,不特所饮之水无气以化,且并身中之津液,亦无气提摄,相并下趋而成饮一溲二之证,则肺气之消索已甚,尚何大渴大饮之有?似皆不当名以消渴,致后人泾渭不分,动手温补,热证逢之,不死何待?此守真、戴人所为大声疾呼,而痛诋其非也。余谓此辨最为精切,故于《医砭》中录出以为后人矩矱[②]。第世人喜服温补,不独吾浙为然,如江西文物之邦,人才蔚起,惟于医学,则鄙陋尤甚,喻嘉言是其土著,书反不行,专奉薛新甫、赵养葵二家为圭指,不拘病证,凡方中无附、桂、鹿茸、姜、萸、故纸等味者,人皆不肯沾唇,是以建昌郡城有专售附子一物之行。此说向闻之吉安宋渭川鹾尹,初尚疑其言之过实也,今至抚州,目击信然。因谓宜黄邑侯杨素园曰:君既精于医而官于此,正可力挽颓风,登民寿域。杨侯蹙頞[③]云:非不为也,是不能也。栀子黄芩,畏之如虎,石膏知母,视之若砒,相习成风,牢不可破,既不能导之以政,又不可齐之以刑,官其如彼何哉?而此间颇有著述,无非薛、赵二氏之唾余,且谓黑锡丹可以久服,

① 阂(hé 核):阻隔,阻碍。

② 矩矱(huò 获):犹规矩、法度。

③ 蹙(cù 促)頞(è 遏):蹙,收缩,皱。頞,鼻梁。蹙頞,愁苦貌。

其议论大率类此，所以温热病，从未闻有一人得生者，余谓此则喻氏不能辞其责也。《寓意草》医案，冠绝古今，而《金鉴》病少阴伤寒于春月，治法丝丝入扣，允为仲圣真传。奈嘉言误指为温，立言偶失，其书虽不行于其乡，而此一大错，竟成铁铸，谅乡人必熟闻之矣。黄紫垣明府云：吾乡以附子为必用之常品者，良由水土之气较寒耳。余曰不然，界接粤闽，冬无霜雪，花皆早放，草木蕃滋，地气较江浙尤暖，其惯服热药，死而无悔者，正徐氏所谓死后人必冷也。素园闻之捧腹。

用药

医道起于神农之著本草，以一药治一病，但一病有数证。统名为病，如疟痢之类分名为证，如疟而呕吐头疼，痢而寒热胀痛之类。后之圣人，取药之对证者合几味而成方，故治病必先有药而后有方，方成之后，再审其配合之法。与古何方相似，则云以某方加减，并非医者先有一六味、八味、理中等汤横于胸中，而硬派人服之也。至其辨证用药之法，如有人风寒痰食合而成病，必审其风居几分，寒居几分，痰食居几分，而药则随其邪之多寡以为增减。或一方不能兼治，则先治其最急者，所以无一味虚设之药，无一分不斟酌之分两也。况医之为道，全在自考，如服我之药而病情不减，或反增重，则必深自痛惩，广求必效之法而后已，则学问自能日进。若不论何病，总以几味温补投之，愈则以为己功，死则以为病本不治，毫无转计，此则误尽天下而终身不自知也。又其所名成方者，用柴胡一味，即名柴胡汤，用大黄一味，即名承气汤，于古人制方之义，全然不知，随其口之所指而已。其医案，则袭几句阴阳虚实、五行生克笼统套语，以为用温补之地。而文人学士，又最易欺，见有阴阳五行等说，即以为有本之学，深信不疑，其人亦自诩为得医学之捷径，将千古圣人穷思极想，所制对症之方数千首，皆不必问而已称名医矣。夫医者欲道之行，相习成风，犹无足怪，独是闲居涉猎之人，亦俱蹈袭此等谬说，与医者同声合气，亲知家有病，即往帮助医者，用危言拿住本家，使之不得不用温补贵重之药以明关切，因而致死，死则以为用此等药，原未尝云病者服之必效，不过如此门第之家，于理不该服价贱之药耳。若已生疾，又有人亦以此法毙之，真属可悯。数十年前亦有涉猎医学者，颇能辨别药性，博览经方，今乃相率而入于魔道，其始起于赵养葵、张景岳辈，全不知古圣制方之义，私心自用，著书成家，彼亦不知流弊至于此极也，我知天心仁爱，其转移必不久矣。

张按：洄溪之《医贯砭》，陈修园之《新方八阵砭》，医者不可不读也。

雄按：叶香岩《景岳发挥》，近已梓行，尤有功于医学之书也。

中风

中风，北人多属寒，宜散寒；南人多属火，宜清火；而祛风消痰，则南北尽同。古方自仲景侯氏黑散、风引汤而外，则续命汤为主方。续命汤共有数首，不外驱风，其随症加减，皆有精义，从未有纯用温热滋补，不放风寒痰火一毫外出，以致重病必死，轻病则使之不死不生，惟日服人参以破其家而恋其命，最可伤也。又有稍变其说者，用地黄饮子以为得阴阳兼补之法，亦大谬也，此方乃治少阴气厥不至，舌瘖足痿，名曰痱证，乃纯虚无邪，有似中风，与风寒痰火之中风正相反，刘河间之书可考也。乃以此方治有邪之中风，其害相等。余每年见中风之证，不下数十人，遵古治法，十愈八九，服温补之药者，百无一愈，未甚服补药者，尚可挽回，其不能全愈，或真不治者，不过十之一二耳。奈何一患此证，遂甘心永为废人，旁人亦视为必不起之证，医者亦惟令多服重价之药，使之直得一死，而可无遗憾，岂不怪哉！愿天下之中风者，断勿以可愈之身，自投于必死之地也。

张按：类中风虽无风邪外袭，必有虚风内鼓，或兼痰火，苟无脱象，切不可纯用温补也。

咳嗽

咳嗽由于风寒入肺，肺为娇藏，一味误投，即能受害，若用熟地、麦冬、萸肉、五味等滋腻酸敛之品补住外邪，必至咯血、失音、喉癣、肛痈、喘急、寒热，近者半年，远者三年，无有不死，盖其服此等药之日，即其绝命之日也。间有见机而停药者，或能多延岁月，我见以千计，故今之吐血而成痨者，大半皆因咳嗽而误服补药所致也。或云五味子乃仲景治嗽必用之药，不知古方之用五味，必合干姜，一散一收，以治寒嗽之证，非治风火之嗽也，况加以熟地、麦冬，则受祸尤烈。又嗽药中多有桔梗，桔梗升提，甘桔汤中用之，以载甘草上行，治少阴之喉痛，与治嗽宜清降之法者非宜，苟误服之，往往令人气逆痰升，不得着枕。凡用药当深知其性，而屡试屡验，方可对病施治，无容冒昧也。

张按：亦有咳嗽属于阴虚肺燥者，误投温散，劫其津液，必成劳损，即此论之对面也，医者临证，可不详审其病情哉？

吐血

五十年前吐血者绝少，今则年多一年，其证本皆可愈，而多不治者，药误之也。盖血证因伤风咳嗽而起者十之七八，因虚劳伤损而起者十之一二，乃医者概以熟地、人参、麦冬、五味等滋补酸敛之药，将风火痰瘀俱收拾肺管，令其咳嗽不止，元气震动，津液化痰，不死何待！凡风寒补住，必成痨瘵，无人不知，今竟无一人知之矣。盖吐血而嗽者，当清肺降气，略进补阴之品；其不嗽者，乃喉中之络破，故血从络出，并不必服药，其甚者，只取补络之药以填损处，自可除根，即不服药，亦能自愈，历试不爽。乃病者进以不服药之说，则虽或面从，背后必非笑随之，进以熟地、麦冬、人参、五味等药，则甘心就死，前者死矣，后者复然，岂非命乎？

张按：血之吐也，证因匪一，温凉补泻，随病而施，岂可但补其虚而不究其病耶？

中暑

暑字之名义，与寒字相反，乃天行热毒之病也。其证脉微少气，烦渴燥热，甚则手足反冷。若其人汗出不止，用人参白虎汤主之。如或身热腹痛，胀满呕吐，泻痢厥冷，则名热霍乱，人参断不可用，当用香薷饮、藿香正气散主之，皆治暑之正法也。若《伤寒论》中，又有寒霍乱一证，此乃寒邪入阴，用理中汤主之，此治寒霍乱之法也，与暑热之霍乱，绝不相干。乃后之医书，于热霍乱门中，附入寒霍乱一方，名大顺散，用肉桂、干姜，即理中汤之变法，其方下亦注明治夏月伤冷饮之证，其说甚明。乃昏昧之人，耳闻有此方，竟以之治暑热之霍乱以示奇异，其死也宛转呼号，唇焦目裂，七窍见血，热归于内，则手足反冷而脉微欲绝，所谓热深厥亦深也。手足冷谓之厥，厥者逆也。乃病者、医者不知此理，以为服热药而更冷，其为阴证无疑，故目睹其惨死而无所悔，以后复治他人，热药更加重矣，与治暑热痢者之用四逆汤,其害正同,举世尽以为必当如此,虽言不信也。

雄按:南海何西池《医碥》云:丹溪谓夏月炎暑盛行,人身内外皆热,其说甚的。乃张景岳谓夏月伏阴,人身外热内寒;冬月伏阳,人身外寒内热,以夏至阴生,地上热而井水寒,冬至阳生,地上寒而井水温为证。其说似是而非,乃知有天时而不知有地理者也。人身之气,与天地通,固从天时而变,亦随地势而移,既有东西南北之殊,岂无上下高深之别?人之身,固在地上也,非在地中也。设夏时而身处井中,则不特内寒,即外亦寒矣,尚得如其说谓外热内寒耶?然则置身地上,不特外热,即内亦热,自可反观而见矣。试观浮瓜沉李,咽水饮冰,未尝畏冷,其情可见,冬月能如是乎?或曰夏月汗多则亡阳,阳亡则阴生于内,谓之伏阴非乎?曰:夏月汗多,是人皆然,岂皆亡阳耶?不过虚其津液耳。津液虚即阴虚,阴虚则阳愈炽,观小便之短赤可知,不滋金水而补火土,吾见其惑也。曰:古人于暑证多用热药何耶?曰:此因证转虚寒乃然,不可一概混施也。雄按:清凉太过而转虚寒者有之,或本非暑证而误用清凉,或因避暑而贪凉饮冷过度,反病寒证,或其人素禀阴脏而患沉寒锢冷之疾,皆宜投以热剂,第不可错认面目,谓为治暑也。然则夏月阳气外泄,冬月阳气内藏亦非欤?曰:阳外泄则汗出而内涸,故清润之品为宜,雄按:仲圣谓夺液为无阳,正是此义,治当救液,喻氏论之详矣。气内敛则化水而阴充,故温热之剂可任,观夏月渴而小便短赤,冬不渴而小便清长,则阳外泄之内非冷,阳内藏之中非热,更可见矣。雄按:洄溪尝云,如有暑邪,姜断不可用,虽与芩、连并行,亦不可也,况附、桂乎?

又按:德清徐悔堂《听雨轩杂纪》云:乾隆壬申,余同里冯在田馆于枫桥蔡辅宜所,夏日辅宜自外归,一蹶不起,气息奄然,因以重金急延薛生白治之。薛至则辅宜口目悉闭,六脉皆沉,少妾泣于旁,亲朋议后事。诊毕,曰虚厥也,不必书方,且以独参汤灌之,遽拱手上舆而别。众相顾莫敢决,参不可用,众以二论相反,又相顾莫敢决。在田曰:余虽不谙医理,然闻服参不效,则病为参锢,他药不可挽矣,盍再延一医以决之?有符姓者,常熟人,设医肆于枫桥,因邀之入视。符曰:系中暑也,当服清散之剂,参不可用,众以二论相反,又相顾莫敢决。在田曰:吾闻六一散能祛暑邪,盍先试之?皆以为然。即以苇管灌之,果渐苏,符又投以解暑之剂,病即霍然。夫薛氏,昭代之良医也,望见少妾之泣,误以中暑为虚脱,几伤其生。古云智人千虑,必有一失,此类是也。临证者其可恃聪明而不加细审哉?纪文达公云:卢霁渔编修患寒疾,误延读《景岳全书》者投人参立卒,是不但暑病当慎也。

痢　疾

痢有数种,误治则生死立判。凡脾气不实,饮食不化,昼夜无度,无红白积者,此为脾泻,其方不一,当随证施治。若伤寒传入阴经,下利清谷,脉微厥冷,此为纯阴之危证,非参、附、干姜不治,患此者绝少。若夫夏秋之月,暑邪入腑,脓血无度,此名滞下,全属暑热之毒,蒸肠烂胃,与阴寒之利,判若水火,仲景以黄芩汤为主,而因证加减,此千古不易之法。今乃以暑毒热痢,俱用附、桂、姜、茸,始则目赤舌焦,号痛欲绝,其色或变如豆汁,或如败肝,热深厥深,手足逆冷,不知其为热厥,反信为真寒,益加姜、附,以至胃烂肠裂,哀号宛转,如受炮烙之刑而死,我见甚多,惟有对之流涕。更有用六味汤及参、芪等补药者,于久痢虚乏之人，或有倖中，若邪气未清，非成锢疾，即至不救。盖治痢之方甚多，博考古书，自能穷其变化，何得以不入痢症之药，每投必误也。

张按：泻利多寒，亦有热证，滞下属暑，间有虚证，浪投温补，伤人必多。

阴　证

六淫之邪，不但暑燥火固属乎热，即风寒湿亦变为热。经云：热病者，皆伤寒之类也。又云：人之伤于寒也，则为病热。故外感，总以散热为治，惟直中阴经之伤寒，必现脉紧便青，畏寒倦卧，不喜饮，舌无胎，种种寒象，当用温散，此千不得一者也。何近日之医，举天下寒热杂感病势稍重者，皆指为阴证，即用参、附、姜、桂，服后而热更甚，并不疑为热药之故，即用熟地、麦冬等以为补阴配阳之法，竟忘其为外感矣。要知阴证无发热之理，间有寒极似阳而外现热证者，其内证必现种种寒象，然亦当驱散其寒，如麻黄附子细辛汤之类，亦并无补寒之法也。乃以温热之邪，硬派作阴证，而全用温补，真千古之奇闻也。又有以梦泄房劳之后，而得外感者为阴证，更属笑谈。夫邪果入阴经，即无房劳等事，亦属阴证；如邪不入阴经，则自有本证治法，与阴何干？若云外邪乘虚入肾，则尤当急驱肾中之邪，岂可留邪烁肾？又有用热药之后，其热势益增，忽转而改用大寒，乃是以药试病矣。要知一病有一病之方，岂无对病和平之药，乃始投之火，即转而投之水，何也？然其死也，病家不咎热药之误，而咎寒药之误，何也？盖人之死也必渐冷，服热药而反冷，则信以为非药之故；若服寒药而冷，则明明以药使之冷矣。故热药之杀人不觉，而寒药之杀人显然，所以医者宁可用补用热，虽死而犹可免咎也。

雄按：何报之云：凡病非寒则热，非实则虚，第五志过动，既能生火，外感之邪，悉皆化火，是寒热虚实，无不有火。然则病多属火，河间、丹溪之言，岂不信哉？而张景岳辈不达其旨，竭力诋谰，并滞下、消渴、吞酸、虫痔等证，明明属热者，亦概目之为非火，且反谓之为寒，真菽麦不辨者矣。或云上世人所禀厚实，可任寒凉，晚近人所禀薄弱，止宜温补，谬也。丹溪去景岳不过二百余年，如果禀赋强弱，相悬如是，将数千百年之后，人皆变为阴鬼乎？一笑。又叶氏《景岳发挥》云：今医每言龙雷之火，得太阳一照，火自消靡。此言甚悖。龙雷之起，正当天令炎热盛暑酷烈之时，未见天寒地冻凛冽祁[①]寒而龙雷作者，则知仍因阳亢，而非热药所能治矣。盖阳为火，阴为水，水衰阳无所附而浮于上者，宜滋补真阴，则孤阳下附。若可用热药者，乃仲景所谓戴阳、格阳二证，是内真寒而外假热，阴极似阳，仍是寒证，故用热药，此处务要讲究明白。魏玉横则曰：内真寒而外假热，诸家尝论之矣；至内真热而外假寒，论及者罕矣。《医碥》又云：桂、附引火归原，此为下寒上热者言之。若水涸火炎之证，上下皆热，不知用此引火，引归何处？今日医者动用桂、附，辄云引火归元，杀人如麻，可叹也。雄谓：更有热壅于上，气不下行而两足如冰，面赤烦渴，俨似下寒上热之戴阳、格阳者，皆不可认为阴证，而用热药使其渐冷，以图杀人不觉之巧也。

老　人

能长年者，必有独盛之处，阳独盛者当补其阴，阴独盛者当益其阳。然阴盛者十之一二，阳盛者十之八九。而阳之太盛者，

---

① 祁（qí 其）：大。

不独当补阴,并宜清火以保其阴,故老人无不头热,耳聋,面赤,便燥,现种种阳证。乃医者为老人立方,不论有病无病,总以补阳为主,热盛生风,必生类中等病,是召疾也。若偶有风寒痰湿等因,尤当急逐其邪。盖老年气血不甚流利,岂堪补住其邪,以与气血为难?故治老人之有外感者,总与壮年一例,或实见其有虚弱之处,则用轻淡之品而量为补托,若无病而调养,则当审其阴阳之偏胜而损益使平。盖千年之木,往往自焚,阴尽火炎,万物尽然也。故治老人者,断勿用辛热之药竭其阴气,助其亢阳,使之面红目赤,气塞痰壅,脉洪肤燥,当耆艾之年[①]而加之焚如之惨也。

张按:此论凿然中理,洵发前人之未发也。

妇　人

妇人怀孕,胞中一点真阳日吸母血以养,故阳日旺而阴日衰。凡半产滑胎,皆火盛阴衰,不能全其形体故也。近人有胎前宜凉之说,颇为近理。至于产后,则阴血尽脱,孤阳独立,脏腑如焚,经脉如沸,故仲景专以养血消瘀为主,而石膏、竹茹亦不禁用。余每遵之,无不立效。乃近人造为产后宜温之邪说,以姜、桂为主药。夫果阴阳俱脱,脉迟畏寒,血水淋漓,面青舌白,姜、桂亦有用时。乃血干火燥,纯现热证,亦用热药,则经枯脉绝,顷刻而毙,我见以百计。更有恶露未净,身热气塞,烦躁不寐,心烦腹痛,皆由败血为患,亦用姜、桂助其火而坚其瘀,重则即死,轻则变成褥劳,世之所谓女科名家,一例如此。盖胎产乃天地生育之机,绝少死证,其死皆药误也。造为此等邪说者,九死不足以蔽其辜。又胎产药中,不用生地而用熟地,亦全失用药之理,不可不思也。

张按:产后宜温之邪说,不知创自何人,举世惑之,遂不察其病体之寒热,并不分其时令之冬夏,杀人如麻,从无悔悟。在病者如飞蛾扑火,初不知身死油中,而医者如一盲引众盲,亦不知为覆辙也。彼此梦梦,可不哀哉!

小　儿

小儿之疾,热与痰二端而已。盖纯阳之体,日抱怀中,衣服加暖,又襁褓之类,皆用火烘,内外俱热,热则生风,风火相煽,乳食不歇,则必生痰,痰得火炼,则坚如胶漆,而乳仍不断,则新旧之痰日积,必至胀闷啼哭,又强之食乳以其止啼,从此胸高气塞,目瞪手搐,即指为惊风,其实非惊,乃饱胀欲死耳。此时告其父母令减衣停乳,则必大愠[②],谓虚羸若此,反令其冻馁,无不唾骂。医者亦不明此理,非用刚燥之药,即用参、芪滋补,至痰结气凝之后,则无可救疗,余见极多。教之适其寒温,停其乳食,以清米饮养其胃气,稍用消痰顺气之药调之,能听从者,十愈八九,其有不明此理,反目为狂言者,百无一生。至于痘科,尤属怪诞。痘为小儿之所必不免,非恶疾也。当天气温和之时,死者绝少,若大寒大暑,其元气虚而稠密者,间有不治。其始欲透发,其后欲浆满,皆赖精血为之。乃未发以前,即用大黄、石膏数两,以遏其生发之机而败其元气,既而即用蚯蚓数十,蛴螬数个,及一切大寒大毒之品,如蜈蚣、蝎子、鸡头、猪尾之类,又将地丁、银花等粗粝之品数两,煎汁而灌之,增其毒而倒其胃,此等恶物,即令医者自服之,亦必胃绝肠裂而死,况孩提

① 耆艾之年:古称六十岁为耆,五十岁为艾。后泛指老年。

② 愠(yùn):含怒,怨恨。

乎？凡用此等药者，必豫决此儿死于何日，十不失一，其父母反盛称其眼力不爽，孰知其即死于彼所用之药也。或有元气充实，幸而不死者，遂以为非此等大药不能挽回，而人人传布，奉为神方矣。更可异者，强壮之年，医者黄芩、麦芽俱不敢用，以为克伐，孩提之子，则石膏、大黄成两乱用，毫不顾虑，忍心害理，至此已极，无奈呼天抢地以告人，而人不信也。又有造为螳螂子之说者，割开颐内，取出血痰，此法起于明末海滨妖妇骗财之法，惟苏、松二处盛行，割死者甚众。盖小儿有痰火者，吃乳数日，必有一二日颐肿厌食，名曰妒乳，用薄荷、朴硝为末，搽一二次即愈，即不治亦愈。至所割出之痰块，或大或小，人因信之，不知颐内空虚之处，人人有此，割则复生，并非病也。不然何以普天下之小儿，从未有患螳螂子而死者，独苏、松有此病耶？此亦一害，故并及之。

张按：张戴人云：余尝告陈敬之，若小儿病缓急无药，不如不用庸医，但以蒸饼汤浸令软，丸作白丸，绐[①] 其妻妾以为真药，使儿服之以听天命，最为上药。岁丙戌，群儿皆病泄泻，用药者多死。盖医者少达湿热之理，以温燥行之，故皆死，惟敬之不与药，用余之言，其儿独存。雄谓：此即不服药为中医之义。徐洄溪批叶案，亦有欲停一切医人之药之说，良以明医罕觏[②] 也。而妇女无知，焉知此理？故戴人以蒸饼丸为小儿真药，盖取其和中化滞、行水调脾，与百病皆无碍，且可以安妇女之心也。良工深意，煞费苦心，赘此以告为人父母者。

雄按：叶氏《幼科要略》一卷，洄溪谓其字字金玉，可法可传。华岫云刻于《临证指南》之后。奈大方家视为幼科之治法，不过附庸于此集，佥不甚留意，即阐发叶氏如俞东扶、吴鞠通、章虚谷辈，亦皆忽略而未之及。余谓虽为小儿说法，大人岂有他殊？其论春温、夏暑、秋燥诸条，皆发前人所未发者。至习幼科之人，谓此书为大方之指南，更不过而问焉，特为表出，学者识之。《要略》后附郑望颐所述种痘之法甚详，洄溪极口赞美，而《医学源流论》亦云种痘有九善。奈牟利之徒，胆用时苗，害人不少，并令世人连种痘之法亦不信矣。癸卯春，吾杭儿科李某，世医也，误购时苗种痘，受害之家不少，《回春录》医案中，曾载数条可参。更有以水痘痂为苗者，种出之时，痘极稀朗，并无稠密棘手之候，医者索谢而去，为父母者亦欢然放心矣。孰知真痘未出，迨时痘流行之岁，天花陡发，病家、医家皆不预料，往往误指别证，妄投药饵，纵不误治，痘必危险，较彼妄用时苗之罪更浮十倍，反得脱身事外，人不知之，然天地鬼神之鉴察难逃，罚及子孙，噬脐[③] 有日。即如西洋所传牛痘法，更胜于鼻孔种痘之或有一失。而近闻赵春山司马之孙，曾种牛痘于京师，复出天花，是必传授不真，或奸人假托以罔利，皆不可知，但如此鬼蜮，不仅害人，且令良法见疑于世，尤为罪不容诛也。

外　科

治外证始起，欲其不大，将成欲其不痛。大则伤肌烂肤，腐骨穿筋，难于收口；痛则冲心犯胃，耗血亡津，恶证丛生矣。故始起之时，最重围药，束其根盘，截其余毒，则顶自高而脓易成；继则护心托毒治其内，化腐提脓治其外，自然转危为安。乃始则不能束毒使小，又无护心定痛之方，惟外用

---

① 绐（dài 怠）：欺骗，谎言。

② 觏（gòu 构）：同“遘”，遇见。

③ 噬脐：语出《左传·庄公六年》：“若不早图，后君噬齐。”杜预注：“若啮腹齐，喻不可及。”“齐”通“脐”，后比喻后悔不及。

五灰三品，内服附、桂热毒等药，必至腐肠烂肉，更轻用刀针，割肉断筋，以致呼号瞀乱，神散魂飞，宛转求死，仁人之所不忍见也。况痈疽用刀太早，最难生肌收口，凡毒药刀针，只宜施于顽肉老皮，余者自有拔头呼脓之法，至于恶肉，自有消腐化水之方，故能使患者绝无痛苦，收功速而精神易复。乃此等良法，一切不问，岂传授之不真，抑或别有他念也。更可骇者，疮疡之证，最重忌口，一切鲜毒，毫不可犯，无书不载。乃近人反令病者专服毒物，以为以毒攻毒，夫解毒尚恐无效，岂可反增其毒，种种谬误，不可殚述。间有患外证之人，若用安稳治法，全不以为妙，用毒药刀针者，血肉淋漓，痛死复活，反以为手段高强，佩服深挚而遍处荐引。因知疾痛生死，皆有定数，非人所能自主，而医者与病人以苦楚，亦病者有以召之也。

张按：洄溪有《手批外科正宗》《疡科选粹》二书，绳愆纠缪，学者宜宗。

雄按：秀水吕慎庵云：先生原引云：批阅之书千余卷，殆不止此二种，惜其后人秘藏，而不传于世也。

治　法

凡病只服煎药而愈者，惟外感之证为然，其余诸证，则必用丸散膏丹、针灸砭镰、浸洗熨溻、蒸提按摩等法，因病施治。乃今之医者既乏资本，又惜功夫，古方不考，手法无传，写一通治煎方，其技已毕，而病家不辞远涉，不惜重聘，亦只求得一煎方，已大满其愿。古昔圣人穷思极想，制造治病诸法，全不一问，如此而欲愈大证痼疾，无是理也。所以今人患轻浅之病，犹有服煎药而愈者，若久病大证，不过迁延岁月，必无愈理也。故为医者必广求治法，以应病者之求，至常用之药，一时不能即合者，亦当要预为修制以待急用，所谓工欲善其事，必先利其器。奈何欲施救人之术，而全无救人之具也。

张按：谚云：寻着医生一帖药。近日业医之人虽多，而治病之法愈少，不过一帖药之伎俩，即悬壶而为司命，故洄溪批叶案有云：近日医者之药一概俱停，天下遂无枉死之人矣。盖深慨之也。

制　剂

古时权量甚轻，古一两，今二钱零；古一升，今二合；古一剂，今之三服。又古之医者皆自采鲜药，如生地、半夏之类，其重比干者数倍，或古方虽重，其实无过今之一两左右者，惟《千金》《外台》间有重剂，此乃治强实大证，亦不轻用也。若宋元以来，每总制一剂，方下必注云每服或三钱或五钱，亦无过一两外者，此煎剂之法也。末药则用一钱匕，丸药则如桐子大者，十丸加至二三十丸。试将古方细细考之，有如今日二三两至七八两之煎剂乎？皆由医者不明古制，以为权量与今无异，又自疑为太重，为之说曰：今人气薄，当略为减轻。不知已重于古方数倍矣，所以药价日贵而受害愈速也。又有方中熟地用三四两，余药只用一二钱者，亦从无此轻重悬殊之法。要知药气入胃，不过借此调和气血，非药入口即变为气血，所以不在多也。又有病人粒米不入，反用腻膈酸苦腥膻之药，大碗浓煎灌之，即使中病，尚难运化，况与病相反之药填塞胃中，即不药死，亦必灌死，小儿尤甚。又不论人之贫富，人参总为不祧[1]之品，人情无不贪生，必竭蹶措处，孰知反以此而

① 不祧（tiāo 佻）：祧，远祖庙。古时家庙中祖先的神主，除始祖外，世数远要依次迁入祧庙中合祭，不迁移的叫“不祧”。后喻固定不变之辞。

丧身。其贫者送终无具，妻子飘零，是杀其身而并破其家也。吾少时见前辈老医，必审贫富而后用药，尤见居心长厚，况是时参价犹贱于今日二十倍，尚如此谨慎，即此等存心，今人已不逮昔人远矣。

张按：古方权量，惟王朴庄考核最精。云：古方自《灵》《素》至《千金》《外台》，所集汉、晋、宋、齐诸名方，凡云一两者，准今之七分六厘，凡云一升者，准今之六勺七杪。辨论甚博，详载唐立三《吴医汇讲》。

又按：先生作《医学源流论》，谓人参之价十倍于昔，越十年而作是书，参价又增十倍矣。是以谆嘱医人，用须谨慎。而数十年银价日高，参价愈涌，较之先生之所谓贵者，又不觉更贵二十倍矣。且佳参日罕，伪物日多，稍有人心，慎毋轻用。

又纪文达公《笔记》云：虚证种种不同，而人参之性则专有所主，不通治各证。以藏府而论，参惟至上焦、中焦，而下焦不至焉。以营卫而论，参惟至气分而血分不至焉。肾肝虚与阴虚而补以参，庸有济乎？岂但无济，亢阳不更煎铄乎？且古方有生参、熟参之分，今采参者得即蒸之，何处得有生参乎？古者参出于上党，秉中央土气，故其性温厚，先入中宫。今上党气竭，惟用辽参，秉东方春气，故其性发生，先升上部。即以药论，亦各有运用之权，医者审之。

雄按：曩时医皆备药，今则医与药分，亦可以见世道人心之不古也。从此用药者不识药，而伪药日多矣。然药者治病之物，犹治乱之干戈，故曰：用药如用兵。补偏救弊，用贵得宜，量体裁衣，法随时变，如急病重证，非大剂无以拯其危。缪氏所谓虏荆非六十万人不可也。而熟于世故之徒，辄以无关痛痒之药，为避湿推干之计，宜乎为史搢臣所诃责矣。设轻疾缓疴，暨病后之调理，当以小剂徐为疏瀹者，反肆投竣补以邀功，每至药过病所，诛罚无过，或枢机窒滞，厥疾弗瘳，盖未明《内经》"食养尽之"之义也。况肉虽多，圣人犹云不可胜食气，岂攻病之草木，反可使之胜食气乎？《古今医案》载叶天士治朱怀音案云：渠用贵重之药，必自信为名医，但多费病家之财，与病毫无干涉，即庸医也。及观徐公之论，则虽用对证之药，尚须审其贫富，况与病无涉者而可多费其财耶？奈世人乐于温补，富贵之家，耻服贱药，若愚人不谙药性者，惟以价贵为良，卖药之家，又雌黄其口，辄以善用贵药者而揄扬[1]之，故无识之徒，但求其术之行，不求其道之明，遂甘为庸医而不辞，良可慨已。

煎药服药法

煎药之法各殊，有先煎主药一味，后入余药者；有先煎众味，后煎一味者；有用一味煎汤以煎药者；有先分煎后并煎者；有宜多煎者；补药皆然。有宜少煎者；散药皆然。有宜水多者；有宜水少者；有不煎而泡渍者；有煎而露一宿者；有宜用猛火者；有宜用缓火者。各有妙义，不可移易。今则不论何药，惟知猛火多煎，将芳香之气散尽，仅存浓厚之质，如煎烧酒者将糟久煮，则酒气全无矣，岂能和营达卫乎？须将古人所定煎法，细细推究而各当其宜，则取效尤捷。其服药亦有法，古方一剂必分三服，一日服三次，并有日服三次、夜服三次者。盖药味入口，即行于经络，驱邪养正，性过即已，岂容间断？今人则每日服一次，病久药暂，此一暴十寒之道也。又有寒热不得其宜，早暮不合其时，或与饮食相杂，或服药时即劳动冒风，不惟无益，反能有害。至于伤寒及外证、痘证，病势一日屡变，今早用一剂，明晚更用一剂，中间间隔两昼一

---

① 揄扬：宣扬，赞扬。

夜，经络已传，病势益增矣。又发散之剂，必暖覆令汗出，使邪从汗散，若不使出汗，则外邪岂能内消，此皆浅易之理，医家、病家皆所宜知也。又恶毒之药不宜轻用，昔神农遍尝诸药而成《本草》，故能深知其性。今之医者于不常用之药，亦宜细辨其气味，方不至于误用。若耳闻有此药，并未一尝，又不细审古人用法，而辄以大剂灌之，病者服之，苦楚万状，并有因此而死者，而已，亦茫然不知其何故。若能每味亲尝，断不敢冒昧试人矣，此亦不可不知也。

张按：熊三拔《泰西水法》云：凡诸药系草木果瓜谷菜诸部具有水性者，皆用新鲜物料，依法蒸馏得水，名之为露，以之为药，胜诸药物。何者？诸药既干既久，或失本性，如用陈米作酒，酒力无多，若不堪久藏之物，尤宜蒸露密贮。若以诸药煎为汤饮，味故不全。间有因煎失其本性者，若作丸散，并其渣滓下之，亦恐未善。然峻厉猛烈之品，不得不丸以缓之。凡人饮食，盖有三化，一曰火化，烹煮熟烂；二曰口化，细嚼缓咽；三曰胃化，蒸变传化。二化得力，不劳于胃，故食生冷，大嚼急咽，则胃受伤也。胃化既毕，乃传于脾，传脾之物，悉成乳糜，次乃分散达于周身，其上妙者化气归筋，其次妙者化血归脉，用能滋益精髓，长养肌体，调和营卫。所云妙者，饮食之精华也，故能宣越流通，无处不到，所存糟粕，乃下于大肠焉。今用丸散，皆干药合成，精华已耗，又须受变于胃，传送于脾，所沁入宣布，能有几何？其余悉成糟粕下坠而已。若用诸露，皆是精华，不待胃化脾传，已成微妙，且蒸馏所得，既于诸物体中最为上分，复得初力，则气厚势大焉，不见烧酒之味浓于他酒乎？余谓此说极有理，医者不可不知，故节录于此。而养胃之道，尤当深味焉。其论汗溺海水等说，及人身说概，皆有可取，学者亦宜参考也。

雄按：凡药之露一宿服者，取秋露水入药，以治暑热也。缘暑为天之阳邪，露乃天之凉气，清凉肃降，炎暑潜消，道本自然，胜诸药石。月令白露降，天气始肃，盖立春以后，地气渐以上升，夏月之露，不从天降，东坡诗“露珠夜上秋禾根”是也。云秋禾者，以禾登在秋，而夜上之露，实指夏月地气升腾，滋养万物之露也。无识之人，夏月露药，岂不可笑！更有以暑为阴邪者，尤悖谬之极矣。

迎　医

疾病为生死相关，一或有误，追悔无及，故延医治病，乃以性命相托也，何可不加意慎择，如无的确可信之人，宁可不服药以待命。乃世人独忽于此，惟以耳为目，不考其实学何如，治效何若，闻人称说，即延请施治，服药无效，毫不转念，甚而日重一日，惟咎已病之难痊，不咎药者之贻误。孰知药果中病，即不能速愈，必无不见效之理，不但服后奏功，当服时已有可征者。如热病服凉药，寒病服热药之类，闻其气已馨香可爱，入于口即和顺安适。如不中病之药，则闻其气必厌恶，入于腹必懊侬。《内经》云：临病人，问所便。此真诀也。今人则信任一人，即至死不悔，其故莫解，想必冥冥之中有定数也。又有与此相反者，偶听人言，即求一试，药未尽剂，又易一医，或一日而请数人，各自立说，茫无主张，此时即有高明之人，岂能违众力争，以遭谤忌，亦惟随人唯诺而已。要知病之传变，各有定期，方之更换，各有次第，药石乱投，终归不治。二者事异而害同，惟能不务虚名，专求实效，审察精详，见机明决，庶几不以性命为儿戏矣。

张按：治病难，患病不易，故有不服药为中医之说也。

秘 方

古圣设立方药专以治病，凡中病而效者即为秘方，并无别有奇药也。若无病而服药，久则必有偏胜之害，或有气血衰弱藉药滋补，亦必择和平纯粹之品，审体气所偏而稍为资助。如世所谓秘方奇术，大热大补之剂，乃昔人所造以欺人者。若其方偶与其人相合，或有小效，终归大害；其不相合者，无不伤生。更有一等怪方，乃富贵人贿医所造者。余曾遇一贵公子，向余求长生方，余应之曰：公试觅一长生之人示我，我乃能造长生之方，若长生无一人，则天下无长生之方矣。其人有愠色，是时适有老医在其家，因复向老医求得之，乃傲余曰：长生方某先生已与我矣，公何独吝也？余视其方，乃聚天下血肉温补之药，故难其制法，使耳目一新者。余私谓老医曰：先生之长生方从何传授？老医曰：子无见哂[①]，子非入世行道之人耳。凡富贵之人，何求不得，惟惧不能长生纵欲耳，故每遇名医，必求此方。若长生方不知，何以得行其道？我非有意欺彼，其如欲应酬于世，自不得不然耳。后果得厚酬。余固知天下所传秘方，皆此类也。此即文成五利[②]之余术，万勿以为真可以长生也，速死则有之耳。识此以醒世之求长生而觅秘方者。

张按：《阅微草堂笔记》云：药所以攻伐疾病，调补气血，而非所以养生，方士所饵，不过草木金石，草木不能不朽腐，金石不能不消化，彼且不能自存，而谓借其余气反长存乎？古诗云：服药求神仙，多为药所误。昔邱处机语元太祖曰：药为草，精为髓，去髓添草，譬如囊中贮金，以金易铁，久之金尽，所有者铁耳，夫何益哉？即神仙何尝不死耶？盖生必有死，物理之常，炼气存神，皆逆而制之者也。逆制之力不懈，则气聚而神亦聚，逆制之力或疏，则气消而神亦消，消则死矣。至吐纳导引之术虽出丹经，而非丹经所能尽，其分刌[③]节度，妙极微芒，苟无口诀真传，但依法运用，如检谱对奕奕必败，如拘方治病病必殆。缓急先后稍一失调，或结为痈疽，或滞为拘挛，甚或精气瞀乱，神不归舍，遂成癫痫。杨雨亭言劳山深处，有人兀坐木石间，身已与木石同色矣。然呼吸不绝，目炯炯尚能视，此婴儿炼成而闭不能出者也。不死不活，亦何贵于修道，反不如鬼之逍遥矣。大抵仙有仙骨，非药石所能换，仙有仙缘，非情好所能结。苟不知此而妄思冲举，因而致害者不一，此人亦其明鉴也。或曰：以刃破其顶，当尸解去，然则成仙须受一刃之刑矣，人亦何乐而慕之耶？若容成、彭祖之术，尤为邪道，不得法者，祸不旋踵，真得法者，亦仅使人壮盛，壮盛之极，必有决裂横溃之患。譬如悖理聚财，非不骤富，而断无终享之理也。门人王廷诏言，有一道士精此术，后遭雷殛[④]。而妄人谓可求仙，不亦傎哉！

雄按：大热大补之药服而伤生者，指不胜屈，其初有小效终归大害，而尚可为之挽救者，余案中所载多矣。惟沈琴痴患类中，广饵热补，渐致四肢拘挛，口不能言，但饮食如故，是痰火风邪尽补入络也。呻吟床蓐者七载，遍治不效而亡。张越钦茂才[⑤]室，体极阴亏，医者谓阳能生阴，辄与热补，遂至肉脱形消，四肢痿废，是养筋之营液尽烁也，不能下榻者已数年矣。姑举一二以为后人鉴之。

---

① 哂(shěn 审)：讥笑。

② 文成五利：汉代将军名号，文成将军与五利将军。

③ 刌(cǔn 忖)：切断，划分。

④ 殛(jí 极)：诛戮。

⑤ 茂才：即秀才。后汉时为避光武帝刘秀名讳，改秀才为茂才。旧相沿作秀才的别称。

诡诞

医药为人命所关，较他事尤宜敬慎，今乃眩奇立异，竟视为儿戏矣。其创始之人，不过欲骇愚人之耳目，继而互相效尤，竟以为行道之捷径，而病家则以为名医异人之处在此，将古人精思妙法，反全然不考，其弊何所底止，今略举数端于下。人中黄肠胃热毒偶有用，入丸散者。今入煎药，则是以粪汁灌入而倒其胃矣。人中白飞净入末药，若煎服，是以溺汁灌入矣。鹿茸、麋茸俱入丸药，外证、痘证偶入煎药。又古方以治血寒久痢，今人以治热毒时痢，腐肠而死。河车脐带补肾丸药偶用，今入煎药，腥秽不堪。又脐带必用数条，肆中以羊肠、龟肠代之。蚌水大寒肠胃，前人有用一二匙治阳明热毒，今人用一碗、半碗以治小儿，死者八九。蚯蚓痘证用一二条酒冲，已属不典，今用三四十条，大毒大寒，服者多死。蜈蚣、蛴螬即桑虫、蝎子、胡蜂皆极毒之物，用者多死，间有不死者倖耳。石决明眼科磨光，盐水煮，入末药，今亦以此法入一切煎剂，何义？白螺壳此收湿糁药，亦入煎剂，其味何在？鸡子黄此少阴不寐引经之药，今无病不用。燕窠、海参、淡菜、鹿筋、丑筋[①]、鱼肚、鹿尾此皆食品，不入药剂，必须洗浸极净，加以姜、椒、葱、酒，方可入口，今与熟地、麦冬、附、桂同煎，则腥臭欲呕。醋炒半夏、醋煅赭石、麻油炒半夏皆能伤肺，令人声哑而死。橘白、橘内筋、荷叶边、枇杷核、楂核、扁豆壳此皆方书所弃，今偏取之以示异。更有宜炒者反用生，宜切者反用囫囵，此类不可枚举。以上各种，其性之和平者，服之虽无大害，亦有小损。至诸不常用及腥毒之物，病家皆不能炮制，必致臭秽恶劣，试使立方之人取而自尝之，亦必伸舌攒眉呕吐秽逆，入腹之后，必至胀痛瞀乱，求死不得，然后深悔从前服我药之人，不知如何能耐此苦楚，恨尝之不早，枉令人受此荼毒也。抑思人之求治，不过欲全其命耳，若以从未经验之方，任意试之，服后又不考其人之生死而屡用之，则终身无改悔之日矣。嗟呼！死者已矣，孰知其父、母、妻、子之悲号惨戚，有令人不忍见者乎？念及此，能不读书考古，以求万稳万全之法者，非人情也。以上所指，皆近时之弊，若后世此风渐改，必不信世间有如此医法，反以我言为太过者，岂知并无一语虚妄者乎？又有疑我为专用寒凉攻伐者，不知此乃为误用温补者戒，非谓温补概不可用也。愿世之为医者真诚敬慎，勿用非法之方，世之求治者明察知几，勿服诬诞之药，则两得之矣。

张按：医为仁术，仁者，人之心也。读此而不知悔悟者，是无人心也，曷可以为医？

宗传

一切道术，必有本源，未有目不睹汉、唐以前之书，徒记时尚之药数种，而可为医者。今将学医必读之书，并读法开列于下，果能专心体察，则胸有定见，然后将后世之书，遍观博览，自能辨其是非，取其长而去其短矣。

《灵枢经》

此明经络、脏腑之所以生成，疾病之所由侵犯，针灸家不可不详考，方脉家略明大义可也。

《素问》

此明受病之源及治病之法，千变万化，无能出其范围。如不能全读，择其精要切

---

① 丑筋：丑为地支的第二位，与十二生肖属象相配为牛。丑筋，即牛筋。

实者熟记可也。

《伤寒论》

此一切外感之总诀，非独治伤寒也。明于此，则六淫之病无不通贯矣。

《金匮》

此一切杂病之祖方，其诸大证，已无不备，能通其理，天下无难治之病矣。

《神农本草》

《神农本草经》止三百二十种，自陶宏景以后，药味日增，用法益广，至明李时珍《纲目》而大备。其书以《本经》为主，而以诸家之说附之，读者字字考验，则能知古人制方之妙义，而用之不穷矣。

张按：梁芷林中丞云：《曲礼》曰：医不三世，不服其药。盖古之医师，必通于三世之书，一曰《神农本草》，二曰《灵枢针灸》，三曰《素问脉诀》。《脉诀》可以察证，《针灸》所以去疾，《本草》所以辨药，非是三者，不可以言医，注疏甚明。若必云三世相承，然后可服其药，将祖父二世行医，终无服其药者矣。俗多误解，故庸医之世其家业者颇能温饱。噫！此医学之所以日陋矣。

雄按：家学渊源，继述无愧，极是难事，医林中惟张季明一人而已。《陆氏三世医验》一书，杨素园大令谓其学问递降，亦是定评。若不学无术，徒藉祖父声名以温饱者，更无论矣。

《外台秘要》

《千金方》

二书汇集唐以前之经方、秘方，及妇科、儿科、外科，无所不备，博大深微，必明乎《灵》、《素》、仲景之书，方能知所审择，不至泛滥而无所适从矣。

妇科

儿科

妇人除经、带、胎、产之外，与男子同。小儿除惊、痫、痧、痘而外，与老壮同。所以古人并无专科，后人不能通贯医理，只习经、产、惊、痘等方药，乃有专科。若读前所列之书，则已无所不能，更取后世所著《妇人良方》《幼幼新书》等参观可也。

外科

其方亦具《千金》《外台》，后世方愈多而法愈备，如《窦氏全书》《疡科选粹》，俱可采取。惟恶毒之药及轻用刀针，断宜切戒。

《御纂医宗金鉴》

源本《灵》《素》，推崇《伤寒论》《金匮要略》以为宗旨，后乃博采众论，严其去取，不尚新奇，全无偏执，又无科不备，真能阐明圣学，垂训后人，足征圣朝仁民之术无所不周，习医者即不能全读古书，只研究此书，足以名世，何乃不此崇信，而反从事于近世杜撰无稽之说耶？

雄按：《本草纲目》，可谓集诸氏之大成矣。踵之者，有刘若金之《本草述》、倪纯宇之《本草汇言》，赵恕轩之《纲目拾遗》，尤足以补李氏之阙失，然皆不过贯穿融汇于金元诸名家而已。惟卢子繇《本草乘雅》，邹润安《本经疏证》，力追上古，直溯长沙，抉发精微，推阐尽致，扫尽诸家芜秽而归于至当。学者幸生其后，得读其书，从此而心惟神悟，深造有得，庶上接神农之一脉哉。

言医选评

清·裴一中　著
清·王孟英　评选

言医选评小引

《言医》一书，国初时海宁裴氏兆期所著，康熙间钱塘高士宗《医学真传》曾论及之，则彼时必有刊本，迨后湮没失传，故道光间震泽吴子音于《三家医案例言》后有续刊此书之语，惜子音寻[①]逝，竟未重镌。往岁定州杨素园明府嘱购医林遗帙，余浼[②]人往苏搜访，得其原稿读之，虽瓣香《医贯》，而识见实超出于赵氏，更有先言余之所欲言者，遂忘固陋，选而评之，邮质杨侯，极蒙许可，且命授梓以公于世云。

咸丰元年春王正月邑人王士雄书于重庆堂

中华民国六年仲夏月下浣南通陈月亭书于静室斋

---

① 寻：不久；旋即。

② 浼（měi 每）：请托；央求。

言医选评[①]

海宁裴一中兆期原著
定州杨照藜素园阅定
后学王士雄孟英评选

吾快读裴子之书而异之也，学不贯今古，识不通天人，才不近仙，心不近佛者，宁耕田织布，取衣食耳，断不可作医以误世。医固神圣之业，非后世读书未成，生计未就，择术而居之具也。是必慧有夙因，念有专习，穷致天人之理，精思竭虑于古今之书，而后可言医。每见庸工治病，十失其五；良工治病，亦十失其一，由一以循累之，误亦未忍言也。即能穷致天人之理，精思竭虑古今之书，而病伏于内，医测于外，病以奇伏，医以意测，幸而得则竟得矣，或偶不得，则不为二竖[②] 所笑者无之。此扁鹊所以需上池之水[③]，而思邈所以藉龙宫之方也。夫上池之水不易得，龙宫之方不再传，则惟穷理读书，以学识参造化之权而后可。若裴子者，斯其人矣；若裴子者，固数百年所未出之人也。古今之有学识者，当首推张戴人及刘河间，能与病血战，而不奉表称臣于病，第未免过甚耳。其余诸家，立法非不善，实为乡愿逋逃之薮[④]。故谓医有成心，不可也；谓医有成理，尤不可也。无成理而有或效，医信难言哉！裴子之言曰：以生死易视者易之。固数百年所未出之言也。独谓裴子学贯今古，识通天，人才则仙而心则佛，信也非誉矣。诵其言皆轩岐所欲言而深悔未及言，亦诸大家所欲言而格格不能言，岂帝悯枉札[⑤] 之祸，助其神智而授之使言欤？推此而失者可得，难者可易，而谓医无成理，尤不可也。余以多病学医，日为医而医日下，初似可游刃[⑥]，迩皆茫然，抑郁焦思，徒废寝食，行将耕田织布，弃医而去，以求无误于世。今秋得晤个亭先生，极口兆期裴子学识，且示以所著书，余向慕裴子名，而不图其贯通至此也。一再读之，豁乎快有所获，裴子教我矣。何时共晨夕，而相咨晰，究竟此神圣之业哉！

顺治十四年丁酉中秋日友弟赵善鸣声伯父序

---

① 言医选评：原作“言医”，据封面书名改。

② 二竖：《左传·成公十年》：“公疾病，求医于秦，秦伯使医缓为之。未至，公梦疾为二竖子曰：‘彼良医也，惧伤我，焉逃之？’其一曰：‘居肓之上，膏之下，若我何？’”竖，小孩。后因以“二竖”称病魔。

③ 上池之水：语出《扁鹊仓公列传》，指未至地之水。

④ 乡愿逋(bū)逃之薮(sǒu)：乡愿，同“乡原”，《论语》集注：“乡者鄙俗之意，原与愿同。盖其同流合污，以媚为世，故在乡人之中，独以愿称，夫子以其似德非德而反乱乎德，故以为德之贼。”逋逃，逃亡的人；薮，人与物汇聚之所，本句意指庸俗之人(或庸医)逃避的地方。

⑤ 枉札：枉，冤屈。札，瘟疫。

⑥ 游刃：即游刃有余的缩句。形容技艺熟练，做事轻松利落。

医之道难言矣，余何人斯，敢僭[①]言也？惟是医教衰而医日流于弊，古圣贤仁寿之传，几归沦没，遂不自禁其婆心之热，率蠡[②]见而僭言之也，知我罪我，其在兹乎！

人之一身，无非病也，亦无非药，泥金、石、草、木、鸟、兽、虫、鱼为药偏矣，亦后矣。饥饱待时，饮食药也；寒温适所，衣服药也；动静有常，起居药也；色不视邪，则目明；声不听淫，则耳聪；口无莠言[③]，行无颠步，则口体正，均药也。使有人焉，知填精而不知寡欲，知养气而不知守默，知保神而不知绝虑，亦焉往而得药。《素问》，医之六经也，但言顺四时，少嗜欲，节饮食，不为邪气凌犯，初未尝以药言。其五志为病者，即以五志为药。如曰悲胜怒，病怒者，凄怆哀苦以感之；喜胜悲，病悲者，谑浪佚豫[④]以娱之；恐胜喜，病喜者，迫遽危亡以怖之；怒胜思，病思者，污辱欺妄以激之；思胜恐，病恐者，沉疑搜剔以缓之。至如逸可治劳，静可治躁，处阴以避暑，就燠以避寒，凡此之类，皆非热非寒、非酸非苦，无烦采制，不费㕮咀[⑤]，随在而得之之圣药，远逾草根木皮万万也。则请为尊生者，揭未病之药。

慎起居、节饮食则外感不能侵，若情志所伤，不可徒以药治之。张戴人深知此义，观其治案，可以为万世法。盖草木之功，但可以袪六淫之邪也。

《素问》曰：不能治其虚，何问其余。夫不曰补其虚，而曰治其虚，大有深义。"治"字、"补"字，难易大不相侔[⑥]。补其虚者，只有虚而别无邪气夹虚中，譬犹弱国时也；治其虚者，不足之中兼有余之证，譬国势强弱相半时也。此时而欲补之，则邪未衰；欲泻之，则气已败，势介两难，必随时取中于其间，或先攻后补，或先补后攻，或因攻为补，或借补为攻。虽攻而正不戕，虽补而邪不炽，方可谓之治其虚，谓之能治其虚耳。于此不能，其余何可复问？旨哉！须知治之一字，有无限苦心，无穷妙用在，与虚则补之之一字大有间，世都忽而不察，特注明之。

分别治虚、补虚之异，有禅后学不少。

医何以仁术称？仁即天之理，生之原，通物我于无间也。医以活人为心，视人之病，犹己之病，凡有求治，当不啻救焚拯溺，风雨寒暑勿避，远近晨夜勿拘，贵贱贫富好恶亲疏勿问，即其病不可治，亦须竭心力以图万一之可生。是则此心便可彻天地、统万物，大公无我而几于圣矣。不如是，安得谓之医而以仁术称？

蔼然仁者之言，业是术者，当书座右。

医者常须爱养自家精力，精力不足则倦，倦生厌，厌生躁，厌躁相乘，则审脉、辨证、处方，皆苟率而无诚意矣。思欲救死全生，庸可期乎？今之医者，鲜克[⑦]不以奔竞为专务，徒劳苦而不自知，大戒也。

不但奔竞当戒，尤宜屏除嗜好，盖嗜欲纷则灵机塞也。

医之看病，与文家之相题无二。病，题也；脉，题之旨也；药，则词章也；方法，局与势也。善为治者，脉证既详，当思所以治之

① 僭(jiàn)：超越本分。

② 蠡(lí)：瓠瓢。指以瓠瓢测量海水，比喻见识短浅，看不见事物的全貌。

③ 莠言：坏话。

④ 谑(xuè)浪佚豫：谑浪，戏言放荡；佚豫，同"逸预"，安逸快乐。

⑤ 㕮(fǔ)咀：中药的一种加工方法。见《灵枢·寿夭刚柔》，原意为将药嚼碎，后引伸为将中药材捣碎、切细或锉末，以便应用。

⑥ 侔：齐等。

⑦ 克：能够；胜任。

之法，而随因法以立方，药不过如卑贱之职，唯吾方法驱使耳！不思者，竟以草木为拘，见头痛便用川芎，见脚痛便加牛膝，救头救脚，茫乎其无统宗。虽药品精良，亦何能中病之窾会哉？是犹文家不以题旨局势为先，而仅修词章之末，纵言言锦绣，字字琳瑯，与本题将千里隔矣，何足贵！

证不辨清，脉亦无凭，故博学、审问、慎思、明辨、笃行五者，医家不可缺一也。

胃为水谷之海，脾为生化之源，生化旺则气血清和，诸病屏息，生化衰则气血亏损，百疾交侵，非细故也。惟东垣先生深得此旨，阐发脾胃元气之妙，可谓呼聋震启聩光矣。世之医者，徒执病形，不推病本，脾胃之义，置而勿讲。如脾虚气短似痰喘耳，泥为肺热痰壅，泻以石膏、苏子；脾虚发热似外感耳，认作风寒外束，表以羌活、麻黄；脾虚下陷，变为后重里急，犹谓滞积不行，可以硝、黄、枳、朴；脾虚不运，变为水胀中满，犹谓宿食未化，导以巴豆、牵牛；产后感风，饮食停滞而呕吐胀闷，误拟败血攻心，恣饵桃仁、四物；劳瘵脾虚，饮食减少而恶心溏泻，尚执滋阴降火，偏需知、柏、二冬，投之不愈，更恣投之，脾胃转伤而疾转笃，技穷莫措，归命于数。时弊如斯，曷可胜计？无他，未明主气之说故也。主气实而攻之，则病易愈；主气虚而攻之，则病反加，非药不能治病也，主气不行药力也。况当世之人，气禀寖[①]，兼多沉湎于酒，耽纵于色，汲汲沽名，皇皇求利，又复伤于劳思者，更不少也，司命者，其可不亟讲于斯。

脾胃须分讲，此段专论脾。

补虚之最切要者，在扶胃气，胃气强则饮食进，饮食进则血气生，补何如之？所谓得谷者生，失谷者死，理甚易明耳。今之不善补虚者，概用当归、地黄、人参、白术、甘草、黄芪等类，以为补虚之法，莫此若矣，不思此等品类，虽能补虚，要皆甜腻壅隔之性，胃之强者则幸矣，胃之弱者，其可当乎？不胀则泻，不泻则呕吐而不能食矣。有谓病不转加于此，谁其信之？

此段专论胃，然胃阴虚者，须养以甘柔，此义惟嘉言知之，香岩能之。

病有药伤而变重者，甚者变证莫识，而卒致危亡者，不可不知，不可不慎。昔一妇患经闭，服血药过多，血不行而饮食反减，又增寒热呕逆，医犹谓瘀血攻心，倍加峻削，病者忽发神昏齿噤，口角流涎，状类中风，诊其脉伏而微，心下按之满急且有声。曰：此饮证也。询之乃为药所伤，非涌法不可，急取油鹅翎探之，一涌而出酸水四五升，随醒，先用燥湿宽中药，次与补脾健胃，俟饮啖起居如故，始进通经丸，血乃行。一人病疟兼旬，胸满而畏食，胃气不清故也。医不审，与以加减补中益气汤二服，疟反大剧，易用鳖甲、何首乌等药，作大剂以截之，更胀呕不胜，汤饮俱废，或疑其误服补药，与陈皮、芦菔等汤，病益加。予诊之六脉濡弱，此湿气满胸膈也。以苍术为君，佐半夏、厚朴、泽泻、豆仁等，少加姜汁、食盐，徐徐与之，不食顷吼然欲吐，即探引得吐黄涎恶水甚多始平，疟亦渐止。又一小儿，甫三岁，得心腹痛疾，医者处剂太重，煎汁又浓，更灌之乳，食后反增呕吐，发寒热而兼喘，更数医咸罔效，渐变昏聩，不醒人事，其家以为不可救，遂勿药以俟之。自晨至昏，忽闻腹中汩汩声，上下者数四，遗秽汁斗许而苏。凡此等病患者甚多，不能悉举。总之人身以胃气为本，胃气伤，虽对病之药，皆不能运化而取效，反生他证。今之病家、医家，均不之察，凡有病辄投以药，不愈，更医以药，旋已旋药，甚至病久脾虚，饮食不进，不思顾其生化之源，而犹乱投汤药之剂，致中气受伤，变证百出而死者不少矣，

① 寖：同浸。渐渐。

可不慎欤？

凡脾虚湿盛、气滞、痰凝者，皆不可妄投守补，尤忌滋填，设误用之，多蹈此辙。

药无所谓王霸也，用药亦无所谓王霸也，而有王道霸道之喻，亦用之者有王霸耳。用药者常变以审时，经权[①]以济事，当补即补，当攻即攻，当寒即寒，当热即热，曷王霸之有分哉？用之者善，甘草、参、芪王也，附子、硝黄亦王也。春生秋杀之天道也，当即无药非王也；用之不善，则附子、硝黄霸也，甘草、参、芪亦未始非霸也。冬燠夏寒之愆咎也，不当即无药非霸也。是则王霸不在药，而在所用；亦不在于用，而在善用与不善用。今世之谈医者，咸以参、芪、甘草类能补益，称为王道；硝黄、附子类能攻伐，称为霸道，是泥于药之有王霸矣；泥药之有王霸，遂泥于用之亦有王霸矣。噫！果用药有王道霸道之岐哉？此惟可与知者言也。

药无定性，贵于用之者得其当，固是定论，若学识未优，而孟浪以施峻厉之剂，则岂止霸道哉？直是费人之事矣。

药有偶中而病愈者，有误中而病愈者，未可居功于不疑，当猛然省，翻然悔，惶悚无地，则学日长，而识日高。昔如一木匠赵与铁匠杜，行次[②]乞宿，其家有病人不纳。杜绐[③]曰：此赵君世医家也，蒙上司见召，失路至此，必病者之当愈也。主人遂延人，诊之，曰：一药可愈。潜出，得牛粪一块，作三十粒，下以温水，胸中顿觉如虫行，一涌而出小蜣螂状者二三升，病如脱。越宿礼饯而去。呜呼！此二人小人也，欲苟一宵之寝，以秽物治人，盖偶中耳。窃恐二人此去，必且谓医学无难，而居然世医家，几不自识其初心矣。又有一病身冷而脉沉伏者，医认为阴，投以桂、附等热药，一婢煎之，适倾废，茫无以应，借黄连香薷饮一杯代之，不谓一饮而瘥，是何也？阳证似阴，非阴也，医误以为阴也。设药不为婢误，医之误不可言矣！设药不为医误，婢之误不可言矣！幸其相误，而因误以中病，乃得生耳。吾不知此医亦居功不自疑否？如居功，恐又为此婢窃笑也！此二事深可为近世医家提醒，故谨志之。

用药如用兵，暴虎凭河[④]且不可，况侥幸偶中而不知惶悚者，何足以言医也！

人皆以黄芪、人参、白术、甘草、当归、陈皮、升麻、柴胡八味为补中益气汤。噫！此固补中益气汤，特元气下陷之补中益气汤耳。盖中者脾胃也，气即脾胃之气，元气也，立方者以参、芪、甘草等药善补中州之元气而用之也。因元气之下陷，不得不佐升、柴以举之，非升、柴之能补中气，亦非中气之必佐升、柴而后补也。中气既不必佐升、柴而后补，则凡有以参、芪、甘草相须而立方者，皆补中益气汤也，不必定有升麻、柴胡也。如有因小儿慢惊与痘浆不足，用参、芪、甘草三味名保元汤者；有脾气久衰用人参、白术、茯苓、甘草为四君子汤者；脾虚有痰有湿四君子加陈皮、半夏名六君子汤者；饮食少进更加藿香[⑤]、砂仁为香砂六君子汤者；有虚痰眩晕以参、芪、甘、术合天麻、半夏等药为半夏白术天麻汤者，又有合枣仁、远志、龙眼、当归为归脾汤者；有大病后调理元气用参术汤与参苓白术散者；有元气暴脱脉微欲绝，用人参一味为独参汤者；有暑伤元气用生脉散、清暑益气等汤，与气虚夹寒而用人参理中汤、附子理中汤

---

① 经权：宋明理学用语。经，指事物的常住性或不易之常道；权，指事物发展过程中的变动性或权衡不同情况所采取的对策。

② 次：停留。指在旅行和行军途中。

③ 绐(dài 怠)：欺骗；谎言。

④ 暴虎凭河：语出《诗经·小雅·小旻》。暴虎，徒手打虎；凭河，涉水渡河。谓有勇无谋，冒险行事。

⑤ 藿香：按香砂六君子汤的组方，当为“木香”。

者。凡此之类，皆谓之补中益气汤可也，皆谓之元气不下陷之补中益气汤亦可也。但其间所夹之证与所兼之药有不同，故命名亦各不同耳。究其旨何一不在"中气"二字上着意哉！

余亦尝云：东垣此方宜名补中升气汤，若不须升陷，但须益气，何必佐以升、柴乎？后人不明此义，因而贻误者不少。

学不博不可以为医，徒博亦不可以为医。医者意也，圣贤之精蕴形而上者之道也。布[①]在方策[②]者言也，形而下者之教也。学者欲求圣贤之意，不得不因言以求之，非广博不可也。所谓教非道不立，道非教不明也。不求其意而徒事于言，则虽读尽天下古今奇书，皆糟粕矣，何异饕餮[③]百种珍羞，填塞胸中而不化者乎？

读书者须知出入法，若入而不出，则死于句下矣。此由才不足以胜学，故圣人有才难之叹。余谓人必具才、学、识之三长，始可以为医者，正此意也。又尝撰楹帖一联云：近人情之谓真学问，知书味即是活神仙。附及之，与天下之读书人共勉焉。

久病后不可恣投以药，且无论药之谬，即对病者不可不慎。何也？人之元气以胃气为本，胃气又以谷气为本。故《内经》曰：无毒治病，十去其九，谷、肉、果、菜食养尽之。不曰以药养之也。凡药过剂，无有不伤脾胃之正气者，正气伤则有作泻作呕与肿满者，甚至膈胀不能食，而反生他证者，名为补人而实害人。

药为治病而设，非养生之物也。袁简斋云享高年者，生平不服丸散，真见道之言也。

病盖有纵口吻而死者矣，亦有绝其谷而视其死者焉。世都不察，幽潜沉冤者众矣。念及此，深为酸鼻。夫饮食，养生物也，可节而不可纵，然亦不可使之绝，故节之则生，不节而纵且绝则死。纵而死，病者之责矣，绝而视其死，伊谁之责邪？如伤寒、伤风、伤食等有余之病，或胀，或痛，或呕，或吐，感之暴而脉躁疾有力，且无虚证之兼者，虽不与之食，亦可也。此不可与而不与，是节之，非绝之也。及久病久虚久不饮食之人，陡觉谷气馨香，欲求啖而不敢遽[④]啖，正胃气初[⑤]回之候，法当徐投浆粥，或少与适口不助邪之物，以充胃气，胃气充则元气亦充，而病自无不愈。若概视饮食为毒药而不与，是绝之，非节之也，则几微之胃气，将安恃乎？

得谷者生，正为胃气初回者言也。

病到危急时，非峻重之药不能救百中之一二，今之医者皆重惜名誉，姑以轻平之剂，冀其偶中，幸而不死，则曰是我之功，不幸而死，则曰非我之罪，恐真心救世者，不应如此也。真心救世者，必慨然以死生为己任，当寒即寒，当热即热，当补即补，当攻即攻，不可逡巡畏缩，而用不寒不热、不补不攻，如谚所谓不治病、不损命之药，嗟嗟！既不治病，欲不损命，有是理乎？倘于此认不的确，不妨阙疑以待高明，慎勿尝试以图侥幸，庶不负仁者之初心。医之道极难知，无学者不知，有学者未便知；无才者不知，有才者未便知；有才有学矣，不克随时取中者亦不知。甚矣！知医者难也。今有一等人，谩说某某知医，某某不知医，噫！知医固难，而知知医者，恐亦不得容易也。

世之恃其学问淹博，而轻谈医理者，必致误人自误而后已。

医有上工、中工、下工。上工者良工，中工者庸工，下工者谬工。盖谓庸工之不若良工，谬工之不若庸工也。以理言之，庸

---

① 布：陈述。
② 方策：典籍。
③ 饕（tāo）餮（tiè）：比喻贪婪凶恶。亦指贪于饮食。
④ 遽（jù 据）：急，骤然。
⑤ 初：《裴子言医》作"将"。

工岂止不若良工哉？并不若谬工耳！谬工之杀人，杀人而见其迹者也，见其迹，则人所易知而易远，其为天下之害少；庸工之杀人而不见其迹者也，不见其迹，则人所易忽而易近，其为天下之害多。譬犹暴君为不善，其亡虽速，而天下之害不甚深；庸君未必能为大不善，而天下之元气阴[①]受其贼而不知，其亡虽缓，而为害于天下不既深乎？呜呼！庸君误天下，庸医误病人，一理也。

良工治病，因证而施攻补温凉之药；庸工则专用温补，以为不损于人，而人亦乐从以为稳当，虽受其害亦不怨尤；谬工则道听途说，麻、桂、硝、黄妄思弋获[②]，服而即死，厥罪无逃。

医到病家，未诊视不可先讲病，必待望而闻，问而切，脉证详明，始可断为是寒、是热、是实、是虚，病在某经，当于某经用药，某日当瘥，某日当危，庶药与证对，而不蹈妄投之弊。近有急欲见长者，未见病人颜色，辄抵掌而谈曰：某药可以治某病，此必某病也，当以某药治之。噫！是犹未命题而先作文以待矣！鲜有不背圣经而误人命者。医者胸中预拟一成见不得，虽病者不为自讳，详告谆谆，亦未可遽执为真病情，真病本也，且待诊视后参较果否耳。至若侍奉者之传言，延医者之预达，尤不足凭。盖学者胸怀空旷，了无执着，始得应变无方耳。先哲云：凡读书不可先看注解，且将本文反复详味，待自家有心得，却以注解参较，庶[③]义理昭然，不为他说所蔽。若先被其说横吾胸中，自家竟无心得矣，吾于医家[④]亦云。

此是看病之法。

一妇头眩耳鸣，肉瞤筋惕，恍惚不得寐，乍作乍止半载矣。后乃阻经四月，小腹如怀孕，医者疑其妊而安之。忽一日下紫黑血少许，始识经闭，改用通经药数剂，腹不减，反增恶心呕哕，粥饮下咽旋越出，咽喉焦痛，舌黑无津，众医不能解。余诊得六脉弦细而滑，两关尤甚，曰此顽痰闭滞，血海壅瘀，月事乃阻耳。何以征之？其脉细而滑者，痰脉也；头眩耳鸣恍惚者，痰证也；呕吐不食者，痰客中焦也；舌黑无津，咽喉焦痛者，痰生热而然也。《素问》谓治病必求其本，今病本于痰，必以治痰为首务。遂投礞石滚痰丸八十丸，不动再投七十丸，小腹微痛，次日又服如数，小腹痛不可忍，将夜半下如猪肝者四五块，每几盈尺，更下如破絮脂膜者无计，又累累若石榴子红白攒缀连络而下者，不啻二三斗，小腹顿平，痛亦如失。其最异吐痰碗许，俱如绿草汁色，口角流涎，忽[⑤]变如琴弦之坚。因忆丹溪先生谓怪病是痰，十居八九，良然良然。时胸次未平，饮食少进，用橘红、茯苓各一钱，枳实、黄连、半夏曲各八分，水煎，入姜汁二匙，竹沥半酒杯，二剂后，以六君子汤加减，更服加味润下丸，调理百余日乃愈，逾年生一子。

此证必曾误补，否则不至若是之甚也。

有病伤寒传里，热结不通者，已屡经下，而腹中按之，则仍绕脐坚结，若仰瓦然。且其人伏枕不起，又累旬，肌肉尽烁，汤饮几废，甚至气怯不足以布息。当此之际，攻补不能施其巧，计将安出？曰：论常法在所必攻，不攻则肠胃无繇[⑥]清，水谷无繇进，元气无繇复，而人曷以生？若遽攻，则此立槁之形，垂绝之气，能堪之乎？计必先行补法，而后察邪正之缓急轻重以攻之，攻后旋复从补，补后旋复从攻，而又旋复从补，则

---

① 阴：《裴子言医》作“隐”。

② 弋(yì)获：射的。

③ 庶：《裴子言医》此下有“几”字。

④ 家：《裴子言医》作“学”。

⑤ 忽：原作“勿”，据《裴子言医》改。

⑥ 繇(yóu)：通“由”。

庶几耳。但补与攻,皆当以渐而毋骤,其始也,且以小剂生脉散,加陈皮煎饮半小瓯,饮后移时无反复,复少与,继则或可渐倍,并商攻法也。如腹中郁热未清,渴欲冷饮,遂当啖以橘、藕、瓜、梨之属,润其喉吻,饮食久疏,胃必弱甚,又当间与清[①]米汤、大枣汤,或扁豆、笋蕨、芦菔暨饴糖等汤,随所好以苏胃气。凡此皆余平时所谓适口不助邪之物,佐药饵以不及者也,皆补法也。补既得,方可议攻,攻则唯元明粉一味为佳,生何首乌煎服亦佳,蜜导、胆导尤为良法。不应,须详脉之虚实,气之盛衰,邪之深浅,以导滞丸或小承气加当归微下之,下后仍须照管元气,毋径前而勿顾其有虚虚也。倘其候果可授餐,亦勿得骤之以浓厚,先以陈[②]米煎汁饮之,次煮熟梨、熟枣、熟芦菔等少与之,无忤,始可徐投浆粥与他物耳。须知此证腹中攻不克尽与旁流者恒多。惟期脉静身凉口不渴,便可图进水谷,慎勿过攻,俟其水谷融洽,肠胃充盈,不攻亦可自去。若必欲去尽,而后与之食,不将速其死乎?虽然此皆阳证之攻补法也,亦有元气内损之病,治疗失宜,损而复损,内虽热结,外则手足未冷而鼻先寒,六脉沉迟,或虚疾无伦次,则又是阳证变阴之候,急当以桂、附、参、姜酌微甚而温补之,又不可与梨、瓜、橘、承气、玄明粉同日而语治者矣。智者于此,不可不熟审而通其变。噫嘻!岂特伤寒为然者,凡杂病日久,鲜有不犯此证者,余于治按中每详言之矣。

缓攻轻补,深合治虚之旨。

无病服药之流弊久矣,而今为甚。此皆执前人服药于未病,与上工治未病之说而谬焉者也。不知服药于未病者,即致治于未乱,保邦于未危也。善致治者,尊贤使能,振纲肃纪,则政修民和,苞桑[③]万世在兹矣。若无过兴师,则内生反侧[④],外兆边尘,不反自贻伊戚哉!然则保国、保身无二理,用药、用兵无二术。善卫生者,能于平时节饮食,慎起居,少嗜欲,寡萦虑,使五官安职,百体清和,将游华胥[⑤]而跻乔松[⑥]矣。苟思患预防,审医可也,问药性可也,读岐黄书可也,若以草木偏攻,则寒者戕贼脾元,热者煎熬血脉,是犹小人阴柔巽顺[⑦],似乎有德,而国家元气鲜不为之潜移者。古人谓壁中用柱,壁中添鼠,不可不深长思也。至若不治已病治未病,则又是有说,如肝邪旺,恐传变于脾,当先泻肝以平之;心邪旺,恐传变于肺,当先泻心以平之之类是也。是则治未病者,治病之未传也,非治人之未病也。服药于未病者,调摄于未病也,非未病而先服药也。二说各有所指,皆非无病服药之谓也。夫何贪生者假为栖真元牝[⑧]之丹,纵欲者泥为婴儿姹女[⑨]之术,岐黄诰戒,视若弁髦[⑩];伐性斧斤,恬如衽[⑪]席,是以疴端呈现,种种乖常,蒂固根深,卒难期效,而犹咎刀圭[⑫]无补,毋乃愚乎?

无病而服补药,富贵人之所为,是揠苗之助也。畏死而求神仙,聪明人之所为,是大愚若智也。

王节斋曰:畏,畏其制我不得自纵;恶,

---

① 清:《裴子言医》作"焦"。
② 陈:《裴子言医》作"焦"。
③ 苞桑:亦作"包桑"。丛生的桑树,比喻根深柢固。
④ 反侧:不正直,不顺从。
⑤ 华胥:谓安乐和平之境。
⑥ 乔松:古代传说中的仙人王乔和赤松子。这里比喻健康长寿。
⑦ 巽(xùn)顺:懦弱,恭顺。
⑧ 栖真元牝(pìn):道家修炼之术。
⑨ 婴儿姹女:气功学名词。①指肾精、心穴;②指药物,为阴阳两个方面。
⑩ 弁(biàn)髦:弁,指一种用黑布做的帽子;髦,童子的垂髮。古代贵族弟子行加冠之礼,先用弁把垂髮束好,三次加冠后,就去掉黑布帽子,不再用,因此比喻无用的东西。
⑪ 衽(rèn):床席。
⑫ 刀圭:古时量取药末的用具。

恶其异我不能自如，此二者不深害。盖彼既畏我，我必恶之；我既恶彼，彼亦畏我；我虽恶彼，彼无忿心；彼虽畏我，我能制彼。如牛黄恶龙骨，而龙骨得牛黄更良；黄芪畏防风，而黄芪得防风其功愈大之类是也。至相反则两仇不共，共必为害，然大毒之病，又须大毒之药以劫之，甘草、芫花相反药也，而莲心饮以之治痨瘵；黎芦、细辛相反药也，而二陈汤以之吐风痰。又四物汤加人参、五灵脂以消血块；感应丸以巴豆、牵牛同剂，为攻坚破积之需。相反之中，亦有相成之妙。此古人达至理于规矩准绳之外，故用之反以为神，非好奇之私，而以人命为侥幸也。

苟无灼见之真，究勿轻于一试。

昔南人有言曰：人而无恒，不可以作巫医。朱子[①]竟认巫医为两事，一注以交鬼神，一注以寄死生，岐而二之，恐为未当。夫医之道始于神农，阐于黄帝，著有《素问》、《内经》以救民疾苦，所谓坟典[②]之书，至尊至贵，莫之与并，岂可与巫觋[③]之徒同日而语者？但医有不同，名称亦是有别。精于医者曰明医，善于医者曰良医，寿君保相者曰国医，粗工褊浅，学未精深者曰庸医，但有时运造化者曰时医，至若击鼓舞趋，祈祷[④]疾病，不以医药为事者则谓之巫医耳。世之称为"端公太保'、"夜行卜士"，北方称为"师婆"，皆此也，正南人谓之巫医也。盖谓一切虚诞之辈，亦是不可无恒也。

九原可作[⑤]，朱子必然首肯也。

近有一等行医者，偶得一方一药，辄满颜矜色，抵掌傲笑而言曰：我药能救人之命。噫！命果何物？而可医药救之也哉！即古昔大圣至神灵至慈爱，亦不过能以药治人之病，未闻有救人之命者。今且无论不能救人之命，即欲求其[⑥]能治人之病者，亦不多见矣。予虽不敏，诵读于斯者有年，博采于斯者有年，忘食废寝，默契神参，以至历危际险者又有年，亦仅知探虚实，测浅深，权缓急，能治人之病，还其不死而已，岂遂因以为功，而曰我药能救人之命哉！从未之敢也。

误药可以杀人，愈病岂非救命？但医者不可以自矜也。

或问医之疗病，须善用权，权之义安解乎？裴子曰：权者，无心物也。朱子譬之称锤，以其称物平施，可轻亦可重也。用之者胸中不得预拟一成见，当在两，称锤不得不在两；当在斤，称锤不得不在斤。本非一定不移之物，而有一定不移之理；有一定不移之理，而无一定不移之心。医者必如是，而后能乘时制宜，以济人之危而无弊。如虚可补也，容有时乎不可补，而因攻以为补；实可攻也，容有时乎不可攻，而假补以为攻。病在此而治未尝必在此，病在彼而治未尝必在彼。病同而治或不与之同，病异而治或不与之异。硝、黄之寒也，以之攻寒；桂、附之热也，以之攻热；羌、防发汗而还以敛汗；苍、半伤津而即以生津；地黄之湿亦有补脾利水之功；茯苓之通亦有止溺塞精之益。至于改汤作丸，变丸为散，朝黄连，暮附子，与怒胜思、思胜恐、恐胜喜、喜胜悲之类，无非权也，用之者不知有所谓权也。惟知时有所不可，不执素所守之可以为可；时有所可，不执素所守之不可以为不可耳。夫不执素所守之可为可，所不可为不可，而以时之所可为可，所不可为不可

① 朱子：即"朱熹"，南宋哲学家，教育家。

② 坟典："三坟五典"的简称。泛指古书。

③ 巫觋(xí)：巫，女巫；觋，男巫。

④ 祈禳(ráng)：祈福禳灾。禳，祭禳消灾。

⑤ 九原可作：九原，战国晋卿大夫之墓地也。《国语·晋语》："赵文子与叔向游于九原，曰：'死者若可作也，吾谁与归？'作，起立也。"

⑥ 其：原作"与"，据《裴子言医》改。

者，乘乎时之所宜也，时之所宜，即理之所宜也；理之所宜，虽欲不权，不可得也。然则权岂易言哉？非有才、有胆、有识、有学而又虚其心者不能也！何也？盖权之用在理，而理之明在心，故必使此心不致有纤微之蔽，庶乎理可御而用可圆。心苟不虚，心且受蔽，理何明乎？纵有学焉，无识之学已；纵有识焉，无学之识已；纵有才焉、胆焉，皆浮气已，安遽能乘时制宜而无弊耶？由此言之，则不独无才、无胆、无识、无学者不可以用权，即有才、有胆、有识、有学者亦未可以用权，必有才、有胆、有识、有学而又虚其心者，始可以用权耳。噫！权岂易哉？

权乃学问经济[1]之极功，虽可与立者，尚未可与权，盖必权而不失其中，之所以为难也。苟失其中，则不可谓之权矣。权岂易言哉？

昔王好古论人参曰：肺热用之则伤肺。王节斋论人参曰：阴虚血证忌服，服之过多必不治。余深味之，皆千古不可移易之绳墨，何后之妄议其非者纷然也？是岂词不足以发其理，而人莫之解欤？非也！唱和成风，耳熟心痼，遂不复有揭其理而正其误[2]者矣！谓非吾道之一大不幸哉？夫所谓肺热者，即阴虚之肺热也；所谓阴虚者，即肺热之阴虚也。盖肺热谓阳独盛，阴虚谓阴独虚，阴独虚则阴不足以化阳而火炽，火炽则烁金而咳血，咯血，干嗽，声嘶诸肺热之候所从出矣。此正有阳无阴之病[3]，治当曲尽养阴之法以化阳而救热，遽用人参助其阳气，则肺愈热而阴愈虚，嗽喘痰血不愈甚乎？此两先生所以垂戒谆谆乃尔，后人不察，悉误以《素问》"无阳则阴无以生"之旨，认作阴虚之病，论则曰造化之理，阴从乎阳，凡阴虚者，必皆用人参补阳而生阴。又执朱丹溪"虚火可补，参芪之属"，暨张洁古"人参补上焦元气而泻肺中火邪"，以及李东垣"人参补元阳、生阴血而泻阴火"诸论，以为凡属虚火、肺火、阴虚之火，无不可用人参以补之，遂懵然侈口而斥两先生之非。呜呼！何其不明之甚耶？《素问》谓"无阳则阴无以生"，论阳虚之病耳，非所论于阴虚也。其所论于阴虚者，已自有"无阴则阳无以化"之句，与此彰彰，并载于书，岂独置之勿讲乎？一则因其无阳也，治当补阳而生阴；一则因其无阴而有阳也，治当补阴以化阳耳。明乎此，则知其无阳者可以补阳，而有阳者不可以补阳耳。若以补阳气不足之人参，漫加于肺热阴虚之病，是有阳而又补其阳矣，奚可哉？若夫丹溪为虚火可补，谓其可补气虚之虚火也，非谓人参可补阴虚之虚火也。气属阳，有余便是火，不足而补火自退，有余而补火愈炽矣。洁古谓人参补上焦元气而泻肺中火邪者，亦指其补上焦元气不足而泻肺中火邪也，非谓人参能补阴血不足而泻肺中火邪也。至东垣谓人参补元阳、生阴血而泻阴火，亦因元阳[4]之不足，不能生阴以制火，故补之，非为元阳之有余也。不究其理而妄议其非，不大谬哉？

透彻之论，可杜悠悠之口。

世俗谓产后三日内不可用人参，测其意恐瘀血之不行耳。噫！果瘀血不行而谓不可用，诚是矣！设有行之不止，以昏眩无知，六脉几绝，手足尽冷而为血脱阳亡之候，其亦可以不用乎？窃恐此际即立煮人参、姜、桂急救之，亦有不及济者矣，安问三日与不三日也？今之病家、医家未经参究，每遇产后，但知有瘀血不行之可虑耳，而不知有血脱阳亡之可危，恒坐视人之死而不救，可悼也夫！一巨家室，五月而小产，产

---

① 经济：经世济民；治理国家。
② 误：《裴子言医》作"讹"。
③ 病：《裴子言医》作"瘵病"。
④ 元阳：原作"元气阳"，据《裴子言医》改。

不逾时而即血崩不止，六脉虚微，神情昏倦，此血欲脱而阳欲亡之候也。予甚惶怖，急以人参一两，肉桂二三钱，不切而咀，即注炉头沸水急急煮饮，以追脱[①]耗之元阳，煮未半而室已运去，更视之则六脉既[②]绝，手足冷而通体涓涓汗矣。予惶怖益甚，忙取二大磁瓯，不待参味煮全，旋以一注参汁少许，急持与饮，复以一又注少许，急持与饮，如此递相持饮，饮尽即脉起神苏，手足温而汗已收矣。既而胸中作满，疑故于参，予谓此非参故，乃汤饮多而不能顿行故也，顷俟腹中有汩汩行下声自平耳。未几果然。然其所以用参之不切而咀，而又以沸水急煮者何也？恐稍缓不及济事耳。其注参汁于大瓯而递相少进者，又何也？恐参汁热而骤难下口，转致迟迟耳，非有他也。不如是则徒有救人之心，而无救人之术，与不救者何以异。

临证首宜辨虚实，不必拘日数，伤寒、痘疹及诸杂证，无不皆然。

甚者[③]成见之误人也[④]。予昔治一女人难产后即发热不止，汗甚多，而语甚错，六脉洪大而虚，且有坐卧靡宁，五六昼夜曾不经一合眼，一合眼此身不啻飘飘浮云中[⑤]，则明是一个气血大亏，以致虚阳亢上的证候。夫何以参、术、归、芪、丹皮、童便及炒黑干姜之类，屡进而屡不验，且不但不验，反增头眩耳鸣，恶心嘈杂，欲呕不得呕数证，则知其非气血大亏，乃痰涎之壅盛矣，遂更一方：半夏三钱，天麻二钱，茯苓、橘红、豆仁、厚朴、黄连、枳实各一钱，竹茹三钱，铁锈水煎服，不二剂而气爽神清，身凉脉静矣。继以人参大补脾丸日进二服，以培胃中元气，数服[⑥]后渐觉饮啖加餐，月余全愈。然则予之所以误认为气血之亏者，执产后之成见于胸中耳，须知学者不可不虚其心而广其识也。

凡病皆有虚实，不可略存成见，非独产后然也。

长年病与高年病大要在保全胃气，保全胃气在食不在药，万不可专攻于药，致妨于食，倘其力所能食，时所当食，宁可因食而废药，不可因药而废食。人当病愈后，胃气必虚，固不可恣情口吻，尤不可小心太过，绝口不沾肉味，或曰本草谓猪肉助火生痰，发风动气，于人有损无益。子何出此言也？余曰：人以血气成躯，虚则当以血气之味为补助。此固自然之至理，岐伯所以有肉为胃药之称，孟氏所以有非肉不饱之论也。朝与夕亲，习以成性，虽有助火生痰、发风动气之害，亦与之俱化矣。予有一譬焉，譬之药中之大黄，非所称有损无益者乎？而或虫生其间，则必不能离大黄以为命，设取而饲之人参、白术之中，其虫反不得所而死矣。此各随其质之所由生，性之所由习，岂概论物味之损与益哉？又如污泥粪壤，孰不以为秽恶之物，唾而远也，其间或生虫焉，则亦必藉污泥粪壤以为命矣。倘怜而爱之者，将畜之于清溪洌涧之中，其为虫也，得更有逾时之命乎？由此推之，则猪肉之于人，未尝有损无益也。

邹润安亦有此论。盖坎为豕，在地支则属亥，不但养胃，余谓其补肾水有专能也。本草损人之说，汪讱庵亦不以为然。惟脾虚湿盛之人，有酿痰滑泻之弊，时疫流行之际，有壅浊召疾之虞耳。制为兰熏，俗呼火腿，补虚开胃，病后最宜，以东阳造者为良。

余每到病势危笃之家，未诊视先令急

---

① 脱：《裴子言医》作“既”。

② 既：《裴子言医》作“几”。

③ 者：《裴子言医》作“哉”。

④ 甚者成见之误人也：本句原在“与不救者何以异”句下，据《裴子言医》改。

⑤ 中：《裴子言医》作“耳”。

⑥ 服：《裴子言医》作“日”。

煮水，诊视竣，水即成汤矣。取药煮之，差可济急。世俗服药之弊有六：有食已而即药者；有药已而即恣饮茶汤者；有药食杂进而恬之不忌者；有才服此医之药而旋以彼医之药继之者；有明受此医之药而阴则服彼医之药，不肯明言以欺人者；更有苦于服药，所授汤丸必潜倾废，中外侍人又为互隐而无可稽穷者。病或偶减，固无论已，设或偶增，咎将安责？

煮水待药，洵救急之一法，服药之弊，笔难尽罄，岂止六端而已哉！

病中固宜节食，尤宜节饮，食伤人所易知，饮伤人都不觉，不惟茶汤浆酒，以及冰泉瓜果之伤，谓之伤饮，即服药过多，亦谓之伤饮。其见证也，轻则腹满肠鸣，为呕为吐；重则腹急如鼓，为喘为呃；甚则紧闭牙关，流涎口角，昏聩不醒人事，状类中风。患此证者，滔滔皆是，或未有识，不得不为来者言之。

《易》曰节饮食，是饮与食并当节也。平人且然，况病中乎？饮食且然，况药汁乎？尊生者，不可不三复此言也。

举凡胸腹中有痰有饮，有积有痞，或胀或痛，或酸或嘈，或吐或泻，一二证时止时作，经年不瘥者，急须猛意以图全愈，毋俟他日别病相加，掣肘莫措。然其所治之法，则灼艾先而药石次。盖灼艾治病，与药石不同，药石固能治病，久之必动肠胃，妨饮食而坏元气；灼艾则不唯能治病，并不动肠胃，妨饮食以致坏元气耳。嗟嗟！世人之喜药石而恶灼艾者多矣，而抑知灼艾之为功，远逾草根木皮万万也。

寒湿凝滞为病，藉艾火以温行，的是对证良法。

灼艾后惟“节饮食”三字为首务，不可饕餮厚味，致伤胃气。今之人一经灼艾，便以食不胜人为忧，其始也胃气未伤，犹能勉力啖嚼，数日后胃气被伤，即胀满而不能食，不泻则吐，不吐则疟与痢所从出矣。且更不思自贻伊戚[1]，而犹咎施艾者之无功，良可笑也，良可悲也。

勉力啖嚼，最伤脾胃，无病者且然，况病人乎？

虚劳病，惟于初起时急急早灸膏肓等穴为上策，外此则绝房室、息妄想、戒恼怒、慎起居、节饮食以助火攻之不逮。一或稍迟，脉旋增数，虽有良工，勿克为已。葛可久曰：瘵证最为难治，当治于微病之初，莫治于已病之后，深有旨也。至夫药饵，则贵专而少，不贵泛而多，万不可谩听名流，积月穷年不撤润肺滋阴之药，润肺滋阴之药，擅名固美，酿祸极深，不可不知，不可不慎！

初起灼艾固为上策，然惟瘵证为宜。设属真阴虚损，滋阴之药在所必用，汪缵功论之详矣，又未可再以艾火劫其阴也。《理虚元鉴》一书，尤不可不读。

凡泻病、痢病、虫病、疳病、水病、酒病、疸病于初愈时，断不可骤服滋补之药。盖此数病以湿热为原，滋补之药，乃助湿热之尤者，骤尔服之，鲜不致害。

泻痢亦有宜滋补者，但须佐以坚阴清热之品，不可甘温腻补耳。

凡近产不可祈占问卜，听彼巫觋之徒乘机哄吓[2]，以吉为凶，当何祷神，当何求佛，致使孕者忧疑恐惧，梦想多成危境，真气反因郁结而不舒。临产之际，不难产亦自难产矣。患此弊者，急用人参、白术、当归、川芎、砂仁、枳壳、苏梗、大腹皮之类，日煎服之，以舒郁气而扶真气。

占卜、堪舆[3]、星相、巫觋，皆欺愚人以谋生者，士大夫惑之，往往致祸，不但临产尔也。

---

① 自贻伊戚：自己寻烦恼，自己招致灾祸。
② 哄吓（chī）：原作“哄赫”，据《裴子言医》改。
③ 堪舆：即“风水”，迷信术数的一种。

凡用补药必兼泻邪，邪去则补药得力，譬之涤衣先除垢腻，而后粉饰可加耳。若专事补而不知邪气之当泻，补必为害。

一味蛮补，则病无出路，良由医无理路，遂致人无生路。

病之加于小愈者，因小愈而放其心也。天下事处逆者恒多易，处顺者反多难，病当未愈而求愈时，欲不得逞，志不敢肆，凡语言、动止、饥饱、寒温以及情性喜怒之间，无不小心翼翼，自然逆可为顺，不期愈而不愈者鲜矣。愈则此心不觉康强自慰，保护[1]渐疏，恣口吻也，爽寒温也，多语言也，费营虑也，近房室也。顺情性而烦恼也，广应酬而不自知为劳且伤也，有谓病不反加于此者无之矣。因忆孟夫子生于忧患，死于安乐之说，信不可不书绅而铭座右也。

病人犯此而功败于垂成者多矣，不仅加病而已。

人咸谓神昏之病原于心，心清神乃清。愚谓神昏之病原于胃，胃清神乃清。或疑神藏于心，于胃何与？曰藏神者心，而摄神者气，气出于胃，胃气不清则不能摄神归舍，而心神之昏昧也必矣。子如不信，不观酒醉之人乎，醉酒之人，醉胃不醉心也，何以神昏而语言错乱也？不观饱食之人乎，饱食之人，饱胃不饱心也，何以神昏而颓然欲寐也？不观痰涎壅塞之病乎，痰涎壅塞之病，病于胃未尝病于心，何以神昏而瞑眩无知若中状也？不观阳明内实之病乎，阳明内实之病，病于胃未尝病于心，何以神昏而躁妄狂谵如祟凭也？或乃为之抚然，曰命之矣。

此诚前人未发之论也。况肥甘过度，每发痈疽，酒肉充肠，徒滋秽浊，熏蒸为火，凝聚成痰，汩没性灵，神昏气乱，宜其尔也。设素甘澹泊，藏府清虚，虽感客邪，易于解散，然则病从口入之言，可不深长思乎？

凡有以问疾来者，勿得与之相接，一人相接，势必人人相接，多费语言以耗神气，心所契者，又因契而忘倦，所憎者，又因憎而生嗔；甚或坐盈一室，竞起谈风，纵不耐烦，又不敢直辞以去。嗟嗟！有病之人，力克几何而堪若此？恐不终朝而病已增剧矣！然此犹为害之小者耳。更有一等摇唇鼓舌，好事生非，病者一惑[2]听，必致恼怒填胸，不知自爱，而其为害，又不可言，智者于此，休将性命做人情。

病家或不知此，医者必当致戒。

病中但可安分调摄，不可偏信师巫，杀害生命，不惟损资造孽，更使心志狐疑，溺情鬼塞，而切身珍爱之图，反置勿问，愚孰甚焉？

愚人每犯此，且不可以理喻，真锢疾也。

病人卧榻，不可薄以茵褥，致使隐寒犯背，寝伤五藏之阳，变证增邪，莫此为甚。仙经曰：背以阳为主，而五藏之俞穴通焉。一被寒侵，则寒气繇俞入藏而藏寒，藏寒则阴盛，阴盛则阳衰，阳衰则转输迟滞，传送乖违，气血亦为之损败，轻病必重，重病必至于死矣，可不慎乎？不特病时不可，即平时亦是不可。

亦有茵褥过厚，帏幔太密而酿成疾病，以致危殆者，不可不知也。总须随时随地因病制宜。

有有病素不服药者，不为无见，但须知得病从何来，当从何去，便是药耳。如饥则食，食即药也；不饥则不食，不食即药也；渴则饮，饮即药也；不渴则不饮，不饮即药也；恶风知伤风，避风便是药；恶酒知伤酒，戒酒便是药。逸可以治劳，静可以治躁，处阴以却暑，就燠以胜寒，衰于精者寡以欲，耗于气者守以默，怯于神者绝以思，无非对病

---

① 护：原作“获”，据《裴子言医》改。

② 惑：《裴子言医》此下有“轻”字。

药也，人惟不自知耳。

以此类推，病皆有药，其如人之不悟何？

人当卧病，务须常存退步心，心能退步，则方寸之间，可使天宽地旷，世情俗味，必不致过恋于心，纵有病焉，可计日而起矣。不则今日[①]当归、芍药，明日甘草、人参，是以江河填漏卮[②]，虽多无益也。先儒有言：予卧病时，常于胸前多书死字，每书数过，顿觉此心寂然不动，万念俱灰，四大几非我有，又何病之足虑哉？虽然，此惟可与达者言也。一缙绅子，年三十余，囊固饶裕，良田又几二十顷，且已有子，亦可谓无不如意者矣！后忽心志改常，二六时中，无刻不咨嗟[③]太息，愁怨不胜，如此者四五年，遂患惊悸、怔忡、恍惚不得寐等证。远近医家延之殆遍，有安神者，有养血者，有补气生精者，有消痰与降火者，备饵弥剧，卒至如迷如昧，如颠如狂，捶胸啮舌而死。究其病所从来，则为数年前讼费千余金耳。呜呼！如此富家，但知有身外之微，而不知有性命之大，纵可怜，不足惜也。世间类是者颇众，因注之以为后鉴。

名利淡，忿欲消，是豪杰胸襟，贤明学问，亦是引年妙药，却疾奇方。碌碌者无此识见，焉肯服此药乎？

举世诊脉，都用简篇为垫手之具，不思简篇所载，悉圣贤经传，昭垂万古，至尊至贵，岂可轻为借用，甚且亵之于床第之间，污之以秽恶之手，有人心者，安乎否也？习以成风，竟无觉者。惟予友钱商隐一人，深以自[④]严，更欲以是严天下，因命予笔之以广其劝，是亦与敬惜字纸者同旨也，幸勿见迂为望。

道光间，仁和吴酝香大令，尝制小枕分送，俾诊脉者免污书籍，士大夫家宜仿而行之。

择医疗病，不在临时，而在平日，能于平日知得深，信得确，则临病相延，不患不济事也。今夫世之择医者，在平日则恬不经心，及有病即手忙脚乱，妄听妄从，有谓此良遂延此者，有谓彼良更延彼者，甚至道途之人，绝不晓医为何事，而或狥[⑤]其举荐之情，无一不可延之者。幸而愈，以为得人；不愈，则曰疾既已剧，无可奈何，甘下泉而不悔矣。愚者不足怪，智者亦比比如之，可胜悼叹。

比比如之，皆大愚若智，非真智者。

医家之误人有六：有学无识一也；有识无胆二也；知常不知变三也；意有他属四也；心烦冗沓时五也，偶值精神疲倦六也。为医者，不可不深加自省也。至有一等重惜名誉，知有生机而袖手；更有一等中怀势利，因富贵贫贱而岐心；甚有一等未经明理，强作知医，而率意妄投汤剂，以致误彼苍生者，又不可与医类同日而语也。昔胡孝辕先生，深痛医道之衰，忽不自觉其失声曰：善医者吾不得而见之矣，得见善学者斯可矣。予曰：善学者吾不得而见之矣，得见善问者斯可矣。自此三十有年来，绝不见一善问者。

世之医者，自问能如是乎？否则必至殃人祸世。

或问富家之养子，恒柔脆而多疾；贫家之养子，每坚强而寡疴。伊何说也？裴子曰：贫家有暗合养子之道，与富家异耳。何以谓贫家有暗合养子之道与富家异？盖小儿受病有五：一曰暖。小儿质禀纯阳而火偏胜，保护无容过暖。《礼》曰：童子不衣裘裳。此其义也。富家之子，一出母胎，即蒙头裹足，燠室藏之，加以覆衾垂幕，稍长则

① 今日：原缺，据《裴子言医》补。

② 卮：古代一种盛酒器。

③ 咨嗟：叹息。

④ 自：《裴子言医》作“是”。

⑤ 狥(xùn)：曲从；偏私。

未寒先寒，叠加绒纩[①]，更日置之于火，烁其未足之阴，积热之病，从此变生，而柔脆者多矣；贫家之子，则薄被单衣，随地而掷，虽不无风冷交侵，动人悯念，而不知正得抑阳扶阴之至理，与富家异，其暗合养子之道一。二曰饱。人身肠胃以清虚为和顺，在小儿则尤要，小儿肠胃柔窄，受盛无多，且不自知饥饱，旋与旋啖，而富有之家，则又脂味充盈，易恣情而多啖，脾胃诸病，从此变生，而柔脆者多矣；贫家之子，则无物可食，即食亦自有常，必不能使之餍饫[②]，在口腹固为清简，而不知正得肠胃清虚之至理，与富家异，其暗合养子之道二。三曰怒。小儿独阳无阴，恒易躁而多怒，惟抑怒可使全阴。富家之子，种种任性，骄恣之习，越于恒情，本无可怒，怒无已时，怒动肝木，木旺生风，风木乘脾，惊痫诸病，从此变生，而柔脆者多矣。贫家之子，则素居穷蹇[③]，不纵其性，自能贬损意气，无怒敢发，处境似乎拂逆，而不知正得抑怒全阴之至理，与富家异，其暗合养子之道三。四曰遏号。谚云：儿号即儿歌。老子云：终日号而不哑，则知儿之号出于不自知、不自识，莫或使然，犹天籁[④]也，岂有遏之之理？况小儿阳气偏隆，最多火病，藉此呼号以泄之，不为无益，而富家之父若母者，反生不忍，动以食慰，而遏其号，郁滞诸病，从此变生，而柔脆者多矣；贫家之子，则听呼号而勿恤，见者闻者，以为心忍，而不知正得顺通[⑤]天和之至理，与富家异，其暗合养子之道四。五曰伤药。药乃攻邪物，非养生物也，多服久服，鲜有不致伤生者。富家之子，则不论有病无病，日饵无虚，甚至旦暮更医，乱投汤剂而不知忌，有谓无伤，吾勿信也。且药之伤人，甚于伤食，食伤医所易知，药伤医多不识，病外诸病，从此变生，又不止于柔脆矣；贫家则不暇求医，无资取药，纵儿多疾，安意守之，在旁人以为失护，而不知正得有病不服药为中医之至理，与富家异，其暗合养子之道五。噫！是岂富家不善养子乎？非也，境也，因境以成其不善养子也。是岂贫家善养子乎？非也，境也，因境以成其善养子也。

饱暖酿疾，世人不觉，谚云：若要小儿安，常带三分饥与寒。旨哉言乎！如《内经》云：藏于精者，春不病温。小儿之多温病，何耶？良以冬暖而失闭藏耳。夫冬岂年年皆暖欤？因父母以姑息为心，惟恐其冻，往往衣被过厚，甚则戕[⑥]之以裘帛，虽天令潜藏，而真气已暗为发泄矣，温病之多，不亦宜乎？此理不但幼科不知，即昔人亦未道及也。更有富贵之家，凡儿女新婚，其衣裤被褥无不厚褚重绵，设非严冷之天，未有不酿疾者。骤则猝发，人犹知之；缓则延劳，人多不察，并及之以为爱子者告。

尝见延医之家，陈肴设醴，固不啻事神事鬼之诚且敬也，要皆出自不得已之苦心。医者于此，自当设身处境，深用不安，适可则止，莫谓分所宜然，恣情长夜之饮，而绝不一回念，在暴病家，犹不及觉，若久病则中外主人，俱已晨夕焦劳，卧餐且废，复何以堪？《语》云：一人向隅[⑦]，满堂为之不乐。有病之家，则不止一人向隅，满堂亦几向隅矣！一人岂能独乐哉？有人心者，必不然也。更有一等嗜习而成僻者，嗜博

---

① 纩(kuàng)：絮衣服的新丝绵。

② 餍(yàn)饫(yù)：餍，饱，吃饱；饫，饱食。

③ 蹇(jiǎn)：跛足，引申为艰难。

④ 天籁(lài 赖)：自然界的音响。

⑤ 通：《裴子言医》作“适”。

⑥ 戕(qiāng)：杀害；残害。

⑦ 向隅：《说苑·贵德》：“今有满堂饮酒者，有一人独索然向隅而泣，则一堂之人皆不乐矣。”后用为得不到机会参加而失望的意思。这里指一人病痛，全家都不快乐。

奕[①],但知有博奕而不知有病人;嗜呼卢[②],但知有呼卢而不知有病人;更有一等趋竞公门、奔驰世务之辈,则又心无二用,但知有趋竞奔驰,而不知有病人,愿同志者勿类是。

存心立品之士,首要体贴人情,临证用药,务期切病,不可故尚珍贵,以糜人财,如病家不甚充裕,而率用贵药,为人子父者,不得不竭蹶[③]而勉从之,幸而病瘳,其家已穷,否则人财两失,欲葬无赀。疏方尚须顾惜,况供我口腹者,忍肆其贪馋乎?至于趋竞奔驰,尤不足道矣。

针灸诸病,从未有以时令拘也,而世俗则专泥于伏暑之月,不思病之感也,有浅有深,其治疗也,有缓有急,岂可概至伏暑之月而后针且灸耶?考诸《素问》、《灵枢》以及《月令禁忌》等书,并不见有伏暑始宜针灸之说,不知世俗何所据而云然?但一岁之中,最不可犯者,独在冬至左右旬余日。盖此时正剥极复生[④],阴盛阳微之候,君子于此,自宜深潜玩密,保护微阳,而不使有所泄。《易》谓先王以至日闭关,商旅不行,后不省方。《素问》谓蛰虫周密,君子居室,去寒就温,无泄皮肤。皆此义也。当此之际,则又不可遽执四时俱宜针灸之说,贼及天和也。

伏暑之令,不宜灼艾,汪石山已详言之,而后世偏犯其戒,误人匪浅。

曷言乎用药之如用兵也?裴子曰:盖卫国者兵,卫生者药,药不以法而夭折因之,兵不以律而败亡随之,慎所同耳。且以信、仁、义、智、勇与夫决敌致胜之策,一比勘焉,则又不爽锱铢[⑤]者何也?可战则战,不犹医之可攻则攻乎?可守则守,不犹医之不可漫汗下乎?可和则和,不犹医之用和解乎?兵有设伏,医有从治,均之伏其所恶,诱其所好也;兵有哨探,医有消息,均之欲窥其虚实也;兵有间谍,医有转药,均之欲离其劲邪也。先补后攻,得非足食而后足兵之谓乎?先攻后补,得非大兵之后,疮痍荆棘,即为抚绥之策乎?攻补交施,得非且战、且屯、且和之计乎?大积大聚,杀其大半而止,得非歼厥巨魁胁从罔治之义乎?病去而勿妄加攻补,得非穷寇勿追,归师勿揜[⑥]之说乎?不当补而补,赍盗粮养寇兵也。不当攻而攻,嘉兵者不祥也。或以正,或以奇,或缓兵尾其后,或先锋锐其始,与医之正治、奇治、先后剂、轻重法何异焉?且无恒者不可以作医,兵之贵信也;无活人心者不可以作医,兵之贵仁也;医不可以执方,兵之贵智也;医不可以贪利,兵之贵义也;急攻之、急下之、急补之,兵之贵勇也;器械不精,以其卒予敌也,药品可不精制乎?部伍不整,以其将予敌也,立方可不严整乎?君不择将者败,医不可不择也;阃外[⑦]不专者败,医不可不任也;忿兵者败,骄兵者败,印刓[⑧]勿予者败,医独可忿、可骄、可吝、可否耶?病在此而治在彼,无过之地,妄加斩伐也;有是病而用是药,王师所至勿犯秋毫也;执一不通,赵括之读书也;一治有五,孙子之用兵也;有一二味成一方者,武穆之以寡御众也;有一二十味成一方者,淮阴之多多益善也;有半剂或一剂而愈者,武之西伐会朝清明也;有数十剂或百剂而愈者,周之东征三年始得也。以致于占风象、度地势、察人心,与医之审地宜、

① 博奕:博,局戏,用六箸十二棋;弈,围棋。

② 呼卢:卢,古时赌具的一种颜色。后因称赌博为"呼卢喝雉"。

③ 竭蹶:资财匮乏。

④ 剥极复生:剥、复,《周易》二卦名。剥,剥落;复,来复。剥极复生,意指消极长来,乃物极必反之义。

⑤ 锱铢:古代很少的重量单位。比喻极微小的数量。

⑥ 揜(yǎn):掩盖,遮掩。

⑦ 阃(kǔn 捆)外:古称军职为阃外。

⑧ 印刓(wán 完):语出《汉书·韩信传》:"刻印刓,忍不能予。"传曰:为人刻印,玩而不能授。

先岁气、望闻问切,均不可以歧视者。用药与用兵同有如此。虽然,兵家虚者则示之以实,实者则示之以虚,与医之虚者实之,实者虚之,其理相似。而兵家之虚者示之以虚,实者示之以实,尤为致胜之妙算,而医家之虚者虚之,实者实之,则败不旋踵。何也?兵家之所谓虚者,兵食不足也,在我之元气虚也;所谓实者,兵食足也,在我之元气实也。医家之所谓虚者,元气虚也,所谓实者,邪气实也。邪气譬之兵家之敌人,非在我者也,此其所以异也。用药与用兵之不同又如此。今之不知医者,固不知如用兵之说,知如用兵之说者,亦但曰医之不可轻用耳!孰知医之与兵,有同异一至于此也。故曰:善将兵者,而后可以语医;识虚实者,而后可以语医。

医道通治道,故良医良相同功;用药如用兵,故名医名将同才。噫!医岂易言耶?

校订愿体话良方

清·史　典　著
清·王孟英　校订

愿体医话良方序

舅氏俞公桂庭，虽不业医而喜读轩岐之书，捐馆[①]后雄于遗箧中检得《愿体医话》一卷，绎之皆时医药石之言，多急救全生之法，惜其简略，疑非完书，庋[②]而藏之者二十年矣。前年许子领三以搢臣先生原稿持赠，乃知本无残阙，先舅氏仅删阴证一条，尤为有识，增补诸方，亦皆精妙。夫《肘后》、《鸡峰》世人罕读，病来仓卒，医辄茫然。近惟《种福堂选方》《养生经验》二书，最称善本，海内风行，兹编虽简，颇有补二书所未及者，胡敢秘耶。爰付攻木之工，以公于世。忆昔在娄，舅氏尝遗书训雄曰：凡病治愈，须存底稿，雄遵而行之。迨癸卯冬，故人周君光远选刻拙案二卷，曰《回春录》，甲辰之案，张封翁信堂题曰《仁术志》，至庚戌踵成八卷。今春杨大令素园重为删定，详加评点，慨捐鹤俸[③]，合梓于宜黄县署，总题曰《王氏医案》，凡十卷，而舅氏皆不及见，且雄才识疏庸，不能深造，将何以慰曩[④]时之属[⑤]望耶？校此遗编，能无于邑。

咸丰纪元辛亥闰月王士雄谨识于潜斋

---

① 捐馆：指弃所居之馆舍。旧时因以为死亡的讳辞。

② 庋(guǐ)：置放，收藏。

③ 鹤俸：旧称官吏的俸禄。

④ 曩(nǎng)：往昔，从前。

⑤ 属：通"嘱"。

目 录

校订愿体医话良方

扬州史典搢臣　著
仁和俞世贵桂庭参补
甥王士雄孟英　校订

人之嗜好，各有不同。余每遇装金塑像，心知好事而踊跃不前，见疾病之人，则周旋图救，而富厚者虽得沉疴，不甚关切，遇贫寒者，纵系微疾，俨如身受。盖富厚者延医有资，购药有力，主病有人，驱使有仆，何难拯救；至若贫人以身觅食，一朝染病，不但医药无资，甚且饘[①]粥莫继，病愈沉重，心愈焦劳，往往延挨莫救，与言及此，为之堕泪，但恨力薄，不能施济，聊继前志，延医诊脉送方，扬城施药，不乏其人。然或诗书子弟，素封后人，一时落魄而故旧满目，体面犹存，不肯入药局当施舍二字，隐忍而不赴局者有之。余设法体帖，使雅俗咸宜，常署其门曰：人之最苦，无如疾病，呻吟痛楚，非药莫愈。夫病不患无良药，而患无良方，每见药饵误投，反增其病。愚久怀送药之心，因无送药之力，数年以来，自五月起至九月止，延请明医，分暇半日，诊病切脉，内外大小，对证立方奉送，但诸公就视，非为省其医资，庶可免于错误。如肯惠然而来，每日午前接教，将此刊刷，遍贴通衢，又虑真正贫人，得方不能措药，乃制丸散膏药数种，再察其衣不蔽体而带饥容，多寡量助，惟恨不能亲为吮疽煮药耳。家人哂余婆心过切，不惮劳苦。余曰不然。人无贵贱同归土，吾非斯人之徒与而谁与。如丁巳年间，扬境瘟疫甚行，一时当事以及好义者，多捐资施药，余因慨叹。就医者，皆两城附近之人，其穷乡僻壤，何能远涉？纵或父兄子弟代为取讨，无论未经切脉，不无有误，且有并无亲人之鳏[②]寡孤独，以及举室染病之家，汤水无人接递，况远来求药乎？且风俗日浇[③]，每遇时疫，辄虑传染，虽骨肉亦有视如陌路者，余闻之愤激，邀医同行，令仆从肩药，并带药引等类。每至一村，几无烟火，推柴扉虚掩，守犬空鸣，召人诊视，方扶携而至，皆蓬头垢面，蹙頞[④]呻吟。全家病者，即就卧榻切脉，撮药各置枕下，以钱呼邻，烦其煎服，日涉数十里，然余固无恙也。有相爱者，谓余太轻身，余因曰嗜好不同，吾亦行吾之所好耳。虽然，天下不无同此志者，幸勿惑于传染之妄言而废其初心，即以余验之，可知其妄矣。

俞桂庭曰：天下第一好事，莫如救人之命。医者存心济世，即为救命之人。救穷人一命，功胜救富人十倍。盖富者原是养尊处优之体，而穷人趁工度日，病一日则少一日柴米之资，焉能有余钱以延医服药乎？故误药以杀穷人，其罪亦浮于误药以杀富

---

① 饘（zhān）：厚粥。厚曰饘，稀曰粥。
② 鳏（guān关）：无妻的人。
③ 浇（jiān）：薄。多指社会风气。如浇风。
④ 蹙（è）頞（cù）：愁苦貌。即皱眉头。

人。富人虽死，其家尚温饱也，穷人死后，必致父母无养，妻儿离散。医者不察，往往视贫病而疏忽，见富贵而慎重，殊不知贫病尤当[①]慎重也。搢臣先生之话，真蔼然仁者之言，切中时弊之论，惟望有力者，仿其夏秋设局。如遇时疫流行之岁，赍[②]药赴乡，沿门施诊，更望为医者，实心详慎，出心与出力，阴德相侔[③]。吾乡向有常年施诊之局，而延请名医，务宜崇实，勿图脩[④]俸之廉，勿尚虚名之辈，当求实有学识而敦品行者，庶不虚其利济之功。若当道者能身先倡率，广为劝募，妥立章程，行诸遐迩，仁民之政，端在斯欤。

一病有一药可治，一证有一方可疗，常见有病者而难遇其方，有方者而不遇其病。余谓天下奇方，颇多经验者，纵有济世之心，焉能逢人说项[⑤]。吾意择一庙宇，书其门曰：施药不如施方。凡有效验药方，劝其抄写明白，实贴庙内，使有方者，得以利济，而有病者，可免沉疴。久而秘方汇集，人人皆知某处有方，对证检用，未必非恤人疾痛之一端耳。此谬竭一得之愚，不过休戚相关之念。倘有同心，设法举行，亦惠而不费之事也。

俞桂庭曰：搢臣济世之心，可谓无微不至矣，如此求方，其法甚妥。而最可鄙者，得一良方，秘而不露，忍使灵丹湮没，坐看奇病危亡，昧理丧心，无逾此极。更有藉此谋利，需索重酬，市井之徒，固不足怪，号为儒者，亦尔效尤，富病尚可求生，贫病使之待毙，抚心自问，罪可逃乎？宜鉴斯言，亟为造福。纪文达公云：南皮疡医某，艺颇精，然好阴用毒药，勒索重资，不餍[⑥]所欲则必死，盖其术诡秘，他医不能解也。一日其子雷震死，今某尚在，亦无敢延之者矣。或谓某杀人至多，天何不殛[⑦]其身而殛其子，有佚[⑧]罚焉。夫罪不至极，刑不及孥[⑨]；恶不至极，殃不及世。殛其子，所以明祸延后嗣也。又云：歙人蒋紫垣，善解砒毒，因秘其方以索重价，致遭冥谴，皆可为医鉴也。

尝闻有是病，即有是药，但些小之恙，自可药到病除。一遇疑难之证，认为寒者，投热而不应；认为热者，投寒而不应；认为虚者，投补而不应；认为实者，投泻而不应。虽广延诸医，而主见各异，此际吉凶反掌，令人茫无适从，万不得已，惟有不服药一着，听其自然，看其动静，再为斟酌，然又孰肯坐视不救，而竟委之大数哉？势必朝秦暮楚，遇药则投，直至气绝人亡而后已。兴言及此，不胜扼腕[⑩]。有饰其词曰：古人浑朴，其疾显浅易治；今人尖巧，病证幻出难图。余曰不然。从古及今，医圣医贤，无理不阐，无书不备，总由后人学识未到，审证未真，若肯以外貌应酬之工，用于内求诵读之际，推寻奥妙，研究精微，审医案，搜脉理，一思百虑，感而遂通，则鲜有不能取效之证。今僭创一议，无论内外大小，一年之中，岂无一二奇证，若怀之胸臆，则近于秘道不传；若登之枣梨[⑪]，又碍于少难成帙，何不于三五知己中，每于岁底，各出所治奇病，现何证，服何药，如何疗，如何愈，共成一卷，以为医案，每年增广，亦是不朽之举，庶使后人有迹可循，而无识认不真之憾，其

---

① 当：三家医话本、潜斋医书八种本均作“须”。

② 赍（jī）：带着；拖着。

③ 侔（móu）：齐等。

④ 脩（xiū）：旧时教学的酬金叫“脩金”，简称“脩”。

⑤ 说项：唐代项斯为杨敬之所器重，敬之赠诗有：“平生不解藏人善，到处逢人说项斯”之句，所谓替人说好话或讲情为“说项”。

⑥ 餍（yàn）：饱，吃饱。引申为满足。

⑦ 殛（jī）：杀戮。

⑧ 佚：过失。

⑨ 孥（nú 奴）：儿女。

⑩ 扼腕：用手握腕。表示激动、振奋或惋惜。

⑪ 枣梨：旧时刻书多用梨木或枣木，因以“梨枣”为书版的代称。

功不在卢扁[1]下也。然近日又有一种时弊，凡遇疾病危险，诸医会集，其中学术平常者，不过轻描淡写而已，识见高明者，若欲另立意见，惟恐招人妒忌，万一不效，又虑损名，瞻前顾后，亦是大同小异了事。殊不念上天赋我聪明才智，若临证之际，不费一番思索，不用一番心血，代天宣化，救济苍生，止于此中求富贵，顾声名，以他人性命痛痒无关，生死听天。清夜思之，能无自愧！

俞桂庭曰：王载韩云，前医用药未效，后之接手者，多务翻案以求胜之，久寒则用热，久热则用寒，久泻则用补，久补则用泻，以为取巧出奇之计。然而脉与因故在也，苟据脉审因，确见前医识力未到，自当改弦易辙以正其误；若不据脉审因而妄生歧论，只图求异于人而网其利，竟置病人吉凶于度外，其居心不可问矣。

又按：古云不服药为中医。不遇良医，莫若弗药。盖医理深微，非上智不能讨究，以百人习医，无十人成就，成就之中，无一人精通，得一明医，谈何容易！然事在人为，贵乎自立。如王甥孟英之锐志于医也，足不出户者十年，手不释卷者永夜，迩年在婺，屡起危疴，藉有声名，后生可畏。余每闻而喜跃，所有历年治验，曾令其须存底稿，而搢臣先生亦有此话，可谓先得我心。世之为医者，遵史氏之格言，效吾甥之苦志，出而问世，必可加人一等也。

一本草虽有别名，而取用贵乎通俗，若图务博矜奇，令人模糊费解，危急之际，误事不浅，且书有急救良方、简便奇方之称，皆欲速取其效以救也，若反用疑难名色，岂不与救急之意相悖乎？余谓不独字义务要浅近，而药品之似是而非者，亦当辩别。即如象贝类川贝，姜黄类郁金之类，难以悉举。更有伪杂，如采树枝充桑寄，升樟脑人冰片，染松脂以代血竭，炼白盐以乱秋石之类，若不察真伪而误服之，岂能疗病？又如药引中生姜几片，灯草几茎之类，余意须下分两为是，盖片有厚薄，茎有短长，过与不及，均难取效。再如煎药，宜各药各铫[2]，不可同他人混杂，恐彼煎攻伐，我煎补益，彼煎温热，我煎清凉，岂不大有相反？譬如酒壶冲茶，虽不醉人，难免酒气。又《本草蒙诠》云：医药贸易，多在市家。谚云：卖药者两眼，用药者一眼，服药者无眼。可不慎欤？

俞桂庭曰：陈文恭公云：史君饱谙世故，曲体人情，其言质直而透彻，智愚易晓。余谓惟有大学问，故能曲体人情；凡是大文章，无不智愚易晓。顾雨田亦云：国家征赋，单曰易知；良将用兵，法云贵速。我侪[3]有工于草书者，医案人或不识，所系尚无重轻；至于药名，则药肆中人岂能尽识草书乎？孟浪者，约略撮之而贻误；小心者，往返询问而羁延，凡我同人，书方之字，必须清爽，庶免他虞。

酒能伤人，好饮者，每每视为迂说。余观战国信陵君，得罪于魏亡赵，度不能自免，终日饮醇酒，近女色，以求速殒。可见古人藉酒自敝，其为伤人可知。今人不察，终日酕醄[4]，夙酒未醒，新卮又进，漏尽方休，午余复集，甚至废寝忘餐，腹中微[5]有糟粕，其不为腐肠之药也几希。

俞桂庭曰：宋刘元城先生云：余初到南方，有一高僧教余，南方地热而酒性亦热，今岭南烟瘴之地，更加以酒，必大发疾。故余过岭，即合家断饮，虽遍历水土恶劣，他人必死之地，余合家十口皆无恙，今北归十年矣，无一患瘴者，此其效也。苏文忠亦

---

① 卢扁：即扁鹊，春秋时名医也。

② 铫(diào)：吊子，一种有柄有流的小烹器。

③ 侪(chái)：辈；类。

④ 酕(máo)醄(táo)：大醉貌。

⑤ 微：三家医话本作“惟”。

云：器之酒量无敌，今不复饮矣。按此，则酒惟北方或严寒之令，可略饮以御寒气，世人误谓可以辟瘴疫，是抱薪救火矣。又凡造酒曲者，必取诸草汁以和米糵[①]而成，其草初出之两叶尖者属阳，性烈而味辛，可以造曲；初出之两叶圆者属阴，性凉而味或酸或苦，皆不中用也。故酒性纯阳，大冷不冰，有助欲火，烁真阴，昏神明，酿湿热之四大弊。又《吹剑录》云：《易》惟四卦言酒，而皆在险难。需，需于酒食；坎，樽酒簋贰[②]；困，困于酒食；未济，有孚于饮酒。可见酒乃人生之至险也，可不戒哉！

焚香品茶，称为韵事。余按本草茶性苦寒，销厚味，解宿酲[③]，有克无补，故能化积滞，膏粱之辈，原宜藉以宣清，藜藿[④]之肠，曷以当其锋镝[⑤]，伐胃伤脾，久饮必伤元气，驯[⑥]至饭食渐减，胸腹虚膨，积饮停痰，渐成锢疾，深沉日久，无药可瘳。在西北之地，以茶疗疾，因贵重而饮之者甚少，惟江浙一带，既为出产，人多好之，闻有不饮者，即诮为俗人。而大户女流，喜吃碗儿茶，汁未饮而渣先啖，上行下效，仆妇使女，不论老幼，尽皆酷嗜，以致面色如金，将润泽容颜，变作焦黄面貌，岂非消耗脂膏之明证乎？但人止知酒能困人，而不知茶亦伤人，故戒茶之说，从来未有。余特敢为世告，愿尊生者知茶之为害，薄其味而不过饮，俾脾胃不伤，未必非保生之一法也。

俞桂庭曰：既称韵事，仅可偶尔为之，人人而癖之，旦旦而饮之，有何韵哉？况其为用也，专为解渴，渴因于火，或暑热之外烁，或五志之内燔，或膏粱之过度，或劳役之火升，藉以消烦，何妨暂饮，苟为耽嗜，后悔徒然。

世间惟财与色，最是耗人精气，速人死亡，而方士之言曰：金银可点化以济寿，少女可采补以延年。既快嗜欲，又得长生，何惮而不为耶？试以情理度之，恐无此太便宜事，不敢信也，不可惑也。

俞桂庭曰：死生有命，富贵在天，皆不能以人力谋也。既富贵矣，又欲长生，一念之贪，方士得以售其术，古来惑于炉火者，无不倾家；惑于采补者，无不丧命，愚夫接踵，可不哀哉！《吕氏春秋》云：所谓长生者，非能短而续之也，毕其数也。欲毕其数者，惟积德其庶几乎？点化采补，皆损德之事，其得祸而速死也宜矣。

独宿之妙，不但老年，少壮时亦当如此。日间纷扰，心神散乱，全藉夜间安睡以复元气。若日里心猿意马，控制不定，及至醉饱，又复恣情纵欲，不自爱惜，如泥水一碗，何时得清？

俞桂庭曰：此从来却病保生延寿之第一仙方也。此外并无丹药，别求秘诀，皆是愚人。

服金石酷烈之药，必至殒命，即坐功服气，往往致疾损目，人能清心寡欲，无暴怒，无过思，自然血气和平，却疾多寿，譬如火炉，置风中则易灭，置静室则难烬，此是定理。

俞桂庭曰：《阅微草堂笔记》云：金石燥烈，益以火力，亢阳鼓荡，血脉偾张，故筋力似倍加强壮，而消烁真气，伏祸亦深。观艺花者培以硫黄，则冒寒吐蕊，然盛开之后，其树必枯。盖郁热蒸于下，则精华涌于上，涌尽则立槁耳。《参同契》炉鼎铅汞，皆是寓名，方士转相附会，贻害无穷，而不知神仙惟有丹诀，无丹方也。观此，则《本草经》

---

① 糵(niè)：曲，酿酒用的发酵剂。

② 樽酒簋(guǐ鬼)贰：簋，古代食器。"樽酒簋贰"，意是一樽之酒，贰簋之食也。

③ 酲(chéng呈)：酒醒后所感觉的困惫如病状态。

④ 藜藿：藜，似藿而表赤；藿，豆叶。多用以指粗劣的饭菜。

⑤ 锋镝(dí敌)：锋，刀口；镝，箭镞。犹言刀箭，泛指兵器。

⑥ 驯：渐进之意。

之长生不死云云，皆后人附会也。

人知参能补人，不知亦能害人。贵介之家，平日淫欲，事所时有，一当病发，即疑为虚，重投人参，大寒大热俱伏在内，始而以参治病，既而用药治参，病可治，参难治，是两病也。虽有扁鹊，莫措其手，慎之慎之。

俞桂庭曰：药之弊，莫甚于参，富贵人之不死于参者鲜矣。史君之话，可谓洞见癥结。

粪清值钱，不过以其岁月久耳，人多略而不置，使每年收贮数坛，待澄清之日，广行利济，在受者不虚其假，与者不伤其惠，亦何惮而不为耶？于是在小庄收藏数十坛，每年腊月，以新易旧，取用源源，不独痘门热证之要药，更救一切服毒，以此推广，不费之惠，岂止一端。今将奉送金汁小引附刻于后，愿同志者仿而行之。引曰：金汁一种，痘门热证，在所必需，服毒垂危，尤难猝办，临时即用，重价购求，尤恐真伪莫辨，难以取效，岂不误事？无力之家，偏僻之处，更难克期应用，不佞[①] 曾于小庄埋制数坛，愿以济世，凡遇贫而难觅者，幸为指引，以便相赠，但为数有限，望嘱其量证多寡取用，庶不致浪掷可惜耳！此乃惠而不费之举，非敢博利济之功也。

俞桂庭曰：史君孳孳[②] 为善，体贴入微，读其书，可想见其为人。惜余生也晚，不能负笈从游，然千载之后，犹可闻风而与人之善心焉。所云不费之惠，岂止一端，他如胆星亦属易制，冬月腌芥卤亦可坛埋，野菊花与木芙蓉之叶，年年可采，龙眼之核，随时可蓄，不费钱而又不费力，皆可以治大证。诸如此类，仁者识之。

仓卒救人方药，凡友人相传用之有效者，刊之惟恐不速，惟愿见余书者，广为告布，虽客程旅舍，亦宜抄而粘壁，使人人知有救急之法，必有因此而全活者矣，传方者岂无功乎？

解砒霜毒

粪清灌之最妙。

真绿豆粉、净黄泥各四两，俱细筛，生鸡子清九个，三共一处，以浸绿豆冷水和稀服。若有黑羊血，再合碗许更妙。

凡服砒之人，不可令其睡卧，恐毒流四肢难治，愈后百日内，忌烟酒姜椒煎炒一切辛热之物，方无后患。

俞桂庭增补：

南天竹子四两，擂水服之立活。如无鲜者，用干子煎汤冷服亦可，或以防风一二两，煎汤浸冷灌之。

鸡子一二十个打散，入明矾末三钱，搅匀，灌下即吐出。

大黄二两、生甘草五钱、白矾一两、当归三两，水煎数碗冷饮之，立时大吐或大泻而生，否则毒入于脏而死。

黑铅四两，用井水于石上磨出黑汁，随磨随灌，候吐尽方无患。

解银铕水毒

乌梅煎浓汤服，即解。

俞按：铕，银脚也。一作釉，或作黝。性主腐烂皮肉，今人每用以去痣，点之即落。此物入肠胃，非比砒药诸毒之酷烈，并无唇齿豁裂，七窍流血之外伤可以核验，系粘著肠胃，渐渐腐烂，令人如患病状，或半月一月而死，仍无伤痕可据。《洗冤录》中如此说。

生羊血灌之，吐尽即解。

黄泥水服二碗可解。

---

① 佞(nìng)：才；有才能。

② 孳孳(zī)：同“孜孜”。努力不懈貌。

每日用饴糖四两作小丸，不时以真麻油吞下，亦可泻其毒出，须患者服过百日外，方无虑。

解盐卤毒

宜先捣肥皂汁，和水灌之即吐。如吐未尽，灌熟豆腐浆，少顷即吐如腐形而愈。

鸡蛋一二十个打散，入生大黄末五钱搅匀，徐徐灌下，以利下即愈。以下俞增。

白糖霜多吃即解。

解河豚鱼毒

多服金汁即解，或以香油灌之，吐出即愈。

橄榄煎浓汤服。以下俞增。

槐花煎服。

解野蕈毒

多服金汁即解，或以地浆灌之。

橄榄捣为泥食之。以下俞增。

甘草汁磨紫金锭服。

附解鸦片毒

自鸦片烟之毒流行，而于水、火、刀、绳、砒、卤之外，更添一速死之途，且近今之烟，无地无之。其死于此者，反较水、火、砒、绳为尤众也。殊不知此物虽毒，而向吸其烟者，久已与脏腑之气相习，即素不吸此而体气坚强，或服烟尚少，毒不甚重者，治之得法，竟可复苏，故凡服烟而死者，虽气绝亦多可救。迩来广东新刻套板《洗冤录》内，明著救治方法，曰轻者心中发躁，但用活鸭血或粪汁，或酱油，或凉水，或明矾、雄黄研末，若服皂煎汤，灌之无弗愈者。若服多毒重，身冷气绝，似乎已死，但肢体柔软，则藏府经络之气仍是流通，实在未死，速将尸安放阴冷无太阳之地。一经日照，即不可救。撬开牙齿，用箸[1] 横在尸口，将金汁或凉水频频灌之，再以冷水在胸前摩擦，仍将头髮解散，浸在冷水盆内，自然渐活。曾目击救愈多人，凡七日之内，身不僵硬者，切弗棺敛云。夫《洗冤录》为官中验用之书，非无稽传说可比，倘肯广为流播，实今世活人第一要事，试思未死活埋之苦，则传播之心不能已矣。辛亥秋月存心堂补。

雄按：身不僵硬，切勿棺敛一语，凡一切卒死之证，皆宜遵此。未死而误敛者，岂独服生烟之人耶？噫！再按：观《洗冤录》救治之法，则鸦片烟性之热毒，等于砒鸩，故一经日照，即不可救，而世人谓其性冷，岂不妄乎？

附解鹤顶鸩羽毒，糯米煮粥捣烂，过量啜之，极效。

鱼刺鲠喉

多食橄榄即下，橄榄核磨服亦可。

大蒜一瓣，切去大头，鲠左塞右鼻，鲠右塞左鼻。以下俞增。

南硼砂一块，含化咽汁。

象牙屑一钱，蜜水调下，并治诸刺鲠喉，即诸刺入肉者，水调敷之立出。

凡鲠某鱼之骨，即取某鱼生眼珠，以腐皮裹之，吞下即愈。

诸　骨　鲠

醋煎草果、泽泻，饮之即下。

砂糖煎威灵仙亦可。

砂糖和马屁勃服之亦可。

---

① 箸(zhù)：筷子。

竹刺鲠喉

老丝瓜烧灰，酒服三钱立消。以下俞增。

食干饴糖亦可。

稻芒著喉，顿食饴糖即愈。

木屑抢喉，以铁斧磨水灌之。

髮绕喉，以自己乱髮烧灰一钱，白汤下。

误吞金银铜锡

先饮生鸭血杯许，再多食炒蚕豆，不切炒韭菜，其物从大便而下。误吞铁亦用此方。

误吞钱。多食凫茈即化。凫茈即荸脐，一名地栗。

艾蒿一把，水五升，煎一升，顿服便下。以下俞增。

鸡骨炭，研末三钱，砂糖调服。

羊胫骨烧灰，研服二钱，地栗汁调下。

误吞铁物，剥新炭皮研末，调粥三碗食之，自下。

误吞水银，麻油八两顿服之，或拌饭食，自能解出。

救缢死

凡自缢之人，若绳细痕深者，最称难救。又云：旦至夜者易救，暮到天明者难治，须急令人抱住，将结解开，切勿割断绳子。将尸安放平地，令一人坐于头前，脚踏其两肩，揪髮向上，不可使头低下，揉其颈痕，拈圆气管，摩按胸腹，令一人以膝盖，或手厚裹衣服紧紧塞住谷道，妇人拼抵其阴户，勿令泄气，若手脚已经僵直，须为屈伸摩按，再以两管吹气入耳内，以一人口对缢人之口接其气，研生半夏末，或皂角末，吹鼻中。以针尖刺人中穴，以艾灸足心涌泉穴，男左女右各三壮；刺鸡冠血滴入口中，以安心神，男用雌，女用雄。再以生姜汤化苏合丸灌之，如无苏合丸，以浓姜汤灌之。其一切治法，必待气从口出，呼吸眼开，方可歇手。苏醒后，只宜少饮粥汤润其咽喉，不可骤与饭食，依此拯救，虽身冷者，亦可十全二三。如有真山羊血二三分，研极细，酒调灌下立活。

救刎死

自刎之人，食管断可治，气管断难治。盖人之食管居前，气管居后，刎之太深，则二管俱断，故必死。若止食管断，气管微破者犹可救全。要知觉早，乘其气未绝，额未冷，急将其头扶住，用熟针穿丝线，缝于刀口皮内之膜上，往回间花缝。据方书用桃花散、降香末、松香末糁治，奈一时不能即得。仓卒之际，延医莫及，急将活雄鸡一二只，扯下热鸡皮，冷则无用。将线缝刀口周围缠护，外用软绢帛并棉花扎之，再用女人旧布裹脚周围缠五六转，勿使泄气，其中自然合而为一。令患者仰卧，以高枕枕之，使刀口不开，冬夏避风，衣被盖暖，若气能以口鼻通出，进糜粥及参汤接补元气，再请明医诊视，待后如何解洗换药，如何收口调治。如玉红膏、生肌散，总听医家酌用，方不备载，载亦不易修合也。

俞按：桃花散，用石灰二升，大黄四两切片，同炒，俟灰至桃红色，去大黄，将灰细筛，收贮瓶内，过月余，去火气，方可应用。此散最能止血，为金疮圣药，价廉功敏，极宜制送。刎喉者，缝口即糁，后若日渐溃烂，以葱汤洗去之，贴以象皮膏自敛。

又按：凡杀伤不透膜者，用乌鲗骨或龙骨为末敷疮口上，血立止即苏。内膜未

损者，急取葱白捣烂，热锅炒熟，遍敷伤处，冷则再换，虽气绝者，犹可救活。

刎伤能咳一声者，喉未断也，慎勿用膏药等物，止以旧毡帽边烧灰傅之，晚间用茶洗去脓秽，自然渐愈。

救溺死

溺死者，夏月易救，冬月较难。捞起时用牛一只，将溺人横覆牛背之上，两边使人扶住，牵牛徐行，腹中之水自然从口中及大小便而出，以生姜擦牙即活。口噤者，撬开横一箸于牙关，使可出水，再以竹管吹其两耳，研生半夏末吹其鼻中，皂角末绵裹纳入下部，苏合丸或生姜汁灌入口内。若无牛，以活人仰卧，将溺人横覆于活人身上，令活人微微摇动，水亦可出。若活人不能为之，可用水缸倾侧，将溺人横覆缸上，轻轻摇动其缸，水亦易出。或覆釜于地，以溺人脐对锅脐俯卧，令人手托其头，水亦可出。如在冬月，急将湿衣解去，一面炒盐，用布包熨脐，一面厚铺被褥，取灶内无火草灰，多多铺于被褥之上，将溺人覆卧灰面，腹下以棉枕垫之，仍以草灰厚盖于浑身，然后再加盖被褥，但勿使灰迷于眼内。其撬口衔箸，吹耳鼻灌药等治，俱照前法治之。夏月醒后，宜少饮米汤；冬月醒后，宜少饮温酒，速令生人脱贴身衣服衣之，宜暖盖，忌火烘。

救冻死

凡冻死之人，切忌热水火烘，急用大锅炒灰，盛布袋内，放在心口，并熨脐腹之间，袋须数个，冷即更换，灌以温酒姜汤，或用厚棉被将冻人卷住睡卧，使二人推来转去，俟血脉和通，一身渐温则活。如无被，草席亦可。

救热死

中暑昏闷，途中热死者，不可与冷水吃，不可令卧冷地，当急移阴处，用大蒜捣烂，加路上热土和水，去渣灌之，再掬路上热土拥脐作窝，令众人尿于其中，使暖气透脐即活。

救压死

摧压跌打，从高坠下，落马扑车，竹木所磕损伤者，皆瘀血凝滞，其大小便通者轻，不通者重，可用淡豆豉一合煎汤饮之，或用生姜汁同麻油和匀温服之，再将净土五升蒸热，以旧布重裹，分为二包，更换熨之，不可太热，恐伤破肉，痛止则已。若骨节打折脱离，捣生蟹极烂，用热酒倾入，任量饮之，即以蟹渣敷患处，如无生蟹，干蟹烧灰，酒服亦可；或用大蟾蜍，捣如泥缚定，其骨自合；或用雄鸡一只，立刻去毛净，以刀剖腹，装五加皮六两，五脏一毫莫去，乘热速速捣烂敷患处，用棉裹暖，则血脉流通，如此一周时，即去敷药，务要切记时辰，若迟去，则敷处反生多骨而带疾矣。如气绝沉重，取药不及，擘开口，以热尿灌之，用半夏末吹鼻，以艾灸脐，再将患人盘足坐住，将髮提起，使气从上升，则可活矣。

凡手足肩背压重打伤，或青肿紫赤，血痕疼痛。不致内伤，用苏木煎汁，磨降真香涂之。忌见水，涂数日渐愈。以下俞增。

生半夏、松香（或煮或压去油）等分为末，不拘金石木器及骡马咬伤见血，敷上即封口止痛。

堕扑损伤，瘀血在内烦闷者，用蒲黄末三钱，温酒调下。《本事方》云：苏合香丸研化，灌入即苏。

半夏一钱八分，大黄一钱，冰片五厘，

共研敷之，并治夹棍刀斧伤。

野苎根一两捣碎，好酒煎，尽量饮醉。

青松毛、陈酒糟等分，捣烂敷患处，治跌打损伤。

望江青，一名天脂麻，捣汁冲酒服，渣罨伤处。

榆树皮，捣烂敷之亦妙。

十一月采野菊花，连根叶阴干，每服一两，童便、醇酒各一碗煎饮，渣罨患处，濒死者可活，神效无比。

跌坠殴压马踢刀箭诸伤，虽肾子压出者可治，立能止血止痛，并不忌风。用白附子十二两，白芷、天麻、防风、羌活、生南星各一两，各研极细末，就破处敷上，伤重者黄酒浸服数钱，青肿者水调敷之立愈，价廉功大，地方官须预配合，如遇斗殴伤者，可全两命。

跌打骨已断者，用十字路口来往多人出小便处砖一块，入火内烧红，再将童便一碗，以红砖投入便中，再取砖烧红，又入便中，如此九次，将砖研细末，每服五分，生酒冲服。酒尽量饮即效。将砖预浸尿缸内数年，可预煅备用。

市上乞儿破鞋底一只烧灰，飞罗面焙黄，等分，好醋调成糊，敷患处，以绢束之，杉片夹定，须臾痛止，骨接有声为效。

凤仙花叶杵烂，频频涂上。

白芦菔杵烂如泥，敷患处裹紧，过夜即瘥。

蜜和葱白杵匀，厚敷患处立效，脑破者亦可用。

坠堕打扑，扭闪出骱诸病，用蚕砂、绿豆粉炒黄各四两，枯矾二两四钱，共为末，醋调敷之，绢包缚定，换三四次即愈，产妇避之。

又张兰渚中丞云：晋人尚气，每有事甚细微，一语不合，辄即斗殴刃伤，较他省为多，又不善于调治，动致毙命。今访有秘方，屡试屡验，神效异常，特行刊发，有牧民之责者，亟须捐资慎选真实之药材，如法制备，一有报伤之案，无论跌打损伤，金刃他物，骨折骨碎，立即给药，照方医治，勿卧热炕，定有奇效。州县仁心为质，遇有命案，往往执罪疑惟轻之论，不肯严办。然与其曲为开脱，以致死者含冤，何如速加拯救，俾两命俱得保全，功德岂不更大乎？方开于下：

十宝散

冰片　麝香各一分二厘　辰砂　乳香去油各一钱二分　子红花　雄黄各四钱　血竭一钱六分　儿茶二分四厘　归尾一两　没药一钱四分

共为细末，贮瓷瓶，黄蜡封口，勿使泄气。炳按：子红花皆伪造，此方可易片红花①。

一治跌打损伤，皮肉青肿未破者，用陈醋调敷患处，肿消即愈。

一治刃伤并各器械伤，皮破血出者，以药掺上，包裹勿见风，血止立愈。

一治内伤骨碎，或骨已断折，先将骨节凑准，以陈醋调药厚敷患处，用纸裹，外加老棉絮包好，再用薄板片夹护，将绳慢慢捆紧，不可移动，药性一到，骨自接矣。须静养百日，如犯房事，必成残疾。

一治刃伤深重，未致透膜者，先用桑皮线缝好，多掺药末于上，以活鸡皮急急贴护，如前骨损养法。

一跌打昏迷不醒，急用少许，陈酒冲服，自然醒转，即便调治。

此方神奇，虽遇至重之伤，鲜有不起生者。

开通元宝钱一枚，烧而醋淬，研末酒下，能治折骨。

① 炳按子红花皆伪造，此方可易片红花：三家医话本无此句。

桃花散亦治跌损。狗咬者,用真麻油调敷。

堕车落马,筋骨疼痛,用元胡索为末,酒服二钱,日二次。

救魇死

卧室原有灯者则存,本无灯者,切不可点,令人咬患者大拇指并脚后跟,频频呼唤其名,啐唾其面,再灌以姜汤,用生半夏末,或皂角末,或雄黄末,或韭菜汁,吹入鼻孔,或取梁尘如豆大纳鼻中,以艾灸人中穴,并两脚大拇指离指甲二三分,摇动骨节处,各三五壮。有用乌骨鸡冠血,或雄鸭血滴口中者,有用尿尿其面者,有用竹筒吹其下部者,听其随便用之。

俞按:苏合丸调灌亦可。

救吓死

凡惊怖死者,以温酒灌之即活。

俞按:姜汁、苏合丸皆可用。

救中恶

尸丧邪气,古庙坟冢,空房冷寓,废署荒园,鬼神坛场,祈祷祠社,池沼苔藓,酝湿藤萝,树木阴森,一经感触,卒然昏迷,名曰中恶。急将病人移于宅内东方,以醋炭薰之,用姜汤化苏合丸灌之,或玉枢丹亦可,再用葱尖刺入病人耳内,出血即活,无血者重,若大吐大泻,口鼻流血者,最称难治。

又视其上唇内沿有泡如粟米粒者,以针挑破,出血即活矣。以下俞增。

又卒死暴疾,及中恶客忤鬼打,面青口噤,奄忽气绝,用备急丸三粒,温酒或温水化而灌之,方用大黄、干姜、巴豆霜各一两,为末,蜜和捣千杵,丸如小豆大也。

汤火伤

汤泡火烫,急觅水中大蚌,放瓷盆中,将其口向上,少顷其口自开,预备冰片、麝香等分同研,投入蚌内,其口即合,少顷蚌肉尽化为浆,流于盆内,用鸡翎扫伤处,即能止痛,恐将愈之时毒水不干,即以蚌壳烧灰,碾筛极细,加冰麝少许糁之,盖以绵帛,外加穰纸数层,渗去毒水即瘳。日服宁心败毒之剂,以除其烦,无不奏效。无蚌之处,以柏油调杭粉扫之亦可,或金汁亦可,总不若用人之干粪烧灰,麻油调搽为妙,但人嫌秽污,多不肯用耳。

石灰一升,入水数碗,候灰化澄清,以纸拖去水面浮油,取灰水一杯,再以香油一杯,同入碗内搅数百遍,即成糊浆,用鹅翎扫患处,即痛止肿消,三四日自愈,名清凉膏。如皮肉已破者,加猪毛烧灰、生地、熟地各切片烧炭,等分研末,调入清凉膏内搽之甚效。以下俞增。

生大黄研末,糁汤泡,鸡子清调涂火伤,止痛无瘢。

龙眼壳洗去姜黄,煅存性为末,桐油调涂,止痛无瘢。

生芦菔捣烂涂之。

荞麦面炒焦,油调涂极妙。

夏月收老南瓜瓤,连子贮瓶内,久而弥佳,敷上即愈。

多年陈酱,缓缓涂之甚良,惟愈有黑疤。

秋葵花瓣,以箸攫取浸麻油内,涂上即效,兼治湿火浸淫疮。

鳖甲煅存性,为末糁,或用菜油调搽。若皮肤臭烂者,以蛇蜕烧存性为末,麻油调搽,二三次即愈。

火伤者,若因痛用冷水浸,则火毒入内,不易治矣。须用温酒洗泼,热毒自出,再以不化石灰研末，不拘麻油、菜油，调匀涂之，破烂者，以杉木炭研末涂之。

最好以煮酒一二坛入缸中，将患人浸入，虽极重不死。

热油浇伤，白蜜涂之。

爆竹火冲眼，令人以小便溺之，即痛定，徐用自己小便常洗自明。

金　刃　伤

刀割伤者，切勿见水，用图书粉石糁之，滑石粉亦可，大黄炒黑研末亦可。或韭菜汁拌陈石灰阴干研糁，或用坚实细炭，并老松香等分研筛细末，以韭菜汁拌阴干，再筛细末糁之。若急用，不用韭菜汁拌亦可。

细辛、黄柏等分，研末敷。以下俞增。

茶叶研末敷。

烟草研末敷之。

壁钱，即俗名喜儿窠者，敷贴即愈。囊伤睾丸脱出者，托上，用此厚贴亦效。

鲜桑叶捣烂裹之，冬月用桑根白皮亦可。

红枣肉捣如泥，封之。

口嚼灯心揜[①]之，立能止血。

龙眼核去光皮，研细末糁疮口，即定疼止血，并治磕跌伤，愈后无瘢。

端午日收野苎麻叶阴干晒燥，搓熟取白绒收藏，凡金刃伤者，敷上止血，且不作脓。

刀割斧砍，夹剪枪箭诸伤，独壳大栗，或土贝母，或生半夏，研末敷之，止血收口。

断指者，以真苏木为末敷之，外以蚕茧包固。

中枪血出如箭，原蚕蛾炒研末，敷之立效。

治箭镞[②]不出，陈年腊肉去皮骨捣烂，再以象牙末、人手指甲末各一钱，均研极细，同腊肉拌匀，厚敷箭镞四围，即出。

俞按：或以蝼蛄捣取汁，滴上三五次即出，象牙末水敷亦良。

凡铳砲铅子入肉，以水银灌入伤处，铅子即化，从水银自患处流出。

中毒矢者，煮芦根汁饮三升，或葛根汁亦可，外以雄黄末敷之，并纳盐脐中灸之。

竹木刺入肉者，刮人手指甲末，同红枣肉捣烂涂之，或嚼生栗子涂之。

瓷锋嵌脚，以三角银杏仁去衣心，菜油浸透，捣饼贴之，烂多年者，四五贴必瘥，并治针刺入肉，日久而诸药不效者，以此油灌患处即出，验过。俞增。

破　伤　证

凡疮疖溃烂，并刀枪所伤，最忌冒风染湿。冒风者，即角弓反张，痰涎涌盛，人事昏溃，则为破伤风，然伤有不同，初则在表，次则半表半里，再则竟入里矣，证候不一，方难预定；而染湿者，即遍身肿痛，昏不知人，则为破伤湿，可用白术一两，酒二碗，煎一碗，热服之。如万不能饮酒者，以水煎亦可。无论伤风、伤湿，二者最称难治，惟先用蜗牛捣烂，涂其伤处，内服之药，须明眼随证施方。

被殴伤风致死，在保辜限[③]内者拟抵，有一方可全二命，以荆芥、黄蜡、鱼鳔炒黄各五钱，艾叶三片，入无灰酒一碗，重汤煮一炷香，热饮之，汗出即愈，惟百日内不可食鸡。以下俞增。

黑鱼头，阴阳瓦上煅焦研末，每三钱，砂糖热酒调服。

---

① 揜(yǎn)：掩盖，遮蔽。

② 镞(zú)：箭头。

③ 保辜限：中国旧律规定殴人致伤者须在一定期限内保养被害人的伤，如被害人在期限内平复，即减轻犯罪人的刑罚；如被害人在期限内死亡，则对犯罪人以杀人罪论处。所定的期限称为辜限。

病人耳垢,并刮其爪甲末,唾调傅之。

新宰猪肉,乘热割片贴患处,三易必愈。

蝉蜕研末,葱涎调敷破处,即出恶水而平。

何首乌末敷之,血止肿平。

白面、烧盐各一撮,研,新汲水调涂。

盐藏杨梅,连核捣如泥,捏成锭子,以竹筒收之,凡遇破伤,研末敷之,止血生肌无瘢,甚效。

玉真散最为妙剂,可敷可服,不但去风,亦能去湿,屡试屡效。按:南星真妙品也。痈毒瘰疬,眼疱痰核,均研末醋调,磕伤打伤,臁疮烂足之肿,合黄丹石膏皆可参用。蒋附。

人咬

即用热尿洗去牙黄瘀血,以蟾酥丸涂入孔内,或嚼生栗子涂之。如肿痛,用麻油纸拈火焰薰之,或用干人粪装荔枝壳内,安放患处,加艾圆灸之,以不痛为度。

蚌肉敷患处亦效。以下俞增。

豆腐店内架上淋下积成浆垢,刮下敷之甚效。

虎咬爪伤

蚕豆叶捣敷,无叶时以干蚕豆水浸软,连皮捣敷。俞增。

猴爪伤

金毛狗脊焙研末糁之,或麻油调搽。俞增。

马咬

鸡冠血涂之,牝[1]马雄鸡,牡[2]马雌鸡。俞增。

猪咬

龟板烧研,香油调搽。俞增。

疯狗咬即猘犬也

疯狗者,乃朝夕露卧,为四时不正之气所侵,阴阳肃杀之气所感,舌出流涎,头低耳垂,目赤尾拖,急走无定,多见于春末夏初之交,亦曰癫狗,亦曰瘈狗,人被咬伤,即烦躁口干,小便涩痛,最称难治。其人顶中必有红髮数茎,急须拔去,轻者用天南星、防风为末,各一钱五分,以酒调服;重者用斑蝥五个,去头尾足翅,以糯米一合,同炒黄色,去米,将蝥为末,酒一盏煎半盏,空心温服,从小便中下去恶物如小狗状,必待皮色清白,方为毒尽,如毒未尽,须再服之。咬处轻者以生栗子嚼敷,或紫苏叶嚼敷,重则必用男人热粪敷之,冷即更换,待大势平定,则用干人粪烧灰,麻油调敷。

俞按:毛达可云:疯狗咬者,最怕七日一发,发时形状,天本无风,病者但觉风大,要入幔蒙头躲避,此非吉兆,过三七之日,无此畏风情形,方为可治。如被咬时,即于无风处以冷水洗净齿垢,涂以杏仁泥,即服韭菜汁一碗,隔七日,再服一碗,四十九日共服韭汁七碗,再于疮口灸之更妙,须忌盐醋百日,忌猪肉鱼腥一年,忌狗肉蚕蛹终身,方得保全,否则十有九死。徐木斋谓此

---

① 牝(pin):鸟兽的雌性。

② 牡:鸟兽的雄性。

方亲见有效，若服斑蝥以致小便疼痛，俗云产小狗，此等无稽之谈，万不可信，欲解斑蝥毒，以冷水调六一散三钱，服三次，痛止而愈。

常犬咬者，亦须洗去牙垢，挤尽恶血，斫桑树自然汁涂之。

蚕豆叶捣烂罨之。

杏仁嚼烂傅之。

大蒜衣烧灰，菜油调敷，再以大蒜衣贴灰上。

柿饼嚼烂封之。

白沙糖同大葱白捣涂。

蛇　咬

蓝叶捣汁，调雄黄末敷之，或用雄黄、生矾杓内熔化，以箸头蘸药点患处，冷则易之，连点七次，或捣黄豆叶敷之。若毒走肿痛者，以麻油焰薰之，再用玉枢丹一钱，酒磨服之，取汗，或用半枝莲捣烂，取汁三两，热酒四两和服取汗，渣涂患处更妙。或用阴干苍耳草五钱，水煎一碗，热服取汗。

人粪厚涂患处，牛粪亦可用。以下俞增。

捣大蒜和胡粉敷之。

扁豆叶杵烂绞汁，酒冲服，渣敷患处，冬间以燥叶酒煎服亦可。

明矾、麝香共研末糁上，以艾灸之即愈。

金丝荷叶草打汁涂之。

劈烟管，取其中烟膏涂伤处，烟叶末敷之亦可。

咬伤看伤处，有窍是雄蛇，无窍是雌蛇，以针挑破伤处成窍，然后以野苎麻嫩头捣汁，和酒服三盏，绞渣敷疮口，毒自窍中出立愈，将渣弃水中，永不再发。

急饮麻油一碗，免毒攻心，再用土贝母五钱研末，热酒和服，再饮酒尽醉，安卧少时，酒化为水，从伤处喷出，候水尽，以渣敷疮口，垂死可活。

万年青捣涂之。

鲜梧桐叶嚼烂涂亦良。

毒蛇咬伤，急以利刀割去死肉为要。若伤在手足，用绳绢扎定，勿使毒气蔓延至入心腹，再令人口含米醋或烧酒吮伤处，吸去其毒，随吮随吐，随换酒醋再吮，以红淡肿消为度。吮者不可误咽入腹以致中毒，患者急饮麻油一二杯护心解毒。

五灵脂一两，雄黄五钱，酒煎服，渣涂咬处。

白荷花须晒研末，酒调服一钱，再以丝瓜藤汁调搽患处。

蜈　蚣　咬

鸡冠血涂之，梳篦上头垢涂之。

又蜘蛛一个，安患处，使吸其毒，吸完掷蜘蛛于水内吐出毒气，蜘蛛仍活。

旧竹箸，火中将头烧黑，取下少许研细，敷患处立愈。俞增。

蜒蚰涂之立效。

烟油涂之亦妙。

壁　虎　咬

壁虎，即蝘蜓也，一名守宫，被咬者，以青苔涂擦，再用败毒之剂加青苔三钱煎服。

俞按：刺毛螫者，以伏龙肝酸醋捏成团，在痛处搓转，其毛皆出，最妙。

百虫入耳

宜闭口勿言，以纸塞耳鼻，止留虫入之耳，用麻油滴窍内，或出或死。如蜈蚣、蜜蜂、大虫入耳，以肉炙香安耳边，其虫闻香自出；或用猫溺滴入即出，取猫溺以生姜擦鼻即溺。如虫夜间暗入者，切勿惊慌叫喊，逼虫内攻，宜正坐点灯，光向耳窍，其虫见光即出，对面有人，其虫不出，或以桃叶作枕，一夕自出。

雄黄研水灌之。以下俞增。

稻杆煎浓汁灌之。

断肠草毒

一名野葛，一名雷公藤，俗名菜虫药

用鸡抱雏卵擘破，以清油调匀灌之；或服生鸡子二三枚；或服热羊血碗许。总宜吐尽方苏。

误吞水蛭

水蛭一名蚂蝗，用田中泥，或山黄泥丸梧子大，每服二三钱，空心开水送下，随泥解出而愈。或用蜜半杯，调水服亦可。

俞按：误吞蜈蚣者，热鸡血灌之即出；或用生鸡子调匀冲酒服，服后再用生大黄末和香油饮之，顷刻泻出。

烧酒醉死

解散其髮，浸于新汲井水内，用热豆腐切片遍身贴之，冷即更换，再煎葛根汤饮之；或取锅盖上气汗水三杯，徐徐服之，醒后宜饮清绿豆汤。

火薰闷绝狼烟煤炭毒

生芦菔捣汁灌之，重者以热溺灌之。

喉　蛾

轻者以杜牛膝根捣汁，加人乳些须，令病人仰卧，滴鼻孔内一二匙，不可咽下，随即起来，吐去痰涎即愈；重者用杜牛膝根汁入醋漱喉，吐去痰涎立愈。

喉痹音秘用真郁金一钱，巴霜三分，明雄黄二钱，共为细末，水调为丸，如芥子大，每服十二丸，用熟水些须送下即开，迟则难效。

俞按：初起用食盐自搓手心，盐干再易新盐，片时即消。

又极效方：断灯心数茎缠指甲，就火薰灼俟黄燥，将二物研细，更用火煏臭虫十个，一并捣入为末，以银管吹之。

青鱼胆腊月收挂风干，以少许放舌上，含化立效，万年青根水煎滴醋少许服之。

巴豆一粒研碎，或布或绢包好，左蛾塞右耳，右蛾塞左耳，如双蛾，用巴豆二粒，左右并塞，一刻头顶有泡，挑破即愈。

净毛猪尾一茎，煮一滚，取其不硬不软，徐徐插入喉内，触破胀大之蛾，吐出脓血，再服解毒药，此急救妙法。

芒硝研细一钱五分，胆矾、雄黄、明矾各八分，俱研极细，和匀吹之。

火硝一钱五分，官蓬砂五分，冰片三厘，共研细和匀，鹅管、芦管、银管俱可吹入，即吐痰涎而愈，亦可从鼻孔吹入。

喉闭以鸭觜[1]、胆矾研细，酽[2]醋调下，吐出胶痰即愈。或以牙皂捣烂，醋调灌入四五匙，痰亦即吐。

又方：紫金片一钱，薄荷汤磨，缓缓灌下即通。

又方：巴豆七粒去油，用纸包裹缚眉心上即开。

又方：白矾末五分、乌鸡子一个，同调匀，灌入即效，甚验。

又明矾二钱熔化，入巴豆仁七粒，烧至矾枯，去巴豆，研细吹入，即流涎而开。

---

① 觜(zuǐ)：口，嘴。

② 酽(yàn)：液汁浓。

又雄黄、芒硝各一钱，研细，以鹅管吹之，数吹即散。

咽喉戳伤不能饮食者，鸡子一个钻一小孔，去黄留白，入生半夏一个，入微火煨熟，以蛋白服之立愈。

牙疳

走马牙疳，若无故起者，多由于膏粱厚味所致。亦有起自痧痘毒盛，或伤寒热壅未经清解，火积于胃，涎流口臭，牙龈腐烂，甚至齿落者，急吹此药于患处，再服清胃汤加黄连、芦荟，迟则难救。若腮穿皮破者，更难救矣。吹药用人中白五钱（煅），陈蚕茧二钱五分（煅存性），五倍子一钱（打碎），囫囵五倍子一钱，装入明矾一钱（煅枯），川黄连末五分，芦荟末五分，真牛黄三分，青黛五分，冰片四分，陈壁钱窠十七个（煅存性）。共研细末，先用河蚌煮汤漱口，后以此吹患处。

俞按：此证亦有因多服温补药而致者。

霍乱

凡人伤暑，腿肚转筋者，名暑霍乱；伤寒腿肚转筋者，名寒霍乱；伤食腿肚转筋者，名食霍乱，皆上吐下泻，虽称危急，究是邪从吐泻而出，尚属可治。独有气机闭塞，不吐不泻，转筋入腹，痛不可言，名干霍乱，若冲至心不可救矣，速用木瓜、吴茱萸各一钱，食盐五分，水二钟，煎一钟，服之即愈。

俞按：霍乱转筋一证，既有寒暑之分，亦有暑伏于内而寒束于外者，故服药最宜审慎。干霍乱，俗名绞肠痧，固由气闭使然，亦有见转筋者，史君所主之方，洵为妙剂。若转筋入腹，多属下元虚弱之人，寒暑杂受，深入阴经，宜用倭硫黄、肉桂、母丁香、吴茱萸各一钱，麝香当门子三分，各研极细，和匀，密贮小瓷瓶内，每用二三分，以葱汁调置脐中，外以膏药封之，一时即愈。即吐泻太多而元气欲脱者，亦可贴以回阳，因名曰回阳膏。若内治之法，既猝难分别证候之因寒因暑，况多利亡阴，血液已夺，虽可投热药者，亦恐刚烈劫阴，终于不救。此方药虽猛峻而仅取其气由脐入腹，自能温通脏腑以逐寒邪，不致伤阴，诚为善策。但近年此证甚多，仓卒之间，惟恐制药不及，愿将此方广为传播，冀有力之家，预行修合，以应危急之需，则造福无涯矣。然药味猛烈，止宜外治，断不可吃，怀孕者并不可贴也。

又三圣丹：木香一两（不见火），雄黄二两，明矾三两，共研细末，用鲜荷叶、橘叶、藿香叶各二两捣汁，丸如梧子大，每服九分，治寒湿霍乱如神，重者再服。

又生芋艿治绞肠痧甚效，患此者食之味美，垂危可救。

干霍乱者，俗名乌痧胀，人多不识，但北方患此者甚少，独南方妇女及庄村农人，略染风寒暑湿之邪，则必刮痧，一刮即愈，其应如响，遂成惯病，此亦风土习俗，竟为医药捷经，凡乡妪老媪，是其手段，用齑[①]汤一碗，或白水入香油数匙亦可，以麻蘸之，所刮之处，乃胸、脊、两臂弯、两膝弯、眉攒、颈下等部，所现之色，有紫、红、黄、黑之分，饥、饱、寒、热之别，重者必刺去恶血而后可。人若四肢无力，胸腹闷痛，凛寒困倦，眩晕呕恶者，此即痧之将发也，宜速刮之，迟则气机壅塞而竟有胀死者，余亦未解其故也。

俞按：痧胀有兼腹痛者，干霍乱则腹痛如绞，证有分别，病源则一也，然须分别论治矣。郭右陶著《痧胀玉衡》一书，论之甚详。若急痧欲死之证，须将病人之口撑开，

---

① 齑（jī）：切碎的腌菜或酱菜。

看其舌底有黑筋三股，男左女右，以竹箸嵌碎瓷锋，刺出恶血一点即愈。

鼓　胀

其证有二：因虚寒所致者，金匮肾气丸主之；湿热所致者，用鸡矢白炒沉香色，研筛细末一升，盛瓷瓶内，浸好酒二斤，密封煮三炷香，定清，随意顿温服之。或用真黄牛肉一斤，以河水煮极烂，加皮硝一两，随意食之，二三日其肿自消，至重者再一服，则愈矣。百日之内，忌酸、盐、生冷、面食、荤腥、油腻、粘硬之物。雄按：牛肉、皮硝，消补并用之妙法也。杨素园大令尝云：昔年治一肿证，始用温补，而右半之病已愈，继用芒硝三钱而左始消，与此暗合。

气虚中满，用米铺中破巴斗，去竹边，将柳条连糠垢炙灰，每日送服一汤瓢，服三具即安。以下俞增。

气鼓用陈年大麦须水煎汤服，泄气即消。

又方：陈香圆四两（去瓤），人中白三两，共为细末，每一钱，开水空心服，忌盐百日甚效。

石菖蒲一斤为末，每二钱白汤下。

活乌背鲫鱼一尾，愈大愈佳，再用独核肥皂一个去子，同前鱼捣烂，围贴脐上，脐虽平而有纹影者，其气自入，轻者贴一二日，重者贴三五日才应，气蛊下泄，水蛊血蛊下泻即愈。

水肿，以草屋上陈年稻草，煎汤倾盆内，先薰，俟温，沃其腹，小便随下黄水，二三次即愈，不复发。

又隔年西瓜一个，生芽满腹者佳。将瓜切去盖，用大蒜数十个去衣，装入瓜内，仍盖好，盐泥封固，掘土深一尺，将瓜埋于土内，离土二三寸，上用炭火烧一昼夜，取出去火气，以大蒜与病人食完即愈。绿豆煎汤洗浴，并治黄疸甚效。

又西瓜一个，开盖挖去子瓤，加鸡内金不落水者四具，车前子四两，入瓜内盖好，瓜外遍涂烂泥，放瓦上炙存性，去泥研末，每服一钱，少加黄糖拌之，开水调服。

又干丝瓜一条，去皮剪碎，入巴豆十四粒同炒，以巴豆黄色为度，去巴豆用丝瓜与陈仓米同炒，米如丝瓜之多。候米黄色，去丝瓜，研米为末，水法丸如桐子大，每百丸开水下，此元时杭州名医宋会之方也。宋言巴豆逐水，丝瓜象人之脉络，去而不用，藉其气以引之，米则养胃以辅正，培土而胜水也。

又有食积停痰而肿者，以蟾蜍一只，纳胡椒一钱于其口内，外包洗净猪肚一具，缝好煮烂丸服。

小水不通

新象牙末一钱，河水煎汤下立效。

俞按：此方久服可愈痔瘘，以象牙能消管也。

又向日葵根一两，白酒煎汤服，外用葱三斤切，炒热分两包，互熨少腹。

又麝香五厘，牙皂末一分，研匀，唾调涂溺孔上，再搐鼻取嚏即通。

又大田螺一个，鲜车前草一握，无则以大蒜代之。捣烂加麝香二三分，贴脐下水分穴，以帛束之，通即解去。尿梗病，以甘蔗青梢叶一两，生酒煎服。

疡科

雄按：徐灵胎所批《外科正宗》《疡科选粹》等书，习疡医者皆宜究心也

痈疽宜灸，疔毒宜针，明疔易治，暗疔难疗。生于口耳眉目颧鼻者，显而易见；生于身体四肢者，隐而难察。及至发作，每易混作伤寒，半日不治，毒必走黄入心，人即

昏瞆，若知觉早者，急用铍针或瓷锋刺入二三分许，挤去恶血，当插立马回疔丹于针孔之内，恐此丹猝不能得，可用蜗牛连壳捣烂敷之，或家菊花根叶捣烂敷之，俱内服梅花点舌丹，或蟾酥丸一二服，用菊花根叶汁和热酒送下，出汗即愈。屡见患者怕痛拒针，殊不知一染疔毒，皮肉即僵，虽针不觉其疼，须放胆速针，切勿迟延而误时刻也。雄按：徐灵胎曰：痈疽阳毒及生头面者忌灸，疔疮忌铁，必用金针，或银针为稳。

立消疔疮膏

松香以桑柴炭煎汁澄清，入松香煮烂，取出纳冷水中少时，再入炭水内煮，以色白如玉为度，二十两；

白蜡二两，切为粗末；

黄蜡十两，刮为粗片；

明乳香三两，研极细末；

没药三两，研极细末；

铜绿五两，研细过绢筛，再研至无声为度；

百草霜（先将刮净锅底，专烧茅柴百草取烟煤，如以别种柴烟煤用入则不验）研细过绢筛，再研至无声为度，五两；

麻油六两。

先选吉日，择净室焚香斋戒，虔诚修合，忌妇人鸡犬及孝服人见，用桑柴火将麻油煎滚，次下松香，候稍滚三下白蜡，候稍滚四下黄蜡，候稍滚五下乳香，候稍滚六下没药，候稍滚七下铜绿，候稍滚八下百草霜，滚过数次，于锅内冷透，搓成条子，丸如龙眼核大，贮净瓷瓶内，用时以一丸放水壶上炖软，捻扁贴患处，顷刻止痛，次日肿消即愈，已走黄者，亦可回生。贴后忌荤腥、辛辣、沸汤、大热、食生冷、发物、面食、豆腐、茄子、黄瓜、酒，忌水洗，忌恼怒、忧闷、房事。以下俞增。

又方：生矾二钱，研极细末，用软腐皮裹好，葱头汤吞下即愈。兼治发背、鱼口、无名肿毒。

又活蜒蝣数十个，洗去浮粘，用清水一并吞下，三服即愈。

又甘菊花连根叶捣烂，热酒冲服，渣敷患处，亦解牛肉毒。

指头疔，宜先刺破，用猪胆一枚，剪去胆柄，倾去胆汁一半，加雄黄末二分，蜈蚣炙末一分，黄灵三仙丹五分，共研匀，入胆内搅匀，套指札根，数日即愈。

翻唇疔，多至七个者，名七星赶月，头肿如斗，以蛔虫捣烂涂之，顷刻疮口流黄水而愈。如无蛔虫，以五谷虫熯[①] 末一钱，白矾三分，蟾酥三分，酒化烊，共调涂，即流毒水而安。

凡唇疔，即看大腿弯有紫筋起者，急用银针刺出血愈。

诸疔以蟾蜍舌一个研烂，蟾皮盖贴，其根即拔。

雄黄末一钱，乌梅肉三枚，蜒蝣二条，共捣烂涂，疔即拔出。

老南瓜蒂数个，焙研为末，麻油调涂，露顶。

灶上蟑螂杵烂敷之，其根立拔，亦可酒和内服，红丝疔诸肿毒皆治。

鳑鲏鱼[②] 一个，杵烂涂之，疔即出。

诸疔误食猪肉走黄。法在不治，急捣芭蕉根汁服之立效。误食羊肉者，浓煎栗子壳汤饮。

红丝疔走臂直上，用食盐少许，从上擦下，待浮肤微损，红丝旁散即愈。或更以小溲灌之尤妙。蒋附治验。

痔疮痛楚难忍者，用梓桐树枝叶煎汤洗之，或豨莶草连根煎汤洗。雄按：徐洄

① 熯（hàn）：同"暵"，干燥。

② 鳑鲏鱼（páng pí）：鳑鲏，硬骨鱼纲，鲤科。体侧扁，卵圆形，长4～15厘米，银灰色，常带橙黄色或蓝色斑纹。

溪曰：此证切忌刀针砒卤线坠及三品一条枪等药，误用多致伤生，戒之！

麒麟菜一两，洗净，天泉水煮烊，加白糖食之。以下俞增。

荞麦面以猪胆汁丸如绿豆大，吞服，以愈为度，极验。

每日啖生荸荠三个，淡腐浆送。

常以柿饼汤代茶，兼能愈噎嗝。

丝瓜络瓦上炙存性，研末，加冰片少许，麻油调搽。

韭菜不拘多少，先用盆盛热汤，盆用有孔木盖一个，投韭菜于汤中，却以肛门坐对盖孔，令热气薰之，候温，用水洗疮，不数次，肿消血止。

烂石榴四个，皮硝五钱，地骨皮、乌梅、槐花各一两，煎汤薰洗。

翻花痔，木瓜研末，鳝鱼身上粘涎调涂，以纸护之。

痔瘘，草本水杨柳根煎洗，有虫出即愈。

又万年青叶捣汁搽。

又棉花子仁、乌梅肉各六两，共杵烂，丸梧子大，早晚三钱开水下。

唤痔去痔神方：如痔生肛内，以草乌研末，唾调搽肛门，痔即翻出向外，乃用花蜘蛛丝缠定，一时辰后略觉胀急，亦好忍，不甚疼，少顷反觉轻松，却用大黑蜘蛛于瓶中煅枯为末，唾津调搽，渐觉作痒，以熟汤洗之，再搽，则痒定矣。如此七日，痔枯无患。

对口未成时，内服蟾酥丸，外用荔枝肉捣烂熬膏敷之，或调鸡粪同极细胡椒末，入蜜些须调敷，或桑根白皮加桐油捣烂敷之，俱要不时更换，使药力内达，即可消矣。

鲜茄蒂七个，鲜何首乌轻重等分，水二钟，煎八分，一服出脓，再服收口。以下俞增。

对口一名枭疽，俗名落头疽，用青蔗渣、白狗矢焙燥，为末和匀，将竹管一个，稀绢包竹管头，入药筛膏药上贴之，垂死可活。

活金鲫鱼一尾，带鳞肠胃，加山药二三两，同捣如泥，敷即渐消。

鳝鱼四五斤置小盆内，以白糖霜糁鱼上，则鱼身之涎流聚一处，取而涂之，随涂随小而愈。

象贝母研末敷立效。

发背膏药一方，余得之甚难，不惟去其资斧[①]，而礼下于人者至再，设法购求，方能得之，及合药送人，无不取效，今刊布广传，倘有同志修合济人，乃余苦心求方之幸也。

滴乳香(箬包烧红，砖压去油)四两；

净没药(制同上)四两；

白色儿茶　上好银朱　鲜红血竭　杭州定粉　上好黄丹各四两　上好铜绿三钱。以上俱各碾至无声，筛极细末，和匀，瓷瓶密贮，临用照患之大小，用夹连四油纸一块，以针多刺小孔，每张以药末五钱，真麻油调摊纸上，再用油纸一块盖上，周围用线将二纸合缝一处，贴患上即止痛化腐生新。过三日，将膏药揭开，浓煎葱汤将患上洗净，软绢拭干，将膏药翻过，用针照前刺小孔贴之。因药品甚贵，取其又得一面之药力也。无火之人，内服十全大补汤；有火之人，减去肉桂、姜、枣，兼以饮食滋补，无不取效。至重者用膏二张，百无一失。

发背初起，用生白矾三钱，大黑枣四枚(去核)，同打为丸如桐子大，每服二钱，好酒下。以下俞增。

又五倍子末二两，藤黄二钱五分，研细末，醋调围之，一切肿毒皆治。

又龟板一味，去肋，涂黄蜡炙透，内服外敷有奇效。

---

① 资斧：亦作“齐斧”。程颐解作资财、器用，后因称旅费、盘缠为“资斧”。

背疽恶疮，收口长肉，用青蔗渣晒燥，煅存性，研极细，以小竹管如疮口大者一个，稀绢包其头作筛，筛药末填满疮孔，膏药盖之。

背痈及一切大毒，用大蟾蜍一个，剥取全身之皮，针刺数孔，将皮之外面向患处贴之，大能拔出毒气，且包住疮口不令长大。指头疔亦可包，而瘰疬溃后口不敛者，及痘后回毒亦著奇功，但切记不可将皮里面著肉，恐咬牢不可揭也。

湿痰流注，初起疼痛，漫肿无头，皮色不变，久而不治，则发热作脓，溃烂成漏，知觉早者，于未破头时，急服此药十余剂，即能内消，医治多人，最称灵验，不信服者，纵有他药，无出其右。若虚弱之人，误用行药，元气一亏，更难医治。方用：

土茯苓（瓷锋刮去皮，木棒打碎）四两，真胆星、橘红、秦艽、防风各二钱，真川贝、僵蚕（炒去丝）、净银花、槐花（炒）、五倍子（研碎）各三钱，木通一钱，防己八分，白甘遂（刮去皮碎末）七分，鲜皂角子（打碎）九个，鲜肥皂子（打碎）十个。体虚者加石斛二钱，苡仁三钱；患在头项胸者，加夏枯草二钱；在脊背者，加羌活五分；在胁肋者，加柴胡五分；在肚腹者，加赤芍二钱，泽泻一钱；在臀者，加独活五分；在腿足者，加木瓜二钱，牛膝一钱五分。每剂用河水九碗，砂锅内煎至去渣三碗，每日早、中、晚各热饮一碗，虚弱人一剂分为二剂，极虚人分为三剂，小儿分为四剂。忌食盐、酱、茶、醋、猪肉、鱼腥、鸡、鹅、鸡子、一切发物、煎炒、姜、椒、烟、酒、生冷。再方中有白甘遂与甘草相反，恐别样丸散内有甘草者切不可犯。凡已破头者，止服此方四五剂，使气血调活，不致流串他处，随服十全大补汤，加川贝一钱五分，石斛二钱，煅过滴乳香四分，须服数十剂，方能全愈。若素属多火之人，大补汤内减去姜、桂勿用。

俞按：此证俗呼流注串毒，而不知因痰湿入络所致，外科皆不善治者此也。毛达可先生极推控涎丹之功，亦取其有走络涤痰之甘遂等药也。与史君此法若合符节，而煎剂尤易见效矣。

霉疮治不得法，不但一身为害，而且殃及妻儿，甚有不嗣之虞。其治法各有不同，有遏抑其毒而不令其出者，有重用行药而行去其毒者，有升生之剂而发出其毒者，有用解托之药而败去其毒者。四者之中，惟升生解托可从。至于遏抑不出，将来必至结毒，重用行药，势必大伤元气。余有一方，药止数味，既非行抑，更觉平和，且无论新久，不二十剂而能收功，不独永除后患，亦复无碍生育，但恐收功之后视为容易，又恐恣情纵欲，岂非助纣为虐，是谁之过欤？依我狂言，当痛改前非，力行善事，挽天地之恶绝，保父母之遗体，免自己之罪孽，培子孙之福寿，所得不益多乎？方用：

当归五钱，净银花、防风、荆芥、何首乌（不经铁器、木棒打碎）各三钱，肥皂子（打碎）九个，土茯苓（瓷锋刮去皮，木棒打碎）四两，猪胰一具。

上以河水六碗，砂铫内煎至三碗，每早、中、晚，各食远温服一碗，忌盐、酱、醋、茶、鸡、鱼、鹅、鸭、虾、蛋、鲜物，荤则止宜土茯苓煨猪肉，素则止宜白菜及豆腐，他物皆有所忌，茶则以土茯苓汤代之。

又方：猪胰、土茯苓各二两，芭蕉根一两，雪里红五钱，银花、五加皮各二钱，角刺、木瓜、蝉蜕、白藓皮各一钱，炙僵蚕七分，皂荚子（打碎）、独核肥皂仁（切片）各七粒，水三大碗，煎一碗，饥时服。年久力衰者，加苡仁五钱，绵黄芪三钱，甘草节、怀生地、西洋参各二钱；久不愈加胡黄连三钱，胡麻仁二钱，全蝎七个。以下俞增。

又方：棉花子仁研如泥，入研细生槐花末，和丸如绿豆大，每四钱，空心及午后吞。

结毒方用极木，一名十大功劳，一名猫儿残，黑子者是，红子者名枢木，亦可用，取其叶泡汤，或为末，不住服。兼治积年虚劳痰火，且能健脾进食。

结毒喉烂蒂舌落，上腭穿破，用极大蜗牛（煅）五个，儿茶二钱，活松树皮（煅存性，勿沾灰尘）二钱，冰片七分，各研细粉，和匀吹之，名咽喉至宝丹。

柳洲医话良方

清·魏之琇　著
清·王孟英　辑

柳洲医话序

魏柳洲先生辑《续名医类案》六十卷，脱稿未久，先生寻[①] 逝，幸已邀录四库馆书，不致散佚，提要病其编次潦草，盖未经删定之故也。雄不才，僭[②] 删芜复，而卷帙犹繁，未能付梓，爰先录其所附按语为《柳洲医话》，以示一斑云。

咸丰元年冬十一月后学王士雄书于潜斋

① 寻：长的意思。

② 僭：下犯上也。这里指超越身分之行为。

目　　录

柳洲医话良方

钱塘魏之琇玉横著
后学 王士雄孟英辑
徐然石亚枝校

伤寒邪结阳明,发为狂热,犹是宿食,宜吐之,非若燥粪便鞕[①],可下而愈也。

雄按:凡下之不通而死者,多此类也。

伤寒邪热甚,则正馁,不可误认为虚。

雄按:缪仲淳治姚平之案可证。

伤寒初愈,脏腑犹多热毒,时师不察,骤投参、芪、术、附温补,其遗患可胜言哉!

雄按:《寓意草》伤寒善后法,学者最宜详玩。

凡诊病,浅见者反若深虑,多令病家无所适从。

雄按:此评仲淳治虞吉卿案,或疑其虚而用桂、附也。今则此辈尤多,误人愈广,不知疗病,但欲补虚,举国若狂,谁为唤醒?

龚子才治伤寒谵渴无汗,用大梨一枚,生姜一小块,同捣取汁,入童便一碗,重汤煮熟服,制方甚佳,愈于甘露,且免地黄之腻。

雄按:余以梨汁为天生甘露饮,而昔贤已先得我心。若有汗者,生姜宜避。

伤寒发散过投,气微欲绝,虽有实证,亦宜独参猛进,贫者以重剂杞、地,少入干姜。

雄按:热炽而气液欲脱者,干姜亦忌,宜易甘草。

实邪宜下,人便稀识,可为浩叹。

雄按:学识浅者,皆为立斋、景岳诸书所囿[②]也。

伤寒狂躁,脉至洪大无伦,按之如丝者,以全料六味减苓、泽,加麦冬、杞子,用大砂罐浓煎与之,必数杯而后酣寝汗出以愈,古时此法未闻,惟仗人参之力取效,本阴竭之证,乃峻补其阳,使生阴而愈。故用参每多至数斤,设在今时,非猗顿[③]之家不可为矣。

雄按:阴竭之证,今时尤多,人参之价,近日更昂,惟西洋人参性凉生液,最为可用,而时师辄以桂、附、干姜治阴虚狂躁,益非魏君所能逆料矣。

内真寒而外假热,诸家尝论之矣。至内真热而外假寒,论及者罕矣。

景岳治王生阴虚伤寒燥渴,用凉水是矣,而又杂与桂、附各数两,治法未能无疵,至舌苔成壳脱落,恐桂、附使之然也。

雄按:今人明知其阴虚,而放胆肆用桂、附者,皆效景岳之尤[④]也。

喻氏治伤寒以救阴为主一语,为治传经证之秘旨,躁脉多凶,疫病热郁之极,脉

① 鞕:原作"鞭",据三家医话本改。

② 囿(yòu 又):拘泥;局限。

③ 猗顿:战国时大商人,以经营河东盐池巨富。这里借指富家。

④ 尤:错误。效景岳之尤,即学景岳的坏样子,此乃学术争议偏执之词。

亦躁也。

疫证脉双伏，或单伏，而四肢厥冷，或爪甲青紫，欲战汗也，宜熟记。

房劳外感，即谓阴证，而与热药，杀人多矣。

虚人肝肾之气上浮，宛如痰在膈间，须投峻剂养阴，俾龙雷之火，下归元海。

雄按：叶香岩云：龙雷之起，总因阳亢，宜滋补真阴，今人反用热药，悖矣。详见《景岳发挥》，医者不可不读也。

凡病尸厥，呼之不应，脉伏者死，脉反大者死。

凡卒暴病，如中风、中气、中寒、暴厥，俱不得移动喧闹以断其气，《内经》明言气复返则生。若不谙[①]而扰乱其气不得复，以致夭枉者多矣。盖暴病多火，扰之则正气散而死也，病家医士，皆宜知此。

余常见父母有肝病者，其子女亦多有之，而禀乎母气者尤多。

木热则流脂，断无肝火盛而无痰者。

雄按：此语未经人道，余每以雪羹、龙荟治痰，殊与魏君暗合。

张子和治新寨马叟之证，本因惊而得，尤不能无郁也。盖惊入心，心受之则为癫痫，今心不受而反传之肝，则为瘛疭，亦母救其子之义也。肝病则乘其所胜，于是生风生痰，怪证莫测，治以上涌下泄，乃发而兼夺之理，并行不悖，最合治法。

雄按：马无胆而善驚，故驚字从马，似与恐惧怵惕之从心者异焉。古人虽曰驚入心，然非胆薄，断不患驚。凡病驚者，其色必青，肝胆相连，殆不必心不受而后始传入也。

肝火亦作头晕，不尽属之气虚也。经云诸风掉眩皆属于肝，肝之脉上络巅顶，余尝以一气汤加左金，治此甚效。

补中益气汤为东垣治内伤外感之第一方。后人读其书者，鲜不奉为金科玉律，然不知近代病人，类多真阴不足，上盛下虚者，十居九焉，即遇内伤外感之证，投之辄增剧，非此方之谬，要知时代禀赋各殊耳。陆丽京曰：阴虚人误服补中益气，往往暴脱，司命其审诸。

雄按：东垣此方，谓气虚则下陷，升其清阳，即是益气，然命名欠妥，设当时立此培中举陷之法，名曰补中升气汤，则后人顾名思义，庶知其为升剂也。原以升药举陷，乃既曰补中，复[②]云益气，后人遂以为参、术得升、柴，如黄芪得防风而功愈大，既能补脾胃之不足，又可益元气之健行，而忘其为治内伤兼外感之方，凡属虚人，皆宜服饵，再经薛氏之表章，每与肾气丸相辅而行，幸张景岳一灵未泯，虽好温补，独谓此方未可浪用，奈以卢不远之贤，亦袒薛氏，甚矣积重之难返也。徐洄溪云：东垣之方，一概以升提中气为主，学者不可误用，然此方之升、柴，尚有参、芪、术、草之驾驭，若升麻葛根汤、柴葛解肌汤等方，纯是升提之品，苟不察其人之阴分如何，而一概视为感证之主方，贻祸尚可言哉。叶香岩柴胡劫肝阴，葛根竭[③]胃汁之说，洵见道之言也。

凡素患虚损人，忽有外感，宜细审之。

雄按：此处最易误人，拙案《仁术志》内曾论及之。

伤寒及感证日久，津液既枯，不能行汗，得大剂三才一气汤一服，乃蒸变为汗而愈矣。若曾多服风药及香燥者，药入必大作胀，一二时许，然后来苏，后贤以此为内托之奇，余谓仍是仲景啜粥法耳，后人安能越古人之范围哉！

伤风一证，殊非小恙，有寒燠不时，衣被失节而成者，此必鼻塞声重，咳嗽多痰，

① 谙(ān 庵)：熟记；熟悉。
② 复：原作“后”，据三家医话本改。
③ 竭：原作“切”，据三家医话本改。

在元气平和之人，即弗药自愈。若在肾水素亏，肝火自旺者，不过因一时风寒所束，遂作干咳喉痛，此外邪本轻，内伤实重，医者不察，辄与表散，致鼓其风木之火上炎，反令发热头痛，继又寒热往来，益与清解，不数剂而肝肾与肺三脏已伤损无遗，远者周年，近者百日，溘[①]然逝矣。而世俗谈者，咸以伤风不醒便成痨为言。噫！彼痨者，岂真由伤风而成耶，愚哉言也。当易之曰：伤风误表必成痨耳。

雄按：阴虚误表固然，若外邪未清，投补太早，其弊同也，《不居集》论之详矣。故徐洄溪有伤风难治之论也。

疟痢后饮食不运，多属气虚，然每有痢以下多而亡阴，疟以汗多而耗液，饮食难运，多由相火盛，真气衰，非大剂二冬二地投之，多见缠绵不已也。《寓意草》谓感后宜甘寒清热，说得极透彻，最中肯綮。

雄按：世人治此，但知六君以补脾，桂、附以益火，杀人最夥，可为寒心。

肺气败者，多见两足肿溃，小水全无二证。

雄按：粗工但知为湿邪阻塞也。

阴虚证，初投桂、附有小效，久服则阴竭而死，余目击数十矣。

雄按：此真阅历见道之言。又徐洄溪曰：大热大燥之药，杀人最烈。盖热药有毒，其性急暴，一入藏府，则血涌气升，若其人之阴气本虚，或当天时酷暑，或其人伤暑伤热，一投热剂，两火相争，目赤便闭，舌燥齿干，口渴心烦，肌裂神躁，种种恶候，一时俱发，医者及病家俱不察，或云更宜引火归元，或云此是阴证，当加重其热药，而佐以大补之品。其人七窍流血，呼号宛转，状如服毒而死，病家全不以为咎，医者亦洋洋自得，以为病势当然。总之愚人喜服热补，虽死不悔，我目中所见不一，垂涕泣而道之，而医者与病家无一能听从者，岂非所谓命哉？夫大寒之药，亦能杀人，其势必缓，犹为可救，不若大热之药，断断不可救也。愚谓此非激论，的是名言。今年春间，韩贡甫因患便血，误服热补，变证蜂起，业治木[②]矣。其妇翁陈春湖嘱延余诊[③]，已为治愈。迨季夏，其弟正甫患时疟，越医王某连进温燥药而剧，始邀余视之，乃府实证，下之而瘥。既而贡甫令壸[④]患感，凛寒身热，眩渴善呕，余曰暑也，宜从清解，彼不之信，仍招越医王某治之，连服苍术、厚朴、姜、椒之剂，呕渴愈甚，汛事妄行，四肢不温，汗多不解。再邀余诊，脉渐伏，曰此热深厥深也，温燥热补，切勿再投，彼仍不信，另招张某、黄某会诊，佥[⑤]谓阴暑，当舍时从证，径用姜附六君加萸、桂、沉香等药服之，肢愈冷，药愈重，八剂后，血脱如崩而逝，即以春间所治之棺殓焉，岂非数耶？此病家不知悔悟之一证也。继有许兰屿室，患左季胁刺痛，黄某目击韩证之死，亦不愧悔，初证即用桂、附，愈服愈痛，痛剧则白带如注，渐至舌赤形消，后犹曰温补之药力未到，方中桂、附日增，甚至痛无宁晷[⑥]，始逆余诊，授以壮水和肝养营舒络之方而愈。往者不可追，来者犹可谏，故附赘之。

热补药谓之劫剂，初劫之而愈，后反致重，世不知此，以为治验，古今受其害者，可胜数哉！

呕吐证，良由肝火上逆者极多，张景岳偏于温补，以为多属胃寒，其误人谅不少矣。

---

① 溘（kē 嗑）：奄忽。

② 木：原作“本”，据三家医话本改。木，棺也。治木，谓做棺材。这里指人已将死。

③ 诊：原作“证”，据三家医话本改。

④ 令壸（kǔn 捆）：壸，与“阃”通。令阃，对人妻之尊称。

⑤ 佥（qiān）：都；皆。

⑥ 晷（guǐ 鬼）：古代测日影以定时刻的仪器。这里引申为时刻、时光。

完谷不化，有邪火不杀谷，火性迫速，愈甚而愈迫者。

发热之时，脉虽豁然空大，未可便断为虚寒也。

痢疾补涩太早，每成休息。

张景岳平生临证，遗憾多矣。观其治食停少腹一案，夫面食由胃入肠，已至小腹之角，岂能作痛如是，而又如拳如卵耶？必其人素有疝病，偶因面食之湿热发之，或兼当日之房劳，遂乃决张如是，故推荡之亦不应，得木香火酒一派辛热香窜而痛止耳。至谓食由小腹下右角，而后出广肠，谓自古无言及者，更堪捧腹。经谓大小肠皆盘屈十六曲，则左旋右折可知，岂如筒如袋而直下乎？嘻！

《伤寒论》：病人素有痞积，及病传入三阴则死，谓之脏结。盖新邪与旧邪合并也。

苦楝根取新白皮一握切焙，入麝少许，水二碗，煎至一碗，空心饮之，杀消渴之虫屡验。

孙文垣治吴肖峰室，善后不用滋水生木，弦脉安能退哉！

李士材治顾宗伯心肾两亏，用八味、十全，与后医之元参、知母，其失正均，惟集灵膏一方，真圣剂也。

雄按：集灵膏见《广笔记》，方用人参、枸杞、牛膝、二冬、二地，或加仙灵脾。

凡治小儿，不论诸证，宜先揣[①]虚里穴，若跳动甚者，不可攻伐，以其先天不足故也。幼科能遵吾言，造福无涯矣。此千古未泄之秘也，珍之贵也。

雄按：大人亦然。小儿则脉候难凭，揣此尤为可据。

劳损病已不可为，服药得法，往往有骤效，乃虚阳暂伏也。数服后，证皆仍旧矣。临证者不可不知。

肺热之人，虽产妇误服人参，多致痰饮胶结胸中，为饱为闷，为咳嗽不食等证。

喻氏治郭台尹之证，多由醉饱入房，大伤真阴，绝其带脉，水亏木燥，乘其所不胜之脾成胀耳。鱼盐之论，恐未必然。

又治顾鸣仲之证，似属肝肾二经，与膀胱无干涉，乃舍肝而强入膀胱，便觉支离满纸。

火盛而郁者，多畏风畏寒。

雄按：人但知伤风畏风，伤寒畏寒，能识此者鲜矣。

梅核证，由郁怒忧思，七情致伤而成，无非木燥火炎之候，古人多用香燥之剂，岂当时体质厚耶？

余遇肝肾亏损，气喘吸促之证，必重投熟地、人参，无力之家不能服参者，以枣仁、杞子各一两代之，亦应如桴鼓。

雄按：枸杞一味，专治短气，其味纯甘，能补精神气血津液诸不足也。

缪氏谓阳明热邪传里，故身凉发哕，是金针也。

凡损证脉见右寸厥厥然如豆，按之梗指，其病不起，以肺金败也。

杨介都梁丸治头痛，惟阳明风热宜之，余不可服。

雄按：古方治病，皆当察其药所主之证而用之，不独都梁丸尔也。学者须知隅反。

《医学钩元》有目病不宜服六味辨，谓泽泻、茯苓、山茱萸不宜于目。余谓凡肝肾虚皆不宜此三味，不惟目也。

雄按：用药治病，须知量体裁衣，执死方以治活病，有利必有弊也。

景岳见燕都女子喉窍紧涩，而不能以左归合生脉救之，乃误用辛温解散，既而知其肺绝，又效粗工避谤，不敢下手。按丹溪云咽喉肿痛，有阴虚阳气飞越，痰结在上，脉必浮大，重取必涩，去死为近，宜人参一味浓煎，细细呷之。如作实证治，祸如反

① 揣(chuǎi)：量度。这里引申为诊测的意思。

掌。观此丹溪之学何可薄哉！《传忠录》之言，九原[①]有知，宜滋愧矣。

戴人治一将军病心痛，张曰此非心痛也，乃胃脘当心而痛也。余谓此二语，真为此证点睛，然余更有一转语曰，非胃脘痛也，乃肝木上乘于胃也。世人多用四磨、五香、六郁、逍遥等方，新病亦效，久服则杀人；又用肉桂亦效，以木得桂而枯也。屡发屡服，则肝血燥竭，少壮者多[②]成劳病，衰弱者多发厥而死，不可不知。余自创一方，名一贯煎，用北沙参、麦冬、地黄、当归、枸杞、川楝六味，出入加减投之，应如桴鼓。口苦燥者，加酒连尤捷，可统治胁痛、吞酸、吐酸、疝瘕一切肝病。

雄按：胸胁痛，有因于痰饮者，滋腻亦不可用也。

香附、郁金，为治肝要药，然用之气病则可，用之血病，则与干将莫邪[③]无异也。慎之！

二地腻膈之说，不知始自何人，致令数百年来，人皆畏之如虎，俾举世阴虚火盛之病，至死而不敢一尝，迨已濒危，始进三数钱许，已无及矣。哀哉！

雄按：此为阴虚火盛者说。若气虚湿盛，气滞痰凝者，误用则腻膈矣。

凡胁腹结块，隐现不常，痛止随作者，全属肝伤，木反克土，非实气也。时师多以香燥辛热治之，促人年寿。余治此多人，悉以一气汤加川楝、米仁、蒌仁等，不过三五剂，其病如失。若立斋多用加味逍遥散，鼓峰、东庄辈多用滋水生肝饮，皆不及余法之善也。逍遥散亦当慎用，缘柴胡、白术，皆非阴虚火盛者所宜也。

景岳生平于薛氏诸书，似未寓目，至胁痛由于肝脉为病，至死不知，良可哀也。如案中载治其姻家胁肋大痛一证，全属谬论，幸得一灸而愈，此与呃逆病诸治不效，灸虚里立瘥正同也。

凡泄泻，火证极多。

带浊之病，多由肝火炽盛，上蒸胃而乘肺，肺主气，气弱不能散布为津液，反因火性迫速而下输膀胱之州都，本从气化；又肝主疏泄，反禀其令而行，遂至淫淫不绝。使但属胃家湿热，无肝火为难，则上为痰而下为泻耳。古今医案于带浊二门独罕存者，亦以未达其旨而施治无验也。至单由湿热而成，一味凉燥，虽药肆工人，亦能办此。

雄按：此诚确凿之论。

胞痹，俗名尿梗病，香燥之药，误投杀人，世罕知也。观张石顽治闵少江证，误服丹皮、白术，即胀痛不禁，可见。

景岳治朱翰林太夫人证，乃阴虚阳越之风秘，亦类中之轻者，一跌而病，良有以也。未可归功姜附，不知"阴证"二字何以插入？其生平见解，大可知矣。

冯氏治崔姓风秘证，亦阴虚阳越之病，甚则为类中，其治法亦大醇而小疵耳。至云阴伏于内，逼阳于外，亦与景岳治朱太夫人谓为阴证同一模糊，盖缘风秘一条，人多不讲也。

伤寒疟痢之后，患闭结者，皆由攻下表散失宜所致。究其由，则皆血燥为病。至若风秘一证，其病本由燥火生风，医者昧于风字，动用风药，死者已矣。存者幸鉴之。

雄按：凡内风为病，不论何证，皆忌风药，医不知风有内外之殊，以致动手便错。

观《医通》载妇科郑青山愤喜交集，因而发狂一事，业医者，亦可怜哉！有志之士，慎勿为此。彼云不可不知医者，非圣人之言也。

凡心腹痛而唇红吐白沫者，或好啖者，

---

① 九原：春秋时晋国卿大夫的墓地。后亦泛指墓地。

② 多：原作"厥"，据三家医话本改。

③ 干将莫邪：古之铸剑者。亦良剑之名也。《吴越春秋·阖闾内传》："请干将铸作名剑二枚。干将者，吴人也；莫邪，干将之妻也。"

多属虫证。

阴虚火盛之人，初服桂、附、姜、萸等燥热刚药，始则甚得其力，所谓劫治也。昧不知止，久而决裂，莫可挽回，余目击其敝者，数十人矣。

二便俱从前阴出者，宜集灵膏，重用人参以补肺而润肠。盖肺与大肠相表里而主气，又肺者相傅之官，治节出焉，肺得养，斯大肠之燥可清，又得枸杞、二冬以滋其血槁，然后故道可复，而清浊自分矣。

近时专科及庸手，遇产后一以燥热温补为事，杀人如麻。

雄按：非独产后也。如呕吐泄泻，疟痢哮喘，痿痹肿胀，痰饮腹痛，疝瘕诸证，粗工无不悉指为寒，而不知属热者多也。

冯楚瞻之媳，胎前多服八味丸，所以生子百日内，即患疠证。

产后患露不下有二，一则瘀滞宜行，一则血虚宜补。

肝火病，其状如疟，盖胆为肝府，肝病则胆亦病矣。

产后病多属阴虚，治必养营。若气血兼补，杂以姜、附刚剂，非担延时日，即贻病者后患，临证者审之。

火极似水，乃物极必反之候，凡患此，为燥热温补所杀者多矣，哀哉！

立斋谓产后阴气大虚，正喜亡阳与阴齐等，可勿药而愈，此正薛氏生平不能峻用养阴之缺处也。冯楚瞻治一产后头汗证，拘泥薛法而不与药，致病家属之庸手而败，是守而未化之过也。

雄按：阴虚不敢救阴，亦泥于产后宜温之俗说，乃云正喜亡阳，是何言耶？非仅缺处，直是谬论，无怪乎徐洄溪以薛氏为庸医之首也。

患痘腰痛，曾有房事者，最称难治，余谓以大剂左归饮与之，必有可挽。

医学无真知而参末议，最能误人，智者慎之。

麻疹之发，本诸肺胃，治之但宜松透，一切风燥寒热之剂，不可入也。余常遇表散过甚，绵延不已者，一以生地、杞子、地骨、麦冬、蒌仁、沙参等味，三四剂必嗽止热退而安。若吕东庄之用桂、附，因其苦寒过剂，故处方如是，非可一切试之也。

病危之家，亲宾满座，议论纷纭，徒乱人意，不可不知。

余尝诊一儿，见其左掌拳曲，询其由，乃小时患惊搐，为母抱持太急，病愈手遂不能伸舒，若初起即以大剂滋肝肾真阴与之，必能伸舒如故，惜世无知者。

肿证多湿热为患，虽云脾虚，必审其小便长短清浊，及大便溏燥浓淡，以施治法。若概云脾虚，参、术蛮补，必致绵延不已。

肝脉挟胃贯膈，又曰是所生病者，为胸满，故胸之痈疽，本由于肝，然此证最难别白，即《内经》所谓内有裹大脓血之证也。吾乡一名医自患此，同道诊之，不知为痈也。杂进参、附、丁、桂之剂，久之吐出臭脓乃省，已无及矣。

寸强尺弱之脉，多属阴虚火炎之候，误服八味丸，每致贻患。

不拘内外病，凡阴虚者服参、芪诸气分药，非惟无益而反害之。

诸病火盛而汗出者，若骤敛之，反增他证。

凡肝郁病误用热药，皆贻大患。

肝木为龙，龙之变化莫测，其于病也亦然。明者遇内伤证，但求得其本，则其标可按籍而稽矣，此天地古今未泄之秘，《内经》微露一言曰，肝为万病之贼，六字而止，似圣人亦不欲竟其端委，但以生杀之柄不可操之人耳。余临证数十年，乃始获之，实千虑之一得也。世之君子，其毋忽诸。

雄按：肺主一身之表，肝主一身之里，五气之感，皆从肺入，七情之病，必由肝起。

此余夙[①] 论如此，魏氏长于内伤，斯言先获我心。盖龙性难驯，变化莫测，独窥经旨，理自不诬。

附方《续名医类案》简妙愈病之方附采于下

瘴疟，青蔗汁任饮之，并治虬动痞痛。

久疟不愈，以枣一枚，安病人口上，呪曰：我从东方来，路逢一池水，水内一尊龙，九头十八尾，问他吃甚么，专吃疟疾鬼。太上老君，急急如律令敕。呪三遍，将枣纳入口中，令嚼食之即瘥。雄按：此即上古祝由之意，必邪已渐衰，始能有效。

又何首乌五钱、陈皮二钱、青皮三钱，酒一碗，河水一碗，煎至一碗，温服即愈。

又石首鱼恣啖可愈。雄按：邪未衰者忌之。

血痢久不瘳，乌梅肉、胡黄连、伏龙肝，等分为末，茶调下。

五色痢久不瘳，大熟栝蒌一个，煅存性，出火毒，为末作一服，温酒下。

热毒下痢脓血，痛不可忍，水浸甜瓜恣啖之。

噤口痢，牛乳频灌之。

传尸劳，宜先服玉枢丹，继以苏合丸，其虫即下。

吐血用水澄蚌粉研细，入朱砂少许，米饮调下二钱。

衄血用赤金打一戒指，带左右无名指上，如发病，将戒指捏紧箍住，则血止矣。或以蒜杵烂贴涌泉穴。

又真麻油纸燃纴[②] 鼻中，打嚏即止。或以人乳挤入即止。

又用灯盏数枚，沸汤中煮热，安顶上，冷即易之。

牙衄，用苦竹茹四两，醋煮含漱，吐之。

舌衄，赤小豆一升杵碎，水三碗和捣取汁，每服一盏，外以槐花末糁之。

筋骨疼如夹板状，痛不可忍者，以驴骡修下蹄甲，砂锅内炒为炭，研细末，酒或白汤下。

雄按：此方并治臁疮久不愈，麻油调敷之，疮湿者糁之。

醋哮，用粉甘草二两，去皮破开，以猪胆六七枚，取汁，浸三日，炙干为末，蜜丸，清茶下三四十丸。

怒后呃忒[③]，用铁二斤烧红，淬水饮之。

痰喘久不痊，五味子、白矾等分为末，熟猪肺蘸末细嚼，白汤下。

偏头风，南星、半夏、白芷等分为末，生姜、葱白杵烂，和捏为饼，贴太阳上，一夕良已。

头疼如劈，目中溜火，酒制大黄为末，茶调服三钱。

偏头风，蓖麻仁同乳香、食盐捣贴。

头风畏冷久不愈，荞麦面二升，水调作二饼，更互合头上，微汗即愈。

拳目倒睫，木鳖子一个，去壳为末，棉裹塞鼻中，左目塞右，右目塞左，一二夜即痊。

烂弦风眼，黄连、淡竹叶各一两，柏树皮干者一两，如半湿者用二两，㕮咀，水二斗，煎五合，稍冷，用滴目眦及洗烂处，日三四。

鼻息，瓜蒂、细辛等分细研，以棉包豆许塞之，化水而消；或以瓜蒂研末，羊脂和傅亦妙。

胃火鼻赤，每晨以盐擦齿，噙水漱口，旋吐掌中，掬以洗鼻，月余而愈。

鼻流臭黄水，脑痛如虫啮，用丝瓜藤近根三五尺许，烧存性研细，酒调下。

食物从鼻中缩入脑中，介介痛不得出，以羊脂如指头大内鼻中，吸入，须臾脂消，

---

① 夙(sù 速)：旧；素常。

② 纴(rèn 认)：织布帛的丝缕。

③ 呃忒(tè)：呃逆的俗称。

物随出。

齿肿痛，用黑豆以酒煮汁，漱之立愈。

蛀牙疼，川椒为末，巴豆一粒，同研成膏，饭为丸，如绿豆大，以棉裹安蛀孔内，立效。

脱颔，以酒饮之令醉，取皂角末吹入鼻中，嚏透即止。

咽喉壅塞，吹皂角末于鼻中，取嚏，外以李树近根磨水涂喉外。

急喉痹，口开不得者，巴豆仁拍碎，棉裹随左右塞鼻中，即吐出恶物，喉宽即拔去之，后鼻中生小疮，亦无害。

喉痛危困，令人以手用力揪其顶心髪即愈。无发者，用力撮其顶心皮。

心腹久痛，栀子炭一两，生姜五片煎服。

鹤膝风，乳香、没药各一钱五分，地骨皮三钱，无名异五钱，麝香一分，各为末，车前草捣汁，入老酒少许，和敷患处。

脚气，袋盛赤小豆，朝夕践踏展转之，渐愈。

又樟脑排两股间，以脚绷系定。

脚气上攻，及一切肿毒流注，以甘遂研细，水调傅患处，另浓煎甘草汤服之，二物相反，须二人各处买，并不可安放一所，用之立效。

诸疝，以灰布门栏上，脱裤坐之，阴囊着灰，即有一印，左患灸左印，右患灸右印，须避四眼，五月五日灸尤效。

风颠神方，乌犀角四两，锉末，每用一两，清水十碗，砂锅内煎至一碗，滤净，再加水十碗，熬至一[①]酒杯，另以淡竹叶四两，水六碗，煎二碗去渣，加犀角汁同服，尽四剂即愈。

稻芒著喉，鹅涎灌之。

误吞铜钱，面筋置新瓦煅作炭，研细，开水调温服，未下咽者，即从口出，已下咽者，从大便出，神效。未下咽者，以生大蒜塞鼻中亦能出，尤简便。

误吞铁针，乳香、荔枝、朴硝为末，猪脂入盐和之，吞服。

防蛊毒，须袖中常带当归，遇饮食讫，即咀嚼少许，若有毒，即时呕吐。又法：食不辍醋，蛊不入肚。

解蛊毒，败鼓皮烧灰，服方寸匕，须臾自吐。

又生甘草五钱，煎汁，半温饮之，入咽即吐，恐未尽，再一服。

又马兜铃藤十两，水一斗，酒二升，煮三升，分三服。

又升麻、郁金煎服，不吐则下，毒自去矣。

又玉枢丹，井华水调服。

阴毛生虱，生银杏杵烂敷之。

烟火薰死，芦菔捣汁灌之。

中砒毒，白扁豆生研细，新汲水下二三钱。

河豚毒，麻油灌之。

丹石毒，菾菜频煮食之。

狐媚，以桐油涂阴上，即绝迹，男女皆可用此法。

邪祟，玉枢丹频服之，并以烧烟于卧室，即愈。

鬼交，鹿角末三指一撮，清酒和服。

飞尸，玉枢丹以忍冬藤煎浓汤灌之。

走马牙疳，蚕退纸烧存性，入麝少许，蜜和敷，加白矾尤妙。

小儿好吃粽，成积胀痛，白酒曲同黄连末为丸服，或以熬酒调曲末服亦可。

又吃鸭蛋不消，用砂仁末钱许，枣汤下。

小儿口噤不开，猪乳饮之立效。若月内胎惊，同朱砂、牛乳少许抹口中，甚良。

小儿惊风，导赤散煎汤送泻青丸，大

① 一：三家医话本作“二”。

妙。

小儿噤口痢，干山药半生用，半炒黄色，研细末，米饮下。

肿毒初起，用鸡子一枚，以银簪插一孔，用透明雄黄三钱，研极细末入之，仍以簪搅匀，封孔放饭上蒸熟食之，日三枚，神效。

又方：麦粉即小粉，乃洗麸造面筋澄下者也。不拘多少，陈醋和之，熬成膏，贴之即愈，陈久者愈佳。

又方：糯米饭乘热入盐并葱管，杵极烂如膏贴之。

发背，玉枢丹内服外涂，即可得瘳。

翻花疮，藜芦末、生猪脂调涂。

腰疽未破者，新杀牡猪肝，切如疮大贴之，以布缠定，一周时即愈。肝色变黑，犬亦不食。雄按：一切痈疽，似亦可用。

痔疮，芦菔煎汤频洗佳。

又玉枢丹服之良，亦治便毒。

又先以木鳖子煎汤熏洗，后以葱涎蜂蜜对调匀，傅之立效。

阴囊溃烂，紫苏末敷之，杉木灰亦可并用。

便毒，棉地榆四两，白酒三碗，煎一碗服，即愈。

臁疮，先以淡薤水洗净浥干，次用驻车丸研极细，加乳香少许，干糁之。

又烂捣[①]马齿苋傅之，并疗多年恶疮，百方不效者。

又松香一两，轻粉三钱，乳香五钱，细茶五钱，共捣成膏，先以葱白花椒汤熏洗净，用布摊膏厚贴，用绢缚定，黄水流尽，腐退生肌。

耳疔，夏枯草、甘菊、贝母、忍冬、地丁，大剂饮之。

髭疔，牙关紧急者，用患者耳垢、齿垢，并刮手足指甲屑，和匀如豆大，放茶匙内灯火上炙少顷，取作丸，将银针挑开疔头抹入，外以棉纸一层津湿覆之，立愈，兼治红丝疔。

诸疔用陈年露天铁锈，碾如飞面，以金簪脚桃破疔头纳入，仍将皮盖好，少顷黑水流出，中有白丝如细线，慢慢抽尽，此疔根也，抽尽立愈。或用甘菊花并根叶捣汁，以酒下之。

诸癣，先以温浆水洗之，旧帛拭干，用芦荟一两，炙甘草半两，研细和匀敷之。

冻疮，黄柏烧存性研，鸡蛋清调涂，破者糁之。

一切恶疮，陈米饭紧作团，或用肥皂亦可，火煅存性，加腻粉研细，麻油调敷。

坐板疮，松香五钱，雄黄一钱，研细和匀，以棉纸包燃成条，腊月猪油浸透，点火烧著，取滴下油搽之立效。如湿痒者，加苍术末三钱同包。

下疳，坐槐蕊，开水送三钱，日三服。

又小蓟、地骨皮各五两，煎浓汤洗净，鲜者更妙，久浸即瘥。再以黄芩、黄柏、宫粉、珍珠、冰片，研末敷之。

梅疮，干荷叶浓煎代茶饮，甚效。

又松香、铅粉研末，麻油调涂。

打扑损伤肿痛，生姜自然汁、米醋、牛皮胶同熬溶，入马勃末不拘多少，搅匀如膏，以薄纸摊贴患处即效。

杖不知痛，三七、无名异、地龙共捣，白蜡为丸，酒服，或以白蜡一两，䗪虫一枚，酒服亦妙。

杖丹：水蛭为末，和朴硝少许，水调敷之。

被笞[②]身无完肤者，骨碎补烂研取汁，酒调或煎服，渣敷患处。

箭镞砲子入肉，干苋菜研末，砂糖调涂。

---

① 捣：原缺，据三家医话本补。

② 笞（chī 痴）：鞭打；杖击。

金疮，黄牛胆煅存性，研细敷之。

汤火伤，松树皮自剥落而薄者更良。阴干研细，入轻粉少许，生油调傅，如傅不住，纱绢缚之，或用地榆末糁。

又夏枯草研细，麻油调，厚敷之。

竹木刺，乌羊矢捣烂，水调厚罨之，即出。

蜂螫，蚯蚓矢涂之。

犬咬，栀子研末，芦菔汁调敷，猘犬咬者，服玉真散，玉真散即防风、天南星等分研末。并治金刃伤，打扑跌坠及破伤风皆效。

疔疽发背，瘰疬恶疮及毒蛇猘犬伤，并宜以艾灸之。

雄按：徐灵胎云：痈疽阳毒，及生头面者，皆不可灸。

洄溪医案按

清·徐大椿　著

清·王孟英　编

洄溪医案序

袁简斋太史作“灵胎先生传”云:欲采其奇方异术,以垂医鉴而活苍生。因仓卒不可得,仅载迮耕石汪令闻数条,而语焉未详,余甚惜之。今夏吕君慎庵以《洄溪医案》钞本一卷寄赠云:得之徐氏及门金君复村者。余读之如获鸿宝,虽秘本而方药不甚详,然其穿穴膏肓,神施鬼设之伎,足以垂医鉴而活苍生。爰为编次,窃附管窥,用俟高明,梓以传世,余殷望焉。

咸丰五年岁次乙卯十月海昌后学王士雄

附刻许辛木农部札

惠书久不报，阙然于怀。承示医书二种奉缴，弟于此事茫然，《洄溪案》仅校出误字数处，即转寄吴葆山舍亲。葆山医学与王君孟英，在伯仲[①]之间，亦极赞此书手眼通灵，即过录一本，奉为鸿宝。又校正数字，属[②]转达左右，早付手民[③]以广其传，功德不细也。内有脱简，弟意得原本补之大妙，无则于章末旁注一阙字，从郭公夏五之例，何如？覆蒋中堂书，与医案无异，似宜附刻；与秦司寇书，则皆寒暄语，可删耳。《疡科选粹》批点，确是徐氏手笔，足与所批《正宗》相辅而行，已过录珍藏矣。

又

来书谓中多时俗口头语，弟意名医手笔，既未可辄改，又此等书取其活人而已，不当以诗文例绳之，正如药物牛溲、马勃止期有用，非若佳花美卉，有一残缺，便须摘去也。原本不分卷，亦可仍之。叶多则当分，叶不满百，可无分也。

此书原本传写多误，光熉与钱警石泰吉广文许辛木楣农部两先生，商榷再四，始行付梓。兹摘录农部札如上，阙简已从原本校补，此外不敢增损一字，以见光熉于此，盖慎之又慎云。

海昌蒋光熉附识

---

① 伯仲：指比喻不相上下的事物。

② 属(zhǔ)：通“嘱”。托付；请托。

③ 手民：古指木工。

目　录

洄溪医案按

吴江　　徐大椿著

海昌后学王士雄编

中　风

葑门金姓，早立门首，卒遇恶风，口眼㖞斜，噤不能言。医用人参、桂、附诸品，此近日时医治风证不祧[①] 之方也。趣[②]余视之，其形如尸，面赤气粗，目瞪脉大，处以祛风消痰清火之剂。其家许以重赀，留数日。余曰：我非行道之人，可货取也。固请，余曰：与其误药以死，莫若服此三剂。醒而能食，不服药可也。后月余，至余家拜谢。问之，果服三剂而起，竟不敢服他药。惟腿膝未健，手臂犹麻，为立膏方而全愈。此正《内经》所谓虚邪贼风也。以辛热刚燥治之固非，以补阴滋腻治之亦谬。治以辛凉，佐以甘温，《内经》有明训也。

运使王公叙揆，自长芦罢官归里，每向余言：手足麻木而痰多。余谓：公体本丰腴，又善饮啖，痰流经脉，宜撙节[③] 为妙。一日忽昏厥遗尿，口噤手拳，痰声如锯，皆属危证。医者进参、附、熟地等药，煎成未服。余诊其脉洪大有力，面赤气粗，此乃痰火充实，诸窍皆闭，服参、附立毙矣。以小续命汤去桂、附加生军一钱，为末，假称他药纳之，恐旁人之疑骇也。戚党莫不哗然，太夫人素信余，力主服余药，三剂而有声，五剂而能言，然后以消痰养血之药调之，一月后步履如初。

张出巷刘松岑，素好饮，后结酒友数人，终年聚饮，余戒之不止，时年才四十。除夕向店沽[④] 酒。称银手振，称坠而身亦仆地，口噤不知人，急扶归。岁朝[⑤] 遣人邀余，与以至宝丹数粒，嘱其勿服他药，恐医者知其酒客，又新纳宠，必用温补也。初五至其家，竟未服药，诊其脉弦滑洪大，半身不遂，口强流涎，乃湿痰注经传腑之证。余用豁痰驱湿之品，调之月余而起，一手一足不能如旧，言语始终艰涩。初无子，病愈后连举子女，皆成立，至七十三岁而卒。谁谓中风之人不能永年耶？凡病在经络筋骨，此为形体之病，能延岁月，不能除根。若求全愈，过用重剂，必至伤生。富贵之人闻此等说，不但不信，且触其怒，于是谄谀[⑥] 之人，群进温补，无不死者，终无一人悔悟也。

西门外汪姓，新正出门，遇友于途，一揖而仆，口噤目闭，四肢瘫痪，舁[⑦] 归不省人事，医亦用人参、熟地等药。其母前年曾

① 不祧：封建帝王家庙中祖先的神主，除始祖外，世数远的要依次迁移于祧庙中合祭；不迁移的叫做“不祧”。引申为不变。

② 趣：催促。

③ 撙（cǔ）节：抑制。一般指节约，节省。

④ 沽：买也。

⑤ 岁朝：光绪二年本作“次日”。

⑥ 谄（chǎn）谀（yú）：逢迎拍马。

⑦ 舁（yú 于）：始。

抱危疾，余为之治愈，故信余求救。余曰：此所谓虚邪贼风也。以小续命汤加减，医者骇谓：壮年得此，必大虚之证，岂可用猛剂？其母排众议而服之。隔日再往，手揽余衣，两足踏地，欲作叩头势。余曰：欲谢余乎？亟点首，余止之。复作垂涕感恩状，余慰之，且谓其母曰：风毒深入，舌本坚硬，病虽愈，言语不能骤出，毋惊恐而误投温补也。果月余而后能言，百日乃痊。

东山席以万，年六十余，患风痹，时医总投温补，幸不至如近日之重用参、附，病尚未剧。余诊之，脉洪而气旺，此元气强实之体，而痰火充盛耳。清火消痰以治标，养血顺气以治本。然经络之痰，无全愈之理，于寿命无伤，十年可延也。以平淡之方，随时增损，调养数载，年七十余始卒。此所谓人实证实，养正驱邪，以调和之，自可永年；重药伤正，速之死耳。

叔子静素无疾，一日，余集亲友小酌，叔亦在座吃饭，至第二碗仅半，头忽垂，箸[①]亦落，同座问曰：醉耶？不应。又问：骨哽耶？亦不应。细视之，目闭而口流涎，群起扶之别座，则颈已歪，脉已绝，痰声起，不知人矣。亟取至宝丹灌之，始不受，再灌而咽下。少顷开目，问扶者曰：此何地也？因告之故，曰：我欲归。扶之坐舆内以归。处以驱风消痰安神之品，明日已能起，惟软弱无力耳，以后亦不复发。此总名卒中，亦有食厥，亦有痰厥，亦有气厥，病因不同。如药不预备，则一时气不能纳，经络闭塞，周时而死。如更以参、附等药，助火助痰，则无一生者。及其死也，则以为病本不治，非温补之误，举世皆然也。

雄按：《资生经》云：有人忽觉心腹中热甚，或曰：此中风之候，与治风药而风不作。夷陵某太守，夏间忽患热甚，乃以水洒地，设簟[②]卧其上，令人扇之，次日忽患中风而卒，人但咎其卧水簟而用扇也。暨见一澧阳老妇，见证与太守同，因服小续命汤而愈。合而观之，乃知中风由心腹中多大热而作也。徐氏之论，正与此合。《易》曰：风自火出。谚云：热极生风。何世人之不悟耶？若可用参、附等药者，乃脱证治法，不可误施于闭证也。

恶　风

湖州副总戎穆公廷弼，气体极壮，忽患牙紧不开，不能饮食，绝粒者五日矣。延余治之，晋接如常，惟呼饥耳。余启视其齿，上下止开一细缝，抚其两颊，皮坚如革，细审病情，莫解其故。因问曰：此为恶风所吹，公曾受恶风否？曰：无之。既而恍然曰：诚哉。二十年前曾随围口外卧帐房中，夜半怪风大作，帐房拔去，卒死者三人，我其一也。灌以热水，二人生而一人死，我初醒，口不能言者二日，岂至今复发乎？余曰：然。乃戏曰：凡治皮之工，皮坚则消之，我今欲用药消公之颊皮也。乃以蜈蚣头、蝎子尾及朴硝、硼砂、冰、麝等药擦其内，又以大黄、牙皂、川乌、桂心等药涂其外，如有痰涎则吐出。明晨余卧未起，公启户曰：真神仙也，早已食粥数碗矣。遂进以驱风养血膏而愈。盖邪之中人，深则伏于脏腑骨脉之中，精气旺则不发，至血气既衰，或有所感触，虽数十年之久，亦有复发者。不论内外之证尽然，亦所当知也。

雄按：皮肤顽痹，非外治不为功。此因其坚如革，故多用毒烈之品也。

周　痹

乌程王姓，患周痹证，遍身疼痛，四肢

① 箸(zhù)：筷子。

② 簟(diàn)：供坐卧用的竹席。

瘫痪，日夕叫号，饮食大减，自问必死，欲就余一决。家人垂泪送至舟中，余视之曰：此历节也。病在筋节，非煎丸所能愈，须用外治。乃遵古法，敷之、搨之、蒸之、薰之，旬日而疼痛稍减，手足可动，乃遣归，月余而病愈。大凡营卫脏腑之病，服药可至病所；经络筋节俱属有形，煎丸之力如太轻，则不能攻邪，太重则恐伤其正。必用气厚力重之药，敷、搨、薰、蒸之法，深入病所，提邪外出，古人所以独重针灸之法。医者不知，先服风药不验，即用温补，使邪气久留，即不死亦为废人，在在皆然，岂不冤哉！

雄按：风药耗营液，温补实隧络，皆能助邪益痛。若轻淡清通之剂，正宜频服，不可徒恃外治也。

痱

新郭沈又高，续娶少艾[①]，未免不节，忽患气喘厥逆，语涩神昏，手足不举。医者以中风法治之，病益甚。余诊之曰：此《内经》所谓痱证也。少阴虚而精气不续，与大概偏中风、中风痰厥、风厥等病，绝不相类。刘河间所立地黄饮子，正为此而设，何医者反忌之耶？一剂而喘逆定，神气清，声音出，四肢展动。三剂而病除八九。调以养精益气之品而愈。余所见类中而宜温补者，止此一人，识之，以见余并非禁用补药，但必对证，乃可施治耳。

雄按：古云真中属实，类中多虚，其实不然。若其人素禀阳盛，过啖肥甘，积热酿痰，壅塞隧络，多患类中。治宜化痰清热，流利机关。自始至终，忌投补滞。徐氏谓宜于温补者不多见，洵阅历之言也。

伤　寒

苏州柴行倪姓，伤寒失下，昏不知人，气喘舌焦，已办后事矣。余时欲往扬州，泊舟桐泾桥河内，适当其门，晚欲登舟，其子哀泣求治。余曰：此乃大承气汤证也，不必加减。书方与之，戒之曰：一剂不下则更服，下即止。遂至扬，月余而返，其人已强健如故矣。古方之神效如此。凡古方与病及证俱对者，不必加减；若病同而证稍有异，则随证加减，其理甚明，而人不能用。若不当下者反下之，遂成结胸，以致闻者遂以下为戒，颠倒若此，总由不肯以仲景《伤寒论》潜心体认耳。

刖[②]足伤寒

嘉善黄姓，外感而兼郁热，乱投药石，继用补剂，邪留经络，无从而出，下注于足，两胫红肿大痛，气逆冲心，呼号不寐。余曰：此所谓刖足伤寒也，足将落矣。急用外治之法，薰之，蒸之，以提毒散瘀，又用丸散内消其痰火，并化其毒涎从大便出，而以辛凉之煎剂，托其未透之邪，三日而安。大凡风寒留于经络，无从发泄，往往变为痈肿，上为发颐，中为肺痈、肝痈、痞积，下为肠痈、便毒，外则散为斑疹、疮疡；留于关节则为痿痹拘挛；注于足胫则为刖足矣。此等证俱载于《内经》诸书，自内外科各分一门，此等证遂无人知之矣。

外感停食

淮安大商杨秀伦，年七十四。外感停食，医者以年高素封，非补不纳，遂致闻饭气则呕，见人饮食辄叱曰：此等臭物，亏汝等如何吃下？不食不寝者匝月，惟以参汤续命而已。慕名来聘，余诊之曰：此病可

---

① 少艾：年轻美女子。

② 刖(yuè 月)：断足，古代的一种酷刑。引申为截断。

治,但我所立方必不服,不服则必死。若徇君等意以立方亦死,不如竟不立也。群问:当用何药?余曰:非生大黄不可。众果大骇,有一人曰:姑俟先生定方,再商其意。盖谓千里而至,不可不周全情面,俟药成而私弃之可也。余觉其意,煎成,亲至病人所强服,旁人皆惶恐无措,止服其半,是夜即气平得寝,并不泻。明日全服一剂,下宿垢少许,身益和。第三日侵晨,余卧书室中未起,闻外哗传曰:老太爷在堂中扫地。余披衣起询,告者曰:老太爷久卧思起,欲亲来谢先生。出堂中,因果壳盈积,乃自用帚掠开,以便步履。旋入余卧所久谈。早膳至,病者观食,自向碗内撮数粒嚼之。且曰:何以不臭?从此饮食渐进,精神如旧。群以为奇,余曰:伤寒恶食,人所共知,去宿食则食自进,老少同法。今之医者,以老人停食不可消,止宜补中气以待其自消,此等乱道,世反奉为金针,误人不知其几也。余之得有声淮扬者以此。

时　证

西塘倪福征,患时证,神昏脉数,不食不寝,医者谓其虚,投以六味等药,此方乃浙中医家不论何病必用之方也。遂粒米不得下咽,而烦热益甚,诸人束手,余诊之曰:热邪留于胃也。凡外感之邪,久必归阳明。邪重而有食,则结成燥矢,三承气主之;邪轻而无食,则凝为热痰,三泻心汤主之。乃以泻心汤加减,及消痰开胃之药,两剂而安。诸人以为神奇,不知此乃浅近之理,《伤寒论》具在细读自明也。若更误治,则无生理矣。

雄按:韩尧年,年甫逾冠,体素丰而善饮。春间偶患血溢,广服六味等药。初夏患身热痞胀,医投泻心、陷胸等药,遂胀及少腹,且拒按,大便旁流,小溲不行,烦热益甚,汤饮不能下咽,谵语唇焦。改用承气、紫雪,亦如水投石。延余视之,黄苔满厚而不甚燥,脉滑数而按之虚软,不过湿热阻气,升降不调耳。以枳桔汤加白前、紫菀、射干、马兜铃、杏仁、厚朴、黄芩,用芦根汤煎。一剂谵语止,小溲行;二剂旁流止,胸渐舒;三剂可进稀糜;六剂胸腹皆舒,粥食渐加。改投清养法,又旬日得解燥矢而愈。诸人亦以为神奇,其实不过按证设法耳。

又按:今夏衣贾戴七,患暑湿,余以清解法治之,热退知饥。家人谓其积劳多虚,遽以补食啖之,三日后二便皆闭,四肢肿痛,气逆冲心,呼号不寐。又乞余往视,乃余邪得食而炽,壅塞胃府,府气实,则经气亦不通,而机关不利也。以苇茎汤去薏苡,加蒌仁、枳实、栀子、菔子、黄芩、桔梗,煎调元明粉,外用葱白杵烂,和蜜涂之。小溲先通,大便随行,三日而愈。

游　魂

郡中蒋氏子,患时证,身热不凉,神昏谵语,脉无伦次。余诊之曰:此游魂证也,虽服药必招其魂。因访招魂之法,有邻翁谓曰:我闻虔祷灶神,则能自言。父如其言,病者果言曰:我因看戏,小台倒,几被压受惊,复往城隍庙中散步,魂落庙中,当以肩舆抬我归①。如言往招。明日延余再诊,病者又言:我魂方至房门,为父亲冲散,今早魂卧被上,又为母亲叠被掉落,今不知所向矣。咆哮不已,余慰之曰:无忧也,我今还汝。因用安神镇魄之药,加猪心尖、辰砂,绛帛包裹,悬药罐中煎服,戒曰:服药得寝,勿惊醒之,熟寐即神合。果一剂而安,调理而愈,问之俱不知也。

---

① 归:原作"妇",光绪二年本此处脱文,无法校对,据文义改。

失魂

平湖张振西，壁邻失火受惊，越数日而病发，无大寒热，烦闷不食，昏倦不寐。余视之，颇作寒喧语而神不接。余曰：此失魂之证，不但风寒深入，而神志亦伤，不能速愈，亦不可用重剂，以煎方祛邪，以丸散安神，乃可渐复。时正岁除，酌与半月之药而归。至新正元宵，始知身在卧室间，问前所为，俱不知也。至二月身已健，同其弟元若来谢，候余山中。且曰：我昨晚脑后起一瘰，微痛。余视之，惊曰：此玉枕疽也，大险之证。此地乏药，急同之归，外提内托，诸法并用。其弟不能久留，先归。明晨，我子大惊呼余曰：张君危矣。余起视之，头大如斗，唇厚寸余，目止细缝，自顶及肩，脓泡数千，惟神不昏愦，毒未攻心，尚可施救。急遣舟招其弟。余先以护心药灌之，毋令毒气攻内，乃用煎剂从内托出，外用软坚消肿，解毒提脓之药敷之，一日而出毒水斗余，至晚肿渐消，皮皱。明日口舌转动能食，竟不成疽，疮口仅如钱大，数日结痂。其弟闻信而至，已愈八九矣。凡病有留邪而无出路，必发肿毒，患者甚多，而医者则鲜能治之也。

杨州吴运台夫人，患消证，昼夜食粥数十碗，气逆火炎，通夕不寝。余诊之，六脉细数不伦，神不清爽。余曰：此似祟脉，必有他故。其家未信，忽一日仆妇晨起入候，见床上一女盛妆危坐，以为夫人也，谛视则无有，因以告。夫人曰：此女常卧我床内，以此不能成寐，而烦渴欲饮耳。服余药未甚效，一夕夜将半，病者大呼曰：速请三舅爷来，切不可启门，启门则我魂必走出。三舅爷者，即其弟唐君悔生也。卧室辽隔，呼之不能闻，女仆私启门邀之，魂即随出，遍历厅堂廊庑[1]，及平昔足未经行者，遇唐君趋至，魂坚执其辫，仍返房，见已身卧床上，唐君抚之，魂遂归附于身。问所寓目皆不爽，细考所见之女，乃运台聘室也，未成婚而卒，卒之时，嘱其父母吴郎必显贵，我死须恳其血食我，而葬我于祖墓。运台服官后，未暇办，故为祟。运台谓余曰：君言有为祟者，考果验，真神人也。将何以慰之？余曰：鬼有所归，乃不为厉，公当迎柩厝墓，立位而祀之可也。运台依余言以行，然后服药有功，而病根永除矣。

祟病

同里朱翁元亮，侨居郡城，岁初其媳往郡拜贺其舅，舟过娄门，见城上蛇王庙，俗云烧香能免生疮肿，因往谒焉。归即狂言昏冒，舌动如蛇，称蛇王使二女仆、一男仆来迎。延余诊视，以至宝丹一丸，遣老妪灌之，病者言此系毒药，必不可服，含药喷妪，妪亦仆，不省人事，舌伸颈转，亦作蛇形。另易一人灌药讫，病者言一女使被烧死矣。凡鬼皆以朱砂为火也。次日煎药内用鬼箭羽，病者又言一男使又被射死矣。鬼以鬼箭为矢也。从此渐安，调以消痰安神之品，月余而愈。此亦客忤之类也，非金石及通灵之药，不能奏效。

林家巷周宅看门人之妻，缢死遇救得苏，余适寓周氏，随众往看，急以紫金锭捣烂，水灌之而醒。明日又缢亦遇救，余仍以前药灌之。因询其求死之故，则曰：我患心疼甚，有老妪劝我将绳系颈，则痛除矣，故从之，非求死也。余曰：此妪今安在？则曰：在里床。视之无有。则曰：相公来，已去矣。余曰：此缢死鬼，汝痛亦由彼作祟，今后若来，汝即嚼余药喷之。妇依余言，妪至，曰：尔口中何物，欲害我耶？詈骂而去。

[1] 庑(wǔ 武)：堂下周围的廊屋。

其曰述如此，盖紫金锭之辟邪，神效若此。

同学李鸣古，性诚笃而能文，八分书为一时冠，家贫不得志，遂得奇疾。日夜有人骂之，闻声而不见其形，其骂语恶毒不堪，遂恼恨终日，不寝不食，多方晓之不喻也。其世叔何小山先生甚怜之，同余往诊。李曰：我无病，惟有人骂我耳。余曰：此即病也。不信。小山喻之曰：子之学问人品，人人钦服，岂有骂汝之人耶？李变色泣下曰：他人劝我犹可，世叔亦来劝我，则不情甚矣。昨日在间壁骂我一日，即世叔也，何今日反来面谀耶？小山云：我昨在某处竟日，安得来此？且汝间壁是谁家，我何从入？愈辨愈疑，惟垂首浩叹而已，卒以忧死。

瘟 疫

雍正十年，昆山瘟疫大行，因上年海啸，近海流民数万，皆死于昆，埋之城下，至夏暑蒸尸气，触之成病，死者数千人。汪翁天成亦染此证，身热神昏，闷乱烦躁，脉数无定。余以清凉芳烈，如鲜菖蒲、泽兰叶、薄荷、青蒿、芦根、茅根等药，兼用辟邪解毒丸散进之，渐知人事。因自述其昏晕时所历之境，虽言之凿凿，终虚妄不足载也。余始至昆时，惧应酬不令人知，会翁已愈，余将归矣。不妨施济，语出而求治者二十七家，检其所服，皆香燥升提之药，与证相反。余仍用前法疗之，归后有叶生为记姓氏，愈者二十四，死者止三人，又皆为他医所误者，因知死者皆枉。凡治病不可不知运气之转移，去岁因水湿得病，湿甚之极，必兼燥化，《内经》言之甚明，况因证用药，变化随机，岂可执定往年所治祛风逐湿之方，而以治瘟邪燥火之证耶？

雄按：风湿之邪，一经化热，即宜清解，温升之药，咸在禁例。喻氏论疫，主以解毒题矣。而独表彰败毒散一方，不知此方虽名败毒，而群集升散之品，凡温邪燥火之证，犯之即死，用者审之。

暑

同学赵子云居太湖之滨，患暑痢甚危，留治三日而愈。时值亢旱，人忙而舟亦绝少，余欲归不能。惟邻家有一舟，适有病人气方绝，欲往震泽买棺，乞借一日不许。有一老妪指余曰：此即治赵某病愈之人也。今此妇少年恋生甚，故气不即断，盍[①]求一诊？余许之，脉绝而心尚温，皮色未变，此暑邪闭塞诸窍，未即死也。为处清暑通气方，病家以情不能却，借舟以归。越数日，子云之子来，询之，一剂而有声，二剂能转侧，三剂起矣。

余寓郡中林家巷，时值盛暑，优人某之母，忽呕吐厥僵，其形如尸，而齿噤不开，已办后事矣。居停之仆，怂优求救于余。余因近邻往诊，以箸启其齿，咬箸不能出。余曰：此暑邪闭塞诸窍耳。以紫金锭二粒水磨灌之得下，再服清暑通气之方。明日，余泛舟游虎阜，其室临河，一老妪坐窗口榻上，仿佛病者。归访之，是夜黄昏即能言，更服煎剂而全愈，此等治法，极浅极易，而知者绝少。盖邪逆上诸窍皆闭，非芳香通灵之药，不能即令通达，徒以煎剂灌之，即使中病，亦不能入于经窍，况又误用相反之药，岂能起死回生乎？

芦墟连耕石，暑热坏证，脉微欲绝，遗尿谵语，寻衣摸床，此阳越之证，将大汗出而脱，急以参附加童便饮之，少苏而未识人也。余以事往郡，戒其家曰：如醒而能言，则来载我。越三日来请，亟往果生矣。医者谓前药已效，仍用前方煎成未饮。余至曰：阳已回，火复炽，阴欲竭矣。附子入咽

① 盍(hé)：何不。

即危,命以西瓜啖之,病者大喜,连日啖数枚,更饮以清暑养胃而愈。后来谢述昏迷所见,有一黑人立其前,欲啖之,即寒冷入骨,一小儿以扇驱之,曰:汝不怕霹雳耶?黑人曰:熬尔三霹雳,奈我何?小儿曰:再加十个西瓜何如?黑人惶恐而退。余曰:附子古名霹雳散,果服三剂,非西瓜则伏暑何由退,其言皆有证据,亦奇事也。

雄按:袁简斋太史作灵胎先生传载此案云,先投一剂,须臾目瞑能言,再饮以汤,竟跃然起。故张柳吟先生,以为再饮之汤,当是白虎汤。今原案以西瓜啖之,因西瓜有天生白虎汤之名。而袁氏遂下一"汤"字,致启后人之疑,序事不可不慎,此类是矣。

毛履和之子介堂,暑病热极,大汗不止,脉微肢冷,面赤气短,医者仍作热证治。余曰:此即刻亡阳矣,急进参、附以回其阳。其祖有难色。余曰:辱[1]在相好,故不忍坐视,亦岂有不自信而尝试之理,死则愿甘偿命。乃勉饮之,一剂而汗止,身温得寐,更易以方,不十日而起。同时东山许心一之孙伦五,病形无异,余亦以参、附进,举室皆疑骇,其外舅席际飞笃信余,力主用之,亦一剂而复。但此证乃热病所变,因热甚汗出而阳亡,苟非脉微足冷,汗出舌润,则仍是热证,误用即死,死者甚多,伤心惨目。此等方非有实见,不可试也。

雄按:"舌润"二字,最宜切记。

阊门内香店某姓,患暑热之证,服药既误,而楼小向西,楼下又香燥之气,薰烁津液,厥不知人,舌焦目裂,其家去店三里,欲从烈日中抬归以待毙。余曰:此证固危,然服药得法,或尚有生机。若更暴于烈日之中,必死于道矣。先进以至宝丹,随以黄连香薷饮,兼竹叶石膏汤,加芦根诸清凉滋润之品,徐徐灌之。一夕而目赤退,有声,神气复而能转侧;二日而身和,能食稀粥,乃归家调养而痊。

雄按:此证已津液受烁,舌焦目裂矣,则用至宝丹,不如用紫雪,而香薷亦可议也。

常熟席湘北,患暑热证,已十余日,身如炽炭,手不可近,烦躁昏沉,聚诸汗药,终无点汗。余曰:热极津枯,汗何从生?处以滋润清芳之品,三剂头先有汗,渐及手臂,继及遍身而热解。盖发汗有二法,湿邪则用香燥之药,发汗即以去湿;燥病则用滋润之药,滋水即以作汗。其理易知,而医者茫然,可慨也。

洞庭后山席姓者,暑邪内结,厥逆如尸,惟身未冷,脉尚微存,所谓尸厥也。余谓其父曰:邪气充塞,逼魂于外,通其诸窍,魂自返耳。先以紫金锭磨服,后用西瓜、芦根、萝卜、甘蔗打汁,时时灌之,一日两夜,纳二大碗而渐苏。问之,则曰:我坐新庙前大石上三日,见某家老妪,某家童子,忽闻香气扑鼻,渐知身在室中,有一人卧床上,我与之相并,乃能开目视物矣。新庙者,前山往后山必由之路,果有大石,询两家老妪、童子,俱实有其事。此类甚多,不能尽述,其理固然,非好言怪也。

阊门龚孝维,患热病,忽手足拘挛,呻吟不断,瞀乱昏迷,延余诊视,脉微而躁,肤冷汗出,阳将脱矣。急处以参附方。亲戚满座,谓大暑之时,热病方剧,力屏不用。其兄素信余,违众服之,身稍安。明日更进一剂,渐苏能言,余乃处以消暑养阴之方而愈。

郡中友人蒋奕兰,气体壮健,暑月于亲戚家祝寿,吃汤饼过多,回至阊门,又触臭秽,痧暑夹食,身热闷乱,延医治之。告以故,勉用轻药一剂,亦未能中病也。况食未消而暑未退,岂能一剂而愈。明日复诊曰:

① 辱:谦词,犹言承蒙。

服清理而不愈，则必虚矣。即用参、附，是夕烦躁发昏，四肢厥冷，复延名医治之，曰：此虚极矣。更重用参、附，明日热冒昏厥而毙。余往唁之，伤心惨目，因念如此死者，遍地皆然，此风何时得息？又伤亲故多遭此祸，归而作《慎疾刍言》，刻印万册，广送诸人，冀世人之或悟也。

雄按：《慎疾刍言》，今罕流传，海宁张柳吟先生加以按语，改题曰《医砭》，欲以砭庸流之陋习也。余已刊入丛书。

暑邪热呃

东山席士俊者，暑月感冒，邪留上焦，神昏呃逆，医者以为坏证不治，进以参、附等药，呃益甚。余曰：此热呃也。呃在上焦，令食西瓜，群医大哗。病者闻余言即欲食，食之呃渐止，进以清降之药，二剂而诸病渐愈。又有戚沈君伦者，年七十，时邪内陷而呃逆，是时余有扬州之行，乃嘱相好尤君在泾曰：此热呃也，君以枇杷叶、鲜芦根等清降之品饮之必愈。尤君依余治之亦痊。盖呃逆本有二因：由于虚寒，逆从脐下而起，其根在肾，为难治；由于热者，逆止在胸臆间，其根在胃，为易治，轻重悬绝。世人谓之冷呃，而概从寒治，无不死者，死之后，则云凡呃逆者，俱为绝证。不知无病之人，先冷物，后热物，冷热相争，亦可呃逆，不治自愈，人所共见，何不思也。

疟

洞庭姜锡常长郎佩芳，体素弱而患久疟，时余应山前叶氏之招，便道往晤佩芳出诊，色夭脉微，而动易出汗。余骇曰：汝今夕当大汗出而亡阳矣，急进参、附，或可挽回。其父子犹未全信，姑以西洋参三钱，偕附子饮之，仍回叶宅。夜二鼓叩门声甚急，启门而锡常以肩舆来迎，至则汗出如膏，两目直视，气有出无入，犹赖服过参、附，阳未遽脱，适余偶带人参钱许，同附子、童便灌入，天明而汗止阳回，始知人事。然犹闻声即晕，倦卧不能起者两月，而后起坐。上工治未病，此之谓也。如此危急之证，不但误治必死，即治之稍迟，亦不及挽回。养生者，医理不可不知也。

痢

崇明施姓，迁居郡之盘门，其子患暑毒血痢，昼夜百余行，痛苦欲绝。嘉定张雨亭，其姻戚也，力恳余诊之。余曰：此热毒蕴结。治之以黄连、阿胶等药，一服而去十之七八矣。明日再往，神清气爽，面有喜气。余有事归家，约隔日重来，归后遇风潮，连日行舟断绝，三日后乃得往诊，病者怒目视余，问以安否？厉声而对曰：用得好药，病益重矣。余心疑之，问其父，曾服他人药否？隐而不言。余甚疑之，辞出有二医者入门，因托雨亭访其故，其父因余不至，延郡中名医，仍进以人参、干姜等药。绐[①]病者曰：视汝脉者，此地名医，而药则用徐先生方也。及服而痛愈剧，痢益增，故恨余入骨耳，岂不冤哉！又闻服药之后，口干如出火，欲啖西瓜，医者云痢疾吃西瓜必死，欲求凉水，尤禁不与，因绐其童取井水嗽口，夺盆中水饮其半，号呼两日而死。近日治暑痢者，皆用《伤寒论》中治阴寒入脏之寒痢法，以理中汤加减，无不腐脏惨死，甚至有七窍流血者，而医家病家视为一定治法，死者接踵，全不知悔，最可哀也。

东山叶宝伦，患五色痢，每日百余次，余悉治痢之法治之，五六日疾如故。私窃怪之，为抚其腹，腹内有块，大小各一，俨若

---

① 绐（dài 怠）：欺骗；谎言。

葫芦形,余重揉之,大者裂破有声,暴下五色浓垢斗许,置烈日中,光彩眩目,以后痢顿减,饮食渐进。再揉其小者,不可执持,亦不能消,痢亦不全止。令其不必专力治之,惟以开胃消积之品,稍稍调之,三四月而后块消痢止。大抵积滞之物,久则成囊成澼,凡病皆然。古人原有此说,但元气已虚,不可骤消,惟养其胃气,使正足自能驱邪,但各有法度,不可并邪亦补之耳。

疟 痢

东山姜锡常,气体素弱,又患疟痢,每日一次,寒如冰而热如炭,随下血痢百余次,委顿无生理。因平日相契,不忍委之,朝夕诊视,为分途而治之,寒御其寒,热清其热,痢止其痢,俱用清和切病之品,以时消息,而最重者在保其胃气,无使生机又绝。经云:食养尽之,无使过之,伤其正也。诸证以次渐减而愈。或谓如此大虚,何以不用峻补?余曰:寒热未止,必有外邪,血痢未清,必有内邪,峻补则邪留不去,如此虚人,可使邪气日增乎?去邪毋伤正,使生机渐达,乃为良策。锡常亦深会此意,而医理渐明,嗣后小病皆自治之,所谓三折肱者也。

畏 寒

洞庭卜夫人,患寒疾,有名医进以参、附,日以为常,十年以来,服附子数十斤,而寒愈剧,初冬即四面环火,绵衣几重,寒栗如故。余曰:此热邪并于内,逼阴于外。《内经》云:热深厥亦深。又云:热极生寒。当散其热,使达于外,用芦根数两,煎清凉疏散之药饮之,三剂而去火,十剂而减衣,常服养阴之品而身温。逾年,附毒积中者尽发,周身如火烧,服寒凉得少减,既又遍体及头、面、口、鼻俱生热疮,下体俱腐烂,脓血淋漓。余以外科治热毒之法治之,一年乃复。以后年弥高而反恶热,与前相反。如不知其理,而更进以热药,则热并于内,寒并于外,阴阳离绝而死,死之后,人亦终以为阳虚而死也。

畏 风

嘉善许阁学竹君夫人抱疾,医过用散剂以虚其表,继用补剂以固其邪,风入营中,畏风如矢,闭户深藏者数月,与天光不相接,见微风则发寒热而晕,延余视。余至卧室,见窗槅皆重布遮蔽,又张帏于床前,暖帐之外,周以毡单。诊其脉,微软无阳,余曰:先为药误而避风太过,阳气不接,卫气不闭,非照以阳光不可,且晒日中,药乃效。阁学谓:见日必有风,奈何?曰:姑去其瓦,令日光下射晒之何如?如法行之,三日而能启窗户,十日可见风,诸病渐愈。明年阁学挈眷赴都,舟停河下,邀余定常服方,是日大风,临水窗候脉,余甚畏风,而夫人不觉也。盖卫气固,则反乐于见风,此自然而然,不可勉强也。

雄按:论证论治,可与戴人颉颃①。

痰

嘉兴朱宗周,以阳盛阴亏之体,又兼痰凝气逆,医者以温补治之,胸膈痞塞,而阳道痿。群医谓脾肾两亏,将恐无治,就余于山中。余视其体丰而气旺,阳升而不降,诸窍皆闭,笑谓之曰:此为肝肾双实证。先用清润之品,加石膏以降其逆气;后以消痰开胃之药,涤其中宫;更以滋肾强阴之味,镇

---

① 颉(xié)颃(háng):鸟飞上下貌。引申为不相上下或相抗衡的意思。

其元气。阳事即通，五月以后，妾即怀孕，得一女。又一年，复得一子。惟觉周身火太旺，更以养阴清火膏丸为常馔，一或间断，则火旺随发，委顿如往日之情形矣。而世人乃以热药治阳痿，岂不谬哉！

雄按：今秋藩库吏孙位申，积劳善怒，陡然自汗凛寒，脘疼咳逆，呕吐苦水，延余诊之，脉弦软而滑，形瘦面黧，苔黄不渴，溲赤便难，以二陈去甘草，加沙参、竹茹、枇杷叶、竹叶、黄连、蒌仁为剂。渠云阳痿已匝月矣，恐不可服此凉药。余曰：此阳气上升，为痰所阻，而不能下降耳。一服逆平痛定，呕罢汗止，即能安谷。原方加人参，旬日阳事即通，诸恙若失。

苏州府治东首杨姓，年三十余，以狎游私用父千金，父庭责之，体虚而兼郁怒，先似伤寒，后渐神昏身重。医者以为纯虚之证，惟事峻补，每日用人参三钱，痰火愈结，身强如尸，举家以为万无生理。余入视时，俱环而泣。余诊毕，又按其体，遍身皆生痰核，大小以千计，余不觉大笑，泣者尽骇。余曰：诸人之泣，以其将死耶？试往府中借大板重打四十，亦不死也。其父闻之，颇不信曰：如果能起，现今吃人参费千金矣，当更以千金为寿。余曰：此可动他人，余无此例也，各尽其道而已。立清火安神极平淡之方，佐以末药一服，三日而能言，五日而能坐，一月而行动如常。其时牡丹方开，其戚友为设饮花前以贺，余适至，戏之曰：君服人参千金而几死，服余末药而愈，药本可不偿乎？其母舅在旁曰：必当偿先生，明示几何？余曰：增病之药值千金，去病之药自宜倍之。病者有惊惶色，余曰：无恐，不过八文钱买莱菔子为末耳。尚有服剩者，群取视之，果莱菔子也。相与大笑，其周身结核，皆补住[①] 痰邪所凝成者，半载方消，邪之不可留如此，幸而结在肤膜，若入脏则死已久矣。

雄按：今夏刘午亭，年六十三岁，久患痰喘自汗，群医皆以为虚，补剂备施，竟无效。徐月岩嘱其浼余视之，汗如雨下，扇不停挥，睛凸囟高，面浮颈大，胸前痞塞，脉滑而长，妻女哀求，虑其暴脱。余曰：将塞死矣，何脱之云？与导痰汤加旋覆、海石、泽泻、白前，一饮而减，七日后囟门始平，匝月而愈。继有顾某年五十六岁，肥白多痰，因啖莲子匝月，渐觉不饥，喘逆自汗无眠，以为虚也。屡补之后，气逆欲死，速余视之，苔黄溲赤，脉滑不调，以清肺涤痰治之而愈，旋以茯苓饮善其后。

痰　喘

松江王孝贤夫人，素有血[②] 证，时发时止，发则微嗽，又因感冒变成痰喘，不能著枕，日夜俯几而坐，竟不能支持矣。是时有常州名医法丹书，调治无效，延余至。余曰：此小青龙证也。法曰：我固知之，但弱体而素有血证，麻、桂等药可用乎？余曰：急则治标，若更喘数日，则立毙矣。且[③]治其新病，愈后再治其本病可也。法曰：诚然。然病家焉能知之？治本病而死，死而无怨。如用麻、桂而死，则不咎病本无治，而恨麻、桂杀之矣。我乃行道之人，不能任其咎，君不以医名，我不与闻，君独任之可也。余曰：然，服之有害，我自当之，但求先生不阻之耳。遂与服，饮毕而气平就枕，终夕得安。然后以消痰润肺、养阴开胃之方以次调之，体乃复旧。法翁颇有学识，并非时俗之医，然能知而不能行者，盖欲涉世行道，万一不中，则谤声随之，余则不欲以此

① 补住：原作“神在”，据光绪二年本改。
② 血：原作“盂”，据光绪二年本改。
③ 且：原作“见”，据光绪二年本改。

求名，故毅然用之也。凡举事[①]一有利害关心，即不能大行我志，天下事尽然，岂独医也哉！

雄按：风寒外束，饮邪内伏，动而为喘嗽者，不能舍小青龙为治。案中云感冒，是感冒风寒，设非风寒之邪，麻、桂不可擅用，读者宜有会心也。

痰喘亡阴

苏州沈母，患寒热痰喘，浼其婿毛君延余诊视。先有一名医在座，执笔沉吟曰：大汗不止，阳将亡矣。奈何？非参、附、熟地、干姜不可，书方而去。余至不与通姓名，俟其去乃入，诊脉洪大，手足不冷，喘汗淋漓。余顾毛君曰：急买浮麦半合，大枣七枚，煮汤饮之可也。如法服而汗顿止，乃为立消痰降火之方，二剂而安。盖亡阳亡阴，相似而实不同，一则脉微，汗冷如膏，手足厥逆而舌润；一则脉洪，汗热不粘，手足温和而舌干。但亡阴不止，阳从汗出，元气散脱，即为亡阳。然当亡阴之时，阳气方炽，不可即用阳药，宜收敛其阳气，不可不知也。亡阴之药宜凉，亡阳之药宜热，一或相反，无不立毙。标本先后之间，辨在毫髮，乃举世更无知者，故动辄相反也。

雄按：吴馥斋令姊体属阴亏，归沈氏后，余久不诊，上年闻其久嗽，服大剂滋补而能食肌充，以为愈矣。今夏延诊云：嗽犹不愈。及往视，面[②]浮色赤，脉滑不调，舌绛而干，非肉不饱。曰：此痰火为患也。不可以音嘶胁痛，遂疑为损怯之末传。予清肺化痰药为丸噙化，使其廓清上膈，果胶痰渐吐，各恙乃安。其形复瘦，始予养阴善后。病者云：前进补时，体颇渐丰，而腰间疼胀，略一抚摩，嗽即不已，自疑为痰。而医者谓为极虚所致，补益加峻，致酿为遍体之痰也。

观察毛公裕，年届八旬，素有痰喘病，因劳大发，俯几不能卧者七日，举家惊惶，延余视之。余曰：此上实下虚之证。用清肺消痰饮，送下人参小块一钱，二剂而愈。毛翁曰：徐君学问之深，固不必言，但人参切块之法，此则聪明人以此衒奇耳。后岁余，病复作，照前方加人参煎入，而喘逆愈甚。后延余视，述用去年方而病有加。余曰：莫非以参和入药中耶？曰：然。余曰：宜其增病也。仍以参作块服之，亦二剂而愈。盖下虚固当补，但痰火在上，补必增盛，惟作块则参性未发，而清肺之药，已得力过腹中，而人参性始发，病自获痊。此等法古人亦有用者，人自不知耳，于是群相叹服。

雄按：痰喘碍眠，亦有不兼虚者。黄者华年逾五旬，自去冬因劳患喘，迄今春两旬不能卧，顾某作下喘治，病益甚。又旬日，迓[③]余视之，脉弦滑，苔满布舌边绛，乃冬温薄肺，失于清解耳，予轻清肃化药治之而痊。至参不入煎，欲其下达；与丸药噙化，欲其上恋，皆有妙义，用药者勿以一煎方为了事也。又有虚不在阴分者。余治方啸山，今秋患痰喘汗多，医进清降药数剂，遂便溏肢冷，不食碍眠，气逆脘疼，面红汗冷，余诊之，脉弦软无神，苔白不渴，乃寒痰上实，肾阳下虚也。以真武汤去生姜，加干姜、五味、人参、厚朴、杏仁，一剂知，二剂已。又治顾某体肥白，脉沉弱，痰喘易汗，不渴痰多，啜粥即呕，以六君去甘草，加厚朴、杏仁、姜汁、川连，盖中虚痰滞也，投匕果痊。

① 事：光绪二年本作“世”。

② 面：原作“而”，据光绪二年本改。

③ 迓（yà）：迎接。

饮癖

洞庭席载岳，素胁下留饮，发则大痛呕吐，先清水，后黄水，再后吐黑水而兼以血，哀苦万状，不能支矣。愈则复发，余按其腹有块在左胁下，所谓饮囊也。非消此则病根不除，法当外治，因合蒸药一料，用面作围，放药在内，上盖铜皮，以艾火蒸之，日十余次，蒸至三百六十火而止，依[①] 法治三月而毕，块尽消，其病永除，年至七十七而卒。此病极多，而医者俱不知，虽轻重不一，而蒸法为要。

雄按：今夏江阴沙沛生鹾尹，患胸下痞闷，腹中聚块，卧则膊间有气下行至指，而惕然惊寤。余谓气郁饮停，治以通降。适渠将赴都，自虑体弱，有医者迎合其意，投以大剂温补，初若相安，旬日后神呆不语，目眩不饥，便闭不眠，寒热时作，复延余诊。按其心下，则濯濯有声，环脐左右，块已累累，溺赤苔黄，脉弦而急，幸其家深信有年，旁无掣肘。凡通气涤饮、清络舒肝之剂，调理三月，各恙皆瘳。

翻胃

嘉兴朱亭立，曾任广信太守，向病呕吐，时发时愈，是时吐不止，粒米不下者三日，医以膈证回绝，其友人来邀诊。余曰：此翻胃证，非膈证也。膈乃胃腑干枯，翻胃乃痰火上逆，轻重悬殊，以半夏泻心汤加减治之，渐能进食，寻复旧，从此遂成知己。每因饮食无节，时时小发，且不善饭，如是数年，非余方不服，甚相安也。后余便道过其家，谓余曰：我遇武林名医，谓我体虚，非参、附不可，今服其方，觉强旺加餐。余谓此乃助火以腐食，元气必耗，将有热毒之害，亭立笑而腹非之，似有恨不早遇此医之意。不两月遣人连夜来迎，即登舟，抵暮入其寝室，见床前血汗满地，骇问故，亭立已不能言，惟垂泪引过，作泣别之态而已。盖血涌斗余，无药可施矣，天明而逝。十年幸活，殒于一朝，天下之服热剂而隐受其害者，何可胜数也。

雄按：服温补药而强旺加餐，病家必以为对证矣，而孰知隐受其害哉？更有至死而犹不悟者，目击甚多，可为叹息。

娄门范昭素患翻胃，粒米不能入咽者月余，胸中如有物蠢动。余曰：此虫膈也，积血所成。举家未信，余处以开膈末药，佐以硫黄，三剂后，吐出瘀血半瓯，随吐虫二十余枚，长者径尺，短者二寸，色微紫。其肠俱空，乃药入而虫积食之，皆洞肠而死者，举家惊喜，以为病愈。余曰：未也。姑以粥与之，连进二碗[②]，全然不呕，更觉宽适，顷之粥停不下，不能再食。余曰：胃腑已为虫蚀，无藏食之地，无救也。辞不复用药，不旬日而卒。

呃

郡中陆某，患呃逆，不过偶尔胃中不和，挟痰挟气，世俗所谓冷呃也，不治自愈，非若病后呃逆，有虚实寒热之殊，关于生死也。陆乃膏粱之人，从未患此，遂大惧，延医调治。医者亦大骇云：此必大虚之体，所以无病见此。即用人参、白术等药，痰火凝结而胃络塞，呃遂不止，病者自问必死，举家惊惶。余诊视之，不觉狂笑，其昆仲[③]在旁，怪而问故。余曰：不意近日诸名医冒昧至此，此非病也，一剂即愈矣。以泻心汤加旋覆花、枇杷叶，果一剂而呃止。越一

① 依：原作“佐”，据光绪二年本改。

② 碗：原作“案”，据光绪二年本改。

③ 昆仲：称他人弟兄的敬词。

月，呃又发，仍用前日诸医治之，数日而死。其老仆素相熟，偶遇于他所，问其主人安否？因述其故。余曰：前几死，我以一剂救之，何以蹈覆辙？曰：众论纷纷，谓补药一定不错，直至临死时欲来敦请，已无及矣。呜呼！岂非命耶！

雄按：吴雨峰大令，年七十一岁，今秋患感发热，而兼左胁偏痛，舌色干紫无苔，稍呷汤饮，小溲即行，不食不便，脉洪且数。余知其平素津虚脾约，气滞痰凝，连予轻肃宣濡之剂，热渐缓，胁渐舒，而舌色不润，仍不喜饮，溲赤便闭，呃忒频来，举家皇皇。余曰：无恐也，便行即止矣。逾二日，连得畅[1]解，脉静身凉，舌色有津，呃仍不减，人皆谓高年病后之虚呃，议用镇补。余曰：此气为痰阻，升降失调，得食不舒，平时无嚏，是其征也。授以枳桔汤加蒌、薤、菖、茹、橘、半、柴胡，果一剂知，二剂已。

癃[2]

学宫后金汝玉，忽患小便不通，医以通利导之，水愈聚而溺管益塞，腹胀欲裂，水气冲心即死，再饮汤药，必不能下，而反增其水。余曰：此因溺管闭极，不能稍通也。以发肿药涂之，使溺器大肿，随以消肿之药解之，一肿一消，溺管稍宽，再以药汤洗少腹而挤之，蓄溺涌出而全通矣。此无法中之法也。

木渎某，小便闭七日，腹胀如鼓，伛偻不能立，冲心在顷刻矣。就余山中求治，余以鲜车前根捣烂敷其腹，用诸利水药内服，又煎利水通气药使坐汤中，令人揉挤之，未几溺迸出，洒及揉者之面，溺出斗余，其所坐木桶几满，腹宽身直，徜徉[3]而去。

雄按：内外治法皆妙。

水　肿

洞庭席君际飞，形体壮实，喜饮喜啖，患水肿病，先从足起，遂及遍身，腰宽[4]腹胀，服利水之药稍快，旋即复肿，用针针之，水从针孔出则稍宽，针眼闭则复肿。《内经》有刺水病之法，其穴有五十七，又须调养百日，且服闭药，而此法失传，所以十难疗一。余所治皆愈而复发，遂至不救。虽因病者不能守法，亦由医治法不全耳。惟皮水风水，则一时之骤病，驱风利水，无不立愈，病固各不同也。

消

常熟汪东山夫人，患消证，夜尤甚，每夜必以米二升，煮薄粥二十碗，而溲便不异常人，此乃为火所烁也。先延郡中叶天士，治以乌梅、木瓜等药，敛其胃气，消证少瘥，而烦闷羸瘦，饮食无味，余谓此热痰凝结，未有出路耳。以清火消痰，兼和中开胃调之，病情屡易，随证易方，半年而愈。

虫　痛

苏州黄四房女，年十二，患腹痛，愈医愈甚。余偶至其家，昏厥一夕方苏，舌俱咬破，流血盈口，唇白而目犹直视，脉参错无常。余曰：此虫痛也。贯心则死，非煎药所能愈。合化虫丸与之，痛稍缓，忽复更痛，吐出虫二十余条，长者径尺，紫色，余长短不齐，淡红色，亦有白者，自此而大痛不复

---

① 畅：原作"阳"，据光绪二年本改。
② 癃：原作"瘘"，据光绪二年本改。
③ 徜(cháng)徉(yáng)：徘徊；盘旋；自由自在地往来。
④ 宽：光绪二年本作"满"。

作，小痛未除，盖其窠未去也。复以杀虫之药，兼安胃补脾之方，调之而虫根遂绝。盖此证甚多，医者既不能知，惟认为寒与食，即以为虫，又无杀虫之方，在精力强旺者，久能自化；其不足者，变为丁奚、劳怯、痞膨等证，至死而人不能知，亦可哀也。余治[①]此证不一，姑举其最剧者以明治法。

常州蒋公讳斌之孙，患心腹痛，上及于头，时作时止，医药罔效，向余求治。余曰：此虫病也。以杀虫之药，虫即远[②]避，或在周身皮肤之中，或在头中，按之如有蠕动往来之象。余用杀虫之药为末，调如糊，到处敷上，而以热物熨之，虫又逃之他处，随逃随敷，渐次平安，而根终不除，遂授方令归，越二年，书来云虫根终未尽，但不甚为害耳，此真奇疾也。

怔 忡

淮安巨商程某，母患怔忡，日服参、术峻补，病益甚，闻声即晕，持厚聘邀余。余以老母有恙，坚辞不往，不得已，来就医诊视，见二女仆从背后抱持，二女仆遍体敲摩，呼太太无恐，吾侪[③]俱在也，犹惊惕不已。余以消痰之药去其涎，以安神之药养其血，以重坠补精之药纳其气，稍得寝。半月余，惊恐全失，开船放炮，亦不为动，船挤喧嚷，欢然不厌。盖心为火脏，肾为水脏，肾气挟痰以冲心，水能克火，则心振荡不能自主，便各安其位，则不但不相克，而且相济，自然之理也。

长兴赵某，以经营过劳其心，患怔忡证，医者议论不一，远来就余。余以消痰补心之品治其上，滋肾纳气之药治其下，数日而安。此与程母病同，而法稍异。一则气体多痰，误服补剂，水溢而火受克之证；一则心血虚耗，相火不宁，侵犯天君之证，不得混淆之也。

亢 阳

姻戚殷之晋，年近八旬，素有肠红证，病大发，饮食不进，小腹高起，阴囊肿亮，昏不知人。余因新年贺岁候之，正办后事。余诊其脉，洪大有力，先以灶灰、石灰作布袋，置阴囊于上，袋湿而囊肿消；饮以知母、黄柏泻肾之品。越三日，余饮于周氏，周与至戚相近半里，忽有叩门声，启视之，则其子扶病者至，在座无不惊喜，同问余曰：何以用伐肾之药而愈？余曰：此所谓欲女子而不得也。众以为戏言。翁曰：君真神人也。我向者馆谷京师，患亦相似，主人以为无生理也，遂送我归，旬日即痊。今妻妾尽亡，独处十余年，贫不能蓄妾，又耻为苟且之事，故病至此，既不可以告人，亦无人能知之者。言毕，悽然泪下。又阅五年而卒。盖人之气禀各殊，亢阳之害，与纵欲同，非通于六经之理，与岐黄之奥者，不足与言也。

雄按：纵欲固伤阴，而亢阳亦烁阴，知、柏泻肾者，泻肾火之有余，而保其不足之水也。

吐 血

平望镇张瑞五，素有血证，岁辛丑，余营葬先君，托其买砖灰等物，乡城往返，因劳悴而大病发，握手泣别，谓难再会矣。余是时始合琼玉膏未试也，赠以数两而去，自此不通音问者三四载。一日镇有延余者，出其前所服方，问何人所写？则曰：张瑞五。曰：今何在？曰：即在馆桥之右。即往

---

① 治：原作“滴”，据光绪二年本改。

② 远：光绪二年本作“退”。

③ 侪（chái 柴）：辈，类。

候之，精神强健，与昔迥异，因述服琼玉膏后，血不复吐，嗽亦渐止，因涉猎方书，试之颇有效，以此助馆谷所不足耳。余遂导以行医之要，惟存心救人，小心敬慎，择清淡切病之品，俾其病势稍减，即无大功，亦不贻害。若欺世徇人，止知求利，乱投重剂，一或有误，无从挽回，病者纵不知，我心何忍。瑞五深以为然，后其道大行，遂成一镇名家，年至七十余而卒。琼玉膏为治血证第一效方，然合法颇难，其时不用人参，只用参须，生地则以浙中所出鲜生地，打自然汁熬之，不用干地黄，治血证舍此无有无弊者。

雄按：行医要诀，尽此数语，所谓以约失之者鲜，学者勿以为浅论也。

洞庭吴伦宗夫人，席翁士俊女也，向患血证，每发，余以清和之药调之，相安者数年，郡中名医有与席翁相好者，因他姓延请至山，适遇病发，邀之诊视，见余前方，谓翁曰：此阳虚失血，此公自命通博，乃阴阳不辨耶！立温补方加鹿茸二钱，连服六剂，血上冒，连吐十余碗，一身之血尽脱，脉微目闭，面青唇白，奄奄待毙，急延余治。余曰：今脏腑经络俱空，非可以轻剂治，亟以鲜生地十斤，绞汁煎浓，略加人参末，徐徐进之，历一昼夜尽生地汁，稍知人事，手足得展动，唇与面红白稍分，更进阿胶、三七诸养阴之品，调摄月余，血气渐复。夫血脱补阳，乃指大脱之后，阴尽而阳无所附，肢冷汗出，则先用参、附以回其阳，而后补其阴。或现种种虚寒之证，亦当气血兼补。岂有素体阴虚之人，又遇气升火旺之时，偶尔见红，反用大热升发之剂，以扰其阳而烁其阴乎？此乃道听途说之人，闻有此法，而不能深思其理，误人不浅也。

嘉兴王蔚南，久患血证，左胁中有气逆冲喉旁，血来有声如沸。戊子冬，忽大吐数升，面色白而带青，脉微，声哑，气喘不得卧，危在旦夕。余以阿胶、三七等药，保其阴而止其血，然后以降火纳气之品，止其冲逆，复以补血消痰，健脾安胃之方，上下分治，始令能卧，继令能食，数日之后，方能安卧。大凡脱血之后，断不可重用人参升气助火，亦不可多用滋腻以助痰滞胃。要知补血之道，不过令其阴阳相和，饮食渐进，则元气自复，非补剂入腹，即变为气血也。若以重剂塞其胃口，则永无生路矣。况更用温热重剂，助阳烁阴而速之死乎？

洞庭张姓，素有血证，是年为女办装，过费心力，其女方登轿，张忽血冒升余，昏不知人，医者浓煎参汤服之，命悬一息，邀余诊视。六脉似有如无，血已脱尽，急加阿胶、三七，少和人参以进，脉乃渐复，目开能言，手足展动，然后纯用补血之剂以填之，月余而起。盖人生不外气血两端，血脱则气亦脱，用人参以接其气，气稍接，即当用血药，否则孤阳独旺，而阴愈亏，先后主客之分，不可不辨也。

瘀留经络

乌镇莫秀东，患奇病，痛始于背，达于胸胁，昼则饮食如常，暮乃痛发，呼号彻夜，邻里惨闻，医治五年，家资荡尽，秀东欲自缢。其母曰：汝有子女之累，尚须冀念，不如我死，免闻哀号之声。欲赴水，其戚怜之，引来就医。余曰：此瘀血留经络也。因谓余子爔曰：此怪病也。广求治法以疗之，非但济人，正可造就己之学问。因留于家，用针灸、熨搨、煎丸之法，无所不备，其痛渐轻亦渐短，一月而愈，其人感谢不置。余曰：我方欲谢子耳。凡病深者，须尽我之技而后奏功。今人必欲一剂见效，三剂不验，则易他医。子独始终相信，我之知己也，能无感乎！

肠　红

淮安程春谷，素有肠红证，一日更衣，忽下血斗余，晕倒不知人，急灌以人参一两，附子五钱而苏。遂日服人参五钱，附子三钱而杂以他药，参、附偶间断，则手足如冰，语言无力，医者亦守而不变，仅能支持，急棹来招余[①]，则自述其全赖参、附以得生之故。诊其六脉，极洪大而时伏，面赤有油光，舌红而不润，目不交睫者旬余矣。余曰：病可立愈，但我方君不可视也。春谷曰：我以命托君，止求效耳，方何必视。余用茅草根四两作汤，兼清凉平淡之药数品，与参、附正相反。诸戚友俱骇，春谷弟风衣，明理见道之士也。谓其诸郎曰：尔父千里招徐君，信之至，徐君慨然力保无虞，任之至，安得有误耶？服一剂，是夕稍得寝，二剂手足温，三剂起坐不眩，然后示之以方，春谷骇叹，诸人请申其说。余曰：血脱扶阳，乃一时急救之法，脱血乃亡阴也。阳气既复，即当补阴。而更益其阳，则阴血愈亏。更有阳亢之病，其四肢冷者，《内经》所谓热深厥亦深也。不得卧者，《内经》所谓阳胜则不得入于阴，阴虚故目不瞑也。白茅根交春透发，能引阳气达于四肢，又能养血清火，用之，使平日所服参、附之力，皆达于外，自能手足温而卧矣。于是始相折服。凡治血脱证俱同此。

雄按：论治既明，而茅根功用，尤为发人所未发。

血　痢

洞庭葛允诚，患血痢五年，日夜百余次，约去血数石，骨瘦如柴，饮食不进，举家以为必无生理。余友姜君锡常次子尊芳，从余学医于山中，病者即尊芳妻弟也。锡常怜之，令同尊芳寄膳余家，朝夕诊视。余先用滋补之剂以养其血脉，复用开胃之药以滋其化源，稍健而能食。久痢至五载，大肠之内必生漏管，遂以填补之品塞其空窍，痢日减，饭日增，不半年而每食饭必六七碗，至冬病全愈，丰肥强壮，归至家，亲戚俱不相识认，无不叹以为奇。

崩

徽州盐商汪姓，始富终贫，其夫人年四十六，以忧劳患崩证，服参、附诸药而病益剧，延余治之。处以养血清火之剂，而病稍衰，盖此病本难除根也。越三年夫卒，欲往武林依其亲戚，过吴江求方，且泣曰：我遇先生而得生，今远去，病发必死耳。余为立长服方，且赠以应用丸散而去。阅十数年，郡中有洋客请治其室人，一白头老妪出拜，余惊问，曰：我即汪某妻也。服先生所赠方药，至五十二而崩证绝，今已六十余，强健逾昔，我婿迎我于此，病者即我女也。不但求治我女，必欲面谢，故相屈耳。盖崩证往往在五十岁以前，天癸将绝之时，而冲任有火，不能摄纳，横决为害；至五十以后，天癸自绝，有不药而愈者，亦有气旺血热，过时而仍有此证者，当因时消息，总不外填阴补血之法。不知者以温热峻补，气愈旺而阴愈耗，祸不旋踵矣。此极易治之病，而往往不治，盖未能深考其理，而误杀之耳。

瘀血冲厥

东山水利同知，借余水利书，余往索出署，突有一人拦舆喊救命，谓我非告状，欲求神丹夺命耳。其家即对公署，因往视病者，死已三日，方欲入棺，而唇目忽动，按其

---

① 余：原作"至"，据光绪二年本改。

心口尚温，误传余能起死回生，故泥首哀求。余辞之不获，乃绐之曰：余舟中有神丹可救。因随之舟中，与黑神丸二粒，教以水化灌之，非能必其效也。随即归家。后复至山中，其人已生。盖此乃瘀血冲心，厥而不返，黑神丸以陈墨为主，而以消瘀镇心之药佐之，为产后安神定魄、去瘀生新之要品，医者苟不预备，一时何以奏效乎？

胎中毒火

南门陈昂发夫人，怀娠三月，胎气上逆，舌肿如蛋，色紫黑，粒米不能下，医者束手，延余治。余曰：此胎中有毒火冲心，舌为心苗，故毒聚于舌，肿塞满口，则饮食绝矣。乃用珠黄散及解毒软坚之药，屡涂其舌，肿渐消而纳食；复用清凉通气之方，消息治之。或谓解毒清火，与胎有害。余曰：不然。胎气旺甚，愈凉愈安，但热毒伤阴，当滋养其血气耳。乃专服余药，孪生二子。后询其得病之故，乃曾听邪人之言，服不经之药，几致伤生，可为戒也。

子 利

兰溪潘开子表弟，其夫人怀娠患痢，昼夜百余次，延余视。余以黄芩汤加减，兼养胎药饮之，利遂减，饮食得进，而每日尚数十次，服药无效。余曰：此不必治，名曰子利，非产后则不愈，但既产，恐有变证耳。病家不信，更延他医，易一方，则利必增剧，始守余言，止服安胎药少许，后生产果甚易，而母气大衰，虚象百出。适余从浙中来，便道过其门，复以产后法消息治之，病痊而痢亦止。盖病有不必治而自愈，强求其愈，必反致害，此类甚多，不可不知也。

雄按：此所谓利，即是泄泻。古人名曰利下，非今之痢也。痢疾古名滞下，若胎前久痢不愈，产后其能免乎？

试 胎

余往候族兄龙友，坐谈之际，有老妪惶遽来曰：无救矣。余骇问故，龙友曰：我侄妇产二日不下，稳婆已回绝矣，问：何在？曰：即在前巷。余曰：试往诊之。龙友大喜，即同往，浆水已涸，疲极不能出声，稳婆犹令用力迸下，余曰：无恐，此试胎也，尚未产，勿强之，扶令安卧，一月后始产，产必顺，且生男。稳婆闻之微哂，作不然之态，且曰：此何人？说此大话，我收生数十年，从未见有如此而可生者。其家亦半信半疑。余乃处以养血安胎之方，一饮而胎气安和，全无产意。越一月，果生一男，而产极易。众以为神，龙友请申其说。曰：凡胎旺而母有风寒劳碌等感动，则胎坠下如欲生之象，安之即愈，不知而以为真产，强之用力，则胎浆破而胎不能安矣。余诊其胎脉甚旺，而月分未足，故知不产，今已摇动其胎，将来产时必易脱，故知易产。左脉甚旺，故知男胎。此极浅近之理，人自不知耳。

产后风热

西濠陆炳若夫人，产后感风热，瘀血未尽，医者执产后属虚寒之说，用干姜、熟地治之，且云必无生理，汗出而身热如炭，唇燥舌紫，仍用前药。余是日偶步田间看菜花，近炳若之居，趋迎求诊。余曰：生产血枯火炽，又兼风热，复加以刚燥滋腻之品，益火塞窍，以此死者，我见甚多，非石膏则阳明之盛火不解，遵仲景法用竹皮、石膏等药。余归而他医至，笑且非之，谓自古无产后用石膏之理。盖生平未见仲景方也。其母素信余，立[1] 主服之，一剂而苏。明日炳若复求诊，余曰：更服一剂，病已去矣，无庸易方。如言而愈。医者群以为怪，不知此乃古人定法，惟服姜、桂则必死。

产后血臌

苏州顾某继室，产后恶露不出，遂成血臌，医者束手，顾君之兄掌夫，余戚也，延余治之。余曰：此瘀血凝结，非桃仁等所能下，古法有抵当汤，今一时不及备，以唐人法，用肉桂、黄连、人参、大黄、五灵脂成剂，下其瘀血。群医无不大笑，谓寒热补泻并相犯之药，合而成方，此怪人也。其家因平日相信，与服。明日，掌夫告余曰：病不可治矣。病者见鬼，窃饮所服药，乃大呼曰：我不能食鬼之所吐也。先生可无治矣？余往验之，药本气味最烈之品，尝之与水无二，怪之。仍以前方煎成，亲往饮之，病者不肯饮，以威迫之，惧而饮，是夕下瘀血升余，而腹渐平，思食。余以事暂归，隔日复往，其门首挂榜烧楮，余疑有他故，入门见者皆有喜色，询之则曰：先生去之夕，病者梦其前夫人怒曰：汝据余之室，夺余之财，虐余之女，余欲伤汝命，今为某所治，余将为大蛇以杀汝，即变为大蛇，大惊而醒，故特延僧修忏耳。盖前夫人以产后血臌亡，病状如一，而医者治不中病，遂致不起。盖一病有一病治法，学不可不博也。

产后肠痈

洞庭某妇，产后小腹痛甚，恶露不止，奄奄垂毙。余诊之曰：恶露如此多，何以其痛反剧？更询其所行之物，又如脓象。余曰：此乃子宫受伤，腐烂成痈也。宜令名手稳婆探之，果然，遂用绵作条，裹入生肌收口之药，而内服解毒消瘀之方，应手而愈。凡产后停瘀，每多外证，如此甚多，不可不知也。

恶　痘

吴超士家僮已弱冠，随超士往戏馆观剧，因寒热作而先归，夜半呻吟不绝。至明旦往视，则匿于床下，口称群鬼欲杀之，拽出视之，细点如麸。余曰：此恶痘也。色暗紫，急以升麻、羌活、生地等药，煎汤灌之。三日而痘形出，遍体无毫孔，头面结聚重叠，始终用滋养气血之品，不用时下恶药一味，二十余日，始结痂，焦黑成片，大如手掌，形如缸片，剥去之后，非复本来面目，见者俱不相识，可知痘证之必死者绝少，皆医以寒凉克伐之药误之也。

毛履和之女患痘，医者曰：此闷痘也，五日而毙。举家扼腕[2]，适余至，曰：先生亦治痘否？余曰：医者不肯治之痘则治。曰：已回绝矣。因入视，遍体大热，神昏不语，细点如鱼子，隐在肉中，余急以升麻羌活汤为主，而佐以养血透肌药饮之，三日而痘形显，前医群骇，告之以故。则又大笑曰：升麻、羌活等药，岂入痘科？不知升麻汤乃痘证初起之主方，而医者不知也。继以养血解毒补气之品，其结痂也，额如覆釜，身如树皮，鬓连痂脱，三年始生。时医见此等证，必用大黄、石膏及恶毒之物，虚其里而增其毒，五日而死之言必验。病家亦以为医者断期如神，孰知非其识之高，乃其药之灵也。呜呼惨哉！

余同学沈冠云之女，痘密黑陷而无浆，医者束手，冠云告以故。余曰：姑处以补托之法，用地黄、归身、黄芪、人参等药。闻者咸笑。一服而浆来，至明日以参贵停服。

---

① 立：坚也，坚定不移。

② 扼腕：用手握腕。表示激动、振奋或惋惜。

余曰：精力不充，毒发未尽，未尽必生痘毒。后果臂湾生二毒，复为治之而安。

余长孙女种痘，点密而色深赤，种痘之医束手。余用清发之药，并时含紫雪，赤色稍衰，将就寝，复往视，忽变灰白色而咬牙。余惊曰：证变虚寒矣。此所谓亢害承制也。即用人参、鹿茸等药托之，至三鼓而疮色复红，形渐高起，仍用清火养血之方而浆成。盖病变无常，顷刻转易，故凡属危险之证，医者当时时消息，不可片刻离也。但不明理之医，则偏僻固执，又方法绝少，不能肆应不穷耳。

流　注

苏州一小儿，甫九龄，颇聪慧，而患流注，肩背腰胁十余处，百端医治无效。余视之曰：此惟大活络丹能愈。服至三十余丸，未破者消，已破者收口；更服补气血之药而愈。盖流注一证，由风寒入膜所致，膜在皮中，旁通四达，初无定处，所以随处作患，此真脉络之病。故古人制大活络丹以治之，其余煎丸，皆非正治。所谓一病有一病之法，药不对证，总难取效也。

本邑刘近曾夫人，患虚痰流注，色皖脉虚，发无定处，痛极危险，非旦夕可奏功，余辞不能治。郡中一医以百金包好，因留在家治之。闻余有不能治之说，笑曰：我医好后，更请徐君质之，当无言可对耳。月余，刘君之兄元谷招余诊，近曾出曰：流注之疾，虽向愈而未收口，托在相好，肯一观否？余因视之，肩后疮孔大如钱，内膜干空，与皮不连，气促脉微。诊毕而出，近曾求方，余笑不答，书“危在顷刻”四字，刘不信，少顷内呼，刘父子入，已气绝矣。群执包好之医，欲加以无礼。余晓之曰：此病本不治，非药误也。但不知生死，为无目耳。乃释之。盖流注之证，其类不同，大段皆津液枯而痰流膜内之证，当内外交治，而祛邪补虚，亦另有切病方药，蛮补无益也。

嘉善张卓舟，未弱冠，患流注五年，自胁及腰腿，连生七八孔，寒热不食，仅存人形，历年共服人参二三千金，万无生理。父母先亡，只有慈[①]母，某伯悉收其田产文契，专待其毙而取之。其从兄汪千造[②]余家哀恳，余颇怜之，破格往视，半身几成枯骨，此乃虚痰流注。医者不能治其经络之痰，徒费重赀而无一中病者，则药之误，而非病之真无治也。余用大活络丹为主，而外敷拔管生肌之药。医者闻之大笑曰：活络丹辛暴之药，岂可入口？盖彼惟知俗本所载乌头、蚯蚓之活络丹，而不知古方五十余味之大活络丹也。盖流注之痰，全在于络，故非活络丹不效。以后脓稀肉长，管退筋舒，渐能起立，不二年而肌肉丰肥，强健反逾于常。呜呼！不知对病施药，徒事蛮补，举世尽然，枉死者不知其几也。

雄按：大活络丹，治虚痰流注，深为合法，而外科不知也。若实痰，则控涎丹最妙。

肠　痈

长兴朱季舫少子啸虎官，性极聪敏，年九岁，腹痛脚缩，抱膝而卧，背脊突出一节，昼夜哀号，遍延内外科诊视，或云损证，或云宿食，或云发毒，当刺突出之骨以出脓血。其西席[③]茅岂宿力荐余治，往登其堂，名医满座，岂宿偕余诊视，余曰：此缩脚肠痈也，幸未成脓，四日可消。闻者大笑，时季舫为滦州牧，其夫人孔氏，名族之女，独信余言。余先饮以养血通气之方，并护

① 慈：光绪二年本作“嗣”。

② 造：往；到。

③ 西席：家塾的教师或幕友。

心丸，痛遂大减，诸医谓偶中耳。明日进消瘀逐毒丸散，谓曰：服此又当微痛，无恐。其夜痛果稍加，诸医闻之哗然，曰：果应我辈之言也。明早又进和营顺气之剂，痛止八九，而脚伸脊平，果四日而能步，诸医以次辞去。中有俞姓者，儒士也，虚心问故。余谓杂药乱投，气血伤矣。先和其气血，自得稍安，继则攻其所聚之邪，安能无痛？既乃滋养而通利之，则脏腑俱安矣。

南濠徐氏女，经停数月，寒热减食，肌肉消烁，小腹之右，下达环跳，隐痛微肿，医者或作怯弱，或作血痹，俱云不治。余诊其脉，洪数而滑，寒热无次，谓其父曰：此瘀血为痈，已成脓矣。必自破，破后必有变证，宜急治。与以外科托毒方并丸散，即返山中。越二日，天未明，叩门甚急，启视则徐之戚也。云：脓已大溃，而人将脱矣。即登其舟往视，脓出升余，脉微肤冷，阳随阴脱。余不及处方，急以参、附二味，煎汤灌之，气渐续而身渐温；然后以补血养气之品，兼托脓长肉之药，内外兼治，两月而漏口方满，精神渐复，月事以时。大凡瘀血久留，必致成痈。产后留瘀，及室女停经，外证极多。而医者俱不能知，至脓成之后，方觅外科施治，而外科又不得其法，以致枉死者，比比然也。

腿痈

横泾钱某之女，素有痞块，从腹入少腹，又从少腹入环跳之下，大腿外臁，变成大痈，脓水淋漓成管，管中有饭粒流出，真不可解，日渐狼狈，诸医束手。其父泣而告余曰：寒俭之家，服人参已费百金，而毫无效验，惟有立而视其死耳。余曰：人参不可长继，祛脓填漏，外科自有正方也。乃为合治漏之药，内服外敷，所服末药，亦有从疮口流出者，继乃渐少，胃气亦开，肌肉内生，数月之后，痂结筋舒。前此从未生育，斯年怀孕生子。凡治病各有对证方药，非可以泛治之方，图侥幸也。

臂疽

长兴周某之子，臂生疽，经年脓水不干，变为多骨。所食米粒，间有从疽中出者，奄奄待毙。余为内托外敷，所服末药，亦从疮口出，继而脓渐减少，所出碎骨，皆脓结成，出尽之后，肌肉日长，口收痂结而愈。

项疽

郡中朱姓患项疽，大痛彻心，时时出血。延医施治，漫肿滋甚，神思昏迷，束手待毙，延余视。急用围药裹住根盘，敷以止血散，饮以护心丸，痛缓血止，神安得寝。明日前医来，告以故。医谓同一金黄散，我用无效，彼用神验，此命运不同，非药异也。彼盖不知围药每病各殊耳。疮口已定，乃大托其脓，兼以消痰开胃之品，饮食渐进，坐卧皆安，两月而愈。凡治痈疽之法，在视其人之肥瘠，瘦弱之躯，尤忌见血。疮口若大，则肌肉难生，所以最重围药。其方甚多，不可不广求而预备也。

同学沈自求，丧子，忧愁郁结，疽发于项，调治无效。项三倍疮口，环颈长尺余，阔三寸，惟近咽喉处二寸未连，而枕骨直下之筋未断，血流不止。余辞不治，坚恳不已，先进护心丸二粒，令毒不内攻；又敷止血散止其血，外用围药厚涂束其根，更以珠黄等药，时时敷疮口上，其膏药长一尺三寸，再以黄芪四两，煎汤煎药服之。势定而饮食稍进，数日血止脓成，肌与腐肉，方有界限。疮口太大，皮肉不能合，以生肌等药，并参末厚涂而封之，月余口乃合。病家欲备人参斤许以待用,余曰:无庸也。诸痛痒疮,皆属于火;脓流肉腐,皆伤于阴。凡属外证,总以清火养阴为主,而加开胃健脾之药,人参止用钱许,数剂即止。此从古一定之法,其用温补,乃后世讹传之术,无不阴受其害。余凡治大证,无不神效,时人多不信之也。

苏州章倚文夫人,体质本弱,平时饮食绝少,忽患项毒,平漫不肿,痛辄应心。医者谓大虚之证,投以峻补,毒伏神昏,奄奄一息,延余视之。余曰:毒无补理。疮口不高,则以围药束之,饮以清凉养血之品,托毒于外,兼服护心丸,痛定而疮根渐收。余暂归,转托一医代治。医者强作解事,曰围药不过金黄散之类,无益也,去之。用药亦意为改易,以炫己能,疮遂散大,血出不止,痛复甚而神疲。余再至大骇,询之,乃知其故。医者乃不复生议论,于是仍用前法,脓成食进,而后得安。外科病不治者绝少,皆由医之不得其道,所以动手辄误,病变日增,而药无一验,即束手无策矣。

对口

白龙桥吴时臣,年七十余矣,患对口,痛欲绝,余视其外无围药,疮内反有插药五条,乃三品一条枪,此古方蚀顽肉之恶药,而近日医者,误以为必用之品,所以痛极昏迷。余悉拔去,糁以珠黄解毒散,其痛立除而神安。复用围药裹住其根,使疮头高而脓易出。或谓七旬之人,精力已衰,宜用温补。余曰:外证俱属火,苟非现证虚寒,从无用热药之理。进清凉开胃之剂,胃气开则肌肉自生,调养月余而愈,精神较胜前矣。

平湖徐抡斋,阴毒对口,颈项漫肿而色紫,有头如痘者百余,神烦志乱,医者束手,就治于余。余曰:此乃阴毒,兼似有祟。其家为述患病之后,鬼声绕屋,鬼火不断。余曰:且敷药试之,色稍鲜,肿亦稍消。明晨视之,色转淡红,其如痘者,俱出微脓,而低软中聚一头,亦不甚大,势已消其十之三,神亦渐清,而思饮食。病虽属阴,亦不可用热药以增邪火,惟和血通气,使营卫充盈,使血中一点真阳透出,则阴邪自退。若用热补,则反助毒火,而生机益绝。故治外科之阴证,非若伤寒之阴证,为外感之寒邪,可专用桂、附以驱之也。今之号外科者,惟拾内科之绪论,以为热可御寒,则贻害不小矣。

发背

洞庭吴姓,从徐州经纪返棹,背起粟粒,深紫色而痛应心,周围肌肉皆不仁,知非轻证,未至家而就余治。余辞不能,再三恳求,姑用围药束之。稍定,病者谓我尚未到家,当归处分家事,求借一廛[①],如果不治,死无余憾。归二日而复来,其疮不甚大,顶微高而坚黑,当用刀挑破,方可上药。以洋刀点之,洋刀坚利非凡,竟不能入,用力挑之,刀头折,乃用金针四面刺之,以泄毒气。内托外敷,其方屡变,然后脓从四旁出,顽盖自落,约深半寸,脊骨隐露,其尖亦腐去,急以生肌散填补之,内服峻补之剂,两月而肉满皮完。此九死一生之证,不早为外束内托,则焦骨攻脏,无生理矣。

周庄陆姓,疽发背,周径尺余,一背尽肿,头以百计,毒气内攻,沉闷昏迷。医者以平塌无头用桂、附托之。余曰:此疮止宜收小,若欲加高,则根盘如此之大,而更加高,则背驮栲栳[②]矣。此乃火毒,用热药

① 廛(chán):古代城市平民的房地。

② 栲(kǎo)栳(lǎo):亦作“笺笔”。指弯曲象栲栳的形状。

必死。乃以束根提毒之药敷之,一夕而疮头俱平,皮肤亦润,止有大头如杯,高起于大椎骨之下,大三寸许,尚不思饮食,惟求食西瓜,医吓以入口即死。余令纵其所食,一日之内,连吃大西瓜两个。明日知饥,欲求肉饭,食肉四两,饭半碗,明日更加,始终用托毒清火之剂,而脓成口敛。余嘱曰:此疽初起盈背,背中脂膜皆空,非填补里膜,必有他变。有庸医献媚曰:病已全愈,为此说者,图厚谢也,我力能保之。病家利其省费,从之。至来年二月,忽旧疤中一细眼流血不止,放血斗余,两日而卒。盖其前一背尽肿,其中之脂膜俱化成脓,从大口出尽。庸医安知治法,贪利误人,富贵之家,往往最信此等人,可不省察耶?

对心发

郡中唐廷发,偶过余寓,时方暑,谓背上昨晚起一小瘰,搔之甚痒,先生肯一看否?余视之,骇曰:此对心发也。唐不甚信,曰:姑与我药。余曰:君未信余言,一服药而毒大发,反疑我误君矣。含笑而去,明日已大如酒杯而痛甚,乃求医治。余曰:此非朝[①] 夕换方不可,我不能久留郡寓,奈何?因就医余家,旦暮易法,其中变迁不一,卒至收口。其收口前十日,忽头痛身热,神昏谵语,疮口黑陷,六脉参差。余适出门,两日归而大骇,疑为疮证变重,几无可药。细询其仆,乃贪凉当风而卧,疮口对风,膏药又落,风贯疮中,即所谓破伤风也。乃从外感治法,随用风药得汗而解,身凉神清,疮口复起,仍前治法而痊。若不审其故,又不明破伤风治法,则必无效,惟有相视莫解而已。

肺痈

苏州钱君复庵,咳血不止,诸医以血证治之,病益剧,余往诊,见其吐血满地,细审之,中似有脓而腥臭者。余曰:此肺痈也,脓已成矣。《金匮》云:脓成则死。然有生者。余遂多方治之,君亦始终相信,一月而愈。盖余平日因此证甚多,集唐人以来治肺痈之法,用甘凉之药以清其火,滋润之药以养其血,滑降之药以祛其痰,芳香之药以通其气,更以珠黄之药解其毒,金石之药填其空,兼数法而行之,屡试必效。今治钱君亦兼此数法而痊,强健逾旧。几二十年,至乾隆三十年,家业日隆,因迁居大造,途中相值,邀余视其新居,坐谈良久,辞出,见其右额有豆大黑点,问之,钱对曰:昨此处生一瘰,颇痒,无他苦也。余谛审之曰:此毒发于内,治之失宜,可以伤命,非轻疾也。钱笑而腹非之。余曰:本当为君竭力,但君未信,若一用药而毒大发,则反以为病由药作,故不敢,但多年相好,不可不尽言,如五六日病势增重,当来相闻,勿为人误。越五日,遣人邀余山中,往则见其额肿目闭,哀号竟夕,方悔信余之不早,细视皮中有物,乃三品一条枪也。拔去五条。嗟乎!此乃腐烂死肌之恶药,好肉用上,其痛应心,况额上皮内即骨,横插皮中,所以痛极。余既不能久留,又坏证难治,力辞归山,易以他医,面目俱腐而卒。嗟乎!前何相信之深,后何不信之至,岂非命乎?

乳疖

东洞庭刘某夫人,患乳疖,医者既不能消散,成功之后,又用刀向乳头上寸余出

① 朝:原作"明",据光绪二年本改。

毒,疮口向上,脓反下注,乳囊皆腐,寒热不食,将成乳劳,内外二科聚议无定,群以为不治矣。延余诊之,曰:此非恶证,治不如法耳。尚可愈也,但须百日耳。其家戚族皆少年喜事,闻余言欲塞群医之口,向病家曰:我辈公恳先生留山中百日,必求收功而后已。如欲归家,备快舟以迎送。余初不允,继勉承之,多方治之,至九十日而未见功。盖病者柔弱畏痛,既不敢于乳下别出一头,而脓水从上注下,颇难出尽,故有传囊之患。忽生一法,用药袋一个,放乳头之下,用帛束缚之,使脓不能下注;外以热茶壶熨之,使药气乘热入内;又服生肌托脓之丸散,于是脓从上泛,厚而且多,七日而脓尽生肌,果百日而全愈。后以此法治他证,无不神效。可知医之为术,全赖心思转变,刻舟求剑,终无一验也。

下 疳

濮院沈维德,患下疳,前阴连根烂尽,溺从骨缝中出,沥灌肾囊中,哀号痛楚,肛门亦复烂深半寸,载至余家,止求得生为幸。余亦从未见此病,姑勉为治之。内服不过解毒养血之剂,而敷药则每用必痛,屡易其方,至不痛而后已。两月后结痂能行,惟阴茎仅留根耳。余偶阅秘本,有再长灵根一方,内用胎狗一个,适余家狗生三子,取其一,泥裹煨燥,合药敷之。逾二年,忽生一子,举族大哗,谓人道已无,焉能生子?盖维德颇有家赀,应继者怀觊觎[①]之心也。其岳徐君密询之,沈曰:我服药后阳道已长,生子何疑?徐君乃集其族人共验之,阳道果全,但累生如有节而无总皮。再期又生一子,众始寂然,远近传之,以为奇事,今犹有述之以为异闻者。

附 **再长灵根方**五十日复生效

煅乳石三钱五分 琥珀七分 朱砂六分 人参一钱 真珠七分 牛黄四分 真水粉五分 胎狗一个 雄黄六分

用灵仙、首乌、大力子、蓼草汁煮一昼夜,炒如银色。

上为末,每服三厘,日进四服,卧又一服,俱以土茯苓半斤,阴阳水十二碗,煎五碗,连送五服,七日验。

雄按:煮一昼夜而炒如银色之药品,即上文煅乳石等九味也。详玩文义,似宜移“上”字于“用”字之上方顺。第胎狗煨燥必黑,全狗分两,又必数倍于诸药,同煮同炒,不知何以能如银色,是必煨时不令黑也。

筋 瘤

苏州一小童,背上肿大如覆碗,俯不能仰,群谓驼疾也。或戏余曰:君能治奇疾,若愈此,则我辈服矣。其父母以余为果能治也,亦力求焉。余实不知其中何物,姑以腐药涂上,数日皮开肉烂,视其肉,如蚯蚓者盘结数条。细审之,乃背上之筋所聚也。余颇悔轻举,急以舒筋收口丸散,外敷内服,筋渐散,创渐平,肤完而身直矣。此筋瘤之一种也。哄传以余为能治驼疾,从此求治驼者云集,余俱谢不能,此乃幸而偶中,古人并无此治法。癸未入都,尚有人询及者,余谢无此事而已,存此以识异。

雄按:洄溪神于外科,读其所评《外科正宗》等书,已见一斑。是编列案仅十余条,然各大证治法略备,洵痈疽家赤文绿字之书也,可不奉为圭臬[②]哉。

附注:原书此后附“洄溪论医札”,因无王孟英按语,与王氏学术无关,故未收录。

编校者识

① 觊(jì)觎(yú于):非分的希望或企图。

② 圭臬(niè):圭,测日影器;臬,测日影定方位的标杆。合指事物的准则。

王孟英医学学术思想研究

一、生平事略

(一)生平与著述

清代嘉庆十三年(1808 年),王士雄出生于浙江钱塘(今杭州市)。他的远祖系安化(今甘肃省庆阳县)人,后移于浙江盐官(今属海宁市),乾隆间迁钱塘定居。

王母在生士雄前,已生产过三个男孩,都夭折了,因此士雄虽排行第四,仍字孟英(孟,指兄弟姐妹中排行居长的)。王氏出生后,全家非常高兴,认为他一定会象篯铿(即彭祖)那样长寿,因此将他字为篯龙。王士雄十四岁时,即立志学医,深得舅父俞桂庭的支持,并为他的书房题名"潜斋",叮嘱他"潜心学问,勿以内顾为忧",所以人们多称他为"潜斋"。王士雄一生专心于治病疗疾,著书济世,而律身极俭,不善居积,人以为痴,他也乐于以"半痴"自号。他四处行医,随处而息,晚年因战乱居住濮院(今属浙江桐乡市),题所居叫"随息",自号"随息居士",更字梦隐。

王士雄出生医学世家,曾祖王学权是一位名医,著有《医学随笔》二卷,祖父永嘉、父諓沧也都精通医学,曾对该书作过补充和校注。士雄十四岁时,父重病不起,临终前曾嘱咐他:"人生天地间,必期有用于世,汝识斯言,吾无憾矣。"父亲死后,他遵家训钻研医学,但终因家境贫困,厨无宿舂,无法度日,为了生计,于同年冬去婺州(今浙江金华市)孝顺街佐理盐务。白天工作,谋食养家,晚上"披览医书,焚膏继晷,乐此不疲。"由于他秉性聪颖,好学善悟,学业进步很快。学医三年之后,他就开始接触临床,为人治病。甲申(1824 年)夏间,盐业主政周光远,二十七岁,身体肥胖,肌肤白皙,在一次登厕后,突然身冷汗出,口唇发白,声音低微,有些医生诊断他患了"中暑",想用辛香开窍的方药。王士雄诊得患者脉象已是微软欲绝,知是阳气将脱,如再用辛开之剂,必加速危亡,于是力辟群议。众医笑他年青无知,纷纷非难。幸病家懂医,认为王氏说得有理,请他处方。由于一时购药不及,王氏刚巧带有一块老姜,急令煎汁灌下,服后病情有了明显好转,接着用人参、黄芪、白术、甘草等药培补,就获得痊愈。从这以后,人们有病常请他诊治,他也不负众望,挽救了不少危重病人,于是医名大震,声望逐日提高。

在婺九年后,王士雄回到了杭州,他踌躇满志,决心在医学上干一番事业。当时的杭州多见温热病证,而医生常从伤寒论治,用药不是辛燥温散,就是厚腻滋补,请王士雄诊治的大多是经其他医生误治后的复杂病证,他以高超的医术,救人无数。丙申(1836 年)春,四川石符生经杭途中患病,开始由陈姓医生治疗,症情加重,待王士雄至,已是神志模糊,肢凉体冷,口吐痰涎,小便涩少,脉沉涩滞,难分至数了。王士雄说,这是旅途感受风湿,没有及时清理解散,邪从热化,加上误服温补药物,致使气机窒塞,邪热漫无出路,烁液成痰,逆行上攻,所以有此危象。劝说病家不必惊慌,服些疏利清化药,痰祛热清,病就会好了。药用黄连、黄芩、枳实、橘皮、栀子、淡豆豉、桔梗、杏仁、贝母、郁金、通草、紫菀、竹茹、芦菔汁等,服三剂患者就脱却险境,能起床行走,再调理十来天就痊愈了。

王士雄一生勤于著述,给后人留下了大量富有学术价值的医学文献,其中《随息居重订霍乱论》《温热经纬》《随息居饮食谱》《归砚录》和《王氏医案》是他的主要著作。

清代末叶,封建统治阶级对外丧权辱国,对内加紧压榨,广大人民生活极度贫困,加上战乱频仍,以致疫病肆虐。道光年间，江浙一带霍乱流行，王士雄不避秽恶，尽力救治，并于道光十八年(1838年)写就了《霍乱论》书稿。同治元年(1862年)他旅居沪地时，刚值霍乱猖獗，而“司命者罔知所措，死者实多”，于是将原书重订，更名为《随息居重订霍乱论》，精心阐发前人有关理论，辑集生平经验，议病情，论治法，附医案，创新方，对霍乱的病因、病机、辨证、防治作出了系统论述。曹炳章评价其书“实为治霍乱最完备之书”。

《温热经纬》是王士雄的力作。温病学说发展到王氏时代已有相当规模，他在大量临床实践的基础上，采取“以轩岐仲景之文为经，叶薛诸家之辨为纬”的编纂原则，辑集各家医论，阐发自己见解，于咸丰二年(1852年)著成是书，使温病学说遂成系统，蔚为大观，可称集温病学之大成者。后世称他为温病大家，即由于此。

王士雄生活在社会底层，深知民众的疾苦，“饮食失宜，或以害身命”，于是于咸丰十一年(1861年)编著了《随息居饮食谱》一书，详述三百三十多种药食的性能和治疗作用，如称西瓜为天生白虎汤，用以清热解暑；梨汁为天生甘露饮，用以清胃润肺；甘蔗为天生复脉汤，用以清热养胃等等，并载述了许多民间食疗便方，是较为系统的食品营养和食疗专书，影响颇深。

咸丰五年(1855年)十月，王士雄携眷回籍(浙江海宁盐官)，赁屋而居，颜其草堂曰“归砚”。他感叹自父死后，即携一砚，游于四方，荏苒三十年，此时仅载一砚归籍，而先前游医时多有所录，乘归里之际，作了系统整理，题曰《归砚录》(成书于1857年)。该书评述前贤，更着眼于启迪后学，既介绍自己的临床经验，又博采诸家之长，很有实用价值。

王氏在临证中积累了大量的医案，先后由周鑅选辑第一编凡二卷，题名《回春录》(道光二十二年刊)；张柳吟等复辑续编凡八卷，题名《仁术志》(道光三十年刊)；徐然石再辑三编凡三卷(咸丰四年刊)。王氏医案的特点是记录详细，理、法、方、药完备，深为医林所推重。又《潜斋医话》(咸丰三年刊)多属临证心悟，有不少独到的见解。

道光三十年，王氏校刊沈尧封的《女科辑要》，融以自己诊治妇科疾病的心得体会，颇多发挥；同年，对徐洄溪的《慎疾刍言》予以参订，并按张柳吟之意易名为《医砭》付诸梨枣。咸丰三年，选俞东扶《古今医案按》的按语，加以增补发明，辑为《古今医案按选》。咸丰五年，他对曾祖父王秉衡的《医学随笔》予以评注，校刊行世；同年又对《洄溪医案》进行整理，并加按语予以梓行。咸丰元年选评裴一中《言医》一书。咸丰九年辑《续名医类案》的魏氏按语及附方，增以评注，而成《柳洲医话》；复刊俞世贵增补、经王氏本人发挥的史缙臣之《愿体医话》。此外，他编集的《潜斋简效方》(咸丰三年刊)、《四科简效方》(咸丰四年刊)、《鸡鸣录》(咸丰十一年刊)等，辑录了民间单方验方、历代效方及经亲自验证疗效确切者，深受欢迎。

由是观之，王氏除了自己的著述外，还对前人的不少医籍作了整理和发挥，从而丰富了祖国医学的文献宝库。

关于王士雄的卒年，史料记述不详，说法不一，但据《浙北医学史略》记载：“嘉兴已故中医张文冲述其先祖昔居渟溪，曾亲睹孟英，其人清瘦不伟，好学不倦，享寿六十一年，故其卒年当为1868年。”此说当属可信。

(二)治学精神和医德医风

王士雄在治学上刻苦自励，发奋图强，能博采众长，善于吸取新知，尤注重临床实践。他十四岁丧父，家境十分贫寒，虽身处逆境，但决不因此而影响学业，反而激起了发奋图强的精神，学医之志愈坚。平时苦心攻读，手不释卷，上自《内》《难》，下迄明清诸先贤著作，无不深究极研，并能博采众长，融会贯通，于是打下了坚实的中医理论基础，《海宁州志》称他“究心《灵》《素》，昼夜考察，直造精微。”说明勤奋好学是王氏治学的最可贵之处，也是他取得学术成就的关键。

王士雄生活在西学东渐的时代，他对当时传入之西方医学持开明态度，不抱门户之见，能有分析地加以吸取，并据理批评了中医界有些人尊经崇古、拒绝接受西说的守旧思想，反映了他善于吸取新知的治学精神。更值得指出的是，王氏十分重视临床，注意从实践中求得真知。他平时诊务繁忙，广泛接触病人，从而积累了丰富的临床经验。因此他的著述多系得之实践的阅历有得之见，与那些沿袭旧说、空发议论者迥然有别。

王士雄性介直，虽贫不事权贵，不慕荣利，以治病疗疾，活人济世为己任。《海宁州志》载，王氏“家贫性介，不能置身通显。”朱生甫在《王氏医案三编》序言中说：“忆君制服中，有贵人延之治病，老耄多忌讳，欲君易服而进，君拂然去之，其守节不阿如此。”高风亮节，于此可见一斑。

王士雄一生走南闯北，诊治的绝大多数是劳苦民众，他著书立说，传播医学知识，广搜效方，以利僻壤贫民。遇瘟疫危疾，毫不畏惧，竭力图治。周光远曾深有感触地说：“孟英学识过人，热肠独具，凡遇危险之候，从不轻弃，最肯出心任怨以图之。”他诊治的病人，不少是经其他医生治疗后无效而转来的，他绝不乘机诋毁前医以抬高自己。如郑九患疾，陈姓医生诊治后，汗出昏狂，精流欲脱，转招王氏诊。王士雄说：“此证颇危，生机仅存一线，亦斯人之阴分素亏，不可竟谓附、桂之罪也。”病家闻言大悦，说：“长者也，不斥前手之非以自伐，不以见证之险而要誉。”当然，在关系病人生死的关键时刻，他每能挺身而出，绝不姑息迁就。王氏治石氏案，颇能反映他一心为病人，循循诱导，耐心说理，而紧要处又力肩其难，当仁不让的高尚医德。石诵羲患感，经多方医治，病情日增，延逾一月，始请王氏诊治。王士雄一一阅读先前处方，说：“惟初诊顾听泉用清解肺卫法为不谬耳，其余温散升提、滋阴凉血，各有来历，皆费心思，原是好方，惜未中病。”据证拟方，以石膏为主药。次日复诊，病者父告知，石膏不敢予服。王氏劝道：“药以对病为妥，此病舍此法，别无再妥之方。若必以模棱迎合为妥，恐贤郎之病不妥矣。”第三天王氏又去了，患者诉说胸中觉有一团冷气，汤水都宜热喝，这石膏，怎敢吃呢？结果仍未进药。王氏耐心解释道：这是邪在肺经，清肃不行，津液凝滞，结成涎沫，盘踞胸中，气机窒塞，所以觉冷，宜服石膏之剂，泄热祛痰，冷感自除。病人信服了，说即服药，但王氏走后，听旁人说曾见石膏下咽其命随毙的，又犹豫起来了。第四天王氏又去了，只见群贤毕至，议论纷纷，病人仍未服药，心情惶惑，其父求神拜佛，心慌意乱。王氏本想与众商榷，又怕节外生枝，贻误病情，于是就不谦让，援笔立案：“病既久延，药无小效，主人方寸乱矣。予三疏白虎而不用，今仍赴召诊视者，欲求其病之愈也。夫有是病则有是药，诸君不必各抒高见，希原自用之愚。古云：‘鼻塞治心，耳聋治肺’，肺移热于大肠，则为肠澼，是皆白虎之专司，何必拘少阳而疑虚寒哉？放胆服之，勿再因循，致贻伊戚也。”见王氏有此卓识，其他医生纷纷告退，病人取王氏药煎服，三剂就痊愈了。这个治例，说明医生治病不仅需要精湛的医术，更需要救人疾苦的崇高精

神境界。王士雄正是具备了这两者,所以深为群众爱戴。他的高尚医德医风,将永彪医林史册,为世世代代所传颂、所景仰。

二、学术思想与诊治经验

(一)温热观

王孟英在学术上的突出成就是整理、总结了前人有关诊治温热病的经验和理论,结合自己的实践体会予以发挥,对温病学的发展作出了承前启后的卓越贡献。他曾采录轩岐、仲景有关论述以为经,裒辑叶、薛、陈、余诸贤专论以为纬,旁搜远绍,广征博引,集前代医家研究温病学成果,著成《温热经纬》一书。其中所加按语,虽乏长篇大论,但句句有感而发,直抒胸臆,语语精实可信,引人深思。往往从疑难处着眼,发蒙解惑,开人茅塞,深受后人称道。

1. 对六气理论的研讨

温病系感受温热邪毒致病,而温热病邪属于"六淫"范畴,为六气所变生,故孟英对六气最多潜心研究,颇有透彻论述。

(1)风燥湿致病　各有寒热变化

王氏论六气,一本《内经》,以阴阳为纲,将其归纳为两类,谓暑风火为阳,寒燥湿为阴。认为风为阳邪,性无定体,常兼它邪致病,兼寒则为风寒病邪,兼热则为风热病邪,及其致病,常表现为风寒病邪和风热病邪致病的不同病理特点。湿邪致病,也常随其所兼之邪或人体体质差异,而有寒湿、湿热的不同。他说"所谓六气,风寒暑湿燥火也。分其阴阳,则《素问》云寒暑六入,暑统风火,阳也;寒统燥湿,阴也。言其变化则阳中惟风无定体,有寒风,有热风,阴中则燥湿二气有寒有热;至暑乃天之热气,流金烁石,纯阳无阴。"

由于湿分旺四时,而以长夏季节为甚,其时暑气犹盛,湿易蒸腾,故人多病湿热。据此,王氏称之为"热湿多于寒湿"。他所说的"热湿"即暑湿,系暑邪兼湿侵袭致病;"寒湿"是指既伤寒又伤湿病症。

至于燥,王氏从本气、标气两方面析理。他说"燥为凉邪,阴凝则燥,乃其本气。但秋燥二字皆从火者,以秋承夏后,火之余炎未息也;若火既就之,阴竭则燥,是其标气。治分温润凉润二法。然金曰从革,故本气病少,标气病多,此圣人制字之所以从火,而《内经》云燥者润之也。"

(2)寒暑属性　阴阳大异

寒为冬令主气,暑为夏令主气。冬寒地冰,夏热天暑,冬夏之寒热截然相反,寒暑之阴阳迥然大异。寒邪致病,先犯太阳,恶寒发热,头痛项强,苔白脉浮紧,一派寒象;暑邪致病,先入阳明,壮热大汗,头晕面赤,心烦口渴,苔黄脉洪大,显然热甚。

王氏尝从辨暑无阴阳着手,阐述了寒与暑的阴阳属性。他说:"寒者水之气也,热者火之气也,水火定位,寒热有一定之阴阳,寒邪传变,虽能化热,而感于人也,从无阳寒之说,人身虽有阴火,而六气中不闻有寒火之名。暑字从日,日为天上之火;寒字从仌,仌为地上之水,暑邪易入心经,寒邪先犯膀胱,霄壤不同,各从其类。故寒暑二气,不比风燥湿有可阴可阳之不同也。"

《内经》曾云,气盛身寒,得之伤寒;气虚身热,得之伤暑。寒伤形,暑伤气。可见寒暑不惟阴阳属性不同,其所伤病症也是大相径庭的,但是,"奈何世人悉以治寒法通治温暑"(吴鞠通语)。基于此,王氏进而指出:"不但寒伤形,暑伤气,截然分明,而寒为阴邪,暑为阳邪,亦如水火之不相射。经云:天寒地冻,天暑地热。又云:阴阳之升降,寒暑彰其兆。理极明显,奈后贤道在近而求诸远,遂不觉其立言之失,而用药之非也。"

王氏编纂《温热经纬》意图之一,就在

于论述寒暑各异，应当分别对待。伤寒自是伤寒，温暑自是温暑，因证各别，治法不能混淆。他说："余纂《温热经纬》一书，详辨温热暑湿之异于正伤寒，因古人但以寒为肃杀之气，而于暑热甚略也。然严寒易御，酷暑难消，热地如炉，伤人最速。"

(3)暑性纯阳　暑火热同为一气

暑热之至，炎烈焰赫，草木因之燔焚，枯萎顿生；人感而为病，阴津为之煎熬，汗出气泄。暑乃天之热气，与火热同类，纯阳无阴，显然可证。然仍有不少医者，不明其理，强将暑热分为阴阳二气，谓"阳邪为热，阴邪为暑。"推究其说的产生，与对仲景论暍认识模糊有关。《内经》从伏气立论，称先夏至日者为病温，后夏至日者为病暑，其所说的暑，实是指寒邪冬伏夏发病证。当然，除此还有夏月当令感受暑邪而成病的暑证。仲景正是为了区别这两个不同的病证概念，特以夏月外感暑病名曰暍，使之有别于《内经》所说的冬寒夏发之暑病。后人不识此中旨趣，遂谓暍是阳邪，专指热言，暑为阴邪，指湿与热合，而有"阳邪为热，阴邪为暑"的错误说法。是说之立，意在承先圣之余绪，实则有悖仲景之心法。孟英援引轩岐之文，从暑季的气候特点等方面，对暑邪作了浅显的阐述，澄清了一些模糊认识，这对指导暑证的辨治，具有积极的指导意义。

王氏说："或云阳邪为热，阴邪为暑者，甚属不经。经云：热气大来，火之胜也。阳之动，始于温，盛于暑。盖在天为热，在地为火，其性为暑，是暑即热也，并非二气。或云暑为兼湿者，亦误也。暑与湿，原是二气，虽易兼感，实非暑中必定有湿也，譬如暑与风，亦多兼感，岂可谓暑中必有风耶！若谓热与湿合，始名为暑，然则寒与风合，又将何称？"

此外，王氏还有一些论述，旁证博引，层层析理，阐发了暑性纯阳，与火热同为一气的道理，确能令人信服。

(4)暑中原无湿　暑病多挟湿

在王氏之前，喻嘉言、章虚谷等许多名家均执暑中原有湿之说。喻氏云：热蒸其湿是为暑。章氏云：火湿合气名暑。所述虽仅只言，但执暑中本有湿之意甚彰，造成了人们对暑认识的误解。孟英指出暑为天气，其性纯阳，湿为地气，其性属阴，本为二气，绝非暑中本有湿。认为暑与湿自成一气，火又为一气，暑、湿、火，各为一气，绝非"火湿合气"始成暑也。他还指出："在天为暑，在地为热，故暑即热之气也。昔人谓有阴暑者，已极可笑，其分中热中暑为二病者，是析一气而两也，又谓暑合湿热而成者，是并二气而一也，奚可哉？"

诚然，从临床实际来看，暑热易蒸动水湿，天暑下逼，地湿上蒸，暑与湿最多氤氲相兼，人在气交之中，易感其气，而病暑湿，这也是事实。对此王氏曾作客观地分析，尝云："长夏湿旺之令，暑以蒸之，所谓土润溽暑，故暑湿易于兼病，犹之冬月风寒每相兼感。暑令湿盛，必多兼感，故曰挟，犹之寒邪挟食，湿证兼风，俱是二病相兼，非谓暑中必有湿也。故论暑者，须知为天上烈日之炎威，不可误以湿热二气并作一气始为暑也，而治暑者，须知其挟湿为多焉。"这样，在肯定暑性纯阳，与湿无涉的同时，也注意到了两邪在致病中的易兼性，告诫人们在辨识六气时，不能误以为暑中本有湿，而治暑病之时，又应注意是否兼有湿邪，这种辨证的认识观是值得称道的。

(5)暑病毋分阴阳

将暑病分阴阳，立阴暑阳暑之说的，见于《景岳全书》。张景岳说：阴暑者，因暑而受寒者也；阳暑者，因暑而受热者也。又张洁古以静而得之为中暑属阴证，动而得之为中热属阳证，中暑中热各分，阴证阳证两立。章虚谷更是确然而论，谓暑乃火湿合气而成，故有阴暑阳暑之异。对这些观点，王氏深表异议。他认为从暑的属性而论，若谓暑必兼湿，就不可用阳名之，因湿为阴邪乃人所共知之事；若说暑为热邪，就不能以阴名之，因热为阳邪是天经地义之理，正因为暑性纯阳，在时为夏，在天为热，在地为火，与湿无涉，故为病也只能称为阳邪，绝不能以阴暑名之。他说："更有妄立阴暑阳暑之名者，亦属可笑。如果暑必兼湿，则不可冠以阳字，若知暑为热气，则不可冠以阴字。其实彼所谓阴者，即夏月之伤于寒湿耳！"

从暑邪致病而论，执阴暑说者，多以阴暑概括那些避暑贪凉，趋阴涧，卧湿地，恣生冷而成病者。其实此类病证虽发生在盛夏季节，实际上已与暑气无涉，王氏称其证是夏月伤于寒湿，确是一语中的。他还曾对此观点进行了深入剖析，指出："暑为阳邪，虽有袭凉饮冷夹杂阴寒之证，亦人事之兼伤，非天气之本然也。""夏月此等证候甚多，因畏热贪凉而反生寒湿之病，乃夏月之伤寒也，虽在暑令，实非暑证，昔人以阴暑名之，谬矣！譬如避火而溺于水，拯者但可云出之于水，不可云出于阴火也。"

正因为暑性纯阳，致病多属热证阳证，故治法要在清泄，仲景白虎汤被用为治暑主方；暑热伤气的，白虎加人参汤常为取法；暑热内盛，津气大伤的，王氏立有清暑益气汤方，意在清热涤暑，益气养阴，功效颇良，为近人所乐用。

暑病施护，宜置病者于荫凉处，就凉避热，以利暑热消弭。王氏尝举例"武王有樾荫暍人之事"，理即在此。暍人，中暑之人；樾，指道旁成荫的树。樾荫，意在藉以取凉。如此施治施护，唯宜纯阳之暑热证，若移用于夏月伤于寒湿之证，焉有不害人者。这也可反证阴暑之谬。

值得强调的是，王氏从暑邪的特性和暑病的临床表现上，反复论证其病性属热属阳，力辟阴暑阳暑之说，主张暑毋分阴阳，并指出暑天伤于寒湿，不当以暑病名之，这并非故弄玄虚，而是于暑病的辨治大有裨益的。

(6)六气皆能化火

火，就六气言，独为一气，其属性与暑相类，若以五行论，言暑则火在其中。日为火宗，丽日当空，火热下施，即有三时之暖，夏时之暑，只不过在夏称暑，在三时称火热，称谓不同而已。王氏指出："寒暑燥湿风，乃五行之气合于五脏者也，惟暑独盛于夏令，火则四时皆有，析而言之，故曰六气。然三时之暖燠，虽不可以暑称之，亦何莫非丽日之煦照乎？须知暑即日之气也，日为众阳之宗，阳燧承之，火立至焉。以五行论，言暑则火在其中矣，非五气外另有一气也。若风寒燥湿，悉能化火，此由郁遏使然，又不可与天之五气统同而论矣。"他还指出："火之微者曰温，火之甚者曰热，三时皆有，惟暑为天上之火，独盛于夏令耳。"

此外，风寒燥湿郁遏日久，均能化热化火，变生火热病证，由此可见暑火同中之异。所以肿疡、泻痢诸病，虽然不在夏令，仍可据其证从火毒求治。从火毒求治，一是清泻炎旺之火，挫其焰烈；一是顾护易被火热伤耗之津，力求凉润。这也是王氏论治温病的最大特色。周光远在辑集《王氏医案》时，对此感触颇深，尝云："六气皆从火化，凡外感之邪，虽伤寒必以顾阴为主，况温热暑燥之病，更多于伤寒，而热之灼阴尤为势所必然耶。观案中治感，多以凉润清解为法，是参天人一致之理以谈医，非泥古耳食之徒所能窥测也。"(《王氏医案·例言》)这是对王氏泻火、保阴治疗观点的高度评价。由此，我们也可得知王氏的六气化火理论以及其他有关六气的论点对温病临床的指导作用。

2. 对温病传变的阐发

有关温病的传变规律，吴鞠通说，凡温病，始于上焦，在手太阴，肺病逆传，则为心包，上焦失治，传中焦，终下焦。王氏对此大表异议，指出新感温病，始在上焦，其传变有顺逆之异；伏气温病，自内而发，病起于下，不在上焦，“此等界限不清，而强欲划界以限病，未免动手即错。”于是，对温病的不同传变次第，详加厘析，细为阐发。

(1)关于顺传与逆传

对新感温病的传变，叶天士《外感温热篇》提出了“逆传心包”的见解。章虚谷以五行生克为解，谓“心属火，肺属金，火本克金，而肺邪反传于心，故曰逆传也”。王氏则认为，传心包称逆，是相对于传胃入气称顺而言的。他说：“犯肺之邪，若不外解，原以下传于胃为顺……惟其不能下行为顺，是以内陷膻中为逆传。”在肺之邪，能下行传胃，是从脏出腑，为邪有出路，故曰顺。不移胃而传心，是从脏传脏，邪无出路，必内蕴滋变，《难经》云：“肺邪入心为谵言妄语”，是谓逆。细味王氏所释逆传之理，还包含了病邪不经过气分，直入营分的剧变。叶氏说：“卫之后，方言气，营之后，方言血。”病邪在卫不解，传入气分，乃是其常。若不经过气分阶段，即现营分病证，乃是其变。常与变，即寓顺逆之意，因此王氏说：“以邪从气分下行为顺，邪入营分内陷为逆也。”而“心主血属营”，营气通于心，故云逆传心包。至于其“若不下传于胃，而内陷于心包络，不但以脏传脏，其邪由气分(此处指肺卫，“肺主气属卫”，故言)入营，更进一层矣，故曰逆传”的论述，则更明确地说明了邪从肺入心、由卫入营两种传变，均系逆传病变，其义甚彰。

王氏在阐发逆传的同时，推释出了顺传的传变规律。尝云：“温热为阳邪，火必克金，故先犯肺，火性炎上，难得下行，若肺气肃降有权，移其邪由腑出，正是病之去路。”究其立意：“肺胃大肠，一气相通，温热究三焦，以此一脏二腑为最要。肺开窍于鼻，吸入之邪，先犯于肺，肺经不解，则传于胃，谓之顺传，不但脏病传腑为顺，而自上及中，顺流而下，其顺也有不待言者，故温热以大便不闭者为易治，为邪有出路也。”从而可知，他是以病邪由肺及胃、自胃至肠为顺传，较之叶氏的卫→气→营→血说和吴氏的上→中→下三焦说，别具特色，是在继承两说基础上的发挥，是对部分温病病变特点的客观概括，对于临证全面认识、正确处理一些温热病有指导作用，值得重视。

(2)关于伏气温病

论伏气传变，王氏说：“伏气温病，自里出表，乃先从血分，而后达于气分……不比外感温邪，由卫及气，自营而血也”。揭示了其不同于新感，而是自里内发，由深而浅的病变特点。也正因其特殊的传变规律，决定了病证及治法的特殊性：“起病之初，往往舌润而无苔垢，但察其脉软而或弦，或微数，口未渴而心烦恶热，即宜投清解营阴之药；迨邪从气分而化，苔始渐布，然后再清其气分可也。伏邪重者，初起即舌绛咽干，甚有肢冷脉伏之假象，亟宜大清阴分伏邪，继必厚腻黄浊之苔渐生，此伏邪与新感先后不同处。更有邪伏深沉，不能一齐外出者，虽治之得法，而苔退舌淡之后，逾一二日，舌复干绛，苔复黄燥，正如抽蕉剥茧，层出不穷。”如此精湛的论述，只有于临床潜心观察，刻意精究，方能为之。

如翁某病温，始见发热，旋即舌赤而渴，脉数而涩，王氏觑破里热外发之理，起手犀角、地黄，大剂清营凉血，但邪热不因之而衰，郁伏之火反得焰烈煊赫，证见昏瞀谵妄，目赤耳聋，自利红水，众议哗然。王氏洞识伏邪传变特点，谓伏邪来势凶恶，治虽合法，势必转重，不明此理，必至茫然。坚守王晋三犀角地黄汤加银花、石膏、知母、石斛、栀子、贝母、天花粉、佩兰、菖蒲、竹沥、竹茹、竹叶、荸荠、海蜇出入互用，服至十余剂，终使病邪由里达外，“邪从气分而化”，舌上忽布秽浊垢苔，口喷臭气，头面汗出，手足清冷，继予甘寒清养而愈。由此可见，传变之理，不可不明，只有胸有成竹，方能临证不眩，稳操胜券。

3. 诊察要点

对于温病的诊断，王氏在“四诊”的运用上，有独到的见解和方法：

(1)凡是温证，必察胸脘

王氏尝以顺传、逆传作为辨治温病的依据，谓在肺之邪入胃传肠为顺，肺邪入心为逆。温病以心肺胃肠之病变为关键，内则心肺胃肠，外则胸次脘腹。温邪顺传胃腑，或内有痰湿、积食、滞气，邪气因而蕴郁，气机遂为痹阻，即有胸部及胃脘部胀闷；温邪逆传，心营扰动，肺气痹阻，胸闷亦可随生。同时，病邪在里，误用升散，也可使邪气上逆，盘踞胸中，而成结胸。故王氏非常重视审察胸脘的作用。

他主张以审察胸脘作为确定病性、立法用药、判断预后的主要依据。尝说：“凡视温证，必察胸脘，如拒按者必先开泄。”还指出，舌绛而润泽者，虽为营热之征，问若胸闷，即为痰据；舌绛神昏之证，若兼胸下拒按，即不可率投凉润，必参以辛开之品始能收效。其著述《归砚录》卷四中记载了诊治女儿杏宜的经过，先后三次提到了胸脘触诊情况：“诘朝察之，胸乃拒按，原方加菖蒲、紫菀投之……夜间静，次早问答如常，胸犹拒按，因其吐既未畅，大便未行，以前方合小陷胸为剂，外用朴硝罨其胸次……第四、五日胸次已舒……”案中不述初诊胸脘情况，复诊时云“胸仍拒按”，从“仍”字可知初诊时已按胸脘，只不过案中略而不语罢了。也正因为初诊即有胸部拒按，故选方枳实栀豉汤加前胡、紫苏、杏仁、桔梗、黄芩、莱菔透邪泄热，涤痰宽胸。从其“仍拒按”、“犹拒按”、“已舒”的描述，以及据证所采取的治法，可见其对胸脘症候的高度重视，审察的精细严谨。

临床上还有胸中觉冷一症，缘其少见，人多忽焉不究，王氏正是从这一冷僻症究心，从痰饮、积食析源。尝云：“大凡有形之邪皆能阻气机之周流，如痰盛于中胸头觉冷，积滞于腑脐下欲熨之类，皆非真冷，人不易识，吾曾治愈多人矣。”

胸脘觉冷之因，乃在于痰阻其中。或因素有痰饮宿疾，或因邪热煎熬津液，或因误补壅邪酿痰，温邪既入，挟痰饮上逆，停滞胸中，胸廓为之不清，清肃之令不行，清旷之地遂成弥漫之乡，气难流布，冷感自生，但所觉之冷，绝非寒积之真冷，其病根乃在于痰热蕴结，气机痹阻，察其兼证，有口苦，痰粘，尿黄，苔黄浊腻，或白厚而燥，脉象弦滑等。故治法宜清化开泄，清无形之邪热，祛盘踞之痰浊，热清痰去，气机畅达，冷感可除。

《王氏医案·卷二》载：石某夏杪患感，多医广药，病势日增，延逾一月，脉至右寸滑数上溢，左手弦数，耳聋口苦，势甚于夜，胸次迷闷，频吐粘沫，啜饮咽喉阻塞，便溏溺赤，间有谵语。王氏曰，此暑热始终在肺，并不传经，一剂白虎汤可愈，为拟一方。病者见首列石膏，即曰：我胸中但觉一团冷气，汤水且须热呷，此药安可投乎？坚不肯服。王氏曰：吾于是证，正欲发明，邪在肺经，清肃之令不行，津液凝滞，结成涎沫，盘踞胸中，升降之机亦窒，大气仅能旁趋而转旋，是一团涎沫之中，为气机所不能流行之地，其觉冷也不亦宜乎？药用白虎汤加西洋参、贝母、花粉、黄芩、紫菀、杏仁、冬瓜仁、枇杷叶、竹叶、竹茹、竺黄，一剂见效，三剂而安。

(2)口渴不欲饮,多属痰内蕴

口渴是温病常见症状之一。一般而言,口渴是邪热伤津损液之象。口微渴,口渴,口大渴,反映了阴津伤损的不同程度。渴喜冷饮属热证宜清凉,渴喜热饮属寒证宜温热。孟英根据临证体验,提出了口渴并非均属于热盛津伤,渴喜热饮不一定属寒证的观点,他说:"渴喜热饮,渴不多饮,温热证多有之,皆属痰饮阻遏气机。"

其意温病口渴,除邪热烁津外,还与痰浊阻遏有关,温邪入侵,邪热被宿痰郁伏,气机阻遏,津液不布,即见口渴,其病机在于津被痰阻而不布,并非液被热伤不足以滋润。其证渴喜热饮,喜姜汤,乃因痰浊阻痹之气机得温,可暂为开通使然。若不知此理,见其喜热,断以为寒,误投温燥,痰湿虽可暂行,但蕴郁之热必发,变证随生,分析其治案,立法用药,以清泄邪热为主,配用清化痰热,宣达气机,收效多验。

《王氏医案续编·卷二》载:顾女患感十余日,耳聋不语,昏不识人,孟英投石膏、知母、犀角、玄参、菖蒲等剂,证见口大渴而喜极热之饮,顾夫妇疑凉药不对证,孟英坚守原方出入,后果痰吐神清,热退口和而安。

又同书卷八载:陈舜延父,年逾花甲,患痰嗽气逆,惟饮姜汤,胸次舒畅,医认作虚寒,连投温补,驯致咽痛不食,苔色灰刺,便秘无溺。孟英诊之,两手脉弦,按之索然,略无胃气,曰:渴喜姜汤者,不过痰阻清阳之证据耳,岂可妄指为寒,迭投刚烈?胃阴已竭,药不能为矣。

(3)固属阴证宜温,还须察其二便

吐出物、二便最能反映疾病的本质。病性属寒的,排泄物多清稀;属热的多酸臭热赤。王氏非常注意从排泄物来判断病性的属寒属热,他在《温热经纬·卷四》中说:口渴而兼身冷,脉细,汗泄,舌白诸证者,固属阴证宜温,还须察二便,如溲赤且短,便热极臭者,乃是湿热蕴伏之阳证,虽露虚寒之假象,不可轻投温补也。身冷,脉细,汗出,苔白,一如寒证,仍主张再察二便,据二便来判断病情,其重二便,由此可见一斑。

他在《随息居重订霍乱论》中说,凡伤暑霍乱,有身热烦渴,气粗喘闷,而兼厥逆躁扰的,慎勿认为阴证,但察其小便黄赤,舌苔粘腻或白厚,宜燃照汤冷服一剂,即现热象。如见手足厥冷,少气乏力,唇面爪甲青紫,腹痛,自汗出,脉沉伏之象,但察其吐出酸秽,泻下臭恶,小便黄赤热短,或吐下皆系清水,而泻出如火,小便点滴或全无者,皆是热伏厥阴,热极似阴,急作地浆,煎竹叶石膏汤服之。言之凿凿,如数家珍,确是本诸临床的经验之谈。这也充分体现了他根据排泄物来判断寒热,指导选方用药的学术特色。

《王氏医案三编·卷三》载:傅与三妻,年已花甲,患疟,服药浃旬而断,但夜不能寐,忽然吐泻交作,肢冷自汗,渴喜热汤,神气张惶,兼有谵语。某医谓属元虚,而所用之药乃是桂、芍、萸、连、葛、藿、乌药、木香之类。病家欲投温补,迎孟英质之。诊知脉来浮弦软数,尺部甚弱,舌绛无液,稍有黄苔,谓系真阴素亏,久伤谋虑,吸受暑热,化疟未清,扰及中州,则为吐泻。询所吐之物,果有酸甘苦辣之味,泻出物亦色酱热如火,岂非伏热之的据耶?然邪已自寻出路,故腹无痛苦,况汗出如淋,不独用香燥疏散之药为耗液,即温补如理中、四逆,亦无非助热而重劫其津也。乃定沙参、龙骨、牡蛎、朱茯神、黑豆皮、苡仁、木瓜、小麦、竹叶、鲜莲子之方,一剂而吐泻皆止,得寐神清,且略知饥,稍能收谷。次日复诊,病者云舌上脱液已三十年,是以最怕热药,奈何群医咸谓疟宜温化,以致愈服愈殆,设非先生眼光如炬,恐昨日已登鬼录矣。嗣用充液柔肝而愈。

(4)苔常无恒,色白不尽属寒

辨苔察舌是温病学诊法中的主要内容,叶天士论之最详。王氏继承了叶氏的诊法特色,非常强调辨苔施治,察舌用药。其论苔的基本观点是:白苔不一定均属于寒。《温热经纬·卷三·王按》在评述天士辨苔的基本内容云,叶天士辨别种种白苔证治之殊,似兼疫证之舌苔而详论之。试释之,则白苔不必尽属于寒也。

综观王孟英医论医案,白苔不属于寒的,有三种情况。一是苔白而厚,或苔白而粘腻,或苔薄白而兼口中粘腻。此类苔多属于痰湿蕴阻,或湿热氤氲,或内有蕴湿之人,温邪外袭,来势速猛,发病急骤,病初因湿不及化使然;二是苔白满布,此苔多属于痰湿阻遏邪热,或因疫毒邪侵,若略投宣化,痰湿松解,疫毒引动,热象毕露,当慎用燥烈;三是苔白而燥,燥象既现,表明邪热已经伤阴,不能再从寒论治,慎投温燥。对此,孟英有许多医论和医案,兹述数则,以供鉴赏。

苔虽白而不燥,还须问其口中和否,如口中自觉粘腻,则湿渐化热,仅可用厚朴、槟榔等苦辛微温之品;口中苦渴者,邪已化热,不但大温不可用,必改用淡渗苦降微凉之剂矣。或渴喜热饮者,邪虽化热,而痰饮内盛也,宜温胆汤加黄连。

温热病舌绛而白苔满布者,宜清肃肺胃,更有伏痰内盛、神气昏瞀者,宜开痰为治。

凡热证疫证见舌苔满口如霜者,固不可误指为寒,良由兼痰挟湿遏伏热毒使然,清解方中宜佐开泄之品为治。

郑风梧,年六十余,秋间患霍乱,凛寒厥逆,烦闷躁扰,口不甚渴,或以为寒。余察脉细欲伏,苔白而厚,乃暑湿内蕴未化也,须具燃犀之照,庶不为病所蒙,因制燃照汤与之,一饮而厥逆凛寒皆退,脉起而吐泻渐止,随以清涤法而愈。

一丁姓者,患霍乱,苔色白薄而不渴,但觉口中粘腻,彼自知医,欲从寒湿治。余曰:中焦原有寒湿,所以不渴,然而粘腻岂非暑入而酿其湿为热乎?以胃苓汤去甘、术,加苡仁、川连、半夏、枇杷叶,二剂而安。

那么苔白在什么情况下属于寒呢?孟英认为一是苔色淡白,二是兼证便溺不热。薛生白曾说,腹痛下利,胸痞烦躁口渴,极似湿热阳邪为病,惟脉数大,按之豁然空,知其为虚阳外越,宜冷香饮子冷服。孟英注析其文指出,是否证情属寒,当以舌苔、便溺为据。他说:“此证亦当详审,如果虚阳外越,则其渴也必不嗜饮,其舌色必淡白,或红润而无干黄黑燥之苔,其便溺必溏白而非秽者,苟不细察,贻误必多。”同书中还有“苔白不渴,须询其便溺不热者,始为宜温的证也”等语,足见其对白苔诊治的审慎。

除此,孟英对察舌也有一定研究,常以舌心舌尖辨热之在胃在心,舌之润燥辨其有痰无痰,并以之与苔色、脉象参合分析,作为确定病性、制定治法、判断预后的根据。

他尝指出,舌心是胃之分野,舌尖乃心之外候。舌光绛为胃阴亡损,宜炙甘草汤去姜、桂加石斛,以蔗浆易饴糖;舌干绛为火邪劫营,宜犀角地黄汤加元参、花粉、紫草、银花、丹参、莲子心、竹叶;舌绛而泽,为营热兼有痰阻,清透中宜佐开达。《王氏医案三编·卷三》载:谢氏妇,素体孱弱,暑疟久延,舌色鲜赤,医投养血,竟不见功。孟英视之曰:舌虽无苔,色绛而泽,此非脱液,乃液为痰阻而不能上布,故不生苔,如果脱液,讵能如是之鲜泽?盖痰虽因火灼成,究是水液所结,其潮气上腾,舌自不燥。与竹茹、贝母、菖蒲、瓜蒌、黄芩、桔梗、蛤粉、枇杷叶等药，痰果渐吐，三日后热减知饥，白苔渐布，改用养阴清热而瘳。

(5)脉多可凭，宜乎潜心体察

王氏非常重视对脉象的潜心体察，明其常理，究其异情，其治案对脉诊大都有详细的描述，如《王氏医案·卷二》康康候案，谓“脉滑数，而右歇左促，且肝部间有雀啄，气口又兼解索”，遂诊为属痰证怪脉，从痰热施治奏效。《王氏医案续编·卷一》述诊治顾石甫案，谓脉来瞥瞥如羹上肥，左手如钩，是属真气散漫，真脏脉见，并与康案作了比较。原案云：顾石甫宰娄县，患恙，医治日剧。解任归，求诊于孟英。脉见左手如钩。曰：病不能夏矣。许子双适至，闻而疑之，谓此证气逆血溢，腹胀囊肿，宛似上年康康候之疾，若以外象观之，较轻焉，胡彼可愈而此勿治耶？孟英曰：彼为邪气之壅塞，脉虽怪而搏指不挠，证实脉亦实也；此则为真气散漫，脉来瞥瞥如羹上肥，而左手如钩，是心之真脏脉见矣。夫壅塞可以疏通，散漫不能收拾，客邪草木能攻，神病而刀圭莫济，证虽相似，病判天渊，纵有神丹，终无裨也。季春果殁。

康案是邪气壅塞，病证属实；顾案为真气虚竭，病证属虚，虚实判若天渊，故其转归也截然两途，对勘中阐明脉理，使人明其证，识其理，豁然于心中。

王氏论脉的特点，是重视疑似脉象的辨析，他曾对伏脉和微脉作了比较，指出两脉象所主病证，虚实大异，伏为邪阻，证情属实，治宜祛邪；微属正亏，病证属虚，法当补养，不能不细察精辨。强调息心静气，潜心细究，明其脉理，审慎拟剂。他在《归砚录·卷二》中说：营虚气夺，脉微欲绝者，仲圣主炙甘草汤以复其脉，故此方又名复脉汤，夫人而知之者，若客邪深受，气机痹塞，脉道不能流通，而按之不见者，名曰伏脉，此为实证，与绝脉判若天渊。苟遇伏脉，而不亟从宣通开泄之治，则脉亦伏而渐绝矣。但此为邪闭之绝，彼为元竭之绝，不可同日而语也。

王氏认为，伏脉的出现，多由于邪阻、食滞和痰凝，“凡气道阻塞之暴病，脉亦多伏”。它与微脉大相径庭，若误投滋补，必使病邪永无出路，弄假成真，终致微绝而毙命。其论确是发人深思，当引以为鉴。

此外，他对细脉的审察，主张不能一概视同亏虚病证，宜注意辨析有无邪气闭阻，从本求治。《温热经纬·卷一》云：沉细之脉，亦有因热邪闭塞使然，形证实者，下之可生，未可概以阴脉见而断其必死。凡热邪壅遏，脉多细软迟涩，按证清解，自形滑数，不比内伤病服凉药而脉加数者为虚也。《随息居重订霍乱论·卷下》云：暑热为病，脉多虚微涩弱，弦细芤迟，以热伤气也，甚至隐伏不应指，或两尺绝无，皆邪热阻络，上下格拒使然，不可误以为虚寒也。辨析疑似，曲尽病机；审察精细，直道心源，字里行间透发着孟英独到的辨察特色。汲取其诊治精华，充实我们的临床实践，必将提高中医的诊疗水平。

4. 治法举要

对温邪犯肺治法，王氏推崇吴鞠通“治上焦如羽，非轻不举”之说，极力主张辛凉轻宣，尝谓“上焦温证，治必轻清，此一定不易之理法”。并对其作用机理，作了深透的阐发(详下文“用药特色”)。

肺卫之邪不解，可顺传胃腑，王氏主张顺其势，疏通胃肠气机。针对陈平伯论风温邪由肺胃下注大肠治以升泄的观点，他指出，温热阳邪，其性炎上，难得下行，能形便泻，为火热移腑，正是邪有下泄之机。“所谓腑气通则脏气安”，不可妄用升提。他对薛生白“阳明之邪，仍假阳明为出路”之说，则极为赏识，大加推崇，谓系“治温热病之金针”。尝云：“阳明以下行为顺，邪既犯之,虽不可孟浪攻泻,断不宜截其出路,故温热自利者,皆不可妄行提涩也。”又云:“温热由肺及胃,虽不比疫证之下不嫌早,而喜其便通,宜用清凉。”基于这一学术观点,他治疗温病初起,在凉解的同时,常配竹茹、枇杷叶、天花粉、瓜蒌等凉润之品,导邪从胃下降,分消其热势,不使蕴壅上焦,逆传心包。要之,但求腑气通,大便畅解,使邪热下走,脏气自可清和。即或遇大便稀溏,常乘邪热有下泄之势,因势利导,及时清泻,绝不盲目兜涩,壅遏邪热,闭塞腑气。

邪在气分,有宜从胃下导的,亦有宜清化开泄的,如叶氏所谓“到气才可清气”。王氏说:“所谓清气者,但宜展气化以轻清,如栀、芩、蒌、苇等味是也。虽不可遽用寒滞之药,而厚朴、茯苓亦为禁剂。彼一闻温病即乱投寒凉,固属可慨,而不辨其有无湿滞,概用枳朴,亦岂无遗憾乎?”既重视热蕴气分的病理特点而反对滥用寒凉,又注意温热属性,清以求通,开而避温,堪称周全。对“其邪始终在气分流连者”,王氏云:“法宜益胃。”何谓益胃?语焉不详,王氏也从气机的畅达和顺着眼,谓“益胃者,在疏瀹其枢机,灌溉汤水,俾邪气松达,与汗偕行”。他认为,温邪犯肺,“不从外解,则里结而顺传于胃。胃为阳土,宜降宜通,所谓腑以通为补也”,故云益胃。应该说,结合叶氏分消走泄以开战汗之门户等原文,则其“益胃”本意,在于气机的和畅,使邪随汗解,是较为清楚的,王氏此释,确是得其本旨。但王氏以前,如章虚谷,多局限于字面的理解,以补益胃气为释,殊不知病在气分,正强邪实,何以言补?比较两说,显系王说见长,且能开拓临证思路,指导实践。

温邪夹湿,最多留滞三焦。王氏推崇叶氏分消上下的治疗大法,且多阐发,尝曰:“所云分消上下之势者,以杏仁开上,厚朴宣中,茯苓导下,似指湿温,或其人素有痰饮者而言,故温胆汤亦可用也。”或湿温,或夹痰,要在分消疏达,但求气机宣行,痰湿消弭,温邪松达。

邪入营血证治,叶氏谓入营犹可透热转气,入血直须凉血散血,已注意到了保持气血的和通,促使病邪畅达。王氏继承了这一治疗特色,对营分病证的治疗,拳拳于邪气的透泄。纵观其治例,用犀角地黄汤时,大都言明“王晋三犀角地黄汤”。晋三方较诸《千金》方,清营凉血之犀角、生地均用为主药,但《千金》配丹皮、赤芍,重视凉血散瘀;晋三则配连翘、甘草,力求轻灵透发。轻透之用,最合王意,故深为推重。在具体运用中,还常配以银花、石膏、菖蒲、羚羊等加强泄卫透营、清气达邪的作用。当然,丹皮、赤芍也常为采用,只不过取意“通其经隧”而已。

(二)霍乱论

道光十七年(1837年),江浙一带霍乱流行,王氏感叹《巢氏病源》《三因方》等书,咸谓霍乱本于风冷,致使后人印定眼目,遗患殊深,睹疹疠夭札之惨,痛挥霍撩乱之变,著《霍乱论》于天台道上。辛酉(1861年)秋,客居濮院,题所居曰随息。随息者,随处而居之意。次年夏,旅居上海期间,适值上海霍乱猖獗,“司命者罔知所措,死者实多”,遂将原书重订,更名《随息居重订霍乱论》。该书阐发前人有关理论,裒辑生平经验,首病情,次治法,附医案,羽方药,“实为治霍乱最完备之书”,对霍乱的病因、病机、辨证、防治法作出了重要的贡献。

1. 辨病因,倡守险,预防颇有见地

王氏认为,霍乱有时行的真性霍乱与寻常的吐泻霍乱之分。前者多属热霍乱,后者则属寒霍乱。他说:“热霍乱流行似疫,世之所同也;寒霍乱偶有所伤,人之所独也。”寒霍乱是一般六气为病,由于“坐卧风凉，起居任意，冰瓜水果，恣食为常”，阴阳二气，乱于肠胃而成；热霍乱则是一种“臭毒”疫邪，由于暑秽蒸淫、饮水恶浊所致。“臭毒”在王氏以前的医著中，多指“中土湿滞，秽气内贼”的一类病证。王氏这里引申为热霍乱的病因，泛指热气、湿浊、秽恶合邪。这样，注意到了自然条件、地理环境以及人的关系，概括了天地人三方面的参合因素，寓意颇深，很有特色。

论天，主要是指暑湿氤氲。王氏说：“五运分步，春分后交二运火旺，天乃渐热，芒种后交三运土旺，地乃渐湿，湿热之气上腾，烈日之暑下烁，人在气交之中，受其蒸淫，邪由口鼻皮毛而入，留而不去，则成温热暑疫诸病，霍乱特其一证也。”这就明确地指出了暑湿酿病的主导作用。言地，乃指地理自然环境之因素。王氏举上海为例，谓该地商船群集，帆樯林立，人烟繁萃，室庐稠密，地气燠热，秽气日盛，是以多病霍乱。其曾祖王学权尝云：“地气最热”，“疫之流行，必在都会人烟繁萃之区，若山乡僻壤，地广人稀之处，从无大疫。”地广人稀之处无大疫，而人烟繁萃之地疫疾频仍者，乃人群密集，热气壅燠使然，所谓热地如炉，伤人最速，理殆在斯。同时秽热日盛，水质污染，亦是霍乱发病的主要原因之一。现代科学研究表明，天暑地湿，在客观上为病菌的滋生提供了良好的条件，是人体易发病的重要因素。至于人体本身的发病原因，多由脾胃升降之机悖乱所引发。盖“太阴湿土之气，内应于脾，中满霍乱吐下，多中焦湿邪为病。”“中焦湿盛，而升降之机乃窒，其发也，每因吸受暑秽，或饮食停滞，遂致清浊相干，乱成顷刻，而为上吐下泻。”

天地人三方面的因素是参合作用而致病的，天时之暑气下烁，地中湿热上腾，人在气交之中，受其蒸淫，邪由口鼻而入，又因人体多有蕴湿，邪得以稽留，滋害酿变，一朝卒发，遂至合户沿村，獗逆肆行。针对“臭毒”这一霍乱病因，王氏提出了许多“守险”之法。所谓守险，主要是指在霍乱流行之时，须采取防守措施，以杜侵扰，实即预防之意。

首先，他把疏通河道、净洁水源列为守险上策。指出：“平日即宜留意，或疏浚河道，毋使积污，或广凿井泉，毋使饮浊。”湖池广而水清，自无藏垢纳污之所，秽浊之源无由孳生；井泉多而甘冽，以为正本清源之计，自可免挥霍撩乱之变。

同时，倡用药物来净化水液。法于夏秋季节，将白矾、雄精置井中，解水毒，辟蛇虺；将降香、菖蒲投缸内，去秽解浊。尝谓以枇杷叶代茗，可杜一切外感时邪；室中焚大黄、茵陈，功能解秽避患。其法简便易行，易于接受，至今仍为民间所乐用。

其次，提倡审慎卜居，改善室内外卫生条件。“住房不论大小，必要开爽通气，扫除洁净。设不得已而居市廛湫隘之区，亦可以人工斡旋几分，稍留余地，以为活路。”冀以霉时祛湿，暑令消热，平日逐秽，避免湿酿秽聚，热气内蒸，防患于未然。

此外，他还主张节制饮食，保护脾胃运化功能，发挥人的抗病能力，以杜发病之内因。认为“饱暖尤为酿病之媒”，中焦先以不清，升降之机有窒，秽浊之邪，易得而乘之。据此，力倡节饮食，忌厚味，戒醇酒，禁蛮补，“但择轻清平淡者而食之”。这些对夏秋季节盛行的胃肠道传染病，无疑是一项重要的预防措施。有关王氏对卫生学的贡献，下文将有专题论述。

2. 别症候，判寒热，辨证深得要领

霍乱之因，有寒有热，理义甚显，但所现病证，则往往寒热相混，虚实错杂，洵非易识。王氏主张通过辨别排泄物、转筋、舌脉，及口渴与否，来区分病性，指导施治。

(1)辨排泄物

王氏说,寒霍乱"利者必是清谷而非臭秽,吐者亦必澄澈而酸浊";热霍乱则反之。《回春录》载,某老人霍乱后,目闭呃忒,医谓陷脱在即,拟予桂附回阳。孟英诘之,得知溺赤口渴,遂改投肃清肺胃之剂,果得渐安。《温热经纬》说:"固属阴证宜温,还须察二便,如溲赤且短,便热极臭,仍是湿热蕴伏之阳证,虽露虚寒之假象,不可轻投温补。"互相参合,更能说明王氏对排泄物辨别的高度重视。

(2)辨转筋

热霍乱由于"热烁于筋",多为挛瘛而痛,甚则足腓坚硬如石,转时痛楚欲绝,火主燔灼躁动故也;寒霍乱则因风冷所伤,或阳衰不温,多见四肢拘急,屈伸不利,"乃筋强不能屈伸之谓"。两者症情不同,病因有别。《霍乱论》载:丁酉八九月间,杭州盛行霍乱转筋。沈妇深夜骤发,继即音哑厥逆。比晓,诊脉弦细以涩,两尺如无,口极渴而沾饮即吐不已,足腓坚硬如石,转时痛楚欲绝。王氏断为暑湿内伏,阻塞气机,仿《金匮》鸡矢白散例,拟方蚕矢汤,嘱以阴阳水煎服,外以烧酒摩擦,乃得痊愈。若拘泥于"厥逆脉伏",不辨其转筋之属于热,妄投温剂,资其邪火,则火势暴烈,必难制伏。

(3)辨口渴

中阳素虚,寒湿自盛,口多不渴,即或微渴,得饮则吐;热毒秽浊酿病,发即燎原烁津,每见烦渴喜饮,"验其口渴,以凉水与之即止"。

(4)辨舌

霍乱每多兼湿,且来势猛,发病急,初病多湿不及化,而苔白满布,即使暑热内伏,虽厚而边绛,苔亦多白。王氏主张以粘腻与否、厚薄如何来辨寒热。热霍乱"苔必粘腻或白厚"。一丁姓患者,苔色白薄而不渴,但觉口中粘腻,彼自知医,欲从寒湿治。王氏曰:中焦原有寒湿,所以不渴,然而粘腻,岂非暑入而酿其湿为热乎?遂以胃苓汤去甘草、白术,加苡仁、黄连、半夏、枇杷叶,二剂而瘳。我们临床体会,霍乱、伏暑、湿温等证,由于痰湿蕴阻,或湿热氤氲,常可见舌苔白腻,但证情则多兼热,根据王氏经验,以苔之厚薄润燥,区分寒热施治,收效显著。

(5)辨脉

寒热霍乱,总因"客邪深入,气机痹塞,脉道不能流通,而按之不见",脉呈隐伏。所不同的是,一以兼迟,一以带数。但与阴阳虚竭之脉微欲绝,"判若天渊"。此在邪机深伏,郁湮不达,亟宜"宣通开泄之治";彼则在于救脱。"脱者误开,阳亡而死;闭者误补,邪锢而死。"《霍乱论》载:"朱巽泉父,年已六旬,患霍乱转筋,证不甚剧,问答音清,而脉微欲绝。"王氏据脉决其不治,已而果然。又如上面"诊察要点"所举的郑凤梧案,年六十余,秋间患霍乱,凛寒厥逆,烦闷躁扰,口不甚渴。王氏诊之,脉细欲伏,苔白而厚,谓暑湿内蕴,予燃照汤,一剂而厥逆凛寒皆退,脉起吐泻渐止。

王氏还注意到病邪的兼夹,证情的复杂,强调曲证旁参,多方辨析。谓伤暑霍乱,有身热烦渴,气粗喘闷,虽兼厥逆躁扰,但察其小便黄赤,舌苔粘腻或白厚,即非阴证。如手足厥冷,少气懒言,唇面爪甲皆青,腹痛自汗,六脉皆伏,酷似阴盛,究其吐出酸秽,泻下臭恶,小便黄赤热短,或吐下虽清水,但泻出如火,小便涓滴,即是热邪深伏。凡腹部痛极,但喜温按,唇口刮白者,乃内虚阴寒;若腹痛虽甚,却见睛赤唇红,苦渴苔腻,则为热郁气闷。"诸呕吐酸,暴注下迫,皆属于热。"吐泻虽剧作,然吐出澄澈,泻下清谷,溲长口和,却是虚寒之象。如见烦热躁扰,口渴喜冷,但泻出不臭,与水不多饮,乃是阴盛格阳。更有暴泻如水,冷汗淋漓,脉微四逆等症,实由避暑反被寒伤,“若拘泥时令,误投清暑之剂,更助其阴,则顷刻亡阳莫挽”。辨证剀切,颇得要领。

尤为可贵的是,王氏还极重视发病前期诊断,把早期治疗、截断病势放在首位。曰热霍乱系暑热内伏,欲发之前,多先露其机,或手足心如烙,或睹物皆红如火。苟能及早诊治,曲突徙薪,可免燎原莫救。这对及时控制病情,提高治愈率,有着重要意义。

3. 析病理,重气机,治疗别开生面

《素问·六元正纪大论篇》:“土郁发之,……呕吐霍乱。”又《气交变大论篇》:“岁土不及,……民病飧泄霍乱。”《灵枢·经脉》:“足太阴厥气上逆则霍乱。”质言之,霍乱病变主要在于中焦脾胃。王氏认为,脾胃镇中枢而主升清降浊之司,贵乎升降有度,有度则水行,虽感客邪,亦潜消默化,不能留著为病;失度则湿生,不惟有滞升降之机,且易招秽浊之邪,交恋中焦,乱于肠胃,“浊不能降而腹痛呕吐,清不能升而泄泻无嚏”。细考热霍乱,因“不远热”暑秽外侵的,必邪自口入,直趋中焦,有所留着,脾胃升降之机受阻;寒霍乱,因“岁土不及”加诸虚体的,由于中阳素馁,因天运更见其虚,中阳既虚,寒湿自盛。不论寒热霍乱,迨其既成,邪气窃居中枢,气机困壅则一。因此在治疗上,主张从祛除病邪,恢复脾胃升降功能着眼,立法“展化宣通”。舒展气机,宣化湿浊,则邪气消弭,清升浊降,逆自平,乱乃定。治热霍乱,创燃照汤宣土郁而分阴阳,连朴饮祛暑秽而行食滞;寒湿霍乱,推用理中、五苓及正气散之类。立意调适气机,“俾升降不愆,周流无滞,挥霍撩乱,于是弭焉”。

其用药组方,讲究斡旋枢机气化,善用轻清流动之品。列蚕砂为霍乱主药,别开生面,谓其“既引浊下趋,又能化浊使之归清。”曾遇霍乱转筋,辄以蚕砂一两,阴阳水煎,澄清温服,颇奏肤功。尝以彼为主药,创制蚕矢汤,用治霍乱转筋,肤冷腹痛,口渴烦躁之危重急证,所创黄芩定乱汤,解毒活血汤等方中,均用了大量蚕砂,无不取其祛浊除湿、展化宣通之功。其方药主治,并不囿于霍乱,我们在临证中,每遇湿热内盛病证,即取王氏方化裁,同时增加蚕砂、苡仁用量,常收显效。

同时,王氏爽用仲景栀子豉汤,“治热霍乱,独推以为主剂”。他创制的燃照汤、连朴饮、驾轻汤、黄芩定乱汤,均本于此。霍乱多由湿郁热壅,夹秽浊恶气,扰于中宫,栀子苦寒,善泄郁热,豆豉经腐,性极和中,二药相合,擅于清宣,切中霍乱病机,是以“最为对症良药”。

此外,他还认识到病变过程中阴津耗伤的病理特点,注意救阴补液。对仲景白虎加人参汤、竹叶石膏汤等辛寒生津之剂,广为采用,功显效宏。

霍乱病邪,每多缠滞,难以速去,证势虽挫,尚多枝节,王氏极重视“守险以防再来”。谓遇肢未全和,或热不遽退,胸犹痞闷,苔色不化,溺涩不行等症,便是余热逗留,“勿以其神倦肢凉而疑作寒凉过度,妄进辛温”。他如姜辛温,糖助湿,酒资火,米汤闭气,均宜屏绝,“以轻凉清肃之品频频煎服,俾其疏瀹,自然水到渠成”。

4. 广搜罗,集妙法,救急应付裕如

霍乱病患,其来也骤,其变也速,辨证施治固属必要,但及时救治,尤在必行。王氏有鉴于斯,广搜民间简便效验良方,据己历用经验,汇于书中,以备救急之需,很有参考价值,现择要述之。

(1)取嚏

王氏尝云,邪从口鼻外侵,留着中焦,以致气失和通,而成闭塞闷乱之证。肺主一身之气，鼻为其外窍，取嚏则窍利气达，“邪气外泄，浊气可出，病自松也”。法取皂角研末，或通关散吹入鼻中，“取嚏以通气道”，使病人连续打嚏，而达到祛邪之目的。其理尤如伤寒之用麻桂发表，使腠开邪达，身自安和。本法多用于干霍乱，而见腹中卒痛，欲吐不吐，欲泻不泻，烦躁闷乱，脉象沉伏等症，用之得法，一般可使病证缓解。

(2)刮法

取嚏有开达肺卫之功，刮法有泄在营邪气之效。王氏说：“取嚏不论有无，随继以刮。有嚏者，肺气虽开，恐营卫之气机尚痹，当刮以宣之；无嚏者，肺既不开，尤必刮松卫气，使已入营分之邪，时以外泄。”其法：选取肩颈、脊背、胸前、胁肋、两臂及两膝弯等处，用棉纱线，或苎麻绳，或硬币，或瓷汤匙，蘸菜油，自上向下刮之，直至绽红紫色为止。或以食盐研细，用手擦之，或以手指蘸水钳拉均可。现常用食指和中指弯曲蘸水(不用油)，夹住皮肤提扯，先轻后重，以患者可以忍受为度，待其局部充血红紫而止。

(3)焠法

前人又称“灯火燋法”。本法有温通气血，宣畅营卫的作用。《万病回春》用以治“脐风”，《小儿推拿秘诀》取法治感冒，均取其截邪安营之功。王氏推以治霍乱，谓其乱既成，“营卫之气为邪所阻而不流通，则手足厥冷而腹痛，身有红点而隐约”，宜以灯心火焠之。其法：揭开患者衣服，袒露胸、背、腹部及肩膊，术者左手用灯光照定红点，右手持灯心蘸香油点燃，在红点上急速灼焠。俟接触皮肤后，立即提起。往往可发出熘焞爆响，声音清脆。

(4)刺法

“血实宜决之。”王氏说：“凡霍乱痧胀，邪已入营，必刺出毒血，俾邪得外泄，然后据证用药，可以望生。”刺法具体应用，又有放血、针刺的不同。

放血，王氏经验，其一刺少商穴，将病人手臂从上捋下，使其恶血聚于指端，以手捏紧，用针刺之.挤出毒血，重者并刺两手。其二刺曲池、委中，先用手蘸温水拍之，俾青筋显露，用针刺出血。其三遇霍乱兼见神错不语，或言语蹇涩者，即急撑开病人之口，看舌底下有黑筋，即用针刺之，令其出血。

针刺，功同放血，亦能达到泄邪之妙。它既可用于救急，又可用于调治。具体用穴，王氏引述八旬老人张德祥经验：腹痛而吐者刺上脘；腹痛而泻者刺下脘；腹痛而欲吐不吐，欲泻不泻者刺中脘。霍乱多属脾胃病变，临床上还可配合足三里、内庭、公孙、三阴交等穴，以加强救治作用。前人谓“生死决其针下”，极言刺法在救急中的作用，宜乎高度重视。

(5)熨灸

其法：取盐适量，炒热熨心腹，冷即易之，待手足温而止。加吴茱萸益妙。或用胡椒七粒，杵碎，以布包之，纳脐中，膏药封之，覆被卧少顷，腹中热而汗出，则寒邪可散，阳气可回。甚者以盐填脐中，上盖蒜片，艾灸三七壮，或同灸天枢、中脘、气海等穴。本法适用于阴寒内盛，阳气衰微之证，王氏说：“嚼姜不辣者，真寒证也”，方可用之。凡阴虚内热，阳盛气壮之体，不可轻试。

(6)搨洗

霍乱因郁热浸淫经脉，或阴耗不能养筋，均可导致手足转筋，甚者腹部及全身均挛缩。王氏主张用鲜辣蓼草八两杵烂，木瓜四两，黄酒二斤，加水急煎，乘热揩熨转筋处。或以烧酒摩擦，或用盐卤淋洗，以散风火，化湿热，缓挛急。《霍乱论》载一治案，霍乱转筋，足腓坚硬如石，外用烧酒擦洗，迨及时许，郁热散达，筋结转软，继用盐卤浸之,遂不转戾,吐泻渐止。这是运用搨洗法的记实,可证其法之不诬。

(7)敛气

霍乱转筋,吐下频作,不惟津伤,气亦随泄,多见脉微气短,大汗亡阳。当此之时,急宜敛气。置好醋二三斤于病人前,将铁器烧红,频淬醋内,以其气熏之,可望转危为安。足冷者,并捣生附子二两,贴于涌泉穴。王氏说:"不论寒热霍乱,凡见欲脱者,皆当亟用,余屡试多验。"曹炳章评:"此为敛气法。"此法又常用治产后昏晕,有回苏安神之功。

(8)策应

以上诸法,重在外法,策应之设,要在介绍救急的内服用药,在本节中,王氏共记载了七十余条,现摘要一二。

①阴阳水内服:即新汲水、百沸天泉,各半和服。王氏说:"汲井泉以上升,天雨水而下降,故汲者宜新,而降者宜熟也。"霍乱用之,"盖取分解寒热之邪,而和其阴阳也"。临床救急,可取净洁井水或凉开水和服,以冀解渴泄热。

②阴阳水煎晚蚕砂温服:阴阳水与蚕砂,王氏均推重为治霍乱要药,救急之际,二药同用,可以提高药效。

③绿豆汤:取生绿豆适量,急火煎,凉服。绿豆功擅解毒,至今仍广泛地用于各种中毒病证。

④救急丸散:寒霍乱,选用三圣丹、蟾酥丸、紫金丹,阴寒内盛者,可用来复丹、速效丹、霹雳散等,温开水送服。热霍乱、干霍乱,据证情轻重,选用紫雪、碧雪、玉枢丹、行军散、飞龙夺命丹,凉开水送服。对这些救急成药,王氏在《霍乱论·方剂篇》中有详细介绍,其药物组成、炮制方法、服用方法、适应范围及同名异方的鉴别等,述之甚详,便于按法配制。其中对飞龙夺命丹最为推崇,盛赞该丹"芳香辟秽,化毒祛邪,宣气通营,全体大用,真有斩关夺隘之功,而具起死回生之力也。"痧胀霍乱,厥逆脉伏,神昏危证,及受温暑瘴疫,秽恶阴晦诸邪,而致眩晕痞胀,瞀乱昏狂,或温病逆传,神昏狂谵,小儿惊痫等证用之,"能迅扫秽恶之邪下趋浊道,有马到功成之捷效"。王氏确然而论,言之凿凿,当引起我们重视,深入研究,使其在急证救治中重放光彩,为中医治疗急证增辉。

(三)诊治妇科病的经验

王氏于妇科病亦有精心的研究,其学术经验和观点,主要反映在他参订的《女科辑要》和《潜斋简效方》《四科简效方》《古今医案按选》及其医案中,兹择其要者,研讨如下:

1.月经病证

月经乃妇女生理现象,其行其止,有一定之常度,《内经》即有"二七天癸至,……七七天癸竭"之明训,但由于人体体质各有差异,月经之表现亦常中有变,未可一概以病视之,王氏阐发说:"有未及二七之年而经水已行者,有年逾花甲而月事不绝者,有无病而偶停数月者,有壮年而汛即断者,有带下过甚而经不行者,有数年而一行者,有产后自乳而按月行经者,有一产而停经一二年者,秉赋不齐,不可以常理概也。"明确常中有变,区别病与不病,这是诊治月经病的前提,王氏此段论述,诚为阅历有得之见。

妇人月经以血为本,以气为用,设气血不调,每患经病。而气之与血,气为血帅,气行则血行,气滞则血滞,故治疗月经病,调气尤重于理血。王孟英尝谓:"气为血帅,故调经必先理气。然理气不可徒以香燥也。盖郁怒为情志之火,频服香燥,则营阴愈耗矣。"在这里王氏不仅指出了理气法在调经中的重要作用,而且还结合妇女"多怀善郁"的生理病理特点,强调理气药不可徒用或频用，以免香燥之品而耗伤营阴，值得临床重视。

辨别经水的色泽和性状，是月经病辨证上的重要手段之一。一般说来，色泽鲜红多属热证实证，淡白多属寒证虚证。孟英于此则别有一番心得，他认为："色淡竟有属热者，古人从未道及，须以脉证互勘自得。但不可作实热论而泻以苦寒也。"如方氏妇，产后经色渐淡，数年后毫无赤色，且亦结块，平时亦无带下，人日尪羸，孟英诊之脉软数口苦，而时有寒热，与青蒿、白薇、黄柏、柴胡、当归、鳖甲、龟板、芍药、乌贼、枸杞、地骨皮等药出入为方，服百剂而愈。按本例虽经水色淡，但兼有口苦、寒热等症，孟英不以单一的经水色泽印定眼目，而是参合其他症候，全面分析，从而作出了正确的诊断和治疗。缜密审察，知常达变，这正是王氏临床辨证的高明之处。

闭经是妇科的常见病症之一，究其原因，有血虚，有气滞，有积冷，有血瘀等。对于血虚证，王氏主张不可强通月经，告诫"辄欲通之，竭泽而渔，不仁甚矣。"在具体用药上，又不为前人成方所拘，如对赵养葵补水、补火、补中气三法治疗此症，王氏评曰："补水勿泥于六味，补火勿泥于八味，补中气勿泥于归脾。"对血枯成痨之重证，孟英认为"此证最难治，六味碍脾，归脾助火，惟薛一瓢滋营养液膏加小麦、大枣、远志，庶几合法。一瓢又有心脾双补丸，亦可酌用。"其论其治，择善而从，且有发挥，足资临床借鉴。

此外，王氏还提出"产乳众而血枯卒死者颇多"的论点，我们认为这决非危言耸听，而是实践经验的总结，对于今天宣传计划生育，优生优育，仍有一定的现实意义。

2．带下病证

妇人带下，有生理性和病理性之不同，王孟英谓"带下女子生而即有，津津常润，本非病也。"此即指生理性而言。"但过多则为病，湿热下注为实，精液不守者为虚，苟体壮气旺之人，虽多亦不为害，惟干燥则病甚，盖营津枯涸，即是虚劳。凡汛愆而带盛者，内热逼液而不及化赤也。并带而枯燥全无者，则为干血痨之候也。汇而观之，精也，液也，痰也，湿也，血也，皆可由任脉下行而为带，然有虚寒有虚热有实热三者之分。"其对病理性带下的成因、证型等作了精要的阐述，发前人所未发，于临床颇有指导意义。

在治疗上，王氏有二点用药经验值得效法：其一是对阴虚而兼湿火的带下，主张用六味丸加黄柏，盖六味丸中生地、萸肉、山药功擅滋养肾阴，茯苓、泽泻、丹皮善于清火利湿，补中有通，滋而不腻，于阴虚兼挟湿热者，诚为合拍。又黄柏擅清下焦湿热，为治湿热带下之要药，病甚者加之，效当更佳；其二是对于任脉虚而带下不摄者，王氏认为此类病人"往往滋补虽投而不能愈"，提出"以海螵蛸一味为粉，广鱼鳔煮烂，杵丸如绿豆大，淡菜汤下，久服无不收功。"法本《内经》四乌鲗骨一藘茹丸，功在滋填冲任，固摄带脉。王氏善于活用古方，于此可见一斑。

3．不孕病证

对于妇女不孕，王氏认为首先当区分病与不病而决定治疗与否，尝谓"惟有病而碍于孕育之人，始可用药以治病。凡无病之人，切勿妄药以求之，弄巧反拙，岂徒无益而已耶。纵使有效而药性皆偏，其子禀之，非夭札即顽悖，余历验不爽。"

考古代医籍治不孕的方剂，为数不少，如唐·孙思邈《备急千金要方》所载荡胞汤，即是治疗胞宫瘀积而致不孕的名方，但孟英以为本方"虽有深意，其药太峻，未可轻用"，并极力推崇保胎神佑丸之功效，称其"善舒气郁，缓消积血，不但为保胎之良药，亦是调经易孕之仙丹，每日七丸，频服甚效。”是方载《潜斋简效方》，由茯苓、白术、条芩、香附、延胡、红花、益母草、没药等组成，具有健脾祛湿、理气活血之功，能补能消，药性平和，实为调经种子之妙方，孟英盛赞其功效，洵不诬也。

4．妊娠病证

妇人怀孕之后，往往在脉象上有所反映，对此古代医家有不少论述。王氏结合自己临证经验，作了深刻的阐发，他说：“诸家之论，皆有至理，而皆有验有不验。余自髫年即专究于此，三十年来见闻多矣。有甫受孕而脉即显呈于指下者，有半月一月后而见于脉者，有二三月而见于脉者，有始见孕脉而五六月之后反不见孕脉者，有始终不见于脉者，有受孕后反见弦涩细数之象者，甚有两脉反沉伏难寻者，古人所论，原是各抒心得，奈死法不可以限生人，纸上谈兵，未尝阅历者，何足以语此。”此段论说颇切实际，若非久经临床而有所悟者，断难有此高见。

恶阻为早妊的反应，其症有轻有重，病因亦各有差异。王氏对肝阳亢甚，上逆犯胃而致呕恶者，认为左金丸用之颇为合适。现代有介绍用左金丸治疗恶阻，效果显著，如江氏认为妊娠反应，呕吐恶心，吞酸呕杂者，多由胎火上逆所致，服用左金丸，可以清其上逆之胎火，而收降逆止呕之效。（《中成药研究》1984 年第 9 期 32 页）赵氏也报导了用左金丸加味治疗恶阻的验案。（《四川中医》1991 年 1 期 40 页）凡此，说明王氏的经验，信不我欺。

对于子悬因痰饮阻滞而致者，王氏经验投蠲饮六神汤（石菖蒲、胆星、旋覆花、茯苓、橘红、半夏曲）最效。如其妻妊八月，胎气冲逆，眩晕嗽痰，脘胀便溏，苔黄口渴，孟英予蠲饮六神汤去胆星、茯苓加枳实、苏叶、大腹皮、黄芩、栀子、竹茹，迅即获效。

堕胎之症，原因不一，治法有异。王氏经验：属气虚欲堕者，补中益气法甚妙；若怀妊临月，并无伤动，骤然血下不止，腹无痛苦者，名海底漏，亟投大剂参、芪，十不能救其一二，此由元气大虚，冲脉不摄而营脱于下也；有无故堕胎而恶露全无者，此血虚不能荣养，如果之未熟而落，不可拘常例而再妄行其瘀也。更有因邪致病，因病碍胎而致胎动不安者，当以祛邪为务，治病即所以安胎。如一妇人，屡患半产，每妊服保胎药无效，今秋孕后病嗽，孟英诊之，尽屏温补，纯与清肺。或诘其故，答曰胎之不固，或由元气之弱者，宜补正，或由病之侵者，宜治病。今右寸脉滑大搏指，治其病正所以保其胎，苟不知其所以然，而徒以俗尚保胎之药投之，则肺气愈壅，咳逆愈盛，震动胞系，其胎必堕矣。再者，对续断、杜仲相沿作为固胎之药，王氏大表异议。昔贤黄锦芳曾对二药有精妙的发挥，认为续断专入血分，功擅活血消肿，杜仲虽能补肾强筋，但其性最引气下行，而无上升坚固之力，故两药“原或因于跌仆或下寒挟瘀而胎动者之妙剂，苟不知审顾区别而妄用之，则不但不能安胎，反能催胎堕胎，甚有殒其母命者。”对其议论，王氏评之曰：“杜仲、续断二味，世人皆视为补药，而不详察其功用，黄氏此论，洵是发人未发。”

朱丹溪尝谓黄芩、白术为安胎圣药。盖妇人有妊则碍脾，脾运不健而生湿，湿郁则生热，白术能健脾燥湿，黄芩能清热凉血，故为安胎常用之药。若不因湿热而致胎动者，黄芩自不可妄施，故王氏有云“条芩但宜于血热之体，若血虚有火者，余以竹茹、桑叶、丝瓜络为君，随证而辅以他药，极有效。”并对三药的作用原理作了发明，后世据此而用于胎动不安，屡有奇效。如我省著名中医妇科专家裘笑梅的经验方“加味三青汤”（冬桑叶、青竹茹、丝瓜络、熟地、

山药、杜仲、菟丝子、当归身、白芍），即受此启发而拟订，治疗习惯性流产有良好效果。（《裘笑梅妇科临床经验选·验方》）

5. 临产病证

有关临产征兆，古代文献多有记载，如杨子建曾说："孕妇只腹痛未必产，连腰痛者将产，胞系于肾故也。腹痛试捏产母手中指中节，或本节跳动，方临盆即产。"王氏于此则别有见地，他说"中指跳动，亦有不即产者。更有腰腹不甚痛，但觉酸坠而即产者。"这是对杨氏论点的最好补充和发挥，很有实用意义。

难产属妇科急症，催生之方历代有加。如何正确运用之，王氏见解十分精辟，尝云："催生药不宜轻用，必胎近产门而不能即下，始可用之。又须量其虚实，或助补其气血，或展拓其机关，寒者温行，热者清降，逆者镇坠，未可拘守成方而概施也。"其强调辨证施治，跃然纸上。

王氏平生重视单方，尤重食疗，这也充分体现在妇科病的治疗上。如治胎浆已出，胎涩不下，用鲜猪肉三斤煎清汤，吹去浮油，恣饮即产。此方药简效宏，值得取法。

6. 产后病证

新产亡血伤气，故产后病证，常与"虚"有密切关系，是以历代医家治疗产后病证，大多主张补养为主，如朱丹溪云："产后当大补气血为主，虽有杂证，以末治之。"孟英有鉴于此，提出"产后慎毋妄施峻剂"的主张，以免更伤气血。同时又由于产后多有瘀血留滞的病理特点，所以活血祛瘀是产后病证的常用治法，但王氏考虑到此类方剂易伤正气，应用时十分审慎，必细察脉症，果属瘀血为患者，方可用之。如治恶露不来或量少者，必察其胸腹有无胀满疼痛，作为用药的主要依据，如说"恶露虽少而胸腹无苦者，不可投破瘀之药。"又说："恶露不来，腹无痛苦者勿乱投药饵，听之可也。如有疼胀者，只宜丹参、丹皮、元胡、滑石、益母草、山楂、泽兰、桃仁、归尾、通草之类为治。"并郑重告诫医者"设泥新产瘀冲之常例，而不细参脉证，则杀人之事矣。"如周光远妻娩后恶露不行，适孟英过访，诊曰阴虚内热，投以生地、丹参、丹皮、豆卷、茺蔚子、茯苓、桃仁、山楂、栀子、泽兰、琥珀等滋阴清热、活血祛瘀之品即效。

"胎前宜凉，产后宜温"，不少医家奉此为金科玉律，王氏则不囿此说，总以辨证求因、审因论治为原则。如李华甫继室，妊三月而患崩漏，孟英按脉弦洪而数，与大剂生地、银花、茅根、柏叶、青蒿、白薇、黄芩、续断、驴皮胶、藕节、胎发灰、海螵蛸而安。奈不能安逸，越数日胎堕复崩，孟英于前方加减为治，病家执"产后宜温"说，乃召他医诊治，咸用温补，药后崩仍不止，已束手待毙矣。复邀孟英视之。曰此执死书以治活病也。夫血因热而崩，胎因崩而堕，岂胎堕之后热即化为寒乎？参、术、姜、桂、棕灰、五味之类，温补酸涩，既助其热，血益奔流，又窒其气，津亦潜消，致苔黄黑燥，遂与犀角、石膏、元参、知母、花粉、竹沥、麦冬、银花、栀子、石斛、旋覆、青蒿、白薇等大剂投之，旬日各恙始平，继去犀角加生地，服两月全愈。

尤其对产后通用生化汤的习俗，王氏极力反对。盖生化汤首载于《景岳全书·妇人规》，清代医家傅青主最推崇是方治疗产后病证。不少医者片面理解傅氏用意，不论产后有无病证，均嘱其服用生化汤，以至相沿成俗，为害非浅。王氏目睹此种陋习，针锋相对地指出："凡产后世俗多尚生化汤，是以一定之死方，疗万人之活病，体寒者固为妙法，若血热之人，或兼感湿热之气者，而一概投之，骤则变证蜂起，缓则蓐损渐成……人之阴受其害者，数百年矣。从无一人能议其非，今特为此长夜之灯，冀后人不致永远冥行，或可稍补于世。"补偏救弊，用心良苦。

产后发热，在诸多病因中，医者常忽视伏邪乘虚而发这种因素，身为温病大家的王孟英，于此颇多心得，他说："暴感发热，可以鼻塞验之，苟胎前伏邪，娩后陡发者，何尝有头疼鼻塞之形证乎？虽脉亦有不即显露者，惟舌苔颇有可征，或厚白而腻，或黄腻黄燥，或有赤点，或微苔舌赤，或口苦，或口渴，或胸闷，或溲热，此皆温湿暑热之邪内蕴，世人不察，饮以糖酒生化汤之类，则轻者重而重者危，不遇明眼，人亦但知其产亡而不知其死于何病，误于何药也。我见实多，自为太息。"辨证之入微入细，论述之合情合理，足以振聋发聩，启人慧悟。如何新之女，孟冬分娩，次日便泻一次，即发热痉厥，谵语昏狂，举家皇皇，乃邀孟英审之。脉弦滑，恶露仍行，曰此胎前伏暑乘新产血虚痰滞而发也。与大剂犀、羚、元参、竹茹、知母、花粉、栀、楝、银花投之，遍身得赤疹而痉止神清，随以清肃调之而愈。

此外，王氏对妇人杂病诸如阴吹、阴挺、癥瘕等诊治，亦积有丰富的经验，限于篇幅，恕不缕述。

（四）重视饮食疗法

"医食同源"，食物用以治病疗疾，养生保健，有着悠久的历史。王氏不仅对饮食疗法的理论有所发挥，而且还广泛地应用于临床。他所撰著的《随息居饮食谱》，将药用饮食物分为水饮、谷食、调和、蔬食、果食、毛羽、鳞介等七门，各种饮食物均述其性味、功用，以及相关方剂等；王氏医案还记录了应用食疗的治验甚多，凡此，均为我们研讨王氏在这方面的学术思想和成就提供了丰富的资料。

1、学术渊源与发挥

首先，王氏认为以食代药，"处处皆有，人人可服，物异功优，久任无弊"。又称赞食疗"药极简易，性最平和，味不恶劣，易办易服。"这种观点，既继承了《内经》《伤寒杂病论》《备急千金要方》等有关食疗的论述，而更重要的，应该说是受其祖辈学术思想的影响。王氏曾祖王学权所著《医学随笔》，详尽地记述了枣、梨、柿、龙眼肉、藕、蒲桃、芦菔、海蜇、冬瓜、糯米、粳米、蚕豆、盐、鳖等食物类药物的性味、功用、主治以及产地与功效的关系等。如论述梨时说："梨亦以北产者良，南产以义乌之插花梨为最，徽州雪梨皮色甚佳而味带酸，不可入药。盖梨不论形色，总以心小肉细，嚼之无渣而味纯甘者为佳。凡丹石烟火煤火酒毒一切热药为患者，啖之立解。温热燥病及阴虚火炽津液燔涸者，捣汁饮之立效。此果中之甘露子，药中之圣醍醐也。"孟英称梨汁为"天生甘露饮"，并盛赞其生津养液的作用，即受此启发。又如对海蜇的药用，《医学随笔》载："海蜇本水结成，煮之可化为水。夫身中之痰，亦由火搏其水而成者，故为化痰之主药，且泄郁火，宣滞气，能消食积，通二便，止腹痛，除胀满。"孟英继承其曾祖父的经验，临床善用海蜇，并有新的发挥。举凡这些，都说明王氏重视食疗，在学术上渊源有自。

王氏对食物类药物的性味、功用等，在前人的基础上作了很多的补充和发挥。如对猪肉的药用，指出"猪为水畜，其肉最腴，大补肾阴生津液，予尝用治肾水枯涸之消渴，阴虚阳越之喘嗽，并著奇效……惟外感初愈，及虚寒滑泻湿盛生痰之证，概不可食，以其滋腻更甚于阿胶、龙眼也。"对龙眼的功用，指出"龙眼甘温，极能补血，大益胎产，力胜参芪，宜先期剥取净肉，贮瓷碗内，每用一两，加入白糖一钱。素体多火者，并加西洋参片如糖之数，幂以丝绵一层，日日放饭锅内蒸之，蒸至百次者良，谓之代参膏,较生煎者功百倍矣。娩时开水瀹之,其汁尽出。如遇难产,即并牛膝酒共瀹,更觉简便。凡气血不足,别无痰滞便滑之病者,不论男女,皆可蒸服,殊胜他剂也。”凡此,都是发前人所未发,足资借鉴。

更可贵的是,王氏论述每味食物时,大多采摭古代有关方剂和个人验方,附录其中,颇切实用。如论芦菔时,介绍其验方曰:“冬时采其叶,悬挂树上,或摊屋瓦上,至立春前一日,收入瓮中,藏固,如不干燥,收挂屋内,候极燥入瓮,凡一切喉证,洗净浓煎,覆杯立已,并治时行客感斑疹疟痢及饮食停滞胀泻疳疸痞满诸证,无不神效。”又如论葱时,附载验方甚多:胎动下血,葱白煎浓汁饮;中恶卒死,急取葱心黄,刺入鼻中,男左女右,入七八寸,血出即愈;自缢垂死,以葱刺入耳中五寸;小儿无故卒死,以葱白纳下部及两鼻孔内,气通或嚏即生;小儿盘肠内钓腹痛,以葱汤洗儿腹,仍捣葱贴脐上,良久溺出痛止;小便闭胀,葱白三斤,锉炒,帕包二个,更换熨小腹;阴囊肿痛,煨葱入盐杵烂涂;赤白痢,葱白一握,细切,和米煮粥,日日食之;一切肿毒,葱白杵烂,和蜜涂,并治跌打损伤,金疮挫朒,流注走痛,筋骨痹疼;乳痈初起,葱白煎汁饮。其所述之方,所治之症,不下十余种。

王氏应用食疗,最具特色且能得心应手的,除“天生甘露饮”(梨汁)、“天生复脉汤”(甘蔗汁)、“天生白虎汤”(西瓜汁)外,还对下列各方,广为采用,推崇备至。

雪羹汤:本方见《绛雪园古方选注》。由荸荠、海蜇二味组成。治肝经热厥,少腹攻冲作痛。王氏认为是方功擅清热化痰,行瘀消食,举凡痰热内蕴,瘀滞食阻,哮喘胸痞,腹痛癥瘕,胀满便秘,滞下疳疸等证,恒多取用。

加味三豆饮:由生绿豆、生黄豆、生黑大豆(或用白扁豆亦可)、生甘草、金银花组成。孟英自注云:古方三豆饮,为痘疹始终可服之妙药。未出时常服,痘可使稀;将出时急服,重可冀轻;已出时恣服,逆可转顺;尽出时频服,毒可易清。……原方用赤豆,性燥伤阴,予以黑大豆易之,更有补阴之绩。虽燥令燥体,皆无碍矣。再益银花、甘草而化毒之功尤胜。……况小儿体禀纯阳,极宜此甘凉补阴之味,岂特稀痘,尤能明目消疳,不生疮疖泄泻等病,其功未能殚述也。

青龙白虎汤:由橄榄、生芦菔组成。孟英自注云:此予自制方也。橄榄色青,清足厥阴内寄之火风,而靖其上腾之焰;芦菔色白,化手太阴外来之燥热而肃其下行之气。合而为剂,消经络留滞之痰,解膏粱鱼面之毒,用以代茶,则龙驯虎伏,脏腑清和,岂但喉病之可免耶?

玉芝丸:猪肚一具,治净,以莲子去心,入肚内,水煎糜烂,收干,捣为丸服。凡胃气薄弱者,常服本丸,能令人肥健。

2. 临床应用与治验举隅

王氏运用食疗,手法灵巧,讲究配伍,郑氏归纳其组方,有用单味食物者,如“天生甘露饮”(梨汁)、“天生复脉汤”(蔗浆)、“天生白虎汤”(西瓜汁)等即是;有用复方者,其中又分食食组方(如青龙白虎汤、加味三豆饮等)、药食组方以及用食物(如绿豆、冬瓜、猪肉、芦菔等)煮汤煎药(见《浙江中医杂志》1981年第4期)。凡此都继承了前人的经验而又有发展,从而拓宽了食疗的临床应用范围。

王氏应用食疗的验案甚多,兹举例如下:

初冬邵可亭患痰嗽,面浮微喘,医谓年逾花甲,总属下部虚寒,进以温补纳气之药,喘嗽日甚,口涎自流,茎囊渐肿,两腿肿硬至踵,不能稍立,开口则喘逆欲死,不敢发言,头仰则咳呛咽疼,不容略卧,痰色黄浓带血，小溲微黄而长。脉形弦滑有力。孟英曰：此高年孤阳炽于内，时令燥火薄其外，外病或可图治，真阴未必能复，且平昔便如羊矢，津液素干，再投温补，如火益热矣。乃以白虎汤合泻白散，再加西洋参、贝母、花粉、黄芩大剂投之，并用北梨捣汁，频饮润喉，以缓其上潜之火。数帖后势渐减，改投苇茎汤合清燥救肺汤加海蜇、蛤壳、青黛、荸荠、竹沥为方。旬日北梨已用及百斤而喘始息，继加鳖、犀角等，而以猪肉汤代水煎药，大滋其阴而潜其阳，火始下行，小溲赤如苏木汁，而诸证悉平，下部之肿，随病递消，一月已来，共用梨二百余斤矣。适大雪初寒，更衣时略感冷风，腹中微痛，自啜姜糖汤两碗，而喘嗽复作，口干咽痛，大渴舌破，仍不能眠，复用前方，以绿豆煎清汤，代水煮药，始渐向安。(《王氏医案·卷二》)

按：本例是应用药食组方的典型治验。其用北梨数量之多，实属罕见；方以猪肉或绿豆煮汤代水煎药，颇有特色，若非熟谙食疗，精于其术者，断难有此杰作。

翁嘉顺于去年秋间，偶从梯半跌仆，初无所伤，旬日外陡发寒热，膝旁肿痛，外科汪某治之，溃后不能收功。另招许某疗之，识为伤络，应手渐效，翁极信服。然培补年余，虽纳食不减，而肌肉渐削，面色黧黑，步履蹇滞，且一旬半月之间，必患处疼肿，大发寒热，卧榻数日，始能强起，大费不赀，愈发愈剧，至冬间咽糜龈腐，睛赤声嘶，乃恳孟英以决吉凶。按脉滑数，舌绛便艰，口臭溲少，蕴隆虫虫，良由疡医仅知温托一法，既溃之后，更以温补收功善后，竟未察其体气病情，以致平时所有之湿热痰火，一齐关住，病犹自寻出路，寒热频作，而医者不识，妄指为虚，补及逾年，人财两瘠，真谚所云将钱买憔悴也。予元参、黄柏、知母、甘草、银花、花粉、绿豆、栀子、海蜇、荸荠为大剂投之，外吹锡类散，且令日啖梨、蔗、麒麟菜、柿饼等物，至五十日，诸恙悉蠲，体腴善步。(《王氏医案续编·卷八》)

按：本例处方，海蜇、荸荠、绿豆皆为食品，而平时令其所啖之物，更属日常之果蔬。孟英信手拈来，甚合病机。如此沉年痼疾，得药食兼治而起，真可谓药贵对病，虽饮食平淡之品，用之得当，亦有奇功。

朱氏妇素畏药，虽极淡之品，服之即吐，近患晡寒夜热，寝汗咽干，咳嗽胁疼，月余后渐至减餐经少，肌削神疲，始迓孟英诊之。左手弦数，右部涩且弱，曰既多悒郁，又善思虑，所谓病发心脾是也。而平昔畏药，岂可强药再戕其胃，诚大窘事，再四思维，以甘草、小麦、红枣、藕四味，令其煮汤频饮勿辍，病者尝药大喜，径日夜服之。逾旬复诊，脉证大减，其家请更方，孟英曰毋庸。此本仲圣治脏燥之妙剂，吾以红枣易大枣，取其色赤补心，气香悦胃，加藕以舒郁怡情，合之甘麦，并能益气养血，润燥缓急，虽若平淡无奇，而非恶劣损胃之比，不妨久任，胡可以果子药而忽之哉！恪守两月，病果霍然。

按：以食代药，有"性最平和，味不恶劣"的优点，故病人易于接受，特别对于平素畏药者，尤为适宜。是案取法于仲景治疗脏躁的甘麦大枣汤，其中小麦、红枣、藕皆为食物，移治于病发心脾之证，果获良效，于此益见食物若用之得当，其效实不逊于药物也。

一少妇分娩，胞水早破，胎涩不能下，俗谓之沥浆生，催生药遍试不应，孟英令买鲜猪肉一二斤，洗净切大块，急火煎汤，吹去浮油，恣饮之即产，母子皆生。(《王氏医案·卷一》)

按：以猪肉煎汤饮服治胞水早破难产，是取其滋阴养液的作用。孟英从仲景治少阴咽痛用猪肤汤悟出猪肉能"大补肾阴而生津液”，尝用于肾水枯涸之消渴，阴虚阳越之喘嗽等证，多获奇效。其于食疗之重视，由此可见一斑。

（五）用药特色

王氏治病，在用药上亦有其独到的见解和经验，自成特色，后世医家曾给予极高的评价，如张山雷称赞说：“孟英之临床轻奇，处方熨贴，亘古几无敌手。”曹炳章更明确指出王氏“裁方用药，无论用补用泻，皆不离运枢机，通经络，能以轻药愈重证，为自古名家所未达者。”

1. 立方遣药，贵在轻灵

王氏继承和发扬了清代温热学派叶天士、薛生白、吴鞠通诸医家的用药经验，临证投剂，每以轻灵取胜。他在《叶香岩外感温热篇》第四条按语中引华岫云语：“其用药有极轻清极平淡者，取效更捷，苟能悟其理，则药味分量或可权衡轻重，至于治法则不可移易。”对于重病危证之治，他亦强调“重病有轻取之法。”并对其作用机理作了阐发，指出“气贵流通，而邪气挠之则周行窒滞，失其清虚灵动之机，反觉实矣。惟剂以清轻，则正气宣布，邪气潜消，而窒滞自通，误投重药，不但已过病所，病不能去，而无病之地，反先遭克伐。”试观《王氏医案》，其用轻灵方药而获卓效者，比比皆是，如王氏幼子心官夏初患微热音嗄，夜啼搐搦，幼科谓其生未三月，即感外邪，又兼客忤，复停乳食，证极重也。疏方甚庞杂。孟英不以为然，乃用蚱蝉三枚，煎汤饮之，盖取其清热息风，开声音而止夜啼，迅即获愈。按此例用药虽极为平淡，但由于恰中病机，故应手取效，诚如周光远所说：“药贵对病，虽平淡之品，亦有奇功。”又如金愿谷舍人次郎魁官，九月间患五色痢，日下数十行，七八日来，口噤不纳，腹痛呻吟，危在旦夕。有主人参以补之，有主生军以荡之，举家惶惶不知所措。孟英视之曰：暑夹食耳，攻补不可施，轻清取之。以北沙参、黄连、鲜莲子、栀子、黄芩、枇杷叶、石斛、扁豆、银花、桔梗、山楂、神曲、滑石为方，迅即奏效。按此例病情堪称危重，用轻清之剂而取效，足见孟英所说的“重病有轻取之法”，信不我欺。

2. 巧运枢机，妙通经络

“尊案不论用补用清，悉以运枢机、通经络为妙用”，这是杨素园对王氏用药经验的中肯评价。分析孟英医案，他在这方面的用药特色，突出体现在重视调整枢机升降和疏瀹气机。《素问·六微旨大论篇》说：“出入废则神机化灭，升降息则气立孤矣。”《金匮·脏腑经络先后病脉证》亦说：“若五脏元真通畅，人即安和”，可见气机之正常升降出入，元气之周流畅达，是维持人体生命的基本条件。王氏深悟经旨，并着力予以发挥。尝谓：“缘人身气贵流行，百病皆由愆滞，苟不知此，虽药已对证，往往格不相入。”又说：“夫人气以成形耳，法天行健，本无一息之停，而性主疏泄者肝也；职司敷布者肺也；权衡出纳者胃也；运化精微者脾也，咸以气为用者也。肝气不疏，则郁而化火；肺气不肃，则津结成痰；胃气不通，则废其容纳；脾气不达，则滞其枢机，一气偏愆，即能成病。推诸外感，理亦相同，如酷暑严寒，人所共受，而有病有不病者，不尽关于老少强弱也，以身中之气有愆有不愆也，愆则留着而为病，不愆则气默运而潜消，调其愆而使之不愆，治外感内伤诸病无余蕴矣。”由是观之，“百病皆由愆滞”，这是王氏最基本的病因观；“调其愆而使之不愆”，是王氏最突出的治疗观。在这种学术观点指导下，他治病十分重视清除导致气机愆滞的各种致病因子，拳拳于调整枢机升降和疏瀹气机，使之恢复正常状态，如是则病可瘳、疾可愈。如王氏极力反对滥用补剂，即是这种学术思想的最明显的反映。他针对当时“不知疗病，但欲补虚，举国若狂”的局面，从医理上深加驳斥，力纠其弊，认为人身气机贵于流动，一息不停，“惟五气外侵，或七情内扰，气机窒塞，疾病乃生。故虽对极虚之人，既病即为虚中有实，总宜按证而施宣通清解之法，一味蛮补，愈阏气机，重者即危，轻者成锢。”“一味蛮补，愈阏气机”是吃紧句，此即孟英反对滥用补剂的原因所在。如陈邠眉之子，孟秋患感，医与表散，病随药剧，乃延孟英视之，目瞪神呆，气喘时作，舌绛不语，便泻稀水，肢搐而厥，人皆以为必死之证。脉弦而软数，乃阴亏肝盛之质，提表助其升逆，温补滞其枢机，痰饮轇轕，风阳肆横，与鳖甲、龙、牡、旋、赭、芩、连、楝、贝、菖、茹、胆星、犀、羚等药，数帖而平。按此例为阴虚肝旺体质而外感燥热之邪，医者误用表散温补，致变证蜂起，险象丛生，其咎在于“提表助其升逆，温补滞其枢机”，孟英改投息风镇逆，清热蠲痰，用药着力于调整枢机升降，疏瀹气机，使逆者平而滞者通，邪有出路，遂化险为夷。

更值得指出的是，王氏疏瀹气机，尤注重于宣展肺气。盖肺主气，性喜清肃，治节一身。若外邪客肺，或痰阻肺窍，使肺失清肃之性，“肺既不主清肃，一身之气皆滞也。”于是宣展肺气的作用，不单纯在于调整肺脏本身之气机，实关系到一身之气化。如屠小苏令正，自乳经停，泛泛欲吐，或疑为妊，曾服养阴之药，渐致时有微热，脘闷不饥，气逆嗽痰，卧难着枕，二便闭涩，耳闭汗频。孟英脉之，虚软而涩，曰根蒂素亏，经停乳少，血之不足，泛泛欲呕，则肝乘于胃，率投滋腻，窒滞不行，略受风邪，无从解散，气机痹塞，九窍不和，先以葱、豉、通草、射干、兜铃、杏仁、蒌壳、枇杷叶、白蔻开上，两剂热退；次用小陷胸合雪羹加竹茹、旋、白前、紫菀，三剂便行安谷，后调理而瘳。按此例病情较为复杂，又经误治，王氏认定“气机痹塞”是病理之关键，前后二诊均以治肺为主，致力于宣展肺气而获卓效。究其所用宣肺之药，大多为轻清之品，诸如杏仁、射干、瓜蒌、薤白、白前、兜铃、紫菀、贝母、枇杷叶等。

如前所述，气机之愆滞，多因各种致病因子阻塞气道，壅滞经络使然。王氏认为，在诸多病因中，痰热尤为常见。因此，清热化痰以肃清气道，疏通经络，是孟英治病用药的又一特长。就温热病证而言，热邪易煎熬津液成痰，而痰为有形之物，极易阻塞气道，壅滞经络，使枢机失灵，升降失调，是以变证百出。如孟英诊一患者，脉沉而涩滞，模糊不分至数，肢凉畏冷，涎沫上涌，二便涩少，神气不爽，认为风湿之邪失于解散，已从热化，加以温补，致气机愈形窒塞，邪热漫无出路，必致烁液成痰，逆行而上，但与舒展气机，则痰行热降，诸恙自瘳。以黄连、黄芩、枳实、橘皮、栀子、淡豉、桔梗、杏仁、贝母、郁金、通草、紫菀、竹茹、芦菔汁等药，三服而起。推究王氏治痰之方药，痰热者恒多用小陷胸汤、雪羹汤、千金苇茎汤，药如黄连、瓜蒌、竹茹、贝母、竹沥、冬瓜仁、旋覆花、芦根、银花、枇杷叶等；顽痰老痰多用礞石滚痰丸；痰浊蒙蔽心窍，善用菖蒲、郁金、竹沥、玉枢丹之类，或吞服万氏牛黄清心丸，或吞服苏合香丸以醒神；产后昏谵而因痰作祟者，盛赞蠲饮六神汤（石菖蒲、胆星、旋覆花、茯苓、橘红、半夏）最有神效。然则具体应用，又不拘泥于一法一方，而是灵活变通，出奇制胜。

3. 注重养阴，善用凉润

王氏一生多经历温热、霍乱、疫疠诸病的流行，而此类病证，最易伤津劫液，王氏继承喻嘉言、叶天士、吴鞠通诸家治温的经验，临床善用凉润清解、甘寒养阴之剂，即其他杂病，亦同此主张。尝谓：“喻氏云人生天真之气，即胃中津液是也，故治温热之病，首宜瞻顾及此。董废翁云胃中津液不竭，其人必不即死，皆见到之言也。”又云：“凡治感证，须先审其胃汁之盛衰。如邪渐化热，即当濡润胃腑，俾得流通，则热有出路，液不自伤，斯为善治。”如对上焦伤津之候，主张“专宜甘寒以充津液，不当参用苦燥。余如梨汁、蔗浆、竹沥、西瓜汁、藕汁，皆可频灌，如得蕉花上露更良。”又如对暑热损伤气阴之证，李东垣曾制清暑益气汤以治，王氏认为此方有清暑之名而无清暑之实，特用西洋参、石斛、麦冬、黄连、竹叶、荷杆、知母、甘草、粳米、西瓜翠衣等以清暑热、益气阴，较之东垣之方，变甘温为甘寒之剂，甚合病机，为后世所推重。细究王氏在这方面的用药，凉润清解多用银花、连翘、竹叶、芦根、梨皮之属；甘寒养阴多取西洋参、麦冬、石斛、蔗浆、西瓜汁、梨汁、生地、天花粉之类。如陈芝田仲夏患感，诸医投以温散，延至旬日，神昏谵妄，肢搐耳聋，舌黑唇焦，囊缩溺滴，胸口隐隐微斑，一望而知其危矣。转邀孟英诊之，脉细数而促，曰阴亏热炽，液将涸矣。遂用西洋参、元参、生地、二冬、知、柏、楝实、石斛、白芍、甘草梢、银花、木通、犀角、石菖蒲大剂投之，次日复诊，其家人云七八日来小溲不通涓滴，昨药服六七个时辰后，解得小溲半杯。孟英曰，此即转机也。然阴气枯竭，甘凉濡润，不厌其多，于前方再加龟版、鳖甲、百合、花粉，大锅煎之，频灌勿歇，如是者八日，神气始清，诸恙悉退，纯用滋阴之药，调治匝月而瘳。按本例用一派甘寒之药，大剂频投，既可涤热，又能生津，使危证得以转机，于此可见孟英治病重视顾护阴液，善用甘凉濡润之一斑。

（六）对卫生学的贡献

清朝末叶，我国封建社会正处于衰落时期，由于统治阶级的横征暴敛和极端腐败，内乱外患频仍，人民处于水深火热之中，以致疫病广泛流行，特别是随着帝国主义的侵略，沿海港口的开放，霍乱等烈性传染病不断发生和流行，危害极大。王氏亲历其境，深感卫生防疫工作之重要，并提出了不少卓有见解、行之有效的防疫措施，其功不可泯灭，兹分述如下：

1．饮水卫生

对于疫病特别是霍乱等胃肠道传染病，王氏通过长期的实践观察，认识到其发病原因主要是由于水源不洁，孳生臭毒秽气之故，于是他强调指出：“人烟稠密之区，疫疠时行，以地气既热，秽气亦盛也。必湖池广而水清，井泉多而甘冽，可藉以消弥几分，否则必成燎原之势。”还进一步提倡：“平日即宜留意，或疏浚河道，毋使积污，或广凿井泉，毋使饮浊。”并把清洁水源视为“御乱首策”，即作为防疫的首要措施。其洁水的方法有：

（1）贮水

《重庆堂随笔》卷上王氏附刊贮水之法甚详，其一是雨水的贮藏，尝云：“雨雪之水，名曰天泉，即半天河水，一名上池水……以竹木或砖、或铜锡为承霤，引其水而注之缸。然必日使人梯而上视，如有鸟恶、猫秽之瓦，即以洁瓦易之，再以净帚频为扫除，毋使木叶、尘砂之积，则水始洁。若近厨突之屋，必有煤炲之物，勿取其水也。狂风骤雨之水，必夹尘砂，亦勿取焉。久晴乍雨之水，亦勿遽取，恐瓦有积垢，濯之未净也。既注之缸，必待其澄，而后挹其清者，藏久弥良。凡藏水之缸，宜身长而口小者，上以缶盆幂之，而置于有风无日之所，日晒久则水易耗也。”此法简便易行，今乡村仍广为采用；其二是筑水库，此法适用于无水之地而不能凿井者。王氏详细介绍了泰西筑水库的具体方法，大要是水库之形不论方圆，宜底大口小为妙；底墙须筑实，毋使渗漏；上罩之以盖，防污物进入。

(2)凿井

此法王氏尤为重视，并具体介绍了审泉源之法有四，曰气试，曰盘试，曰缶试，曰火试；凿井之法有五，曰择地，曰量深浅，曰避震气，曰察泉脉，曰澄水；试水美恶之法有五，曰煮试，曰日试，曰味试，曰称试，曰纸泉试。堪称周详，至今仍有参考价值。

(3)净化水质和饮水消毒

《随息居重订霍乱论》和《随息居饮食谱》均记载了用药物或生物净化水质和饮水消毒的方法，如说："食井水，每交夏令，宜入白矾、雄精之整块者，解水毒而辟蛇虺也。水缸内宜浸石菖蒲根、降香。"又说："田螺性能澄浊，宜畜水缸"，这与现代用生物净化水质颇相吻合。

2. 室内和环境卫生

王氏有鉴于"人烟繁萃，地气愈热，室庐稠密，秽气愈盛 "是导致疫病发病的主要原因，因此他对室内和环境卫生十分重视，提出了"住房不论大小，必要开爽通气，扫除洁净。设不得已而居市廛湫隘之区，亦可以人工斡旋几分，稍留余地，以为活路"等洁净居住环境的主张，同时还介绍天时潮蒸，室中宜焚大黄、茵陈之类，或以艾搓为绳燃之，以解秽气，实为空气消毒之法。凡此，对预防疫病无疑有着积极的作用。

3. 个人卫生

(1)慎起居

王氏身处乱世，他提醒人们"当此流离播越之时，卜居最宜审慎。"并指出"冬夏衣被过暖，皆能致病，而夏月为甚……亦勿过于贪凉，迎风沐浴，夜深露坐，雨至开窗，皆自弃其险而招霍乱之来也，不可不戒！"

(2)节饮食

饮食不节，是酿病之媒，王氏于此，尤为留意，尝云"缘人身之气，贵于周流无滞，则浊降清升，虽感客邪，亦潜移默化，而不能留着为病，惟过饱则胃气壅塞，脾运艰迟，偶吸外邪，遂无出路，因而为痧胀或霍乱者最多，故夏令不但膏粱宜屏，虽饭食且然。"又指出："近人腹负者多，厚味腊毒脏腑先以不清，故秽浊之邪易得而乘之，同气相求，势所必然之事。"基于这种认识，他告诫人们须"量腹节受"，提倡素食为主，"但择清轻平淡者而食之"，力戒暴饮暴食及妄服补剂，尤反对嗜酒无度，谓"酒性纯阳，瘴疫皆是热浊秽毒之气所酿，同气相求，感受甚易，且酒之湿热，久蓄于内，一旦因邪气入之而并为一家，其势必剧，其治较难，其愈不易。"此外，对瓜果冰凉之物，亦主张有所节制，不可恣服，认为此类食品"虽能涤热，过食骤食，既恐遏伏热邪，不能泄越，又虑过度而反为所伤"，"若口不渴，汗不出，溺不赤者，诸冷物皆在所忌也。"这些观点，对于预防夏秋季胃肠道传染病，仍有一定的现实意义。

(3)药物预防

在疫病流行之际，王氏还主张使用药物预防之，《随息居重订霍乱论》载其法如下："用川椒研末，时涂鼻孔，则秽气不吸入矣。如觉稍吸秽恶，即服玉枢丹数分。""无论老少强弱之人，虚实寒热之体，常以枇杷叶汤代茗，可杜一切外感时邪。"

王孟英从祖国医学的病因学和发病学的观点出发，对疫病主张预防为主，提出了多途径的预防措施和方法，特别是他重视饮水和环境卫生，强调要慎起居、节饮食以保持体内正气旺盛，发挥机体自身的抗病能力，在今天看来，还是十分正确的，足见其远见卓识。他在卫生防疫上的贡献，是很值得赞扬和称道的。

附:王孟英医学研究论文题录（1950~1997年）

1: 俞国章．王孟英医案选评．中医杂志 1958;(4):241
2. 俞国章．王孟英医案选评(续)．中医杂志 1958;(5):304
3. 宋大仁．一生与病魔作斗争的王孟英先生．浙江中医杂志 1959;4(1):40
4. 王道义．王孟英医案初探．浙江中医药 1979;(7):232
5. 郭振球,等．王孟英治疗温病的学术思想．浙江中医药 1979;(7):229
6. 潘澄濂．王孟英的医疗经验．浙江中医药 1979;(1):9
7. 沈仲圭,等．试论王孟英先生的学术成就．浙江中医学院学报 1980;(2):23
8. 郑秋兔．王孟英应用"食疗"的临床经验．浙江中医杂志 1981;16(4):157
9. 沈伟礼．王孟英应用当归龙荟丸经验分析．浙江中医杂志 1981;16(1):37
10. 余瀛鳌,等．王士雄和《归砚录》．浙江中医杂志 1981;16(1):32
11. 赵苑香．王孟英先生记事表．江苏中医杂志 1981;2(1):40
12. 黄英志．浅论《随息居重订霍乱论》的积极预防思想．成都中医学院学报 1981;(4):9
13. 张志远．温病学派四家传(下)．山东中医学院学报 1981;(2):68
14. 周振鸿．王孟英学术思想初探．湖南医药杂志 1982;9(2):21
15. 朱百先．王孟英应用小陷胸汤的经验．浙江中医药 1982;17(11·12):543
16. 吴静芝．从《重庆堂随笔》看王孟英的学术渊源．浙江中医药 1982;17(11·12):531
17. 江一平,等．王孟英先生记事表补遗．江苏中医杂志 1982;3(2):46
18. 张明权．《随息居饮食谱》述评．浙江中医杂志 1982;17(11、12):535
19. 刘珉．王孟英温病治痰经验探讨．中医杂志 1982;(11):8
20. 施有义,等．濮院王孟英旧居询问记略．浙江中医杂志 1982;(11、12):537
21. 徐善元．王氏《鸡鸣录》简介．浙江中医杂志 1982;(11、12):538
22. 沈敏南．试析《王氏医案》救逆之经验．浙江中医杂志 1982;(11、12):539
23. 徐介山．运用王孟英学说于疮病的治疗．浙江中医杂志 1982;(11、12):542
24. 陈梦赉．王孟英传略及其著作．浙江中医学院学报 1983;(2):55
25. 余瀛鳌,等．王士雄《四科简效方》选介．浙江中医学院学报 1983;(4):37
26. 吕志连．王士雄论治急症琐谈．中医杂志 1983;(2):7
27. 顾泳源,等．王孟英治学思想初探．福建中医药 1983;14(3):6
28. 陆文彬,等．王士雄生平考．中华医史杂志 1984;14(1):10
29. 王绍东．王孟英年表．中华医史杂志 1984;14(4):201
30. 姜春华．王孟英不用脏腑学说．浙江中医杂志 1984;19(4):185
31. 郑秋兔．王孟英治痰经验浅谈．新中医 1984;(1):19
32. 黄兴理．论王孟英温病学术观点．中医杂志 1984;25(5):4
33. 周午平．王孟英治肺法探述．中医杂志 1984;25(5):7
34. 邹云翔．为王孟英只用清热法的辩护．中医药研究 1984;(创):5
35. 林上卿,等．试析王孟英产后发热医案．福建中医药 1984;4(3):52
36. 董襄国．试析王孟英成为一代名医的几个因素．中医教育 1985;(1):59

37. 朱炳林．治温以保阴为第一要义——王孟英治温经验浅识．江西中医药 1985;(5):4
38. 施仁潮．疏瀹气机求和通——王孟英诊治特色述要．上海中医药杂志 1985;(2):38
39. 施仁潮．王孟英《随息居重订霍乱论》初探．浙江中医学院学报 1985;9(1):34
40. 陈大舜．温病学家王士雄学术思想述评．湖南中医学院学报 1985;5(3):37
41. 黄柳华,等．王士雄运用雪羹汤规律初探．湖北中医杂志 1985;(5):45
42. 程式．王孟英治疟经验探述．四川中医 1986;4(5):5
43. 王景洪．试论温病学派的贡献及局限．陕西中医学院学报 1986;9(3):1
44. 程式．王孟英热痰治肺探析．北京中医 1986;(6):14
45. 王晓鹤．温病学派的形成与发展．山西中医 1986;2(1):56
46. 张洪．王孟英外治经验述略．浙江中医学院学报 1986;10(3):31
47. 林功铮．.王士雄家世考证．中华医史杂志 1986;16(2):86
48. 张朝曦．《温热经纬》论温挟痰症治浅识．新中医 1986;18(4):19
49. 施仁潮．王士雄之温热观探要．天津中医 1986;3(4):42
50. 程式．论王孟英治暑特色．成都中医学院学报 1986;(2):44
51. 江一平,等．王孟英论针灸．南京中医学院学报 1986;(4):51
52. 杨进．王孟英诊治温病昏谵经验浅析．陕西中医 1987;(9):407
53. 彭景星．《王氏医案》肝阳论治浅谈．辽宁中医杂志 1987;11(5):39
54. 柴中元．评王孟英对《温病条辨》的争鸣意见．广西中医药 1987;10(2):42
55. 杨进．王孟英诊治温病痉、脱经验．实用中医内科杂志 1987;1(3):105
56. 张之文．王士雄先生字号及书斋室名考．陕西中医学院学报 1987;10(4):49
57. 姚昌绶．《王氏医案》校勘刍议．湖北中医杂志 1987;(2):42
58. 吴家清．王士雄治痰十八法初探．云南中医杂志 1987;8(1):29
59. 马大正．王孟英妇科经验探讨．上海中医药杂志 1987;(3)41
60. 蒋士英．王孟英的一生及其学术医疗成就．浙江中医学院学报 1987;11(1):17
61. 蒋士英．王孟英的一生及其学术医疗成就(续)．浙江中医学院学报 1987;11(2):5
62. 蒋士英．王孟英修改《温热论》首注原文述评．浙江中医学院学报 1987;11(6):1
63. 施仁潮．王孟英从肝治泻经验举要．浙江中医杂志 1988;23(7):330
64. 姚昌绶．论王孟英的外科学造诣．湖北中医杂志 1988;(2):6
65. 陈乔林．王孟英诊疗老年危急重症述略．云南中医学院学报 1988;11(1):16
66. 时永华．王孟英辨痰热．吉林中医药 1988;(4):47
67. 蒋士英．论辨温病学中的津液、潮热、募原．浙江中医学院学报 1988;12(6):2
68. 杨运高．王孟英用药经验．陕西中医 1988;9(6):286
69. 施仁潮．胸中觉冷求诸痰热．辽宁中医杂志 1988;12(10):36
70. 彭景星．《王氏医案》热痰治法初探．辽宁中医杂志 1988;12(3):4
71. 唐学游．王孟英治疗情志病心法．江苏中医 1989;10(2):75
72. 姜春华．评王孟英．辽宁中医杂志 1989;13(6):8
73. 沈超英,等．王士雄《温热经纬》对温病学的贡献．安徽中医学院学报 1989;8(4):4
74. 杨运高．王孟英治痰探微．湖南中医杂志 1989;5(6):20
75. 孙继铭．王氏连朴饮治疗脾胃湿热型胃病 39 例．南京中医学院学报 1990;6(4):24
76. 张之友．清代温病学家王士雄成材初探．成都中医学院学报 1990;13(4):15
77. 李德成．存纯纠谬积学有得——《归砚录》学术思想探赜．上海中医药杂志 1991;(3):46
78. 朱炳林．《温热经纬》用药浅识．江西中医药 1991;22(4):246

79. 长青．王士雄．山西中医 1992;8(4):31
80. 施仁潮,等．王孟英温病辨证之探讨．中国医药学报 1992;7(2):91
81. 田合禄,等．王孟英气机说初探．中医药研究 1992;(3)14
82. 彭述宪．连朴饮治验举隅．湖南中医杂志 1992;8(1):16
83. 盛燮荪,等．王孟英医著精华．第1版.上海:上海科学技术文献出版社.1992
84. 唐学游．王孟英用当归龙荟丸经验谈．四川中医 1992;10(7):12
85. 施仁潮,等．王孟英论治妇女温病之特色．山东中医学院学报 1993;17(1):34
86. 彭景星．温清并擅悟超象外——读王孟英痰喘案．上海中医药杂志 1993;(7):35
87. 施仁潮．王孟英论治湿温经验述要．云南中医学院学报 1993;(2):4
88. 沈凤阁．王孟英《温热经纬》对温病的学术贡献．新疆中医药 1993;(2):4
89. 梅新南．王孟英用药两特色．浙江中医杂志 1994;29(3):116
90. 何炎燊．并论李氏王氏清暑益气汤．新中医 1994;26(1):18
91. 盛增秀．王孟英用药特色探要．中医杂志 1994;35(6):328
92. 徐爱龙,等．王士雄治温用药琐谈．四川中医 1994;12(12);3
93. 张泽生,等．浅析王孟英临症用药特色．新中医 1995;27(3):6
94. 施仁潮．王孟英治温喜用通便泄邪．中医杂志 1995;36(5):265
95. 陆梅华．评王孟英编《三时伏气外感篇》. 中医文献杂志 1995;(1):23
96. 李广东．略谈王孟英的饮食观．四川中医 1996;14(1):2
97. 黄继荣．王士雄妇科经验探略．湖南中医学院学报 1996;16(2):11